U0319534

正说《内经》

——《〈内经〉时代》补注

赵洪钧　著
金栋　补注

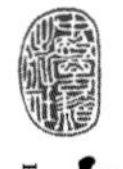

中医古籍出版社
Publishing House of Ancient Chinese Medical Books

图书在版编目（CIP）数据

正说《内经》：《〈内经〉时代》补注/赵洪钧著；金栋补注．—北京：中医古籍出版社，2019.5

ISBN 978-7-5152-1860-1

Ⅰ.①正… Ⅱ.①赵… ②金… Ⅲ.①《内经》-研究 Ⅳ.①R221

中国版本图书馆 CIP 数据核字（2018）第 297646 号

正说《内经》

——《〈内经〉时代》补注

赵洪钧　著　　金栋　补注

责任编辑　孙志波
封面设计　映象视觉
出版发行　中医古籍出版社
社　　址　北京东直门内南小街 16 号（100700）
电　　话　010-64089446（总编室）　010-64002949（发行部）
网　　址　www. zhongyiguji. com. cn
印　　刷　北京博图彩色印刷有限公司
开　　本　787mm×1092mm　1/16
印　　张　62
字　　数　1358 千字
版　　次　2019 年 5 月第 1 版　2019 年 5 月第 1 次印刷
书　　号　ISBN 978-7-5152-1860-1
定　　价　248.00 元

内容提要

本书仅对赵洪钧先生所著的《〈内经〉时代》学术内容做补注。目的是帮助读者更迅速、全面、深透地理解《〈内经〉时代》，从而真正读懂《内经》。

《〈内经〉时代》是一本旷世之作。赵先生在此书中提出了很多划时代的创见。如：《内经》何时成书？《内经》为什么托名黄帝？黄帝六臣子是何来历？如何看《内经》的体系和方法？五脏为什么以及怎样和五行发生了关系？如何评价《内经》运用的阴阳五行说？怎样看《内经》中的天人相应思想？三阴三阳是怎么来的？如何评价运气学说？儒道两家和《内经》有何关系？《内经》涉及的天文学有何时代特点？《内经》和《周易》的关系如何？《内经》中有哪些迷信术数内容？为什么会五脏六腑？《内经》中有什么自相矛盾的地方？《内经》反映的古代音乐、军事、地理和度量衡制度等有何时代特色？《内经》的语言有什么特点？等等。赵先生对这些问题都提出了超人的见解，于是揭开了《内经》的神秘面纱，让《内经》走下了神坛，科学地还《内经》本来面目。

然而由于当年赵先生的不利处境等原因，《〈内经〉时代》有点太浓缩因而简略，不少读者读起来还会有些难解之处。赵先生在学苑版《〈内经〉时代》中，加了一些自注，但还是不够细致、全面。

为此，本书对《〈内经〉时代》学术内容做了全面补注，重点是对赵先生的学术创见提供充分的文献依据，力求做到读过本书后不但真正读懂《内经》，对全面认识有关中国传统文化也提高一大步。

提供充分的文献依据之外，本书又在《〈内经〉时代》每节前加了比较详细的按语。这些按语都曾经赵先生寓目，对把握《〈内经〉时代》和《内经》具有画龙点睛的作用。此外，赵先生又写了两篇附文，这两篇附文对理解有关问题有重要意义。赵先生还在补注中加了一些精辟的按语，供读者参考。

本书可供《内经》科研人员、高等中医院校师生、中国古代医史和古代文献研究工作者、临床中医师、民间中医、中西医结合医师、中医爱好者及爱好中国传统文化者阅读使用。

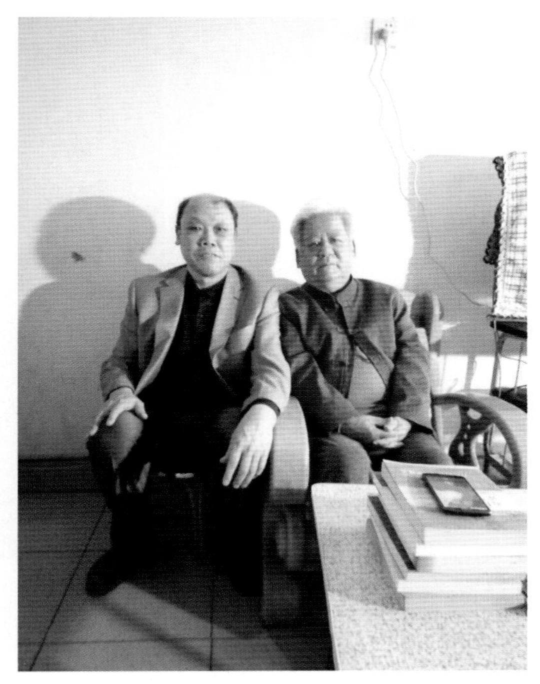

赵洪钧（右）和金栋（左）　2016 年摄于石家庄

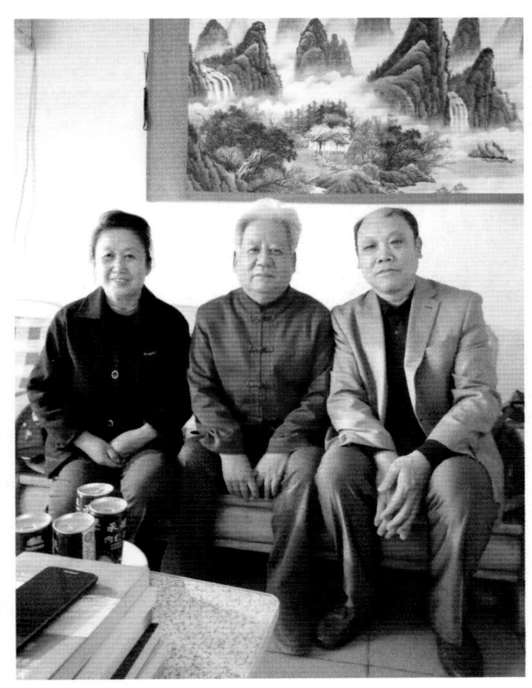

赵夫人（左）、赵洪钧（中）和金栋（右）　2016 年摄于石家庄

赵洪钧简介

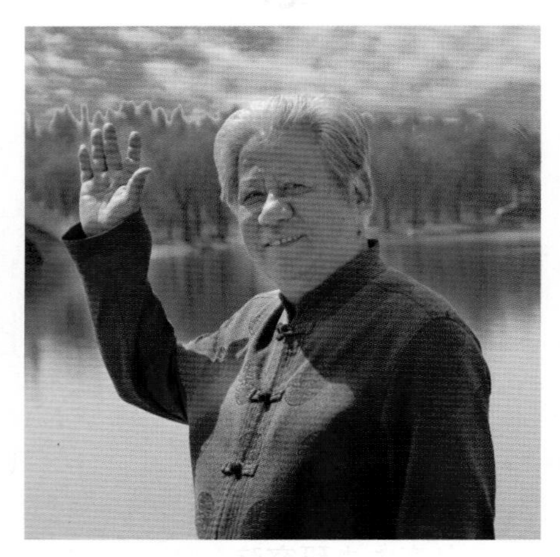

赵洪钧，1945 年生，河北省威县人，1969 年毕业于原第七军医大学，后长期在原籍做临床工作。1978 年考取中国中医研究院首届中西医结合研究生，专攻东西方比较医学史，师从马堪温研究员。1981 年毕业，毕业论文《近代中西医论争史》。毕业后，在河北中医学院任教。1996 年辞去教职，辞职前为该院副教授。辞职后未在任何单位供职。自 1990 年左右开始，研究方向侧重中医和中西医结合基础理论。在各级期刊上发表论文 40 余篇，著作等身。

金栋简介

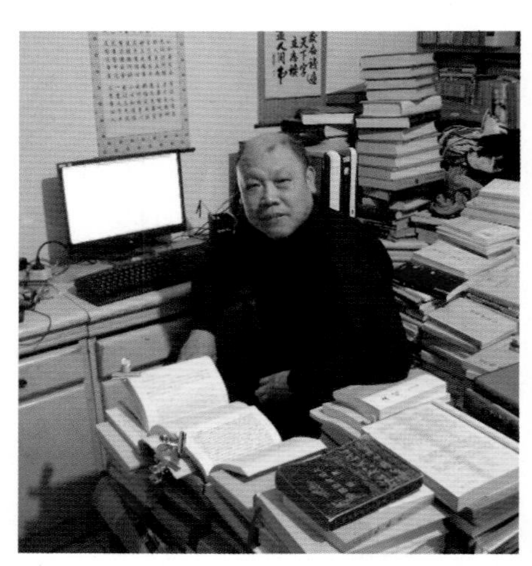

金栋，男，1962 年生，回族。河北省河间市人。1983 年毕业于河北医学院中医系，大学本科，医学学士。自毕业后一直从事医学临床工作，曾在天津医科大学总医院进修神经内科。曾任河间市中医院业务副院长，现任河间市人民医院主任中医师。沧州市第八届政协委员，河间市第四届政协常委、第五届政协委员。曾获河北省中医药学会颁发的“首届白求恩式好医生”荣誉称号，获沧州市科技进步二等奖一项。发表医学论文百篇以上，参编中医著作一部，被《中华当代名人大辞典》《中国当代中西名医大辞典》及《中国专家大辞典》等大型辞书收录。

经过三十多年来的临床实践，目前擅长中西医结合治疗心脑血管病、风湿免疫病、神经症性障碍、慢性肝病、肾病、肺病、脾胃病等内科常见病、多发病及疑难杂症。

序一 我心目中的赵洪钧和《〈内经时代〉补注》

张洪林（中国中医科学院研究员　医学博士）

金栋大夫在我研究生老同学赵洪钧的力作《〈内经〉时代》基础上，精心研究编辑的《〈内经时代〉补注》即将出版了。借此机会，谈点我的感受和认识。

一　学界对洪钧兄的扼要评价

洪钧兄和我于1978年同时考取原中国中医研究院首届中西医结合研究生，他还是我们研究生班的班长。做学生期间朝夕相处，我对他的才气和为人比较了解。不过，如果用一句话或几个字概括我对他的评价，已经有人先我而发了。

“台湾中央研究院”研究员李建民先生称洪钧兄为“传奇人物”。

原湖南中医学院周一谋教授称《〈内经〉时代》“才气横溢”。

原《四川中医》郭文友编辑盛赞洪钧兄为“二十世纪中医界出现的少数几个奇才之一”。

金栋大夫说洪钧兄是“旷世奇才”，也是与李建民、周一谋和郭文友等先生所见略同。

学界同好如此高度评价洪钧兄，完全不是客套或曲意奉承，而是因为他进入医学史和中医研究领域不久，就展露出非同凡响的大手笔：1981年他完成了23万余字的硕士研究生毕业暨学位论文《近代中西医论争史》（以下简称《论争史》）。1985年他又出版了自刊本《〈内经〉时代》（以下简称《时代》）。

以上两本传世力作奠定了洪钧兄在中医界，特别是中国医学史界浓墨重彩的地位。所以，尽管那时他因非学术因素影响没有获得当时就应得的学位（按：硕士学位证书于2017年6月28日，时隔35年后得到中国中医科学院补发），现在也没有正高职称，却在中医界广为人知，在相关学界也颇有影响。

二　洪钧兄的坎坷经历

他的坎坷经历与他的处女作，也是学术奠基作《论争史》当年未能获得通过有关。

《论争史》是怎样一本书呢？

很多同行专家认为，作为研究生暨学位论文，《论争史》是充满挑战的选题，是开创性的工作，填补了中国医学史研究的重要空白，因而更加难能可贵。1983年至今，此书已经三次出版，广受国内外同行盛赞。

在国内，《论争史》一问世（1983）就被很多中医院校指定为研究生的必读、精读参考书，医学史界更把它作为研究生的样板参考书。台湾史学界的同行也很看好此书。

在国外，看到安徽科技版的《论争史》，日本汉方医界立即邀请洪钧兄出席第六次国际东洋医学会。美国宾夕法尼亚大学汉学家席文教授给《论争史》做了详细英文摘要在西方发表，他对《论争史》做出了很高的评价。英国剑桥李约瑟研究所的学者，也很赞赏此书。

读过《论争史》的朋友不难看出，完成它需要多大的工作量和多么渊博的知识。至于该书的严谨性、系统性、文学性以及史论方面的高瞻远瞩，更是经三十多年的检验而历久弥新。无怪乎当年张赞臣老先生在序言中说：

"《近代中西医论争史》不存成见，不避毁誉，黜门户陋习，弃阿世邪风，一以科学之历史唯物主义为归。资料翔实，论证精辟，文雅辞畅，堪称佳构。医史界得此新秀，吾敢为同道贺。他日读此书者，苟能卒篇，必是吾言。然则洪钧医师理纷治乱、筚路蓝缕之功岂可泯乎！此中甘苦，唯过来人略能知之。"

至此，读者朋友肯定很难理解，洪钧兄为什么当年未能获得硕士学位。

其实，就在《论争史》完成答辩的当时，不仅答辩委员会一致同意洪钧兄毕业和建议中医研究院学位评定委员会授予他硕士学位，当场还有答辩委员明确说，授予洪钧兄博士学位也当之无愧。可惜当时中医研究院没有博士学位授予权。

那么，到底是为什么当年未能授予洪钧兄硕士学位呢？

今天距离他毕业答辩已经36年，距离当年研究院讨论是否授予他学位35年，不少直接当事人已经作古，研究院院长也换了至少7人，具体原因已难以理清。但是有一点可以确定的是，他的毕业论文生不逢时！那就是，当时正值衡阳会议（按：中医工作会议）后不久，研究院内外存在一股汹涌的潮流，认为季钟朴等院领导重视中西医结合存在方向错误。而他的毕业论文恰恰研究的是中西医论争史，并且得到院领导的青睐，于是引起部分学位评定委员的感情冲动。

总之就这样，洪钧兄当年未能获得学位，而他是我们中西医结合研究生班36位成员中唯一没有获得硕士学位的人。

2016年底一个偶然机会，我们这些工作在国内外和京内外的第一届中西医结合研究生班的同学们议论起这件事情，引发共鸣，给现任中国中医科学院院长张伯礼院士写了封联名信，希望他重视和协调此事，请科学院学位委员会进行复议。让大家感动的是，张伯礼院长没有因为35年跨度太长和人员变动太大而推诿，体现了高度对人负责、对事负责、不怕困难、敢于担当的精神，在细致调查历史和档案的基础上，经过科学院学位评定委员会复议，决定补发赵洪钧应得的硕士学位证书。（按：写此序言时，《〈内经时代〉补注》中有几处提及洪钧兄学位问题的文字已经完成编辑排版，不便再修改补充，读者知道现在问题已经解决即可。）

没有获得应得的学位，对洪钧兄后来人生的影响很大。长期的心理压抑之外，他还未能及时获得高职称，最终他于51岁时愤而辞去公职，自谋生路去了。近二十多年来，他没有公职，没有单位，没有工资，没有福利，没有资助，成为闲散社会老人。

使老同学们（我相信也包括多数读者）感到惊奇的是，洪钧兄辞去公职后并未停止中医和中西医结合基本理论研究。正如我们老同学在给中国中医科学院院长的联名信中所说：

“近代史学泰斗陈寅恪先生，在国学大师王静安先生纪念碑铭文中颂扬：‘自由之思想，独立之精神。’他颂扬的实际上是，中国历代知识分子崇尚的品格，也是中华民族的文化基因。郑板桥有诗云：‘咬定青山不放松，立根原在破岩中。千磨万击还坚劲，任尔东西南北风。’赵洪钧就有这样一副傲骨，这样一种坚持。他没有因为一些人对他的严重不公而倒下，依旧在最底层做中医，为贫苦百姓服务；他不改初衷，继续青灯黄卷的中医研究生涯，又出版了九种中医专著。这实在是中国中医科学院的光荣啊！”

中国历史上不乏学问渊博、风骨高尚的读书人，当代中国也不乏贡献卓越、一心报国的知识分子，把洪钧兄列入这些人的行列，可谓得其所哉！

三　关于《〈内经〉时代》

《时代》自刊本问世于1985年夏天。从洪钧兄“六十自述”中不难看出他写此书的动机和当时的困难境地。他说：

“最初激发我写《时代》的，倒不是《论争史》受到无端压制。着手准备资料时，还没有评定学位。写这本小书是亲眼看到我们的《内经》专家，丢人丢到外国去了，实在看不下去。

“自己忝列中医之林，有责任痛雪此耻。

“这就是最初为什么要写《内经》时代。”（按：详见本书跋二）

关于写作《时代》的困难境地。洪钧兄说：

“首先是当时我的研究环境条件很不好。

“说来令人难以置信，当时的河北中医学院图书馆，竟然没有一套二十四史。子书也基本上没有。工具书和中医参考书也少得可怜。而当时的经济条件不可能自购这些书。于是只好跑外院图书馆。所幸河北师范学院是邻居，故自1982年初到1984年底，我断续在的教师阅览室读书两年多——很多时候读者只有我自己。如果去一天算一天——因为常常我有空儿，人家不开馆，或反之——我在那里读书大约一年。可见为此花的工夫和《近代中西医论争史》差不多，只是时间比较从容。

“其次是写出来没有钱印行。

“由于筹思时间比较长，第一稿出手很快——只用了1984年寒假25天。又经过两个月修改即可付印，却没有钱。

“动手写《时代》时，就没有想正式出版。一是那样和学界见面太慢；二是自知其中实话太多，当时大概也没有人敢出。加之，我不相信中医界和有关学术界没有1000多人想读我写的书，于是毅然决定自己刊行。……但自己刊行还是有资金问题。

“现在看2000多元的印刷费，微不足道。当时月薪不足60元的我，上有老下有小，又刚在石市安家，筹集这些钱十分作难。经多方联系，终于在中国中西医结合研究会河北分会借了500元，作为首付。这就是为什么是以学会的名义刊行。

“还好，由于许多师友捧场，印出不久就收回了成本。此后即不再征订，剩下的大都作为‘秀才人情’了。”

总之，洪钧兄就是在如此困难的条件下写成的《时代》。

所以，洋人难倒了讲《内经》的先生，只是激发洪钧兄写作《时代》的导火索，他真正的更宏大目的是想帮助人们对《内经》的理解更上一层楼。他说：

“《〈内经〉时代》是把《内经》放回产生它的时代去，将和它有关的政治思想背景及各种同时代的学术进行比较研究。当然，对这一切都力求做到用现代认识进行评价。其目的对《内经》来说有两个方面。

“第一是帮助人们更快、更好地读懂《内经》，使初学者迅速掌握《内经》体系的基本精神。但是，它不同于有关入门书。已经系统学过《内经》的人，翻开本书就会看到一些别开生面的内容。《内经》专家更能从中发现一些研究《内经》的新方法、新资料、新观点。总之，它对一切和《内经》打交道的人都有用处。

“第二是更科学地、恰如其分地评价《内经》。这与第一个目的是相辅相成的。因为，若作者对研究对象没有科学的认识，则无论他写多少文字，终究是以其昏昏，使人昭昭。

“要达到上述两个目的是很困难的。比如，对怎样才算读懂了《内经》，就有几种有分歧的看法。有人说，通读几遍《内经》白文，就算懂了。有人则认为，必须多看几家注解或最好自己再作一次集注。有人以为，能从头至尾把《内经》讲‘通’，水平才算可以。还有人则以能否细讲‘七篇大论’为试金石。近年来的风尚，又把‘控制论’‘系统论’‘信息论’‘时间生物学’等新学说拿来围绕《内经》大做文章，以为这样才能领会《内经》的真谛。我曾经按照上述各种主张学过《内经》，觉得没有一种令人满意。最后，只好走自己的路。所以，这本小册子是我的学习心得，是把我的认识过程理一理写给大家看。”

关于《时代》的成就，我将在下一个题目中略作交代。这里只先说一下此书在台湾有关学界获得高度好评。

“台湾中央研究院”历史语言研究所李建民研究员曾经撰文“评赵洪钧著《内经时代》”，载于1997年12月《新史学杂志》第八卷第四期173–185页。文中说：

“虽然《时代》一书篇幅不大，但赵洪钧全史在胸，小景之中，形神俱足。他在个人极为困难的条件（自力出版《时代》）之下，写出了至今令人反复咀嚼的作品。……评者认为：赵洪钧符合大陆第一代学人的格局。他的文体与思路的出现，预告了中国医史的想象力与创造力就要复活。……今后之学子欲探索《内经》的方技世界，都必须以这册《〈内经〉时代》为垫脚石，重新解读《内经》。”

这样的评价已经几乎是毫无保留地推崇了。

我觉得，把《时代》和《论争史》一起来看，更能说明洪钧兄的医学史造诣高深。须知，《时代》研究的是古代中医奠基时期，《论争史》则是研究的近一百多年。这两个时期既往研究都不足，因而空白较多。没有深厚的史学和中西医学功底以及广博的相关知识，特别是敢于怀疑一切旧说，求真、求是的科学精神与胆略是不敢涉足的。

虽然我中医和西医都学过，也读过医学史博士，但是我研究主攻的专业是针灸、经络和气功。即便研读过《黄帝内经》，但读过《时代》还是颇受启发。以经络问题的认识为例：

中华人民共和国成立后经络研究的总思路是找到经络的解剖生理依据。

洪钧兄在《时代》中否定了这一思路。他认为：

“足十二经脉以应十二月，月生于水……手之十指以应十日，日主火。”这种说法又启示我们什么呢？我看这是较早的一种经络体系。它从比附天干、地支而来，因天干共十个，故手经无厥阴。这种情况在《内经》其他论经脉处亦可寻出。

不过，《时代》中的有关表述不是很明确。我们且来看他在另一部力作《中西医结合二十讲》中所说：

“简言之，经络学说是在相当有限的解剖知识基础上，主要靠阴阳、五行、天人相应思想推演出来的体系。其中，天人相应思想的影响尤其明显。

“为什么会这样呢？

“这是由于，构造理论时，中国古代的哲学自然观，如阴阳、五行以及和这两种观念密切相关的天人相应思想起到激发、同化和吸附作用。在这个过程中，不是哲学自然观迁就经验知识，而是按照哲学自然观的模式增加经验知识中没有的东西。

“这样的体系不可能得到解剖生理证实。”

（赵洪钧著．中西医结合二十讲．安徽科技出版社，2007 年版第 116 页）

洪钧兄的以上表述不仅明白晓畅，而且说服力很强。我赞同他的卓见，故建议一切研究经络针灸学说的专家们，认真读一下《时代》和《中西医结合二十讲》，以免有关研究再走几十年的弯路。

四　关于《〈内经时代〉补注》

正如洪钧兄在“恍若隔世的感慨”一文中所表达的，《〈内经时代〉补注》（以下简称《补注》）的成书确实令人感慨。不过我的感慨更偏重于佩服作为一位在基层工作的普通临床医生金栋大夫的眼光和刻苦求知的精神。他花费了好几年的业余时间，做的补注非常好。好在金栋大夫生当网络时代，他的工作不但得到洪钧兄的指导，而且能够随时在网上发表。现在中医古籍出版社即将出版《补注》，这无疑是对金栋大夫的巨大慰藉——他刻苦努力的成绩终于有机会正式和学界见面了。当然，中医古籍出版社的慧眼卓识也功不可泯。我相信，一旦《补注》正式问世，必将成为中医学界的一个热点，也必将获得广泛的好评。

以下略说我对《补注》的理解和看法。

洪钧兄和金栋大夫下大力气写此书的目的很清楚。

《时代》开篇就说：

“第一是帮助人们更快、更好地读懂《内经》，使初学者迅速掌握《内经》体系的基本精神。……第二是更科学地、恰如其分地评价《内经》。”

金栋大夫在自序中也说：“我做《补注》，首先是为了自己真正弄懂《时代》和《内经》，自然也有心帮助一切想真正读懂《内经》的人。”又说：“但愿此书能够做到

‘明其源流而知其所以然’，客观、公正地对待《内经》，取其精华，弃其糟粕，使之发扬光大，启迪后学。”

他俩的目的是否达到了呢？这要从怎样才算真正读懂了《内经》说起。我认为，弄清楚这个问题就算认识了此书的价值。

怎样才算真正读懂了《内经》呢？

首先要承认，《内经》确实不好读懂。

比如，古人为什么取《黄帝内经》《素问》《灵枢》这些书名，读者不难从历代《内经》注本等著作中找到满意的答案。

不过，虽然历代先哲有许多注本，中华人民共和国成立以来，许多高等中医院校的《内经》研究专家们也编辑出版了不少《内经》教材和《内经语译》。这些著作确实都为当代人学习《内经》提供了很多帮助，但还是远远没有把《内经》讲清楚。这里试举几例：

比如，脏腑学说，在《内经》中应该很重要了。可是，我一直不明白：为什么一定要五脏六腑？为什么不可以五脏五腑或六脏六腑呢？还有，经络学说也很重要。可是，为什么是十二经呢？此外还有四经、十一经、二十八脉之说。到底哪种说法对呢？都是怎么来的呢？

再比如，阴阳学说更重要，可是，既然“一阴一阳之谓道”（《易传·系辞上》），“阴阳者，天地之道也”（《素问·阴阳应象大论》），为什么《内经》说理常常使用三阴三阳呢？三阴三阳是怎么来的呢？对此，经文中有两处很模糊的解释，后人也没有说清楚，自然不能算是弄懂了《内经》。

更严重的疑惑是关于五行学说的。我不明白：五脏为什么和五行发生了关系？为什么五脏和五行那样配属？比如，说南方属火、色赤、配心，说得过去。东方属木、色青、配肝则无论如何想象也想不通。后来，听说汉代还有别的配法，更增加了我的疑惑。

还有，五行生克说是怎样来的？为什么《内经》中那么多运用此说的地方，而且很多重复，又有不少矛盾之处呢？

这些疑惑，不能算是吹毛求疵、自己跟自己过不去吧?!

至此，有的朋友可能说：你说的这些疑惑，我有时也想到过。它们都能够通过《时代》和《补注》找到答案吗？

回答是肯定的，而且洪钧兄的答案非常有说服力。《补注》更是解说得很详细，读过后会有醍醐灌顶、茅塞顿开的感觉。

所谓真正读懂，就是对重大理论问题，即《内经》的主干理论要弄清楚。不仅知其然，还要知其所以然。

主干理论或基本原理是《内经》体系的灵魂、统帅、骨架或框架。掌握了该体系的统帅和框架，就是提纲挈领地把握了《内经》。特别是弄清了这些框架的所以然，才算是真正读懂了《内经》。

洪钧兄在自刊本《时代》中，把阴阳五行看作《内经》体系的灵魂、统帅、骨架或框架。《时代》和《补注》多次提到，不再重复了。

此后二十年中，洪钧兄的有关见解又大进一步。他的最后见解，就是本书跋一。由于深恐读者对“《内经》的体系和方法”一文理解有困难，因为如他所说，此文有点学究气——理论性太强，有些太抽象。为此紧接着，对此文做了通俗说明。

说到这里，可能有的朋友会说：赵先生的见解先后不同，不是自相矛盾吗？我们到底应该接受他1985年的观点，还是接受他2005年的见解呢？

实际上洪钧兄的认识变化，不是后来的见解否定了先前的认识，而是他的最后见解更全面、更本质、更能抓住要领。

正如“《内经》的体系和方法”所说：

“《内经》体系中，有以下四个自然哲学理论。即：①阴阳学说；②五行学说；③天人相应学说；④气和气化学说。它们都应该看作《内经》体系的逻辑起点。只是，无论从《内经》的超硬核还是从她据以推出的硬核来看，天人相应都更加重要。”

显然，洪钧兄还是把阴阳五行学说看作《内经》体系的基本原理，或者说此两说仍然是《内经》体系的统帅、骨架和灵魂。只是他发现，此两说还不足以完全统帅《内经》。特别是此两说常常为论述天人相应服务，于是最好把《内经》体系看作是天人相应的体系。洪钧兄是如何论述这个问题的，请看本书跋一，我就不再说了。至于《内经》如何运用比类取象的方法，也请朋友们读洪钧兄的原文。

最后，可能有的朋友还会问：读过《补注》，就能真正读懂《内经》吗？我认为只匆匆读一遍是不行的。本书能帮助所有读者比较省力地读懂《内经》，却不是粗读一遍即可。正如洪钧兄在“恍若隔世的感慨”中所说：

“只要你肯花费三两周的工夫，反复咀嚼《补注》两三遍，必然能从全新的高度，把握《内经》和中医理论体系，而且同时对传统文化（或称旧学、国学、国故）的认识提高一大步。”

2017年7月1日于北京

序二　恍若隔世的感慨

——《〈内经时代〉补注》赵序

金栋大夫的《<内经时代>补注》（以下简称《补注》），让我非常感慨。如此感慨，主要不是因为金大夫对我和拙作《〈内经〉时代》（以下简称《时代》）说了些好话，而是因为一个人写的书，在他生前就有人全面作注，在我知道的中国历史上没有先例。换言之，即便有后人作注，都是在作者身后几十年、上百年，甚至几百年才会出现。也许只有《毛泽东选集》是例外。不过，严格说来，那还不是《毛选补注》。总之，《补注》给我的感觉，恰如数十、上百、数百年之后重生，看到原来有人对自己前世的著作下了如此大工夫。于是，现在自觉死而无憾，因为即便数十、上百、数百年之后出现此书，我地下有知，也含笑于九泉了。

我和金大夫素不相识。《补注》上网之初，我也完全不知道。

这是因为，2011 年 3 月 4 日，我突患重症心肌梗死。侥幸不死之后，精力大减。不能读书，不能看报，不能看电视，不能下棋打牌，不能面对电脑屏幕，有一段时间甚至不能下床，于是静养三年没有上网。2015 年春天，自觉略好，于是又试着上网。没料到上网当天，就发现了《补注》。作者的网名：河间金栋。于是请朋友查找作者的情况。信息迅速反馈。原来金栋就是作者的真实名讳，也确实是河间人。2013 年，他曾经通过我的博客和我联系，而我当时处于闭关状态，于是失之交臂。这一点也使我感慨，因为金栋不但是河北人，和我算是本省同乡，还有河间是中医史上很重要的一个流派的发源地。大约九百年之前，河间学派的创始人刘完素，人称刘河间，和金栋同籍。看来，人杰地灵之说很有道理。

我和金大夫还有点关系。他 1983 年毕业于河北医学院中医系，1981 年我开始在河北中医学院工作。只是我不敢自称和他有师生的名分，因为我从来没有给他上过课。但无论如何，我俩算是有缘。

还使我感慨的是，金栋大夫就是一位在一个县级市医院和中医院工作的临床大夫，他也没有什么家学渊源，按说他这样的经历和条件，不大会对《时代》这种有些学究气、距离临床较远的著作感兴趣，而且下这么大的工夫作《补注》。换言之，即便是有人为《时代》作注，也最可能出现在学院、研究院那种学术中心，至少作者应该是研究生毕业，特别是研究《内经》或医史文献的研究生。然而，应该出现的没有出现，很难出现的事情出现了。岂非令人感慨！

其实，仔细想来也不奇怪。比如，《时代》在我曾经做研究生的现中国中医科学院，很敏感。那里的某些人，很可能至今对此很头痛。我的名字和著作，成为那里的心病。即便是那里多数人对《时代》颇有好感，也不大有魄力给《时代》作补注，且不说有无足够的卓识和能力，更不要说那些对《时代》反感者。那里的人也很难虚下心来。

金大夫的临床水平必然相当出色，据说他获得过很多荣誉，自然是一方名医。我猜测他的家境不错，不必为稻粱谋而疲于奔波。他也肯定不是对挣钱、做官很在意，而是对学术有广泛兴趣。具备了这样的素质和条件，才有可能做《补注》这样的工作。

金大夫是一位很务实而且思想开放的人。他对中医的历史、现状和未来，和我有略同的见解。特别是对如何中西医结合，理解很深刻。他说："中西汇通，优势互补；中西合参，赛过神仙；现代中医当五诊：望闻问切查。"

自然，最使我感慨的是，金大夫的《补注》下的工夫非常大。他已经为此花费了三四年的业余时间，工作做得非常细致深入。特别是，他发现了我的很多不足。《时代》中的小毛病，自然不少。比如，引用文献的错讹脱漏衍或其他行文欠妥，金大夫发现的大概有几十处。这些问题，新版的编辑都没有发现，也很少有老读者指出过。

金大夫还发现了比较大的错误。如我当年想当然地说，《玄应书》是一种东汉的谶纬书（见学苑版70页），实属臆测。犯了科学研究的大忌。如果《时代》中有三个以上的此种臆测，就应该付之一炬。还好，这样的问题大约只此一处，但我还是要感谢金大夫的指出。

人很容易犯错误，写一本较长的书，更容易出现毛病，但我不想以此为自己辩护，也不想以当年的条件不好为借口打掩护。比如黄帝的正妻嫘祖，由于我当年找的是一个小印刷厂，它的铅字字库里，没有这个嫘字（早期的电脑字库里，也大多没有此字），无奈就用了螺字。正式出版时我忘了此事，于是留下了错误。但错误就是错误，要勇于承认和纠正。这正是人和电脑不同的地方，人会自觉地承认错误并改正错误。承认错误就是直面真理，是学者必备的品格。

至此我想说一下，《补注》是否有必要，或者说此书的价值。

1985年版的《时代》，是自己印行的。那时没有互联网，个人也没有电脑。即不可能在网络上发表著作，而是一切都要亲自手工完成。当时我的月薪只有50多元，不可能印行篇幅很大的书，还要考虑到读者的承受能力。于是《时代》的预设规模，只能短小简练。

我对《时代》的价值相当自信，但还是没有料到，那样一本很薄的书，影响之大出乎我的预期。

当年的有些反应，我在"六十自述"中有点交代。这里再比较全地把当年的几位师友的评价，摘要列出。

马伯英来信（马兄是我的研究生同学，颇有文名）

红军兄：

（前略）

此书（按：指《时代》）宏论迭出，尤其首节和跋，锋芒毕露，咄咄逼人。兄真战将也！今后战场形势，尚须拭目以待。兄自尤当谨慎。

上月请张赞臣老出席上海医史分会活动，介绍医界春秋社。完了以后，先生非常激动。即为兄之《论争》（按：指《近代中西医论争史》）慷慨陈词。耿耿铁骨，令人起敬。他说道有人劝他出来发表声明或讲话以谴责你，此老断然拒绝。后来（前不久）还专程到中医研究院讲明他的立场。他还是称赞你的才气，基本同意你的观点。他认为，不过是有些文字表达不理想而已，而一些人存心挑剔。(后略)

周一谋来信（周先生曾任原北京中医学院讲师，后任湖南中医学院医学史教授，和我颇有缘——研究生面试时他就在场，当即许为远器）

洪钧同志：

赐寄大作《〈内经〉时代》及惠函业已收到，非常感谢。

大作旁征博引，对各个方面的问题进行了研究和探讨，有的很有创见。全书笔酣墨畅，才气横溢，锐不可当，可喜可贺。我已向研究生作了推荐，还将向本科生介绍。(后略)

江晓原来信（江先生是上海交通大学教授、博士生导师、科学史系主任、人文学院院长、中国科学技术史学会副理事长等）

赵先生：

近在廖大夫育群处见大作《〈内经〉时代》，拜读之下，大快我心。与习见之言《内经》诸书迥异。夫旁搜远绍，博采众家，此正吾国学者极为缺乏之作风。尤可贵者，言医书不囿于医籍而及于百家、天文、星命、音乐、语言等。世颇有所谓“专家”“学者”，皓首穷经，专营一艺，往往只见树木，不见森林。既而故步自封，夜郎自大，曾不知天地之广。或有稍越其藩篱者，则概以“芜杂”“不务正业”斥之。此种风气，真可为之长太息也。(后略)

郭文友来信（1987年，郭兄为《四川中医》编辑，人以为川中中医学问无出其右）

洪钧兄：

去年十二月三十日大函及大著《〈内经〉时代》《近代中西医论争史》（附“医学发展不能跨越分析归纳阶段”一文）早已奉到。甚感谢。唯以患病良久迟迟未复，殊以为歉，尚祈见谅是幸。

病中通读大著一过，宛如服了一帖强心药，兴奋到了不知所以然。我敢断言，大著是二十世纪中医界所出现的少数几个奇迹之一。吾兄亦为二十世纪中医界出现的少数几个奇才之一。天才及天才巨制，不是每一个世纪都能产生的。我能读此巨著，得识吾兄，实在是三生有幸。(后略)

柴中元来信（柴兄工作在浙江省上虞县中医院，是一方良医且颇有文名）

赵洪钧医师：您好！

《〈内经〉时代》拜读，深佩大才！王充在“逢遇篇”中说：“操行有常贤，仕宦无常遇。贤不贤才也；遇不遇时也。”这话移之于论书，也是同样。书的水平有高低，但不遇，质高者未得公开发行；遇，质低者畅行无阻。兄之大著，迄未公开发行，诚所谓阳春白雪，和者盖寡，良可叹息。经观兄之二书，佩兄学识非凡。(后略)。

董汉良来信（董兄当时在浙江绍兴工作，和柴中元兄一样，文名和医名颇盛于江南）

洪钧学兄：您好！

大著《〈内经〉时代》收读。

是一本大破陈腐浊气，给人以新鲜之气的传世佳作。值得敬佩、庆贺。

您的信条，我非常赞同。这是目前中医学界所十分迫切需要的东西。没有这种精神，中医迟早要衰亡，或永远处于原地踏步的地位。

我读的书很少，但在近年出版的中医书当中，我觉得学兄所著的二本最有生气。用政治术语来说：兄乃具有开拓精神的人，是我医界中的虎虎者。我们应该有这种进取精神。

李建民来信（李先生是“台湾中央研究院”历史语言研究所研究员，为该院著名青年学者）

洪钧教授，您好！

（前略）从廖先生的口中，得知您真是医史界的传奇人物。我读过您的《近代中西医论争史》《伤寒论新解》（与马堪温教授合写的），所以特别感到亲切。

五月初访京，廖先生建议我与您联络，届时在京可以聚谈。不过，打听得悉您在石家庄，路远，劳您来京觉得过意不去。我在京八天，与医史界友人畅谈。大家都以为：研究医史的人物很多，但“低水平重复”，有个人观点的不多。李伯聪《扁鹊和扁鹊学派研究》与先生的《〈内经〉时代》算是异数了。

返台逾三个多月，一直想写信给先生问好，也表达一位远在台湾的医史小学生的敬意。

先生手边是否还有《〈内经〉时代》一书，我遍寻台湾图书馆不得。只好向您请书拜读。也希望多多向先生请益。（后略）

洪钧按：我得信后，立即寄去拙作。大约三个月后，李先生即在《新史学》上发表评论文章，对《时代》大加赞赏说：“赵洪钧全史在胸，小景之中，形神俱足。他在个人条件极为困难的条件（自力出版《时代》）之下，却留下了至今令人反复咀嚼的作品。”

余庆来信（余兄当时在上海中医学院做研究生）

赵老师：您好！

这样唐突地给一个长者写信，我还是第一次，但《〈内经〉时代》给我的激动，驱走了我的一切顾虑，而且相信对一个读者和学生的打扰，您是一定会给予原谅的。

粗读您的《〈内经〉时代》之后，虽然一时没有完全解开心中的疑团，但字里行间蕴含的真正的科学精神，却使我振奋。在中医界这种沉闷的学术空气中，它像一颗震人耳鼓的炸弹……只是从您的《时代》中，我才第一次看到了自己的真正追求——实事求是，说真话。

《〈内经〉时代》提出的种种问题，是很值得讨论的。尤其是那种看问题的全新的角度，更是令人深思。（后略）

以上溢美之词，也许有的出于客气，也或者有的言过其实。但总的来说，《时代》至今在学界以好评居多。当年也确实在有关学界风行一时。比如，当年“台湾中央研究院”语言历史研究所的研究员和研究生们，由于无法购到此书，只好复印几十本做到人手一册。

2012 年，《时代》终于在学苑出版社正式出版，也和学界的普遍好评有关。

不过，《时代》自刊本，确实有点太浓缩因而简略。于是，多数普通读者读过后，还会有不少疑惑。即便是中医学者，乃至《内经》学者，多数还需要参看有关引用著作，才能真正弄清拙文所指。

我在学苑版《时代》中，加了一些自注，但还是不够。即多数读者还需要参看有关文献，而他们大多缺乏这个条件。尽管现在通过互联网能很容易查到不少文献，和参看《补注》比起来，还是远远不如后者方便而且资料更充足。正如李建民先生所说，《时代》值得反复咀嚼。在咀嚼的过程中，参看《补注》会更有味道和收获。

总之，当年读过《时代》者，大都相当激动。这种激动有的是兴奋，有的是惊奇，有的是赞赏，有的是佩服，有的是丧气，也有的可能是愤怒。因为，人们发现，《时代》要揭开《内经》的神秘面纱，把它从神坛上拉下来，还它本来面目。

但无论如何激动，多数人还是会有些疑惑。因为他们不能确信，我的结论是否有充分而可靠的文献依据。他们没条件或没时间，看到那么多参考书。

金大夫的《补注》，为所有读者解决了上述问题。只要你肯下点工夫，《补注》提供了充足的文献资料，还有他的精到见解。

总之，《补注》为一切想真正弄懂《内经》的人，提供了最全面的资料和分析。只要你有一般的中医和中国传统文化基础，都可以真正弄懂《内经》。

很可能有人要问：不是有那么多关于《内经》的专著吗？特别是还有国内公认的《内经》权威编写的《内经》注本，还有什么《〈内经〉研究大全》之类，莫非那些书都比不上《补注》吗？

我不敢肯定地回答说：《补注》比一切现行有关著作都好，只好请读者自己看看做一下比较。

不过，有一点是肯定的：历来关于《内经》的著作或研究，绝大多数都是百方弥缝地说，《内经》如何如何完全是真理。遇到解不通的地方，“专家”们就会说：《内经》的奥秘是后人不可能完全理解的。持这样的态度，怎么可能真正阐清《内经》呢?！把《内经》看作完全是真理，就不可能发现其中的矛盾、错误或糟粕。发现不了错误和糟粕，也就不可能真正认识到其中的精华。于是，千余年来《内经》之学，还是一塌糊涂。至于拙作和《补注》是否真正做到了揭开笼罩《内经》的迷雾，恰如其分地评说《内经》，只好请读者亲自阅读之后才知道。

不过，在此，我敢负责任地做出承诺：只要你肯花费两三周工夫，反复咀嚼《补注》两三遍，必然能从全新的高度，把握《内经》和中医理论体系，而且同时对传统文化（或称旧学、国学、国故）的认识提高一大步。

最后，本来我六十岁时，为日后《时代》正式出版，准备了一篇序或跋，即“六十自述”。然而编辑们，对其中的几句实话实说有顾虑。他们说，最好过些年再发表那篇文字——其实意思是，等到我百年之后才好发表。那时很多问题都不敏感了，于是编辑们不会碰到麻烦。结果，无奈，我只好同意学苑版删去了“六十自述”。

其实，早在七八年前，已经有人把“六十自述”上了网络，而且不止一家转载。圈子内的多数人看过她。

现在《〈内经时代〉补注》将由中医古籍出版社出版，. 于是把“六十自述”作为本书的跋同时发表。

赵洪钧

2015 年 9 月 9 日于白伏故居

序三　评赵洪钧著《内经时代》

李建民

金栋按：本文原载 1997 年 12 月《新史学杂志》第八卷第四期 173－185 页，后编入《方术医学历史》一书。作者李建民先生，为“台湾中央研究院”历史语言研究所研究员。2012 年学苑出版社出版的《〈内经〉时代》以此文代序言。此番先生在此文后加了按语。

一　《〈内经〉时代》的时代

大陆医史的“内史”研究，降及赵洪钧出版《〈内经〉时代》（指 1985 年赵洪钧自费印行的《〈内经〉时代》，以下简称《时代》）已渐成熟。1980—1990 年这 10 年间，据统计治《内经》训诂有成就的专著 11 部，论文 400 余篇，数量超过了之前 30 年的总和。[张长城，范振城．八十年代《内经》训诂述略．医古文知识，1995（3）：44－47. 另参见郭霭春主编．黄帝内经词典．天津科学技术出版社，1991：1204－1293] 然而，这并不意味着，客观的学术氛围，提供他有进一步的想象力和创造力。恰恰相反，赵洪钧写作《时代》，似乎怀有抑郁之气（见“告读者”，1985 年版《时代》216 页），以至在建构《内经》史之流变时，对大陆医史界针砭，微言大义，历历可见。虽然《时代》一书篇幅不大，但赵洪钧全史在胸，小景之中，形神俱足。他在个人极为困难的条件（自力出版《时代》）之下，写出了至今令人反复咀嚼的作品。

赵洪钧是大陆第三代医史工作者。如果以出版第一部中国医学通史的陈邦贤（1919）为第一代人，与他同时的医史工作者有余云岫、范行准、王吉民、李涛、伍连德、宋大仁、吴云瑞、叶劲秋、耿鉴庭、伊博恩、谢诵穆、丁济民等。第二代的医史工作者有程之范、李经纬、蔡景峰、马堪温、甄志亚、张慰丰、龚纯、姒元翼、陆肇基、熊同检等。他们是 20 世纪 60 年代以降医史发展的主力。这群主力目前仍是大陆医史的领导阶层。第二代人中，有一批西医学习中医人员被迫改行从事医学史研究。20 世纪 50 年代，可以说是大陆中医的“黄金年代”。当局提倡中医，针对社会上和医界“中医不科学”的成见，1955 年 12 月中医研究院开办全国第一届西医学习中医研究班。这批人员，便利用其西医知识弘扬中医的历史成就。这种以发扬中医“发现”与“成就”为重点的研究方向，成为大陆医史研究基调。

赵洪钧 1978 年考取北京中医研究院第一届硕士研究生，是为第三代人。“文化大革命”之后（1976 年后），大陆医史研究的倾向局限于医药学术，其内史研究不断深入。相对于第一代人范行准、余云岫辈兼通内外史，无疑格局较小。而《时代》强调用“史家眼光读《内经》”（1985 年版《时代》26 页），并说：

“医史界和社会科学史界联系松散，一般史学家极少研究医史，医史家也不大接触社会科学史。通俗些说是两家分工太清。更有甚者，医史界和其他科技史界也分得太清。结果是互相了解、渗透都不太多。这种情况对医学史尤其不利。”（1985 年版《时代》14 页）

当然，赵洪钧有一些工作假设：他认为，重建《内经》史，“当时占统治地位的哲学和政治思想，必然在医学著作中留下印迹。一般情况下是社会思想影响医界，而不是相反。”“医学往往落后其他学科一步。”“把《内经》放到产生它的那个时代去研究《内经》，看那时的有关学科为医学提供了什么条件。这主要是为了研究《内经》，反过来也可以供研究那个时代参考。”

再者，“文化大革命”之后的医史发展的另一个特色是体制化。1980 年，《医史杂志》复刊。1982 年，“医史文献研究室”正式成所，李经纬为首任所长。通过医史人才的培养，刊物指引研究取向。大陆以内史为主，以叙述中医史“发现”“成就”的格局更形稳固。第一代医史工作者如余云岫是一面批评旧医，诋斥“阴阳、五行、六气、十二经，绝对无发展之希望”，一面从事医史研究。他在《我国医学革命的破坏与建设》中说：“吾意中国医学，若有可建设之道二焉。一则历史上之陈迹也，二则国产药物之功用也。”不过，时过境迁，赵洪钧的时代，医史只能“建设”，不许“破坏”。余云岫说旧医学“不能迅速扫荡，推其缘故，有两大原因：其一为皮相问题；其二为饭碗问题。而最无价值者，门户之争，意气之诉讼也”，这句话换成赵洪钧之口，大概只能被视为不经之论。

以《内经》研究为例，赵洪钧指出当时的几个流派的讲法。

对怎样才算读懂了《内经》，就有几种分歧的看法。有人说，通读几遍《内经》白文，就算懂了。有人则认为，必须多看几家注解或最好自己再作一次集注。有人以为，能从头至尾把《内经》讲“通”，水平才算可以。还有人则以能否细讲“七篇大论”为试金石。近年来的风尚，又把“控制论”“系统论”“信息论”“时间生物学”等新学说拿来围绕《内经》大做文章，以为这样才能领会《内经》的真谛。我曾经按照上述各种主张学过《内经》，觉得没有一种令人满意。最后，只好走自己的路。……我感到，就《内经》读《内经》，就中医读《内经》或就医学读《内经》是读不懂《内经》的。即或带点儿现代哲学和现代科学头脑，也不能左右逢源，了无障碍。

如上所述：（1）以经解经；（2）以医解经；（3）以现代各式各样的理论汇通经典，皆有其局限。赵洪钧以史释经，“走自己的路”。

评者认为，赵洪钧符合大陆第一代学人的标准。他的文体与思路的出现，预告了中国医史的想象力与创造力就要复活。

二　术数之学：解读《内经》的一把钥匙
——以《时代》为垫脚石重新解读《内经》

《时代》共十六节，但全书环绕的主题只有一条，即通过阴阳五行术数之学通释《内经》，并把《内经》放回产生阴阳五行的时代去，将和它有关的政治思想背景，及各种同时代的学术进行比较研究。（1985 年版《时代》1、42 页）

以下，先胪列《时代》全书各节的题目。

第一节　我为什么和怎样写《〈内经〉时代》?

第二节　黄帝及其臣子和八十一篇

第三节　《内经》讲些什么?

第四节　《内经》和《内经》时代阴阳五行说

第五节　儒家思想和《内经》

第六节　《内经》和古代天文学

第七节　运气学说——《内经》体系的终结

第八节　《内经》与《周易》

第九节　道家、道教和《内经》

第十节　《内经》与卜筮、巫祝、风角、星占

第十一节　扁鹊、仓公、华佗与《内经》

第十二节　出土医书与《内经》

第十三节　《内经》与古代音乐

第十四节　《内经》与其他古代学术琐谈

第十五节　《内经》自相矛盾举隅

第十六节　《内经》语言管窥

第五、九节，是讨论《内经》与儒、道这两大学术流派的关系。一般论医者往往重道轻儒，但赵洪钧却建议：“《内经》专家或古医史专家，最好念念汉儒的经说。”（1985 年版《时代》70 页）其次，第四、五、六、七、八、十、十三节则涉及阴阳五行等术数的形成史，讨论《素问》《灵枢》各篇成书的古近不同。再者，第十一、十二节，将《内经》与新旧的医史文献比对，梳理《内经》时代医学的多样面貌。

赵洪钧认为：“要是学《内经》为了做医生，现在的《中医学基础》教材已经很好。它用现代语言比较系统、精炼地叙述了《内经》的主要内容，在大部分概念和论述上都比《内经》更全面、系统、准确。它避免了大量重复，统一了《内经》中自相矛盾的地方，适当补充了一些后世学说，因而使中医理论更完善。如果说其中比《内经》少了些什么，也只有两方面：一是《内经》中涉及的非医学内容讲得少，二是基本上不讲‘五运六气’。”（1985 年版《时代》27 页）其实，《内经》中“非医学内容”很多。而这些旁支的文化现象却不是可有可无。近人廖平（1852—1932）《四益馆经学四变记》，即将《内经》析分为三门，有云：《灵枢》《素问》“谓治皇帝学之专书。于其中分‘天学’与‘人学’，治天下，治病，为三门。治天下者为‘帝学’，阴阳五行家九流之一；言天道人身应天地者，专为‘皇学’；治病者，乃为医学专书，入‘艺术门’”。（廖平晚岁患风痹，研究医书，著医学作品二十余种。他的经学六变即用《内经》发挥《诗》《书》之学。见钟肇鹏，《廖平》，收入贾硕先、戴大禄编《四川思想家》，成都：巴蜀书社，1988：503-542。评者以为，研究《内经》史，廖平的作品是不容忽视的。）我们通检《内经》白文，的确会同意在治病之外，《内经》有“治天下”等其他内容。廖平撰《素问·灵兰秘典论篇新解》的序说得最清楚，故不烦抄录

如下：

沈作喆《万简》云：《内经·素问》黄帝之遗书也。学者不习其读，以为医之一艺耳，殊不知天地人理皆医国，至言妙道存焉。桑悦《素问钞序》云，《素问》乃先秦战国之书，非岐黄手笔。其称上古中古，亦一佐证。玩其词意，汪洋浩瀚，无所不包。其论五脏四时收受之法，吕不韦《月令》祖之。其论五气郁散之异，董仲舒、郭景纯灾异祖之。其论五藏梦虚所见之类，《楞严经》说地狱仿之。论运气则可为历家之准则。论调摄则可为养生者之龟鉴。扩而充之，可以调和三光，燮理阴阳，而相君之能事毕矣。岂特医而已耶！（廖平．灵素五解篇．成都：存古书局，1921：1）

《内经》与其他学术的关系，不一定是前者影响后者。《内经》的内容，大都以为非出自一时一人之手，如果《内经》有个“作者群”的话，那么治病之外内容的作者是谁呢？

《时代》一书就《内经》各篇内容分为 8 项：①养生之道、人与自然；②生理常识；③病因病机；④诊法；⑤诸病；⑥经脉针灸；⑦运气；⑧学医态度。赵洪钧说：“上述分类最使人疑惑处即没有把阴阳、五行算作一个部分。”他认为，今本《内经》只有《素问·灵兰秘典论》与《灵枢·肠胃》与阴阳五行无涉，余则篇篇不离阴阳五行。所以，《时代》以为：

“把阴阳五行说成《内经》内容之一是不妥的。阴阳五行说是《内经》的统帅、灵魂。有了它，尽管各篇错乱重复，矛盾之处举不胜举，仍不失为一个整体。没有它，《内经》只剩下一堆零碎的臆测和经验知识。”（1985 年版《时代》29 页）

又说：

“阴阳五行说是《内经》体系的骨架或框架。抽出这个架子，《内经》就委然脱地成为一堆零砖碎瓦。带着阴阳五行的头脑去读《内经》，大致上无往而不通。否则便基本上读不懂。”（1985 年版《时代》30 页）

换言之，《内经》的医学技术是通过阴阳五行表述的，史家解读这些相关知识，亦必须“带着阴阳五行的头脑去读”。

赵洪钧又说：

“《内经》中的阴阳说是离不开四时五行的。故应该说：阴阳五行四时者，天地万物之道也。读《内经》要时刻不忘这一基本概念。把三者分开有时就不知所云。”（1985 年版《时代》32 页）

也就是说，古人论医理人身虽可以自成体系，但其认识背景却是天学。所谓大宇宙、小宇宙之间的类比便是此理。今文学者廖平晚年便专以《诗》《书》，谓二经为“天学”，《内经》则为《诗》《书》二经之师说，即因《内经》有大量天学的经文可以比附依托。

赵洪钧建构《内经》时代的阴阳五行有四个阶段：第一，先有五行相克（胜）说的滥觞，时为晚周之际，至西汉前半期大致完成。此时，“《内经》的理论框架才具备”。（1985 年版《时代》57 页）第二，阴阳五行说引进医学的关键是五行配五脏。赵洪钧比对《春秋繁露》《白虎通》《月令》等经典，得出《内经》五脏、五行与今文经说的可能关联，推测祭脏五行化出自儒家学说，“《内经》的五脏说，最初并非出自医家，而是从古祭礼中来。”（1985 年版《时代》72–73 页）《内经》若干内容似与纬书相通。（1985 年版《时代》64 页）另外，《内经》七情说亦源自儒者，非医家所独创。（1985 年版《时代》74 页）第三，五行思维中，五行与五方、五时的学说，赵洪钧则追溯汉代的天文学，指出“天文知识促成了五行相生说”。（1985 年版《时代》85 页）而《内经》论医理主要即天文术数的类推演绎，借用山田庆儿的话，这是一种“类型论式思考法”。例如，《素问·藏气法时论》“他如论何脏病，几日传于何脏，何日已，何日持，何日死，等等，亦多用阴阳五行的干支为说。读《内经》若于此处不略深究，则要么随文附会，要么不知所云”。（1985 年版《时代》106 页）今人否定阴阳五行，不识术数之学，援引“控制论”“信息论”等大做文章，事实上已经偏离《内经》时代的轨迹。第四，运气学说是《内经》术数体系的终结。[《素问》七篇大论疑为汉代作品，见廖玉群.《素问》七篇大论运气不同推算方式之分析. 中华医史杂志，1994，24（2）：78–84；李学勤.《素问》七篇大论的文献学研究. 燕京学报，1996（新 2 期）：295–302.] 赵洪钧断定，“七篇大论”加入《内经》肯定在唐代。其成书时代不会早于唐中叶。（1985 年版《时代》121 页）他对以上所述阴阳五行的流变史有一个人评价：

“作为自然哲学，其积极作用在两汉已发挥尽致而告终。它们在医学上的意义，也至迟在唐代，随着运气学说的完成，走到了自己的反面。”（1985 年版《时代》42 页）

因为运气学说将医学造成了“完全是一个先验的、机械的封闭体系”。“‘七篇大论’基本不讲望、闻、问、切。论治病之道而基本不靠感官收集资料，这种体系再庞大，再严密，终究是空中楼阁，沙上之塔。”（1985 年版《时代》117–119 页）

除此之外，赵洪钧也论述中医三阴三阳与《易》说的关系（1985 年版《时代》132–140 页），《内经》讲八风占术，有比附五行五帝的阴阳二十五人相术。（1985 年版《时代》161–162，200 页）这些繁复的术数之学，适与大陆医史界弘扬医历史“成就”的主流格格不入。

赵洪钧却说：

“现代医家都耻于同迷信术数家并列了。古人并不这样看。孙思邈就说：‘医方、卜筮，艺能之难精也。’他主张大医要学习阴阳禄命、风角、星占、六壬、八卦。”（1985 年版《时代》160 页）

他又说：

“1957 年，医界曾发生什么东西是中医理论核心的争论。起因是一部分西医学中医者提出脏腑学说是核心，随之涉及了五行存废的问题。这仍然是不懂《内经》的缘故。”（1985 年版《时代》29 页）

如上所述，术数思维是《内经》的“统帅”“灵魂”“骨架”，但近代中医皆以为其“掺杂了大量的唯心主义成分”，而贬抑《内经》经典的地位。

赵洪钧说：

“近代阴阳、五行、运气存废之争受近代整个学术潮流影响，总的倾向是持否定态度者多。故虽有恽铁樵、杨则民的杰出成就而终不能挽回趋势。结果，近代中医界对古代经典的态度普遍是批判《内经》而崇尚《伤寒杂病论》。温病学说在近代也日渐衰微。”（赵洪钧．《近代中西医论争史》212 页）

医学史是史学，也是历史的一部分，对医学“史”的研究，并不等于从事医学或生物的研究。差别在于：人观察自然时，研究者与被研究对象是可以划清界限的；但人考论历史时，研究者也是历史的一部分。那些《内经》研究者否定阴阳五行，亦在“整个学术潮流”拒斥术数之学的浪潮中。所以，与其说术数是唯心玄说，迷信不经，倒不如把术数真正的内容搞清楚。用赵洪钧的话就是：我们必须回到《内经》时代，用“阴阳五行的头脑”去读《内经》。

评者以为：今后之学子欲探索《内经》的方技世界，都必须以这册《〈内经〉时代》为垫脚石，重新解读《内经》。

三 《内经》史的重建

赵洪钧重建《内经》成功，在于他准确地掌握该书的精髓，亦即，失去阴阳五行术数的《内经》史，便失去了整部书的整体。再者，赵洪钧也重视《内经》时代医学的多系发展。近人攻击《内经》经典地位，在晚周两汉并不存在。谢利恒便指出：

“《素问》非古代医家之金科玉律也。仲景《伤寒》，自言撰用《素问》，而书中曾未引及《素问》一语。可知证脉方药，医家自有真传。如《素问》之注重学理者，不过借资参证耳。自宋以后，言《素问》者始见多。明以来，乃更奉为天经地义而又益之以《灵枢》。”（谢利恒．中国医学源流论．台北：1997：69.）

既然《内经》在古代并不具有经典地位，医家证脉方药也各有其师授，那么，《内经》时代的医学风貌为何？

赵洪钧指出：

“二千年来，由于少有汉以前与医学有关的出土文物——特别是古医书，《史记》两医家传记只能是研究《内经》时代的最可靠、最丰富的史料。”（1985 年版《时代》64 页）

扁仓两氏医传与马王堆医书是赵洪钧用以比对《内经》时代的医学源流。赵洪钧以为：“扁鹊传中的基本内容与《内经》体系相距还较远。”（1985 年版《时代》166 页）两者很难说是一脉相承的。而仓公的医理，“比《内经》面窄，不很系统”。（1985 年版《时代》170 页）如果以《汉志》所载医经的三个家派：黄帝、扁鹊、白氏来看，扁仓二氏可能略近于“扁仓”一系，而与黄帝一系稍远。

另外，仓公诊籍讲的全是内科病。赵洪钧却认为，从疾病史上来看，创伤和肿疡是最先要对付的病，《五十二病方》便以外科见长。再者，汉代“齐鲁医学仍远较长江流域为高”。（1985 年版《时代》185 页）。这应是《内经》时代医学的两大特点。

其次，《内经》本身文本之间叠压、重复。（1985 年版《时代》205–210 页）。以经脉说为例便有一定的演变过程。《灵枢·本输》《灵枢·阴阳系日月》均是十一经。《素问·刺虐论》只涉及九条经脉。足经六，手经三。《素问·气府论》手足太阴又自成一派，与他说不一。《素问·阴阳别论》有四经脉、十二经脉之说。《素问·刺腰痛论》篇出现了十七个脉名。《灵枢·五十营》又有二十八脉说。赵洪钧说，不宜把《灵枢·经脉》甚至整部《内经》成书提前到战国或更早的年代。（1985 年版《时代》182 页）

赵洪钧质问说：

“借助马王堆医书研究《内经》时代，总精神是强调要用发展的思想看《内经》。这些古医书出土前，为什么人们对《内经》本身的矛盾处——发展演变的痕迹，多讳言呢？为什么总是力图把《内经》成书时代尽量说得早呢？这些问题值得医史家和《内经》家深思。”（1985 年版《时代》189 页）

换言之，在以经释经、以医释经的研究取向之下，《内经》文本之间的矛盾被统一了。

赵洪钧又说：

“《内经》的成书时代不应提前到汉以前去，而不是为了否定《内经》的阴阳五行说。”（1985 年版《时代》45 页）

在此，他似乎点出了有些学者把《内经》成书尽量提前到汉以前的心理因素。

清代医家徐大椿（1693—1771）说：

“扁鹊、仓公、华佗、孙思邈诸人，各有师承，而渊源又与仲景微别，然犹自成一家。但不能与《灵》、《素》、本草一线相传为宗枝正脉耳。”（《医学源流论·方剂古今论》）

由上引文，徐大椿所处的时代，医家的家派虽然不同，但皆习《灵》《素》，读本草。他以为此乃“一线相传”“宗枝正脉”之学统。而这一条一线相传的学统应该是从宋代以下渐渐成形。但扁仓、张仲景、华佗、孙思邈等唐以前几位方技大家，各有师承，自成一家，而此正是《内经》未成为经典之前的时代特色。中国医学多源又彼此交流、裂变与融合的过程，挑战新一代医史工作者的创造力。

要言之，《内经》术数语言的熟悉，文本与文本之间混淆的厘清，《内经》与其他学术的关系再清理。由此标准，《内经》史的重建，其实才进入初步阶段。评者以为：晚周到西汉中晚期，中国医学的经验、技术演变到《内经》的复杂体系，尚需一跃。这一跃动的历史动力之一是术数之学的介入。《〈内经〉时代》一书正明示了这个进程与方向。

洪钧按：建民先生对拙作《时代》之评论，无不一语中的且颇有过誉。得此学术同志，乃洪钧之幸事。盖《时代》问世十二年，正式撰文发表于权威期刊评论此书者，唯有建民先生。然谓“术数之学乃解读《内经》的一把钥匙”非洪钧敢认同。此乃智者偶尔之失！

李先生此论约与拙见有关。《时代》亦曰：

“把阴阳五行说成《内经》内容之一是不妥的。阴阳五行说是《内经》的统帅、灵魂。有了它，尽管各篇错乱重复，矛盾之处举不胜举，仍不失为一个整体。没有它，《内经》只剩下一堆零碎的臆测和经验知识。”又曰：

“阴阳五行说是《内经》体系的骨架或框架。抽出这个架子，《内经》就委然脱地成为一堆零砖碎瓦。带着阴阳五行的头脑去读《内经》，大致上无往而不通。否则便基本上读不懂。”

李先生评论中特别点出此二段，故先生并未误解何谓《内经》体系之统帅、骨架或灵魂，因而并未误解何为解读《内经》之钥匙，但终于表达有小误。盖李先生唯一之小误乃：阴阳五行说=术数之学。此乃智者之失。

略读《艺文志》可知，《内经》属方技略医经类，而术数自成一略。二者道不同。《艺文志》云：

数术者，皆明堂羲和史卜之职也。史官之废久矣，其书既不能具，虽有其书而无其人。《易》曰：“苟非其人，道不虚行。”春秋时鲁有梓慎，郑有裨灶，晋有卜偃，宋有子韦。六国时楚有甘公，魏有石申夫。汉有唐都，庶得粗觕。盖有因而成易，无因而成难，故因旧书以序数术为六种。

医经者，原人血脉经络骨髓阴阳表里，以起百病之本，死生之分，而用度箴石汤火所施，调百药齐和之所宜。至齐之得，犹慈石取铁，以物相使。拙者失理，以愈为剧，以生为死。

对照二者可知，术数与医经毫不相干。如此方可理解，今《内经》一百六十二篇，仅一见术数，且未一引《易》语。

然则战国末之后，尤其汉代及以后，医家与术数家的确无不浸淫阴阳五行说。惟仍不能据此说：术数之学乃解读《内经》的一把钥匙。解读《内经》之第一把钥匙，仍系阴阳五行说。

或问：学苑版《时代》附有大作“《内经》的体系和方法”一文，系足下研读《内经》之最后见解，乃把握《内经》之总纲领。据此，此文无乃解读《内经》之最佳钥匙乎？阴阳五行钥匙可放弃否？

答：洪钧治学如积薪——后来居上。故“体系和方法”一文，较之阴阳五行说为尤佳之钥匙。

如“体系和方法”一文说：“《内经》赖以建立体系的是以下四个自然哲学理论：①阴阳学说；②五行学说；③天人相应学说；④气和气化学说。它们都应该看作《内经》体系的逻辑起点，只是无论从作为超硬核还是从据以推出的硬核来看，天人相应都更加重要。”

简言之，按轻重顺序，解读《内经》之钥匙有四把。即①天人相应说；②阴阳说；③五行说；④气及气化说。至于阴阳五行说可否与天人相应并列乃至更高，可以讨论。但是，没有天人相应之说即不便解读何以人体会五脏六腑、十二经脉、三百六十五个穴位等这些不便用阴阳五行解读之问题。

李先生另有一小误解，即认同廖平之说，谓《内经》亦系治天下（皇帝学）之书。盖廖氏治学，毫无定见，多捕风捉影之说，不可与康有为相提并论。正如当代西医书必涉及数理化乃至天文、地理、航天、潜海、军事、政治、经济、心理、美学等，却仍然要视为医书。盖医学乃植根于各时代几乎全部科学技术学科之知识体系，无所谓纯医学也！不得以其涉及政治、军事等即断其为政治、军事书也！

最后再次说明，建民先生之小误乃：阴阳五行说=术数之学。此乃智者之失。

序四 《〈内经〉时代》是解读《内经》的权威性著作

——《〈内经时代〉补注》王序

几个月前，收到金栋先生寄过来的《〈内经时代〉补注》电子稿，请我为该书作序，但我自知才疏学浅，唯恐难当大任。怎奈金栋先生信任有加，盛情难却，也只好勉力为之。

今本《内经》是现存最早的中医经典，此书曾经历代医家注释，大部头的著作也不少见，但许多重大问题仍没有解决。所以，读者学习起来依然困难重重，难以读懂、吃透。赵洪钧先生认为，“就《内经》读《内经》、就中医读《内经》或就医学读《内经》是读不懂《内经》的，即或再带点儿现代哲学和现代科学头脑，也不能左右逢源，了无障碍。”所以，他力主“把《内经》放回产生它的时代去，将和它有关的政治思想背景及各种同时代的学术进行比较研究，对这一切都力求做到用现代认识进行评价”。目的之一是“帮助人们更快、更好地读懂《内经》，使初学者迅速掌握《内经》体系的基本精神”。目的之二是“更科学地、恰如其分地评价《内经》。这与第一个目的是相辅相成的。因为，若作者对研究对象没有科学的认识，则无论他写多少文字，终究是以其昏昏，使人昭昭”。笔者读过《〈内经〉时代》后，确实受益匪浅，对于《内经》的成书背景及书中的内容有了更加客观的认识。

为了帮助读者能够更好地领悟《内经》要旨，赵洪钧先生根据自己研读《内经》三十余年的心得体会，总结出纲领性的一句话，即“《内经》的体系是天人相应体系，《内经》的方法是比类取象方法”，“阴阳五行学说为《内经》最高理论”，“带着阴阳五行的头脑去读《内经》，大致上无往而不通”。总结得非常精辟、简练！

金栋先生不辞劳苦，对于《〈内经〉时代》中的术语、观点进行了大量考证和注释，又以按语的形式予以补充说明，最终形成《〈内经时代〉补注》一书，这就更加有利于读者理解《〈内经〉时代》，从而更好地读懂《内经》，帮助读者释疑解惑。

反中医学者张功耀曾在网上发帖子说“《黄帝内经》是一部伪书”，此言一出，舆论哗然。所谓“伪”，意指非黄帝所作。实际上，中医界皆知《黄帝内经》是一部后人托名“黄帝”之书，此“黄帝”并非上古时代的黄帝本人。为什么会出现托名呢？《〈内经〉时代》第二节做了详细考证并给出了明确答案，《〈内经时代〉补注》又进一步补充：“《内经》之所以托名黄帝，是因为西汉初期曾倡‘黄老学说’，故‘百家言黄帝’成风。有《淮南子·修务训》为证：‘世俗之人，多尊古而贱今，故为道者，必托之神农、黄帝而后能入说。’由此可见，托名著述的目的，是汉代学者为了使自己的学说更容易为世人所接受之故。这清楚地说明，《黄帝内经》不是黄帝所著，最可能是汉代学者托名黄帝。”可谓言简意赅，一语中的。张功耀“伪书”之说不攻自破。

关于《内经》的成书年代问题，至今尚无定论。读过《〈内经〉时代》及《〈内经时代〉补注》后，这个问题应该尘埃落定，即成书于“西汉中期以后至东汉时期”的结论，最为可信。实际上这其中有“成篇”与“成书”时代的不同概念。过去有些学者说成书于先秦战国、成书于西汉等时代，只是对其中的某些“成篇”内容分析而得出的结论。对于这个问题，赵先生今又在《〈内经时代〉补注》中做了诠释。赵先生说：“必须对《内经》‘成书’有一个公认的标准，即怎样才算‘成书’？本节即将提到‘灵素骨干内容成型’，也就是今本《内经》体系的天人相应学说、气化学说、阴阳学说、五行学说、脏腑学说、经脉学说、针刺学说、养生学说、诊法学说等大体完成（除七篇大论之外），一般说来也编纂在一起了，算是成书。”意思是说，这些内容必须完全合编在一起才算成书。据此，金栋先生在按语中说：“赵先生在《〈内经〉时代》中通过与《内经》同时代和之前的相关文献横向比较，以及对两汉的政治、思想、科技、文化背景等脉络进行梳理之后，对《内经》的成书年代，已了然于胸。《〈内经〉时代》明确指出：‘《内经》成书的基本条件到西汉初才具备，《素问》《灵枢》骨干内容成型不会早于两汉，一些篇章可粗定成文于东汉。七篇大论出现更晚。’‘只有到汉初，《内经》理论框架才具备，并且是汉代的统治哲学。’赵先生旁征博引近现代学者如梁启超、顾颉刚、杨向奎、范文澜、冯友兰、任继愈、张岱年等学者的观点，用来说明‘阴阳五行哲学在汉代占统治地位，最为盛行。《内经》的成书时代不应提前到汉代以前去’。”笔者认为，这个结论很有说服力，非常可信。是否如此？读读《〈内经时代〉补注》则可找到答案。

中医的核心理论是什么？学术界见仁见智，莫衷一是。细读《内经》则会发现，阴阳五行说是中医的核心哲学理论。在这方面，赵先生的《〈内经〉时代》和金先生的《〈内经时代〉补注》通过大量文献考证做出了全面精到的解释。赵先生说：“阴阳五行是《内经》的统帅、灵魂。有了它，尽管各篇错乱重复，矛盾之处举不胜举，仍不失为一个整体。没有它，《内经》只剩下一堆零碎的臆测和经验知识。”并以“阴阳五行学说为《内经》最高理论”作为标题进行阐释。这也是为什么中医不重脏腑解剖而重阴阳五行关系的原因了。实际上，古代中医既重脏腑解剖也重五行关系的推演，如果不重脏腑解剖，那五脏六腑、奇恒之府是怎么来的？《灵枢·肠胃》《灵枢·平人绝谷》等篇的数据难道不是解剖而来的吗？殊不知，脏腑解剖是五行关系推演的基础，只不过更重阴阳五行推演的关系罢了。这是因为《内经》成书于汉代，而“阴阳五行哲学在汉代占统治地位，最盛行”。正如近代学者顾颉刚所说：“汉代人的思想骨干，是阴阳五行。无论在宗教上，在政治上，在学术上，没有不用这套方式的。”（《汉代学术史略》）如，《素问·刺禁论》的“肝生于左，肺藏于右”这个饱受诟病的“肝左肺右”说，就是五脏附五行、五方关系推演而来，即面南而立，左东右西、上南下北，天人合一之推演，而不是指脏器的具体解剖位置。对此，清·高士宗在《素问直解》注释说：“人身面南，左东右西。肝主春生之气，位居东方，故肝生于左；肺主秋收之气，位居西方，故肺藏于右。”虽未提五行，但实际上意思一致。再读赵先生《〈内经〉时代》中所引汉代大儒董仲舒《春秋繁露·五行之义》“木居左，金居右，火居前，水居后，土居中央”这句话后，就可发现二者如出一辙，只不过这种推演没有临床经验基础罢了。很显然，这是为了适应五行学说而牵强附会的内容，其结果则是或然性，甚至不准确。直到清代，中医大家王清任经过亲自解剖尸体，才发现中医五脏与实际功能不相符，遂著“乃记脏腑之书”的《医林改错》一书，才使中医人开始认识到中医的脏腑功能与内脏解剖并不完全对应。近代学者由于受西方科学化的影响，加上不懂中医理论，已将阴阳五行说批得体无完肤，这在《〈内经〉时代》一书中可见一斑。再如，十二经脉三百六十五络（节）之说，则是由天人相应说推演而来，一年有十二个月，“十二月应十二脉”；一岁有三百六十五日，“亦三百六十五络（节）”，这在《内经》中有多篇论述。笔者认为，由于这些内容均属于推演而来牵强附会的内容，所以是不可能得到现代解剖学证实的。恰如精通中医学的近代国学大师章太炎先生所说：“《素问》《灵枢》《八十一难》所说脏腑部位，经脉流注，多与实际不相应。其以五行比附者，尤多虚言。然遂欲弃如土苴则不可。其言脏腑经脉最妄者，如以手足分十二经，谓自与脏腑相连，与心合脉。……是故其精者，一字千金。其谬者，粪土之不若。舍暇取瑾，在医师自择耳。”（《章太炎医论》）台湾学者王建民亦说：“‘脉’的意涵，在整部《内经》不是给予严格的界说，而是将其放在庞大的阴阳五行的网络组织下，（推衍）其理论知识。古代医者并不关心脉的实质，而是取天地阴阳与之类比，甚至是做天人同构的推衍。……例如，每个人都有三百六十五节、十二经脉等等‘以应天地’（《灵枢·邪客》），但这套系统并不是通过解剖人体可得的。”（《生命史学·从医疗看中国历史》）《〈内经〉时代》第十二节的有关内容，就是考证阐释这方面内容的。通过出土文物的考证，其结果才是可信的，才具有说服力。

赵先生在《〈内经〉时代》第一节说：“五行与医学结缘，最关键的一步是五行配五脏。其配法更难靠常识理解。”在五脏对五官的配属中，更是意见不一。五行是怎样与人体五脏发生关系的？历代《内经》注家没有解说，就是现代学者也没有明确说过。而赵先生通过大量的文献考证认为，原来是源于儒家的祭礼，可谓该书一大创举（见本书第五节：五行配五脏的由来）。五脏附五行，《内经》中是肝木、心火、脾土、肺金、肾水，“是汉代以来中医公认的五脏与五行的配法，一直指导中医说理”。据说在汉代还有另外一种配法，《〈内经〉时代》没有解说，但金先生在自序中有明确答案：“五脏配五行的另一套说法，是根据人体五脏的实际解剖位置而来。即肺在上，肾在下，心居中央，左是脾，右为肝。面南而立，上南下北，左东右西，则五脏配五行为，左脾即东方配木，上肺即南方配火，心居中央以配土，右肝即西方配金，下肾即北方配水。此说源于古文《尚书》之说，与《礼记·月令》四时祭脏有关。《内经》没有此说。”如果说中医没有解剖，这种配法不正是从解剖而来吗？但在汉代，阴阳五行说是统治哲学，当时的学术思想也必须套用这种观点，所以，与解剖相比，《内经》更重五行关系，从而保留了目前的配法。通过认真分析本书中例举的大量翔实的考证文献，其结论令人信服。

特别是《〈内经〉时代》在“《内经》自相矛盾举隅”中首次指出了心同时开窍于舌、耳、目三个感官，这是该书的一大亮点，可以说，这对于正确解读《内经》来说是一个不小的贡献。因为历代《内经》注家以及现代《中医基础理论》对此是避而不谈的。这么明显的纰漏竟然无人指出。后因一个洋学生发现，引起赵先生的重视，才在《〈内经〉时代》中指出《内经》自相矛盾之处。例如，“心开窍于舌”说见于《素问·阴阳应象大论》“心主舌……在窍为舌”，又见于《灵枢·脉度》“心气通于舌，心和则舌能知五味矣”。“心开窍于耳”说见于《素问·金匮真言论》“南方赤色，入通于心，开窍于耳”。“心开窍于目”说则见于《素问·解精微论》“夫心者，五脏之专精也，目者其窍也”。赵先生指出：“《内经》的五脏开窍不统一，是两汉学者（包括医家）看法始终不一的痕迹。”对于这些内容，《〈内经时代〉补注》一书都做了很好的说明。这里不再赘述。

另外，笔者借此简谈一下自己对于《内经》的评价：纵观《内经》全书各篇内容，除阴阳、五行学说贯穿全书之外，而各篇内容之间却联系不大，且相互矛盾之处甚多，特别是出现了脏腑配属五官太乱的事实，以及精、气、阴阳等概念之间的关系不明朗等，这些足以说明，《内经》并没有形成一个严密的理论体系，只不过是中医基础理论形成早期初级阶段的产物罢了。所以，我不赞成将《内经》称为成熟的理论体系，恰恰相反，称为“中医初建理论阶段的论文集”更为确切、更符合实际。

《〈内经时代〉补注》一书，洋洋洒洒，百万字的鸿篇巨制，大量翔实的古代文献考证——经史子集，其目的就是为了求得《内经》一书之正解，赵先生著《〈内经〉时代》和金先生著《〈内经时代〉补注》为此付出了艰辛的努力，确实令人敬佩。中医界人士习惯说“中医学是中国传统文化的重要组成部分”，那么，怎么证明是这样呢？这两本书就是最好的体现。

受篇幅所限，加之笔者才疏学浅，理解不深，难免挂一漏万，略谈几句浅见，算作序言吧。至于《〈内经〉时代》和《〈内经时代〉补注》是否为解读《内经》的权威著作，还是大家亲自去看吧。

王锡民

2016 年 9 月 16 日写于佳木斯市寒舍

附：王锡民教授给本书作者的复信

金栋先生：

你好！大作电子书稿收到，谢谢你的信任。我粗略地计算了一下这本书的文字，《〈内经时代〉补注》内容极多，全书大约有 96 万字，可谓鸿篇巨制。

说实在话，我是非常佩服你的毅力和敬业精神的。你付出的这些努力和坚持不懈的意志，使我看到了又一个和我一样的“傻人”，只知为社会做奉献，不计回报。其实，你我和赵洪钧先生都是一类人，即都是寻求中医学术真谛的人。不同的是，赵洪钧先生是从医史角度，还原历史真相；你把精力主要用在了经典的考证上；我则是把毕生的业余时间都用在了破解中医理论本质及创建中西医统一学理论上。我研究的方向，正是为了解决我国百年来几代中西医前辈梦寐以求的梦想，也是为了解决我国 60 年来投入大量人财物用于研究中医理论本质而无实质性突破的难题。从这个意义上讲，我的工作可能比二位的工作更加艰难，但可喜的是，这项工作已经在我的手中透亮了，只是书稿需要修改，没有完全出版而已。

承蒙你的信任，我很愿意为你写这个序言，并决定完成这个任务，使真正有学术价值的东西大白于天下。

当初，在中医论坛上看到你给赵洪钧先生《〈内经〉时代》进行补注，花费了大量的精力，我想，金栋先生怎么改路子了？怎么不弄经典了？所以就看过几篇，因无暇浏览，也没当回事。近几日开始通读《〈内经〉时代》，感到赵洪钧先生学识渊博，学贯中西，涉及学科极广，广征博引，方知赵洪钧先生是我国中医史上真正的一代医史大家。诚如李建民先生所说："虽然《时代》一书篇幅不大，但赵洪钧全史在胸，小景之中，形神俱足。他在个人极为困难的条件（自力出版《时代》）之下，写出了至今令人反复咀嚼的作品。"映出了医史大家的真正水平，医史大家的博大胸怀，医史大家的学者风范。迄今为止，这本书是我看到的与《内经》有关的水平最高的中医史著作。

赵洪钧先生研究《内经》，力主把《内经》放回到《内经》的成书年代中去考查，才能了解《内经》成书的时代背景，这完全是本着实是求是的科学态度。赵先生做到了这一点。

以上略谈了几点粗浅体会，也算是受金先生之托所作的序言吧！

目　录

第一节　我为什么和怎样写《〈内经〉时代》？ …… 1

一 …… 2

二 …… 24

三 …… 47

四 …… 64

附　关于近代史学流派 …… 80

第二节　黄帝及其臣子和八十一篇 …… 84

第三节　《内经》讲些什么？ …… 127

附　王莽和中国古代人体解剖 …… 226

第四节　《内经》和《内经》时代阴阳五行说 …… 228

一　《内经》以阴阳五行说为最高理论 …… 228

二　阴阳说的具体应用 …… 233

三　五行说的具体应用 …… 245

四　关于《内经》应用阴阳五行说的评价 …… 258

五　前人从各方面对阴阳五行说的评价 …… 263

六　《内经》时代的阴阳五行说 …… 270

附　关于阴阳五行学说的补充评价 …… 311

第五节　儒家思想和《内经》 …… 314

一　五行相生说的完成 …… 315

二　五行配五脏的由来 …… 345

三　天人相应 …… 376

附　今古文经学和《〈内经〉时代》 …… 387

第六节　《内经》与古代天文学 …… 390

一　再谈五行相生说的形成 …… 391

二　古代天文学常识简介 …… 408

三　《内经》中的天文历法内容 …… 410

四　干支与阴阳五行 …… 454

附　天文历法门外谈 …… 462

第七节　运气学说——《内经》体系的终结 …… 496

一　七篇大论和运气说 …… 496

二　运气学说造就了封闭体系 …… 522

三　运气学说的思想渊源 …… 528

四　七篇大论的成书年代 …… 530

五　运气余论 …… 532
第八节　《内经》与《周易》 …… 534
一　从阴阳五行说看《内经》与《周易》的关系 …… 536
二　关于三阴三阳 …… 583
附　医易答问 …… 596
第九节　道家、道教和《内经》 …… 613
一　道家思想和《内经》体系 …… 615
二　道教思想与《内经》思想比较 …… 640
第十节　《内经》与卜筮、巫祝、风角、星占 …… 670
一　《易》的引用 …… 680
二　关于巫祝 …… 681
三　关于九宫八风太一占 …… 685
四　八风、太一的来历 …… 688
五　相术 …… 692
六　星占 …… 713
第十一节　扁鹊、仓公、华佗与《内经》 …… 724
一　扁鹊传与《内经》 …… 724
二　仓公[1]传与《内经》 …… 730
三　华佗与《内经》 …… 736
第十二节　出土医书与《内经》 …… 741
一　近现代出土医书概况 …… 741
二　出土医书的成书时代与《〈内经〉时代》 …… 750
三　马王堆医书与《内经》 …… 751
四　《内经》本身提示的经脉说演变过程 …… 765
五　武威医简与《内经》 …… 768
第十三节　《内经》与古代音乐 …… 774
附　象数略论 …… 799
第十四节　《内经》与其他古代学术琐谈 …… 804
一　地理学 …… 804
二　生物学 …… 816
三　军事学 …… 820
四　机械学 …… 822
五　解剖与度量衡 …… 824
第十五节　《内经》自相矛盾举隅 …… 829
一　五味与五脏补泻 …… 829
二　脏腑说 …… 840
三　致病外因 …… 866

附一 藏五府六考[①] …… 875
附二 心开窍详解 …… 878
第十六节 《内经》语言管窥 …… 889
一 人称代词的用法 …… 889
二 韵语举例 …… 891
三 语言余论 …… 894
告读者 …… 900
跋一 《内经》的体系和方法 …… 901
附 关于跋一的通俗说明 …… 907
跋二 六十自述 …… 918
参考文献 …… 947
鸣谢 …… 955

第一节　我为什么和怎样写《〈内经〉时代》?

金栋按：本节题目，犹如近代学者顾颉刚《古史辨》有“我是怎样编写《古史辨》的”，故本节当为本书自序。自序亦作自叙，是作者自述写作意图、过程和作品大旨的文章。唯与中医类著作相较，此序篇幅较长。然名家著作，如顾颉刚《中国上古史研究讲义》有自序一、自序二，篇幅都很长；而《古史辨》自序，竟编成两本书，即《古史辨自序》上下册，其篇幅又何止长?!又如王星拱《科学方法论》有“引说”，胡适《中国哲学史大纲》有“导言”，郭沫若《中国古代社会研究》有“导论”等均可谓鸿篇巨制，从中可见大家风范。

本节首先介绍了为什么要撰写《〈内经〉时代》。先生说：“《内经》研究方面，至今还有不少重大理论问题没有搞清楚，因而不能使人读懂《内经》，也不能更科学地、恰如其分地评价《内经》。”这就是撰写本书的原因。

不过，先生写此书的最初动机又不限于此。先生说：

“写这本小书是亲眼看到我们的《内经》专家，丢人丢到外国去了，实在看不下去。”关于《内经》专家丢人的事件请看先生的“六十自述”。

然而，虽受该事件刺激，说到底《时代》还是为了：使人读懂《内经》，更科学地、恰如其分地评价《内经》。

其次，论述怎样撰写《〈内经〉时代》。先生说：“《〈内经〉时代》是把《内经》放回产生它的时代去，将和它有关的政治思想背景及各种同时代的学术，进行比较研究。”“把《内经》时代的各主要学科（包括社会科学）拿到一起来研究，方能揭示《内经》中许多难解之谜，给《内经》以恰当的评价。”

总之，文中旁征博引古今名家之说，以唯物的指导思想、严谨的科学态度、求真的治学精神、史家的睿智头脑，解说自己的心得和撰写过程。一读本节，会立即觉得，本书高屋建瓴，气概非凡，不但文笔犀利，语言流畅，论述简练，且先生的查考和分析结论，非常透彻精辟。书中立论坚实，无一语无出处。《内经》本来面目，将从此大白于学界。

正如时贤评价此书说：“全书笔酣墨畅，才气横溢，锐不可当，可喜可贺!”“是一本大破陈腐浊气，给人以新鲜之气的传世佳作。值得敬佩、庆贺!”

本节末附有“关于近代史学流派”一文。此文简约流畅而深刻，显示出先生的史学功底深厚。

一

【原文】

看见这本小册子，读者先想到的应该是："内经时代"[1]四个字是什么意思？多数人会认为：大概是考证[2]《内经》的成书年代[1]吧？

笔者在此先告诉读者：本书的主要内容和目的，倒不是考证《内经》，至少和以往的"考证"大不同。真能明白《〈内经〉时代》，须待看过它的主要内容之后，但无妨先做简单说明。

《〈内经〉时代》是把《内经》放回产生它的时代去，将和它有关的政治思想背景及各种同时代的学术进行比较研究。当然，对这一切都力求做到用现代认识进行评价。其目的对《内经》来说有两个方面。

第一是帮助人们更快、更好地读懂《内经》，使初学者迅速掌握《内经》体系的基本精神。但是，它不同于有关入门书。已经系统学过《内经》的人，翻开本书就会看到一些别开生面的内容。《内经》专家更能从中发现一些研究《内经》的新方法、新资料、新观点。总之，它对一切和《内经》打交道的人都有用处。

第二是更科学地、恰如其分地评价《内经》。这与第一个目的是相辅相成的。因为，若作者对研究对象没有科学的认识，则无论他写多少文字，终究是以其昏昏，使人昭昭。

要达到上述两个目的是很困难的。比如，对怎样才算读懂了《内经》，就有几种有分歧的看法。有人说，通读几遍《内经》白文，就算懂了。有人则认为，必须多看几家注解或最好自己再作一次集注。有人以为，能从头至尾把《内经》讲"通"，水平才算可以。还有人则以能否细讲"七篇大论"为试金石。近年来的风尚，又把"控制论"[3]、"系统论"[4]、"信息论"[5]、"时间生物学"[6]等新学说拿来围绕《内经》大做文章，以为这样才能领会《内经》的真谛。我曾经按照上述各种主张学过《内经》，觉得没有一种令人满意。最后，只好走自己的路。所以，这本小册子是我的学习心得，是把我的认识过程理一理写给大家看。

我感到，就《内经》读《内经》、就中医读《内经》或就医学读《内经》是读不懂《内经》的。即或再带点儿现代哲学和现代科学头脑，也不能左右逢源，了无障碍。

如此说来，这是要否定前人的一切研究成果吗？是说别人都不懂《内经》吗？是说用"控制论"等新学说解释《内经》的做法均不可行吗？当

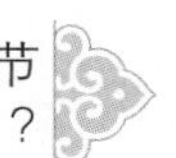

然不是。不过，我至少可以指出，虽有上述研究，至今对《内经》的一些重大理论问题并未说清楚。后学者读了有关著述后，心里还是觉得不踏实。很多地方是勉强说得通。有的地方尽力附会也说不通。其中不少问题本来不必等到现在才能研究得比较彻底。毛病就出在思想方法和研究方法上。

比如五行学说的研究吧。从王冰注《内经》[7]、张景岳编《类经》[8]，直到最近的教科书、最新的大部头《内经》注本[9]，对五行与四季、五方、五味等相配的道理，都从常识出发解释，没有超出《尚书正义》[10]的水平。这种解法只在五行配五味方面大体说得过去。即“木生子实，其味多酸”[11]、“火性炎上，焚物则焦，焦是苦气”[12]、“金之在火，别有腥气，非苦非酸，其味近辛”[13]、“甘味生于百谷，谷是土之所生，故甘为土之味”[14]、“水性本甘，久浸其地，变而卤，卤味乃咸”[15]。（清代阮元校刻．十三经注疏[16]：尚书正义·卷十二．江苏广陵古籍刻印社，1985：76）可是，许多学问家仍觉此说牵强。

【补注】

[1]“内经时代”：即围绕着《内经》研究其成书时代，同时也是围绕着产生《内经》的时代研究《内经》。书名中有时代二字者，如郭沫若有《青铜时代》《奴隶制时代》等。时代“指历史上依据经济、政治、文化等状况来划分的社会各个发展阶段。如新石器时代、封建时代”（《辞海》）。

《内经》的成书年代：正统观点及权威性著作认为，大约成书于战国、秦汉之际，唐宋时期仍有补缀。《中医大辞典》、《中国医学通史·古代卷》、《中国大百科全书·中医》、《中医辞海》、高校教材《中国医学史》及高校教参《内经》等均持此说。

有近人考证认为，《汉书·艺文志》所载《黄帝内经》不是今本《黄帝内经》=《素问》+《灵枢》。《素问》和《灵枢》的成书当在东汉，并非战国时期。如吴考槃撰“黄帝内经·素问·灵枢考”［中华医史杂志，1983（2）：85］、田树仁撰“灵枢素问并非黄帝内经”［中华医史杂志，1991（3）：145-149］、余自汉等著《内经灵素考辨》（中国中医药出版社，2012年版）、廖育群著《重构秦汉医学图像》（上海交通大学出版社，2012年版）等均主此说。

金栋按：认为《汉书·艺文志》所载《黄帝内经》是《素问》和《针经》，始于晋代皇甫谧。他在《甲乙经·自序》中说：“按：《七略》《艺文志》：‘《黄帝内经》十八卷’，今有《针经》九卷，《素问》九卷，二九十八卷，即《内经》也。”唐代王冰在次注《黄帝素问》自序中亦宗其说，而且认为《针经》就是《灵枢》。云：“班固《汉书·艺文志》曰：‘《黄帝内经》十八卷’，《素问》即其经之九卷也，兼《灵枢》九卷，乃其数焉。”此说流传至今，成为正统的说法。

清姚际恒不同意此说。其书《古今伪书考》说：“《汉志》有《黄帝内经》十八卷，《隋志》始有《黄帝素问》九卷，唐王冰为之注。冰以《汉志》有《内经》一十八卷，以《素问》九卷，《灵枢》九卷，当《内经》十八卷，实附会也。故后人于《素问》系以《内经》者，非是。”

时贤廖育群著《重构秦汉医学图像》说：“突破《素问》《灵枢》两书就是《汉书·艺文志》所载‘《黄帝内经》十八卷’的禁锢之后，即打破了今本《黄帝内经》成书下限不会晚于刘歆《七略》的限制，使得我们需要重新考虑《素问》和《灵枢》作为两部独立的著作，其成书的上、下限究竟在何时。根据确切的文字记载，只能将这两部著作的成书下限定在东汉末年张仲景《伤寒杂病论》成书之前。而其上限则应该定在刘歆《七略》之后。这是因为在当时的历史条件下，能够汇集各种早期医学著作，进行校勘汇编工作，恐怕只有官府才能办到。如果在《七略》成书之前，就完成了这样两部大型医书的整理加工，而不加著录是不可能的。而且《七略》之前的许多其他医学著作，即或漏而未录，其命运也理应与《七略》著录之书的命运一样，不可能单独地、完整地保存流传下来。”

《〈内经〉时代》通过与《内经》同时代和之前的相关文献横向比较，以及对两汉的政治、思想、科技、文化脉络背景等梳理，对《内经》的成书年代，先生已了然于胸。《时代》明确指出：“《内经》成书的基本条件到西汉初才具备，灵素骨干内容成型不会早于两汉，一些篇章可粗定成文于东汉。‘七篇大论’出现更晚。”“只有到汉初，《内经》理论框架才具备，并且是汉代的统治哲学。”先生且旁征博引近现代学者如梁启超、顾颉刚、杨向奎、范文澜、冯友兰、任继愈、张岱年等人的观点，说明“阴阳五行哲学在汉代占统治地位，最盛行。《内经》的成书时代不应提前到汉代以前去”。

《时代》还提出不少考证依据。如《灵枢·肠胃》只可能是王莽之后成文；马王堆医书早于今《内经》，而且是当时流传的医书；扁鹊、仓公早于今《内经》；九卷和八十一篇是典型的汉代思想烙印；汉初尚黄老是《内经》的另一个政治和哲学思想背景；今《内经》带有董仲舒思想的明显烙印；天文历法方面的汉代特点；等等。总之，《〈内经〉时代》虽然不限于考证《内经》成书时代，对成书时代这个大问题，还是做出了回答。实际上，本书各节对这个问题都有或明言或暗含的回答。

读过《〈内经〉时代》，会认为此书乃解读《内经》成书年代的一把钥匙，但不是只限于考证成书年代。先生搜求古训，博采众家，考究源流，穷其所以然，目的是求得《内经》之正解。《时代》确实做到了这一点，即用阴阳五行说通释《内经》，把《内经》放回盛行阴阳五行思想的时代去，将和它有关的政治思想背景，及各种同时代的学术进行比较研究。先生研究《内经》的最后见解是：“《内经》的体系是天人相应体系，《内经》的方法是比类取象方法。”“阴阳五行学说为《内经》最高理论。”先生说：“阴阳五行是《内经》的统帅、灵魂。有了它，尽管各篇错乱重复，矛盾之处举不胜举，仍不失为一个整体。没有它，《内经》只剩下一堆零碎的臆测和经验知识。”《时代》除考证翔实外，其方法之严谨，视角之新颖，独具匠心，与以往考证大不同，字里行间无不与考证有关，故结论非常可信。此亦系本书名为《正说〈内经〉》之故！

洪钧按：看来，必须对《内经》“成书”有一个公认的标准，即怎样才算“成

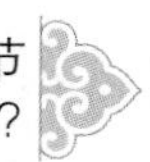

书”。本节即将提到“灵素骨干内容成型”，也就是今《内经》体系的天人相应学说、气化学说、阴阳学说、五行学说、脏腑学说、经脉学说、针刺学说、养生学说、诊法学说等大体完成（除七篇大论之外），一般说来也编纂在一起了，算是成书。我认为，《汉书·艺文志》中的《黄帝内经》（或者再加上其他五种医经）至少包括了今《内经》主要的核心篇章。试读班固关于“医经”的定义，今《内经》（包括《素问》和《灵枢》）的内容完全符合要求，而其他的现有汉代及以前的医学文献，基本上都不符合要求（“十一脉灸经”是单篇出土文献，暂不考虑）。故应该承认《艺文志》所载《黄帝内经》就是今《内经》的祖本。否则，《素问》《灵枢》都成了无本之木，无源之水。不过，接近九卷、八十一篇的《素问》和《灵枢》，最可能是东汉中期出现的。这一点廖育群说得比较好。即刘歆的《七略》不可能漏掉这样两部大书。班固写《艺文志》的时候，很可能有了略同今《素问》和《灵枢》（即《针经》或《九卷》）的著作。但他不能把东汉时代的《内经》载入《汉书》的《艺文志》。对看出自班固之手的《白虎通》可以肯定，那时中医的脏腑学说、经脉学说、阴阳五行学说等《内经》的理论硬核和超硬核已经完全稳定或成熟。故可以断定《白虎通》是《内经》成书的下限。

总之，某些时贤，完全否认《汉书·艺文志》所载《黄帝内经》和今本《内经》（即《素问》+《灵枢》）的承继关系未免武断。试看《汉书·艺文志》关于医经的定义即可知。

《汉书·艺文志·方伎略》云：“医经者，原人血脉、经络、骨髓、阴阳、表里，以起百病之本、死生之分。而用度针石汤火所施，调百药齐和之所宜。至齐之得，犹磁石取铁，以物相使。拙者失理，以愈为剧，以死为生。

“经方者，本草石之寒温，量疾病之浅深，假药味之滋，因气感之宜，辨五苦六辛，致水火之齐，以通闭解结，反之于平。及失其宜者，以热益热，以寒增寒，精气内伤，不见于外，是所独失也。故谚曰：有病不治，常得中医。”

可见，今《素问》《灵枢》所述都属于“医经”且《灵枢》内容更切近“医经”。“经方”更接近于今《伤寒杂病论》乃至《神农本草经》。换言之，今本《素问》和《灵枢》，只能属于《汉书·艺文志》所载《黄帝内经》等医经。

金栋又按：《素问》之名首见于汉张机《伤寒杂病论》原序（有钱超尘、胡希恕等以为《伤寒杂病论》原序非全系仲景所为。因为无关紧要，本补注从略）。原书九卷，八十一篇。王冰搜集整理重新编次注释为二十四卷，林亿等《新校正》后，名之曰《重广补注黄帝内经素问》，即现通行本。自唐代人王冰次注本书开始，一般公认《黄帝内经》由《素问》和《灵枢》两部书组成。

关于《素问》书名含义，范登脉《黄帝内经素问校补》云“素”当释为“道”，《素问》当释名为《问道》。《素问校补》说：“《说文·素部》云：‘素，白緻缯也。’引申之，‘素’与白同义。凡本于自然、未加雕饰曰素、曰朴、曰白、曰真，而与‘道’同德。”又说：“‘素问’就是‘问道’，犹《天问》即《问天》；‘太素’就是‘大道’，别无深义。”范氏说最确。盖《素问》即“问素”，犹《楚辞·天问》之

"问天"。素者，道也。问素即问道。《内经》所谓道即阴阳、五行、四时之道，天人相应之道。为道者当"上知天文，下知地理，中知人事"。

《灵枢》即《灵枢经》。《灵枢》之名始见于王冰次注《黄帝内经素问·序》，当由王冰所定。王冰"弱龄慕道"，由《九卷》《九灵》《针经》结合道家《玉枢》《神枢》《灵轴》等名称而来。丹波元简《灵枢识·综概》云："若《灵枢》之称，昉于唐中叶王冰注《素问》，引本经文或曰《灵枢》，或曰《针经》是也。林亿等因谓王冰名为《灵枢》，不可定然也。其命名之义，马氏云：'《灵枢》者，正以枢为门户阖辟所系，而灵乃至神至玄之称。此书之功，何以异是。'张氏云：'神灵之枢要，是谓《灵枢》。'王九达亦云：'枢，天枢也。天运于上，枢机无一息之停，人身如天之运枢，所谓守神守机是也。其初意在于舍药而用针，故揭空中之机以示人。空者灵，机者枢也。既得其枢，则经度营卫，变化在我，何灵如之？'今考《道藏》中有'玉枢''神枢''灵轴'等经，意者《灵枢》之称，岂出于道流欤？"

《灵枢》书名沿革如下。

汉末名《九卷》，晋代名《针经》，唐代名《灵枢》。

《九卷》的名称最早见于《伤寒论·自序》。《素问·王冰序》新校正说道："《素问》外九卷，汉张仲景及西晋王叔和《脉经》只谓之《九卷》。皇甫士安名为《针经》，亦专名《九卷》。"是有根据的。王叔和《脉经·卷第七·病不可刺证第十二》引了一段文字，下面小注说："新校正云：出《九卷》。"而所引的这段文字，却见于《灵枢·逆顺第五十五》篇。这些都是《新校正》的根据。可见，《针经》这部书，因为它只有九卷，张仲景、王叔和则称之为《九卷》了。到了晋代，《九卷》这部书，皇甫谧又称之为《针经》。到了唐代，出现了一部内容与《针经》相类似的书，王冰称之为《灵枢》。这一问题，也是《新校正》首先发现的。

《针经》的名称，可见于①《素问·八正神明论第二十六》云："岐伯曰：法往古者，先知《针经》也。"（马莳《素问注证发微》云："此亦历解《针经》之辞也。《针经》者，即《灵枢经》也。第一篇《九针十二原》中，有先立《针经》一语，后世皇甫士安易《灵枢》为《针经》之名，故王冰释《素问》、宋成无己释《伤寒论》宗之，及各医籍皆然。"）和②《灵枢·九针十二原第一》云："令各有形，先立《针经》。"（张介宾《类经十九卷·九针之要》云："《灵枢》即名《针经》，义本诸此。"）

王冰在《素问·三部九候论篇第二十》"血病身有痛者，治其经络"句下的注文引了一段文字，称为"《灵枢经》曰"；在《素问·调经论篇第六十二》"无中其大经，神气乃平"句下的注文，也引用了同样的一段文字，却称为"《针经》曰"；《新校正》认为这是王冰指《灵枢》为《针经》的证据。如《新校正》说道："详此注引《针经》曰，与《三部九候论》注两引之，在彼云《灵枢》而此曰《针经》，则王氏之意，指《灵枢》为《针经》也。"可见《灵枢》这一名称，是在公元8世纪中期王冰时代才能出现的，即始见于王冰次注《黄帝内经素问·序》。

《针经》和《灵枢》的内容是否完全相同呢？这两部书在南宋时代都还存在。有

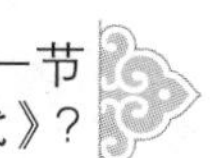

的学者考证，这两部书的内容基本相同，只不过编次有些不同，文字“间有详略”而已。

［2］考证：依据资料来考核、证实和说明。刘因《夏日饮山亭》诗：“人来每问农桑事，考证床头种树篇。”姚鼐《复秦小岘书》：“天下学问之事，有义理、文章、考证三者之分，异趋而同为不可废。”(《辞海》)

［3］控制论：是研究动物（包括人类）和机器内部的控制与通信的一般规律的学科，着重于研究过程中的数学关系。(《汉典》)

［4］系统论：研究系统的一般模式、结构、性质和规律的理论。即一般系统论。广义包括一般系统论、控制论、自动化理论、信息论、集合论、网络理论、对策论、决策论、电子计算机等理论和方法。奥地利生物学家贝塔朗菲于 1937 年首次提出“一般系统论”的概念。通常认为他于 1945 年发表的《关于一般系统论》一文，是一般系统论正式创立之始。他 1972 年发表的《一般系统论的历史与现状》一文，认为一般系统论应该包括三个方面：①研究系统的科学和数学系统理论；②系统技术，包括系统工程；③系统哲学。20 世纪 80 年代以来，中国科学家钱学森提出，系统论是系统科学和哲学之间的中介理论。(《辞海》)

［5］信息论：研究信息的计量以及信息的发送、传递、变换、储存和接收的科学。(《汉典》)

［6］时间生物学：又译生物钟学（Chronobiology)，是一门科学。它的任务是研究生物体内与时间有关的周期性现象，以及这些现象的机制。生物节律是凭经验总结得出的，但有其生理学和分子生物学基础。

时间生物学认为，生物的生理活动随着昼夜交替、四时更迭的周期变化，表现出周期性节律。古代医学视天地为大宇宙，人体为小宇宙，谓大小宇宙息息相通。故那时就有时间生物学的萌芽。现代研究认为，健康人体的活动大多呈现 24 小时昼夜的生理节律，这与地球有规律自转所形成的 24 小时周期相适应，表明生理节律和环境周期性变化（光照的强弱和气温的高低）同步。人体的体温、脉搏、血压、氧耗量、激素的分泌水平，均存在昼夜节律变化。生物的近似时钟的结构，被称之为“生物钟”。周期节奏近似昼夜（24±4）小时称“日钟”，近似（29. 53±5）天称为“月钟”，近似周年（12±2）月称为“年钟”。时间生物学研究揭示了植物、动物乃至人的生命活动具有一个“持久的”“自己上发条”和“自己调节”的生物钟。(百度百科)

［7］王冰注《内经》：指王冰注《素问》。

王冰（一作砅)，自号启玄子，又作启元子（因避讳唐玄宗讳而改“玄”为“元”)。一般认为是唐代中期医学家。李经纬、林昭庚《中国医学通史·古代卷》说：“王冰……约生于唐景云元年（710)，卒于贞元二十年（805)，里居籍贯不详，唐宝应中（762—763）为太仆令，故称为王太仆。”若据此推算，享年当在 95 岁，与《新校正》所引《唐人物志》“年八十余以寿终”不相符，存疑待考。

《素问》一书，传至唐代，纰缪甚多，内容混乱，影响授学和施用。王冰鉴于此书的重要性，立志寻访搜求诸本，编次整理历 12 年之久，于公元 762 年编成《黄帝内经素问释文》。调整篇目顺序，辨认错简，增补缺文，将原存8卷分编为24卷81篇；又为全书作注，注文相当精当，被后人视为重要的训诂文献。由于对《素问》做了大量的整理研究，又经宋臣林亿等《素问》新校正，所以称之为“重广补注”，流传至今，成为学习研究中医学的重要经典。尽管人们对他所增补的第七卷即七篇大论，颇多非议，怀疑它并非原著，但这些内容仍有研究价值，而王氏对保存整理古典医籍、阐发其义理的贡献，是不可泯灭的。

金栋按：王冰注《素问》，首见于《新唐书·卷五十九·艺文志三》，云：“王冰注《黄帝素问》二十四卷，《释文》一卷，冰号启元子。”又，《道藏提要》云：“《黄帝内经素问补注释文》五十卷。王冰次注，林亿等校正。”

［8］张景岳编《类经》：即张介宾著《类经》。

张介宾（1563—1640）：字会卿，号景岳，又号通一子。山阴（今浙江绍兴）人，原籍四川绵竹。其先于明初因军功世授绍兴卫指挥，迁浙江会稽。父张寿峰为定西侯客，14岁随父进京，学医于京畿名医金英（梦石），得其传。青年时期未以医为业，从军。“壮岁好谈兵击剑，思有所用于世”（《景岳全书·鲁序》）。游燕冀间，从戎幕府，出榆关，履碣石，经凤城，渡鸭绿，因无成就，返京师，专心于医术。张氏医名噪京师，“时人比之仲景、东垣”，“延边大帅皆遗金币致之”（黄宗羲《南雷文定·张景岳传》）。后返会稽行医，其间到过西安和河南，为河南学政叶秉敬之母治病。《类经》刊行时，叶氏给予大力赞助。

张氏早年崇丹溪“阳有余阴不足”之说，中年后，以《内经》“阴平阳秘，精神乃治”为据，并受张元素影响，转而抨击丹溪，“医法东垣、立斋”。受王冰影响，并发挥说“命门之火为元气，肾中之水为元精”。无阴精之形，不足以载元气，提出“阳非有余，真阴亦常不足”之说，成为温补派主要人物之一。

张氏著有《类经》32卷，《类经图翼》11卷，《附翼》4卷，《景岳全书》64卷。另有《质疑录》1卷，有人疑为伪托。张氏重《易》，并受王守仁“心学”影响，强调“医易同源”，“医之为道，身心之易”。他说：“虽阴阳已备于《内经》，而变化莫大于《周易》。”必须“摭易理精义用资医学变通”。易论阴阳，医用阴阳，抓住它，就能“运一寻之木，转万斛之舟”。张氏接受“阴阳者一分为二”的观点，阐发阴阳互根之理，指出阴阳“彼此相须”，缺一不可。如气为阳，精为阴，“精之与气，本自互生”。所以，“以精气分阴阳，则阴阳不可离”。

基于以上认识，张氏对河间、丹溪之说，进行强烈抨击谓：“刘、朱之言不息，则轩、岐之泽不彰。”又撰《大宝论》《真阴论》，提出“天之大宝，只此一丸红日；人之大宝，只此一息真阳”。因而阳非有余，人之真阴亦常不足。在这一理论指导下，张氏自制左归、右归饮和丸，分培左肾之元阴和右肾之元阳。（《中国医学通史·古代卷·第九章：明代医学》）

《类经》：（张介宾）精研《内经》凡三十余载，数易其稿，著成《类经》，是现存分类注释《内经》最完整的著作。张氏采用从类分门的方法，将《素问》《灵枢》的全部内容分为摄生、阴阳、藏象、脉色、经络、标本、气味、论治、疾病、针刺、运

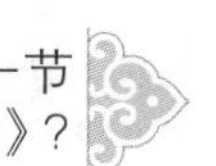

气、会通十二大类，凡三十二卷，三百九十篇，经文虽因类分而颠倒，但仍一一注明出处篇名，以便查核，且有详尽的注释。由于张氏有丰富的临床经验，加之文字简明畅达，所以他的注释多能结合实际，特别是一些重要的问题，除注释外，还结合临床实践体会，用“愚按”的形式，进行专题发挥。此书为研究《内经》者所必读。（高校教参第二版程士德《内经》）

［9］最新的大部头《内经》注本：到目前为止，研究《内经》部头最大的著作是，王洪图总主编《黄帝内经研究大成》（北京出版社，1997年版）。其内容包括：《黄帝内经》文献及语言文字研究、《黄帝内经》学术研究发展史、《黄帝内经》理论研究、《黄帝内经》病证与临床研究、《黄帝内经》多学科研究与实验研究、《黄帝内经》近代校释珍本辑录、《黄帝内经》研究文献汇编，共七编四百五十万字。

［10］《尚书正义》：指汉（伪）孔安国《传》，唐孔颖达等正义的《尚书》，是儒家经典《十三经注疏》之一。

《尚书正义》是唐初《五经正义》的第二部、孔颖达、王德韶、李子云等奉诏撰，朱长才、苏德融、隋德素、王士雄、赵弘智复审，长孙无忌、李勣、于志宁、张行成等人刊定。此书凑合《今文尚书》和伪《古文尚书》，并采用伪孔安国《尚书传》，将伏生本今文《尚书》20篇分为33篇，加上所谓的出自孔宅夹壁的《古文尚书》25篇，定为58篇，作为科举考试的必读经书。此书流传千余年，对后世影响巨大。孔颖达等在此书《正义》中较多地谈到了天人关系，反复阐明用天道治理民众的道理。他们是以君为师，而不敢像孟子、杨雄那样以师自任，这是汉代以后尤其是当时现实的反映。但是如果君主不好好地治理百姓，就是违背天意，这时，天就会离他而去，也即“天不可信”。这些观点都具有相当的现实意义。另外，此书还保存了不少旧说典故，在训诂学上也有较大的价值。（百度百科）但是，蒋伯潜《十三经概论·第二编尚书概论》则说：“至于十三经所用之注，则为伪孔安国《传》。此传虽题孔安国撰，实与伪古文《尚书》同出王肃伪造，可以不阅。孔颖达据伪孔《传》为疏，除有小处可采外，亦不足观。”

正义：正确的含义，古时指经史的注疏，如唐代孔颖达等有《五经正义》，张守节有《史记正义》。（《汉典》）

［11］木生子实，其味多酸：《尚书·洪范》：“三曰木……木曰曲直……曲直作酸。”孔安国《传》：“木实之性。”孔颖达《正义》：“木生子实，其味多酸。五果之味虽殊，其为酸一也，是木实之性然也。”

金栋按：《内经》时代相关著作记载如下。

战国吕不韦《吕氏春秋·孟春纪》：“其味酸。”高诱注：“木味酸。酸者钻也，万物应阳钻地而出。”

西汉刘安《淮南子·时则训》：“其味酸。”高诱注：“木味酸。酸之言钻也，万物钻地而生。”

西汉戴圣（辑）《礼记·月令·春》：“其味酸，其臭（音嗅 xiù）羶。”郑玄注：“木之臭、味也。凡酸、羶者皆属焉。”孔颖达《正义》：“通于鼻者谓之臭，在口者谓之味。臭则气也，《尚书》孔《传》云：‘木实之性。’然则木实酸，凡草木所生，其气羶也。”

东汉班固（执笔）《白虎通·五行》：“木味所以酸何？东方万物之生也。酸者以达生也，犹五味得酸乃达也。”

《素问·阴阳应象大论》：“木生酸。”王冰注：“凡物之味酸者，皆木气之所生也。”

［12］火性炎上，焚物则焦，焦是苦气：《尚书·洪范》：“二曰火……火曰炎上……炎上作苦。”孔《传》：“焦气之味。”孔《正义》：“火性炎上，焚物则焦，焦是苦气。……嗅之曰气，在口曰味。”

金栋按：《内经》时代相关著作记载如下：

《吕氏春秋·孟夏纪》：“其味苦。”高诱注：“火味苦。”

《淮南子·时则训》：“其味苦。”高诱注：“火味苦也。”

《礼记·月令·夏》：“其味苦，其臭焦。”郑注：“火之臭、味也，凡苦、焦者皆属焉。”孔《正义》：“夏，其味苦，其臭焦者，《尚书》孔《传》云：‘焦之气味，火烧物焦，焦则味苦。’”

《白虎通·五行》：“火味所以苦何？南方主长养，苦者，所以长养也，犹五味须苦可以养也。”

《素问·阴阳应象大论》：“火生苦。”王冰注：“凡物之味苦者，皆火气之所生也。”

《素问·五运行大论》：“火生苦。”王冰注：“物之味苦者，皆始自火之生化也。甘物遇火，体焦则苦，苦从火化，其可徵也。”

［13］金之在火，别有腥气，非苦非酸，其味近辛：《尚书·洪范》：“四曰金……金曰从革……从革作辛。”孔《传》：“金之气味。”孔《正义》：“金之在火，别有腥气，非苦非酸，其味近辛，故‘辛’为‘金之气味’。”

金栋按：《内经》时代相关著作记载如下：

《吕氏春秋·孟秋纪》：“其味辛。”高诱注：“五行，金味辛。”

《淮南子·时则训》：“其味辛。”高诱注：“金味辛也。”

《礼记·月令·秋》：“其味辛，其臭腥。”郑注：“金之臭、味也。凡辛、腥者皆属焉。”孔《正义》：“秋，其味辛，其臭腥者，孔《传》云：‘金之气味，言金臭之气则腥，在口则辛。’”

《白虎通·五行》：“金味所以辛何？西方煞伤成物，辛所以煞伤之也，犹五味得辛乃委煞也。”

《素问·阴阳应象大论》：“金生辛。”王冰注：“凡物之味辛者，皆金气之所生也。”

［14］甘味生于百谷，谷是土之所生，故甘为土之味：《尚书·洪范》：“五曰土……土爰稼穑……稼穑作甘。”孔《传》：“甘味生于百谷。”孔《正义》：“甘味生于百谷，谷是土之所生，故甘为土之味也。”

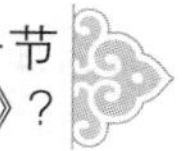

金栋按:《内经》时代相关著作记载如下:

《淮南子·时则训》:"其味甘。"高注:"土味甘也。"

《礼记·月令·中央》:"其味甘,其臭香。"郑注:"土之臭、味也。凡甘、香者皆属之。"孔《正义》:"中央云'其味甘,其臭香',孔《传》云:'甘味生于百谷,味甘则气香。'"

《白虎通·五行》:"土味所以甘何?中央者,中和也,故甘,犹五味以甘为主也。"

《素问·阴阳应象大论》:"土生甘。"王注:"凡物之味甘者,皆土气之所生也。"

[15] 水性本甘,久浸其地,变而卤,卤味乃咸:《尚书·洪范》:"一曰水……水曰润下……润下作咸。"孔《传》:"水卤所生。"孔《正义》:"水性本甘,久浸其地,变而为卤,卤味乃咸。《说文》云:'卤,西方咸地。东方谓之斥,西方谓之卤。'《禹贡》云'海滨广斥',是海浸其旁地,使之咸也。"

金栋按:《内经》时代相关著作记载如下:

《吕氏春秋·孟冬纪》:"其味咸,其臭朽。"高诱注:"水之臭、味也,凡咸、朽者皆属焉。气之若有若无者为朽也。"

《淮南子·时则训》:"其味咸,其臭腐。"高诱注:"水味咸也,水臭腐也。"

《礼记·月令·冬》:"其味咸,其臭朽。"郑注:"水之臭、味也。凡咸、朽者皆属焉。"孔《正义》:"冬云'其味咸,其臭朽'者,孔《传》云:'水卤所生,故味咸。又水受恶秽,故有朽腐之气。'"

《白虎通·五行》:"水味所以咸何?是其性也。所以北方咸者,万物咸与所以坚之也,犹五味得咸乃坚也。"

《素问·阴阳应象大论》:"水生咸。"王注:"凡物之味咸者,皆水气之所生也。"

洪钧按:以上五行配五味的文献,没有一家不是牵强附会、转弯抹角地强词夺理。结果人各异说。但是,在尊经的古代还是统治人们的思想近两千年。五行各可能有什么味道、臭味,妇孺都可以凭经验判断,从而否定《尚书正义》等瞎说。当代青年一定要有勇气抛弃旧说。

[16] 清代阮元校刻《十三经注疏》:指清代学者阮元校订刊刻的儒家经典丛书《十三经注疏》。

阮元:(1764—1849)清代学者、文学家。字伯元,号芸台,江苏仪征人。乾隆末进士,官至体仁阁大学士。谥文达。曾在杭州创立诂经精舍,在广州创立学海堂,提倡朴学,主编《经籍纂诂》,校刻《十三经注疏》,汇刻《皇清经解》等。兼治金石、天文、历算、地理之学,撰有《畴人传》《两浙金石志》《积古斋钟鼎彝器款识》等。论文重文笔之辨,以用韵对偶者为文,无韵散行者为笔,提倡骈偶,对桐城派"古文"的形式有所不满。有《琅嬛仙馆诗略》《揅经室文集》等,后合为《揅经室集》。(《辞海》)

十三经注疏:即《周易正义》,魏王弼、晋韩康伯注,唐孔颖达等正义;《尚书正义》,汉孔安国传、唐孔颖达等正义;《毛诗正义》,汉郑玄笺、唐孔颖达等正义;《周礼注疏》,汉郑玄注、唐贾公彦疏;《仪礼注疏》,汉郑玄注、唐贾公彦疏;《礼记正义》，汉郑玄注、唐孔颖达等正义；《春秋左传正义》，晋杜预注、唐孔颖达等正义；《春秋公羊传注疏》，汉何休注、唐徐彦疏；《春秋谷梁传注疏》，晋范宁注、唐杨士勋疏；《论语注疏》，魏何晏等注、宋刑昺疏；《孝经注疏》，唐玄宗注、宋刑昺疏；《尔雅注疏》，晋郭璞注、宋刑昺疏；《孟子注疏》，汉赵岐注、宋孙奭疏。

十三经：儒家奉为经典的十三部古籍，即《周易》《尚书》《毛诗》《周礼》《仪礼》《礼记》《春秋左传》《春秋公羊传》《春秋谷梁传》《论语》《孝经》《尔雅》《孟子》。

汉代，立《诗》《书》《礼》《易》《春秋》于学官，定为五经。唐以“三礼”“三传”合《诗》《书》《易》为“九经”；开成年间刻石国子学，又加《孝经》《论语》《尔雅》为“十二经”。至宋，列《孟子》于经部，始为“十三经”。

随着儒家之学在中国传统社会中定于一尊，历代学者纷纷为诸经作注解。除注经之作外，又出现了对旧注进行解释和发挥的义疏。南宋以前，经与疏各单行，南宋绍兴年间始有汇集唐宋之前最具权威性的“十三经”注、疏的合刊本，后复有十行本。……阮元以十行本为主，校以他本，主持重刻《十三经注疏》，并撰《校勘记》，号为善本，是迄今为止最好的本子。（十三经注疏·出版说明.上海古籍出版社，1997 年版）

蒋伯潜说：“彼时所谓‘经’者，仅指《诗》《书》《礼》《乐》《易》《春秋》六经。六经无《乐》，实际上仅有五经。但‘经’之外，又有释经之‘传’焉，如《春秋经》之传，著录于《汉志》者有《公羊传》《谷梁传》《左氏传》《邹氏传》《夹氏传》五种，今尚存前三种；又有附经之‘记’焉，如《礼》有《礼记》,《乐》虽无经而有《乐记》。《论语》者，记孔子之言行者也，故亦附于经类；《孝经》者，孔子后学论孝道者也，依托孔子，故亦附于经类；《尔雅》者，缀辑汉代经师诂经之辞而成者也，故亦附于经类；此皆传记之属，《汉志》均入之《六艺略》中。而先秦时人记其理想的官制之《周官》,《汉志》亦附录《礼》类，刘歆又改称《周礼》，以其依托周公，故以附于经也。于是《易》《书》《诗》之外，《礼》则《周礼》《礼记》并《仪礼》而为三，《春秋经》则随三传而分为三，加以《论语》《孝经》《尔雅》，凡十有二矣。《孟子》，在《汉志》尚列诸子略儒家中。但赵岐《孟子题辞》谓西汉文帝时曾立博士，则其地位，在汉世已列于经子之间。五代时蜀主孟昶石刻十一经，去《孝经》《尔雅》，而入《孟子》，此孟子入经部之始。及朱子取《礼记》中之《大学》《中庸》与《论语》《孟子》，定为四书，以为孔、曾、思、孟四子道统之传，于此可见。《孟子》在经类中之地位，予以确定；经部唯一大丛书‘十三经’，亦至是始完成焉。此十三经，宋以前已各有注；其疏，则亦至南宋时始告完全。清高宗乾隆时，既刻十三经经文于石，立之太学，而阮元又合刻《十三经注疏》，且附以校勘记。此十三经完成之经过也。”（《十三经概论·绪论·十三经之完成》）

十三经概论自序摘：十三经者，我国古代之丛书也；《易》《书》《诗》《礼》《春秋》五经为其中坚，余则附庸而已。

以传统的观念，定其等级，则五经为“经”；《左传》《公羊传》《谷梁传》为《春

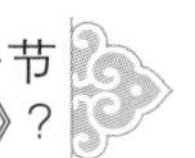

秋经》之“传”；《礼记》为“记”；《孝经》虽独以经为书名，亦“记”也；《论语》为孔子之言行记录，亦“记”也；《孟子》本列诸子，而其体仿《论语》，则亦“记”尔；《尔雅》集录汉代经师之训诂，又其次矣。

以经学的立场，别其今古，则《易》为《费氏易》，《诗》为《毛诗》，虽本经今古文无大异，要皆为古文；《礼》之《周礼》，《春秋》之《左传》，皆古文；《尚书》则为伪古文；《仪礼》与《春秋》《公羊传》《谷梁传》及《孝经》皆今文；《论语》则为张禹混合之本，而篇目与今文之《鲁论》同；《礼记》本集七十子后学下及秦汉儒者之论文而成，本身无所谓今古，而其中如《王制》，则今文说也；《尔雅》本身亦无所谓今古，而其训诂，则古文说也；《孟子》，子也，故独无今古之别。

以现代的眼光，辨其性质，则《易》本卜筮之书，而寓哲理；《诗》本歌谣之集，纯为文学；《论语》《孟子》记孔孟之懿行嘉言，与诸子论哲理之书相近；《春秋》为雏形粗具之编年史；《左传》详于记事，亦史也；《公羊》《谷梁》详于义理之笺释，别为经解，而以大体言之，亦史也；《仪礼》记礼俗，《周礼》记官制，《尚书》记言者多，记事者少，皆史料；《礼记》半释《仪礼》各篇之义，半为通论，皆儒家言，《孝经》为后儒论孝之言，皆可隶之诸子之儒家；《周礼》，如余所揣度不缪，为战国才士之理想的官制，则亦可以成一家之言，而隶之诸子；《尔雅》直是杂录训诂，为字书辞典之滥觞。

故十三经之内容，实非常庞杂。虽然，于此可以见古代之文学焉，见古代所崇尚之卜筮焉，见儒家孔孟以下之哲理焉，见古代之史实焉，见古代之礼俗焉，见古人理想的或曾实行的官制焉，甚且见汉代经师之故训焉。吾人如欲了解古代之文化，终当于十三经中求之。

平心论之，谓经为专制思想之渊薮，读经足以酿成帝制者，是惩羹而吹齑（音计jì），因噎以废食也；谓学校教育科目繁多，吾国科学落后，尤当侧重，无暇遍读群经，则为时势所趋之事实。谓经为天经地义，天不变，道亦不变，故虽万世之后，亦必人人读经，固为盲从传统的尊经之说；谓经为古代文学哲理政俗所荟萃，固有文化之精华，不当完全屏弃，则又合于事理之谈也。故现行大学选修课中，列有“群经概论”一科。既曰“概论”，限于时间，若举十三经一一讲读，非仅为势所不能，抑亦为理所不必。爰特不揣谫陋，编著《十三经概论》一书，就所谓十三经者，首录解题，次述内容，俾教者可省编纂之劳，学者可得诵习之资，有志深造者亦可先获一概念焉。（蒋伯潜．十三经概论·自序）

【原文】

郭沫若[1]先生说：“润下作咸是从海水得来的观念，炎上作苦是物焦则变苦，曲直作酸是由木果得来，稼穑作甘是由酒酿得来。从革作辛想不出它的胚胎。本来辛味照现代生理学说来不是独立的味觉，它是痛感和温感合成的。假使侧重痛感来说，金属能给人以辛味[2]，也说得过去。”（张子高[3]．中国化学史稿．科学出版社，1964：61）

蒋伯潜[4]先生说："我国言五行者往往以与五味、五色、五方、五官、五脏等相配。至今中医尚以此诊病处方焉。说者乃谓水可制盐，故曰作咸。火焦味苦，故曰作苦。果实未熟时皆酸，故曰作酸。然则金之作辛，土之作甘，又将如何解之？"（十三经概论．上海古籍出版社，1983：254）

五行配五味最好解，亦有牵强处。五行为什么与五方、五季那样配，至今没人说清楚。北方水、南方火、东方木、西方金、中央土[5]，靠常识说不通。四时为配五行改为五时[6]尤难为常人接受。我们何以能让现在的青年从信数理化，一下子接受这种学说呢？

有人说："我国地处北温带，从地理上看，东西南北中五个不同方位，气候条件有很大差异。经过长期观察，古人认识到，春季多东风，其风柔和温煦，万木荣发，大地苍青。……秋季燥凉，西风扫落叶，犹如金戈挥舞，一派萧杀。田里庄稼收割，大地脱下绿装，给人以白空之感。"（刘长林．内经的哲学和中医学的方法[7]．科学出版社，1982：93）

简言之，木配以东、春、青，就是从春天里刮东风，万木荣发来的。金配以西、秋、白，就是从西风扫落叶，如金戈挥舞，给人以白空之感来的。这说得通吗？春天果然多东风，秋天果然多西风吗？现代气象资料不能证实这一点。难道真的古时也其风正，今世也其风不正吗？况且风不论东西又都要去配木的。这样解只能使现代学生怀疑五行说。现行《中医学基础》教材中，连这种解释也没有。一个五行归类表[8]，加上几句《内经》等书中的话，就算交代了五行说的渊源。这样，学生接受的五行理论必然不牢靠。它经不起有心人稍稍一推敲。

【补注】

［1］郭沫若（1892—1978）：中国作家、诗人、历史学家、考古学家、古文字学家、社会活动家。原名郭开贞，笔名郭鼎堂等，四川乐山人。1914 年初抵日本留学，原学医，后从事文艺运动。1924 年后接触马克思主义理论，开始倡导革命文学。1926 年参加北伐战争，任国民革命军总政治部副主任。1927 年"四·一二"反革命政变前夕，写了《请看今日之蒋介石》，揭露国民党右派的反动面目。同年参加南昌起义，8 月加入中国共产党。1928 年起旅居日本，从事中国古代史和甲骨文、金文的研究，著《中国古代社会研究》《甲骨文字研究》《卜辞通纂》《两周金文辞大系考释》等。旅日期间，积极支持中国留日青年和国内文艺革命文化运动。抗日战争爆发后秘密回国，任国民政府军事委员会政治部第三厅厅长，积极从事抗日救亡运动。这一时期著有《屈原》《虎符》《棠棣之花》《甲申三百年祭》。所著《青铜时代》《十批判书》《奴隶制时代》等书对考证先秦社会历史和评价各派思想家，颇多创见。（《辞海》）

［2］金属能给人以辛味：五行与五味相配乃出自比类推演的需要，故出现与常识

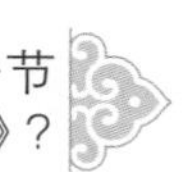

相悖的配法。比如常人的经验都知道：绝大多数地方的土都不是甘味。古人只好说：土生百谷，其味多甘。实际上把金属含在嘴里，倒有点近似甘味。按今化学知识，谷物的主要成分为多糖。故说百谷味甘有一定道理。然而，豆类也是土所生，却不以多糖为主要成分。于是土味甘遇到了例外。

［3］张子高（1886—1976）：中国化学教育家、化学史家。原名准，字芷皋，湖北枝江人。清华学校（今清华大学）毕业，后就读于美国马萨诸塞州理工学院。曾任东南大学、清华大学、浙江大学教授，中华人民共和国成立后任清华大学教授、副校长。早年在美国化学家诺伊斯（Arthur Amos Noyes，1866—1936）和布雷（William C. Bray，1873—1946）的指导下，对稀有元素定性分析体系中有关钨、钼、铌、钽的分离研究有贡献。毕生致力于化学教育工作，是中国最早讲授近代化学的学者之一，并最早倡议用近代科学实验方法研究中国化学史。主要著作有《中国化学史稿》等。（《辞海》）

［4］蒋伯潜（1892—1956）：名起龙，又名尹耕，以字行，现代学者、教育家，浙江富阳新关乡（今大源镇）人。光绪三十三年（1907）考入府中学堂。毕业后，先后在阆苑小学、美新小学任教。

1920 年夏，蒋伯潜考入北京高等师范国文系，在钱玄同、胡适、鲁迅等名师熏陶下，学业日进。“五四”爱国运动中，积极参加游行示威，并在《新青年》《东方杂志》等刊物上发表文章。毕业后，先后任浙江省立第二中学教员、校长，并在第一中学、第一师范、女子中学等校任职。在课堂教学中，注重讲授基本知识，诱导学生阅读课外书籍；对学生作文，主张多改少批，提高写作水平。1926 年，参与策动浙江省省长夏超起义，响应国民革命军。次年，任《三五日报》主笔，抨击时政，文名鹊起。抗日战争时期，应邀赴上海大夏大学、无锡国学专修学校任教，同时兼任世界书局特邀编审。上海沦陷后回乡，从事著述，一度任富阳县（现富阳市）立中学教员。抗日战争胜利后，赴上海任上海市立师范专科学校中文系主任。1948 年，陈仪主持浙政时，出任杭州师范学校校长，延聘进步人士袁微子等共襄校务。中华人民共和国成立后，应张宗祥之邀，任浙江图书馆研究部主任。同时，被选为省第一届人大代表。此后，连续担任省、市人大代表。1955 年秋，调任浙江文史馆研究员。蒋伯潜于经学、文学、校雠、目录学等方面，均有很深造诣。文思敏捷，著述等身。（百度百科）

［5］北方水、南方火、东方木、西方金、中央土：此乃五行配五方。为何这样配呢？

《白虎通·五行》：“水位在北方，北方者阴气，在黄泉之下，任养万物；水之为言准也，养物平均，有准则也。木在东方，东方者，阳气始动，万物始生；木之为言触也，阳气动躍触地而出也。火在南方，南方者，阳在上，万物垂枝；火之为言委随也，言万物布施；火之为言化也，阳气用事，万物变化也。金在西方，西方者，阴始起，万物禁止；金之为言禁也。土在中央，中央者土，土主吐含万物，土之为言吐也。”

金栋按：先生言“水、火、木、金、土”之序乃《尚书·洪范》之次序，云：“五行：一曰水，二曰火，三曰木，四曰金，五曰土。”孔《传》：“皆其生数。”

李学勤说：“《洪范》五行的次序，是水、火、木、金、土。我曾指出，这是由于当时数说五行尚未按照相生相克的次第，同当时数说方向的习惯有关。……西周人数说方向，可说东、南、西、北，也可说东、西与南、北。……《洪范》数说五行，是水、火与金、木这样交叉说的。《国语·郑语》记周幽王时史伯说：‘以土与金、木、水、火杂。’也是交叉数的。这是西周人讲五行的习惯。”（《周易溯源·第一章　西周、春秋的〈易〉》）

［6］四时为配五行改为五时：指为了与五行相配，四时再勉强加上季夏而成为五时。即春、夏、秋、冬变成了春、夏、季夏、秋、冬。

金栋按：古人对“季夏”说法有两种：①夏季的最末一个月，即农历六月；②春、夏、秋、冬四季最后各十八天。请参看第五节“五家月令比较表”。医家谓季夏为长夏，此两说均可见于今《内经》。如《素问·藏气法时论》云：“脾主长夏。”王冰注：“长夏，谓六月也。”《素问·太阴阳明论》：“帝曰：脾不主时何也？岐伯曰：脾者土也，治中央，常以四时长四脏，各十八日寄治，不得独主于时也。”王冰注：“土气于四时之中，各于季终寄旺十八日，则五行之气各旺七十二日，以终一岁之日矣。”季夏一词，《内经》全书3见，如《素问·风论》云：“以季夏戊己伤于邪者，为脾风。”《难经》亦有之，如《难经·七十四难》云：“季夏刺俞者，邪在脾。”当为未完全演变为“长夏”之痕迹。

［7］刘长林（1941—）：1963年毕业于北京大学哲学系本科。同年到中国科学院哲学研究所（后改名中国社会科学院哲学研究所）工作，1988年任研究员，2002年退休。曾任曲阜孔子书院副院长。研究方向为中国古代哲学。主要著作有《内经的哲学和中医学的方法》（1982）、《中国系统思维》（1990）等。

《内经的哲学和中医学的方法》：本书以《内经》为主体，对整个中医学的哲学基础和方法论做了比较系统的探讨。

作者除简括地介绍了《内经》的成书年代和沿革外，还着重论述了《内经》中的气、阴阳、五行、形神等范畴，同时就中医学的藏象、辨证、病因、诊断、治疗等基本原理的特殊认识方法和逻辑方法做了阐述，有利于说明和掌握中医学的实质。作者以这些分析为依据，提出用现代系统论整理和提高中医基础理论的建议。下面摘引任应秋先生对刘长林及该书的评价：

“刘长林同志是搞哲学的，1977年他听说我在讲《内经》，要求来听课，我认为这是一位难得的益友，便欢迎他来听讲。寒暑无间，风雨不辍。未久，见到长林同志论《黄帝内经》的阴阳学说、五行学说、形神统一几篇文章先后发表于《社会科学战线》《哲学研究》《文史哲》杂志，知道他对《内经》的钻研确实下了工夫。现在《内经的哲学和中医学的方法》这一洋洋专著又出版了，不能不令人有‘观止’之叹。在我的师友中研究《内经》而有成就的，除廖季平先生外，刘长林同志可是我三十年来所见到的第一人。他挟其修养有素的哲学武器，从多方面探索《内经》的认识论，提出许多新的见解，实为我的学力所未及。爱因斯坦曾经说过：‘如果一个自然科学的理论，没有认识论作为依据，是站不住脚的。’读了长林同志《内经的哲学和中医学的方法》后，我在认识论方面颇受启发。我认为探索中医学的方法论的同志，和那些不承认中

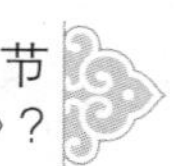

医学有科学理论的人们，都很值得一读。任应秋时年六十有七。”（刘长林．内经的哲学和中医学的方法·任应秋序）

刘长林先生对如何认识中西医关系颇有见地。他说：“中医和西医就是从不同方面把握人体的。西医经过四五百年的发展，取得了如此辉煌的成就，可是截至目前，用西医科学仍然远远不能完满地解释《内经》中的医学理论和治疗方法。这一事实充分说明了中医方法在认识人体过程中的特殊意义，说明整体系统方法和元素分析方法存在巨大差别，各自具有强烈的特殊性，二者谁也不能代替谁。即使将来发现了沟通系统方法与分析方法的途径，恐怕二者仍然不会失去各自的独立价值。

“因此，中西医结合，决不应该是取消一种认识方法，保留另一种认识方法，也不应该主观地人为地将中西医两种不同的医学体系硬捏合成一个体系。结合，不是一方吃掉一方，也不是合而为一。只有各自保持一定的独立性，才谈得上结合。无论什么时候也不应该只允许存在一个学派，一种理论体系。为了繁荣科学，正确的方针只能是，努力使中医和西医一样，都建立在现代科学技术基础之上，同时又在各自保持自己特点的前提下，相互吸收，相互补充，相互促进。所谓统一，只能统一在现代化上，而不能统一在哪一个学派上。”（《内经的哲学和中医学的方法·第七章：从方法论看藏象》）

［8］一个五行归类表：高校教材第二版孙广仁主编《中医基础理论·第一章中医学的哲学基础·第三节五行学说》有“事物属性的五行归类表”如下：

自然界							五	人体						
五音	五味	五色	五化	五气	五方	五季	行	五脏	五腑	五官	形体	情志	五声	五动
角	酸	青	生	风	东	春	木	肝	胆	目	筋	怒	呼	握
徵	苦	赤	长	暑	南	夏	火	心	小肠	舌	脉	喜	笑	忧
宫	甘	黄	化	湿	中	长夏	土	脾	胃	口	肉	思	歌	哕
商	辛	白	收	燥	西	秋	金	肺	大肠	鼻	皮毛	悲	哭	咳
羽	咸	黑	藏	寒	北	冬	水	肾	膀胱	耳	骨	恐	呻	栗

【原文】

上面所说还基本上是《内经》之外的五行理论。五行与医学结缘，最关键的一步是五行配五脏。其配法更难靠常识理解。假如学生又知道古代文献中还有与《内经》不同的配法[1]，就更要怀疑了。

五行学说研究得不彻底处，先举上面几点，约已足以说明问题了。至于五行的生、克、乘、侮，五行与五运六气[2]的关系，真正能用现代认识说清其本来意义、发展过程者则还没有一家成说。想知道拙见的，请看第四至八节。这是本书想重点解决的问题。

近代[3]以前，很少有人用唯物辩证思想[4]解释阴阳学说，故常被唯心主义[5]和形而上学[6]利用。近代医界[3]也只有杨则民[7]自觉地用马克思主义辩证法[8]予以解释。请参看旧作《近代中西医论争史》[9]第五章第四节。中华人民共和国成立后，大量的文章和专著都这样讲了。近年尤其活跃，但并非研究深透了。试问：既然"一阴一阳之谓道"[10]（《周易·系辞上》）、"阴阳者，天地之道也"[11]（《素问·阴阳应象大论》），何以《内经》说理又多用三阴三阳[12]呢？至今并无有深度的文章说清这一问题。阴阳说也大有进一步探讨的必要。

再如运气学说[13]，很多人视为深奥。其实，接受《内经》原说很容易。只是进一步问：五行与六气为什么只少一个"火"?①太过、不及、平气等术语来自何处[14]？原始意义是什么？从来无人讲明白。好讲运气者至今仍多知其然，不知其所以然。有一种书讲"七篇大论"竟写了近百万字[15]。翻翻内容还是老一套。宜乎能读下去的人很少。有些人用时间生物学来证明运气学说的科学性，文章虽多，见解均浅。今日已极少有人用《内经》推运指导临床实践。连最受重视的病机十九条[16]也大多被冲破。若不能深入运气说腹地，结果必然是泛泛曲护，反而在古人基础上后退。

【自注】

①六气："六气"就是地气，《素问·天元纪大论》中称为"木火土金水火，地之阴阳也"[1]。

【补注】

[1] 木火土金水火，地之阴阳也：全句为"寒暑燥湿风火，天之阴阳也，三阴三阳上奉之。木火土金水火，地之阴阳也，生长化收藏下应之"。

王冰注："太阳为寒，少阳为暑，阳明为燥，太阴为湿，厥阴为风，少阴为火，皆其元在天，故曰天之阴阳也。木，初气也；火，二气也；相火，三气也；土，四气也；金，五气也；水，终气也。以其在地应天，故云下应也。气在地，故曰地之阴阳也。"

五行与六气为什么只少一个"火"？五行中增加了一个"火"，而成地之六气——"木火土金水火"。五行中的一个火变成了两个火，分别为君火、相火，说"君火以明，相火以位"，完全是为了与天之三阴三阳相配。不如此，就不能构成"天有阴阳，地亦有阴阳"（《素问·天元纪大论》）。《新校正》云："按《六微旨大论》曰：'地理之应

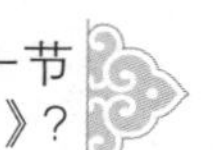

六节气位何如？岐伯曰：显明之右，君火之位；退行一步，相火治之；复行一步，土气治之；复行一步，金气治之；复行一步，水气治之；复行一步，木气治之。’此即木火土金水火，地之阴阳之义也。”

简言之，这是五行勉强与阴阳相合的结果。单数的五行不可能两两相对，也不便与偶数的阴阳以及由其派生的三阴三阳相合，于是只好再增加一个火。此外无理可说，无事实可以证明。

刘温舒《素问运气论奥·论六化第五》说：“然行有五，气有六，以分君火、相火之化六气。”张立平注：“六气乃五运之化，之所以为六者，是因为（与）阴阳相配，火之化为君火（热）、相火（火）。”（刘温舒，原著；张立平，校注．素问运气论奥）

以上举了较重要的三方面问题。意在指出《内经》研究方面至今还有不少重大理论问题没有搞清楚，因而不可能使人读懂《内经》，也不可能更科学地、恰如其分地评价《内经》。这就是我为什么要写《〈内经〉时代》。

【补注】

［1］古代文献中还有与《内经》不同的配法：五脏配五行在古代有两种配法，《内经》的配法只是其中之一。

龙伯坚说：“对于它们的配合，古代的医学家有两种不同的说法。一种是《黄帝内经》的说法，这一配合是肝木、心火、脾土、肺金、肾水。另一种是《阴阳疗疾法》的说法，这一配合是脾木、肺火、心土、肝金、肾水。（《淮南子·时则训》与此相同，《吕氏春秋·十二纪》及《礼记·月令》缺心土，其余亦均与此相同）《阴阳疗疾法》也是一部古代医书，早已亡佚，但关于它所说的五藏和五行的配合，却一鳞半爪地见于《周礼·秋官大司寇》‘以肺石达穷民’句下贾公彦疏中的引文。这两种不同的配合，在汉代经师的经说中也是同时存在的，古文说和今文说完全不同。……《黄帝内经》说即是今文说，而《阴阳疗疾法》说则是古文说。……现在除贾公彦《周礼疏》中一引《阴阳疗疾法》外，这个不同的学派在医学上竟找不出一点痕迹，全部淹没了。”（《黄帝内经概论·第二篇·第三章：五藏与五行的配合》）

金栋按：肝木、心火、脾土、肺金、肾水是汉代以来中医公认的五脏与五行的配法，一直指导中医说理。但须知，五脏与五行相配，在《内经》中要与五方、五时、五气、五味、五色、五音等合言之，从而形成了《内经》天人相应的理论体系。《素问·金匮真言论》《素问·阴阳应象大论》《素问·六节藏象论》《素问·藏气法时论》《素问·五运行大论》《灵枢·顺气一日分为四时》等篇均有详细叙述。

又须知，《内经》之五脏附五行，与汉代今文《尚书》经说全同。许慎《五经异义·五脏所属》云：“《今文尚书》欧阳说：‘肝，木也；心，火也；脾，土也；肺，金也；肾，水也。’”

但汉代古文《尚书》经说之五脏附五行与《内经》不同。许慎《五经异义·五脏所属》云：“古《尚书》说：‘脾，木也；肺，火也；心，土也；肝，金也；肾，水也。’许慎案：《月令》‘春祭脾，夏祭肺，季夏祭心，秋祭肝，冬祭肾’，与古《尚书》同。”

总之，五脏附五行在汉代有两套配法。

今文经学盛行于西汉至东汉中期，《内经》之五脏附五行无疑是那个时代的产物。

至于为什么五脏与五行发生了关系，请看本书第五节儒家思想与《内经》中的“五行配五脏的由来”。

［2］五运六气：简称运气。五运，是探讨一年五个季节变化的运行规律，即将一年气象分为五季，各按五行之性有规律地运行。六气，指厥阴风木、少阴君火、少阳相火、太阴湿土、阳明燥金、太阳寒水。简言之，五运即五行，六气即地气木、火、土、金、水、火，见上文先生自注及本书第七节。

［3］近代（医界）：中国近代历史期，一般认为自1840年鸦片战争至1919年“五四”运动。此时中国处于半封建、半殖民地时期。亦有主张其下限定为1949年中华人民共和国成立者。(《辞海》)

［4］唯物辩证思想：即“唯物辩证法”。见下注［8］。

［5］唯心主义：亦称“唯心论”，是与“唯物主义”相对立的哲学派别。在哲学的基本问题上，主张精神第一性，物质第二性，认为精神（意识、观念）是世界的本原，世界则是精神的产物。唯心主义有两种基本形式：主观唯心主义和客观唯心主义。唯心主义思想的萌芽是由于原始人的迷妄无知，但发展成为哲学体系的社会根源，乃是阶级和剥削的产生。它在大多数情况下是保守势力和没落阶级的世界观。唯心主义的认识论根源，则在于将认识复杂过程的某个方面、某一部分夸大或僵化成为绝对。(《辞海》)

主义：某种特定的思想、宗旨、学说体系或理论；对客观世界、社会生活以及学术问题等所持有的系统的理论和主张。(《汉典》)

［6］形而上学：与辩证法相对立的世界观和方法论。其特点是用孤立、静止、片面、表面的观点来看世界，认为一切事物都彼此孤立，永远不变；即使有变化，也只是数量的增减和场所的变更；而这种变化的原因，不在事物内部而在事物外部。(《汉典》)

［7］杨则民（1893—1948）：一名寄玄，字潜盦（即庵）。浙江诸暨人。青年时就读于浙江第一师范学校，因参加学生运动而被学校开除，由此参加革命，从事党的地下活动。曾回原籍担任诸暨民报编辑、诸暨南屏学校校长。1927年至1929年因参加共产党的革命活动两度被捕入狱，其间广泛浏览中西医籍。获释后潜心钻研医学，对《内经》《伤寒论》等经典造诣颇深。并且广泛涉猎数理、哲学，学识日益渊博。杨氏治学勤奋，卓有见地，因而受到浙江医界名贤赏识。1932年左右，应聘担任浙江中医专门学校教职，讲授《内经》等中医基础课程。此前，中西医界激烈论争，恽铁樵作《群经见智录》驳斥余岩《灵素商兑》，捍卫以《内经》为代表的中医论体系。杨氏承恽氏之余绪而另辟途径，从揭示《内经》思想方法入手研究。杨氏认为：吾人欲认识《内经》学术之真价值，应以哲学的眼光去衡量。他明确指出：《内经》之哲学思想符合辩证法。杨氏接受马克思主义，并以唯物主义辩证法为思想武器研究《内经》，在30

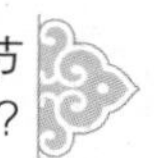

年代初完成其代表作《内经之哲学的检讨》。该文从哲学高度论证《内经》学术思想的真价值，在近代中医界产生很大影响。杨氏还深信临床上行之有效的方药必定符合科学道理，不应当以所谓自然科学的见解去否定它。杨氏还编有《内经讲义》《伤寒论讲义》《方剂学》等数十种讲义稿。1948 年农历六月二十四日，杨氏遇害牺牲，终年 56 岁。（邓铁涛，程之范．中国医学通史·近代卷）

［8］马克思主义辩证法：亦称“唯物辩证法”。它“以自然界、人类社会和思维发展最一般规律为研究对象。是辩证法思想发展的高级形态，马克思主义哲学的重要组成部分。认为物质世界是普遍联系和不断运动变化的统一整体；辩证规律是物质世界自己运动的规律；主观辩证法或辩证的思维是客观辩证法在人类思维中的反映。是最全面、最丰富、最深刻的发展学说。它包括三个基本规律（对立统一规律、质量互变规律和否定之否定规律）以及现象与本质、原因与结果、必然与偶然、可能与现实、形式与内容等一系列基本范畴，而以对立统一规律为核心。它是宇宙观，又是认识论和方法论。列宁把唯物辩证法看作是马克思主义的‘活的灵魂’‘根本的理论基础’。”（《列宁选集》第 2 卷第 278 页）（《辞海》）

［9］《近代中西医论争史》：赵洪钧先生撰。学苑出版社，2012 年 10 月版。

《近代中西医论争史》主要内容包括：中西医论争的历史背景、清末医学界的变迁、辛亥后中西医论争大事本末、论争中的中医教育、论争中的名家和学术问题、废止中医思想研究。

金栋按：此书原为先生的硕士学位论文，填补了中国近代医史的空白。因中医研究院的学位委员对先生无端压制，至今未获学位，乃中医学术界一大憾事！正如很多时贤所说，《论争史》是开创性的工作，工程浩大，当时文史专业的研究生，也没有人完成如此大的题目。至今国内的研究生，也无人可以与先生相埒，授予《论争史》博士学位也当之无愧。

［10］一阴一阳之谓道：《易·系辞上》曰：“一阴一阳之谓道，继之者善也，成之者性也。仁者见之谓之仁，知者见之谓之知。百姓日用而不知，故君子之道鲜矣！”

韩康伯注：“道者何？无之称也，无不通也，无不由也。况之曰道，寂然天体，不可为象。必有之用极，而无之功显，故至乎‘神无方而易无体’，而道可见矣。故穷变以尽神，因神以明道，阴阳虽殊，无一以待之。在阴为无阴，阴以之生；在阳为无阳，阳以之成，故曰‘一阴一阳’也。”

孔颖达《正义》：“‘一阴一阳之谓道’者，一谓无也，无阴无阳，乃谓之道。一得为无者，无是虚无，虚无是太虚，不可分别，唯一而已，故以一为无也。若其有境，则彼此相形，有二有不得为一。故在阴之时，而不见为阴之功；在阳之时，而不见为阳之力，自然而有阴阳，自然无所营为，此则道之谓也。故以言之为道，以数言之谓之一，以体言之谓之无，以物得开通谓之道，以微妙不测谓之神，以应机变化谓之易，总而言之，皆虚无之谓也。圣人以人事名之，随其义理，立其称号。”

高亨《周易大传今注》云：“一阴一阳，矛盾对立，互相转化，是谓规律。”

金栋按：因为《易传》吸收了道家思想，所以陈鼓应说：“《系辞》这里以阴阳为

‘道’的内涵，正是出自《老子》第四十二章：‘道生一，一生二……万物负阴而抱阳，冲气以为和。’《系辞》作者承袭着这一观点，综合而成为形而上学的基本哲学命题。”“《庄子·天下》篇说：‘《易》以道阴阳’，以阴阳解《易》是《易传》（尤其是《系辞》）的特点……阴阳学说在《系辞》中已发展到了很高的程度，而且构成了它的一个重要理论内容。考其渊源，主要应该是受到了道家且主要是庄子思想的影响。我们知道，阴阳观念最早出于史官对自然现象的解释，后来做过史官的老子曾概括地说过‘万物负阴而抱阳’，同时代的孙子及范蠡也都运用阴阳概念解释自然及社会现象。”（《易传与道家思想》）

洪钧按：《易·系辞》说“一阴一阳之谓道”，就是“阴阳谓道”或“阴阳是道”，也就是《内经》说的：“阴阳者，天地之道也。”其中的两个“一”不是强调数量是一个，而是如英语中的不定冠词a。即这两个“一”字不过是为了念起来顺口，因而是可有可无的。“之”字不是冠词，却也是为了顺口，即也是可有可无的。韩伯康和孔颖达把“一”说成“无”，完全是瞎附会。他俩不但不懂汉语，也不懂道家之道。道家尚“无”，但它的道却不是“无”，而是独立于万物且先于万物的本体，即所谓：“有物浑成，先天地生”。故道家之道是典型的客观唯心主义概念，阴阳之道可以体验因而是唯物的。对阴阳之道的最恰当的理解，是对立统一的古典表达。只是，“阴阳始终没有取得如我们今天所说的‘矛盾’那种抽象性格，阴阳始终保留着相当实在的具体现实性和经验性，并没有完全被抽象为纯思辨的逻辑范畴……这种与生活实际保持直接联系的实用理性，不向纵深的抽象、分析、推理的纯思辨方向发展，也不向观察、归纳、实验的纯经验论的方向发展，而是横向铺开，向事物之间相互关系、联系的整体把握方向开拓。”［李泽厚．秦汉思想简议．中国社会科学，1984（2）：129-131］

［11］阴阳者，天地之道也：见《素问·阴阳应象大论》。王冰注：“谓变化生成之道也。《老子》曰：‘万物负阴而抱阳，冲气以为和。’《易·系辞》曰：‘一阴一阳之谓道。’此之谓也。”

高校教参第二版程士德《内经·第二章阴阳五行学说》：“天地，泛指自然界。道，本意是道路，后来引申为规律、规范的意思。春秋时期已用来表示自然天象的运行规律，所以这里的道和道家的‘道’含义是不同的。‘天地之道’，就是指自然变化的规律。”

金栋按：王冰注《老子》句，见老子《道德经》第四十二章，原文云：“道生一，一生二，二生三，三生万物。万物负阴而抱阳，冲气以为和。”《河上公章句》：“道始所生者一也，一生阴与阳也，阴阳生和、清、浊三气，分为天地人也，天地人共生万物也。天施地化，人长养之。万物无不负阴而向阳，回心而就日。万物中皆有元气，得以和柔，若胸中有藏，骨中有髓，草木中有空虚与气通，故得久生矣。”冲，交互冲撞之义，一本作“中”，中间、适中。“万物负阴而抱阳，冲气以为和”，指天地万物都包含着阴和阳，阴阳混合交互冲撞就生成了新的和气。有云“和为贵”，盖源于此矣。王冰“弱龄慕道”，引《老子》和《易传》以释道，实乃道家之道。

洪钧按：一般情况下可以把古人说的“天地”解为“自然界”。但须知，和唯物辩证法的对立统一规律一样，阴阳之道不是只宜于解释自然现象。古人也不是只用阴

阳学说解释自然。比如有礼法阴、乐属阳之说，也有君属阳、臣为阴之说，还有尊者为阳、卑者为阴之说。至于男属阳而主外，女属阴而主内，更为多数人熟知。就是儒家的五常也曾被赋予阴阳属性。不过，单就《内经》而言，“天地”就是自然界。

《内经》把阴阳视为道，故和道家所谓道不同。在道家那里，道比阴阳高两个层次。道家的道先派生出“一”。这个“一”是无区别的物质。“一生二”，这个“二”相当于阴阳，即物质开始有了阴阳之别。阴阳交合产生新的物质，就是“二生三”。于是出现万物，即“三生万物”。这是道家对宇宙演化的哲学解释。《内经》对宇宙演化或万物生成的解释与道家不同。《素问》说：“太虚寥廓，肇基化元，万物资始，五运终天，布气真灵，总统坤元，九星悬朗，七曜周旋，曰阴曰阳，曰柔曰刚，幽显既位，寒暑弛张，生生化化，品物咸章。”（《天元纪大论》）这是混一了《易》的阴阳思想和五行学说的结果。它不承认有一个先于万物的道，而是认为有个绝对空间（即太虚），万物在其中产生，而且最早产生的是五行。

［12］三阴三阳：即太阴、少阴、厥阴谓之三阴，太阳、少阳、阳明谓之三阳。《内经》中其义有二：①指六经；②指六气。

指六经者，如《素问·阴阳离合论》《素问·阴阳别论》《素问·阴阳类论》等篇。指六气者，如运气七篇大论等篇。

金栋按：《内经》有两处提到三阴三阳的解释。

《素问·天元纪大论》：“鬼臾区曰：阴阳之气各有多少，故曰三阴三阳也……鬼臾区曰：寒暑燥湿风火，天之阴阳也，三阴三阳上奉之。木火土金水火，地之阴阳也，生长化收藏下应之。”

《素问·至真要大论》：“愿闻阴阳之三也，何谓？岐伯曰：气有多少，异用也。”

但是还是没有说清为什么会有三阴三阳。关于三阴三阳的来路或本义，当代学者多附会《易》学以释之。目前附会《易》学有三说：①来源于六十四别卦之六爻说，如当代易学大家朱伯崑《周易通释》、张其成《中医象数思维》等；②来源于八经卦乾坤二卦之三阳爻、三阴爻之说，如朱伯崑《易学基础教程》；③来源于八经卦乾坤生六子卦演变之说，见本书第五节原文“关于三阴三阳”。

［13］运气学说：运气学说是我国古代研究气候变化规律对生物、对人体生命影响的学说。它是关系到天文学、气象学、生物学、物候学、历法学、医学等多学科的一门科学。它反映出“人与天地相应”的中医学术的整体观念，突出了自然变化和人体生命活动的各种节律，在《内经》理论体系中，占有极其重要的地位。（高校教参《内经·附篇：运气学说》）。

金栋按：本书有专节讨论运气学说，即第七节：“运气学说——《内经》体系的终结”。

［14］太过、不及、平气等术语来自何处：这三个名词，《内经》中其义有二，一指时令节气。太过，谓节（时）气先期而至；不及，谓节（时）气延期而至；平气，谓节（时）气如期而至。见于《素问·六节藏象论》和《素问·六微旨大论》。二指五运值年之气——木火土金水五运之岁气。太过，指岁气有余；不及，指岁气不足；

平气，指岁气和平。见于《素问·五常政大论》，并有一套专门术语，如下：

《素问·五常政大论》云："愿闻平气何如而名？何如而纪也？岐伯对曰：昭乎哉问也！木曰敷和，火曰升明，土曰备化，金曰审平，水曰静顺。帝曰：其不及奈何？岐伯曰：木曰委和，火曰伏明，土曰卑监，金曰从革，水曰涸流。帝曰：太过何谓？岐伯曰：木曰发生，火曰赫曦，土曰敦阜，金曰坚成，水曰流衍。"

又，"本节所谓'平气'，乃指气无'太过'与'不及'，即为'平气'。五运值年，凡阳年为太过，阴年为不及，一阳一阴迭为交替，为什么还会出现'平气'呢？……平气是根据气运关系'太过被抑、不及得助'的原则来确定的。"（山东中医学院，河北医学院．黄帝内经素问校释）

金栋按：平气之说来自古历法，即把一周年平分为二十四节气。从立春开始，每过15.22日就交一个新的节气，这样定的节气叫作平气。当然，《内经》不完全是原义。请参看第六节。

［15］有一种书讲"七篇大论"竟写了近百万字：应指方药中、许家松著《黄帝内经素问运气七篇讲解》，人民卫生出版社，1984年版，814千字。

［16］病机十九条：见《素问·至真要大论》篇。经文如下：

诸风掉眩，皆属于肝。诸寒收引，皆属于肾。诸气膹郁，皆属于肺。诸湿肿满，皆属于脾。诸热瞀瘛，皆属于火。诸痛痒疮，皆属于心。诸厥固泄，皆属于下。诸痿喘呕，皆属于上。诸禁鼓栗，如丧神守，皆属于火。诸痉项强，皆属于湿。诸逆冲上，皆属于火。诸胀腹大，皆属于热。诸躁狂越，皆属于火。诸暴强直，皆属于风。诸病有声，鼓之如鼓，皆属于热。诸病胕肿，疼酸惊骇，皆属于火。诸转反戾，水液浑浊，皆属于热。诸病水液，澄澈清冷，皆属于寒。诸呕吐酸，暴注下迫，皆属于热。

金栋按：病机十九条中，五脏病各1条，计5条；属上、下各1条，计2条；六气致病共12条，其中属热者4条，属火者5条，风、寒、湿各1条；缺属燥者。金代医家刘完素补充曰："诸涩枯涸，干劲皴揭，皆属于燥。"见《素问玄机原病式》。

二

【原文】

我将怎样写《〈内经〉时代》呢？看到上述拙见之后，很多人会以为本书要搞繁琐考证，大翻故纸[1]了。要抛弃前人的一切成就，标新立异了。要撇开最新理论，以古论古了。暂不正面讲答案。先谈几点我对《内经》研究的一般指导思想的看法，并再次说明《〈内经〉时代》是什么意思。

第一，要承认研究《内经》确实比较难。因为它：①成书年代久远；②非出自一时一人之手；③卷帙浩大，头绪纷繁。对付它不能浅尝辄止。表述研究成果可尽量简明，研究过程中需下许多苦功——占有足够的资料。

第二，占有的资料多，不一定能保证得出正确而又使人信服的结论。还

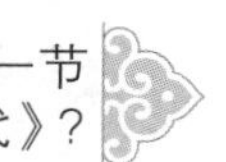

要有正确的思想方法和研究方法，要善于运用历史唯物主义[2]，对科技史的一般规律要有足够的认识。这绝非老生常谈。话说来容易，行诸实际很难。以《内经》成书时代而言，古人考证很多[3]。不过，如果是圣人创造医学论者[4]，就会死抱住成书于黄帝的观点不放[5]。这种观点连明末的《内经》大专家张景岳、马莳[6]等人都不能免。①近代还有很多人这样说。较聪明的古人如朱熹[7]、程颢[8]等方提出《素问》成于战国。②[9]

【自注】

①张介宾《类经》自序云："内经者，三坟之一。盖自轩辕帝同岐伯、鬼臾区等六臣，互相讨论，发明至理，以遗教后世，其文义高古渊微，上极天文，下穷地纪，中悉人事，大而阴阳变化，小而草木虫鱼，音律象数之兆端，脏腑经络之曲折，靡不缕指而胪列焉。大哉！至哉！垂不朽之仁慈！开生民之寿域！其为德也，与天地同，与日月并，岂直规规治疾方术已哉！按晋皇甫士安《甲乙经》序曰：黄帝内经十八卷。今针经九卷，素问九卷，即内经也。而或者谓素问、针经、明堂三书，非黄帝书，似出于战国。夫战国之文能是乎？宋臣高保衡等叙，业已辟之，此其臆度无稽，固不足深辨。"（张介宾．类经・序．人民卫生出版社，1965）

马莳《黄帝内经素问注证发微》序云："素问者，黄帝与六臣平素问答之书。至春秋时，秦越人发为难经，误难三焦营卫关格，晦经之始。晋皇甫谧次甲乙经，多出灵枢，义未阐明。"（丹波元胤．中国医籍考．第2版．人民卫生出版社，1983：33）

②程颢、朱熹关于《素问》成书于战国的话如下：

程颢："《素问》书，出战国之末，气象可见。若是三皇五帝典坟，文章自别，其气运处，绝浅近。"（《二程全书・伊川先生语》）

朱熹："至于战国之时，方士之术，遂笔之于书，以相传授，如《列子》之所引，与夫《素问》《握奇》之属，盖必有粗得其遗言之仿佛者，如许行所道神农之言耳。"（《朱子全书・古史余论》）

另，中华书局1986年版《朱子语类》第138卷3278页有："《素问》语言深，《灵枢》浅，较易。"

学识更渊博的人，拿《内经》和《史记》[10]、《汉书》[11]、《淮南子》[12]等略做比较，大体定为秦汉之作。但是，近代之前从未有人做过严密的考证，多凭一般印象立论。其原因又不仅是唯心史观[13]作怪。这里仅先提一句，即古人考证《内经》反以医界之外的人较深入[14]。可知古时医家多为衣食奔走，学术每较浅薄，具备孙思邈要求的"大医"[15]条件的人实在很少。

【补注】

［1］故纸：指古书旧籍。

［2］历史唯物主义：亦称“唯物主义历史观”“唯物史观”，“与‘历史唯心主义’相对，是关于人类社会发展一般规律的科学。它和辩证唯物主义都是马克思主义哲学的重要组成部分。由马克思和恩格斯在19世纪中叶创立。《德意志意识形态》是它形成的主要标志。同历史唯心主义相反，历史唯物主义认为：历史的主体是现实的人，他们的本质和活动受制于所处的物质生活条件；社会生活本质上是实践的，物质生活的生产方式决定社会生活、政治生活和精神生活的一般过程；不是社会意识决定社会存在，而是社会存在决定社会意识，社会意识又能动地反作用于社会存在；社会发展有其自身的规律，是一个自然历史过程；生产关系和生产力之间的矛盾、上层建筑和经济基础之间的矛盾，是推动一切社会发展的基本矛盾，在阶级社会中表现为阶级矛盾和阶级斗争；人民群众是历史的创造者，社会发展和人自身的发展是辩证的历史的统一。历史唯物主义的创立，第一次把社会历史的研究奠定在科学的基础上。它是无产阶级政党的战略和策略的理论基础，在实践中不断发展。”（《辞海》）

［3］以《内经》成书时代而言，古人考证很多：古人的考证大都粗略，可集中见于日本学者丹波元胤《医籍考》。丹波氏列举如下：

皇甫谧曰：按《七略》《艺文志》：《黄帝内经》十八卷。今有《针经》九卷，《素问》九卷，二九十八卷，即《内经》也，亦有所亡失。其论遐远，然称述多而切事少，有不编次。比按《仓公传》，其学皆出于《素问》。《甲乙经序》

褚澄曰：《素问》之书，成于黄岐；运气之宗，起于《素问》。将古圣喆妄邪？曰：尼父删经，《三坟》犹废；扁鹊卢出，卢医遂多。尚有黄岐之医籍乎？后书之托名于圣哲也。《褚氏遗书》

邵雍曰：《素问》《阴符》，七国时书也。《皇极经世书》

程颢曰：观《素问》文字气象，只是战国时人作，谓之三坟书则非也。《二程全书》

司马光曰：谓《素问》为真黄帝之书，则恐未可。黄帝亦治天下，岂可终日坐明堂，但与岐伯论医药针灸耶？此周汉之间医者依托以取重耳。《传家集·与范景仁第四书》

林亿等曰：按王氏不解所以名“素问”之义，及“素问”之名起于何代。按《隋书·经籍志》始有《素问》之名。《甲乙经》序，晋皇甫谧之文，已云《素问》论病精辨。王叔和西晋人，撰《脉经》，云出《素问》《针经》。汉张仲景撰《伤寒卒病论集》，云撰用《素问》。是则《素问》之名著于《隋志》，上见于汉代也。自仲景以前，无文可见，莫得而知。据今世所存之书，则《素问》之名起汉世也。所以名“素问”之义，全元起有说云：“素者，本也；问者，黄帝问岐伯也。方陈性情之源，五行之本，故曰《素问》。”元起虽有此解，义未甚明。按《乾凿度》云：“夫有形者，生于无形，故有太易、有太初、有太始、有太素。太易者，未见气也；太初者，气之始也；太始者，形之始也；太素者，质之始也。”气形质具，而疴瘵由是萌生，故黄帝问此太素，质之始也。《素问》之名，义或由此。《素问新校正》

又云：或云《素问》《针经》《明堂》三部之书，似出于战国。曰：人生天地之间，八尺之躯，藏之坚脆，府之大小，谷之多少，脉之长短，血之清浊，十二经之血气大数，皮肤包络其外，可剖而视之乎？非大圣上智，孰能知之？战国之人何与焉？

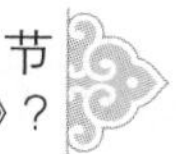

《甲乙经序》

窦苹曰：《内经》十八卷，言天地生育，人之寿夭系焉，信三坟之书也。然考其文章，知卒成是书者，六国秦汉之际也。《酒谱》

朱熹曰：《黄帝纪》云，其师岐伯明于方，世之言医者宗焉。然黄帝之书，战国之间犹存，其言与老子出入。余谓此言尤害于理。窃意黄帝聪明神圣，得之于天，其于天下之理无所不知，天下之事无所不能。上而天地阴阳，造化发育之原；下而保神练气，愈疾引年之术。以至其间庶物万事之理，巨细精粗，莫不洞然于胸次，是以其言有及之者，而世之言此者，因自托焉以信其说于后世。至于战国之时，方术之士随笔之书，以相传授。如《列子》之所引，与夫《素问》《握奇》之属，盖必有粗得其遗言之仿佛者，如许行所道神农之言耳。《周官》外史所掌三皇五帝之书，恐不但若是而已也。《文集·古史余论》

洪钧按：由以上引文可知，朱熹亦曾主张《内经》出自岐黄之手。

王炎曰：夫《素问》乃先秦古书，虽未必皆黄帝、岐伯之言，然秦火以前，春秋战国之际，有如和、缓、秦越人辈，虽甚精于医，其察天地阴阳五行之用，未能若是精密也。则其言虽不尽出于黄帝、岐伯，其旨亦必有所从受矣。《运气说》出于《新安文献志》

沈作喆曰：《内经素问》，黄帝之遗书也。学者不习其读，以为医之一艺耳。殊不知天地人理，皆至言妙道存焉。文字讹脱错乱，失其本经。《寓简》

高承曰：皇甫谧《帝王世纪》云：黄帝命雷公、岐伯教制九针，著《内》《外经》，《素问》之书咸出焉。《事物纪原》

陈振孙曰：《素问》，黄帝与岐伯问答，三坟之书无传，尚矣。此固出于后世依托，要是医书之祖。《书录解题》

刘骃曰：《内经》十八卷，《素问》外九卷不经见，且勿论。姑以《素问》言之，则程、邵两夫子，皆以为战国书矣。然自《甲乙》以来，则又非战国之旧矣。自朱墨以来，则又非《甲乙》之旧矣。《文集》

曰：《内经素问》，世称黄帝、岐伯问答之书。乃观其旨意，殆非一时之言。其所撰述，亦非一人之手。刘向指为韩诸公子所著，程子谓出于战国之末，而其大略正如《礼记》之萃于汉儒，而与孔子、子思之言并传也。盖《灵兰秘典》《五常政》《六元正纪》等篇，无非阐明阴阳五行生制之理，配象合德，实切于人身。其诸色脉病名，针则治要，皆推是理以广之。而皇甫谧之《甲乙》，杨上善之《太素》，亦皆本之于此而微有异同。医家之大纲要法，无越是书矣。然西汉《艺文志》有《内经》十八卷，及扁鹊、白氏二《内经》，凡三家，而《素问》之目乃不列。至《隋经籍志》始有《素问》之名，而不指为《内经》。唐王冰乃以《九灵》九卷，牵合《汉志》之数，而为之注释，复以《阴阳大论》讬其为师张公所藏，以补其亡逸，而其用心勤矣。《九灵山房集·沧洲翁传》

宋景濂曰：《黄帝内经》，虽疑先秦之士依倣而讬之。其言深，其旨邃以弘，其考辨信而有徵，是当为医家之宗。《文集》

刘纯曰：问云：读《素问》有不晓者，奈何。曰：乃上古之书，中间多有缺文舛讹，且通其可通，缺其所可疑。又王冰释，于强解及失经意者亦有之，须自要著力，熟读玩味。《医经小学》

方孝孺曰：世之伪书众矣，如《内经》称黄帝，《汲冢书》称周，皆出于战国秦汉之士，故其书虽伪，而其文近古，有可取者。《孙志斋集》

王袆曰：《内经》谓为黄帝之书，虽先秦之士依倣而讬之，其言旨奥而义弘深，实医家之宗旨，殆犹吾儒之六经乎。《青岩丛说》

陈绎曾曰：《素问》善议论理明，故枝节详尽，而论辨精审，先秦书皆然。《文章欧冶》

顾从德曰：今世所传《内经素问》，即黄帝之脉书，广衍于秦越人、阳庆、淳于意诸长老。其文遂似汉人语，而旨意所从来远矣。《重雕素问序》

桑悦曰：《素问》乃先秦战国之书，非黄岐手笔。其称上古、中古，亦一佐证。玩其词意，汪洋浩汗，无所不包。其于五藏收受之法，吕不韦著《月令》似之。其论五气郁散之异，董仲舒、郭景纯叙五行灾异祖之。其论五藏梦虚所见之类，《楞严经》说地狱仿之。论运气则可为历家之准则，论调摄则可为养生者之龟鉴。扩而充之，可以调和三光，燮理阴阳，而相君之能事毕矣，又其特医而已耶。《素问钞序》

朱载堉曰：按《素》《难》二经，乃先秦古书，三代名医所相授受。秦始皇有令，不烧医卜种树之书。由汉迄今，医流遵用，虽经历代变更，未闻有人妄加删改。《乐书》

胡应麟曰：医方等录，虽亦称述岐黄，然文字古奥，语致玄渺。盖周秦之际上士哲人之作，其徒欲以惊世，窃附黄岐耳。《经籍会通》

魏荔彤曰：轩岐之书，类春秋战国人所为，而讬于上古，文顺义泽，篇章连贯，读之俨如《礼经》也。《伤寒论本义序》

姚际恒曰：《汉志》有《黄帝内经》十八卷，《隋志》始有《黄帝素问》九卷。唐王冰为之注。冰以《汉志》有《内经》十八卷，以《素问》九卷、《灵枢》九卷，当《内经》十八卷，实附会也，故后人于《素问》系以《内经》者，非是。或后人得《内经》，而衍其说为《素问》，亦未可知。《素问》之名，人难卒晓。予按《汉志》阴阳家有《黄帝泰素》，此必取此"素"字，又以与岐伯问，故曰《素问》也。其书后世宗之，以为医家之祖。然其言实多穿凿，至以为黄帝与岐伯对问，盖属荒诞。无论《隋志》之《素问》，即《汉志》所载黄帝《内》《外经》，并依讬也。他如神农、轩辕、风后、力牧之属尽然，岂真有其书乎。或谓此书有"失侯""失王"之语，秦灭六国，汉诸侯王国除，始有失侯王者。予按其中言"黔首"，又《藏气法时》曰夜半、曰平旦、曰日出、曰日中、曰日昳、曰下晡，不言十二支，当是秦人作。又有言岁甲子，言寅时，则有后汉人所为。故其中所言，有古近之分，未可一概论也。《古今伪书考》

［4］圣人创造医学论者：医源于圣人之说，在中国历史上有着广阔的市场。

燧人钻木取火，伏羲画八卦阐明百病之理，神农尝百草一日遇七十毒，黄帝作《内经》阐发医理，是人所共知的。医源于圣当然是一种夸大，把原始人类经过长期经

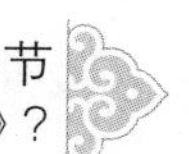

验积累形成的医学知识，说成是少数几个无所不知的圣人的创造，甚至夸大为医源于神，这是不符合历史事实的。

如果剥去这些传说的神话外衣，探求其合理内核，这些传说仍有着丰富的历史内涵，为我们了解医学起源提供某些有益的证据。概括地说，这些传说大体包括两方面的内容。

范文澜先生指出：“古书凡记载大发明，都称为圣人。所谓某氏某人，实际上是说某些发明，正表示人类进化的某些阶段。”（《中国通史简编·第一编》）这是很恰当的。我国古代传说中关于燧人氏、伏羲氏、神农氏及黄帝等圣人创造医学的故事，实际上反映上古不同氏族集团群体在和疾病斗争的实践中对医药经验的积累和贡献。神农、黄帝等不过是这些氏族群体的代名词，表示着医学发展有不同阶段。燧人氏约相当于旧石器时代中期，中国古人类发明人工取火的阶段；伏羲氏相当于旧石器时代晚期，石器加工逐渐精细，故有砭针等医疗用具的创制；神农氏约在新石器时代初期，农业经济开始发展，食物品种增多，药物知识增长，能够区别出毒药等；黄帝已相当于原始社会末期，医疗经验积累日趋丰富，医学知识也得到一定的发展。

医源于圣包含的另一个内容，是肯定医药领域中一些杰出人物在医学发展中起着较大作用。在医药经验积累过程中，不仅各个氏族集团是不平衡的，一个氏族集团内部不同的人所起的作用也各有不同。一些比较留心医药而又具有创造才能的人，他们善于总结经验，能探寻出更有效的药物和更好的治疗措施，因而在推动医药发展中起着更突出的作用，却是完全符合历史实际的。只承认人民群众的决定作用，不承认个别优秀人物的带头和推动医学发展的作用，也是不现实的。神农氏、黄帝等是否确知医药，还是把一些推动医学发展人物的事迹附会在他们身上，这无关紧要，但有那么一批优秀人物却是事实，把他们称为神农氏、黄帝等，都不过反映了上述的事实。（《中国医学通史·古代卷》）

［5］抱住成书于黄帝的观点不放：因《内经》书名冠以“黄帝”二字，故有些注家认为是黄帝撰写的《内经》，如先生所说张景岳、马莳等人便是。

［6］马莳：约生活于16世纪，生卒年月不详。字仲化，自号玄台子。会稽（今浙江绍兴）人。庠生，曾任职太医院。马氏据《汉书·艺文志》载，《黄帝内经》18卷，并据《素问·离合真邪篇》中“九针九篇”之说，认为唐代王冰分卷是错误的，断定《内经》有《素问》和《灵枢》各9卷。对二书重新分类，编注成《黄帝内经素问注证发微》和《黄帝内经灵枢注证发微》各9卷。尚有《难经正义》9卷、《脉诀正义》3卷，已佚。

《素问》全书注，马莳是王冰后第二家，对阐述经文，补苴王注缺漏，起了一定作用。在分节、注证等方面，都下了很大工夫，以临床实例解释经文，切中纲要。在考证方面，以《灵》证《素》，以《素》证《灵》，比类阐发，颇为出色。尽管尚有不足，清代汪昂评其注《素问》谓“舛缪颇多，又随文敷衍，逢疑则默”，显然有点过头。

《灵枢》全注本，始自马莳。马氏富有针灸经验，注解水平较高。解释经络腧穴、经络发病及针灸治法等，别具慧心。汪昂谓：“《灵枢》以前无注，其文字古奥，名数繁多，观者蹙眉颦目，医卒废而不读。自明始有马玄台之注，其经络穴道，颇为详明，可谓有功于后学。”（《中国医学通史·古代卷》）

［7］朱熹（1130—1200）：南宋哲学家、教育家，祖籍徽州婺源（今属江西），生于南剑州尤溪（今属福建），侨寓建阳（今属福建）。任秘阁修撰等职。主张抗金，强调准备。师事李侗，为二程（颢、颐）四传弟子。博极群书，广注典籍，对经学、史学、文学、乐律以至自然科学均有不同程度贡献。在哲学上发展了二程关于理气关系的学说，集理学之大成，建立了一个完整的客观唯心主义的理学体系，世称程朱学派。认为理气相依而不能相离，“天下未有无理之气，亦未有无气之理”。但又断言“理在先，气在后”；“有是理便有是气，但理是本”。把一理和万理看作“理一分殊”的关系。提出“凡事无不相反以相成”，事物“只是一分为二，节节如此，以至于无穷，皆是一生两尔”。强调知先行后，但又认为“知行相须”，注意到行在认识中的重要性。强调“天理”和“人欲”的对立，要求人们放弃“私欲”，服从“天理”。从事教育五十余年，强调启发式。吸收当时科学成果，提出了对自然界变化的某些见解，如关于阴阳二气的宇宙演化说，如从高山上残留的螺蚌壳论证地质变迁（原为海洋）等。他的理学一直成为后来封建地主阶级统治人民的理论工具，在明清两代被提到儒学正宗的地位。他的博学和精密分析的学风对后世学者很有影响。日本在江户时代，“朱子学”也颇流行。（《辞海》）

［8］程颢（1032—1085）：北宋哲学家、教育家。曾和弟程颐学于周敦颐，同为北宋理学的奠基者，世称“二程”。他和弟颐的学说为朱熹所继承和发展，世称程朱学派。著作有《定性书》《识仁篇》等。后人所编《遗书》《文集》《经说》等，收入《二程全书》中。（《辞海》）

［9］战国：公元前403—前221年，历史上称为战国时期。又说战国始自公元前475年。

范文澜说：“前四〇三年（周威烈王二十三年），晋国韩赵魏三家世卿立为诸侯，战国时期开始了……战国是七个独立的强国，各尽自己最大的力量相互间进行攻击或防御的战争。战胜国扩地，战败国削地，疆域常有变动。七国位置，西方秦国，东方齐国，南方楚国，北方燕国，中部韩赵魏三国。赵在北，韩近西，魏居中，韩魏最接近秦国，先受秦攻击。”（《中国通史·第一册·第五章：兼并剧烈时期》）

［10］《史记》：西汉司马迁撰著。

司马迁，字子长，西汉左冯翊（音义 yì）夏阳（今陕西韩城县）人，约生于汉景帝中元五年（前145）。他自幼生活在民间，二十岁起游览名山大川，考察文物古迹，广为搜集史料，为他日后撰写《史记》奠定了良好的基础。司马迁因替投降匈奴的李陵辩护，被当局判处腐刑。出狱后，担任中书令。在此期间，他一直从事《史记》的写作。直至武帝征和二年（前91），才基本完成全书的撰写工作。他的卒年，约在完成《史记》以后的一二年或二三年。

《史记》是世界史学巨著，文学杰作，又是我国第一部纪传体通史。全书共一百三十篇。其中本纪十二篇，表十篇，书八篇，世家三十篇，列传七十篇。叙事起于传说

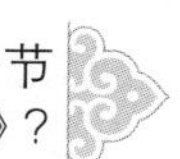

中的三皇五帝，迄于汉武帝。据《汉书·司马迁传》，《史记》“十篇缺，有录无书”。又据三国魏张晏注：“迁没之后，亡《景纪》《武纪》《礼书》《乐书》《兵书》《汉兴以来将相年表》《日者传》《三王世家》《龟策列传》《傅靳列传》。元、成之间褚先生（按：即褚少孙，汉博士）补缺作《武帝纪》《三王世家》《龟策》《日者列传》，言词鄙陋，非迁本意也。”（郭逸、郭曼标点《史记·前言》）

金栋按：《史记》原名《太史公》《太史公记》等名称。据今人王利器《风俗通义校注》考证，《史记》一名，当始自曹魏。

［11］《汉书》：亦称《前汉书》，班固撰。固字孟坚，后汉扶风安陵（故城在今陕西咸阳市东）人，生于光武帝建武八年（32）。他的父亲班彪字叔皮，生平好述作，专心于史籍。当时有好些人做过司马迁《史记》的续篇，班彪皆觉不满意，于是博采遗事异闻，作成后传六十五篇。班彪死于建武三十年（54），班固回到家乡，有志完成父业，就着手这部大著作，那时他才23岁。后来有人上书明帝，告他私改国史，他因此被捕下狱，所有的书稿都被抄。他的弟弟班超怕他遭遇危险，赶到洛阳去替他上书辩白，同时当地官吏也把他的书稿送到京师。明帝看过了，觉得他才能卓异，就把他叫到京师，派他做兰台令史（事在永平五年，公元62年）。兰台是汉朝皇家藏书的地方。随后他升迁为郎，典校秘书，明帝叫他把他那部没有完成的书继续做下去。从此一连做了二十多年，直到章帝建初的中叶。

和帝永元初，窦宪出击匈奴，以班固为中护军，参与谋议。此后几年，班固都在窦宪幕中。窦宪在燕然山刻石勒功，那篇大文章即出自班固的手笔。窦宪原是外戚，此番出击匈奴立了功，封了侯，威势更可炙手。因此班固家人亦不免有仗势欺人的事。有一次洛阳令种兢路遭班固家奴的侮辱，不久之后，窦宪失势自杀，宾客皆遭拿问，种兢趁机逮捕了班固。永元四年（92），固死于狱中，时年六十一岁。

他死后，《汉书》还有八表和《天文志》没有完成，和帝命其妹班昭参考东观藏书替他补作，又命他的同郡人马续助班昭作成《天文志》。所以这部《汉书》正如赵翼所指出，是“经过四人（即彪、固、昭、续）手，阅三四十年始成完书”的。（简体字本前四史《汉书·出版说明》）

金栋按：《汉书》是我国第一部纪传体的断代史。

我国古代原有像《春秋》那样按年月记事的史书，叫作编年体。至于用“本纪”序帝王，“列传”志人物的纪传体，则创始于司马迁的《史记》。班固作《汉书》沿袭《史记》，所不同的是《史记》有“世家”，《汉书》则无；《史记》记载典章制度的部分称为“书”，《汉书》改称“志”。一部《汉书》即由十二本纪、八表、十志和七十列传组成。

《史记》上起黄帝，下迄汉武，通贯古今，不以一个朝代为限，故称为通史。《汉书》纪传所记则断自汉高祖，止于王莽，都是西汉一代的史实，故称断代史（表、志亦有非限于西汉者，如《古今人表》就包括很多汉以前的人物，但此是个别）。断代为史始于班固，以后列朝的所谓“正史”皆沿袭《汉书》的体裁，正如刘知几所说“自尔迄今，无改斯道”矣。

［12］《淮南子》：亦称《淮南鸿烈》，西汉淮南王刘安及其宾客苏非、李尚、伍被等著。《汉书·艺文志》录内二十一篇，外三十三篇。内篇论道，外篇杂说。现只流传内二十一篇。作者自称此书“观天地之象，通古今之事，权事而立制”，“非循一迹之路，守一隅之指”。实以道家思想为主，杂糅阴阳、儒、法诸家。认为道是混沌而含阴阳的气。指出“气有涯垠，清阳者薄靡而为天，重浊者凝滞而为地”，“天地之袭精为阴阳，阴阳之专精为四时，四时之散精为万物”（《天文训》）。这种宇宙生成学说对古代唯物主义和自然科学有重要影响。其书内容庞杂丰富，保存了许多有价值的伦理、美学、逻辑等思想资料。书中还保存了不少自然科学史材料。《隋书·经籍志》记载《淮南子》有东汉许慎注本和高诱注本。现流传下来的是高诱注本（但也杂有许慎注文）。（张岱年．中国哲学大辞典·著作·秦汉）

［13］唯心史观：“唯心主义史观”的简称，即“历史唯心主义”，与“历史唯物主义”相对，是把社会现象及其发展的最终原因归结为精神因素的历史观。有两种理论形态：主张人的意志决定历史发展的主观唯心主义历史观；主张某种神秘的精神实体决定历史发展的客观唯心主义历史观。其共同的实质是：坚持社会意识决定社会存在；否认社会发展有它本身所固有的客观规律；否认物质资料的生产、经济的发展在历史进程中的决定性作用；否认人民群众在历史上的决定作用。在马克思主义以前，历史唯心主义在社会历史领域中占统治地位。（《辞海》）

［14］古人考证《内经》反以医界之外的人较深入：清代考证之风盛行，间或涉及古典医籍。如清儒俞樾的《内经辨言》、张文虎的《舒艺室续笔·内经素问》、胡澍的《黄帝内经素问校义》、孙诒让的《札移·素问王冰注校》、顾观光的《素问校勘记》、于鬯的《香草续校书·内经素问》等，他们皆非医者。

［15］孙思邈要求的“大医”：孙思邈（581—682），唐代著名医学家。京兆华原（今陕西耀县）人。他拒绝唐太宗等要其任国子博士的聘请，长期居住民间，生活朴素，采种中药，研究医学，为人治病，著书立说。系统总结唐以前我国医学发展的丰富经验，结合个人八十年临床经验，写成两部医学巨著《千金要方》三十卷，《千金翼方》三十卷。在学术上，孙氏重视民间医疗经验，总结出用动物甲状腺防治甲状腺肿大；用动物肝防治夜盲；应用葱叶作为导尿管，为尿闭病人施行导尿术；记录流传的下颌脱臼整复法，一直沿用至今；他使用的硫黄伏火法则是我国最早的火药配方；此外对采药、炮炙、针药并用经验等，都有一定的贡献。尤为可贵的，孙氏对鬼神致霍乱、服石长生等持批判态度，正确论述霍乱的病因和养生之道。孙氏治学不墨守成规，出色地发展了仲景学说。（《中医大辞典》）

大医：学识渊博、医术精湛且品德高尚之医者乃谓之大医。

孙思邈《千金要方·卷一·序例》有两篇论述“大医”的文章，即“大医习业”与“大医精诚”。孙氏“大医”的标准，在《大医习业第一》说得清楚，引如下：

凡欲为大医，必须谙《素问》、《甲乙》、《黄帝针经》、《明堂流注》、十二经脉、三部九候、五藏六府、表里孔穴、本草药对、张仲景、王叔和、阮河南、范东阳、张苗、靳邵等诸部经方，又须妙解阴阳禄命、诸家相法及灼龟五兆、《周易》六壬，并须

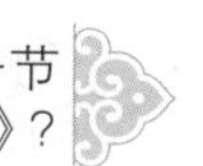

精熟，如此乃得为大医。若不尔者，如无目夜游，动致颠殒。次须熟读此方，寻思妙理，留意钻研，始可与言于医道者矣。又须涉猎群书，何者？

若不读五经，不知有仁义之道；不读三史，不知有古今之事；不读诸子，睹事则不能默而识之；不读《内经》（注：此指佛典，不是指中医经典《内经》），则不知有慈悲喜舍之德；不读《老》《庄》，不能任真体运，则吉凶拘忌，触涂而生。至于五行休王，七曜天文，并须探赜。若能具而学之，则于医道无所凝滞，尽善尽美矣。

金栋按：孙氏说《大医习业》除了必须学习古典医籍及历代名家医方经验之外，“又须妙解阴阳禄命、诸家相法及灼龟五兆、《周易》六壬”及“涉猎群书”等，目的是说大医尚应多学点医学之外的知识以辅助临床诊治，并未言及医学与《易》学有关。但明代医家张介宾妄改此语，从而杜撰为“宾尝闻之孙真人曰：‘不知《易》，不足以言大医。’”（《类经附翼·医易》），影响深远。

以上只是医道之“精”者，而凡欲为大医尚须品德之“诚”者，即“大医精诚”。引如下：

凡大医治病，必当安神定志，无欲无求，先发大慈恻隐之心，誓愿普救含灵之苦。若有疾厄来求救者，不得问其贵贱贫富、长幼妍蚩、怨亲善友、华夷愚智，普同一等，皆如至亲之想；亦不得瞻前顾后，自虑吉凶，护惜身命。见彼苦恼，若己有之；深心凄怆，勿避险巇、昼夜寒暑、饥渴疲劳，一心赴救，无作功夫形迹之心。如此可为苍生大医，反此则是含灵巨贼。

【原文】

第三，《内经》研究中的唯物主义[1]，除抛弃圣人论等唯心史观外，还应强调两点。

1. 医学在任何时候都不是孤立的学科。它基本属于自然科学[2]门类，与各时代的社会科学[3]亦有关系。特别是当时占统治地位的哲学和政治思想必然在医学著作中留下印迹。一般情况下是社会统治思想左右医界，而不是相反。《内经》涉及许多哲学[4]问题，古代的自然科学理论与自然哲学[5]原很难分。《〈内经〉时代》将特别注重这一点，否则会得出自相矛盾的荒谬结论。

2. 生命科学[6]往往落后其他学科一步。我们不能设想在农业出现之前，人类能认识很多生药；石器时代[7]会有金针；天文历法比较精确并为较多的人了解之前，医书当中会涉及有关知识并用以说明医理。医学虽然是最古老的学科之一，也只能在某些纯经验积累方面，有时超过其他学科。近现代科技史常识也足以说明这一点。我们不可能想象，氧气发现之前，会有较科学的呼吸生理；微生物发现之前，会有微生物病因学。显微镜、X 光、进化论、相对论、激光以及当前在知识界普及的三论，都不是首先由医家发明、发现的。例子很多，不胜列举。为说明医学必须植根于其他自然科学学科，再引恩格斯一段话：

“在自然科学的历史发展中，最先发展起来的是关于简单的位置移动的理论，即天体的和地上物体的力学。随后是关于分子运动的理论，即物理学。紧跟着它，几乎和它同时而且有些地方还先于它发展起来的，是关于原子运动的科学，即化学。只有在这些关于统治着非生物界的运动形式的不同的知识部门，达到高度的发展以后，才能有效地阐明各种显示生命过程的运动进程。”（恩格斯．自然辩证法．人民出版社，1971：53）

《〈内经〉时代》忠实于恩格斯的论断，把《内经》放到产生它的那个时代中去研究，看那时的有关学科为医学提供了什么条件。这主要是为了研究《内经》，反过来也可以供研究那个时代参考。

把《内经》时代的各主要学科（包括社会科学）拿到一起来研究，方能揭示《内经》中许多难解之谜，给《内经》以恰当的评价。

本书的含义大致如此。因读者着重点不同，可以看它作考证、解释《内经》的著作，也可视为医学史著作，赶赶时髦又可算是多学科研究《内经》[8]。

第四，这样说来不是还要大量翻故纸吗？不错！研究古代科学不管用什么新方法，持什么观点，都必不可少地要占有原始资料。自杨上善编《太素》[9]以来（更早可从皇甫谧整理《甲乙经》[10]算起），历代研究《内经》者，都多少曾这样做。在我看来，历来《内经》学家们，查考资料的工作还是做得太少了。中华人民共和国成立后的研究也不太令人乐观。故观点虽新，功夫却少。搞来搞去，大多跳不出旧圈子。加之崇古思想至今阴魂不散，有创见的著述实在不多。多数人离不开考证和集注的老路[11]，一般文章往往华而不实。这不是说中华人民共和国成立后没有成就，也不是说古人全无见地，只是距希望太远了。

举注家解“七损八益”[12]的例子来说吧。千余年中陈陈相因[13]，竟没有一个中国人发现这典型的房中术[14]语，倒是日本人发现了这一点。这就是做学问不扎实的结果。①

【自注】

①“七损八益”见于今《素问·阴阳应象大论》，而且，《内经》中仅此一见，原文如下：

“岐伯曰：能知七损八益，则二者可调，不知用此，则早衰之节也。年四十，而阴气自半也，起居衰矣；年五十，体重，耳目不聪明矣；年六十，阴痿[1]，气大衰，九窍不利，下虚上实，涕泣俱出矣。”

这段话的其他语句都很好解，关键是：什么是“七损”？什么是“八益”？因为可以运用，显然是一种技术或技巧。

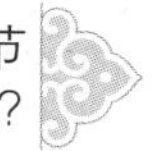

王冰的注释，说这是关于房事的，接触到问题的实质，但不准确。

“森立之案：七损八益，古来注家意见各出，皆出于臆断，不足据。王注以为房事，盖有所受而言。今得《医心方》[2]，而千古疑义一时冰解。但其言猥杂[3]，故王氏不详录也。（［日］森立之，著；郭秀梅，冈田研吉，校点．素问考注[4]·附四时经考注．上册．北京：学苑出版社，2002：154）”

马王堆医书出土之后，国人才知道这原来是标准的房中术语。意思是有七种性交方式或反应对健康有害，八种有益。见于出土帛书“天下至道谈”。

什么叫“七损”呢?

《天下至道谈》说：“一曰闭，二曰泄，三曰竭，四曰勿，五曰烦，六曰绝，七曰费。”

什么叫作八益呢?

《天下至道谈》说：“一曰治气，二曰致沫，三曰知时，四曰蓄气，五曰和沫，六曰积气，七曰持赢，八曰定顷。”

近年关于七损八益的具体解释有多家。各家出入较大。由于很容易从网上查到，本书不赘。但需说明，各家的解释中忽略了一点。即古代的房中术总倾向是认为：尽量多地交接而且不射精对男方有好处。此即后世所谓采补[5]。这显然是不科学的。中医早就完全否定了这种看法。

【补注】

［1］阴痿：病证名，又称阳痿。(《中医大辞典》)“阴痿：阴茎不举也。”(《中国医学大辞典》) 阴痿首见于《内经》，其中《素问》3见，《灵枢》2见。

［2］《医心方》：综合性医著。30卷。日本丹波康赖撰于982年。本书辑录整理了我国唐代以前多种医书而成。内容包括医学理论及各科临床。卷1治病大体及服药法、合药法等；卷2针灸孔穴；卷3～14内科杂病及六淫、时行诸病；卷15～17痈疽、疔肿等外科病证；卷18汤、火、金、木及虫兽所伤；卷19～20服石；卷21～23妇产病；卷24占候；卷25小儿病；卷26延年、断谷诸术；卷27养生导引；卷28房内；卷29饮食禁忌；卷30食疗本草（150余种)。书中每条文字均记明出处，间附丹波氏按语。全书征引资料比较丰富，是研究唐代以前我国医学文献的重要著作，但书中也杂有一些糟粕内容。(《中医大辞典》)

［3］猥杂：庸俗、低级、杂乱。据“七损八益”的具体内容而言，指性行为。

［4］森立之《素问考注》：森立之（1807—1885)，江户后期日本杰出医学文献家与考据学家，著述等身，存者尚有《素问考注》《神农本草经考注》《伤寒论考注》《金匮要略考注》《四时经考注》《奇疾方考注》《游相医话》等。诸书多以“考注”命名，极见学力深湛。

森立之在《素问考注》中大量引用段玉裁、王念孙、王引之、阮元（1764—1849）之成说，用以解诂释难，排疑解纷。

［5］采补：谓通过性交汲取他人元气、精血以补益己身。《冷眼观》第二、三回：“但这采补一事，照人妖例办起来，也就足够丢脑袋的了。”(《汉典》)

尽管如此，《内经时代》仍力求继承一切前人的成就，在此基础上前进。

【补注】

［1］唯物主义：亦称“唯物论”，是与“唯心主义”相对立的哲学基本派别。在哲学问题上坚持物质第一性，精神第二性；世界的统一性在于物质性；意识是物质世界发展到一定阶段的产物；人的认识是对客观存在的反映。唯物主义通常总是反映先进阶级或集团的利益。在中国，唯物主义的代表有战国时的荀子，东汉的王充，南朝的范缜，明清之际的王夫之，清代的戴震等。在西方，唯物主义的发展可以分为三个阶段：古希腊罗马的朴素唯物主义；16—18世纪的形而上学唯物主义或机械唯物主义；19世纪以来的辩证唯物主义和历史唯物主义，即马克思主义哲学。(《辞海》)

［2］自然科学：研究自然界各种物质和现象的科学。包括数学、物理学、化学、天文学、气象学、海洋学、地质学、生物学等基础科学以及材料科学、能源科学、空间科学、农业科学、医学科学等应用技术科学。是人类改造自然的实践经验即生产斗争经验的总结。(《汉典》)

［3］社会科学：以社会现象为研究对象的科学。如政治学、经济学、法学、教育学、史学、文艺学、伦理学、美学等。它的任务是研究并阐明各种社会现象及其发展规律。(《汉典》)

［4］哲学：源出希腊语 philosophia，意即爱智慧。社会意识形态之一，是关于世界观的学说。是自然知识和社会知识的概括和总结。哲学的根本问题是思维和存在、精神和物质的关系问题，根据对这个问题的不同解释而形成两大对立派别：唯心主义哲学和唯物主义哲学。马克思和恩格斯批判地吸收了过去的哲学成就，总结了自然科学的成果和无产阶级斗争的历史经验，建立了马克思主义哲学，即辩证唯物主义和历史唯物主义。(《汉典》)

［5］自然哲学：是现代自然科学的前身，主要是思考人面对的自然界的哲学问题。包括自然界和人的关系，人造自然和原生自然的关系，自然界的最基本规律等。其中不少理论奠定了今日物理学的基石。不少近代的名人，如英国科学家牛顿、德国哲学家黑格尔都曾为自然哲学编写过著作。牛顿为经典物理奠基的名著就是《自然哲学的数学原理》。(百度百科)

［6］生命科学：以生命物质为研究对象的自然科学的总称。它涵盖了研究生命的起源及其物质结构和功能活动的基本规律，以及在医、药、农、林、牧、副、渔等领域中应用的基本原理和方法等学科。(《辞海》)

［7］石器时代：考古学上，人类历史上的最初阶段。当时以石器为主要劳动工具。从人类出现直到铜器时代开始为止，历时二三百万年。在人类历史上属于原始社会时期。根据不同的发展阶段，可分为旧石器时代、中石器时代和新石器时代。(《辞海》)

石器：考古学名词，特指人类早期制作的石头工具。一般认为，旧石器时代使用打制石器，新石器时代使用磨光石器。石器在铜器时代仍有使用，到铁器时代才被铁制工具所代替。(《汉典》)

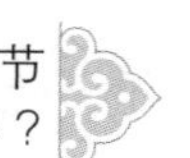

金栋按：《内经》有“砭石”一词，应起源于新石器时代。砭石在《内经》中凡十见。《中医大辞典》谓：“砭石：指一种楔形石块，是我国最古的医疗工具。亦称针石、镵石、石针、砭针。约起源于新石器时代，用以砭刺患部治疗各种疼痛和排脓放血等。”

［8］多学科研究《内经》：指从数学、现代物理学、化学、天文学、历法学、气象学、物候学、地理学、时间生物学、分子生物学、电子计算机、哲学、逻辑学、心理学、社会学、系统论、控制论、信息论、耗散结构论、协同论、突变论、解剖学、生理学、病理学、诊断学、治疗学、预防学、军事学、音律、体育等不同的学科对《内经》进行多学科多方位的综合研究。（雷顺群.《内经》多学科研究）

［9］杨上善编《太素》：杨上善，里居不详，约生于北周建德四年（575），卒于唐总章三年（670）。隋大业年间（605—616）为太医侍御，唐高宗显庆时（656—660）任通直郎、太子文学、太子司议郎。

杨氏医术精湛，享誉当时，于《黄帝内经》深有研究，曾奉敕编修《黄帝内经》，取《素问》《灵枢》重新编次注释，撰成《黄帝内经太素》30卷。后世对《黄帝内经》之分类研究为杨氏首倡，杨氏是分类整理注释《黄帝内经》的最早医家之一，对研究《内经》影响颇大。

杨氏另有《黄帝内经明堂类成》13卷，该书为针灸、经脉、腧穴专著。书按十二经脉分卷，每经1卷，又奇经八脉复为1卷，并有注释和经脉图。由于此书分类明晰，颇便临床使用，曾被唐代定为学习针灸的主要教材。现该书已残缺不全，世间传本很少，仅存手太阴经1卷，名为《黄帝内经明堂》，由日本影印回国。残卷杨上善自序云：“十二经脉，各为一卷，奇经八脉，复为一卷，合为十三卷”。与《旧唐书·艺文志》载13卷合。此书现据日本之残卷刊印，有《丛书集成》等本。

杨氏亦通晓儒、道、佛，一生著述颇丰，除注有《黄帝内经太素》和《黄帝内经明堂类成》以外，还有《道德经集注真言》20卷、《六趣论》6卷、《庄子注》10卷、《老子道德指略论》2卷、《略论》3卷、《三教诠衡》10卷、注《太上混元皇帝圣记》10卷等发挥老庄精义之作。（《中国医学通史·古代卷》）

《太素》写于乾封（高宗年号）之后至永淳二年以前，在唐代至北宋流传于国内，南宋开始散佚，元以后彻底亡失。国内现行本是清光绪年间杨惺吾从日本影抄回国，经萧延平于1924年校注刊印的。原书缺第1、4、7、16、18、20、21共七卷，其他各卷尚有部分残缺。1979年11月王雪苔等赴日本考察时，又发现了16、21、22共三卷，携带回国，内部影印。虽然其中的22卷重复，但较原书完整，补充了原书的残缺部分。

本书首次用“以类相从”的方法，将《素问》和《灵枢》原文分为：摄生、阴阳、人合、脏腑、经脉、腧穴、营卫气、身度、诊候、证候、设方、九针、补泻、伤寒、寒热、邪论、风、气论、杂病共十九大类，每类之中又分细目，并在原文下加以注释。这种“以类相从”的方法，为后世分类研究《内经》开了先河。该书是注释《内经》的早期作品，不仅所引《内经》原文在现存医书中最为近古，而且杨氏的注文也有精辟之处，特别是该书保存了《素问》部分王冰改动前的原貌，具有很高的文

献价值，是学习和研究《内经》的必要参考书。(高校教参《内经》)

［10］皇甫谧整理《甲乙经》：皇甫谧（215—282），名静，字士安，自号玄晏，安定朝那（今甘肃平凉，一作灵台）人，后随其叔父移居至河南新安（今河南渑池县附近）。其曾祖是汉太尉皇甫嵩，但至皇甫谧时，家境已清贫，而他幼时也不好读书。直到20岁以后，才发愤读书，竟至废寝忘食，终于成为当时著名文人。他所读的书主要以经史为主，表现出非凡的文史才华。《晋书·皇甫谧传》说他“有高尚之志，以著述为务”。林亿在校《甲乙经》的序言中称他“博综典籍百家之言，沉静寡欲”。当时晋武帝曾征召他入朝为官，他婉言辞绝，在他的《释劝论》中，表达了他对爱好医术的愿望，对古代医家扁鹊、仓公、华佗、张仲景的仰慕之情，深恨自己“生不逢乎若人”。晋武帝爱惜其才华赐给他很多书。由于他身体素弱，加之长年劳累，也沾染了当时的服食陋习，后来竟罹患风痹，右脚偏小，十分痛苦，几至自杀。自此立志学医，终于习览经方，遂臻其妙。对此，他无不感慨地说：“若不精通医道，虽有忠孝之心，仁慈之性，君父危困，赤子深地，无以济之。此因圣人所以精思极论，尽其理也。由此言之，焉可忽乎？”自此，他精研针灸技术。

在广泛阅读各种医书的基础上，他将《灵枢经》《素问》《明堂孔穴针灸治要》三部书中的内容，主要是针灸方面的，加以整理归纳，使其“事类相从，删其浮辞，除其重复，论其精要”，编成《针灸甲乙经》，成为我国医学史上第一部针灸学专著，为历代研习针灸学的必读课本。

皇甫谧出于自身的感受，即仅以“百日”的治疗，就把自己的风症及耳聋治愈；又有感于《素问》《九卷》等之经义深奥难懂，出于救世济人的人道主义精神，认为为人而不懂得医事，等于“游魂”，从而无法尽其“忠孝之心，仁慈之性”，这就是他著述医书的动机。当时，他所能见到的有关针灸方面的那三部著作，是“三部同归，文多重复，错互非一”。为了著述能条理分明，便于读者寻检，他着实下了一番苦功，从而使《针灸甲乙经》这部专著成为针灸学著作的嚆矢，历代对之评价甚高。王焘认为皇甫氏“洞明医术”，认为他的这部著作为“医人之秘宝，后之学者，宜遵用之”。《四库全书总目提要》盛赞皇甫氏这部著作“与《内经》并行，不可偏废”。除《针灸甲乙经》外，皇甫谧还有不少文史方面的著作，其中影响较大者有《高士传》《逸士传》《玄晏春秋》《帝王世纪》等。(《中国医学通史》)

《医籍考·卷二十一·明堂经脉一》云：“此书命以‘甲乙’，未有详解。按杨玄操《难经序》：昔皇甫玄晏总三部，为甲乙之科。《外台秘要》引此书，其‘疟病’中云‘出庚卷第七’，‘水肿’中云‘出第八辛卷’。又《明堂》及‘脚气’中并引‘丙卷’。然则玄晏原书以十干列，故以‘甲乙’命名。”简言之，《甲乙经》书名不过是按天干依次分为十卷。

［11］多数人离不开考证和集注的老路：以《素问》为例，有关考证和集注的著作如下：

《素问》的研究大体上总不外乎阐述医理与文字校勘训诂二途。后者，任应秋称为“医经校勘训诂派”。自汉刘向主持校理图书，“侍医李柱国校方技”，《黄帝内经》即

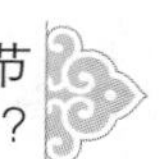

在整理之列（《汉书·艺文志序》）。六朝全元起“始为（《素问》）训解”（《重广补注黄帝内经素问注序》）。至唐杨上善撰《黄帝内经太素》，分类注释《内经》；王冰次注《素问》。北宋时期，国家先后多次组织校理医书，《素问》亦在整理之列，其中《重广补注黄帝内经素问注》中的《新校正》，至今泽被医林。此外，宋、元时期尚有《素问》著述多家。除滑寿《读素问钞》等少数几部之外，都已散佚。有明一代，整理注释《素问》成绩突出的主要有：马莳的《黄帝内经素问注证发微》、吴崐的《黄帝内经素问注》、张介宾的《类经》、李中梓的《内经知要》。清代汉学复兴，文字音韵训诂及考据之学鼎盛。医家之外，清儒们在从事经史校勘考证之余，或从事于医经的文字考订。这一时期，系统整理注释《素问》一书的，主要有张志聪的《黄帝内经素问集注》、高世栻的《黄帝内经素问直解》、张琦的《素问释义》、汪昂的《素问灵枢类纂约注》等；对《素问》进行校勘训诂的著作，国内主要有俞樾的《内经辨言》、张文虎的《舒艺室续笔·内经素问》、胡澍的《黄帝内经素问校义》、孙诒让的《札移·素问王冰注校》、顾观光的《素问校勘记》、于鬯的《香草续校书·内经素问》等。诸家于《素问》文字考证、词义训释都取得了突出的成绩。另外，18世纪以来，日本也涌现出一批医经考注大家及著作，其中，著名的有丹波元简的《素问识》，丹波元坚的《素问绍识》，喜多村直宽的《素问札记》，森立之的《素问考证》《素问校讹》，宫川浩也的《〈素问校讹〉校补》，山田业广的《素问次注集疏》，伊泽裳轩的《素问释义》等。

进入现代，据《〈黄帝内经〉研究大成》第七编《〈黄帝内经〉研究文献汇编》所录，自1911—1990年代，整理注释《素问》《灵枢》的著作，共计128部，“语言文字研究”类论文268篇。其中1949年之后的重要的著作有：秦伯未的《内经知要浅解》（1957），南京中医学院医经教研组编著的《黄帝内经素问译释》（1959）（已出第三次修订本），郭霭春编著的《黄帝内经素问校注语译》（1981），山东中医学院、河北医学院校释的《黄帝内经素问校释》（1982），程士德主编，王洪图、鲁兆麟编写的《素问注释汇粹》（1982），方药中、许家松著《黄帝内经素问运气七篇讲解》（1984），吴考槃编著的《黄帝素灵类选校勘》（1986），张登本、武长春主编的《内经词典》（1990），数种高等中医药院校《内经》教材及教参等。

1991年以来，又有十几部整理研究《素问》的著述相继问世。据笔者所见，校勘考释类：主要有胡天雄的《素问补识》（1991），李今庸的《古医书研究》的有关章节（2003）；校注类：主要有郭霭春主编的《黄帝内经素问校注》（1992），牛兵占、肖正权主编的《黄帝内经素问译注》（2003），崔为编著的《黄帝内经素问译注》（2003）；集注类：主要有龙伯坚、龙式昭编著的《黄帝内经集解·素问》（2004）；词典类：主要有郭霭春等编写的《黄帝内经词典》（1991）；校诂成果汇编类：主要有张毅之主编的《〈内经·素问〉疑难问题助读》（1993），李国清、王非、王敏主编的《内经疑难助读》（2000）；教材类：主要有王洪图主编的面向21世纪课程教材《内经讲义》（2002），王庆其主编的“十五”规划教材《内经选读》（2003），王洪图主编的新世纪全国高等中医药院校七年制规划教材《内经学》（2004）；综合类：主要有王洪图总主编的《黄帝内经研究大成》（1997），韩永贤编著的《黄帝内经素问探源》（2004），张

灿玾著《黄帝内经文献研究》（2005）等。（范登脉《黄帝内经素问校补》）

［12］七损八益：已知有关房中术的最早论述。《素问·阴阳应象大论》："能知七损八益则二者可调，不知用此则早衰之节也。"历代注家对七损八益的解释全是错误的。马王堆出土的古医书《天下至道谈》解开了这一谜团。（《中医大辞典》）

高校教参第二版程士德《内经》云："历代注解不一，总其要约有五：一是《黄帝内经太素》杨上善承上文'阴阳更胜之变'，认为八益指阳胜证的见证有八（身热、腠理闭、喘粗、俛仰、汗不出而热、齿干、烦宛、腹满死），七损指阴胜病的见证有七（身寒、汗出、身常清、数栗、而寒、寒则厥、腹满死）。阳盛为实，故称益；阴盛为虚，故称损。二是王冰认为七损者，女子月经贵于时下；八益者，男子精气贵乎充满，反之则病。……三是《类经》《内经知要》等认为七为阳数，八为阴数，损即消，益即长。阳不宜消，阴不宜长，反之即早衰之由。……四是与上说相反，认为阳宜损而阴宜益。如《素问集注》……五是《素问识》云……是根据男女的生长发育过程，凡成长的阶段为益，衰老的阶段为损来解释的。另，《医心方》房内引《玉房秘诀》有'七损八益'之法，系指房中术……则'七损八益'当指古代房中养生术。"

胡天雄《素问补识》云："历代注家对七损八益，做了各种不同的探讨，约之可分三说（不包括杨上善）：①以七代表阳，八代表阴，持此说者，有张景岳、李中梓等人。如张云：七为少阳之数，八为少阴之数，七损为阳消之渐，八益为阴长之由。②以七代表女，八代表男，有王冰、汪机、马莳、姚止庵等。认为女子以七为纪，丹经宜按时而下，所以称为损；男子以八为纪，精气宜于充满所以称为益。③多纪氏引日本医家的说法，认为由少而壮，叫作益，在此阶段女有四个七，男有四个八，所以有八益；由壮而老，叫作损，在此阶段女有三个七，男有四个八，所以有七损。自从长沙马王堆三号汉墓竹简《天下至道谈》出土以后，这个疑团被解开了，原来七损八益，说的是'房中术'中的七种禁忌和八种方法。摘其要如次：

"'气有八益，有七孙（损），不能用八益，去七孙（损），则行年四十而阴气自半也。五十而起居衰，六十耳目不聪明，七十下枯上涗，阴气不用，溧泣留出。令之复壮有道：去七损以振其病，用八益以贰其气，是故老者复壮，壮不衰，君子居处安乐，饮食次欲，皮奏宁密，气血充赢（盈），身体轻利……

"八益：一曰治气，二曰致沫，三曰智（知）时，四曰畜气，五曰和沫，六曰窃气，七曰寺（持）赢（盈），八曰定顷。

"七孙：一曰闭，二曰泄，三曰竭，四曰勿，五曰烦，六曰绝，七曰费。'余略。"

森立之《素问考注》云："《医心方》廿八'八益'第十六《玉房秘诀》云：'素女曰：阴阳有七损八益，一益曰固精，令女侧卧张股，男侧卧其中，行二九数，数卒止。令男固精，又治女子漏血，日再行，十五日愈。二益曰安气，令女正卧高枕，伸张两胜，男跪其股间，刺之行三九数，数毕止。令人气和，又治女门寒，日三行，廿日愈。三益曰利脏，令女人侧卧，屈其两股，男横卧却刺之，行四九数，数毕止。令人气和，又治女门寒，日四行，廿日愈。四益曰强骨，令女人侧卧，屈左膝，伸其右胜，男伏刺之，行五九数，数毕止。令人关节调和，又治女闭血，日五行，十日愈。

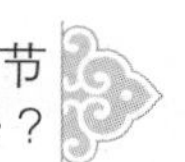

五益曰调脉，令女侧卧，屈其右膝，伸其左胜，男据地刺之，行六九数，数毕止。令人脉通利，又治女门辟，日六行，廿日愈。六益曰畜血，男正偃卧，令女戴尻跪其上，极内之，令女行七九数，数毕止。令人力强，又治女子月经不利，日七行，十日愈。七益曰益液，令女人正伏举后，男上往行八九数，数毕止。令人骨填。八益曰道体，令女正卧，屈其胜足，迫尻下，男以胜胁刺之，以行九九数，数毕止。令人骨实，又治女阴臭，日九行，九日愈。'

"'七损'第十七《玉房秘诀》云：'素女曰：一损谓绝气，绝气者，心意不欲而强用之，则汗泄气少，令心热目冥冥。……二损谓溢精，溢精者，心意贪爱，阴阳未和而用之，精中道溢。又醉而交接，喘息气乱则伤肺，令人咳逆上气，消渴喜怒，或悲惨惨，口干身热，而难久立。……三损谓夺脉，夺脉者，阴不坚而强用之，中道强写，精气竭，及饱食讫，交接伤脾，令人食不化，阴痿无精。……四损谓气泄，气泄者，劳倦汗出，未干而交接，令人腹热唇焦。……五损谓机关厥伤，机关厥伤者，适新大小便，身体未定，而强用之，则伤肝，及卒暴交会，迟疾不理，劳疲筋骨，令人目眈眈，痈疽并发，众脉槁绝，久生偏枯，阴痿不起。……六损谓百闭，百闭者，淫佚于女，自用不节，数交失度，竭其精气，用力强泻，精尽不出，百病并生。……七损谓血竭，血竭者，力作疾行，劳因汗出，因以交合，俱已之时，偃卧推深没本，暴急剧病因发，连施不止，血枯气竭，令人皮虚肤急，茎痛囊湿，精变为血。'

"案：七损八益，古来注家意见各出，皆出于臆断，不足据。王注以为房事，盖有所受而言。今得《医心方》，而千古疑义一时冰解。但其言猥杂，故王氏不详录也。《玉房秘诀》引'素女曰'，知是《素女经》文。《隋志》'玉房秘诀十卷。玉房秘诀八卷，新撰玉房秘诀九卷'。《旧唐志》'玉房秘录诀八卷。冲和子撰'。《新志》'冲和子玉房秘诀十卷'。张鼎《崇文总目》'黄帝玉房秘诀一卷'。《隋志》'素女秘道经一卷。并玄女经'。又'素女方一卷'。《见在书目》'素女问一卷。素女经一卷'。又'玄女经一卷，五行家'。又《旧唐志》兵书'黄帝问素女法三卷。玄女撰'。"

［13］陈陈相因：仓中粮食逐年累加，久而不食，则变为陈粮。后以此比喻处理问题因袭旧法，毫无改进。(《汉典》)

［14］房中术：古代的一种养生健身术，别称阴道，介绍男女性生活中的种种保健方法。此术汉代最盛，唐以后逐渐没落。现存最完整的房中术记载是《医心方》卷二十八。其他诸书也有散见，如《千金方》《墨娥小录》《遵生八笺》等。马王堆出土的竹简有大量房中术著录。(《中医大辞典》)

房中：古代对性生活和有关性医学知识的统称，又名"房中术"。房中虽包含有性医学知识，但也混杂不少荒诞的内容，故后世医书甚少载述。(《中医大辞典》)

【原文】

有人会问：古人对古代文献不是读得更多吗！为什么那时不能全面解释《内经》之谜呢？对此有两点需说明。

其一，大多数古人，特别是医家并不比我们手头的文献多。以笔者的环境而论，条件很差，却可以于一两年内看到数百种最需要的文献。

其二，古人往往身在此山中，不问真面目。阴阳、五行、象数[1]之说，读书人从启蒙开始就习以为常，深究其理者很少，怀疑其出处，究其源流者更少。况且，有几个人肯冒怀疑经典的风险[2]呢。自然，出类拔萃的人也有。如批判运气说的沈括[3]、张洁古[4]，怀疑五行说的尤在泾[5]、徐灵胎[6]等人即是。不过，他们没有现代哲学、现代科学和现代研究方法这三大新式武器。近代医界对阴阳、五行、运气等持批判和维护态度的人都很多，真正搔到痒处的人却少见。①

【自注】

①沈括关于运气学说的简介如下：

"医家有五运六气之术，大则候天地之变，寒暑风雨，水旱螟蝗，率皆有法；小则人之众疾，亦随气运盛衰。今人不知所用，而胶于定法，故其术多不验。假令厥阴用事，其气多风，民病湿泄，岂普天之下皆多风，普天之民皆病湿泄邪？至于一邑之间，而旸雨有不同者，此气运安在？……随其所变，疾厉应之，皆视当时当处之候，虽数里之间，但气候不同，而所应全异，岂可胶于一定？"（沈括．梦溪笔谈．吉林摄影出版社，2003：35）

显然，沈括不认为推运结果适用于普天之下。不但不能适用于普天之下，在一个县的范围内，也常常不适用。总之，此术"多不验"。

关于张洁古、尤在泾、徐灵胎等对五行学说的怀疑，请参看拙作《中西医结合二十讲》[1]第三节。

【补注】

[1]《中西医结合二十讲》：赵洪钧先生著，安徽科学技术出版社，2007年版。该书对有关中西医结合的重大理论问题做出了全面而深刻的论述。

首先，在《绪论》中先生共例举了中西医结合的相关问题十三个——中西医结合的源流、新形势下发扬中医的某些提法、中西医结合的概念或含义、中西医结合与继承中医、当前中西医结合的难处在哪里、中西医结合与发扬中医特色等等，一一给予详细说明。

比如，对于什么是中西医结合这个概念或含义，先生在其书中明确说明，"中西医结合的完整含义就是，中医借重西医与整个当代自然科学及部分社会科学相结合"。"关于中西医结合全面而准确的内部含义应该是：中医学与整个当代科学技术相结合"，"中医学与整个当代科学技术相结合，必须首先借助西医的看法。假如不能接受这一点，恐怕更难承认中医与当代科学技术相结合，实际上就是中西医结合"。

再如，对于如何继承中医如《内经》的经典理论与中西医结合这个问题时，先生在书中亦明确地指出，"对不少《内经》篇章和经文，只有结合西医的有关知识才能真正理解"，"没有足够的西医知识，不少经典校释的要害处，只能永远模糊下去"。

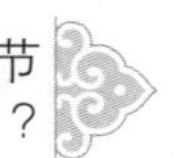

中西医结合的目的和初衷是为了更好地发扬和发展中医，如何来发展和发扬呢？当然指借助于现代科技成果和西医的相关知识。中西医结合，既不是在中医之外另立一门医学，也并非为了消灭中医、西化中医，而是指现代中医。感兴趣者，请参看该书。该书是“运用现代科学阐述中西医结合的独到见解”，“没有任何一讲是败笔”。

金栋按：中西医结合当属现代中医范畴，是现代中医的发展阶段。现代中医是与传统中医相对而言。

何谓现代中医？现代中医则是在继承传统中医的前提下，吸取并采纳现代科技成果及西医学的某些知识，而融会贯通，合为一体的中医。实际上，目前中医临床已属现代中医范畴。所谓纯中医，从目前看是不现实的。因为目前中医临床已非过去传统中医所处的时代背景，现代科技成果及西医的许多知识在不知不觉中渗透到中医临床之中，如人体解剖学、生理学、制药学及病名（如高血压、糖尿病、肝炎、肾炎、心脑血管病、癌症）等。与此同时，患者对中医的要求也大不相同了。时贤马垂宪先生认为“现代中医诊疗离不开西医”，因为“纯中医已无能力包打天下……目前中医学西医、用西药，不是中医西化，而是临床的需要，是时代的要求，是对中医的补充，是患者的需求，是中医事业发展的必然。”（健康报，2010-03-31）

何谓传统中医？传统中医是指西方医学未传入我国以前的中医。

眼下临床之实际多属现代中医，还有非常时髦流行“西化中医”的说法。愚见从临床实际出发，当提倡“中西医结合”，即从诊断上可以借助现代医学的科技手段——仪器辅助检查，以弥补中医四诊的不足，而从治疗上可以扬长避短、优势互补，特别是对于某些功能性疾病是西医的短板，中医则有很大的优势。

第五，原始资料到底要查多少？这直接关系《〈内经〉时代》的时限。为叙述方便，先提出我的看法。以下各节还会有具体论述。

浅见以为，《内经》成书的基本条件到西汉初才具备，灵素骨干内容成型不会早于两汉[7]，一些篇章可粗定成文于东汉。“七篇大论”出现更晚。本书也要对它们略做探讨，但重点不在汉后。这样，两汉及以前的文献均在查考之列。重点是战国秦汉的文献，即那时的经、史、子、集[8]都要看过。按新体系重新翻检编排《内经》的工作还不在内。这是相当头痛的工作。像我这样没有读经功夫的人，再硬着头皮去读经（还有史、子、集）真是苦不堪言。但不亲自过目就容易上当，心里就不踏实。这不是反对借助拐杖。近现代研究《内经》时代经、史、子、集的各种专著也要尽量多看。先从这些书读起，可免走许多弯路，但不能只靠第二手资料立论。因为，《内经》时代的许多文献也和《内经》一样——非出自一时一人之手[9]，专家看法颇有分歧，而且，他们多从本专业出发进行研究，不是为研究《内经》服务。科技史、医学史、重要《内经》注本及近年一切有关《内经》的论文、专著均应较为熟悉。总之，工作量很大。

由上述五点可知，本书几乎涉及《内经》时代文化领域的各方面。

【补注】

[1] 象数：易学术语。简言之，象有两种：一曰卦象，包括卦位，即八卦与六十四卦所象之事物及其位置关系。二曰爻象，即阴阳两爻所象之事物。数有两种：一曰阴阳数，如奇数为阳数，偶数为阴数等是。二曰爻数，即爻位，以爻之位次表明事物之位置关系。（高亨．周易大传今注）

《易经》六十四卦，各有卦象，每卦六爻，各有爻象（爻的阴阳）与爻数（爻的位次），这叫作象数。《易经》既是筮书，筮人自然要根据卦爻的象数来判断人事的吉凶。《易经》的卦爻辞自然有些语句和象数有联系，然而决不是句句都有联系。象数乃筮人用以欺世的巫术。我们研究《易经》，目的在考察上古史实，能读通卦爻辞，洞晓它的原意就够了，追求古代巫术没有什么用处，我认为注释《易经》应当排除一切象数说。（《周易大传今注·前言》）

《辞源·豕部》："《左传·僖公十五年》：'龟，象也；筮，数也。物生而后有象，象而后有滋，滋而后有数。'注：'言龟以象示，筮以数告，象数相因而生，然后有占，占所以知吉凶。'《周易》中凡言天地山泽之类为象，言初上九六之类为数。"

象数之学：用符号、形象和数字推测宇宙或人生变化的学说。《左传·僖公十五年》："龟，象也；筮，数也。物生而后有象，象而后有滋（滋生），滋而后有数。"事物都有一定形象和数量。《易传》中本多言"象"言"数"之处。如《系辞上》："参伍以变，错综其数，通其变遂成天下之文，极其数遂定天下之象。"此后汉儒孟喜、京房等以象数之学说《易》，用八卦与阴阳之数预言灾变，但也包含一些天文、历法、乐律的知识。至北宋理学家邵雍，融合《周易》和道教思想，制订了一种繁琐、神秘的象数之学体系，称为"先天学"。（《辞海》）先生的解释请看本书第十三节所附"象数略论"。

[2] 有几个人肯冒怀疑经典的风险：怀疑经典在古代确实很危险。明李贽作《焚书》被迫自杀；清康有为作《伪经考》被三次毁版等即是。近代始有怀疑经典者，如近代中医大家恽铁樵先生主张："吾侪今日读《内经》，当以怀疑的眼光读之，不当盲无别择，一味信仰。遇不可解之处，曲为之说。"（《群经见智录·内经读法第三》）

金栋按：同道网友"草木沉香"在互联网《中医药论坛》发帖子"我认识的《黄帝内经》"中说，要"正确认识《黄帝内经》"，很有见地。引如下：

《黄帝内经》排除神仙所授、外星人遗留之书，它毕竟是两千年前的古代著述。限于当时的历史条件和人们的认识水平，不可能超越现代人对自然界与人体生理病理的认识，不可避免地渗入了许多错误的内容。古人在生存条件极为恶劣的条件下，最先重视的就是生命与健康。所以在《黄帝内经》中做多论述的也就是生命与健康。主要谈及的是理论，所列13方，均不为今人所用。庄子有云："内者谈理与本，外者言其奇迹。"或许《黄帝内经》讲的就是医理；《黄帝外经》讲的则是医疗，此书早已亡佚，内容已不得而知。

所以学习《黄帝内经》千万不要把它看成全部都是句句真理，字字珠玑，篇篇奉

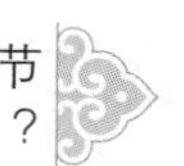

为圭臬，把书中错误，理解成自己没有认识上去。无论中医还是西医，过去还是现在，都是相对真理，都需要进步。中医也应遵循科学发展规律，结合当今新思想、新成就，去粗取精，古为今用，促其发展。

［3］沈括（1031—1095）：北宋科学家，字存中，杭州钱塘（今浙江杭州）人。皇祐三年（1051）荫袭为沭阳（今江苏沭阳）主簿，疏沭水得田七千顷；任宁国（今安徽宁国）县令，修万春圩。嘉祐进士，任昭文阁校勘。神宗初，曾提举司天监，改制浑仪、景表、五壶浮漏等仪器，编《奉元历》。熙宁年间，参与王安石变法，曾察访淮南、两浙，推行青苗、农田水利等法。熙宁八年（1075）出使辽国，驳斥辽求黄嵬（今山西原平西北）地的无理要求，著《使契丹图抄》，后拜翰林学士、权三司使。元丰三年（1080）任鄜延路（治今陕西延安市）经略安抚使，因给事中徐禧失陷永乐（今陕西米脂西北），乃谪徙均州（今湖北均县西北）、秀州（今浙江嘉兴），后居润州（今江苏镇江）梦溪园病卒。晚年著《梦溪笔谈》三十卷。天文学上关于日月食原理、黄赤道之论述、改革历法等主张；数学上关于隙积术、会园术之创立；矿业上关于石油之记载；以及医药学、生物学、物理学上的成就，都极其卓越。著作共四十种，今仅存《梦溪笔谈》《良方》等数种。（《中国历代名人辞典·北宋》）

《梦溪笔谈》：书名，北宋沈括撰，因写于润州（治今江苏镇江）梦溪园而得名。成书于11世纪末。二十六卷。又《补笔谈》三卷，《续笔谈》一卷。分故事、辩证、乐律、象数、人事、官政、机智、艺文、书画、技艺、器用、神奇、异事、谬误、讥谑、杂志和药议十七目，凡609条。内容涉及天文、数学、物理、化学、生物、地质、地理、气象、医药、农学、工程技术、文学、史事、音乐和美术等。其中自然科学部分，总结了中国古代，特别是北宋时期科学成就，如毕昇发明活字版印刷术等。社会历史现象部分，对北宋统治集团的腐朽有所暴露，对李顺领导的农民起义也有所反映，对西北和北方的军事利害、典制礼仪的演变、旧赋役制度的弊害都有较翔实记载。今人有《梦溪笔谈校证》。（《辞海》）

梦溪：在今江苏镇江市旧朱方门外，有北宋科学家、《梦溪笔谈》作者沈括的住宅。《舆地纪胜》镇江府景物载："括尝梦至一处小山，花如覆锦，乔木覆其上，梦中乐之。后于京口得地，恍如梦中所游也，因名曰梦溪。"（《辞海》）

［4］张洁古：名元素。金代著名医学家，字洁古，易州（今河北易县）人。自幼攻读四书五经，后来抛弃科举，专心学医，精通医术，据记载因治愈名医刘完素伤寒病而闻名。对当时医学界过分泥守古方的风气提出了批评，倡导"运气不齐，古今异轨，古方新病不相能也"的见解，主张根据当时的气候变化和患者体质等情况灵活用药，以适应临证实际需要，善于化裁古方，自制新方。对于一般内科杂病，受《中藏经》的影响，根据脏腑标本寒热虚实归纳用药，对药物效用的掌握上，执简驭繁，对后世医家影响很大。他对药物性能有深刻研究，对药物气味的升降作用和药物归经等问题有许多新见解。李时珍赞扬张为《灵枢》《素问》后的第一人，可见评价之高。他的著作有《医学启源》《珍珠囊》《脏腑标本药式》《药注难经》等书。学生李杲，尽得其传。子璧，继父业，著名于世。（《中医大辞典》）

［5］尤在泾：尤怡（？—1749），清代医家，字在泾，号拙吾，晚号饲鹤山人，长洲（今江苏吴县）人。年轻时家贫而好学，曾在寺院卖字为生，能诗文，后业医，结交不少著名文人学士如沈德潜。晚年医术益精，治病多验。钻研《伤寒论》《金匮要略》尤深，所撰《伤寒贯珠集》《金匮要略心典》（1729），为研读张仲景著述的心得和发挥，其注释汇集前人之说，论述伤寒和杂病，条理清晰，简明扼要，为研究仲景之学中有影响的著述。另撰有《医学读书记》，为读书之札记，阐述古典医理及诸家之说；《静香楼医案》为其临证医案。（《中医大辞典》）

［6］徐灵胎：徐大椿（1693—1771），清代著名医家，字灵胎，又名大业，江苏吴江人。他学有家传，通天文、水利等，更工诗文。年轻时因见家人多病而学医，前后行医五十年，经验丰富，两次被皇家征召入京治病。晚年隐居洄溪画眉泉，因号洄溪老人。著述较多，有《难经经释》《神农本草经百种录》《医贯砭》《医学源流论》《伤寒类方》《慎疾刍言》《兰台轨范》等等，并曾对《外科正宗》《临证指南》加以评定。另有未刊稿《管见集》等。重视理论，能溯医术之源流，有一定的批判精神，对太素脉等唯心主义谬说加以批判；在医疗上不拘成法，反对滥用峻补辛热药剂的时风，主张医生必通药性，反对庸医。但在某些方面有较浓厚的保守思想倾向。（《中医大辞典》）

［7］灵素骨干内容成型不会早于两汉：见前《内经》的成书年代补注。

梁启超说：“《黄帝内经素问》，此书为最古之医学书，殆出汉人手，而清儒皆以为先秦旧籍。”“《黄帝素问》长篇大论地讲医理，不独三代以前，即春秋间亦无此文体。用《论语》《老子》等书便可作反证，故此书年代可定为汉，最早亦不过战国末。”（《中国近三百年学术史·第十四讲清代学者整理旧学之总成绩》）

［8］经、史、子、集：旧时图书分类的专名。古代著录家序录群书，多分为七，如汉刘向《七略》等。晋荀勖《中经》分为甲乙丙丁四部，南朝齐王俭有《元徽四部书目》。至《隋书·经籍志》分图书为经史子集四部。自唐以后，直至清人修《四库全书》，皆以经史子集四部分类，每类下再分子目。（《辞源》）

经部：亦称“甲部”。中国古代图书四部分类中第一大类的名称。收儒家经典及小学类著作。《隋书·经籍志》分为易、书、诗、礼、乐、春秋、孝经、论语、谶纬、小学十类。清修《四库全书》分为易、书、诗、礼、春秋、孝经、五经总义、四书、乐、小学十类。（《辞海》）

史部：亦称“乙部”。中国古代图书四部分类中第二大类的名称。收各种体裁的历史著作。《隋书·经籍志》分为正史、古史、杂史、霸史、起居注、旧事、职官、仪注、刑法、杂传、地理、谱系、薄录十三类。清修《四库全书》分为正史、编年、纪事本末、别史、杂史、诏令奏议、传记、史钞、载记、时令、地理、职官、政书、目录、史评十五类。（《辞海》）

子部：亦称“丙部”。中国古代图书四部分类中第三大类的名称。收诸子百家及释道宗教的著作。《隋书·经籍志》分为儒家、道家、法家、名家、墨家、纵横家、杂家、农家、小说家、兵家、天文、历数、五行、医方十四类。清修《四库全书》分为儒家、兵家、法家、农家、医家、天文算法、术数、艺术、谱录、杂家、类书、小说

家、释家、道家十四类。(《辞海》)

集部：亦称“丁部”。中国古代图书四部分类中第四大类的名称。收历代作家个人或多人的散文、骈文、诗、词、散曲、诗文评论、戏曲等著作。《隋书·经籍志》分为楚辞、别集、总集三类，清修《四库全书》分为楚辞、别集、总集、诗文评、词曲五类。(《辞海》)

[9] 非出自一时一人之手：如六经之首的《易》、国别体史的《国语》、诸子百家的《庄子》等，均非出自一时一人之手。其实，现存先秦两汉书籍，十九以上都不是出自一时一人之手。

三

【原文】

一般说来，今日的《内经》研究，多属于文化史范围。狭义些说，应属于科技史范围。研究文化史，从来都是用眼前的观点检验过去。因此，认识总在不断深化。本书不可能一劳永逸地，把有关《内经》的问题都搞得很清楚。科学发展随时可能启发人们回头看《内经》。如用“控制论”等解释《内经》[1]，日本人20世纪50年代初就这样做了。那时国内还很少有人接受，甚至以为怪论。①

【自注】

①据洪钧所知，1970年之前，中医界讨论控制论的文章，只有一篇。即：祖国医学的基本理论与控制论[1]，作者任恕，载于《中医杂志》1960年第2期。

【补注】

[1] 祖国医学的基本理论与控制论：作者任恕，武汉医学院卫生系。该论文篇幅较长，共5页，即62–66页。

何谓控制论？论文中写道：

在概括利用一系列科学部门的成就上（首先是高等数学、神经生理学、无线电电子学等），目前已经形成了一个新的科学领域，在这个新的领域里，考虑问题时，常常是从“信息”的观点出发的。这门学科，现在叫作“控制论”（Cybernetics）；控制论所讨论的主要问题是有关动物机体内与机器内的控制与联系的问题。根据我国著名科学家钱学森同志的说法，它是研究“一个系统的各个不同部分之间的相互作用的定性性质，以及整个系统的总的运动状态”。因此控制论与人体生理调节过程的研究，有着很密切的关系。

文中从四个方面探讨了“祖国医学的基本理论与控制论”的内容，即一、经络学说与信息论和联讯理论；二、阴阳五行学说与反馈论；三、“辨证论治”与电子计算技术问题；四、黑箱理论与中医学术理论体系的形成问题。

不料，过了二十多年，“控制论”等竟成了行时的口头禅。所以，尽管有关《内经》的这类研究深度不够，总是说明新观点、新理论、新方法在揭示文化史时更有说服力，并往往能发现以前没有认识到的东西。换句话说，研究文化史总不能离开科学发展的新成就。前面已经提到，马克思主义哲学对《内经》研究的指导意义尤其重大。

为使读者了解《〈内经〉时代》的研究方法，下面把近代以来有关《内经》时代的各种文化史研究做一极简略的介绍。

《〈内经〉时代》涉及的文献，基本上限于汉至西周[2]。它与史前[3]研究联系很少，与甲骨学[4]、金文学[5]关系也不大。但应知道，以上三方面，特别是前二者[6]是近代以来中国史学极有成就的领域。专业医史工作者和《内经》学者，有必要对上述研究做一概略了解，从中至少可以知道点科学的文化史研究及其发展趋势。假如连有关常识也没有，就会思想僵化。

《内经》时代的文化史研究，现在可分为社会科学史、科学技术史两方面。开头都与古代学术发展相衔接，其中最重要的是“经学”[7]。清代朴学重考据[8]，很近于史学。清末的重要政治改革运动——戊戌变法[9]，就是打着研究古经的旗号造舆论的。进入民国[10]，“六经皆史”[11]的观点为更多的人接受，加之读经不再是文化教育的重点，经就开经变成史料。“五四”[12]前后，新文化运动[13]努力打倒孔家店[14]，二千年来，作为中国意识形态[15]文化的代表——儒家[16]思想及其经学，被全面批判。此后，读经更不为经世致用[17]，而成为搜集文化史资料的一个方面。旧有意义上的史学文献，也陆续被持不同观点的人，用不同的方法进行研究。具有近代气息的单科文化史，也只有这时才开始出现。

由于中国全面接受近代文化[18]较晚，某些最早的专科文化史倒是日本人或西方人先做了一些工作。科技史的研究也只能发端于这一时期。其中，值得庆幸的是，中国医学史专著出现是较早的，并且是中国专家先写出来的，即1919年陈邦贤写的《中国医学史》[19]。

近代以来，中国文化史研究基本上是受外来思想影响。先是表现为经学回光返照数年。随之，输入了社会达尔文主义[20]。再后，占支配地位的思想是资产阶级史学观在中国的变种——实证主义与考据学相结合。最后，至20世纪20年代末，马克思主义的历史唯物论开始被一些学者接受。科技史的研究必然也受这些流派的影响。中国古代的科学技术资料——特别是《内经》时代的内容，主要也从经、史、子三类文献当中去寻找。不管是哪一领域的研究，就《内经》时代而言，大家据以研究的文献基本一致，唯着眼处各有侧重。

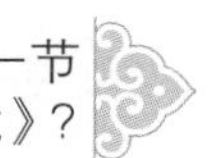

医界青年对上面这一段话，可能有些摸不清头脑。我意在交代近代史学背景，然后再说近代史学研究中，与《内经》有关的部分。下面略介绍近代史学流派的代表人物及其代表作三家，看史学观点、研究方法，对史学家有多么明显的影响。

【补注】

［1］用“控制论”等解释《内经》：如何解释呢？下面摘引雷顺群《〈内经〉多学科研究·第四章〈内经〉的控制论原理》的相关内容以说明之。

第四节：从控制论观点分析藏象——“以象测藏”与控制论的黑箱理论相吻合

象即是能为人们的感官所感知的外部征象；藏即是内部的本质，或内部规律性的联系。从人体生理和病理过程来说，“藏变”决定“象变”；从认识和诊断过程而言，则从“象变”推知“藏变”。正如《灵枢·本神》篇说：“视其外应，以知其内脏，则知所病矣。”这种以象测藏的方法与控制论的黑箱理论是相符合的。比如人出汗过多则发生心慌，特别是遇热汗出尤甚，则推知汗为心之液，热气通于心。在风寒伤肺咳嗽时，又见发热、恶寒、鼻塞、流清涕，从而推出肺主皮毛，开窍于鼻，涕为肺之液。又如纳呆便溏、腹胀肠鸣的脾虚湿困证，常伴有四肢不温，消瘦乏力，推知脾主肌肉和四肢。再如人遇寒则多尿，尿与肾有关，则推知寒气通于肾。这种“司外揣内，司内揣外”“由此及彼，由表及里”的推测方法，实际就是一种黑箱方法。

何谓黑箱理论呢？

“黑箱就是内部结构一时无法直接观测，只能从外部认识的现实系统。黑箱概念是相对的，一方面由于认识主体（人）的经验、技术以及任务不同，那么同一客体或者是黑箱，或者不是黑箱；另一方面客体在不同的历史时期，由于人类整个认识水平、认识手段和认识能力的提高，开始可能是黑箱，后来就不是黑箱了。”

“黑箱方法是经典控制论的重要方法。在处理系统时，可以从系统的输入看系统的输出，无需考虑系统的内部结构和状态；可以从功能上描述复杂系统对环境影响的反应形式，无需分析系统内部的物质基础和个别元素。人们为了便于处理问题，常常运用黑箱方法。”（《〈内经〉多学科研究·第四章〈内经〉的控制论原理·第一节：控制论概述》）

洪钧按：所谓用控制论解释《内经》，主要是用黑箱理论解释《内经》，即中医藏象或脏腑说的方法论依据。简言之，在中国古人那里，人体的内部构造一直是黑箱或灰箱。从还原论立场上看——亦即从西医解剖生理来看，中医的藏象或脏腑学说是不科学的。但黑箱理论认为，不打开黑箱也可以认识内部构造并用以解决问题。此种解释在某种程度上，证明了中医藏象或脏腑学说的科学性，但中医不宜满足此说。黑箱方法是不得已之举。凡是能够变成白箱的问题，还是白箱理论更本质、更可靠并更好地解决问题。比如买一个西瓜，可以根据经验不打开而判断是否成熟，但最可靠的方法还是打开看看、尝尝。中医不可能发展出内脏或其他精细手术，就是因为她没有把人体变成白箱。

另需注意，白箱方法或还原论方法并不排斥黑箱方法。比如西医的视触叩听也是由表及里、由象测藏，只是它的推理依据来自白箱经验，比黑箱经验更可靠。

［2］汉至西周：即从东汉上溯经西汉、秦、东周（春秋、战国）至西周时代。

西周时期：约前11世纪—前771年。

东周时期：前770—前256年；其中又分为春秋（前770—前403年）和战国时期（前403—前221年）。

秦朝：前221—前207年。

两汉：其中西汉从前206—公元25年（包括王莽新朝公元9—23年和更始帝23—25年），东汉从公元25—220年。

［3］史前：指没有文字记录的远古。这一阶段的历史称史前史，研究史前史的学科称史前学。（《汉典》）

照现有《尚书》中的《商书》和地下史料说来，商是中国用文字传下来的历史的开始。（范文澜《中国通史·第一编·第二章》）即商朝以前的远古时代为史前，因为无文字记录，史前的远古时代，多是神话和传说。

［4］甲骨学：中国历史学和古文字学的分支学科。研究对象是商周时代刻在龟甲兽骨上的文字及其内容，包括甲骨文历史，甲骨文流传、著录，卜辞内容研究，龟甲兽骨种属、来源、使用部位，占卜过程、时期等。参见“甲骨文”。（《辞海》）

甲骨文：甲骨文是商代晚期商王利用龟甲、兽骨进行占卜的记事文字，迄今已发现约十五万片。虽然它的内容以占卜为主，所反映的事物受到一定限制，但也包含了从武丁至帝乙、帝辛年间祭祀、征伐、田猎、农业、畜牧、地理、方国等社会的各个方面，是研究商代历史的重要文字资料。

商代盛行占卜，凡事大自祭祀、征伐、天时、年成、田猎，小至私人疾病、生育，无一不求神问卜，以定凶吉与行止。人同鬼神之间的交往已成为一项专职，掌管占卜事宜的卜官为巫、史及卜辞中的贞人。

占卜所用的材料为龟甲与兽骨。先将甲骨整治好，用时在其背面钻凿、灼烧，并依据正面裂出的兆纹来定凶吉，然后由卜官将占卜的过程及内容事项刻写在甲骨上，这种卜辞即是甲骨文。（冯克城，田晓娜．中国通史全编）

金栋按：中国有文字记载始于殷商时期的甲骨文。

吴晗《中国历史常识》说（甲骨文）是“目前发现的我国最早的一种文字——研究这种文字的学者称它为‘甲骨文’。甲骨文是1899年（清朝光绪二十五年）在‘殷墟’开始发现的”。

张荫麟《中国史纲·第一章中国史黎明期的大势》：“严格地说，照现在所知，我国最初有文字记录的时代是商朝，略当于公元前十八世纪中叶至前十二世纪中叶。”

郭沫若《中国古代社会研究·导论》说：“殷代——中国历史之开幕时期……商代才是中国历史的真正的起头。”

［5］金文学：金文，古代铜器上的文字，通常专指殷周秦汉铜器上的文字，也叫“钟鼎文”（《汉典》）。研究金文的学科叫金文学。

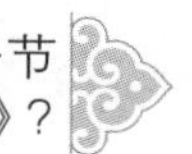

［6］前两者：指史前研究与甲骨学。

［7］经学：把儒家经典作为研究对象的学问。内容包括哲学、史学、语言文字学等。(《汉典》)

金栋按：训解或阐述儒家经典之学谓之经学。语初见《汉书·兒宽传》：“（兒宽）见上，语经学。上说之。”

经学的起源，后世学者往往推到子夏和荀子。汉武帝罢黜百家、独尊儒术以后，经学成为中国封建社会文化的正统。其盛衰、分合、争辩，往往与当时封建统治相关。西汉董仲舒用阴阳五行学说解释《春秋公羊传》，以巩固皇权，开创了今文经学。西汉末，开始出现今文与古文两派的争论。王莽利用刘歆提倡的古文经《周礼》作为改制的依据。东汉时，古文经盛行。研究文字训诂的“小学”因而兴起。东汉末，融合今古文的郑学（郑玄之学）流行很广。魏晋南北朝时，经学受玄学、佛教的影响，陆续编出比“注”更详细的“义疏”。唐初，孔颖达等奉命编定《五经正义》，作为科举取士的依据。唐代经学形成义疏派。宋代经学发展成为理学。元仁宗以后，以宋儒经注取士，理学占统治地位。到清乾隆、嘉庆时，学者继承古文经学家的训诂方法而加以条理发明，用之于古籍整理和语言文字研究。鸦片战争以后，今文经学盛行，康有为用今文学说提倡变法维新。到五四运动，摧毁封建文化，经学始告结束。经学与中国封建社会制度的巩固、发展和延续有极重要的关系，对哲学、史学、文学、艺术的影响也很大。经学著述是研究中国封建社会史的重要资料。(《辞海》)

［8］清代朴学重考据：朴学：①质朴之学。指汉代经学中古文经学派。初见于《汉书·儒林传》。汉代古文经学家好儒信古，治经多从文字学入手，注重字句和名物训诂考据，但一经说至百余万言，其弊在繁琐。②指清代的乾嘉学派。(《辞海》)

清代朴学盛行，一是由于当时的政治因素（康熙、雍正、乾隆曾大兴文字狱、禁书令）。二是中国学者的根本习气，看轻了“艺，形而下”的学问。所以逼着专走文献这条路，而把科学媒介失掉了，而未走自然科学这条路。

梁启超说：“乾嘉间之考证学，几乎独占学界势力，虽以素崇宋学之清室帝王，尚且从风而靡，其他更不必说了。所以稍微时髦一点的阔官乃至富商大贾，都要‘附庸风雅’，跟着这些大学者学几句考证的内行话。这些学者得着这种有力的外护，对于他们的工作进行，所得利便也不少。总而言之，乾嘉间考证学，可以说是清代三百年文化的结晶体，合全国人的力量所构成。凡在社会秩序安宁、物力丰盛的时候，学问都从分析整理一路发展。乾嘉间考证学所以特别流行，也不外这种原则罢了。”(《中国近三百年学术史》)

［9］戊戌变法：亦称“戊戌维新”，清末政治改革运动。

1895年（光绪二十一年）中日甲午战争中中国惨败，民族危机空前严重。康有为等在北京发动各省应试举人1300余人上书光绪帝，反对签订《马关条约》，以“变法图强”为号召，组织强学会，掀起维新变法运动。康有为、梁启超、谭嗣同、严复等人在各地组织学会，设立学堂和报馆，宣传变法维新，影响及于全国。以康有为为首的资产阶级改良派政治力量，得到军机大臣翁同龢（音合 hé）和湖南巡抚陈宝箴等的支持。1897 年冬德国强占胶州湾，帝国主义瓜分中国日亟，康有为又赶到北京上书，请求变法。1898 年（戊戌年）4 月康有为等以保国、保种、保教为宗旨，倡设保国会于北京。光绪帝接受变法主张，引用维新人士，6 月 11 日颁发“明定国是诏”，宣布变法自强。此后 103 天内，连续颁发维新法令，从政治、经济、军事、文教等方面推行新政。但以慈禧太后为首的守旧派操纵军政实权，坚决反对变法维新，9 月 21 日发动政变，幽禁光绪帝，杀害谭嗣同等六人，康有为、梁启超逃亡国外，变法运动失败。(《辞海》)

［10］民国：即中华民国。1912—1949 年中国国家的名称。

1911 年（清宣统三年）武昌起义后，宣布独立的各省于 1912 年 1 月 1 日在南京建立临时政府，孙中山就任临时大总统，结束了两千多年的封建帝制，建立了资产阶级政权，定国号为中华民国，以 1912 年为中华民国元年。旋政权落入北洋军阀手中，北洋政府迁都北京。1916 年袁世凯称帝失败后，黎元洪、冯国璋、徐世昌、曹锟相继为总统。在北洋政府统治期间，帝国主义列强对中国加紧侵略，军阀连年混战，使中国陷入极端混乱的局面。1921 年中国共产党成立后，推动孙中山于 1924 年改组国民党，实行联俄、联共、扶助农工三大政策，进行北伐战争，推翻北洋军阀统治。1927 年蒋介石发动“四一二”反革命政变后，在南京建立国民政府。抗日战争期间，国民政府以重庆为陪都。1949 年中国人民在中国共产党和毛泽东的领导下，推翻南京国民政府，建立了中华人民共和国。蒋介石残余力量败退台湾，仍沿用“中华民国”国号和纪年。(《辞海》)

［11］六经皆史：谓《易》《书》《诗》《礼》《乐》《春秋》六经皆为中国古代史书的一种主张。首倡于元郝经，清袁枚亦主此说，至章学诚（1738—1801）才系统地提出这一主张。他认为六经乃夏、商、周典章政教的历史记录，并非圣人垂教立言而作。他提出了“六经皆史”“六经皆器”的命题，反对“离器言道”。龚自珍、章炳麟亦倡此说。(《汉典》)

［12］五四：指 1919 年的五四运动。

1919 年 5 月 4 日爆发的中国人民反帝反封建的爱国运动。第一次世界大战结束后，英、法、美、日、意等国家于 1919 年 1 月在巴黎召开“和平会议”。中国北洋政府在中国人民的压力下，向和会提出希望帝国主义放弃在华特权，要求取消“二十一条”和收回被日本夺取的原德国在山东的权力，遭到与会的帝国主义国家拒绝，北洋政府竟准备在合约上签字。消息传出，举国愤怒。5 月 4 日北京学生 3000 余人在天安门前集会，高呼“外争主权，内除国贼”“废除二十一条”“还我青岛”等口号，会后举行游行示威。学生们痛打章宗祥，火烧曹汝霖宅。北洋政府派军警镇压，逮捕学生 30 多人，北京学生即实行总罢课，并通电全国表示抗议。天津、上海、长沙、广州等地学生也纷纷游行示威，声援北京学生。6 月 3—4 日，北洋政府又逮捕北京学生 800 余人，激起全国人民的更大愤怒。上海、南京、天津、杭州、武汉、九江、济南、芜湖等地工人举行罢工或示威游行，上海和全国各重要城市商人也先后举行罢市。至此，发展成为以工人阶级为主力军，包括城市小资产阶级和民族资产阶级参加的全国范围的革命运动——六三运动。运动的中心也由北京移到上海。6 月 10 日，北洋政府被迫释放

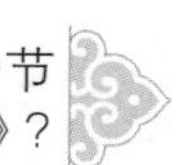

被捕学生，撤去曹汝霖、陆宗舆、章宗祥的职务。28日中国代表团拒绝在合约上签字。五四运动是中国由旧民主主义革命转变为新民主主义革命的转折点，促进了新文化运动的深入发展及马克思主义同中国工人运动的结合，为中国共产党的成立做了思想上和干部上的准备。(《辞海》)

［13］新文化运动：五四运动时期反对封建思想的启蒙运动。1915年9月，陈独秀主编的《新青年》杂志（第一卷名《青年杂志》）的出版，揭开了这一运动的序幕。一批激进的知识分子如陈独秀、李大钊、鲁迅、胡适等纷纷发表文章，高举民主和科学的大旗，反对旧思想，提倡新思想；反对旧道德，提倡新道德；反对旧文学，提倡新文学，猛烈冲击封建主义，广泛宣传民主主义，促进了人民的思想解放。1917年俄国十月革命和1919年的五四运动发生后，马克思主义开始在中国广泛传播，逐渐成为新文化运动的主流。(《辞海》)

［14］打倒孔家店：五四新文化运动中，新知识分子对以孔子和儒学为代表的旧礼教、旧道德进行激烈批判的口号。

孔家店一词由胡适在新文化运动时期创造，指孔子学说在我国漫长的封建社会发展中形成的精神、道德、文化体系。

胡适说："正因为二千年吃人的礼教法制都挂着孔丘的招牌，故这块孔丘的招牌——无论是老店、冒牌——不能不拿下来，捶碎，烧去!"（《胡适文存·一集·卷四·吴虞文录序》）

1919年的五四运动，首次提出"打倒孔家店，揪出孔夫子"的口号。该口号的提出主要源于，陈独秀对封建体制利用儒家思想进行八股取士等糟粕而提出。

"不过，新知识分子对孔子的批判虽言辞激烈，但并未一概否定其历史地位。比如吴虞在批判孔子的时候，承认'孔子自是当时之伟人'，'然欲坚执其学以笼罩天下后世，阻碍文化之发展，以扬专制之余焰，则不得不攻之者，势也'。李大钊肯定孔子在自己所处的历史时期起过某些积极作用：'余之掊击孔子，非掊击孔子之本身，乃掊击孔子为历代君主所雕塑之偶像的权威也；非掊击孔子，乃掊击专制政治之灵魂也。'然而，更多的人则像陈独秀一样态度激烈，这些批判孔子与儒学的言论汇集成了颇有声势的'打孔家店'运动。"（张昭军，孙燕京．中国近代文化史·第五章五四新文化运动）

刘明武《打扫孔家殿·前言》说："笔者把自然科学研究中所必需的标准化与定量化引入文化研究，在标准与定量的尺度下，儒家文化显示出三种状态：孔孟的儒家文化；'独尊儒术'之后的儒家文化；新文化运动以来所批判的儒家文化。孔孟的儒家文化是真正的儒家文化。'独尊儒术'后的儒家文化是皇帝所阉割改造过的文化，这个文化仅仅只是挂了儒家文化的招牌，而内容却是皇家所需要、所添加的，因此这个文化应该定名为皇帝文化。新文化运动以来所批判的儒家文化恰恰是皇帝文化，而不是真正的儒家文化。

"笔者的研究结果表明，'打倒孔家店'以后的文化批判，在一系列重大问题上并没有分清真正的儒家文化与皇帝文化。前辈们的民族救亡精神是可嘉的，但'打倒孔家店'是可悲的，所开出的救亡药方——'全盘西化'则是完全错误的。……'孔家店'之店应该改作'殿堂'之殿，中华民族的精神之殿。"

［15］意识形态：即社会意识形态，是系统地、自觉地反映社会经济形态和政治制度的思想体系。是社会意识诸形式中构成思想上层建筑的部分，表现在政治、法律、道德、哲学、艺术、宗教等形式中。一定的社会意识形态是一定的社会存在的反映，并随着社会存在的变化或迟或早地发生变化。社会意识形态具有相对独立性。它对社会的发展起巨大的能动作用；有自身的发展规律，具有历史继承性；它的发展同经济发展并不总是平衡的，有时经济上相对落后的国家在思想领域会超过当时经济上先进的国家。自从阶级产生以后，社会意识形态具有阶级性。(《辞海》)

［16］儒家：崇奉孔子学说的学派。该学派崇尚"礼乐"和"仁义"，提倡"忠恕"和"中庸"之道。主张"德治""仁政"，重视伦理关系。《汉书·艺文志》把儒家列为"九流"之首。(《汉典》)

战国时儒家有八派，重要的有孟子和荀子两派。自汉武帝罢黜百家、独尊儒学后，其学说逐渐成为中国封建社会文化主流。儒家为适应各个时期封建统治阶级的需要，总是从孔子学说中演绎出各种应时的儒家学说来。如在两汉，有以董仲舒和刘歆等为代表的今古文经学以及谶纬之学；魏晋时期，有王弼、何晏以老庄思想解释儒经的玄学；在唐代有韩愈为排佛而倡导的儒家"道统"说；在宋明有兼取佛道思想的程朱派和陆王派的理学；清代前期有汉学、宋学之争，清代中叶以后，有今文经学和古文经学之争。五四运动前后，随着封建社会的没落而日渐丧失其作为正统思想的独尊地位。儒家学说统治中国学术思想二千余年，它的经典曾是封建统治阶级的最高教条，成为禁锢人们思想的枷锁，严重地阻碍了社会的发展。然而儒家学派又成为中国传统文化的主体，曾在漫长的历史中为维护民族的统一、稳定社会秩序起着积极作用，对中华民族的文化的保存和发展，有巨大贡献。(《辞海》)

［17］经世致用：明清之际主张学问必须有益于国事的学术思潮。顾炎武指出："凡文之不关于六经之旨、当世之务者，一切不为。"(《亭林文集·与人书三》)强调应"引古筹今"，作为"经世之用"(《亭林文集·与人书八》)。黄宗羲认为："受业者必先穷经，经术所以经世，方不为迂儒之学。"(《辞海》)

［18］近代文化：指西方的现代文化，自文艺复兴以来逐步发展的资本主义文化。其中包括西方社会科学，也包括自然科学，还有西方的政治制度、生活方式等。

近代中国社会变动剧烈，古今中西文化空前交汇。不同的文化形态、文化类型、文化流派、文化思潮、文化运动，竞相登场。其中，既有君主专制主义旧文化，又有资本主义新文化；既有本土的民族文化，又有舶来的西洋文化；既有上层的精英文化，又有中下层的市井文化；既有城市的摩登文化，又有农村的乡土文化；既有偏重历史传承的民俗文化，又有伴随新式工商业产生的报刊、电影等大众文化。

中国近代文化内容丰富、多样、驳杂，缺乏条理，但有一条是共同的，即从不同角度回答一个根本性命题：中国向何处去，中国文化向何处去？显然，自由、民主、科学代表了时代前进方向。民族独立、民权自由、民生幸福代表了近代国人的崇高理

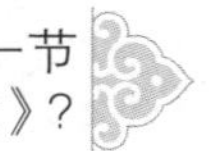

想和价值选择。（张昭军，孙燕京．中国近代文化史·导言）

［19］陈邦贤写的《中国医学史》：陈邦贤（1889—1976），现代医史学家。字治愚，自号红杏老人。江苏镇江人。早年跟随丁福保学医，后专攻中国医学史。于1919年写成我国第一部医史著作《中国医学史》。陈氏治学勤勉，其医史著作于国内外有一定影响，并被译成日文出版。曾任江苏医学院教授、国立编译馆编审。中华人民共和国成立后，任中医研究院医史研究室副主任，并任政协全国委员会第四届委员。（《中医大辞典》）

《中国医学史》：本书撰于1919年，次年由上海医学书局发行，依次叙述太古、周秦、两汉、晋隋、唐、宋、金元、明、清、民国之医学，系统介绍历代医政、名医、名著及新学说、新成就，于疾病史之论述亦多所创获。1937年二版时有较大修订补充，将内容分为上古医学、中古医学、近世医学、现代医学、疾病史五篇，叙述中国医学之起源与演变、医术之发展、外国医学之传入等问题。1957年第三次修订出版时，则以历史辩证唯物主义观点分析医学之起源、发展之动力、医学史之分期、史料之运用等，试图从社会经济、政治体制、文化思想背景等方面阐述医学兴衰与演变。本书开创了用编年体撰写中国医学通史的新体例，在国内外影响较大。

［20］社会达尔文主义：早期社会学的一种理论。英国赫伯特·斯宾塞（1820—1903）借用达尔文进化论来解释社会现象，认为社会可以和生物有机体相比拟。社会与其成员的关系有如生物个体和细胞的关系。此说不但把同质性走向异质性的进化原理应用于社会，把生物学中的变异、自然选择、遗传等概念引进了社会学，而且将生存竞争作为社会发展的规律。20世纪后，此学说开始走向衰落。（《辞海》）

【原文】

康有为的《新学伪经考》[1]，曾经掀起大波澜。究其思想则是受日本维新[2]影响，想到中国必须改良封建制度以免危亡。理论从哪里来？当时还不可能跳出经学圈子。但他在新思想激发下使经学跃进一步。康氏继承了清代今文学派的成就，加上自己的一番工作，断言《周礼》[3]、《左传》[4]等地位很高的经是汉代人伪造的。周公制礼既不可靠，当时的制度也不妨改一改。从史学经世角度看他的著作，意义在此。康氏治学不免有门户之见，考证也难免不严密之处。但此后《周礼》《左传》等经的地位被动摇却是事实。

胡适[5]的名字便是进化论[6]的产物，其早期著作直接用进化论命名。不过，他更喜欢讲“实证主义”[7]。他的奠基作《中国哲学史大纲》[5]很不受他的美国先生[8]的重视，在中国出版后却风行一时。五四运动前后影响颇大。在他的书中不可能找到唯物史观。他大讲一通主义之后，却让别人“多研究些问题，少讲些主义”。实际上，他的书全是杜威[9]主义与考据方法结合的产物。他把古代哲学理了理，但不能揭示其真面目。

郭沫若的《中国古代社会研究》[10]，开创了马列主义研究中国古代史的先河。该书主要立足于恩格斯的《家庭、私有制和国家的起源》[11]和摩尔根的《古代社会》[12]。辩证唯物主义的历史观，一拿来研究中国古代史，古代史便从迷雾中显出真面目。中国何时是原始社会[13]，何时是奴隶制[14]，何时由奴隶制向封建社会[15]转变，历史的辩证发展、古代思想的哲学流派等等重大问题便很快基本解决了。一切旧史体系均经不起它的检验，于是渐渐败退。

如上所说，就《内经》时代而言，史家所据的文献完全一样。资料均从那时的文献中来，各派的总结论却大大不同。可见，史学观点对文化史研究有决定性的意义。研究方法方面，考证、分析、对比、归纳、演绎等具体方法，各家大略相同。但马列主义派别之外的思想方法，均不重视辩证思维和整体把握。往往会因小失大，因局部失全体，看见一方面，忽视另一方面，立论时即不免有大漏洞。

然而，也决不能说不用占有足够的资料，拿来马列主义便一通百通，也不是说旧史学流派的工作都不屑一顾。欲批判学术上的对立面，至少先要占有同对方一样多的资料以便知己知彼。否则，只能动其枝节，不能动其根基。全面读一下郭沫若、范文澜[16]等前辈的著作，便知道他们下过多少工夫，如何批判地继承了。

【补注】

[1] 康有为的《新学伪经考》：康有为（1858—1927），又名祖诒，字广厦，号长素，又号明夷、更甡西樵山人、游存叟、天游化人等，广东南海人，人称“康南海”。清光绪年间进士，官授工部主事。近代著名思想家、政治家和书法家。

康有为出身于仕宦家庭，其家乃广东望族，世代为儒，以理学传家。早孤，幼年受教于祖父。早年师从岭南大儒朱次琦，在宋明理学的影响下，鄙弃所谓汉学家的繁琐考据，企图开辟新的治学途径。不久又放弃理学，专注于经世致用之学，在今文经学和西学的影响下，在思想、政治、学术领域进行了具有开拓性意义的可贵探索，成为19世纪后期突出的思想家和政治家。他对国势日微甚感焦虑，先后七次上书光绪皇帝，请求变法图强。其中以中日甲午战争清朝战败后所组织的“公车上书”最为有名。他与梁启超等人一起创办《万国公报》，建立强学会，发行《强学报》，为维新变法制造舆论。1898年与梁启超等人发起戊戌变法运动。变法失败后，流亡国外。其后，他思想日趋保守，极力维护光绪皇帝这一皇权象征，力图通过君主立宪走上强国之路；与此同时，坚决反对孙中山领导的民主革命。

辛亥革命后，康有为于1913年回国，主编《不忍》杂志，宣扬尊孔，反对共和，一直谋划清废帝溥仪复辟。后半生致力于将儒家学说改造为可以适应现代社会的国教，曾担任孔教会会长。1917年，康有为和效忠清朝的北洋军阀张勋拥立溥仪复辟，不久即在时任北洋政府总理段祺瑞的讨伐下宣告失败。康有为晚年始终宣称忠于清廷，与

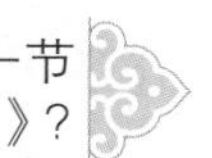

废帝溥仪关系甚密。1927 年，康有为病逝于青岛。

康有为著述甚多，不少曾经在近代史上影响甚巨，对于研究中国近代思想、政治、学术等发展演变的历史，具有重要价值。其政论文打破传统古文程式，有着饱满的热情，大笔淋漓，汪洋恣肆，骈散不拘，开梁启超“新文体”之先河。与此同时，他还留下千余首辞采瑰丽、具有浓郁浪漫主义风格的诗作。其书法将碑体的圆笔、体势糅进行书，筋力丰满，酣畅淋漓，独具一格。其书论堪称晚清碑学中兴的里程碑，不仅对中国书坛有巨大影响，而且被多次译为日文出版，对日本书法界影响深远。（康有为，著；姜义华，张荣华，编校. 新学伪经考·出版说明）

《新学伪经考》：康有为的名作。1890 年春，康有为与廖平在广州两度相会，受廖平的影响，确立了今文经学的立场。同时，他不断汲取新知，特别是读了严复所译的《天演论》手稿本后，对西方进化论有了一定了解。1890 年之后的几年间，康有为借着在广州长兴里讲学的机会，大力培植维新力量。在弟子陈千秋、梁启超等人的协助下，康有为先后著成《新学伪经考》与《孔子改制考》。这两部作品，如同“思想界的大飓风”“火山大爆发”，给当时的思想学术界以极为强烈的震撼。

《新学伪经考》初刊于 1891 年，包含《秦焚六经未尝亡缺考》《史记经说足证伪经考》《伪经传于通学成于郑玄考》《伪经传授表》《刘向经说足证伪经考》等 14 篇。其内容可概括为：“一，西汉经学，并无所谓古文者，凡古文皆刘歆伪作；二，秦焚书，并未厄及六经，汉十四博士所传，皆孔门足本，并无残缺；三，孔子时所用字，即秦汉间篆书，即以‘文’论，亦绝无今古之目；四，刘歆欲弥缝其作伪之迹，故校中秘书时，于一切古书多所羼乱；五，刘歆所以作伪经之故，因欲佐莽篡汉，先谋湮孔子之微言大义。”（梁启超《清代学术概论》）这里的“新”，不是新旧的“新”，而是指王莽篡汉以后建立的新朝；“新学”即指王莽“新朝之学”。这里的“伪经”是指古文经，即以古文书写的儒家六经。《新学伪经考》用经学家所擅长的考证方法，对经学典籍进行研究，认为自东汉以来的古文经学，出自刘歆的伪造，故古文经学实际上是“伪经”。千百年来学人不断诵习的汉学著作，根本就是刘歆辅佐王莽篡夺汉朝政权的新朝之学。“凡后世所指目为‘汉学’者，皆贾、马、许、郑之学，乃‘新学’，非‘汉学’也”。在对古文经学及其代表人物刘歆、郑玄的系统批判中，康有为把今文经学与古文经学更加彻底地对立了起来，强烈地冲击了古文经学的正统权威。（张昭军，孙燕京. 中国近代文化史·第三章戊戌新文化）

［2］日本维新：指发生于日本明治间（1868—1912）的维新运动。在此以前，日本一部分学者，曾大量输入和讲授西方医学，宣传西方科学技术，积极主张革新，对日本维新运动的兴起，曾起过一定的影响。（百度百科）

［3］《周礼》：儒家经典之一，亦称《周官》或《周官经》，是搜集周王室官制和战国时代各国制度，添附儒家政治思想，增减排比而成。《汉书·艺文志》著录《周官》经六篇，分《天官冢宰》《地官司徒》《春官宗伯》《夏官司马》《秋官司寇》《冬官司空》。其中《冬官司空》早佚，汉时以《考工记》补。东汉末以来，对《周礼》系何人所作，意见不一。一说周公所作；一说西汉刘歆伪造。近人从周秦铜器铭文所

载官制，参证该书中的政治、经济制度和学术思想，定为战国时代作品。今本四十二卷。注释有东汉郑玄注，唐贾公彦疏，收入《十三经注疏》。清孙诒让撰《周礼正义》八十六卷，博采众说，资料丰富，对文字音义，多有订正。（张岱年．中国哲学大辞典·著作·经学）

“按：《周官》亦称《周礼》，唐贾公彦《周礼义疏》云：‘以设位言之，谓之《周官》；以制作言之，谓之《周礼》。’其内容如下：

“（一）篇目：凡六篇。《天官冢宰》第一，使掌邦治，所以总御众官使不失职。《地官司徒》第二，使掌邦教，所以主徒众而安万民。《春官宗伯》第三，使掌邦礼，所以事鬼神报本反始。《夏官司马》第四，使掌邦政，所以平诸侯正天下。《秋官司寇》第五，使掌邦刑，所以驱耻恶纳人于善。《冬官司空》第六，使掌邦事，所以富充国家使民无空。但《冬官》一篇早亡佚，汉时取《考工记》补之。今本《周礼注疏》，即称《冬官考工记》第六。

“（二）书之来源：《隋志》云：‘汉时有李氏得《周官》，上于河间献王，独缺《冬官》一篇，献王购以千金不得，遂取《考工记》以补其处，合成六篇，奏之。至王莽时，刘歆始置博士，以行于世。河南缑氏人杜子春受业于歆，因以教授，是后马融作《周官传》以授郑玄，玄作《周官》注。’今所通行之本，即是郑注。又一说如贾公彦《周礼义疏》引《马融传》云：‘秦自孝公以下，用商君之法，其政酷烈，与《周官》相反。故始皇禁挟书，特疾之，搜求焚烧独悉，是以隐藏百年。汉武时，始出于山崖屋壁，而又复入秘府，儒者莫得见焉。’此以《周礼》为武帝时发现者，二说未能一致。

“（三）《周礼》作者，有两种不同说法。古文家以为周公所作。最初提出此说者，为西汉末年刘歆及东汉末年的郑玄，都说是周公居摄时，作六典之职，谓之《周礼》。至清末孙诒让尤笃信此说。今文家以为《周礼》为刘歆伪造。最初提出反对者为刘歆同时之今文博士。至东汉又有与郑玄时代相近的何休，乃竟斥《周礼》为战国阴谋之书。近代，康有为力主刘歆伪造之说。清《四库全书》著录《周礼注疏》四十二卷。简目云：‘汉郑玄注，唐贾公彦疏。注、疏皆颇引《纬书》，故深为宋儒病。然追其考古，终不能不于郑、贾取材。’”（陈国庆．汉书艺文志注释汇编）

［4］《左传》：《春秋左传》的简称。汉代传说这部书是鲁国的左丘明所作。关于这位左丘明，有的人说是鲁国的君子，有的人说是孔子的门人，又有人说是鲁国的史官。从目前所存的资料看，左丘明大概是早于孔子的一位学者。《左传》记事止于智伯灭亡。它的作者也可能是战国初年或稍后的人。左丘明是不是鲁国太史，现在已无法知道了，但他一定是一位充分掌握了春秋时代诸侯各国史料的学者。以前人们认为《左传》是《春秋》的辅助读物，所以它与《谷梁传》《公羊传》合称为《春秋三传》。其实，《左传》与《公羊传》《谷梁传》阐释的《春秋》微言大义不同。它不是为解释《春秋》，它是独自叙述历史的一部著作。今本《左传》已不是原作，而是经过晋人杜预改编过的本子。

《左传》记载春秋时期的史实，始于鲁隐公元年，一直到鲁哀公二十七年，共255

年。最后有鲁悼公四年事一条，记智伯之亡。所以晋事最多，鲁事、楚事次之，郑事、齐事较少，而卫、宋、周等各国事则更少。从所记时间上看，《左传》与《春秋》《国语》相差不多；但从内容上看，它却较之《春秋》更丰富，较之《国语》也更系统而详细。从体裁上看，《左传》是编年体，这与《春秋》一样，但它原来的形式，也并不全是编年体，其中也有传记体和纪事本末体。白寿彝先生在《中国史学史》中，举《左传》所记晋公子重耳流亡的经历为例，做了详细说明。由此，我们可以看出《左传》在体裁上的特点。编年体自有其长处，主要表现为时间顺序明确、清楚，但也有它的短处，即一些史实如果按年、月、日的顺序，便无法写出来。《左传》在编年体裁之中，也偶尔运用传记体和纪事本末体，使编年体避短扬长，确是一个很了不起的创举。

《左传》的内容丰富多彩，它既记载了春秋列国的政治、外交和军事等各方面的活动及有关言论，又记载了天道、鬼神、灾祥、卜筮和占梦之事。总之，凡是作者认为可资劝诫的内容，无不记载。

从史学发展的角度看，《左传》发展了《春秋》的编年体。它打破了编年体的限制，其中出现了传记体和纪事本末体的雏形。这些重大的创造，对后代史书的编纂有很深远的影响。（儒家道家经典诠释《春秋左传》）

［5］胡适（適）（1891—1962）：近现代中国学者，原名洪骍，字適之，安徽绩溪人。早年接触新学，信奉进化论。1910 年赴美国就读于康奈尔大学和哥伦比亚大学，从学于实用主义哲学家杜威。1917 年初在《新青年》上发表《文学改良刍议》，提倡白话文，主张文学革命。同年 7 月回国，任北京大学教授。参加编辑《新青年》，发表新诗集《尝试集》，成为新文化运动的著名人物。提出“多研究些问题，少谈些主义”，倡导“大胆假设，小心求证”的研究方法，影响颇大。1922 年创办《努力周报》，宣扬“好人政府”，主张组织“宪政的政府”，实行“有计划的政治”。1925 年参加段祺瑞策划的善后会议。1928 年后，发起人权运动，反对国民党实行独裁与文化专制主义，倡导自由主义。1938 年任驻美大使，代表国民政府签订了《中美互助条约》。1942 年任行政院最高政治顾问。1946 年任北京大学校长。后任国民大会主席，领衔提出《戡乱条例》。1948 年去美国。1958 年后去台湾任“中央研究院”院长。著有《中国哲学史大纲》（上卷）、《白话文学史》（上卷）、《胡適文存》等。（《辞海》）

《中国哲学史大纲》（上卷）：十二篇。1919 年商务印书馆出版。为现代第一部用西方哲学的观点和方法整理中国哲学史的著作，在五四新文化运动中有一定影响。肯定中国哲学在世界哲学史上的地位，以西方哲学的体系和模式来构思和建立中国哲学史体系。一反以三皇五帝为中国哲学开端的传统儒家观点，直接把老子、孔子的时代定为中国哲学诞生的时代，并着重探讨了中国古代思想家的进化观念，注重实功事效的思想和逻辑方法。其书特点以实验主义研究中国古代哲学家。原计划出三卷，后正式出版的只有上卷。（《辞海》）

“胡适的《中国哲学史大纲》，是第一本用现代哲学方法系统研究中国哲学的书，是中国哲学史学科的开山之作。

“《中国哲学史大纲》是胡适在自己的博士论文《先秦名学史》和北京大学《中国

哲学史讲义》的基础上修改扩充而成的，出版于1919年2月。书出不到两个月即再版，到1922年已出至第八版，在当时的学术界乃至整个文化界有很大的影响。

“《中国哲学史大纲》的意义，并不限于中国哲学史学科。余英时认为，此书在中国现代学术思想史上具有‘开创性、革命性’的意义，是中国传统学术向现代学术转移过程中‘全新的典范’。这一观点，获得了颇多学者的认同。

“实际上，《中国哲学史大纲》正是在运用西方哲学方法的基础上，把经史研究贯连成了一个条理清晰的学术系统，从而在总体上完成了对乾嘉考据学的超越。此书每讲一派哲学，都能给我们讲出这一派哲学的思想系统。如讲老子，先考其生平时代，然后说他对时世的态度，再讲他的主要哲学观念。在相关哲学观念中，先讲其天道，即其自然观，再讲其名实观念。老子重‘无’的思想，无名生于有名，万有生于无。由于如此看重‘无’，乃有他一套无为的思想主张。讲孔、墨及其他诸家，亦均如此，都是把各家哲学整理成一个有组织的学说系统。

“借西方现代哲学的观念与方法，此书还紧紧抓住了一些重大哲学问题作为主线，依时代的先后及思想演变的脉络，一一进行考证、分析、演绎，然后分别说明它们产生的原因，与发生的效果。比如，抓住名家学说中的‘名学’方法，从老子的‘无名’，到孔子的‘正名’、墨子的以名符实、杨朱的‘名无实’……一直到荀子的‘正名论’，从而各家的‘名学’思想呈现出一条清晰的线索。又如，人生论问题，从老子‘无为’人生，到孔子伦常的人生，到墨子博爱的人生……再到庄子‘达观主义’的人生，等等，各家的‘人生’哲学亦形成一条清楚的线索。同样，对其他相关的哲学问题也分别斟酌，做类似的处理。这样讲哲学史，就很有系统性，不是简单排比各家的思想主张、成为互不相涉的豆腐账式的记载，而是既指明其思想与时代的关系，又揭示其思想的内在逻辑，同时更指出各家各派的历史上的联系。使人真正有‘史’的感觉，有发展的脉络可循。此书的问世，终于使数千年来杂陈在浩瀚典籍中的相关史料成为有条理有系统的中国哲学史学科。

“作为一部学科草创之初的中国哲学史著作，此书自难达到尽善尽美的地步。但就其整体方法、架构与基本内容而言，《中国哲学史大纲》对于中国哲学史学科的开创性意义，是相当明显的。”（王法周．中国哲学史大纲·导论）

［6］进化论：亦称“演化论”，旧称“天演论”。通常指生物界的进化理论。

生物进化论是研究生物进化、发展规律以及如何运用这些规律的科学，是生物学的一个重要分支学科。进化论最初为拉马克提出。达尔文的《物种起源》一书奠定了进化论的科学基础。而现代生物学的发展，促进了生命起源、物种分化和形成及人类起源等进化理论的进一步发展。认为生物最初从非生物发展而来，现代地球上生存的各种生物，有共同的祖先，仍处于进化之中；它们在进化过程中，通过变异、遗传和自然选择，由低级到高级，由简单到复杂，种类由少到多。恩格斯认为，达尔文的进化理论是19世纪自然科学三大发现（能量守恒和转换定律、细胞学说、进化论）之一。（《辞海》）

［7］实证主义：亦称“实证论”，现代西方哲学学说与流派之一。19世纪30—40

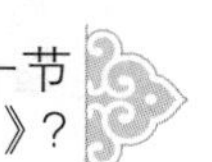

年代产生于法、英两国，创始人是孔德。实证主义者宣称自己是“科学的哲学家”；认为科学只是对“实证的事实”即经验事实的描写与记录，不反映事物的本质与客观规律，超乎感觉经验之外的事物的本质，是不可能认识的，也没有必要去认识它；宣称唯物主义与唯心主义都是“不确实的”“不科学的”，因而都是“形而上学”，由此提出“拒斥形而上学”的口号，把自己的学说说成是不同于以往哲学的崭新的哲学。它在发展中依次出现三种形态：①以孔德、穆勒、斯宾塞为代表的实证主义；②经验批判主义；③逻辑实证主义（亦称新实证主义）。（《辞海》）

［8］很不受他的美国先生：美国先生指杜威。杜威是胡适在美国哥伦比亚大学的哲学博士生导师。

唐德刚《胡适口述自传·第五章哥伦比亚大学和杜威》说：

“胡适的另一个不幸，是他选了个‘大牌教授’杜威作论文导师。

“大牌教授声望高、治学忙、名气大，一切都不在乎。……这种‘大’教授，他平时哪有工夫来细读你的论文，给你耳提面命？因而一般研究生像胡适当年一样都欢喜巴结大教授。名师高徒，说来好听；论文又少挑剔，真是一举两得，好不惬意。可是正因为如此，他对你及格不及格，也漠不关心。因而‘大教授’指导下的研究生，一上考场，真是死人如麻。三考既毕，秋风萧飒，好不凄凉！

“……能够铁肩担道义的杜威，中文一字不识，胡氏论文他可能根本未翻过，好坏全不知情。胡适得博士不得博士，关他的（屁）事！他的学生本来就是一半以上不及格的。

“可是两年之后，杜威亲临中国，一住两年。他亲眼见到胡著《中国哲学史大纲》在学术界的声势，这才自愧有眼不识泰山——这本划时代的名著，原来就是他不让‘小修通过’的‘博士论文’啊！加以胡氏朝夕相从，公谊私淑，都使杜威有改正以前错误之必要。”

金栋按：胡适毕业于1917年，但当时未拿到博士学位。因为他的导师杜威不看好胡适的博士论文《中国古代哲学方法之进化史》（后延伸为《中国哲学史大纲》）。当时的六个美国评委不懂汉学，所以唐德刚说：“不幸他的论文气魄太大，真知灼见太多，他就倒霉了。韩文公曰：‘世有伯乐，然后有千里马。千里马常有，而伯乐不常有！’这六位考他的番邦学者，有谁又学过伯乐之术呢？因此我们的千里‘洪骍’就被他们花下晒裈地活活地糟蹋了——糟蹋到现在。”（《胡适口述自传·第五章哥伦比亚大学和杜威》）大约过了十年，即1927年胡适才亲返纽约拿学位。

据王法周撰写的“胡适先生学术年表”记载，胡适于1905年（光绪三十一年）读严复译《天演论》，受“物竞天择，适者生存”的影响而改名“适”。后于1910年（宣统二年）7月，赴京参加庚款考试，正式使用“胡适”这一名字。（《中国哲学史大纲·胡适先生学术年表》）

［9］杜威：约翰·杜威（John Dewey，1859—1952）。美国哲学家、社会学家、教育学家。实用主义芝加哥学派创始人。约翰斯·霍普金斯大学哲学博士。曾任芝加哥大学、哥伦比亚大学教授，美国心理学会、美国哲学学会、美国大学教授联合会会长。

1896年在芝加哥大学创设实验学校并任校长。1919—1921年间曾来中国讲学。自称其哲学为经验自然主义和工具主义。把自然（客观世界）归结为经验，并宣称经验就是人和人所创造的环境的“交涉”，一切科学理论只是人们整理经验、适应环境的手段或工具。认为教育即生活，学校即社会，应让儿童“从做中学”。1934年写成《艺术即经验》一书，开创了当代西方美学中的实用主义流派。主要著作还有《学校与社会》《民主主义与教育》《哲学的改造》《经验和自然》《逻辑：探求的理论》等。（《辞海》）

［10］《中国古代社会研究》：现代郭沫若著，为应用马克思主义的唯物史观研究中国古代社会的开拓性著作，由《中国社会之历史的发展阶段》《周易的时代背景与精神生产》《诗书时代的社会变革与其思想上之反映》《卜辞中的古代社会》和《周代彝铭中的社会史观》五篇论文组成。

该书《自序》指出写作的动机是：“对于未来社会的待望逼迫我们不能不生出清算过往社会的要求。”“中国的史料，中国的文字，中国人的传统生活，只有中国人自身才能更贴切地接近。”因此，“这时中国人是应该自己起来，写满这半部世界文化史的空白。”该书以恩格斯《家庭、私有制和国家的起源》的研究方法为指导，参考美国学者摩尔根对美洲土著民族的分析，征引甲骨、金文和古籍文献，结合考古文物和地下发掘的资料，确定殷（商）代为中国历史之开幕时期。首次提出“西周社会奴隶制”说，并翔实论证中国古代经历了西周以前原始公社制、西周时代的奴隶制和春秋以后的封建制，分析了这几个社会形态的转变推移，肯定其发展程序和马克思主义揭示的社会发展一般规律相符合，以驳斥用“中国国情特殊”来反对马克思主义普遍性的论调。以唯物史观揭示《周易》《诗》《书》卜辞、彝铭等文献中表现的中国古代社会结构与思想意识，强调由此来“把中国实际的社会清算出来，把中国的文化，中国的思想，加以严密地批判”，以区别于胡适等提倡的“整理国故”：“‘整理’的究极目标是在‘实事求是’，我们的‘批判’精神是要在‘事实之中求其所以是’。”“‘整理’的方法所能做到的是‘知其然’，我们的‘批判’精神是要‘知其所以然’。”“‘整理’自是‘批判’过程所必经的一步，然而它不能成为我们所应该局限的一步。”该书对中国社会史论战、中国社会性质论战有重大影响，对后来的中国历史研究、中国哲学史研究有重大影响。作者以后在不断发现新材料和深入研究的基础上，对中国社会分期的某些论点，做了必要的修正和补充。收入《沫若文集》和《郭沫若全集》。（《中国哲学大辞典·著作·刊物》）

［11］恩格斯的《家庭、私有制和国家的起源》：全称《家庭、私有制和国家的起源。就路易斯·亨·摩尔根的研究成果而作》。

恩格斯写于1884年3—5月。编入《马克思恩格斯全集》第1版第21卷、《马克思恩格斯文集》第4卷和《马克思恩格斯选集》第2版第4卷。恩格斯根据关于原始社会和奴隶制度的大量材料，特别是马克思对美国科学家摩尔根《古代社会》所做的详细摘要和批语，用历史唯物主义的观点系统地科学地阐明了人类社会早期发展阶段的历史，揭示了原始社会制度解体和以私有制为基础的阶级社会的形成过程，以及阶

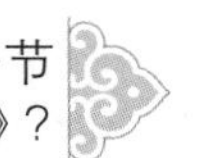

级社会的一般特征，着重指出：私有制、阶级、国家不是从来就有的，而是在经济发展的一定阶段上才产生的；国家是阶级矛盾不可调和的产物。随着阶级的消失，国家也必然消亡；人类在文明和进步的道路上经过长期的努力，必将建立以生产者自由平等的联合体为基础的、按新方式来组织的社会，即共产主义社会。到那时，将把全部国家机器放到古物陈列馆去。这部著作还提出了一定历史时代和一定地区内的人们生活，于其下的社会制度受两种生产即物质资料生产和人自身的生产制约的思想。(《辞海》)

[12] 摩尔根的《古代社会》：摩尔根：路易斯·亨利·摩尔根（Lewis Hehry Morgan，1818—1881），美国人类学家、民族学家。1879 年任美国科学促进会主席。对易洛魁印第安人进行长期研究。写有《易洛魁联盟》《人类家族的血亲和姻亲制度》等著作。在 1877 年问世的《古代社会》这部代表作里，主要论述了氏族组织为原始社会的基本细胞，母权制的存在及其向父权制的过渡，以及婚姻、家庭形态发展的诸阶段等；以进化论观点，划分人类从蒙昧时代经过野蛮时代到文明时代的发展过程，是民族学中进化学派的主要代表人物。马克思、恩格斯对其贡献给以很高评价。恩格斯在《家庭、私有制和国家的起源》中，采用了他的许多观点和资料。(《辞海》)

[13] 原始社会：即“原始公社制度”，是以生产资料原始公社所有制为基础的社会制度。人类历史上第一个社会形态，延续约数百万年之久。人们主要使用石器工具，以采集天然食物和渔猎为生。

因生产力极度低下，只能依靠集体劳动获得有限的生活资料，按平均原则在公社全体成员间分配，没有剩余，也没有剥削和阶级。从事生产和维系生存的原始共同体，初为原始群，后过渡到氏族公社——母权制和父权制；两性关系由杂交、群婚，经过偶婚，过渡到一夫一妻制（单偶婚）。约新石器时代，出现了原始农业和畜牧业。随着生产力的发展，产生了第一次社会大分工：游牧部落从其余的原始人群中分离出来，畜牧业与农业成为社会生产的两大部门。公社的社会产品已有少许的剩余，在分工不同的原始部落之间开始出现商品交换，氏族公社内部萌生私有制和阶级关系。生产力的进一步发展，引起了第二次社会大分工：手工业与农业的分离。商品生产也随之兴起，私有制进一步发展，原始公社制度逐渐解体，为奴隶制度所代替。因历史发展的不平衡性，原始公社制度解体的时间，在古代埃及及美索不达米亚约为公元前 3000 年，在中国约为公元前 2000 年的夏代，在古希腊、罗马则更晚些。直到现代，有些地区的部落还处在原始公社状态。(《辞海》)

[14] 奴隶制：亦称“奴隶占有制度”，是以奴隶主占有生产资料和生产者（奴隶）为基础的社会制度，是人类历史上第一个人剥削人的制度。

在原始公社制度瓦解时期，随着生产力的发展、剩余产品和私有制的出现而产生。最早出现在东方各国（埃及、巴比伦、中国等），以希腊和罗马的古代奴隶制最为典型。奴隶社会基本的对立阶级是奴隶主阶级和奴隶阶级。奴隶是奴隶主的私有财产，没有人身自由，是“会说话的工具”，可被出卖和任意屠杀，其主要来源是战俘和破产的小生产者。为适应奴隶主阶级镇压奴隶反抗、维护其阶级统治的需要，产生了奴隶主阶级专政的国家。奴隶社会大规模地利用奴隶劳动，使社会生产力比原始社会前进了一大步，社会文化也有了较大发展，并出现城市和农村、脑力劳动和体力劳动的分离与对立。但奴隶主对奴隶的残酷剥削和压迫，使奴隶对生产毫无兴趣，经常怠工，破坏工具，成批逃亡，奴隶制生产关系越来越成为生产力发展的严重障碍，于是出现封建制关系的萌芽。

奴隶制度在不断的奴隶起义中日益削弱，最后被新兴的地主阶级夺取了国家政权，奴隶制度为封建制度所代替。一般认为我国从夏代开始进入奴隶社会，到春秋战国之交过渡到封建社会。(《辞海》)

［15］封建社会：即封建制度，是以封建地主占有土地、剥削农民（或农奴）剩余劳动为基础的社会制度，随着生产力的发展和奴隶制的瓦解而产生。

在封建制度下，封建地主阶级占有最大部分的土地。农民（或农奴）完全没有土地或只有很少的土地。他们耕种地主的土地，对地主阶级有不同程度的人身依附，受其剥削和压迫。地主剥削农民的主要方式，是向农民收取地租。在封建社会，自然经济占主要地位。与奴隶制比较，农民由于有一定程度的人身自由，有自己的生产工具，收成好坏同本身利益相联系，因而对生产感兴趣，促进了生产力的发展。封建社会基本的阶级是地主阶级和农民阶级。封建社会的政治上层建筑主要是以君主制和等级制为特点的封建制国家。占统治地位的意识形态是地主阶级思想，它以维护封建剥削和等级制、宣扬封建道德为特征。地主对农民的残酷剥削和压迫，使阶级矛盾日益尖锐。历史上不断起伏的农民起义和农民战争，打击了封建统治，多少推进了生产力的发展。在封建社会后期，随着生产力和商品经济的发展，产生了资本主义的萌芽。封建制度经过资产阶级革命而为资本主义制度所代替。一般认为中国在春秋战国之交进入封建社会。1840 年鸦片战争后，外国资本主义侵入中国并和封建势力相勾结，使中国逐步沦为半殖民地半封建社会。中华人民共和国成立后，在中国共产党领导下，全面开展了土地改革运动，彻底消灭了封建制度。(《辞海》)

［16］范文澜（1893—1969)：中国历史学家，字仲沄，浙江绍兴人。北京大学毕业。曾任北京大学、北京师范大学、河南大学教授。1939 年加入中国共产党。1940 年到延安，任马列学院研究室主任、‘中央研究院’副院长兼历史研究室主任、北方大学校长、华北大学副校长。中华人民共和国成立后，任中国科学院哲学社会科学部委员和近代史研究所所长、中国史学会副会长。是中共第八届候补中央委员、第九届中央委员。著有《中国通史简编》、《中国近代史》（上册)、《正史考略》等。(《辞海》)

四

【原文】

唯物史观指导文化史研究，在我国是最后起的，近代不占主导地位。中华人民共和国成立后，迅速居于统治地位。大家匆匆向这条路上走，学界几乎没有对立面。这应是一件好事，也有不利的一面。不少人满足于简单套用唯物史观解释一些史实和理论，批判地继承则不足。加上一些其他政治原

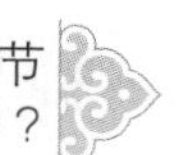

因，在郭沫若、范文澜等老一辈学问基础厚实广博的大师之后，出现了青黄不接的现象，很多方面的研究深度不够。近年情况渐渐改善。

医史研究则问题更多一些。一是医史界和社会科学史界联系松散，一般史学家极少研究医史，医史家也不大接触社会科学史。通俗些说是两家分工太清。更有甚者，医史界和其他科技史界也分得太清。结果是互相了解、渗透都不太多。这种情况对医史研究尤其不利。如前所说，医学是植根于各时代的多学科综合知识。研究数学、天文、化学、地理学史等，基本上不了解医学史影响可能不太大。医史学者对其他科技史没有起码的了解，则会受很大的限制。特别是研究《内经》这种成书时代久远，内容复杂的理论性著作时，受限制就更严重。

其实，自20世纪20年代开始，医史研究、医学争鸣就和古史研究、史学争鸣联系不够了。比如，《内经》中的阴阳五行学说，在近代医界是争论最热烈的问题。可惜，参加争鸣的大部分医家和医史学家，没有充分借鉴同时代史学界的研究成果。下面略举近代著名学者对阴阳五行学说的看法，供参考。

近代学者最先拿阴阳五行说开刀的是龚自珍[1]。他多次攻击汉代经学大师刘向[2]以五行灾异附会《春秋》[2]等经典。

他说："刘向有大功，有大罪。功在七略，罪在五行传。""如欲用春秋灾异说《尚书》[2]者，宜作《洪范》庶徵[3]传，不得曰五行传。""窥于道之大原，识于吉凶之端，明王事之贵因，一呼一吸，因事纳谏，比物假事，史之任讳恶者，予于最为下也。宜为阴阳家[4]祖。"（龚定安全集[1]类编，世界书局，1937：286–287）总意思是说阴阳家极浅薄，汉儒用阴阳五行解经是歪曲。

梁启超[5]说："阴阳五行说为二千年迷信之大本营，直至今日在社会上犹有莫大势力。……吾辈生死关系之医药，皆此种观念之产物。……学术界之耻辱，莫此为甚矣！"（《饮冰室合集》[5]1941年版第13册　阴阳五行说之来历）

章太炎[6]说："五行之论亦于哲学何与？此乃汉代纬候[7]之谈，可以为愚，不可以为哲也。"（见《医界春秋汇选》第一集）"隋唐两宋惟巢元方多说五行，他师或时有涉及者，要之借为掩饰，不以典要视之。金元以下……弃六朝唐宋切实之术而以五行玄虚之说为本。尤在泾心知其非，借客难以攻之，犹不能不曲为排掩护。徐灵胎深诋阴阳五行为欺人，顾己亦不能无濡染。夫以二子之精博，于彼众口雷同，终无奈何，欲言进化难矣。"（见王一仁《中国医药问题》章太炎序）

严复[8]说："中国九流[9]之学，如堪舆[10]、如医药、如星卜，若从其绪而观之，莫不顺序。第若穷其最初之所据，若五行干支之所分配，若九星吉凶之各有主，则虽极思有不能言其所以然者矣。无他，其例之立根于臆造而非实测之所会通故也。"（严复译．穆勒名学·严复按语．北京：商务印书馆，1981：70）又说："金胜木耶？以巨木撞击一粒锡，孰胜之邪？"［栾调甫．梁任公五行说之商榷．东方杂志，1924（5）：97］

顾颉刚[11]说："这种五德、五行相胜、相生的把戏，对于上古史固然是假，对于汉代的史还是真的。汉代社会是一个以阴阳五行为中心思想的社会，这种把戏就是那个社会的真实产物。"（顾颉刚编．古史辨[11]．五册．上海古籍出版社，1982：262）

郭沫若说："所谓水、火、金、木、土，这是自然界的五大原素，大约宇宙中万事万物就是由这五大原素所演化出来的。……这些分化的理论虽然很武断、很幼稚，但它的着眼是在说明：宇宙中万事万物由分析与化合的作用演进而成。这是值得我们注意的。五行和印度、希腊的四大说（水、火、风、土）相似，是科学方法的起源，我们不能因为它本身的幼稚与后人附会便一概抹杀。"（郭沫若．中国古代社会研究．科学出版社，1960：72）

范文澜说："直到现在，任何中国人把头脑解剖一下，量的多少固没有定，'五行毒'这个东西却无疑地总可以找出来。颉刚说'五行是中国人的思想律，是中国人对于宇宙系统的信仰，二千年来它有极强固的势力。'（顾颉刚编．古史辨．五册．上海古籍出版社，1982：641）这几句话的确是至理名言。"（范文澜《与顾颉刚论五行说的起源》载于燕京大学《史学年报》1931年3期）

要言之，近代著名学者当中，只有郭沫若先生对五行说的批判是略有保留的，对此说在科学史上的意义评价，仍不超过古希腊和印度的四大说。1924年之后，疑古学派[12]曾就此进行了系统的研究，阴阳五行思想被批得几乎无立足之地。

【补注】

［1］龚自珍（1792—1841）：清末思想家、文学家，一名巩祚，号定盦（音安ān），浙江仁和（今杭州）人。道光进士。官礼部主事。学务博览，为嘉道间提倡"通经致用"的今文经学派重要人物。主张道、学、治三者不可分割，开知识界"慷慨论天下事"之风。林则徐赴广东查禁鸦片时，建议加强战备，不与英国妥协。哲学观点上持"性无善无不善"说，反对孟子"性善"论和荀子"性恶"论。主张"自古至今，法无不改"，强调改革的必然性。晚年受佛教天台宗影响。所作诗文，提倡"更法""改图"，批判清王朝腐朽，洋溢着爱国热情，对后来思想界有相当影响。学术上

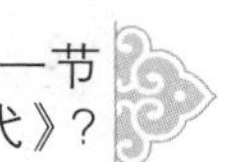

反对单纯考据。代表作有《尊隐》《明良论》《乙丙之际著议》《送钦差大臣侯官林公序》《病梅馆记》及《已亥杂诗》等。为文奥博纵横，自成一家；诗词瑰丽奇肆，称为“龚派”。有《定盦文集》等，今辑为《龚自珍全集》。(《辞海》)

龚定安全集：即《龚自珍全集》，因龚自珍号定盦（安）而名。

［2］刘向（约前77—前6）：西汉经学家、目录学家、文学家。本名更生，字子政。沛（今江苏沛县）人。汉皇族楚元王交四世孙。曾任谏大夫、给事黄门郎、散骑宗正给事中。成帝时迁光禄大夫，终中垒校尉。用阴阳灾异推论时政得失，集上古以来符瑞灾异之记，成《洪范五行传论》，又采传记行事，著《新序》《说苑》奏之，讥刺外戚专权，说：“今贤不肖混殽，白黑不分，邪正杂糅，忠谗并进。”并屡次上书劾奏外戚专权。校阅群书，撰成《别录》，为我国目录学之首。在《别录》一书中提出先秦诸子九流十家皆因王道既微而出于王官：“昔周之末，孔子既没，后世诸子，各著篇章，欲崇广道艺，成一家之说，旨趣不同，故分九家，有儒家，道家，阴阳家，法家，名家，墨家，纵横家，杂家，农家。”（《诸子略》）指出“和气致祥，乖气致异。祥多者其国安，异众者其国危，天地之常经，古今之通义也”（《汉书·刘向传》）。考符瑞灾异，“以揆当世之变”，提出“放远佞邪之党，坏散险詖之聚，杜闭群枉之门，广开众正之路”，为“太平之基，万世之利”（同上）。反对当时的厚葬风气，指出：“德弥厚者，葬弥薄；知愈深者，葬愈微。无德寡知，其葬愈厚。”（同上）在文学艺术上，承袭孔子“文质彬彬”的观点，主张“文质兼修”，并强调“礼乐”的教化作用。另有《列女传》。(《中国哲学大辞典·人物·经学》)

以五行灾异附会《春秋》：刘向“治《谷梁春秋》，数其祸福，传以《洪范》（五行出自此篇）”，“以傅《春秋》”（《汉书·五行志》）。又，“（刘）向见《尚书·洪范》，箕子为武王陈五行阴阳休咎之应，（刘）向乃集合上古以来历春秋、六国至秦汉符瑞灾异之记，推迹行事，连传祸福，著其占验，比类相从，各有条目，凡十一篇，号曰《洪范五行传论》”（《汉书·刘向传》），即刘向“欲用《春秋》灾异说《尚书》”。

灾异：指自然灾害和某些异常自然现象，如水灾、地震、日食等。(《汉典》)

《春秋》：儒家经典之一，是现存中国古代第一部编年体史书。春秋时期鲁国的史记。所记之事起于鲁隐公元年（前722），终于鲁哀公十四年（前481）。西晋杜预认为，因鲁史所记，“必表年以首事。年有四时，故错举以为所记之名”（《春秋左氏传序》）；又据“春生物而秋成”意，故称。《孟子》《史记》《汉书》均有“孔子作《春秋》”的记载，“《春秋》辨是非，故长于治人”，认为《春秋》经孔子加“笔削褒贬”，“重空文以断礼仪”（见《史记·太史公自序》），为后王立法，其用在“道义”，已不仅为记事之书。故旧说“借事明义，乃一部春秋之旨”。西汉武帝时置五经博士，《春秋》遂为儒家经书。解释《春秋》的主要有“左氏”“公羊”“谷梁”三传。古代《春秋》经文和“三传”分列，今分载在各传之前。后收入《十三经注疏》。(《中国哲学大辞典·著作·经学》)

《尚书》：儒家经典之一，亦称《书》《书经》。“尚”即“上”，上代以来之书，故名。中国上古历史文献和部分追述古代史迹著作的汇编。相传由孔子编定。事实上有些篇，如《尧典》《皋陶谟》《禹贡》《洪范》等为以后儒家所补。保存了商周，特别是西周初期的一些重要史料。《盘庚》反映了对殷先祖神灵的崇拜。《召诰》提出："皇天上帝，改厥元子，兹大国殷之命。"为以后君权神授说之滥觞。《洪范》在宗教神学体系下，透露出朴素唯物主义思想。文中所反映的伦理观念后来被奉为封建道德的楷模。《舜典》提出"诗言志"，在中国美学史上有重大影响。西汉初存二十八篇，即《今文尚书》。另有相传汉武帝末年，鲁恭王刘馀从孔宅壁中发现的《古文尚书》，已佚。今存为东晋梅赜所献的《古文尚书》，为伪作。现通行的《十三经注疏》本《尚书》是《今文尚书》与伪《古文尚书》的合编。注本有唐孔颖达《尚书正义》、南宋蔡沈《书集传》。清孙星衍《尚书今古文注疏》辑集汉、魏、隋、唐旧注，并作疏，较为完备。(《中国哲学大辞典·著作·先秦》)

蒋伯潜说："《尚书》者，上古之书也。孔颖达《尚书正义》释尚书二字之义曰：'尚者，上也。此言上代以来之书，故曰《尚书》。按《尚书》始于《尧典》，终于《秦誓》，其时代起自上古之唐尧，终于春秋初世，为我国上古时代之史料，故名曰《尚书》。秦以前之经传诸子中，凡引《尚书》，皆但称《书》，不曰《尚书》；似《尚书》一名，起于西汉。西汉初世，去秦穆公作《秦誓》时，已四百余年矣。故陆德明《经典释文叙录》亦曰：'以其上古之书，故曰《尚书》。'"(《十三经概论·第一章：尚书解题》)

[3]《洪范》庶徵（征）：《尚书·洪范》："次八曰念用庶徵"，"八、庶徵：曰雨、曰旸（音阳 yáng）、曰燠（音玉 yù）、曰寒、曰风、曰时，五者来备，各以其叙，庶草蕃庑（音无 wú）"。孔安国《传》："雨以润物，旸以干物，暖以长物，寒以成物，风以动物。五者各以其时，所以为众验。言五者备至，各以次序，则众草蕃滋庑丰也。"

庶徵：庶，众、多。徵，征兆、征验。《辞源·广部》："某事发生前的许多迹象、徵候。多指以晴雨冷热等徵验年岁的丰歉。《书·洪范》：'念用庶徵。'《旧唐书·天文志上》：'是故古之哲王，法垂象以施化，考庶徵以致理。'"

[4] 阴阳家：战国时期提倡阴阳五行说的一个学派。《汉书·艺文志》列为九流之一。代表人物有邹衍等。阴阳说和五行说本来是春秋、战国之际具有朴素唯物主义因素的两种流行思想。以邹衍为首的阴阳家，认为人类社会的发展也受水、火、木、金、土五种势力的支配，提出"五德终始""五德转移"说，用以论证社会历史的变革和王朝的更替，形成了唯心主义的历史循环论。(《汉典》)

《汉书·艺文志·诸子略》："阴阳家者流，盖出于羲和之官，敬顺昊天，历象日月星辰，敬授民时，此其所长也。及拘者为之，则牵于禁忌，泥于小数，舍人事而任鬼神。"

[5] 梁启超（1873—1929）：中国近代维新派领袖，学者。字卓如，号任公，又号饮冰室主人，广东新会（今江门市新会区）人。清光绪举人。与其师康有为倡导变法维新，并称"康梁"。1895 年（光绪二十一年）赴北京参加会试，追随康有为发动公

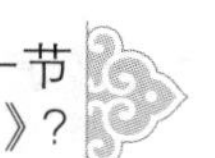

车上书。1896 年在上海主编《时务报》，发表《变法通议》，编辑《西政丛书》，次年主讲长沙时务学堂，积极鼓吹和推进维新运动。1898 年入京，参与百日维新，以六品衔办京师大学堂、译书局。戊戌政变后逃亡日本。初编《清议报》，继编《新民丛报》，坚持立宪保皇，受到民主革命派的批判。但介绍西方资产阶级社会、政治、经济学说，对当时知识界有很大影响。辛亥革命后，以立宪党为基础组成进步党，出任袁世凯政府司法总长。1916 年策动蔡锷组织护国军反袁；后又组织研究系，与段祺瑞合作，出任财政总长。五四时期，反对“打倒孔家店”的口号。倡导文体改良的“诗界革命”和“小说界革命”。早年所作政论文，流利畅达，感情奔放。晚年在清华学校讲学。著述涉及政治、经济、哲学、历史、语言、宗教及文化艺术、文字音韵等。其著作编为《饮冰室合集》。今有《梁启超全集》。(《辞海》)

［6］章太炎：章炳麟（1869—1936）中国民主革命家、思想家、学者。初名学乘，字枚叔，后改名绛，号太炎。浙江余杭（今杭州市余杭区）人。1897 年（清光绪二十三年）任《时务报》撰述，因参加维新运动被通缉，流亡日本。1900 年剪辫发立志革命排满。1903 年因发表《驳康有为论革命书》和为邹容《革命军》作序，被捕入狱。1904 年与蔡元培等发起成立光复会。1906 年出狱后被孙中山迎至日本，参加同盟会，主编《民报》，与改良派论战。1909 年（宣统元年），与陶成章等用光复会名义活动。次年设总部于东京，被推为会长。1911 年上海光复回国，主编《大共和日报》，并任孙中山总统府枢密顾问。曾由张謇争取参加统一党，散步“革命军兴，革命党消”的言论。1913 年宋教仁被刺后参加讨袁，为袁世凯禁锢，袁死后获释。1917 年参加护法军政府，任秘书长。1924 年脱离孙中山改组的国民党。1935 年在苏州设章氏国学讲习会，收徒授业。出版《制言》杂志。晚年赞助抗日救亡运动。早期哲学思想具有唯物主义倾向，认为“精气为物”，“其智虑非气”，较正确地表达了物质和精神的关系；宣称“若夫天与上帝，则未尝有矣”，否定天命论的说教。但受佛教唯识宗和西方近代资产阶级主观唯心主义思想影响。在文学、历史学、语言学等方面，都有精深研究。鼓吹革命的诗文，影响很大。所著《新方言》《文始》《小斅答问》，上探语源，下明流变，颇多创获，但文字古奥难解。著述除刊入《章氏丛书》《章氏丛书续编》外，部分遗稿刊入《章氏丛书三编》。今有《章太炎全集》。(《辞海》)

［7］纬候：指谶纬之书。《后汉书·方术传序》有“纬候之部”，李贤注：“纬，《七经纬》也。候，《尚书中候》也。”谶纬中往往观测天文星象以候符命吉凶，故谶纬又称为“纬候”。(《中国哲学大辞典·名词术语·秦汉哲学》)

谶纬是一种神学迷信，流行于西汉末和东汉，为当时封建统治者所倡导的官方正统的社会思想。《说文》：“谶者，验也”，是一种“诡为隐语，预决吉凶”（《四库全书总目提要》）的宗教预言，又名“符谶”“符命”。有的有图有字，名“图谶”。《说文》“纬，织横丝也”，相对“经”而言，是以巫师、方士的迷信方术附会儒家的经义，假托天意圣教来言符箓瑞应。《四库全书总目提要》说：“纬者经之义流，衍及旁义。”谶纬大体以《易经》中河图、洛书的神话传说和西汉董仲舒的天人感应说为理论依据，编造影射性的图谶符命，为巩固统治或改朝换代提供“天命”上的根据。谶与纬作为神学预言，实质上没有多少区别，但就产生的先后来说，则谶先于纬。《史记·秦本纪》载“亡秦者，胡也”。《史记·陈涉世家》载“篝火狐鸣”“鱼腹帛书”已开用谶之先声。汉初的京房易学、齐诗、公羊传中开始有后世纬书的成分。汉武帝以后，独尊儒术，经学地位提高，产生了依傍、比附经义的纬书。谶纬在西汉后期开始盛行。王莽“改制”，光武“中兴”都曾利用谶纬作为合法依据。

光武即位，崇信谶纬，中元元年（56）“宣布图谶于天下”，使谶纬在东汉时达到极盛。《后汉书·方术传》载当时称为“内学”，“士之赴趣时宜者，皆驰骋穿凿争谈之”。经过石渠阁和白虎观两次经学会议，在《白虎通义》中进一步完成谶纬与今文经学的结合，使谶纬神学在意识形态上遂居于统治地位。随着汉末的今古文经学的合流以及魏晋之际玄风的兴起，谶纬逐渐衰落，但在王朝更迭时，一般仍用来作为膺受天命的根据。从南朝刘宋开始禁谶，“及（隋）高祖受禅，禁之逾切，炀帝即位，乃发使四出搜天下书籍，与谶纬相涉者皆禁之”（《隋书·经籍志》）。后谶纬之书遂大部分失传。在《玉函山房辑佚书》中保留有纬书的一些片断。清殷元正《集纬》、清赵在翰《七纬》、清黄奭《汉学堂丛书》都有辑佚多种。1971 年以来日本安居香山、中村璋八编辑的《纬书集成》陆续出版，搜集较为完备。除去其中迷信部分，也含有某些天文、历法、地理、乐律、医学等方面的科学资料，如《河图》有：“地恒动不止”；《河图·开始图》有：“阴阳相薄为雷”；《春秋·元命包》有：“阴阳激为电”等等。（《中国哲学大辞典·名词术语·秦汉哲学》）

[8] 严复（1854—1921）：中国近代启蒙思想家、翻译家。初名传初，曾改名宗光，字又陵，又字幾道，福建侯官（今福州）人。福建船政学堂首届毕业生，留学英国海军学校。1880 年（清光绪六年）任北洋水师学堂洋文正教习，1889 年任总教习，后升总办。中日甲午战争后，发表《论世变之亟》《原强》《辟韩》《救亡决论》等文，反对顽固保守，主张维新变法。揭露和批判程朱的“理居气先”和陆王的“良知良能”。译《天演论》，宣传“物竞天择，适者生存”，号召人们救亡图存，“与天争胜”，对当时思想界有很大影响。但也宣扬了庸俗进化论和“是实非幻者，惟意而已”等唯心主义观点。曾主办《国闻报》，协办通艺学堂。戊戌变法后，翻译《原富》《群学肄言》《法意》《穆勒名学》等，传播西方资产阶级政治思想和逻辑学。首次提出“信、达、雅”的翻译标准。辛亥革命后，思想趋于保守，1913 年列名发起孔教会，1915 年列名筹安会。著有《瘉壄堂诗集》《严幾道诗文钞》等。著译编为《侯官严氏丛刊》《严译名著丛刊》。今辑有《严复集》。（《辞海》）

[9] 九流：即九家。指儒家、道家、阴阳家、法家、名家、墨家、纵横家、杂家、农家。若再加小说家则为“九流十家”。由于小说家乃“街谈巷语、道听途说者之所造也”，“是以君子弗为也”，所以“诸子十家，皆可观者九家而已”。（《汉书·艺文志·诸子略》）

[10] 堪舆：即风水，指住宅基地或墓地的形势。亦指相宅相墓之法。“堪”为高处，“舆”为下处。（《汉典》）

《淮南子·天文训》中有：“堪，天道也；舆，地道也。”堪即天，舆即地，堪舆

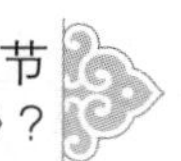

学即天地之学。它是以河图洛书为基础，结合八卦、九星和阴阳五行的生克制化，把天道运行和地气流转以及人在其中，结合在一起，形成一套特殊的理论体系，从而推断或改变人的吉凶祸福，寿夭穷通。（百度百科）

［11］顾颉刚编《古史辨》：顾颉刚（1893—1980），江苏省苏州市人，是我国著名的历史学家，古史辨派的创始人。这个学派以他编著的《古史辨》而闻名于世。他又是禹贡派的创始人，以他创办的禹贡学会和主编的《禹贡》半月刊而为学林所推崇。顾先生因考辨古史，对古代神话、民俗、古典文学和歌谣也做了不少研究，并都有开创性的贡献，是中国现代神话学、民俗学、古典文学和民间文艺研究等学术领域的卓越奠基人之一。

顾先生生于书香世家，原名诵坤，字铭坚。笔名有天游、无悔、张久、诚吾、桂姜园、余毅、康尔典、劳育、周堃、武兴国等。

中华人民共和国成立前后，他历任厦门、中山、燕京、北京、云南、齐鲁、中央、复旦、兰州、震旦等大学和社会教育学院、诚明文学院、上海学院教授，中山大学语言历史研究所主任、中央研究院历史语言研究所特约研究员暨人文组院士、北平研究院史学研究会历史组主任、齐鲁大学国学研究所主任等职。1954 年后，任中国科学院历史研究所第一所和中国社会科学院历史研究所研究员，先后主持《资治通鉴》和《二十四史》的校点工作。

顾先生的疑古思想是继承郑樵、姚际恒和崔述的传统的。他在《我是怎样编写〈古史辨〉的》中说："崔东壁的书启发我做'传、记'不可尽信，姚际恒的书启发我不但'传、记'不可信，连'经'也不可尽信。郑樵的书启发我做学问要融会贯通，并引起我对《诗经》的怀疑。所以我的胆子越来越大，敢于打倒'经'和'传、记'中的一切偶像。"

顾先生的治学方法和对今、古文的看法则来自胡适和钱玄同。他说胡适给他以研究历史的方法，使他对古史有特殊的了解，知道"不但要去辨伪，要去研究伪史的背景，而且要去寻出它的渐渐演变的线索，就从演变的线索上去研究"（《〈古史辨〉第一册自序》）。钱玄同则使他"辨清了今、古文家的本来面目"，"今文学是孔子学派所传衍，经长期的蜕化而失掉它的真面目的"，"古文家得到了一点古代材料，用自己的思想加以整理改造，七拼八凑而成其古文学"（《〈秦汉的方士与儒生〉序》）。

顾颉刚先生以故事的眼光解释古史构成的原因，用民俗学的材料来印证古史则来自他看戏和搜集歌谣。他说："老实说，我所以敢大胆怀疑古史，实因从前看了二年戏，聚了一年歌谣，得到一点民俗学的意味的缘故。"（《我的研究古史计划》）"使我知道研究古史尽可应用研究故事的方法。""用这个眼光去读古史，它的来源、格式与转变的痕迹，也觉得非常清楚。""用这个方法去看古史，能把向来万想不通的地方想通，处处发见出它们的故事性，所以我敢大胆打破旧有的古史系统。从此以后，我对于古史的主要观点不在它的真相而在它的变化。"（《答李玄伯先生》）

另外，顾先生读了罗振玉和王国维的著述之后说"我的眼界从此又得一广"，并受到王国维等实用材料研究古史所取得的成就的深刻影响。他说："古物出土愈多，时常透露一点古代文化的真相，反映出书籍中所写的幻想，更使人对于古书增高不信任的意念。”（《〈古史辨〉第一册自序》因此，他认为出土古物所透露的古代文化的真相，既可以用来建设真实的古史，又可以用来做破坏伪古史的工具。

以上就是顾颉刚先生的主要学术渊源。但是把他引上考辨伪古史道路的却是康有为。1914 年，他读了康有为的《新学伪经考》《孔子改制考》，深受影响，《孔子改制考》中所说的“上古史事茫昧无稽”，引起他对于古书上的古史不信任的观念，就有志于推翻伪古史。这年 3 月，他写的《古今伪书考跋》，是他最早写的辨伪文字。到冬天，他开始写读书笔记，以记录搜集到的材料和对古史的见解。

顾颉刚先生的《与钱玄同先生论古史书》揭露了我国先秦至两汉的古书上有关古史记载的神话传说的真面目，剥去了“经书”的神圣外衣，从根本上推翻了二千多年来人们崇信的偶像，轰动了国内外学术界，引起了各方人士的注目，在社会上产生了广泛的影响。可以说，他的辨古疑伪，不仅具有除旧布新的重大学术价值，而且具有反封建的重要社会意义。

顾颉刚先生古史研究的成就，主要是揭示出战国、秦、汉以来的古书，特别是“经书”上所载的古史，大多出于神话传说的演变，是由不同时代的神话传说一层一层积累起来造成的，从而把古书中的一些虚妄的伪史料清除出去，为进一步科学地研究我国的古代史开辟了道路。

顾先生在考辨古史上的贡献主要有四个方面：一、创立“层累地造成的中国古史”观；二、揭示三皇五帝的古史系统是由神话传说层累地造成的；三、打破民族出于一元与地域向来一统的传统说法；四、考订古书著作时代，为研究古史传说的演变打好基础。（王煦华．顾颉刚《古史辨自序下册》．顾颉刚在古史考辨方面的贡献）

［12］疑古学派：即对古代儒家经典著作持怀疑态度之学派。此学派，大体上乃系一种紧跟时代之步伐，具有进步观之学派。

疑古学派主要以顾颉刚、钱玄同等人为代表，也得到胡适先生之支持。他们以为古代的很多问题，都需要重新看、重新探讨，觉得很多被当作信史的东西其实都是传说，而不是真实的历史。他们有一个理论，叫“层累地堆积说”，认为古代的传说就像滚雪球似的，原来可能有一点点影子，但这雪球越滚越大，越大就越离原来那一点点影子越远。所以，古代的东西就值得怀疑了，因此这个学派被称作疑古学派。当然顾颉刚乃受晚清今文经学派之影响，具体说是受康有为《新学伪经考》之影响。

金栋按：现代不断地出土文献，已相继证实了古代儒家经典著作中被当作信史的有些东西是真实的历史，不是历史传说，因此疑古学派被现代学者称为“疑古过勇”“过勇疑古”，如李学勤《走出疑古时代》则持此说。

【原文】

数十年前，阴阳五行学说对中国人思想影响之大[1]，现代青年已体会不深，因而可能对近代学者为什么大批阴阳五行有些不解。为此，先举几个至今还为众人熟悉的文学方面的例子，以便知其大概。①

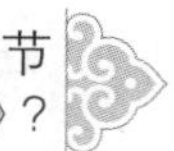

【自注】

①为加深印象，再说明古人如何重视五行，以便理解近代人何以对此说深恶痛绝。据笔者所知，对五行评价最高的古人是隋代人萧吉[1]。他说：

“夫五行者，盖造化之根源，人伦之资始，万品禀其变易，百灵因其感通。本乎阴阳，散乎精象，周竟天地，布极幽明。子午卯酉为经纬[2]，八风六律为纲纪。故天有五度[3]以垂象，地有五材[4]以资用，人有五常[5]以表德，万有森罗以五为度。……吉每寻阅坟索，研穷经典，自牺农以来迄于周汉，莫不以五行为政治之本。”（隋萧吉．五行大义[1]·序．丛书集成本．商务印书馆，1939）

在萧吉看来，不但造化的根源是五行，中国有史以来的政治也以五行为本。于是，一切事物或学问中，没有比五行更重要的了。

【补注】

［1］隋代人萧吉：据《南史》卷五一《梁宗室传》及《梁书》记载，萧吉的曾祖父萧顺之，是南齐太祖萧道成（479—482 在位）的族弟；祖父萧懿是梁武帝的长兄，南齐一代名将；其父是萧懿九子之一，具体第几子不详。据江苏丹阳《开沙萧氏族谱》记载，萧顺之是西汉丞相萧何的第二十五世孙，则萧吉当为萧何的第二十八世孙。

萧吉的生年无确切记载，估计生于梁武帝（502—549 在位）中期，公元 520—530 年左右。萧吉入隋后一段时间内政治上不顺利。《北史》本传说：“吉性孤峭，不与公卿相浮沉，又与杨素不协，由是摈落，郁郁不得志。”“性孤峭”不是主要原因，“与杨素不协”才是问题的关键。杨素是隋朝元勋，不会看得起三易其主的萧吉；在一贯负手向天的杨素面前，萧吉也不能不觉得气短，因此，只能闭门读书，以求一逞。不过，萧吉“博学多通，尤精阴阳算术”的特长，终于为他提供了机会。他发现隋文帝“好徵祥之说，欲乾没自进，遂矫其迹为悦媚焉”。开皇十四年（594），萧吉上文帝书，投其所好，大谈符命徵祥，显然是萧吉“考定古今阴阳书”所获心得的一部分。

日本学者中村璋八推测，萧吉向文帝上的书很可能就是《五行大义》，而上书之年的 594 年，也就是《五行大义》的完稿之年。萧吉“考定古今阴阳书”导致了 594 年的上书，而且上书与《五行大义》确实也存在着一定的联系，但若以上书等同于《五行大义》，或以 594 年为成书之年，其理由还有待商榷。（百度百科）

《五行大义》：五卷，隋代萧吉撰。书中内容，都关乎阴阳五行之事。

卷一主要对五行、干支进行释名，并说明五行的形质与功用，同时对“数”进行广论，包括《易》之大衍之数、五行及生成数、干支数、纳音数和九宫数。卷二论述五行相生、生死所及四时休王和五行配支干、五行相杂、五行之德、五行之合、五行之扶抑、五行之相克、相刑、相害和冲破。卷三讲五行配五色、五音、五味、五藏六府及五常与五事。卷四讲五行与律吕、七政、八卦之风、性情及政治。第五卷讲诸神、五帝、诸官、诸人及禽虫配五行。

萧吉以博学多才著称，尤其擅长阴阳算术。所著《五行大义》是萧吉在广泛研究和考订各类阴阳著述的基础上融会贯通形成的一部代表作品。其内容推理周密，引征广博，在阴阳术数领域内，属于造诣很深的著作。……它是隋以前传统五行理论的集大成者，也是研究中国整部五行思想发展历程的必读之书，这一点是确凿无疑的。

本书文风醇厚古朴，书中所援引的材料非常丰富，有些引文往往来自于佚亡之书，今已不可得见者，借《五行大义》而存其一二。……萧吉的广征博引、包罗万象，为后人清理出了一条追寻隋以前中国五行思想发展历史的清晰脉络。在这个意义上，萧吉称得上是中国古代（特别是中古）五行思想的一位杰出的总结者。（《医道传承丛书·五行大义·点校说明》）

[2] 子午卯酉为经纬：即子午为经——南北为经，卯酉为纬——东西为纬。

《灵枢·卫气行》："子午为经，卯酉为纬。"《类经八卷·经络类二十五》："天象定者为经，动者为纬。子午当南北二极，居其所而不移，故为经。卯酉常东升西降，列宿周旋无已，故为纬。"

杨鹏举校注《灵枢经》："以子午（北南）两端连线为经，以卯酉（东西）两端连线为纬。在十二地支分配的方位中，子位居北，午位居南，卯位居东，酉位居西；经，是竖线，纬，是横线，因子午为南北竖线，卯酉为东西横线，所以说子午为经，卯酉为纬。"

[3] 天有五度：《易·系辞上》："天数五。"

[4] 五材：指木、火、土、金、水五种物质。

《左传·襄公二十七年》："天生五材。"杜预注："金、木、水、火、土也。"

[5] 五常：儒家之仁、义、礼、智、信五种行为道德规范，亦名五性、五德。

《白虎通·卷八·情性》："五性者何谓？仁、义、礼、智、信也。仁者，不忍也，施生爱人也。义者，宜也，断决得中也。礼者，履也，履道成文也。智者，知也，独见前闻，不惑于事，见微知著也。信者，诚也，专一不移也。"

《五行大义·卷之三·论五常》："五常者，仁、义、礼、智、信也。行之终久，恒不可阙，故名为常。亦云五德，以此常行，能成其德，故云五德。"

《西游记》是妇孺皆知的神话小说。若问：其中心人物何以必凑够五个（白马不可少）？很多人未必知作者用意。其实是从比附五行而来。倘以此说附会，请看其中章回题目。

第八十六回　木母助威征怪物　金公施法灭妖邪

第八十九回　黄狮精设钉钯宴　金木土计闹豹头山

其中八卦配五行亦常见。众怪作法，欲兴风必从巽地吸气[2]，要玩火需从离方用功[3]。青年读者未必知其所以然。

又，倒数第二回：九九数完魔灭尽　三三行满道归根。三、九、八十一，这几个数在《内经》时代均有奥义。这又不仅是五行说了。不知其说所本，也难懂《内经》。当然，《西游记》的文学价值不在此。

"古道、西风、瘦马"是一句很妙的词[4]。人人知是形容冷落凄凉。不过，若值春暖花开，雨过天晴，即有西风也无碍"春风得意马蹄疾"。问题是风不在东西，意思指春秋。故春联多用"东风浩荡"。

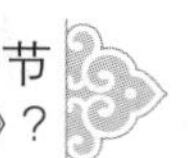

《红楼梦》里的林黛玉说：“不是西风压倒东风，就是东风压倒西风。”这一句家常话，也是五行说的流风。同书中有一段史湘云和丫头谈阴阳，大观园的使女也热衷此道。①

假如是学过中医的，应该很熟悉三个方名：六一散、左金丸、戊己丸。我看能很爽快地说出三者含义的人不一定多。有些人能答出“天一生水、地六成之”[5]故名六一。若再问：何以“天一生水、地六成之”？能引经据典说出一二三的人便少。再能用现代认识予以解释者，恐怕更少。②

【自注】

①史湘云和丫头翠缕谈阴阳，见于《红楼梦》第三十一回。从中可以看出，曹雪芹对阴阳学说，确有见地。核心段落如下：

史湘云道：“花草也是同人一样，气脉充足，长得就好。”翠缕把脸一扭，说道：“我不信这话。若说同人一样，我怎么不见头上又长出一个头来的人？”湘云听了由不得一笑，说道：“我说你不用说话，你偏好说。这叫人怎么好答言？天地间都赋阴阳二气所生，或正或邪，或奇或怪，千变万化，都是阴阳顺逆多少。一生出来，人罕见的就奇，究竟理还是一样。”翠缕道：“这么说起来，从古至今，开天辟地，都是阴阳了。”湘云笑道：“糊涂东西，越说越放屁，什么‘都是些阴阳’，难道还有个阴阳不成！‘阴’‘阳’两个字还只是一个字，阳尽了就成阴，阴尽了就成阳，不是阴尽了又有个阳生出来，阳尽了又有个阴生出来。”翠缕道：“这糊涂死了我！什么是个阴阳，没影没形的。我只问姑娘，这阴阳是怎么个样？”湘云道：“阴阳可有什么样儿，不过是个气，器物赋了成形。比如天是阳，地就是阴；水是阴，火就是阳；日是阳，月就是阴。”翠缕听了，笑道：“是了，是了，我今儿可明白了。怪道人都管着日头叫‘太阳’呢，算命的管着月亮叫什么‘太阴星’，就是这个理了。”湘云笑道：“阿弥陀佛！刚刚的明白了。”翠缕道：“这些大东西有阴阳也罢了，难道那些蚊子，蛇蚤，蠓虫儿，花儿，草儿，瓦片儿，砖头也有阴阳不成？”湘云道：“怎么有没阴阳的呢？比如那一个树叶儿还分阴阳呢，那边向上朝阳的就是阳，这边背阴覆下的便是阴。”翠缕听了，点头笑道：“原来这样，我可明白了。只是咱们这手里的扇子，怎么是阳，怎么是阴呢？”湘云道：“这边正面就是阳，那边反面就是阴。”翠缕又点头笑了，还要拿几件东西问，因想不起个什么来，猛低头就看见湘云宫绦上系的金麒麟，便提起来问道：“姑娘，这个难道也有阴阳？”湘云道：“走兽飞禽，雄为阳，雌为阴，牝为阴，牡为阳。怎么没有呢！”翠缕道：“这是公的，到底是母的呢？”湘云道：“这连我也不知道。”翠缕道：“这也罢了，怎么东西都有阴阳，咱们人倒没有阴阳呢？”湘云照脸啐了一口道：“下流东西，好生走罢！越问越问出好的来了！”翠缕笑道：“这有什么不告诉我的呢？我也知道了，不用难我。”湘云笑道：“你知道什么？”翠缕道：“姑娘是阳，我就是阴。”说着，湘云拿手帕子捂着嘴，呵呵地笑起来。翠缕道：“说是了。就笑得这样了。”湘云道：“很是，很是。”翠缕道：“人规矩主子为阳，奴才为阴。我连这个大道理也不懂得？”湘云笑道：“你很懂得。”

一面说，一面走，刚到蔷薇架下，湘云道：“你瞧那是谁掉的首饰，金晃晃在那里。”翠缕听了，忙赶上拾在手里攥着，笑道：“可分出阴阳来了。”说着，先拿史湘云的麒麟瞧。湘云要他拣的瞧，翠缕只管不放手，笑道：“是件宝贝。姑娘瞧不得。这是从那里来的？好奇怪！我从来在这里没见人有这个。”

②六一散出自刘河间《宣明论方》[1]，原名益元散，一名天水散。后人通称六一散，即取“天一生水，地六成之”之义，又说明滑石、甘草用量比例。主暑湿。又，《伤寒直格》有益元散，为六一散加辰砂。

左金丸出自朱丹溪《丹溪心法》[2]。药用黄连、吴茱萸。比例为六比一，共为细末，水丸或蒸饼为丸。左金者，制肝气也。今人或解为泻肝火，不确。

戊己丸出自《和剂局方》[3]。药用黄连、吴茱萸、白芍各等份为细末，面糊为丸，如梧桐子大。戊己者，化土也，乃制木扶土之义。主治肝胃不和。

以上三方，都与象数和/或五行有关。

关于象数之学，见第十三节所附“象数略论”。

【补注】

［1］刘河间：指刘完素（约1120—1200），金代著名医家，金元四大家之一。字守真，自号通玄处士。河间（今河北河间）人，又称刘河间。长期在民间行医，深受群众欢迎。精研《素问》数十年，对运气学说提出精辟的见解。既承认运气分主四时的正常规律，又认为运气有常有变，研究运气学说应当着眼于风、寒、暑、湿、燥、火对疾病发生和发展的影响。鉴于当时在北方地区流行热性病，分析研究《素问》病机十九条，强调了火热致病的理论，并根据北方人的体质和热性病流行特点，总结其治疗经验，反对套用古方，善用寒凉药，收到较好效果，对后世治疗温热病很有启发。力排《局方》用药燥热之偏，治病多以降心火、益肾水为主。由于他善用寒凉药物，后世称之为寒凉派。生平著作有《素问玄机原病式》《素问病机气宜保命集》《宣明论方》《三消论》以及《伤寒直格》《伤寒标本心法类萃》等。(《中医大辞典》)

《宣明论方》：又名《黄帝素问宣明论方》。15卷。金刘完素撰于1172年。卷1～2诸证门，将《素问》一书中的61个病名逐条照原文做了分析和制定处方；卷3～15分为风、热、伤寒、积聚、水湿、痰饮、劳、燥、泄痢、妇人、补养、诸痛、痔漏、疟疾、眼目、小儿等各门，每门均先引《素问》医论，作者加以引申，并制定处方。本书不仅补充了《素问》所记病候缺乏方药的不足，并反映出刘氏偏重寒凉、降火益阴为主的治疗大法。现有《刘河间伤寒三书》本。(《中医大辞典》)

［2］朱丹溪：朱震亨（1281—1358），元代著名医学家。字彦修，又称丹溪。婺州义乌（今浙江义乌）人。自幼学习四书五经和程朱理学，三十岁后才开始行医。他遍走江苏、浙江、安徽各地访求名医，后从罗知悌学医，认真钻研《内经》等古医书，学术上受到刘完素、李杲等影响较大，并对刘完素学说有进一步发展，倡“阳有余阴不足”论。根据《内经》论证“相火”有常有变，认为人体有赖于“相火”以温养脏腑和推动功能活动。但“相火”易于妄动，一旦相火妄动就会耗伤经血发生病变。在养生方面，主张节制食欲、色欲，以保养阴分。临床治疗上主张滋阴降火，善用滋阴

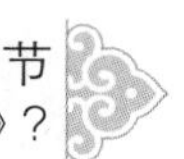

降火药，后世称其学术派别为养阴派（或滋阴派）。他所创用的越鞠丸、大补阴丸、琼玉膏等至今仍为常用方剂。主张临证时要灵活用药，反对当时一些医家忽视辨证，机械地搬用《局方》和滥用辛燥药的做法。著有《格致余论》《丹溪心法》《局方发挥》《本草衍义补遗》等书。(《中医大辞典》)

《丹溪心法》：元朱震亨著述，明程充校订。刊于1481年。此书并非朱氏自撰，由他的学生根据其学术经验和平素所述纂辑而成。明初的两种刻本均有后世医家增附的一些内容，程氏为了尽可能恢复原著面貌，予以删订校正，亦即当前的流传本。卷首有十二经见证等六篇医论；全书分列各科病证一百篇，以内科杂病为主，兼及其他各科。论述病证，先引朱氏原论，次则记述朱氏门人戴元礼有关辨证等方面的论述，并介绍治疗方剂。其中各病证的附录部分，对于病名解释，因、证、治疗等方面有相当深入的分析。全书比较集中和全面地反映了朱氏“阳常不足，阴常有余”的学说以及气、血、痰、郁诸病治疗见解和丰富经验，是一部研究内科杂病和朱氏学说的重要著作。(《中医大辞典》)

左金丸：即肺金克肝木之义。肝属木从左，应受肺金所制，方不致过亢而妨碍正常生化。本方用黄连泻心火，使心火不克肺金，肺金不受克，方能有力制约肝木，肝（左）得肺（金）制，所以叫作左金丸。(肖俊平《汤头歌诀浅解》)

[3]《和剂局方》：全称《太平惠民和剂局方》。方书名。10卷。宋太医局编。初刊于1078年以后。本书是宋代太医局所编所属药局的一种成药处方配本。宋代曾多次增补修订刊行，而书名、卷数也有多次调整。最早曾名《太医局方》。1107年前后陈师文等重新修订，又先后改名为《和剂局方》和《太平惠民和剂局方》。卷数也有5卷本、10卷本不一。现存通行本将成药方剂分为诸风、伤寒、一切气、痰饮、诸虚、痼冷、积热、泻痢、眼目疾、咽喉口齿、杂病、疮肿、伤折、妇人诸疾及小儿诸疾共14门，788方。均系收录民间常用的有效中药方剂，记述了其主治、配伍及具体修制法，是一部流传较广、影响较大的临床方书。(《中医大辞典》)

戊己丸：健脾胃之剂。因为脾胃都属土，胃是戊土，脾是己土，故本方取名为“戊己丸”。(肖俊平《汤头歌诀浅解》)

其答案均需求之《内经》时代。类似中医术语还多。如果说它们不过是虚名虚套，懂得它们不一定当上名医，不管它们照样治好病，此类话不应出自中医之口。倘若《内经》专家碰到这些地方也支吾，则《内经》之学岌岌可危了。这已不仅“乏人”“乏术”，而是“乏学”了。学说不乏，技术自兴，技术能兴，何忧乏人！《〈内经〉时代》欲追根溯源，求岐黄之理。用意如是，尚冀时贤不以为“大可不必”。苟蒙高明赐教，群贤切磋，又不仅作者一人之幸。

最后有必要再次强调，前人的一切有关研究成果都是应该借鉴、继承的。实际情况是学习得很不够。加之坚持本书的篇幅不超过《内经》原文，故采用了尽量明快的论述方式和尽量通俗简洁的语言。下文会提出一些前人的看法而不详细引用原文并注明出处。这绝非有意掠人之美以自饰，也不是怕触犯权威引起麻烦。即便自以为前人未论及处，也可能早有人先我而发了。这本小册子从各方面看都称不起严谨的科学论著。如果其中真有些能站得住脚的新东西，也只是由于我借助了许多拐杖，踏过许多高人的肩膀。文中涉及非中医学术史的部分，往往要先做些常识介绍。这样做，一是方便对有关领域不很熟悉的读者，二是笔者在这些领域也仅知道些常识。《内经》和医学史方面的基本知识，也不能保证没有严重错误。热切期望来自各方面的批评。细节上的疏漏肯定更多，并请指正。假如较重要的新论点能有一半经得起批评，即本书的目的达到二分之一，就很知足了。笔者的一贯信条是：宁可写出错误较多、新见解也不少的东西而受到批评，也不写没有新东西，因而没人批评的文字。没有批评反响的著述，我很疑心是没人读过，或没人认真读过。那种下场对和社会科学有关的学术著述来说是可悲的。

【补注】

［1］五行学说对中国人思想影响之大：读过本节，不难理解，“五行，是中国人的思想律，是中国人对于宇宙系统的信仰；二千余年来，它有极强固的势力。它在经典上的依据，为《尚书》的《甘誓》和《洪范》。这两篇中，都有‘五行’字样，而《洪范》讲‘水、火、木、金、土’的性质尤为明显。”（顾颉刚《古史辨自序·下册·五德终始说下的政治和历史》）

［2］欲兴风必从巽地吸气：风是五气（风暑湿燥寒）之一，巽是八卦之一。五行、五气与八卦（后天八卦）配五方，二者相同。即东（南）方在五行属木，在五气为风，在八卦为巽。

《易·说卦传》：“巽东南也。”“巽为木，为风。”八卦（后天八卦）配五行图如下：

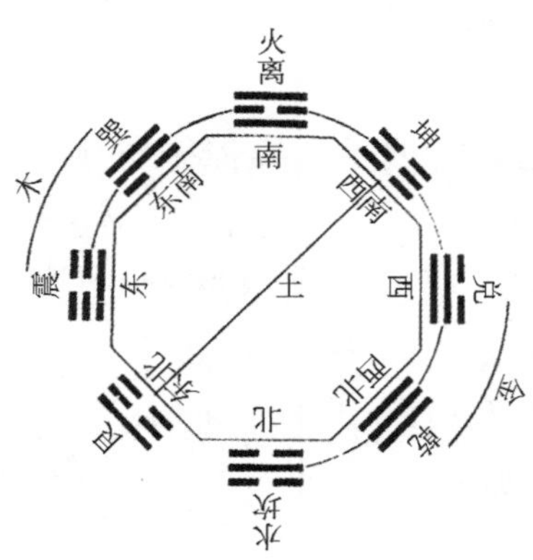

［3］要玩火需从离方用功：火（暑）是五气（风暑湿燥寒）之一，离是八卦之一。五行、五气与八卦配五方，二者相同。即南方在五行属火，在五气属火（暑），在

八卦为离。

《易·说卦传》:“离也者，明也，万物皆相见，南方之卦也。”“离为火。”

［4］古道、西风、瘦马：古老、古旧的道路，是苍凉寂寥的。西风：指秋风，是萧瑟悲凉的。瘦马：瘦弱的马，是疲惫无力的。出自马致远《天净沙·秋思》，原词如下：

“枯藤老树昏鸦，小桥流水人家，古道西风瘦马。夕阳西下，断肠人在天涯。”

元代曲家、《中原音韵》的作者周德清，评此曲为“秋思之祖”，即写秋思境界之最高者。它勾画了一幅浪迹天涯的游子，在深秋黄昏时刻的乡思图。你看：夕阳西下，乌鸦已经归巢，小桥边人家的人也已归家；而曲中的主人公却在荒凉的古道上、瑟瑟秋风中，骑着瘦马踽踽（音举 jǔ）独行。（旅途劳顿，马尚且“瘦”，人何以堪!）不知夜宿何处，这怎不叫他愁肠寸断倍思乡！全曲不用一个“秋”字，却写尽深秋荒凉萧瑟景象；不用一个“思”字，却将游子的浓重乡愁写得淋漓尽致。正所谓“不著一字，尽得风流”（任讷、卢前著，陈龄彬译注《元曲三百首》）。

［5］天一生水、地六成之：《易·系辞传》:“天一地二，天三地四，天五地六，天七地八，天九地十。”

郑玄注：“天一生水于北，地二生火于南，天三生木于东，地四生金于西，天五生土于中。阳无偶，阴无配，未得相成。地六成水于北，与天一并（按：天一生水，地六成之）；天七成火于南，与地二并（按：地二生火，天七成之）；地八成木于东，与天三并（按：天三生木，地八成之）；天九成金于西，与地四并（按：地四生金，天九成之）；地十成土于中，与天五并（按：天五生土，地十成之）也。”

张景岳《类经图翼·五行生成数解》:“五行之理，原出自然，天地生成，莫不有数。圣人察《河图》而推定之。其序曰：‘天一生水，地六成之；地二生火，天七成之；天三生木，地八成之；地四生金，天九成之；天五生土，地十成之。’”如下图（改良图——五脏附五行之河图）:

《河图》

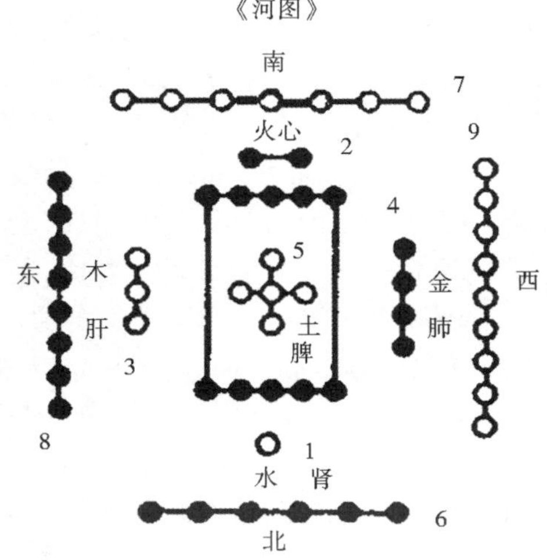

金栋按： 黑白点《河图》图像，至宋代始有。首见于宋儒朱熹《周易本义》卷首九图之中，乃宋儒附会前人《易传》推演发明出来的《易》图之一。《河图》图像原型当是《管子·幼官图》《太玄·玄图》；《河图》数，汉儒谓之五行生成数。又见第六节补注。

又，据现代学者考证，朱熹《周易本义》卷首《河图》图与《洛书》图，源于彝族文化中“付拖”图（亦名《天数》图）与“鲁素”图（亦名《地数》图）。由当时朱熹弟子（学友）蔡季通（元定）入蜀搜寻传抄而来。感兴趣者可参阅刘明武著《换个方法读〈内经〉》及阿城著《洛书河图：文明的造型探源》。

附　关于近代史学流派

历史就是用眼前的文化、思想和政治眼光看过去。社会史学家尤其注意政治。于是，近代史学流派必然和近代文化、思想、政治派别密切相关。对此，本书的读者不一定熟悉，这里做一下极简略的说明。这样简略的说明，不可能引用多少原作。但笔者相信不会有大误。怀疑拙见或确有兴趣的读者，请参看下面提到的著名人物的有关著作。

近代文化名人、思想家、历史学家中，最早登上政治舞台的是康有为。历史的古为今用，在他身上体现得最典型。当然，也可以认为这是儒家以天下为己任的传统影响——《大学》认为，治学的最高境界是治国平天下。

康氏的著作中，影响最大的是《新学伪经考》。

所谓“新学”，指为王莽新朝服务的“经学”；所谓伪经，指王莽的国师刘歆争立的《尚书》《周礼》《左传》《毛诗》等——都属于“古文经”。《新学伪经考》断言：“古文经”是刘歆父子伪造的。一千多年来，这些经一直是正统的“经”，即读经尊孔和科举取士，这一主要文化制度的基础，因而对当时的知识界震动极大，必然使当局恐慌。于是，《新学伪经考》于1894、1898、1900年，三次被清廷降旨毁版。

康氏治经为了达到三个目的：第一步先动摇“古文经”；第二步宣传“今文经”也不过是孔子“托古改制”之作；第三步是结论现行制度应该改革——变法维新。

若问为什么康氏会产生这样的看法，其中自然有经学上的“今古文”派别因素。今文经没有《周礼》《左传》《毛诗》，《尚书》也和古文不同。不过，当时中国面临的民族危亡和日本的明治维新，应该是刺激他得出“伪经”结论的时代原因。

1888年，康氏就上书光绪皇帝——《上清帝第一书》，主张变法。《新学伪经考》于1891年初次问世。可见，政治思想是他作《伪经考》的原动力。

康氏原籍广东南海，较早了解日本维新，又于1879年后先后游历香港、上海，颇知世界大势和西方思想学术等。故1888年之前，他就认为中国应该效法日本维新。

康氏上书之初，光绪皇帝的师傅翁同龢，详细阅读并摘引过《上清帝第一书》。此后，康氏又多次上书光绪和当道。然而，翁氏虽赏识康氏的见地，却由于当时的实权当道大臣徐桐等是后党，且顽固不化，他没有及时代达光绪。1894年，由于中日甲午

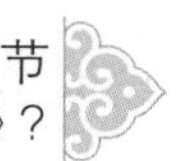

战争中国惨败，知识界要求变法极其强烈。朝廷不得不考虑政治改革——变法。这时，翁同龢不但代上了康有为的《上清帝第三书》，且到处宣传康有为的主张。

1895年，康氏组织了著名的18省会试举人联名上书，即所谓“公车上书”——汉代的原意是朝廷提供专用交通工具以方便上书朝廷，后世指在京会试的举人上书朝廷——极力要求清廷改革。不久康氏有《孔子改制考》问世，进一步为变法制造舆论。他的思想主要是一句话：中国“能变则全，不变则亡，全变则强，小变仍亡”。

康有为多次上书，而且是最有名的上书人，加之翁同龢极力推崇，于是他成为戊戌变法的主持人。

变法失败后，康氏退出了政治舞台。其中除了年龄因素外，大概主要出于忠君思想的封建观念。即他还是以光绪帝的遗臣自居。文化方面提倡孔教。

另两位著名的变法人物，梁启超和谭嗣同，都是康有为的弟子。梁氏是康氏的入门弟子。谭氏自认为是康有为的私淑弟子。

谭嗣同殉难于变法，梁启超则流亡于日本。辛亥革命后，梁氏放弃了忠君思想，不但参与了护国运动（蔡锷即梁氏弟子），还曾在北洋政府任职。不过，他的主要精力用在学术方面，特别是积极介绍西方政治、哲学和思想史等。对传统文化，也做了大量的开创性研究。很多人认为，在引进西方文化方面，梁氏的贡献为近代第一。

孙中山先生自幼在夏威夷接受美国教育，他的革命主张，显然是西方教育影响。他是那时对西方文化、思想、科学技术、政治和经济制度了解最多也最切实的人。总之，他的革命思想不是从传统文化中来。

马克思主义的引进以及中国共产党的建立，不是中国传统思想发展的必然。但是，马克思主义者登上政治舞台之后，也要解释中国历史。其中最著名的代表人物是郭沫若。他不但有经学研究基础，对古文字学，特别是20世纪初中国史学的一个新领域——甲骨学，也颇有造诣。故近代中国马克思主义的史学，主要是郭氏支撑着。另一个持唯物史观的近现代历史学家，是范文澜。

近代史学流派中，还有一个影响很大的疑古学派。其中的代表人物，一般不公然打出古文今用的旗号。不过，他们的工作，还是为了自己的文化思想和政治倾向服务。

疑古学派指哪些人呢？

广义而言，近代以来，各个史学流派都是疑古的。不过，狭义的“疑古学派”，主要指由顾颉刚发起的《古史辨》学派。除顾氏外，该学派的主要人物还有胡适之、钱玄同、童书业、吕思勉等。梁启超也偶尔参与，而且实际上开古史辨学派之先。

至此，有必要略提一下章太炎。

章太炎是俞樾的弟子，经学方面属于古文学派，和另一著名人物崔适同出一门。不过，后来崔适成为康有为的信徒，而且有过之而无不及。章氏主要是民族革命家，没有直接通过经学造舆论。他的革命思想，更多来源于明末清初浙西学派的反清思想。

章氏的主要政治活动是在1900年前后。最著名的事件是，为邹容写的《革命军》作序，公开反对满清而被捕入狱。1900年之前，他曾经赞同改良主张，不久与之决裂。出狱后赴日，参加同盟会。民国初年，他和北洋政府有过合作，也有过斗争。此后，他在学术上和政治思想上，很快落后。比如，他虽然长于小学，却不愿意接受甲骨学。1925 年左右，南北对立时，他更倾向于北洋，因为他不赞成“赤化”。章氏晚年和中医界关系密切。

早期的疑古人物，政治主张不一，但没有因此而决裂。南方国共合作时，他们虽然在北京，但政治上都倾向于南方。1926—1927 年，鲁迅、顾颉刚等先从北京到厦门，又从厦门到广州。于是，不但国共合作，倾向于北伐的著名学者和思想家也聚集到广州。

学者们在政治上决裂，根本是由于国共分裂。

最明显的是鲁迅和顾颉刚之争。他俩争的不是历史观点，而是对当时革命的看法。不过，鲁迅的主要精力没有放在历史研究上。

国民党统治确立后，以胡适为首的学派，自然成为主流学派。可以和这个主流学派抗衡的，就是郭沫若和范文澜了。郭氏于国共分裂后流亡日本，主要史学研究都是在日本做的。范文澜于 1940 年到延安。他的代表作《中国通史简编》首刊于 1941 年，是中国第一部在历史唯物主义指导下写的通史，并且受到毛泽东的赞赏。《古史辨》中，也偶尔可见范文澜、郭沫若等人的文章，不过，《古史辨》派大都不赞成唯物史观。

近代史学的派别，也可从郭沫若对胡适和《古史辨》的评价看出。他说：

“顾颉刚所编著《古史辨》第一册……我发现了好些自以为新颖的见解，却早已在此书中有别人道破了。例如：‘钱玄同说：我以为原始的《易》卦，是生殖器崇拜时代的东西。乾、坤二卦即是两性生殖器的记号……许多卦辞爻辞，正如现在的《谶诗》一般。’这些见解与鄙见不期而同，但都是先我而发的。

“便是胡适对于古史，也有些比较新颖的见解。如他以商民族为石器时代，当向甲骨文字里去寻史料；以周秦楚为铜器时代，当求之于金文与诗。但他在术语使用上有很大的错误。

“胡君的见解比起一般旧人来，是有些皮毛上的科学观点。我前说他在《中国哲学大纲》中‘对于中国古代实际情形几曾摸着了一些边际’。就《古史辨》看来，他于古代的边际确实是摸着了一点。……顾颉刚的‘层累地造成的古史观说’的确是个卓识。从前因为嗜好不同，并多少夹有感情作用，凡在《努力》报上所发表的文章，差不多都不曾读过。他所提出的夏禹问题，在前曾哄传一时。我当耳食之余，还曾加以讥笑。到现在自己研究一番过来，觉得他的识见是有先见之明。在现在新的史料尚未充足之前，他的论辩自是并未能成为定论。不过，在旧史料中，凡作伪之点大体是被他道破了。”（吕思勉，童书业，编．古史辨七下．上海古籍出版社，1982 年第 1 版：361–367）

对胡适的《中国哲学史大纲》，郭沫若的看法如下：

“胡适的《中国哲学史大纲》，在中国的新学界上也支配了几年。但那对于中国古代实际情形几曾摸着了一些边际？社会的来源既未认清，思想的发生自无从谈起。所以，我们对于他所‘整理’过的一些过程，全部都有从新‘批判’的必要。……在中国的文化史上，实际做了一些整理功夫的要算是以满清遗臣自视的罗振玉，特别是前两年跳水死了的王国维。”（郭沫若．中国古代社会研究·序言．1929）

中华人民共和国成立后，郭沫若在《十批判书》中，对“古史辨派”的文献辨伪成绩给以明确的肯定。他说：

“研究中国古代，大家所最感受着棘手的是仅有的一些资料都是真伪难分。时代混沌，不能作为真正的科学的研究素材。

“关于文献上的辨伪工作，自前清的乾嘉学派一直到最近的古史辨派，做得虽然相当透彻，但也不能说已经做到了毫无问题的之境。而时代性的研究更差不多是到近十五年来才开始的。”（郭沫若．十批判书．人民出版社，1976：1–2）

第二节　黄帝及其臣子和八十一篇

金栋按：今《内经》是我国现存最早的医经。她名为《黄帝内经》，经文大多以黄帝问、岐伯等六臣子回答的形式叙述。本节命题就是要探讨《内经》怎么会托名黄帝，黄帝及其六臣子的来路及其时代背景。还有，《素问》和《灵枢》都是九卷、八十一篇，也应该是《内经》时代留下的烙印。

黄帝载入正史，始于《史记》，且居于《史记》第一篇《五帝本纪》之首，就是作者承认，中国的文明从黄帝开始。这是因为司马迁时代，百家言黄帝，且到处都有黄帝的遗迹，于是尽管关于黄帝的百家言“不雅训”，《史记》还是从黄帝写起。此举意义深远。国人至今自称炎黄子孙，显然是《史记》的影响所及。陕西省黄陵县黄帝陵大殿的匾额上，就大书“人文初祖”。海内外华人，包括历代最高政府的代表，按时前去拜祭。

但须知，所谓百家言黄帝，不是只言黄帝，而是以黄帝为首的“五帝”。即《史记·五帝本纪第一》中，记载的五个传说人物。五帝依次是：黄帝、颛顼、帝喾、唐尧、虞舜。其中，国人最耳熟能详的是黄帝。尧、舜也为较多人熟悉，颛顼、帝喾则很少人知道。又，虽然炎黄并称，炎帝的影响却远远不如黄帝。这样并称有点二人并列的意思，但主要出于汉语的习惯——说起来顺口。炎帝是怎么回事，见下文补注。

五帝之说来自五德终始的推演，《史记·五帝本纪第一》就说：“（黄帝）有土德之瑞，故号黄帝。”详见有关补注。

五帝虽然来自传说，而且颇受五德终始说影响，但是，从史学角度看，还是很有意义。

人类天生有追根问底的兴趣。

任何民族都有传说中的上古史，其中无不提及本民族的神祇、先王或圣人。

由《史记》可知，司马迁时代，关于上古史的传说人物，主要是以黄帝为首的五帝。这五帝是创造文化的。

但是，古人对五帝之说还是不满意。司马迁前后，还有“三皇”说。三皇也是创造文化的，而且比黄帝更古老而且神圣。

古人对三皇五帝之说还是不满意，于是又出现了盘古开天辟地之说。于是，中国的历史，追溯到最早的源头。

至迟到明代，盘古开天辟地，三皇五帝创造文化，已成为国人妇孺皆知的上古史常识。

就是毛泽东那样的伟人，也在《论反对日本帝国主义的策略》一文中说："自从盘古开天地，三皇五帝到于今。"（《毛泽东选集·第一卷》）这不是说他的上古史知识如此陈旧，而是因为他的听众和读者，习惯了这样的成说。

总之，三皇五帝之说，由来已久。遍览经、史、子、集，有黄帝为三皇之末说，又有黄帝为五帝之首说。五帝之说在前，三皇之说后起。

要而言之，《黄帝内经》出现的时代，必然黄帝之说盛行。而汉代正是"百家言黄帝"。试看《淮南子》说："世俗之人，多尊古而贱今，故为道者，必讬之于神农、黄帝而后能入说。"据此，《黄帝内经》就应该出现在西汉中期之后。

九和八十一在汉代有很重要的意义。《素问》和《灵枢》都是九卷、八十一篇，只能是汉代或以后成书。详见下文补注。

【原文】

黄帝作《内经》的说法现在不会有人相信了。本书名为《〈内经〉时代》，更不能以"托名黄帝"的简单说法了结。《内经》何以要托名黄帝[1]？另几个托名人物是何来历？其中必有时代背景。我们先看看最早把黄帝写入正史的《史记》怎么说。

太史公曰[2]："学者多称五帝[3]，尚矣[4]。然《尚书》独载尧以来，而百家[5]言黄帝，其文不雅驯[6]，荐绅先生[7]难言之。"可是，《史记》还是从黄帝写起。司马迁宁可认为《尚书》记载不全，而相信《大戴礼》[8]的《五帝德》《帝姓系》[9]有根据。他跟着汉武帝巡视全国[10]，到处都有黄帝遗迹[11]，荐绅先生之见便不足为据了。①

【自注】

①司马迁比大戴早生约40年，但《大戴礼记》所据资料当在司马迁时代已有。《大戴礼记·五帝德第六十二》有："宰我[1]问于孔子曰：昔者予闻诸荣伊[1]，言黄帝三百年。请问黄帝者人耶，抑非人邪？……孔子曰：黄帝，少典之子也，曰轩辕。生而神灵，弱而能言，幼而彗齐，长而敦敏，成而聪明，治五气，设五量。"

孔子不可能说上面的话，因为那时根本没有黄帝之说。这段文字显然是西汉人杜撰的。但是，由于"百家言黄帝"，司马迁还是依据它写《史记·五帝本纪》[2]，即《史记》的第一篇。由此可见，西汉中期，黄帝的势力已经非常大。造成这种状况的主要原因是，汉初尚黄老[3]。

【补注】

[1] 宰我：孔子弟子。王聘珍《大戴礼记解诂》云："宰予，字子我，鲁人也，孔子弟子。荣伊，人姓名，《书序》有荣伯。"

[2]《史记·五帝本纪》：即《史记·五帝本纪第一》。《史记》和以后的纪传体正

史，本纪都是帝王的传记，其次是世家，再其次是列传。黄帝本纪就是把黄帝看作帝王而给他做传记。

金栋按：学界及世人皆认为中国有五千年的文明史，就是从黄帝算起。与司马迁《史记·五帝本纪》有关。《史记》的“本纪”部分有一个特殊结构，是司马迁基于对古代历史的整体认识来划分的。司马迁是怎样划分本纪的呢？第一篇是《五帝本纪》，其后是《夏本纪》《殷本纪》《周本纪》《秦本纪》等。他把先秦历史分为四段，五帝是一段，然后是夏、殷（即商）、周。“五帝”依次为黄帝、颛顼、帝喾、帝尧、帝舜，“五帝”之后是一个个朝代。那么，“五帝”之前有没有历史呢？司马迁认为，“五帝”之前是有历史的，中国历史并不是从黄帝开始的；但他认为黄帝时期是一个界限，“五帝”以前是一个渺茫的、无法叙述的时期，从“五帝”开始就可以叙述了。“五帝时期”是什么时候呢？具体时间现在还不是很清楚，但基本来说，大约始于五千年前，这是中国传统的说法。我们经常说我们是“炎黄子孙”，“有五千年的文明史”，其实这两个说法是一回事，就是从《五帝本纪》来的。（李学勤．《史记·五帝本纪》讲稿）

［3］黄老：黄帝、老子的合称或“黄老学派”之简称，亦称“黄老之术”。始见于《史记·老子韩非列传》：“申子之学本于黄老而主刑名。”它以老子哲学为基础，而寓托于黄帝以进行现实政治的改革。这股政治哲学的思潮兴起于战国中期，它渊源于齐或楚越有争议，但它昌盛于齐，为稷下道家所倡导并在稷下学宫百家争鸣中取得主导地位，当无疑义。黄老思想经稷下道家的发扬而流传于全国各地。儒家的孟、荀和法家的申、韩，都受到黄老道家的重大影响（陈鼓应，注译．黄帝四经今注今译）。

“黄老学派：战国至西汉时期道家流派之一。尊传说中的黄帝和老子为创始人，故名。《史记·孟子荀卿列传》载，战国时齐稷下学者慎到、田骈、接子、环渊等人，‘皆学黄老道德之术，因发明序其指意’，当为黄老学派的代表。他们的思想不甚一致。其中慎到为法家，田骈则较多道家色彩。黄老学派似当为道家中兼取法家思想的一派，体现了当时道法合流的趋势。著名法家申不害、韩非等，或‘本于黄老而主刑名’，或‘喜刑名法术之学，而其归本于黄老’（《史记·老子韩非列传》），皆同黄老学派有密切的关系。在以道、法为主的同时，还兼采儒、墨、阴阳、名家的思想。西汉初期，统治者采取与民休息、恢复生产的政策，推崇‘黄老’。窦太后为黄老言，‘帝及太子诸窦不得不读黄帝、老子’（《汉书·外戚世家》），为黄老之学极盛时期。其时黄老学者有河上丈人、安期生、乐瑕公、乐臣公、盖公。曹参、陈平、司马季主等是黄老思想的信奉者。此派提倡清静无为的治术。”（张岱年．中国哲学大辞典·学派）

【补注】

［1］《内经》何以要托名黄帝？《内经》之所以托名黄帝，是因为汉代“百家言黄帝”。而且如《淮南子·修务训》所说：“世俗之人，多尊古而贱今，故为道者，必讬之于神农、黄帝而后能入说。”可见，当时的学者为了使自己的学说更容易为世人接受，托名著述成为一种风气。这清楚地说明，《黄帝内经》不过是托名黄帝而已，而

且，最可能是汉代成书。

据战国秦汉古籍记载，黄帝是神话传说中的一个圣人。但从历史唯物主义角度看，黄帝既不是天生的圣人，也不是一个人，而是远古时代一个伟大的氏族，即黄帝氏族。“仰韶文化”，就是黄帝氏族文化的代表。

张岱年云：“黄帝：上古时代的部落首领，华夏诸族共同尊奉的祖先。父少典为有熊国君，故号有熊氏。生存年代距今约 4700 年左右。本姓姬，号轩辕氏、有熊氏。《史记·五帝本纪》云：‘轩辕之时，神农氏世衰。诸侯相侵伐，暴虐百姓，而神农氏弗能征。于是轩辕乃习用干戈，以征不享，诸侯咸来宾从。’祭享先祖与神灵，是神权时代最大的道义，也是民心之所向，故轩辕用干戈‘征不享’，得到了多数诸侯（部落首领）的支持。他‘修德振兵，治五气，艺五种，抚万民，度四方’，先‘与炎帝战于阪泉之野’，三战，打败炎帝；复‘徵师诸侯，与蚩尤战于涿鹿之野，遂禽杀蚩尤，而诸侯咸尊轩辕为天子’（《史记·五帝本纪》）。

“黄帝时代，有仓颉造字，嫘祖养蚕，以及天文历算、百谷播种等多项成就。华夏后人乃奉黄帝为人文始祖。又其时多有部落战争，自黄帝始修德振兵，除暴安民，后世又奉黄帝为兵家始祖。黄帝及其大臣风后、力牧等均有兵法传世。《汉书·艺文志》著录‘《黄帝》十六篇，《风后》十三篇，《力牧》十五篇’。其中或系后人依托，并且多已失传，然《黄帝兵法》思想，仍为后人称引。《尉缭子·天官》曰：‘黄帝刑德，可以百姓。’‘黄帝者，人事而已矣。’反映了黄帝兵学思想的基本观点。战国以后，黄帝又与老子并称为黄老学派的创始人。《史记·孟子荀卿列传》载，战国时齐稷下学者慎到、田骈、接子、环渊等人，‘皆学黄老道德之术，因发明序其指意’。又相传《黄帝内经》是黄帝与岐伯等六位大臣讨论医学的著作。”（《中国哲学大辞典·人物·先秦》）

金栋按：学界多引《淮南子·修务训》这句话作为托名之依据。然李零则认为，其所以“依托”，乃由于“家法不明，往往假借黄帝君臣或其他古代圣贤相互问对的形式写成”，“如汉代流行的数术方技之书就是如此（黄老之术中的‘黄’就是如此）”。所谓“家法”，是指“或父子相传，或师弟相授，如六艺经传及诸子”（《待兔轩文存·读史卷》），而纵观《黄帝内经》这部著作，是不具备这种“家法”的。依托既不是伪造，更不是伪书。“古代的技术传授习惯采用‘依托’的形式”，“是古代实用之书表达其技术传统的一种特殊形式，不同于伪造”（《待兔轩文存·读史卷》）。李零说：“技术传统都是累世积淀……古人为各门技术寻根，追上去都相当古老。它不可能像诸子之学有晚近的‘宗师’，当然只好依托。……其来源是《世本·作篇》这样的东西……《世本·作篇》把大多数发明都归于黄帝君臣的名下。”（《待兔轩文存·读史卷》）李零的观点，是有道理的。

［2］太史公曰：引文见《史记·五帝本纪第一》结束语。

太史公：张守节云：“太史公，司马迁自谓也。《自叙传》云‘太史公曰先人有言’，又云‘太史公曰余闻之董生’，又云‘太史公遭李陵之祸’。明太史公，司马迁自号也。迁为太史公官，题赞首也。虞喜云：‘古者主天官者皆上公，非独迁。’”

(《史记正义》)

《史记·太史公自序》云:“谈为太史公……太史公既掌天官,不治民,有子曰迁。”

谈,司马谈,司马迁之父,历任太史令。司马谈死后,子迁继承父业,官职沿袭,后任中书令。公,迁尊其父之称谓。迁遵遗训,愤而作书,编撰《太史公记》——《史记》。司马谈说:“余为太史而弗论载,废天下之史文,余甚惧焉,汝其念哉。”“迁俯首流涕曰:小子不敏,请悉论先人所次旧闻,弗敢阙。”(《史记·太史公自序》)

太史:官名。西周、春秋时太史掌记载史事、编写史书、起草文书,兼管国家典籍和天文历法等。秦汉曰太史令,汉属太常,掌天时星历。魏晋以后,修史之职归著作郎,太史专掌历法。隋改称太史监,唐改为太史局,宋有太史局、司天监、天文院等名称。元改称太史院。明清称钦天监;修史之职归之翰林院,故俗称翰林为太史。(《汉典》)

[3] 五帝:传说中的五个古代帝王,通常指黄帝、颛顼、帝喾、唐尧、虞舜。(《汉典》)

《白虎通卷二·号》篇云:“五帝者,何谓也?《礼》曰:‘黄帝、颛顼、帝喾、帝尧、帝舜,五帝也。’《易》曰:‘黄帝、尧、舜氏作。’《书》曰:‘帝尧、帝舜。’”

应劭《风俗通义·皇霸篇·五帝》云:“《易传》《礼记》《春秋》《国语》《太史公记》:黄帝、颛顼、帝喾、帝尧、帝舜是五帝也。”

金栋按:应劭之说不确。《易传》《春秋》等无五帝之说。

[4] 尚矣:意为时代久远,不易确论,审慎态度之徵。《史记索隐》云“尚,上也,言久远也。‘尚矣’文出《大戴礼》。”《史记·三代世表》:“五帝三代之记,尚矣。”《史记·历书》:“神农以前,尚矣。”《史记·太史公自序》:“维三代尚矣,年纪不可考。”

[5] 百家:各种学术流派,原指春秋战国时代的各种思想流派,即诸子百家。

《汉书·武帝纪》载:“孝武初立,卓然罢黜百家。”颜师古曰:“百家,谓诸子杂说,违背六经。”

“早在战国晚期,《荀子·非十二子》和《庄子·天下》诸篇已经开始对先秦诸子的思想进行总结和评判。从学派的角度较为全面地归纳总结先秦学术思想,始于西汉司马谈的《论六家要旨》。司马迁的《史记·太史公自序》中收录了其父的这篇学术史名作。该文先列六家:阴阳、儒、墨、名、法、道德,然后分别评述其利弊得失。刘向、刘歆父子主持校对国家图书时,受司马谈的影响,将先秦至汉代可以见到的文献,按照学术思想相近的原则进行了归纳。刘歆撰成《七略》,述其书名、篇目,总结学派的得失,在六家基础上,又增加了纵横、杂、农、小说四家,这样就成了‘十家’。由于小说家乃‘街谈巷语、道听途说者之所造也’,‘是以君子弗为’,所以‘诸子十家,其可观者九家而已’。《七略》所列‘十家’以及除去小说家的‘九家’,又称‘九流十家’(《汉书·班彪传》)。中国现存第一部目录学著作《汉书·艺文志》上承《七略》,把凡是有著作流传下来的人物,统称为‘诸子’,可见的共有‘百八十九家’,著作‘四

千三百二十四篇'。这就是人们常说的'诸子百家'。"（孔德立．先秦诸子）

［6］不雅驯：有欠典雅正统。《史记正义》："驯，训也。谓百家之言皆非典雅之训。"

［7］荐绅：荐，通缙、搢，插笏（笏，《汉典》云："古代大臣上朝拿着的手板，用玉、象牙或竹片制成，上面可以记事。"）也。《康熙字典·草部》："荐，又与缙通。《史记·五帝本纪》：荐绅先生难言之。"绅，大带也。缙绅，原意是"插笏于带"，古代官宦的装束。

"徐广曰：'荐绅，即缙绅也。古字假借。'"（《史记集解》）缙绅，古代高级官吏的装束，亦指有官职或做过官的人。（《汉典》）

荐绅先生：儒服之人；有官位的儒士。此指孔子及弟子。李学勤说："'荐绅先生'是指学孔孟之道的儒者。"（《〈史记·五帝本纪〉讲稿》）

［8］大戴礼：即《大戴礼记》。《礼记》有《大戴礼记》和《小戴礼记》之分。通常说的《礼记》指《小戴礼记》。传统说法认为，《大戴礼记》是汉元帝时戴德所编，《小戴礼记》是其从兄之子戴圣所编。因二者为叔侄关系，固有大、小之别。

"大戴记，亦称《大戴礼》或《大戴礼记》，秦汉以前各种礼仪论著的选集。相传为西汉戴德编纂。原有八十五篇，今本残缺，存三十九篇，是研究中国古代社会情况、文物制度和儒家学说的参考书。"（《中国哲学大辞典·著作·经学》）

［9］五帝德、帝姓系：《大戴礼·卷七》的两个篇名。司马迁《五帝本纪》的部分内容与此两篇应有同一出处。

金栋按：司马迁通过比较，认为《大戴礼》记载的这两篇可信，在撰写《五帝本纪》时便采用了这两篇的内容。李学勤说："各个地方有关五帝的传说有些差别，但综合起来看，它和古代的文献记载（这里主要是指《宰予问五帝德》和《帝系姓》）基本上是一样的。也就是说，他通过比较，认为《宰予问五帝德》和《帝系姓》基本上还是可信的。"（《〈史记·五帝本纪〉讲稿》）

［10］他跟着汉武帝巡视全国：太史公曰：余从巡祭天地诸神名山川而封禅焉。（《史记·孝武本纪》）

汉武帝：汉代皇帝刘彻（前141—前87在位）的谥号。《史记正义》："《谥法》云：克定祸乱曰武。"《史记》作《今上本纪》云："汉兴五世，隆在建元，外攘夷狄，内修法度，封禅，改正朔，易服色。作《今上本纪》第十二。"因散佚，后褚先生补缺作《孝武本纪》。班固《汉书》有《武帝纪》，作"孝武皇帝"。应劭曰："《礼·谥法》'威强睿德曰武'。"

汉武帝刘彻统治的五十余年，是西汉王朝的鼎盛时期，也是封建制度下中华民族的一个蓬勃发展时期。在经济繁荣、府库充溢的基础上，汉武帝在政治、经济、军事等方面采取了一些措施，改革了一些制度，力图加强专制主义中央集权，以适应统一国家的需要。

［11］到处都有黄帝遗迹：司马迁曰："余尝西至空桐，北过涿鹿，东渐于海，南浮江淮矣，至长老皆各往往称黄帝、尧、舜之处。风教固殊焉，总之不离古文者近

是。”（《史记·五帝本纪》）

【原文】

《史记》的先例对我国史学影响深远[1]。范文澜先生说：“古书中关于黄帝的传说特别多。如用玉（坚石）作兵器、造舟车、弓矢、染五色衣裳、嫘祖（黄帝正妻）养蚕[2]、仓颉造文字、大挠作干支、伶伦制乐器[3]，虞、夏二代禘祭黄帝（尊黄帝为始祖）[4]。这些传说多出于战国、秦汉时学者的附会。但有一点是可以理解的，即古代学者承认黄帝为华族始祖，因而一切文物制度都推原到黄帝。”[5]（中国通史简编[6]·第一编．人民出版社，1955：89）范先生没提到黄帝发明医药[7]，也许是《黄帝内经》这个书名太不可信吧！

然而读者须知，现本《内经》开头几句话和《史记》的开头如出一辙。仅抄《史记》的话以资对照：“黄帝者，少典之子，姓公孙，名曰轩辕。生而神灵，弱而能言，幼而徇齐，长而敦敏，成而聪明。”可以肯定，《史记》和《内经》的这几句话必然有同一出处。《史记》中这几句话略同《大戴礼·五帝德》。大戴大约和司马迁同时[8]，故《大戴礼》也不是原始出处。司马迁很讨厌武帝求神问仙[9]，弄长生不死药，所以他不用“成而登天”[10]的说法。细读这段话还是很像方士们的口气，其定型时代不会晚于秦，编造者就是燕齐方士[11]。秦皇、汉武访神仙都是到东海边儿物色[12]，引得“齐人之上疏言神怪奇方者以万数”。（《汉书·郊祀志第五上》）“燕齐之间，莫不扼腕而自言有禁方[13]能神仙矣。”（《史记·孝武本纪》）统治者一旦好迷信，附炎趋势之佞人[14]就大量出现。

秦汉之前是否有托名黄帝的著作[15]，不可确考。现存秦汉以前的文献是没有的。到司马迁时代（公元前2世纪末），“百家言黄帝”，托名著作肯定已有。略早于《史记》的《淮南子》说：“世俗之人多尊古而贱今，故为道者[16]，必托之于神农[17]、黄帝而后能入说。”（《淮南子·修务训》[18]）略查中国人的崇古思想，至少可以追溯到孔夫子[19]和老聃[20]那里去，只不过汉人的崇古做法更露骨罢了。

黄帝见于文字记载最早约在《国语》[21]中。①

【自注】

①断言黄帝最早见于何种先秦文献，很困难。本书1985年本说最早见于《荀子》[1]，不确。《荀子》中三见五帝如下：

“五帝[2]之外无传人，非无贤也，久故也。五帝之中无传政，非无善政也，久故也。”（《荀子·非相》）

“诰誓不及五帝，盟诅不及三王，交质子不及五伯[3]。”（《荀子·大略》）

“五帝”中包括“黄帝”应无疑问[4]，但今本《荀子》中无“黄帝”字样。

今本《国语》中“黄帝”约9见。由于《国语》成书下限很可能在西汉末，故说“黄帝”最早见于此书也有些勉强。又，《国语》言黄帝颇凌乱。

如：“同姓为兄弟。黄帝之子二十五人[5]，其同姓者二人而已；唯青阳与夷鼓皆为己姓。青阳，方雷氏之甥也。夷鼓，彤鱼氏之甥也。其同生而异姓者，四母之子别为十二姓。凡黄帝之子，二十五宗，其得姓者十四人，为十二姓。姬、酉、祁、己、滕、箴、任、荀、僖、姞、儇、依是也。唯青阳与苍林氏同于黄帝，故皆为姬姓。同德之难也如是。昔少典娶于有蟜氏，生黄帝、炎帝。黄帝以姬水成，炎帝以姜水成。成而异德，故黄帝为姬，炎帝为姜，二帝用师以相济也。异德之故也。”（《国语·晋语》）

以上引文显然不是一家之言。

《庄子》[6]中，黄帝凡35见，《吕氏春秋》[7]中凡21见，故黄帝之说应该出自战国末，而且道家色彩很浓。

【补注】

［1］荀子：荀子名况，又称荀卿或孙卿，战国后期赵人，是我国先秦时期杰出的唯物主义思想家和哲学家。他的生卒年月无考，活动年月约为公元前298年至前238年。在这期间，他先后到过齐、秦、赵、楚诸国。齐襄王时，荀子曾在齐国稷下讲学，三为祭酒（学宫之长），在秦国，曾游说秦昭王及秦相应侯范雎；至赵国，曾与临武君议兵于赵孝成王前，但秦、赵二国俱不能用。及游楚国，楚相春申君黄歇任之为兰陵（今山东省枣庄市）令。春申君死，荀子遂废，因家于兰陵，著书数万言而卒，葬于兰陵。事迹略见《史记·孟子荀卿列传》。他的著述，后人名为《荀子》。其中有些文字，则是他的弟子所辑录，如《大略篇》，以及《宥坐篇》的一部分。

荀子善为《易》《诗》《礼》《春秋》。李斯、韩非、浮丘伯等皆曾受业为弟子，《毛诗东门之杨》正义亦说：“毛公亲事荀卿。”故周、秦之际，荀子名重一时。司马迁作《史记》，对于先秦诸子，独以孟子、荀卿并称并传。而田骈、慎到、邹衍、公孙龙、尸佼、墨翟之属，则仅分别列于孟、荀之后。《荀子》书中的某些篇章，颇多被戴德、戴圣录入《大戴礼记》与《小戴礼记》；韩婴说《诗》，也有不少散见于《荀子》书中。荀子论著的流传之广，其为儒者所推崇，于此可见一斑。

《荀书》“以性为恶，以礼为伪，非谏诤，傲灾祥，尚强伯之道。论学术则以子思、孟轲为饰邪说，文奸言，与墨翟、惠施同诋”（宋晁公武语）。荀子批判了在他以前的诸子的学说，特别反对孟子。孟子倡言性善，专法先王，崇尚王道，重义轻利；荀子则倡言性恶，兼法后王，王道与霸道并重，义利兼顾。孔、孟之道，自汉以后，被统治阶级奉为儒家正宗。荀子虽亦信崇孔子，但与孟子的学说却扞格不入。这种思想言论，自然要受到统治者的排斥。所以汉代曾将《孟子》列于学官，设博士传授，而《荀子》则否。正由于此，故《孟子》一书，早在东汉时就有赵岐的《章句》，其他先秦诸子书，如《吕览》有东汉高诱注，《庄子》则在晋代就有向秀、司马彪先后作注，如此等等，而《荀子》则湮没无闻者垂一千年，直至唐代才有杨倞的注本传世。（王先

谦撰，沈啸寰、王星贤点校《荀子集解·点校说明》）

［2］五帝：《荀子》所言五帝与《史记·五帝本纪》所指不同。杨倞注：“五帝，少昊、颛顼、高辛、唐、虞也。”

童书业云：“他以这五帝为少昊、颛顼、高辛、唐、虞，则是大错。”（《古史辨自序·三皇考·童序》）

［3］诰誓不及五帝，盟诅不及三王，交质子不及五伯：此与《春秋谷梁传·隐公八年》同，惟“五伯”作“二伯”。

范宁《春秋谷梁传集解》云：“五帝谓黄帝、颛顼、帝喾、帝尧、帝舜也。诰誓，《尚书》六誓七诰是其遗文。五帝之世，道化淳备，不须诰誓而信自著。三王，谓夏、殷、周也。夏后有钧台之享，商汤有景亳之命，周武有盟津之会，众所归信，不盟诅也。二伯，谓齐桓、晋文。齐桓有召陵之师，晋文有践土之盟，诸侯率服，不质任也。”

钟文烝《补注》：“周代唯有二伯，合夏伯昆吾、商伯大彭、豕韦为五伯。凡言周有五伯者，盖非古义。”

［4］“五帝”中包括“黄帝”应无疑问：《荀子》所说五帝，注者未尽一致。据杨倞注不包括黄帝，而范宁《集解》有之。

［5］黄帝之子二十五人：《史记·五帝本纪》：“有土德之瑞，故号黄帝。黄帝二十五子，其得姓者十四人。”

［6］庄子：庄子名周，战国中叶宋国蒙（今河南商丘市东北）人，约生于公元前369年，卒于公元前286年，与梁惠王、齐宣王同时。我国古代著名的思想家，年轻时曾为蒙漆园小吏，后来一直过着隐居生活。庄子是道家学派的主要人物，是老子的继承者，后世将其与老子并称“老庄”。《庄子》一书的思想与《老子》有着渊源关系，但有较大的发展变化。老子根据观察到的宇宙自然运行之道，倡导无为而无不为的思想，主张无为而治天下；庄子则主张清静无为，以养生全年。老子对盈虚、祸福等对立的现象具有朴素的辩证的观点；而庄子则对大小、贵贱、死生、寿夭、是非、善恶、得失、荣辱等做了相对主义的解释。庄子的这种思想，在社会思想和人生态度上，无论是消极的还是富有启发性的方面，对后世均有着深远的影响。他无情地揭露了那个“窃钩者诛，窃国者侯”的社会，拒绝与统治者合作，鄙视富贵利禄，否定鬼神的存在，有着积极的意义，值得肯定。

《庄子》分“内篇”“外篇”“杂篇”三个部分。相传“内篇”全为庄周所作。“外篇”和“杂篇”有的出自庄周门人或庄子学派传人。

《史记·老子伯夷列传》：“庄子者，蒙人也，名周。周尝为蒙漆园吏，与梁惠王、齐宣王同时。其学无所不窥，然其要本归于老子之言。故其著书十余万言，大概率寓言也。作《渔父》《盗跖》《胠箧》，以诋訿孔子之徒，以明老子之术。《畏累虚》《亢桑子》之属，皆空语无事实，然善属书离辞，指类事情，用剽剥儒、墨，虽当世宿学不能自解免也。其言洸洋自恣以适己，故自王公大人不能器之。”

［7］吕氏春秋：亦称《吕览》，战国末秦相吕不韦召集门下宾客辑合百家学说而成。成书于秦始皇八年（前239）。共二十六卷。编排自成体系，分八览、六论、十二

纪（今本次序以“十二纪”为首），共一百六十篇。全书“以无为为纲纪”（高诱序），以建立大一统的封建帝国为目标。由于其指导思想为网络百家“集腋成裘”（《用众》），所以保存了先秦各家的许多资料，还有不少古史旧闻、古人遗语、古籍佚文，以及天文、医农、音律等知识。《上德》《义赏》等篇提出了以“德治”为主，“刑赏”为辅的政治主张。《圜道》《大乐》等篇阐述了万物“造于太一，化于阴阳”的哲学思想。《离谓》《淫辞》《正名》等篇博采先秦名辩思潮中诸家逻辑学说。《适音》《音律》《大乐》等篇阐发关于乐的基本思想，强调艺术的社会作用。“十二纪”的首篇（辑合即为《礼记》中的《月令》），反映了战国时天文、历法、农业知识水平。注释有东汉高诱注，近人许维遹《吕氏春秋集释》等。（《中国哲学大辞典·著作·先秦》）

《史记·太史公自序》云：“不韦迁蜀，世传《吕览》。”

《史记·吕不韦列传》云：“吕不韦者，阳翟大贾人也。往来贩贱卖贵，家累千金。……庄襄王即位三年，薨。太子政立为王，尊吕不韦为相国，号称‘仲父’。秦王年少，太后时时窃私通吕不韦。不韦家僮万人。当是时，魏有信陵君，楚有春申君，赵有平原君，齐有孟尝君，皆下士喜宾客以相倾。吕不韦以秦之强，羞不如，亦招致士，厚遇之，至食客三千人。是时诸侯多辩士，如荀卿之徒，著书布天下。吕不韦乃使其客人人著所闻，集论以为八览、六论、十二纪，二十余万言。以为备天地万物古今之事，号曰《吕氏春秋》。布咸阳市门，悬千金其上，延诸侯游士宾客有能增损一字者予千金。”

《庄子》和《吕氏春秋》中，黄帝已成为五帝系统中最重要的一员[22]。

关于黄帝的传说，在汉初发展很快。《孔子家语》[23]开始对黄帝是人还是神发生怀疑，然而终于按儒家的看法说：“黄帝，少典之子，曰轩辕。生而神灵，弱而能言，哲睿齐庄[24]，敦敏诚信，长聪明，治五气，设五量[25]，抚万民，度四方。……治民以顺天地之纪，知幽明之故[26]，达死生存亡之说[27]，播时百谷，尝味草木[28]。”（《孔子家语·五帝德第二十三》）这段话是《史记·黄帝本纪》的缩写，字面上与《内经》出入更大一些，却给了黄帝讨论医理的能力。医家著书托名黄帝当在此时已有。特别是“尝味草木”的工作，后世医书多说是神农的功绩，这时还在黄帝名下，应是较早的说法。现本《孔子家语》是晚于曹操的魏人王肃[23]杂取《论语》《国语》《左传》等书，加上自己的思想伪造的，故不能草草下断语。

黄帝与《内经》的关系，还在于他和五行说关系很密切。阴阳家一出现，就开始用五行附会五帝[29]。邹衍[30]就把黄帝配土（色尚黄），禹配木（尚青），汤配金（尚白），文王配火（尚赤）。《吕氏春秋·名类》有上述说法[31]，史家多认为是邹子[32]遗文。这个顺序是五行相克的顺序，从土开始。后来又有多种演变，至西汉末定型为另一种系统，即伏羲配木，神农配火，黄帝配土，颛顼配金，帝喾配水。（见《汉书·郊祀志》：“赞曰：……包牺氏始受木德，其后以母传子，终而复始，自神农、黄帝下历唐虞三代而汉得火焉[33]。”）这是按五行相生顺序说的，从木开始。但无论怎么配，黄帝总是居于土德而色尚黄，是最尊贵的。黄帝与五行、五色这么难解难分，故其本身就可能是五行说的产物。此前的“黄帝”写作“皇帝”。“皇”作大、上讲[34]。阴阳家一字之改，便有五行味了。他不大会出现于五行相胜说确立之前。五帝与五行的关系演变颇复杂，有兴趣者可查看一下顾颉刚编的《古史辨》第五册。

【补注】

[1]《史记》的先例对我国史学影响深远：《史记》之前的史书，有《尚书》《春秋》和《国语》。

《尚书》是一部文献汇编。记载上自唐（尧）、虞（舜），下至春秋时期秦穆公（前627年）之历史文献，涉及长达一千三四百年的历史。

《春秋》记载了从鲁隐公元年（前722）到鲁哀公十四年（前481）的历史。《尚书》记载君王臣子之政事。《史记·太史公自序》云“《书》记先王之事，故长于政”。《春秋》以编年体记载鲁国之重大事件。《史记·太史公自序》云“《春秋》辨是非，故长于治人”。《汉书·艺文志·六艺略》亦云“左史记言，右史记事，事为《春秋》，言为《尚书》，帝王靡不同之”。《史记》不同于前代史书所采用的以时间为次序的编年体，或以地域为划分的国别体，而是以人物传记为中心来反映历史内容的一种体例。此后，从东汉班固的《汉书》到民国初期的《清史稿》，近两千年间历代所修正史，尽管在个别名目上有某些增改，但都绝无例外地沿袭了《史记》的本纪和列传两部分而成为传统。《史记》还是一部优秀的文学著作，被鲁迅誉为“史家之绝唱，无韵之《离骚》”。

《史记》首创纪传体写史。她不以地理位置和事件发生顺序为线索，而是以传记集的形式叙述。《史记》的重大发明是，同时记录了各家对同一事件或人物的不同立场和看法。故《史记》各篇对同一事件记录看法颇有矛盾之处。这正是《史记》的特点，不愧“善序事理，辨而不华，质而不俚，其文直，其事核，不虚美，不隐恶，故谓之实录”（《汉书·司马迁传》）。

[2]嫘祖（黄帝正妻）养蚕：嫘祖，一作累祖，据传为西陵氏之女，黄帝之妻。传说她是养蚕制丝方法之创造者，自北周以后，祖祀为蚕神。（《汉典》）

《山海经·海内经》载：“黄帝妻雷祖，生昌意。”

《世本》载：“黄帝娶于西陵之女，谓之累祖，产青阳及昌意。”

《大戴礼·帝系》：“黄帝居轩辕之丘，娶于西陵氏之子，谓之嫘祖氏。”

《史记·五帝本纪》载：“黄帝居轩辕之丘，而娶于西陵之女，是为嫘祖。嫘祖为黄帝正妃。”

《史记·封禅书》载：“黄帝娶西陵氏之女，是为嫘祖。”

[3]仓颉造文字、大挠作干支、伶伦制乐器：仓颉，《汉典》云“古代传说中的汉字创造者。《史记》据《世本》以为仓颉是黄帝时的史官。《荀子·解蔽》云：‘好

书者众矣，而仓颉独传者壹也。’许慎《说文解字序》：‘黄帝之史仓颉，见鸟兽蹏迒之迹，知分理之可相别异也，初造书契。’”大挠，《汉典》云：“传说为黄帝史官，始作甲子。《吕氏春秋・尊师》：‘黄帝师大挠。’高诱注：‘大挠作甲子。’”伶伦，《汉典》云：“传说为黄帝时的乐官。古以为乐律的创始者。《吕氏春秋・古乐》：‘昔黄帝令伶伦作为律。’”

《世本・作篇》云：“黄帝令大挠作甲子，隶首作算数，伶伦造律吕，容成造历，仓颉造文字，史皇作图。”

《淮南子・修务训》云：“昔者仓颉作书，容成造历，胡曹为衣，后稷耕稼，仪狄作酒，奚仲为车。”

［4］虞、夏二代禘祭黄帝（尊黄帝为始祖）：虞，舜帝有虞氏。夏，禹帝夏后氏。禘（音帝 dì），祭祀。

“黄帝能成命百物，以明民共财，颛顼能修之。帝喾能序三辰以固民，尧能单均刑法以仪民，舜勤民事而野死。鲧鄣洪水而殛死，禹能以德修鲧之功……故有虞氏禘黄帝而祖颛顼，郊尧而宗舜，夏后氏禘黄帝而祖颛项，郊鲧而宗禹。”（《国语・鲁语上》）

韦昭注：“以上四者（指禘、祖、宗、郊），谓祭天以配食也。祭昊天于圆丘曰禘，祭五帝于明堂曰祖宗，祭上帝于南郊曰郊。有虞氏出自黄帝、颛顼之后，故禘黄帝而祖颛项；舜受禅于尧，故郊尧。”

《礼记・祭法》载：“祭法：有虞氏禘黄帝而郊喾，祖颛项而宗尧。夏后氏亦禘黄帝而郊鲧，祖颛项而宗禹。”

“杨氏复曰：禘、郊、祖、宗，乃宗庙之大祭。禘者，禘其祖之所自出，而以其祖配之也。郊者，祀天，以祖配食也。祖者，祖有功，宗者，宗有德，其庙世世不毁也。有虞氏、夏后氏皆禘黄帝……虞、舜皆祖颛项，而黄帝者，颛项之所自出也……有虞氏郊喾，夏后氏郊鲧。”（清孙希旦．礼记集解）

［5］因而一切文物制度都推原到黄帝：“盖黄帝考定星历，建立五行，起消息，正闰余，于是有天地神祇物类之官，是谓五官。各司其序，不相乱也。民是以能有信，神是以能有明德。民神异业，敬而不渎，故神降之嘉生，民以物享；灾祸不生，所求不匮。”（《史记・历书》）

“黄帝始作制度，得其中和，万世常存，故称黄帝也。”（《白虎通・号》）

“黄帝始制冠冕，垂衣裳，上栋下宇，以避风雨，礼文法度，兴事创业。黄者，光也，厚也，中和之色，德施四季，与地同功，故先黄以别之也。”（《风俗通义・皇霸》）

［6］《中国通史简编》：范文澜的史学代表作。本书是第一部运用马克思主义系统论述中国通史的著作。1941 年该书第 1 版，先后分两册在延安出版。以后作者对本书重新改写，分册出版，自 1953 年至 1965 年，共出版 4 册，写到隋唐五代。终因病逝世，未能完成全部改写计划。

本书在中国通史的著作史上，具有开创意义。其特点在于：第一，肯定了劳动人民创造历史，否定了旧史书以帝王将相为历史主角的观点。第二，把阶级斗争理论作为研究历史的基本线索，着重叙述了阶级压迫和阶级反抗，肯定了中国各族人民反抗侵略、反抗压迫的伟大传统。第三，运用社会发展规律分析中国社会，将中国历史划为原始社会、奴隶社会、封建社会等各阶段。进而把中国封建社会划分为初期、中期、后期三个时期，说明它并非停滞不前，而是处于螺旋式的发展过程，与旧史学是古非今的观点划清了界限。第四，重视生产斗争的描述，尤其重视古代的科学成就，证明中华民族有着久远的、丰富的、创造性的科学传统借以提高民族自信心。第五，说明中国自秦汉起的长期统一，经济高度发展和文化进步，促使汉族形成为相当稳定的共同体。它既不是国家分裂时期的部族，也不是资本主义时代的资产阶级民族，而是在独特的社会条件下形成的民族。

1950 年以后完成的 4 册修订本，除保留了旧本的这些特点外，又形成了一些新的特点。第一，强调中国是多民族的统一国家，应平等对待国内各民族。对曾建立过政权的少数民族，如资料较多，便立专节专章，使之与汉族王朝并立。在论述少数民族与汉族关系时，力求摆脱大汉族主义的影响，公正论断。对各族人民之间的友好往来和经济文化交流，更予以充分肯定。第二，重视文化史的描述。各个朝代都有论述文化的章节，尤以文学方面的描述最为精彩。此外，在科学技术发展方面，对天文、历算、医学、博物、水利、矿冶的成就，也有比较详细的介绍。第三，尽量吸收考古发掘的新成果。

旧本说周口店“北京猿人”是“黄河流域最早的居民”，修订本则及时吸收“丁村人”“山顶洞人”等新发现，说明由“北京猿人”到现代人进化的过程。修订本还专立“原始公社的遗迹”一节，叙述了新石器时代的各重要遗址及其文化，对中华民族的远祖做了概括的说明。第四，根据历史主义的观点，对帝王将相进行科学分析。既承认他们有压迫剥削人民的一面，又充分肯定他们中的某些人在一定的历史条件下，确实起了推动历史进步的作用，克服了旧本中的一些非历史主义的倾向。（百度百科）

［7］黄帝发明医药：范先生《中国通史简编》没提到“黄帝发明医药”，憾事矣！今人张岱年《中国哲学大辞典》已载录其发明医药传说的有关内容云：“相传《黄帝内经》是黄帝与岐伯等六位大臣讨论医学的著作。”

李经纬、林昭庚《中国医学通史·古代卷·传说中的医学人物》：“黄帝：传说中我国各族人民共同的祖先。姬姓，一姓公孙，号轩辕氏、有熊氏，少典之子。所处时代为原始社会末期，为部落或部落联盟的领袖。传说他的发明创造很多，如养蚕、舟车、兵器、引箭、文字、衣服、音律、算术等。我国古代文献也多有黄帝创造发明医药之记载。”

［8］大戴大约和司马迁同时：大戴即戴德，约生活在汉宣帝（前 73—前 49）、元帝（前 48—前 33）时。戴德是后仓的学生，“迄孝宣世，后仓最明，戴德、戴圣、庆普皆其弟子”。

“戴德是西汉元帝（前 48—前 33）时期的人，生卒年不详。……《大戴礼记》这部资料汇编，编定于东汉时期，收录的文章都产生在公元之前，其中有很多篇属于战

国时期的作品。”（王聘珍．大戴礼记解诂·本书前言）

司马迁约生于汉景帝中元五年（前145），卒年约在完成《史记》以后两年左右，即武帝征和二年（前91）左右。可见，司马迁早于戴德约40年。

［9］武帝求神问仙：“孝武皇帝初即位，尤敬鬼神之祀。……是时而李少君亦以祠灶、谷道、却老方见上，上尊之。……少君言于上曰：‘祠灶则致物，致物而丹沙可化为黄金，黄金成以为饮食器则益寿，益寿而海中蓬莱仙者可见，见之以封禅则不死，黄帝是也。臣尝游海上，见安期生，食巨枣，大如瓜。安期生，仙者，通蓬莱中，合则见人，不合则隐。’于是天子始亲祠灶，而遣方士入海求蓬莱安期生之属，而事化丹沙诸药齐为黄金矣。居久之，李少君病死。天子以为化去不死也，而使黄锤、史宽舒受其方。求蓬莱安期生莫能得，而海上燕、齐怪迂之方士多相效，更言神事矣。”（《史记·孝武本纪第十二》）

［10］成而登天：传说黄帝驰骋疆场功成名就后，骑龙升天而位列仙班。

金栋按：对“成而登天”四字，历代《内经》注家未尽一致，感兴趣者请参看相关注释。

［11］燕、齐方士：方士，方术之士，古代自称能访仙炼丹以求长生不老的人。《史记·封禅书》载：“驺衍以阴阳主运显于诸侯，而燕齐海上之方士传其术不能通。”（《汉典》）

燕，周代诸侯国，战国时为七雄之一，在今河北北部和辽宁南部。齐，周代诸侯国，战国时为七雄之一，在今山东北部一带。

燕、齐方士通晓神奇方术，或收藏有多种药方，以此来鼓吹神仙之说，欺骗蒙蔽皇帝来邀宠。

《史记·封禅书》谓：“自齐威、宣之时，驺子之徒论著终始五德之运，及秦帝而齐人奏之，故始皇采用之。而宋毋忌、正伯侨、充尚、羡门高最后皆燕人，为方仙道，形解销化，依于鬼神之事。驺衍以阴阳主运显于诸侯，而燕、齐海上之方士传其术不能通，然则迂怪阿谀苟合之徒自此兴，不可胜数也。……及至秦始皇并天下，至海上，则方士言之不可胜数。”

［12］秦皇、汉武访神仙都是到东海边物色：“齐人徐市（福）等上书，言海中有三神山，名曰蓬莱、方丈、瀛洲，仙人居之。请得斋戒，与童男女求之。于是遣徐市（福）发童男女数千人，入海求仙人。……因使韩终、侯公、石生求仙人不死之药。始皇巡北边，从上郡入。燕人卢生使入海还，以鬼神事，因奏录图书，曰‘亡秦者胡也’。”（《史记·秦始皇本纪》）

《汉书·郊祀志》谓：“自威、宣、燕昭使人入海求蓬莱、方丈、瀛洲。此三神山者，其传在渤海中，去人不远。盖尝有至者，诸仙人及不死之药皆在焉。其物禽兽尽白，而黄金银为宫阙。未至，望之如云；及到，三神山反居水下。水临之，患且至，则风辄引船而去，终莫能至云。世主莫不甘心焉。及秦始皇至海上，则方士争言之。始皇如恐弗及，使人赍童男女入海求之。船交海中，皆以风为解，曰未能至，望见之焉。其明年，始皇复游海上，至琅琊，过恒山，从上党归。后三年，游碣石，考入海方士，从上郡归。后五年，始皇南至湘山，遂登会稽，并海上，几（冀）遇海中三神山之奇药。不得，还到沙丘崩。”

［13］禁方：“即秘方。过去在私有观念支配下，某些保存不传的秘方称禁方。”（《中医大辞典》）《史记·扁鹊传》云：“长桑君……乃呼扁鹊私坐，间（闲）与语曰：‘我有禁方，年老，欲传与公，公勿泄。’”

金栋按：此禁方，当是燕、齐方士之禁方（汉武帝时之禁方与战国扁鹊时之禁方），非“秘方”之义。特别是汉武帝时代，帝王寻仙访药，以求得道成仙而长生不死。方士禁方当具有这种功效，如服食丹药、行气导引（按摩）及房中术等，即《汉志·方技略》中“房中、神仙”之属。

李建民说：“此处的‘方’不仅是指药方、方剂，而是泛指‘方术’。……大致可以推定‘禁方’是医者、方士、术士彼此交涉、共同拥有的概念。根据杜正胜先生的研究，早期医家事实上也往往与方士道徒合流。以扁鹊为例，其行经带有‘游方郎中’色彩。李零以为扁鹊即是不折不扣的‘方士’。”（《生命史学·从医疗看中国历史》）其所以要“禁”？旨点“主要是借由传授仪式、师授口诀等程序，对珍秘之方达到‘禁’的目的。甚至，禁方的‘验’与‘不验’或取决这些仪式与师说。此正禁方之‘禁’。”（《生命史学·从医疗看中国历史》）又说：“禁有秘密的意思，而且带有咒术的色彩。就医学知识的传授而言，师徒之间并没有亲自传授经验而是传授秘书。长桑君为此观察扁鹊长达十数年，私下与他谈话：‘我有禁方，年老，欲传与公，公毋泄。’扁鹊曰：‘敬诺。’于是，长桑君将所藏的禁方书给扁鹊，之后便消失不见。这里特别值得注意的是书籍在知识传授过程中的核心角色，以及授书仪式中‘毋泄’的禁令。”（同上）但扁鹊主要还是行医治病，又不完全同于方士禁方，当为《汉志·方技略》中“医经、经方”之属。

［14］佞人：善于花言巧语、阿谀奉承的人。

［15］秦汉之前是否有托名黄帝的著作：《黄帝泰素》乃战国托名著作，已佚。

《汉书·艺文志·诸子略》载：“《黄帝泰素》二十篇。六国时韩诸公子所作。”师古曰：“刘向《别录》云：或言韩诸公孙之所作也。”

又，1973年长沙马王堆汉墓出土的《经法》《十大经》《称》《道原》等帛书，经今人唐兰先生考证，确认是《黄帝四经》，亦即《汉书·艺文志·诸子略》道家类之《黄帝四经》四篇。汉以后失传。台湾学者陈鼓应曾做过详细考订，认为其成书可能早于《孟》《庄》，当在战国中期之初或战国初期之晚。（《黄帝四经今注今译》）

由上观之，《黄帝泰素》《黄帝四经》当是秦汉之前托名黄帝的著作。

金栋按：据李零先生考证，“《尉缭子·天官》引用黄帝书《刑德·天官之陈》篇，就是战国已有黄帝书的证明”（《待兔轩文存·读史卷》）。

［16］故为道者：因此想要创立学说的人。道：原指自然规律和宇宙本原，此指学说、理论。

［17］神农：“一说神农氏即炎帝，中国传说中农业和医药的发明者，所处时代为新石器时代晚期，我国由采集渔猎进步到农耕时期。他创木制耒、耜，教民以农业生

产。《淮南子·修务训》：‘神农乃始教民，尝百草之滋味，识水泉之甘苦……当此之时，一日而遇七十毒，由是医方兴焉。’《帝王世纪》一书称：‘炎帝神农氏，长于江水，始教天下耕种五谷而食之，以省杀生，尝味草木，宣药疗疾，救夭伤人命，百姓日用而不知，著《本草》四卷。’古代文献论述神农氏尝百草而始有医药者，相当丰富。上述记载提示医药知识之创始，源于远古先民寻求食物和从事农耕的实践活动。作为这一历史时期群体经验总结的人格化代表——神农氏，历来被视为药物的发现者和使用者，尊奉为中国医药学之创始者。正因为如此，我国第一部系统论述药物的著作，约成书于汉代的《本草经》，被命名为《神农本草经》，即寓有尊崇怀念之意。”（《中国医学通史·传说中的医学人物》）

金栋按：神农为三皇之一，当始自晋代。《史记·五帝本纪第一》亦提及神农，但《史记》无三皇说。《史记集解》引皇甫谧的话说“《易》称庖犧氏没，神农氏作，是为炎帝”。可见神农炎帝与皇甫谧《帝王世纪》有关。

［18］修务训：修务，就是勉励人们要致力事业，及时奋进，为济救万民而立功。（陈广忠，译注．淮南子）高诱注：“修，勉。务，趋。圣人趋时……履遗不取，必用仁义之道以济万民。故曰修务，因以题篇。”

［19］孔夫子：即孔子（前551—前479），名丘，字仲尼。春秋末期思想家、政治家、教育家，儒家的创始者。鲁国陬邑（今山东曲阜东南）人。先世是宋国贵族。少“贫且贱”，及长，做过“委吏”（司会计）和“乘田”（管畜牧）等事。学无常师，相传曾问礼于老聃，学乐于苌弘，学琴于师襄。聚徒讲学，从事政治活动。年五十，由鲁国中都宰升任司寇。后又周游宋、卫、陈、蔡、齐、楚等国，前后达十三年。自称“如有用我者，吾其为东周乎”？终不见用。六十八岁时返鲁。晚年致力教育，整理《诗》《书》等古代文献，并把鲁史官所记《春秋》加以删修，成为中国第一部编年体的历史著作。相传先后有弟子三千人，其中著名的有七十余人。其学以“仁”为核心，又以孝悌为仁之本。……自汉以后，孔子学说成为两千余年传统文化的主流，影响极大。封建统治者一直把他奉为圣人。现存《论语》一书，记有孔子的谈话以及孔子与门人的问答，是研究孔子学说的主要资料。（《辞海》）

［20］老聃：即老子，中国春秋时思想家、道家学派创始人。一说老子即老聃，姓李名耳，字聃，楚国苦县（今河南鹿邑东）人。曾为周“守藏室之史”（管藏书的史官），后隐退著《老子》一书。他把宇宙万物的本体看作“道”，认为它是超越时空静止不动的实体，是产生整个物质世界的总根源。他在观察社会和自然变化时，又具有朴素的辩证法思想，认为一切事物都存在于正反两方面的对立之中，它们互相依存，互相转化。政治上他主张“无为”，企图缓和尖锐的社会矛盾，回到“小国寡民”的幻境之中。老子的思想在中国思想史上占有重要的地位。（《汉典》）

《史记·老子伯夷列传》载：“老子者，楚苦县厉乡曲仁里人也，姓李氏，名耳，字伯阳，谥曰聃，周守藏室之史也。孔子适周，将问礼于老子。……老子修道德，其学以自隐无名为务。居周久之，见周之衰，乃遂去，至关，关令尹喜曰：‘子将隐矣，强为我著书。’于是老子乃著书上下篇，言道德之意五千余言而去，莫知其所终。或曰：老莱子亦楚人也，著书十五篇，言道家之用，与孔子同时云。盖老子百有六十余岁，或言二百余岁，以其修道而养寿也。自孔子死之后百二十九年，而史记周太史儋见秦献公曰：‘始秦与周合而离，离五百岁而复合，合七十岁而霸王者出焉。’或曰儋即老子，或曰非也，世莫知其然否。老子，隐君子也。”

金栋按：一说老子（李耳）不是老聃，见第九节《道德经》及其作者补注。

［21］国语：是我国第一部国别体史学著作，凡二十一卷。它记载了上起西周穆王，下迄鲁悼公约五百年的史实。除《周语》和《郑语》涉及西周的历史事件外，其他各语所记都是春秋时期各诸侯国政治、外交、军事方面的活动，是了解和研究西周时期历史的重要典籍。

关于《国语》的作者，历来众说纷纭。司马迁在《史记·太史公自序》中提出“左丘失明，厥有《国语》”。这是目前所知最早关于《国语》作者的记载，而且在很长时间内成为定论。从宋朝开始，不少学者对此说提出质疑。现在一般认为《国语》可能是各国的史官记下本国的主要事件，后人再汇集整理而成，因此并非一人一时之作，而左丘明可能是众多传诵、整理者中的一个。《国语》的成书年代无法确考，大致在战国初期，而且各篇成文先后不相同。

《国语》将西周与各诸侯国分别记事，这与《左传》记事而不分国有很大区别。这一方面是由于《国语》的编纂素材来源于各国之国史资料，本身限定了《国语》的基本面目与框架；另一方面反映了当时周室衰微，各诸侯国与之分庭抗礼，实际上处于割据的历史状况，因此仅仅以周室为主干便难以准确、全面地记载当时各国发生的大事、要事。当然，各国的排列顺序还是有讲究的，除《周语》居首之外，鲁、齐二国及晋、郑二国分别为西周、东周的建立立下汗马功劳，所以排列于前。而楚、吴、越三国在当时属蛮夷之邦，自然只能依其兴起之顺序排在中原各国之后了。（金良年导读，梁炎整理，韦昭注《国语》）

金栋按：原文说“黄帝见于文字记载最早约在《国语》中”，自注又说“断言黄帝最早见于何种先秦文献，很困难”，先生持审慎态度。先秦文献《山海经》亦有黄帝的神话传说，但不知是否早于《国语》。郭沫若说：“黄帝之名始见于《山海经》。……大约夏民族的传说是以黄帝为其祖先。”（《中国古代社会研究·第三篇：卜辞中的古代社会》）

［22］《庄子》和《吕氏春秋》中，黄帝已成为五帝系统中最重要的一员：

《庄子·天运》云：“老聃曰：小子少进，余语汝三皇五帝之治天下。黄帝之治天下，使民心一，民有其亲死不哭而民不非也。尧之治天下……舜之治天下……禹之治天下……三皇五帝之治天下，名曰治之，而乱莫甚焉。”

清郭庆藩《庄子集释》疏云：“三皇者，伏羲、神农、黄帝也。五帝，少昊、颛顼、高辛、唐、虞也。”“三皇行道，人心淳一，不独亲其亲，不独子其子，故亲死不哭而世俗不非。必也非之，则强哭者众。”

《吕氏春秋·尊师》云：“神农师悉诸，黄帝师大挠，帝颛顼师伯夷父，帝喾师伯招，帝尧师子州支父，帝舜师许由，禹师大成贽，汤师小臣，文王、武王师吕望、周公旦，齐桓公师管夷吾，晋文公师咎犯、随会，秦穆公师百里奚、公孙枝，楚庄王师孙叔敖、沈尹巫，吴王阖闾师伍子胥、文之仪，越王勾践师范蠡、大夫种。此十圣人六贤者，未有不尊师者也。今尊不至于帝，智不至于圣，而欲无尊师，奚由至哉？此五帝之所以绝，三代之所以灭。”

［23］孔子家语：最早著录于《汉书・艺文志》，凡二十七卷，孔子门人撰，其书早佚。唐颜师古注《汉书》时，曾指出二十七卷本“非今所有《家语》”。颜师古所云今本，乃三国时魏王肃收集并撰写的十卷本。

对《孔子家语》，历来颇多争议。宋王柏《家语考》、清姚际恒《古今伪书考》、范家相《家语证伪》、孙志祖《家语疏证》，均认为是伪书。宋朱熹《朱子语录》、清陈士珂和钱馥的《孔子家语疏证》序跋、黄震《黄氏日抄》等则持有异议。然而近二千年来，该书广为流传。《四库全书总目》曾精辟论述说：“其书流传已久，且遗文轶事，往往多见于其中。故自唐以来，知其伪而不能废也。”晚近以来，学界疑古之风盛行，《家语》乃王肃伪作的观点几成定论。

1973年，河北定县八角廊西汉墓出土的竹简《儒家者言》，内容与今本《家语》相近。1977年，安徽阜阳双古堆西汉墓也出土了篇题与《儒家者言》相类的简牍，内容同样和《家语》有关。这些考古发现说明，今本《孔子家语》是有来历的，早在西汉即已有原型存在和流传，并非伪书，更不能直接说成是王肃所撰著。它陆续成于孔安国以及与王肃同时的孔孟等孔氏学者之手，经历了一个很长的编纂、改动、增补过程，是孔氏家学的产物。应当承认它在有关孔子和孔门弟子及古代儒家思想研究中的重要价值。（百度百科）

金栋按：由杨朝明、宋立林主编的《孔子家语通解》（齐鲁书社2009年版）一书，出版后习近平总书记说：“这两本书我要仔细看看。”另一本为《论语诠解》。其中有著名学者李学勤写的序，认为《家语》非伪书，引如下：

大家了解，《孔子家语》一书曾为《汉书・艺文志》著录，在其《六艺略》中排次《论语》之后，且有二十七卷之多。然而到唐代，颜师古为《汉书》撰注，提出志文里的《家语》“非今所有《家语》”，于是《家语》的真伪问题成为学术史上一大公案。

颜师古说的“今所有《家语》”，即通行至今的传世本，有曹魏时王肃的注，不过颜氏所说含义有些模糊。汉代的《家语》“非”后来传世的《家语》，究竟是如何“非”法？传世本是不是全伪，与汉代的本子有怎样的关系？并没有交代清楚。

同出于唐世的孔颖达《礼记正义》有一种比较明确的说法。《礼记》云：“昔者舜作五弦之琴，以歌《南风》。”郑玄注称“其辞未闻”。王肃作《圣证论》批评郑玄，引用了《尸子》和《家语》的《南风》歌辞。孔疏引马昭的话，说：“《家语》王肃所增加，非郑所见。”这是认为传世本《家语》有王肃窜入的部分，与宋以下多数学者主张《家语》全伪尚有不同。

清代《四库全书总目提要》引宋王柏《家语》考，以传世本《家语》系王肃自取《左传》、《国语》、《孟》、《荀》、二戴记割裂织成，“反覆考证，其出于肃手无疑。特其流传既久，且遗文轶事往往多见于其中，故自唐以来知其伪而不能废也”。全伪之说于是成为定谳（音验 yàn）。直到 20 世纪 30 年代，世界书局编印《诸子集成》，在其“刊行旨趣”中仍说《家语》“属后人伪撰”，摈（音殡 bìn）弃不录。

当时也还有个别学者持不同意见，例如作《孔子家语疏证》的陈士珂。

重新考虑有关问题的契机，是近年两批西汉竹简的发现。一批出土于 1973 年发掘的河北定县八角廊 40 号墓，墓主推定为西汉晚期的中山怀王刘修，简中一种整理组定名为《儒家者言》（定县汉墓竹简整理组：《〈儒家者言〉释文》，载《文物》1981 年第 8 期），保存有二十七章。另一批 1977 年发现在安徽阜阳双古堆 1 号墓，墓主是西汉早期汝阴侯夏侯灶，简中一种整理者也称为《儒家者言》（韩自强：《阜阳汉简〈周易〉研究》，附录一《阜阳西汉汝阴侯一号木牍〈儒家者言〉章题》，上海古籍出版社 2004 年版），这实际是一件目录木牍，上有四十七个章题，不少可与定县八角廊简对照。1987 年，我曾有题为《竹简〈家语〉与汉魏孔氏家学》的小文（李学勤：《竹简〈家语〉与汉魏孔氏家学》，载《孔子研究》1987 年第 2 期，又收入《李学勤集》，黑龙江教育出版社 1989 年版），以为这两者的性质相类，内容均以孔子及其弟子言行为主，且多和《说苑》《新序》及传世本《家语》关联，应该都是《家语》的原型。（《孔子家语通解·李学勤序》）

王肃：字雍之，东海郯（今山东郯城）人，曾遍注儒家经典，是郑玄之后著名的经学大师。他主张微言大意，综合治经，反对郑玄不谈内容的文字训诂学派。王肃杂取秦汉诸书所载孔子遗文逸事，又取《论语》《左传》《国语》《三礼》《荀子》《说苑》等书中关于婚姻、丧葬、郊禘、庙祧等制度与郑玄所论之不同处，综合成篇，借孔子之名加以阐发，假托古人以自重，用来驳难郑学。

王肃在《孔子家语》中，详细记录了孔子与其弟子门生的问对诘答和言谈行事，生动塑造了孔子的人格形象，对研究儒家学派（主要是创始人孔子）的哲学思想、政治思想、伦理思想和教育思想，有巨大的理论价值。同时，由于该书保存了不少古书中的有关记载，这对考证上古遗文，校勘先秦典籍，有着巨大的文献价值。其次，由于王肃收集在书中的内容大都具有较强的叙事性，也就是说大多是有关孔子的逸闻趣事，所以，此书又具有较高的文学价值。此书是研究孔子生平及其思想的重要参考资料，也是我们认识历史上真实的孔子面目的重要依据。（百度百科）

［24］哲睿齐庄：王国轩、王秀梅译注《孔子家语·五帝德第二十三》作“幼齐叡庄”，《大戴礼·五帝德》作“幼而彗（慧）齐”，《史记·五帝本纪》作“幼而徇齐”，《素问·上古天真论》同《史记》。

哲，智慧也。睿，明智通达，看得深远。亦作睿哲。齐，敏捷，疾速。庄，端庄，严肃。

［25］治五气，设五量：五气，谓五行之气。《汉书·律历志》云：“黄帝起五部。”孟康云：“五部，谓五行也。”《汉书·律历志》云：“量者，龠、合、升、斗、斛也。”（王聘珍．大戴礼记解诂）

孔广森《大戴礼记补注》云：“黄钟之实千二百黍而成龠，龠两为合，合十为升，升十为斗，斗十为斛，是为五量。《史记》作‘艺五种’。”

［26］以顺天地之纪，知幽明之故：《大戴礼·五帝德》同。《史记·五帝本纪》作“顺天地之纪，幽明之占”。《史记正义》：“言黄帝顺天地阴阳四时之纪也。”“幽，阴。明，阳也。占，数也。言阴阳五行，黄帝占数而知之。”

［27］达死生存亡之说：《大戴礼·五帝德》《史记·五帝本纪》皆作“死生之说，存亡之难”。

［28］播时百谷，尝味草木：《大戴礼·五帝德》《史记·五帝本纪》皆作“时播百谷草木”。

尝味草木：“神农乃始教民播种五谷……尝百草之滋味，水泉之甘苦，令民知所辟就。当此之时，一日而遇七十毒。”（《淮南子·修务训》）“炎帝神农氏长于江水，始教天下耕种五谷而食之，以省杀生。尝味草木，宣荣疗疾，救夭伤人命。百姓日用而不知，著《本草四卷》。”（《帝王世纪》）

［29］五行附五帝：五帝说法不一，比附配法不一，比较混乱。既有相胜（克）说配法，又有相生说配法。

《孔子家语·五帝》云：“季康子问于孔子曰：旧闻五帝之名，而不知其实，请问何谓五帝？孔子曰：昔丘也闻诸老聃曰：天有五行，水火金木土，分时化育，已成万物，其神谓之五帝。古之王者，易代而改号，取法五行。五行更王，终始相生，亦象其义。故其为明王者，而死配五行。是以太皞配木，炎帝配火，黄帝配土，少皞配金，颛顼配水。”

金栋按：《家语》所言，本五行相生说，但五帝之名与三皇混称。即太皞伏羲氏（木），炎帝神农氏（火），黄帝轩辕氏（土），少皞金天氏（金），颛顼高阳氏（水）。

［30］邹衍：驺衍（约前305—前240），“驺”亦作“邹”，战国哲学家，阴阳家代表人物。齐国人。曾游学稷下。历游魏赵燕等国，皆受到尊重和礼遇，曾为燕昭王师。因看到“有国者益淫侈，不能尚德……乃深观阴阳消息而作怪迂之变”，提出“五德终始”说，“称引天地剖判以来，五德转移，治各有宜，而符应若兹”（《史记·孟子荀卿列传》）。将春秋战国时代流行的“五行”说，附会到社会历史的盛衰兴亡和王朝的更替上，认为历史的变化发展是五行之德转移循环。盛称“禨祥度制”，后成为两汉谶纬学说主要来源之一。在研究方法上，“必先验小物，推而大之，至于无垠”。提出“大九州说”，论述赤县神州（中国）为世界八十一州之一，每九个州为一集合单位，有小海环绕，称为“大九州”。九个“大九州”另有大海环绕，再往外便是天地的边际。因其语“闳大不经”，“所言五德终始，天地广大，尽言天事”（同上），被当时人称“谈天衍”。曾批评名家“烦文以相假，饰词以相悖，巧譬以相移，引人声使不得及其意，如此害大道”（《史记集解》引刘向《别录》）；还以阴阳五胜说“绌公孙龙”（《史记·平原君虞卿列传》）。《史记·孟子荀卿列传》称他著书“十余万言”。《汉书·艺文志》著录《邹子》四十九篇。又《邹子终始》五十六篇，唐颜师古注：“亦邹衍所说。”皆失传。现仅《史记》和《吕氏春秋》中存有他一些思想和事迹的资料。（《中国哲学大辞典·人物·先秦》）

［31］《吕氏春秋·名类》有上述说法，史家多认为是邹子遗文：“名类”（亦名

"应同"）篇云："凡帝王者之将兴也，天必先见祥乎下民。黄帝之时，天先见大螾大蝼，黄帝曰'土气胜'，土气胜，故其色尚黄，其事则土。及禹之时，天先见草木秋冬不杀，禹曰'木气胜'，木气胜，故其色尚青，其事则木。及汤之时，天先见金刃生于水，汤曰'金气胜'，金气胜，故其色尚白，其事则金。及文王之时，天先见火赤乌衔丹书集于周社，文王曰'火气胜'，火气胜，其色尚赤，其事则火。代火者必将水，天且先见水气胜。水气胜，故其色尚黑，其事则水。水气至而不知数备，将徙于土。"

《古史辨自序·下册》云："这一段话，与《史记》所谓'五德转移，符应若兹'，如淳注所谓'五行相次转用事，随方面为服'，《七略》所谓'终始五德，从所不胜；土德后木德继之……'的话完全符合。故虽录入《吕氏春秋》，仍可信其为驺衍的学说。"

《吕氏春秋集释》云："俞樾曰：'水气胜，故其色尚黑，其事则水。此十二字当为衍文，乃浅人不察文理，以上文之例增入，而不知其不可通也。当吕氏著此书时，秦犹未并天下，所谓尚黑者果何代乎？吕氏之意，以为周以火德王，至今七百有余岁，则火气之衰久矣，其中间天已见水气胜矣，但无人起而当之耳，故曰：水气至而不知，数备将徙于土。言后之有天下者，又当以土德王也。今增入故其色尚黑，其事则水二语，则与水气至而不知文不相属矣。厥后秦始皇有天下，推五德之运，以为水德之始，此由其时不韦已死故也。若不韦犹在朝用事，则必以为水数已备，秦得土德矣。'维遹按：此阴阳家之说而散见于此者。马国翰据《文选·魏都赋》李注引《七略》云：'邹子终始五德，从所不胜，木德继之，金德次之，火德次之，水德次之'，定篇首至此为《邹子》佚文。"

金栋按：邹子的五行相胜说配五帝是：黄帝（土）→夏禹（木）→商汤（金）→周文王（火）→水。

［32］邹子：齐国有三个邹子。第一个是担任齐威王相的政治家邹忌，比孟子早，曾有"讽齐王纳谏"的美谈；第二个是本文的主人公邹衍，比孟子稍晚；第三个是邹奭（音是 shì），"颇采邹衍之术以纪文"，邹衍和邹奭都属于阴阳五行家。《史记·田敬仲完世家》说："谈天衍，雕龙奭。"把邹衍和邹奭相提并论。邹衍善于谈论天地运行的大事，邹奭则关注于修饰和文饰的细节。邹奭是邹衍学说在稷下的传人。三个邹子，对后世影响最大的是邹衍。（孔德立. 先秦诸子·阴阳五行家邹衍）

［33］汉得火：因秦继周朝统治天下（前 221—前 207），按五德终始说，秦当为水德。但是水德时间太短，汉高帝（作北畤祀黑帝）仍承袭水德，后至汉武帝时代始改土德。至宣帝时，《易》学八卦与五行相合，刘向父子又提出了汉为火德之说，实则为王莽接受禅让提供新的伪说。

《汉书·郊祀志·赞》曰："刘向父子以为'帝出乎震'，故包羲氏始受木德，其后以母传子，终而复始，自神农、黄帝下历唐虞三代而汉得火焉。故高祖始起，神母夜号，著赤帝之符，旗章遂赤，自得天统矣。"

金栋按：五行相生说的朝代革替顺序是：伏羲（木）→神农（火）→黄帝（土）→颛顼（金）→帝喾（水）→唐尧（木）→虞舜（火）→夏禹（土）→商汤（金）

→周（水）→秦（木）→汉（火）。

［34］皇帝：皇，古代名号之称。由于道德和能力的不同，而有不同的称谓。或曰皇，或称帝，或名王，或名霸等。古有三皇、五帝、三王、五霸等名称。

《说文·王部》："皇，大也。"

《白虎通·号》云："帝王者何？号也。号者，功之表也。所以表功明德，号令臣下者也。德合天地者称帝，仁义合者称王，别优劣也。《礼记·谥法》曰：'德象天地称帝，仁义所生称王。帝者天号，王者五行之称也。皇者何谓也？亦号也。皇，君也，美也，大也。天人之总，美大之称也。……号言为帝何？帝者谛也，象可承也。王者往也，天下所归往。《鉤命决》曰：'三皇步，五帝趋。三王驰，五伯骛。'号之为皇者，煌煌人莫违也。烦一夫，扰一士，以劳天下，不为皇也。不扰匹夫匹妇，故为皇。"

《广韵·唐韵》云："皇，天也。"

《风俗通义·皇霸篇》云："皇者天，天不言，四时行焉，百物生焉。三皇垂拱无为，设言而民不违，道德玄泊，有似皇天，故称曰皇。"

《楚辞·离骚》云："陟升皇之赦戲兮，忽临睨夫旧乡。"王逸注："皇，皇天也。"

《书·梓材》云："皇天既付中国民越厥疆土于先王。"

《诗·周颂·雍》："燕及皇天。"

《管子·兵法》云："明一者皇，察道者帝，通德者王，谋得兵胜者霸。"

《庄子外篇·在宥》云："得吾道者，上为皇而下为王。"

《春秋繁露·三代改制质文》云："通天地、阴阳、四时、日月、星辰、山川、人伦，德侔天地者称'皇帝'。"

由于皇、帝象征天、大之君，位居人上，故皇、帝均可作"大、上"讲。

【原文】

从《内经》行文可知，论医理的主要不是黄帝，而是他的臣子们。其中共有六个人，即岐伯、鬼臾区、雷公、伯高、少师、少俞[1]。岐伯说的话最多，口气像是黄帝的老师。鬼臾区被称为夫子，伯高也较受尊敬。其余都是一般近臣。按出现的顺序看，《素问》中只有岐伯、鬼臾区、雷公。《灵枢》中出现了其余三人。今本《素问》前六十五篇的问答语中，只有岐伯答话。七篇大论中第一篇全是鬼臾区答语，其余六篇又都是岐伯的言论。从七十五篇开始，雷公出场[2]。他是后学、晚生，只好改由黄帝教诲医理。这种托名变动的顺序，与《内经》编者排列篇章的指导思想有关系。是否与成文先后有关暂不好定。《灵枢》中伯高见于九篇[3]，少师、少俞各见于四篇[4]，雷公见于《灵枢·经脉》《灵枢·禁服》《灵枢·五色》《灵枢·官能》，鬼臾区全部不见。其余凡有问答者，多是黄帝与岐伯对话。《灵枢》中人物出现的顺序较混乱，不像《素问》那样秩序井然。简单介绍上述托名人物及其与篇章的关系，不是本节主要目的。这些人物在《内经》时代的意义，关键看他们可能出现于什么时代，最早见于何家记载。但遍查现存文献，只能发现关于岐伯、鬼臾区和伯高的记载。

《史记·封禅[5]书》："公玉带[6]曰：'黄帝时虽封泰山，然风后、封巨[7]、岐伯令黄帝封东泰山、禅凡山，合符[8]，然后不死焉。'"这里记的是太初元年（前104）的事。关于岐伯的资料大约只能查得这一条[9]，可惜又不是医家。《汉书·郊祀志》上有一条与此完全相同，是抄去的。其他就是《艺文志》神仙家[10]书名中提到的《黄帝岐伯按摩》[11]。当时此书归入神仙类，按现代理解，按摩属于医术。

关于鬼臾区的略多。《汉书·郊祀[12]志》载，齐人公孙卿[13]曰："黄帝得宝鼎，冕候问于鬼臾区。鬼臾区对曰：'帝得宝鼎神策，是岁己酉朔旦冬至，得天之纪，终而复始。'"

申公曰："鬼臾区号大鸿，死葬雍，故鸿冢是也[14]。"

总之，鬼臾区更不是医家，好在上述两处都是从方士口中说出来的。

此外，《汉书·古今人表第八》也证明，《内经》中的六臣子只有岐伯、鬼臾区为班固所承认。这个人名表是班固"究极经传"搜集而成。其中属黄帝时的人物共十九个[15]，注明是黄帝的老师有三人，却没有岐伯、鬼臾区。他俩排列位次在后，鬼臾区又在岐伯前。这种情况，至少说明在班固著《汉书》时，《内经》并不被视为典要[16]。

伯高可见于《管子》[17]只有一句。此外，《列子·黄帝第二》中有"伯高子"一见[18]。伯高是列子的朋友。

雷公、少师、少俞的出处暂无可稽。《世本》[19]向以载人物多著称，对这几个人也无记载。此外还有一位比黄帝、岐伯还早的僦贷季[20]（《素问·移精变气论》）也不见于现存汉以前文献。这些人大多在汉以后的文献中出现了。其中较早的一种叫《帝王世纪》[21]。它的作者是中医界熟知的皇甫谧。皇甫谧主要不是医家[21]，此处不谈。他在《帝王世纪》中说："岐伯，黄帝臣也。帝使伯尝味草木，典主医病。《经方》《本草》《素问》之书咸出焉。"大约皇甫氏所见的《素问》中还没有与雷公、鬼臾区有关的各篇[22]。又，《甲乙经·序》说："黄帝咨访岐伯、伯高、少俞之徒……而针道出焉。"这显然与今本《灵枢》托名人物相符合。另有一种常被人引用的书叫《路史》[23]，是南宋人罗泌的著作，对研究《内经》时代无意义。

【补注】

[1] 岐伯、鬼臾区、雷公、伯高、少师、少俞：马莳《素问注证发微》："《素问》

者，黄帝与岐伯、鬼臾区、伯高、少师、少俞、雷公六臣平素问答之书。即《本纪》所谓‘咨于岐伯而作《内经》者是也’。”“书中只以天师、夫子尊岐伯、鬼臾区，而其余诸臣未闻其以是称。至雷公则自名曰小子、细子，黄帝亦有训之之语，意者所造未及诸臣，而年亦最少欤！且其曰公、曰伯、曰师，似皆以爵称之，即如《宝命全形论》有曰天子，曰君王；《移精变气论》《五常政大论》《灵枢·官能篇》皆称曰圣王；《著至教论》《疏五过论》有封君侯王；《灵枢·根结篇》有王公大人等称，则其为爵无疑也。至于鬼臾区、少俞、伯高皆诸臣名耳，后世程子谓出于韩诸公子之手，或为先秦儒者所作，是皆泥于爵号文字，而未绎全书，故臆说有如此者。”

张介宾《类经一卷·摄生类一》云：“《内经》一书，乃黄帝与岐伯、鬼臾区、伯高、少师、少俞、雷公等六臣，平素讲求而成。六臣之中，惟岐伯之功独多，而爵位隆重，故尊称之为天师。”

岐伯：相传为黄帝时名医。今所传《黄帝内经》，即两汉时医家托名黄帝与岐伯论医之作。后世称中医学为岐黄之术本于此。

金栋按：关于岐伯，各家说如下：

《史记·孝武本纪》载：“公玉带曰：‘黄帝时虽封泰山，然风后、封巨、岐伯令黄帝封东泰山、禅凡山，合符，然后不死焉。’”

《汉书·艺文志·方技略》载：“方技者，皆生生之具，王官之一守也。太古有岐伯、俞拊，中世有扁鹊、秦和。”

《汉书·司马相如传》载：“诏岐伯使尚方。”张揖曰：“岐伯者，黄帝太医，属使主方药也。”

张仲景《伤寒杂病论序》：“上古有神农、黄帝、岐伯、伯高、雷公、少俞、少师、仲文。”

皇甫谧《帝王世纪》载：“黄帝有熊氏命雷公、岐伯论经脉，旁通问难八十一为《难经》。教制九针，著《内外术经》十八卷。”“岐伯，黄帝臣也。帝使岐伯尝味草木，典主医病，《经方》《本草》《素问》之书咸出焉。”

张君房《云笈七签·卷之一百·纪·轩辕本纪》载：“乃立明堂之议，以观于贤也。时有仙伯出于岐山下，号岐伯，善说草木之药性味，为大医，帝请方主药。帝乃修神农所尝百药性味，以理疾者，作《内·外经》。又有雷公述《炮炙方》，定药性之善恶。扁鹊俞附二臣定《脉经》，疗万姓所疾。帝与扁鹊论脉法，撰《脉书上下经》。帝问岐伯脉法，又制《素问》等书及《内经》。帝问少俞针注，乃制《针经》《明堂图灸之法》，此针药之始也。”

吴昆《素问吴注》载：“岐，国名。伯，爵也。”

丹波元简《素问识》：“《汉·司马相如传》：‘诏岐伯使尚方。’注：‘张揖曰：岐伯者，黄帝太医，属使主方气也。’又《艺文志》：‘太古有岐伯俞柎。’吴云：‘岐，国名。伯，爵也。’简按：又有雷公，而未知黄帝时有五等之爵。”

森立之《素问考注》载：“案：岐伯，盖岐是山名，系以伯者，即尊称也，与伯高、雷公同义。后世有五等之爵，以为之高下。然其实古来所称之尊号，但就其古言而为高下之别耳。公侯伯子男，毕竟共是尊号，后世遂为之等级也。《轩辕黄帝传》云：‘乃立明堂之议，以观于贤也。时有仙伯出于岐山下，号岐伯。善说草木之药性味，为大医。帝请方药，帝乃修神农所尝百药性味，以理疾者，作《内》《外》经。’”

李今庸《古医书研究·黄帝内经研究·岐伯》载：“按：歧伯，为古代人（名）称，相传为黄帝臣，乃古代医学家僦贷季之传人，而有功于我国古代医学者。此文‘歧伯’之‘歧’字，字从‘止’旁作‘歧’，《素问》《灵枢经》二书凡称‘歧伯’者皆然，而《针灸甲乙经》和《黄帝内经太素》二书，则均从‘山’旁以作‘岐’字。……是岐伯之称，乃因岐山之名而得也。‘岐山’之为山，在我国古代文献中，早就有所记载，或只称‘岐’，或称曰岐山。”

鬼臾区：传说上古医家，黄帝臣，善于五行之说。《素问·天元纪大论》在论述五行学说时，黄帝问于鬼臾区五运之主时，鬼臾区答曰：“臣积考《太始天元册》文曰。”唐王冰注说：“自神农之世，鬼臾区十世祖始诵而行之，此太古占候灵文，洎乎伏羲之时，已镌诸王版，命曰册文。”由此可知鬼臾区其人，当系神农氏后相传十世之世医？或谓“佐帝发明五行，详论脉经，有问对难经，究尽义理，以为经纶者”（《中国医学通史》）。

雷公：传说上古医家，黄帝臣，擅长于教授医学之道、望色诊断与针灸医术等。……在关于针灸论述上与黄帝讨论了“凡刺之理”，以及望面色而诊断疾病的理论。从《素问》中有关黄帝与雷公论述医学，以及《灵枢》中有关黄帝与雷公论述医学之内容来看，可知雷公从黄帝受业之关系。（《中国医学通史》）

伯高：传说上古之经脉学医家。黄帝臣。……在《黄帝内经》中有关经络、血脉之论述，与传说中的伯高有着比较密切的关系。参阅《灵枢》有关篇之内容，可知伯高之为医是以针灸之理论、临床和熨法等外治为特长，同时，对脉理亦多有论述。（《中国医学通史》）

少师：传说上古时医家，黄帝臣，以擅长人体体质之论而闻名流传于世。少师回答黄帝关于人有阴阳等问题时指出：“天地之间，六合之内，不离于五，人亦应之”，“盖有太阴之人，少阴之人，太阳之人，少阳之人，阴阳平和之人。凡五人者，其态不同，其筋骨气血各不等。”接着，少师对五种人的体质、性格、行为特点等进行了比较具体的叙述，少师之论点沿袭数千年，乃至近世为朝鲜医学家发展为“四象医学”。又如少师应黄帝之问，论述了人体何以“有刚有柔，有弱有强，有短有长，有阴有阳”；何以“人与天地相参也？与日月相应也”的理论与治疗上的依据等。（《中国医学通史》）

少俞：传说上古医家，黄帝论医之臣，俞跗之弟，医术多与其兄同。宋张杲《医说》论述少俞时以《素问》之有关内容为依据，认为“伯高少俞并黄帝时臣，未详其姓，辅佐黄帝，详论脉经，有问对难经，究尽义理，以为经论，故人到于今赖之”（《中国医学通史》）。

［2］从七十五篇开始，雷公出场：高士宗《素问直解》云：“下凡七篇，皆黄帝语于雷公。著至教者，雷公请帝著至教，开示诸臣，传于后世也。黄帝继神农而立极，故曰上通神农。黄帝上通神农，神农上通伏羲，故曰拟于二皇。盖伏羲知天，神农知

地，黄帝知人，三才之道，一脉相承，故而曰：道上知天文，下知地理，中知人事，且以知天下，何难别阴阳，应四时，合之五行。帝从雷公之请，著为至教，备言三阳如天，阴阳偏害之理。公未悉知，诚切研求，是以此下复有《示从容》《疏五过》《征四失》《阴阳类》《方盛衰》《解精微》，开示雷公，皆至教也。”“《黄帝素问》九卷，计八十一篇，上凡七十四篇，皆访诸岐伯阐明医道。以下七篇，则召雷公而证明其道也。”

《素问考注》云：“以下雷公七篇文义浅近，与《灵枢》太似矣。今以以下称雷公七篇，与运气七篇相对。此七篇之在末，王氏亦盖有所受也。”

［3］《灵枢》中伯高见于九篇：即见于《寿夭刚柔》《骨度》《肠胃》《平人绝谷》《逆顺》《五味》《卫气失常》《阴阳二十五人》《邪客》等共九篇。

［4］少师、少俞各见于四篇：少师见于《寿夭刚柔》《忧恚无言》《通天》《岁露论》。少俞见于《五变》《论勇》《论痛》《五味论》。

［5］封禅：得天下之帝王，去泰山上行祭祀之礼称封，在泰山下小山行祭祀之礼称禅。封禅是为了报答天地受命之功。

“此泰山上筑土为坛以祭天，报天之功，故曰封。此泰山下小山上除地，报地之功，故曰禅。言禅者，神之也。《白虎通》云：‘或曰封者，金泥银绳，或曰石泥金绳，封之印玺也。’《五经通义》云：‘易姓而王，致太平，必封泰山，禅梁父，（荷）(何)？天命以为王，使理群生，告太平于天，报群神之功。’”（张守节．史记正义）

［6］公玉带：名匠，西汉武帝时济南人。《史记·封禅书》载：“济南人公玉带上黄帝时《明堂图》。《明堂图》中有一殿，四面无壁，以茅盖，通水，圜公垣为复道，上有楼，从西南入，命曰昆仑，天子从之入，以拜祠上帝焉。”

［7］封巨：黄帝的老师。《汉书·古今人表第八》作“封钜”，云：“黄帝师。”

［8］合符：合，符合，符，符命，古代所说的表明君主“受命于天”的一种所谓“祥瑞”征兆。董仲舒《举贤良对策一》云：“此盖受命之符也。”

［9］关于岐伯的资料大约只能查得这一条：疑疏漏。《史记·孝武本纪》外，两汉时尚见于《汉书·艺文志·方技略》《汉书·司马相如传》及张仲景《伤寒杂病论序》。见上岐伯注。《汉书·古今人表第八》记载岐伯为黄帝之臣，前有力牧、风后、鬼臾区、封胡、孔甲，后有泠沦氏。

［10］《艺文志》：《汉书》十志之一。《艺文志》是汉时国家藏书的分类总目录，是我国第一部史志图书目录，也是现存最早的一部文献目录专著。这是班固以刘歆《七略》（歆承其父刘向之《别录》）为依据编写而成。在前列的序文中，概述秦汉以来图书典籍的播迁经过，刘向父子奉命校书的概况。“艺”指“六艺”，即《易》《诗》《书》《礼》《乐》《春秋》；“文”指文学百家之说。此志盖为包括六艺百家文献的总目录。其内容分为：《六艺略》《诸子略》《诗赋略》《兵书略》《数术略》《方技略》六略，共收书三十八种，五百九十六家，一万三千二百六十九卷。每种之后有《小序》，每略之后有《总序》，对先秦学术思想的源流、演变，都做了简明的叙述。（陈国庆《汉书艺文志注释汇编·序言》）

神仙家：《艺文志·方技略》四家之一。志云："神仙者，所以保性命之真，而游求于其外者也。聊以荡（盪）意平心，同死生之域，而无怵惕于胸中。然而或者专以为务，则诞欺怪迂之文弥以益多，非圣王之所以教也。孔子曰：'索隐行怪，后世有述焉，吾不为之矣。'"

[11]《黄帝岐伯按摩》：《艺文志·方技略》神仙家十种著作之一。王应麟《汉志考证》："《唐六典》，按摩博士一人。注，《崔寔正论》云：'熊经鸟伸延年之术。'故华佗有六禽之戏，魏文有五搥之锻。《仙经》云：'户枢不朽，流水不腐。'谓欲使骨节调利，血脉相通。"

沈钦韩《汉书疏证》云："《韩诗外传》，子游按摩。赵岐《孟子》注：'折枝者，按摩，折手节解罷（疲）枝也。'"

[12] 郊祀：郊者，祭祀天（上帝）之礼名。《史记·封禅书》载："古者天子夏亲郊，祀上帝于郊，故曰郊。"祀，祭祀。《尚书·洪范》："八政：三曰祀。"

[13] 公孙卿：西汉时期齐国方士，见于《史记·孝武本纪》等。

[14] 申公曰："鬼臾区号大鸿，死葬雍，故鸿冢是也。"：《史记·封禅书》："申公，齐人。与安期生通，受黄帝言，无书，独有此鼎书。……申公曰：'……鬼臾区号大鸿，死葬雍，故鸿冢是也。'"《史记·孝武本纪》《汉书·郊祀志》记载同。

《史记·儒林外传》载："申公者，鲁人也。高祖过鲁，申公以弟子从师入见高祖于鲁南宫。吕太后时，申公游学长安，与刘郢同师。已而郢为楚王，令申公傅其太子戊。戊不好学，疾申公。及王郢卒，戊立为楚王，胥靡申公。申公耻之，归鲁，退居家教，终身不出门，复谢绝宾客，独王命召之乃往。弟子自远方至受业者百余人。申公独以《诗》经为训以教，无传（疑），疑者则阙不传。"

[15] 黄帝时的人物共十九个：妃子四人，加上各举一子，共八个。即方雷氏，黄帝妃，生宣嚣，是为青阳；彖祖，黄帝妃，生昌意；彤鱼氏，黄帝妃，生夷鼓；嫫母，黄帝妃，生仓林。黄帝师三人，即封钜、大填、大山稽。黄帝臣子八人，即力牧、风后、鬼臾区、封胡、孔甲、岐伯、泠沦氏、仓颉。

[16]《内经》并不被视为典要：《汉书·艺文志·方技略》载"医经"共七家，分别是《黄帝内经》与《外经》，《扁鹊内经》与《外经》，《白氏内经》与《外经》《旁篇》，皆"生生之具，王官之一守也"，"盖论病以及国，原诊以知政"，岂非典要哉！

[17]《管子》：战国时齐国稷下学者著作总集，托名管仲所作。其中也有汉代附益的部分。西汉刘向校定八十六篇（其子刘歆在《七略》中只著录十八篇），今存七十六篇。分为八类：《经言》九篇，《外言》八篇，《内言》七篇，《短语》十七篇，《区言》五篇，《杂篇》十篇，《管子解》四篇，《管子轻重》十六篇。内容庞杂，包含有法、道、名等家思想以及天文、历数、舆地、农业和经济等知识。其中《牧民》《形势》《权修》《乘马》等篇存有管仲遗说。《大匡》《中匡》《小匡》等篇记述管仲遗事。《心术》《白心》《内业》等篇阐述关于"精气"的学说和排除主观成见的"静因之道"。《水地》篇提出"水"为万物本原的思想。《枢言》《宙合》《九守》等篇论述

了名实关系。《轻重》等篇对经济问题做详细论述。《五行》篇提出“三分损益说”来确定五音，在音乐律学理论上有很大贡献。注释有唐尹知章注，清戴望《管子校正》，郭沫若、闻一多、许维遹《管子集校》等。(《中国哲学大辞典·著作·先秦》)

［18］《列子》：旧题周列御寇著，汉初已有散佚，刘向校订为八篇，曾疑其“不似一家之书”。今本《列子》八篇，从思想体系和语言风格上看，可能是晋人作品。一说也包括某些战国时写成的文字。内容多为民间传说、寓言和神话故事。“其书大略明群有以至虚为宗，万品以终灭为验。”（张湛《列子序》）其旨意大致归同于老庄，又往往与佛经相参合。其中《杨朱篇》反映了个人享乐主义的颓废思想。唐天宝元年（742）诏号《列子》为《冲虚真经》。北宋景德四年（1007）加封“至德”，号曰《冲虚至德真经》，列为道教重要经典之一。有东晋张湛注、近人杨伯峻《列子集释》和严北溟《列子译注》。(《中国哲学大辞典·著作·先秦》)

《列子·黄帝》载：“列子师老商氏，友伯高子；进二子之道，乘风而归。”

［19］《世本》：又作世或世系。世是指世系，本表示起源。是一部由先秦时期史官修撰的，主要记载上古帝王、诸侯和卿大夫家族世袭传承的史籍。全书可分为《帝系》《王侯系》《卿大夫世》《氏族》《作篇》和《居篇》及《谥法》等十五篇。司马迁的《史记》、韦昭《国语注》、杜预的《春秋经传集解》、司马贞的《史记索隐》、张守节的《史记正义》、林宝《元和姓纂》和郑樵的《通志》都曾引用和参考书中内容。南朝时，《世本》已缺《谥法》一篇，到唐朝又有更多篇目散佚，直至南宋末年全部丢失。后世的学者们根据其他书籍所引内容进行辑补，共有八种不同辑本。商务印书馆曾于1959年将辑本集合而印成《世本八种》。(百度百科)

《汉书·艺文志·六艺略·春秋》载：“《世本》十五篇。古史官记黄帝以来讫春秋时诸侯大夫。”

李宗邺《中国历史要籍介绍》云：“《世本》一书，里面确为先秦史料，但历来学者都不能断定成书于何时，也不能考出作者是谁。……可以知道最早校定《世本》成书的是刘向。《世本》所记，止于春秋。后来又有人续到楚汉，原来以记述帝王卿大夫的世系为主要内容，兼述其居处、制作、谥法等事。”

［20］僦贷季：《素问·移精变气论》云：“色脉者，上帝之所贵也，先师之所传也。上古使僦贷季，理色脉而通神明，合之金、木、水、火、土、四时、八风、六合，不离其常。”王冰注：“先师，谓岐伯祖师之师僦贷季也。”

［21］《帝王世纪》：《隋书·经籍志·杂史部》载：“《帝王世纪》十卷。皇甫谧撰。起三皇，尽汉魏。”

《旧唐书·艺文志·杂史部》载：“《帝王世纪》十卷。皇甫谧撰。”

《史记》虽以为“百家言黄帝，其文不雅驯”，但《五帝本纪》终以黄帝本纪居首。但六经诸子等古籍中，还有很多关于三皇时期的传说性史料，而且五帝至汉魏间之史事，除《史记》《汉书》等所载之外，亦尚有可述者，故皇甫谧“博采群经，旁观百家”以帝王世系为统序，考其年世，纪其部邑，述其垦田民数，“起三皇，尽汉魏”，成《帝王世纪》一书。由于他多见异书，去古未远，故“所纪三代以前事，出入诸子候纬，间涉恢奇，往往出《史记》之外，足资考证”，于汉魏史事亦能补前世之未备。因此书成之后，有为之作《音》者，又有续此而作者，司马贞作《史记索隐》，亦甚取此书。其在史学中之价值，于此可见。

唐房玄龄等《晋书·列传第二十一·皇甫谧传》云“有高尚之志，以著述为务，自号玄晏先生。著《礼乐》《圣真》之论”，“谧所著诗赋诔颂论难甚多，又撰《帝王世纪》《年历》《高士》《逸士》《列女》等传、《玄晏春秋》，并重于世”，非以治病救人之医术为业，故云“主要不是医家”。又见第一节补注。

［22］大约皇甫氏所见的《素问》中还没有与雷公、鬼臾区有关的各篇：不确。《素问》第七十五篇《著至教论》至第八十一篇《解精微论》有关经脉的论述，《甲乙经》卷四第一下、上有辑录；有关阴阳的论述，《甲乙经》卷六阴阳大论第七有辑录；《解精微论》“泣涕”等，《甲乙经》卷十二第一有辑录。又，《甲乙经·自序》云“其论至妙，雷公受业，传之于后”，说明皇甫氏所见的《素问》中有雷公的各篇。

［23］《路史》与罗泌：《路史》47卷，南宋罗泌撰。前记9卷，述三皇至阴康、无怀之事；后记14卷，述太昊至夏履癸之事；国名记8卷，述上古至三代诸国姓氏地理，下逮两汉之末；发挥6卷、余论10卷，皆辨难考证之文。

《路史》之名取自《尔雅》的“训路为大”。所谓路史，即大史也。记述了上古以来有关历史、地理、风俗、氏族等方面的传说和史事。该书取材繁博庞杂，很多材料来自纬书和道藏，神话色彩强烈，是神话历史集大成之作，故向来不为历史学家所采用。但是此书在中国姓氏源流方面的见解较为精辟，常被后世研究姓氏学的学者所引用。

《路史》一书，采用道家等遗书的说法，再上溯推旧史所称“三皇五帝”以上的往事，文章华丽而亦富于考证，言之成理。书名《路史》，意思是说这是中国历史文化的“大史”之意。从他的著作宗旨来看，深惜孔子“删书”断自唐尧，忽略远古史的传统。

罗泌：字长源，号归愚，南宋孝宗时庐陵（今江西吉安）人，自幼力学，精习诗文，一生不事科举。泌尝惜孔子“删书”断自唐尧，后世史书极少言皇古之事，遂博采各种典籍，于乾道年间著成《路史》。

【原文】

然而，《汉书·艺文志》明明记着《黄帝内经》。这又能提示什么呢？先看看“七略[1]”中哪些部分托名黄帝的著作最多。“六艺略[2]”包括易、书、诗、礼、乐、春秋、论语、孝经、小学[2]等经典及有关研究的著作，其中没有托名黄帝的书。“诸子略[3]”中，儒家著作不托黄帝[3]。道家托名黄帝的有四种[3]，占总数的十分之一。其中《黄帝君臣十篇》，班固说它“起六国时，与《老子》相似也”。大约其中也没有《内经》提到的人物。阴阳家中只有《黄帝泰素》[4]一种，书名与《内经》的另一传本很接近，具体内容一无所知。其余法、名、墨、纵横、杂家、农家，均无托黄帝的书。至小说家又有《黄帝说》一种。“诗赋略[5]”中自然不会有托名著作。“兵书略[6]”中出现了《黄帝十六篇》《鬼臾区三篇》。“术数略[7]”中，天文二十一家只有一家托名黄帝[7]。历谱十八家中也只有一家[7]。五行家三十一家中，明显托名黄帝者有两家[7]。蓍龟、杂占、形法家中也只有一种[7]。托名黄帝最多的是“方技略[8]”。其中医经、经方算较少，共四家[8]，占十八分之四。最多的是房中和神仙家。尤其后者，十家中托名黄帝者占四家[8]。其余六家托的招牌比黄帝还古[8]。看来，汉代托名黄帝著述风气很盛，其中又以道家和医家最热衷[9]。可惜这些书绝大多数失传了，我们已无法进行详细的对比研究。好在只要浏览一下《汉书·艺文志》已经可以理解[10]，两汉时期已经具备了出现《内经》这类著作的气候。《汉书》指的《黄帝内经》[11]，是否完全或基本上和我们现在见到的一样，并不很重要。下面各节将进行有重点的探讨。

现在谈一下八十一篇的问题。略学过中医的人都知道，《素问》《灵枢》都是八十一篇。《难经》也是八十一篇。为什么非要八十一篇不可呢？因为“八十一”这个数字的特殊含义在汉代非常受重视。还有“九卷”的说法也被考据家重视。九和八十一是一回事。其中的缘故请看第十三节，此处暂不谈。①

简言之，九卷八十一篇是西汉中期以后的思想给《内经》留下的烙印。②

【自注】

①八十一在西汉特别受到重视。西汉的太初历定每日为八十一刻，在中国历法史上空前绝后。(《汉书·律历志第一上》云：“其法以律起历。曰：‘律容一龠，积八十一寸，则一日之分也。’……乃诏迁用邓平所造八十一分律历。”) 故八十一篇的《内经》应该成书于西汉中期之后。

②今本《管子》实际上也是八十一篇。最后的“轻重”就占有第八十至八十六篇[1]。据此，这本托名著作也应该定型于汉代。《春秋繁露》[2]原本也很可能是八十一篇。今本有八十二个篇目，其中几篇有目无文[2]。

【补注】

[1] 今《管子》实际上也是八十一篇——最后的“轻重”就占有第八十至八十六篇：

今本《管子》二十四卷，八十六篇。其阙亡者十篇，即《王言》第二十一、《谋失》第二十五、《正言》第三十四、《言昭》第六十、《修身》第六十一、《问霸》第六十二、《牧民解》第六十三、《问乘马》第七十、《轻重丙》第八十二、《轻重庚》第八十六。今本《管子》八十六篇中，《轻重》占有七篇，即《轻重甲》第八十至《轻重庚》第八十六。（据黎翔凤撰《管子校注》，中华书局2004年6月版）

《汉书·艺文志·诸子略》载：“《筦子》八十六篇。名夷吾，相齐桓公，九合诸侯，不以兵车也。有《列传》。”师古曰：“筦，读与管同。”

《汉志讲疏》引严可均曰：“八十六篇，至梁隋时亡十篇，宋时又亡《王言》一篇。”

《汉书艺文志注释汇编》载：“清《四库全书》著录《管子》二十四卷，入子部法家类。《简目》云：‘旧本题周管仲撰。然多管子后事，盖后人附益者多，故其中往往有鄙语。其标题有《经言》《外言》《内言》《短语》《区言》《杂篇》《管子解》《管子轻重》诸名，在当时必有分别，今混为一耳。原本八十六篇，今佚十篇。其旧注题房玄龄撰，据晁氏《读书志》，盖尹知章作也。’郭沫若《青铜时代·宋钘尹文遗著考》：‘《管子》书是一种杂脍，早就成为学者间的公论了。那不仅仅不是管仲作的书，而且非作于一人，也非作于一时。它大约是战国及其后来的一批零碎著作的总集。一部分是齐国的旧档案，一部分是汉朝时开献书之令时由齐地汇献而来的。’”

［2］《春秋繁露》与董仲舒：《汉书·董仲舒传》载：董仲舒“说《春秋》事得失，《闻举》《玉杯》《蕃露》《清明》《竹林》之属，复数十篇，十余万言”。这里，《玉杯》《竹林》是篇名，没有《闻举》《蕃露》《清明》等篇名。汉代只称“董仲舒百二十三篇”，没有《春秋繁露》书名。后人集董子文成书，以《吕氏春秋》《晏子春秋》为例，署名《董子春秋》，而首篇名为《蕃露》，连起来变成董子《春秋繁露》，这样首篇便无篇名，抄写者就将首篇第一个词“楚庄王”作为篇名，而《蕃露》篇名从此消失。

《春秋繁露》是董仲舒的代表作，也是研究董仲舒思想的主要资料。

董仲舒是西汉时期最重要的政治哲学家，也是中国历史上影响极大的重要思想家之一。他上承孔子，下启朱熹，成为儒家发展中的关键人物，为奠定中华民族的传统精神做出了决定性的贡献。

董仲舒约生于公元前198年，约卒于公元前106年。早年专心研究《春秋》公羊学，在汉景帝时代任经学博士，并教授很多弟子。他专心研究时，曾经三年不去看自己的园圃。他的学生很多，都是由几个先来的学生从董仲舒那里学习后，再去教其他的学生。有的学生在董仲舒那里学习了几年，还没有见过董仲舒的面。汉武帝时代，他参加对策，连续三次得到汉武帝的赏识，被任命为江都相。这三次对策的策文主要讲了天人感应的问题，后人称为“天人三策”。任江都相期间曾一度任中大夫。后从江都相调任胶西相。不久，由于年老，又不得志，辞职回家，专心从事著述和教学工作。他虽然穷居陋巷，朝廷有些议而不决的事，还派廷尉张汤等去向他咨询。董仲舒的著作由后人汇编成一书，汉代时称《董仲舒书》，后来称《春秋繁露》。班固《汉书·董仲舒传》收入董仲舒的《天人三策》，集中反映了董仲舒的政治哲学思想。这些学术成果是研究董仲舒思想的可靠资料。另外，董仲舒培养了一大批学生，其中著名的有嬴公（汉昭帝时任谏议大夫）、褚大（任梁相）、吕步舒（任丞相长史）、殷忠（《汉书》

作殷仲）等。在当时社会上有一定影响的弟子约有几百人。他的子孙也都因为有学问而做了大官。董仲舒的学生及后学著名的还有眭孟、孟卿、严彭祖、颜安乐、刘向、王彦以及东汉何休等。西汉两个著名的公羊学大家：一个是胡母子都，另一个是他的弟子公孙弘。公孙弘当了大官，没有从事教学工作，因此没有弟子。董仲舒以后，研究公羊学的学者大都是董仲舒的弟子或再传弟子和后学。西汉时公羊学很盛行，在政治上影响很大，实际上是董仲舒思想对于政治的影响的结果。因此，汉代思想家认为董仲舒“始推阴阳，为儒者宗”（《汉书·五行志》）。刘向说：“董仲舒有王佐之才，虽伊、吕亡（无）以加，管、晏之属，伯（霸）者之佐，殆不及也。”（《汉书·董仲舒传》）刘向的儿子刘歆虽然不认为董仲舒超过管仲和晏婴，但也承认董仲舒在西汉时期“为群儒首”。东汉王充是一个特立人物，轻易不盲从别人所说，一切思想都要经过自己重新考虑，再做判断。他认为董仲舒是孔子的真正继承者。他说：董仲舒“虽无鼎足之位，知在公卿之上”（《论衡·别通》）。又说：“文王之文在孔子，孔子之文在仲舒。”（《论衡·超奇》）他认为董仲舒是周文王、孔子学说的正宗传人，是圣统的继承者。用现代的话说，那就是当代圣人。这当然是极高的评价。董仲舒思想的影响还可以从当时的一些著作中反映出来。例如，东汉章帝召集白虎观会议，天下经学大家聚会，讨论经学中的不同意见，最后由皇帝“称制临决”，由史学家班固写成会议纪要，名曰《白虎通义》。在《白虎通义》中多次引用董仲舒的说法来论证一种观点，如说“王道之三纲，可求于天”（《春秋繁露·基义》）。《白虎通义·三纲》说：“三纲法天、地、人。”董仲舒在《五行对》中首先提出“五行莫贵于土”，《白虎通义·五行》也采用了这种说法。另外，董仲舒的“王者有改道之文，无改道之实”，“未逾年之君，当称子”，还有灾异谴告说、性情阴阳说，也都被《白虎通义》所采纳。在西汉盐铁会议上，也有人引董仲舒的说法作为争论的理论依据。东汉许慎编《说文解字》，也采用了董仲舒的一些说法。如对“王”的解释，就用董仲舒的说法。许慎是被称为“五经无双”的精通经学的人物，在编这种权威性的字典时，也采用了董仲舒的说法，说明董仲舒的思想在当时是有权威性的。

总之，董仲舒的政治哲学核心思想是“大一统”，即“罢黜百家，独尊儒术”。“大一统”分两个方面：一是政治上的统一，统一于皇帝；二是思想上的统一，统一于儒家思想。儒家思想以天的形式，凌驾于政权之上。董仲舒讲的天人感应，形式上是神学目的论，而实质上还是儒家的政治学哲学。他讲的“屈民而伸君，屈君而伸天”，实质上是等级社会的均衡和谐，均衡就是要相互制约，相互制约才可能和谐。

董仲舒一生的功业，可用一副对联来概括：

上承孔子，下启朱熹，始推阴阳，为群儒首；

前对汉武，后相江都，初倡一统，罢百家书。

以上内容见于中华经典名著——全本全注全译丛书，张世亮、钟肇鹏、周桂钿译注《春秋繁露》，中华书局2012年6月版。

其中几篇有目无文：即《春秋繁露》的第三十九、第四十、第五十四共三篇，只有目录而无正文。

【补注】

［1］七略：西汉末刘歆所撰，已佚，由《汉书·艺文志》可见其大概。康有为《新学伪经考》认为"《艺文志》即《七略》原文"。

《汉书·艺文志》载："成帝时，以书颇散亡，使谒者陈农求遗书于天下，诏光禄大夫刘向校经传诸子诗赋，步兵校尉任宏校兵书，太史令尹咸校数术，侍医李柱国校方技。每一书已，向辄条其篇目，撮其旨意，录而奏之。会向卒，哀帝复使向子侍中奉车都尉歆卒父业。歆于是总群书而奏其《七略》。故有《辑略》，有《六艺略》，有《诸子略》，有《诗赋略》，有《兵书略》，有《术数略》，有《方技略》，今删其要，以备篇籍。"

《七略》中之《辑略》已为班《志》所删，或补为每略之叙文。《辑略》，颜师古曰："辑，与集同，谓诸书之总要。"略，概要。陈国庆《汉书艺文志注释汇编》云："略，约要也。说者谓，班《志》每略的叙文，即取刘歆的《辑略》，故虽六略，而实七略具足。似颇近理。"

［2］六艺略：六艺，颜师古曰"六经也"，专指《诗》《书》《礼》《乐》《易》《春秋》六者。传于后世者，为儒家创始人孔子所删定。《乐》今不传，故去其一而曰"五经"。关于《乐经》，经古今文学家主张各异。古文学家以为古有《乐经》，因秦焚书而亡佚。今文学家则以为古无《乐经》，《乐》即在《礼》与《诗》之中。

《庄子·天运》云："孔子谓老聃曰：丘治《诗》《书》《礼》《乐》《易》《春秋》六经，自以为久矣。"

皮锡瑞《经学历史》云："经学开辟时代，断自孔子删定'六经'为始。孔子以前，不得有经。……孔子有帝王之德而无帝王之位，晚年知道不行，退而删定'六经'，以教万世。……孔子之教何在？即在所作'六经'之内。故孔子为万世师表，'六经'即万世教科书。惟汉人知孔子维世立教之义，故谓孔子为汉定道，为汉制作。当时儒者尊信'六经'之学可以治世，孔子之道可为弘亮洪业、赞扬迪哲之用。朝廷议礼、议政，无不引经；公卿士大夫吏，无不通一艺以上。虽汉家制度，王霸杂用，未能尽行孔教；而通经致用，人才已为后世之所莫逮。盖孔子之以'六经'教万世者，稍用其学，而效已著明如是矣。"

《庄子·天下》云："《诗》以道志，《书》以道事，《礼》以道行，《乐》以道和，《易》以道阴阳，《春秋》以道名分。"成玄英《疏》曰："道，达也，通也。夫《诗》道情志，《书》道世事，《礼》道心行，《乐》道和适，《易》明卦兆，通达阴阳，《春秋》褒贬，定其名分。"

《汉书·艺文志·六艺略》云："六艺之文，《乐》以和神，仁之表也。《诗》以正言，义之用也。《礼》以明体，明者著见，故无训也。《书》以广德，知之术也。《春秋》以断事，信之符也。五者，盖五常之道，相须而备，而《易》为之原。故曰：'《易》不可见，则乾坤或几乎息矣。'言与天地为终始也。至于五学，世有变改，犹五行之更用事焉。古之学者耕且养，三年而通一艺，存其大体，玩经文而已，是故用日少而畜德多，三十而五经立也。……序六艺为九种。"

金栋按：《汉书·艺文志·六艺略》于六经之外，还旁及《论语》、《孝经》、小学诸书，六经传记各附其经。

陈国庆《汉书艺文志注释汇编》云："此所以列《论语》《孝经》《小学》于六艺之末的理由，大概是因为《论语》《孝经》虽不是六艺的本体，但《论语》是孔子的发言，所以发挥六经的精蕴；《孝经》为六经的总汇，而小学又是我国最古字学的专书，三者皆与六经互相表里，故此著录时附之于末。"

小学：①周代的贵族子弟八岁入小学，十五岁入大学。《大戴礼·保傅》云："及太子少长，知妃色，则入于小学。"注："古者太子八岁入小学，十五岁入太学也。"②古代小学教授六艺，故礼、乐、射、御、书、数都称为小学。到了汉代，以小学作为文字训诂学的专称。《汉书·艺文志》所收的小学十家都是字书和训诂之类。隋唐以后，小学类的书籍又分为训诂学、文字学、音韵学三类。(《辞源》)

《汉书·艺文志·六艺类》云："古者八岁入小学，故《周官》保氏掌养国子，教之六书，谓象形、象事、象意、象声、转注、假借，造字之本也。"

［3］诸子略：指先秦至汉初各学派代表人物的著作，包括儒家（如《孟子》《孙卿子》）、道家（如《筦子》《列子》）、阴阳家（如《邹子终始》《黄帝泰素》）、法家（如《商君》《韩子》）、名家（如《尹文子》《公孙龙子》）、墨家（如《墨子》）、纵横家（如《苏子》）、杂家（如《尸子》《吕氏春秋》）、农家（如《神农》）、小说家（如《务成子》《封禅方说》），共计十家。

《汉书·艺文志·诸子略》云："凡诸子百八十九家，四千三百二十四篇。诸子十家，其可观者九家而已。"即其去小说一家而为九家，因"小说家者流，盖出于稗官。街谈巷语，道听途说者之所造也"，"君子弗为也"。

儒家著作不托黄帝：其最古者是《尚书》，记载帝尧以后事，没有述到尧以前，与黄帝无缘。

道家托名黄帝的有四种：即《黄帝四经》四篇，《黄帝铭》六篇，《黄帝君臣》十篇，《杂黄帝》五十八篇。

［4］《黄帝泰素》：《汉书·艺文志·诸子略》载："《黄帝泰素》二十篇。六国时韩诸公子所作。"师古曰："刘向《别录》云：或言韩诸公孙之所作也。言阴阳五行，以为黄帝之道也，故曰《泰素》。"有说者谓《黄帝素问》或《黄帝内经太素》即《黄帝泰素》也，谬矣！

［5］诗赋略：诗，文体的一种，通过有节奏、韵律的语言反映生活、抒发情感。在古代汉语中凡称"诗曰""诗云"皆指《诗经》。赋，文体的一种，盛行于汉魏六朝，有韵，句式像散文，或谓韵文和散文的综合体。通常用来写景叙事，也有以较短篇幅抒情说理。

《汉书·艺文志·诗赋略》云："传曰：'不歌而诵谓之赋，登高能赋可以为大夫。言感物造耑；材知深美，可与图事，故可以为列大夫也。古者诸侯卿大夫交接邻国，以微言相感，当揖让之时，必称《诗》以谕其志，盖以别贤不肖而观盛衰焉。故孔子曰：'不学诗，无以言'也。春秋之后，周道寖坏，聘问歌咏不行于列国，学《诗》

之士逸在布衣，而贤人失志之赋作矣。大儒孙卿及楚臣屈原离谗忧国，皆作赋以风，咸有恻隐古诗之义。其后宋玉、唐勒，汉兴枚乘、司马相如，下及杨子云，竞为侈丽闳衍之词，没其风谕之义。是以扬子悔之，曰：'诗人之赋丽以则，辞人之赋丽以淫，如孔氏之门人用赋也，则贾谊登堂，相如入室矣，如其不用何！'自孝武立乐府而采歌谣，于是有代赵之讴，秦楚之风，皆感于哀乐，缘事而发，亦可以观风俗，知薄厚云。(序）诗赋为五种。"

［6］兵书略：关于军事或战争之书谓之兵书。

《汉书·艺文志·兵书略》云："兵家者，盖出古司马之职，王官之武备也。《洪范·八政》八曰师。孔子曰：'为国者足食足兵'，'以不教民战，是谓弃之'，明兵之重也。《易》曰：'古者弦木为弧，剡木为矢，弧矢之利，以威天下。'其用上矣。后世燿金为刃，割革为甲，器械甚备。下及汤武受命，以师克乱而济百姓，动之以仁义，行之以礼让，《司马法》是其遗事也。自春秋至于战国，出奇设伏，变诈之兵并作。汉兴，张良、韩信序次兵法，凡百八十二家，删取要用，定著三十五家。诸吕用事而盗取之。武帝时，军政杨仆捃摭遗逸，纪奏兵录，犹未能备。至于孝成，命任宏论次兵书为四种。"

［7］数术略：即天文、历谱、五行、蓍龟、杂占、形法。"数术者，皆明堂羲和史卜之职也。史官之废久矣，其书既不能具，虽有其书而无其人。易曰：'苟非其人，道不虚行。'春秋时鲁有梓慎，郑有裨灶，晋有卜偃，宋有子韦。六国时楚有甘公，魏有石申夫。汉有唐都，庶得粗觕。盖有因而成易，无因而成难，故因旧书以序数术为六种。"(《汉书·艺文志·数术略》)

数术略中托名黄帝者共有五家，即天文者《黄帝杂子气》一家，历谱者《黄帝五家历》一家，五行者《黄帝阴阳》《黄帝诸子论阴阳》二家，杂占者《黄帝长柳占梦》一家，蓍龟与形法家没有托名黄帝者。

［8］方技略："方技者，皆生生之具，王官之一守也。太古有岐伯、俞拊，中世有扁鹊、秦和，盖论病以及国，原诊以知政。汉兴有仓公。今其技术晻昧，故论其书，以序方技为四种。"(《汉书·艺文志·方技略》)

方技略中托名黄帝者共有九家，即医经者《黄帝内经》《外经》二家，经方者《泰始黄帝扁鹊俞拊方》《神农黄帝食禁》二家，房中者《黄帝三王养阳方》一家，神仙者《黄帝杂子步引》《黄帝岐伯按摩》《黄帝杂子芝菌》《黄帝杂子十九家方》四家。

其余六家的招牌比黄帝还古：神仙六家的招牌指《宓戏杂子道》《上圣杂子道》《道要杂子》《泰壹杂子十五家方》《神农杂子技道》《泰壹杂子黄冶》。伏羲、上圣、泰壹、神农等，确实要早于黄帝，故云"比黄帝还古"。

［9］道家和医家最热衷："儒家的孔、孟都不提黄帝，他们的经典《尚书》也没有叙述到尧以前，所以黄帝在儒家中是不占势力的。至于阴阳家、道家、神仙家、医家、历家……都常说起黄帝，而且把他看作教主，因此他竟成了一个极伟大的偶像，由他开创了中国的全部文化。依我想，这完全是时代因缘的凑合。假使他的传说发生得早些，自会成了儒、墨二家崇拜的对象。假使尧、舜的传说发生得迟些，那么也就

会变为‘百家言不雅驯’的箭垛。这立言的诸子何尝像我们这样用功研究古史，他们只是拉了一个当时认为最古而且最有力的人作为自己的学说的保护者而已。黄帝是怎样一个人物，或只是天上的五色帝之一，或者有别的背景，均不可知；但他的传说普及于学术界是战国末年的事，其发展直到西汉，则是一个极明显的事实。所以我们如果研究黄帝，切勿以为所研究的是夏以前的史，而应当看作战国秦汉史，因为他的传说只是战国、秦、汉间的思想学术的反映，只是表现了战国、秦、汉间的文化。”（顾颉刚《秦汉的方士与儒生》）

洪钧按：顾颉刚此说不全准确。盖黄帝、神农等传说虽起自战国，却在一定程度上反映了上古历史。比如农业、天文历法、养蚕缫丝、衣裳制作、屋宇建造、音律乐器乃至文字、医药自然有上古起源，其间也必有圣智者创始的功绩。换言之，神话和民间传说，也在一定程度上反映了历史真相。

［10］浏览一下《汉书·艺文志》：托名黄帝著作者共十二家，二十一部著作，即：

道家有：《黄帝四经》四篇，《黄帝铭》六篇，《黄帝君臣》十篇，《杂黄帝》五十八篇。

阴阳家有：《黄帝泰素》二十篇。

小说家有：《黄帝说》四十篇。

兵法家有：《黄帝》十六篇。图三卷。

天文家有：《黄帝杂子气》三十三篇。

历谱家有：《黄帝五家历》三十三篇。

五行家有：《黄帝阴阳》二十五卷，《黄帝诸子论阴阳》二十五卷。

杂占家有：《黄帝长柳占梦》十一卷。

医经家有：《黄帝内经》十八卷，《外经》三十七卷。

经方家有：《泰始黄帝扁鹊俞拊方》二十三卷，《神农黄帝食禁》七卷。

房中家有：《黄帝三王养阳方》二十卷。

神仙家有：《黄帝杂子步引》十二卷，《黄帝岐伯按摩》十卷，《黄帝杂子芝菌》十八卷，《黄帝杂子十九家方》二十一卷。

［11］《汉书》指的《黄帝内经》：实为刘歆《七略》辑录，乃继承其父刘向的《别录》。

【原文】

顺便提一下，《内经》中有一句影射三皇。

《素问·著至教论》说：“上通神农，著至教疑于二皇[1]。”

医学史家均知道，古代医家是把创始医学归功于三皇的[2]。这三皇是伏羲、神农、黄帝[2]。

三皇之说并非医家独有。汉代及稍前，关于三皇的说法极多。直到近代前期，盘古开天辟地[3]，三皇五帝创造文化的说法还是讲上古[4]史的常识。

近代史学家曾就三皇的说法进行过很多研究[5]。

《内经》明明说是“二皇”，又牵涉到神农。怎样解释这句话的含义和来历呢？

现存文献中，最早有“三皇”字样的是《吕氏春秋》。①

最早提出三皇为谁的是李斯[6]，见《史记·始皇本纪》。李斯说的三皇是天皇、地皇、泰皇，泰皇最贵。《淮南子·原道训》又确有二皇之说：“泰古二皇[1]，得道之柄，立于中央，与游神化，以抚四方。”先秦、两汉现存文献持二皇说的仅此一家。

此后，二皇之说销声匿迹，而三皇之说演变甚繁，约有以下几种说法：

1. 伏羲、女娲、神农，此说东汉最盛。
2. 伏羲、神农、燧人，此说多见于西汉。
3. 伏羲、神农、祝融，两汉均有。

【自注】

①《吕氏春秋》中三皇说凡三见：

“天地大矣，生而弗子，成而弗有，万物皆被其泽，得其利，而莫之其所由始。此三皇五帝之德也。”（《吕氏春秋·贵公》）

“天下无粹白之狐，而有翠白之裘，取之众白也。夫取于众，此三皇五帝之所以大立功名也。”（《吕氏春秋·用众》）

“以说则承从多群，日夜思之，事心任精。起则诵之，卧则梦之。自今单唇干肺，费神伤魂。上称三皇五帝之业以愉其意，下称五伯名士之谋以信其事。早朝晏罢，以告制兵者，行说语众，以明其道。”（《吕氏春秋·禁塞》）

由于三处都是三皇五帝连写，故不应该是最早的说法。

总之，黄帝想进入三皇的行列很困难。大约是那言之凿凿的《史记》在那里作梗[7]。再后，到皇甫谧，终于把黄帝升了一级[8]：“伏羲、神农、黄帝为三皇，少昊、高阳、高辛、唐、虞为五帝。”（《帝王世纪》）[8]。由以上交代，读者知道五帝之说在前，三皇之说后起[9]就行了。各种说法都不过是古人想把人类历史描绘得尽量完整而已。

《内经》中的二皇很可能本于《淮南子》。其用意又想让黄帝与二皇并列而成三。这种闪烁其词的文字，很可能是皇甫谧打下的埋伏。由此推断，《素问·著至教论》《素问·示从容论》《素问·疏五过论》《素问·徵四失论》《素问·阴阳类论》《素问·方盛衰论》《素问·解精微论》各篇，很可能成书于皇甫谧时代，出于他本人的可能性也很大[10]。上引《素问·著至教论》中的“疑”字，也应从《太素》及全元起注本，改作“拟”。我们又可从此理解，为什么本草书最早托名神农[11]。

如果用史家眼光读《内经》，还能发现一件怪事。《灵枢·阴阳二十五人》中竟出现了包括黄帝在内的五帝[12]。依次是苍帝、赤帝、黄帝、白帝、黑帝[12]。其作者不知不觉忘记了黄帝在《内经》中的身份。这五色帝是五行相生说的推演，其说法始自汉初。五行说把黄帝淹没了，可见势力之大。

本节想介绍《内经》时代的一个方面：先秦无托名著作[13]，两汉托名著书之风盛行，被托者以黄帝和他的臣子最多。两汉以后，除道家外，托名上古传说人物著书的风气迅速衰落，但不能排除在原作基础上的辅翼。黄帝六臣子我只查出三人有些来历，很遗憾[14]。

【补注】

[1] 二皇：指伏羲、神农。

《淮南子·原道训》云："泰古二皇，得道之柄，立于中央。"高诱注："二皇，伏羲、神农也。指说阴阳，故不言三也。"

《淮南子·缪称训》云："昔二皇凤（皇）至于庭，三代至乎门。"何宁《淮南子集释》："宁按：《文选·长笛赋》注引：'二皇凤至于庭'，又引高诱曰：'二皇，伏羲、神农也。'《太平御览》九百一十五引注：'二皇：宓羲、神农。三代：尧、舜、禹。'"

《素问·著至教论》云："上通神农，著至教疑于二皇。"林亿等《新校正》云："按全元起本及《太素》疑作拟。"

《太素·卷十六·脉论》云："上通神农，若著至教，拟于二皇。"注云："上通神农至教，拟于古之伏羲、神农二皇大道也。疑，当为拟者也。"

《素问识》云："疑于二皇：马、吴、张、高并据全本，'疑'作'拟'。马云：'二皇者，伏羲神农也。'吴云：'神农常以医药为至教，今又上通神农，著之言以为教，是神农既皇，又一皇也。'高云：'不但上通神农，且拟于二皇。二皇，伏羲、神农也。此伏羲、神农、黄帝之书，谓之三坟，一脉相传，言大道也。'"

《素问绍识》云：先兄曰："疑、拟古通用。《汉书·公孙弘传》：'管仲相齐有三归，侈拟于君。'注：'拟，疑也，言相似也。'又《王嘉传赞》：'董贤之爱，疑于亲戚。'师古曰：'疑读曰拟，拟比也。'"

《素问补识》云："王云：'公欲其经法明著，通于神农，疑是二皇并行之教。'新校正云：'按全元起本及《太素》，疑作拟。'吴、马、张、高并据新校正改'疑'作'拟'。今本《太素》缺，见复刻本《太素·卷十六·脉论》中。杨注云：'拟于古之伏羲神农二皇大道也。疑当为拟者也。'天雄按：据杨注，疑其所据本原亦作疑，此拟字似为后人所改。疑，古书通拟，字不必改。但王注以本义训之则误。《周礼·司服》：'王为大夫士疑衰，'郑司农注云：'疑之言拟也。'《内经》是古书，凡书中有古韵古义文字者，皆是先秦遗篇，此亦一证。信之者誉为三坟之旧文，疑之者毁为两汉之后书，皆过也。按：疑、拟古通用。《绍识》已引多纪元胤说，先我言之。”

［2］古代医家是把创始医学归功于三皇的：单看《内经》托名黄帝，应该是黄帝创始医学。两汉文献中也有多家认为，黄帝乃医家之祖。但是，汉代以后的不少文献，提出三皇创造医学。三皇是，伏羲、神农、黄帝。此说最早约始于晋代。

伏羲：《帝王世纪第一》云：“伏羲氏……所以六气、六府、五藏、五行、阴阳、四时、水火升降，得以有象。百病之理，得以有类。乃尝味百药而制九针，以拯夭枉焉。”

《中医大辞典》云：“伏羲：传说中上古人物，三皇之一。传其画八卦以通神明之德，以类万物之情。尝百药而制九针以拯夭枉。‘伏羲制九针’的传说，印证了中国针灸起源于新石器时期的史实。”

“伏羲氏：又作宓羲、包牺、伏戏，亦称牺皇、皇羲。中国神话中人类的始祖。所处时代约为旧石器时代中晚期。相传为中国医药鼻祖之一。《易传·系辞下》：‘古者，包牺氏之王天下也，仰则观象于天，俯则观法于地，观鸟兽之文与地之宜。近取诸身，远取诸物，于是始作八卦，以通神明之德，以类万物之情。’《帝王世纪》称：伏羲‘尝百药而制九针’。我国医界千余年来尊奉为医药学、针灸学之始祖。伏羲是先民对创始八卦理论借以丰富人体知识，并对保健做出贡献的氏族群体的概括。”（《中国医学通史·古代卷·传说中的医学人物》）

神农：“炎帝神农氏长于江水，始教天下耕种五谷而食之，以省杀生。尝味草木，宣荣疗疾，救夭伤人命。百姓日用而不知，著《本草》四卷。”（《帝王世纪第一》）

“神农：传说中古代人物，与燧人、伏羲合称‘三皇’。旧说神农是农业与医药的创始人。古书中关于神农创医药的传说很多。据《淮南子·修务训》记载：‘神农尝百草之滋味，水泉之甘苦，令民知所辟就，一日而遇七十毒。’后世有神农尝百草而始有医药的传说，多源于此。这段记载说明：药物学知识，尤其是植物药的知识，是在原始社会或进入农耕时期，由广大劳动人民在寻求食物和劳动生产过程中及同疾病做斗争中产生的。神农创医药之说，正是这一历史时期千百万劳动人民创造医药的反映。”（《中医大辞典》）

金栋按：《淮南子·修务训》：“若夫神农、尧、舜、禹、汤，可谓圣人乎？……古者民茹草饮水，采树木之实，食蠃蚌之肉，时多疾病毒伤之害，于是神农乃始教民播种五谷，相土地（之）宜、燥湿肥墝高下，尝百草之滋味，水泉之甘苦，令民知所辟就。当此之时，一日而遇七十毒。”

黄帝：“（黄帝）又使岐伯尝味百草，典医疗疾，今《经方》《本草》之书咸出焉。……黄帝有熊氏命雷公、岐伯论经脉，旁通问难八十一为《难经》。教制九针，著《内外术经》十八卷。岐伯，黄帝臣也。帝使岐伯尝味草木，典主医病，《经方》《本草》《素问》之书咸出焉。”（《帝王世纪第一》）

三皇是伏羲、神农、黄帝：此说首见于皇甫谧《帝王世纪》及伪孔安国《尚书·序》。伪孔《序》云：“古者伏牺氏之王天下也，始画八卦，造书契，以代结绳之政，由是文籍生焉。伏羲、神农、黄帝之书谓之三坟，言大道也。”孔《传》：“伏牺氏……三皇之最先……以木德王，即太皞也”，“神农，炎帝也……以火德王，三皇之二也”，“黄帝，轩辕也……以土德王，三皇之三也”。

伪孔安国《尚书》，指出自东晋初年豫章内史梅赜之手，向朝廷奉献的孔安国作传之《孔传古文尚书》，后经明梅鷟（音灼 zhuó）及清阎若璩（音渠 qú）等考证认为是伪书。如此说来，“三皇是伏羲、神农、黄帝”之说始见于晋代。

又，有学者认为伪孔安国《尚书》出自曹魏王肃。蒋伯潜《十三经概论·尚书概论》云：“至今存十三经中之《尚书》五十八篇，则王肃所造之伪书耳。其中之孔安国《传》及《序》亦出肃伪造。……故当正其名曰《伪古文尚书》。”又说：“有孔安国《传》之《伪古文尚书》，据《释文叙录》及《隋书·经籍志》，为东晋元帝时豫章内史梅赜所献。……是梅赜有无献《书》之事，已大可疑矣。”此说不确。

金栋按：黄帝由五帝之首而升为三皇之末，源于晚出的伪孔安国《尚书序》及晋皇甫谧《帝王世纪》。伪孔安国《尚书序》云：“伏羲、神农、黄帝之书谓之三坟，言大道也。”唐王冰《黄帝内经素问注序》本于此。

皇有三，而帝有五，不过是三才、五行说的附会，即“皇者效三才，帝者法五行”（顾颉刚．古史辨自序）。

吕思勉《先秦史·三皇事迹》云：“窃疑三皇、五帝……立五帝以昭五端，而于《书》，则仍存前代之三皇、五帝，以明三才、五常之义（《古今注》：‘程稚问于董生曰：古何以称三皇、五帝？对曰：三皇者，三才也。五帝者，五常也。’三才为天、地、人，与《含文嘉》说合。五常可以配五行，则儒家言五帝者之公言也）实六经之大义也。”

汉代推崇三皇、五帝之说，实与邹衍之“五德终始”有关。无论是相克说，还是相生说，都不过是附会当时的统治思想为皇权造舆论，显然是杜撰，后人已经说破了这一点。宋刘恕《通鉴外纪》、清崔述《补上古考信录》及近现代学者如康有为、崔适与顾颉刚《古史辨·三皇考》等，均有详细说明。吕思勉《先秦史·三皇事迹》、童书业《春秋史·西周史略》，也有相同的论断。

五帝之说在前，三皇之说在后，乃“层累地造成的中国古史观”（顾颉刚语）。各家主要说法略如下：

五帝：黄帝→颛顼→帝喾→唐尧→虞舜。（《白虎通·号》篇）

三皇：伏羲氏→女娲氏→神农氏。（《春秋运斗枢》：“伏羲、女娲、神农是三皇也。”）

三皇：伏羲氏→神农氏→黄帝氏。（伪孔安国《尚书序》、皇甫谧《帝王世纪》）

五帝：少昊（青阳）→颛顼（高阳氏）→帝喾（高辛氏）→唐尧（掏唐氏）→虞舜（有虞氏）。（《尚书序》《帝王世纪》）

［3］盘古开天辟地：盘古是我国神话中开天辟地的人物。“中国俗说，最早的帝王是盘古氏。古书有的说他和天地开辟并生，有的说他死后身体变化而成日月、山河、草木等。（徐整《三五历记》说：‘天地混沌如鸡子，盘古生其中。万八千岁，天地开辟，阳清为天，阴浊为地，盘古在其中……天日高一丈，地日厚一尺，盘古日长一丈。

如此万八千岁，天数极高，地数极深，盘古极长。’《五运历年记》说：‘首生盘古，垂死化身：气成风云，声为雷霆，左眼为日，右眼为月，四肢、五体为四极、五岳，血液为江河，筋脉为地理，肌肉为田土，发髭为星辰，皮毛为草木，齿骨为金石，精髓为珠玉，汗流为雨，身之诸虫，因风所感，化为黎虻。’）这自然是附会之辞，不足为据。《后汉书·南蛮传》说：汉时长沙、武陵蛮（长沙、武陵皆后汉郡名。长沙，治今湖南长沙市。武陵，治今湖南常德市）的祖宗，唤作盘瓠（音互 hù），乃是帝喾高辛氏的畜狗。当时有个犬戎国，为中国之患。高辛氏乃下令，说有能得犬戎吴将军的头的，赏他黄金万镒，还把自己的女儿嫁给他。令下之后，盘瓠衔了吴将军的头来。遂背了高辛氏的公主，走入南山，生了六男六女，自相夫妻，成为长沙、武陵蛮的祖宗。现在广西一代，还有祭祀盘古的。闽、浙的畲民，则奉盘瓠为始祖，其画像仍作狗形。有人说：盘古就是盘瓠，这话似乎很确。……则盘古、盘瓠，究竟是一是二，还是一个有疑问。如其是一，则盘古本非中国民族的始祖；如其是二，除荒渺的传说外，亦无事迹可考，只好置诸不论不议之列了。”（吕思勉．中国通史·古代的开化）

“一般说来，南方各族中最流行的神话是‘盘瓠’。三国时徐整作《三五历纪》，吸收‘盘瓠’入汉族神话，‘盘瓠’成为开天辟地的盘古氏。”（范文澜《中国通史·第一编·第三节：传说中的中国远古居民》）

［4］三皇五帝创造文化的说法还是讲上古史的常识：

上古：“远古，指有文字以前的时代。如与中古并提时，一般指秦汉以前。《易·系辞下》：‘上古穴居而野处……上古结绳而治。’《韩非子·五蠹》：‘上古之世，人民少而禽兽众。’”（《辞源》）

金栋按：历史时期的划分是人为的。关于上古，《辞源》之说采自目前史学界的共识。《内经》时代所谓“上古”不是此义。那时崇古思想盛行，认为越古越好。至于上古是否有文字，古人并不考虑。这不是说秦汉时代的古人，不知道有文字发明前的时代。但是，那时不知道类人猿时代是肯定的。

［5］近代史学家曾就三皇的说法进行过很多研究：如顾颉刚《古史辨》有“三皇考”，吕思勉《中国通史》有“古代的开化”及《先秦史》有“三皇事迹”，童书业《春秋史》有“西周史略”。

［6］最早提出三皇为谁的是李斯：欠当。应为丞相王绾、御史大夫冯劫、廷尉李斯等官吏与秦博士共同提及。

《史记·秦始皇本纪》载“秦初并天下，令丞相、御史曰：‘……今名号不更，无以称成功，传后世。其议帝号。’丞相绾、御史大夫劫、廷尉斯等皆曰：……臣等谨与博士议曰：‘古有天皇，有地皇，有泰皇。泰皇最贵。’臣等昧死上尊号，王为泰皇，命为制，令为诏，天子自称曰朕。王曰：‘去泰著皇，采上古帝位号，号曰皇帝。’”

李斯（约前 284—前 208）：李氏，名斯，字通右（先秦男子称氏，女子称姓）。战国末期楚国上蔡（今河南上蔡）人。秦代著名的政治家、文学家和书法家。司马迁著《史记》有《李斯列传》，是研究李斯事迹的主要史料来源。

李斯早年为郡小吏，后从荀子学帝王之术，学成入秦。初被吕不韦任以为郎。后劝说秦王政灭诸侯、成帝业，被任为长史。秦王采纳其计谋，遣谋士持金玉游说关东六国，离间各国君臣，又任其为客卿。秦王政十年（前237）由于郑国间谍入秦，秦王下令驱逐六国客卿。李斯上《谏逐客书》阻止，被秦王所采纳，不久官为廷尉。在秦王政灭六国的事业中起了较大作用。秦统一天下后，与王绾、冯劫议定尊秦王政为皇帝，并制定有关的礼仪制度。被任为丞相。他建议拆除郡县城墙，销毁民间的兵器；反对分封制，坚持郡县制；又主张焚烧民间收藏的《诗》《书》等百家语，禁止私学，以加强中央集权的统治。还参与制定了法律，统一车轨、文字、度量衡制度。

秦始皇死后，他与赵高合谋，伪造遗诏，迫令始皇长子扶苏自杀，立少子胡亥为二世皇帝。后为赵高所忌，于秦二世二年（前208）被腰斩于咸阳闹市，并夷三族。（百度百科）

［7］《史记》在那里作梗：《史记》“五帝本纪”从黄帝开始写起，其影响之大使黄帝很难升入三皇之列，故说“在那里作梗”。

［8］皇甫谧，终于把黄帝升了一级：将黄帝升为三皇者有二人。一是晋皇甫谧《帝王世纪》，一是梅赜整理之伪孔安国《尚书》。皇甫谧的生活年代是公元215—283年，即曹魏至西晋初。而梅赜的生活在东晋初年，故皇甫谧早于梅赜。但《帝王世纪》并未说“伏羲、神农、黄帝为三皇，少昊、高阳、高辛、唐、虞为五帝”，伪孔《尚书·序》则云：“伏羲、神农、黄帝之书，谓之三坟，言大道也。少昊、颛顼、高辛、唐、虞之书，谓之五典，言常道也。”疑是先生简括上说而已。实际上在《帝王世纪》中伏羲氏和神农氏之间还夹着一个女娲氏，云：“女娲氏，亦风姓也，承庖牺制度，亦蛇身人首，一号女系，是为女皇。”

［9］五帝之说在前，三皇之说后起：指关于黄帝传说早出，如司马迁《史记》首载《五帝本纪》，而黄帝升为三皇则始见于晋代皇甫谧《帝王世纪》与伪孔《尚书序》。

［10］出于他本人的可能性也很大：此乃先生之大胆设想，不知本于何书？疑或受晋代梅赜伪孔《尚书》之启示大胆猜想而已！

［11］为什么本草书最早托名神农：因《淮南子》有“二皇”事迹记载，其中《修务训》篇云神农“尝百草之滋味，水泉之甘苦，令民之所辟就。当此之时，一日而遇七十毒”，故“本草书最早托名神农”。

金栋按：《淮南子》“神农尝百草”说的是辨别哪些植物可以食用，“而非定医药也，乃神农之所以称农也”。（廖育群．重构秦汉医学图像）

洪钧按：廖氏之说可以算是很新鲜的一家之言。但是，药农不是也称农吗？况且，种植五谷的古代农民，也会认识不少和五谷混杂在一起生长的植物药。我更相信传统说法：尝百草固然会发现可食的植物，同时也会发现药物。其实，广义的本草包括五谷、蔬菜（《本草经》和《本草纲目》中都有），也包括今所谓野菜，如专门有《救荒本草》。更认真地说，本草不限于植物，而是矿物、动物、水火、日用杂物等等均有。矿物和动物药，也是古人尝出来的。略看一下《本草经》和《本草纲目》就知道。只不过中药一向以植物类最多而已。

[12] 五帝：这里的五帝是按五行推演出来的上天五色帝，即青、赤、黄、白、黑之五色帝，按五行相生说排序。

《周礼·天官·大宰》云："祀五帝，则掌百官之誓戒，与其具修。"郑玄注："祀五帝，谓四郊及明堂。"贾公彦《疏》云："五帝者，东方青帝灵威仰，南方赤帝赤熛怒，中央黄土含枢纽，西方白帝白招拒，北方黑帝汁光纪。"

《春秋文耀钩》云："太微宫有五帝坐星，苍帝曰灵威仰，赤帝曰赤熛怒，黄帝曰含枢纽，白帝曰白招拒，黑帝曰汁光纪。苍帝春受制，其名灵威仰；赤帝夏受制，其名赤熛怒；黄帝受制王四季，其名含枢纽；白帝秋受制，其名白招拒；黑帝冬受制，其名汁光纪。"

依次是苍帝、赤帝、黄帝、白帝、黑帝：《灵枢·阴阳二十五人》："木形之人，比于上角，似于苍帝。""火形之人，比于上徵，似于赤帝。""土形之人，比于上宫，似于上古黄帝。" "金形之人，比于上商，似于白帝。" "水形之人，比于上羽，似于黑帝。"

《类经四卷·脏象类三十一》："比，属也，下同。角为木音，苍为木色，木形之人，言禀木气之全者也，音比上角，而象类东方之苍帝。""徵为火音。火形之人，总言火气之全者也。音属上徵，而象类南方之赤帝。""宫为土音。土形之人，总言土气之全者也。音属上宫，而象类中央之黄帝。""商为金音。金形之人，总言金气之全者也。音属上商，而象类西方之白帝。""羽为水音。水形之人，总言水气之全者也。音属上羽，而象类北方之黑帝。"

上古黄帝，马莳《灵枢注证发微》及张志聪《灵枢集注》皆云"曰上古者，以别于本帝也"，而张介宾直谓之"中央之黄帝"，若用史家眼光读《内经》，这就是一件怪事。两个黄帝冲突了，怎么办呢？名曰"上古黄帝"以与此时之黄帝区别，牵强附会之甚者也。

[13] 先秦无托名著作：《黄帝泰素》《黄帝四经》当是秦汉之前托名黄帝的著作。见前注。

[14] 黄帝六臣子我只查出三人有些来历，很遗憾：先生用功至勤，以《内经》时代之经、史、子、集参互对照，辨章学术，考镜源流，以益后学，善莫大焉，功莫大焉，已无憾事矣！

第三节　《内经》讲些什么?

金栋按：本节主要内容有二，一是极其简括地交代《内经》讲些什么；二是提出“阴阳五行说是《内经》的统帅和灵魂”。两者中，第二点更重要，因为这是先生关于《内经》体系的主要见解之一，也是《时代》的主要创论之一。

先生还联系关于什么是中医理论核心的争论，进一步发挥说：“不管人们认为这种学说（金栋按：指阴阳五行）多么朴素、原始，但就中医论中医——本质上是就《内经》论中医，只能说阴阳五行是中医的理论核心。稍微修正一下也只能说阴阳五行统帅下的以五脏为主的脏腑学说是核心。阴阳五行说是《内经》体系的骨架或框架。抽出这个架子，《内经》就委然脱地成为一堆零砖碎瓦。带着阴阳五行的头脑去读《内经》，大致上无往而不通。否则便基本上读不懂。”

关于《内经》讲些什么，先生只用了九个词语，并与经文篇章联系。即养生之道、人与自然、生理常识、病因病机、诊法、诸病、经脉针灸、运气、学医态度等。

这样简括地交代，多数读者不会很明白《内经》中的具体论述。本节补注将尽可能多地把有关经文引出，但一般不对经文出注。这样做是因为，有了先生的简括交代，读者已经能够在总体上把握有关经文。具体理解经文含义，有本书和很多历代注家的解释可以参看。对《内经》已经有些了解或古文化基础好的人，则免去了翻检原著之劳。

古代注家也想弄清《内经》的主要内容，做法是打乱篇章分类编排《内经》原文。最早这样做的是唐初人杨上善。他编次的《黄帝内经太素》，把原文分为十九类，计有摄生、阴阳、人合、脏腑、经脉、腧穴、营卫气、身度、诊候、证候、设方、九针、补泻、伤寒、寒热、邪论、风论、气论、杂病等。做得最细致的是明代人张介宾编次的《类经》。该书把原文分为十二大类，计有摄生、阴阳、藏象、脉色、经络、标本、气味、论治、疾病、针刺、运气、会通等。每类又分若干条，共三百九十条。不过，由于分类太细，一般读者难以抓住要领。正如先生所说：“把《内经》内容进行过细的分类，对研究者作为工具书来用是好的，给初学者指示门径便不一定实用。张介宾的《类经》，在杨上善的基础上分类更细，初学者却难得其要领，与原书联系亦较不便。自然，想多知道些古人如何理解《内经》，看看《类经》《太素》等还是必需的。”

先生关于“阴阳五行说是《内经》的统帅和灵魂”的见解，已经被近年的教材接受。如新世纪高校教参第二版程士德主编《内经》（人民卫生出版社，2008）说：

“‘四时五脏阴阳’理论，是《内经》理论体系的中心内容。”该教参不像以前的此类著作那样，把阴阳、五行作为与脏腑、经络等平行的内容编写。

先生关于《内经》讲些什么的概括，和古今有关著作有较大的区别。比如，程士德主编《内经》，将《内经》的主要内容分为藏象学说、经络学说、病因病机学说、病证学说、诊法、论治、养生学说共七个方面。此种分法，可能有其长处。但作为《内经》教参，将运气学说列为附篇，学医态度列在诊法，或有不足。

还应该特别提及，《时代》初版之后，先生对《内经》之学有了更深刻的见解。学苑版《时代》，增加了先生的两篇文章。即“《内经》的体系和方法”以及关于此文的通俗说明。先生自称这是他研究《内经》的最后见解。读过本节，便知先生的见解实在是道出了《内经》的真谛。

最后，本节末附有先生写的“王莽和中国古代人体解剖”一文，说明中医也曾经打开人体这个黑箱。《灵枢·经水》云“其死可解剖而视之”并非虚语。可惜后世中医，没有致力于这一研究方向。

【原文】

学中医者无不视《内经》为畏途。原因之一是一些人把《内经》说得高深莫测[1]。“学之所始，工之所止”[2]这句话似乎不适于研究《内经》本身。其实满不是这么回事儿。要是学《内经》为了做医生[3]，现在的《中医学基础》教材已经很好[4]。它用现代语言比较系统、精炼地叙述了《内经》的主要内容，在大部分概念和理论上都比《内经》更全面、系统、准确。它避免了大量重复，统一了《内经》中自相矛盾的地方，适当补充了一些后世学说，因而使中医理论更完善。如果说其中比《内经》少了些什么[5]，也只有两方面。一是《内经》中涉及的非医学内容讲得很少[6]，二是基本上不讲“五运六气”。我认为，前一点不足可适当补充一下。后一点欠缺完全不影响实用。

【补注】

［1］一些人把《内经》说得高深莫测：古代学者确实都把《内经》说得很深奥。

如王冰《黄帝内经素问注序》云：“其文简，其意博，其理奥，其趣深。”

张介宾《类经序》云：“《内经》者，三坟之一。盖自轩辕帝同岐伯、鬼臾区等六臣，互相讨论，发明至理以遗教后世。其文义高古渊微，上极天文，下穷地纪，中悉人事。大而阴阳变化，小而草木昆虫，音律象数之肇端，脏腑经络之曲折，靡不缕指而胪列焉。大哉！至哉！垂不朽之仁慈，开生民之寿域。其为德也，与天地同，与日月并，岂直规规治疾方术已哉！”

［2］学之所始，工之所止：见《灵枢·经别》。原文云：“夫十二经脉者，人之所以生，病之所以成，人之所以治，病之所以起，学之所始，工之所止也；粗之所易，

上（工）之所难也。”

《类经七卷·经络类三》云：“经脉者，脏腑之枝叶；脏腑者，经脉之根本。知十二经脉之道，则阴阳明，表里悉，气血分，虚实见，天道之逆从可察，邪正之安危可辨。凡人之生，病之成，人之所以治，病之所以起，莫不由之。故初学者必始于此，工之良者亦止于此而已。第粗工忽之，谓其寻常易知耳；上工难知，谓其应变无穷也。”

“工”在古汉语中常见两义。其一如今所谓“工作者”。如《说文·酉部》：“醫（医），治病工也。”这里“工”就是“工作者”的意思。治病工自然是今所谓医生。又如《素问·六节藏象论》云：“不知年之所加，气之盛衰，虚实之所起，不可以为工矣。”工在这里也指医生。其二为擅长、精通。如《灵枢·邪气脏腑病形》云：“问其病，知其处，名曰工。”再如《难经·六十一难》云：“问而知之谓之工。”

［3］要是学《内经》为了做医生：言外之意是，有的人学《内经》不仅仅或主要不是为了做中医临床大夫，比如医学史家、《内经》教学人员、中医基础理论研究人员、中国古代科技史研究人员等。当然，理论造诣高深的中医大夫，也要精研《内经》。正如时贤廖育群说：“如果认为中医学是一门科学与实用技术，学习的目的在于治疗疾病，自然可以脱离《内经》原文；而如果想要明其源流、知其所以，则必须研读经典。”（《重构秦汉医学图像·走下神坛的〈黄帝内经〉》）

［4］现在的《中医学基础》教材已经很好：《中医学基础》指全国高等医药院校统编（试用）教材。近年改为《中医基础理论》与《中医诊断学》两本教程，大约每五年重新编写一次。教材相对规范、简明，对一般想做中医大夫的人来说比较好读，即他们不一定深研《内经》原书。

金栋按：《中医学基础》的前身，就是《内经讲义》。先生在“六十自述”中说：“1959版年的《内经讲义》主要出自他（按：指原北京中医学院副院长王玉川先生）之手。后来的《中医学基础》等类似教材，就是在《内经讲义》的基础上不断改写充实而成。”

［5］如果说其中比《内经》少了些什么：指《中医学基础》教材比《内经》少了些什么。

［6］《内经》中涉及的非医学内容讲得很少：指《中医学基础》教材中涉及的非医学内容很少，不是说《内经》很少涉及非医学内容。

【原文】

以上是说要想知道《内经》讨论些什么，对初学者来说，学习《中医学基础》教材就很好，单为临床应用也足够了。不过，我还想把《内经》讨论的内容概括得更简明一些，并尽量指出有关内容见于何篇。情况大致如下：

1. 养生之道、人与自然：见《素问》[1]“上古天真论[2]”“四气调神大论[3]”“生气通天论[4]”“金匮真言论[5]”“阴阳应象大论[6]”“阴阳离合论[7]”“六节藏象论[8]”“异法方宜论[9]”“诊要经终论[10]”，《灵枢》[1]“阴阳系日月[11]”“顺气一日分为四时[12]”“五变[13]”“天年[14]”等篇。

金栋按：养生之道、人与自然，是《内经》理论体系的重要内容。

养生学说，是研究增强体质、预防疾病，以达到延年益寿、尽终其天年的理论和方法。中医学的养生学说，起源很早。据《路史》记载，早在唐尧时代，人们就知道用舞蹈来预防关节疾病。《老子》《庄子》《吕氏春秋》等著作中，亦有不少关于养生理论和方法的论述。但形成系统的养生理论，则始自《内经》。后世医学家和养生家们，虽有许多发展，并有不少养生专著问世，但就学术思想和养生体系来说，皆渊源于《内经》。（高校教参《内经》）

【补注】

［1］《素问》：其书名含义见第一节补注。下引《素问》经文选用清代御医薛福辰批阅、句读、影宋本《重广补注黄帝内经素问》，学苑出版社，2009年1月版。

《灵枢》：其书名含义及沿革见第一节补注。下引《灵枢》经文选用刘衡如校勘《灵枢经》，人民卫生出版社，2013年6月版。《灵枢经》未经宋臣校正，传本文字讹误脱漏之处颇多。刘衡如长于校勘，故引文一遵刘氏校勘《灵枢经》。

［2］上古天真论（篇）：今本《素问》第一篇篇名。南朝至隋代人全元起《素问》注本（已佚）本篇在第九卷。篇名含义是：论述远古时代，先民们自然纯真、质朴无邪的天性。如《素问直解》说：“天真者，天性自然之真，毫无人欲之杂也。”

上古，即远古时代，指有文字以前的时代。《易·系辞下》：“上古穴居而野处……上古结绳而治。”《韩非子·五蠹》云：“上古之世，人民少而禽兽众。”王冰注：“上古，谓玄古也。”《素问直解》云：“上古者，黄帝之时追溯混沌初开，鸿蒙始辟也。”

洪钧按：《易·系辞下》云：“上古结绳而治。”上古就是文字（包括数字）出现以前。“结绳”就是在绳上打结。打结是做什么用的呢？我认为就是用以纪日。逐日打结的绳子，就是最原始的日历。一根打有366个左右绳结的长绳子，可以重复使用。绳子上打的结不完全一样，比如农历的初一、十五会打不同的结。这样很容易发现月周期，也比较容易发现比较粗疏的回归年周期。当然，这样的绳子也可以是一个月一条。观察月相从朔、晦日开始或望日开始打结都可以。一条绳子上有29或30个结。在重要日子的绳结上再做出某种标志，比如某些物候，特别是原始农业种植日期，这种原始日历就可以作为观象授时的依据。能够给族人观象授时，实际上就如后来的统治者。于是“上古结绳而治”。

金栋按：全元起，生卒年不详，为南朝时齐梁间至隋初人，有径写隋人者。史籍或作全元越或金元起，并为讹字。《隋书·经籍志》著录“《黄帝素问》八卷，全元起注”，为最早《素问》注本，已佚。此本在北宋时尚存，林亿等曾据以与王冰次注本相较，并在校记中留有篇目及异文方面的资料。据《南史·王僧儒传》称，全元起注《素问》之前，曾就砭石一事造访王僧儒。全氏曾任侍郎，医术高明，当时有“得元起则生，舍之则死”之誉。

本篇论述养生之道的主要经文如下:

①"上古之人,其知道者,法于阴阳,和于术数,食饮有节,起居有常,不妄作劳,故能形与神俱,而尽终其天年,度百岁乃去。今时之人不然也,以酒为浆,以妄为常,醉以入房,以欲竭其精,以耗散其真,不知持满,不时御神,务快其心,逆于生乐,起居无节,故半百而衰也。"

②"虚邪贼风,避之有时;恬惔虚无,真气从之;精神内守,病安从来?是以志闲而少欲,心安而不惧,形劳而不倦,气从以顺,各从其欲,皆得所愿。故美其食,任其服,乐其俗,高下不相慕,其民故曰朴。是以嗜欲不能劳其目,淫邪不能惑其心。愚、智、贤、不肖,不惧于物,故合于道。所以能年皆度百岁而动作不衰者,以其德全不危也。"

金栋按:养生需遵循天地之道,因天人相应也。

又按:术数一词在《内经》全书中仅此一见。说"术数者,保生之大伦,故修养者必谨先之"始自王冰,实乃千古谬说,数典忘祖也。试看《汉书·艺文志》所载"方技略"和"术数略"完全是两家,道不同也。可叹后世名家如马莳、张介宾、张志聪等无不承袭王冰谬说。流毒延至今日,试看高校教参、《内经词典》编者,乃至一切所谓《内经》学者,无不沿用此说。此乃现代中医之耻。《补注》将痛雪此耻。试看《四库全书·术数类》谓术数"猥杂""百伪一真",足见清代学者深恶术数。凡我中医当认真读《四库全书》一雪此耻。这不是说今《内经》完全没有混入术数内容,那只不过是时代留下的痕迹。要言之,《内经》属于医经,乃中医之奠基作,与术数源流均异。倘承认术数乃保生之大伦,则中医均不过术数之学,当代中医当和算卦、占卜、相面、风水等术数家同列。又见第十节补注。

[3] 四气调神大论(篇):今本《素问》第二篇篇名。全元起《素问》注本(已佚)在第九卷。篇名含义是:论述如何根据春、夏、秋、冬一年四时气候的变化,来调理人体的精神情志。如《素问直解》说:"四气调神者,随春夏秋冬四时之气,调肝心脾肺神五脏之神志也。"

四,四季、四时。气,气象、气候。四气,指春、夏、秋、冬四时的气候,即春温、夏热、秋凉、冬寒。调,调理,调摄。神,指人体的精神情志、思维意识等活动。

本篇论述养生之道、人与自然的主要经文如下:

①论述四时的养生方法

"春三月,此谓发陈。天地俱生,万物以荣,夜卧早起,广步于庭,被发缓形,以使志生;生而勿杀,予而勿夺,赏而勿罚,此春气之应,养生之道也。逆之则伤肝,夏为寒变,奉长者少。

"夏三月,此谓蕃秀。天地气交,万物华实,夜卧早起,无厌于日,使志无怒,使华英成秀,使气得泄,若所爱在外,此夏气之应,养长之道也。逆之则伤心,秋为痎疟,奉收者少,冬至重病。

"秋三月,此谓容平。天气以急,地气以明,早卧早起,与鸣俱兴,使志安宁,以缓秋刑,收敛神气,使秋气平;无外其志,使肺气清,此秋气之应,养收之道也。逆之则伤肺，冬为飧泄，奉藏者少。

“冬三月，此谓闭藏。水冰地坼，无扰乎阳，早卧晚起，必待日光，使志若伏若匿：若有私意，若已有得，去寒就温，无泄皮肤，使气亟夺，此冬气之应，养藏之道也。逆之则伤肾，春为痿厥，奉生者少。”

②论述四时阴阳乃万物之根本

“夫四时阴阳者，万物之根本也。所以圣人春夏养阳，秋冬养阴，以从其根，故与万物沉浮于生长之门。逆其根，则伐其本，坏其真矣。故阴阳四时者，万物之终始也，死生之本也。逆之则灾害生，从之则苛疾不起，是谓得道。道者，圣人行之，愚者佩之。从阴阳则生，逆之则死；从之则治，逆之则乱。反顺为逆，是谓内格。”

金栋按：春夏养阳，秋冬养阴，乃天人相应养生理念的具体体现。

［4］生气通天论（篇）：今本《素问》第三篇篇名。全元起《素问》注本（已佚）在第四卷。篇名含义是：论述人体阴阳之气与自然界阴阳之气息息相通，互相感应之“天人相应”的道理和意义。《素问直解》说：“生气通天者，人身阴阳五行之气，生生不已，上通于天也。”

生气，即生命之气。本篇篇首明确指出“生之本，本于阴阳”。

本篇论述人与自然的主要经文如下：

①论述人与自然界阴阳之气息息相应、互相贯通

“夫自古通天者，生之本，本于阴阳。天地之间，六合之内，其气九州、九窍、五脏、十二节，皆通乎天气。其生五，其气三，数犯此者，则邪气伤人，此寿命之本也。

“苍天之气，清净则志意治，顺之则阳气固，虽有贼邪，弗能害也，此因时之序。故圣人传精神，服天气而通神明。失之，则内闭九窍，外壅肌肉，卫气散解，此谓自伤，气之削也。”

②论述阳气的重要性

“阳气者，若天与日，失其所则折寿而不彰。故天运当以日光明。是故阳因而上，卫外者也。”“阳气者，精则养神，柔则养筋。”“故阳气者，一日而主外，平旦人气生，日中而阳气隆，日西而阳气已虚，气门乃闭。是故暮而收拒，无扰筋骨，无见雾露，反此三时，形乃困薄。”

金栋按：人气通于天气，即天人相应的含义之一。

［5］金匮真言论（篇）：今本《素问》第四篇篇名。全元起《素问》注本（已佚）在第四卷。篇名含义是：论述非常珍贵的至真不易之言，应该保藏于金匮之中。如《素问直解》说：“然此真言者，非其人勿教，非其人勿授，藏之心意，不可轻泄，犹以此言，藏之金匮者然，故曰金匮真言也。”

匮，同柜，贮藏物品的家具，这里指保藏书籍的书柜，用金制成，故称金匮。如《素问吴注》说：“金匮，帝王藏书者也，范金为之。”《素问集注》说：“金匮，古帝王藏书之器。此篇论经脉之道，乃上帝之所贵。”

真言，即见道之论，至真至要之言。如《素问直解》说：“真言，至真不易之言。”

本篇论述人与自然的主要经文如下：

①论述四时八风，五脏致病

“黄帝问曰：天有八风，经有五风，何谓？岐伯对曰：八风发邪，以为经风，触五脏，邪气发病。所谓得四时之胜者，春胜长夏，长夏胜冬，冬胜夏，夏胜秋，秋胜春，所谓四时之胜也。东风生于春，病在肝，俞在颈项。南风生于夏，病在心，俞在胸胁。西风生于秋，病在肺，俞在肩背。北风生于冬，病在肾，俞在腰股。中央为土，病在脾，俞在脊。故春气者病在头，夏气者病在脏，秋气者病在肩背，冬气者病在四肢。故春善病鼽衄，仲夏善病胸胁，长夏善病洞泄寒中，秋善病风疟，冬善病痹厥。故冬不按跷，春不鼽衄，春不病颈项，仲夏不病胸胁，长夏不病洞泄寒中，秋不病风疟，冬不病痹厥、飧泄，而汗出也。夫精者，身之本。故藏于精者，春不病温。夏暑汗不出者，秋成风疟。”

金栋按： 四时八风为患，而致相应五脏发病，乃天人相应、五脏附五行的比类推演。

又，“冬不按跷”之“不”字，是语气助词，用来调节音节，无实义。不按跷，按跷也。《素问考注》云：“案：‘不’字古人语助，不按跷者，按跷也。……冬时按跷，令血脉流通，则风邪无来侵之地。春不鼽衄者，血气无凝滞之徵。春不病颈项者，外邪不来犯之谓也。”

②论述阴阳之中复有阴阳，人亦应之

“阴中有阴，阳中有阳。平旦至日中，天之阳，阳中之阳也；日中至黄昏，天之阳，阳中之阴也；合夜至鸡鸣，天之阴，阴中之阴也；鸡鸣至平旦，天之阴，阴中之阳也，故人亦应之。夫言人之阴阳，则外为阳，内为阴；言人身之阴阳，则背为阳，腹为阴；言人身之脏腑中阴阳，则脏者为阴，腑者为阳。肝、心、脾、肺、肾五脏皆为阴，胆、胃、大肠、小肠、膀胱、三焦六腑皆为阳。”“故背为阳，阳中之阳心也；背为阳，阳中之阴肺也。腹为阴，阴中之阴肾也；腹为阴，阴中之阳肝也；腹为阴，阴中之至阴脾也。此皆阴阳表里内外雌雄相输应也，故以应天之阴阳也。”

金栋按： 五脏六腑之阴阳属性，与一日之阴阳划分，均系天人相应之比类推演。

③论述五脏应四（五）时，各有收受

“帝曰：五脏应四时，各有收受乎？岐伯曰：有。东方青色，入通于肝，开窍于目，藏精于肝，其病发惊骇。其味酸，其类草木，其畜鸡，其谷麦。其应四时，上为岁星，是以春气在头也。其音角，其数八，是以知病之在筋也。其臭臊。

“南方赤色，入通于心，开窍于耳，藏精于心，故病在五脏。其味苦，其类火，其畜羊，其谷黍。其应四时，上为荧惑星，是以知病之在脉也。其音徵，其数七，其臭焦。

“中央黄色，入通于脾，开窍于口，藏精于脾，故病在舌本。其味甘，其类土，其畜牛，其谷稷。其应四时，上为镇星，是以知病之在肉也。其音宫，其数五，其臭香。

“西方白色，入通于肺，开窍于鼻，藏精于肺，故病在背。其味辛，其类金，其畜马，其谷稻。其应四时，上为太白星，是以知病之在皮毛也。其音商，其数九，其臭腥。

“北方黑色，入通于肾，开窍于二阴，藏精于肾，故病在溪。其味咸，其类水，其畜彘，其谷豆。其应四时，上为辰星，是以知病之在骨也。其音羽，其数六，其臭腐。”

金栋按：天有五时，地有五行，人有五脏，乃天人相应之推演。

［6］阴阳应象大论（篇）：今本《素问》第五篇篇名。全元起《素问》注本（已佚）在第九卷。篇名含义是：论述人体脏腑阴阳五行之气的变化，与自然界阴阳五行之气的运动规律相应、相象，即“阴阳应象”。《素问集注》说：“此篇言天地水火、四时五行、寒热气味，合人之脏腑形身、清浊气血、表里上下。成象成形者，莫不合乎阴阳之道。至于诊脉察色、治疗针砭，亦皆取法于阴阳，故曰《阴阳应象大论》。”

本篇论述人与自然的主要经文如下：

“东方生风，风生木，木生酸，酸生肝，肝生筋，筋生心，肝主目。其在天为玄，在人为道，在地为化，化生五味。道生智，玄生神。神在天为风，在地为木，在体为筋，在脏为肝，在色为苍，在音为角，在声为呼，在变动为握，在窍为目，在味为酸，在志为怒。怒伤肝，悲胜怒；风伤筋，燥胜风；酸伤筋，辛胜酸。

“南方生热，热生火，火生苦，苦生心，心生血，血生脾，心主舌。其在天为热，在地为火，在体为脉，在脏为心，在色为赤，在音为徵，在声为笑，在变动为忧，在窍为舌，在味为苦，在志为喜。喜伤心，恐胜喜；热伤气，寒胜热；苦伤气，咸胜苦。

“中央生湿，湿生土，土生甘，甘生脾，脾生肉，肉生肺，脾主口。其在天为湿，在地为土，在体为肉，在脏为脾，在色为黄，在音为宫，在声为歌，在变动为哕，在窍为口，在味为甘，在志为思。思伤脾，怒胜思；湿伤肉，风胜湿；甘伤肉，酸胜甘。

“西方生燥，燥生金，金生辛，辛生肺，肺生皮毛，皮毛生肾，肺主鼻。其在天为燥，在地为金，在体为皮毛，在脏为肺，在色为白，在音为商，在声为哭，在变动为咳，在窍为鼻，在味为辛，在志为忧。忧伤肺，喜胜忧；热伤皮毛，寒胜热；辛伤皮毛，苦胜辛。

“北方生寒，寒生水，水生咸，咸生肾，肾生骨髓，髓生肝，肾主耳。其在天为寒，在地为水，在体为骨，在脏为肾，在色为黑，在音为羽，在声为呻，在变动为慄，在窍为耳，在味为咸，在志为恐。恐伤肾，思胜恐；寒伤血，燥胜寒；咸伤血，甘胜咸。”

金栋按：天有五气（风、热、湿、燥、寒），地有五行，人有五脏，乃天人相应之推演。

［7］阴阳离合论（篇）：今本《素问》第六篇篇名。全元起《素问》注本（已佚）在第三卷。篇名含义是：论述阴阳离合之数的问题，即离（分）则为三，合（并）则为一。如《素问直解》说：“离则有三，合则为一，从三而十百千万，皆离也；三阳归于一阳，三阴归于一阴，皆合也。”

本篇论述人与自然的主要经文如下：

“黄帝问曰：余闻天为阳，地为阴，日为阳，月为阴，大小月三百六十日成一岁，人亦应之。今三阴三阳，不应阴阳，其故何也？岐伯对曰：阴阳者，数之可十，推之可百；数之可千，推之可万；万之大不可胜数，然其要一也。”

金栋按：人应一岁，故有三百六十节。关于三阴三阳的来历见第四节。

［8］六节藏象论（篇）：今本《素问》第九篇篇名。全元起《素问》注本（已佚）在第三卷。篇名含义是：论述天以六为节和藏象。如《素问注证发微》说：“篇内首问六六之节，后又问藏象何如，故名篇。”

六节，《素问直解》说：“六节者，天以六为节。天气始于甲，地气始于子，子甲相合，六十日而甲子周，六六三百六十日，以成一岁。”

藏，藏也。指藏于体内的脏腑。象，征象、形象之意。王冰注《五藏生成》：“象，谓气象也。言五藏虽隐而不见，然其气象性用，犹可以物类推之。”《类经三卷·藏象类二》说：“象，形象也。藏居于内，形见于外，故曰藏象。”

本篇论述人与自然的主要经文如下：

“黄帝问曰：余闻天以六六之节，以成一岁，人以九九制会，计人亦有三百六十五节，以为天地，久矣，不知其所谓也？岐伯对曰：昭乎哉问也！请遂言之。夫六六之节，九九制会者，所以正天之度，气之数也。天度者，所以制日月之行也；气数者，所以纪化生之用也。

“天为阳，地为阴，日为阳，月为阴，行有分纪，周有道理。日行一度，月行十三度而有奇焉。故大小月三百六十五日而成岁，积气余而盈闰矣。立端于始，表正于中，推余于终，而天度毕矣。

“帝曰：余已闻天度矣，愿闻气数，何以合之？岐伯曰：天以六六为节，地以九九制会；天有十日，日六竟而周甲；甲六复而终岁，三百六十日法也。夫自古通天者，生之本，本于阴阳。其气九州九窍，皆通乎天气。故其生五，其气三。三而成天，三而成地，三而成人，三而三之，合则为九，九分为九野，九野为九藏，故形藏四，神藏五，合为九藏，以应之也。

“帝曰：余已闻六六九九之会也，夫子言积气盈闰，愿闻何谓气？请夫子发蒙解惑焉。岐伯曰：此上帝所秘，先师传之也。帝曰：请遂闻之。岐伯曰：五日谓之候，三候谓之气，六气谓之时，四时谓之岁，而各从其主治焉。五运相袭，而皆治之，终朞之日，周而复始，时立气布，如环无端，候亦同法。故曰：不知年之所加，气之盛衰，虚实之所起，不可以为工矣。”

金栋按：九藏，九窍，三百六十五节等均从天人相应推演而来。

“帝曰：藏象何如？岐伯曰：心者，生之本，神之变也，其华在面，其充在血脉，为阳中之太阳，通于夏气。肺者，气之本，魄之处也，其华在毛，其充在皮，为阳中之太阴，通于秋气。肾者，主蛰，封藏之本，精之处也，其华在发，其充在骨，为阴中之少阴，通于冬气。肝者，罢极之本，魂之居也，其华在爪，其充在筋，以生血气，其味酸，其色苍，此为阳中之少阳，通于春气。脾、胃、大肠、小肠、三焦、膀胱者，仓廪之本，营之居也，名曰器，能化糟粕，转味而入出者也，其华在唇四白，其充在肌，其味甘，其色黄，此至阴之类，通于土气。”

金栋按：五脏应阴阳、五行、四时，显系天人相应之推演。又，阳中之太阴，当为“阳中之少阴”；阴中之少阴，当为“阴中之太阴”，见第四节补注。

［9］异法方宜论（篇）：今本《素问》第十二篇篇名。全元起《素问》注本（已佚）在第九卷。篇名含义是：论述不同的治法针对不同的地理环境。如《素问直解》说：“异法者，一病而治各不同，有砭石、毒药、灸焫、微针、导引诸法也。方宜者，东方砭石，西方毒药，北方灸焫，南方微针，中央导引也。圣人杂合以治，用各不同，五方之药，皆得其宜，故曰异法方宜。”

本篇论述人与自然的主要经文如下：

“黄帝问曰：医之治病也，一病而治各不同，皆愈，何也？岐伯对曰：地势使然也。”

金栋按：因地制宜，也属于广义的天人相应。

［10］诊要经终论（篇）：今本《素问》第十六篇篇名。全元起《素问》注本（已佚）在第二卷。篇名含义是：论述诊察要道与十二经脉终绝的情况。如《素问直解》说：“诊视之要，在于经脉。春夏秋冬，各有所刺，所以治其经脉也。不知者反之，所以伤其经脉也；十二经脉之败，乃经脉之终也，故曰诊要经终也。”

本篇论述人与自然的主要经文如下：

“正月二月，天气始方，地气始发，人气在肝。三月四月，天气正方，地气定发，人气在脾。五月六月，天气盛，地气高，人气在头。七月八月，阴气始杀，人气在肺。九月十月，阴气始冰，地气始闭，人气在心。十一月十二月，冰复，地气合，人气在肾。”

金栋按：人气与十二月相配，以顺应季节气候的变化，乃天人相应、比类取象之推演。

［11］阴阳系日月：今本《灵枢经》第四十一篇篇名。篇名含义是：论述日月相对转移的现象，说明阴阳盛衰消长并与手足阴阳经的联系。如《灵枢注证发微》说：“日者，即历书之十日也；月者，即历书之一月也。天与人之阴阳相合，而足经应月，手经应日，故名篇。”

本篇论述人与自然的主要经文如下：

“黄帝曰：余闻天为阳，地为阴，日为阳，月为阴，其合之于人奈何？岐伯曰：腰以上为天，腰以下为地，故天为阳，地为阴。足之十二（经）脉，以应十二月，月生于水，故在下者为阴。手之十指，以应十日，日生于火，故在上者为阳。

“黄帝曰：合之于脉奈何？岐伯曰：寅者正月，生阳也，主左足之少阳；未者六月，主右足之少阳。卯者二月，主左足之太阳；午者五月，主右足之太阳。辰者三月，主左足之阳明；巳者四月，主右足之阳明。此两阳合于前，故曰阳明。申者七月，生阴也，主右足之少阴；丑者十二月，主左足之少阴。酉者八月，主右足之太阴；子者十一月，主左足之太阴。戌者九月，主右足之厥阴；亥者十月，主左足之厥阴。此两阴交尽，故曰厥阴。”

金栋按：天地日月阴阳与人体上下相配，地支、十二月与足十二经相配，天干、十日与十手经相配，乃天人相应之推演。三阴三阳之阳明与厥阴之义，见于此篇。即两阳合于前，故曰阳明；两阴交尽，故曰厥阴。

［12］顺气一日分为四时：今本《灵枢经》第四十四篇篇名。篇名含义是：论述一日分为四时，即人体阳气的消长盛衰依照自然界一日中的阴阳消长，一昼夜分成四个阶段。如《灵枢注证发微》说："内有一日分为四时，故名篇。"顺，按照、依照。气，阳气。

本篇论述人与自然的主要经文如下：

"春生夏长，秋收冬藏，是气之常也，人亦应之。以一日（一夜）分为四时，朝则为春，日中为夏，日入为秋，夜半为冬。朝则人气始生，病气衰，故旦慧；日中人气长，长则胜邪，故安；夕则人气始衰，邪气始生，故加；夜半人气入脏，邪气独居于身，故甚也。"

金栋按：本篇据天人相应解释疾病的旦慧、午安、夕加、夜甚。

［13］五变：今本《灵枢经》第四十六篇篇名。篇名含义是：论述风厥、消瘅、寒热、留痹、积聚等五种病变。如《灵枢集注》说："此章论因形而生病，乃感六气之化，有五变之纪也。"故名《五变》。

本篇论述人与自然的主要经文如下：

"黄帝曰：余闻病形，已知之矣，愿闻其时。少俞答曰：先立其年，以知其时，时高则起，时下则殆，虽不陷下，当年有冲通，其病必起，是谓因形而生病，五变之纪也。"

金栋按：疾病有季节性的发病规律，乃天人相应的结果。

［14］天年：今本《灵枢经》第五十四篇篇名。篇名含义是：论述人的自然寿命。如《灵枢注证发微》说："内以百岁为论，故名篇。"

天，指自然。年，即年龄，此指寿命。

本篇论述养生之道的主要经文如下：

"五脏坚固，血脉和调，肌肉解利，皮肤致密，营卫之行，不失其常，呼吸微徐，气以度行，六腑化谷，津液布扬，各如其常，故能长久。"

【原文】

2. 生理常识：见《素问》"上古天真论[1]""灵兰秘典论[2]""五藏生成[3]""五藏别论[4]""解精微论[5]"，《灵枢》"五十营[6]""口问[7]""决气[8]""肠胃[9]""海论[10]""淫邪发梦[11]""天年[12]""五味论[13]""阴阳二十五人[14]""通天[15]""卫气行[16]""大惑论[17]"等篇。

【补注】

［1］上古天真论（篇）：篇名含义见前文。

本篇论述生理常识的主要经文如下：

"女子七岁肾气盛，齿更发长。二七而天癸至，任脉通，太冲脉盛，月事以时下，故有子。三七肾气平均，故真牙生而长极。四七筋骨坚，发长极，身体盛壮。五七阳明脉衰，面始焦，发始堕。六七三阳脉衰于上，面皆焦，发始白。七七任脉虚，太冲脉衰少，天癸竭，地道不通，故形坏而无子也。

“丈夫八岁肾气实，发长齿更。二八肾气盛，天癸至，精气溢泻，阴阳和，故能有子。三八肾气平均，筋骨劲强，故真牙生而长极。四八筋骨隆盛，肌肉满壮。五八肾气衰，发堕齿槁。六八阳气衰竭于上，面焦，发鬓颁白。七八肝气衰，筋不能动。八八天癸竭，精少，肾脏衰，形体皆极，则齿发去。肾者主水，受五脏六腑之精而藏之，故五脏盛乃能泻。今五脏皆衰，筋骨解堕，天癸尽矣，故发鬓白，身体重，行步不正而无子耳。

“帝曰：有其年已老而有子者，何也？岐伯曰：此其天寿过度，气脉常通，而肾气有余也。此虽有子，男不过尽八八，女不过尽七七，而天地之精气皆竭矣。”

金栋按：经文有错简，已遵《素问绍识》改。即将丈夫“八八”放在“天癸竭”前。

关于天癸，历代注家解释如下：

《太素·卷第二·寿限》：“天癸，精气也。”

王冰注：“癸，谓壬癸，北方水干名也……所以谓之月事者。”“男女有阴阳之质不同，天癸则精血之形亦异。阴静海满而去血，阳动应合而泄精，二者通和，故能有子。《易·系辞》：‘男女构精，万物化生。’此之谓也。”

《素问注证发微》：“天癸者，阴精也。盖肾属水，癸亦属水，由先天之气蓄极而生，故谓阴精为天癸也。按：王冰谓‘天癸为月事’者，非。盖男女之精，皆可以天癸称，今王注以女子之天癸为血，则男子之天癸亦为血耶？”

《素问吴注》：“癸，肾水也。是为男精女血，天真所降也，故曰天癸。”

《类经三卷·藏象类十三》注云：“天癸者，天一之气也……愚按：天癸之义，诸家俱即以‘精血’为解，然详玩本篇谓‘女子二七天癸至，月事以时下’，‘男子二八天癸至，精气溢写’，是皆天癸在先，而后精血继之，分明先至后至，各有其义，焉得谓天癸即精血、精血即天癸？本末混淆，殊失之矣。夫癸者，天之水，干名也。干者支之阳，阳所以言气；癸者壬之偶，偶所以言阴。故天癸者，言天一之阴气耳，气化为水，因名天癸，此先圣命名之精而诸贤所未察者。其在人身，是为元阴，亦曰元气。人之未生，则此气蕴于父母，是为先天之元气；人之既生，则此气化于吾身，是为后天之元气。第气之出生，真阴甚微，及其既盛，精血乃王，故女必二七、男必二八而后天癸至。天癸既至，在女子则月事以时下，在男子则精气溢写，盖必阴气足而后精血化耳。阴气阴精，譬之云雨，云者阴精之气也，雨者阴气之精也，未有云雾不布而雨雪至者，亦未有云雾不浓而雨雪足者。然则精生于气，而天癸者，其即天一之气乎，可无疑矣。列子曰：‘有生者，有生生者；有形者，有形形者。’其斯之谓。”

张介宾《质疑录·论天癸非精血》：“天癸非精血明矣。”

《素问直解》：“天癸者，男精女血，天一所生之癸水也。”

高校教参《内经·第九章·养生学说》：“天癸是肾精中具有促进生殖功能作用的一种物质，它源于先天，充盛或曰成熟于后天。至，此处作充盛解。一曰成熟。”

王洪图《王洪图内经讲稿》：“‘天癸’是人与生俱来，和生殖能力密切相关的这么一种物质，它的作用发挥人就具备生殖能力，它枯竭了，没有了，人也就没有生育能力了，而这种物质是和肾气密切相关的。只有肾气旺了，它才开始发挥作用，所以叫作‘天癸’。天者先天，癸者水也。我们在讲十干的时候，说过壬癸属于水，甲乙属木，壬为阳水，癸为阴水。天癸是天一之癸水，看来是和肾关系最为密切了。所以‘天癸’就是这样一种物质，在肾气旺盛的时候它发挥作用，它作用的发挥就表现在人的生殖能力上，所以曾经把它解释成是促生殖能力的物质。”

《中医大辞典》：“天癸：指促进人体生长发育和生殖机能所必需的物质。它来源于肾精，受后天水谷精微的滋养而逐渐充盈。”

《内经词典》：“天癸：人体发育到一定阶段所产生的一种促进性腺发育成熟的物质。”

洪钧按：就天癸命名而言，即天生之水，因为天一生水，肾属水，壬癸属水。其生理作用在于促进生殖。结合现代医学，宜解作促成男女性腺发育成熟的物质。

［2］灵兰秘典论（篇）：今本《素问》第八篇篇名。全元起《素问》注本（已佚）名《十二藏相使》，在第三卷。篇名含义是：论述重要的内容。因本篇之末有“藏灵兰之室，以传宝焉”之语，以强调所论内容的重要性。如《素问注证发微》说：“末有‘黄帝乃择吉日良兆，而藏灵兰之室，以传宝焉’，故名篇。”

灵兰，即灵台兰室之简称，相传是古代帝王藏书之所。室之所以名灵兰，如《素问直解》说：“谓神灵相接，其气如兰。”秘典，珍重之辞，即秘藏之典籍。

本篇论述生理常识的主要经文如下：

“黄帝问曰：愿闻十二脏之相使，贵贱何如？岐伯对曰：……心者，君主之官，神明出焉。肺者，相傅之官，治节出焉。肝者，将军之官，谋虑出焉。胆者，中正之官，决断出焉。膻中者，臣使之官，喜乐出焉。脾胃者，仓廪之官，五味出焉。大肠者，传导之官，变化出焉。小肠者，受盛之官，化物出焉。肾者，作强之官，伎巧出焉。三焦者，决渎之官，水道出焉。膀胱者，州都之官，津液藏焉。气化则能出矣。凡此十二官者，不得相失也。”

金栋按：先生认为，此篇与阴阳五行说无关。所本当为董仲舒《春秋繁露·通国身》。即如森立之《素问考注》所说“心君，肾小君，肝武官，肺文官，脾货谷官，国家之官僚悉焉”。《王洪图内经讲稿》亦说：“这是以一个封建王朝的官职设置来比喻人体中十二脏腑相互之间的关系，虽然有主有从，但强调的是协调统一的关系。”

洪钧按：至于《素问·灵兰秘典论》的说理方法，就是类比。这也是来自董仲舒的思想。由于人体构造和封建国家的官吏设置，可类比性太小，所以，不能认为《素问·灵兰秘典论》类比出来的脏腑功能，完全合乎实际。比如肺主治节、胆主决断之说不但不能说明肺和胆的功能，反而和心为君主之说相矛盾。

《春秋繁露》中有“通国身”一篇，应该是《素问·灵兰秘典论》所本。第五节有引文如下：

“气之清者为精，人之清者为贤。治身者以积精为宝，治国者以积贤为道。身以心为本，国以君为主。精积于其本，则血气相承受；贤积于其主，则上下相制使。血气相承受，则形体无所苦；上下相制使，则百官各得其所。形体无所苦，然后身可得而安也。百官各得其所，然后国可得而守也。夫欲致精者，必虚静其形；欲致贤者，必卑谦其身。形静志虚者，精气之所趣也；谦尊自卑者，仁贤之所事也。故治身者务执虚静以致精，治国者务尽卑谦以致贤。能致精则合明而寿，能致贤则德泽洽而国太平。”

不过，这样类比不始于董仲舒，只是董氏发挥之周到前无古人。

试看《管子》等书中的类似论述：

“心之在体，君之位也。九窍之有职，官之分也。耳目者，视听之官也。心而无与视听之事，则官得守其分矣。夫心有欲者，物过而目不见，声至而耳不闻也。故曰‘上离其道，下失其事’。故曰，心术者，无为而制窍者也。”（《管子·心术》）

“人何以知道？曰：心。心何以知？曰：虚壹而静。心未尝不臧也，然而有所谓虚；心未尝不两也，然而有所谓壹；心未尝不动也，然而有所谓静。人生而有知，知而有志；志也者，臧也；然而有所谓虚，不以所已臧害所将受谓之虚。心生而有知，知而有异；异也者，同时兼知之；同时兼知之，两也；然而有所谓一；不以夫一害此一谓之壹。心卧则梦，偷则自行，使之则谋；故心未尝不动也；然而有所谓静；不以梦剧乱知谓之静……心者，形之君也，而神明之主也，出令而无所受令。自禁也，自使也，自夺也，自取也，自行也，自止也。故口可劫而使墨云，形可劫而使诎申，心不可劫而使易意，是之则受，非之则辞。故曰：心容其择也无禁，必自见，其物也杂博，其情之至也不贰。”（《荀子·解蔽》）

“是故神者智之渊也，渊清则智明矣；智者心之府也，智公则心平矣。”（《淮南子·俶真训》）

“故心者，形之主也；而神者，心之宝也。”（《淮南子·精神训》）

“心之于九窍四支也，不能一事焉。然而动静听视，皆以为主者，不忘于欲利之也。”（《淮南子·主术训》）

［3］五藏生成（篇）：今本《素问》第十篇篇名。全元起《素问》注本（已佚）在第九卷。篇名含义是：从生理（病理、诊断等）方面，论述五脏、五体、五味、五色、五脉之间的相生相克、相生相成的关系。如《素问吴注》说：“五脏未病，有相生相成之理；五脏已病，亦有相生相成之理。”所以篇名五藏生成。

生成，指生化形成。如《素问直解》说：“天主生，地主成，五脏之色征于外，天气之所主也。五脏之脉行于内，地气之所主也。色者气所附，脉者味所归，合色脉气味而五脏之生成备矣。”

本篇论述生理常识的主要经文如下：

①论述以五行归类法来推演五脏的生理，即五脏所合（五体）、所主（相克）、所荣（五华）及五味所合等方面内容

“心之合脉也，其荣色也，其主肾也。肺之合皮也，其荣毛也，其主心也。肝之合筋也，其荣爪也，其主肺也。脾之合肉也，其荣唇也，其主肝也。肾之合骨也，其荣

发也，其主脾也。……故心欲苦，肺欲辛，肝欲酸，脾欲甘，肾欲咸，此五味之所合也。”

②论述脉、髓、筋及血、气的生理

“诸脉者皆属于目，诸髓者皆属于脑，诸筋者皆属于节，诸血者皆属于心，诸气者皆属于肺，此四肢八溪之朝夕也。故人卧血归于肝。肝受血而能视，足受血而能步，掌受血而能握，指受血而能摄。……人有大谷十二分，小溪三百五十四名，少十二俞，此皆卫气之所留止，邪气之所客也。”

金栋按：人有十二大谷，三百五十四小溪，乃天人相应之推演。

［4］五藏别论（篇）：今本《素问》第十一篇篇名。全元起《素问》注本（已佚）在第五卷。篇名含义是：补充论述五脏的常规理论。如《素问经注节解》说：“五脏各有专司，如五行、五色、五味等，论之常也。然有常必有变，轩岐为之旁搜而曲尽其义，亦如阴阳之理，有正有变，并以别论等名篇。”

五脏，脏腑之统称。别，有两种含义：一是区别；一是另外。

本篇论述生理常识的主要经文如下：

①用比类取象的方法，论述奇恒之腑、六腑与五脏生理功能的区别

“脑、髓、骨、脉、胆、女子胞，此六者，地气之所生也，皆藏于阴而象于地，故藏而不泻，名曰奇恒之腑。夫胃、大肠、小肠、三焦、膀胱，此五者，天气之所生也，其气象天，故泻而不藏。此受五脏浊气，名曰传化之腑。此不能久留，输泻者也。魄门亦为五脏使，水谷不得久藏。所谓五脏者，藏精气而不泻也，故满而不能实。六腑者，传化物而不藏，故实而不能满也。所以然者，水谷入口，则胃实而肠虚；食下，则肠实而胃虚。故曰：实而不满，满而不实也。”

金栋按：脏腑之藏泻不同，乃天地人相应之推演。

②论述气口与脏腑的关系

“帝曰：气口何以独为五脏主？岐伯曰：胃者，水谷之海，六腑之大源也。五味入口，藏于胃，以养五脏气。气口亦太阴也。是以五脏六腑之气味，皆出于胃，变见于气口。”

［5］解精微论（篇）：今本《素问》第八十一篇篇名。全元起《素问》注本（已佚）在第八卷，名《方论解》。篇名含义是：论述哭、泣、涕、泪之原因，因其医理至为精微而名篇。如《素问直解》说：“纯粹之至曰精，幽渺之极曰微。阐明阴阳水火、神志悲泣，以及水所从生，涕所从出，神志水火之原。非寻常问答所及，故曰解精微。”

本篇论述生理常识的主要经文如下：

“公请问：哭泣而泪不出者，若出而少涕，其故何也？帝曰：在《经》有也。复问：不知水所从生，涕所从出也？帝曰：若问此者，无益于治也，工之所知，道之所生也。夫心者，五脏之专精也。目者其窍也，华色者其荣也。是以人有德也，则气和于目；有亡，忧知于色。是以悲哀则泣下，泣下水所由生。水宗者积水也，积水者至阴也，至阴者肾之精也。宗精之水所以不出者，是精持之也，辅之裹之，故水不行也。

夫水之精为志，火之精为神，水火相感，神志俱悲。是以目之水生也。故谚言曰：心悲名曰志悲。志与心精，共凑于目也。是以俱悲，则神气传于心精，上不传于志而志独悲，故泣出也。泣涕者脑也，脑者阴也，髓者骨之充也，故脑渗为涕。志者骨之主也，是以水流而涕从之者，其行类也。夫涕之与泣者，譬如人之兄弟，急则俱死，生则俱生。其志以早悲，是以涕泣俱出而横行也。夫人涕泣俱出而相从者，所属之类也。”

“请问：人哭泣而泪不出者，若出而少，涕不从之何也？帝曰：夫泣不出者，哭不悲也。不泣者，神不慈也。神不慈则志不悲，阴阳相持，泣安能独来？夫志悲者惋，惋则冲阴，冲阴则志去目，志去则神不守精，精神去目，涕泣出也。”

金栋按：目者心之窍说见于本篇，注家颇多强解。关于如何理解五官附五脏的矛盾说法，请参看本书第十五节所附“心开窍详解”。

［6］五十营：今本《灵枢经》第十五篇篇名。篇名含义是：论述营气运行一昼夜为五十度。如《类经八卷·经络类二十六》说：“五十营者，即营气运行之数，昼夜凡五十度也。”

本篇论述生理常识的主要经文如下：

“黄帝曰：余闻五十营奈何？岐伯答曰：天周二十八宿，宿三十六分，人气行一周，千八分。日行二十八宿，人经脉上下、左右、前后二十八脉，周身十六丈二尺，以应二十八宿。漏水下百刻，以分昼夜。故人一呼，脉再动，气行三寸；一吸，脉亦再动，气行三寸。呼吸定息，气行六寸。十息，气行六尺，日行二分。二百七十息，气行十六丈二尺，气行交通于中，一周于身，下水二刻，日行二十分（有奇）。五百四十息，气行再周于身，下水四刻，日行四十分（有奇）。二千七百息，气行十周于身，下水二十刻，日行五宿二十分（有奇）。一万三千五百息，气行五十营于身，水下百刻，日行二十八宿，漏水皆尽，脉终矣。所谓交通者，并行一数也，故五十营备，得尽天地之寿矣，（气）凡行八百一十丈也。”

金栋按：人体为什么有二十八条经脉呢？此乃天人相应推演的结果，即天有二十八宿，人有二十八脉。

二十八脉说见于《灵枢·五十营》《灵枢·营气》《灵枢·脉度》及《难经·二十三难》等篇。

二十八条经脉指左右十二正经24条、督脉1条、任脉1条、男子阳跷脉左右各1条、女子阴跷脉左右各1条，共28条，长度共计16丈2尺。如《类经八卷·经络类二十六》注：“人之经脉十二，左右相同，则为二十四脉，加以跷脉二，任督脉二，共为二十八脉，以应周天二十八宿，以分昼夜之百刻也。”

《王洪图内经讲稿·第二章·第七节》：“现在我说一遍二十八脉：十二正经，知道吧！一手太阴是肺经、二手阳明大肠经、三足阳明是胃经、四足太阴是脾经，一直到十二，足厥阴肝经，这个叫作十二条正经，十二正经左右各一，这就二十四了。再有就是任脉一条，督脉一条，这就二十六了。还需要两条脉，就是跷脉。跷脉左右各一，共二十八。但是跷脉有阴跷和阳跷，要把阴跷和阳跷加上那是三十了。不是全加上，只加一个。加哪一条呢？男子加阳跷脉，女子加阴跷脉，左右各一。所以数到男子上，十二正经加上任脉、督脉，再加阳跷左右各一，共二十八；女子不计阳跷，再加上阴跷，左右各一。所以《灵枢·脉度》说：‘男子数其阳，女子数其阴，当数者为经，不当数者为络也。’也就是男子以阳跷为经，而以阴跷作络来看待；反之，女子以阴跷为经，阳跷就作为络脉看待。作络脉看的就不算在二十八脉之内。因此，经脉总长度，才是十六丈二尺。”

［7］口问：今本《灵枢经》第二十八篇篇名。篇名含义是：论述先师口传之意。本篇所论诸病“既非风寒之外感，又非情志之内伤，论不在经，所当口传者也，故曰口问”（《类经十八卷·疾病类七十九》）。

本篇论述生理常识的主要经文如下：

“黄帝问曰，人之欠者，何气使然？岐伯答曰：卫气昼日行于阳，夜则行于阴。阴者主夜，夜者（主）卧。阳者主上，阴者主下。故阴气积于下，阳气未尽，阳引而上，阴引而下，阴阳相引，故数欠。阳气尽（而）阴气盛，则目瞑；阴气尽而阳气盛，则寤矣。”

“人之哕者，何气使然？岐伯曰：谷入于胃，胃气上注于肺。今有故寒气与新谷气，俱还入于胃，新故相乱，真邪相攻，并相逆，复出于胃，故为哕。”

“人之唏者，何气使然？岐伯曰：此阴气盛而阳气虚，阴气疾而阳气徐，阴气盛而阳气绝，故为唏。”

“人之振寒者，何气使然？岐伯曰：寒气客于皮肤，阴气盛阳气虚，故为振寒寒栗。”

“人之噫者，何气使然？岐伯曰：寒气客于胃，厥逆从下上散，复出于胃，故为噫。”

“人之嚏者，何气使然？岐伯曰：阳气和利，满于心，出于鼻，故为嚏。”

“人之亸（音朵 duǒ）者，何气使然？岐伯曰：胃不实则诸脉虚，诸脉虚则筋脉懈惰，筋脉懈惰，行阴用力，气不能复，故为亸。”

“人之哀而泣涕出者，何气使然？岐伯曰：心者，五脏六腑之主也；目者，宗脉之所聚也，上液之道也；口鼻者，气之门户也。故悲哀忧愁则心动，心动则五脏六腑皆摇，摇则宗脉感，宗脉感则液道开，液道开故泣涕出焉。液者，所以灌精濡空窍者也，故上液之道开则泣，泣不止则液竭，液竭则精不灌，精不灌则目无所见矣，故命曰夺精。”

“人之太息者，何气使然？岐伯曰：忧思则心系急，心系急则气道约，约则不利，故太息以伸出之。”

“人之涎下者，何气使然？岐伯曰：饮食者皆入于胃，胃中有热则虫动，虫动则胃缓，胃缓则廉泉开，故涎下。”

“人之耳中鸣者，何气使然？岐伯曰：耳者宗脉之所聚也，故胃中空则宗脉虚，虚则下，溜脉有所竭者，故耳鸣。”

“人之自啮舌者，何气使然？岐伯曰：此厥逆走上，脉气辈至也。少阴气至则啮舌，少阳气至则啮颊，阳明气至则啮唇也。”

金栋按：本篇对一些生理和病理现象做了解释，但不能要求其和现代解剖生理一致。

［8］决气：今本《灵枢经》第三十篇篇名。篇名含义是：论述由一气而分成精、气、津、液、血、脉六种物质。如《灵枢集注》说："此篇论精气津液血脉，生于后天而本于先天也。本于先天，总属一气；成于后天，辨为六名。故帝意以为一而岐伯分为六焉。决，分也。决而和，故篇名《决气》。谓气之分判为六，而和合为一也。"

本篇论述生理常识的主要经文如下：

"黄帝曰：余闻人有精、气、津、液、血、脉，余意以为一气耳，今乃辨为六名，余不知其所以然。（愿闻何谓精？）岐伯曰：两神相搏，合而成形，常先身生，是谓精。何谓气？岐伯曰：上焦开发，宣五谷味，熏肤（熏肉）、充身、泽毛，若雾露之溉，是谓气。何谓津？岐伯曰：腠理发泄，汗出溱溱，是谓津。何谓液？岐伯曰：谷入气满，淖泽注于骨，骨属屈伸，（出）泄（淖）泽，补益脑髓，皮肤润泽，是谓液。何谓血？岐伯曰：中焦受气取汁，变化而赤是谓血。何谓脉？岐伯曰：壅遏营气，令无所避，是谓脉。"

［9］肠胃：今本《灵枢经》第三十一篇篇名。篇名含义是：论述肠胃之大小、长短及其部位和容量。如《灵枢注证发微》说："内言肠胃之数，故名篇。"

本篇论述生理常识的主要经文如下：

"黄帝问于伯高曰：余愿闻六府传谷者，肠胃之大小长短，受谷之多少奈何？伯高曰：请尽言之，谷（之）所从出入浅深远近长短之度：唇至齿长九分，口大二寸半。齿以后至会厌，深三寸半，大容五合。舌重十两，长七寸，广二寸半。咽门重十两，大二寸半，至胃长一尺六寸。胃纡曲屈，伸之，长二尺六寸，大一尺五寸，径五寸，大容三斗五升。小肠后附脊，左环回周迭积，其注于回肠者，外附于脐上，回运环（反）十六曲，大二寸半，径八分分之少半，长三丈二尺。回肠当脐，右环回周叶积而下，回运环反十六曲，大四寸，径一寸寸之少半，长二丈一尺。广肠附脊，以受回肠，左环叶积，上下辟（大），大八寸，径二寸寸之大半，长二尺八寸。肠胃所入至所出，长六丈四寸四分，回曲环反，三十二曲也。"

金栋按：篇中对口唇至广肠回环、迭积的形状做了描述。先生说，此篇与阴阳五行说完全无关，应该与"王莽主持的那次最有名的人体解剖记录"有关。详见本节附文。

［10］海论：今本《灵枢经》第三十三篇篇名。篇名含义是：论述自然界东、西、南、北四海，以比喻人身之四海。即胃为水谷之海，冲脉为十二经之海（血海），膻中为气之海，脑为髓之海。如《灵枢注证发微》说："内论人有四海，故名篇。"

海，百川汇聚之处。《说文·水部》："海，天池也，以纳百川者。"段注："凡地大物博者，皆得谓之海。"

本篇论述生理常识的主要经文如下：

"夫十二经脉者，内属于府藏，外络于肢节，夫子乃合之于四海乎？岐伯答曰：人亦有四海、十二经水。经水者，皆注于海。海有东西南北，命曰四海。黄帝曰：以人应之奈何?岐伯曰:人有髓海,有血海,有气海,有水谷之海,凡此四者,以应四海也。”“胃者(为)水谷之海,其输上在气街,下至三里。冲脉者为十二经之海,其输上在于大杼,下出于巨虚之上下廉。膻中者为气之海,其输上在于柱骨之上下,前在于人迎。脑为髓之海,其输上在于其盖,下在风府。”

金栋按:人有四海,乃地(天)人相应之比类推演。

[11] 淫邪发梦:今本《灵枢经》第四十三篇篇名。篇名含义是:论述淫邪干扰人体而发生各种不同的梦境。如《灵枢注证发微》说:“内有淫邪泮衍,使人卧不得安而发梦,故名篇。”马莳说:“淫邪者,非另有其邪,即后篇燥、湿、寒、暑、风、雨之正邪,从外袭内,而未有定舍,及淫于脏腑,即前篇之大气入脏也,与营为阴气,卫为阳气者俱行,而与魂魄飞扬,使人卧不得安,而多发为梦。”(《注证发微》)《类经十八卷·疾病类八十五》说:“淫邪泮衍,言奇邪为梦,变幻无穷也。”

本篇论述生理常识的主要经文:无相关内容。文中内容皆为淫邪干扰而发病之症状。

[12] 天年:篇名含义见前补注。

本篇论述生理常识的主要经文如下:

①论述人之生成及神对生命的重要性

“黄帝问于岐伯曰:愿闻人之始生,何气筑为基?何立而为楯?何失而死?何得而生?岐伯曰:以母为基,以父为楯,失神者死,得神者生也。黄帝曰:何者为神?岐伯曰:血气已和,荣卫已通,五脏已成,神气舍心,魂魄毕具,乃成为人。”

洪钧按:基即基础之义。楯是用土筑墙的器具。这里以筑墙比喻人之始生。

②论述生命不同阶段的特点及禀赋对寿命的影响

“黄帝曰:人之寿夭各不同,或夭(或)寿,或卒死,或病久,愿闻其道。岐伯曰:五脏坚固,血脉和调,肌肉解利,皮肤致密,营卫之行,不失其常,呼吸微徐,气以度行,六腑化谷,津液布扬,各如其常,故能长久。黄帝曰:人之寿百岁而死,何以致之?岐伯曰:使道隧以长,基墙高以方,通调营卫,三部三里,起骨高肉满,百岁乃得终。

“黄帝曰:其气之盛衰,以致其死,可得闻乎?岐伯曰:人生十岁,五脏始定,血气已通,其气在下,故好走。二十岁,血气始盛,肌肉方长,故好趋。三十岁,五脏大定,肌肉坚固,血脉盛满,故好步。四十岁,五脏六腑十二经脉,皆大盛以平定,腠理始疏,荣华颓落,发鬓斑白,平盛不摇,故好坐。五十岁,肝气始衰,肝叶始薄,胆汁始减,目始不明。六十岁,心气始衰,乃善忧悲,血气懈惰,故好卧。七十岁,脾气虚,皮肤枯,(故四肢不举)。八十岁,肺气虚,魄离,故言善误。九十岁,肾气焦,四脏经脉空虚。百岁,五脏皆虚,神气皆去,形骸独居而终矣。黄帝曰:其不能终寿而死者,何如?岐伯曰:其五脏皆不坚,使道不长,空外以张,喘息暴疾;又卑基墙,薄脉少血,其肉不实,数中风寒,血气虚,脉不通,真邪相攻,乱而相引,故中寿而尽也。”

金栋按:五十岁以后,脏气(五脏功能)衰退表现之顺序乃五行相生序,即肝、心、脾、肺、肾。

［13］五味论：今本《灵枢经》第六十三篇篇名。篇名含义是：论述五味偏嗜所引起的病证，并据以论证“五味各有所走”的理论。如《灵枢注证发微》说：“内论五味，各有所走，故名篇。”

本篇论述生理常识的主要经文如下：

“黄帝问于少俞曰：五味入于口也，各有所走，各有所病。酸走筋，多食之，令人癃；咸走血，多食之，令人渴；辛走气，多食之，令人洞心；苦走骨，多食之，令人变呕；甘走肉，多食之，令人悗心。”

金栋按：五味所走乃五味附五行之比类推演。

［14］阴阳二十五人：今本《灵枢经》第六十四篇篇名。篇名含义是：根据阴阳五行说，论述禀赋不同的各种体质。《灵枢注证发微》说：“内有阴阳二十五人之别，故名篇。”

本篇论述生理常识的主要经文如下：

①论述木形之人的特性。

“木形之人，比于上角，似于苍帝。其为人苍色小头，长面大肩，（平）背直身，小手足，有材，（好）劳心，少力，多忧劳于事。能春夏不能秋冬，（秋冬）感而生病，（主）足厥阴佗佗然。左角之人，比于左足少阳，少阳之上遗遗然。少角之人，比于右足少阳，少阳之下随随然。右角之人，比于右足少阳，少阳之上推推然。判角之人，比于左足少阳，少阳之下栝栝然。”

②论述火形之人的特性。

“火形之人，比于上徵，似于赤帝。其为人赤色广朋，锐面小头，好肩背髀腹，小手足，行安地，疾行摇肩，背肉满，有气轻财，少信多虑，见事明（了），好颜急心，不寿暴死。能春夏不能秋冬，秋冬感而生病，（主）手少阴核核然。质徵之人（一曰质之人，一曰左徵），比于左手太阳，太阳之上肌肌然。少徵之人，比于右手太阳，太阳之下慆慆然。右徵之人，比于右手太阳，太阳之上鲛鲛然（一曰熊熊然）。质判（一曰质徵）之人，比于左手太阳，太阳之下支支（然）颐颐然。”

③论述土形之人的特性。

“土形之人，比于上宫，似于上古黄帝。其为人黄色，圆面，大头，美肩背，大腹，美股胫，小手足，多肉，上下相称。行安地，举足浮，安心，好利人，不喜权势，善附人也。能秋冬不能春夏，春夏感而生病，（主）足太阴敦敦然。太宫之人，比于右足阳明，阳明之上婉婉然。加宫之人（一曰众之人），比于左足阳明，阳明之下坎坎然。少宫之人，比于右足阳明，阳明之下枢枢然。左宫之人（一曰众之人，一曰阳明之上），比于左足阳明，阳明之上兀兀然。”

④论述金形之人的特性。

“金形之人，比于上商，似于白帝。其为人方面白色，小头、小肩背、小腹、小手足，发动身轻，清廉，急心，静悍，善为吏。能秋冬不能春夏，春夏感而生病，（主）手太阴敦敦然。钛商之人，比于左手阳明，阳明之下廉廉然。左商之人，比于左手阳明，阳明之上脱脱然。右商之人，比于右手阳明，阳明之上监监然。少商之人，比于右手阳明，阳明之下严严然。”

⑤论述水形之人的特性。

“水形之人，比于上羽，似于黑帝。其为人黑色，面不平，大头，广颐，小肩，大腹，大手足，发行摇身，下尻长，背延延然，不敬畏，善欺绐（音代 dài）人，戮死。能秋冬不能春夏，春夏感而生病，（主）足少阴污污然。太羽之人，比于右足太阳，太阳之上颊颊然。少羽之人，比于右足太阳，太阳之下纡纡然。众之为人（一曰加之人），比于左足太阳，太阳之上洁洁然。桎之为人，比于左足太阳，太阳之下安安然。”

金栋按：阴阳二十五人，乃阴阳五行之推演。本篇可与《灵枢·五音五味》前四段参看。二十五人之说，可见于《文子》。

《文子·卷第七·微明》云：“昔者，中黄子曰：天有五方，地有五行，声有五音，物有五味，色有五章，人有五位（常），故天地之间有二十五人也。上五有神人，真人，道人，至人，圣人；次五有德人，贤人，智人，善人，辩人；中五有公人，忠人，信人，义人，礼人；次五有士人，工人，虞人，农人，商人；下五有众人，奴人，愚人，肉人，小人。”

唐徐灵府（默希子）注：“二十五等人，品类各差也。”“变化不测曰神，纯素不杂曰真，通达无碍曰道，心洞玄微曰至，智周万物曰圣。”“含蓄曰德，仁爱曰贤，明慧曰智，柔和曰善，能知曰辩。”“无私曰公，奉君曰忠，不欺曰信，合宜曰义，恭柔曰礼也。”“事上曰士，攻器曰工，掌山泽曰虞，治田曰农，通货曰商。”“庶类曰众，伏役曰奴，昏昧曰愚，无慧曰肉，无识曰小人。”

文子是先秦时期道家重要人物。可见《内经》二十五人之论，有其时代背景。

［15］通天：今本《灵枢经》第七十二篇篇名。篇名含义是：论述人的禀赋。《灵枢注证发微》说：“内言人有五等，皆禀气于天，故名篇。”通，相通，精通，通晓。天，自然禀赋。

本篇论述生理常识的主要经文如下：

①论述天人相应

“天地之间，六合之内，不离于五，人亦应之，非徒一阴一阳而已也。”

②论述阴阳四象五态之人的生理特性

“太阴之人，贪而不仁，下齐湛湛，好内而恶出，心抑而不发，不务于时，动而后人，此太阴之人也”，“太阴之人，其状黮黮然黑色，念然下意，临临然长大，腘然未偻，此太阴之人也”。

“少阴之人，小贪而贼心，见人有亡，常若有得，好伤好害，见人有荣，乃反愠怒，心疾而不恩，此少阴之人也”，“少阴之人，其状清然窃然，固以阴贼，立而躁崄，行而似伏，此少阴之人也”。

“太阳之人，居处于于，好言大事，无能而虚说，志发于四野，举措不顾是非，为事如常自用，事虽败而常无悔，此太阳之人也”，“太阳之人，其状轩轩储储，反身折腘，此太阳之人也”。

“少阳之人，諟谛好自贵，有小小官，则高自宣，好为外交而不内附，此少阳之人”，“少阳之人，其状立则好仰，行则好摇，其两臂两肘则常出于背，此少阳之人也”。

“阴阳和平之人，居处安静，无为惧惧，无为欣欣，婉然从物，或与不争，与时变化，尊则谦让，卑而不諂，是谓至治”，“阴阳和平之人，其状委委然，随随然，颙颙然，愉愉然，䁥䁥然，豆豆然，众人皆曰君子，此阴阳和平之人也”。

金栋按：五种人的禀赋乃阴阳五行的比类推演。

［16］卫气行：今本《灵枢经》第七十六篇篇名。篇名含义是：论述卫气的循行。如《灵枢注证发微》说：“详论卫气之行，故名篇。”

本篇论述生理常识的主要经文如下：

①论述天人相应的卫气循行

卫气昼行于阳——行于六脉中、夜行于阴——周于五脏内各二十五周次。

岐伯曰：“阳主昼，阴主夜。故卫气之行，一日一夜五十周于身，昼日行于阳二十五周，夜行于阴二十五周，周于五脏。是故平旦阴（气）尽，阳气出于目。目张则气上行于头，循项下足太阳，循背下至小指之端。其散者，别于目锐眦，下手太阳，下至手小指之端外侧。其散者，别于目锐眦，下足少阳，注小指次指之间。以上循少阳之分，下至小指、（次指）之间。别者至耳前，合于颔脉，注足阳明，以下行至跗上，入五指之间。其散者，从耳下下手阳明，入大指之间，入掌中。其至于足也，入足心，出内踝下，行阴分，复合于目，故为一周。是故日行一舍，人气行（于身）一周与十分身之八；日行二舍，人气行于身三周与十分身之六；日行三舍，人气行于身五周与十分身之四；日行四舍，人气行于身七周与十分身之二；日行五舍，人气行于身九周；日行六舍，人气行于身十周与十分身之八；日行七舍，人气行于身十二周于身与十分身之六；日行十四舍，人气二十五周于身有奇分十分身之二，阳尽而阴受气矣。其始入于阴，常从足少阴注于肾，肾注于心，心注于肺，肺注于肝，肝注于脾，脾复注于肾为（一）周。是故夜行一舍，人气行于阴脏一周与十分脏之八，亦如阳之行二十五周，而复合于目。阴阳一日一夜，合有奇分十分身之二，与十分脏之二，是故人之所以卧起之时有早晏者，奇分不尽故也。”

②论述卫气循行之半数，或有别解为不同学说

伯高曰：“是故一日一夜，水下百刻，二十五刻者，半日之度也，常如是毋已，日入而止，随日之长短，各以为纪……水下一刻，人气在太阳；水下二刻，人气在少阳；水下三刻，人气在阳明；水下四刻，人气在阴分。水下五刻，人气在太阳；水下六刻，人气在少阳；水下七刻，人气在阳明；水下八刻，人气在阴分。水下九刻，人气在太阳；水下十刻，人气在少阳；水下十一刻，人气在阳明；水下十二刻，人气在阴分。水下十三刻，人气在太阳；水下十四刻，人气在少阳；水下十五刻，人气在阳明；水下十六刻，人气在阴分。水下十七刻，人气在太阳；水下十八刻，人气在少阳；水下十九刻，人气在阳明；水下二十刻，人气在阴分。水下二十一刻，人气在太阳；水下二十二刻，人气在少阳；水下二十三刻，人气在阳明；水下二十四刻，人气在阴分。水下二十五刻，人气在太阳，此（少）半日之度也。从房至毕一十四舍，水下五十刻，

半日之度也。(从昴至心，亦十四舍，水下五十刻，终日之度也)日行一舍，水下三刻与七分刻之四。大要常以日加之于宿上也，(则知)人气在太阳。是故日行一舍，人气行三阳与阴分，常如是无已，天与地同纪，纷纷盼盼，终而复始，一日一夜，水下百刻而尽矣。”

金栋按：刘衡如说：“此后半篇伯高所对与前半篇岐伯所对(本皆假托，今指出者，显其原非一篇)分歧之点有二：岐伯说卫气行于三阳，乃从目同时并出，而伯高则以为依次递注，此其一；岐伯说日行一舍，人气行于身一周与十分身之八，而伯高则谓日行一舍或水下四刻，人气历三阳与阴分一周于身，此其二。……《内经》本非一时一人之作，此后半篇或为后人误解前半篇之意敷衍而成者，遂令两说合一。……唯明代楼英《医学纲目》卷一《阴阳》曾予指出，惜少人注意耳。”(刘衡如校勘本《灵枢经》)

［17］大惑论：今本《灵枢经》第八十篇篇名。篇名含义是：论述何以登高“则惑”。如《灵枢注证发微》说：“首二节论大惑之义，故名篇。”惑，迷乱眩晕。大，甚也。

本篇论述生理常识的主要经文如下：

“五脏六腑之精气，皆上注于目而为之精。精之窠为眼，骨之精为瞳子，筋之精为黑眼，血之精为络，气之精为白眼，肌肉之精为约束，裹撷筋骨血气之精而与脉并为系，上属于脑，后出于项中。”“目者五脏六腑之精也，营卫魂魄之所常营也，神气之所生也。故神劳则魂魄散，志意乱。是故瞳子黑眼法于阴，白眼赤脉法于阳也，故阴阳合揣，而精明也。目者，心(之)使也。心者，神之舍也。”

金栋按：眼目五体(骨、筋、血、气、肉)之分属，乃五脏五行化之推演。又，本篇所说与肝开窍于目矛盾，因据本篇所述当五脏六腑都开窍于目。

【原文】

3. 病因病机：见《素问》“气厥论[1]”“举痛论[2]”“刺腰痛[3]”“风论[4]”“痹论[5]”“痿论[6]”“奇病论[7]”“脉解[8]”“示从容论[9]”，《灵枢》“五乱[10]”“贼风[11]”“卫气失常[12]”“百病始生[13]”等篇。

金栋按：病因学说，是研究致病的因素及其性质、致病特点和临床表现的理论，而病机学说则是研究疾病的发生及发展变化的规律、内在机理和外在表现的学说。二者密切相关，是临床诊治疾病的基础。所以先生将《素问》中九篇、《灵枢》中四篇有关与“病因病机”的内容提出来，有利于读者从这十三篇经文中掌握其要点，领会其精髓。

【补注】

［1］气厥论(篇)：今本《素问》第三十七篇篇名。全元起《素问》注本(已佚)在第九卷，与《厥论》相并。篇名含义是：论述寒热相移，皆由气厥所致。如《素问注证发微》说：“末有‘故得之气厥也’，则凡寒热相移，皆气逆使然，故名篇。”

本篇论述病因病机的主要经文如下：

“黄帝问曰：五脏六腑寒热相移者何？岐伯曰：肾移寒于肝，痈肿少气。脾移寒于肝，痈肿筋挛。肝移寒于心，狂，隔中。心移寒于肺，肺消；肺消者，饮一溲二，死不治。肺移寒于肾，为涌水；涌水者，按腹不坚，水气客于大肠，疾行则鸣，濯濯如囊裹浆，水之病也。脾移热于肝，则为惊衄。肝移热于心，则死。心移热于肺，传为鬲消。肺移热于肾，传为柔痓。肾移热于脾，传为虚，肠澼，死不可治。胞移热于膀胱，则癃溺血。膀胱移热于小肠，鬲肠不便，上为口麋。小肠移热于大肠，为虙瘕，为沉。大肠移热于胃，善食而瘦，入（又）谓之食亦。胃移热于胆，亦曰食亦。胆移热于脑，则辛頞鼻渊；鼻渊者，浊涕下不止也。传为衄衊瞑目，故得之气厥也。”

［2］举痛论（篇）：今本《素问》第三十九篇篇名。全元起《素问》注本（已佚）在第三卷，名《五藏举痛》。篇名含义是：论述突然而痛。

金栋按：举，当作“卒”。举痛论，当作“卒痛论”。林亿等《新校正》说：“按本篇乃黄帝问五脏卒痛之疾，疑‘举’乃‘卒’字之误也。”《素问吴注》直接将篇名改为“卒痛论”，并说：“卒痛者，卒然而痛也，旧作‘举痛’，误之矣。”

本篇论述病因病机的主要经文如下：

①论述痛证的病因病机及其鉴别

“帝曰：愿闻人之五脏卒痛，何气使然？岐伯对曰：经脉流行不止，环周不休。寒气入经而稽迟，泣而不行，客于脉外则血少，客于脉中则气不通，故卒然而痛。

“寒气客于脉外则脉寒，脉寒则缩踡，缩踡则脉绌急，则外引小络，故卒然而痛。得炅则痛立止。因重中于寒，则痛久矣。寒气客于经脉之中，与炅气相薄则脉满，满则痛而不可按也。寒气稽留，炅气从上，则脉充大而血气乱，故痛甚不可按也。寒气客于肠胃之间，膜原之下，血不得散，小络急引，故痛，按之则血气散，故按之痛止。寒气客于侠脊之脉，则深按之不能及，故按之无益也。寒气客于冲脉，冲脉起于关元，随腹直上，寒气客则脉不通，脉不通则气因之，故喘动应手矣。寒气客于背俞之脉，则脉泣，脉泣则血虚，血虚则痛，其俞注于心，故相引而痛。按之则热气至，热气至则痛止矣。寒气客于厥阴之脉，厥阴之脉者，络阴器，系于肝，寒气客于脉中，则血泣脉急，故胁肋与少腹相引痛矣。厥气客于阴股，寒气上及少腹，血泣在下相引，故腹痛引阴股。寒气客于小肠膜原之间，络血之中，血泣不得注于大经，血气稽留不得行，故宿昔而成积矣。寒气客于五脏，厥逆上泄，阴气竭，阳气未入，故卒然痛死不知人，气血反则生矣。寒气客于肠胃，厥逆上出，故痛而呕也。寒气客于小肠，小肠不得成聚，故后泄腹痛矣。热气留于小肠，肠中痛，瘅热焦渴，则坚干不得出，故痛而闭不通矣。”

②论述九气为病的病因病机

“余知百病生于气也。怒则气上，喜则气缓，悲则气消，恐则气下，寒则气收，炅则气泄，惊则气乱，劳则气耗，思则气结。九气不同，何病之生？岐伯曰：怒则气逆，甚则呕血及飧泄，故气上矣。喜则气和志达，荣卫通利，故气缓矣。悲则心系急，肺布叶举而上焦不通，荣卫不散，热气在中，故气消矣。恐则精却，却则上焦闭，闭则气还，还则下焦胀，故气不行矣。寒则腠理闭，气不行，故气收矣。炅则腠理开，荣卫通，汗大泄，故气泄。惊则心无所依，神无所归，虑无所定，故气乱矣。劳则喘息汗出，外内皆越，故气耗矣。思则心有所存，神有所归，正气留而不行，故气结矣。”

［3］刺腰痛（篇）：今本《素问》第四十一篇篇名。全元起《素问》注本（已佚）在第六卷。篇名含义是：论述针刺治疗腰痛。如《素问注证发微》说：“内刺腰痛，故名。”

本篇论述病因病机的主要经文：据历代诸家所释及篇中内容分析，无病因病机之内容，若强加之或为“邪气侵袭经脉，经脉阻滞不利，气血运行不通，不通则痛”，故腰痛。至今国人大都知道：不通则痛。故是很重要的病因病机。

金栋按：本篇主要论述足三阴、足三阳、奇经八脉病变而发生腰痛的各种症状，并着重指出随症求经、循经取穴的针刺治疗原则。由此可知，腰痛并非皆由肾虚所致，故马莳《注证发微》说：“后人不知诸经皆能腰痛，而只曰肾虚者，浅矣。”

［4］风论（篇）：今本《素问》第四十二篇篇名。全元起《素问》注本（已佚）在第九卷。篇名含义是：论述风邪致病。《素问注证发微》说：“内论五脏六腑之风，故名。”

本篇论述病因病机的主要经文如下：

①论述风邪的性质及风证的病机

“黄帝问曰：风之伤人也，或为寒热，或为热中，或为寒中，或为疠风，或为偏枯，或为风也。其病各异，其名不同，或内至五脏六腑，不知其解，愿闻其说。岐伯对曰：风气藏于皮肤之间，内不得通，外不得泄。风者善行而数变，腠理开则洒然寒，闭则热而闷；其寒也则衰食饮，其热也则消肌肉，故使人怢栗而不能食，名曰寒热。风气与阳明入胃，循脉而上，至目内眦。其人肥则风气不得外泄，则为热中而目黄；人瘦则外泄而寒，则为寒中而泣出。风气与太阳俱入，循脉诸俞，散于分肉之间，与卫气相干，其道不利，故使肌肉愤䐜而有疡，卫气有所凝而不行，故其肉有不仁也。疠者，有荣气热胕，其气不清，故使其鼻柱坏而色败，皮肤溃疡。风寒客于脉而不去，名曰疠风，或名曰寒热。”

②论述多种风证的病因及症状特点

“以春甲乙伤于风者，为肝风。以夏丙丁伤于风者，为心风。以季夏戊己伤于邪者，为脾风。以秋庚辛中于邪者，为肺风。以冬壬癸中于邪者，为肾风。风中五脏六腑之俞，亦为脏腑之风。各入其门户，所中则为偏风。风气循风府而上，则为脑风。风入系头，则为目风、眼寒。饮酒中风，则为漏风。入房汗出中风，则为内风。新沐中风，则为首风。久风入中，则为肠风飧泄。外在腠理，则为泄风。故风者百病之长也，至其变化，乃为他病也，无常方，然致有风气也。”

金栋按：五脏风由五季与天干相配而来，乃天人相应之比类推演。季夏，又称长夏。

［5］痹论（篇）：今本《素问》第四十三篇篇名。全元起《素问》注本（已佚）在第八卷。篇名含义是：论述痹病证。如《素问直解》说："痹，闭也，气血凝涩不行也。有风寒湿三气之痹，有皮肌脉筋骨，五藏外合之痹。……荣卫流行，则不为痹。痹之为病，或痛，或不痛，或不仁，或寒或热，或燥或湿，举而论之，故曰《痹论》。"

本篇论述病因病机的主要经文如下：

"黄帝问曰：痹之安生？岐伯对曰：风寒湿三气杂至，合而为痹也。其风气胜者为行痹，寒气胜者为痛痹，湿气胜者为著痹也。帝曰：其有五者何也？岐伯曰：以冬遇此者为骨痹，以春遇此者为筋痹，以夏遇此者为脉痹，以至阴遇此者为肌痹，以秋遇此者为皮痹。

"帝曰：内舍五脏六腑，何气使然？岐伯曰：五脏皆有合，病久而不去者，内舍于其合也。故骨痹不已，复感于邪，内舍于肾。筋痹不已，复感于邪，内舍于肝。脉痹不已，复感于邪，内舍于心。肌痹不已，复感于邪，内舍于脾。皮痹不已，复感于邪，内舍于肺。所谓痹者，各以其时重感于风寒湿之气也。"

金栋按：以五脏论痹，乃五行化之推演。又，本篇论各种痹病的病因、病机、病状、治疗、预后等，为有关痹病的专题文献。痹按病因分有行痹、痛痹、着痹，按所属五体分有骨痹、筋痹、脉痹、肌痹、皮痹，按所属脏腑分有五脏之痹、六腑之痹等。参考西说，痹病（证）与现代医学的某些风湿免疫病相合。

［6］痿论（篇）：今本《素问》第四十四篇篇名。全元起《素问》注本（已佚）在第四卷。篇名含义是：论述痿病证。如王冰注："痿，谓痿弱无力以运动。"《素问直解》说："痿者，四肢委弱，举动不能，如委弃不用之意。"

本篇论述病因病机的主要经文如下：

"黄帝问曰：五脏使人痿何也？岐伯对曰：肺主身之皮毛，心主身之血脉，肝主身之筋膜，脾主身之肌肉，肾主身之骨髓。故肺热叶焦，则皮毛虚弱急薄，著则生痿躄也。心气热，则下脉厥而上，上则下脉虚，虚则生脉痿，枢折挈，胫纵而不任地也。肝气热，则胆泄口苦筋膜干，筋膜干则筋急而挛，发为筋痿。脾气热，则胃干而渴，肌肉不仁，发为肉痿。肾气热，则腰脊不举，骨枯而髓减，发为骨痿。帝曰：何以得之？岐伯曰：肺者脏之长也，为心之盖也。有所失亡，所求不得，则发肺鸣，鸣则肺热叶焦。故曰：'五脏因肺热叶焦，发为痿躄'，此之谓也。悲哀太甚，则胞络绝，胞络绝则阳气内动，发则心下崩，数溲血也。故《本病》曰：'大经空虚，发为肌痹，传为脉痿。'思想无穷，所愿不得，意淫于外，入房太甚，宗筋弛纵，发为筋痿，及为白淫。故《下经》曰：'筋痿者，生于肝，使内也。'有渐于湿，以水为事，若有所留，居处相湿，肌肉濡渍，痹而不仁，发为肉痿。故《下经》曰：'肉痿者，得之湿地也。'有所远行劳倦，逢大热而渴，渴则阳气内伐，内伐则热舍于肾。肾者水脏也。今水不胜火，则骨枯而髓虚，故足不任身，发为骨痿。故《下经》曰：'骨痿者，生于大热也。'"

金栋按：痿分五脏，便于用五行推演。

［7］奇病论（篇）：今本《素问》第四十七篇篇名。全元起《素问》注本（已

佚）在第五卷。篇名含义是：论述奇异的病证。如《素问注证发微》说："内论诸病皆异，故名篇。"

本篇论述病因病机的主要经文如下：

①子瘖的病因病机

"黄帝问曰：人有重身，九月而瘖，此为何也？岐伯对曰：胞之络脉绝也。帝曰：何以言之？岐伯曰：胞络者，系于肾，少阴之脉，贯肾系舌本，故不能言。"

②伏梁的病因病机

"帝曰：人有身体髀、股、骱皆肿，环脐而痛，是为何病？岐伯曰：病名曰伏梁。此风根也。其气溢于大肠而著于肓。肓之原在脐下，故环脐而痛也。"

③疹筋的病因病机

"帝曰：人有尺脉数甚，筋急而见，此为何病？岐伯曰：此所谓疹筋。是人腹必急，白色黑色见则病甚。"

④厥逆的病因病机

"帝曰：人有病头痛以数岁不已，此安得之？名为何病？岐伯曰：当有所犯大寒，内至骨髓。髓者以脑为主。脑逆，故令头痛，齿亦痛，病名曰厥逆。"

⑤脾瘅的病因病机

"帝曰：有病口甘者，病名为何？何以得之？岐伯曰：此五气之溢也，名曰脾瘅。夫五味入口，藏于胃，脾为之行其精气，津液在脾，故令人口甘也。此肥美之所发也。此人必数食甘美而多肥也。肥者令人内热，甘者令人中满，故其气上溢，转为消渴。"

⑥胆瘅的病因病机

"帝曰：有病口苦者，病名为何？何以得之？岐伯曰：病名曰胆瘅。夫肝者，中之将也，取决于胆，咽为之使。此人者数谋虑不决，故胆虚气上溢，而口为之苦。"

⑦（五有余二不足）厥病的病因病机

"帝曰：有癃者，一日数十溲，此不足也。身热如炭，颈膺如格，人迎躁盛，喘息气逆，此有余也。太阴脉微细如发者，此不足也。其病安在？名为何病？岐伯曰：病在太阴，其盛在胃，颇在肺，病名曰厥。死不治。此所谓得五有余、二不足也。"

金栋按：高校教参《内经》云："颇，作亏少、不足解。《广雅·释诂卷三下》：'颇，亏、少也。'颇在肺与盛在胃相对而言，即胃有余，肺不足。故人迎胃脉躁盛，太阴肺脉微细如发。"

⑧胎病（癫疾）的病因病机

"帝曰：人生而有病巅疾者，病名曰何？安所得之？岐伯曰：病名为胎病，此得之在母腹中时，其母有所大惊，气上而不下，精气并居，故令子发为巅疾也。"

⑨肾风的病因病机

"帝曰：有病痝然如有水状，切其脉大紧，身无痛者，形不瘦，不能食、食少名为何病？岐伯曰：病生在肾，名为肾风。"

［8］脉解（篇）：今本《素问》第四十九篇篇名。全元起《素问》注本（已佚）在第九卷。篇名含义是：解释经脉。

本篇论述病因病机的主要经文：

金栋按：据《灵枢·经脉》篇所云，三阴三阳十二经脉之症状，有与此篇相合者，亦有未合处，疑与《灵枢·经脉》篇之症状无关，当非解《经脉》之义。观篇中之内容，比较凌乱，无规律可循，历代注家有认为或有缺文错简者，而《补识》云“牵强甚矣”。故不再摘引经文。

[9] 示从容论（篇）：今本《素问》第七十六篇篇名。全元起《素问》注本（已佚）在第八卷，名《从容别白黑》。篇名含义是：论述依从模式，援物比类（比类取象）。

示，告诉，告知。《玉篇·示部》：“示者，语也，以事告人曰示也。”从容，依从模式。从，依从。容，容貌，模样、模式。

各家对此篇篇名所释不一，如：

《素问识》曰：“马云：‘从容，系古经篇名，见第二节。本篇详示从容之义，故名篇。’吴云：‘篇内论病情有难知者，帝示雷公从人之容貌，而求合病情。其长其少其壮，容不类也。’高云：‘圣人治病，循法守度，援物比类，从容中道。帝以此理示诸雷公，故曰示从容。’”

《素问补识》曰：“姚云：‘从容者，谓平心静气以诊病人之脉，帝言之以示雷公也。’天雄按：从容，为古汉语中常用词，且多具有褒义。《中庸》‘从容中道，圣人也’，即可见之。其具体训释如《书·立政》‘从容德’，注以‘宽容’训之；《书·君陈》‘从容以和’，注以‘动不失和’训之；《小雅·都人士》‘从容有常’，注以‘休燕’训之。至若《汉书·严助传》，谓助‘侍燕从容’；《陆贾传赞》谓其‘从容平勃之间’。则从容之义，尤灿然可见。医者见多识广，学验俱丰，一病当前，症情万状，而能于亲属惊慌、群师束手之际，成竹在胸，方寸不乱，游心于表里寒热虚实之间而得其症结之所在，即斩关夺隘而求之，亦从容中道之良工也。马以‘从容’为古经篇名，他处或然，若此篇题，则王氏据全本《从容别白黑》所改，仍是古语从容之意，非古经篇名之‘从容’也。”

傅景华《黄帝内经素问译注》曰：“但本篇名《示从容》，又下文多次‘比类’‘从容’并提，甚至有‘明引比类、从容’，可知‘从容’与‘比类’皆为古医经篇名，而且是最重要的悟道治学方法。比列同类，分别异类，依从模式，求其所属，乃是中华医道独特的诊治方法。”

郭霭春《黄帝内经素问校注语译》曰：“本篇指出临证诊断，应当循法守度，从容不迫，并举例说明了如何对脉象、证状做具体分析。”

本篇论述病因病机的主要经文如下：

①述体重烦闷的病机，或肝虚，或肾虚，或脾虚

“肝虚、肾虚、脾虚，皆令人体重烦冤（闷）。”

②论述肾气不足，肾气内著，肾气上逆所出现的病证

“头痛，筋挛骨重，怯然少气，哕噫腹满时惊，不嗜卧，此何脏之发也？脉浮而弦，切之石坚，不知其解，复问所以三脏者，以知其比类也。帝曰：夫从容之谓也。……夫

浮而弦者，是肾不足也；沉而石者，是肾气内著也；怯然少气者，是水道不行，形气消索也；咳嗽烦冤者，是肾气之逆也。”

③论述脾气不足，失于固摄所出现的病证

“四肢解堕，喘咳血泄，而愚诊之，以为伤肺，切脉浮大而紧……今夫脉浮大虚者，是脾气之外绝，去胃外归阳明也。夫二火不胜三水，是以脉乱而无常也。四肢解堕，是脾精之不行也；喘咳者，是水气并阳明也；血泄者，脉急，血无所行也。若夫以为伤肺者，由失以狂也。不引比类，是知不明也。夫伤肺者，脾气不守，胃气不清，经气不为使，真脏坏决，经脉傍绝，五脏漏泄，不衄则呕。此二者不相类也。”

［10］五乱：今本《灵枢经》第三十四篇篇名。篇名含义是：论述五种乱病。《灵枢注证发微》说：“内言气有五乱，故名篇。”

本篇论述病因病机的主要经文如下：

“黄帝曰：何谓（相）逆而乱？岐伯曰：清气在阴，浊气在阳，营气顺行，卫气逆行，清浊相干，乱于胸中，是谓大悗。故气乱于心，则烦心密嘿，俯首静伏；乱于肺，则俯仰喘喝，按手以呼；乱于肠胃，则为霍乱；乱于臂胫，则为四厥；乱于头，则为厥逆，头重眩仆。”

［11］贼风：今本《灵枢经》第五十八篇篇名。篇名含义是：论述贼风伤人。《灵枢注证发微》说：“内有贼风，故名篇。”贼风，又称虚邪贼风、虚风。泛指自然界不正常的气候。《类经卷十五·疾病类三十三》说：“贼者，伤害之名。凡四时不正之气，皆谓之贼风邪气。”

本篇论述病因病机的主要经文如下：

①论述因加而发的机理

“黄帝曰：夫子言贼风邪气之伤人也，令人病焉，今有其不离屏蔽，不出室穴之中，卒然病者，非必离贼风邪气，其故何也？岐伯曰：此皆尝有所伤于湿气，藏于血脉之中，分肉之间，久留而不去。若有所堕坠，恶血在内而不去。卒然喜怒不节，饮食不适，寒温不时，腠理闭而不通，其开而遇风寒时，血气凝结，与故邪相袭，则为寒痹。其有热则汗出，汗出则受风，虽不遇贼风邪气，必有因加而发焉。”

金栋按：加，指加新感之邪，即文中所言“风寒”。如《类经十五卷·疾病类三十三》说：“谓因于故而加以新也。新故合邪，故病发矣。”故，故邪，即文中所言“湿气”“恶血”等。

②论述故邪内留，情感波动，导致气血内乱而发病

“黄帝曰：今夫子之所言者，皆病人之所自知也。其无所遇邪气，又无怵惕之志，卒然而病者，其故何也？唯有因鬼神之事乎？岐伯曰：此亦有故邪留而未发，因而志有所恶，及有所慕，血气内乱，两气相搏。其所从来者微，视之不见，听而不闻，故似鬼神。”

［12］卫气失常：今本《灵枢经》第五十九篇篇名。篇名含义是：论述卫气循行失常。如郭霭春《黄帝内经灵枢校注语译》说：“本篇首先讨论卫气失常所引起的病变，及针刺治疗方法。”故名篇。

本篇论述病因病机的主要经文如下：

“黄帝曰：卫气之留于腹中，稸积不行，苑蕴不得常所，使人支胁胃中满，喘呼逆息。”

［13］百病始生：今本《灵枢经》第六十六篇篇名。篇名含义是：论述多种疾病发生的原因。如《灵枢注证发微》说：“内有百病始生，故名篇。”

百病，泛指多种疾病。始生，开始发生。《类经卷十三·疾病类二》说：“百病始生，无非外感、内伤，而复有上中下之分也。”

本篇论述病因病机的主要经文如下：

①论述病因的外感、内伤阴阳分类法及三部分类法

“黄帝问于岐伯曰：夫百病之始生也，皆生于风雨寒暑，清湿喜怒。喜怒不节则伤脏，风雨则伤上，清湿则伤下。三部之气，所伤异类，愿闻其会。岐伯曰：三部之气各不同，或起于阴，或起于阳，请言其方。喜怒不节则伤（于）脏，脏伤则病起于阴；清湿袭虚，则病起于下；风雨袭虚，则病起于上，是谓三部。……风雨寒热，不得虚邪，不能独伤人。卒然逢疾风暴雨而不病者，亦无虚邪，不能独伤人。此必因虚邪之风，与其身形，两虚相得，乃客其形。两实相逢，众人肉坚。其中于虚邪也，因于天时，与其身形，参以虚实，大病乃成。”

②论述疾病的传变及虚邪客入人体不同部位的病证及其机理

“虚邪之中人也，始于皮肤，皮肤缓则腠理开，开则邪从毛发入，入则抵深，深则毛发立，毛发立则淅然，故皮肤痛。留而不去，则传舍于络（脉），在络之时，痛于肌肉，其病时痛时息，大经乃代；留而不去，传舍于经，在经之时，洒淅喜惊。留而不去，传舍于输，在输之时，六经不通，四肢（则肢）节痛，腰脊乃强。留而不去，传舍于伏冲（之脉），在伏冲之时，体重身痛。留而不去，传舍于肠胃，在肠胃之时，贲响腹胀，多寒则肠鸣飧泄，食不化，多热则溏出糜。留而不去，传舍于肠胃之外，募原之间，留著于脉，稽留而不去，息而成积。或著孙络，或著络脉，或著经脉，或著输脉，或著于伏冲之脉，或著于膂筋，或著于肠胃之募原，上连于缓筋，邪气淫泆，不可胜论。”

③论述积的病因、病机和证候

“黄帝曰：愿尽闻其所由然。岐伯曰：其著孙络之脉而成积者，其积往来上下，臂手孙络之居也，浮而缓，不能句积而止者，故往来移行肠胃之外，湊渗诸灌，濯濯有音，有寒则腹䐜满雷引，故时切痛。其著于阳明之经，则挟脐而居，饱食则益大，饥则益小。其著于缓筋也，似阳明之积，饱食则痛，饥则安。其著于肠胃之募原也，痛而外连于缓筋，饱食则安，饥则痛。其著于伏冲之脉者，揣之应手而动，发手则热气下于两股，如汤沃之状。其著于膂筋在肠后者，饥则积见，饱则积不见，按之不得。其著于输之脉者，闭塞不通，津液不下，孔窍干壅。此邪气之从外入内，从上下也。

“黄帝曰：积之始生，至其已成奈何？岐伯曰：积之始生，得寒乃生，厥（上）乃成积也。黄帝曰：其成积奈何？岐伯曰：厥气生足悗，（足）悗生胫寒，胫寒则血脉凝涩，血脉凝涩则寒气上入于肠胃，入于肠胃则䐜胀，䐜胀则肠外之汁沫迫聚不得散，

日以成积。卒然盛食多饮则脉满，起居不节、用力过度则脉络伤，阳络伤则血外溢，血外溢则衄血；阴络伤则血内溢，血内溢则后血。肠外之络伤，则血溢于肠外，肠外有寒汁沫与血相搏，则并合凝聚不得散而积成矣。卒然外中于寒，若内伤于忧怒，则气上逆，气上逆则六输不通，温气不行，凝血蕴裹而不散，津液凝涩，著而不去，而积皆成矣。”

④论述五脏所伤

“黄帝曰：其生于阴者奈何？岐伯曰：忧思伤心；重寒伤肺；忿怒伤肝；醉以入房，汗出当风（则）伤脾；用力过度，若入房汗出浴（水），则伤肾。”

【原文】

4. 诊法：见《素问》“五藏生成[1]”“移精变气论[2]”“玉版论要[3]”“诊要经终论[4]”“脉要精微论[5]”“平人气象论[6]”“玉机真藏论[7]”“三部九候论[8]”“经脉别论[9]”，《灵枢》“师传[10]”“五色[11]”“论疾诊尺[12]”等篇。

金栋按：《内经》的诊法，虽只是诊断学的雏形，但其理论原则，已为后世诊断学的发展奠定了基础。所以先生将《素问》中九篇、《灵枢》中三篇有关与“诊法”的内容提出来，有利于读者从这十二篇经文中掌握其要点，领会其精髓。

【补注】

［1］五藏生成：篇名含义见前文。

本篇论述诊法的主要经文如下：

①论述五色死生

“五脏之气，故色见青如草兹者死，黄如枳实者死，黑如炲者死，赤如衃血者死，白如枯骨者死，此五色之见死也。青如翠羽者生，赤如鸡冠者生，黄如蟹腹者生，白如豕膏者生，黑如乌羽者生，此五色之见生也。生于心，如以缟裹朱；生于肺，如以缟裹红；生于肝，如以缟裹绀；生于脾，如以缟裹栝楼实；生于肾，如以缟裹紫；此五脏所生之外荣也。”

金栋按：五色之死生，乃五脏附五行比类取象之推演。

②论述五脉诊法

“诊病之始，五决为纪。欲知其始，先见其母。所谓五决者，五脉也。是以头痛巅疾，下虚上实，过在足少阴、巨阳，甚则入肾。徇蒙招尤，目冥耳聋，下实上虚，过在足少阳、厥阴，甚则入肝。腹满䐜胀，支鬲胠胁，下厥上冒，过在足太阴、阳明。咳嗽上气，厥在胸中，过在手阳明、太阴。心烦头痛，病在鬲中，过在手巨阳、少阴。”

③论述色脉合参

“夫脉之小、大、滑、涩、浮、沉，可以指别。五脏之象，可以类推。五脏相音，可以意识。五色微诊，可以目察。能和色脉，可以万全。赤、脉之至也，喘而坚，诊曰：有积气在中，时害于食，名曰心痹；得之外疾，思虑而心虚，故邪从之。白、脉之至也，喘而浮，上虚下实，惊，有积气在胸中；喘而虚，名曰肺痹，寒热；得之醉而使内也。青、脉之至也，长而左右弹，有积气在心下，支胠，名曰肝痹；得之寒湿，与疝同法，腰痛足清头痛。黄、脉之至也，大而虚，有积气在腹中，有厥气，名曰厥疝，女子同法；得之疾使四支，汗出当风。黑、脉之至也，上坚而大，有积气在小腹与阴，名曰肾痹；得之沐浴清水而卧。凡相五色之奇脉，面黄目青，面黄目赤，面黄目白，面黄目黑者，皆不死也；面青目赤，面赤目白，面青目黑，面黑目白，面赤目青，皆死也。”

［2］移精变气论：今本《素问》第十三篇篇名。全元起《素问》注本（已佚）在第二卷。篇名含义是：论述转移改变病人的精神状态以治疗疾病。如王冰注：“移为移易，变为变改，皆使邪不伤正，精神复强而内守也。”

本篇论述诊法的主要经文如下：

“理色脉而通神明，合之金、木、水、火、土、四时、八风、六合，不离其常。……色以应日，脉以应月，常求其要……夫色之变化，以应四时之脉，此上帝之所贵，以合于神明也，所以远死而近生。”“得神者昌，失神者亡。”

［3］玉版论要：今本《素问》第十五篇篇名。全元起《素问》注本在第二卷。篇名含义是：论述重要的内容当刻在玉版上。《素问注证发微》说：“篇内有‘著之玉版’及‘至数之要’，其末云：‘论要毕矣。’故名篇。《灵枢经》亦有‘玉版’，必同著之玉版也。”《素问直解》：“玉版，著之玉版也。论要，论色脉之大要也。色脉大要，以神为主，故首言神，次言色言脉，而论要毕矣。”

玉版，《素问识》曰：“吴云：‘古之帝王，闻一善道，著之方策，以纪其事，谓之玉版。’简按：《贾谊新书》云：‘书之玉版，藏之金柜，置之宗庙，以为后世戒。’《汉·司马迁传》：‘金柜玉版，图籍散乱。’如淳注：‘玉版，刻玉版，书为文字也。’”

本篇论述诊法的主要经文如下：

“神转不回，回则不转。”“容色见上下左右，各在其要：其色见浅者，汤液主治，十日已；其见深者，必齐主治，二十一日已；其见大深者，醪酒主治，百日已；夭色面脱不治，百日尽已。脉短气绝，死。病温虚甚，死。色见上下左右，各在其要，上为逆，下为从。女子右为逆，左为从；男子左为逆，右为从。易，重阳死，重阴死。……搏脉痹躄，寒热之交。脉孤，为消气。虚泄，为夺血。孤为逆，虚为从。”

［4］诊要经终论：篇名含义见前文。

本篇论述诊法的主要经文如下：

“帝曰：愿闻十二经脉之终奈何？岐伯曰：太阳之脉，其终也，戴眼，反折，瘈疭，其色白，绝汗乃出，出则死矣。少阳终者，耳聋，百节皆纵，目寰绝系。绝系，一日半死。其死也，色先青白，乃死矣。阳明终者，口目动作，善惊，妄言，色黄，其上下经盛，不仁，则绝矣。少阴终者，面黑齿长而垢，腹胀闭，上下不通而终矣。太阴终者，腹胀闭，不得息，善噫，善呕。呕则逆，逆则面赤。不逆则上下不通，不通则面黑，皮毛焦而终矣。厥阴终者，中热，嗌干，善溺，心烦，甚则舌卷、卵上缩而终矣。此十二经之所败也。”

［5］脉要精微论：今本《素问》第十七篇篇名。全元起《素问》注本在第六卷。篇名含义是：论述脉诊要领，是至精至微的理论。如《素问注证发微》说：“此篇论脉诊之要，至精至微，故名篇。”

脉，脉诊。要，要领。精微，精湛微妙。《素问直解》说：“脉之大要，至精至微；切脉动静，视精明，察五色，观五脏有余不足，六腑强弱，形之盛衰，参伍以决死生，此脉要之精微也。脉其四时动，知病之所在，知病之所变，知病乍在内、乍在外，亦脉要之精微也。反复详明，而脉要精微，庶可知矣。”

又，脉要，或指古代书名。如《素问补识》云：“天雄按：高释脉要精微殊牵强。大要，大约之义。既云大要，又云至精至微，矛盾甚矣。此‘脉要精微’四字，具有两种可能的解释：①统观本篇内容，主要包括按脉和察色两个方面，篇中有‘五色精微象见矣，其寿不久也’，当是此精微二字之所本，脉要与精微对言，脉要言切诊，精微言望诊，于察色按脉之旨，庶几可通。②《至真要》云：‘《脉要》云：春不沉，夏不弦……’则《脉要》是古代脉学书名，本篇择《脉要》之精微而论之，故名《脉要精微论》。二者取其一，则后者似更贴切。”

本篇论述诊法的主要经文如下：

①论述诊法的原则

“黄帝问曰：诊法何如？岐伯对曰：诊法常以平旦，阴气未动，阳气未散，饮食未进，经脉未盛，络脉调匀，气血未乱，故乃可诊有过之脉。切脉动静，而视精明，察五色，观五脏有余不足，六腑强弱，形之盛衰，以此参伍，决死生之分。”

②论述切脉、察色、闻声、观形诊病法

“夫脉者，血之府也。长则气治，短则气病；数则烦心，大则病进；上盛则气高，下盛则气胀；代则气衰，细则气少，涩则心痛；浑浑革至如涌泉，病进而色弊；绵绵其去如弦绝，死。

“夫精明五色者，气之华也。赤欲如白裹朱，不欲如赭；白欲如鹅羽，不欲如盐；青欲如苍璧之泽，不欲如蓝；黄欲如罗裹雄黄，不欲如黄土；黑欲如重漆色，不欲如地苍。五色精微象见矣，其寿不久也。夫精明者，所以视万物，别白黑，审短长。以长为短，以白为黑，如是则精衰矣。

“五脏者，中之守也。中盛脏满，气胜伤恐者，声如从室中言，是中气之湿也；言而微，终日乃复言者，此夺气也；衣被不敛，言语善恶不避亲疏者，此神明之乱也；仓廪不藏者，是门户不要也；水泉不止者，是膀胱不藏也。得守者生，失守者死。

“夫五脏者，身之强也。头者，精明之府，头倾视深，精神将夺矣；背者，胸中之府，背曲肩随，府将坏矣；腰者，肾之腑，转摇不能，肾将惫矣；膝者，筋之府，屈伸不能，行则偻附，筋将惫矣；骨者，髓之府，不能久立，行则振掉，骨将惫矣。得强则生，失强则死。”

金栋按：五色之欲与不欲，乃五脏附五行之比类推演。

③论述脉应四时

“帝曰：脉其四时动奈何？知病之所在奈何？知病之所变奈何？知病乍在内奈何？病乍在外奈何？请问此五者，可得闻乎？岐伯曰：请言其与天运转大也。万物之外，六合之内，天地之变，阴阳之应，彼春之暖，为夏之暑，彼秋之忿，为冬之怒。四变之动，脉与之上下，以春应中规，夏应中矩，秋应中衡，冬应中权。是故冬至四十五日，阳气微上，阴气微下；夏至四十五日，阴气微上，阳气微下。阴阳有时，与脉为期，期而相失，知脉所分，分之有期，故知死时。微妙在脉，不可不察；察之有纪，从阴阳始；始之有经，从五行生；生之有度，四时为宜。补泻勿失，与天地如一。得一之情，以知死生。是故声合五音，色合五行，脉合阴阳。

“是故持脉有道，虚静为保。春日浮，如鱼之游在波。夏日在肤，泛泛乎万物有余。秋日下肤，蛰虫将去。冬日在骨，蛰虫周密，君子在室。故曰：‘知内者，按而纪之；知外者，终而始之。’此六者，持脉之大法。”

金栋按：脉应四时，乃天人相应的具体体现。

④论述脉象主病与色脉合参

“心脉搏坚而长，当病舌卷不能言，其软而散者，当消环自已。肺脉搏坚而长，当病唾血；其软而散者，当病灌汗，至今不复散发也。肝脉搏坚而长，色不青，当病坠若搏，因血在胁下，令人喘逆；其软而散，色泽者，当病溢饮。溢饮者，渴暴多饮，而易入肌皮，肠胃之外也。胃脉搏坚而长，其色赤，当病折髀；其软而散者，当病食痹。脾脉搏坚而长，其色黄，当病少气，其软而散，色不泽者，当病足骺肿，若水状也。肾脉搏坚而长，其色黄而赤者，当病折腰；其软而散者，当病少血，至今不复也。

“帝曰：诊得心脉而急，此为何病？病形如何？岐伯曰：病名心疝，少腹当有形也。帝曰：何以言之？岐伯曰：心为牡脏，小肠为之使，故曰少腹当有形也。帝曰：诊得胃脉，病形何如？岐伯曰：胃脉实则胀，虚则泄。帝曰：病成而变何谓？岐伯曰：风成为寒热，瘅成为消中，厥成为巅疾，久风为飧泄，脉风成为疠。病之变化，不可胜数。帝曰：诸痈肿筋挛骨痛，此皆安生？岐伯曰：此寒气之肿，八风之变也。”

⑤论述尺肤诊法及脉象主病

“尺内两傍，则季胁也，尺外以候肾，尺里以候腹。中附上，左外以候肝，内以候鬲；右外以候胃，内以候脾。上附上，右外以候肺，内以候胸中；左外以候心，内以候膻中。前以候前，后以候后。上竟上者，胸喉中事也，下竟下者，少腹腰股膝胫足中事也。粗大者，阴不足，阳有余也，为热中也。来疾去徐，上实下虚，为厥巅疾。来徐去疾，上虚下实，为恶风也。故中恶风者，阳气受也。有脉俱沉细数者，少阴厥也。沉细数散者，寒热也。浮而散者，为眴仆。诸浮不躁者，皆在阳，则为热；其有躁者在手。诸细而沉者，皆在阴，则为骨痛；其有静者在足。数动一代者，病在阳之脉也，泄及便脓血。诸过者切之，涩者，阳气有余也；滑者，阴气有余也。阳气有余，为身热无汗；阴气有余，为多汗身寒；阴阳有余，则无汗而寒。推而外之，内而不外，有心腹积也；推而内之，外而不内，身有热也；推而上之，上而不下，腰足清也；推而下之，下而不上，头项痛也。按之至骨，脉气少者，腰脊痛而身有痹也。”

金栋按：本篇有关于尺肤诊较为完整的论述，《素问·平人气象论》亦有“尺热”

"尺不热""尺涩""尺寒"之论;《灵枢·论疾诊尺》则专题讨论尺肤诊病。

"尺肤"就是前臂内侧,从腕横纹到肘横纹这样一段皮肤。因为这一段是以尺记,所以这段皮肤就叫"尺肤"。这一段不是讨论寸关尺,而是讨论尺肤切诊问题。根据尺肤分布所主的脏腑胸腹,通过触诊了解尺肤的寒热滑涩,也是诊察疾病的重要方法。虽然后世临床诊病应用较少,乃不失为中医诊道之瑰宝,宇宙全息思想之体现。

《内经》虽未见"四诊合参"一词,但有"四诊合参"之内容,即在本篇。本篇在论述脉诊的同时,还讨论了望诊、闻诊、问诊及尺肤诊法;论述了视精明、察五色、望形态以推测正气盛衰与脏腑病变的要领;指出听声音、察二便、问梦境、诊尺肤以协助诊断的方法,从而提示临床诊病必须四诊合参、全面诊察,展示了古代中医诊断学的大致概貌。(高校教参《内经》)明确提出四诊合参者,当见于《难经》。《难经·六十一难》:"望而知之谓之神,闻而知之谓之圣,问而知之谓之工,切脉而知之谓之巧。"从而奠定了四诊合参的理论依据。

[6] 平人气象论:今本《素问》第十八篇篇名。全元起《素问》注本在第一卷。篇名含义是:论述以正常人的脉体气象来衡量病人的脉象。如《素问注证发微》说:"详论平人病人脉体气象,故名篇。"

平人,指阴阳平调,气血平和,健康无病之人。气,指脉气。象,指脉体形象。如《素问吴注》说:"平人,气血平调之人。气,脉气。象,脉形也。"

本篇论述诊法的主要经文如下:

①论述平人脉息至数及调息察脉法

"黄帝问曰:平人何如?岐伯对曰:人一呼脉再动,一吸脉亦再动,呼吸定息脉五动,闰以太息,命曰平人。平人者,不病也。常以不病调病人,医不病,故为病人平息以调之为法。人一呼脉一动,一吸脉一动,曰少气;人一呼脉三动,一吸脉三动而躁,尺热曰病温,尺不热脉滑曰病风,脉涩曰痹。人一呼脉四动以上曰死,脉绝不至曰死,乍疏乍数曰死。"

②论述脉以胃气为本与四时五脏平、病、死脉

"平人之常气禀于胃;胃者,平人之常气也。人无胃气曰逆,逆者死。春胃微弦曰平,弦多胃少曰肝病,但弦无胃曰死。胃而有毛曰秋病,毛甚曰今病。脏真散于肝,肝藏筋膜之气也。夏胃微钩曰平,钩多胃少曰心病,但钩无胃曰死。胃而有石曰冬病,石甚曰今病。脏真通于心,心藏血脉之气也。长夏胃微软弱曰平,弱多胃少曰脾病,但代无胃曰死。软弱有石曰冬病,弱甚曰今病。脏真濡于脾,脾藏肌肉之气也。秋胃微毛曰平,毛多胃少曰肺病,但毛无胃曰死。毛而有弦曰春病,弦甚曰今病。脏真高于肺,以行荣卫阴阳也,(肺藏皮毛之气也)。冬胃微石曰平,石多胃少曰肾病,但石无胃曰死。石而有钩曰夏病,钩甚曰今病。脏真下于肾,肾藏骨髓之气也。"

金栋按:四时五脏之各类脉象,乃天人相应之推演。

③论述虚里诊法

"胃之大络,名曰虚里,贯膈络肺,出于左乳下,其动应衣,脉宗气也。盛喘数绝者,则病在中。结而横,有积矣。绝不至,曰死。乳之下,其动应衣,宗气泄也。"

④论述寸口、尺肤诊与脉之逆从

“欲知寸口太过与不及。寸口之脉，中手短者，曰头痛。寸口脉，中手长者，曰足胫痛。寸口脉，中手促上击者，曰肩背痛。寸口脉沉而坚者，曰病在中。寸口脉浮而盛者，曰病在外。寸口脉沉而弱，曰寒热及疝瘕、少腹痛。寸口脉沉而横，曰胁下有积，腹中有横积痛。寸口脉沉而喘，曰寒热。脉盛滑坚者，曰病在外，脉小实而坚者，病在内。脉小弱以涩，谓之久病。脉滑浮而疾者，谓之新病。脉急者，曰疝瘕少腹痛；脉滑曰风；脉涩曰痹；缓而滑曰热中；盛而紧曰胀。脉从阴阳，病易已；脉逆阴阳，病难已。脉得四时之顺，曰病无他，脉反四时及不间脏，曰难已。臂多青脉，曰脱血。尺脉缓涩，谓之解㑊、安卧。脉盛，谓之脱血。尺涩脉滑，谓之多汗。尺寒脉细，谓之后泄。脉尺粗常热者，谓之热中。”

“脉有逆从四时，未有脏形。春夏而脉瘦，秋冬而脉浮大，命曰逆四时也。风热而脉静，泄而脱血脉实，病在中脉虚，病在外脉涩坚者，皆难治，命曰反四时也。”

⑤论述五脏真脉见之死期

“肝见庚辛死，心见壬癸死，脾见甲乙死，肺见丙丁死，肾见戊己死，是谓真脏见皆死。”

金栋按：肝心脾肺肾五脏之真脏脉，见于所克（胜）之日则是死期。天干有十以记日，与五脏相配。具体配法见第六节：干支与阴阳五行。庚辛日配金，金克（胜）木，故曰“肝见庚辛死”，余四脏类推。此乃按五脏附五行的生克制化推演而来。但全然不顾临床是否如此，故此说饱受诟病，屡遭质疑。

⑥论述妊娠脉象

“妇人手少阴脉动甚者，妊子也。”

金栋按：《灵枢·论疾诊尺》云：“女子手少阴脉动甚者，妊子。”

⑦论述五脏平、病、死脉之形状

“人以水谷为本，故人绝水谷则死，脉无胃气亦死。所谓无胃气者，但得真脏脉，不得胃气也。所谓不得胃气者，肝不弦，肾不石也。”

“夫平心脉来，累累如连珠，如循琅玕，曰心平，夏以胃气为本；病心脉来，喘喘连属，其中微曲，曰心病；死心脉来，前曲后居，如操带钩，曰心死。平肺脉来，厌厌聂聂，如落榆英，曰肺平，秋以胃气为本；病肺脉来，不上不下，如循鸡羽，曰肺病；死肺脉来，如物之浮，如风吹毛，曰肺死。平肝脉来，软弱招招，如揭长竿末梢，曰肝平，春以胃气为本；病肝脉来，盈实而滑，如循长竿，曰肝病；死肝脉来，急益劲，如新张弓弦，曰肝死。平脾脉来，和柔相离，如鸡践地，曰脾平，长夏以胃气为本；病脾脉来，实而盈数，如鸡举足，曰脾病；死脾脉来，锐坚如乌之喙，如鸟之距，如屋之漏，如水之流，曰脾死。平肾脉来，喘喘累累如钩，按之而坚，曰肾平，冬以胃气为本；病肾脉来如引葛，按之益坚，曰肾病；死肾脉来，发如夺索，辟辟如弹石，曰肾死。”

［7］玉机真藏论：今本《素问》第十九篇篇名。全元起《素问》注本在第六卷。篇名含义是：论述玉机及真脏脉。如《素问注证发微》说：“第六节，有曰‘名曰玉

机'，内又论真脏脉，故名篇。"

玉机之义有二：一指璇玑玉衡，是古代测量天体坐标的一种天文仪器，如《类经五卷·脉色类十》说："名曰玉机，以璇玑玉衡可窥天道，而此篇神理可窥人道，故以并言，而实则珍重之辞也。"二指将本文刻写在玉版之上，以示珍重，如本文说："著之玉版，藏之脏腑，每旦读之，名曰玉机。"

金栋按：真脏脉：疾病危重期出现的无胃、无神、无根的脉象，是病邪深重，元气衰竭，胃气已败的征象，故又称"败脉""绝脉""死脉""怪脉"。

本篇论述诊法的主要经文如下：

①论述四时五脏平脉与太过不及的脉象及主病

"黄帝问曰：春脉如弦，何如而弦？岐伯对曰：春脉者肝也，东方木也，万物之所以始生也，故其气来，软弱轻虚而滑，端直以长，故曰弦。反此者病。帝曰：何如而反？岐伯曰：其气来实而强，此谓太过，病在外；其气来不实而微，此谓不及，病在中。帝曰：春脉太过与不及，其病皆如何？岐伯曰：太过则令人善怒，忽忽眩冒而巅疾；其不及，则令人胸痛引背，下则两胁胠满。帝曰：善。

"夏脉如钩，何如而钩？岐伯曰：夏脉者心也，南方火也，万物之所以盛长也，故其气来盛去衰，故曰钩。反此者病。帝曰：何如而反？岐伯曰：其气来盛去亦盛，此谓太过，病在外；其气来不盛去反盛，此谓不及，病在中。帝曰：夏脉太过与不及，其病皆如何？岐伯曰：太过则令人身热而肤痛，为浸淫；其不及，则令人心烦，上见咳唾，下为气泄。帝曰：善。

"秋脉如浮，何如而浮？岐伯曰：秋脉者肺也，西方金也，万物之所以收成也，故其气来，轻虚以浮，来急去散，故曰浮。反此者病。帝曰：何如而反？岐伯曰：其气来毛而中央坚，两傍虚，此谓太过，病在外；其气来毛而微，此谓不及，病在中。帝曰：秋脉太过与不及，其病皆如何？岐伯曰：太过则令人逆气，而背痛愠愠然；其不及，则令人喘，呼吸少气而咳，上气见血，下闻病音。帝曰：善。

"冬脉如营，何如而营？岐伯曰：冬脉肾也，北方水也，万物之所以合藏也，故其气来沉以搏，故曰营。反此者病。帝曰：何如而反？岐伯曰：其气来如弹石者，此谓太过，病在外；其去如数者，此谓不及，病在中。帝曰：冬脉太过与不及，其病皆如何？岐伯曰：太过则令人解㑊，脊脉痛而少气，不欲言；其不及，则令人心悬如病饥，眇中清，脊中痛，少腹满，小便变。帝曰：善。

"帝曰：四时之序，逆从之变异也，然脾脉独何主？岐伯曰：脾脉者土也，孤脏以灌四傍者也。帝曰：然则脾善恶可得见之乎？岐伯曰：善者不可得见，恶者可见。帝曰：恶者何如可见？岐伯曰：其来如水之流者，此谓太过，病在外；如鸟之喙者，此谓不及，病在中。帝曰：夫子言脾为孤脏，中央土以灌四傍，其太过与不及，其病皆何如？岐伯曰：太过则令人四肢不举，其不及则令人九窍不通，名曰重强。"

金栋按：四时五脏之各类脉象，乃天人相应之推演。可惜篇中所谓脉象不但指下难明，而且心中难了。

②论述真脏脉见的表现与死期

“大骨枯槁，大肉陷下，胸中气满，喘息不便，其气动形，期六月死；真脏脉见，乃予之期日。大骨枯槁，大肉陷下，胸中气满，喘息不便，内痛引肩项，期一月死；真脏见，乃予之期日。大骨枯槁，大肉陷下，胸中气满，喘息不便，内痛引肩项，身热，脱肉破䐃；真脏见，十月之内死。……其脉绝不来，若人一息五六至，其形肉不脱，真脏虽不见，犹死也。真肝脉至，中外急，如循刀刃，责责然，如按琴瑟弦，色青白不泽，毛折乃死。真心脉至，坚而搏，如循薏苡子，累累然，色赤黑不泽，毛折乃死。真肺脉至，大而虚，如以毛羽中人肤，色白赤不泽，毛折乃死。真肾脉至，搏而绝，如指弹石，辟辟然，色黑黄不泽，毛折乃死。真脾脉至，弱而乍数乍疏，色黄青不泽，毛折乃死。诸真脏脉见，皆死不治也。”

③论述察形气色脉以辨病之易治难治

“黄帝曰：凡治病，察其形气色泽，脉之盛衰，病之新故，乃治之，无后其时。形气相得，谓之可治；色泽以浮，谓之易已，脉从四时，谓之可治；脉弱以滑，是有胃气，命曰易治，取之以时。形气相失，谓之难治；色夭不泽，谓之难已；脉实以坚，谓之益甚；脉逆四时，为不可治。必察四难，而明告之。所谓逆四时者，春得肺脉，夏得肾脉，秋得心脉，冬得脾脉，其至皆悬绝沉涩赤，命曰逆四时。未有脏形，于春夏而脉沉涩，秋冬而脉浮大，名曰逆四时也。病热脉静，泄而脉大，脱血而脉实，病在中脉实坚，病在外脉不实者，皆难治。”

④论述五实五虚的表现及转机

“黄帝曰：余闻虚实以决死生，愿闻其情。岐伯曰：五实死，五虚死。帝曰：愿闻五实五虚。岐伯曰：脉盛、皮热、腹胀、前后不通、闷瞀，此谓五实；脉细、皮寒、气少、泄利前后、饮食不入，此谓五虚。帝曰：其时有生者何也？岐伯曰：浆粥入胃，泄注止，则虚者活；身汗得后利，则实者活。此其候也。”

［8］三部九候论：今本《素问》第二十篇篇名。全元起《素问》注本在第一卷，篇名《决死生》。篇名含义是：论述九个诊脉部位及其所候。如《素问注证发微》说：“中有‘三部九候’等法，故名篇。”

三部，指人体上、中、下三个诊脉部位。九候，指三部中每一部又分为天、地、人三候，三三合为九候。

本篇论述诊法的主要经文如下：

①论述三部九候的部位及其所候

“帝曰：何谓三部？岐伯曰：有下部、有中部、有上部，部各有三候，三候者，有天、有地、有人也。必指而导之，乃以为真。上部天，两额之动脉；上部地，两颊之动脉；上部人，耳前之动脉。中部天，手太阴也；中部地，手阳明也；中部人，手少阴也。下部天，足厥阴也；下部地，足少阴也；下部人，足太阴也。故下部之天以候肝，地以候肾，人以候脾胃之气。帝曰：中部之候奈何？岐伯曰：亦有天，亦有地，亦有人。天以候肺，地以候胸中之气，人以候心。帝曰：上部以何候之？岐伯曰：亦有天，亦有地，亦有人。天以候头角之气，地以候口齿之气，人以候耳目之气。”

金栋按：九为数之极，九个诊脉部位及其所候，乃天人相应之推演。

②论述三部九候诊脉法及其临床意义

“帝曰：决死生奈何？岐伯曰：形盛脉细，少气不足以息者危。形瘦脉大，胸中多气者死。形气相得生，参伍不调者病。三部九候皆相失者死。上下左右之脉相应如参舂者病甚。上下左右相失不可数者死。中部之候虽独调，与众脏相失者死。中部之候相减者死。目内陷者死。”

附　先生对脉诊的客观评说

赵先生在其著作《中西医结合二十讲·第七讲：五、切诊》中说：

《内经》作者认为，切而知之谓之神（金栋按：《内经》是这样说的：《灵枢·邪气藏府病形》云：“按其脉，知其病，命曰神。”）。足见那时很重视脉诊。这大约是为什么至今一些病人和某些医生，认为脉诊很神秘，视诊脉为医家水平的代表。《难经》作者，将切脉放在四诊之末，把诊脉看作一种技巧（金栋按：《难经》是这样说的：《难经·六十一难》：“经言：望而知之谓之神，闻而知之谓之圣，问而知之谓之工，切脉而知之谓之巧。”将中医四诊放在一起同时论述的，首见于《难经》），这基本上是还了脉诊的真面目。

中医认为，诊脉不仅能知道病情的表里寒热虚实，还能知道病在何脏何腑（金栋按：《难经·六十一难》云：“切脉而知之者，诊其寸口，视其虚实，以知其病，病在何脏腑也。”杨玄操曰：“切，按也。谓按寸口之脉者，若弦多者，肝病也；洪多者，心病也；浮数则病在腑；沉细则病在脏，故云在何脏也。”）。

对诊脉的准确定位价值，不但西医理论不能接受，古今中医界也有很大分歧（金栋按：寸口分候脏腑的定位，历代医家不一）。

兹取六家之说比较之：

	王叔和	李杲	滑寿	喻嘉言	李士材	张景岳
左寸	心、小肠	心、小肠	心、小肠	心	心、膻中	心、心包
左关	肝、胆	肝、胆	肝、胆	肝、胆	肝、膈	肝、胆
左尺	肾、膀胱	肾、膀胱	肾、膀胱	肾、膀胱、大肠	肾、膀胱、小肠	肾、膀胱、大肠
右寸	肺、大肠	肺、大肠	肺、大肠	肺	肺、胸中	肺、膻中
右关	脾、胃	脾、胃	脾、胃	脾、胃	脾、胃	脾、胃
右尺	肾、膀胱	命门、三焦	三焦、心包	肾、三焦、小肠	肾、大肠	命门、三焦、小肠

近代著名中医杨则民，对脉诊有全面而独到的见解。建议读者参看杨氏遗著《潜厂医话》。

拙见以为，从纯技术角度看脉诊，它的直接意义是循环功能的一个重要指标。而循环功能又是最重要的全身代谢状态的间接指标，所以，脉诊有着重要意义。由于这个指标很容易获得，加之古代条件下，医家在不少情况下很难通过直接接触得到诊断信息，又没有其他手段测知人体代谢情况，脉诊的价值就更大。为充分利用脉诊，有些发挥超出了它的真正价值。这是可以理解的。

现在看来，脉诊的可靠价值为：

(1) 与其他很容易得到的信息合参，断生死。即人活着还是死了。至今西医仍然奉行循环停止的死亡标准。

(2) 没有其他信息合参，也可断病危。任何疾病最后致死，必然严重损害循环功能。

(3) 多次诊脉，用以断病之变化、进退。

(4) 脉搏大体和心跳同步，故脉诊可以粗略判断心律和心率。

(5) 主要脉象（最好与其他信息合参）的诊断价值是基本可靠的。

（金栋按：脉诊对高血压的诊断有重要意义，请参看先生的著作《中西医结合二十讲·第七讲：中西医结合谈高血压脉诊心得》）

当代西医仍然重视脉搏，视之为生命体征。故至今西医病历首页上必有脉搏。只是，除此以外，西医诊断就不借助脉诊了。

不过，一个聪明而有经验的医生，总会充分利用脉诊的价值，即便他并非完全按中医理论去做。

在临床实际工作中，很多时候，医生的责任，并非做出准确诊断，而是对病情危重程度迅速做出判断。病情危重医生还不知道，常是发生医疗事故、医疗纠纷的主要原因。要想迅速对众多病人的危重程度做出准确判断，必须方法简便。一位理论知识扎实而且经验丰富的医生，能够在一两分钟之内判断病情是否危重。这时不需要也几乎不可能借助任何仪器。在没有监控系统时，这是医生的硬功夫。现在有了监控系统，医生仍需要这种功夫。因为监控提供的信息还是很有限，比如，精神和神志状态就不是监控能随时发现的。休克前期，也不容易通过监控发现。这时，脉诊就是重要手段之一。医生应能在一两分钟之内，单靠望闻切和极简单的问诊，就知道病情是否危重。熟练的医生，做到这一点，有时不用一分钟。在三种场合，需要医生的这一本事。一是病房值班巡视；二是急诊室；三是战场救护和突发事件中多人受伤抢救。

实际临床工作中，脉诊还具有脉诊之外的意义。诊脉是医患接触的特殊方式。这时，双方都要调整精神和心理状态。它拉近了双方的心理距离，同时给医生一个短时期静心思考的机会。医生应该充分利用这个机会。

一般来说，诊脉不应超过五分钟。问诊虽然要有耐心，也不是时间越长越好。总诊察时间，以二十分钟左右为好。非初诊病人，而且前次疗效好，可以在几分钟内完成复诊。三五分钟打发一个初诊病人，必然使人感到草率。不过，时间过久，也会使患者局促不安，失去合作的耐心——他会怀疑医生到底想干什么，对医生的能力也开始不大信任。若时间允许，处方施治之后，倒可以再谈。这时虽然不一定只谈病，却仍可获得新的信息，有利于下一次诊治。

在“已实施的四诊客观化研究评价”中又说：

“回顾西医也曾详细研究过脉象，但终于未把它作为临床监测推广项目，便可知脉象并不能很全面、深刻地反映疾病信息。换言之，脉象中待发现的诊断信息不像期待的那样多。至今为止的研究结果表明，脉象的生理和病理意义仍不超出循环系统。据脉象推理，一旦超出该系统，不确定性便大增，即信息量减少。

“仔细复习中医文献，也能看出脉象的诊断意义日趋缩小。仲景辨脉以断病之表里、寒热、虚实、进退。温病家辨证便不大重视脉象。至于脏腑辨证据脉象定病位的理论则始终不统一，而且恐怕最终不能经试验证实。

“总之，对脉象的信息价值不可期望过高。”

［9］经脉别论：今本《素问》第二十一篇篇名。全元起《素问》注本在第四卷中。篇名含义是：论述以经脉病变为中心，与一般常论不同。

别，有两方面含义：一言区别，此指三阴三阳经脉各不相同，互有区别，如《素问注证发微》说“内言太阳、阳明、少阳、太阴、少阴、厥阴之脉，各有分别，故名篇”；二言特殊而不同于一般，指本篇论诊断经脉变化，可以决人之死生，并非一般论述经脉之文章，如《素问吴注》说“言经脉别有所论，出于常谈之外也”。

本篇论述诊法的主要经文如下：

“太阳脏独至，厥喘虚气逆，是阴不足阳有余也……阳明脏独至，是阳气重并也……少阳脏独至，是厥气也。”“帝曰：太阳脏何象？岐伯曰：象三阳而浮也。帝曰：少阳脏何象？岐伯曰：象一阳也。一阳脏者，滑而不实也。帝曰：阳明脏何象？岐伯曰：象大浮也。太阴脏搏，言伏鼓也。二阴搏至，肾沉不浮也。”

［10］师传：今本《灵枢经》第二十九篇篇名。篇名含义是：论述先师传授宝贵心得。

本篇论述诊法的主要经文如下：

“黄帝曰：五脏之气，阅于面者，余已知之矣，以肢节知而阅之奈何？岐伯曰：五脏者，肺为之盖，巨肩陷咽，候见其外。心为之主，缺盆为之道，骷骨有余，以候髑骬。肝主为将，使之候外，欲知坚固，视目大小。脾主为卫，使之迎粮，视唇（舌）好恶，以知吉凶。肾主为外，使之远听，视耳好恶，以知其性。黄帝曰：善。愿闻六腑之候。岐伯曰：六腑者，胃为之海，广胲、大颈、张胸，五谷乃容；鼻隧以长，以候大肠；唇厚、人中长，以候小肠；目下果大，其胆乃横；鼻孔在外，膀胱漏泄；鼻柱中央起，三焦乃约。此所以候六府者也。上下三等，脏安且良矣。”

［11］五色：今本《灵枢经》第四十九篇篇名。篇名含义是：论述反映于面部的五种色泽变化。如《灵枢注证发微》说：“篇内有五色言病之义，故名篇。”

本篇论述诊法的主要经文如下：

①论述颜面各部的名称及色诊大要

“雷公问于黄帝曰：五色独决于明堂乎？小子未知其所谓也。黄帝曰：明堂者鼻也，阙者眉间也，庭者颜也，蕃者颊侧也，蔽者耳门也，其间欲方大，去之十步，皆见于外，如是者寿必中百岁。雷公曰：五官之辨奈何？黄帝曰：明堂骨高以起，平以直，五脏次于中央，六腑挟其两侧，首面上于阙庭，王宫在于下极，五脏安于胸中，真色以致，病色不见，明堂润泽以清，五官恶得无辨乎？雷公曰：其不辨者，可得闻乎？黄帝曰：五色之见也，各出其部。（其）部骨陷者，必不免于病矣。其部色乘袭者，虽病甚，不死矣。雷公曰：官五色奈何？黄帝曰：青黑为痛，黄赤为热，白为寒，是谓五官。”

②论述寸口、人迎脉象主病

“雷公曰：病之益甚，与其方衰如何？黄帝曰：外内皆在焉。切其脉口，滑小紧以沉者，病益甚，在中；人迎气大紧以浮者，其病益甚，在外。其脉口浮（而）滑者，病日进；人迎沉而滑者，病日损。其脉口滑以沉者，病日进，在内；其人迎脉滑盛以浮者，其病日进，在外。脉之浮沉及人迎与寸口气小大等者，病难已。病之在脏，沉而大者，易已，小为逆；病（之）在腑，浮而大者，其病易已。人迎盛坚者，伤于寒；气口盛坚者，伤于食。”

③论述脏腑肢节分布于面部的望诊部位

“黄帝曰：庭者，首面也。阙上者，咽喉也。阙中者，肺也。下极者，心也。直下者，肝也。肝左者，胆也。下者，脾也。方上者，胃也。中央者，大肠也。挟大肠者，肾也。当肾者，脐也。面王以上者，小肠也。面王以下者，膀胱、（字）子处也。颧者，肩也。颧后者，臂也。臂下者，手也。目内眦上者，膺乳也。挟绳而上者，背也。循牙车以下者，股也。中央者，膝也。膝以下者，胫也。当胫以下者，足也。巨分者，股里也。巨屈者，膝膑也。此五脏六腑肢节之部也，各有部分。”

［12］论疾诊尺：今本《灵枢经》第七十四篇篇名。篇名含义是：论述各种疾病的成因、症状和诊尺肤在诊断上的意义。如《灵枢注证发微》说：“篇内详论各疾诊尺知病，故名篇。”

本篇论述诊法的主要经文如下：

“黄帝问于岐伯曰：余欲无视色持脉，独调其尺，以言其病，从外知内，为之奈何？岐伯曰：审其尺之缓急、小大、滑涩，肉之坚脆，而病形定矣。……尺肤滑以淖泽者，风也。尺内弱，解㑊安卧脱肉者，寒热不治。尺肤滑而泽脂者，风也。尺肤涩者，风痹也。尺肤粗如枯鱼之鳞者，水淡饮也。尺肤热甚，脉盛躁者，病温也，其脉甚而滑者，汗且出也。尺肤寒甚，脉小者，泄、少气（也）。尺肤炬然先热后寒者，寒热也。尺肤先寒，久持之而热者，亦寒热也。肘所独热者，腰以上热；手所独热者，腰以下热。肘前独热者，膺前热；肘后独热者，肩背热。臂中独热者，腰腹热；肘后廉以下三四寸热者，肠中有虫。掌中热者，腹中热；掌中寒者，腹中寒。鱼上白肉有青血脉者，胃中有寒。”

【原文】

5. 诸病：见《素问》“热论[1]”“刺热[2]”“评热病论[3]”“逆调论[4]”“疟论[5]”“刺疟[6]”“气厥论[7]”“咳论[8]”“举痛论[9]”“腹中论[10]”“刺腰痛[11]”“风论[12]”“痹论[13]”“痿论[14]”“厥论[15]”“病能论[16]”“奇病论[17]”“大奇论[18]”，《灵枢》“寒热病[19]”“癫狂[20]”“热论[21]”“胀论[22]”“五癃津液别[23]”“水胀[24]”“上膈[25]”“岁露论[26]”“痈疽[27]”等篇。

【补注】

[1] 热论：今本《素问》第三十一篇篇名。全元起《素问》注本在第五卷。篇名含义是：论述热病。如《素问集注》说："此论热病，故篇名曰《热论》。"

金栋按：热病是一切外感发热性疾病的总称。除本篇外，《内经》论述外感热病的主要篇章尚有《素问》的《刺热论》《评热病论》，《灵枢》的《五邪》《寒热病》《热病》等篇。但对热病的病因、症状、传变、治疗、预后、禁忌做全面讨论的当推本篇，故以"热论"名篇。

本篇论述热病的主要经文如下：

①论述外感热病的病因、病程及预后

"黄帝问曰：今夫热病者，皆伤寒之类也。或愈或死，其死皆以六七日之间，其愈皆在十日以上者，何也？不知其解，愿闻其故。岐伯对曰：巨阳者，诸阳之属也，其脉连于风府，故为诸阳主气也。人之伤于寒也，则为病热，热虽甚不死。其两感于寒而病者，必不免于死。"

②论述不两感者的症状、治则、预后和转归

"帝曰：愿闻其状。岐伯曰：伤寒一日，巨阳受之，故头项痛，腰脊强。二日阳明受之，阳明主肉，其脉侠鼻络于目，故身热，目痛而鼻干，不得卧也。三日少阳受之，少阳主胆，其脉循胁络于耳，故胸胁痛而耳聋。三阳经络皆受其病，而未入于脏者，故可汗而已。四日太阴受之，太阴脉布胃中络于嗌，故腹满而嗌干。五日少阴受之，少阴脉贯肾络于肺，系舌本，故口燥舌干而渴。六日厥阴受之，厥阴脉循阴器而络于肝，故烦满而囊缩。三阴三阳，五脏六腑皆受病，荣卫不行，五脏不通，则死矣。

"其不两感于寒者，七日巨阳病衰，头痛少愈。八日阳明病衰，身热少愈。九日少阳病衰，耳聋微闻。十日太阴病衰，腹减如故，则思饮食。十一日少阴病衰，渴止不满，舌干已而嚏。十二日厥阴病衰，囊纵，少腹微下，大气皆去。病日已矣。帝曰：治之奈何？岐伯曰：治之各通其脏脉，病日衰已矣。其未满三日者，可汗而已；其满三日者，可泄而已。

"帝曰：热病已愈，时有所遗者，何也？岐伯曰：诸遗者，热甚则强食之，故有所遗也。若此者，皆病已衰而热有所藏，因其谷气相薄，两热相合，故有所遗也。帝曰：善。治遗奈何？岐伯曰：视其虚实，调其逆从，可使必已矣。帝曰：病热当何禁之？岐伯曰：病热少愈，食肉则复，多食则遗，此其禁也。"

③论述温病与暑病的划分

"凡病伤寒而成温者，先夏至日者为病温，后夏至日者为病暑，暑当与汗皆出，勿止。"

金栋按：《难经·五十八难》："伤寒有五：有中风，有伤寒，有湿温，有热病，有温病。"

[2] 刺热：今本《素问》第三十二篇篇名。全元起《素问》本在第五卷。篇名含义是：论述针刺（五脏）热病。如《素问注证发微》说："详论五脏热病，而有刺之之法，故名篇。"

本篇论述五脏热病的主要经文如下：

“肝热病者：小便先黄，腹痛多卧身热。热争则狂言及惊，胁满痛，手足躁，不得安卧，庚辛甚，甲乙大汗，气逆则庚辛死。”“心热病者：先不乐，数日乃热。热争则卒心痛，烦闷善呕，头痛面赤无汗，壬癸甚，丙丁大汗，气逆则壬癸死。”“脾热病者：先头重颊痛，烦心颜青，欲呕身热。热争则腰痛不可用俯仰，腹满泄，两颔痛，甲乙甚，戊己大汗，气逆则甲乙死。”“肺热病者：先淅然厥，起毫毛，恶风寒，舌上黄身热。热争则喘咳，痛走胸膺背，不得大息，头痛不堪，汗出而寒，丙丁甚，庚辛大汗，气逆则丙丁死。”“肾热病者：先腰痛胻酸，苦渴数饮身热。热争则项痛而强，胻寒且酸，足下热，不欲言，其逆则项痛员员、淡淡然，戊己甚，壬癸大汗，气逆则戊己死。”

金栋按：五脏热病加重的日期和死期，乃五脏附五行生克制化的推演。

［3］评热病论：今本《素问》第三十三篇篇名。全元起《素问》注本在第五卷。篇名含义是：论述、评论热病。如《素问注证发微》说：“首二节论热病，故名篇。后二节则论劳风、肾风也。”而《素问直解》则说：“《热病》论热病之在脉；《刺热》论热病之先见；《评热》论热病之变证。风厥、劳风、肾风、风水，皆热病之变。举而评之，故曰《评热病论》。”

本篇论述、评论热病的主要经文如下：

“黄帝问曰：有病温者，汗出辄复热，而脉躁疾不为汗衰，狂言不能食，病名为何？岐伯对曰：病名阴阳交，交者死也。”“帝曰：有病身热汗出烦满，烦满不为汗解，此为何病？岐伯曰：汗出而身热者风也，汗出而烦满不解者厥也，病名曰风厥。”“帝曰：劳风为病何如？岐伯曰：劳风法在肺下，其为病也，使人强上冥视，唾出若涕，恶风而振寒，此为劳风之病。”“帝曰：有病肾风者，面胕痝然壅，害于言。”“少气时热，时热从胸背上至头，汗出手热，口干苦渴，小便黄，目下肿，腹中鸣，身重难以行，月事不来，烦而不能食，不能正偃，正偃则咳，病名曰风水。”

［4］逆调论：今本《素问》第三十四篇篇名。全元起《素问》注本在第四卷。篇名含义是：论述逆乱失调。如《素问注证发微》说：“内论诸证，或阴阳偏胜，或营卫俱虚，或卧行喘息，皆逆调使然，故名篇。”

本篇论述逆乱失调引起的病主要经文如下：

“黄帝问曰：人身非常温也，非常热也，为之热而烦满者何？岐伯对曰：阴气少而阳气胜，故热而烦满也。帝曰：人身非衣寒也，中非有寒气也，寒从中生者何？岐伯曰：是人多痹气也，阳气少，阴气多，故身寒如从水中出。帝曰：人有四肢热，逢风寒如炙如火者何也？岐伯曰：是人者阴气虚，阳气盛，四肢者阳也，两阳相得而阴气虚少，少水不能灭盛火，而阳独治。独治者不能生长也，独胜而止耳，逢风而如炙如火者，是人当肉烁也。

“帝曰：人有身寒，汤火不能热，厚衣不能温，然不冻慄，是为何病？岐伯曰：是人者，素肾气胜，以水为事，太阳气衰，肾脂枯木不长，一水不能胜两火。肾者水也，而生于骨，肾不生则髓不能满，故寒甚至骨也。所以不能冻慄者，肝一阳也，心二阳也，肾孤脏也，一水不能胜二火，故不能冻慄，病名曰骨痹，是人当挛节也。

“帝曰：人之肉苛者，虽近衣絮，犹尚苛也，是谓何疾？岐伯曰：荣气虚卫气实也，荣气虚则不仁，卫气虚则不用，荣卫俱虚，则不仁且不用，肉如故也，人身与志不相有，曰死。

“帝曰：人有逆气不得卧而息有音者，有不得卧而息无音者，有起居如故息有音者，有得卧行而喘者，有不得卧不能行而喘者，有不得卧卧而喘者，皆何脏使然？愿闻其故。岐伯曰：不得卧而息有音者，是阳明之逆也，足三阳者下行，今逆而上行，故息有音也。阳明者胃脉也，胃者六腑之海，其气亦下行。阳明逆不得从其道，故不得卧也。《下经》曰：‘胃不和则卧不安。’此之谓也。夫起居如故而息有音者，此肺之络脉逆也，络脉不得随经上下，故留经而不行，络脉之病人也微，故起居如故而息有音也。夫不得卧卧则喘者，是水气之客也，夫水者循津液而流也，肾者水脏，主津液，主卧与喘也。帝曰：善。”

[5] 疟论：今本《素问》第三十五篇篇名。全元起《素问》注本在第五卷。篇名含义是：论述疟疾病。疟，病名，指以寒战、高热、汗出、休作有时等为特征的一类传染性（疟原虫感染）疾病。

金栋按：《说文解字·疒部》：“疟，寒热休作病。”《释名·释疾病》：“疟，酷虐也。”《素问注证发微》说：“疟，凌虐之义，故名篇。”由于疟或为寒栗，或为壮热，头痛如破，止而复作，致使病人一再受到困苦，如《素问经注节解》说：“疟者，邪正分争之病，邪乘正虚，寒热交攻，止而复作，最为暴虐，故病名疟也。”

本篇论述疟病的主要经文如下：以下内容转引自《素问补识·疟论篇（重编稿）》

①论痎疟的症状、病因和病机

“黄帝问曰：夫痎疟皆生于风，其蓄作有时者何也？岐伯对曰：疟之始发也，先起于毫毛，伸欠乃作，寒栗鼓颔，腰脊俱痛，寒去则内外皆热，头痛如破，渴欲冷饮。

“帝曰：何气使然？愿闻其道。岐伯曰：阴阳上下交争，虚实更作，阴阳相移也。阳并于阴，则阴实而阳虚，阳明虚则寒栗鼓颔也；巨阳虚则腰背脊头项痛；三阳俱虚则阴气胜，阴气胜则骨寒而痛；寒生于内，故中外皆寒；阳盛则外热，阴虚则内热，外内皆热则喘而渴，故欲冷饮也。夫疟之始发也，阳气并于阴，当是之时，阳虚而阴盛，外无气，故先寒栗也。阴气逆极，则复出之阳，阳与阴复并于外，则阴虚而阳实，故先热而渴。

“帝曰：疟不发，其应何如？岐伯曰：疟气者，必更盛更虚，当气之所在也，病在阳，则热而脉躁；在阴，则寒而脉静；极则阴阳俱衰，卫气相离，故病得休；卫气集，则复病也。此皆得之夏伤于暑，热气盛，藏于皮肤之内，肠胃之外，皆荣气之所食也。此令人汗空疏，腠理开，因得秋气，汗出遇风，及得之以浴，水气舍于皮肤之内，与卫气并居。卫气者昼日行于阳，夜行于阴，此气得阳而外出，得阴而内薄，内外相薄，是以日作。帝曰：善。”

②论疟疾发作与时间的关系

"其作日晏与其日早者，何气使然？岐伯曰：邪气客于风府，循膂而下，卫气一日一夜大会于风府，其明日日下一节，故其作也晏。此先客于脊背也，每至于风府则腠理开，腠理开则邪气入，邪气入则病作，是以日作稍晏也。其出于风府，日下一节，二十五日下至骶骨，二十六日入于脊内，注于伏膂之脉，其气上行，九日出于缺盆之中，其气日高，故作日益早也。

"帝曰：夫子言卫气每至于风府，腠理乃发，发则邪气入，入则病作，今卫气日下一节，其气之发也不当风府，其日作者奈何？岐伯曰：此邪气客于头项循膂而下者也。故虚实不同，邪中异所，则不得当其风府也。故邪中于头项者，气至头项而病；中于背者，气至背而病；中于腰脊者，气至腰脊而病；中于手足者，气至手足而病。卫气之所在，与邪气相合，则病作。风无常府，卫气之所发，必开其腠理，邪气之所合，则其府也。帝曰：善。

"夫风之与疟也，相似同类，而风独常在，疟得有时而休者何也？岐伯曰：风气留其处，故常在；疟气随经络沉以内薄，故卫气应乃作。

"帝曰：其间日而作者何也？岐伯曰：其间日发者，由邪气内薄于五藏，横连募原也，其道远，其气深，其行迟，不能与卫气俱行，不得皆出。故间日乃作也。其气之舍深，内薄于阴，阳气独发，阴邪内着，阴与阳争不得出，是以间日而作也。

"帝曰：时有间二日或至数日发，或渴或不渴，其故何也？岐伯曰：其间日者，邪气与卫气客于六（简《识》疑是风字）府，而有时相失，不能相得，故休数日乃作也。疟者，阴阳更胜也，或甚或不甚，故或渴或不渴。

"帝曰：论言夏伤于暑，秋必病疟，今疟不必应者何也？岐伯曰：此应四时者也。其病异形者，反四时也。其以秋病者寒甚，以冬病者寒不甚，以春病者恶风，以夏病者多汗。"

③论疟有寒、温、瘅三者之异

"帝曰：疟先寒而后热者何也？岐伯曰：夏伤于大暑，其汗大出，腠理开发，因遇夏气凄沧之水寒，藏于腠理皮肤之中，秋伤于风，则病成矣。夫寒者阴气也，风者阳气也，先伤于寒而后伤于风，故先寒而后热也。病以时作，名曰寒疟。

"帝曰：先热而后寒者何也？岐伯曰：此先伤于风而后伤于寒，故先热而后寒也。亦以时作，名曰温疟。其但热而不寒者，阴气先绝，阳气独发，则少气烦冤，手足热而欲呕，名曰瘅疟。

"帝曰：夫病温疟与寒（瘅）疟而皆安舍，舍于何藏？岐伯曰：温疟者，得之冬中于风，寒气藏于骨髓之中，至春则阳气大发，邪气不能自出，因遇大暑，脑髓烁，肌肉消，腠理发泄，或有所用力，邪气与汗皆出，此病藏于肾，其气先从内出之于外也。如是者，阴虚而阳盛，阳盛则热矣。衰则气复反入，入则阳虚，阳虚则寒矣。故先热而后寒，名曰温疟。

"帝曰：瘅疟何如？岐伯曰：瘅疟者，肺素有热，气盛于身，厥逆上冲，中气实而不外泄，因有所用力，腠理开，风寒舍于皮肤之内、分肉之间而发，发则阳气盛，阳气盛而不衰则病矣。其气不及（反）于阴，故但热而不寒，气内藏于心而外舍于分肉之间，令人消烁脱（肌）肉，故命曰瘅疟。帝曰：善。”

④论疟疾的治疗

“帝曰：夫经言有余者泻之，不足者补之。今热为有余，寒为不足。夫疟者之寒，汤火不能温也，及其热，冰水不能寒也，此皆有余不足之类。当此之时，良工不能止，必须其自衰乃刺之，其故何也？愿闻其说。岐伯曰：经言无刺熇熇之热，无刺浑浑之脉，无刺漉漉之汗，故为其病逆，未可治也。夫疟之未发也，阴未并阳，阳未并阴，因而调之，真气得安，邪气乃亡，故工不能治其已发，为其气逆也。

“夫疟气者并于阳则阳胜，并于阴则阴胜，阴胜则寒，阳胜则热。疟者，风寒之气不常也。病极则复。至病之发也，如火之热，如风雨之不可当也。故经言曰：方其盛时必毁，因其衰也，事必大昌，此之谓也。帝曰：善。攻之奈何？早晏何如？岐伯曰：疟之且发也，阴阳之且移也，必从四末始也。阳已伤，阴从之，故先其时紧束其处，令邪气不得入，阴气不得出，审候见之，在孙络盛坚而血者，皆取之，此真（其）往而未得并者也。凡治疟，先发如食顷乃可以治，过之则失时也。”（天雄按：“凡治疟”以下十八字，从《刺疟》篇移来，彼篇有重复，乃王冰从他篇补入者，当移于此处乃合。）

［6］刺疟：今本《素问》第三十六篇篇名。全元起《素问》注本在第六卷。篇名含义是：论述针刺治疗疟疾病。《素问直解》说：“举三阳三阴、五脏胃腑之疟，以及风疟、温疟，各有刺治，因名《刺疟》。”

本篇论述疟病的主要经文如下：

“足太阳之疟，令人腰痛头重，寒从背起，先寒后热，熇熇暍暍然，热止汗出，难已。”“足少阳之疟，令人身体解㑊，寒不甚，热不甚，恶见人，见人心惕惕然，热多汗出甚。”“足阳明之疟，令人先寒，洒淅洒淅，寒甚久乃热，热去汗出，喜见日月光火气乃快然。”“足太阴之疟，令人不乐，好太息，不嗜食，多寒热汗出，病至则善呕，呕已乃衰。”“足少阴之疟，令人呕吐甚，多寒热，热多寒少，欲闭户牖而处，其病难已。”“足厥阴之疟，令人腰痛少腹满，小便不利如癃状，非癃也，数便意恐惧，气不足，腹中悒悒。”

“肺疟者，令人心寒，寒甚热，热间善惊，如有所见者。”“心疟者，令人烦心甚，欲得清水，反寒多，不甚热。”“肝疟者，令人色苍苍然，太息，其状若死者。”“脾疟者，令人寒，腹中痛，热则肠中鸣，鸣已汗出。”“肾疟者，令人洒洒然，腰脊痛，宛转，大便难，目眴眴然，手足寒。”“胃疟者，令人且病也，善饥而不能食，食而支满腹大。”

金栋按：本篇论述六经疟、五脏疟、胃疟等十二种疟疾的症状。

［7］气厥论：篇名含义见前文。

本篇论述下列诸病的主要经文如下：

论述肺消、涌水、鬲消、柔痓、肠澼、癃、溺血、口糜、痔、食亦、鼻渊、衄衊等病证。详见前“病因病机”补注。

［8］咳论：今本《素问》第三十八篇篇名。全元起《素问》注本在第九卷。篇名

含义是：论述咳嗽病证。《素问注证发微》说："内论五脏六腑之咳，各有形状治法，故名篇。"

本篇论述咳嗽病的主要经文如下：

①论述五脏咳嗽

"肺咳之状，咳而喘息有音，甚则唾血。心咳之状，咳则心痛，喉中介介如梗状，甚则咽肿喉痹。肝咳之状，咳则两胁下痛，甚则不可以转，转则两胠下满。脾咳之状，咳则右胁下痛，阴阴引肩背，甚则不可以动，动则咳剧。肾咳之状，咳则腰背相引而痛，甚则咳涎。"

②论述六腑咳嗽

"五脏之久咳，乃移于六腑。脾咳不已，则胃受之；胃咳之状，咳而呕，呕甚则长虫出。肝咳不已，则胆受之；胆咳之状，咳呕胆汁。肺咳不已，则大肠受之；大肠咳状，咳而遗失。心咳不已，则小肠受之；小肠咳状，咳而失气，气与咳俱失。肾咳不已，则膀胱受之；膀胱咳状，咳而遗尿。久咳不已，则三焦受之；三焦咳状，咳而腹满，不欲食饮。此皆聚于胃，关于肺，使人多涕唾而面浮肿气逆也。"

［9］举痛论：篇名含义见前文。本篇论述五脏卒痛病证及九气为病。见前"病因病机"补注。

［10］腹中论：今本《素问》第四十篇篇名。全元起《素问》注本在第五卷。篇名含义是：论述腹中疾病。如《素问注证发微》说："篇内所论者，皆腹中之病，故名篇。"

本篇论述腹中疾病的主要经文如下：

"黄帝问曰：有病心腹满，旦食则不能暮食，此为何病？岐伯对曰：名为鼓胀。""其时有复发者，何也？岐伯曰：此饮食不节，故时有病也。虽然其病且也已时，故当病气聚于腹也。"

"帝曰：有病胸胁支满者，妨于食，病至则先闻腥臊臭，出清液，先唾血，四肢清，目眩，时时前后血，病名为何，何以得之？岐伯曰：病名血枯，此得之年少时，有所大脱血。若醉入房，中气竭，肝伤，故月事衰少不来也。"

"帝曰：病有少腹盛，上下左右皆有根，此为何病？可治不？岐伯曰：病名曰伏梁。帝曰：伏梁何因而得之？岐伯曰：裹大脓血，居肠胃之外，不可治，治之每切按之致死。帝曰：何以然？岐伯曰：此下则因阴，必下脓血，上则迫胃脘，生膈侠胃脘内痈，此久病也，难治。居脐上为逆，居脐下为从，勿动亟夺，论在刺法中。"

"帝曰：人有身体髀股䯒皆肿，环脐而痛，是为何病？岐伯曰：病名伏梁，此风根也。其气溢于大肠而着于肓，肓之原在脐下，故环脐而痛也。不可动之，动之为水溺涩之病。"

"帝曰：夫子数言热中，消中，不可服高梁芳草石药。石药发瘨，芳草发狂。夫热中消中者，皆富贵人也，今禁高梁，是不合其心，禁芳草石药，是病不愈，愿闻其说。岐伯曰：夫芳草之气美，石药之气悍，二者其气急疾坚劲，故非缓心和人，不可以服此二者。帝曰：不可以服此二者，何以然？岐伯曰：夫热气慓悍，药气亦然，二者相遇，恐内伤脾，脾者土也，而恶木，服此药者，至甲乙日更论。”

“帝曰：善。有病膺肿，颈痛胸满腹胀，此为何病？何以得之？岐伯曰：名厥逆。”

金栋按：本篇论述鼓胀、血枯、伏梁、热中、消中、厥逆等疾病。

［11］刺腰痛：篇名含义见前文。《素问直解》说：“腰者，足三阳三阴之脉及奇经八脉，皆从腰而上。故举足太阳、少阳、阳明、少阴、厥阴及奇经八脉并解脉肉理，皆系于腰而为痛。”

本篇论述腰痛病的主要经文如下：

“足太阳脉令人腰痛，引项脊尻背如重状。”“少阳令人腰痛，如以针刺其皮中，循循然不可以俯仰，不可以顾。”“阳明令人腰痛，不可以顾，顾如有见者，善悲。”“足少阴令人腰痛，痛引脊内廉”。“厥阴之脉令人腰痛，腰中如张弓弩弦。”

“同阴之脉（金栋按：指阳跷脉）令人腰痛，痛如小锤居其中，怫然肿。”“阳维之脉令人腰痛，痛上怫然肿”。“衡络之脉（金栋按：指带脉）令人腰痛，不可以俛仰，仰则恐仆。”“会阴之脉（金栋按：指任督二脉）令人腰痛，痛上漯漯然汗出。汗干令人欲饮，饮已欲走。”“飞阳之脉（金栋按：指阴维脉）令人腰痛，痛上怫怫然，甚则悲以恐。”“昌阳之脉（金栋按：指阴跷脉）令人腰痛，痛引膺，目𥆨𥆨然，甚则反折，舌卷不能言。”“散脉（金栋按：指冲脉）令人腰痛而热，热甚生烦，腰下如有横木居其中，甚则遗溲。”

金栋按：论述足太阳、少阳、阳明、少阴、厥阴及奇经八脉等经脉之腰痛病。

［12］风论：篇名含义见前文。本篇所论诸病的部分内容见前文病因病机补注。今再引五脏风病之症状。

本篇论述风病的主要经文如下：

“帝曰：五脏风之形状不同者何？愿闻其诊及其病能。岐伯曰：肺风之状，多汗恶风，色皏然白，时咳短气，昼日则差，暮则甚，诊在眉上，其色白。心风之状，多汗恶风，焦绝善怒吓，赤色，病甚则言不可快，诊在口，其色赤。肝风之状，多汗恶风，善悲，色微苍，嗌干善怒，时憎女子，诊在目下，其色青。脾风之状，多汗恶风，身体怠堕，四肢不欲动，色薄微黄，不嗜食，诊在鼻上，其色黄。肾风之状，多汗恶风，面痝然浮肿，脊痛不能正立，其色炲，隐曲不利，诊在肌上，其色黑。胃风之状，颈多汗恶风，食饮不下，鬲塞不通，腹善满，失衣则䐜胀，食寒则泄，诊形瘦而腹大。首风之状，头面多汗恶风，当先风一日，则病甚，头痛不可以出内，至其风日，则病少愈。漏风之状，或多汗，常不可单衣，食则汗出，甚则身汗，喘息恶风，衣常濡，口干善渴，不能劳事。泄风之状，多汗，汗出泄衣上，口中干，上渍其风，不能劳事，身体尽痛则寒。”

［13］痹论：篇名含义见前文。其中行痹、痛痹、着痹、骨痹、筋痹、脉痹、肌痹、皮痹等痹病证，见前“病因病机”补注。

本篇论述痹病的主要经文如下：

“五脏皆有合，病久而不去者，内舍于其合也。故骨痹不已，复感于邪，内舍于肾。筋痹不已，复感于邪，内舍于肝。脉痹不已，复感于邪，内舍于心。肌痹不已，复感于邪，内舍于脾。皮痹不已，复感于邪，内舍于肺。所谓痹者，各以其时重感于风寒湿之气也。凡痹之客五脏者，肺痹者，烦满喘而呕。心痹者，脉不通，烦则心下鼓，暴上气而喘，嗌干善噫，厥气上则恐。肝痹者，夜卧则惊，多饮，数小便，上为引如怀。肾痹者，善胀，尻以代踵，脊以代头。脾痹者，四肢解堕，发咳呕汁，上为大塞。肠痹者，数饮而出不得，中气喘争，时发飧泄。胞痹者，少腹膀胱按之内痛，若沃以汤，涩于小便，上为清涕。”

金栋按：五脏之合以及久病内舍乃五脏附五行之推演。

［14］痿论：篇名含义见前文。本篇所论诸病的部分内容见前文病因病机补注。今再引五脏痿病之兼症。

本篇论述痿病的主要经文如下：

“帝曰：何以别之？岐伯曰：肺热者色白而毛败，心热者色赤而络脉溢，肝热者色苍而爪枯，脾热者色黄而肉蠕动，肾热者色黑而齿槁。”

［15］厥论：今本《素问》第四十五篇篇名。全元起《素问》注本在第五卷。篇名含义是：论述厥病。如《素问注证发微》说：“详论寒厥热厥之分，及手足十二经之各有其厥，故名篇。”

本篇论述厥病的主要经文如下：

①论述寒厥与热厥（的病因病机）

“黄帝问曰：厥之寒热者何也？岐伯对曰：阳气衰于下，则为寒厥；阴气衰于下，则为热厥。帝曰：热厥之为热也，必起于足下者何也？岐伯曰：阳气起于足五指之表，阴脉者集于足下而聚于足心，故阳气胜则足下热也。帝曰：寒厥之为寒也，必从五指而上于膝者何也？岐伯曰：阴气起于足五指之里，集于膝下而聚于膝上，故阴气胜则从五趾至膝上寒，其寒也，不从外，皆从内。

“帝曰：寒厥何失而然也？岐伯曰：前阴者，宗筋之所聚，太阴阳明之所合也。春夏则阳气多而阴气少，秋冬则阴气盛而阳气衰；此人者质壮，以秋冬夺于所用，下气上争，不能复，精气溢下，邪气因从之而上也，气因于中，阳气衰，不能渗营其经络，阳气日损，阴气独在，故手足为之寒也。

“帝曰：热厥何如而然也？岐伯曰：酒入于胃，则络脉满而经脉虚，脾主为胃行其津液者也，阴气虚则阳气入，阳气入则胃不和，胃不和则精气竭，精气竭则不营其四肢也。此人必数醉若饱以入房，气聚于脾中不得散，酒气与谷气相薄，热盛于中，故热遍于身，内热而溺赤也。夫酒气盛而慓悍，肾气有衰，阳气独胜，故手足为之热也。”

②论述昏厥（的病机）

“帝曰：厥，或令人腹满，或令人暴不和人，或至半日远至一日乃知人者何也？岐伯曰：阴气盛于上，则下虚，下虚则腹胀满；阳气盛于上则下气重上而邪气逆，逆则阳气乱，阳气乱，则不知人也。”

③论述六经之厥的症状

“帝曰：善。愿闻六经脉之厥状病能也。岐伯曰：巨阳之厥，则肿首头重，足不能行，发为眴仆。阳明之厥，则癫疾欲走呼，腹满不得卧，面赤而热，妄见而妄言。少阳之厥，则暴聋颊肿而热，胁痛，䯒不可以运。太阴之厥，则腹满䐜胀，后不利，不欲食，食则呕，不得卧。少阴之厥，则口干溺赤，腹满心痛。厥阴之厥，则少腹肿痛，腹胀泾溲不利，好卧屈膝、阴缩肿，䯒内热。”

“太阴厥逆，䯒急挛，心痛引腹。”“少阴厥逆，虚满呕变，下泄清。”“厥阴厥逆，挛腰痛，虚满，前闭，谵言。”“三阴俱逆，不得前后，使人手足寒。”“太阳厥逆，僵仆，呕血，善衄。”“少阳厥逆，机关不利。机关不利者，腰不可以行，项不可以顾，发肠痈。”“阳明厥逆，喘咳身热，善惊，衄，呕血。”“手太阴厥逆，虚满而咳，善呕沫。”“手心主少阴厥逆，心痛引喉，身热。”“手太阳厥逆，耳聋，泣出，项不可以顾，腰不可以俛仰。”“手阳明少阳厥逆，发喉痹，嗌肿，痓。”

［16］病能论：今本《素问》第四十六篇篇名。全元起《素问》注本在第五卷。篇名含义是：论述病态，即疾病的症状、脉象等状态。

能，即態（态）。胡澍《素问校义》说：“澍按：能读为态……《病能论》，即《病态论》也。”

本篇论述病态的主要经文如下：

“黄帝问曰：人病胃脘痈者，诊当何如？岐伯对曰：诊此者，当候胃脉，其脉当沉细，沉细者气逆，逆者人迎甚盛，甚盛则热。人迎者，胃脉也，逆而盛，则热聚于胃口而不行，故胃脘为痈也。”

“人有卧而有所不安者何也？岐伯曰：脏有所伤及，精有所之寄，则安，故人不能悬其病也。”

“帝曰：人之不得偃卧者，何也？岐伯曰：肺者，脏之盖也，肺气盛则脉大，脉大则不得偃卧。”

“帝曰：有病厥者，诊右脉沉而紧，左脉浮而迟，不然，病主安在？岐伯曰：冬诊之，右脉固当沉紧，此应四时，左脉浮而迟，此逆四时；在左当主病在肾，颇关在肺，当腰痛也。帝曰：何以言之？岐伯曰：少阴脉贯肾络肺，今得肺脉，肾为之病，故肾为腰痛之病也。”

“有病颈痈者，或石治之，或针灸治之，而皆已，其真安在？岐伯曰：此同名异等者也。夫痈气之息者，宜以针开除去之。夫气盛血聚者，宜石而泻之，此所谓同病异治也。”

“帝曰：有病怒狂者，此病安生？岐伯曰：生于阳也。帝曰：阳何以使人狂？岐伯曰：阳气者，因暴折而难决，故善怒也，病名曰阳厥。帝曰：何以知之？岐伯曰：阳明者常动，巨阳、少阳不动，不动而动大疾，此其候也。”

“有病身热解堕，汗出如浴。恶风少气，此为何病？岐伯曰：病名曰酒风。”

［17］奇病论：篇名含义及所论诸病见前文。

［18］大奇论：今本《素问》第四十八篇篇名。全元起《素问》注本在第九卷。篇名含义是：论述奇难疾病。《素问吴注》说：“前有《奇病论》，此言《大奇论》者，扩而大之也。”《素问直解》说：“大，推广也。帝承上篇奇病而推广之，故曰大奇。”

《中医大辞典》说："大奇是比较《奇病论》扩大的意思。"

本篇论述奇难疾病的主要经文如下：

"肝满、肾满、肺满皆实，即为肿。肺之雍，喘而两胠满。肝雍，两胠满，卧则惊，不得小便。肾雍，脚下至少腹满，胫有大小，髀䯒大跛，易偏枯。心脉满大，痫瘛筋挛。肝脉小急，痫瘛筋挛；肝脉骛（音务 wù）暴，有所惊骇，脉不至，若瘖，不治自已。肾脉小急，肝脉小急，心脉小急，不鼓皆为瘕。"

金栋按：雍，同壅，壅滞也。如《素问吴注》说："雍，壅同，气滞而不流也。"

"肾、肝并沉为石水，并浮为风水，并虚为死，并小弦欲惊。肾脉大急沉，肝脉大急沉，皆为疝。心脉搏滑急为心疝。肺脉沉搏为肺疝。三阳急为瘕，三阴急为疝。二阴急为痫厥，二阳急为惊。脾脉外鼓，沉为肠澼，久自已。肝脉小缓为肠澼，易治。肾脉小搏沉，为肠澼下血，血温身热者死。心、肝澼亦下血，二脏同病者可治。其脉小沉涩为肠澼，其身热者死，热见七日死。胃脉沉鼓涩，胃外鼓大；心脉小坚急，皆膈偏枯。"

［19］寒热病：今本《灵枢经》第二十一篇篇名。篇名含义是：论述发热恶寒的疾病。《灵枢注证发微》说："篇内所论诸症，不止寒热，然首节所论在寒热，故名篇。但此寒热主外感言，与瘰疬之寒热不同。"

张纲《中医百病名源考·20 附、寒热》云："寒热者，古既以称症，而又以名病，义本不同。盖古言症之寒热者，本谓寻常之发热恶寒，或往来寒热；而言病为寒热者，则又谓倏寒倏热之重笃疾也。而观古所谓寒热病者，多伴咳嗽、咯血、脱肉、瘰疬等症，颇难治之，且又为禀赋不足、骨弱髓少者，多所患之。则寒热之病，本所谓传尸劳瘵者，固亦名矣。"传尸劳瘵，即具有传染性的（肺）结核病。

本篇论述寒热病的主要经文如下：

"皮寒热者，（皮）不可附席，毛发焦，鼻槁腊。……肌寒热者，肌痛，毛发焦而唇槁腊，不得汗。……骨寒热者，病无所安，汗注不休。齿未槁……骨厥亦然。骨痹，举节不用而痛，汗注烦心。"

［20］癫狂：今本《灵枢经》第二十二篇篇名。篇名含义是：论述癫狂病证。《灵枢注证发微》说："内论癫狂诸症，故名篇。"

金栋按：《内经》之癫（巅、颠），或指狂病，或指痫病。本篇所论"癫狂"病之"癫疾"，实指癫痫病。如本篇经文说：

"癫疾始生，先不乐，头重痛，视举目赤，甚作极，已而烦心……癫疾始作，而引口啼呼喘悸……癫疾始作，先反僵，因而脊痛……骨癫疾者，顑齿诸腧分肉皆满而骨居，汗出烦悗，呕吐沃沫，气下泄……筋癫疾者，身倦挛急脉大……呕吐沃沫，气下泄……脉癫疾者，暴仆、四肢之脉皆胀而纵。"《内经词典》云："癫疾，病名，即癫痫。"经文中虽名癫疾，实则"痫病"，发作时强直、阵挛等表现，与现今癫痫病大发作基本相同。

张纲《中医百病名源考·28 癫》云："癫之为病，颠也。颠者，倒也。故先秦以癫名病者，即本谓形体颠仆之形癫（癫痫）也……则《内经》之癫，即今之痫。……先秦两汉以至于隋，以癫为名者，均指间而发作之暴仆筋挛之病而言。”即今之癫痫病也。如《难经·五十九难》云：“癫疾始发，意不乐，僵仆直视。”《金匮要略·妇人杂病》：“奄忽眩冒，状如厥癫。”《甲乙经·阳厥大惊发狂痫》云：“癫疾，僵仆、转筋。”《诸病源候论·癫狂候》云：“癫者，卒发仆地，吐涎沫，口歪目急，手足缭戾，无所觉知，良久乃苏。”《太素》云：“僵仆倒而不觉等谓之癫。”

目前对癫、狂、痫三病证，有癫狂、癫痫之称谓，有严格的界定。

高校教材新世纪第二版周仲英主编《中医内科学·癫狂》说：“癫狂为临床常见的精神失常疾病。癫病以精神抑郁，表情淡漠，沉默寡言，语无伦次，静而多喜为特征。狂病以精神亢奋，狂躁不安，喧扰不宁，骂詈毁物，动而多怒为特征。均以青壮年罹患者多。因二者在临床症状上不能截然分开，又能相互转化，故以癫狂并称。……西医学精神分裂症、躁狂抑郁症，其临床表现与本病证类似。”

本篇论述癫狂病的主要经文如下：

①癫疾病

“癫疾始生，先不乐，头重痛，（直）视举目赤，其作极，已而烦心。候之于颜……癫疾始作，而引口啼呼喘悸者……癫疾始作，而反僵，因而脊痛。”“骨癫疾者，顑齿诸腧分肉皆满，而骨倨强直，汗出、烦悗，呕多沃沫，气下泄，不治。筋癫疾者，身卷挛急（脉）大……呕多沃沫，气下泄，不治。脉癫疾者，暴仆，四肢之脉皆胀而纵，脉满……。癫疾者，疾发如狂者，死不治。”

②狂病

“狂始生，先自悲也，喜忘、苦怒、善恐者，得之忧饥……狂始发，少卧不饥，自高贤也，自辩智也，自尊贵也，善骂詈，日夜不休……狂，善惊，善笑，好歌乐，妄行不休者，得之大恐……狂，目妄见，耳妄闻，善呼者，少气之所生也……狂者多食，善见鬼神，善笑而不发于外者，得之有所大喜。”

[21] 热病：今本《灵枢经》第二十三篇篇名。篇名含义是：论述热病。《灵枢注证发微》说：“篇内所言诸病不一，然论热病更多，故名篇。”

本篇论述下列诸病的主要经文如下：

热病兼症颇多，故不再摘引热病有关经文，仅摘论述偏枯、痱、胸满、心疝、喉痹等病证的经文。

“偏枯，身偏不用而痛，言不变，志不乱，病在分腠之间。……痱之为病也，身体无痛，四肢不收，智乱不甚，言微可知，可治，甚则不能言，不可治也。”“气满胸中喘息……心疝暴痛……喉痹舌卷，口中干，烦心心痛，臂内廉痛。”

[22] 胀论：今本《灵枢经》第三十五篇篇名。篇名含义是：论述胀病。《灵枢注证发微》说：“内详论脏腑胀由、胀形、治法，故名篇。”

本篇论述胀病的主要经文如下：

“黄帝曰：愿闻胀之舍。岐伯曰：夫胀者，皆在于脏腑之外，排脏腑而郭胸胁，胀皮肤，故命曰胀。……营气循脉为脉胀，卫气并脉循分（肉）为肤胀。”

“黄帝曰：愿闻胀形。岐伯曰：夫心胀者，烦心短气，卧不安。肺胀者，虚满而喘咳。肝胀者，胁下满而痛引小腹。脾胀者，善哕，四肢烦悗，体重不能胜衣。肾胀者，腹满引背央央然，腰髀痛。六腑胀：胃胀者，腹满，胃脘痛，鼻闻焦臭，妨于食，大便难。大肠胀者，肠鸣而痛寒，则飧泄食不化。小肠胀者，少腹䐜胀，引腰而痛。膀胱胀者，少腹满而气癃。三焦胀者，气满于皮肤中，殻殻然而不坚。胆胀者，胁下痛胀，口中苦，善太息。”

［23］五癃津液别：今本《灵枢经》第三十六篇篇名。篇名含义是：论述五种体液的代谢及癃闭病证。《灵枢注证发微》说：“内论五液而病为水胀，则必为癃，故名篇。”

五，即五液，指津液在人体代谢过程中所化生的汗、溺、唾、泪、髓五种体液。癃，即癃闭，指五液代谢发生障碍后出现闭阻不通的病证。别，分别、区别。如《灵枢集注》说：“此章论水谷所生之津液，各走其道，别而为五，如五道癃闭，则为水胀。五别者，为汗、为溺、为唾、为泪、为髓。五癃者，液不渗于脑而下流，阴阳气道不通，四海闭塞，三焦不泻，而津液不化，水谷留于下焦，不得渗于膀胱，则水溢而为水胀，因以名篇。”

金栋按：刘衡如说：“五癃津液别，据本篇末句及《甲乙》卷一第十三篇目，此五字当是‘津液五别’四字，因系篇名，沿用已久，故仍其旧。”（刘衡如校勘《灵枢经》）此说是。

本篇论述水胀癃闭病的主要经文如下：

“黄帝问于岐伯曰：水谷入于口，输于肠胃，其液别为五。天寒衣薄则为溺与气，天热衣厚则为汗，悲哀气并则为泣，中热胃缓则为唾。邪气内逆，则气为之闭塞而不行，不行则为水胀。……阴阳气道不通，四海闭塞，三焦不泻，津液不化，水谷并于肠胃之中，别于回肠，留于下焦，不得渗膀胱，则下焦胀，水溢则为水胀，此津液五别之逆顺也。”

金栋按：癃闭，现归肾系病证。高校教材《中医内科学·肾系病证·癃闭》说：“癃闭是以小便量少，排尿困难，甚则小便闭塞不通为主症的一种病证。其中小便不畅，点滴而短少，病势较缓者称为癃；小便闭塞，点滴不通，病势较急者称为闭。……癃与闭都是排尿困难，二者只是在程度上有差别，因此多合称为癃闭。……根据本病的临床表现，类似于西医学中各种原因引起的尿潴留及无尿症，如神经性尿闭、膀胱括约肌痉挛、尿道结石、尿路肿瘤、尿道损伤、尿道狭窄、前列腺增生症、脊髓炎等病所出现的尿潴留以及肾功能不全引起的少尿、无尿症。”

［24］水胀：今本《灵枢经》第五十七篇篇名。篇名含义是：论述水胀病。《灵枢注证发微》说：“内有水与肤胀字义，故名篇。”

本篇论述水胀、肤胀、鼓胀、肠覃、石瘕病的主要经文如下：

“黄帝问于岐伯曰：水与肤胀、鼓胀、肠覃、石瘕、石水，何以别之？岐伯答曰：水始起也，目窠上微肿，如新卧起之状，其颈脉动，时咳，阴股间寒，足胫肿，腹乃大，其水已成矣。以手按其腹，随手而起，如裹水之状，此其候也。黄帝曰：肤胀何以候之？岐伯曰：肤胀者，寒气客于皮肤之间，壳壳然不坚，腹大，身尽肿，皮厚，按其腹，窅而不起，腹色不变，此其候也。鼓胀何如？岐伯曰：腹胀身皆（肿）大，大与肤胀等也，色苍黄，腹筋起，此其候也。肠覃何如？岐伯曰：寒气客于肠外，与卫气相搏，（正）气不得荣，因有所系，癖而内著，恶气乃起，瘜肉乃生。其始生也，大如鸡卵，稍以益大，至其成（也），如怀子之状，久者离岁（月），按之则坚，推之则移，月事以时下，此其候也。石瘕何如？岐伯曰：石瘕生于胞中，寒气客于子门，子门闭塞，气不得通，恶血当泻不泻，衃以留止，日以益大，状如怀子，月事不以时下，皆生于女子，可导而下。"

金栋按：刘衡如说："石水，《甲乙》卷八第四、《千金》卷二十一第四及《外台》卷二十《水肿方》均无，惟《太素》卷二十九《胀论》有，杨注'石水一种，缺而不解也'。本书《邪气藏府病形》篇有'石水'脉证。"（刘衡如校勘《灵枢经》）

［25］上膈：今本《灵枢经》第六十八篇篇名。篇名含义是：论述上膈病证。《灵枢注证发微》说："首句有'气为上膈'，故名篇。"

本篇论述上膈病的主要经文如下：

"黄帝曰：气为上膈。（上膈）者，食饮入而还出。……虫为下膈。下膈者，食晬时乃出。"

［26］岁露论：今本《灵枢经》第七十九篇篇名。篇名含义是：论述春秋之岁露，即四季气候变化对人体的影响。《太素·卷第二十八·八正风候》说："露有其二：一曰春露，主生万物者也；二曰秋露，主衰万物者也。今岁有贼风暴雨，以衰万物，比秋风露，故曰岁露焉。"《灵枢注证发微》说："末以'逢其风而遇其雨者'，为遇岁露，故名篇。"

本篇论述疟病的主要经文如下：

"黄帝问于岐伯曰：经言夏日伤暑，秋病疟，疟之发以时，其故何也？岐伯对曰：邪客于风府，病循膂而下，卫气一日一夜，常大会于风府，其明日日下一节，故其日作晏。此其先客于脊背也，故每至于风府则腠理开，腠理开则邪气入，邪气入则病作，此所以日作常晏也。卫气之行风府，日下一节，二十一日下至尾骶，二十二日入脊内，注于伏冲之脉，其行九日，出于缺盆之中，其气上行，故其病稍益早。其内搏于五脏，横连募原，其道远，其气深，其行迟，不能日作，故次日乃蓄积而作焉。黄帝曰：卫气每至于风府，腠理乃开则邪入焉。其卫气日下一节，则不当风府，奈何？岐伯曰：风府无常，卫气之所应，必开其腠理，气之所舍节，则其府也。黄帝曰：善。夫风之与疟也，相与同类，而风常在，而疟特以时休，何也？岐伯曰：风气留其处，疟气随经络，沉以内搏，故卫气应乃作也。帝曰：善。"

［27］痈疽：今本《灵枢经》第八十一篇篇名。篇名含义是：论述痈疽病证。《灵枢注证发微》说："内论痈疽之义，故名篇。"

金栋按：本篇所论"痈疽"病，是营卫气血为毒邪壅塞而不通，壅蕴化热，热胜肉腐而为脓，乃体表一切疮疡的总称。其中痈浅而疽深，痈轻而疽重，痈在皮肤肌肉而疽在筋骨。《医宗金鉴·痈疽总论》："发于筋骨者，名疽。"

痈指发生于皮肉之间的急性化脓性疾患。其中绝大多数属于皮肤浅表脓肿和发生于各个部位的急性化脓性淋巴结炎，与现代医学所称的“痈”不完全等同。

以“疽”命名的疮疡有两类：

一为有头疽，是比较急性的化脓性疾病，因为初起有粟米样脓头，所以称为“有头疽”，大多属于阳证，相当于现代医学所称的“痈”。但在文献中，也有把“发”命名为“痈”的，如臀痈；也有命名为“发”的，如脑后发；也有以“疽”“发”同称的，如“发脑疽”“发背疽”。这是因为生在项后或背部等处的有头疽，易向外扩展扩大，常并发为现代医学所称的“蜂窝织炎”所致。所以有的文献中说：痈疽之大者谓之发，即是此意。

另一类为无头疽，大多属于阴证，相当于现代医学的“化脓性骨髓炎”“化脓性关节炎”和部分“骨与关节结核”“淋巴结结核”以及“胸壁结核”等。（顾伯华主编《实用中医外科学·第一章疮疡》）

本篇论述痈疽病的主要经文如下：

“黄帝曰：愿尽闻痈疽之形，与忌日名。岐伯曰：痈发于嗌中，名曰猛疽。猛疽不治，化为脓，脓不泻，塞咽，半日死。……发于颈，名曰夭疽。其痈大以赤黑，不急治，则热气下入渊腋，前伤任脉，内熏肝肺。熏肝肺，十余日而死矣。阳气大发，消脑留项，名曰脑烁。其色不乐，项痛而如刺以针。烦心者，死不可治。发于肩及臑，名曰疵痈。其状赤黑，急治之，此令人汗出至足，不害五脏。痈发四五日，逆焫之。发于腋下赤坚者，名曰米疽。治之以砭石，欲细而长，疏砭之，涂以豕膏，六日已，勿裹之。其痈坚而不溃者，为马刀挟瘿，急治之。发于胸，名曰井疽。其状如大豆，三四日起，不早治，下入腹，不治，七日死矣。发于膺，名曰甘疽。色青，其状如谷实瓜蒌，常苦寒热，急治之，去其寒热，（不治）十岁死，死后出脓。”

“黄帝曰：夫子言痈疽，何以别之？岐伯曰：营气稽留于经脉之中，则血泣而不行，不行则卫气从之，（从之）而不通，壅遏而不得行，故热。大热不止，热胜则肉腐，肉腐则为脓。然不能陷（于骨髓），骨髓不为焦枯，五脏不为伤，故命曰痈。黄帝曰：何谓疽？岐伯曰：热气淳盛，下陷肌肤筋髓骨肉，内连五脏，血气竭（尽），当其痈下，筋骨良肉皆无余，故命曰疽。疽者，上之皮夭以坚，状如牛领之皮。痈者，其皮上薄以泽。此其候也。”

【原文】

6. 经脉针灸：见《素问》“刺热[1]”“刺疟[2]”“刺腰痛[3]”“刺要论[4]”“刺齐论[5]”“刺禁论[6]”“刺志论[7]”“针解[8]”“长刺节论[9]”“皮部论[10]”“经络论[11]”“气穴论[12]”“气府论[13]”“骨空论[14]”“水热穴论[15]”“调经论[16]”“缪刺论[17]”“四时刺逆从论[18]”“标本病传论[19]”，《灵枢》“九针十二原[20]”“本输[21]”“小针解[22]”“邪气藏府病形[23]”“根结[24]”“寿夭刚柔[25]”“官针[26]”“本神[27]”“终始[28]”“经脉[29]”“经别[30]”“经水[31]”“经筋[32]”“骨度[33]”“五十营[34]”“营气[35]”“脉度[36]”“营卫生会[37]”“四时气[38]”“背腧[39]”“五禁[40]”“动输[41]”“刺节真邪[42]”“九针论[43]”等篇。

金栋按：经脉乃气血运行的主要通道，是经络系统中直行的主要干线。此只提经脉，省文也，已囊括络脉。所谓经脉（和络脉），是运行全身气血营养，联络脏腑形体官窍，沟通表里上下内外，感应传导周身信息的通路系统，是人体结构的重要组成部分，也是《内经》理论体系的重要内容之一。

针灸，即针灸疗法，针刺、艾灸两种治疗方法的总称。经脉循行路线中的腧穴，是针灸疗法实施的具体部位。针灸疗法是中医学术中一种独特的医疗方法。它具有简便、效验、安全、适应证广等特点。脏腑、经络学说是指导针灸疗法的基本理论。先生说："现经络学说也隶属于阴阳五行之下。""而在《经脉》中已经用五行干支的生克规律对于疾病的重笃、死亡问题进行了阐述。"所以，"即或它不受阴阳五行说统帅，亦可自成一种能解释部分理、法的系统"而终究要与阴阳五行发生关系，才更加系统和完善，更好地指导临床。

先生将《素问》中十九篇、《灵枢》中二十四篇有关与"经脉针灸"的内容提出来，有利于读者从这四十三篇经文中掌握其要点，领会其精髓，为针灸临床提供原始的理论依据，并能充分体会到先生所说的"阴阳五行说是《内经》的统帅和灵魂"这一创论。

【补注】

［1］刺热：篇名含义见前文。

本篇论述经脉针灸的主要经文如下：

①论述五脏热病的针刺原则

"肝热病者……刺足厥阴少阳"，"心热病者……刺手少阴太阳"，"脾热病者……刺足太阴阳明"，"肺热病者……刺手太阴阳明，出血如大豆，立已"，"肾热病者……刺足少阴太阳"。

②论述热病的针刺原则

"热病先胸胁痛，手足躁，刺足少阳，补足太阴，病甚者为五十九刺。热病始手臂痛者，刺手阳明太阴而汗出止。热病始于头首者，刺项太阳而汗出止。热病始于足胫者，刺足阳明而汗出止。热病先身重骨痛，耳聋好瞑，刺足少阴，病甚为五十九刺。热病先眩冒而热，胸胁痛，刺足少阴少阳。"

［2］刺疟：篇名含义见前文。

本篇论述经脉针灸的主要经文如下：

①述六经之疟的针刺原则和/或具体部（穴）位

"足太阳之疟……刺郄中出血"，"足少阳之疟……刺足少阳"，"足阳明之疟……刺足阳明跗上"，"足厥阴之疟……刺足厥阴"。

②论述五脏疟及胃疟的针刺原则

“肺疟者……刺手太阴阳明。心疟者……刺手少阴。肝疟者……刺足厥阴见血。脾疟者……刺足太阴。肾疟者……刺足太阳少阴。胃疟者……刺足阳明太阴横脉出血。”

［3］刺腰痛：篇名含义见前文。

本篇论述经脉针灸的主要经文如下：

①论述足太阳、少阳、阳明、少阴、厥阴等经脉腰痛的针刺原则

“足太阳脉令人腰痛……刺其郄中，太阳正经出血，春无见血。少阳令人腰痛……刺少阳成骨之端初血……夏无见血。阳明令人腰痛……刺阳明于骺前三痏，上下和之出血，秋无见血。足少阴令人腰痛……刺少阴于内踝上二痏，春无见血，出血太多，不可复也。厥阴之脉令人腰痛……刺厥阴之脉，在腨踵鱼腹之外，循之累累然，乃刺之。”

②论述奇经八脉等经脉腰痛的针刺原则和/或具体部（穴）位

“同阴之脉令人腰痛……刺同阴之脉，在外踝上绝骨之端，为三痏。阳维之脉令人腰痛……刺阳维之脉，脉与太阳合腨下间，去地一尺所。衡络之脉令人腰痛……刺之在郄阳、筋之间，上郄数寸，横居为二痏出血。会阴之脉令人腰痛……刺直阳之脉上三痏，在跷上郄下五寸横居，视其盛者出血。飞阳之脉令人腰痛……刺飞阳之脉，在内踝上五寸，少阴之前，与阴维之会。昌阳之脉令人腰痛……刺内筋为二痏，在内踝上大筋前太阴后，上踝二寸所。散脉令人腰痛而热……刺散脉，在膝前骨肉分间，络外廉，束脉为三痏。肉里之脉令人腰痛……刺肉里之脉为二痏，在太阳之外，少阳绝骨之后。”

［4］刺要论：今本《素问》第五十篇篇名。全元起《素问》注本（已佚）在第六卷《刺齐篇》中。篇名含义是：论述针刺的重要规律和法则。如《素问注证发微》说：“刺要者，刺针之要法，故名篇。”

本篇论述经脉针灸的主要经文如下：

“黄帝问曰：愿闻刺要？岐伯对曰：病有浮沉，刺有浅深，各至其理，无过其道。过之则内伤，不及则生外壅，壅则邪从之。浅深不得，反为大贼，内动五脏，后生大病。故曰：病有在毫毛腠理者，有在皮肤者，有在肌肉者，有在脉者，有在筋者，有在骨者，有在髓者。是故刺毫毛腠理无伤皮，皮伤则内动肺，肺动则秋病温疟，泝泝然寒栗。刺皮无伤肉，肉伤则内动脾，脾动则七十二日四季之月，病腹胀烦不嗜食。刺肉无伤脉，脉伤则内动心，心动则夏病心痛。刺脉无伤筋，筋伤则内动肝，肝动则春病热而筋弛。刺筋无伤骨，骨伤则内动肾，肾动则冬病胀腰痛。刺骨无伤髓，髓伤则销铄胻酸，体解㑊然不去矣。”

金栋按：针刺深浅要恰到好处。过之则伤脏，不及则生外壅。

［5］刺齐论：今本《素问》第五十一篇篇名。全元起《素问》注本（已佚）在第六卷。篇名含义是：论述针刺的深浅、限度和分部。如《素问补识》说：“齐，分限也。见《文选·长笛赋》‘各得其齐’注，当念去声。分限，言多少之量。此处即深浅之意。《灵·终始》云：‘刺肥人者以秋冬之齐，刺瘦人者以春夏之齐。’即此‘刺齐’之义，《难经·七十难》‘春夏刺浅，秋冬刺深’，皆刺齐也。”

本篇论述经脉针灸的主要经文如下：

“黄帝问曰：愿闻刺浅深之分。岐伯对曰：刺骨者无伤筋，刺筋者无伤肉，刺肉者无伤脉，刺脉者无伤皮，刺皮者无伤肉，刺肉者无伤筋，刺筋者无伤骨。

“帝曰：余未知其所谓，愿闻其解。岐伯曰：刺骨无伤筋者，针至筋而去，不及骨也。刺筋无伤肉者，至肉而去，不及筋也。刺肉无伤脉者，至脉而去，不及肉也。刺脉无伤皮者，至皮而去，不及脉也。所谓刺皮无伤肉者，病在皮中，针如皮中，无伤肉也。刺肉无伤筋者，过肉中筋也。刺筋无伤骨者，过筋中骨也。此之谓反也。”

［6］刺禁论：今本《素问》第五十二篇篇名。全元起《素问》注本（已佚）在第六卷。篇名含义是：论述针刺的禁忌。如《素问直解》说：“禁者，脏有要害，不可不察也。中伤脏气则死；中伤经脉，或病或死。刺之所禁，不可不知。”

本篇论述经脉针灸的主要经文如下：

①论述刺中内脏的死期

“黄帝问曰：愿闻禁数。岐伯对曰：脏有要害，不可不察。……刺中心，一日死，其动为噫。刺中肝，五日死，其动为语。刺中肾，六日死，其动为嚏。刺中肺，三日死，其动为咳。刺中脾，十日死，其动为吞。刺中胆，一日半死，其动为呕。……刺头中脑户，入脑立死。”

金栋按：《素问》多篇涉及“刺中五脏，危害几何”的内容，但各篇内容不尽一致，有关经文如下：

《素问·诊要经终论》云：“凡刺胸腹者，必避五脏。中心者环死，中脾者五日死，中肾者七日死，中肺者五日死。中膈者，皆为伤中，其病虽愈，不过一岁必死。”

《素问·刺禁论》云：“刺中心，一日死，其动为噫；刺中肝，五日死，其动为语；刺中肾，六日死，其动为嚏；刺中肺，三日死，其动为咳；刺中脾，十日死，其动为吞；刺中胆，一日半死，其动为呕。……刺头中脑户，入脑立死。”

《素问·四时刺逆顺论》云：“刺五脏，中心一日死，其动为噫；中肝，五日死，其动为语；中肺，三日死，其动为咳；中肾，六日死，其动为嚏欠；中脾，十日死，其动为吞。刺伤人五脏必死；其动，则依其脏之所变候知其死也。”

据以上三篇内容分析，“刺中五脏”的死亡日期不同、顺序不一。请看下表：

	心	肺	肝	肾	脾
《诊要经终论》	环	五	缺	七	五
《刺禁论》	一日	三	五	六	十
《四时刺逆顺论》	一	三	五	六	十
全本、《甲乙经》	一	三	五	三	十五

对于上述异同，王冰的说法是由于传抄致误。如《四时刺逆顺论》王冰注：“然此三论皆岐伯之言，而死日、动变不同，传之误也。”《新校正》同意此说。

何者为是、何者为非？与临床是否相符合？其真实性、准确性是否值得怀疑？是否当以怀疑的眼光读《内经》？历代注家又是怎样认识和解释的呢？兹不再引历代诸家之注，感兴趣者可参看。

但须知，历代注家多是从训诂考证方面予以训释，与临床是否相符合，则全然不顾。

山东中医学院、河北医学院《黄帝内经素问校释》说："至于刺中五脏的死期，其理颇难理解，还有待于临床实践中去验证。"此说虽较为客观，但人体试验很难做到，易发生医疗纠纷，或可以动物代之。

先生曾在"《刺禁论》篇中西医结合讲解"一文中说："这段话是说，心、肝、肾、肺、脾、胆不能刺中而受伤，刺中必死。至于一日至十日死，按《内经》得不到充分的理论说明。只有刺中心，一日死，说明心脏很要害。其动为何之说，只有刺中肺，其动为咳合乎理论与实际。按现代解剖生理，刺中内脏而且伤害不很严重即可死人的只有心肺。如果很粗的针具刺中心，几分钟之内就可能死。这样的针具刺中肺，很可能死。多长时间死，要看气胸严重程度。一般说来，一天还不死的，很可能恢复。我的看法是：这段叙述，不是实验所得。即古人没有对针刺致死的人做过病理解剖。上述说法只是推测。按现代理论，不锈钢毫针刺中肝肾脾胆，极少会有生命危险。出于诊断或治疗目的，西医早就做这些器官的穿刺。自然，中医针刺还是要避免刺中它们。"此说公允，盖必须参考现代解剖生理学，方能切合临床实际。读《内经》有疑惑，当用现代解剖生理学解之释。正如先生《中西医结合二十讲》说："对不少《内经》篇章和经文，只有结合西医的有关知识才能真正理解……没有足够的西医知识，不少经典校释的要害处，只能永远模糊下去。"

②论述刺中大血管的不良后果

"刺跗上中大脉，血出不止死。刺面中溜脉，不幸为盲。……刺舌下中脉太过，血出不止为喑。刺足下布络中脉，血不出为肿。刺郄中大脉，令人仆脱色。刺气街中脉，血不出，为肿鼠仆。刺脊间中髓，为伛。刺乳上，中乳房，为肿根蚀。刺缺盆中内陷，气泄，令人喘咳逆。刺手鱼腹内陷，为肿。……刺阴股中大脉，血出不止死。刺客主人内陷中脉，为内漏为聋。刺膝髌出液，为跛。刺臂太阴脉，出血多立死。刺足少阴脉，重虚出血，为舌难以言。刺膺中陷中肺，为喘逆仰息。刺肘中内陷，气归之，为不屈伸。刺阴股下三寸内陷，令人遗溺。刺掖下胁间内陷，令人咳。刺少腹中膀胱溺出，令人少腹满。刺腨肠内陷，为肿。刺匡上陷骨中脉，为漏为盲。刺关节中液出，不得屈伸。"

③论述针刺的禁忌

"无刺大醉，令人气乱。无刺大怒，令人气逆。无刺大劳人，无刺新饱人，无刺大饥人，无刺大渴人，无刺大惊人。"

［7］刺志论：今本《素问》第五十三篇篇名。全元起《素问》注本（已佚）在第六卷。篇名含义是：论述要记住针刺疗法的（虚实）辨证准则。《素问注证发微》说："志者，记也。篇内言虚实之要及泻实补虚之法，当记之不忘，故名篇。"

篇内论述经脉针灸的主要经文如下：

"夫实者，气入也。虚者，气出也。气实者，热也。气虚者，寒也。入实者，左手开针空也。入虚者，左手闭针空也。"

［8］针解：今本《素问》第五十四篇篇名。全元起《素问》注本（已佚）在第六卷。篇名含义是：论述用针的道理。《素问注证发微》说："《灵枢》有《九针十二原》篇，而《小针解》篇正所以解《九针十二原》篇之针法。此篇与《小针解》篇大同小异，故亦谓之'针解篇'。"《素问直解》说："针解，解《灵枢》《素问》所言之针法也。针法始于一，终于九，上应天地，合于人身，故虚实之要，九针最妙。此帝首问九针之解，虚实之道，以为针解也。"

篇内论述经脉针灸的主要经文如下：

①论述针感、候气和出针等问题

"黄帝问曰：愿闻九针之解，虚实之道。岐伯对曰：刺虚则实之者，针下热也，气实乃热也。满而泄之者，针下寒也，气虚乃寒也。菀陈则除之者，出恶血也。邪胜则虚之者，出针勿按。徐而疾则实者，徐出针而疾按之。疾而徐则虚者，疾出针而徐按之。言实与虚者，寒温气多少也。若无若有者，疾不可知也。察后与先者，知病先后也。为虚与实者，工勿失其法。若得若失者，离其法也。虚实之要，九针最妙者，为其各有所宜也。补泻之时者，与气开阖相合也。九针之名，各不同形者，针穷其所当补泻也。

"刺实须其虚者，留针阴气隆至，乃去针也。刺虚须其实者，阳气隆至，针下热乃去针也。经气已至，慎守勿失者，勿变更也。深浅在志者，知病之内外也。近远如一者，深浅其候等也。如临深渊者，不敢堕也。手如握虎者，欲其壮也。神无营于众物者，静志观病人，无左右视也。义无邪下者，欲端以正也。必正其神者，欲瞻病人目制其神，令气易行也。所谓三里者，下膝三寸也。所谓跗之者，举膝分易见也。巨虚者，蹻足骱独陷者。下廉者，陷下者也。"

②根据天人相应观，论述九针的缘由与针刺的部位

"帝曰：余闻九针，上应天地四时阴阳，愿闻其方，令可传于后世以为常也。岐伯曰：夫一天、二地、三人、四时、五音、六律、七星、八风、九野，身形亦应之。针各有所宜，故曰九针。人皮应天，人肉应地，人脉应人，人筋应时，人声应音，人阴阳合气应律，人齿面目应星，人出入气应风，人九窍三百六十五络应野。故一针皮，二针肉，三针脉，四针筋，五针骨，六针调阴阳，七针益精，八针除风，九针通九窍，除三百六十五节气，此之谓各有所主也。"

金栋按：九为数之极，九针之说，乃天人相应之比类推演。

又，《素问·异法方宜论》说："故九针者，亦从南方来。"说明九针出处与五方有关。五方附五行配五脏，是（阴阳）五行说的具体体现。

"虚实之要，九针最妙，补泻之时，以针为之"，说明古代以针刺疗法治病最为广泛，但尚须辨证施刺。《内经》全书涉及九针内容者，除本篇外，还有《灵枢·九针十二原》《官针》《九针论》等篇，当互参，以便更好地全面理解和掌握九针之要领与含义。故补注不厌其详地将与九针有关的经文全部引出，见下文。

［9］长刺节论：今本《素问》第五十五篇篇名。全元起《素问》注本（已佚）在第三卷。篇名含义是：论述补充刺节的道理。长，增长，补充。刺节，针刺疾病的不

同种类。节，种类，数目。如《素问直解》说：“《灵枢·官针》篇云：刺有十二节。《刺节真邪论》：刺有五节。长，犹广也。……所以广五节十二节之刺，故曰长刺节。”

又，刺节指古医经篇名。如《素问补识》说：“天雄按：《刺节真邪》篇云：‘刺节言振埃，夫子乃言刺外经。’‘刺节言发蒙，余不得其意。’‘刺节言去爪，夫子乃言刺关节肢络。’观此，知‘刺节’当是古经篇名。长，上声，‘益也’。见《国语·齐语》‘不月长’韦昭注，意为增益之义。‘节，谓法度’，见《荀子·成相》‘言有节’杨倞注。刺节是古代专论针刺法度之书，而长刺节则是就此书之义而增益推广之，如《大奇论》之‘大’、《广绝交论》之‘广’也。”

金栋按：本篇对头痛、寒热、痈肿、少腹有积、寒疝、筋痹、肌痹、骨痹、狂癫、大风等病的针刺手法，进针穴位，针后反应等分别做了说明。因为本篇补充了“刺节”的道理，所以名为长刺节论。(《素问校注语译》)

篇内论述经脉针灸的主要经文如下：

“刺家不诊，听病者言，在头，头疾痛，为藏针之。刺至骨，病已止，无伤骨肉及皮，皮者道也。阴刺，入一傍四处，治寒热。深专者，刺大脏，迫脏刺背，背俞也。刺之迫脏，脏会，腹中寒热去而止。与刺之要，发针而浅出血。治腐肿者刺腐上，视痈小大深浅刺。刺大者多血，小者深之，必端内针为故止。

“病在少腹有积，刺皮髓以下，至少腹而止。刺侠脊两傍四椎间，刺两髂髎季胁肋间，导腹中气热下已。

“病在少腹，腹痛不得大小便，病名曰疝，得之寒；刺少腹两股间，刺腰髁骨间，刺而多之，尽炅病已。

“病在筋，筋挛节痛，不可以行，名曰筋痹。刺筋上为故，刺分肉间，不可中骨也；病起筋灵，病已止。

“病在肌肤，肌肤尽痛，名曰肌痹，伤于寒湿。刺大分、小分，多发针而深之，以热为故；无伤筋骨，伤筋骨，痈发若变；诸分尽热，病已止。

“病在骨，骨重不可举，骨髓酸痛，寒气至，名曰骨痹；深者刺，无伤脉肉为故。其道大分小分，骨热病已止。

“病在诸阳脉，且寒且热，诸分且寒且热，名曰狂。刺之虚脉，视分尽热，病已止。病初发岁一发，不治月一发，不治月四五发，名曰癫病。刺诸分诸脉，其无寒者以针调之，病止。

“病风且寒且热，炅汗出，一日数过，先刺诸分理络脉；汗出且寒且热，三日一刺，百日而已。

“病大风，骨节重，须眉堕，名曰大风，刺肌肉为故；汗出百日，刺骨髓，汗出百日，凡二百日，须眉生而止针。”

［10］皮部论：今本《素问》第五十六篇篇名。全元起《素问》注本在第二卷。篇名含义是：论述十二经在皮肤上的分属部位。《素问注证发微》说：“篇内首语有‘皮有分部’，末亦如之，故名篇。”《素问吴注》说：“皮部，皮外诸经之分部也。”

篇内论述经脉针灸的主要经文如下：

①十二经之浮络脉，为十二经皮部，从皮肤上出现的变化测知经脉的病变

“黄帝问曰：余闻皮有分部，脉有经纪，筋有结络，骨有度量，其所生病各异。别其分部，左右上下，阴阳所在，病之始终，愿闻其道。岐伯对曰：欲知皮部以经脉为纪者，诸经皆然。

“阳明之阳，名曰害蜚，上下同法，视其部中有浮络者，皆阳明之络也。其色多青则痛，多黑则痹，黄赤则热，多白则寒，五色皆见，则寒热也。络盛则入客于经。阳主外，阴主内。

“少阳之阳，名曰枢持。上下同法，视其部中有浮络者，皆少阳之络也。络盛则入客于经，故在阳者主内，在阴者主出，以渗于内，诸经皆然。

“太阳之阳，名曰关枢。上下同法，视其部中有浮络者，皆太阳之络也。络盛则入客于经。

“少阴之阴，名曰枢儒。上下同法，视其部中有浮络者，皆少阴之络也。络盛则入客于经，其入经也，从阳部注于经，其出者，从阴内注于骨。

“心主之阴，名曰害肩，上下同法，视其部中有浮络者，皆心主之络也。络盛则入客于经。

“太阴之阴，名曰关蛰。上下同法，视其部中有浮络者，皆太阴之络也。络盛则入客于经。

“凡十二经络脉者，皮之部也。”

②皮部是邪气由浅入深、由表入里侵入人体之首发途径

“是故百病之始生也，必先于皮毛。邪中之则腠理开，开则入客于络脉，留而不去，传入于经，留而不去，传入于腑，廪于肠胃。邪之始入于皮也，泝然起毫毛，开腠理；其入于络也，则络脉盛色变；其入客于经也，则感虚乃陷下；其留于筋骨之间，寒多则筋挛骨痛，热多则筋弛骨消，肉烁䐃破，毛直而败。

“帝曰：夫子言皮之十二部，其生病皆何如？岐伯曰：皮者脉之部也，邪客于皮则腠理开，开则邪入客于络脉，络脉满则注于经脉，经脉满则入舍于腑脏也。故皮者有分部，不与而生大病也。”

［11］经络论：今本《素问》第五十七篇篇名。全元起《素问》注本在《皮部论》末，后由王冰分成目前的篇目卷次。篇名含义是：论述经脉与络脉的五色变化。如《素问注证发微》说：“内论经络所见之色，故名篇。”

篇内论述经脉针灸的主要经文如下：

“黄帝问曰：夫络脉之见也，其五色各异，青黄赤白黑不同，其故何也？岐伯对曰：经有常色而络无常变也。帝曰：经之常色何如？岐伯曰：心赤、肺白、肝青、脾黄、肾黑，皆亦应其经脉之色也。

“帝曰：络之阴阳，亦应其经乎？岐伯曰：阴络之色应其经，阳络之色变无常，随四时而行也。寒多则凝泣，凝泣则青黑；热多则淖泽，淖泽则黄赤，此皆常色，谓之无病。五色具见者，谓之寒热。”

金栋按：络脉有五色，乃四时五脏附五行之比类推演。

［12］气穴论：今本《素问》第五十八篇篇名。全元起《素问》注本在第二卷。篇名含义是：论述周身经气所注的穴位，即人体三百六十五个气穴的分布情况。如《素问注证发微》说："详论周身气穴，故名篇。"

气穴，《素问吴注》说："人身孔穴，皆气所居，故曰气穴。"《中医大辞典》说："气穴，即经气所注的穴位。"

篇内论述经脉针灸的主要经文如下：

①三百六十五气穴的名称与分布情况

"黄帝问曰：余闻气穴三百六十五以应一岁，未知其所，愿卒闻之。岐伯稽首再拜对曰：窘乎哉问也？其非圣帝，孰能穷其道焉，因请溢意，尽言其处。

"脏俞五十穴，腑俞七十二穴，热俞五十九穴，水俞五十七穴，头上五行行五，五五二十五穴，中䏚两傍各五，凡十穴，大椎上两傍各一，凡二穴，目瞳子、浮白二穴，两髀厌分中二穴，犊鼻二穴，耳中多所闻二穴，眉本二穴，完骨二穴。顶（项）中央一穴，枕骨二穴，上关二穴，大迎二穴，下关二穴，天柱二穴，巨虚上下廉四穴，曲牙二穴，天突一穴，天府二穴，天牖二穴，扶突二穴，天窗二穴，肩解二穴，关元一穴，委阳二穴，肩贞二穴，喑门一穴，脐一穴，胸俞十二穴，背俞二穴，膺俞十二穴，分肉二穴，踝上横二穴，阴阳跷四穴，水俞在诸分，热俞在气穴，寒热俞在两骸厌中二穴，大禁二十五，在天府下五寸，凡三百六十五穴，针之所由行也。"

金栋按：天（岁）有三百六十五日，人有三百六十五气穴，乃天人相应之推演。

②孙络、溪谷致病的原因和治法

"帝曰：余已知气穴之处，游针之居，愿闻孙络溪谷，亦有所应乎？岐伯曰：孙络三百六十五穴会，亦以应一岁，以溢奇邪，以通荣卫。荣卫稽留，卫散荣溢，气竭血着。外为发热，内为少气。疾泻无怠，以通荣卫，见而泻之，无问所会。

"帝曰：善。愿闻溪谷之会也。岐伯曰：肉之大会为谷，肉之小会为溪，肉分之间，溪谷之会，以行荣卫，以会大气。邪溢气壅，脉热肉败，荣卫不行，必将为脓，内销骨髓，外破大腘，留于节凑，必将为败。积寒留舍，荣卫不居，卷肉缩筋，肋肘不得伸，内为骨痹，外为不仁，命曰不足，大寒留于溪谷也。溪谷三百六十五穴会，亦应一岁。其小痹淫溢，循脉往来，微针所及，与法相同。

"帝乃避左右而起，再拜曰：今日发蒙解惑，藏之金匮，不敢复出。乃藏之金兰之室，署曰气穴所在。岐伯曰：孙络之脉别经者，其血盛而当泻者，亦三百六十五脉，并注于络，传注十二络脉，非独十四络脉也，内解泻于中者十脉。"

金栋按：天（岁）有三百六十五日，人有孙络、溪谷各三百六十五，乃天人相应之推演。

［13］气府论：今本《素问》第五十九篇篇名。全元起《素问》注本在第二卷。篇名含义是：论述六腑所主的手足三阳经脉气所发之穴。如《素问吴注》说："六阳孔穴，皆气所居，命曰气府。"

府，六阳经脉皆属腑。如《素问直解》说："手足三阳之脉，六腑主之。故脉气所发之穴，即为气府。"

篇内论述经脉针灸的主要经文如下：

“足太阳脉气所发者七十八穴：两眉头各一，入发至项（顶）三寸半，傍五，相去三寸，其浮气在皮中者，凡五行，行五，五五二十五，项中大筋两旁各一。风府两旁各一，侠脊以下至尻尾二十一节，十五间各一，五脏之俞各五，六腑之俞各六，委中以下至足小趾旁各六俞。

“足少阳脉气所发者六十二穴：两角上各二，直目上发际内各五，耳前角上各一，耳前角下各一，锐发下各一，客主人各一，耳后陷中各一，下关各一，耳下牙车之后各一，缺盆各一，腋下三寸，胁下至胠，八间各一。髀枢中，旁各一，膝以下至足小趾次趾各六俞。

“足阳明脉气所发者六十八穴：额颅发际旁各三，面鼽骨空各一，大迎之骨空各一，人迎各一，缺盆外骨空各一，膺中骨间各一，侠鸠尾之外，当乳下三寸，侠胃脘各五，侠脐广三寸各三，下脐二寸侠之各三，气街动脉各一，伏菟上各一，三里以下至足中趾各八俞，分之所在穴空。

“手太阳脉气所发者三十六穴：目内眦各一，目外各一，鼽骨下各一，耳郭上各一，耳中各一，巨骨穴各一，曲掖上骨穴各一，柱骨上陷者各一，上天窗四寸各一，肩解各一，肩解下三寸各一，肘以下至手小指本各六俞。

“手阳明脉气所发者二十二穴：鼻空外廉项上各二，大迎骨空各一，柱骨之会各一，髃骨之会各一，肘以下至手大指次指本各六俞。

“手少阳脉气所发者三十二穴：鼽骨下各一，眉后各一，角上各一，下完骨后各一，项中足太阳之前各一，侠扶突各一，肩贞各一，肩贞下三寸分间各一，肘以下至手小指次指本各六俞。

“督脉气所发者二十八穴：项中央二，发际后中八，面中三，大椎以下至尻尾及旁十五穴，至骶下凡二十一节，脊椎法也。

“任脉之气所发者二十八穴：喉中央二，膺中骨陷中各一，鸠尾下三寸，胃脘五寸，胃脘以下至横骨六寸半一。腹脉法也。下阴别一，目下各一，下唇一，龂交一。

“冲脉气所发者二十二穴：侠鸠尾外各半寸至脐寸一，侠脐下旁各五分至横骨寸一，腹脉法也。

“足少阴舌下，厥阴毛中急脉各一，手少阴各一，阴阳跷各一，手足诸鱼际脉气所发者，凡三百六十五穴也。”

金栋按：天（岁）有三百六十五日，人有三百六十五穴，乃天人相应之推演。又，本篇是补充《气穴论》未足之义，重点介绍手足三阳经脉气所发之穴，因手足三阳经脉，为六腑所主，故名。文中说明各经脉气交会之处的腧穴数与分布情况。其所举之穴有属本经的，也有他经的，所以不同于现代一般以经脉循行路线为纲的叙述方法。(《中医大辞典》)

［14］骨空论：今本《素问》第六十篇篇名。全元起《素问》注本在第二卷。自“灸寒热之法”已下，在第六卷《刺齐篇》末。篇名含义是：论述骨空中的穴位，即论述风病、水病、寒热病、任督冲脉之循行与病证的针刺与艾灸之法。针灸皆当取适

宜的孔穴，而孔穴则位于骨空之中。如《素问注证发微》说："骨必有孔，孔即穴也，故名篇。"

空，同孔。如《素问直解》说："空，作孔。篇内俱同。骨空，周身骨节之穴孔也。"

篇内论述经脉针灸的主要经文如下：

①论述几种痛证的针刺疗法

"黄帝问曰：余闻风者百病之始也，以针治之奈何？岐伯对曰：风从外入，令人振寒，汗出头痛，身重恶寒，治在风府，调其阴阳，不足则补，有余则泻。大风颈项痛，刺风府，风府在上椎。大风汗出，灸譩譆，譩譆在背下侠脊傍三寸所，厌之令病人呼譩譆，譩譆应手。从风憎风，刺眉头。失枕在肩上横骨间。折使榆臂齐肘正，灸脊中。眇络季胁引少腹而痛胀，刺譩譆。腰痛不可以转摇，急引阴卵，刺八髎与痛上，八髎在腰尻分间。鼠瘘寒热，还刺寒府，寒府在附膝外解营。取膝上外者使之拜，取足心者使之跪。"

②论述任、冲、督脉的循行、病证及针刺原则

"任脉者，起于中极之下，以上毛际，循腹里上关元，至咽喉，上颐循面入目。冲脉者，起于气街，并少阴之经，侠脐上行，至胸中而散。任脉为病，男子内结七疝，女子带下瘕聚。冲脉为病，逆气里急。督脉为病，脊强反折。督脉者，起于少腹以下骨中央。女子入系廷孔，其孔，溺孔之端也。其络循阴器合篡间，绕篡后，别绕臀，至少阴与巨阳中络者合，少阴上股内后廉，贯脊属肾。与太阳起于目内眦，上额交巅，上入络脑，还出别下项，循肩髆内，侠脊抵腰中，入循膂络肾。其男子循茎下至篡，与女子等，其少腹直上者，贯脐中央，上贯心入喉，上颐环唇，上系两目之下中央。此生病，从少腹上冲心而痛，不得前后，为冲疝。其女子不孕，癃痔、遗溺、嗌干。督脉生病治督脉，治在骨上，甚者在脐下营。"

③论述五十七水腧之骨空

"水俞五十七穴，尻上五行，行五，伏菟上两行，行五，左右各一行，行五，踝上各一行，行六穴。髓空，在脑后三分，在颅际锐骨之下，一在龂基下，一在项后中复骨下，一在脊骨上空，在风府上。脊骨下空，在尻骨下空。数髓空在面侠鼻，或骨空在口下当两肩。两髆骨空，在髆中之阳。臂骨空在臂阳，去踝四寸两骨空之间。股骨上空在股阳，出上膝四寸。骭骨空在辅骨之上端。股际骨空在毛中动下。尻骨空在髀骨之后，相去四寸。扁骨有渗理凑，无髓孔，易髓无空。"

④论述寒热等灸法

"灸寒热之法，先灸项大椎，以年为壮数，次灸橛骨，以年为壮数。视背俞陷者灸之，举臂肩上陷者灸之，两季胁之间灸之，外踝上绝骨之端灸之，足小指次指间灸之，腨下陷脉灸之，外踝后灸之，缺盆骨上切之坚痛如筋者灸之，膺中陷骨间灸之，掌束骨下灸之，脐下关元三寸灸之，毛际动脉灸之，膝下三寸分间灸之，足阳明跗上动脉灸之，巅上一灸之。犬所啮之处灸之三壮，即以犬伤病法灸之。凡当灸二十九处。伤食灸之，不已者，必视其经之过于阳者，数刺其俞而药之。"

［15］水热穴论：今本《素问》第六十一篇篇名。全元起《素问》注本在第八卷。篇名含义是：论述水病和热病的腧穴，即论述水病的病因病机、证候、施治的腧穴与热病的机理、施治的腧穴。如《素问注证发微》说："内论治水治热之穴，故名篇。"

水热穴：即治水之穴五十七个，治热之穴五十九个。如《素问直解》说："水热穴者，水俞五十七穴，热俞五十九穴。"

篇内论述经脉针灸的主要经文如下：

①论述水病的腧穴

"帝曰：水俞五十七处者，是何主也？岐伯曰：肾俞五十七穴，积阴之所聚也，水所从出入也。尻上五行行五者，此肾俞。故水病下为胕肿，大腹，上为喘呼，不得卧者，标本俱病，故肺为喘呼，肾为水肿，肺为逆不得卧，分为相输，俱受者水气之所留也。伏菟上各二行，行五者，此肾之街也。三阴之所交结于脚也。踝上各一行，行六者，此肾脉之下行也，名曰太冲。凡五十七穴者，皆脏之阴络，水之所客也。"

②论述四时针刺深浅不一

"帝曰：春取络脉分肉何也？岐伯曰：春者木始治，肝气始生，肝气急，其风疾，经脉常深，其气少，不能深入，故取络脉分肉间。

"帝曰：夏取盛经分腠何也？岐伯曰：夏者火始治，心气始长，脉瘦气弱，阳气留溢，热熏分腠，内至于经，故取盛经分腠，绝肤而病去者，邪居浅也。所谓盛经者，阳脉也。

"帝曰：秋取经俞何也？岐伯曰：秋者金始治，肺将收杀，金将胜火，阳气在合，阴气初胜，湿气及体，阴气未盛，未能深入，故取俞以泻阴邪，取合以虚阳邪，阳气始衰，故取于合。

"帝曰：冬取井荥何也？岐伯曰：冬者水始治，肾方闭，阳气衰少，阴气坚盛，巨阳伏沉，阳脉乃去，故取井以下阴逆，取荥以实阳气。"

金栋按：四时针刺深浅不同，以人体组织结构应于四时故也，乃天人相应之推演。

③论述热病的腧穴

"帝曰：夫子言治热病五十九俞，余论其意，未能领别其处，愿闻其处，因闻其意。岐伯曰：头上五行行五者，以越诸阳之热逆也。大杼、膺俞、缺盆、背俞，此八者，以泻胸中之热也。气街、三里、巨虚上下廉，此八者，以泻胃中之热也。云门、髃骨、委中、髓空，此八者，以泻四肢之热也。五脏俞傍五，此十者，以泻五脏之热也。凡此五十九穴者，皆热之左右也。"

［16］调经论：今本《素问》第六十二篇篇名。全元起《素问》注本在第一卷。篇名含义是：论述调理经脉的理论。如《素问直解》说："十二经脉，内通五脏六腑，外络三百六十五节，相并为实，相失为虚，寒热阴阳，血气虚实，随其病之所在而调之，是为《调经论》也。"

篇内论述经脉针灸的主要经文如下：

①论述针刺治疗神、气、血、形、志等有余不足的病证

"黄帝问曰：余闻刺法言，有余泻之，不足补之，何谓有余，何谓不足？岐伯对

曰：有余有五，不足亦有五，常欲何问？帝曰：愿尽闻之。岐伯曰：神有余，有不足；气有余，有不足；血有余，有不足；形有余，有不足；志有余，有不足。凡此十者，其气不等也。

“帝曰：神有余不足何如？岐伯曰：神有余则笑不休，神不足则悲。血气未并，五脏安定，邪客于形，洒淅起于毫毛，未入于经络也。故命曰神之微。帝曰：补泻奈何？岐伯曰：神有余则泻其小络之血，出血勿之深斥，无中其大经，神气乃平。神不足者，视其虚络，按而致之，刺而利之，无出其血，无泄其气，以通其经，神气乃平。帝曰：刺微奈何？岐伯曰：按摩勿释，著针勿斥，移气于不足，神气乃得复。

“帝曰：善。（气）有余不足奈何？岐伯曰：气有余则喘咳上气，不足则息利少气。血气未并，五脏安定，皮肤微病，命曰白气微泄。帝曰：补泻奈何？岐伯曰：气有余则泻其经隧，无伤其经，无出其血，无泄其气。不足则补其经隧，无出其气。帝曰：刺微奈何？岐伯曰：按摩勿释，出针视之，曰我将深之，适人必革，精气自伏，邪气散乱，无所休息，气泄腠理，真气乃相得。

“帝曰：善。血有余不足奈何？岐伯曰：血有余则怒，不足则恐，血气未并，五脏安定，孙络外溢，则经有留血。帝曰：补泻奈何？岐伯曰：血有余则泻其盛经，出其血。不足则补其虚经，内针其脉中，久留而视，脉大疾出其针，无令血泄。帝曰：刺留血奈何？岐伯曰：视其血络，刺出其血，无令恶血得入于经，以成其疾。

“帝曰：善。形有余不足奈何？岐伯曰：形有余则腹胀泾溲不利，不足则四肢不用。血气未并，五脏安定，肌肉蠕动，命曰微风。帝曰：补泻奈何？岐伯曰：形有余则泻其阳经，不足则补其阳络。帝曰：刺微奈何？岐伯曰：取分肉间，无中其经，无伤其络，卫气得复，邪气乃索。

帝曰：善。志有余不足奈何？岐伯曰：志有余则腹胀飧泄，不足则厥。血气未并，五脏安定，骨节有动。帝曰：补泻奈何？岐伯曰：志有余则泻然筋血者，不足则补其复溜。帝曰：刺未并奈何？岐伯曰：即取之，无中其经，邪所乃能立虚。”

②论述针刺调理经脉能治肢节、脏腑虚实百病

“帝曰：阴与阳并，血气以并，病形以成，刺之奈何？岐伯曰：刺此者取之经隧，取血于营，取气于卫，用形哉，因四时多少高下。

“帝曰：血气以并，病形以成，阴阳相倾，补泻奈何？岐伯曰：泻实者气盛乃内针，针与气俱内，以开其门如利其户。针与气俱出，精气不伤，邪气乃下，外门不闭，以出其疾，摇大其道，如利其路，是谓大泻，必切而出，大气乃屈。帝曰：补虚奈何？岐伯曰：持针勿置，以定其意，候呼内针，气出针入，针空四塞，精无从去，方实而疾出针，气入针出，热不能还，闭塞其门，邪气布散，精气乃得存。动气候时，近气不失，远气乃来，是谓追之。

“帝曰：夫子言虚实者有十，生于五脏，五脏五脉耳。夫十二经脉皆生其病，今夫子独言五脏。夫十二经脉者，皆络三百六十五节，节有病必被经脉，经脉之病，皆有虚实，何以合之？岐伯曰：五脏者，故得六腑与为表里，经络支节，各生虚实，其病所居，随而谓之。病在脉，调之血；病在血，调之络；病在气，调之卫；病在肉，调

之分肉；病在筋，调之筋；病在骨，调之骨。燔针劫刺其下及与急者。病在骨，焠针药熨；病不知所痛，两跷为上；身形有痛，九候莫病，则缪刺之；痛在于左而右脉病者，巨刺之。必谨察其九候，针道备矣。”

金栋按：十二经脉以应十二月，三百六十五节以应三百六十五日，乃天人相应之推演。

［17］缪刺论：今本《素问》第六十三篇篇名。全元起《素问》注本在第二卷。篇名含义是：论述针刺中的缪刺方法。《素问吴注》说：“缪刺者，左病刺右，右病刺左，身病刺四肢，缪其病处也。所以行缪刺者，络病而经不病故也。”

缪，纰缪、错也。王冰注：“缪刺，言所刺之穴，应用如纰缪纲纪也。”《素问直解》说：“左右交刺，谓之缪刺。病在经脉，则经刺之，刺其俞穴也。病在络脉，则缪刺之，刺其皮络也。……刺极浅也。”

篇内论述经脉针灸的主要经文如下：

①论述缪刺概念

“黄帝问曰：余闻缪刺，未得其意，何谓缪刺？岐伯对曰：夫邪之客于形也，必先舍于皮毛；留而不去，入舍于孙脉；留而不去，入舍于络脉；留而不去，入舍于经脉，内连五脏，散于肠胃，阴阳俱感，五脏乃伤，此邪之从皮毛而入，极于五脏之次也，如此则治其经焉。今邪客于皮毛，入舍于孙络，留而不去，闭塞不通，不得入于经，流溢于大络，而生奇病也。夫邪客大络者，左注右，右注左，上下左右与经相干，而布于四末，其气无常处，不入于经俞，命曰缪刺。

“帝曰：愿闻缪刺，以左取右，以右取左奈何？其与巨刺何以别之？岐伯曰：邪客于经，左盛则右病，右盛则左病，亦有移易者，左痛未已而右脉先病，如此者，必巨刺之，必中其经，非络脉也。故络病者，其痛与经脉缪处，故命曰缪刺。”

②论述足三阴、足三阳、手阳明、手少阳等络之缪刺

“帝曰：愿闻缪刺奈何？取之何如？

“岐伯曰：邪客于足少阴之络，令人卒心痛暴胀，胸胁支满，无积者，刺然骨之前出血，如食顷而已；不已，左取右，右取左。病新发者，取五日已。

“邪客于手少阳之络，令人喉痹舌卷，口干心烦，臂外廉痛，手不及头，刺手中指次指爪甲上，去端如韭叶各一痏，壮者立已，老者有顷已，左取右，右取左，此新病，数日已。

“邪客于足厥阴之络，令人卒疝暴痛，刺足大指爪甲上，与肉交者各一痏，男子立已，女子有顷已，左取右，右取左。

“邪客于足太阳之络，令人头项肩痛，刺足小指爪甲上，与肉交者各一痏，立已。不已，刺外踝下三痏，左取右，右取左，如食顷已。

“邪客于手阳明之络，令人气满胸中，喘息而支胠，胸中热，刺手大指次指爪甲上，去端如韭叶各一痏，左取右，右取左，如食顷已。

“邪客于臂掌之间，不可得屈，刺其踝后，先以指按之痛，乃刺之，以月死生为数，月生一日一痏，二日二痏，十五日十五痏，十六日十四痏。

“邪客于手阳明之络，令人耳聋，时不闻音，刺手大指次指爪甲上，去端如韭叶各一痏，立闻。不已，刺中指爪甲上与肉交者，立闻。其不时闻者，不可刺也。耳中生风者，亦刺之如此数，左刺右，右刺左。

“凡痹往来，行无常处者，在分肉间痛而刺之，以月死生为数，用针者，随气盛衰，以为痏数，针过其日数则脱气，不及日数则气不泻，左刺右，右刺左，病已止；不已，复刺之如法，月生一日一痏，二日二痏，渐多之，十五日十五痏，十六日十四痏，渐少之。

“邪客于足阳明之经（络），令人鼽衄，上齿寒，刺足中指次指爪甲上，与肉交者各一痏，左刺右，右刺左。

“邪客于足少阳之络，令人胁痛不得息，咳而汗出，刺足小指次指爪甲上，与肉交者各一痏，不得息立已，汗出立止；咳者温衣饮食，一日已，左刺右，右刺左，病立已，不已，复刺如法。

“邪客于足少阴之络，令人嗌痛，不可内食，无故善怒，气上走贲上。刺足下中央之脉，各三痏，凡六刺，立已。左刺右，右刺左，嗌中肿，不能内唾，时不能出唾者，刺然骨之前，出血立已，左刺右，右刺左。

“邪客于足太阴之络，令人腰痛，引少腹控眇，不可以抑息，刺腰尻之解，两胂之上，是腰俞，以月死生为痏数，发针立已，左刺右，右刺左。

“邪客于足太阳之络，令人拘挛背急，引胁而痛，刺之从项始，数脊椎侠脊，按疾之应手如痛，刺之傍三痏，立已。

“邪客于足少阳之络，令人留于枢中痛，髀不可举，刺枢中以毫针，寒则久留针，以月死生为数，立已。治诸经刺之，所过者不病，则缪刺之。耳聋，刺手阳明，不已，刺其通脉出耳前者。齿龋，刺手阳明，不已，刺其脉入齿中，立已。”

③论述阳跷脉之缪刺

“邪客于足阳跷之脉，令人目痛，从内眦始，刺外踝之下半寸所各二痏，左刺右，右刺左，如行十里顷而已。人有所堕坠，恶血留内，腹中满胀，不得前后，先饮利药，此上伤厥阴之脉，下伤少阴之络，刺足内踝之下，然骨之前，血脉出血，刺足跗上动脉。不已，刺三毛上各一痏，见血立已，左刺右，右刺左。善悲惊不乐，刺如右方。”

④论述邪客五脏之缪刺

“邪客于五脏之间，其病也，脉引而痛，时来时止，视其病，缪刺之于手足爪甲上，视其脉，出其血，间日一刺，一刺不已，五刺已。缪传引上齿，齿唇寒痛，视其手背脉血者去之，足阳明中指爪甲上一痏，手大指次指爪甲上各一痏，立已，左取右，右取左。”

⑤论述邪客五络之缪刺

“邪客于手足少阴、太阴、足阳明之络，此五络皆会于耳中，上络左角，五络俱竭，令人身脉皆动，而形无知也，其状若尸，或曰尸厥，刺其足大指内侧爪甲上，去端如韭叶，后刺足心，后刺足中指爪甲上各一痏，后刺手大指内侧，去端如韭叶，后刺手心主，少阴锐骨之端各一痏，立已。不已，以竹管吹其两耳，剃其左角之发方一寸燔治，饮以美酒一杯，不能饮者灌之，立已。”

⑥论述缪刺的原则

“凡刺之数，先视其经脉，切而从之，审其虚实而调之，不调者经刺之；有痛而经不病者缪刺之，因视其皮部有血络者尽取之，此缪刺之数也。”

［18］四时刺逆从论：今本《素问》第六十四篇篇名。自“厥阴有余”至“筋急目痛”，全元起本在第六卷。自“春气在经脉”至篇末，全元起本在第一卷。篇名含义是：论述逆四时之序与从四时之序的针刺。从之则针到病除，逆之则必遭祸殃。如《素问直解》说：“四时刺逆从者，春刺经脉，夏刺孙络，长夏刺肌肉，秋刺皮肤，冬刺骨髓，四时各有所刺，刺之从也。刺不知四时之经，正气内乱，中伤五脏，死之有期，逆之刺也。”

篇内论述经脉针灸的主要经文如下：

①论述顺四时之气则乱气不生

“是故春气在经脉，夏气在孙络，长夏气在肌肉，秋气在皮肤，冬气在骨髓中。帝曰：余愿闻其故。岐伯曰：春者，天气始开，地气始泄，冻解冰释，水行经通，故人气在脉。夏者，经满气溢，入孙络受血，皮肤充实。长夏者，经络皆盛，内溢肌中。秋者，天气始收，腠理闭塞，皮肤引急。冬者盖藏，血气在中。内著骨髓，通于五脏。是故邪气者，常随四时之气血而入客也，至其变化不可为度，然必从其经气，辟除其邪，除其邪则乱气不生。”

金栋按：五时之气与人体相应组织结构相配，乃人应五时，天人相应推演而来。

②论述逆四时经气而针刺所引起的病变

“帝曰：逆四时而生乱气奈何？岐伯曰：春刺络脉，血气外溢，令人少气；春刺肌肉，血气环逆，令人上气；春刺筋骨，血气内著，令人腹胀。夏刺经脉，血气乃竭，令人解㑊；夏刺肌肉，血气内却，令人善恐；夏刺筋骨，血气上逆，令人善怒。秋刺经脉，血气上逆，令人善忘；秋刺络脉，气不外行，令人卧不欲动；秋刺筋骨，血气内散，令人寒栗。冬刺经脉，血气皆脱，令人目不明；冬刺络脉，内气外泄，留为大痹；冬刺肌肉，阳气竭绝，令人善忘。凡此四时刺者，大逆之病，不可不从也，反之，则生乱气相淫病焉。故刺不知四时之经，病之所生，以从为逆，正气内乱，与精相薄，必审九候，正气不乱，精气不转。”

③刺中内脏，死期不一

“刺五脏：中心一日死，其动为噫；中肝五日死，其动为语；中肺三日死，其动为咳；中肾六日死，其动为嚏欠；中脾十日死，其动为吞。刺伤人五脏必死，其动，则依其藏之所变候知其死也。”

［19］标本病传论：今本《素问》第六十五篇篇名。全元起《素问》注本在第二卷《皮部论》篇前。篇名含义是：论述疾病的标本与传变规律。如《素问注证发微》说：“本篇前二节论标本，后八节论病传，故名篇。《灵枢》以《病本篇》论标本，以《病传篇》论病之所传，分为二篇，其义全同。”

标本，在此指发病的先后主次。病传，指疾病传变的规律。《素问直解》说：“标本，阴阳先后之气也。先病为本，后病为标。人身正气调和，外感风热湿火燥寒之气，谓之客气，则以外感客气为本，三阳三阴正气为标。……病传者，心病传肺，肺病传肝，肝传脾，脾传肾，相克而传，皆有死期，若间一脏，则相生而传，病当自止。"

篇内论述经脉针灸的主要经文如下：

"夫病传者，心病先心痛，一日而咳，三日胁支痛，五日闭塞不通，身痛体重，三日不已死；冬夜半，夏日中。肺病喘咳，三日而胁支满痛，一日身重体痛，五日而胀，十日不已死；冬日入，夏日出。肝病头目眩，胁支满，三日体重身痛，五日而胀，三日腰脊少腹痛，胫酸，三日不已死；冬日入，夏早食。脾病身痛体重，一日而胀，二日少腹腰脊痛，胫酸，三日背胎筋痛，小便闭，十日不已死；冬人定，夏晏食。肾病少腹腰脊痛，骺酸，三日背胎筋痛，小便闭，三日腹胀，三日两胁支痛，三日不已死；冬大晨，夏晏晡。胃病胀满，五日少腹腰脊痛，骺酸，三日背胎筋痛，小便闭，五日身体重，六日不已死；冬夜半后，夏日昳。膀胱病小便闭，五日少腹胀，腰脊痛，骺酸，一日腹胀，一日身体痛，二日不已死；冬鸡鸣，夏下晡。诸病以次是相传，如是者，皆有死期，不可刺；间一脏止，及至三四脏者，乃可刺也。"

金栋按：五脏病传之规律及死期，与《灵枢·病传》篇同，乃按五行相胜（克）推演而来，与临床事实是否相符，则全然不顾。

［20］九针十二原：《灵枢经》第一篇篇名。篇名含义是：论述九针和十二原穴。如《灵枢注证发微》说："内有九针之名，又有十二原穴，故名篇。"

篇内论述经脉针灸的主要经文如下：

①论述上工守神、守机，粗工守形、守关，以及迎、随、徐、疾、补、泻、候气等针刺手法及适应病证

"小针之要，易陈而难入。粗守形，上守神。神乎，神客在门。未睹其疾，恶知其原？刺之微在速迟。粗守关，上守机，机之动，不离其空。空中之机，清静而微。其来不可逢，其往不可追。知机之道者，不可挂以发，不知机道，扣之不发。知其往来，要与之期。粗之暗乎，妙哉工独有之。往者为逆，来者为顺，明知逆顺，正行无问。迎而夺之，恶得无虚？追而济之，恶得无实？迎之随之，以意和之，针道毕矣。凡用针者，虚则实之，满则泄之，宛陈则除之，邪胜则虚之。《大要》曰：徐而疾则实，疾而徐则虚。言实与虚，若有若无。察后与先，若亡若存。为虚与实，若得若失。虚实之要，九针最妙，补泻之时，以针为之。泻曰（迎之，迎之意）必持（而）内之，放而出之，排阳扬出，疾气得泄。按而引针，是谓内温，血不得散，气不得出也。补曰随之，随之意若忘之，若行若按，如蚊虻止，如留如还，去如绝弦，令左属右，其气故止，外门已闭，中气乃实，必无留血，急取诛之。"

金栋按：本篇"小针"之"小"当作"夫"。刘衡如说："小：《甲乙》卷五第四作'夫'，文义俱胜，应据改。此'小'字似是后人据本书第三篇篇目而改。顾彼篇之所以名《小针解》者，由于《灵枢》《素问》本是一部《内经》，恐因《素问》中已有《针解》一篇，故于此篇《针解》之前加'小'以别之耳，意谓'小'的'针解'。马莳以来，注家多谓'小针'之'解'，甚至有说'九针之外又立小针'者（张

志聪《灵枢集注》卷一),恐未必为是。篇首帝言微针,自是泛指诸针。本书《玉版》篇有小针,《太素》卷二十三《疽痈逆顺刺》杨注亦以九针释之,皆非谓九针之外,别有小针也。《太素》缺卷作‘小’,则此误已在隋唐以前。”(刘衡如校勘本《灵枢经》)

②论述九针的名称、形状与用途

“九针之名,各不同形:一曰镵针,长一寸六分;二曰员针,长一寸六分;三曰鍉针,长三寸半;四曰锋针,长一寸六分;五曰铍针,长四寸,广二分半;六曰员利针,长一寸六分;七曰毫针,长一寸六分;八曰长针,长七寸;九曰大针,长四寸。镵针者,头大末锐,主泻阳气。员针者,锋如卵形,揩摩分间,不得伤肌肉,以泻分气。鍉针者,锋如黍粟之锐,主按脉勿陷,以致其气。锋针者,刃三隅以发痼疾。铍针者,末如剑锋,以取大脓。员利针者,尖如氂,且员且锐,中身微大,以取暴气。毫针者,尖如蚊虻喙,静以徐往,微以久留(正气因)之(真邪俱往,出针)而养,以取痛痹。长针者,锋利身薄,可以取远痹。大针者,尖如梃,其锋微员,以泻机关之水也。九针毕矣。”

③论述五脏六腑之腧穴的循行趋向(习称五输穴)

“黄帝问:愿闻五脏六腑所出之处。岐伯曰:五脏五腧,五五二十五腧;六腑六腧,六六三十六腧。经脉十二,络脉十五,凡二十七气,入上下。所出为井,所溜为荥,所注为俞,所行为经,所入为合,二十七气所行,皆在五输也。”

金栋按:五输穴指十二经脉分布在肘、膝关节以远的5个特定腧穴,即“井、荥、输、经、合”,简称“五输”。

④论述十二原穴的名称及所属经

“五脏有六腑,六腑有十二原,十二原出于四关,四关主治五脏。五脏有疾,当取之十二原。十二原者,五脏之所以禀三百六十五节气味也。五脏有疾也,应出十二原。而原各有所出,明知其原,睹其应,而知五脏之害矣。阳中之少阴,肺也,其原出于太渊,太渊二。阳中之太阳,心也,其原出于大陵,大陵二。阴中之少阳,肝也,其原出于太冲,太冲二。阴中之至阴,脾也,其原出于太白,太白二。阴中之太阴,肾也,其原出于太溪,太溪二。膏之原,出于鸠尾,鸠尾一。肓之原,出于脖胦,脖胦一。凡此十二原者,主治五脏六腑之有疾者也。胀取三阳,飧泄取三阴。”

金栋按:原穴指脏腑原气输注、经过和留止于十二经脉四肢部的腧穴。原,本原、原气之意,是人体生命的原动力,为十二经脉维持正常生理功能之根本。十二原穴分布于腕踝关节附近。阴经之原穴与五输穴中的俞穴同穴名、同部位,实为一穴,即所谓“阴经以俞为原”,“阴经之俞并于原”。阳经之原穴位于五输穴中的俞穴之后,即另置一原。(高校教材新世纪第二版石学敏《针灸学》)十二原穴是全身气血、经气会聚之处,与五脏六腑相通,五脏六腑有病,必然反映到十二原穴上,因此它是主治脏腑疾病的重要穴位。

⑤用针必观色、察脉、视病之剧易以为治,若治反其病,反致为害等注意事项

“持针之道,坚者为宝,正指直刺,无针左右,神在秋毫,属意病者,审视血脉,

刺之无殆。方刺之时，心在悬阳，及与两衡，神属勿去，知病存亡。（取）血脉者，在腧横居，视之独满，切之独坚。”

“睹其色，察其目，知其散复。……凡将用针，必先诊脉，视气之剧易，乃可以治也。五脏之气已绝于内，而用针者反实其外，是谓重竭，重竭必死，其死也静，治之者，辄反其气，取腋与膺。五脏之气已绝于外，而用针者反实其内，是谓逆厥，逆厥则必死，其死也躁，治之者，反取四末。（凡）刺之害中而不去，则精泄；不中而去，则致气。精泄则病益甚而恇，致气则生为痈疡。”

［21］本输：《灵枢经》第二篇篇名。篇名含义是：推本各经的腧穴。如《灵枢注证发微》说：“本篇输字，是言推本各经之有腧穴也，故名篇。”

本，溯求本源。输，即转输。人身穴位，乃气血游行出入之处，故称输穴，简称输。《内经》中输与腧、俞三字常混用。如田代华、刘更生《灵枢经校注》说：“按：输、腧、俞三字古通，本书中常混用。今以总论腧穴者为‘腧’，四肢末端特定五输穴为‘输’，五输穴中之一及太阳膀胱经在背部的脏腑诸穴为‘俞’，并律之。”

篇内论述经脉针灸的主要经文如下：

“黄帝问于岐伯曰：凡刺之道，必通十二经脉之所终始，络脉之所别起，五输之所止，六腑之所与合，四时之所出入，五脏之所溜处，阔数之度，浅深之状，高下所至。愿闻其解。岐伯曰：请言其次也。

“肺出于少商，少商者，手大指端内侧也，为井（木）；溜于鱼际，鱼际者，手鱼也，为荥；注于太渊，太渊（者），鱼后一寸陷者中也，为俞；行于经渠，经渠（者），寸口中也，动而不居，为经；入于尺泽，尺泽（者），肘中之动脉也，为合。手太阴经也。

“心（主）出于中冲，中冲（者），手中指之端也，为井（木）；流于劳宫，劳宫（者），掌中中指本节之内间也，为荥；注于大陵，大陵（者），掌后两骨之间方下者也，为俞；行于间使，间使（者），两筋之间，三寸之中也，有过则至，无过则止，为经；入于曲泽，曲泽（者），肘内廉下陷者之中也，屈而得之，为合。手少阴（心主经）也。（金栋按：按五输穴的流注顺序，正是手心主——手厥阴心包经的循行路线，因“手少阴之脉独无腧”而以“心主”代之。据刘衡如校勘本改。）

“肝出于大敦，大敦者，足大指之端及三毛之中也，为井（木）；溜于行间，行间（者），足大指间也，为荥；注于太冲，太冲（者），行间上二寸陷者之中也，为俞；行于中封，中封（者），内踝之前一寸半，陷者之中，使逆则宛，使和则通，摇足而得之，为经；入于曲泉，曲泉（者），辅骨之下，大筋之上也，屈膝而得之，为合。足厥阴（经）也。

“脾出于隐白，隐白者，足大指之端内侧也，为井（木）；溜于大都，大都（者），本节之后下陷者之中也，为荥；注于太白，太白（者），核骨之下也，为俞；行于商丘，商丘（者），内踝之下陷者之中也，为经；入于阴之陵泉，阴之陵泉（者），辅骨之下陷者之中也，伸而得之，为合。足太阴（经）也。

“肾出于涌泉，涌泉者，足心也，为井（木）；溜于然谷，然谷（者），然骨之下者也，为荥；注于太溪，太溪（者），内踝之后，跟骨之上陷者中也，为俞；行于复溜，复溜（者），上内踝二寸，动而不休，为经；入于阴谷，阴谷（者），辅骨之后，大筋之下，小筋之上也，按之应手，屈膝而得之，为合。足少阴经也。

“膀胱出于至阴，至阴者，足小指之端也，为井（金）；溜于通谷，通谷（者），本节之前外侧也，为荥；注于束骨，束骨（者），本节之后陷者中也，为俞；过于京骨，京骨（者），足外侧大骨之下，为原；行于昆仑，昆仑（者），在外踝之后，跟骨之上，为经；入于委中，委中（者），腘中央，为合，委而取之。足太阳（经）也。

“胆出于窍阴，窍阴者，足小指次指之端也，为井（金）；溜于侠溪，侠溪（者），足小指次指之间也，为荥；注于临泣，临泣（者），上行一寸半陷者中也，为俞；过于丘墟，丘墟（者），外踝之前下陷者中也，为原；行于阳辅，阳辅（者），外踝之上、辅骨之前及绝骨之端也，为经；入于阳之陵泉，阳之陵泉（者），在膝外陷者中也，为合，伸而得之。足少阳（经）也。

“胃出于厉兑，厉兑者，足大指内次指之端也，为井（金）；溜于内庭，内庭（者），次指外间也，为荥；注于陷谷，陷谷者，中指内间上行二寸陷者中也，为俞；过于冲阳，冲阳（者），足跗上五寸陷者中也，为原，摇足而得之；行于解溪，解溪（者），上冲阳一寸半陷者中也，为经；入于下陵，下陵（者），膝下三寸胻骨外三里也，为合；复下三里三寸为巨虚上廉，复下上廉三寸为巨虚下廉也；大肠属上，小肠属下，足阳明胃脉也。大肠小肠，皆属于是，足阳明（经）也。

“三焦者，上合手少阳，出于关冲，关冲者，手小指次指之端也，为井（金）；溜于液门，液门（者），小指次指之间也，为荥；注于中渚，中渚（者），本节之后陷者中也，为俞；过于阳池，阳池（者），在腕上陷者之中也，为原；行于支沟，支沟（者），上腕三寸两骨之间陷者中也，为经；入于天井，天井（者），在肘外大骨之上陷者中也，为合，屈肘乃得之；三焦下腧在于足太阳之前，少阳之后，出于腘中外廉，名曰委阳，是太阳络也。手少阳经也。（足）三焦者，足少阳太阳之所将，太阳之别也，上踝五寸，别入贯腨肠，出于委阳，并太阳之正，入络膀胱，约下焦，实则闭癃，虚则遗溺，遗溺则补之，闭癃则泻之。

“小肠者，上合手太阳，出于少泽，少泽（者），小指之端也，为井（金）；溜于前谷，前谷（者），在手（小指）外廉本节前陷者中也，为荥；注于后溪，后溪者，在手（小指）外侧本节之后也，为俞；过于腕骨，腕骨（者），在手外侧腕骨之前，为原；行于阳谷，阳谷（者），在锐骨之下陷者中也，为经；入于小海，小海（者），在肘内大骨之外，去端半寸陷者中也，伸臂而得之，为合。手太阳经也。

“大肠上合手阳明，出于商阳，商阳（者），大指次指之端也，为井（金）；溜于本节之前二间，为荥；注于本节之后三间，为俞；过于合谷，合谷（者），在大指歧骨之间，为原；行于阳溪，阳溪（者），在两筋间陷者中也，为经；入于曲池，（曲池者），在肘外辅骨陷者中，屈臂而得之，为合。手阳明（经）也。

“是谓五脏六腑之腧，五五二十五腧，六六三十六腧也。六腑皆出足之三阳，上合于手者也。”

金栋按：五脏六腑十一经脉，源于“天六地五”之天人相应说，而三阴三阳十二经脉与此说发生矛盾。如何调和之？医家采取了与阴阳五行说合流的做法。诚如先生于第十二节出土医书与《内经》所说：“经脉由十一变为十二，毫无疑问是受‘天人相应’思想指导。《内经》反复说十二经‘合之十二月、十二辰、十二节、十二时’等。‘天人相应’经董仲舒大发挥并与阴阳五行合流，其影响开始无孔不入，波及一切学说和迷信术数。由十一经变为十二经，理应在此时或稍后。要冲破五脏说，硬加一个心包，没有很强烈的哲学思想激发是不可能的。”

②四时取穴常法

“春取络脉诸荥大经分肉之间，甚者深取之，间者浅取之。夏取诸腧孙络肌肉皮肤之上。秋取诸合，余如春法。冬取诸井诸腧之分，欲深而留之。此四时之序，气之所处，病之所舍，脏之所宜。”

金栋按：四时取穴，以天人相应为法也。

［22］小针解：《灵枢经》第三篇篇名。篇名含义是：论述解释小针之要领。如《灵枢注证发微》说：“第一篇《九针十二原》中有小针之要，而此篇正以解其首篇，故名之曰《小针解》。”

篇内论述经脉针灸的主要经文：本节经文大都是相关内容，不再摘引，感兴趣者请读原经文。

［23］邪气藏府病形：《灵枢经》第四篇篇名。篇名含义是：论述邪中脏腑和出现的各种病形（症状）。如《灵枢注证发微》说：“篇内首三节论邪气入于脏腑，第四节论病形，故名篇。”

篇内论述经脉针灸的主要经文如下：

①如何针刺脉（病）之六变

“岐伯曰：调其脉之缓、急、大、小、滑、涩，而病变定矣。黄帝曰：调之奈何？……病之六变者，刺之奈何？岐伯答曰：诸急者多寒；缓者多热；大者多气少血；小者血气皆少；滑者阳气盛，微有热；涩者多血少气，微有寒。是故刺急者，深内而久留之。刺缓者，浅内而疾发针，以去其热。刺大者，微泻其气，无出其血。刺滑者，疾发针而浅内之，以泻其阳气而去其热。刺涩者，必中其脉，随其逆顺而久留之，必先按而循之，已发针，疾按其痏，无令其血出，以和其脉。诸小者，阴阳形气俱不足，勿取以针，而调以甘药也。”

②六腑病证当取合穴与针刺之大法

“黄帝曰：荥输与合，各有名乎？岐伯答曰：荥输治外经，合治内府。黄帝曰：治内府奈何？岐伯曰：取之于合。黄帝曰：合各有名乎？岐伯答曰：胃合（入）于三里，大肠合入于巨虚上廉，小肠合入于巨虚下廉，三焦合入于委阳，膀胱合入于委中，胆合入于阳陵泉。黄帝曰：取之奈何？岐伯答曰：取之三里者，低跗；取之巨虚者，举足；取之委阳者，屈伸而索之；委中者，屈而取之；阳陵泉者，正（立）竖膝，予之齐下，至委阳之阳取之；取诸外经者，揄申而从之。……大肠病者……取巨虚上廉。胃病者……取之三里也。小肠病者……取之巨虚下廉。三焦病者……取委阳。膀胱病者……取委中。胆病者……取阳陵泉。黄帝曰：刺之有道乎？岐伯答曰：刺此者，必中气穴，无中肉节，中气穴则针游于巷，中肉节即皮肤痛。补泻反则病益笃。中筋则筋缓，邪气不出，与其真相搏，乱而不去，反还内著，用针不审，以顺为逆也。”

［24］根结：《灵枢经》第五篇篇名。篇名含义是：论述经络的根本与终结部位（腧穴）。《灵枢注证发微》说：“内有阴阳诸经，根于某穴，结于某穴，故名篇。”

根，是经气始生的根穴；结，是经气终末的结穴。

篇内论述经脉针灸的主要经文如下：

“九针之要，在（于）终始；故能知终始，一言而毕，不知终始，针道咸绝。

“太阳根于至阴，结于命门，命门者，目也。阳明根于厉兑，结于颡大，颡大者，钳耳也。少阳根于窍阴，结于窗笼，窗笼者，耳中也。太阳为关，阳明为阖，少阳为枢。故关折，则肉节渎缓而暴病起矣，故（候）暴病者，取之太阳，视有余不足。渎者，皮肉宛膲而弱也。阖折，则气无所止息而痿疾起矣。故痿疾者，取之阳明，视有余不足。无所止息者，真气稽留，邪气居之也。枢折，即骨繇而不安于地，故骨繇者，取之少阳，视有余不足。骨繇者，节缓而不收也。所谓骨繇者，摇故也，当穷其本也。

“太阴根于隐白，结于太仓。少阴根于涌泉，结于廉泉。厥阴根于大敦，结于玉英，络于膻中。太阴为关，厥阴为阖，少阴为枢。故关折，则仓廪无所输膈洞，膈洞者，取之太阴，视有余不足，故关折者，气不足而生病也。阖折，即气弛而喜悲，悲者取之厥阴，视有余不足。枢折，则脉有所结而不通，不通者，取之少阴，视有余不足，有结者皆取之。

“足太阳根于至阴，溜于京骨，注于昆仑，入于天柱、飞扬也。足少阳根于窍阴，溜于丘墟，注于阳辅，入于天容、光明也。足阳明根于厉兑，溜于冲阳，注于下陵，入于人迎、丰隆也。手太阳根于少泽，溜于阳谷，注于小海，入于天窗，支正也。手少阳根于关冲，溜于阳池，注于支沟，入于天牖、外关也。手阳明根于商阳，溜于合谷，注于阳溪，入于扶突、偏历也。此所谓十二经者，盛络皆当取之。”

金栋按：关于三阴三阳开、阖、枢的问题

“太阳为开，少阳为枢，阳明为阖；太阴为开，少阴为枢，厥阴为阖”，见于《素问·阴阳离合论》及《灵枢·根结》篇，并与《素问·皮部论》中的有关内容有关。

“太阳为开”“太阴为开”，《太素卷五·阴阳合》均作“关（關—閞）”。繁体字：開（开）、關（关）、閞。閞，通關，乃關之省文。

《太素·卷五·阴阳合》注：“三阳离合为关、阖、枢，以营于身也。夫为门者具有三义：一者门关，主禁者也，膀胱足太阳脉，主禁津液及于毛孔，故为关也；二者门阖，谓是门扉，主关闭也，胃足阳明脉，令真气止息，复无滞留，故名为阖也；三者门枢，主转动者也，胆足少阳脉主筋，纲维诸骨，令其转动，故为枢也。”

萧延平按：“‘太阳为关（關）’，‘关’字《甲乙经》《素问》《灵枢》均作开（開）。日本抄本均作‘閞’，乃‘关’字省文。玩杨注‘门有三义，一者门关，主禁者也。’‘主禁’之义，‘关’字为长，若‘开’字，则说不去矣。再考《灵枢·根结篇》及《甲乙经·经脉根结篇》，于‘太阳为开’之上均有‘不知根结，五脏六腑折

关败枢、开阖而走'之文，本书卷十《经脉根结》与《灵枢》《甲乙》同，则是前以关、枢、阖三者并举，后复以为关、为阖、为枢分析言之，足证明后之为'为关''关'字，即前之'折关''关'字无疑矣。下'太阴为关'与此同义，不再举。再按：嘉祐本《素问》新校正云：'《九墟》太阳为关。'作'关'。"

開是多音字，①音变（biàn）；②音关（guān）。唐代"关"简作"開"。

由上可见，开、阖、枢，当为关、阖、枢。

关（闗—開），本义指门闩；阖，本义指门扉；枢，本义指门轴。根据经脉的循行规律，三阳经脉之太阳行于身之后为关，阳明行于身之前为阖，少阳行于身之侧为枢。此即"太阳为关，阳明为阖，少阳为枢"之含义。

《素问·阴阳离合论》及《灵枢·根结篇》论三阳有关、阖、枢，合为一阳；三阴亦有关、阖、枢，合为一阴。此一阴一阳作为人身之两重门户，外以拒邪气之侵，内以固精气之失。此乃三阴三阳（即关阖枢）之生理。

［25］寿夭刚柔：《灵枢经》第六篇篇名。篇名含义是：论述不同人体形气之刚柔与寿夭的关系。《灵枢注证发微》说："内有'寿夭刚柔'等字，故名篇。"

篇内论述经脉针灸的主要经文如下：

①论述风、痹、风痹的病因、症状与针刺之法

"黄帝问于少师曰：余闻人之生也，有柔有刚，有弱有强，有短有长，有阴有阳，愿闻其方。少师答曰：阴中有阴，阳中有阳，审知阴阳，刺之有方。得病所始，刺之有理。谨度病端，与时相应。内合于五脏六腑，外合于筋骨皮肤。是故内有阴阳，外亦有阴阳。在内者，五脏为阴，六腑为阳，在外者，筋骨为阴，皮肤为阳。故曰，病在阴之阴者，刺阴之荥俞；病在阳之阳者，刺阳之合；病在阳之阴者，刺阴之经；病在阴之阳者，刺阳之络。故曰，病在阳者命曰风，病在阴者命曰痹，阴阳俱病命曰风痹。病有形而不痛者，阳之类也；无形而痛者，阴之类也。无形而痛者，其阳缓而阴伤之也，急治其阴，无攻其阳；有形而不痛者，其阴缓而阳伤之也，急治其阳，无攻其阴。阴阳俱动，乍有形，乍无形，加以烦心，命曰阴胜其阳，此谓不表不里，其形不久。"

②论述了刺有三变及药物熨帖的方法

"黄帝曰：余闻刺有三变，何谓三变？伯高答曰：有刺营者，有刺卫者，有刺寒痹之留经者。黄帝曰：刺三变者奈何？伯高答曰：刺营者出血，刺卫者出气，刺寒痹者内热。黄帝曰：营卫寒痹之为病奈何？伯高答曰：营之生病也，寒热少气，血上下行。卫之生病也，气痛时来时去，怫忾贲响，风寒客于肠胃之中。寒痹之为病也，留而不去，时痛而皮不仁。黄帝曰：刺寒痹内热奈何？伯高答曰：刺布衣者，以火焠之；刺大人者，以药熨之。黄帝曰：药熨奈何？伯高答曰：用淳酒二十升，蜀椒一升，干姜一升，桂心一升，凡四种，皆㕮咀，渍酒中。用绵絮一斤，细白布四丈，并内酒中，置酒马矢煴中，盖封涂，勿使泄。五日五夜，出布绵絮，曝干之，干复渍，以尽其汁。每渍必晬其日，乃出干。干，并用滓与绵絮，复布为复巾，长六七尺，为六七巾，则用之生桑炭炙巾，以熨寒痹所刺之处，令热入至于病所，寒复炙巾以熨之，三十遍而

止。汗出以巾拭身，亦三十遍而止。起步内中，无见风。每刺必熨，如此病已矣，此所谓内热也。”

［26］官针：《灵枢经》第七篇篇名。篇名含义是：论述正确使用九针的重要性。《灵枢注证发微》说：“官者，任也。官针者，任九针之所宜也，故名篇。”

官，其意有二：一指用，任用。如《灵枢校注语译》说：“‘官’有‘用’义，是动词。《礼记·乐记》郑注：‘官，犹事也。’‘事’与‘用’同义。故《官能篇》云：‘知官九针。’旧注以官针为法定之针，似不合。”二指官方。如《类经九卷·针刺类四》说：“官，法也，公也。制有法而公于人，故曰官针。”《灵枢经校注》同。似以前说为妥。

篇内论述经脉针灸的主要经文如下：

①论述正确使用九针的重要性，并指出九针有不同的性能和适应证，在临证时应根据疾病的性质和部位来选择用针的长、短、大、小

“凡刺之要，官针最妙。九针之宜，各有所为，长短大小，各有所施。不得其用，病弗能移。病浅针深，内伤良肉，皮肤为痈；病深针浅，病气不泻，反为大脓。病小针大，气泻太甚，疾必为害；病大针小，气不泄泻，亦复为败。失针之宜。大者（太）泻，小者不移。已言其过，请言其所施。

“病在皮肤无常处者，取以鑱针于病所，肤白勿取。病在分肉间（者），取以员针于病所。病在经络痼痹者，取以锋针。病在脉、气少当补之者，取以鍉针于井荥分俞。病为大脓者，取以铍针。病痹气暴发者，取以员利针。病痹气痛而不去者，取以毫针。病在中者，取以长针。病水肿不能过关节者，取以大针。病在五脏固居者，取以锋针，泻于井荥分俞，取以四时。”

②九变刺

“凡刺有九，以应九变。一曰俞刺，俞刺者，刺诸经荥俞脏俞也。二曰远道刺，远道刺者，病在上，取之下，刺腑俞也。三曰经刺，经刺者，刺大经之结络经分也。四曰络刺，络刺者，刺小络之血脉也。五曰分刺，分刺者，刺分肉之间也。六曰大泻刺，大泻刺者，刺大脓以铍针也。七曰毛刺，毛刺者，刺浮痹（于）皮肤也。八曰巨刺，巨刺者，左取右，右取左。九曰焠刺，焠刺者，刺燔针则取痹也。”

③十二经（节）刺

“凡刺有十二节，以应十二经。一曰偶刺，偶刺者，以手直心若背，直痛所，一刺前，一刺后，以治心痹，刺此者，傍针之也。二曰报刺，报刺者，刺痛无常处上下行者，直内无拔针，以左手随病所按之，乃出针复刺之也。三曰恢刺，恢刺者，直刺傍之，举之前后，恢筋急，以治筋痹也。四曰齐刺，齐刺者，直入一，傍入二，以治寒（热）气小深者。或曰三刺，三刺者，治痹气小深者也。五曰阳刺，阳刺者，正内一，傍内四，而浮之，以治寒（热）气之搏大者也。六曰直针刺，直针刺者，引皮乃刺之，以治寒（热）气之浅者也。七曰输刺，输刺者，直入直出，稀发针而深之，以治气盛而热者也。八曰短刺，短刺者，刺骨痹，稍摇而深之，致针骨所，以上下摩骨也。九曰浮刺，浮刺者，傍入而浮之，以治肌急而寒者也。十曰阴刺，阴刺者，左右卒刺之，以治寒厥，中

寒厥，足（取）踝后少阴也。十一曰傍针刺，傍针刺者，直刺傍刺各一，以治留痹久居者也。十二曰赞刺，赞刺者，直入直出，数发针而浅之出血，是谓治痈肿也。”

④五脏刺

“凡刺有五，以应五脏。一曰半刺，半刺者，浅内而疾发针，（毋）令针伤多，如拔发状，以取皮气，此肺之应也。二曰豹文刺，豹文刺者，左右前后针之，中脉为故，以取经络之血者，此心之应也。三曰关刺，关刺者，直刺左右，尽筋上，以取筋痹，慎无出血，此肝之应也，或曰渊刺，一曰岂刺。四曰合刺，合刺者，左右鸡足，针于分肉之间，以取肌痹，此脾之应也。五曰输刺，输刺者，直入直出，深内之至骨，以取骨痹，此肾之应也。”

［27］本神：《灵枢经》第八篇篇名。篇名含义是：推本精神情志等活动。《灵枢注证发微》说：“此篇推本五脏之神，故名篇。”

神，指人的精、神、魂、魄、心、意、志、思、智、虑等精神活动。

篇内论述经脉针灸的主要经文如下：

“黄帝问于岐伯曰：凡刺之法，必先本于神。……是故用针者，察观病人之态，以知精神魂魄之存亡得失之意。五者已伤，针不可以治之也。”

［28］终始：《灵枢经》第九篇篇名。篇名含义是：论述针刺之终始。《灵枢经校注》说：“篇首云：‘凡刺之道，毕于终始。’且本篇强调针刺时要根据脏腑阴阳、经脉气血运行的终始以确立补泻之法，故篇名终始。”

篇内论述经脉针灸的主要经文如下：

①论述终始之意

“凡刺之道，毕于终始，明知终始，五脏为纪，阴阳定矣。阴者主脏，阳者主腑，阳受气于四末，阴受气于五脏。故泻者迎之，补者随之，知迎知随，气可令和。和气之方，必通阴阳，五脏为阴，六腑为阳，传之后世，以血为盟，敬之者昌，慢之者亡，无道行私，必得夭殃。谨奉天道，请言终始。终始者，经脉为纪。持其脉口人迎，以知阴阳有余不足，平与不平，天道毕矣。所谓平人者不病。不病者，脉口人迎应四时也，上下相应而俱往来也，六经之脉不结动也，本末之（zhī）寒温相守司也。形肉血气必相称也，是谓平人。少气者，脉口人迎俱少而不称尺寸也。如是者，则阴阳俱不足，补阳则阴竭，泻阴则阳脱。如是者，可将以甘药，不（愈），可饮以至剂。如此者弗灸不已，因而泻之，则五脏气坏矣。”

金栋按：脉口人迎应四时，以知阴阳有余不足，平与不平，乃天人相应之推演。

②论述针刺取穴原则

“凡刺之道，气调而止，补阴泻阳，音气益彰，耳目聪明，反此者血气不行。所谓气至而有效者，泻则益虚，虚者脉大如其故而不坚也，坚如其故者，适虽言快，病未去也。补则益实，实者脉大如其故而益坚也，大如其故而不坚者，适虽言快，病未去也。故补则实、泻则虚，痛虽不随针（减），病必衰去。必先通十二经脉之所生病，而后可得传于终始矣。故阴阳不相移，虚实不相倾，取之其经。

“凡刺之属，三刺至谷（气），邪僻妄合，阴阳易居，逆顺相反，沉浮异处，四时不得，稽留淫泆，须针而去。故一刺则阳邪出，再刺则阴邪出，三刺则谷气至，谷气至而止。所谓谷气至者，已补而实，已泻而虚，故以知谷气至也。邪气独去者，阴与阳未能调，而病知愈也。故曰补则实，泻则虚，痛虽不随针（减），病必衰去矣。阴盛而阳虚，先补其阳，后泻其阴而和之。阴虚而阳盛，先补其阴，后泻其阳而和之。

“三脉重于足大指之间，必审其实虚。虚而泻之，是谓重虚，重虚病益甚。凡刺此者，以指按之，脉动而实且疾者疾泻之，虚而徐者则补之，反此者病益甚。其重也，阳明在上，厥阴在中，太阴在下。膺俞中膺，背俞中背。肩膊虚者，取之上。重舌，刺舌柱以铍针也。手屈而不伸者，其病在筋，伸而不屈者，其病在骨，在骨守骨，在筋守筋。

“补（泻）须一方实，深取之，稀按其痏，以极出其邪气；一方虚，浅刺之，以养其脉，疾按其痏，无使邪气得入。邪气来也紧而疾，谷气来也徐而和。脉实者，深刺之，以泄其气；脉虚者，浅刺之，使精气无得出，以养其脉，独出其邪气。刺诸痛者，（深刺之，诸痛者，）其脉皆实。从腰以上者，手太阴阳明皆主之；从腰以下者，足太阴阳明皆主之。病在上者下取之，病在下者高取之，病在头者取之足，病在腰者取之腘。病生于头者头重，生于手者臂重，生于足者足重。治病者，先刺其病所从生者也。

“春气在（毫）毛，夏气在皮肤，秋气在分肉，冬气在筋骨。刺此病者各以其时为齐（金栋按：天人相应也）。故刺肥人者，（以）秋冬之齐；刺瘦人者，以春夏之齐。病痛者阴也，痛而以手按之不得者阴也，深刺之。（痒者阳也，浅刺之）病在上者阳也，病在下者阴也。病先起（于）阴者，先治其阴而后治其阳；病先起（于）阳者，先治其阳而后治其阴。

“刺热厥者，留针反为寒；刺寒厥者，留针反为热。刺热厥者，二阴一阳；刺寒厥者，二阳一阴。所谓二阴者，二刺阴也；一阳者，一刺阳也。久病者邪气入深，刺此病者，深内而久留之，间日而复刺之，必先调其左右，去其血脉，刺道毕矣。

“凡刺之法，必察其形气。形肉未脱，少气而脉又躁，躁厥者，必为缪刺之，散气可收，聚气可布。深居静处，与神往来，闭户塞牖，魂魄不散，专意一神，精气不分，毋闻人声，以收其精，必一其神，令志在针。浅而留之，微而浮之，以移其神，气至乃休。男内女外，坚拒勿出，谨守勿内，是谓得气。”

③论述三阴三阳经的人迎、脉口诊断与针刺

“人迎一盛，病在足少阳，一盛而躁，病在手少阳。人迎二盛，病在足太阳，二盛而躁，病在手太阳，人迎三盛，病在足阳明，三盛而躁，病在手阳明。人迎四盛，且大且数，名曰溢阳，溢阳为外格。脉口一盛，病在足厥阴，一盛而躁，在手心主。脉口二盛，病在足少阴，二盛而躁，在手少阴。脉口三盛，病在足太阴，三盛而躁，在手太阴。脉口四盛，且大且数者，名曰溢阴，溢阴为内关，内关不通，死不治。人迎与太阴脉口俱盛四倍以上，名曰关格。关格者与之短期。

“人迎一盛，泻足少阳而补足厥阴，二泻一补，日一取之，必切而验之，躁取之上，气和乃止。人迎二盛，泻足太阳补足少阴，二泻一补，二日一取之，必切而验之，躁取之上，气和乃止。人迎三盛，泻足阳明而补足太阴，二泻一补，日二取之，必切而验之，躁取之上，气和乃止。脉口一盛，泻足厥阴而补足少阳，二补一泻，日一取之，必切而验之，躁而取（之）上，气和乃止。脉口二盛，泻足少阴而补足太阳，二补一泻，二日一取之，必切而验之，躁取之上，气和乃止。脉口三盛，泻足太阴而补足阳明，二补一泻，日二取之，必切而验之，躁而取之上，气和乃止。所以日二取之者，太阴主胃，大富于谷气，故可日二取之也。人迎与脉口俱盛三倍以上，命曰阴阳俱溢，如是者不开，则血脉闭塞，气无所行，流淫于中，五脏内伤。如此者，因而灸之，则变易而为他病矣。”

金栋按：人迎与寸口对比诊脉法不合理。请参看何梦瑶《医碥》和《素问补识》。

④论述针刺十二禁

“凡刺之禁：新内勿刺，已刺勿内。大怒勿刺，已刺勿怒。新劳勿刺，已刺勿劳。大醉勿刺，已刺勿醉。大饱勿刺，已刺勿饱。大饥勿刺，已刺勿饥。大渴勿刺，已刺勿渴。大惊大恐，必定其气，乃刺之。乘车来者，卧而休之，如食顷乃刺之。步行来者，坐而休之，如行十里顷乃刺之。凡此十二禁者，其脉乱气散，逆其营卫，经气不次，因而刺之，则阳病入于阴，阴病出为阳，则邪气复生。粗工不察，是谓伐形，身体淫泺，乃消脑髓，津液不化，脱其五味，是谓失气也。”

⑤论述六经之脉终的症状

“太阳之脉，其终也，戴眼反折瘛疭，其色白，绝汗乃出，出则终矣。少阳终者，耳聋，百节尽纵，目睘系绝，系绝一日半则死矣，其死也，色青白乃死。阳明终者，口目动作，喜惊妄言，色黄，其上下之经盛而不行则终矣。少阴终者，面黑齿长而垢，腹胀闭塞，上下不通而终矣。厥阴终者，中热溢干，喜溺心烦，甚则舌卷卵上缩而终矣。太阴终者，腹胀闭不得息，善噫，噫则呕，呕则逆，逆则面赤，不逆则上下不通，上下不通则面黑皮毛燋而终矣。”

［29］经脉：《灵枢经》第十篇篇名。篇名含义是：论述十二经脉系统的循行、症状及针刺原则。如《灵枢注证发微》说：“此篇言十二经之脉，故以经脉名篇……凡《内经》全书之经络，皆自此而推之耳。”

篇内论述经脉针灸的主要经文：

①经脉的功能（请参看经文）

②十二经脉的循行、症状及针刺原则（请参看原经文）

金栋按：十二经脉乃“天人相应”比附推演而来，《内经》多篇论述之。所以先生说“十二经脉说不过是为了与十二月相应”，“经络学说是在相当有限的解剖知识基础上，主要靠阴阳、五行、天人相应思想推演出来的体系……这样的体系不可能得到解剖生理的证实”。(《中西医结合二十讲·第五讲》)

③五络脉的循行、症状与针刺原则（请参看原经文）

［30］经别：《灵枢经》第十一篇篇名。篇名含义是：论述十二经别循行之路径。《灵枢注证发微》说：“内论十二经为六合，经脉络脉之别也，故名篇。”

金栋按：十二经别由十二经脉别出的支脉所组成，其循行路线由四肢深入内脏而后出于头颈。它在十二经脉的阴阳经之间离合出入，作为经络中途联系的通路。(《中

医大辞典》)

篇内论述经脉针灸的主要经文如下：

①天人相应推演之人体五脏六腑十二经脉

“黄帝问于岐伯曰：余闻人之合于天道也，内有五脏，以应五音五色五时五味五位；外有六腑，以应六律，建阴阳诸经而合之十二月、十二辰、十二节、十二经水、十二时、十二经脉者，此五脏六腑之所以以应天道也。”

金栋按：人合天道是天人相应的另一种表达。

②十二经别循行之路径

“足太阳之正，别入于腘中，其一道下尻五寸，别入于肛，属于膀胱，散之肾，循膂当心入散；直者，从膂上出于项，复属于太阳，此为一经也。足少阴之正，至腘中，别走太阳而合，上至肾，当十四颧，出属带脉；直者，系舌本，复出于项，合于太阳，此为一合。或以诸阴之别，皆为正也。

“足少阳之正，绕髀入毛际，合于厥阴；别者，入季胁之间，循胸里属胆，散之肝，上贯心，以上挟咽，出颐颔中，散于面，系目系，合少阳于外眦也。足厥阴之正，别跗上，上至毛际，合于少阳，与别俱行，此为二合也。

“足阳明之正，上至脾，入于腹里，属胃，散之脾，上通于心，上循咽出于口，上頞顱，还系目系，合于阳明也。足太阴之正，（别）上至髀，合于阳明，与别俱行，上络于咽，贯舌中，此为三合也。

“手太阳之正，指地，别于肩解，入腋走心，系小肠也。手少阴之正，别入于渊腋两筋之间，属于心，上走喉咙，出于面，合目内眦，此为四合也。

“手少阳之正，指天，别于巅，入缺盆下，走三焦，散于胸中也。手心主之正，别下渊腋三寸，入胸中，别属三焦，上循喉咙，出耳后，合少阳完骨之下，此为五合也。

“手阳明之正，从手循膺乳，别（上）于肩髃，入柱骨下，走大肠，属于肺，上循喉咙，出缺盆，合于阳明也。手太阴之正，别入渊腋少阴之前，入走肺，散之大肠，上出缺盆，循喉咙，复合阳明，此（为）六合也。”

［31］经水：《灵枢经》第十二篇篇名。篇名含义是：论述以地之十二经水来比喻人之十二经脉。《灵枢注证发微》说：“内论十二经脉，合于十二经水，故名篇。”

篇内论述经脉针灸的主要经文如下：

“黄帝问于岐伯曰：经脉十二者，外合于十二经水，而内属于五脏六腑。夫十二经水者，其大小、深浅、广狭、远近各不同；五脏六腑之高下、小大、受谷之多少亦不等，相应奈何？夫经水者，受水而行之；五脏者，合神气魂魄而藏之；六腑者，受谷而行之，受气而扬之；经脉者，受血而营之。合而以治奈何？刺之深浅，灸之壮数，可得闻乎？

“岐伯答曰：此人之所以参天地而应阴阳也，不可不察。足太阳外合（于）清水，内属（于）膀胱，而通水道焉。足少阳外合于渭水，内属于胆。足阳明外合于海水，内属于胃。足太阴外合于湖水，内属于脾。足少阴外合于汝水，内属于肾。足厥阴外合于沔水，内属于肝。手太阳外合（于）淮水，内属（于）小肠，而水道出焉。手少阳外合于漯水，内属于三焦。手阳明外合于江水，内属于大肠。手太阴外合于河水，内属于肺。手少阴外合济水，内属于心。手心主外合于漳水，内属于心包。凡此五脏六腑十二经水者，（皆）外有源泉而内有所禀，此皆内外相贯，如环无端，人经亦然。……所以人与天地相参也。”

金栋按：今人认为人体之十二经脉与大地之江海湖泊无干。但是，持天人相应的古人则认为十二经脉应十二经水。

［32］经筋：《灵枢经》第十三篇篇名。篇名含义是：论述十二经筋之起止、循行及症状。《灵枢注证发微》说：“各经皆有筋，而筋又有病，及各有治法，故名篇。”《类经七卷·经络类四》说：“愚按：十二经脉之外，而复有所谓经筋者何也？盖经脉营行表里，故出入脏腑，以此相传；经筋联缀百骸，故维络周身，各有定位。虽经筋所行之部，多与经脉相同，然其所结所盛之处，则惟四肢溪谷之间为最，以筋会于节也。筋属木，其华在爪，故十二经筋皆起于四肢指爪之间，而后盛于辅骨，结于肘腕，系于膝关，联于肌肉，上于颈项，终于头面，此人身经筋之大略也。”

金栋按：十二经筋是附属于十二经脉的筋膜系统，它起四肢末端的爪甲，结于四肢关节，沿四肢上行于颈项，终结于头面部，并不与内脏相连，总司周身运动。如果经筋有病，就会发生掣引、疼痛、转筋以及十二个月的痹证。

篇内论述经脉针灸的主要经文：请参看原经文。

［33］骨度：《灵枢经》第十四篇篇名。篇名含义是：论述全身各部位骨骼的长短、大小和宽窄。如《灵枢注证发微》说：“此言人身之骨，皆有度数，故名篇。”

度，度量、测量、计算。

本篇论述经脉针灸的主要经文如下：

“黄帝问于伯高曰：脉度言经脉之长短，何以立之？伯高曰：先度其骨节之大小、广狭、长短，而脉度定矣。黄帝曰：愿闻众人之度。人长七尺五寸者，其骨节之大小长短各几何？伯高曰：头之大骨围二尺六寸，胸围四尺五寸，腰围四尺二寸。发所复者，颅至项尺二寸，发以下至颐长一尺，君子参折。结喉以下至缺盆中长四寸，缺盆以下至髑骬长九寸，过则肺大，不满则肺小。髑骬以下至天枢长八寸，过则胃大，不及则胃小。天枢以下至横骨长六寸半，过则回肠广长，不满则狭短。横骨长六寸半，横骨上廉以下至内辅之上廉长一尺八寸，内辅之上廉以下至下廉长三寸半，内辅下廉下至内踝长一尺三寸，内踝以下至地长三寸。膝腘以下至跗属长一尺六寸，跗属以下至地长三寸。故骨围大则太过，小则不及。角以下至柱骨长一尺，行腋中不见者长四寸，腋以下至季胁长一尺二寸，季胁以下至髀枢长六寸，髀枢以下至膝中长一尺九寸，膝以下至外踝长一尺六寸，外踝以下至京骨长三寸，京骨以下至地长一寸。耳后当完骨者广九寸，耳前当耳门者广一尺三寸，两颧之间相去七寸，两乳之间广九寸半，两髀之间广六寸半。足长一尺二寸，广四寸半。肩至肘长一尺七寸，肘至腕长一尺二寸半，腕至中指本节长四寸，本节至其末长四寸半。

“项发以下至膂骨长三寸半，膂骨以下至尾骶二十一节长三尺，上节长一寸四分，分之一奇分在下，故上七节九寸八分分之七，此众人之骨度也，所以立经脉之长短也。

是故视其经络之在于身也，其见浮而坚，其见明而大者，多血；细而沉者，多气也。”

金栋按：篇内叙述正常人的身长（以七尺五寸为准），测量人体头围、胸围、腰围以及各部骨骼的长短、大小、广狭，进而从骨度的长短测知脏腑的大小和经脉的长度，作为针灸取穴的准则。却未提及周身有多少块骨头。

据现代解剖成人有206块骨头。但《灵枢·邪客》说：“岁有三百六十五日，人有三百六十（五）节。”节指骨节。据此推论，则周身亦当有“三百六十五”骨节。如《类经七卷·经络类八》云：“人身骨节三百六十五。”而《素问识》亦云：“《子华子》云：‘一身之为骨，凡三百六十五节。’”据此则古人认为周身有365块骨头。可见，据天人相应推理，常有谬误。

［34］五十营：篇名含义及论述经脉针灸的经文见前文。

［35］营气：《灵枢经》第十六篇篇名。篇名含义是：论述营气的生成和循行规律。如《灵枢注证发微》说：“此篇论营气运行，故名篇。”

本篇论述经脉针灸的主要经文如下：

“黄帝曰：营气之道，内谷为宝。谷入于胃，气传之肺，流溢于中，布散于外，精专者行于经隧，常营无已，终而复始，是谓天地之纪。故气从太阴出，注手阳明，上行（至面）注足阳明，下行至跗上，注大指间，与太阴合，上行抵脾。从脾注心中，循手少阴出腋下臂，注小指（之端），合手太阳，上行乘腋出䪼内，注目内眦，上巅下项，合足太阳，循脊下尻，下行注小指之端，循足心注足少阴，上行注肾。从肾注心，外散于胸中，循心主脉出腋下臂，出两筋之间，入掌中，出中指之端，还注小指次指之端，合手少阳，上行注膻中，散于三焦，从三焦注胆，出胁注足少阳，下行至跗上，复从跗注大指间，合足厥阴，上行至肝。从肝上注肺，上循喉咙，入颃颡之窍，究于畜门。其支别者，上额循巅下项中，循脊入骶，是督脉也，络阴器，上过毛中，入脐中，上循腹里，入缺盆，下注肺中，复出太阴。此营气之行，逆顺之常也。”

金栋按：营气循行与“天地之纪”相同，乃天人相应之推演。

［36］脉度：《灵枢经》第十七篇篇名。篇名含义是：论述二十八脉的长度。如《灵枢注证发微》说：“此言脉有度数，故名篇。”

本篇论述经脉针灸的主要经文如下：

“黄帝曰：愿闻脉度。岐伯答曰：手之六阳，从手至头，长五尺，五六三丈。手之六阴，从手至胸中，三尺五寸，三六一丈八尺，五六三尺，合二丈一尺。足之六阳，从足上至头，八尺，六八四丈八尺。足之六阴，从足至胸中，六尺五寸，六六三丈六尺，五六三尺，合三丈九尺。跷脉从足至目，七尺五寸，二七一丈四尺，二五一尺，合一丈五尺。督脉、任脉各四尺五寸，二四八尺，二五一尺，合九尺。凡都合一十六丈二尺，此气之大经隧也。经脉为里，支而横者为络，络之别者为孙（络），（孙络之）盛而血者疾诛之，盛者泻之，虚者饮药以补之。”

“黄帝曰：跷脉安起安止，何气荣此？岐伯答曰：跷脉者，少阴之别，起于然骨之后，上内踝之上，直上循阴股入阴，上循胸里入缺盆，上出人迎之前，入頄属目内眦，合于太阳、阳跷而上行，气并相还则为濡目，气不荣则目不合。……黄帝曰：跷脉有阴阳，何者当其数？岐伯曰：男子数其阳，女子数其阴，当数者为经，其不当数者为络也。”

金栋按：二十八脉指左右各手足十二经脉计二十四脉，督任各一计二脉，左右跷脉（男子为阳跷，女子为阴跷）各一计二脉，总计二十八脉以应天之二十八宿。乃天人相应之推演。

［37］营卫生会：《灵枢经》第十八篇篇名。篇名含义是：论述营卫的生成、分布与会合。如《灵枢注证发微》说：“论营卫所由生会，故名篇。”

本篇论述经脉针灸的主要经文如下：

“黄帝问于岐伯曰：人焉受气？阴阳焉会？何气为营？何气为卫？营安从生？卫于焉会？老壮不同气，阴阳异位，愿闻其会。岐伯答曰：人受气于谷，谷入于胃，气传与肺，五脏六腑，皆以受气。其清者为营，浊者为卫，营在脉中，卫在脉外，营周不休，五十而复大会。阴阳相贯，如环无端。卫气行于阴二十五度，行于阳二十五度，分为昼夜，故气至阳而起，至阴而止。故曰：日中而阳陇为重阳，夜半而阴陇为重阴。故太阴主内，太阳主外，各行二十五度，分为昼夜。夜半为阴陇，夜半后而阴衰，平旦阴尽而阳受气矣。日中为阳陇，日西而阳衰，日入阳尽而阴受气矣。夜半而大会，万民皆卧，命曰合阴。平旦阴尽而阳受气，如是无已，与天地同纪。”

金栋按：营卫同出一源，皆水谷精气之所化，清者为营，浊者为卫。营行脉内，具有营养作用；卫行脉外，具有捍卫功能。然营卫阴阳之行，虽有异途，惟于夜半大会，皆归于脏，故名合阴。（《中医大辞典》）营卫的循行与“天地同纪”，乃天人相应之推演。

［38］四时气：《灵枢经》第十九篇篇名。篇名含义是：论述四时气候的变化与发病及治疗的关系。如《灵枢注证发微》说：“篇内首节有四时之气，故名篇。”

本篇论述经脉针灸的主要经文如下：

“黄帝问于岐伯曰：夫四时之气，各不同形，百病之起，皆有所生，灸刺之道，何者为定？岐伯答曰：四时之气，各有所在，灸刺之道，得气穴为定。故春取经血脉分肉之间，甚者深刺之，间者浅刺之。夏取盛经孙络，取分间绝皮肤。秋取经俞，邪在腑，取之合。冬取井荥，必深以留之。

温疟汗不出，为五十九痏。风疢肤胀，为五十七痏，取皮肤之血者，尽取之。飧泄，补三阴之上，补阴陵泉，皆久留之，热行乃止。转筋于阳治其阳，转筋于阴治其阴，皆卒刺之。徒疢，先取环谷下三寸，以铍针针之，已刺而筩之，（引）而内之，入而复出，以尽其疢，必坚（束之），束缓则烦悗，束急则安静，间日一刺之，疢尽乃止。饮闭药，方刺之时徒饮之，方饮无食，方食无饮，无食他食，百三十五日。著痹不去，久寒不已，卒取其里骨为骭（痹）。肠中不便，取三里，盛泻之，虚补之。疠风者，素刺其肿上。已刺，以锐针针其处，按出其恶气，肿尽乃止。常食方食，无食他食。

“腹中常鸣，气上冲胸，喘不能久立，邪在大肠，刺肓之原、巨虚上廉、三里。小腹控睾，引腰脊，上冲心，邪在（小肠也。）小肠者，连睾系，属于脊，贯肝肺，络心系。气盛则厥逆，上冲肠胃，动肝，散于肓，结于脐，故取之肓原以散之，刺太阴以予之，取厥阴以下之，取巨虚下廉以去之，按其所过之经以调之。善呕，呕有苦，长太息，心中澹澹，恐人将捕之，邪在胆，逆在胃，胆液泄则口苦，胃气逆则呕苦，故曰呕胆。取三里以下，胃气逆，刺少阳血络以闭胆逆，却调其虚实以去其邪。饮食不下，膈塞不通，邪在胃脘，在上脘则刺抑而下之，在下脘则散而去之。小腹痛肿，不得小便，邪在三焦约，取之太阳大络，视其络脉与厥阴小络结而血者，肿上及胃脘，取三里。睹其色，察其目，知其散复者，视其目色，以知病之存亡也。一其形，听其动静者，持气口人迎以视其脉，坚且盛且滑者病日进，脉软者病将下，诸经实者病三日已。气口候阴，人迎候阳也。"

金栋按：四时气候不同，产生的疾病随之而异，针刺治疗时，必须按照四时气候的不同，在适当的穴位运用不同的刺法。如此顺四时之气，也是据天人相应的推理而来。

［39］背腧：《灵枢经》第五十一篇篇名。篇名含义是：论述五脏背部腧（俞）穴。如《灵枢注证发微》说："论五脏之腧在背，故名篇。"

本篇论述经脉针灸的主要经文如下：

"黄帝问于岐伯曰：愿闻五脏之腧，出于背者。岐伯曰：胸中大腧在杼骨之端，肺腧在三椎之傍，心腧在五椎之傍，膈腧在七椎之傍，肝腧在九椎之傍，脾腧在十一椎之傍，肾腧在十四椎之傍，皆挟脊相去三寸所，即欲得而验之，按其处，应在中而痛解，乃其腧也。灸之则可，刺之则可。气盛则泻之，虚则补之。以火补者，毋吹其火，须自灭也。以火泻之，疾吹其火，傅其艾，须其火灭也。"

［40］五禁：《灵枢经》第六十一篇篇名。篇名含义是：论述针刺的五种禁忌。《灵枢注证发微》说："内有五禁、五夺、五过、五逆、九宜等法，然以五禁为首，故名篇。"

本篇论述经脉针灸的主要经文如下：

"黄帝问于岐伯曰：余闻刺有五禁，何谓五禁？岐伯曰：禁其不可刺也。黄帝曰：余闻刺有五夺。岐伯曰：无泻其不可夺者也。黄帝曰：余闻刺有五过。岐伯曰：补泻无过其度。黄帝曰：余闻刺有五逆。岐伯曰：病与脉相逆，命曰五逆。黄帝曰：余闻刺有九宜。岐伯曰：明知九针之论，是谓九谊。

"黄帝曰：何谓五禁，愿闻其不可刺之时。岐伯曰：甲乙日自乘，无刺头，无发蒙于耳内。丙丁日自乘，无振埃于肩喉廉泉。戊己日自乘四季，无刺腹去爪泻水。庚辛日自乘，无刺关节于股膝。壬癸日自乘，无刺足胫，是谓五禁。黄帝曰：何谓五夺？岐伯曰：形肉已夺，是一夺也；大夺血之后，是二夺也；大夺汗之后，是三夺也；大泄之后，是四夺也；新产及大（下）血之后，是五夺也。此皆不可泻。黄帝曰：何谓五逆？岐伯曰：热病脉静，汗已出，脉盛躁，是一逆也；病泄，脉洪大，是二逆也；著痹不移，䐃肉破，身热，脉偏绝，是三逆也；淫而夺形身热，色夭然白，乃后下血衃，笃重，是四逆也；寒热夺形，脉坚搏，是五逆也。"

金栋按：刘衡如说："五过，后未列举，当有脱简。《素问》有《疏五过论》。九

宜，后未列举，当有脱简，本书后有《九针论》。”（刘衡如校勘本《灵枢经》）

［41］动输：《灵枢经》第六十二篇篇名。篇名含义是：论述独动不休之经脉及经气之所输。《灵枢注证发微》说：“内论手太阴、足少阴、足阳明之腧穴独动不休，故名篇。”

本篇论述经脉针灸的主要经文如下：

①论述手太阴、足阳明、足少阴独动不休之原因

“黄帝曰：经脉十二，而手太阴、足少阴、阳明独动不休，何也？岐伯曰：足阳明胃脉也。胃者五脏六腑之海，其清气上注于肺，肺气从太阴而行之，其行也，以息往来，故人一呼脉再动，一吸脉亦再动，呼吸不已，故动而不止。黄帝曰：气之过于寸口也，上出焉息，下入焉伏？何道从还？不知其极。岐伯曰：气之离（于）脏也，卒然如弓弩之发，如水之下岸，上于鱼以反衰，其余气衰散以逆上，故其行微。

“黄帝曰：足之阳明何因而动？岐伯曰：胃气上注于肺，其悍气上冲头者，循咽，上走空窍，循眼系，入络脑，出顑，下客主人，循牙车，合阳明，并下人迎，此胃气别走于阳明者也。故阴阳上下，其动也若一。故阳病而阳脉小者为逆；阴病而阴脉大者为逆。故阴阳俱静俱动，若引绳相倾者病。

“黄帝曰：足少阴何因而动？岐伯曰：冲脉者，十二经之海也，与少阴之大络，起于肾下，出于气街，循阴股内廉，邪入腘中，循胫骨内廉，并少阴之经，下入内踝之后，入足下；其别者，邪入踝，出属跗上，入大指之间，注诸络，以温足胫，此脉之常动者也。”

②论述经气之所输

“黄帝曰：营卫之行也，上下相贯，如环之无端，今有其卒然遇邪风，及逢大寒，手足懈惰，其脉阴阳之道，相输之会，行相失也，气何由还？岐伯曰：夫四末阴阳之会者，此气之大络也。四街者，气之径路也。故络绝则径通，四末解则气从合，相输如环。黄帝曰：善。此所谓如环无端，莫知其纪，终而复始，此之谓也。”

［42］刺节真邪：《灵枢经》第七十五篇篇名。篇名含义是：论述“刺五节”及真气与邪气。《灵枢注证发微》说：“前论刺有五节，后论有正气、有邪气，故名篇。”

本篇论述经脉针灸的主要经文如下：

①论述刺有五节

“黄帝问于岐伯曰：余闻刺有五节奈何？岐伯曰：固有五节：一曰振埃，二曰发蒙，三曰去爪，四曰彻衣，五曰解惑。黄帝曰：夫子言五节，余未知其意。岐伯曰：振埃者，刺外经，去阳病也。发蒙者，刺腑俞，去腑病也。去爪者，刺关节之支络也。彻衣者，尽刺诸阳之奇输也。解惑者，尽知调阴阳，补泻有余不足，相倾移也。

“黄帝曰：刺节言振埃，夫子乃言刺外经，去阳病，余不知其所谓也，愿卒闻之。岐伯曰：振埃者，阳气大逆，上满于胸中，愤䐜肩息，大气逆上，喘喝坐伏，病恶埃烟，噎不得息，请言振埃，尚疾于振埃。黄帝曰：善。取之何如？岐伯曰：取之天容。黄帝曰：其咳上气穷诎胸痛者，取之奈何？岐伯曰：取之廉泉。黄帝曰：取之有数乎？岐伯曰：取天容者，无过一里，取廉泉者，血变而止。帝曰：善哉。

“黄帝曰：刺节言发蒙，余不得其意。夫发蒙者，耳无所闻，目无所见，夫子乃言刺腑俞，去腑病，何输使然？愿闻其故。岐伯曰：妙乎哉问也。此刺之（大）约，针之极也，神明之类也，口说书卷，犹不能及也，请言发蒙（耳），尚疾于发蒙也。黄帝曰：善。愿卒闻之。岐伯曰：刺此者，必于日中，刺其听宫，中其眸子，声闻于耳，此其输也。黄帝曰：善。何谓声闻于耳？岐伯曰：邪刺以手坚按其两鼻窍而疾偃，其声必应于针也。黄帝曰：善。此所谓弗见为之，而无目视，见而取之，神明相得者也。

“黄帝曰：刺节言去爪，夫子乃言刺关节之支络，愿卒闻之。岐伯曰：腰脊者，身之大关节也。股胫者，人之所以趋翔也。茎垂者，身中之机，阴精之候，津液之道也。故饮食不节，喜怒不时，津液内溢，乃下留于睾，水道不通，日大不休，俛仰不便，趋翔不能，此病荥然有水，不上不下，铍石所取，形不可匿，常不得蔽，故命曰去爪。帝曰：善。

“黄帝曰：刺节言彻衣，夫子乃言尽刺诸阳之奇输，未有常处也。愿卒闻之。岐伯曰：是阳气有余而阴气不足，阴气不足则内热，阳气有余则外热，两热相搏，热于怀炭，外畏绵帛衣，不可近身，又不可近席，腠理闭塞而不汗，舌焦唇槁腊，嗌干欲饮，不让美恶。黄帝曰：善。取之奈何？岐伯曰：取之于其天府、大杼三痏，又刺中膂以去其热，补手足太阴以去其汗，热去汗晞，疾于彻衣。黄帝曰：善。

“黄帝曰：刺节言解惑，夫子乃言尽知调阴阳，补泻有余不足，相倾移也，惑何以解之？岐伯曰：大风在身，血脉偏虚，虚者不足，实者有余，轻重不得，倾侧宛伏，不知东西，不知南北，乍上乍下，乍反乍复，颠倒无常，甚于迷惑。黄帝曰：善。取之奈何？岐伯曰：泻其有余，补其不足，阴阳平复，用针若此，疾于解惑。黄帝曰：善。请藏之灵兰之室，不敢妄出也。”

②论述刺有五邪

“黄帝曰：余闻刺有五邪，何谓五邪？岐伯曰：病有持痈者，有容大者，有狭小者，有热者，有寒者，是谓五邪。黄帝曰：刺五邪奈何？岐伯曰：凡刺五邪之方，不过五章，瘅热消灭，肿聚散亡，寒痹益温，小者益阳，大者必去，请道其方。凡刺痈邪无迎陇，易俗移性不得脓，诡道更行去其乡，不安处所乃散亡。诸阴阳过痈（所）者，取之其输泻之。凡刺大邪曰以小，泄夺其有余乃益虚。剽其道，针（干）其邪肌肉亲，视之无有反其真，刺诸阳分肉间。凡刺小邪曰以大，补其不足乃无害，视其所在迎之界，远近尽至，其不得外侵而行之乃自费，刺分肉间。凡刺热邪越而沧，出游不归乃无病，为开道乎辟门户，使邪得出病乃已。凡刺寒邪曰以温，徐往疾去致其神，门户已闭气不分，虚实得调真气存。黄帝曰：官针奈何？岐伯曰：刺痈者用铍针，刺大者用锋针，刺小者用员利针，刺热者用镵针，刺寒者用毫针也。”

金栋按：此节韵语较多，朗朗上口。

［43］九针论：《灵枢经》第七十八篇篇名。篇名含义是：论述九针所法、形制及其用途等。《灵枢注证发微》说：“篇内第一节，详论九针，故名篇。……凡《内经》全书之论针者，皆不出此九针耳，真万言一律也。”

本篇论述经脉针灸的主要经文如下：

①论述九针的缘由及用途

“黄帝曰：余闻九针于夫子，众多博大矣，余犹不能寤，敢问九针焉生？何因而有名？岐伯曰：九针者，天地之大数也，始于一而终于九。故曰：一以法天，二以法地，三以法人，四以法（四）时，五以法（五）音，六以法（六）律，七以法（七）星，八以法（八）风，九以法（九）野。黄帝曰：以针应九之数，奈何？岐伯曰：夫圣人之起天地之数也，一而九之，故以立九野。九而九之，九九八十一，以起黄钟数焉，以针应数也。

“一者天也，天者阳也，五脏之应天者肺（也）。肺者，五脏六腑之盖也，皮者肺之合也，人之阳也。故为之治针，必大其头而锐其末，令无得深入而阳气出。二者地也，（地者土也）人之所以应土者肉也。故为之治针，必筩其身而员其末，令无得伤肉分，则邪气得竭。三者人也，人之所以成生者血脉也。故为之治针，必大其身而员其末，令可以按脉勿陷，以致其气，令邪气独出。四者时也，时者四时八风之客于经络之中，为瘤病者也。故为之治针，必筩其身而锋其末，令可以泻热出血，而瘤病竭。五者音也，音者冬夏之分，分于子午，阴与阳别，寒与热争，两气相搏，合为痈脓者也。故为之治针，必令其末如剑锋，可以取大脓。六者律也，律者调阴阳四时而合十二经脉，虚邪客于经络而为暴痹者也。故为之治针，必令尖如氂，且员其锐，中身微大，以取暴气。七者星也，星者人之七窍，邪之所客于经，舍于络而为痛痹者也。故为之治针，令尖如蚊虻喙，静以徐往，微以久留，正气因之，真邪俱往，出针而养者也。八者风也，风者人之股肱八节也，八正之虚风，八风伤人，内舍于骨解腰脊节腠理之间，为深痹也。故为之治针，必薄其身，锋其末，可以取深邪远痹。九者野也，野者人之骨解，（虚风伤人，内舍于骨解）皮肤之间也，淫邪流溢于身，如风水之状，而溜不能过于机关大节者也。故为之治针，令尖如梃，其锋微员，以取大气之不能过于关节者也。”

②论述九针的制法及用途

“黄帝曰：针之长短有数乎？岐伯曰：一曰镵针者，取法于巾针，去末半寸，卒锐之，长一寸六分，主热在头身也。二曰员针，取法于絮针，筩其身而卵其锋，长一寸六分，主治分间气。三曰鍉针，取法于黍粟之锐，长三寸半，主按脉取气，令邪出。四曰锋针，取法于絮针，筩其身，锋其末，长一寸六分，主泻热出血。五曰铍针，取法于剑锋，广二分半，长四寸，主大痈脓，两热争者也。六曰员利针，取法于氂，针微大其末，反小其身，令可深内也，长一寸六分，主取痈痹者也。七曰毫针，取注于毫毛，长一寸六分，主寒（热）痛痹在络者也。八曰长针，取法于綦针，长七寸，主取深邪远痹者也。九曰大针，取法于锋针，其锋微员，长四寸，主取大气不出关节者也。针形毕矣，此九针大小长短（之）法也。”

【原文】

7. 运气：见《素问》“天元纪大论[1]”“五运行大论[2]”“六微旨大论[3]”“气交变大论[4]”“五常政大论[5]”“六元正纪大论[6]”“至真要大论[7]”等篇。

金栋按：七篇大论都与运气有关，具体内容请参看第七节，此处不再摘引经文，只补注篇名含义。

【补注】

［1］天元纪大论：《素问》第六十六篇篇名。篇名含义是：论述自然界变化规律之根源。《素问校释》说："本篇重点论述天地（自然界）运气变化的一般规律。并说明运气变化是万物生化的本元和纲纪，故篇名天元纪大论。"

［2］五运行大论：《素问》第六十七篇篇名。篇名含义是：论述五气五运的运行规律。《素问校释》说："本篇重点论述了五气五运的运行规律，及其与人体及宇宙万物的关系，故篇名五运行大论。"

［3］六微旨大论：《素问》第六十八篇篇名。篇名含义是：论述六气之间的精微大旨。《素问校释》说："本篇重点论述天道六六之节，地理六节气位，及五运六气主岁主时。因所论内容，旨义精微，故篇名六微旨大论。"

［4］气交变大论：《素问》第六十九篇篇名。篇名含义是：论述五运之气在气交中发生的变化。《素问校释》说："本篇重点论述五运之气在气交中发生得太过、不及等变化，故篇名气交变大论。"

［5］五常政大论：《素问》第七十篇篇名。篇名含义是：论述五运正常的政令。

五，指五运，即木、火、土、金、水五行之气的运动。常，常规。政，指运气对自然界万物的生化政令。《素问校释》说："本篇重点论述五运六气主时所引起的气象、物候变化及发病情况。因首先论及五运正常的政令，故篇名五常政大论。"

［6］六元正纪大论：《素问》第七十一篇篇名。篇名含义是：论述六十纪年运气的变化规律。《素问校注语译》说："本篇论述六十纪年运气变化的规律，胜复郁发的情况，以及六气到来时，万物所起的变态，特别是人所发生的疾病；指出在治疗中，不仅需适应天时，并应根据疾病的不同性质，灵活运用治疗法则。"

［7］至真要大论：《素问》第七十四篇篇名。篇名含义是：论述最精深、最重要的理论。《素问校释》说："本篇重点论述六气变化所致疾病的证候、诊断与治法等有关内容，由于这些内容，至真至要，所以篇名至真要大论。"

至，极也。真，精微、精深。要，重要、切要。如《素问吴注》："道无尚谓之至，理无妄谓之真，提其纲谓之要。"

【原文】

8. 学医态度：见《素问》"著至教论"(1) "示从容论"(2) "疏五过论"(3) "征四失论"(4)等篇。

金栋按：学医态度涉及医德问题，除先生列举的这四篇以外，《方盛衰论》亦涉及有关内容。

【补注】

［1］著至教论：《素问》第七十五篇篇名。全元起《素问》注本在《四时病类论》

篇末。篇名含义是：论述最高的医学道理。《素问吴注》说："著，明也。圣人之教，谓之至教。"

著，显著，明显，阐明。至教，至道，至深至确的道理，最高的医学道理。《庄子·渔父》："无所得闻至教。"成玄英《疏》："未闻至道。"

本篇论述学医态度的主要经文如下：

"黄帝坐明堂，召雷公而问之曰：子知医之道乎？雷公对曰：诵而颇能解，解而未能别，别而未能明，明而未能彰，足以治群僚，不足至侯王。愿得受树天之度，四时阴阳，合之别星辰与日月光，以彰经术，后世益明，上通神农，着至教，疑（拟）于二皇。帝曰：善。无失之，此皆阴阳表里，上下雌雄相输应也。而道上知天文，下知地理，中知人事，可以长久，以教众庶，亦不疑殆，医道论篇，可传后世，可以为宝。"

金栋按：本篇论述学医的方法和道理，指出业医者必须上知天文，下知地理，中知人事，这就说明了治病要顺应气候环境和生活条件的重要性。(《中医大辞典》)

《素问直解》："下凡七篇，皆黄帝语于雷公。著至教者，雷公请帝著为至教，开示诸臣，传于后世也。黄帝继神农而立极，故曰上通黄帝。黄帝上通神农，神农上通伏羲，故曰拟于二皇。盖伏羲知天，神农知地，黄帝知人。三才之道，一脉相传。故曰：而道上知天文，下知地理，中知人事，且以知天下，何难别阴阳，应四时，合之五行。帝从雷公之请，著为至教，备言三阳如天，阴阳偏害之理。公未悉知，诚切研求，是以此下复有《示从容》《疏五过》《征四失》《阴阳类》《方盛衰》《解精微》，开示雷公，皆至教也。"

于天星按："自本篇以下计七文，又可称为《素问》后部七篇小论。'开示雷公，皆至教也'。在论述医德方面占有重要地位。此七篇小论文字似有脱简，历来也有些不同看法。姚止庵《素问经注节解》云：'自此以后七篇，文义与前颇不相类，疑是另一手笔也。而此篇尤极浅薄，每以拗涩字句，貌为古朴。'也确有道理。"

[2] 示从容论：篇名含义见前文。

本篇论述学医态度的主要经文如下：

"黄帝燕坐，召雷公而问之曰：汝受术诵书者，若能览观杂学，及于比类，通合道理，为余言子所长……子务明之，可以十全，即不能知，为世所怨。""夫圣人之治病，循法守度，援物比类，化之冥冥，循上及下，何必守经。""不引比类，是知不明也。""譬如天之无形，地之无理，白与黑相去远矣。是失吾过矣，以子知之，故不告子，明引比类从容，是以名曰诊轻（经），是谓至道也。"

[3] 疏五过论：《素问》第七十七篇篇名。全元起《素问》本在第八卷，名《论过失》。篇名含义是：论述五种过失。如《素问注证发微》说："疏，陈也。内有五过，故名篇。"

疏，分条陈述。五过，临证时的五种过失。《素问直解》说："疏，陈也。医工诊脉治病，其过有五：未诊不问，诊而不知，其过一也；不知补泻病情，其过二也；不知比类奇恒，其过三也；不知诊有三常，其过四也；不知终始，不问所发，其过五也。此皆受术不通，人事不明，不知天地阴阳，四时经纪，脏腑雌雄表里，八正九候之道，是以五过不免。"

本篇论述学医态度的主要经文如下:

①论述医生临证时的五种过失

"凡未诊病者,必问尝贵后贱,虽不中邪,病从内生,名曰脱营。尝富后贫,名曰失精,五气留连,病有所并。医工诊之,不在脏腑,不变躯形,诊之而疑,不知病名。身体日减,气虚无精,病深无气,洒洒然时惊。病深者,以其外耗于卫,内夺于荣。良工所失,不知病情,此亦治之一过也。凡欲诊病者,必问饮食居处,暴乐暴苦,始乐后苦,皆伤精气,精气竭绝,形体毁沮。暴怒伤阴,暴喜伤阳。厥气上行,满脉去形。愚医治之,不知补泻,不知病情,精华日脱,邪气乃并,此治之二过也。善为脉者,必以比类奇恒,从容知之,为工而不知道,此诊之不足贵,此治之三过也。诊有三常,必问贵贱,封君败伤,及欲侯王。故贵脱势,虽不中邪,精神内伤,身必败亡。始富后贫,虽不伤邪,皮焦筋屈,痿躄为挛,医不能严,不能动神,外为柔弱,乱至失常,病不能移,则医事不行,此治之四过也。凡诊者,必知终始,有知余绪,切脉问名,当合男女。离绝菀结,忧恐喜怒,五脏空虚,血气离守,工不能知,何术之语。尝富大伤,斩筋绝脉,身体复行,令泽不息。故伤败结,留薄归阳,脓积寒炅。粗工治之,亟刺阴阳,身体解散,四之转筋,死日有期,医不能明。不问所发,惟言死日,亦为粗工,此治之五过也。凡此五者,皆受术不通,人事不明也。"

②论述医生临证时应知天、知地、知人事,通晓医理、医术,综合分析

"故曰:圣人之治病也,必知天地阴阳,四时经纪,五脏六腑,雌雄表里。刺灸砭石,毒药所主,从容人事,以明经道,贵贱贪富,各异品理,问年少长,勇怯之理,审于分部,知病本始,八正九候,诊必副矣。治病之道,气内为宝,循求其理,求之不得,过在表里。守数据治,无失俞理,能行此术,终身不殆。不知俞理,五脏菀热,痈发六腑。诊病不审,是谓失常,谨守此治,与经相明。上经下经,揆度阴阳,奇恒五中,决以明堂,审于始终,可以横行。"

[4] 征(徵)四失论:《素问》第七十八篇篇名。全元起《素问》注本在第八卷,名《方论得失明著》。篇名含义是:论述四种过失。如《素问校释》说:"本篇陈述了医生治病中的四失,故篇名徵四失论。"

金栋按:徵,明也,说明,陈述之意。《广雅·释诂四》:"徵,明也。"王念孙《广雅疏证》:"徵之言,证明也。……《中庸》:'杞不足徵也。'《昭·三十年·左传》:'且徵过也。'郑、杜注并云:'徵,明也。'"与原篇名《方论得失明著》之"明"正合。如《素问补识》说:"徵字之义,吴训为正,志训为惩,义皆通,然恐非王氏所以改题之原意。《左氏昭三十年传》'且徵过也'注:'徵,明也。'彼徵过,此徵失,其义一也。况原篇名'方论得失明著',则徵当训明,义更昭然矣。"高校教参《内经》转引《素问集注》之说解释为"给医者以惩戒",欠妥。

本篇论述学医态度的主要经文如下:

"黄帝在明堂,雷公侍坐。黄帝曰:夫子所通书受事众多矣,试言得失之意,所以得之,所以失之。雷公对曰:循经受业,皆言十全,其时有过失者,请闻其事解也。

帝曰：子年少，智未及邪，将言以杂合耶？夫经脉十二，络脉三百六十五，此皆人之所明知，工之所循用也。所以不十全者，精神不专，志意不理，外内相失，故时疑殆。诊不知阴阳逆从之理，此治之一失矣。受师不卒，妄作杂术，谬言为道，更名自功，妄用砭石，后遗身咎，此治之二失也。不适贫富贵贱之居，坐之薄厚，形之寒温，不适饮食之宜，不别人之勇怯，不知比类，足以自乱，不足以自明，此治之三失也。诊病不问其始，忧患饮食之失节，起居之过度，或伤于毒，不先言此，卒持寸口，何病能中？妄言作名，为粗所穷，此治之四失也。

“是以世人之语者，驰千里之外，不明尺寸之论，诊无人事。治数之道，从容之葆。坐持寸口，诊不中五脉，百病所起，始以自怨，遗师其咎。是故治不能循理，弃术于市，妄治时愈，愚心自得。呜呼！窈窈冥冥，孰知其道！道之大者，拟于天地，配于四海，汝不知道之谕，受以明为晦。”

金栋按：民间认为，中医诊病主要是靠摸脉，甚至有学者亦认为，中医大夫不会诊脉就是“伪中医”，有些所谓“神医”者迎合病人，“卒持寸口”，故弄玄虚。殊不知，“这仍然是不懂《内经》的缘故”。以脉诊代四诊实属荒谬，即“四失”之一。

《类经十二卷·论治类十九》云：“凡诊病之道，必先察其致病之因，而后参合以脉，则其阴阳虚实，显然自明。……不先察其因而卒持寸口，自谓脉神，无待于问，亦焉知真假逆从，脉证原有不合，仓促一诊，安能尽中病情？心无定见，故妄言作名。误治伤生，损德孰甚，人已皆为所穷，盖粗疏不精所致，此四失也。”张山雷《脉学正义卷二·第十八节问证》亦云：“此言不问病因，而猝然持其寸口之脉，必无中病之理，充极其量，亦只能妄言其病名耳。古人明言不问之弊，必至于此，可谓透彻，奈何今偏有大名鼎鼎者，偏以不问为高，自矜名手，是真所谓古今人之不相及者矣。”

【原文】

对这种分法需略做说明。一是《内经》中很多篇都是泛论医理的。一篇可有几方面内容，故一些篇号重复出现。但相信上述分类，对初学《内经》者多少有些指示作用。况且有些篇首尾完整一致，内容专一，有余力者宜看一下原文。二是我没有把治则作为重要内容。《内经》讲治疗以刺灸为主，这部分内容归入经脉针灸类。用药治疗的五脏补泻理论则在运气学说中。把《内经》内容进行过细的分类，对研究者作为工具书来用是好的，给初学者指示门径便不一定实用。张介宾的《类经》，在杨上善的基础上分类更细[1]，初学者却难得其要领，与原书联系亦较不便。自然，想多知道些古人如何理解《内经》，看看《类经》《太素》等还是必需的。

上述分类最使人疑惑处即没有把阴阳、五行算作一部分。这在很多人都是最重视的。

到底怎样摆阴阳五行的地位呢？

还是让它居于所有内容之上好。

现本《内经》162篇中与阴阳五行完全无关者只有三篇[2]。一是《素问·灵兰秘典论》，二是《灵枢·肠胃》，三是《灵枢·平人绝谷》。其余可勉强说与阴阳五行无关者有《灵枢·病本》[3]、《灵枢·周痹》[4]、《灵枢·水胀》、《灵枢·贼风》、《灵枢·九宫八风》[5]等。

《素问·刺齐论》《素问·刺禁论》亦无阴阳五行字样。但此二篇论刺法，甚疑原非单篇[6]，切从体系上讲与阴阳五行有关。

要言之，《内经》篇篇言阴阳五行，又无一篇专论阴阳五行。所以，把阴阳五行说成《内经》内容之一是不妥的。阴阳五行说是《内经》的统帅、灵魂。有了它，尽管各篇错乱重复，矛盾之处举不胜举，仍不失为一个整体。没有它，《内经》只剩下一堆零碎的臆测和经验知识。如果说《内经》中还有能称得起成系统的理论，那就是经络学说。现经络学说也隶属于阴阳五行之下，但应认识到，即或它不受阴阳五行说统帅，亦可自成一种能解释部分理、法的系统。上面所说与阴阳五行完全无关的三篇《素问·灵兰秘典论》《灵枢·肠胃》《灵枢·平人绝谷》是讲脏腑的。此足以说明《内经》体系并不建立在解剖生理基础上[7]，该三篇的来路另有所本。

这绝不是说这三篇不重要。阴阳五行的脏腑生理，毕竟需要对脏腑有些简单的功能限定，否则阴阳五行便与人体无关。由此，我们便可理解，为什么《素问》（今人仍重《素问》轻《灵枢》）中唯有这一篇大反潮流，而古人不能把它抛弃。现本《太素》中是没有这一篇的[8]，其来路颇值得探讨[9]。第五节中再谈它。

1962年，医界曾发生“什么东西是中医理论核心”[10]的争论。起因是一部分西医学中医者提出脏腑学说是核心[11]，随之涉及了五行存废的问题。这仍然是不懂《内经》的缘故。倘没有阴阳五行，只有《灵兰秘典论》和《肠胃》《平人绝谷》三篇的原始脏腑说，便没有《内经》体系。《内经》的脏腑学说，就是阴阳五行化的以五脏为中心的脏腑学说。五行学说在构成《内经》体系上尤其重要。不管人们认为这种学说多么朴素、原始，但就中医论中医——本质上是就《内经》论中医，只能说明阴阳五行是中医的理论核心。稍微修正一下也只能说阴阳五行统帅下的以五脏为主的脏腑学说是核心。阴阳五行说是《内经》体系的骨架或框架。抽出这个架子，《内经》就委然脱地成为一堆零砖碎瓦。带着阴阳五行的头脑去读《内经》，大致上无往而不通。否则便基本上读不懂。

从逻辑学角度看，阴阳五行在《内经》中又是说理工具。这是因为那时这种工具的合理性为学术界所公认。《内经》没有必要专讲其中的奥秘。

很多当代人有一种错觉：似乎阴阳五行是中医特有的，至少中医运用得最多、最成功。这是历史太容易被人们遗忘的缘故。故本节最后提醒读者一句：阴阳五行说不是中医独占的国粹[12]，也不是中医特有的奇谈。下两节专门讨论《内经》时代阴阳五行说的渊源和发展。

【补注】

［1］张介宾的《类经》……分类更细：《类经》将《素问》《灵枢》经文合二为一，重新编次，共分为十二大类，每类又分若干条，共三百九十条。

《类经序》："遍索两经，先求难易，反复更秋，稍得其绪，然后合两为一，命曰《类经》。类之者，以《灵枢》启《素问》之微，《素问》发《灵枢》之秘，相为表里，通其义也。两经既合，乃分为十二类。夫人之大事，莫若生死，能葆其真，合乎天矣，故首曰摄生类。生成之道，两仪主之，阴阳既立，三寸位矣，故二曰阴阳类。人之有生，藏气为本，五内洞然，三垣治矣，故三曰藏象类。欲知其内，须察其外，脉色神通，吉凶判矣，故四曰脉色类。藏府治内，经络治外，能明终始，四大安矣，故五曰经络类。万事万殊，必有本末，知所先后，握其要矣，故六曰标本类。人之所赖，药食为天，气味得宜，五宫强矣，故七曰气味类。驹隙百年，谁保无恙，治之弗失，危者安矣，故八曰论治类。疾之中人，变态莫测，明能烛幽，二竖遁矣，故九曰疾病类。药饵不及，古有针砭，九法搜玄，道超凡矣，故十曰针刺类。至若天道茫茫，运行今古，苞无穷，协惟一，推之以理，指诸掌矣，故十一曰运气类。又若经文连属，难以强分，或附见于别门，欲求之而不得，分条索隐，血脉贯矣，故十二曰会通类。"

金栋按：《类经》中摄生类 7 条，阴阳类 5 条，藏象类 32 条，脉色类 37 条，经络类 35 条，标本类 5 条，气味类 3 条，论治类 20 条，疾病类 97 条，针刺类 64 条，运气类 44 条，会通类 41 条，共计 390 条。

［2］只有三篇：其中《灵枢·肠胃》与《灵枢·平人绝谷》当是姊妹篇。《中西医结合二十讲·第四讲》说："古代中医的解剖学，不必到后世著作中去找，《内经》本身就有相当可观的内容。《灵枢·肠胃》则是关于消化道解剖的专篇。《灵枢·平人绝谷》则是百分之百的消化生理。该两篇完全没有阴阳五行字样。"

［3］病本：《灵枢经》第二十五篇篇名。篇名含义是：论述病有标本。《灵枢注证发微》说："此与《素问·标本病传论》相同。然凡病必先治其本。若中满与大小不利，则不分标本而必先治之。本经以本篇论标本，后论病传，分为二篇，《素问》合《标本病传论》共为一篇。"

［4］周痹：《灵枢经》第二十七篇篇名。篇名含义是：论述周痹的症状、治法及其与众痹的区别。《灵枢注证发微》说："痹病之痛，随脉以上下，则周身而为痹，故名篇。此篇当与《素问·痹论》参看。"

［5］九宫八风：《灵枢经》第七十七篇篇名。篇名含义是：论述九宫的方位和八风的区别及其导致的病变。《灵枢注证发微》说："内论九宫八风，故名篇。"

金栋按：该篇的首图，与后天八卦图一样，若说与阴阳五行无关，似乎不妥，故先生云"可勉强说与阴阳五行无关"。不过，本篇中并没有使用阴阳五行说解释医理，而是初步改造过的占星术内容。第十节“《内经》与卜筮、巫祝风角星占”有专门论述。关于阴阳如何通过八卦与五行合流，第八节《内经》与《周易》中有详细论述。

[6] 甚疑原非单篇：先生高度怀疑《刺齐》与《刺禁》可能是同一篇。

金栋按：以上二篇是否曾为同一篇，难以断言。但《刺齐》与《刺要》肯定曾为同一篇。《刺要论》新校正云：“按全元起本在第六卷《刺齐篇》中。”《素问考注》：“案：此篇（指《刺要》）全本在《刺齐篇》中……然则今本《素问》王氏次注时，分以为《刺要》一篇，欲备八十一篇之数，故有如此稍小篇耳。”

[7]《内经》体系并不建立在解剖生理基础上：先生认为《内经》体系是天人相应体系，详见本书先生原文“《内经》的体系和方法”。

[8] 现本《太素》中是没有这一篇的：即《太素》没有《灵兰秘典论》这一篇。《素问绍识》：“《太素》所缺。”《素问考注》：“见（即现）存《太素》，此篇系所缺。”

金栋按：本篇“消者瞿瞿”四字，《新校正》云“按《太素》作‘肖者濯濯’”，可见，《太素》当有这一篇。龙伯坚《黄帝内经集解·素问》说：“《新校正》所引《太素》是佚文，今存残本《黄帝内经·太素》没有这一段文字。”

[9] 其来路颇值得探讨：《灵兰秘典论》篇是王冰由《十二藏相使》改名而成。《新校正》云：“按全元起本名《十二藏相使》，在第三卷。”

金栋按：先生认为本篇与董仲舒思想有关，见第五节原文。

又，《素问·奇病论》云“治在《阴阳十二官相使》中”，可见《素问》之前有《阴阳十二官相使》这本书，但是否就是《十二藏相使》，王冰说“今经已亡”，虽具体内容不得而知，据书名推测，应是讲阴阳与十二官（藏府）的关系。然有注家认为，《灵兰秘典论》（《十二藏相使》）即是《阴阳十二官相使》，如张介宾、黄元御、顾观光、田晋蕃等。

黄元御《素问悬解》云：“旧名《灵兰秘典》，以篇末重《气交变论》，结文有‘藏之灵兰之室’一语，王冰因此改名。《新校正》引全元起本原名《十二藏相使》，义取篇首‘愿闻十二藏之相使’名篇。《奇病论》‘治在《阴阳十二官相使》中’，即谓此篇。”

田晋蕃《内经素问校正》说：“按：《十二官相使》果即《灵兰秘典论》，则王氏但易其篇题，何得云‘今经已亡’？然则《灵兰秘典论》特《阴阳篇》中之仅存者，殆信然也。”

然亦有不同意此说者。

[10] 什么东西是中医理论核心：先生认为“阴阳五行是中医的理论核心，稍微修正一下也只能说阴阳五行统帅下的以五脏为主的脏腑学说是核心”，甚为明确、客观、公正。

金栋按：近来有些学者认为，五行说成了中医的鸡肋。要承认，中医理论是存在缺陷的。以目前的眼光分析，中医重大理论的缺陷就是缺少现代解剖生理这个“硬核”。那是因为时代的限制，中医理论不重解剖而重关系。问题是，现代解剖生理与中医的五行说相抵牾。如何调和它们之间的关系呢？答案是："宏观融合、通约硬核"（《中西医结合二十讲·第四讲：脏腑学说与解剖生理的兼容和抵触·附文》），即中西医结合，别无他途。读读《时代》《二十讲》则会认为，此乃先生经过深思熟虑之结论。而目前中医之临床亦正是如此！

［11］一部分西医学中医者提出脏腑学说是核心：下面摘录当时的两篇论文。

论文一：从脏腑学说来看祖国医学的理论体系

（《中医杂志》，1962 年 06 期；作者：湖北省中医学院第二届西医离职学习中医班）

"我们通过学习后，感到阴阳五行学说可以看作是祖国医学理论体系的说理工具，而在这个理论体系中，若以脏腑学说为核心，则可以将这个理论体系中的经络、营卫气血、津液、精、神等一些基本理论，概括地统一起来。

"脏腑学说，以五脏六腑为中心，认为脏腑之间的内在平衡协调，整体统一，是维持机体正常生命活动的主要基础，外在环境对机体所发生的影响也主要是通过改变脏腑之间的平衡协调状态反映出来。疾病的发生、发展、形成、转归，主要和脏腑的功能状况有密切的关系，并用这个理论指导着临床实践，已经取得了极其辉煌的效果。所以，我们认为，若以脏腑学说作为这个理论体系的核心，将会对整理提高和发扬祖国医学带来好处。"

该文通过三个方面展开论述，即"脏腑学说是祖国医学理论体系的核心、脏腑学说在临床辨证施治上的重要意义和脏腑学说给医学科学提供新的研究内容"。

此文总结说：

"总的来说，脏腑学说，是建立在整体观的基础上，充分反映了人体内外和环境的统一。它所指的脏腑，除了指实质脏器外，更主要的是概括了人体的生理功能和病理变化上的种种反映。所以说，脏腑的机能活动，实质上就是整体的活动。从而可见，祖国医学中的脏腑含义，与现代医学所指的脏器显然不同。因此决不能单纯以现代医学的解剖学、生理学以及病理学等观点去理解，而应把它看成是历代医家认识和研究机体生理功能及病理变化的理论概括。

"至于阴阳五行学说，在祖国医学理论体系中，是作为说理的工具，借此来认识和说明人体一切生命活动规律。这在《内经》中已有较详细的记载。……由此可见，脏腑决定着阴阳，而不是阴阳决定着脏腑。至于五行，也只能代表五脏的属性及其内在的复杂联系。因此我们认为，在祖国医学上所运用的阴阳五行，只是认识脏腑的生理机能活动和病理变化的一种说理工具，祖国医学理论的核心看来应该是脏腑学说。"

论文二：中医理论核心争论中若干问题之管见

（《广东医学》，1963 年 03 期；作者：徐升阳）

金栋按：该文共 3 页，通过六个方面展开论述，即"一个基本的前提、机能上的核心与理论体系的核心、一个核心还是多个核心、重视形质是否排斥气化、是阴阳决定脏腑还是脏腑决定阴阳及阴阳五行究竟是什么"。兹摘引如下：

"从脏腑学说来看祖国医学的理论体系"一文引起了中西医界极大的兴趣。从对中医理论核心的争论中，又反映出某些不同见解。

一个基本的前提

作为一门科学的核心理论，应该是这门科学中一个重要的理论中心，它与构成这门科学的其他基本理论有着广泛的联系，环绕着它，可以将这门科学的理论与实践中各个环节贯串成一个整体。在一门科学中，往往有多个理论环节，这些理论环节又存在着相互的关联性，但不管如何复杂，总能从这门科学的独特体系中分析出一个中心环节来。此外，正由于它是这门科学的理论中心，所以它必然是这门专业科学本身的内容。因此我们认为中医理论核心，应在中医学本身中去找，应从中医对人体生理和病理的认识上、从中医辨证施治的各个环节上去全面剖析。这是探讨祖国医学理论核心的基本前提。

机能上的核心与理论体系的核心

基于以上的理解，我们认为祖国医学理论体系的核心应该是脏腑学说。有人同意脏腑是人体机能上的核心，至于说中医理论体系的核心，则不应该是脏腑学说而是阴阳学说。

理论来源于实践。中医理论则是对人体生理病理以及临床治疗的长期观察中形成的，因此中医中各个理论环节，基本上都是人体各个不同方面生理和病理特征的总结。换言之，这些理论都是人体各个不同的生理病理现象的概括。既然理论是实践经验的总结，是客观规律的概括，那么，如果客观上脏腑在机能上居于核心地位，则脏腑学说、在通过对人体总的机能观察形成的整个中医理论之中，也是居于核心地位，这一点难道是值得怀疑的吗?

经络附属于脏腑，腧穴和脏腑的关系也是众所周知的。营卫气血、津液、精神等生化代谢，全赖脏腑的有关气化作用，而脏腑功能又靠这些物质的不断充养。精更是脏腑机能活动的物质基础，神又是脏腑机能活动的总的体现。因此从生理机能上看，脏腑是居于核心地位的。

辨证施治是中医的精华。“证”是在疾病过程中一定病理阶段上机能的全身性综合反应，而在很大程度上正是脏腑机能失调的总的反应（如肾虚肝旺证）。重视辨证，实际上是重视对脏腑机能的考察；重视治证，实际上是重视对脏腑机能的调整。四诊的基本理论，是建立在脏腑与体表的关系之上，八纲的具体应用，必须结合脏腑（气血）的实质内容。六经、三焦、卫气营血等辨证纲领，以及治疗学中之药物、针灸、推拿、气功等疗法，无论在理论上或是临床实际上又何曾与脏腑学说完全割开? 由此可见，在病理上临床辨证施治的各个环节上，脏腑学说也是居于核心地位。所以我们认为：不仅脏腑是人体机能上的核心，而且脏腑学说也是中医理论体系的核心。

阴阳五行究竟是什么

阴阳五行究竟是什么呢? 说它是“指导思想”、是“说理工具”并不为错。古代劳动人民从自然想象的观察中，首先得出了“一阴一阳之谓道”（《周易》）的规律，随后又形成了“地有五行”（《左传》）的概念，这样就构成了阴阳五行这一古代朴素的唯物哲学观点。这种观点又为医家所继承，并且在医学科学中得到发挥。在这种哲学观点的指导下，医学得到了发展，它至今仍然指导着临床实践，用以说明各种生理病理现象，成为中医学术中的一个组成部分。从哲学观点看，阴阳学说在某种程度上，体现了矛盾的对立统一观；五行学说在某种程度上，体现了事物相互联系与相互制约的规律。从医学观点看，概括地说，阴阳学说是阐明人体机能上对立统一的生理现象（阴平阳秘）与对立斗争的病理变化（阴阳偏胜）。五行学说则是阐明脏腑（经络）之间的彼此关系（生与克）。十分明显，阴阳五行离开了医学本身，就是空洞的概念，只有结合到人体脏腑（包括经络气血等）机能变化，它的规律才具有实际内容。因此从祖国医学的整体角度看，虽然阴阳五行来之于哲学范畴，但却又不同于单纯的哲学概念，把它看成是纯哲学的理论也不妥当，而把阴阳五行看成是人体生理或病理的本身则更是错误的。“阴阳五行是用以说明脏腑、经络在生理和病理的情况下存有相对平衡和相互影响的关系，即用以认识和说明人体一切生理现象和病理变化的理论概括。”（吕炳奎司长在全国中医学院中医教材第二版修订审查会议总结发言）

然而，从哲学角度看，阴阳五行毕竟是朴素的古典的唯物辩证法，缺乏高度科学分析的基础，因此作为唯物辩证法是极不完善的。从医学角度看，它对医学的解示，亦仅停留于笼统的概念之上，而未能从实质上予以精确的说明。特别是历来把医学局限于这种古典哲学圈子里，满足于概念的解说，因而未能引导人们去从实质上进行认真的研究，所以在某种程度上阻碍了医学的发展。显然，在科学发达的今天，仅以笼统的概念来解示活生生的实际是很不够的。

[12] 阴阳五行说不是中医独占的国粹：因为迷信“术数家”也用其推测吉凶祸福，如当前民间仍有算卦、看风水之类。先生说：“如果说，在传统文化中还有一种预测理论相当庞大，那就是八字算命。这一预测理论的主要依据和推算工具也是干支和阴阳五行。换言之，运气学说的近亲就是算命。”（《中西医结合二十讲·第十五讲　运气学说和时间生物学》）

李零说：“阴阳五行学说也仍然在中国的实用文化（数术、方技、兵学、农学、工艺学）和民间思想（与道教有关的民间宗教）中保持着莫大势力。”（《中国方术正考》）并认为“阴阳五行学说是来源于占卜方法的数字化”。(《中国方术续考》)

附　王莽和中国古代人体解剖

《灵枢·肠胃》纯粹是解剖所得。我看这是王莽主持的那次最有名的人体解剖记录。我曾经如下说：

笔者还是想首先重点介绍一下，王莽这个常常为古人不齿的奸臣的工作。他对中国古代解剖学，做出了伟大的贡献。《汉书·王莽传》很长，有的人也许没有耐心仔细读完。故先把引文出处说清楚。下面的引文，见《汉书·王莽传第六十九中》。故事发生在王莽篡位后的第三年。即天风三年（8），可见于北京中华书局1962年版铅印平装本《汉书》第12册4145页。记载如下：

“翟义党王孙庆捕得，莽使太医、尚方与巧屠共刳剥之，量度五脏，以竹筳导其脉，知所终始，云可以治病。”

这段话的本意是说王莽如何残忍的，却给我们留下了最宝贵的解剖史料。

中国正史正面记载人体解剖，这是唯一的一次，也是最可信、价值最大的一次。

王莽完全无愧于科学家，特别是解剖学家的称号。

古代刑法有所谓凌迟或剐刑，是很野蛮的，除了王清任曾经参观剐刑，企图从中了解人体解剖之外，它对古代人体解剖学没有促进作用。王莽杀王孙庆，显然不是剐刑。虽然是诛杀异己，却利用这个机会为医学服务，即组织各方专家进行人体解剖。

“云可以治病”，就是出于医学目的的人体解剖。

“量度五脏”，就是仔细地测量内脏的长短、大小和重量。

“以竹筵导其脉，知所终始”，更可贵。脉而可以用竹筵（即今所谓细竹签或细竹篾）导——穿进去，看通到哪里——足以证明，“脉”就是血管。至今有人把“经络”说成是神秘的东西，就是还不如二千年前的大奸臣。

故笔者以为，今《灵枢·肠胃》《灵枢·逆顺肥瘦》和《灵枢·动输》等讲的消化道解剖和人体大血管走行分布，就是王莽组织的这次实地解剖所得。即便此前有此类文献，也必然据以修改。今《难经》有和《灵枢·肠胃》几乎完全相同的记述。笔者认为，这一部分是《难经》在前，因为《难经》所载比《内经》更详细。

《灵枢·肠胃》很容易查到，也和容易理解，不再说。

冲脉到底指什么，大概需要特别指出。

“夫冲脉者，五脏六腑之海也，五脏六腑皆秉焉。其上者，出于颃颡，渗诸阳，灌诸精；其下者，注少阴之大络，出于气街，循阴股内廉，入腘中，伏于骭骨内，下至内踝之后属而别；其下者，并于少阴之经，渗三阴；其前者，伏行出跗属，下循跗入大趾间，渗诸络而温肌肉。故别络结则跗上不动，不动则厥，厥则寒矣。……以言导之，切而验之。”（《灵枢·逆顺肥瘦》）

“冲脉者，十二经之海也，与少阴之大络，起于肾下（下腔动静脉至此分叉——引者注），出于气街，循阴股内廉，并少阴之经，下入内踝之后，入足下；其别者，邪入踝，出属跗上，入大趾之间，注诸络，以温足胫，此脉之长动者也。”（《灵枢·动输》）

多数同道应该很容易看出，文中所指是颈动静脉（上出颃颡者）、腹主动静脉、下腔动静脉、股动静脉、腘动静脉、胫后动静脉、胫前动静脉（大动脉必有静脉伴行）、足背动脉的解剖。《内经》时代的古人，所做人体解剖，应该不止王莽这一次。说血行脉中，也完全有解剖依据。

近代国学大师章太炎早就指出过，《灵枢·逆顺肥瘦》所说的冲脉，就是体内大血管。见其书《章太炎医论》（北京：人民卫生出版社，1957）中“论旧说经脉过误”。医科大学毕业的人，不能在这个问题的认识上还不如章氏。

笔者还要就此补充几点。

1. 古人还看到小一些的血管，如“渗诸络而温肌肉”就是看到了足背动脉的小分支。

2. 切足背动脉可以诊断休克（部分厥是休克）。

3. 冲脉是五脏六腑之海，也是十二经之海。据此，它比十二经还重要。如此被重视，是因为古人尊重实地解剖所得。

第四节　《内经》和《内经》时代阴阳五行说

金栋按：本节的题目意思很清楚，就是要介绍今本《内经》中的阴阳五行说，和《内经》时代的阴阳五行说。

先生在上一节已经指出："阴阳五行说是《内经》的理论核心，是《内经》中一切知识的统帅、骨架。"本节不再着重说明这一点，而是列举《内经》中运用阴阳五行说阐释医理的原文。

至于《内经》时代，先生的本意不是等同于《内经》成书时代。所以，《内经》时代的阴阳五行说，要追溯此两说的渊源和发展过程。

自然，以阴阳五行为统帅的《内经》，最应该成书于阴阳五行盛行的汉代。因为"汉代人的思想骨干，是阴阳五行。无论在宗教上，在政治上，在学术上，没有不用这套方式的。"（顾颉刚《汉代学术史略》）先生追本溯源并广引近现代著名学者的观点，证明了"阴阳五行哲学在汉代占统治地位，最盛行。《内经》的成书时代不应提前到汉以前去"。读过此节可知，先生的这一见解，已经颠扑不破。

一　《内经》以阴阳五行说为最高理论

【原文】

上节已说过，阴阳五行说是《内经》的理论核心，是《内经》中一切知识的统帅、骨架。《内经》本身也是这样说的：

"阴阳者，天地之道也，万物之纲纪[1]，变化之父母[2]，生杀之本始[3]，神明之府也[4]，治病必求于本[5]。"（《素问·阴阳应象大论》）

"夫四时阴阳者，万物之根本也……故阴阳四时者，万物之终始也，死生之本也。"（《素问·四气调神大论》）

"夫五运阴阳[6]者，天地之道也，万物之纲纪，变化之父母，生杀之本始，神明之府也，可不通乎？"（《素问·天元纪大论》）

"阴阳者，数[7]之可十，推之可百，数之可千，推之可万[8]，万之大，不可胜数，然其要一也[9]。"（《素问·阴阳离合论》）

以上是《内经》评价阴阳五行时最概括的几段话。阴阳五行是论医理的

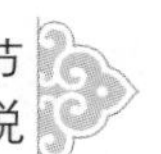

根本，是无往而不适，无处而不在的东西。《内经》谈到其他学说时从未有这样高度的评价。如论经脉重要性是这样说的：

“夫十二经脉者，人之所以生，病之所以成，人之所以治[10]，病之所以起[10]，学之所始，工之所止也，粗之所易，上之所难也。”（《灵枢·经别》）

虽然也很重要，但只适用于人体，比不上阴阳五行。我们从论阴阳五行的引文中还应看出一个问题，即“天地之道”逐渐包括了三大因素——阴阳、四时、五行（五运）。《内经》中的阴阳说是离不开四时五运的。故应该说：阴阳五行四时者[11]，天地万物之道也。读《内经》要时刻不忘这一基本概念。把三者分开有时就不知所云。

若换一句较新的话表述：《内经》的最高理论是阴阳五行宇宙全息论[12]。它认为，“天地之间，六合[13]之内，不离于五[13]，人亦应之，非徒一阴一阳而已也。”（《灵枢·通天》）宇宙全息论的古代术语叫“天人相应”。“天人相应”不都是受阴阳五行统帅，还有一些简单的比附说法[14]，在《内经》以前者为主。阴阳五行之外的天人相应说在下一节谈。

【补注】

［1］纲纪：纲，本义为提网的大绳。《说文·糸部》：“纲，网纮也。”纮的本义为系帽子的带子。故网纮就是提网的大绳。纲举目张一词很形象地说明了纲的本义。纪，《说文解字注》引《礼器》注曰：“纪者，丝缕之数有纪也。此纪之本义也。”《说文·糸部》：“纪，别丝也。”段玉裁注：“别丝者，一丝必有其首，别之是为纪。”今《古代汉语词典》关于“纪”的第一义是：丝的头绪。此义约本于段注，但理解不正确。又，段注与《礼器》注矛盾。《墨子·尚同上》云“譬若丝缕之有纪，网罟之有纲”，故纪的本义当是统系丝缕的绳子。

总之，纲与纪意义接近，均可引申为事物的总揽、总要、提要、统领、统帅、统系、总理、管理、法制、法则等义。在《内经》这句话中，用的是引申义，即统领、总理之义。

《诗·大雅·棫朴》：“纲纪四方。”孔颖达《疏》：“纲者网之大绳……纪者别理丝数。”清·马瑞辰《毛诗传笺通释》：“瑞辰按：《说文》：‘纲，网纮也。’纲为网之大绳。……至于纪，则《说文》曰：‘统，纪也。’‘纪，别丝也。’……是纪乃抽丝之称。……是纪之本义谓得其统纪而众丝可治，犹之纲举而目张也。”

纲纪在《内经》中凡六见，均为统领、总理之义。

为解释纪字的本义，先生在《赵洪钧医学传心堂》上，连续发表三篇花絮，可参看。

［2］父母：“指万物化生的根源。《书·泰誓上》：‘惟天地，万物父母；惟人，万物之灵。’”（《汉典》）

［3］生杀之本始：王冰注：“寒暑之用也。万物假阳气温而生，因阴气寒而死，故

知生杀本始，是阴阳之所运为也。”“生杀之道，阴阳而已。阳来则物生，阳去则物死。凡日从冬至以后，自南而北谓之来。来则春为阳始，夏为阳盛，阳始则温，温则生物，阳盛则热，热则长物；日从夏至以后，自北而南谓之去。去则秋为阴始，冬为阴盛，阴始则凉，凉则收物，阴盛则寒，寒则藏物，此阴阳生杀之道也。”（《类经二卷·阴阳类一》）

［4］神明之府也：神明，“天地间一切神灵的总称。《易·系辞下》：‘阴阳合德，而刚柔有体，以体天地之变，以通神明之德。’孔颖达疏：‘万物变化，或生或成，是神明之德。’”（《汉典》）府，聚物、居住之处。《说文·广部》：“府，文书藏也。”段注：“文书所藏之处曰府。”

高校教参《内经》云：“《淮南子·泰族训》：‘天设日月，列星辰，调阴阳，张四时。日以暴之，夜以息之，风以干之，雨露以润之。其生物也，莫见其所养而物长；其杀物也，莫见其所丧而物亡。此之谓神明。’《素问吴注·卷二》注：‘阴阳不测谓之神，神之昭昭谓之明。’《类经·阴阳类一》注：‘神，变化不测也。明，三光著象也。’（三光，《白虎通》：‘天有三光，日月星’）据以上诸说，神明即是自然万物运动变化所表现的各种现象，因其原因难明而变化不测，故以‘神明’称之。府，聚物、居住之所。《素问吴注·卷二》注：‘众物所聚谓之府。’《内经知要·阴阳》注：‘言变化之流行，皆从此出也。’神明出于阴阳，故阴阳为神明之府。”

金栋按：据高校教参所引《淮南》《类经》等古籍，所谓“神明”，就是原因难明，变化莫测，即闹不清怎么回事！

洪钧按：古人不知道为什么阳来则物生，阳去则物死，只知道这一现象或事实。换言之，这一现象在古人看来是神秘的。故说“阴阳者，神明之府”或“阴阳不测谓之神”。现在我们知道这是由于一个原因造成的两个条件所致。

一个原因就是太阳提供能量。两个条件就是无霜期和光合作用。

无霜期指一年内昼夜环境温度都高于0℃的时期。

植物的表里温度无大区别，基本上和环境温度一样。一旦环境温度低于无霜期，一切植物的生命活动即行中止。这是由于它们的体液都是水溶液，生命活动必须在体液中进行。环境温度低于无霜期，体液成冰，于是生命活动中止。

动物，特别是大型动物的表里温度差别较大，加之有外层脂肪、皮毛或衣服保暖，可以在一定程度上对抗环境低温。即环境温度低于0℃时，还可以保持体核的温度正常而维持生命活动。一旦不能保持正常体核温度，生命活动就会大乱或者中止、死亡。即一旦体内温度低到一定程度，生命活动也要停止。如果体核温度低到0℃，一切动物的生命活动都要停止。

部分动物有冬眠能力，其中的道理较为复杂，从略。

光合作用是一切绿色植物的主要生命活动基础，这显然是基于阳光。

阳光提供了能量使植物发生光合作用，于是植物生长。植物在长期进化过程中，适应了四时阴阳变化周期，于是有了一年生长化收藏的周期。多数一年生植物典型地表现为这样的生命周期。多年生植物冬天不会死，但也在四时中完成发芽（生）、开花

（长）、结果（化收）、凋零（藏）这一周期。当然会有不少例外，如冬小麦将入冬时才播种，盛夏来临前收获。和它伴生的半夏、葶苈、油菜以及几种杂草也不遵循春生、夏长、长夏化、秋冬收藏的周期。夏枯草也是反季节生长。萝卜、芥菜、白菜都在盛夏播种，故不能说四时五行生长化收藏的规律无可挑剔。

菌类植物，如蘑菇，不靠光合作用获得能量并维持生命，但它们的能量还是来自其他动植物。即归根结底还是来自太阳。环境温度低于0℃，菌类也不能生长。

动物，特别是高等动物不会在一年中完成生命周期，也不是直接靠光合作用摄取能量。但是，说到底，动物摄取的能量还是来自光合作用，即来自太阳（核能和地热对维持生命的作用很小）。故多数高等动物也有顺应四时生长化收藏的周期。高等动物之所以要顺应四时，首先是它的活动受限于光照决定的温度。其次是它的活动周期要和植物以及它作为食物的动物同步。这样才能比较容易地获得它需要的能量和营养物质。人类的活动尤其如此。文明人必然春种、夏耘、秋收、冬藏。大冬天外出强力劳作，也可以有收获，但只限于拾柴或狩猎等。这不是古时人类活动的主旋律。

当然，古人不会认识到，还有很多低等动植物，生命周期很短。比如细菌可以在一小时内繁殖几代。于是它们的生命周期不会和四时同步。但它们也要遵循阳来则生，阳去则死的规律。换言之，没有能量供应，它们不能繁殖，也不能生长。

由此我们要认识到阳的重要性。《内经》虽然讲阴阳互根、互相转化、互相依存；阴平阳秘；阴阳离决，精气乃绝，但阳总是维持生命活动的主要方面。无论在理论上还是在临床上，都要更重视阳。

［5］治病必求于本：本，原义指草木的根，是个指事字。《说文·木部》："本，木下曰本。"此处指阴阳。"志云：'本者，本于阴阳也。人之脏腑气血表里上下，皆本乎阴阳。而外淫之风寒暑湿，四时五行，亦总属阴阳之二气。至于治病之气味，用针之左右，诊别色脉，引越高下，皆不出乎阴阳之理。故曰治病必求其本。'简按：此句，诸家并衍王义，而志聪注最为明备。"（《素问识》）

［6］五运：王冰注："运，谓五行，应天之五运，各周三百六十五日而为纪者也。"

《六节藏象论》王冰注云："五运，谓五行之气，应天之运而主化者也。"

《素问集注》云："五运者，甲己岁为土运，乙庚岁为金运，丙辛岁为水运，丁壬岁为木运，戊癸岁为火运。"

五运阴阳："天之十干运化地之五行，地之五行上承三阴三阳之六气，故曰五运阴阳者，天地之道也。"（《素问集注》）

［7］数："这里作动词用，即一个个计算的意思。"（高校教参《内经》）

［8］数之可十，推之可百，数之可千，推之可万：《太素·卷第五·阴阳合》作"数之可十，离之可百，散之可千，推之可万"，与《灵枢·阴阳系日月》四句全同。

［9］然其要一也：一即阴阳之道。

高校教参《内经》云："'一'之义，诸注不一，总其要有四：一是指离合。王冰注：'谓离合也。虽不可胜数，然其要妙，以离合推步，悉可知之。'二是指一阴一阳。《素问吴注·卷二》注：'言阴阳之道始于一，推之则十百千万不可胜数，然其要则本于一阴一阳也。’三是指阴阳变化之理。《类经·经络类·二十九》注：‘谓阴阳之道，合之则一，散之则十百千万，亦无非阴阳之变化。故显微大小，象体无穷，无不有理存焉。然变化虽多，其要则一。一，即理而已。’四是指太极。《素问集注》莫子晋曰：‘天地定位，日月运行，寒暑往来，阴阳出入，总归于太极一气所生。’上述四说，据文义当以《吴注》为切，故《素问识》云：‘简按吴注为得矣。’然‘太极静而生阴，动而生阳’，阴阳本于太极一气之所化，故《集注》之说，与《吴注》义实相同。”

洪钧按：“其要一”本不难解，教参却不得其要。盖阴阳既然是天地万物之道，则天地万物无不有阴阳。如果一个一个地列举（即数、推），则万之大不可胜数，但根本上还是一个规律。正如现代哲学的对立统一律，是支配自然界和社会现象的普遍规律。一一列举对立统一现象，事例的数量无限大，但其根本还是对立统一。即其要一。

［10］治：本义是整治，修治。如《玉篇·水部》云：“治，修治也。”《广韵·至韵》云：“治，理也。”转义为平和、正常、安定、太平等。此处指健康。

《战国策·秦策三》云：“以乱攻治者亡。”意思是政治混乱的国家去攻打政治安定的国家，前者会灭亡。

《易·系辞下》云：“君子安而不忘危，存而不忘亡，治而不忘乱。”

起：谓病愈。盖病人多卧，愈则起立下床，故起转义为愈，不起即死。如《吕氏春秋·察贤》云：“今有良医于此，治十人而起九人，所以求之万也。”《史记·扁鹊列传》云：“越人能使之起耳。”

［11］阴阳五行四时：以四时论阴阳，则春、夏为阳，秋、冬为阴；若再分之，则春为少阳，夏为太阳，秋为少阴，冬为太阴。以五行论阴阳，则木、火为阳，金、水为阴，土载四行，由阳至阴而运转枢机也。恽铁樵《群经见智录》有“五行乃四时之代名词”之语，即五行离不开四时，四时亦离不开五行。

“‘四时五脏阴阳’理论，是《内经》理论体系的中心内容，它体现出生命的对立统一观、生命的运动变化观和人与自然的统一整体观。这些观点贯穿在《内经》理论体系的各个方面，成为《内经》理论体系的核心内容。”（高校教参《内经》）

［12］宇宙全息论：宇宙全息论的基本原理是：从潜显信息总和上看，任一部分都包含着整体的全部信息。

宇宙全息论的核心论点是：宇宙是一个各部分之间全息关联的统一整体。在宇宙整体中，各子系与系统、系统与宇宙之间全息对应。凡相互对应的部位较之非相互对应的部位在物质、结构、能量、信息、精神与功能等宇宙要素上相似程度较大。在潜态信息上，子系包含着系统的全部信息，系统包含着宇宙的全部信息。在显态信息上，子系是系统的缩影，系统是宇宙的缩影。通俗地说，一切事物都具有时空四维全息性；同一个体的部分与整体之间、同一层次的事物之间、不同层次与系统中的事物之间、事物的开端与结果、事物发展的大过程与小过程、时间与空间，都存在着相互全息的对应关系；每一部分中都包含着其他部分，同时它又被包含在其他部分之中；物质普遍具有记忆性，事物总是力图按照自己记忆中存在的模式来复制新事物；全息是有差别的全息。

全息思想的显现有一个漫长的过程。中国古老的伏羲先天易学与周文王的后天易学中充满着闪光的全息智慧。中医认为，人体是一个有机整体，内脏有病可以反映到体表。现代医学通过检查血液、尿液来分析内脏疾病，体温计、脑电图、心电图通过体表记录人体生物电传导情况判断病情，望口唇苍白诊为贫血等，都证明中医的古代全息思想是正确的。（百度百科）

［13］六合：指东、南、西、北四方及上、下六个相对应的方位。六合之内，即宇宙之内。

五：指五行。

金栋按：《内经》他篇的六合说，含义均同。如：

《灵枢·阴阳二十五人》云："天地之间，六合之内，不离于五，人亦应之。"

战国秦汉文献颇多见六合之说且含义与《内经》同。如：

《庄子·齐物论》："六合之外，圣人存而不论；六合之内，圣人论而不议。"成玄英《疏》："六合者，谓天地四方也。"

《淮南子·原道训》："夫道者，覆天载地，廓四方，柝八极；高不可际，深不可测……故植之而塞于天地，横之而弥于四海，施之无穷而无所朝夕；舒之幎于六合，卷之不盈于一握。"

《淮南子·地形训》："地形之所载，六合之间，四极之内，照之以日月，经之以星辰，纪之以四时，要之以太岁。"

《史记·秦始皇本纪》："六合之内，皇帝之土。"

［14］还有一些简单的比附说法：如《素问·阴阳别论》云："黄帝问曰：人有四经十二从，何谓？岐伯对曰：四经应四时，十二从应十二月，十二月应十二脉。"《灵枢·五乱》云："经脉十二者，以应十二月。"《素问·六节藏象论》云："黄帝问曰：余闻天以六六之节以成一岁，人以九九制会，计人亦有三百六十五节，以为天地久矣"。这些都不是受阴阳五行统帅。

《灵枢·邪客》篇所云"人与天地相应"之内容，也不受阴阳五行统帅。如"天圆地方，人头圆足方以应之。天有日月，人有两目。地有九州，人有九窍。天有风雨，人有喜怒。天有雷电，人有声音。天有四时，人有四肢。天有五音，人有五藏。天有六律，人有六府。天有冬夏，人有寒热。天有十日，人有手十指。辰有十二，人有足十指、茎、垂以应之；女子不足二节，以抱人形。……岁有三百六十五日，人有三百六十（五）节。地有高山，人有肩膝。地有深谷，人有腋腘。地有十二经水，人有十二经脉。……此人所以与天地相应也。"

二　阴阳说的具体应用

【原文】

阴阳虽为统帅之统帅，但直接用它阐发医理者并不多——远比五行为少。下面把直接用阴阳说医理者尽量多举出：

1. 讲阴阳归类者

"言人之阴阳，则外为阳，内为阴……背为阳，腹为阴……脏者为阴，腑者为阳。肝心脾肺肾五脏皆为阴，胆胃大肠小肠膀胱三焦六腑皆为阳……背为阳，阳中之阳，心也；背为阳，阳中之阴，肺也；腹为阴，阴中之阴，肾也；腹为阴，阴中之阳，肝也；腹为阴，阴中之至阴，脾也。"（《素问·金匮真言论》）

2. 讲阴阳生理者

"故积阳为天，积阴为地。阴静阳躁，阳生阴长，阳杀阴藏。阳化气，阴成形①。寒极生热，热极生寒。寒气生浊，热气生清。清气在下，则生飧泄。浊气在上，则生䐜胀。此阴阳反作，病之逆从也。故清阳为天，浊阴为地。地气上为云，天气下为雨，雨出地气，云出天气。……阴在内，阳之守也，阳在外，阴之使也[1]。"（《素问·阴阳应象大论》）

【自注】

①以上三句，是用阴阳学说讲物理。但"阳化气，阴成形"六字，比较重要。所谓化气应该来自水液遇热化为蒸汽，成形则来自蒸汽遇冷则凝结成水甚至成冰。把这一常识推广到人体，则化气指人体消化和其他气化过程。按现代医学理解，就是把有形的东西或大分子，变成无形或小分子以及能量的过程。成形则是把小分子同化为人体组织的过程。

金栋按："阳动而散，故化气。阴静而凝，故成形。"（《类经二卷·阴阳类》）

"阴者，藏精而起亟也[2]；阳者，卫外而为固也[3]。"（《素问·生气通天论》）

"阳气者，一日而主外[4]。平旦人气生，日中而阳气隆，日西而阳气已虚，气门乃闭[5]。是故暮而收拒[6]，无扰筋骨，无见雾露。反此三时，形乃困薄[7]。"（《素问·生气通天论》）

"阳为气，阴为味[8]。味归形，形归气[9]，气归精，精归化[10]，精食气，形食味[11]，化生精，气生形[12]。"（《素问·阴阳应象大论》）

"阴者主藏，阳者主府，阳受气于四末，阴受气于五藏[13]。"（《灵枢·终始》）

"凡阴阳之要，阳秘乃固[14]。……阴阳离决，精气乃绝[15]。"（《素问·生气通天论》）

"清阳出上窍，浊阴出下窍[16]；清阳发腠理，浊阴走五藏[17]；清阳实四支，浊阴归六府[18]。"（《素问·阴阳应象大论》）

【补注】

［1］阴在内，阳之守也，阳在外，阴之使也：“说明阴阳互根、相互为用之理。守，镇守于内；使，役使于外。《素问吴注·卷二》注：‘阴静，故为阳之镇守；阳动，故为阴之役使。见阴阳相为内外，不可相离也。’又《类经·藏象类·五》注：‘守者守于中，使者运于外。以法象言，则地守乎中，天运于外……以气血言，则营守于中，卫运于外。故朱子曰：阳以阴为基，阴以阳为偶。’《素问·生气通天论》云‘阴者，藏精而起亟也；阳者，卫外而为固也’与此同义。”（高校教参《内经》）

［2］阴者，藏精而起亟也：“阴者，指属阴的五脏。杨上善说：‘五脏藏精。’起亟，亟（音气 qì），屡次，再；起亟，即亟起，义为屡次起来。《素问集注·卷一》注：‘阴者主藏精，而阴中之气，亟起以外应。’……阴者，藏精而起亟也，意为五脏所藏之精气，不断地起而与阳气相应。”（高校教参《内经》）

［3］阳者，卫外而为固也：“阳气为阴精固密于外，使阴不外泄。”（高校教参《内经》）

［4］阳气者，一日而主外：“一日，指白昼。此指卫气白天行于阳二十五周。王冰注：‘昼则阳气在外，周身行二十五度。’”（高校教参《内经》）

洪钧按：这里“一日”中的“一”亦如英语不定冠词 a。它可有可无，不是强调数目是“一”。请与第一节“一阴一阳”按语对看。

［5］平旦人气生，日中而阳气隆，日西而阳气已虚，气门乃闭：“人气，即人身阳气，与后二句中之‘阳气’合。隆，王冰：‘隆，犹高也，盛也。’虚，疏松，减少。气门，玄府也，即汗孔。人与自然相应，平旦日初升，故人身阳气始生；日中日当午，故人身阳气隆盛；日西日渐落，故人身体表阳气减少而疏松，因而汗孔开始关闭，以防外邪侵袭。”（高校教参《内经》）

气门：王冰注：“谓玄府也。所以发泄经脉营卫之气，故谓之气门也。”《素问·水热穴论》云：“所谓玄府者，汗空（孔）也。”玄府：看不见的微细小孔。《素问考注》云：“玄者，幽微之极，目亦不能见之谓也。汗空微眇，非人目所能见知，故名曰玄府也。”

洪钧按：教参这段解释有严重错误，主要是最后一句。日西而阳气已虚，不是人体体表阳气减少，而是全身都少。这时也不是体表疏松，而是致密。这样才能汗孔闭。其实，尽管日西之后阳气渐少，却还是阳气固秘于外——体表。临床上把异常多汗，叫作阳虚或表虚，就是因为阳气不能固秘于外而汗孔大开。

［6］收拒：“喻昌说：‘收者，收藏神气于内也；拒者，捍拒邪气于外也。’”（《黄帝内经素问校注语译》）

［7］反此三时，形乃困薄：“反，违反，违背。三时，指前文中的平旦、日中、日西。形，形体。薄，迫也。……《太素·卷三》：‘不顺昼夜各三时气以养生者，必为病困迫于身。薄，迫也。’”（高校教参《内经》）

［8］阳为气，阴为味：“‘气’指体内流动的精微物质、能力。‘味’泛指一切食物。张介宾说：‘气无形而升，故为阳；味有质而降，故为阴。’”（《黄帝内经素问校

注语译》）

［9］味归形，形归气："归，这里是生成、滋养的意思。形指形体，气谓元气。《类经·阴阳类·一》本《六节藏象论》'气合而有形，因变以正名'注云：'五味生精血以成形，故味归形。形之存亡，由气之聚散，故形归于气。'又，《素问集注·卷二》据'腠者三焦元真通会之处'解云：'阴为味，阴成形。地食人以五味，以养成形，故味归形。阳化气，诸阳之气，通会于皮肤肌腠之间，以生此形，故形归气。'"（高校教参《内经》）

［10］气归精，精归化："气归精，犹言气生精，为饮食之气可以滋养人的阴精。《素问注证发微·卷一》注：'所谓气归精者，以精能食万物之气。精赖气而生，犹云食此气耳。'一说'气归精'指气生于精。《素问集注·卷二》注：'阳气生于阴精，故气归于精。'化，化生、生化之意。《素问注证发微·卷一》注：'所谓精归化者，以化生此精也，化为精之母，故精归于化耳。'"（高校教参《内经》）

［11］精食气，形食味："此二句为上文'气归精''味归形'的解释。《素问注证发微·卷一》注：'其曰精食气者，明上文气归精也。其曰形食味者，明上文味归形也。'"（高校教参《内经》）

又，《黄帝内经素问校注语译》云："精食气：'食'（音寺）与'饲'同，引申有仰求、给养之义。'精食气'，即精仰赖气化而生。姚止庵说：'气固蕴于精，而精又非气不摄，是气者所以养精，犹五味之养形。'"

［12］化生精，气生形："此即上文'精归化''形归气'的补充说明。精归化，故化生精；形归气，故气生形。《素问注证发微·卷一》注：'其曰化生精者，明上文精归化也。其曰气生形者，明上文形归气也（指人身之气言）。'"（高校教参《内经》）

"水谷之精气，以化生此精，诸阳之神气，以生养此形。盖天食人以五气，地食人以五味，气味化生此精气，以生养此形也。"（《素问集注》）

［13］阳受气于四末，阴受气于五藏："阳主外，故受气于四末。阴主内，故受气于五藏。四末，手足末也。"（《类经二十卷·针刺类二十八》）

金栋按：四末，《甲乙经·卷五·针道终始第五》作"四肢"。

［14］阴阳之要，阳秘乃固："要，纲要，关键。乃固，阴精才能固守。阴阳之要，阳秘乃固，大凡阴阳（平衡协调）的关键在于阳气致密于外（金栋按：和上文注［5］对看，就知道汗孔闭是阳气固秘于外），阴精才能固守于内。从而强调阳气在阴阳平衡中的主导作用。《类经·疾病类·五》云：'阳为阴之卫，阴为阳之宅，必阳气固密于外，无所妄耗，则邪不能害，而阴气完固于内，此培养阴阳之要，即生气通天之道也。'一释为男女交媾之时，阳精当固密而不妄泄。如王冰注：'阴阳交会之要者，正在于阳气闭密而不妄泄尔，密不妄泄乃生气强固而能长久，圣人之道也。'"（高校教参《内经》）

洪钧按：王冰注虽然医理不对，却可备一说。古代房中术的确主张交媾时尽量不要泄精。后人不认同此说，现在看更不对——忍精不泄是错误的。

［15］阴阳离决，精气乃绝："离决，分离决绝。《类经·疾病类·五》：'决，绝也。有阳无阴则精绝，有阴无阳则气绝，两相离决，非病则亡，正以见阴阳不可偏废

也。'"（高校教参《内经》）

［16］清阳出上窍，浊阴出下窍："此句以下，《素问集注·卷二》云：'言人之阴阳，犹云之升，雨之降，通乎天地之气。'上窍，指耳、目、口、鼻头面七窍；下窍，即前后二阴。《素问注证发微·卷一》注：'凡人身之物有属清阳者焉，如涕、唾、气、液之类……有属浊阴者焉，如污秽溺之类。'一说清阳在这里指呼吸之气及发声、视觉、嗅觉、味觉、听觉等功能赖以发挥作用的精微物质。如果清阳不升，则精微物质不能奉养上窍，则上窍的各种功能势必减弱或失灵。"（高校教参《内经》）

［17］清阳发腠理，浊阴走五藏："这里的清阳指卫气，浊阴指精血。阳主卫外，阴主内守。故《素问集注·卷二》注：'腠者，三焦通会元真之处。理者，皮肤脏腑之文理。言清阳之气通会于腠理，而浊阴之精血，走于五脏，五脏主藏精者也。'"（高校教参《内经》）

［18］清阳实四支，浊阴归六府："这里的清阳指饮食化生的精气，其糟粕即浊阴。《素问集注·卷二》注：'四肢为诸阳之本，六腑者传化物而不藏。此言饮食所生之清阳，充实于四肢，而浑浊者归于六腑也。'一说清阳指阳气，浊阴指饮食物。"（高校教参《内经》）

洪钧按：以上是运用阴阳和气化学说解释的人体生理且颇有可取之处。但是，这种自然哲学的解释不可能精确而严密，而且必然众人理解不一。其原因是，没有足够的实验知识且概念太少而不精确。

【原文】

3. 讲病理者

"阴胜则阳病，阳胜则阴病[1]。阳胜则热，阴胜则寒。"（《素问·阴阳应象大论》）

"阴不胜其阳，则脉流薄疾，并乃狂[2]。阳不胜其阴，则五藏气争，九窍不通[3]。"（《素问·生气通天论》）

"帝曰：法阴阳奈何？岐伯曰：阳胜则身热，腠理闭，喘粗为之俛仰[4]，汗不出而热，齿干以烦冤[5]腹满死[6]，能[7]冬不能[7]夏。阴胜者则身寒汗出，身常清[8]，数栗而寒，寒则厥[9]，厥则腹满死[6]，能[7]夏不能[7]冬。此阴阳更胜之变，病之形能也[10]。"（《素问·阴阳应象大论》）

"阳气有余为身热无汗，阴气有余为多汗身寒[11]，阴阳有余则无汗而寒[12]。"（《素问·脉要精微论》）

"黄帝问曰：人身非常温也，非常热也[13]，为之热而烦满者何？岐伯对曰：阴气少而阳气胜[14]，故热而烦满也。帝曰：人身非衣寒也[15]，中非有寒气也[16]，寒从中生者何？岐伯曰：是人多痹气[17]也，阳气少，阴气多，故身寒如从水中出。"（《素问·逆调论》）

【补注】

［1］阴胜则阳病，阳胜则阴病：“这里的‘阴胜’‘阳胜’是承上文五味阴阳太过而言，故《素问注证发微·卷一》注：‘故用酸苦涌泄之品至于太过，则阴胜矣。阴承上文物类而言。阴胜则吾人之阳分不能敌阴品，而阳分斯病也。……用辛甘发散之品至于太过，则阳胜矣。阳承上文物类而言。阳胜则吾人之阴分不能敌阳品，而阴分斯病也。’后世扩展其义，作为阴阳相胜的病机解，认为阴气偏胜，则见阳气亏损之证；反之阳气偏胜，则见阴精耗损之证，以此成为人体阴阳寒热盛衰的病理原则。如《素问吴注·卷二》注云：‘水胜则火灭，火胜则水干。’意思是说人体的阴阳处于相对平衡的状态，一旦平衡失调，阳胜则阴衰，阴胜则阳衰，就要发生病变。”（高校教参《内经》）

［2］脉流薄疾，并乃狂：“薄，迫也。脉流薄疾，经脉中的气血流动疾迫快速。《类经·疾病类·五》：‘薄，气相迫也。疾，急数也。并者阳邪入于阳分，谓重阳也，阴不胜阳则阳邪盛，故当为阳脉阳证之外见者如此。’……阳分所赅甚广，阳脉、阳位等皆其谓也。意为阳邪入于阳分，阳热过盛，于是发为狂证。与《难经·二十难》‘重阳者狂’义合。也有将‘并’直接解释为‘盛实’的，如王冰注：‘并，谓盛实也，狂谓狂走，或妄攀登也，阳并于四肢则狂。《阳明脉解篇》曰：四肢者，诸阳之本也，阳盛则四肢实，实则能登高而歌也，热盛于身，故弃衣欲走也。夫如是者，皆为阴不胜其阳也。’两说相同。”（高校教参《内经》）

［3］五藏气争，九窍不通：王冰注：“九窍者，内属于脏，外设为官，故五脏气争，则九窍不通也。言九窍，谓前阴后阴不通，兼言上七窍也。若兼则目为肝之官，鼻为肺之官，口为脾之官，耳为肾之官，舌为心之官，舌非通窍也。《金匮真言论》曰：‘南方赤色，入通于心，开窍于耳。北方黑色，入通于肾，开窍于二阴故也。’”

“《素问直解·卷一》云：‘争，彼此不和也。五脏气争，则九窍不通，盖两目者，肝之窍；两耳者，心之窍；两鼻者，肺之窍；口者，脾之窍；前后阴者，肾之窍也。’九窍不通，即九窍功能障碍，失常之谓。”（高校教参《内经》）

九窍“指耳、目、口、鼻及尿道、肛门等九个孔道”。（《汉典》）

［4］喘粗为之俛仰：“喘粗，即呼吸气粗而喘息。俛，同俯。仰，俯之反。喘粗为之俛仰，是呼吸困难，身体前俯后仰摆动。《类经·阴阳类·二》注：‘阳实于胸，则喘粗不得卧，故为俛仰。’”（高校教参《内经》）

［5］烦冤：即心烦满闷。冤（寃），通闷。“烦冤与高热无汗、齿干并见，当属热盛伤津，阴液涸竭之征。”（高校教参《内经》）

金栋按：冤，《太素·卷第三·阴阳大论》作“悗”，《甲乙经·卷六·阴阳大论第七》作“闷”。冤、悗二字古通用。

［6］腹满死：“若从上文烦冤、齿干等症状来看，当为阳盛伤阴，阴气竭绝，致使中土之气衰竭，故腹胀而死。下文阴盛证，自当为阴盛阳竭，中土之气衰竭而死亡。”（高校教参《内经》）

［7］能：通“耐”，耐受之义。

［8］汗出，身常清：“清，……寒也。《素问·脉要精微论》曰：‘阳气有余为身热无汗，阴气有余为多汗身寒。’阴气有余为阳气衰，故《类经·阴阳类·二》注：‘阴胜则阳衰，故身寒；阳衰则表不固，故汗出而身冷。’”（高校教参《内经》）

［9］寒则厥：“厥，这里当指四肢逆冷，乃阳虚阴胜之象。《素问集注·卷二》注：‘四肢为诸阳之本，表里俱寒，则四肢厥冷。’”（高校教参《内经》）

［10］病之形能也：“胡澍《素问校义》云：‘能，读如态。病之形能也者，病之形态也。’《素问识》云：‘能，与态同。’又《素问吴注·卷二》注：‘病之见证，谓之病形。’能、耐、态，古通用。病形即症状，也就是见证。病态，是指病之势态。”（高校教参《内经》）

金栋按：“能”字，在《内经》全书中共见326次，除“能够”“才能”等词义外，还有多义。或是同源字，或是古今字，或是通假字。如：

①音义同“耐”，应读 nài，耐受之义。即如本篇：“能冬不能夏”“能夏不能冬”句中四个“能”字，皆作“耐”解。

②音义同“态”（態），应读 tài，形态之义。能、態，是古今字；態、态，是繁简字。即如本篇“病之形能也”。《素问·病能论》篇名之“能”字及乐恬憺之“能”，皆与态（態）同义。

③音义同“胎”，应读 tāi，原始之义。能、胎、台，三字是通假字。即如本篇“阴阳者，万物之能始也。”

［11］阳气有余为身热无汗，阴气有余为多汗身寒：“《素问经注节解·卷二》注：‘身热无汗者，火盛而气闭，外感伤寒，阳分病也。多汗身寒者，气虚自汗，治宜温补者也。’阳郁于肌表，不得泄越，故身热无汗；阴盛则阳虚，失于温煦，卫表不固，故多汗身寒。”（高校教参《内经》）

［12］阴阳有余则无汗而寒：“阴有余则身寒，阳有余则无汗，故阴阳有余则无汗而寒。《类经·脉色类·二十一》注：‘阳余无汗，以表实也。阴余身寒，以阴盛也。阴阳有余，阴邪实表之谓也。’《素问经注节解·卷二》注：‘阳盛无汗，阴盛身寒，治宜温散，仲景之用附子细辛汤是也。’”（高校教参《内经》）

［13］非常温也，非常热也：王冰注：“异于常候，故曰非常。”“说明此种‘温’‘热’非指一般感受外邪所致的温热病，乃是由于人体本身阴阳的失调而寒热自生。”（高校教参《内经》）

［14］阴气少而阳气胜：“张介宾注：‘阴虚者阳必凑之，阳邪实于阴分，故热而烦满。’指阴阳失调，阴虚而阳胜，故出现热而烦满的症状。”（高校教参《内经》）

［15］衣寒也：“衣服单薄而受外寒。”（高校教参《内经》）

［16］中非有寒气：“不是人体内寒气存在而发冷。”（高校教参《内经》）

［17］痹气：“气机闭滞不通。《圣济总录》说：‘痹气内寒者，以气闭而血不能运，阳虚而阴自胜也。故血凝泣而脉不通，其证身寒如从水中出也。’”（高校教参《内经》）

金栋按：阴阳学说固然是最重要的统帅《内经》的哲理之一，也确能在一定程度上说明人体的生理和病理，特别是在总体把握方面有方便之处。但是，这种说理不可能很准确而精密。比如，单用阴阳讲病理，共五种情况：即阴盛阳衰、阳盛阴衰、阴阳俱衰、阴阳俱盛、阴阳离决。这对医学来说显然是不够的。上举经文就有明显缺陷。比如，“阴阳有余则无汗而寒”于理不通。阴盛身寒不错，阳盛无汗则无道理。注家说“治宜温散，仲景用附子细辛汤”，显然是典型的寒证，不可能同时有阳盛。阴阳俱盛在生理上属于壮旺之体。如果盛指邪气（《内经》称邪气盛则实，精气夺则虚。这里是讲病理，故应指邪气），则阴阳俱盛当同时抑制。逻辑上可以有这种情况，实际上却没有或极其少见。即便有，也不能用纯热剂。盖阳盛而用大热药是以热治热，阳盛却扶阳也。故必须增加新概念提高辨证的准确性。这就是为什么《内经》和后世医家又发展出虚实、寒热、气血、表里、脏腑等受阴阳统帅却更具体的概念来辨证。自然，这些学说还有待补充发展。居今日而言中医发展，汲取西医学说无疑是捷径。给中医体系不断充实新的更细密的经验知识和理论，中医才能更有活力，为人类健康做出更大的贡献。

【原文】

“帝曰：经言阳虚则外寒，阴虚则内热，阳盛则外热，阴盛则内寒[1]，余已闻之矣，不知其所由然也。岐伯曰：阳受气于上焦，以温皮肤分肉之间，今寒气在外，则上焦不通，上焦不通，则寒气独留于外，故寒栗[2]。

“帝曰：阴虚生内热奈何？岐伯曰：有所劳倦，形气衰少[3]，谷气不盛[4]，上焦不行，下脘不通。胃气热，热气熏胸中，故内热[5]。

“帝曰：阳盛生外热奈何？岐伯曰：上焦不通利，则皮肤致密，腠理闭塞，玄府不通，卫气不得泄越，故外热[6]。

“帝曰：阴盛生内寒奈何？厥气上逆[7]，寒气积于胸中而不泻，不泻则温气去[8]，寒独留，则血凝泣，凝则脉不通，其脉盛大以涩[9]，故中寒[10]。”（《素问·调经论》）

“五邪所乱[11]：邪入于阳则狂[12]，邪入于阴则痹[13]，搏阳则为巅疾[14]，搏阴则为瘖[15]，阳入之阴则静[16]，阴入之阳则怒，是谓五乱[17]。”（《素问·宣明五气》）

“五邪：邪入于阳，则为狂；邪入于阴，则为血痹；邪入于阳，转则为巅疾；邪入于阴，转则为瘖；阳入之于阴，病静；阴出之于阳，病喜怒。”（《灵枢·九针论》）

“火热复[18]，恶寒发热，有如疟状[19]，或一日发，或间数日发，其故何也？岐伯曰：胜复之气[20]，会遇之时，有多少也。阴气多而阳气少，则其发日远[21]；阳气多而阴气少，则其发日近。此胜复相薄[22]，盛衰之节，疟亦同法。”（《素问·至真要大论》）

【补注】

［1］经言：王冰注：“谓上古经言也。”“指古代的经典医籍。”（高校教参《内经》）

阳虚则外寒，阴虚则内热，阳盛则外热，阴盛则内寒：“阳主表，其气热。阴主里，其气寒。所以阳虚则寒，阳盛则热，阴虚则热，阴盛则寒也。”（《类经十四卷·疾病类二十》）

［2］今寒气在外……故寒栗：“寒气在外，阻遏阳道，故上焦不通，卫气不温于表，即寒气独留，乃为寒栗，此阳虚则外寒也。”（《类经十四卷·疾病类二十》）

洪钧按：人受寒而栗——即冻得发抖，是人人都有的经验常识。阴阳学说的解释却很复杂且矛盾。按今生理，寒栗不过是横纹肌剧烈舒缩以加速产生热量，抵御寒冷。病理情况下之寒战，不是外界温度太低，而是因为细菌毒素刺激人体做出的抗菌反应。这时机体处于应激状态，呈高代谢率加速消灭病原体。寒战以及随之出现的发热只是高代谢率的外部表现。

［3］形气衰少：“形气，指形体肌肉之气。形气衰少，即形体消瘦，四肢无力等。《素问集注·卷七》注：‘夫饮食劳倦则伤脾，脾主肌肉，故形气衰少也。’又张介宾、吴崑等认为形气乃‘阴气’，《类经·疾病类·二十》注：‘今劳倦不慎，而形气衰少，伤脾阴也。’并进一步解释说：‘本节言劳倦伤形，指脾胃也。’前言脾气，后言脾阴，阴为阳之基，阳为阴之用，故二说宜后（合）参。’”（高校教参《内经》）

洪钧按：教参之说不妥，主要是形体不限于躯干四肢肌肉。形体消瘦，四肢无力之人岂有脏腑不损（即衰少）之理。教参承袭了《集注》和《类经》之说，而不全面。试看《类经》有伤脾阴之说，便知教参不善继承。其实，张介宾之说也不全面。盖劳倦必然伤五脏，只是有先后轻重之别。

［4］谷气不盛：“谷气，水谷精气。不盛，虚衰之义。水谷不盛，指脾胃运化无力，水谷精气不足。”（高校教参《内经》）

［5］上焦不行……故内热：“热气，指胃中谷气郁滞所化之热。胸中，指胸脘之间。《素问集注·卷七》注：‘上焦不能宣五谷之味，下焦不能受水谷之津；胃为阳热之府。气留而不行，则热气熏于胸中，而为内热矣。’此脾虚运化无力，郁而化热。李东垣制甘温除热法，理本于此。”（高校教参《内经》）

［6］上焦不通……故外热：“上焦之气，主阳分也。故外伤寒邪，则上焦不通，肌表闭塞，卫气郁聚，无所流行而为外热，所谓人伤于寒则病为热，此外感证也。”（《类经十四卷·疾病类二十》）

［7］厥气上逆：“指下焦或中焦的阴寒之气逆行于上。”（高校教参《内经》）

［8］温气去：王冰注：“温气，谓阳气也。”去，消散。

［9］脉盛大以涩：“寒邪积留胸中，脉象紧而有力，故为实大；气血运行不利，故脉见涩象。”（高校教参《内经》）

洪钧按：盛大之脉，无涩之理。经文不可从。又，盛大不能解作“脉象紧而有力”。

［10］中寒："胸中寒盛，故称中寒。《素问集注·卷七》注：'阴寒之气，积于胸中而不泻，则中上二焦之阳气消而寒气独留于上。寒则血凝泣而不通矣。阴盛则脉大，血凝泣，故脉涩也。阳热去而寒独留，故中寒也。'"（高校教参《内经》）

洪钧按："中"不限于胸中，中寒不限于"胸中寒盛"。腹中寒盛亦属中寒。无论胸腹寒盛均不应见脉大。无他，盖凡寒盛必血凝泣而见脉紧或涩。如此解释不仅于理通顺，证之临床尤无不验。

［11］五邪所乱：即五脏阴阳为邪气所乱。

金栋按："所乱"二字，《太素·卷第二十七·邪传》只作"入"一个字。

［12］邪入于阳则狂：王冰注："邪居于阳脉之中，则四肢热盛，故为狂。""邪入阳分，则为阳邪，邪热炽盛，故病为狂。《生气通天论》曰：'阴不胜其阳，则脉流薄疾，并乃狂。'"（《类经十五卷·疾病类二十五》）

洪钧按：人身无非阴阳。邪气中人，不入于阴则入于阳。故不得谓入于阳则狂。至于"邪热炽盛，故病为狂"则是。此即为高热昏迷谵语也，乃正邪交争剧烈的结果。

［13］邪入于阴则痹：王冰注："邪入于阴脉之内，则六经凝涩而不通，故为痹。""邪入阴分，则为阴邪，阴盛则血脉凝涩不通，故病为痹。《寿夭刚柔篇》曰：'病在阴命曰痹。'《九针论》曰：'邪入于阴，则为血痹。'"（《类经十五卷·疾病类二十五》）

［14］搏阳则为巅疾："本条搏阳则为巅疾，此巅疾正是昏乱之癫狂病，搏阳正是两阳相搏，即阳邪搏于阳分。与《生气通天论》'阴不胜其阳，则脉流薄疾，并乃狂'合。……上文'邪入于阳'是与'邪入于阴'相对，此'搏阳'是与'搏阴'为对。故《太素》作'邪入于阳，搏则为癫疾'，邪入于阳四字与上文重可证。邪入于阳为狂，搏阳亦为狂，即'癫疾为狂'之类，不能以《难经》阴癫阳狂之说绳之也。"（《素问补识》）

［15］搏阴则为瘖："邪搏于阴，则阴气受伤，故声为瘖哑。阴者，五脏之阴也。盖心主舌，而手少阴心脉上走喉咙系舌本；手太阴肺脉循喉咙；足太阴脾脉上行结于咽，连舌本，散舌下；足厥阴肝脉循喉咙之后上入颃颡，而筋脉络于舌本；足少阴肾脉循喉咙系舌本，故皆主病瘖也。"（《类经十五卷·疾病类二十五》）

金栋按：瘖，读如音，别本作"喑"。《素问吴注》："喑，哑也。"《汉典》云："喑，哑，不能说话。"

［16］阳入之阴则静："简按：孙奕《示儿编》：'之字训变。《左传》遇观之否。言观变为否也。'盖阳病在外则躁，若入而变阴则静。下文出之阳义同。王训之为往，似未妥。"（《素问识》）

［17］是谓五乱："志云：'谓邪气乱于五藏之阴阳。'简按：曰狂、曰痹、曰癫、曰喑、曰静、曰怒，皆乱气所致。宜曰六乱，然此篇专主五藏而立言，故曰五乱。"（《素问识》）

洪钧按：以上用阴阳学说解释五乱均似是而非，盖单用哲理不足以精确解释具体病理。

［18］复："复气，报复之气。六气胜复中，受制之母（或子）气，以报复其受制之仇。"（《内经词典》）

［19］有如疟状："火热复气所致恶寒发热，状似疟疾但非疟疾之病。"（《黄帝内经素问译注》）

［20］胜复之气："胜气与复气。一年中，若上半年有太过的胜气，下半年当有与之相反的复气。例如上半年热气偏盛，下半年即有寒气以报复之。"（《内经词典》）

［21］阴气多而阳气少，则其发日远："阳气，指火热复气。阴气，指胜气。发热恶寒为复气所致，复气少则发作缓，所以间隔日期长。复气多则发作急，所以间隔日期短。"（《黄帝内经素问译注》）

［22］薄：迫也，交争。

【原文】

4. 讲养生者

"智者之养生也，必顺四时而适寒暑[1]，和喜怒而安居处，节阴阳而调刚柔[2]，如是则僻邪[3]不至，长生久视[4]。"（《灵枢·本神》）

"圣人春夏养阳，秋冬养阴[5]，以从其根，故与万物沉浮于生长之门[6]。"（《素问·四气调神大论》）

5. 讲热病者

见《素问·热论》全篇，不再抄。

6. 讲诊法、治则者

"用阴和阳，用阳和阴[7]。"（《灵枢·五色》）

"谨察阴阳所在[8]而调之，以平为期[9]。"（《素问·至真要大论》）

"阴与阳皆有俞会[10]，阳注于阴，阴满之外[11]，阴阳匀平，以充其形，九候若一，命曰平人[12]。"（《素问·调经论》）

"病痛者，阴也[13]，痛而以手按之不得者，阴也[14]。病在上者阳也，病在下者阴也。痒者阳也[15]。"（《灵枢·终始》）

以上不惮其烦，将直接用阴阳说医理者尽量集出。除基本重复者外，《内经》中有关论述不多了。经络学说也统帅于阴阳五行之下，但应另说，故此处不举。运气说也尽量不举。上引原文有的很好理解且便于应用，有的则说法太略。这说明单用阴阳说来讲医理，受局限甚大，于是五行说大显身手。

【补注】

［1］必顺四时而适寒暑：必需顺应四时以适应气候的寒暑。"智者养生，要有之（三）道，春夏养阳，使适于暑也；秋冬养阴，使适于寒。"（《太素·卷六·藏府之

一》)

［2］节阴阳而调刚柔：节制阴阳的偏盛，以调和刚柔。“阴以致刚，阳以起柔，两者有节，则柔刚调矣。”(《太素·卷六·藏府之一》)

洪钧按： 古时，特别是汉代称性生活为合阴阳，故节阴阳指男女交接要有节制，调刚柔指调节男女的性需求。盖男子阳刚，女子阴柔也。《太素》随文演绎，不得其要。

［3］僻邪：“指虚邪贼风。杨上善所谓‘八正四邪，无由得至’是也。”(《黄帝内经灵枢校注语译》)

［4］长生久视：“不老之意。”(《黄帝内经灵枢校注语译》)“视：生活。久视即长生。”(江凌注译《老子·第五十九章》)

［5］春夏养阳，秋冬养阴：“夫四时之太少阴阳者，乃万物之根本也。所以圣人春夏养阳，使少阳之气生，太阳之气长；秋冬养阴，使太阴(按：当作少阴)之气收，少阴(按：当作太阴)之气藏。”(《素问直解》)

“养，治也，调理、调养之义。……阳，指生长之气(即少阳、太阳之气)；阴，指收藏之气(即少阴、太阴之气)。‘春夏养阳，秋冬养阴’，即春养少阳，以助生发之气；夏养太阳，以助盛长之气；秋养少阴，以助收敛之气；冬养太阴，以助闭藏之气。亦即春夏养生养长，秋冬养收养藏之义。这是因为春夏属阳，自然界万物处于生长阶段，若逆之则有碍于少阳之生、太阳之长，故人体必调养人身之阳，以顺应自然界万物的生长之势。而秋冬养阴，自然界万物处于收藏阶段，逆之则有碍于少阴之收、太阴之藏，故必调养人身之阴，以顺应自然界万物的收藏之势。”(高校教参《内经》)

［6］沉浮于生长之门：“马云：‘言生长则概收藏。’滑云：‘浮沉，犹出入也。’”(《素问识》)

［7］用阴和阳，用阳和阴：“阳胜者阴必衰，当助其阴以和之。阴胜者阳必衰，当助其阳以和之。”(《类经六卷·脉色类三十二》)

［8］阴阳所在：“阴阳，指六气阴阳。所在，指所在年份。”(《黄帝内经素问译注》)

［9］以平为期：“平，平和。不同于平衡。期，期限。不同于目的。气得其和为正气，气失其和为邪气，治病以阴阳平和为限度，不使太过而致新的失和。”(《黄帝内经素问译注》)

［10］阴与阳皆有俞会：“《素问注证发微·卷七》注：‘阴阳者，阴经阳经也。’俞会，指经气输注会合之处。”(高校教参《内经》)

［11］阳注于阴，阴满之外：“《类经·疾病类·十九》注：‘阳注于阴，则自经归脏；阴满之外，则自脏及经。’此外，尚有二说，一指十二经脉的流注次序，如阳经之气流注于阴经，阴经之气充满后，再流注于阳经，如此循环往复，如环无端。另一说谓指阴阳表里经脉之别走，《太素·卷二十四·虚实所生》注：‘脏腑阴阳之脉，皆有别走，输会相通。如足阳明从丰隆之穴，别走足太阴，太阴从公孙之穴，别走足阳明，故曰外也。’”(高校教参《内经》)

［12］九候若一，命曰平人："九候，此处指古代全身通诊法中九个诊脉部位的脉象。平人，即平常人。《素问集注·卷七》注：'三部九候之脉，上下若一，是为平人矣。'"（高校教参《内经》）

［13］病痛者，阴也："凡病痛者，多由寒邪滞逆于经，及深居筋骨之间，凝聚不散，故病痛者为阴也。"（《类经二十二卷·针刺类五十三》）《灵枢集注》云："病在阴者名曰痹，痹者痛也，故病痛者阴也。"

［14］痛而以手按之不得者，阴也："按之不得者，隐藏深处也，是为阴邪。"（《类经二十二卷·针刺类五十三》）《灵枢集注》云："以手按之不得者，留痹之在内也。"

［15］痒者阳也："痒者，散动于肤腠，故为阳。"（《类经二十二卷·针刺类五十三》）《灵枢集注》："病在阳者名曰风，故痒者阳也，病在皮肤之表阳也。"

洪钧按：痒虽在皮肤，但不一定纯属阳证。况且即便属阳，也有阳虚、阳盛之别。可见单用阴阳学说不足以严密说理。

三　五行说的具体应用

【原文】

五行说的内容，触目皆是，已不可能更无必要全部集出。仅按归类、相克、相生、相乘、相侮各举一例，并略示同样论述大约还可见于何篇。

1. 五行归类

"帝曰：五脏应四时[1]，各有收受[2]乎？岐伯曰：有。

"东方青色，入通于肝，开窍于目，藏精于肝[3]，其病发惊骇[4]，其味酸，其类草木，其畜鸡，其谷麦[5]，其应四时，上为岁星[6]，是以春气在头也[7]，其音角[8]，其数八[9]，是以知病之在筋也[10]，其臭臊[11]。

"南方赤色，入通于心，开窍于耳，藏精于心[12]，故病在五脏[13]。其味苦，其类火，其畜羊，其谷黍[5]、[14]，其应四时，上为荧惑星[6]、[15]，是以知病之在脉也，其音徵[16]，其数七[9]，其臭焦[17]。

"中央黄色，入通于脾。开窍于口，藏精于脾[18]，故病在舌本，其味甘，其类土，其畜牛，其谷稷[5]、[19]，其应四时，上为镇星[6]、[20]，是以知病之在肉也，其音宫，其数五[9]、[21]，其臭香[22]。

"西方白色，入通于肺，开窍于鼻，藏精于肺[23]，故病在背，其味辛，其类金，其畜马，其谷稻[5]、[24]，其应四时，上为太白星[6]、[25]，是以知病之在皮毛也，其音商[26]，其数九[9]，其臭腥[27]。

"北方黑色，入通于肾，开窍于二阴，藏精于肾[28]，故病在溪[29]，其味咸，其类水，其畜彘，其谷豆[5]、[30]，其应四时，上为辰星[6]、[31]，是以知病

之在骨也，其音羽[32]，其数六[9]，其臭腐[33]。”（《素问·金匮真言论》）

同样的归类法还见于《素问·阴阳应象大论》《素问·阴阳离合论》《素问·阴阳别论》《素问·五藏生成》《灵枢·顺气一日分为四时》《灵枢·五音五味》等。其余凡篇名有五字者，大都在一定程度上有这种内容。另有篇名不含五字者，亦有一部分是用的这种归类法，如《素问·风论》《灵枢·九针论》等。五行归类重复这样多，各篇内容及文法也不一致，足证《内经》经长时期多人编撰。

【补注】

［1］五脏应四时：据文中内容，名义上讲四时，实际上是讲五时。

［2］收受：“吴云：‘五方之色，入通五藏，谓之收。五藏各藏其精，谓之受。’张云：‘言同气相求，各有所归也。’”（《素问识》）

“收，接收。受，授予。此指四时五脏的相互关系，四时授气于五脏，五脏接收而应之。此以同类相感、同气相召为理论依据。张介宾：‘收受，言同气相求，各有所归也。’又明万历四十三年朝鲜刻本‘收’作‘攸’。‘攸’有‘所’义。亦通。”（《黄帝内经素问译注》）

“‘收’应作‘攸’。‘攸’有‘所’义。‘受’作‘用’解。见《吕氏春秋·赞能》高注。‘攸受’即是‘所用’的意思。”（《黄帝内经素问校注语译》）

洪钧按：“收”作“攸”，是。解“攸受”为“所用”则误。“受”通“授”。

［3］东方青色，入通于肝，开窍于目，藏精于肝：“东为木王之方，肝为属木之藏，故相通也。青者木之色，目者肝之窍。木之精气，藏于肝曰魂。”（《类经三卷·藏象类四》）

东方青色，入通于肝：“《白虎通》云：‘肝，木之精也。东方者，阳也，万物始生，故肝象木色青而有枝叶。’”（《素问识》）

开窍于目：“《白虎通》云：‘肝，目为之候。何？目能出泪，而不能纳物？木亦能出枝叶，不能有所内也。’《五行大义》云：‘肝者，木藏也。木是东方显明之地，眼目亦光显明了，故通乎目。’”（《素问识》）

藏精于肝：“王云：‘精，谓精气也。木精之气，其神魂。’马、张各家，均本王注。天雄按：《解精微论》云：‘水之精为志，火之精为神。’以此例推之，木之精为魂，土之精为意，金之精为魄，各家可无异议。这就是‘五藏主藏精’的实际意义。五藏为阴，精气为阳，阳气密藏于阴中，则精气充足，身体平安，就是‘阴平阳秘，精神乃治’。精神即精气。治，安也。了解了这一点，就知道五藏之精，来自于四时之气，说明人与自然关系至为密切的一面。”（《素问补识》）

［4］其病发惊骇：“新校正疑为衍文，是。据下文例，当云‘故病在头’。”（《素问识》）

［5］其畜鸡，其谷麦；其畜羊，其谷黍；其畜牛，其谷稷；其畜马，其谷稻；其

畜彘，其谷豆：高校教参《内经》对此句有大段的阐释，其实不过是五行归类而已。牲畜、谷物和五行没有必然联系。

金栋按：关于五畜，本篇是鸡、羊、牛、马、彘。但《辞源·二部》谓："五畜：牛、羊、豕、鸡、犬。"《灵枢经·五味》则云："五畜：牛甘，犬酸，猪咸，羊苦，鸡辛。"《淮南子·时则训》又有四畜说，即羊（春）、鸡（夏）、狗（秋）、彘（冬），缺季夏之畜，当补为牛。可见那时还没有季夏之说。总之，五畜的五行属性，乃勉强地类比推演而来，无所谓是非。后人对此有各种牵强附会的解释，一概从略。

刘长林说："为了构建理论体系的需要，古人又常常对这些直观联系加以夸大歪曲，甚至主观杜撰，如硬把五畜（鸡羊牛马彘）、五声（呼笑歌哭呻）与五行联系起来，就是明显的例子。"（《内经的哲学和中医学的方法》）

其谷麦：王冰注："五谷之长者麦，故东方用之。《本草》曰：'麦为五谷之长。'"《新校正》云："按《五常政大论》云：'其畜犬，其谷麻。'"《类经三卷·藏象类四》云："麦成最蚤，故应东方春气。"《素问识》云："《月令》郑玄注：'麦实有孚甲，属木。'"

洪钧按：关于何以东方麦，王注解为五谷之长；《类经》解为成熟最早；丹波氏解为实有孚甲。可见注家无不随意附会。

［6］上为岁星、上为荧惑星、上为镇星、上为太白星、上为辰星：见第六节补注。

洪钧按：高校教参《内经》对此有大段发挥。其实和五畜附五行一样，五行上应五星不过是运用五行说的需要。尽管后来五星直接用五行命名，但五行和五星没有对应关系，更没有功能上的联系。教参谓"五星运行的逆顺，反应了天体运行的规律。而天体运行规律，决定了四时气候的变化；四时气候的变化，又直接关系到德化政令，以及人体疾病的发生与流行。这就是《内经》所以将五星与五行五脏系统联系起来的原因"。此说明显错误，因为五星运行的逆顺和四时气候变化没有关系，天体运行决定四时气候变化的主要是太阳直射地球的纬度在变化。

上为岁星：岁星即木星。

"《五行大义》云：'岁星，木之精。其位东方，主春。以其主岁，故名岁星。'"（《素问识》）

"王云：'木之精气，上为岁星，十二年一周天。'天雄按：木星为太阳系九大行星之一。按距离远近次序，为环绕太阳之第五颗。据现代测算，与太阳平均距离为5.20个天文单位，即77830万公里，公转周期为11.86年，较古代测算更为精确，不足怪也。本篇认为人与天地相参而统之以四时，人以五藏应之，天以五星应之。"（《素问补识》）

洪钧按：木星不是只在东方，它运行一周天大约十二年，故它在天空中的位置是不断变化的。其余四行星准此，只是运行一周天需时不同。其中以水星周期最短，因为它距太阳最近。金星距地球最近——仅次于月亮，故是我们看到的最亮的星。这些知识很容易在网上查到，当代人不必遵信《内经》时代的旧说。

以下五音、五数、五谷、五畜、五味等附五行之说，均属附会之言，不可信。但为了了解古人的认识，还是照引了不少有关旧说，一般不再加按语。

[7] 是以春气在头也："详东方言春气在头，不言故病在头，余方言故病在某，不言某气在某者，互文也。"（《新校正》）"简按：据文例，当云'知病之在筋'。"（《素问识》）

[8] 其音角：音，谓乐器之声也。王冰注："角，木声也。"《类经三卷·藏象类四》："木音曰角，其应春。"《素问识》："《月令·正义》云：'角，是扣木之声。'《汉·律历志》云：'角者，触也。阳气蠢动，万物触地而生也。'"

[9] 其数八、其数七、其数五、其数九、其数六：高校教参《内经》云"八、七、五、九、六，均指成数。传说，伏羲氏王天下，龙马负图出于河，遂则其文以画八卦，其文一六居下，二七居上，三八居左，四九居右，五十居中。"此说如河图（改良图——五脏附五行之河图）所示，见第一节补注。

金栋按：八、七、五、九、六，汉代指五行生成数。教参将"五"指为成数，不当。见下文。

《易·系辞》郑玄注云："天一生水于北，地二生火于南，天三生木于东，地四生金于西，天五生土于中。阳无耦，阴无配，未得相成。地六成水于北，与天一并（天一生水，地六成之）。天七成火于南，与地二并（地二生火，天七成之）。地八成木于东，与天三并（天三生木，地八成之）。天九成金于西，与地四并（地四生金，天九成之）。地十成土于中，与天五并也（天五生土，地十成之）。"

这是用一、二、三、四、五分别代表水、火、木、金、土的生数。由于土能生万物，故而在各生数上加土数五，即得六、七、八、九、十，则分别代表水、火、木、金、土的成数。所谓"成"，即由一、二、三、四、五分别加五而成的意思。

[10] 是以知病知在筋也："推余方之例，此八字系于错处，当在'上为岁星'之后。"（《素问识》）

[11] 其臭臊：王冰注："凡气因木变，则为臊。"臭，音嗅（xiù）。《素问吴注》云："谓气也。"《类经三卷·藏象类四》云："臭，气之总名也。臊为木气所化。"《灵枢·邪气脏腑病形》云："其宗气上出于鼻而为臭。"《难经·四十九难》云："心主臭，自入为焦臭，入脾为香臭，入肝为臊臭，入肾为腐臭，入肺为腥臭。"孙鼎宜《难经章句》："《书·盘庚中》疏：'臭是气之别名'，古者香气、秽气皆名曰臭。"《新校正》云："详'臊'，《月令》作'膻'。"《素问识》曰："马云：'《礼·月令》：其臭膻，膻，与臊同。'简按：《月令·正义》云：'通于鼻者谓之臭，在口者谓之味，臭则气也。'《说文》：'臊，豕膏臭也；膻，羊气也。'《五行大义》云：'春物气与羊相类。'"

《黄帝内经素问校注语译》云："东方青色，和人身的肝相应。肝开窍于目，精华藏在其中，它发病多在头部。比象来说，在五味中为酸，在植物中为木，在五畜中为鸡，在五谷中为麦，在四时中上为岁星，这些都属木的一类，和肝是相应的，所以肝有病就会发生在筋的方面。再有，属木性质的，在五音中为角音，在五行生成数中为八，在气中为腥臊。"

金栋按：据《语译》所说，经文当为“东方青色，入通于肝，开窍于目，藏精于肝，故病在头，其味酸，其类草木，其畜鸡，其谷麦，其应四时，上为岁星，是以知病之在筋也，其音角，其数八，其臭臊”。

［12］南方赤色，入通于心，开窍于耳，藏精于心：“南为火王之方，心为属火之藏，其气相通。赤者火之色，耳者心之窍。火之精气，藏于心曰神。《阴阳应象大论》曰：‘心在窍为舌，肾在窍为耳。’可见舌本属心，耳则兼乎心肾也。”（《类经三卷·藏象类四》）

南方赤色，入通于心：“《白虎通》：‘心，火之精。南方尊阳在上，卑阴在下。礼有尊卑，故心象火，色赤而锐也。’”（《素问识》）

开窍于耳：王冰注：“舌为心之官，当言于舌，舌用非窍，故云耳也。《缪刺论》曰：‘手少阴之络，会于耳中。’义取此也。”

洪钧按：关于为什么以上经文有心开窍于耳之说与《阴阳应象大论》篇矛盾，请参看第十五节附文“心开窍详解”。

［13］故病在五脏：“心为五脏主，不得受于外邪，受外邪则五脏皆病也。”（《太素·卷三·阴阳杂说》）“心为五藏之君主，心病则五藏应之。”（《类经三卷·藏象类四》）

［14］其畜羊：王冰注：“以羊为畜，言其未也。”《新校正》云：“按《五常政大论》云：‘其畜马。’”

“《五常政大论》曰：‘其畜马。’而此曰羊者，意谓午未俱属南方耳。”（《类经三卷·藏象类四》

“《月令》：‘春食麦与羊。’郑注：羊，火畜也。时尚寒，食气以安性也。简按：王云：‘言其未。’非。”（《素问识》）

其谷黍：王冰注：“黍色赤。”“志云：‘黍，糯小米也，性温而赤色，故为心之谷。’简按：《五行大义》云：‘黍，色赤性热。’又云：‘黍，疏散属火。’”（《素问识》）“《说文》：‘黍，禾属而黏者也。以大暑而种，故谓之黍。’孔子曰：‘黍可为酒，禾入水也。’”（《素问绍识》）

［15］上为荧惑星：荧惑即火星。“《五行大义》云：‘荧惑，火之精，其位南方，主夏，以其出入无常，故名荧惑。’”（《素问识》）“王曰：‘火之精气，上为荧惑星，七百四十日一周天。’天雄按：火星为太阳系九大行星之一，按距离远近次序，为环绕太阳之第四颗，据现代测算，与太阳平均距离为1.52个天文单位，即22794万公里，公转周期为687日。”（《素问补识》）

洪钧按：火星也不是总在南方，因为它是太阳系的行星，要围绕太阳转，即不断在运动。加之地球自转，它的视运动又是东升西落。今年（2016）5，6月间，它确实每晚在东南方出现，黎明时在西南方落下。其他多数时候则不是这样，不少时候看不到它。

［16］其音徵：王冰注：‘徵，火声也。”“火音曰徵，其应夏。”（《类经三卷·藏象类四》）“《汉·律历志》云：‘徵者，祉也，万物大盛蕃祉也。’”（《素问识》）

［17］其臭焦：王冰注："凡气因火变，则为焦。""《方言》：'臭焦者，阳气蒸动，燎火之气也。'许慎云：'焦者，火烧物，有焦燃之气。'夏气同也。"（《五行大义·卷之三·论配气味》）"焦为火气所化。"（《类经三卷·藏象类四》）

［18］中央黄色，入通于脾，开窍于口，藏精于脾："土王四季，位居中央，脾为属土之藏，其气相通。黄者土之色，口者脾之窍。土之精气，藏于脾曰意。"（《类经三卷·藏象类四》）

故病在舌本：王冰注："脾脉上连于舌本，故病气居之。""脾之脉连舌本，散舌下。"（《类经三卷·藏象类四》）"志云：'《灵·师传》篇曰：脾者，主为卫，使之迎粮，视唇舌好恶，以知吉凶。是脾气之通于舌也。'高云：'《灵·经脉》篇云：脾是动则病舌本强，故病在舌本。'简按：按前文例，当云病在脊。"（《素问识》）

［19］其畜牛：王冰注："土旺四季，故畜取丑牛，又以牛色黄也。""《月令·中央》郑注：'牛，土畜也。'《正义》云：'《易》坤为牛，是牛属土也。'简按：王注牵强。"（《素问识》）

其谷稷：王冰注："色黄而味甘也。""张云：'稷，小米也。粳者为稷，糯者为黍，为五谷之长，色黄属土。'简按：《月令·中央》：'食稷与牛。'郑注：'稷，五谷之长。'"（《素问识》）"《白虎通》：'稷，五谷之长，故立稷而祭之也。稷者得阴阳中和之气，而用尤多，故为长也。'《说文》：'稷，斋也，五谷之长。'《风俗通·孝经说》：'稷者，五谷之长。'"（《素问绍识》）

［20］上为镇星：镇星即土星。"《五行大义》云：'镇星，土之精。其位中央，主四季，以其镇宿不移，故名镇星。'《汉·天文志》：'镇星中央季夏土。'"（《素问识》）"王云：'土之精气，上为镇星，二十八年一周天。'天雄按：土星为太阳系九大行星之一，按距离远近次序，为环绕太阳之第六颗，据现代测算，与太阳平均距离为9.54个天文单位，即142700万公里，公转周期为29.46年。"（《素问补识》）

洪钧按：镇星后来改名为土星，就是来自五星附五行。土星离太阳很远，故在黄昏后和黎明前它可以在南中天出现。这就是为什么说土主中央。但是这不等于说土星总在南中天，因为它也是围绕太阳周期运动的，在天空中的位置不断移动。加之地球自转，土星的位置也要一昼夜大体上转动一周。又，土星亮度不够，不像金星那样很容易肉眼观察。

［21］其音宫：王冰注："宫，土声也。""土音曰宫，其应长夏。"（《类经三卷·藏象类四》）"《汉·律历志》云：'宫者，中也。居中央，畅四方，唱始施生，为四声之经。'"（《素问识》）

其数五：王冰注："土数五。《尚书·洪范》曰：'五曰土。'"

"愚谓四时皆言成数，土独言生数者，与五居数之中，与中央之位合也。"（孙希旦《礼记集解》）

"志云：'五，土之生数也。土居五位之中，故独主于生数。'简按：沈括《笔谈》云：'《洪范》五行，数自一至五。先儒谓之，此五行生数，各益以土数，以为成数。以谓五行非土不成，故水生一而成六，火生二而成七，木生三而成八，金生四而成九，

土生五而成十。’简按：此皇氏之说，见《月令·正义》云，此非郑义，今所不取。唯黄帝《素问》，土生数五，成数亦五。盖水火木金，皆待土而成。土更无所待，故止一五而已。画而为图，其理可见。为之图者，设木于东，设金于西，火居南，水居北，土居中央，四方自为生数，各并中央之土，以为成数。土自居其位，更无所并，自然止有五数。盖土不须更待土而成也，合五行之数为五十，则大衍之数也。此亦有理。今考土举生数，而水火金木举成数者，不特本经已，《礼·月令》亦然，沈氏何不及此。”（《素问识》）

“《礼·月令》‘中央土，其数五’与《素问》同。郑玄注：‘土生数五，成数十，但言五者，土以生为本。’自后言河洛者，皆宗此说。天雄按：水火木金，皆得土而成。郑注‘天五生土，地十成之’疑未确。《易·系辞》‘天一地二，天三地四，天五地六，天七地八，天九地十’，只是言天地自然奇偶之数，与此不同。《内经》认为‘天地之至数，始于一，终于九’（《三部九候论》），土居中央，应四旁，生万物，本身无所谓生成，故《月令》作‘其数五’，本篇亦云‘其数五’，不作‘其数十’，因为‘十’是另一个意义上的‘一’，不属此数范围。简《识》引《梦溪笔谈》说甚详。”（《素问补识》）

［22］其臭香：王冰注：“凡气因土变，则为香。”“香为土气所化。”（《类经三卷·藏象类四》）“《五行大义》云：‘《元命苞》曰：香者土之乡气，香为主也。’许慎云：‘土得其中和之气，故香。’”（《素问识》）

［23］西方白色，入通于肺，开窍于鼻，藏精于肺：“西方金王之方，肺为属金之藏，其气相通。白者金之色，鼻者肺之窍。金之精气，藏于肺曰魄。”（《类经三卷·藏象类四》）“《白虎通》云：‘肺，金之精。西方亦金成万物也，故象金色白。’”“《白虎通》云：‘鼻出入气，高而有窍，山亦有金石累积，亦有孔穴。出云布雨，以润天下。雨则云消，鼻能出纳气也。’”（《素问识》）

［24］其畜马：王冰注：“畜马者，取乾也。《易》曰：‘乾为马。’”《新校正》云：“按：《五常政大论》云：‘其畜鸡。’”《素问识》云：“《周礼·六牲》，马其一也。《穆天子传》有献食马之文。郭璞注云：‘可以供厨膳者。’”《素问绍识》云：“先兄曰：《淮南子》作狗。”

金栋按：古时又有六牲或六畜说。《周礼·地官·牧人》云：“掌牧六牲，而阜蕃其物，以共祭祀之牲牷（音全 quán）。”郑玄注：“六牲谓牛、马、羊、豕、犬、鸡。”贾公彦《疏》：“案《尔雅》所释六畜，有马、牛、羊、豕、犬、鸡，故郑依而释之。”

其谷稻：王冰注：“稻坚白。”“志云：‘稻色白而秋成，故为肺之谷。’详出《汤液醪醴》。”（《素问识》）

金栋按：《素问·汤液醪醴论》：“黄帝问曰：为五谷汤液及醪醴奈何？岐伯对曰：必以稻米，炊之稻薪，稻米者完，稻薪者坚。帝曰：何以然？岐伯曰：此得天地之和，高下之宜，故能至完，伐取得时，故能至坚也。”

王冰注：“夫稻者，生于阴水之精，首戴天阳之气，二者和合，然乃化成，故云得天地之和而能至完。秋气劲切，霜露凝结，稻以冬采，故云伐取得时而能至坚。”

洪钧按：众人皆知，稻米的颜色不是都白。稻草更不坚硬。经文却为了勉强附五行之金，让事实屈就理论。

［25］太白星：即金星。"《五行大义》云：'太白，金之精。其位西方，主立秋，金色白，故曰太白。'"（《素问识》）"王云：'金之精气，上为太白星，三百六十五日一周年。'天雄按：金星为太阳系九大行星之一，按距太阳由近及远的次序为第二颗，据现代测算，与太阳平均距离为 0.72 个天文单位，即 10821 万公里，公转周期为 225 日。"（《素问补识》）

洪钧按：太白之义不是指金星的颜色很白，而是很亮的意思。太白即大白，白指明亮，大白即非常亮。金星在天空中的亮度仅次于日月。它的颜色略呈金黄，人人可以肉眼看到。《内经》说"金色白"，只是为了与五行相应。可见，为了理论需要会常常违背常识。太白更不是只位于西方。《诗小雅》"东有启明，西有长庚"，就是东周之前的普通人都知道，金星在黎明前和黄昏后，可以分别位于东方和西方的天空。

［26］其音商：王冰注："商，金声也。""金音曰商，其应秋。"（《类经三卷·藏象类四》）《汉·律历志》云：'商者，章也。物成章明也。'"（《素问识》）

［27］其臭腥：王冰注："凡气因金变，则为腥膻之气也。""腥为金气所化。"（《类经三卷·藏象类四》）"《五行大义》云：'西方杀气腥也。'许慎云：'未熟之气腥也，西方金之气象此。'"（《素问识》）

［28］北方黑色，入通于肾，开窍于二阴，藏精于肾："北为水王之方，肾为属水之藏，其气相通。黑者水之色，二便者水之窍。水之精气，藏于肾曰志。"（《类经三卷·藏象类四》）"《白虎通》云：'肾，水之精。北方水，故肾色黑。'"（《素问识》）"二阴，谓前后阴也。"（《太素·卷三·阴阳杂说》）"《白虎通》云：'水阴，故肾双窍为之候。能泻水，亦能流濡。'"（《素问识》）

［29］故病在溪：王冰注："溪，谓肉之小会也。《气穴论》曰：'肉之大会为谷，肉之小会为溪。'""张兆璜云：'溪者，四支之八溪也。冬气伏藏，故溪为之病。'八溪，见《五藏生成》篇，谓肘膝腕也。简按：上文云：冬气者，病在四支。此说得之。"（《素问识》）

金栋按：八溪，即八虚。指双侧肘窝、腋窝、腘窝、腹股沟。

溪，通谿，指肢体筋骨、肌肉之间相互接触的罅（音下 xià）隙、缝隙或凹陷部位，其中大的称谷或大谷，小的称溪或小溪。《素问·气穴论》云："肉之大会为谷，肉之小会为溪。"

［30］其畜彘：王冰注："彘，豕也。""彘，猪也。《易》曰：坎为豕。"（《类经三卷·藏象类四》）"《月令·冬》郑注：'彘，水畜也。'杨雄《方言》云：'猪，北燕朝鲜之间谓之豭叚，关东西或谓之彘。'"（《素问识》）

金栋按：《说文》："彘，豕也。后蹄废谓之彘。"

《本草纲目·兽部·第五十卷·兽之一》："豕：［释名］猪本经、豚同上、豭音加、彘音滞、豮音坟。［时珍曰］按许氏《说文》云：'豕字象毛足而后有尾形。'林氏《小说》云：'豕食不洁，故谓之豕。'坎为豕，水畜而性趋下喜秽也。牡曰豭，曰牙；牝曰彘，曰豝（音巴），曰豰（音娄）。牡去势曰豮。”

其谷豆：王冰注：“豆，黑色。”“豆主黑色，故其谷豆。《本草》以豆之黑色者入药。”（《素问注证发微》）“菽也，黑者属水。”（《类经三卷·藏象类四》）“豆性沉，形象肾，肾之谷也。”（《素问直解》）“《月令·夏》郑注：‘菽，实孚甲坚合，属水。’”（《素问识》）

金栋按：《广雅》：“大豆，菽也。”《本草纲目·谷部第二十四卷》：“大豆：［时珍曰］大豆有黑、白、黄、褐、青、斑数色，黑者名乌豆，可入药，及充食，作豉。黄者可作腐，榨油，造酱；余但可作腐及炒食而已。”

洪钧按：豆之所以属水，注家或云其色黑，或云其形象肾，也是勉强说理。李时珍知道豆有数色。但他的解释也不准确。盖入药之豆不必是黑色。凡含蛋白较多之豆均可入药。因入药即作豉，此与造酱均系用细菌把蛋白分解。作腐（即豆腐）则系提取蛋白。另有绿豆等常用于作粉条，因其中富含淀粉而少含蛋白和油脂。赤小豆所含和绿豆相似。榨油用的豆自然是含油脂较多，最常用的是大豆，多为黄色。

［31］上为辰星：即水星。“《五行大义》云：‘辰星，水之精。其位北方主冬，是天之执正，出入平时，故曰辰星。’”（《素问识》）“王云：‘水之精气，上为辰星，三百六十五日一周天。’天雄按：水星为太阳系九大行星之一，是距离太阳最近的行星。据现代测算，与太阳平均距离为0.39个天文单位，即5791万公里，公转周期为88天。古今测算，差距不应如此巨大，王说疑有文字传写错谬。”（《素问补识》）

洪钧按：水星之位不是在北方，相反，它常于黎明前出现在东方且离地平线不远，或黄昏后出现在西方比较低的位置。说它在北方只是为了配水。也就是说为了配水硬把它安置在北方。这就是天象也要屈就五行理论。

［32］其音羽：王冰注：“羽，水声也。”“水音曰羽，其应冬。”（《类经三卷·藏象类四》）“《汉·律历志》云：‘羽者，宇也。物藏聚萃，宇覆之也。’”（《素问识》）

［33］其臭腐：王冰注：“凡气因水变，则为腐朽之气也。”“腐为水气所化。《礼·月令》云：‘其臭朽。’朽与腐类。”（《类经三卷·藏象类四》）“《月令·冬》：‘其臭朽。’郑注云：‘水之臭。’《正义》云：‘水受恶秽，故有腐朽之气。’《五行大义》云：‘水受垢浊，故其臭腐朽也。’”（《素问识》）

金栋按：此节论述五行归类均属牵强附会。有关评价请参看本节标题四。

【原文】

2. 五行相克

五行相克在《内经》中是有明训的。即：

“木得金而伐[1]，火得水而灭[2]，土得木而达[3]，金得火而缺[4]，水得土而绝[5]。”（《素问·宝命全形论》）

这种理论具体运用于四时，可见于《素问·四气调神大论》《素问·金匮真言论》《素问·六节藏象论》等篇；用于四时及日干支以测疾病预后的，见于《素问·藏气法时论》《素问·平人气象论》《素问·玉机真藏论》

《素问·刺热》，《灵枢·经脉》等篇；用于说明病邪传变的，见《素问·玉机真藏论》《素问·气厥论》《素问·标本病传论》，《灵枢·病传》等；用于说明五脏补泻原则的见于《素问·宣明五气》《灵枢·九针论》等篇；用于色脉诊的，见于《素问·脉要精微论》《素问·五藏生成》《素问·刺热》《素问·举痛论》《灵枢·五色》等篇。总之相克应用甚多。①

【自注】

①“克”为后世用语，《内经》时代用“胜”字。相生说流行之前，“五行相克”简称“五胜”。今《内经》中“五胜”凡2见。

一在《素问·宝命全形论》。其中说：

“能存八动之变，五胜更立[1]。”隔了几句话就是：“岐伯曰：木得金而伐，火得水而灭，土得木而达，金得火而缺，水得土而绝，万物尽然，不可胜竭[2]。”

这是《内经》唯一明训五胜所指的话。

二在《素问·至真要大论》。其中说：

“谨守病机，各司其属[3]，有者求之，无者求之[4]，盛者责之，虚者责之[5]，必先五胜[6]，疏其血气，令其调达，而致和平。此之谓也。”

【补注】

[1] 能存八动之变，五胜更立：王冰注：“存，谓心存。八动，谓八节之风变动。变，谓气至而变易。五胜，谓五行之气相胜。立，谓当其王时。”

《黄帝内经素问译注》：“存，观察。《尔雅·释诂》：‘存，察也。’八动，八风。变，变异。”

《素问补识》曰：“王云：‘存，谓心存。八动，谓八节之风变动。’杨云：‘八动，八节之气也。’天雄按：杨注八动意不完整，当从王注为是。风、气古代通用，八动，只能理解为八节之风变动。但注‘存为心存’则未妥。《尔雅·释诂》注：‘存即在。’《大戴记·曾子立事》：‘存往者，在来者。’注：‘在，犹存也。’古代存、在互通，皆有‘察’义，能存八动之变即能察八动之变。”

[2] 万物尽然，不可胜竭：王冰注：“言物类虽不可竭尽而数，要之，皆如五行之气，而有胜负之性分尔。”

《素问直解》云：“阴阳万物，不外五行制化之道。……万物皆有制克之道，故万物尽然，制而复生，无有穷尽，故不可胜竭。”

《素问补识》云：“谓万物皆有所胜，皆有所不胜，如五行生克之理。”

[3] 各司其属：“各，分别。司，作‘掌管’解。属，隶属、归属。意即分别掌管各种病证与病机的内在联系。《素问集注·卷九》注：‘此言所发之病机，各有五脏五行之所属。’”（高校教参《内经》）

[4] 有者求之，无者求之：“求，探求，辨别。……联系本段原文来看，本句前面列举了十九条病机的具体内容，后面紧接着当是探求病机和治法的基本原则，故‘有者求之，无者求之’，其‘有、无’是指十九条中有或无的病机。方与‘盛者责之，

虚者责之’合拍。”（高校教参《内经》）

“有邪处加以推求，为求其实之所在；无邪处加以推求，为求其虚之所在。所以下文有‘盛者责之，虚者责之’。《调经论》：‘有者为实……无者为虚。’求，推求。推求邪气的有无，为求其所因；确定邪气的所在，为求其所属。”（《黄帝内经素问译注》）

［5］盛者责之，虚者责之：“《说文》：责，‘求也。’即追究、分析之义。也就是追究实证和虚证的病变机理。”（高校教参《内经》）

［6］五胜：“五，五运五行之气。胜，更胜。王冰注：‘五胜，谓五行更胜也。’即指天之五气，人之五脏之间五行更胜的变化规律。”（高校教参《内经》）

【补注】

［1］木得金而伐：木遇金而折伐，即金克木。

［2］火得水而灭：火遇水而熄灭，即水克火。

［3］土得木而达：土遇木而疏松，即木克土。达，穿透之义。

《素问补识》云：“天雄按：此‘达’字历来为注家最感头痛的问题，故有采取回避态度者。……盖此处‘达’字本无深义，不过穿透之意，见《淮南·修务训》：‘蹠穿膝’高诱注。言土遇木则穿也。此达为穿，则与伐、灭、缺、绝，意义一致。与‘木郁达之’之达，义自有别。其实，土得木而达，得金又何尝不达？必指为木者，以金为土生，子不克母，犹金得火而缺，木得火又何尝不缺？必指为金者，因火为木生，子不克母也。古人限于历史条件，立五行相胜之说，以说明事物之间相互依存与制约，用心良苦，在当时是十分进步的。”

［4］金得火而缺：金遇火而消熔，即火克金。

［5］水得土而绝：水遇土而止流，即土克水。

金栋按：俗语谓“兵来将挡，水来土掩”。土胜水有经验基础。

【原文】

3. 五行相生

五行相生说在《内经》中竟无明训，足见相生说后起。具体运用处虽亦不少，却远不如相克处多。仅选一段为示范，其余即略示篇目。

“五藏受气于其所生[1]……肝受气于心……心受气于脾……脾受气于肺……肺受气于肾……肾受气于肝。”（《素问·玉机真藏论》）此处“受”字与“授”通。

他篇系统讲相生者实少，但凡言五时、五脏顺序按春、夏、长夏、秋、冬；肝、心、脾、肺、肾排列者，皆受相生思想指导。此多见于五行归类诸篇。即言相克之各篇亦或兼及相生，唯以言相克为主。

【补注】

[1] 五藏受气于其所生："受当作授，下同。……五脏授气于其所生者，五脏正气，授于所生之子也。"(《素问直解》)

"王云：'受气所生者，谓受病气于己所生者也。'天雄按：此不通之论也。……则'五藏受气于其所生'受当作授。授气者，授生气，非授病气也。肝授气于心，心授气于脾，脾授气于肺，肺授气于肾，肾复授气于肝。王注《玉版论要》所谓'血气应顺四时，递迁囚王，循环五气，无相夺伦'……亦即五藏授气于其所生之义。古人写字，多缺偏旁，授写作受，是毫不为奇的。……此五藏授气于其所生，言生理，传之于其所胜，言病理，一字之正，遂觉怡然理顺。今考高注，亦云'受，当作授'，则前人已先我言之，自非个人臆见。"(《素问补识》)

金栋按：高校教参《内经》谓："受，接受。气，指病气。言五脏受病气于自己所生之脏（即子脏）。即子病传母，如心病传肝、肺病传脾等。"此说不当。当如高士宗《素问直解》、胡天雄《素问补识》及先生所云"此处'受'字与'授'通"。

【原文】

4. 乘侮

乘，是过分的相克；侮，是克的反向。乘侮并论者仅有下面一段：

"气有余，则制己所胜而侮所不胜[1]。其不及，则己所不胜侮而乘之，己所胜轻而侮之[2]。"(《素问·五运行大论》)

此段出于七篇大论，在《内经》为后起，此处不得已而引用。其余又有乘薄并论者：

"未至而至，此谓太过[3]，则薄所不胜，而乘所胜[4]也，命曰气淫[5]。至而不至，此谓不及，则所胜妄行，而所生受病，所不胜薄之也[6]，命曰气迫[7]。"(《素问·六节藏象论》)

此处的"乘""薄"与上段的"乘""侮"意思不尽一致[8]。

具体运用这种理论者，似只见用"乘"[9]。

"喜大虚则肾气乘矣[10]，怒则肝气乘矣[11]，悲则肺气乘矣[12]，恐则脾气乘矣[13]，忧则心气乘矣[14]。"(《素问·玉机真藏论》)

此段似有误[15]，或不是在讲乘侮。但"乘"解作"盛"或"胜"亦不通。

查《内经》全书有关乘侮者仅以上三条（或有疏漏，敬请指出）。此种理论更不为《内经》重视。

综上所述，《内经》对五行说重视顺序为：一归类，二相克，三相生，四乘侮。乘侮说在"七篇大论"中才出现，与现代说法仍有异，且运用绝少[16]。

【补注】

［1］气有余，则制己所胜而侮所不胜：（若主岁之）气太过，则乘己所胜者而侮所不胜者，即过分地克其所胜而反克其所不胜。如脾土之气有余，则乘肾水而侮肝木。有余，太过、实也。“土气有余，则制己所胜之水气，而侮所不胜之木气。”（《素问直解》）“‘己所胜’即我克制它；‘己所不胜’即它克制我。”（《黄帝内经素问校注语译》）

［2］其不及，则己所不胜侮而乘之，己所胜轻而侮之：如脾土之气不足，则己所不胜之肝木侮而乘之，己所胜之肾水亦轻而侮之。不及，不足、虚也。“土气不及，则己所不胜之木气侮而乘之，己所胜之水气轻而侮之。有余不及，皆为病也，五气皆然。”（《素问直解》）

［3］未至而至，此谓太过：王冰注：“谓所值之气，未应至而先期至也，先期而至，是气有余，故曰太过。”“气候未至，主时之气先至也，故此谓太过。”（《素问直解》）“‘至’谓气至。如未到春天而有春暖之气候，是谓未至而至。”（《黄帝内经素问校注语译》）

［4］薄所不胜，而乘所胜：“薄，迫也，此有侵犯、胁迫之意。乘，同胜，欺凌的意思。时令未至而气候先至，则为太过，而侵犯己所不胜又欺凌己所胜。正如《素问经注节解·卷一》云：‘凡五行之气，我克者为所胜，克我者为所不胜，生我者为所生。假令肝木有余，是肺金不足，金不制木，故木太过。木气既余，则反薄肺金，而乘于脾土矣，故曰太过则薄所不胜而乘所胜也。’”（高校教参《内经》）

“太过则薄所不胜而乘所胜者，凡五行之气，克我者为所不胜，我克者为所胜，假如木气有余，金不能制而木反侮金，薄所不胜也。木盛而土受其克，乘所胜也。”（《类经二十三卷·运气类二》）“薄，轻视，欺侮。”（《内经词典》）

［5］气淫：王冰注：“此皆五藏之气，内相淫并为疾，故命曰气淫也。”淫，太过、侵害之义。“淫，侵害。此指运气太过而所胜所不胜之气被侵。”（《黄帝内经素问译注》）“运气术语。节令太过（节气时间未到，即已出现该节气的气候）该相应脏腑之气过盛，淫并乘侮而致的疾病。”（《内经词典》）

［6］所胜妄行，而所生受病，所不胜薄之也：“言时令至而气不至，其气不及，则其所胜者无畏而妄行，所生者受病，所不胜者乘而迫之。”（高校教参《内经》）

“所生者，生我者也。如木不及则土无畏，所胜妄行也。土妄行则水受克，所生受病也。金因木衰而侮之，所不胜薄之也。”（《类经二十三卷·运气类二》）

［7］气迫：王冰注：“相迫为疾，故曰气迫也。”

“迫，逼迫。此指运气不及而所胜所不胜之气来犯。”（《黄帝内经素问译注》）

“运气术语。节令不及（节气时间已到，但尚未出现相应的气候）该节令所胜与所不胜的脏腑之气妄行，交相逼迫而导致疾病。”（《内经词典》）

［8］意思不尽一致：基本一致，所不同者又多出一个“所生受病”。

［9］似只见于“乘”：《内经》的病理相乘，有时用“传”字表述。

《素问·玉机真藏论》云：“五脏受（授）气于其所生，传之于其所胜。……五藏相通，移皆有次。五藏有病，则各传其所胜。……传，乘之名也。”此后一句疑系注文混入正文。

《素问·标本病传论》云："夫病传者，心病先心痛，一日而咳；三日胁支痛；五日闭塞不通，身痛体重；三日不已死。"

《素问注证发微》云："夫传其所胜，谓之甚。夫病传者，五脏皆然。试以心言之：心病者，脏真通于心，故先心痛。火来乘金，一日传之于肺，即发而为咳也。又三日，则四日矣，肺邪胜木，故胁支痛，以肝脉循胁肋也。又五日，则九日矣，肝邪胜土，故闭塞不通，身痛体重，以脾不运化，及脾主肉，而肉病也。又三日，则十二日矣，其病不已则死。"

［10］喜大虚则肾气乘矣：过喜而伤心，则肾气相乘，水乘火。

《素问集注》云："喜为心志，喜大则伤心。……其间因而喜大则心气虚，而肾气乘于心也。"

《素问补识》云："是说因大喜而虚其心气，则肾气来乘，水乘火也。"

［11］怒则肝气乘矣：此句经文有误，当为"怒则肺气乘矣"。过怒而伤肝，则肝虚肺气相乘，金乘木。

《素问集注》云："肝，当作肺。……怒则肝气伤，而肺气乘于肝矣。"

［12］悲则肺气乘矣：此句经文有误，当作"思则肝气乘矣"。悲，应据《阴阳应象大论》"在志为思"及《天元纪大论》"以生喜怒思忧恐"改为"思"。过思而伤脾，则肝气相乘，木乘土。

《素问集注》云："肺，当作肝。悲当作思。……思则脾气伤，而肝气乘于脾矣。"

［13］恐则脾气乘矣：过恐而伤肾，则脾气相乘，土乘水。《素问集注》云："恐则肾气伤，而脾气乘于肾矣。"

［14］忧则心气乘矣：过忧而伤肺，则心气相乘，火乘金。《素问集注》云："忧则肺气伤，而心气乘于肺矣。"

［15］此段似有误：确有误。即怒则肝气乘矣，当为"怒则肺气乘矣"；悲则肺气乘矣，当作"思则肝气乘矣"。

《素问补识》云："上文'因其喜大虚则肾气乘矣'，是说因大喜而虚其心气，则肾气来乘，水乘火也；后文'恐则脾气乘矣'，是说因大恐伤肾气则脾气来乘，土乘水也；'忧则心气乘矣'，是说因大忧虚其肺气，则心气来乘，火乘金也。循此例以推求，则知此'怒则肝气乘矣'，肝乃肺字之误。下句'悲则肺气乘矣'，悲字应从《阴阳应象》'在志为思'及《天元纪》'以生喜怒思忧恐'改作思，肺字改作肝，两句互易，改为'怒则肺气乘矣'，'思则肝气乘矣'，如此则医理文理皆通。"

［16］运用绝少：临床基本不用，实用价值不大。

四　关于《内经》应用阴阳五行说的评价

【原文】

阴阳五行说属于古代哲学理论。最近一位哲学家专门就《内经》的哲学写了一本专著，内容空前丰富。故本书先将行家的看法较全面引用出来。

“阴阳五行学说在其兴起和昌盛的时期，对古代科学认识的发展起过巨大的推动作用，这一点不可低估。但是后来，随着人们实践领域的扩大，科学知识的增长，阴阳五行学说的缺点和局限性就越来越明显。对于那些继续将阴阳五行奉为不易之至理的人们的思想，就产生了越来越严重的束缚作用。”（刘长林．内经的哲学和中医学的方法．科学出版社，1982：79）

刘先生认为，五行学说是朴素的普通系统论，设专章进行讨论。其书100～102页，对五行说的评价文字更多些，一并尽量引出：

“现代系统论就是为适应科学整体化趋势而产生的方法论。它综合地反映了20世纪以来科学技术的新成果。我们知道，在经典力学[1]基础上建立起来的时空观、因果概念和对系统的理解，由于量子力学[2]、相对论[3]、分子生物学[4]等一系列新理论的出现而发生了深刻的变化。这就为现代系统论的形成提供了科学的理论前提。可以说，古代朴素的系统观念是现代系统论的原始形态，现代系统理论则在更高的阶段上重复了古代系统论的某些特点。这就是五行学说在最一般的原则上与现代系统论相一致的缘故。它再一次证明，人类的思维是按照辩证的方式向前发展的。

“毫无疑问，《内经》的五行学说作为一种朴素的理论，不能不存在着许多错误和欠缺。

“正像自发的唯物主义‘在自己的萌芽时期就十分自然地把自然现象的无限多样性的统一看作不言而喻的，并且在某种固有形体的东西中，在某种特殊的东西中去寻找这个统一’（《马克思恩格斯全集》第二十卷，人民出版社1971年版，第525页）一样，自发的辩证法从一开始就自然而然地把整个世界看作是大大小小的系统整体，并且在某种固定的简单的数字排列中，在特殊的物质属性（木、火、土、金、水）的特殊的关系（相胜相生，相乘相侮）中，去寻找系统整体普遍适用的一般结构模型。这样构筑起来的系统模型犹如把水、火、气等看作是世界的本原一样，不可能是科学的。事实上，它只能在一个很狭小的范围内，说明事物的某些关系，而不能科学地反映所有系统结构的一般关系和一般规律，作为普遍系统模型，显然是不适用的。

“《内经》把五行这种本来是特殊的功能属性和特殊的关系当作最一般的东西加以使用，就在认识过程中违反了特属与一般的的辩证关系，因而在指导人们以系统整体观点观察问题的同时，势必发生限制和束缚人们思想的消极作用。它像一个框子一方面妨碍人们根据新的材料概括出更具一般性、更科学的系统原则，另一方面又取消或消弱了对各种具体事物内部结构的特殊规律的探索。

“《内经》把五时、五方、五气、五材、五色、五脏……不同事物排列起来，构成世界的五行关系图式。主要是根据经验积累，自发地采用了朴素的统计方法，将那些直观可察的大量重复出现的现象之间的联系观念，能够在一定范围内和一定程度上反映事物运动的某些规律性，有一点的实用价值，但未能深入地认识到事物的本体和内在本质，更谈不到把握整个世界的结构。为了构筑理论体系的需要，古代又常常对这些直观联系加以夸大歪曲，甚至主观杜撰[5]，如硬把五畜（鸡、羊、牛、马、彘）、五声（呼、笑、歌、哭、呻）与五行联系起来[6]，就是明显的例子。因此，五行体系作为世界的结构图式无疑是不能成立的。

“同时，《内经》过分夸大了四时对事物的影响，错误地以为万物都以四时为死生之本，万物的运动变化都取决于四时的周期循环，从而把事物整体与外界环境的联系统统归结为以四时为中心的各种五行系统之间的固定关系。这带有很大主观臆造[7]性，也不可能是科学的。一方面把世界的普遍的结构联系固定化、特殊化，另一方面又抹杀了事物与周围环境的联系的特殊性，将人抽象化、一般化了。

“《内经》重视系统整体的动态平衡，注意到事物运动的周期性，这在原则上是对的。但它有时把平衡绝对化，把事物运动的周期性看成原封不动的封闭圆圈，看不到每一次循环都比上一次有了变化，增添了新的内容，甚或进到高一级的程度，不懂得螺旋式上升的道理，和它的阴阳学说一样，明显地具有循环论[8]的倾向。《内经》五行学说的所有这些缺点和错误是自发辩证法和朴素系统论因历史条件局限所不可避免的，是人类思想发展早期阶段不成熟的表现。”

【补注】

［1］力学：“自然科学的一个分支，研究能和力以及它们与固体、液体及气体的平衡、变形或运动的关系。”（《汉典》）

［2］量子力学：“现代物理学的理论基础之一。研究微观粒子（如电子、原子、分子等）运动规律及其性质的理论。”（《汉典》）

［3］相对论：“艾伯特·爱因斯坦所提出的理论，认为物质和能量是等效的，物体的质量随递增的速度而增加。”（《汉典》）

［4］分子生物学：“在分子水平上研究生物大分子的结构与功能，从而揭示生命现象的本质的科学。主要研究蛋白质和核酸的结构与功能，生物膜的结构与功能，并在分子水平上研究生物界的基本特征。”（《汉典》）

［5］主观：“受个人偏见或局限性所限定的、特定的人所特有的主观印象。”（《汉

典》）杜撰：“臆造；虚构。”（《汉典》）

［6］硬把五畜（鸡、羊、牛、马、彘）、五声（呼、笑、歌、哭、呻）与五行联系起来：见《素问·金匮真言论》《阴阳应象大论》等篇。

［7］臆造：“凭主观意想编造。”（《汉典》）

［8］循环论：“认为事物的发展只有量变，没有质变，只是不断循环往复，简单地周而复始的发展观。这一理论运用到社会历史领域，就形成历史循环论。”（《汉典》）

【原文】

“《内经》在应用五行学说解决医学问题时，已经多少意识到把五行当作一般结构模型与实际不符。在研究人体时，《内经》能够从实际出发，并没有处处应用和遵循五行，如它承认人体有三阴三阳六经，有六腑，还有奇恒之腑，等等，突破了五行的限制。在病的传变上，它也没有完全固守‘脾移寒于肝[1]’，‘肝移寒于心[2]’，‘心移寒于肺[3]’，‘肺移寒于肾[4]’。这里就看不出五行的影响[5]。

“但是在一些医学问题上，《内经》又受到五行的局限，主观主义地用五行去规范客观事实，颠倒了原则与实际的关系。如有时用五行来说明五脏的特性，用五行生胜解释五脏的生理关系，不仅对于深入探讨五脏之间复杂的具体联系起了阻碍作用，而且矛盾重重，有不少牵强附会[6]。《内经》用五行的固定关系解释病理现象，有时甚至出现笑话，如《素问·阳明脉解[7]》说：‘足阳明之脉病，恶人与火，闻木音则惕然而惊[8]，钟鼓不为动[9]。……阳明者，胃脉也，胃者，土也，故闻木音而惊者，土恶木也[9]。’特别是《内经》利用五行预后的某些论述，更是荒唐。《素问·平人气象论》说：‘肝见庚辛死[10]……是谓真脏见皆死[11]。’依据《内经》，甲乙日属木，丙丁日属火，戊己日属土，庚辛日属金，壬癸日属水，所以，五脏病必然因五行相胜的关系，于其所不胜之日加重甚至死亡。这种推算没有科学依据，已经完全把五行当作一个万能万灵的神秘公式。”

关于《内经》中阴阳五行说的评价，笔者基本上赞同刘先生的看法，故不另起炉灶。引文或可能还不全面，有兴趣者最好读原作。

读者可能要问：本节开头你说《内经》的最高理论是阴阳五行宇宙全息论，为什么又同意系统论者的观点呢？拙见以为此两说无妨并存。比如有人说五行说是五元素论，也有符合原意的一面。本书着力于各学说的渊源发展，介绍其背景和原始意义，用现代思想发挥《内经》不宜兼顾，故下文还要谈其他学界对阴阳五行说的评价，略述阴阳五行说的发展史。

今欲附此补充一点看法。阴阳五行说何时开始对科学发展起束缚作用？拙见以为，作为自然哲学（或如今流行的说法——朴素的辩证法和系统论）

其积极作用在两汉已发挥尽致而告终。它们在医学上的意义，也至迟在唐代，随着运气学说的完成，走到了自己的反面。具体看法见第七节。

【补注】

［1］脾移寒于肝：《素问注证发微》云："亦传其所胜己者。"《类经十五卷·疾病类四十六》云："脾中寒胜，则反传于肝。"

金栋按：移，传也，病传也。按五行生克制化规律，脾传寒邪于肝，乃传其所不胜者，谓之脾土侮肝木。

［2］肝移寒于心：《素问注证发微》云："传其我所生者。"《类经十五卷·疾病类四十六》云："传其所生也。"

金栋按：按五行生克制化规律，肝传寒邪于心，乃传其所生者，谓之肝木生心火。

［3］心移寒于肺："传其所不胜者。"（《素问注证发微》）

金栋按：按五行生克制化规律，心传寒邪于肺，乃传其所胜者，谓之心火乘（刑）肺金。马莳谓之"所不胜者"，误也，当为"所胜者"。

［4］肺移寒于肾："传其我所生者。"（《素问注证发微》）

金栋按：按五行生克制化规律，肺传寒邪于肾，乃传其所生者，谓之肺金生肾水。

［5］看不出五行的影响：与五行无关。

金栋按：上述五脏病寒相传（移），见于《素问·气厥论》。刘先生认为与五行无关。

五脏病气的传变规律，在《内经》中有固定相传者，如五脏顺传与逆传，脏腑表里相合关系传，亦有不固定而传及猝发者等多种。按五行相胜的关系传变，传其所胜之脏者，谓之顺传；按五行相侮的关系传变，传其克我（所不胜）之脏者，因病情凶险，预后不良，谓之逆传。见于《素问·玉机真藏论》《标本病传论》《灵枢·病传》等篇。

即使不固定而传者，如《气厥论》篇五脏寒邪相传，虽未完全按五行相克（乘侮）规律传，但亦与五行有关而并非无关。因"五脏相通，移皆有次"，五脏如何相通？经脉相传？从《内经》理论体系的构建来分析，还是与五行有关。所以马莳与张介宾在解释中还是讲与五行的关系。

［6］牵强附会："生拉硬扯，把没有关系的事物勉强地说成有关系；把没有某种意义的事物说成有某种意义。"（《汉典》）

［7］《素问·阳明脉解》："详论足阳明胃经脉病之义，故名篇。"（《素问注证发微》）

《素问补识》云："天雄按：《素问》有《针解》篇为解《灵·九针十二原》而作，则《阳明脉解》篇当为解阳明脉而作。古代自有阳明脉篇，故篇中出现'所谓'字样。1973 年长沙马王堆汉墓帛书《阴阳十一脉灸经》出土，最古老之《阳明脉》得以问世。"

［8］足阳明之脉病，恶人与火，闻木音则惕然而惊……木恶土也："本篇之义，大

略皆出《灵枢·经脉篇》。……木能克土，故恶之。……阳明经多气多血，邪客之则血气壅而易为热，热则恶火也。”热甚则烦扰易惊而恶人。（《类经十四卷·疾病类十二》）《素问考注》云：“此专说相克之理。”

这段话是说：足阳明经有病，恶见人和火，听到木音就惕然惊恐，而对钟鼓的声音却没有反应。……足阳明是胃的经脉，在五行里属土，所以听到木音就害怕起来，那是土恶木克的原因。（《黄帝内经素问校注语译》）

［9］钟鼓不为动：“钟鼓属金，金乃土之子也。”（《素问注证发微》）

［10］肝见庚辛死：“此言真藏脉见者，遇克贼之日而死。庚辛为金，伐肝木也。”（《类经六卷·脉色类二十八》）

［11］是谓真脏见皆死：“此即《三部九候论》所谓‘真藏脉见者胜死’之义。”（《类经六卷·脉色类二十八》）胜死，“谓遇其胜己之时而死，如肝见庚辛、脾见甲乙之类是也。”（《类经六卷·脉色类二十五》）

五　前人从各方面对阴阳五行说的评价

【原文】

阴阳五行说在《内经》中的应用及评价约如上。简言之，没有阴阳五行便没有《内经》体系。

如果我们承认，一个时代占统治地位的哲学思想，必然会给那个时代的科学著作——尤其如《内经》这种理论性著作——留下明显的印记的话，那么，我们只能把它放回阴阳五行说盛行的时代去进行研究。这样，至少对《内经》在整体认识上不会犯主观、武断、因枝节而忽失主流的错误。《内经》赖以成体系的哲学盛行于什么时代呢？先看看近现代各流派的史学家得出的不约而同的结论。

梁启超说：“春秋战国之前，所为阴阳，所谓五行，其说甚稀见，其义极平淡。且此二事从未尝并为一谈。诸经及孔、老、孟、荀、韩诸大哲皆未尝齿及。然则造此邪说以惑世诬民者谁耶？其始盖起于燕齐方士，而其建设之，传播之，宜负罪者三人焉：曰邹衍、曰董仲舒、曰刘向。……两汉所谓今文家经说，其能脱阴阳五行臭味者十无二三，大率自仲舒启之。”（阴阳五行说之来历．东方杂志，1923 年第 20 卷第 10 号）

顾颉刚、杨向奎[1]说：“西汉是阴阳学说极盛的时候。”（顾颉刚，杨向奎．三皇考，哈佛燕京学社出版，1936：42）“汉儒生在以阴阳五行为信条的社会里，便没有不受阴阳五行说的浸润的，阴阳五行即是他们的思想的规律。到了魏晋，玄学[2]起来了，王弼[2]们就对于这些术数公然攻击了。……可见在一种时代意识之下，无论什么人对于它都脱离不了关系。”（顾颉刚．

五德终始说的政治和历史．清华学报，1930 年第 6 卷第 1 期；又见：古史辨五．上海古籍出版社，1986：404–616）

范文澜说："先有原始的阴阳说，后有原始的五行说。原始阴阳说在殷周之际发育而逐渐盛大，接着五行说经邹衍一番附会扩充，与旧有之阴阳合并而成其新的神化的阴阳五行学说。"（与颉刚论五行说的起源．燕京大学史学报，1931 年第 3 期）"西汉统一中国，需要维持统一的经学（三纲五常[3]），尤其需要证明匹夫[4]做皇帝是上天所命（五德终始），是孔子所预知（为汉制法）。因此阴阳五行化的经学，成为西汉经学的'骄子'。"（范文澜历史文集．中国社会科学出版社，1979：279）

冯友兰[5]说："欲明西汉人之思想，须先略知阴阳家之学说。欲略知阴阳家之学说，须先略知阴阳家思想中之宇宙间架。阴阳家以五行、四方、四时、五音、十二月、十二律、天干、地支及数日等互相配合以立一宇宙间架，又以阴阳流行于其间，使此间架活动变化而生万物。"（中国哲学史．中华书局，1961：498–499）

侯外庐[6]、杜国庠[7]说："汉代的正宗思想，已经走向神秘的宗教的领域。尤其因了农民起义，阴阳谶纬的神学就表现为汉代统治阶级的精神麻醉剂……五德三统的神权说，图谶纬候的宗教说，都为'王霸道杂之'的绝对王权作了精神统治武器。"（中国思想通史．人民出版社，1957：51）

吕振羽[8]说："到西汉，中国社会的思想随着封建主义之重新确立——由封建初期到末期之社会质变完成——而发展为诸对立物之统一的倾向。这种倾向到董仲舒的时代完全实现了。"（中国政治思想史．人民出版社，1962：264）

任继愈[9]说："汉武帝采纳了董仲舒'罢黜百家，独尊儒术'的建议。……董仲舒用阴阳五行附会《春秋》，用天人感应目的论发挥《春秋公羊传》的'微言大义'，使今文经学更与谶纬迷信密切结合，成为十分荒谬、繁琐庸俗的神学哲学。"（中国哲学史简编．人民出版社，1982：191）

张岱年[10]说："战国及汉初人所讲之五行学说，内容多牵强附会，繁琐殊甚，自纯哲学观之，实无多少价值。"（中国哲学大纲．中国社会科学出版社，1983：82）

范寿康[11]说："把阴阳说和五行说结合起来，就成为阴阳五行说。这种阴阳五行到了汉代更形发展，汉代人竟把这种理论应用于一切日常行事方面。"（中国哲学史通论．三联书店，1983：143）

好！上面抄的已经太多了。其余如近年出版的《中国哲学史》（肖箑父，李锦全．人民出版社，1983）、《中国哲学史稿》（孙叔平．上海人民出版社，1980）、《中国哲学史稿》（九所高等师范院校编写组．河北人民出版社，1980）、《先秦两汉阴阳五行说》（李汉三．台湾维新书局，1968）及各家通史、秦汉史等著述极少不提阴阳五行是汉代统治哲学且应该批评者。

上述引文是为了说明，阴阳五行哲学在汉代占统治地位，最盛行。《内经》的成书时代不应提前到汉以前去，而不是为了否定《内经》的阴阳五行说。一种学说同时用于社会科学和自然科学，其历史作用可能不同。最近杜石然[12]等编《中国科学技术史稿》即认为："具有朴素唯物自然观的阴阳说和五行说……是古代自然科学的理论基础。"也承认："由于历史条件的限制，其本身就有浓重的神秘主义、唯心主义成分。"（中国科学技术史稿．科学出版社，1984：81，83）

又如近代重要先进科学理论"生物进化论"的创立曾受马尔萨斯人口论[13]启发，但进化论被提高到哲学高度用于社会时就有了消极作用。

【补注】

［1］杨向奎（1910—2000）：字拱辰，著名的中国思想史研究专家。他对中国古代史和中国思想史的研究做出了重大的贡献，被誉为一代宗师。杨先生从青年时代就喜欢靠读书、靠思维的比较空灵的理论研究。在他从事历史教学和研究工作的六十余年里，先后致力于中国社会史、经济史、思想史、学术史、历史地理的研究，勇于探索，勤奋治学，著述宏富，主要学术专著有《西汉经学与政治》等。还发表学术论文数百篇。（百度百科）

［2］魏晋玄学：中国魏晋时期哲学思潮。以崇尚老庄思想，研究玄远幽深的学说为特征。当时哲学家凭借"三玄"（即《老子》《庄子》《周易》），取《老子》"玄之又玄，众妙之门"的"玄"的概念，以老释易，阐发玄学思想。玄学家大多是"名士"，他们以出身门第、容貌仪止和虚无玄远的"清谈"相标榜，成为一时风气。其代表人物有何晏、王弼、阮籍、嵇康、向秀、郭象、王衍等。（《中国哲学大辞典·名词术语·魏晋南北朝哲学》）

玄学："中国魏晋时代，向秀、何晏、王弼等运用道家的老庄思想糅合儒家经义而形成的一种唯心主义哲学思潮。"（《汉典》）

王弼（226—249）：三国魏玄学家，魏晋玄学的主要创始者之一。字辅嗣。魏国山阳（今河南焦作）人。汉末著名士族王粲的侄孙。少年即有盛名，好论儒道，通辩能言，曾与何晏、钟会讨论"圣人"有无喜怒哀乐问题，与荀融讨论《周易》大衍义等。深得当时名士的赏誉，何晏叹称"仲尼称后生可畏，若斯人者，可与言天人之际乎"！（《三国志·魏书·钟会传》注引）遂以弼补台郎。弼善谈玄理，而事功亦非所长。正始十年（249）因事免官，后病故，死时年仅二十四岁。与何晏、夏侯玄等同开玄风，竞事清谈。对《老子》哲学中的"先天地生"的"道"和"有生于无"做了玄

学解释。有《周易注》《周易略例》《老子注》《老子指略》等。(《中国哲学大辞典·人物·魏晋南北朝》)

金栋按：王弼们的哲学思想是"以无为本""举本统末"，崇尚虚无，出言玄妙，明显的道家老庄思想并糅合儒家经义而形成的一种哲学思想，与汉儒门的阴阳五行哲学思想截然不同。从王弼的注本中（如老子《道德经》注、《周易》注、《周易略例》等）并未发现有"对于这些术数公然攻击"的明确论述，但《老子指略》（辑佚）虽有"天生五物，无物为用。圣行五教，不言为化"与五行有关的论述，而仍然是"虚无"的道家哲学思想。

[3] 三纲五常："封建礼教的道德准则。三纲：父为子纲，君为臣纲，夫为妻纲。五常：仁、义、礼、智、信。"(《汉典》)

[4] 匹夫："古代指平民中的男子；泛指平民百姓。"(《汉典》)

[5] 冯友兰（1895—1990）：字芝生，河南省南阳市唐河县祁仪镇人，中国当代著名哲学家、教育家。1918 年毕业于北京大学哲学系，1924 年获美国哥伦比亚大学哲学博士学位。回国后，任清华大学教授、哲学系主任、文学院院长，西南联合大学教授、文学院院长；第四届全国人大代表，第二至四届政协委员，第六、七届全国政协常委。曾获美国普林斯顿大学、印度德里大学、美国哥伦比亚大学名誉文学博士。他的著作《中国哲学史》《中国哲学简史》《中国哲学史新编》《贞元六书》等已成为 20 世纪中国学术的重要经典，对中国现当代学界乃至国外学界影响深远。被誉为"现代新儒家"。1990 年 11 月 26 日 20 时 45 分，冯友兰病逝于北京友谊医院，享年 95 岁。(百度百科)

[6] 侯外庐（1903—1987）：原名兆麟，又名玉枢，自号外庐，山西省平遥县人。中国历史学家、思想家、教育家。1987 年 9 月 14 日病逝于北京。青少年时代，积极参加学生运动，1923 年考入北京法政大学和北京高等师范学校，同时攻读法律和历史。24 岁结识了中国共产主义的先驱者李大钊，受到马列主义的影响。1927 年赴法国巴黎大学留学，经成仿吾、章伯韬介绍在巴黎加入中国共产党。主编过周恩来等创办的《赤光报》。1930 年经莫斯科回国，与中共党组织失去联系。先后在哈尔滨法政大学、北平大学、北京师范大学等校任教。1936 年与王思华翻译了《资本论》第一卷。抗日战争时期曾在重庆主编《中苏文化》，在上海、香港主编《文汇报》副刊，并从事抗日救亡运动和抗日宣传活动。1948 年进入东北解放区。历任中央人民政府文教委员会委员、北京师范大学历史系主任、北京大学教授、西北大学校长、中国科学院社会科学哲学部委员、中国社会科学院历史研究所所长、中国史学会理事、中国哲学史学会名誉会长等职。曾当选为第一、二、三、五届全国人大代表、全国政协第六届委员、常务委员等。(百度百科)

[7] 杜国庠（1889—1961）：广东澄海人，马克思主义哲学家、历史学家。曾用杜守素、林伯修等笔名。早年留学日本，回国后曾执教于北京大学等校。参加发起组织中国社会科学家联盟，曾任左翼刊物《中国文化》主编。1935 年被捕，1936 年西安事变后出狱。此后主要研究中国思想史。中华人民共和国成立后，任中国科学院哲学社

会科学部学部委员和中国科学院广州分院院长。他力图用马克思主义观点总结中国古代思想文化遗产，研究问题重视资料的占有、考证。主要著作有《杜国庠文集》《中国思想通史》（和侯外庐等合编）。（百度百科）

［8］吕振羽：中国当代马克思主义史学家，湖南省邵阳县（今属邵阳）人。他曾撰写了大量史学理论建设的论文，辑入《史学研究论文集》《史论集》《吕振羽史论选集》。（百度百科）

［9］任继愈（1916—2009）：字又之，山东平原人。著名哲学家、佛学家、历史学家，国家图书馆馆长、名誉馆长。师从汤用彤、贺麟。1942—1964 年在北京大学哲学系任教，先后讲授中国哲学史、宋明理学、中国哲学问题、朱子哲学、华严宗研究、隋唐佛教和逻辑学等课程，并在北京师范大学教授中国哲学史课程。1964 年，负责筹建国家第一个宗教研究机构——中国科学院世界宗教研究所，任所长。致力于用唯物史观研究中国佛教史和中国哲学史。专著有《汉唐佛教思想论集》《中国哲学史论》《任继愈学术论著自选集》《任继愈学术文化随笔》《老子全译》《老子绎读》等；主编有《中国哲学史简编》《中国哲学史》《中国佛教史》《宗教词典》《中国哲学发展史》等。此外，还主持《中华大藏经》（汉文部分）、《中华大典》等的编辑出版工作。（百度百科）。

［10］张岱年（1909—2004）：曾用名宇同，别名季同，河北献县人。中国现代哲学家、哲学史家。张岱年于 1933 年毕业于北京师范大学教育系，任教于清华大学哲学系，后任私立中国大学讲师、副教授，清华大学副教授、教授。1952 年后，任北京大学哲学系教授、清华大学思想文化所所长、中国科学院哲学研究所兼职研究员，1980 年后任中国哲学史学会会长、名誉会长。（百度百科）

［11］范寿康（1896—1983）：字允藏，浙江省上虞县人。是中国著名教育家、哲学家。（百度百科）

［12］杜石然：我国著名的数学史家和科学史家。1929 年 6 月 29 日，杜先生出生于吉林省吉林市。1951 年，杜先生毕业于东北师范大学数学系，次年进入吉林市图书馆工作，业余开始研究中国数学史。1954 年，他发表了“祖公理”等论文，引起学术界的瞩目。他领衔编撰的《中国科学技术史稿》（1982）是国内外第一部完整的中国科学技术史，曾多次重印，并被译成日文由东京大学出版部出版发行。他发起并领导过 30 卷本的《中国科学技术史》的编撰计划，主编其中的“通史卷”（2003 年出版）等。1990 年，杜石然先生从自然科学史研究所退休，应邀赴日本东北大学任客座教授一年，继而受聘为日本京都佛教大学教授，讲授中国科学史和思想史十年。（百度百科）

［13］马尔萨斯（1766—1834）：英国经济学家、牧师。生于富有家庭。1784 年入剑桥大学耶稣学院学习哲学与神学。因发表《人口论》（1798）著名。认为人口的增长快于生活资料的增长，主张采取各种措施限制人口繁殖。认为减少人口使之与生活资料相适应的决定性因素是贫困、饥馑、瘟疫、繁重劳动、战争等。（《辞海》）

人口论：于 1798 年由人口学家马尔萨斯发表，为工业革命前，人均生产力不足时期政治经济学的经典之作。马尔萨斯认为，人口增殖力比土地生产人类生活资料力更为强大，并断言人口在无妨碍时，以1，2，4，8，16，32…的指数增长，而生活资料则以1，2，3，4，5，6…的线性增长。当人口增长超过生活资料的增长时，就会发生贫困和罪恶，所以要限制人口增长，使二者保持平衡。他把自己的人口理论归为3个命题：

①人口必然地为生活资料所限制。

②只要生活资料增长，人口一定增长，除非受到某种非常有力而显著的抑制。

③这些抑制全部归纳为道德节制、贫困和罪恶。他认为这3点是支配人类命运的“人口自然规律”的基本内容。

马尔萨斯根据上述基本观点引申出几点结论：

①贫困和罪恶是人口规律作用的结果，而不是社会经济和政治制度造成的。

②只有私有制才能消除人口的过快增长。

③工人的工资受人口规律的支配，工资水平随人口的增减而变动。

④济贫法促使人口增长。

以上结论充分体现了马尔萨斯《人口论》的本质。该理论以土地报酬递减规律为基础，认为由于土地报酬递减规律的作用，食物生产只能以线性增长，赶不上以指数增长的人口需要，并认为这是“永恒的人口自然规律”。马尔萨斯《人口论》的特点在于抛开了社会制度，抽象地从生物属性和脱离现实的假设来说明人口规律。（百度百科）

【原文】

随着时代变迁，一些人对阴阳五行说完全否定的论点也有所修改。如大批阴阳五行的近代“古史辨派”代表人物顾颉刚先生，中华人民共和国成立后即曾说：“阴阳五行虽给方士和儒生门利用了它，闹得乌烟瘴气，可是追本溯源，究竟它的本质含有朴素的唯物主义成分。……又如谶纬，我早敢说它十分之九是妖妄怪诞的东西。但终有十分之一的可宝贵资料。《尚书·考灵曜》[1]说：‘地恒动不止而人不知。譬如人在大舟中，闭牖而坐，舟行而人不觉也。’这不是地球在不断地运行这一客观真理，足以打破天动而地静的旧学说吗！这位一千九百年前无名的科学家发现是多么该受我们珍视！”（顾颉刚．秦汉方士与儒生·序．上海人民出版社，1962：14）

西汉中期以后，阴阳五行说被统治者大力提倡，目的当然是为封建统治服务。笔者在此却要稍微替它翻翻案。即应该承认，作为统治思想，这种学说要比商代的绝对神权[2]、周初至春秋的相对神权和绝对王权[3]思想都大大进步，大大丰富了。孔夫子的思想中最重要的是“正名”“仁”，其学说实在并无什么理论，不过是说社会秩序就应该是那样。孟子讲“王道”“仁义”也很朴素，没有什么奥义。这种单薄的学说用于统治汉代人已经不够用了。必须使统治思想有些学术气息，“天命”要有些“科学”根据，不能被普通人一眼看穿。应该承认这套学说是有些进步意义的。如果拿它和欧洲中世纪神权统治、古印度佛教统治相比，无疑是更好一些。

阴阳五行说的自然观——非意识形态的中国古代文化代表，其积极意义则更大一些。

中国古代文化的上述两个方面，均基本定型于两汉。假如认为汉代统治思想在当时就完全是应该否定的东西，我们便无法解释汉代经济、文化繁荣昌盛的思想背景，秦以后的中国便没有赖以进步的思想因素了。这与我们用现代思想对它进行批判并不矛盾。①

【自注】

①应该承认，阴阳五行化的儒学，甚至是谶纬神学，都有积极方面。比如，没有“五德终始”之说，天命转移就没有理论依据，汤武“革命”[1]就不是顺乎天、应乎人，推翻封建王朝就永远是违背天意的。董仲舒大发挥天人相应，固然有为汉家受命服务的目的，同时也在某种程度上限制了封建皇权。

【补注】

[1] 汤武“革命”：《周易·革卦》之“彖传”辞。《彖传》曰：“汤武革命，顺乎天而应乎人。”

孔《疏》：“夏桀、殷纣，凶狂无度，天既震怒，人亦叛亡。殷汤、周武，聪明睿智，上顺天命，下应人心，放桀鸣条，诛纣牧野，革其王命，改其恶俗，故曰‘汤武革命，顺乎天而应乎人’。”

陈鼓应《周易今注今译》云：“商汤、周武革除旧命，灭夏桀、殷纣，故曰‘汤武革命’。‘天’谓天命、天意、天时。”

“古代凡朝代更替，君主易姓，皆称为革命。近代则指自然界、社会界或思想界发展过程中产生的深刻质变。”（《汉典》）

【补注】

[1]《尚书·考灵曜》：《尚书纬》之一，亦称《书纬考灵曜》。

灵曜谓日月星辰。考察天地日月星辰的运行，故名。其中包含天文学及一些自然科学知识，如云：“地有四游。”“地恒动而不止，人不知，譬如人在大舟中，闭牖而坐，舟行而人不觉也。”（《太平御览》卷三十六引）但又如说：“孔子为赤制，故作《春秋》。”（《后汉书·公孙述传》注引）则系托为孔子的神学预言。（《中国哲学大词典·著作·经学》）

[2] 神权：“古代统治者宣扬自己统治权力是神赋予的，所以把这种权力叫神权。”（《汉典》）

[3] 王权：“无上的权力；君主的权力；君主的统治权。”（《汉典》）

六　《内经》时代的阴阳五行说

【原文】

阴阳五行说盛行于两汉，自然不等于此说就起于两汉。近代以来，对其渊源发展的研究不胜其多。中华人民共和国成立后，围绕着《内经》进行的研究也是日渐热烈。笔者绝不敢掠人之美[1]，但本节不想写成有关综述。仅以较通俗、明快的方式讨论一下这个问题，使读者对《〈内经〉时代》的含义更加明确。

1. 阴阳说的起源及初步发展

略知中国文化史和略知中医史者，多知道阴阳学说源于《易经》[2]。《内经》专家不应满足于这种简单结论。《易经》是绝大多数专家承认的、反映西周社会的“真经”，也是最难读的“经”。第八节专谈《周易》与《内经》，此处略做介绍。《易经》原称《易》或《周易》[3]，本来是一部卜筮（略如后世的算卦）书。今之《周易》分两部分，即《易经》和《易传》。《易经》以“—”和“- -”为基本符号（即爻）画成六十四卦，各有卦名。每卦六爻，共三百八十四爻。每卦有辞、每爻有辞（很简单的说明语），共四百五十条易辞[4]。这是“经”的部分，资料多属于东周前。《易传》包括《彖》上下、《象》上下、《系辞》上下、《文言》、《序卦》、《说卦》、《杂卦》计十篇[5]，大抵是战国至汉代儒家对《易经》做的各种解释、发挥。

《易经》四百五十辞中只有一条“鹤鸣在阴，其子和之[6]”（中孚：九二[7]），有一“阴”字。故阴阳学说与《易经》只有思想渊源上的联系。《易传》中才渐渐充斥阴阳说。显然，是《易传》作者接受了阴阳说，《易经》中原无这种术语。今日的《易》学专家认为：“以阴阳说《易》很自然，《易》的爻画为两类，刚好是分阴分阳。故阴阳说很快为《易》学家所接受。”（李镜池[8]. 周易探源[8]. 中华书局，1982：237）那么，阴阳说何时见于记载呢？主要资料如下：

“伯阳父[9]曰：‘夫天地之气，不失其序，若过其序，民之乱也。阳伏而不能出，阴迫而不能蒸[10]，于是有地震[11]。今三川[12]实震，是阳失所而镇[13]阴也。阳失而在阴[14]，川源必塞[15]。’”（《国语·周语》）。这是公元前780年对地震的解释，是文献中最早用阴阳说理[16]的论述。

周内史叔兴[17]说：“君失问，是阴阳之事，非吉凶所生也[18]。”（《左传·僖公十六年》）这是公元前644年对天降陨石等异常自然现象的解释。

【补注】

［1］掠人之美：简称掠美，即掠取别人的成果或美名。

［2］阴阳学说源于《易经》："阴阳学说最早形成于商周时期，其概念首见于《周易》，如《易传·系辞》：'一阴一阳之谓道。'"（《中国大百科全书·中医》）

"阴阳的概念大约形成于西周。……《周易》中的易卦由阴爻（－－）和阳爻（—）组成。'－－'表示阴；'—'表示阳。阴爻和阳爻分别以符号的形式表示了阴阳的概念，说明西周时期阴阳的基本概念已经形成。"（高校教材第二版孙广仁主编《中医基础理论》）

金栋按：阴阳学说是否源于《易经》呢？朱伯崑说："按：《易经》中并无阴阳辞句，春秋时期的人解易亦无'阴阳'辞句。以'阴阳'观念解易当出于战国时期。《庄子·天下》评论儒家的'六艺'说：'《诗》以道志，《书》以道事，《礼》以道行，《乐》以道和，《易》以道阴阳，《春秋》以道名分。'在道家看来，《周易》是讲阴阳学说的。'易以道阴阳'，可以说是概括出战国时期易说的特征。"（《易学哲学史·春秋战国时代的易说》）可见《易经》本与阴阳无关。说与阴阳有关系的，大都认为八卦与六十四卦卦画中有阴爻"－－"和阳爻"—"的缘故。但阴阳爻的原型据张政烺等学者的考证认为是数字卦画。

依据现今地下出土资料，最初的卦画，并非用代表偶数的"－－"和奇数的"—"构成。而是用一、五、六、七、八、九等六个数字组成的。数有奇数和偶数，用三个和六个相同或不同奇偶数的符号构成数的图形画，其特点与《易》卦结构相似。卦分阴阳奇偶，似将一、七为少阳，五、九为老阳；六为老阴，八为少阴。故将这种数的图形画简称为数字卦，或称筮卦。

由数的图形卦画演变为《易》中的阴阳卦画，不仅需经过漫长的岁月，而且也是易简化的过程，即由数字卦画简化为阴阳符号卦画。这种由六个或三个奇偶数构成的数字卦，每个数字卦可能是当时卜筮的成爻数，而非简单的数字排列。数字卦画是《周易》阴阳卦画的先兆，也许《周易》阴阳卦画是由数字卦画演变来的。

在数字卦画中一、五、七、九为奇数，六、八为偶数。依据通行本《周易·系辞》所载之筮法与《左传》《国语》所记之筮事互相参照来看，"四营而成易，十有八变而成卦"。《周易集解》引《荀爽》曰："营者，谓七、八、九、六也。"每三变的结果，其余数均为九、八、七、六的四倍数或三十六，或三十二，或二十八，或二十四。故在数字卦变成阴阳卦画时，凡奇数皆为阳"—"，偶数皆为阴"－－"，即一、五、七、九为阳，六、八为阴。在《帛书周易》中阴爻并非写成"－－"，而是写成……酷似数字卦画中的"∧"（八）。由数字卦画的六、八，演变为《帛书周易》的"∧"（八），再变为通行本《周易》中的"－－"，便可见其演化的痕迹。虽然通行本阴阳卦画"—、－－"，不是殷周时卦画的原型，但显然脱胎于殷周的数字卦画，则是不可否定的。……因此，—、－－符号的出现，则同阴阳学家的兴起有关。（张立文《帛书周易注译》）

帛书卦图由阴阳爻组成，阳爻作"—"，阴爻作"∧"。其中阴爻爻画保留了数字

卦图的痕迹。这就告诉我们《易》卦卦图始初是由数字符号组成的这一说法是完全可信的。(邓球柏《帛书周易校释》)

李零说："阳爻是源于一，阴爻是源于八。……用一、八表示的卦爻，即今本《周易》卦爻的前身，到西汉初年仍在使用。"(《中国方术正考·第四章 早期卜筮的新发现》)

[3]《易经》原称《易》或《周易》:《易》有三，非独指《周易》。

《周礼·卷二十四·大卜》云："（大卜）掌三易之法，一曰《连山》，二曰《归藏》，三曰《周易》。其经卦皆八，其别皆六十有四。"

《连山》《归藏》和《周易》是三种不同的占书。《连山》为夏易，特点是以"艮卦"为八卦之首；《归藏》为殷易，特点是以"坤卦"为八卦之首；《周易》之"周"，含义有二：一以朝代而言，则指周易，特点是以"乾卦"为八卦之首；二有"周普"之义，即内涵广大。据史书记载，《周易》称经，或是自汉代易学者田何开始。《连山》《归藏》已佚，目前只剩《周易》。

孔颖达等《周易正义·论三代〈易〉名》云："案《周礼·太卜》'三易'云：'一曰《连山》，二曰《归藏》，三曰《周易》。'杜子春云：'《连山》，伏羲；《归藏》，黄帝。'郑玄《易赞》及《易论》云：'夏曰《连山》，殷曰《归藏》，周曰《周易》。'郑玄又释云：'《连山》者，象山之出云，连连不绝；《归藏》者，万物莫不归藏于其中；《周易》者，言易道周普，无所不备。'郑玄虽有此释，更无所据之文。先儒因此遂为文质之义，皆烦而不用，今所不取。

案《世谱》等群书，神农一曰连山氏，亦曰列山氏；黄帝一曰归藏氏。既连山、归藏并是代号，则《周易》称周，取岐阳地名，《毛诗》云'周原膴膴'是也。又文王作《易》之时，正在羑里，周德未兴，犹是殷世也，故题周，别于殷。以此文王所演，故谓之《周易》，其犹《周书》《周礼》题"周"以别余代。故《易纬》云：'因代以题周'是也。先儒又兼取郑说云：'既指周代之名，亦是普遍之义。'虽欲无所遐弃，亦恐未可尽通。其《易》题周，因代以称周，是先儒更不别解，唯皇甫谧云：'文王在羑里演六十四卦，著七八九六之爻，谓之《周易》。'以此文王安'周'字。其系辞之文，《连山》《归藏》无以言也。"

蒋伯潜《十三经概论·第一章 周易解题（上）·周易二解》："《易》又称曰'《周易》'者，亦有二说：……是'周'字为周普之义也。……是'周'字为代名也。……伏羲、神农氏未有文字，黄帝时书契初造，安得有此？……可决其非羲、农、黄帝之书矣。……郑玄以'易道周普'释《周易》，盖本《系辞》之'《易》之为书也，周流六虚'。孔氏以为无据，非也。即以周为代名，谓以别于殷代之《易》则可（殷人极重卜筮，今龟甲所刻卜辞犹可见，必有卜筮之书类似《易》者），必以《连山》《归藏》为证，则大可不必矣。"

金栋按：大卜，亦名太卜。古代大通太。卜筮官之长，统掌卜、筮、梦，即三种卜法、三种筮法和三种梦占。

[4] 共四百五十条易辞：六十四卦卦辞，三百八十四爻爻辞，乾坤二卦各多一爻

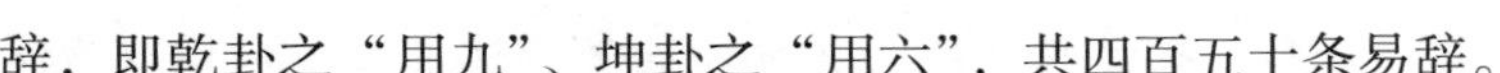
辞，即乾卦之“用九”、坤卦之“用六”，共四百五十条易辞。

［5］《易传》……计十篇：亦名《十翼》《易大传》《周易大传》。相传是孔子和孔门后代受道家思想影响的儒生所撰。张岱年说：“以儒家思想杂以阴阳家和道家思想，利用《易经》原有的框架，通过阐释易经义蕴、功用、筮法、八卦起源、六十四卦卦爻辞与卦序等，创造了一个结合象数与义理的独特思想体系。”（《中国哲学大辞典·著作·先秦》）

“盖《易》自文王作卦辞、爻辞后，已成卜筮之书，然亦仅为卜筮之用而已。孔子作《彖》《象》以益之，于是卜筮之《易》，始一变而为论哲理、切人事之书。……故十翼中《彖》《象》四篇当定为孔子作，《系辞》二篇及《文言》当定为孔子弟子所记，至《说卦》《序卦》《杂卦》三篇则由后人依托附益。”（《十三经概论·第二章周易解题（下）·十翼作者》）

“传，传也，以传示后人也。”（《释名·释典艺》）

“传，解说经义的文字。”（《汉典》）

金栋按：《易传》不是孔子所作，前人已有定论。

《周易探源·序》云：“《易传》的作者，二千年来都认为是孔子，甚至现在还有人这样说。其实这个问题很简单，我们可以肯定地说，《易传》不是孔子作的。宋欧阳修已经指出：‘《系辞》而下非圣人之作，以其言繁衍丛脞而乖戾也。’（《易童子问》三）从《易传》中备列几种解说或同或异，乖戾不一，就可以看出不是一人之言了。《易传》的内容思想，跟《论语》所载的孔子的思想不一样，证明它不会出于孔子之手。孟子私淑孔子，极力为孔子宣传，但他只说孔子作《春秋》，不说孔子著《易传》。先秦儒家也没人这样说过。这些，近人论证已详（见《古史辨》第三册《上编》），已成定案。”

陈鼓应说：“传统的说法以《十翼》为孔子所作……但通过从欧阳修始，经崔述一直到现代学者的研究，孔子作《易传》的说法已被完全推翻。”（《易传与道家思想·〈彖传〉与老庄》）

但自帛书《周易》出土后，现代多数学者经考证认为《易传》与孔子有关。

张立文说：“《易传》中有些篇章可能同孔子有关，起码与孔子的后学有关。然自北宋欧阳修作《易童子问》，对孔子作《十翼》提出怀疑以后，直到二十世纪二十年代，其基本倾向和观点是：《易传》非孔子所作；《易传》是秦汉间传《易》者所作，而非春秋战国时所作，与汉人看法相对立。愚以为完全肯定《易传》为孔子所作，虽属不当，但完全否定孔子作《易传》，也大可不必。《论语·述而篇》曰：‘加我数年，五十以学易，可以无大过矣。’……司马迁说：‘孔子晚而喜《易》，序《彖》《系》《象》《说卦》《文言》。’（《史记·孔子世家》）《汉书·儒林传》曰：‘孔子晚而好《易》，读之，韦编三绝而为之传。’据地下文物出土证明，《史记》所载基本可靠，况司马迁为伟大的史学家，著述态度严肃。另孔子是鲁国人，他在鲁国看到过《易》《春秋》，是完全可能的。《论语·子路篇》载孔子引用《恒》九三爻辞：‘不恒其德，或承之羞。’可见，孔子与《易》发生过关系，当无疑。晚年居鲁，潜心整理古籍。在这个过程中，他对《周易》做些注释，也是可能的。亦可能孔子口述，弟子记录或后学据他的思想写成。然而，《易传》虽以儒家思想注释《易经》，但亦吸收了道家、阴阳家的思想。”（《帛书周易注译·〈帛书周易〉浅说》）

廖名春说：“关于孔子与《易传》的关系，人们多怀疑司马迁《史记·孔子世家》之说。而帛书《要》‘夫子老而好《易》，居则在席，行则在橐’的记载恰与司马迁说相合。特别是孔子与子贡就学《易》发生的争论，对于研究《周易》的儒学化过程尤为重要。从《要》所载史实，我们可知孔子对待《周易》的态度曾经有过相当大的变化。他晚年以前肯定是视《周易》为卜筮之书而不加以重视的，所以当他晚年好《易》时，其弟子子贡就以他的‘它日之教’来加以反对。而孔子这时已认识到《周易》有‘古之遗言’，有文王之道，所以他不顾其得意门生的激烈反对，冒着‘后世之士疑丘者，或以《易》乎’的危险，而潜心于其‘德义’的研究，从而开辟了一条迥异于史巫之筮的治《易》新路。”（《〈周易〉经传与易学史新论·第九章帛书〈周易〉经传述论》）

又说：“总体来说，《易传》的思想源于孔子，孔子与《易传》有着密切的关系。但战国时期的孔子后学对《易传》各篇也做了许多创造、发挥工作。因此，《易传》的作者主要应是孔子及其后学。”（《〈周易〉经传十五讲·第十讲〈易传〉的形成和特质》）

《彖传》，“《易传》之一。分《上彖》《下彖》两篇，内容为论断六十四卦卦名、卦辞的意义。本自成篇，列于经后，今通行注疏本分列于六十四卦，凡卦内‘《彖》曰’即是。”（《汉典》）

张岱年说：“亦称‘彖辞’。《易传》篇名。用以说明卦名、卦义及卦辞。古训‘彖’为断，以论断一卦之意，故名。唐孔颖达《易·乾·彖》疏：‘彖辞统论一卦之义，或说其卦之德，或说其卦之义，或说其卦之名。’《彖传》综合道家、阴阳家及儒家的思想来解说《易经》，认为万物运动不已，‘日中则昃，月盈则食，天地盈虚，与时消息’（《丰彖》）。‘乾道变化，各正性命；保合大和，乃利贞。首出庶物，万国咸宁。’（《乾彖》）并提出：‘天地革而四时成，汤武革命，顺乎天而应乎人’（《革彖》）的观点。”（《中国哲学大辞典·著作·先秦》）

金栋按：彖（音 tuàn），《汉典》云：“《易经》中解释卦义的文字：~辞（亦称‘卦辞’）。”

陈鼓应《易传与道家思想》云：“《彖传》虽为解释《周易》卦义之作，但它却自成一个思想体系，它在哲学思想上的独特性与完整性，远远超过《周易》本经，这是学界有所共识的；就它与各家关系而言，学者们多囿于习见不假思索地以为它是属于儒家典籍，本文则从《彖传》的思想内涵来论证它是以道家学说为主体而融合阴阳、儒、墨诸家思想的产物。”

《象传》，“《周易大传》（即《十翼》）中的上下两篇，共450条。其中解释64卦卦名卦义的有64条，称为‘大象’；解释386爻爻辞的有386条，称为‘小象’。解释卦名、卦义的都以卦象为根据，解释爻辞的也多以爻象（包括爻位）为根据，因此题

其篇曰‘象’，也称象辞。”（《汉典》）

“《彖传》与《象传》，是《十翼》中最有系统的著作。《彖》释卦辞，《象》增释爻辞，两传相衔接地把一部《周易》解释过了。且解释的又完全依据了卦爻象位及所系之辞而作，所以学者间看这两传比他传为重要。”（《周易探源》）

《系辞传》，张岱年说：“《易传》思想的主要代表作。是对《易经》之通论。‘系’有系属之义，用以说明《易经》的基本意义、原理、功用、起源及筮法等，也选释爻辞十九条。其中提出‘一阴一阳之谓道’，‘穷则变，变则通，通则久’，肯定自然界中阴阳、动静、刚柔等矛盾势力的‘相摩’‘相荡’，不断变化，是事物变化的普遍规律。也用‘天尊地卑，乾坤定矣；卑高以陈，贵贱位矣’论证社会等级制的永恒性。”（《中国哲学大辞典·著作·先秦》）

《文言》，张岱年说：“专门解释‘乾’‘坤’两卦的文辞。唐孔颖达《易·乾文言》疏：‘乾坤其《易》之门户邪，其余诸卦及爻皆从乾坤而出，义理深奥，故特作《文言》以开释之。’其中解乾卦之卦辞与爻辞者通称《乾文言》。解坤卦之卦辞与爻辞者通称《坤文言》。内容假托孔子答问，宣传了‘君子进德修业……居上位而不骄，在下位而不扰’，‘知进退存亡而不失其正’以及‘君子敬以直内，义以方外’‘承天而时行’等观点。”（《中国哲学大辞典·著作·先秦》）

《序卦》，张岱年说：“《易传》中解说六十四卦排列次序的篇名。《十翼》之一。马王堆出土汉墓帛书《易经》，其卦序与今本迥异，盖古代《易经》各卦次序曾有几种不同排列，《序卦》所述，当为一家之言。其中提出：‘有天地，然后万物生焉，盈天地之间者唯万物。’有朴素唯物主义思想。又认为，‘物不可穷也’，事物的发展变化是无穷无尽的。还提出，‘物不可以终通，故受之以否’，‘损而不已必益，故受之以益’，臆测到事物间相互联系和转化的道理。”（《中国哲学大辞典·著作·先秦》）

《说卦》，张岱年说：“解释八卦性质和象征。唐孔颖达《易·说卦》疏：‘说卦者陈说八卦之德业变化，及法象所为也。’然其解说八卦之象，时有琐细之言。所释八卦之象与汲冢竹书《卦下易经》多异，与《左传》《国语》所讲者也有异。篇中提出：‘立天之道曰阴与阳，立地之道曰柔与刚，立人之道曰仁与义。’用阴阳柔刚来比附人类社会的仁义道德。还认为圣人作《易》，旨在‘和顺于道德而理于义，穷理至性以至于命’，为后来理学家高谈道德性命的理论基础。”（《中国哲学大辞典·著作·先秦》）

《杂卦》，张岱年说：“其解说各卦卦名之义，不按其顺序，错杂而述之，故名。晋韩康伯《易·杂卦》注：‘杂卦者杂糅众卦，错综其义，或以同相类，或以异相明也。’”（《中国哲学大辞典·著作·先秦》）

金栋按：本节关于《周易》的简单介绍，当与本书第八节：《内经》与《周易》及附文“医易答问”对看。

［6］鹤鸣在阴，其子和之：中孚卦，九二之爻辞。

《周易正义》云：“‘鹤鸣在阴，其子和之’者，九二体刚，处于卦内，又在三四重阴之下，而履不失中，是不徇于外，自任其真者也。处于幽昧，而行不失信，则声闻于外，为同类之所应焉。如鹤之鸣于幽远，则为其子所知，故曰‘鹤鸣在阴，其子和之’也。”

其子和之：《象》曰：“‘其子和之”，中心愿也。”

阴，廖名春说：“就是这仅有的一个‘阴’字，高亨也认为是‘荫’的借字，指树荫（《周易大传今注》，第四八零页，齐鲁书社，一九七九年）。”（朱熹撰，廖名春点校《周易本义·前言》）

［7］中孚：卦名。六十四卦之一。巽上兑下。论述如何取信于民和信及天下之卦。

［8］李镜池（1902—1975）：字圣东，广东开平金鸡镇横岗村人。其父李希殷是美国华侨，逝世于美国波士顿。先生早年就读于广州协和神学院，20 世纪 20 年代中期赴燕京大学，在国学研究所师从陈垣，亦从许地山、顾颉刚等先生学“道教史”“古史研究”等课程。自 1931 年起，先后任教于广州协和神学院、燕京大学、岭南大学，讲授“中国文学史”“中国学术思想史”“中国古代宗教研究”等课程。1952 年中国大学院系调整之后，先生在华南师范学院（现华南师范大学）中文系任教授，50 年代末因染脊髓灰质炎退休，60 年代末后寓居广州北郊银河乡董理旧著，直至逝世。李镜池先生早期以古史辨派学术观点进行《易》学研究，从社会发展史观点推勘典籍史料，从语言学以及《周易》与殷商甲骨卜辞之比较，推断《周易》为周王朝卜史之官所编卜筮之书，成书于西周晚期，《易传》则为战国末年至西汉中叶儒生经师所作，所说与《易经》原意大有出入，其主要成果见《周易探源》。后期主张从详尽分析各卦卦爻辞之全面组织结构来理解《周易》内容与思想，主要成果见《周易通义》。（百度百科）

周易探源：是李镜池先生研究《周易》经传的论文结集，其中最早的论文完成于 1930 年，最晚的论文写于 1963 年，集中反映了李镜池先生对《周易》经传的一系列重要学术见解。该书出版后多次重印，在国内外学术界产生了广泛的影响，成为当代《周易》研究者必备的参考著作。书中重要论文有“周易筮辞考”“周易筮辞续考”“周易的编纂和编者的思想”“周易卦名考释”“易传探源”“易传思想的历史发展”“左国中易筮之研究”等。（百度百科）

［9］伯阳父：又名史伯（见下史伯补注）。伯阳父是西周宣王、幽王时的太史，生卒年月不详。他身处的时代正好在宣王中兴之后；西周的种种制度弊端和人性的贪婪都呈现出来，他冷眼旁观，最后成为未卜先知的历史洞见者。周幽王二年，发生大地震。他认为：“天地之气，不失其序”，“阳伏而不能出，阴迫而不能烝（上升）”，于是有地震。认为天地之气运行有一定秩序，阴阳二气失调便产生地震。把周将亡的原因归之于地震。他说：“夫水，土演而民用也；土无所演，民乏财用，不忘何待？”以为“水”和“土”是财用产生的根源。但又认为周亡是“天之所弃”。（百度百科）

［10］蒸：韦昭注：“升也。阳气在下，阴气迫之，使不能升也。”

［11］有地震：韦昭注：“阴阳相迫，气动于下，故地震也。”

说明阴阳二气，是处于不断的斗争之中的，阳要“出”，阴要“迫”，这种阴阳二气相互对立的趋势，如果超过一定的限度，就是地震的暴发。（高校教参《内经》）

［12］三川：韦昭注：“泾、渭、洛，出于岐山也。”

［13］镇：韦昭注：“为阴所镇笮也。笮，庄百反。”笮，音昨 zuó。

［14］阳失而在阴：阴气迫之。

［15］川源必塞：韦昭注：“地动则泉源塞。”如今所谓地震引起堰塞湖。

［16］用阴阳说理：指用阴阳二气的斗争变化解释自然界的异常现象，如灾异、地震、陨石等自然灾害。

冯友兰说：“即在甚早之时，亦已有试以阴阳之说，解释宇宙间现象者。”如赵先生例举之《国语》“伯阳父曰”及《左传》“周史内叔兴说”，则是用阴阳二气的斗争变化来解释自然界的异常现象，“以阴阳解释宇宙现象，虽仍不免笼统混沌之讥，然比之以天地鬼神解释者，则较善矣”。（《中国哲学史·第三章孔子以前及同时之宗教的哲学的思想·四、一部分人较开明之思想》）在当时可谓是“一部分思想比较开明之人”，比《易》之“阴阳”要早。

朱伯崑说：“以阴阳的观念说明事物的性质和变化，始于西周末年的史官伯阳父，所谓‘阳伏而不能出，阴迫而不能蒸，于是有地震’（《国语·周语上》）。阴阳指寒暖二气，寒气为阴，暖气为阳，认为阴气压迫阳气，所以有地震。其所谓阴阳，属于天文学的概念。”（《易学哲学史·春秋战国时代的易说》）

［17］叔兴：是春秋时期周内史。生卒年不详，在《左传》有记载他的天人相分的观点。鲁僖公十六年，据说自然界出现过一次奇特的现象：有五颗陨石堕于宋国，有六只鹢鸟倒退着飞过宋的都城。宋襄公就问周内史叔兴是吉是凶。叔兴认为这个发问根本不对。他说：“君失问。是阴阳之事，非吉凶所生也。吉凶由人。”（《左传·僖公十六年》）这里叔兴明确认为，自然界再现怪异现象是阴阳交互作用的结果，和人事的吉凶毫无关系，从而否定了当时社会上流行的，把自然界出现的所谓怪异现象和社会人事吉凶相比附的神秘主义观点。（百度百科）

朱伯崑说：“春秋时期，掌管天文的史官，亦以阴阳二气说明气候的变化。如周内史叔兴解释‘六鹢退飞过宋都’说：‘是阴阳之事，非吉凶所生也。’（《左传·僖公十六年》）此是以阴阳二气的变化说明风大，使水鸟退飞。”（《易学哲学史·春秋战国时代的易说》）

［18］君失问，是阴阳之事，非吉凶所生也：杜预注：“言石陨、鹢退，阴阳错逆所为，非人所生。襄公不知阴阳而问人事，故曰君失问。”

洪亮吉《春秋左传诂》云：“服虔云：‘鹢退风咎，君行所致，非吉凶所从生。襄公不问已有所失而致此变，但问吉凶焉在，以为石陨、鹢退，吉凶所从而生，故云君失问。’”

【原文】

更可信的战国以前的文献《诗经》中仅有一句“既景乃岗，相其阴阳[1]”（《大雅·公刘[1]》）将“阴阳”二字连用。《尚书》中全无连用，单用处亦不多。《论语》《孟子》中全无。①

【自注】

①虽然《诗经》中仅有一句“既景乃岗，相其阴阳”（《大雅·公刘》）将“阴阳”二字连用，粗读《诗经》却可知，阴阳思想对国人来说源远流长。《诗经》中含有阴、阳的句子相当多。如：

“曀曀其阴[1]”（终风）；“习习谷风，以阴以雨[2]”（谷风）；“游环胁驱，阴靷鋈续[3]”（小戎[3]）；“芃芃黍苗，阴雨膏之[4]”（下泉[4]）；“三之日纳于凌阴[5]”“我朱孔阳[5]”（七月）；“迨天之未阴雨”（鸱鸮[6]）；“在南山之阳[7]”（殷其雷[7]）；“君子阳阳[8]”（君子阳阳）；“遭我乎狃之阳兮[9]”（还[9]）；“首阳[10]之巅……首阳之下……首阳之东”（采苓[10]）；“曰至渭阳[11]”（渭阳）；“春日载阳[12]”。

其中使用的阴阳，既有本义，也有引申义。至于“既景乃岗，相其阴阳”，既是本义，也是后世的引申义之一所本。我认为，《大雅·公刘》中的这一句，就是指周人的伟大祖先公刘，带领族人到达新迁徙地时，决定如何进行住所建设的关键勘测步骤。当代阴阳先生，在很多问题上的说法都是对祖先公刘的亵渎。

笔者认为，从根本上来说，阴阳思想是中国所处的特殊自然地理环境长期作用于先民形成的。《诗经》中如此多见阴阳，足以证明这一点。又，旧作《中西医结合二十讲》380 页有中国所处的特殊自然地理环境，如何促进古人产生阴阳思想的略为详细的论述，可参看。

【补注】

[1] 曀曀其阴：曀，音义 yì，天阴沉而有风。

[2] 习习谷风，以阴以雨：习习，飒飒的样子，形容风吹的声音。谷风，来自山谷的声音。以，又。

[3] 游环胁驱，阴靷鋈续：游环、胁驱，驾驭车马的两种用具。阴，车轼前的横板。靷（音引 yǐn），引车前行的皮带。鋈（音务 wù）续，白铜做的环。

小戎，古代一种轻小的兵车。

[4] 芃芃黍苗，阴雨膏之：芃芃（音朋 péng），茂盛的样子。膏，浸渍、湿润。

下泉，出自地下的泉水。

[5] 凌阴：《汉典》：“藏冰的地窖。”

孔阳，《汉典》：“极鲜明，很明亮。”

[6] 鸱鸮（音池肖 chí xiāo）：猫头鹰。

[7] 阳：山的南面。

[8] 阳阳，通“扬扬”，快乐、得意的样子。

[9] 遭我乎狃之阳兮：遭，遭遇、相遇。狃，当为峱（音挠 náo），笔误或刊误。峱，齐国山名，在今山东省临淄县南。阳，山之南。

[10] 首阳：山名，在今山西省永济县南。苓，甘草。

[11] 渭阳：渭，渭水，流经陕西西安。阳，水之北。

[12] 春日载阳：春天太阳暖洋洋。此句见《诗·豳风·七月》。

【补注】

［1］既景乃岗，相其阴阳：意即在山岗上测日影，察其向日或背日，向日为阳，背日为阴。景，影的古字，此指测日影。

郑玄笺："'既景乃冈'，考于日景，参之高冈。……既以日景定其经界于山之脊，观相其阴阳寒暖所宜。"

阴，《说文·阜部》："水之南，山之北也。"段注："《谷梁传》曰：'水北为阳，山南为阳。'注云：'日之所照曰阳。然则水之南，山之北为阴可知矣。'《水经注》引伏虔曰：'水南曰阴。'《公羊桓十六年传》注曰：'山北曰阴。'"

阳，《说文·阜部》："高明也。从阜。"段注："不言山南曰阳者，阴之解可错见也。山南曰阳，故从阜。《毛传》曰：'山东曰朝阳，山西曰夕阳。'"

公刘：公刘的先祖名叫弃，是帝喾之子。弃爱好耕作务农，观察土地特点，适合谷物生长的就种上谷物，民众都向他学习，尧帝知道此事后，便提拔他当农师主管农业。舜帝时，将弃封在邰地，称为"后稷"。后稷的后裔世代担任主管农业之职，直至传到公刘的祖父不窋。不窋晚年时，正处于夏朝政治衰败时期，夏朝君主废弃农官，不注意农事。不窋因而失去农官之职，于是逃奔到戎狄部族地区。不窋死后，他的儿子、公刘的父亲鞠即位。鞠死后，公刘即位。公刘虽然处在戎狄地区，但继续从事后稷的事业，致力于耕种，到处察看土地性能，从漆水、沮水渡过渭水，伐取木材以供应用。于是，外出的人有资财，定居的人有积蓄，民众仰仗他过上好日子。各族人感念他的恩德，大多迁到这里，拥护和归顺他。周朝事业的兴起就是在这里开始的，所以诗人创作歌诗乐章称颂他的德行。公刘死后，其子庆节即位，把国都建在豳地。事迹见于《史记·周本纪第四》。（百度百科）

《诗》郑玄笺："公刘者，后稷之曾孙也。夏之始衰，见迫逐，迁于豳而有居民之道。成王始幼小，周公居摄政，反归之。成王将莅政，召公与周公相成王，为左右。召公惧成王尚幼稚，不留意于治民之事，故作诗美公刘以深戒之也。"

【原文】

又梓慎[1]曰："岁在星纪[2]而淫于玄枵[3]，以有时灾，阴不堪阳[4]。"（《左传·襄公二十八年》）这是公元前544年占卜灾祥的记载。

再查《左传》中所有用《易》占卜之记载，均不以阴阳为说。故大致可以肯定，至公元前544年，阴阳还未与《易》糅合。《易》中早期表示对立的概念不出日月、明暗、雌雄等。早期《易》之外的阴阳较为抽象，亦未发展至天地之道这种地步，而且多为占卜及星象家使用。

此外，《管子》一书中有："春秋冬夏，阴阳之推移也[5]。时之短长，阴阳之利用也[6]。日夜之易，阴阳之化也[7]。"（《管子·乘马[7]》）"阴阳者，天地之大理也[8]。四时者，阴阳之大经也[9]……"（《管子·四时》）接着竟讲起五行归类来，与《内经》说相差无几。①

不过，专家们多认为《管子》成书下限甚晚。故不足为确定阴阳五行说发展时限的根据。

【自注】

①《管子·四时》关于五行归类的论述如下：

是故阴阳者，天地之大理也。四时者，阴阳之大经也。刑德者，四时之合也[1]。刑德合于时，则生福，诡[2]则生祸。然则春夏秋冬将何行？

东方曰星[3]，其时曰春[4]，其气曰风[5]。风生木与骨[6]，其德喜嬴，而发出节[7]时，其事号令[8]，修除神位，谨祷獘梗[9]，宗正阳[10]，治提防[11]，耕耘树艺。正津梁[12]，修沟渎，甃屋行水[13]，解怨赦罪，通四方[14]。然则柔风甘雨乃至，百姓乃寿，百虫乃蕃，此谓星德[15]。星者掌发为风[16]，是故春行冬政则雕[17]，行秋政则霜[18]，行夏政则欲[19]，是故春三月以甲乙之日发五政：一政曰：论幼孤，舍有罪[20]。二政曰：赋爵列，授禄位。三政曰：冻解修沟渎，复亡人[21]。四政曰：端险阻[22]，修封疆，正千伯[23]。五政曰：无杀麑夭[24]，毋蹇华绝芋[25]。五政苟时[26]，春雨乃来。

南方曰日[27]，其时曰夏[28]，其气曰阳[29]，阳生火与气[30]，其德施舍修乐[31]，其事号令，赏赐赋爵，受禄顺乡[32]，谨修神祀，量功赏贤，以动阳气[33]。九暑乃至[34]，时雨乃降，五谷百果乃登。此谓日德[35]。

【补注】

［1］刑德者，四时之合也：房（玄龄）注："德合于春夏，刑合于秋冬。"

《春秋繁露·四时之副》："天之道，春暖以生，夏暑以养，秋清以杀，冬寒以藏……庆为春，赏为夏，罚为秋，刑为冬。"

［2］诡："安井衡云：'诡'，违也。"(《管子校注》)

［3］东方曰星：房注："东方阴阳之气和杂之时，故为星，星亦不定于阴阳也。"

《管子校注》："刘师培云：《御览》卷十七、卷二十四并作'曰岁星'。翔凤案：岁星十二年一周天，非必在东方也。后人以春为一岁之始而加'岁'字，非是。《说文》：'星，万物之精，上为列星。从晶，生声。''生'兼会意。《内业》：'凡物之精，此则为生，下生五谷，上为列星。'东方为春，物生长之时，星德甚显，于岁星无关也。"

［4］其时曰春：房注："春，蠢也。时物蠢而生也。"

金栋按：《释名·释天》："春，蠢也，万物蠢然而生也。"

《春秋元命苞》："春含名蠢，位东方，动春气，明达。"

《春秋说题辞》："春，蠢也；蠢，兴也。"

《白虎通·卷四·五行》："木在东方。东方春，阳气始动，万物始生。木之为言触也。阳气动躍触地而出也。"

［5］其气曰风：房注："阳动而阴寒为风也。"

金栋按：《素问·阴阳应象大论》："东方生风，风生木。"《五运行大论》同。

［6］风生木与骨：房注："木为风而发畅，骨亦木之类也。"

《管子校注》："翔凤案：《说文》：'骨，肉之覈也。'……'核''覈'古今字。'骨'乃果实之核。"

［7］其德喜嬴，而发出节：房注："出，生也。言春德喜悦长嬴，为发生之节也。"《管子校注》："翔凤案：……'嬴'，'赢'之借，同'盈'。"

金栋按：《春秋繁露·阴阳义》："以类和之，天人一也。春，喜气也，故生。"

［8］时，其事号令：《管子校注》："王念孙曰：'时'字绝句，'发出节时'，谓以时节发出万物也。'其事号令'别为句，乃总领下文之词，春夏秋冬皆有之。尹以'节'字绝句，'时'字下属为句，大谬。"

［9］修除神位，谨祷獘梗：房注："梗，塞也。时方开通，而有獘败梗塞者，则祷神以通道之。"

金栋按：房注"獘梗"不当。《管子校注》："刘绩云：《淮南子》：'仲春，祭不用牺牲，用圭璧更皮幣。'疑此乃'幣更'误。惠士奇云：'獘'当作'幣'，《左·襄九年·传》'祈以幣更'，'更'与'梗'同（见《礼说》）。王引之云：'獘'与'幣'同。（'幣'古通作'獘'，说见《史记·货殖传》）'梗'，祷祭也。'幣梗'者，梗用幣也。《周官·女祝》'掌以时招梗禬禳之事以除疾殃。'郑注曰：'梗，禦未至也。'《淮南·时则训篇》曰：'修除祠位，幣祷鬼神。'文义正与此同。尹以'獘梗'为'獘败梗塞'，非是。"

［10］宗正阳：房注："春，阳事，故以正阳为宗。"

［11］治提防：房注："夏多水潦，故于春预修堤防。"

［12］正津梁：房注："谓正桥梁也。"

［13］甃（音昼 zhòu）屋行水：房注："甃者，使之行水也。修屋坏，时方灌溉，依次行而用。"

甃，《汉典》云："砌，垒。"

［14］通四方：房注："凡此皆助发生之气。"

［15］此谓星德：房注："星以和为德也。"

［16］星者掌发为风：房注："掌，主也。主以风发生。"

［17］春行冬政则雕：房注："肃杀之气乘之，故雕落也。"

［18］行秋政则霜：房注："秋霜降时也。"

［19］行夏政则欲：欲，欲望，希望。

"翔凤案：老子'谷神不死'作'浴'。……《素问·上古天真论》：'以欲竭其精。'"（《管子校注》）

［20］舍有罪：舍，通赦，赦免。

"孙星衍云：《艺文类聚》三、《太平御览》十引'舍'作'赦'。"（《管子校注》）

［21］复亡人：房注："人之逃亡者，还复之。"

［22］端险阻：房注："路有险阻，理之使端平也。"

［23］正千伯：房注："千伯，即阡陌也。"阡陌，《汉典》云："田界。"

［24］无杀麑（音泥 ní）夭：麑，幼鹿。夭：刚出生的禽或兽。

《管子校注》："刘绩云：后《禁藏》作'毋夭英'，必有一误。孙星衍云：《御览》《事类赋·注》引'夭'作'卵'。"

［25］毋蹇华绝芋：房注："蹇，拔也。芋之属，其根经冬不死，不绝之也。"

《管子校注》："刘绩云：后《禁藏》作'毋拊芋'，必有一误。……翔凤案：'麑夭''华芋'皆为食物，故以政治力量保护之。……'蹇华'谓拔欣欣向荣之农作物，'绝芋'则谓割蔬菜作物。类书改'芋'为'萼'，不知花萼与生活无关……《禁藏篇》'毋拊芋'房注'竿，笋之初生也'，其义正合，知'芋'决非误字。"

［26］五政苟时：《管子校注》："孙星衍曰：《太平御览》《事类赋·注》引作'五政徇时'，下引秋三月亦作'徇时'，'徇'与'循'同义，'徇时'谓循其时序。《白帖》二引作'顺时'，'顺''循'亦音义相近。翔凤案：'苟''乃'二字呼应。上文'芋'改'萼'，知'徇'字亦为类书所改，非原文也。"

［27］南方曰日：房注："南方太阳，故为日也。"

［28］其时曰夏：房注："夏，假也，谓时物皆假大也。"

［29］其气曰阳：房注："夏之气也。"

［30］阳生火与气：房注："阳为郁热歊蒸，故为火气也。"

《素问·阴阳应象大论》："南方生热，热生火。"（《五运行大论》同）

［31］其德施舍修乐：房注："施舍，谓施爵禄，舍逋罪。修乐，谓作乐以修辅也。"

［32］顺乡：房注："谓不违土俗之宜也。"

［33］以动阳气：房注："阳气主仁，故行恩赏以助之也。"

［34］九暑：房注："谓九夏之暑也。""指夏季九十天的暑热天气。"（《汉典》）

《管子校注》："王引之云：'九'当为'大'，字之误也。'大暑乃至'与下'大寒乃至'对文。'大暑乃至，时雨乃降'，犹《月令》言'土润溽暑，大雨时行'耳。尹注非。翔凤案：《白虎通·宗族》：'九之为言究也。'《列子·天瑞》：'九变者究也。''究'有终极之义。《汉书·律历志》：'九之所以究极中和，为万物元也。''九暑'犹言极热，与'大暑'同义。王误认为数目之'九'而改之，非也。"

［35］日德：房注："日以照育为德也。"

金栋按：先生转引《管子·四时》关于五行归类的论述只转引了"四时"之"春与夏"二时。观《管子》本篇虽言"四时"之内容，实则"以五方言四时，用五行相生为序"，而下有"中央曰土，土德实辅四时""西方曰辰，其时曰秋，其气曰阴"、"北方曰月，其时曰冬，其气曰寒"，讲起五行归类来，与《内经》相差无几。

【补注】

［1］梓慎：鲁国的大夫，春秋时期最有名的阴阳家之一，他生活在鲁襄公、鲁昭公时期。（百度百科）

金栋按：先生说："汉人所谓阴阳家，实则阴阳五行家，且谈五行尤多。"

［2］岁在星纪：岁，岁星，即木星。木星绕太阳公转一周约需十二年，故古人以

它在周天的位置来纪年。

星纪，“星次名。十二次之一。与十二辰之丑相对应，二十八宿中之斗、牛二宿属之。”（《汉典》）

［3］淫于玄枵（音肖 xiāo）：淫，过也。

玄枵，“十二星次之一。与二十八宿相配为女、虚、危三宿，与十二辰相配为子，与占星术的分野相配为齐。”（《汉典》）

［4］阴不堪阳：阴气不能抵抗阳气。

［5］春秋冬夏，阴阳之推移也：房玄龄注：“夏秋推阳以生阴，冬春推阴以生阳。”

［6］时之短长，阴阳之利用也：房注：“必长短相摩，然后成阴阳之用也。”

［7］日夜之易，阴阳之化也：房注：“昼热夜寒，交易其气，此阴阳之化也。”

乘马，《汉典》云：“犹运筹。谓经济谋划。”

《管子校注》云：“翔凤案：管子经济政策，以轻重为衡，而轻重之数，则乘马也。春秋用筹算，乘马须运筹，其义诚如何氏所云。现代运筹学，犹是管子《乘马》。‘马’为筹码，非法砝，何氏小误。”

［8］阴阳者，天地之大理：房注：“天地用阴阳为生成。”

洪钧按：此句略同“阴阳者，天地之道也”，大理即大道之义。下一句略同。

［9］四时者，阴阳之大经也：房注：“阴阳更用于四时之间为纬也。”经，或为“径”。

《管子校注》云：“翔凤案：《正篇》：‘令之以终其欲，明之毋径。’《祭义》：‘是故道而不径。’《注》云：‘径，步邪趋疾也。’四时为阴阳之运行，故曰‘大径’。赵本改为‘经’字，非其义矣。”

【原文】

可是，春秋末留下了一条与《内经》极有关的资料。公元前540年，秦国的医和[1]说：“天有六气，降生五味，发为五色，徵为五声，淫生六疾[2]。六气曰阴、阳、风、雨、晦、明。分为四时，序为五节[3]，过则为灾，阴淫寒疾，阳淫热疾，风淫末疾，雨淫腹疾，晦淫惑疾，明淫心疾[4]。”这段话已很接近《内经》思想的基础，只是孤证难据。细读上下文颇觉文理不通。

上文云：“疾不可为也，是谓近女室，疾如蛊[5]，非鬼非食，惑以丧志[6]，良臣将死，天命不佑[7]。”下文又道：“赵孟[8]曰：‘何为蛊?’对曰(指医和答话)：‘淫溺惑乱之所生也[9]，于文，皿虫为蛊[10]，谷之飞亦为蛊[11]，在《周易》，女惑男，风落山，谓之蛊[12]，皆同物也[13]。’”

本来诊断明确，为“近女室，疾如蛊”，下文又肯定蛊为“淫溺惑乱之所生也”，中间却大谈六气、五味、四时、五节，与理不通。《左传》向以文章见长，此处文气如此断续，很值得怀疑是否羼入。故暂存待考。

近世疑古学派多持《左传》为西汉末刘歆采掇《国语》原文而成[14]，

其间难免前后错乱或加入汉代思想。我们固不必一定取此说，然从上下文看总有此疑问。

【补注】

［1］医和："春秋时秦国良医。'医'为职业称谓，'和'是名字。……后借指良医。"（《汉典》）

［2］淫生六疾：杜预注："淫，过也。滋味声色所以养人，然过则生害。"

孔《疏》云："此淫生六疾，承气味色声之下，则谓四者之过皆生疾也。但医和将说晦淫惑疾，故下句特举六气之淫，其言不及味与声色，故杜解以备之，言'滋味声色所以养人，然过则生疾'，以见淫生六疾，非独六气生疾也。但晋侯不以味声色生疾，故医和不言之耳。"

［3］六气……分为四时，序为五节：杜预注："六气之化，分而序之，则成四时得五行之节。"

孔《疏》云："六气并行无时止息，但气有温暑凉寒，分为四时春夏秋冬也；序此四时以为五行之节，计一年有三百六十五日，序之为五行，每行得有七十二日有余，土无定方，分主四季，故每季之末有十八日为土正主日也。"

金栋按：据杜注及孔《疏》并结合《内经》理论析之，或当云"天有阴阳，分为四时，序为五节"，则为后世成熟理论。

［4］阴淫寒疾，阳淫热疾，风淫末疾，雨淫腹疾，晦淫惑疾，明淫心疾：杜预注："寒过则为冷。热过则喘渴。末，四支也，风为缓急。雨湿之气为洩注。晦，夜也，为宴寝，过节则心惑乱。明，昼也，思虑烦多心劳生疾。"

孔《疏》云："上云'淫生六疾'，总谓气味声色，此云'过则为灾'，独谓六气过耳。过即淫也，故历言六气之淫各生疾也。此六者，阴阳风雨有多时、有少时，晦明则天有常度，无多、少时也。

"今言淫者，谓人受用此气有过度者也。阴过则冷，阳过则热，风多则四支缓急，雨多则腹肠泄注，此四者虽各以其气与人为病，若其能自防护，受之不多，则得无此病也。其晦明亦是天气，不以病人，但人用晦明过度则人亦为病。晦是夜也，夜当安身，女以宣气，近女过度则心散乱也。明是昼也，昼以营务，营务当用心，思虑烦多则心劳敝也。阴阳风雨当受之有节，晦明当用之有限，无节无限必为灾害，故过则为灾也。

"人之身体，头为元首，四支为末，故以末为四支，谓手足也。风气入身，则四支有缓急。贾逵以'末疾'为'首疾'，谓风眩也。"

金栋按：此段乃晋侯患病后向秦国求医，秦伯让秦国名医医和为晋侯诊病后，提出的著名"六气病源"学说。此学说是"六气以阴阳为纲，而淫生六疾统于阴阳"，被后世称为病因理论的创始。《内经》秉承此说，在此基础上以阴阳为总纲，对病因进行分类，而且还提出了病因的"三部"分类法，对后世影响巨大。

医和之六气乃阴阳风雨晦明。六气过则为淫、为灾、为害、为疾患，故后世称为

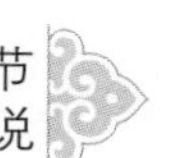

“六淫”，而《内经》病因之六气或六淫，乃风寒暑湿燥火。先生说：“再到七篇大论（才）最后固定为六淫。”（《中西医结合二十讲·第八讲中西医病因学汇通》）然医和之六气，又非止外因。盖“晦明”为内因。晦夜近女过度伤肾，而“晦淫惑疾”；明昼思虑烦劳过度则伤心，而“明淫心疾”。

经云：“阴淫寒疾，阳淫热疾”，“阴胜则寒，阳胜则热”（《素·阴阳应象大论》）、“阴主寒，阳主热”（《灵·论疾诊尺》），“阴阳者，寒暑也”（《灵·刺节真邪》）；“风淫末疾，雨淫腹疾”与“风胜则动，湿盛则濡泻”（《素·阴阳应象大论》），故“早期的病因说，外因不出风雨寒暑，这是一般气候变化”（《中西医结合二十讲》），观《内经》自明。

［5］是谓近女室，疾如蛊：杜预注：“蛊惑疾。”

孔《疏》云：“女在房室，故以‘室’言之。‘是谓近女室’，说此病之所由，由近女定为此病也。又言‘疾如蛊’，言此疾似蛊疾也。蛊者，心志惑乱之疾，若今昏狂失性。其疾名之为蛊，公惑于女色，失其常性，如彼惑蛊之疾也。蛊是惑疾，公心既惑，是蛊疾而云如蛊者，蛊是失志之疾，名志之所失，不独为女。《宣·八年传》胥克有蛊疾者，直（只）是病而失性，不由近女为之，此公淫而失志，未全为蛊，故云‘如蛊’。”

［6］非鬼非食，惑以丧志：杜预注：“惑女色而失志。”

孔《疏》云：“此说公病之状。病有鬼为之者，有食为之者。此病非鬼非食，淫以女色，情性惑乱以丧失志意也。”

［7］良臣将死，天命不佑：杜预注：“良臣不匡，就君过故将死，而不为天所佑。”

［8］赵孟：“指春秋时晋臣赵盾及其后代赵武、赵鞅、赵无恤。赵氏世代执掌晋国朝政，显贵无比。”（《汉典》）

［9］淫溺惑乱之所生也：杜预注：“溺，沈（沉）没于嗜欲。”

孔《疏》云：“此淫谓淫于女也。没水谓之溺，没于嗜欲与溺水相似，故淫溺连言之。此论晋侯将蛊疾，故言淫溺惑乱之所生耳。人自有无故失志，志性恍惚不自知者，其疾名为蛊。蛊非尽由淫也，以毒药药人令人不自知者，今律谓之蛊毒。”

［10］于文，皿虫为蛊：杜预注：“文，字也。皿，器也。器受蛊，书者为蛊。”

金栋按：于文指从造字“六书”而言。皿是形符，虫亦是形符，皿虫为蛊。蛊当为会意字。

蛊，《说文·虫部》：“腹中虫也。”《汉典》云：“1. 传说中的一种人工培养的害虫，专用来害人：蛊惑。2. 人腹中的寄生虫。3. 毒害人之物：蛊毒。”又见第八节补注。

［11］谷之飞亦为蛊：杜预注：“谷久积则变为飞虫，名曰蛊。”

金栋按：《尔雅·释器》：“康谓之蛊。”郭璞注：“米皮。康，《说文》作穅，或省禾。”邢昺《疏》：“释曰：康，米皮也。一名蛊。《左传》曰‘谷之飞亦为蛊’是也。”

［12］女惑男，风落山，谓之蛊：杜预注：“☶巽下艮上，蛊。巽为长女、为风，艮为少男为山，少男而说长女，而非匹敌，故惑。山木得风而落。”

金栋按：蛊，六十四卦之一。卦辞：元亨，利涉大川，先甲三日，后甲三日。又见第八节补注。

[13] 皆同物也：杜预注："物犹类也。"

[14] 近世疑古学派多持《左传》为西汉末刘歆采掇《国语》原文而成：张岱年说"《左传》：亦称《春秋左氏传》或《左氏春秋》。解释《春秋》的古文经传。儒家经典之一。……清代今文经学家认为是西汉刘歆改编。"（《中国哲学大辞典·著作·经学》）

康有为《新学伪经考》云："《史记·太史公自序》及《报任安书》俱言：左丘失明，厥有《国语》。《报任安书》下有云：乃如左丘明无目，孙子断足，终不可用，退论书策，以抒其愤。凡三言左丘明，俱称《国语》。然则左丘明所作，《史》迁所据，《国语》而已，无所谓《春秋传》也。歆以其非博之学，欲夺孔子之经，而自立新说，以惑天下，知孔子制作之学首在《春秋》，《春秋》之传在《公》《谷》，《公》《谷》之法与'六经'通。于是，思所以夺《公》《谷》者。以《公》《谷》多虚言，可以实事夺之，人必听实事，而不听虚言也。求之古书，得《国语》与《春秋》同时，可以改易窜附。于是毅然削去平王以前事，依《春秋》以编年，比附经文，分《国语》以释经，而为《左氏传》。歆本传称'歆始引《传》解《经》'，得其实矣。"所以先生于本书第一节（三）曾说"康有为《新学伪经考》……断言《周礼》《左传》等地位很高的经是汉代人伪造的"。

对于《左传》的作者，洪亮吉《春秋左传诂》云："一谓《左传》的作者是孔子同时代的左丘明，一谓《左传》成于西汉末年的刘歆之手。前者是西汉以来的传统说法，但验之《左传》，其记事讫于孔子死后二十七年的知伯被灭，书中有的卜筮预言以应验到战国时期的事件，因而难以成立。主张后一种说法的以康有为、崔适等人为代表，立论颇新颖大胆，然多属主观臆测，缺乏坚实证据，无法令人信从。"

蒋伯潜《十三经概论·第六编春秋经传概论·第二章春秋经传解题（下）·二、〈左传〉与〈国语〉》云："司马迁尝两云'左丘失明，厥有《国语》'。《五帝本纪》又曰：'余观《春秋》《国语》。'是司马迁所见而据为资料者为《国语》，而今本《史记》采《左传》之文独多，似《史记》所采《左传》之文，本在《国语》中。今本《国语》，其时代以春秋为中坚，而其中所记，自隐公元年至哀公十四年间之事反极少；《鲁语》所记，几纯为敬姜一妇人之言，其体例极为可怪。《汉志》春秋类著录'《国语》二十一篇'，自注谓'左丘明著'；又有'《新国语》五十四篇'，自注谓'刘向分《国语》'。前者即今本《国语》也。而刘向所分之《新国语》，其卷数乃逾原书一倍以上，且刘向所编著之书今俱存在，独此《新国语》者早已不存。故康有为、梁启超疑《新国语》为左丘明之原本，而今存二十一篇之本，则为刘歆抽取一部分以作《左传》之后之残余。歆既抽出其事实，变国别之体为编年，以附《春秋》，复益之以所谓书法凡例君子曰云云，后人为其所欺，乃以此《左传》真为《春秋》之传；唐定《五经正义》，《春秋》三传仅取《左传》，于是此书乃居《公羊》《谷梁》二传之上矣。"

顾颉刚《古史辨自序（下册）·五德终始说下的政治和历史·〈春秋左氏传〉著

作时代的各家说》："取《左氏》解《春秋》始于刘歆。书中的'君子曰'，都是刘歆的话。……刘歆'始引《传》文以解《经》'既明见于本传。'左丘明好恶与圣人同'又出于他的口述，他为争立《左氏传》又这等出力，当时儒者又因此事恨之刺骨，足见他对于《左氏传》的成立有极大的关系。我们把改变《国语》为《左传》的责任归到他身上，实在算不得冤枉。"

《国语》，可参看第一节（三）补注。

【原文】

2. 阴阳说基本成熟

老子说："道生一，一生二，二生三，三生万物。万物负阴而抱阳，冲气以为和。"（《老子·四十二章》）这句话和"阴阳者，万物之道[1]"还有较大距离。

庄子说："阴阳四时，运行各得其序[2]。然若亡而存[3]，油然不形而神[4]，万物畜[5]而不知，此之谓本根[6]。"（《庄子·知北游[7]》）这句话可概括为"阴阳四时者，万物之根本"。

荀子说："天地合而万物生，阴阳接而变化起。"（《荀子·礼论[8]》）此话可换成"阴阳者，变化之父母"了。荀子论阴阳的话还有不少[9]。

荀子生当秦王政时代，庄子约早荀子 50 年。是可知，阴阳学说成熟于战国末。在此以前，用阴阳说医理的片断文章理应有，但很难设想能有《内经》中"阴阳应象大论"等那样系统的文章。反之，看看汉代文献，阴阳学说简直无孔不入。然而汉人所谓阴阳家，实则阴阳五行家，且谈五行尤多[10]。故关于汉代阴阳说的介绍，在下文说完五行说发展过程再稍稍列举。

【补注】

［1］阴阳者，万物之道：关于老子之道，见第一节先生对"一生二，二生三，三生万物"的按语。

朱伯崑说："到了战国时期，道家的创始人老子，发展了春秋时代的阴阳说，以阴阳为哲学范畴，解释天地万物的性质。《老子》四十二章说：'道生一，一生二，二生三，三生万物。万物负阴而抱阳，冲气以为和。'其所谓阴阳，亦指阴阳二气，但认为二气相交则生万物，所以万物都具有阴阳两个方面的性质。《老子》的阴阳说，在战国时代起了很大影响。道家老庄学派和黄老学派都以阴阳范畴说明万物的性质及其变化的过程。……以上这些资料说明，战国前期和中期，阴阳学说是由道家倡导起来的。"（《易学哲学史·春秋战国时代的易说》）

［2］各得其序：郭象注："不待为之。"

成玄英《疏》："夫二气氤氲，四时运转，春秋寒暑，次叙天然，岂待为之而后行之!"

[3] 然若亡而存："然"前脱一"惛"字，当补之。郭象注："昭然若存则亡矣。"成玄英《疏》："惛然如昧，似无而有。"

[4] 油然不形而神：郭注："絜然有形则不神。"

成《疏》："神者，妙万物而为言也。油然无係，不见形象，而神用无方。"

[5] 畜：畜养，养育。

[6] 此之谓本根：郭注："畜之而不得其本性之根，故不知其所以畜也。"

成《疏》："亭毒群生，畜养万物，而玄功潜被，日用不知，此之真力，是至道一根本也。"

[7] 知北游：《庄子》篇名，意为知向北方游历。知，是假托人名。本篇以论道为主。作者认为道是万物的本体，它是虚无的、无处不在的；它产生万物，又支配万物。这是一种关于宇宙本体的客观唯心主义哲学思想。（李真瑜、田南池、徐莉注译《庄子》）

[8] 礼论：《荀子》篇名，是一篇介绍礼的专题论文，是我们了解古代礼制的重要参考文献。文中主要阐述了礼的起源、内容、作用及意义。荀子认为礼不是先天就有的，而是后天形成的，是统治者为了调节人的欲望而制定的，是人为的；礼不只"养人之欲，给人之求"，更是为了确立等级差别，维护封建政治秩序，因此礼是治国之本，是"人道之极"。荀子认为死生如一，特别重视丧礼，因此对丧礼作了详细阐述。（方勇、李波译注《荀子》）

[9] 荀子论阴阳的话还有不少：如《荀子·天论》云："列星随旋，日月递炤，四时代御，阴阳大化，风雨博施""所志于阴阳者，以其见知之可以治者矣""是故天地之变，阴阳之化，物之罕至者也（此句出现二次）"等。

[10] 汉人所谓阴阳家，实则阴阳五行家，且谈五行尤多：冯友兰说："欲明西汉人之思想，须先略知阴阳家之学说。欲略知阴阳家之学说，须先略知阴阳家思想中之宇宙间架。阴阳家以五行、四方、四时、五音、十二月、十二律、天干（《史记·律书》谓之十母）、地支（《史记·律书》谓之十二子）及数目等互相配合，以立一宇宙间架。又以阴阳流行于其间，使此间架活动变化，而生万物。……不过后来阴阳家即根据此等配合以立说。至《吕氏春秋》及《礼记》中所载之《月令》，则此等配合，即已成阴阳家思想中之宇宙间架。"（《中国哲学史·第二篇经学时代·第二章董仲舒与今文经学·二、阴阳家思想中之宇宙间架》）

金栋按：冯氏所谓"阴阳家思想中之宇宙间架"——阴阳家以五行、四方、四时、五音、十二月、十二律、天干、地支及数目等互相配合，与成熟的《内经》理论多么吻合。

顾颉刚说："汉儒生在以阴阳五行为信条的社会里，便没有不受阴阳五行说的浸润的，阴阳五行即是他们的思想的规律。"（《古史辨自序（下册）·五德终始说的政治和历史·一、五行说的起源》）

【原文】

3. 原始的五行说[1]

论者多言，史料所载的五行说最早在《尚书·洪范》[2]。其中说："五

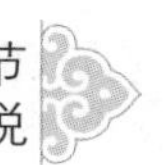

行：一曰水，二曰火，三曰木，四曰金，五曰土[3]。水曰润下，火曰炎上，木曰曲直，金曰从革，土爰稼穑。润下作咸，炎上作苦，曲直作酸，从革作辛，稼穑作甘。”这段话已将五行初步抽象[4]，每行有基本性质，并配有五味。但无论从文意，还是从排列顺序中都看不出有生克乘侮的意思，故像是较原始的。至于最原始的说法始自何时，当然不会早于铜（最早用的金属[5]）较多使用（在我国是在公元前16世纪左右[5]）以前。有人说五行源于商人的五方概念[6]，理由勉强。

【补注】

［1］原始的五行说：本段内容亦见先生另一部著作《中西医结合二十讲·第三讲五行学说的理论和实践价值》。

［2］史料所载的五行说最早在《尚书·洪范》：顾颉刚说：“五行，是中国人的思想律，是中国人对宇宙系统的信仰；二千余年来，它有极强固的势力。它在经典上的依据，为《尚书》的《甘誓》和《洪范》。这两篇中，都有‘五行’字样，而《洪范》讲‘水、火、木、金、土’的性质尤为明显。……《洪范》一篇出于战国之末，其中所载的五行之说即是战国时驺衍一辈人的学说。”（《古史辨自序（下册）·五德终始说的政治和历史·一、五行说的起源》）

金栋按：据李学勤《周易溯源》考证，“《洪范》绝不是晚出的作品，其年代应早到西周”，从而否定了“疑古过勇”的顾氏“出于战国之末”的说法。

［3］一曰水……五曰土：古人认为这里的五行顺序乃按五行之生数排列。

《尚书大传》云：“皆其生数。”

孔颖达《尚书正义》(《疏》)：“万物之本，有生于无，著生于微。及其成形，亦以微著为渐。五行先后，亦以微著为次。五行之体，水最微，为一；火渐著，为二；木形质，为三；金体固，为四；土质大，为五。亦是次之宜。”

孙星衍《尚书今古文注疏》：“［注］郑康成曰：‘此数本诸阴阳所生之次也。’［疏］《白虎通·五行篇》云：‘水位在北方。北方者，阴气在黄泉之下，任养万物。水之为言准也，养物平均，有准则也。木在东方。东方者，阴阳气始动，万物始生。木之为言触也，阳气动躍，触地而出也。火在南方。南方者，阳在上，万物垂枝。火之为言委随也，言万物布施。火之为言化也，阳气用事，万物变化也。金在西方。西方者，阴起始，万物禁止，金之为言禁也。土在中央。中央者土，土主土含万物，土之为言吐也。’郑注见《史记集解》。

“云‘此数本诸阴阳所生之次’者，阴阳谓天地。《易·系辞》云：‘天一地二，天三第四，天五地六，天七地八，天九地十。’《月令》疏引郑注云：‘天一生水于北，地二生火于南，天三生木于东，地四生金于西，天五生于中央。阳无耦，阴无配，未得相成……。’故其次如此。”

又见第一节补注。

［4］抽象："从许多事物中，舍弃个别的、非本质的属性，抽出共同的、本质的属性的过程，是形成概念的必要手段。"（《汉典》）

［5］最早用的金属：考古研究证明，我国最早使用金属的是青铜器，当在殷商（或之前）时代，即公元前1562年（16世纪）？—前1066年（11世纪）？亦即公元前16世纪左右。

范文澜说："相传《夏小正》是夏朝的历书……还没有发现铜器。……商朝早期已有高度的制青铜器技术。"又说："商朝早期已经出现了高度的青铜器文化"、"商朝生产工具，主要的已经不是石头工具而是金属工具。"（《中国通史》）

张荫麟说："商人已有铸造青铜（铜锡合金）器的工艺，铸造工场的遗物曾在殷墟找得。"（《中国史纲·商代文化》）

［6］有人说五行源于商人的五方概念：窦福志认为："关于起源问题，1941年，胡厚宣结合出土甲骨文与传世文献，在《甲骨文四方风名考》中提出了'五行说'导源于商代的四方观念的观点。首次揭示了甲骨文中有关'四方'和'四方风'的记载，并与《尚书·尧典》《山海经》《夏小正》和《国语》诸书所记'四方'和'四方风'互相印证，指出商代已有四方观念。后又发表《甲骨文四方风名考补证》《论殷代五方观念及中国称谓之起源》等一系列文章，进一步论证商代已有五方观念。……同时认为四方和四方风已是原始'五行说'的滥觞。"（《先秦文献中阴阳五行思想研究》山东师范大学硕士学位论文，2010年4月15日）

金栋按：据时贤卓廉士钩沉，五行之"五"，源于"人手上的五指"。卓廉士说："人的手掌一掌五指，双手则'合五成十'……'五'作为术数比象于五行。"（《中医感应、术数理论钩沉》）

【原文】

另一条早期较可靠的资料是西周末史伯[1]说："和实生物，同则不济（继）[2]。以他平他谓之和[3]，故能丰长而物归之[4]。若以同裨同，尽乃弃矣[5]。故先王以土与金、木、水、火杂，以成百物[6]。"（《国语·郑语》）这种抽象趋势是向元素说方面发展。"和实生物，同则不济，以他平他"，其意近于元素的化合。全部有关五行的文献中，只有这一条这样强调。故只讲五行说是古代元素说，是朴素的唯物论，并未道及五行说的主要方面。它继续发展是向生克乘侮——互相作用，互相制约并与天地万事万物相配的方向进步的。这是五行说与西方四元素、四体液说[7]很不相同的地方。正是这种发展趋势，使五行说与阴阳说结合到一起去了。（或受阴阳思想影响）中国亦有水一元说，见《管子·水地篇[8]》，《内经》中也可见其影子。为免离题太远，此处不引。①

【自注】

①《管子》的水一元论如下：

“水者何也？万物之本原也，诸生之宗室也，美、恶、贤、不肖、愚、俊之所产也。何以知其然也？夫齐之水，道躁而复，故其民贪粗而好勇[1]。楚之水，淖弱而清，故其民轻果而贼[2]。越之水，浊重而洎，故其民愚疾而垢[3]。秦之水，甘最（冣）而稽，淤滞而杂[4]，故其民贪戾，罔而好事[5]。齐晋之水，枯旱而运，沈滞而杂[6]，故其民谄谀而葆诈，巧佞而好利[7]。燕之水，萃下而弱，沉滞而杂，故其民愚戆而好贞，轻疾而易死[8]。宋之水，轻劲而清，故其民闲易而好正[9]。是以圣人之化世也，其解在水[10]。故水一则人心正[11]，水清则民心易。一则欲不污[12]，民心易则行无邪[13]。是以圣人之治于世也，不人告也，不户说也，其枢在水[14]。”（《管子·水地》）

不过，同篇的开头，却是土一元论。

“地者，万物之本原，诸生之根菀[15]也。美恶贤不肖愚俊之所生也。”（《管子·水地》）

虽然不如水一元论更完善，却可看出《管子》曾经多人编纂。

《内经》中水一元论影子见于《素问·异法方宜论》。

“黄帝问曰：医之治病也，一病而治各不同，皆愈何也？岐伯对曰：地势使然也。

“故东方之域，天地之所生也。鱼盐之地，海滨傍水，其民食鱼而嗜咸，皆安其处，美其食。鱼者使人热中[16]，盐者胜血[17]，故其民皆黑色疏理，其病皆为痈疡，其治宜砭石。故砭石者，亦从东方来。

“西方者，金玉之域，沙石之处，天地之所收引也。其民陵居[18]而多风，水土刚强，其民不衣而褐荐[19]，其民华食而脂肥[20]，故邪不能伤其形体，其病生于内，其治宜毒药。故毒药者，亦从西方来。”

【补注】

［1］道躁而复，故其民贪粗而好勇：房注：“以水道回复，故令人贪。以其躁速，故令人粗勇也。”

《管子校注》：“王念孙云：‘道’当为‘遒’，字之误也。……翔凤案：‘道’即水路，躁急而旋，王以为误字，非是。‘贪粗而好勇’，‘贪’与‘好’为形容词，不是贪财。”

［2］淖弱而清，故其民轻国而贼：房注：“以其淖弱故轻佚，清则明察，故人果贼也。”

《管子校注》：“翔凤案：房注‘果贼’，郭沫若以为‘乃果敢之误’。‘贼’与‘敢’形不相似，声义亦不相通，无缘致误。……‘贼’同‘札’，有札实之义。‘果贼’即果札，谓其有决断，非谓其果敢有勇也。郭说非是。”

［3］浊重而洎（音记 jì），故其民愚疾而垢：房注：“洎，浸也。浊重故愚，浸则多所渐入，故疾垢也。”

《管子校注》：“翔凤案：《周礼·士师》‘祀五帝则洎镬水’，注：‘洎，谓增其沃汁也。’与‘重浊’义相因，谓其夹泥垢。……《尔雅·释言》：‘疾，壮也。’重浊之人多壮，此常见者。”

［4］甘最（冣）而稽，淤滞而杂：房注：“冣，绝也。稽，停留也。谓秦水绝甘

而味停留，又泥淤沉滞，与水相杂也。"

《管子校注》："俞越云：……徐锴曰：'古以聚物之聚为冣。'此二句之义，盖谓泔汁会聚而停留，淤泥沉滞而混杂也。'"

［5］其民贪戾，罔而好事：房注："以其泔而稽，故贪戾。以其滞杂，故诬而好事。"

［6］齐晋之水，枯旱而运，沉滞而杂：房注："齐晋，谓齐之西而晋之东。枯旱，谓其水惨涩而无光也。"

《管子校注》："俞越云：'齐'与'晋'声相近。《周易·释文》曰：'晋，孟本作齐'，是也。《管子》原本作'晋之水'，声误谓'齐'，校者旁注'晋'字，传写并入正文，遂作'齐晋之水'矣。尹注谓是'齐之西而晋之东'，此曲说也。王氏《杂志》谓涉上文而误。夫上文有'齐之水''楚之水''越之水''秦之水'，何独误作'齐'乎？是犹未明其致误之由也。……翔凤案：晋多山，黄河一曲，杂泥沙俱下，流缓则淤滞。冬季水涸，则疾旋而下。'枯旱'指涸，'运'指回旋。旱则悍，《鹏鸟赋》'水激则旱兮'，是其证。'齐'上属为句。《论语》'学而不思则罔'，皇《疏》：'诬罔也。''齐'为齐同，好从事于大家相齐同。"

［7］其民谄谀葆诈，巧佞而好利：房注："以其运，故谄谀。以其枯旱，故葆诈。以其淤杂，故巧佞而好利。"

《管子校注》："孙星衍云：《困学纪闻》十引'谀'下有'而'字。戴望云：朱本'谀'下有'而'字，此本脱。翔凤案：《说文》：'葆，草盛茂。''葆'谓藏其诈。"

［8］其民愚戆而好贞，轻疾而易死：房注："沉故愚戆而好贞，翠杂故轻疾而易死。"戆，音杠 gàng，愚傻。

［9］轻劲而清，故其民闲（閒）易而好正：房注："轻故易清，劲故好正也。"

《管子校注》：'安井衡云：古本'间'作'简'。戴望云：《意林》引'閒'作'简'，元刻同。翔凤案：'閒'为不急，义胜。"

［10］其解在水：房注："言解人之邪正，尝水而知。"

《管子校注》："朱长春云：'其解'，即其说也。翔凤案：《说文》：'解，判也。'即分别之意。上文各国之水不同，由分别而得。"

［11］水一则人心正：房注："一，谓不杂。"

《管子校注》："陶鸿庆云：'水一则人心正'当作'水正则人心一'，上文云'唯知其讬者能为之正'，故知'水一'当为'水正'。翔凤案：房注'一，谓不杂'其言是也。"

［12］一则欲不污：房注："人心既一，故欲不污秽。"

［13］民心易则行无邪：房注："易直则无邪也。"

《管子校注》："王念孙云：'一则欲不污'本作'民心正则欲不污'，与下句对文。'民心正''民心易'，皆承上文言之。今本'正'误作'一'，（涉上文'水一'而误）又脱'民心'二字。尹注非。陶鸿庆云：尹于'一则欲不污'注云'人心既一，故欲不污秽'，故知'人心正'当作'人心一'。又'民心易则行无邪'，'民心'二字涉上文而衍。'易则行无邪'与'一则欲不污'句法一律。翔凤案：'一则人心正'，

‘一则欲不污’，与人心正则欲不污同。古人不尚对偶，王说非是。”

[14] 其枢在水：房注：“枢主运转者也。言欲转化于人，但则水之理，故曰‘其枢在水’也。”

金栋按：犹言水乃转化人性的关键。俗话说：一方水土养一方人。

[15] 根菀：房注：“菀，囿，城也。”

《管子校注》：“安井衡云：古本‘菀’作‘苑’。王引之云：‘菀’与‘根’义不相属，‘根菀’当为‘根荄’。下文曰‘水者何也，万物之本原，诸生之宗室也’‘本原’‘根荄’‘宗室’，皆谓根本也。……形相似，故‘荄’误为‘菀’。……翔凤案：《诗·都人士》‘我心菀结’，《笺》：‘犹结也，积也。’《素问·大奇论》‘五藏菀热，四气调神’，与此篇义合。‘根菀’者，结而积之于根也。非误字。”

[16] 鱼者使人热中：高校教参《内经》：“热中，热积于体内。鱼性热，夺食鱼则热积于内而外发疮疡。《素问集注·卷二》注：‘夫五方之生物，所以养生，如偏于嗜食，皆能致病也……鱼性属火，故使人热中。’”

金栋按：《本草纲目·鳞部第四十四卷·鳞之三·鲤鱼》：“肉：[气味] 甘，平，无毒。[日华曰] 凉，有小毒。[宗奭曰] 鲤，至阴之物，其鳞故三十六。阴极则阳复，故《素问》言鱼热中。王叔和言热则生风，食之多能发风热。日华言凉，非也。风家食之，贻祸无穷。[时珍曰] 按丹溪朱氏言：诸鱼在水，无一息之停，皆能动风动火，不独鲤也。”

[17] 盐者胜血：高校教参《内经》：“盐味咸，咸入血，少则养，过则害。过多食盐则伤血。《宣明五气》云：‘咸走血，血病无多食盐。’《类经·论治类·九》注：‘食咸者渴，胜血之征也。’”

金栋按：《素问·五藏生成》：“多食咸则脉凝泣而变色。”

[18] 陵居：陵，高大的山，名词用作状语，即依山陵而居。如《素问集注》：“高平曰陆，大陆曰阜，大阜曰陵。依山陵而居，故多风。”

[19] 不衣而褐荐：衣，名词活用作动词，穿衣。“不衣，指不穿棉、绸之类的衣服。《素问集注·卷二》注：‘不事服饰也。’褐，兽毛或粗麻制成之短衣；荐，草席。褐荐，此指身披毛皮、草席之类以御寒、遮盖。”（高校教参《内经》）

洪钧按：教参又在想当然。棉花最早在宋代才传入中国，此前怎么会穿棉布衣呢！又，丝绸之类也不是寻常百姓常穿的。汉代的平民也不准穿绸缎。所谓“满身罗绮者，不是养蚕人”是也。

[20] 华食而脂肥：“脂肥，言身体壮实。《类经·论治类·九》注：‘华，浓厚也，谓酥酪膏肉之类。饮食醇厚，故人多脂肥。’”（高校教参《内经》）

洪钧按：明明是脂而且肥，却言身体壮实，虽非大误，却是全不顾原文。今人固然认为脂肥不一定好，但瘦弱则肯定体虚。

【补注】

[1] 史伯：西周末期人。中国西周末期思想家，生卒年不可考。此人是西周末年

的王朝太史伯阳父，亦称史伯。西周太史，掌管起草文告、策命诸侯、记录史事、编写史书，兼管国家典籍、天文历法等，为朝廷重臣。他生活在老子、孔子之前二百多年，是一位伟大的思想家，不为常人所知，此人在中国思想史、哲学史上占有重要位置，故学者在系统的专著中无不提及。但是，评价尚嫌不足。

他提出了“和实生物，同则不继”的命题。“和”是指事物多样性的统一，“故先王以土与金、木、水、火杂，以成百物。”它是百物构成的法则。“同”是指无差别性的单一事物，如不与另一事物相“和”，就不能产生出新的事物来，“若以同裨（益）同，尽乃弃矣。”指出西周行将灭亡，原因是周王“去和而取同”，即去以直言进谏的正人而信与自己苟同的小人。史伯第一次区别了“和”与“同”（见和与同）的概念。他说：“以他平他谓之和，故能丰长而物归之，以同裨同，尽乃弃矣。”认为不同的事物互相结合才能产生百物。如果同上加同，不仅不能产生新的事物，而且世界的一切也就变得平淡无味，没有生气了。史伯的这个思想带有朴素唯物主义和朴素辩证法因素。

史伯的言论见于《国语》，主要是《周语上·西周三川皆震伯阳父论周将亡》《郑语·史伯为桓公论兴衰》两篇文字。《史记·周本纪》《史记·郑世家》亦有所载，显然是参考《国语》而记。（百度百科）

金栋按：可与上“伯阳父”补注参看。

［2］和实生物，同则不济（继）：韦昭注：“阴阳和而万物生。同，同气。”

［3］以他平他谓之和：韦昭注：“谓阴阳相生，异味相和。”平，摆平，平定，制约，抑制。引申为相克之义。

［4］故能丰长而物归之：韦昭注：“土气和而物生之，国家和而民附之。”

［5］若以同裨同，尽乃弃矣：韦昭注：“裨，益也。同者，谓若以水益水，水尽乃弃之，无所成也。”

金栋按：弃，犹如“同性相斥”。

［6］杂，以成百物：韦昭注：“杂，合也。成百物，谓若铸冶煎烹之属。”

［7］西方四元素：四元素说是古希腊关于世界的物质组成的学说。这四种元素是土、气、水、火。这种观点在相当长的一段时间内影响着人类科学的发展。

水元素：西方第一位哲学家泰勒斯（约前625—前547）认为宇宙万物都是由水这种基本元素构成的。

气元素：泰勒斯的学生阿那克西曼德（约前610—前546）认为基本元素不可能是水，而是某种不明确的无限物质。阿那克西曼德的学生阿那克西美尼（约前585—前525）进一步解析到基本元素是气，气稀释成了火，浓缩则成了风，风浓缩成了云，云浓缩成了水，水浓缩成了石头，然后由这一切构成了万物。

火元素：赫拉克利特（约前535—前475）认为万物由火而生，所以永远处于变化之中。

土元素及四元素说的形成：恩培多克勒（约前490—前430），综合了前人的看法，再添加“土”，遂有水、气、火、土四元素。（百度百科）

四体液说：体内各种营养物质在肝中产生的各种液体总称为体液，分为胆液质、血液质、黏液质和黑胆质四种。四种体液分为正常体液和异常体液两大类。四体液之间的平衡是相对的，属性之间的对立是绝对的。

希波克拉底提出“体液（humours）学说”，认为人体由血液（blood）、黏液（phlegm）、黄胆（yellow bile）和黑胆（black bile）四种体液组成。这四种体液的不同配合使人们有不同的体质。他把疾病看作是发展着的现象，认为医师所应医治的不是病而是病人，从而改变了当时医学中以巫术和宗教为根据的观念。主张在治疗上注意病人的个性特征、环境因素和生活方式对患病的影响。重视卫生饮食疗法，但也不忽视药物治疗，尤其注意对症治疗和预防。他对骨骼、关节、肌肉等都很有研究。（百度百科）

［8］水地篇：《管子》篇名。作者提出水为万物根源的学说，认为“水者何也？万物之本原也，诸生之宗室也，美恶贤不肖愚俊之所产也”。水不仅是一切无机物和有机物的基础，并且是治理国家与教化人民的关键：“是以圣人之化世也，其解在水”。包含朴素的唯物主义思想。（百度百科）

【原文】

早期的五行说、六府说，出于日常生活生产知识的总结是很自然的。如公元前546年有人说：“天生五材[1]，民并用之，废一不可。”（《左传·襄公二十七年》）由此看来，《尚书·洪范》中的五行说似乎太成熟了，其名义年代是西周初[2]，远早于某些更原始的说法。同样，《尚书·大禹谟》说[3]：“六府三事，谓之九功。水火金木土谷谓之六府[3]。”我们不能说这是大禹时的资料。由五行按相克顺序排列判断，应在相克说出现之后。至于有人相信《左传·昭公二十九年》（前541）所记载的，大禹时设五行之官[4]（管五行的官员），以为是真古制，则未免天真。那不过是有人在宣传五行说并企图将其神秘化的明证。

上举三条资料给人的印象是，五行说越古越抽象系统，这种发展规律是很不可信的。应是《尚书》《左传》的作者把这种规律颠倒了。孟子说：“民非水火不生活。昏暮叩人门户求水火，无弗与者。”（《孟子·尽心上》）他虽然已知道相克说[5]，仍然把五行说得很平淡。

【补注】

［1］五材：杜预注：“金、木、水、火、土也。”

［2］西周初：因篇中内容是箕子向周武王陈述的“天地之大法”。

［3］《大禹谟》说：当为《左传·文公七年》语，接“谓之六府”后云“正德、利用、厚生谓之三事”。《春秋左传诂》：“［诂］贾逵云：‘正德，人德；利用，地德；厚生，天德。’（《易·疏》）”

而《大禹谟》云：“水、火、金、木、土、谷惟修，正德、利用、厚生惟和……地平天成，六府、三事允治，万世永赖。”

孔《传》：“言养民之本，先修六府。正德以率下，利用以阜财，厚生以养民。三者和，所谓善政。”

孔《疏》：“正身之德、利民之用、厚民之生，此三事惟当谐和之。……府者，藏财之处。六者，货财所聚，故称六府。《襄·二十七年·左传》云：‘天生五材，民并用之。’即是水、火、金、木、土，民用此自资也。彼惟五材，此兼以谷为六府者，谷之于民尤急，谷是土之所生，故于土下言之也。此言五行，与《洪范》之次不同者，《洪范》以生数为次，此以相克为次，便文耳。六府是民之急，先有六府，乃可施教，故先言六府，后言三事也。”

金栋按：六府三事，是《大禹谟》正文，《左传·文公七年》引“夏书曰”，即《禹书·大禹谟》。

［4］五行之官：“五行之官，是谓五官。……木正曰句芒，火正曰祝融，金正曰蓐收，水正曰玄冥，土正曰后土。”（《左传·昭公二十九年》）

木正曰句芒，杜预注：“正，官长也。取木生句曲而有芒角也。”孔《疏》：“正训为长故为官长，木官之最长也。火、金、水、土‘正’亦然。贾逵云：‘总言万物句芒，非专木生如句。’杜误耳。木正，顺春万物始生，句而有芒角。”

金栋按：句芒，木官（木神、东方神），《汉典》云：“古代传说中的主木之官。又为木神名。”

火正曰祝融，孔《疏》：“祝融二字共为明貌也。贾逵云：‘夏，阳气明朗，祝甚也，融明也。亦以夏气为之名耳。’郑语云：黎为高辛氏，火正以焞（音吞 tūn）燿敦大，光明四海，故命之曰祝融。”

金栋按：祝融，火官（火神、南方神），《汉典》云：“帝喾时的火官，后尊为火神，命曰祝融。”

金正曰蓐收，杜预注：“秋物擢蓐而可收也。”

金栋按：蓐收，金官（金神、西方神），《汉典》云：“古代传说中的西方神名，司秋。”

水正曰玄冥，杜预注：“水阴而幽冥。”

金栋按：玄冥，水官（水神、北方神），《汉典》云：“神名。水神……冬神……北方之神。”

土正曰后土，杜预注：“土为群物主，故称后也。”孔《疏》：“后者，君也。群物皆土所载，故土为群物之主，以君言之，故云后土也。”

金栋按：后土，土官（土地神），《汉典》云：“古代称大地。土地神。”

［5］他虽然已知道相克说：如《孟子·告子上》曰：“以一杯水救一车薪之火也，不熄，则谓之水不胜火。……水胜火，熄而后已。”

【原文】

4. 相克（胜）说的完成

首创相克说者，暂不可确考。不过，应该在《墨子·经下[1]》作者之前应无疑问。除不很可靠的《左传》和《国语》偶尔极简略地提及相克说之外，现存文献中，以《墨子·经下》有关论述最早而且比较详细[2]。其中有：

"五行毋常胜，说在宜[3]（多）。"（经下）

"五合[4]水土火[4]，火离然[4]，火铄金，火多也。金靡炭[5]，金多也[5]。合之府水[5]木离木[5]。"（经说下[1]）

"敌以东方来，迎之东坛，坛高八尺[6]，堂密八[6]，年八十者八人主祭，青旗、青神[6]，长八尺者八弩，八发而止，将服必青，其牲以鸡[5]。"（迎敌祠）

"子墨子北之齐，遇日者[7]。日者曰：帝以今日杀黑龙于北方，而先生之色黑，不可以北[7]。子墨子不听，遂北。……且帝以甲乙杀青龙于东方，以丙丁杀赤龙于南方，以庚辛杀白龙于西方，以壬癸杀黑龙以北方[8]。"（贵义）

"守城之法，木为苍旗，火为赤旗，薪樵[9]为黄旗，石为白旗（有云金为白旗、土为黄旗者[10]），水为黑旗，食为菌旗[11]。"（旗帜[11]）

上述资料告诉我们五点：

①有了五行相克说，不是很机械。

②五行与五色、四方配合已较固定。

③五行配以天干为术数家采用。

④五行与数字也有了关系。

⑤五行已配四帝。

但是，仍看不出其中有相生说的迹象。不妨相信这是战国早期的理论。稍晚于墨子的孟子也说过这类话：

"孟子曰：仁之胜不仁也，犹水之胜火。今为仁者犹以一杯水救车薪之火也，不熄，则谓之水不胜火。"（《孟子·告子上》）

应说明，五行说在《墨子》和《孟子》中都很不受重视。有关内容所占比例极小。战国早期、中期，五行说都没什么市场。

近代有人把战国之五行分为"常胜派"（即主张绝对相克）和"无常胜派"（非绝对相克）。墨翟、孟轲都属于后一派。"常胜派"大约是当时的"日者"们——早期迷信术数的一家。

相克说的建立是较容易的。如水可灭火，金可伐木，筑堤防水，炭火炼金（属），为常人所知。在木制耒、耜作为主要农耕器具时①，木克土也是常识。把它们联系起来，在古人看来是大发明。再增施一些迷信色彩，市场就更大了。

先秦显学中，墨家思想条理最清楚，又重视科学技术，相克说由墨派发明是可信的②。

此外，现本《管子》中有“五行”专篇，把发明五行说的功劳归于黄帝[12]。具体内容颇多，很像是后世的“月令”。其时代显然不足据，且《管子》成书时代争论更大，此处不录。《管子·宙合第十一》和《公孙龙子·通变论》中亦有涉及五行说者[13]，内容大致不超出《墨子》，为省篇幅，今并不录。

要之，先秦的五行说仅完成相胜（克）说。这已足够思想活跃者附会演绎。于是有邹衍出来用五行推演社会史，说能预知朝代更替，一下子使这种学说身价百倍。②

【自注】

①一般认为我国自战国时期，铁制工具已经普及。但我参观过的出土文物，战国时期乃至汉初还有不少石器农具。故木制耒耜在战国时期还应该很常见。

②关于五行相克说出现的年代和创始人的补充见解

在现存文献中，五行最早见于《尚书·洪范》，五行相生说的明确表述以董仲舒《春秋繁露》最早。关于以上两点，学界没有争议。

相克说何时出现，很难考定。

这主要是由于自邹衍之后，五行相克说开始无孔不入，特别是受到汉代朝廷的重视。汉代经学家（即今古文家）争论的核心问题之一，就是由相克（和相生）说推演而来的“三统”和“五德终始”说。

清代著名今文学家康有为，断定《周礼》《左传》等是“伪经”的主要根据之一，就是认为其中的五行相克内容是汉代经学家——特别是刘歆有意窜入的。

今《十三经》中，《左传》最长，约25万字，占《十三经》总字数的三分之一强。其中，只有两处极简略地提及相克说。故康氏的见解，不可完全否定。《国语·鲁语》和《逸周书[1]》中，各有一处极简略的话。把它们录在下面，供参考：

《左传·昭公三十一年》：“炎帝为火师，姜姓其后也。水胜火，伐姜则可。”

《左传·哀公九年》：“庚午之后，日始有谪。火胜金，故弗克。”

《国语·鲁语上》：“及地之五行，所以生殖也。”

《逸周书·周祝》：“陈彼五行，必有胜。”

或问：假如上述文献被证实完全可靠，结论如何呢？笔者的看法是：那自然是证明此说出现于春秋末或更早，但是，也同时证明，此说那时很不受重视。试看，文献涉及如此之少，与《汉书·五行志》相比，有天壤之别，足以说明到了汉代才极其重视此说，而且历久不衰。

【补注】

[1] 逸周书：先秦古籍，本名《周书》。逸，散失。

《四库全书总目·卷五〇·史部·别史类》："《逸周书》十卷。旧本题曰《汲冢周书》。考《隋·经籍志》《唐·艺文志》：俱称此书以晋太康二年，得于魏安釐王冢中。则汲冢之说，其来已久。然《晋书·武帝纪》及《荀勖、束皙传》载：汲郡人不准所得竹书七十五篇，具有篇名，无所谓《周书》；杜预《春秋集解·后序》载：汲冢诸书，亦不列《周书》之目，是《周书》不出于汲冢也。……郭璞注《尔雅》称《逸周书》，李善《文选》注所引亦称《逸周书》。"

【补注】

［1］墨子：墨家学派的创始人墨子，姓墨名翟，战国初期鲁国（今山东省滕州市）人，墨子是孔子之后、孟子之前的著名思想家、社会活动家。墨子和墨家学派关注小人物的疾苦，可以说是下层百姓的代言人。墨家在当时势力很大，《韩非子·显学》篇把墨家和儒家学说并称为"显学"。墨子早年学于儒家，但是又不完全赞同儒家学说，在诸多方面对儒家提出了非议，从而揭开了战国时期诸子"百家争鸣"的序幕。（孔德立《先秦诸子·第四章平民的代言人墨子》）

《墨子》这部书，是研究先秦墨家学派及其创始人墨翟思想的重要著作，内容主要记载墨翟的言论和政治活动，还有一部分为后期墨家著作。书中也有一些后人所附益的文章，不能作为墨家思想对待。

关于墨翟的国籍，史籍记载不一，一说是宋国人，一说是鲁国人，疑莫能考。但从《墨子》所记载他的活动来看，他曾长期居住在鲁国。至于他的生卒年代，史籍更无明文，大致可知他是春秋战国之际的人，时代略后于孔丘。

墨翟思想客观上反映了身处贫困与战乱中的人民的愿望，因而墨学在当时有较广的社会基础，成为战国时期一大学派。（吴毓江撰，孙启治点校《墨子校注·点校说明》）

《经下》：《墨子》篇名，《墨经》的组成部分。

《墨经》：《墨子》一书的重要组成部分。战国时后期墨家发展墨子思想的著作。"墨经"之称始见于《庄子·天下》，言后墨三派"俱诵墨经"。《墨经》包括《经上》《经下》《经说上》《经说下》《大取》《小取》六篇。一说《大取》《小取》除外，前四篇称为《墨经》。作者姓名不详。其成书年代约在战国后期，公元前3世纪。……《墨经》主要内容为认识论和逻辑学，故亦称《墨辩》或《辩经》。还涉及伦理学、经济学、几何学、物理学（主要是光学和力学）、心理学等方面的科学内容，是先秦时期科学成就的光辉记录，具有重要的史料价值。《墨经》在概括自然科学的成就，总结名辩思潮的理论成果的基础上，系统、深入地讨论了逻辑问题。（《中国哲学大辞典·中国古代哲学》）

《经说》："按：《晋书·鲁胜传·注墨辩叙》云：'《墨辩》有《上、下经》，《经》各有《说》，凡四篇。与其书众篇连第，故独存。'"（孙诒让《墨子间诂》）

［2］以《墨子·经下》有关论述最早而且比较详细：顾颉刚说："今所传的《墨子》书出于汉代，其中有些汉代人所附衍的东西也无足怪。……吾以为墨子中有几处

说到‘五行’，并不是在墨子生时已有此说，乃是因为《墨子》的书没有凝固，而战国之末五行说很风行，至汉更盛，那时的墨学者便把这时代思潮糁入《墨子》中去了。

“综上所说，《甘誓》《洪范》《墨子》们在传说中的著作时代与实际的著作时代俱不相应。它们虽都说到五行，但都不足为五行说起源甚早之证。……最可依据的材料还得算《荀子》的《非十二子》。……我敢作一假设：《非十二子篇》中所骂的子思、孟轲即是驺衍的传误，五行说当即驺衍所造。……以上的话是本篇的引论，只希望把‘五行说起于战国的后期’，‘驺衍是创始五行说的人’这两个意思略略说明。……所以五行思想的起源，我们虽不能知道，而五行学说的起源则我们不妨作此假设。”（《古史辨自序·下册·五德终始说的政治和历史》）

相克说由墨派发明是可信的：据顾颉刚考证，或是驺衍所为。先生于本书第二节曾说：“《吕氏春秋·名类》有上述说法，史家多认为是邹子遗文。这个顺序是五行相克的顺序。”

［3］五行毋常胜，说在宜：毋，无。“言视其生克之宜。”说指《经说下》。（《墨子间诂》）

［4］五合：“谓五行相合。”（《墨子间诂》）

水土火：“疑当作‘木生火’。张云：‘五行自相合者，水土火。金待火而合，木待金而合。’案：张说未知是否。”（《墨子间诂》）

火离然：“此言火离木而然。《易·离·彖传》：‘离，丽也。’《庄子·外物篇》云：‘木与木相靡则然。’张云：‘火出于石而然于木，离其本。’未塙（确）。”（《墨子间诂》）

［5］金靡炭：“靡，礦（磨）之假字。《说文·石部》：‘礦，石硙（音卫 wèi）也。’‘研，礦也。’言金能礦研炭，使消散。”（《墨子间诂》）

金多也：“张云：‘所谓无常胜。’”（《墨子间诂》）

合之府水：“《道藏》本、吴钞本作‘木’，非。毕云：‘府，疑同腐。’张云：‘水无不合。’案：毕、张说并未塙，此疑当作‘合之成水。’言金得火则销鑠而成水，《庄子·外物》篇云：‘金与火相守则流’是也。”（《墨子间诂》）

木离木：“张云：‘木必相离。’案：张说亦难通。疑当作‘木离土’，离亦与丽同义。《易·离象》云：‘百谷草木丽乎土。’此释《经下》‘五行毋常胜，说在宜’。”（《墨子间诂》）

［6］坛高八尺：“《月令》郑注云：‘木生数三，成数八。’”（《墨子间诂》）

堂密八：密，深也，高也。“盖堂为多角形。……谓堂深八尺也。不言尺者，蒙上而省。”（《墨子间诂》）

青旗、青神：青，东方之色。

其牲以鸡：“《月令》注云：‘鸡，木畜。’”（《墨子间诂》）

［7］遇日者：“《史记·日者传》《集解》云：‘古人占候卜筮，通谓之日者。’《索引》云：‘名卜筮曰日者以墨，所以卜筮占候时日通名日者故也。’”（《墨子间诂》）

不可以北：“《淮南子·要略》云：‘操舍开塞，各有龙忌。’许注云：‘中国以鬼

神之事曰忌，北胡南越皆谓之请龙。’案：此日者以五色之龙定吉凶，疑即所谓龙忌。”（《墨子閒诂》）

金栋按：墨子穿着黑色服装到北方之齐地去，帝欲杀黑龙于北方，正遇色忌，故曰“不可以北”。

［8］帝以甲乙杀青龙于东方……以壬癸杀黑龙以北方：“毕本此下增‘以戊己杀黄龙于中方’，云：‘此句旧脱，据《太平御览》增。’王云：‘毕增非也。原文本无此句，今刻本《御览·鳞介部》一有之者，后人不知古义而妄加之也。古人谓东西南北为四方者，以其在四旁也，若中央为四方之中，则不得言中方，一谬也；行者之所向，有东有西，有南有北，而中不与焉，二谬也。钞本《御览》及《容斋续笔》所引皆无此句。’案：王说是也。此即古五龙之说，《鬼谷子》‘盛神法五龙’，陶弘景注云：‘五龙，五行之龙也。’《水经注》引《遁甲开山图》云：‘五龙见教，天皇被迹’，荣氏注云：‘五龙治在五方，为五行神。’《说文·戊部》云：‘戊，中宫也，象六甲、五龙相拘绞也。’义并同。然则五龙自有中宫，但日者之言，不妨约举四方耳。”（《墨子间诂》）

［9］薪樵：“柴火。《墨子·备城门》：‘为薪樵挈，壮者有挈，弱者有挈，皆称其任。’汉晁错《论贵粟疏》：‘春耕夏耘，秋穫冬藏，代薪樵，治官府，给徭役。’汉荀悦《汉纪·文帝纪下》：‘人者必持薪樵，轻重相分，斑白不提挈。’”（《汉典》）

金栋按：挈指携带，任指承载能力，斑白指老人。又柴火在古代是大问题。故主张节俭的汉文帝很重视柴火。

［10］有云金为白旗、土为黄旗者：“毕云：《北堂书钞》引作‘金为白旗，土为黄旗’。案：毕据明陈禹谟改窜本《书钞》，不足凭，景宋钞本无。”（《墨子间诂》）

［11］食为菌旗：“‘菌’非色名，疑当为‘茜’。《说文·艹部》云：‘茜，茅蒐也。’茅蒐可以染绛。”（《墨子间诂》）

旗帜：“毕云：《说文》云：‘旗，熊旗五游，以象罚星，士卒以为期。’《释名》云：‘熊虎为旗，军将所建，象其猛如虎，与众期其下也。’‘帜’当为‘织’，《诗》‘织文鸟章’，笺云：‘微织也。’陆德明《音义》音‘志’，云‘又尺志反’，又作‘识’。案《汉书》亦作‘志’，而无从巾字。王改‘帜’并为‘职’，云‘墨子书《旗识》字如此，旧本从俗字帜，篇内放此’。案：‘帜’正字当作‘识’，《号令》《襍（音杂 zá）守》二篇‘微职’字并作‘职’者，假借字也。王校甚是。但司马贞、玄应索引并作‘帜’，则唐本如是，以相承已久，未敢辄改。”（《墨子间诂》）

［12］把发明五行说的功劳归于黄帝：“昔者黄帝得蚩尤而明于天道，得大常而察于地利，得奢龙而辩于东方，得祝融而辩于南方，得大封而辩于西方，得后土而辩于北方。黄帝得六相而天地治，神明至。……然后作立五行，以正天时，五官以正人位。人与天调，然后天地之美生。”（《管子·五行第四十一》）

［13］《管子·宙合第十一》中亦有涉及五行说者：《管子·宙合第十一》：“左操五音，右执五味。”《管子校注》：“翔凤案：本篇理论从《幼官》来，合以《四时》《五行》，方能解释之，从来无人察觉。‘五音’‘五味’见《幼官》。天左旋，地右转，

成四时，生万物，于是五音五味出焉。”

《公孙龙子·通变论》中亦有涉及五行说者：如“青骊乎白，而白不胜也。白足之胜矣而不胜，是木贼金也。木贼金者碧，碧则非正举矣”云云。谭戒甫《公孙龙子刑名发微》：“此言白以青非碧……皆非正举。据五行家言：青白为正色，碧则间色，非色之正，与青白不同其类。故曰白以青非碧也。青骊乎白者，犹云白杂以青，故白不胜青。白足以胜青而不胜，则金胜木者反而木贼金矣。盖当时五行相胜之说，谓金胜木者其常，而木胜金（即《墨经下》所谓‘金靡炭’）者其变；此白杂乎青，变而为碧，亦犹是也。故曰‘非正举’也。”

【原文】

5. 阴阳家出现——五德终始[1]盛行

邹衍稍晚于孟子，长时期活动在战国时的主要学术中心——齐国的稷下学宫[2]，与一帮浪漫思想家相处，“各著书言治乱之事，以干世主”，获得很大成功。他不仅名重于齐，而且“适梁，惠王郊迎，执宾主之礼。适赵，平原君侧行襒席[3]。如燕，昭王拥彗[4]先驱，请列弟子之座而受业，筑碣石宫[5]，身亲往师之”（《史记·孟子荀卿列传》）。其思想真是风靡天下，那学说是什么呢？司马迁说他：“深观阴阳消息[6]而作怪迂[6]之变，‘终始大圣之篇’十余万言。其语闳大不经[7]……称引天地剖判[8]以来，五德（按：即五行）转移，治各有宜，而符应若兹[9]。”又有大九州说等。①

【自注】

①现存文献中的大九州[1]说

“何谓九州？东南神州曰农土，正南次州曰沃土，西南戎州曰滔土，正西弇州曰并土，正中冀州曰中土，西北台州曰肥土，正北泲州曰成土，东北薄州曰隐土，正东阳州曰申土。……九州之大，纯方千里，九州之外，乃有八殯，亦方千里。自东北方曰大泽，曰无通；东方曰大渚，曰少海；东南方曰具区，曰元泽；南方曰大梦，曰浩泽；西南方曰渚资，曰丹泽；西方曰九区，曰泉泽；西北方曰大夏，曰海泽；北方曰大冥，曰寒泽。凡八殯、八泽之云，是雨九州。”（《淮南子·地形训》）

邹衍之书言：天下有九州，《禹贡》之上所谓九州也；《禹贡》九州，所谓一州也，若《禹贡》以上者九焉。《禹贡》九州，方今天下九州也，在东南隅，名曰赤县神州。更复有八州。每一州有四海环之，名曰禆海。九州之外，更有瀛海。此言诡异，闻者惊骇，然亦不能实然否，相随观读讽述以谈。故虚实之事，并传世间，真伪不别也。世人惑焉，是以难论。(《论衡·谈天篇》[2])

《盐铁论》中也提及邹子之说并涉及九州[3]，不再引。

【补注】

［1］大九州：见第十四节补注。

［2］《论衡》：东汉王充著。三十卷，八十五篇，今本缺《招致》一篇。撰写历时三十多年。自称“伤伪书俗文多不实诚，故作《论衡》之书”（《自纪》）。发挥古代哲学中“元气自然论”的宇宙观和认识论，认为“天地合气，万物自生”，还论述了人与自然，精神与肉体的关系；提出“夫天道自然也，无为”，批判了“天人感应”说与谶纬迷信；提出“知物出学”，“须任耳目以定情实”；还批判了儒家的一些传统观点。曾被统治阶级斥为“异端邪说”。（《辞海》）

谈天篇，《论衡》篇名。“《五经通义》曰（《事类赋》一）：‘邹衍大言天事，谓之谈天。’按其实皆瀛海州之事。本篇亦言地形，而賅曰‘谈天’，因邹氏耳。”（黄晖《论衡校释》）

［3］《盐铁论》：西汉桓宽编。十卷六十篇。为始元六年（前81）汉昭帝召集的盐铁会议的记录。主要记述了对盐铁官营、均衡、平准等政策的赞成和反对意见。各地推举的贤良文学提出“愿罢盐铁酒榷均输官，毋与天下争利”。御史大夫桑弘羊则认为盐铁官营等政策是“国家大业，所以制四夷，安边足用之本，不可废也”。内容还涉及政治、军事、文化等多方面，是反映当时社会状态和桑弘羊思想的重要资料。《汉书·艺文志》和隋、唐《经籍志》均有收录。（《中国哲学大辞典·秦汉》）

《盐铁论》中也提及邹子之说并涉及九州：《盐铁论·论邹第五十三》：“大夫曰：‘邹子疾晚世之儒墨，不知天地之弘，昭旷之道，将一曲而欲道九折，守一隅而欲知万方。……所谓中国者，天下八十一分之一，名曰赤县神州，而分为九州。绝陵陆不通，乃为一州，有大瀛海圜其外。’”

王利器《盐铁论校注》：“论邹：此篇就邹衍‘大九州’之说，进行辩论，实质是以古喻今还是借古讽今的问题。大夫认为为政之道，应知放眼四海，不能闭关自守，邹衍之说，大可借鉴；而文学则‘守畦亩之虑，闾巷之固’，以为‘知大义’‘不如守小计’，以借古讽今。”

总之都是人们闻所未闻的。这位阴阳家的奠基思想中亦必有阴阳之说，但最受欢迎的是“五德转移”说。据多人考证，他的中心思想有这样一段话：

“凡帝王之将兴也，天必先见祥[10]乎下民。黄帝之时，天先见大螾大蝼[11]。黄帝曰：‘土气胜！’土气胜故其色尚黄，其事则土[12]。及禹之时，天先见草木秋冬不杀，禹曰：‘木气胜！’木气胜故其色尚青，其事则木。及汤之时，天先见金刃生于水。汤曰：‘金气胜！’金气胜故其色尚白，其事则金。及文王之时，天先见火赤乌[13]衔丹书集于周社。文王曰：‘火气胜！’，火气胜故其色尚赤，其事则火。代火者，必将水，天且先见水气胜。水气胜故其色尚黑，其事则水[14]。”（《吕氏春秋·名类[15]》）

这是按五行相克的顺序附会历史演变。战国末，周室危，诸侯们都梦想做帝王，它很有吸引力[16]。据《史记》记载，邹衍没到过秦国，不料最后得水德，代周天子做了帝王的恰是秦王，秦人接受这套理论[17]反而较晚。

秦灭六国之后，“邹子之徒[18]论著终始五德之运[19]，及秦帝而齐人奏之，故始皇采用之。”“于是秦更名河曰德水，以冬十月为年首，色上黑，度以六为名[20]，音上大吕[21]，事统上法[22]。”（《史记・封禅书》）五德终始说在中国历史上开始指导国家制度了。

被称为阴阳家的邹衍反而以五行说为后世所知。他的著作很多，计有《邹子四十九篇》《邹子终始五十六篇》，现在都看不到了。据说他还有一种医书叫《重道延命方》[23]（《汉书・刘向传》），恐怕是后人依托，因不见《艺文志》。

【补注】

［1］五德终始：亦称“五德转移”。战国末驺衍关于历史变化的学说。《史记・封禅书》集解引如淳曰：“今其书有《五德终始》，五德各以所胜为行。”《史记・孟子荀卿列传》：驺衍“称引天地剖判以来，五德转移，治各有宜，而符应若兹”。认为土、木、金、火、水五种物质德性相克的循环变化，决定着历史上王朝的兴替和制度的改变。如夏、商、周三个朝代的递嬗，就是火（周）克金（商），金克木（夏）的结果。秦始皇以及西汉的统治者都用此说为自己的统治寻找理论根据。另外，还有五德相生说，即认为木、火、土、金、水相生的循环变化，决定着历史上王朝的兴替和制度的改变。如商、周、汉三个朝代的递嬗，是水（商）生木（周），木生火（汉）的结果（见《汉书・律历志》）。（《中国哲学大辞典・先秦哲学》）

五德：中国哲学史用语。五行之德。战国末驺衍指出水、火、金、木、土的天然德性。并以五行相生相克、终而复始的观点，解释历史上王朝的更替。（《中国哲学大辞典・先秦哲学》）

［2］稷下学宫：战国中期一个集教育、学术研究和政治咨询等多种功能于一体的官办机构。创建于田齐桓公（前 374—前 357 在位）时，一说在齐威王（前 356—前 320 在位）时。系田氏齐国在都城临淄的稷门之外筑起高门大屋，广招天下饱学之士来此讲学授徒，著书立说，参议政治，故称。学宫中德高望重的学者称为“稷下先生”，年轻的学子成为“学士”。齐宣王（前 319—前 301 在位）在位期间，达到鼎盛。史载“宣王喜文学游说之士，自如邹衍、淳于髡（音坤 kūn）、田骈、接予、慎到、环渊之徒七十六人，皆赐列第为上大夫，不治而议论。是以齐稷下学士复盛，且数百千人。”（《史记・田敬仲完世家》）……此后，稷下学宫日渐衰落，残存到齐国被灭。稷下学宫从创建到消亡，共存在了约一个半世纪。在稷下学宫兴盛时期，汇集了道、法、儒、墨、名、农、阴阳等各主要学派的重要人物，成为当时列国的学术文化中心，是战国百家争鸣的主要场所。古代的学术思想在这里发展到鼎盛，经历了最为辉煌的历史时期。（《中国哲学大辞典・学派》）

［3］侧行襒席：襒（音别 bié），亦作“撇”。

《史记索引》：“张揖《三苍训诂》云：‘襒，拂也。谓侧而行，以衣襒席为敬，不敢正坐当宾主之礼也。'"

［4］拥彗："彗，帚也。谓为之扫地，以衣袂拥帚而却行，恐尘埃之及长者，所以为敬也。"（《史记索引》）

［5］筑碣石宫："碣石宫在幽州蓟县西三十里宁台之东。"（《史记正义》）

［6］消息："变化……征兆，端倪。"（《汉典》）怪迂："怪异迂阔。"（《汉典》）

［7］闳大不经："谓不着边际，不合常理；近乎荒诞，没有根据。"（《汉典》）

［8］剖判："开辟；分开。"（《汉典》）

［9］符应若兹：符应，"古代称祥瑞的征兆：～瑞。～应（音硬 yìng）。指天降'符瑞'，与人事相应。"若兹，"如此。"（《汉典》）

［10］祥："徵应也。"（许维遹《吕氏春秋集释》）

［11］大螾大蝼："蝼，蝼蛄。螾，蚯蚓。皆土物。"（《吕氏春秋集释》）

"应劭曰：'螾，丘蚓也。黄帝土德，故地见其神。蚓大五六围，长十余丈。'韦昭曰：'黄者地色，螾亦地物，故以为瑞。'"（《史记集解》）

［12］其事则土："则，法也。法土色尚黄。"（《吕氏春秋集释》）

［13］火，赤乌："王念孙曰：'火赤乌'衍'火'字。"（《吕氏春秋集释》）

［14］水气胜故其色尚黑，其事则水："法水色黑。……○俞樾曰：'水气胜故其色尚黑，其事则水，此十二字当为衍文，乃浅人不察文理，以上文之例增入，而不知其不可通也。当吕氏著此书时，秦犹未并天下，所谓尚黑者果何代乎？吕氏之意，以为周以火德王，至今七百有余岁，则火气之衰久矣，其中间天已见水气胜矣，但无人起而当之耳。……厥后秦始皇有天下，推五德之运，以为水德之始，此由其时不韦已死故也。若不韦犹在朝用事，则必以为水数已备，秦得土德矣。'维遹按：此阴阳家之说而散见于此者。马国翰据《文选·魏都赋》李注引《七略》云：'邹子终始五德，从所不胜，木德继之，金德次之，火德次之，水德次之。'定篇首至此为《邹子》佚文。"（《吕氏春秋集释》）

金栋按：顾颉刚说："这一段话，与《史记》所谓'五德转移，符应若兹'，如淳注所谓'五行相次转用事，随方面为服'，《七略》所谓'终始五德，从所不胜；土德后木德继之……'的话完全符合。故虽录入《吕氏春秋》，仍可信其为驺衍的学说。"（《古史辨自序·下册·五德终始说的政治和历史》）

［15］名类：或为"应同"篇名。

"毕沅曰：旧本俱作《名类》，注云'一作《应同》'。今案《名类》乃《召类》之讹，然与卷二十内名复，今故即以《应同》题篇。"（《吕氏春秋集释》）

［16］它很有吸引力：顾颉刚说："现在驺衍有这个新学说发表，使得时君知道：如要做成天子，定要在五德中得到符应，才可确实表示其受有天命。这个学说的意义最简单，最能吸收智识薄弱人的信仰，所以它的势力便一日千里了。"（《古史辨自序·下册·五德终始说的政治和历史》）

［17］秦人接受这套理论：顾颉刚说："秦始皇初做皇帝，高兴得很，一切制度都要改变，以建立开国的盛大规模。驺衍的为真命天子作鼓吹的学说创造了六十余年，

到这时逢着应用的机会了。”（《古史辨自序·下册·五德终始说的政治和历史》）

［18］邹子之徒：“韦昭曰：‘名衍。’”（《史记集解》）

金栋按：此不应指邹衍，而是他的传人或信徒，因为这时邹衍早已死了。

［19］五德之运：“如淳曰：‘今其书有《五德终始》。五德各以所胜为行。秦谓周为火德，灭火者水，故自谓之火德。’”（《史记集解》）

［20］度以六为名：“张宴云：‘水，北方，黑。水终数六，故以方六寸为符，六尺为步。”（《史记正义》）

金栋按：水生数一，成数六。

［21］大吕：“古代乐律名。古乐分十二律，阴阳各六，六阴皆称吕，其四为大吕。”（《汉典》）

金栋按：大吕，于五音为商，于五行属金。按五行生克学说，金能生水。秦以为水德，所以于十二律中崇尚大吕。

［22］于是秦更名河曰德水……事统上法：上，通“尚”。

顾颉刚说：“这是中国历史上第一次用了五德终始说而制定的制度。”（《古史辨自序·下册·五德终始说的政治和历史》）

“服虔曰：‘政尚法令也。’瓒曰：‘水阴，阴主刑杀，故尚法。’”（《史记集解》）

按照阴阳五行说，水在季节上属冬，颜色为黑色，时间应从夏历十月开始。五德循环的位数是六，在音律上属阴，水阴主刑杀。因此，秦得水德，就应以冬十月为岁首，崇尚黑色（衣服、旌旗为黑色），以六为度量单位（如符是六寸，步为六尺之类），以大吕（为阴律之始）为正音，以法为施政准则。于是五行德运之说首次为最高封建统治者所利用。（《中国全史·秦汉宗教史》）

［23］据说他还有一种医书叫《重道延命方》：顾颉刚说：“他这个人，真是有绝大能力的。谈天、说地，已使人舌挢而不能下了。然而他还有许多特殊的本领。据书上的材料来看，似乎他对于医药和音乐都有成就。《汉书·刘向传》云：‘淮南有《枕中鸿宝苑秘书》及驺衍《重道延命方》，世人莫见。……’这《重道延命方》如果不是一部假托的书，那么，我们可以说，他是一个兼长方技的人。”（《古史辨自序·下册·五德终始说的政治和历史》）

【原文】

6. 汉代的阴阳五行说

太史公论六家指要，首论阴阳家，说：“窃观阴阳之术，大祥[1]而众忌讳，使人拘而多所畏[2]，然其序四时之大顺，不可失也。”“夫阴阳、四时、八位、十二度、二十四节[3]，各有教令，顺之者昌，逆之者不死则亡，未必然也，故曰使人拘而多畏。夫春生夏长，秋收冬藏，此天道之大经也，不顺则无以为天下纲纪，故曰‘四时之大顺，不可失也’。”（《史记·太史公自序》）

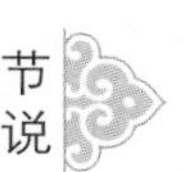

读这段话——特别是最后一段，满有《内经》的味道儿。《史记》论阴阳、儒、墨、名、法、道六家学，道家殿后，但最崇道家。这是汉初尚黄老的明证，此处暂不谈。道家之外，就是较崇尚这阴阳家了。人们看到先汉阴阳五行家著作散失殆尽，甚为可惜。其实不然。所以没有“纯”阴阳五行家的书留下来，是由于阴阳五行家学在汉代完全被儒道两家吸收了。或者说，汉代的儒、道，特别是儒家，阴阳五行化了。阴阳家已无独立存在的必要。这不是说此后中国不再有“阴阳家”。实际上它一直未衰。只要看看明朝要求各府州县设学宫[4]，儒学第一，阴阳学[5]第二，医学第三，便可知术数迷信化的阴阳五行学，在官办教育中直到明末仍然很吃得开。以阴阳先生[6]为职业的人，现在还有市场，更不必说中华人民共和国成立前或清代。他们得以存在，也是由于社会需要。旧时进行婚丧嫁娶、破土兴作、外出商旅、官府庆典等重要活动时，要决定时间、地点、方式、对象等都需要这批专业人员指导。当然，现在的市场是很小了。我们且看汉代。

汉初，为改正朔、易服色，学者们争论了百把年[7]。反复争论色应尚黑（水德）还是尚赤（火德）、尚黄（土德）。汉武帝太初元年（前104——司马迁目睹的）夏，“汉改历，以正月为岁首，而色上黄，官名[8]更印章以五字[9]”（《史记·封禅书》）算是告一段落。

刘邦是中国历史上第一个由布衣[10]登上帝位的人。汉代很需要用五德终始说编造谎言，说天命该轮到他做皇帝。故事见《史记》及《汉书》。一说他因母亲与龙相交而生[11]，二说他斩蛇是赤帝子斩了白帝子[12]——火克金，仍是相克说。后一故事与汉初刘邦自居水德（上黑）相矛盾[13]，又不见于西汉其他文献，纯粹是后编的。

西汉末，王莽篡位[14]，又靠五行相生说造舆论。他说自己是黄帝之后[15]，应土德（那时汉家改为火德[16]），火生土，王莽坐皇帝有了根据。他不是用武力夺取，而是通过“禅让[17]”，更不宜用相克说。此事说来甚复杂，只能提供这一事实。

至迟在汉武帝时，五行相生说便由董仲舒明确提出了。具体说法见下一节，此处提一下，知道王莽篡位的五行根据即可。当然，这不是促成王莽篡位的根本原因。

上面说的是帝王家的事。汉代民间，五行说也简直弄得人们很“拘而多畏”。那时竟有姓商的人家不能向南开门[18]等迷信术数说（商属金，南方为火[18]）。惹得王充大为恼火，见《论衡·诘术篇》。

再看两汉典章制度。

《史记·乐书》：“春歌青阳，夏歌朱明，秋歌西皞，冬歌玄冥[19]。”俨然是五行化的乐典。“天尊地卑，君臣定矣[20]。……在天成象，在地成形[21]……地气上跻，天气下降[22]，阴阳相摩[23]……而百（物）化兴焉[24]。”很像《内经》中的话[25]。

《史记·封禅书》刘邦问：“‘故秦时上帝祠何帝也?’对曰：‘四帝。有白、青、黄、赤帝之祠。’高祖曰：‘吾闻天下有五帝，而有四，何也?’莫知其说。于是高祖曰：‘吾知之矣，乃待我而具五也。’乃立黑帝祠，命曰北畤[26]。”上帝配五色、五方的祭祠制度从此定局。

《汉书》之有关内容不再多举。其《律历志第一》说：“协之五行，则角为木，五常为仁，五事为貌。商为金为义为言；徵为火为礼为视；羽为水为智为听；宫为土为信为思。”这是典型的五行归类[27]。其余如三阴、三阳、五声、六律、四时、八风、干支、卦象，凡《内经》所有，无所不有，而且同样以阴阳五行、天人相应为骨架。没有这些东西，汉家制度也就委然脱地，只剩下约法三章[28]了。

本节着重叙述阴阳五行说的发展过程，意在说明，只有到汉初，《内经》理论框架才具备，并且是汉代的统治哲学。但是还有四个问题没说清。

（1）五行必须与人体五脏发生关系，方能用以较全面地说明医理。它们怎样发生的关系，留待下一节。

（2）五行相克说形成的经过，大体说清，但相生说还未说清，下两节分两次说。

（3）五行归类中的另一重要环节——五行与五方、五时相配的道理主要在第六节中讨论。

（4）运气学说标志着《内经》体系的终结，第七节专门讨论。其余多是比较枝节的问题，并不一定能说得清，均见于各相应节目。

【补注】

［1］祥：“徐广云：‘一作详。’骃案：李奇曰‘月令星官，是其枝叶也’。”（《史记集解》）“《汉书》作‘大详’，言我观阴阳之术大详。今此作‘祥’，于义为疏。”（《史记索引》）“顾野王云：‘祥，善也，吉凶之先见也。’”（《史记正义》）

洪钧按：此处祥通详，乃繁琐之义。顾野王解为善，误。阴阳家有众多的忌讳，祥即指此。

［2］拘而多所畏：“言拘束于日时，令人有所忌畏也。”（《史记正义》）

［3］八位、十二度、二十四节：“张宴曰：‘八位，八卦位也。十二度，十二次也。二十四节，就中气也。各有禁忌，谓日月也。’”（《史记集解》）

［4］学宫：学校。

［5］阴阳学：“元明两代地方设立的专习天文、星卜等的学校。《元史·选举志

一》：'世祖至元二十八年夏六月，始置诸路阴阳学。'《明史·职官志四》：'阴阳学。府，正术一人，州，典术一人。县，训术一人。亦洪武十七年置，设官不给禄。'"（《汉典》）

［6］阴阳先生：即阴阳生，"旧指以星相、占卜、相宅、相墓、圆梦等为业的人。"（《汉典》）

［7］学者们争论了百把年：汉高帝、惠帝时，汉德已定为水德（尚黑）；文帝时欲推翻水德改为土德，后至武帝太初元年时改为土德（尚黄）。

［8］官名："徐广曰：'一无名字。'"（《史记集解》）

［9］更印章以五字：换用五个字的印章。

"张宴曰：汉据土德，土数五，故用五为印文也。若丞相曰'丞相之印章'，诸卿及守相印文不足五字者。以'之'足也。"（《史记集解》）

金栋按：《封禅书》这句话，一字不差的还见于《孝武本纪第十二》。

［10］布衣："借指平民。古代平民不能衣锦绣，故称。《荀子·大略》：'古之贤人，贱为布衣，贫为匹夫。'"（《汉典》）

［11］一说他因母亲与龙相交而生：《史记·高祖本纪第八》云："高祖，沛丰邑中阳里人，姓刘氏，字季。父曰太公，母曰刘媪。其先，刘媪尝息大泽之陂（音杯bēi），梦与神遇。是时雷电晦冥，太公往视，则见蛟龙于其上。已而有身，遂产高祖。"《汉书·高帝纪第一上》略同。

［12］二说他斩蛇是赤帝子斩了白帝子：《史记·高祖本纪第八》云："高祖被酒，夜径泽中，令一人行前。行前者还报曰：'前有大蛇当径，愿还。'高祖醉，曰：'壮士行，何畏。'乃前，拔剑击斩蛇。蛇遂分为两，径开。行数里，醉，因卧。后人来至蛇所，有一老妪夜哭。人问何哭，妪曰：'人杀吾子，故哭之。'人曰：'妪子何为见杀？'妪曰：'吾子，白帝子也，化为蛇，当道，今为赤帝子斩之，故哭。'"《汉书·高帝纪第一上》略同。

［13］后一故事与刘邦自居水德（上黑）相矛盾：刘邦斩蛇是赤帝居火德（上赤），而《史记·封禅书》又说刘邦立"黑帝祠"，自居水德（上黑），故云"相矛盾"。

［14］王莽（前45—后23）："新"王朝建立者。汉元帝皇后之侄。公元8—23年在位。字巨君，魏郡元城（今河北大名东）人，原籍东平陵（今山东章丘西）。西汉末，以外戚掌握政权，成帝时封新都侯。元始五年（5）毒死平帝，自称假皇帝。次年立年仅二岁的刘婴为太子，号"孺子"。初始元年（8）称帝，改国号为新，年号始建国。命令全国民间的土地改成"王田"，奴婢改称"私属"，都禁止买卖，又实行五均六筦，企图缓和当时严重的社会危机。统治期间，多次改变币制，造成经济混乱；恢复五等爵，经常改变官制。法令苛细，赋役繁重，天凤四年（17）爆发全国性的农民大起义。更始元年（23），新王朝在赤眉、绿林等农民起义军的打击下崩溃，他在绿林军攻入长安时被杀。（《辞海》）

篡位："臣子夺取君主的权位。"（《汉典》）

［15］他说自己是黄帝之后：王莽说（1）他为黄帝之后，黄帝的土德是表现在他的名号上的，永远不变的，故他亦应据有土德。（2）他为舜后，汉为尧后，舜是受尧的禅让的，所以他们应把这种禅让的故事复演一回。（3）“阴为阳雄”，故他应借了姑母的力量而得国；“土火相乘”，故他应以土德代汉的火德。禅让的次序这样定了，五德相生的次序又这样定了，他尚能不做皇帝吗！（《古史辨自序·五德终始说的政治和历史·一六王莽的〈自本〉》）

［16］那时汉家改为火德：成帝时汉运已衰，灭亡在即，哀帝时受命改制，心欲禅让，刘向父子发明了汉为火德（寻出了《易·说卦传》“帝出乎震”等依据）。

［17］禅让：“中国古代历史上统治权转移的一种方式，皇帝把帝位让给他人。”（《汉典》）

［18］姓商的人家不能向南开门：因商属金，南方为火，“火贼金”，二者相克失其宜。《论衡·诘术篇》：“《图宅术》曰：‘商家门不宜南向，徵家门不宜北向。’则商金，南方火也；徵火，北方水也。水胜火，火贼金，五行之气不相得，故五姓之宅，门有宜向。向得其宜，富贵吉昌；向失其宜，贫贱衰耗。”

［19］春歌青阳，夏歌朱明：“瓒曰：《尔雅》云：‘春曰青阳，夏曰朱明。’”（《史记集解》）

《尔雅·释天》：“春为青阳。”郭璞注：“气青而温阳。”“夏为朱明。”郭璞注：“气赤而光明。”

邢昺《疏》：“云‘春为青阳’者，言春之气和，则青而温阳也。云‘夏为朱明’者，言夏之气和，则赤而光明也。”

春阳，《汉典》云：“指春天。”

朱明，《汉典》云：“夏季。”

秋歌西暤：《史记集解》：“韦昭曰：‘西方少暤也。’”

冬歌玄冥：《史记正义》：“《礼记·月令》云：‘玄冥，水官也。’”

玄冥，据《汉典》为：神名——水神、冬神、北方之神，北方与冬季。此指冬季。

此四句，《尔雅·释天》云：“春为青阳，夏为朱明，秋为白藏，冬为玄英。”

［20］天尊地卑，君臣定矣：“言君尊于上，臣卑于下，是象天地定矣。”（《史记正义》）

金栋按：《易·系辞上》：“天尊地卑，乾坤定矣。”

［21］在天成象，在地成形：“郑玄云：‘象，光耀。形，体貌。’”（《史记正义》）“言日月星辰之光耀，草木鸟兽之体貌也。”（《史记集解》）《易·系辞上》：“在天成象，在地成形，变化见矣。”注云：“象况日月星辰，形况山川草木。悬象运转以成昏明，山泽通气而云行雨施，故变化见矣。”孔《疏》：“‘象’谓悬象，日月星辰也。‘形’谓山川草木也。”

［22］地气上跻（鸡 jī）：跻，《汉典》云：“登，上升。”“郑玄曰：‘隮，升也。’”（《史记集解》）

天气下降：“明礼乐法天地气也。天地二气之升降合而生物，故乐以气法地，弦歌声气升降相合，以教民也。然气从下升，（此）［在］乐象气，故从地始也。形以上尊，（故）礼象形，［故］从天始也。”（《史记正义》）

［23］阴阳相摩，（天地相荡）：“二气切摩而万物生发，作乐亦令声气切摩，使民心生敬也。”（《史记正义》）“刚柔相摩，八卦相荡。”（《易·系辞上》）

［24］而百（物）化兴焉：《史记集解》：“郑玄曰：‘百物化生。’”

［25］很像《内经》中的话：亦很象《易·系辞上》中的话。

［26］北畤（音质 zhi）：“即黑帝祠，汉高祖时置，祀黑帝之处。”（《汉典》）

［27］这是典型的五行归类：即五音、五常、五事附五行。

［28］约法三章：“约定法律三条。《史记·高祖本纪》：‘与父老约法三章耳：杀人者死，伤人及盗抵罪。’《汉书·刑法志》：‘汉兴之初，虽有约法三章，网漏吞舟之雨。’后指约好或规定几点，大家遵守。”（《汉语成语词典》）

附　关于阴阳五行学说的补充评价

本节引用了刘长林先生关于阴阳五行学说的评价，旧作《中西医结合二十讲》也有专章评价此二说。现在想来，前人的见解以及此前的拙见还有不足，故这里再简略补充一下我的看法。

阴阳学说和五行学说的意义，可从哲学和科学两方面看。

作为哲理，即对世界的一般看法或世界观，她们都有可取之处。

把阴阳视为天地之道——纲纪天地万物的普遍规律，相当正确。无论是自然现象还是社会现象，无例外地体现着阴阳原理。比如数学中有奇数和偶数、整数和小数、正数和负数、平方和开方、微分和积分；物理学中有运动和静止、作用力和反作用力、加速和减速、正电和负电、（磁性的）南极和北极；化学中有化合和分解、氧化和还原、酸基和碱基、左旋和右旋；生命现象有雌性和雄性、交感神经和副交感神经、吸收和排出、兴奋和抑制、收缩和舒张、同化和异化、能量代谢和物质代谢、生和死等都是典型的阴阳现象。这些都要互相依存、互相转化并尽量保持平衡。尽管个体最后要消亡，但新生的个体还是会体现阴阳原理。

总之，阴阳学说虽然不像近现代唯物辩证法那样抽象，因而更有普遍性，但作为把握世界的一般原理还是相当正确。

五行学说作为世界观只是比神学世界观先进，作为一般哲学原理则太朴素、太原始。这一哲理，可以解释某些自然和社会现象，只是解释得令人满意的相当少。

问题是《内经》要直接拿这两种哲理来阐释医理。

于是出现了很多附会和漏洞。

《内经》乃至整个中医体系，运用阴阳学说比较成功。这不仅由于阴阳学说的经验性，可以拿来直接说明某些医理。更由于又从中发展出比较具体的理论。特别是虚实、寒热、表里、气血等，实际上在推动中医进步，至今还是中医理论的精华。

只是，阴阳学说更能启发人们认识两极现象和构造。对认识多层次、多环节问题则帮助很小，甚至有碍于认识此类问题。详细拙见请参看旧作《中西医结合二十讲》第二讲。

至于五行学说，《内经》乃至整个中医体系，运用此说只有形成理论的意义，实践上是失败的，而且阻碍了中医进步。

为什么会这样呢？

主要是五行的经验依据不可靠而古人又把它们弄得更模糊。

比如水克火似乎毫无疑义。古今人确实常用水灭火。但是，火不是只遇到水才熄灭，或者说克火者不是只有水。沙土照样可灭火而且也常用。现代人更知道二氧化碳和惰性气体均可灭火，还有其他灭火剂。总之，灭火的原理不过是隔绝可燃物和氧气。克火不是水的本质。

金克木也是这样。尽管使用金属刀、斧、锯伐木是金属工具出现后的常识，但是，克木者显然不是只有金属。金属工具出现之前，人类是使用石器伐木。即便是金属出现后，也只有有刃的金属工具才可伐木。

土克水也是这样。古今人确实常用土筑堤治水防洪。但筑堤却不是只能用土。

再细看，水克火、土克水、金克木都不是前者自动去克后者，而是人力介入的结果。

相生方面也是这样。

比如木生火确实有经验或常识基础。古代人，甚至近现代人确实最常用木柴生火、做饭、取暖等。但是，生火却不是木特有的性质。古人生火也不是只用柴火。至于取火，古代至少有钻燧取火、钻木取火两说。我国古代最成熟、普及的人工取火方式是钻燧取火。无论是钻燧取火还是钻木取火，都不是因为其中有火，而是因为摩擦生热。至于木材或柴草燃烧生火，不过是一种氧化反应。任何物质氧化都可以生火产热。总之，木生火这一常识，不能作为一般原理使用。加之取火必然有外力，特别是人力介入，木生火就更不能作为规律。

然而，从《尚书正义》开始，又把五行的性质说得更模糊且有些违背常识。火曰炎上，水曰润下，木曰曲直，金曰从革，完全无助于解释五行生克。

把这些非本质的认识再进一步推广，离经验和常识越来越远。换言之，《内经》运用五行规范万物时随意性太大。具体说来，五方、五时、五音、五味、五官等本来都和五行属性没有内在联系，用五行对它们进行归类，违背了常识，也不符合逻辑原理。至于五脏附五行，更完全没有经验基础。在这种完全不可靠的基础上进一步推理，即五脏生克制化必然更是空中楼阁。

最后再强调一下，医学是经验科学。经得起经验检验的理论，才能促进医学进步。阴阳学说经得起经验检验，故是中医进步的原动力。五行学说经不起经验检验，故阻碍了中医进步。

阴阳学说的经验性，使她作为一般哲理不够抽象。但这种经验性却便于用来说明医理。比如雌雄、男女的关系很方便用阴阳关系解释。用矛盾或对立统一来解释，反而不太方便。其他某些生理现象也是这样。比如，人体昼夜的生理周期变化，不能说白天是矛，夜间是盾，却可以说白天阳盛、夜间阴盛。交感和副交感的关系也是这样。白天交感兴奋占主导，故属阳；夜间则副交感兴奋占主导，故属阴。当然，这只是自然哲学的解释，不足以很严密地说明人体生理。这就是为什么中医要汲取现代医学理论的原因。

第五节 儒家思想和《内经》

金栋按：本节讨论儒家思想和《内经》的关系。但是，由于有人错误地认为，《内经》和道家关系密切，有必要先略说一下，儒道两家谁对《内经》的影响更大。

唐代开始编纂的《道藏》收入了《黄帝内经素问》，有的古人可能据此认为，《内经》属于道家书。近来还有学者说："《内经》之学，出于道家，故古代以黄帝与老子并称。"（胡天雄《素问补识》）

《内经》出自道家说之谬误，不必费力驳斥。因为西汉学派中，儒、墨、道、法、阴阳家都属于社会政治思想流派，而《内经》是研究人体生命现象的，她不属于，也不会出自政治思想流派。只是她援用的哲理和当时的学术流派会有关系。

看一下《汉书·艺文志》就更清楚。其中道家和方技，互不相干，完全不是一家。后世著名医家，也没有人认为《内经》出于道家。今本《内经》，虽然经过"弱龄慕道"的唐代人王冰整理流传下来，却不能据此说《内经》属于道家书。

如果说《内经》中有道家思想，那是对的。今本《内经》把道家思想较多的《上古天真论》作为第一篇，就是王冰重新编次的结果。先生说"现本《内经》显然把道家思想排在最前面"，以示尊崇。其实，也不过是王冰尊崇而已。因为，对《内经》体系影响最大的，是儒家思想。

先生说："《内经》体系中，有以下四个自然哲学理论。即：①阴阳学说②五行学说③天人相应学说④气和气化学说。"

以上四个自然哲学理论，都早被汉代儒家全面吸收而且是两汉的主流思想。汉儒中最重要的代表人物是董仲舒。《汉书·五行志》说："汉兴，承秦灭学之后，景武之世，董仲舒治《公羊春秋》，始推阴阳为儒者宗。"正是他促成了"罢黜百家，独尊儒术"的思想局面。董氏的代表作《春秋繁露》就充斥着阴阳、五行、天人相应和气化思想。正如近代人梁启超所说："两汉所谓今文家经说，其能脱阴阳五行臭味者什无二三，大率自仲舒启之。"（《梁启超论中国文化史》）所以，可以毫无疑义地断言：《内经》体系受董仲舒思想的影响最大，因而带有典型而深刻的汉代儒家思想烙印。

先生在第四节已经指出："阴阳五行哲学在汉代占统治地位，最盛行。《内经》的成书时代不应提前到汉以前去。"本节最后又强调了这一点。先生说：

"本节原想多举几例，看看汉儒是怎样把儒经阴阳五行化的。惜乎内容太多。好在已引过近现代许多专家研究的结论，约已能说明汉代阴阳五行说之盛行。秦以前则大非如此。《内经》专家或古医史专家，最好念念汉儒的经说。如此便决不会相信，用阴阳五行全面统帅医理的《内经》会成书于汉之前。这并不排除单用阴阳说、五行说、经脉说，或不大成熟的阴阳五行合流说，讲医理的文字会出现于战国。”

尽管如此，先生并不认为《内经》是儒家书，也不认为《内经》之学出于儒家。正如当代西医理论书，无不全面涉及数理化，但它们还是医书。

本节有先生的一大创论，即五脏附五行来自儒家《月令》和古祭礼。此论文字精彩而严密，显露出先生超人的睿智、想象力、创造力和驾驭文字的高水平。故李建民先生评价说：“赵洪钧符合大陆第一代学人的标准。他的文体与思路的出现，预告了中国医史的想象力与创造力就要复活。”

先生还用通俗、流畅、简练的文字扼要介绍了“今古文经学和《内经时代》”，附在本节末。此文也给人以胜读十年书的感觉。

一　五行相生说的完成

【原文】

首先，本节还是把儒家五行相生说讲清为好。文献中最先提出五行相生说[1]系统的是西汉大儒[2]董仲舒所作《春秋繁露》[3]。《四库全书总目》[4]对此书的作者是否董氏有怀疑。①查其思想体系确与董氏无异。近代学者怀疑者已不多。本书引用《春秋繁露》均据苏舆[5]撰、钟哲点校《春秋繁露义证》，北京中华书局，1992年本。

【自注】

①《四库全书总目》卷二十九《经部·春秋类·附录》云：“其书发挥《春秋》之旨，多主《公羊》，而往往及阴阳五行。考仲舒本传，《蕃露》《玉竹》《竹林》，皆所著书名。而今本《玉竹》《竹林》乃在此书之中。故《崇文总目[1]》颇疑之，而程大昌[2]攻之尤力。今观其文，虽未必全出仲舒，然中多根极理。要言之，非后人所能依托也。”

【补注】

[1] 崇文总目：书目名。北宋景祐中王尧臣等编辑。“崇文”指崇文院，为当时宫廷藏书处。全书六十六卷，著录藏书三万零六百六十九卷。原本已佚。清代纂修《四库全书》时，据天一阁所藏不完整抄本及《永乐大典》引文辑为十二卷。后经钱东垣、钱侗等续辑并考释，编成五卷，补遗一卷，为今通行本。(《辞海》)

[2] 程大昌（1123—1195）：字泰之，徽州休宁（今属安徽）人。南宋政治家、学者。高宗绍兴二十一年（1151）进士。二十六年，除太平州教授。二十七年，召为太学正。三十年，迁秘书省正字。孝宗即位，擢著作左郎，历国子司业兼权礼部侍郎、直学士院。庆元元年卒，年七十三。谥文简。有《程文简集》二十卷，已佚。今存

《诗论》《演繁露》《考古编》等。事见《周文忠公集》卷六二《程公神道碑》，《宋史》卷四三三有传。（百度百科）

董仲舒略早于司马迁，是景武时代[6]人。他的儒学有什么特点呢？《汉书·五行志》说："汉兴，承秦灭学之后[7]，景武之世，董仲舒治[8]《公羊春秋》，始推阴阳为儒者宗。宣元[9]之后，刘向治《谷梁春秋》，数其祸福，传以《洪范》[10]，与仲舒错[11]。至向子歆治《左氏传》，其《春秋》意已乖矣[12]！言《五行传》又颇不同。"《史记·儒林列传》亦略同此说，不再举。《汉书·五行志》就是董仲舒、刘向、刘歆及其他五家的阴阳五行[13]历史观异同书。本节不谈其异同。以上引文明确指出，董仲舒首先用阴阳（实即阴阳五行）说统帅儒学，是值得重视的。

【补注】

［1］最先提出五行相生说：顾颉刚说："五行相生说，始见于董仲舒书。"（《古史辨自序·下册·五德终始说的政治和历史》）

金栋按：同时代的淮南王刘安《淮南子》亦有五行相生说。先生认为，《春秋繁露》一书要早于《淮南子》。但钱穆说："其实五行相生，是上举'五行相次转用事'的说法，他们本只说时月政令，并不是说五德递王；用五行相生来配搭上五德递王的，在董仲舒的《春秋繁露》里有过，以前有否不可考。《春秋繁露》第五十八为《五行相胜》，第五十九即为《五行相生》。《五行相生篇》里说：东方木，南方火，中央土，西方金，北方水，天地之气，判为四时，列为五行，这些话是承《吕览》《淮南》而来的，便是'五行相次转用事'的说法。……董仲舒书里讲五行，毋宁说是《吕览》《淮南》一路的气味多些。……五行相生说自《吕览》《淮南》五方色帝而来。"（《古史辨自序下册·附钱穆：评顾颉刚〈五德终始说的政治和历史〉》）

［2］大儒：亦名鸿儒。"旧时指学问渊博而著名的学者，儒学大师。"（《汉典》）《公羊序》疏引《繁露》云："能通一经曰儒生，博览群书号曰鸿儒。"

［3］董仲舒所作《春秋繁露》：董仲舒的《春秋繁露》就是他对公羊学的一种阐释。而"繁露"之名，南宋《馆阁书目》解释说是篇名，因董仲舒"说《春秋》事得失，《闻举》《玉杯》《蕃露》《清明》《竹林》之属数十篇"，因此总其名为"繁露"。至于"繁露"本身的意思，《馆阁书目》说是"冕之所垂也。有联贯之象。春秋属辞比事，仲舒立名，或取诸此"。（叶平注译《春秋繁露·前言》）

南宋《馆阁书目》云："《逸周书·王会解》：'天子南面立，絻无繁露。'注云：'繁露，冕之所垂也，有联贯之象。'《春秋》属辞比事，仲舒立名，或取诸此。"《史记索隐》及王应麟《汉书艺文志考》说同。程大昌《书秘书省繁露后》云："牛亨问崔豹：'冕旒以繁露者何？'答曰：'缀玉而下垂，如繁露也。'（《博物志》）则繁露也者，古冕之旒，似露而垂，是其所从假以名书也。以杜乐所引，推想其书，皆句用一物，以发己意，有垂旒凝露之象焉。”（苏舆《春秋繁露义证·卷第一》）繁露，即帝冕前后所悬的玉串。

［4］《四库全书总目》：清政府从乾隆三十七年（1772）开始，用了十年左右的时间，集中了大批人力物力，纂修成一部规模庞大的丛书，名叫《四库全书》。在纂修其间，对採入《四库全书》的书籍和一些没有採入的书籍，都曾分别编写内容提要，后来把这些提要分类编排，汇成一书，就是这部《四库全书总目》（又称《四库全书总目提要》）。

为了纂修《四库全书》，当时在北京设立了一个专门机构，称为“四库全书馆”。每当一部书籍校订完成，就由馆臣拟写一篇提要，放在书的前面。提要的内容，除了论述“各书大旨及著作源流”外，还要“列作者之爵里”，“考本书之得失”，以及辨订“文字增删，篇秩分合”等等。各书前面的提要在编入《总目》时，又经过较大的修改补充，最后由总纂官纪昀和陆锡熊综合、平衡，并在文字上加以润饰。纪昀在四库全书馆内最久，提要的整理加工，也以他的力量为多，因此，这部《总目》虽然以乾隆第六子永瑢领衔编撰，实际上却是纪昀总其成的。

《总目》全书共二百卷，按中国古代传统的分类法，分经史子集四大类，每一大类又分若干小类，其中一些比较复杂的小类再细分子目。每一大类、小类的前面有小序，子目的后面有案语，扼要地说明这一类著作的源流以及所以分这一类目的理由。每一类的后面，还附有“存目”。“存目”中的书籍，是经纂修官们校阅，认为价值不高，或它们的思想内容有对封建统治不利，因而不会收入《四库全书》中的。《总目》卷首还分列乾隆的所谓“圣谕”，四库馆臣上的“表文”，以及“职名”“凡例”等，大致记载了《四库全书》和《总目》的纂修经过和编写体例。

《总目》对书籍的评价，是从封建主义的观点出发的。它一方面标榜当时盛极一时的“汉学”，其中有些提要偏于琐屑字句的考证；一方面又宣扬作为封建社会上层建筑的理论基础的孔孟之道。提要虽然在一些具体问题上不尽同意程颐、朱熹的意见，但实质上还是恪守程、朱理学，而对某些不合封建正统思想的著作竭力攻击。另外，一部分提要在涉及国内少数民族的地方，对他们表示了蔑视的态度；涉及对我国一些友邻国家的记载，又流露出封建大国沙文主义的思想。这些都是书中的糟粕，应该加以批判。

但同时我们还应该看到《总目》的另一方面。《总目》著录的书，据我们这次整理时的仔细统计，收入《四库全书》中的有三千四百六十一种，七万九千三百零九卷，存目中的有六千七百九十三种，九万三千五百五十一卷。这些书籍，基本上包括了乾隆以前中国古代的重要著作（尤以元代以前的书籍收辑更为完备）。这一万余中的书籍，每一种有介绍其大致内容的提要，而且又有系统的分类编排，这对于我们了解古代的各类著作提供了不少方便。另外，当时参加纂修《四库全书》和编写提要的人，像戴震、邵晋涵、周永年、姚鼐等，都在某一方面有所专长，《总目》中对于一些古籍的考订，也在一定程度上吸收了当时的研究成果，订正了前人的某些缺失（《总目》的考证也仍有不少粃谬疏漏，可参考近人余嘉锡《四库提要辩证》等书）。因此，《总

目》作为一部较有系统的、内容比较充实的书目工具书，它对我们今天还有查阅参考之用。(《四库全书总目·出版说明》)

[5] 苏舆（1874—1914）：字嘉瑞，号厚庵，今平江县童市镇人。幼年随父苏渊泉读书，补县学生员。稍长，入长沙湘水校经堂肄习，又从王先谦受学，为王氏得意门生。清光绪二十三年（1897）选拔贡。光绪三十年（1904）进士，入翰林。后出游日本东京，参观学校，询访日本邮政、电信行政实况，停留数月而归。三十二年，纳资为分省补用道，经邮传部尚书陈壁奏请内用，补邮传部郎中，至清廷被推翻时去职。民国成立后，苏以国政败坏，不可收拾，心怀悒郁，肺病加剧，次年病死于原籍。著有《春秋繁露义证》《校定晏子春秋》等。(百度百科)

[6] 景武时代：指汉景帝刘启（前157—前141年在位）、武帝刘彻（前141—前87年在位）时代。据《辞海》记载，董仲舒约生于公元前179年，卒于公元前104年。然据当代学者许抗生等考证认为，“董仲舒生于前195年，而去世于前118—前115年之间，享年约八十岁”。(许抗生、聂保平、聂清著《中国儒学史·两汉卷》)

[7] 承秦灭学之后：指秦始皇焚书坑儒之后。

[8] 治：研究。《晋书·食货志》云：“天之所贵者人也，明之所求者学也，治经入官，则君子之道焉。”

[9] 宣元：指汉宣帝刘询（前74—前49年在位）、元帝刘奭（前49—前33年在位）时代。据《辞海》记载，刘向约生于公元前77年，卒于公元前6年。

[10] 传以《洪范》：颜师古曰：“以《洪范》义传而说之。传字或作傅，读曰附，谓附著。”

[11] 错：错开。颜师古曰：“错，互不同也。”

[12] 意已乖矣：乖，违背。指刘歆治《春秋左传》，已违背《春秋》之意。

[13] 其他五家的阴阳五行：指眭孟、夏侯胜、京房、谷永、李寻等所述。

【原文】

今本《春秋繁露》共82篇（又一个81篇?）。总篇幅中，言阴阳五行者约占一半[1]。列有关篇目如下：

五行对[2]第38　　五行之义[3]第42
阳尊阴卑[4]第43　　王道通三[5]第44
天辨在人[6]第46　　阴阳位[7]第47
阴阳终始[8]第48　　阴阳义[9]第49
阴阳出入[10]第50　　天道无二[11]第51
暖燠孰多[12]第52　　基义[13]第53
同类相动[14]第57　　五行相生[15]第58
五行相胜[16]第59　　五行逆顺[17]第60
治水五行[18]第61　　治乱五行[19]第62

五行变救[20]第63　　五行五事[21]第64

天地之行[22]第78　　如天之为[23]第80

天地阴阳[24]第81

董氏论五行多以相生为说。如五行相生第58说：

“天地之气，合二为一，分为阴阳，判为四时，列为五行[25]。行者，行也[26]。其行不同，故谓之五行[27]。五行者，五官[28]也。比相生而间相胜[29]也。”

董氏的五行生克图已和今所知者无异，唯不谈乘侮。

五行对第38说：

“天有五行，木火土金水是也。木生火，火生土，土生金，金生水。水为冬，金为秋，土为季夏，火为夏，木为春。春主生，夏主长，季夏主养，秋主收，冬主藏[30]。”

五行之义第42说：

“天有五行，一曰木，二曰火，三曰土，四曰金，五曰水[31]。木，五行之始也；水，五行之终也；土，五行之中也。此其天次之序也[32]。木生火，火生土……此其父子也[33]。木居左，金居右，火居前，水居后，土居中央，此其父子之序，相受而布[34]。是故木受水而火受木……常因其父以使其子，天之道也[35]。……木居东方而主春气，火居南方而主夏气……木主生而金主杀，火主暑而水主寒……土居中央为天之润[36]。土者，天之股肱[37]也，其德茂美[38]不可名以一时之事。故五行四时者，土兼之也[39]。……金木水火虽各职，不因土方不立。若酸咸辛苦之不因甘肥不能成味。甘者，五味之本也；土者，五行之主也[40]。”

试看上文所说，与《内经》何处不相符。特别是“木居左”应是肝居左的根据。既说“土不可名时”，又说“土为季夏”，二者虽相矛盾，《内经》亦有此说[41]。

董仲舒又提出了相合说，见基义第53：

“凡物必有合[42]。合必有上有下，必有左，必有右，必有前，必有后，必有表，必有里……此皆其合也。阴者阳之合，妻者夫之合。”说这是《内经》脏腑相合[43]的根据应不为勉强。

读者若无机会见《春秋繁露》，知道董氏以阴阳五行说为宗对儒家理论进行解释就够了。

是否可以怀疑，董氏完全借用了阴阳家现成的理论呢？我看不会，只能说他继承了阴阳家学说，这种学说在他手里被最后完成了。就今所见文献而言，《淮南子》中亦有五行相生说[44]，一般认为其说较董氏为晚[45]。董氏确是很聪明而肯下苦功的。《史记》说他："三年不观于舍园，其精如此[46]。""至卒，终不治产业，以修学著书为事。"他的家乡本邻齐地[47]，又进过汉初最好古求遗书的河间献王[48]的图书馆，继承稷下阴阳家很方便。武帝时，他一坐官就"以《春秋》灾异之变推阴阳所以错行"（《史记·儒林列传》），完全是当时最有造诣的阴阳五行专家。

【补注】

［1］言阴阳五行者约占一半：按篇目计，言阴阳者五篇，即阳尊阴卑、阴阳位、阴阳终始、阴阳义、阴阳出入；言五行者九篇，即五行对、五行之义、五行相生、五行相胜、五行逆顺、治水（顺）五行、治乱五行、五行变救、五行五事；言天地阴阳者一篇，即天地阴阳。余者或在每篇之内容中显现。先生于本节列题目共计 23 篇。

［2］五行对：五行（木火土金水）本指自然界的五种物质。董仲舒提出五行相生，并与四季相配。由此转化为五种"德行"，即所谓"五行者，五行也"，后之"五行"即指"五德""五常"，并且，在五行当中又特别推崇土德"五行莫贵于土"。所以，董仲舒强调忠臣孝子应该取法土德，并由此说明了"孝"是天经地义的事情。（张世亮、钟肇鹏、周桂钿译注《春秋繁露》）

又，此篇集中论"孝"之大义。董仲舒认为，"孝"充满于天地、四季、五行，因此具有永恒性。作为自然的五行与人类的五种行为也是一一对应的。人类"孝"的观念来自于五行，尤其是五行中的"土"得来的。天地有生生之义，人也应该效法天地之道，做忠臣孝子。（叶平注译《春秋繁露》）

金栋按：五德、五常，即儒家的仁、义、礼、智、信五种品德之行。

［3］五行之义：本篇用五行的道理来比附、说明人事。董仲舒认为土为五行之主，土德忠诚，是最为尊贵的，所以"圣人之行，莫贵于忠，土德之谓也"。五行尊土，是董仲舒关于五行思想的一个特色。（张世亮、钟肇鹏、周桂钿译注《春秋繁露》）

又，此篇详细介绍了五行的定义、性质及其相生相克的关系，并把五行与人事紧密地联系起来。篇中提出这样的观点：五行中最为尊贵的是土，土德为忠，因此臣事君犹如大地之敬天。（叶平注译《春秋繁露》）

［4］阳尊阴卑：本篇阐明了贵阳贱阴、阳尊阴卑之义。董仲舒提出"阳尊阴卑"的观念，旨在强调：第一，君主为阳而臣子为阴，因此君、父尊而臣、子卑，臣、子必须竭尽忠诚地侍奉君、父；第二，德为阳而刑为阴，因此德政为主而刑罚为辅，否则"为政而任刑，谓为逆天，非王道也"。（张世亮、钟肇鹏、周桂钿译注《春秋繁露》）

又，董仲舒在此篇中阐发了他的主要观点：阴阳之间，阳尊贵而阴卑微。阳为天、君、父、夫、德；阴为地、臣、子、妇、刑。阳为主，阴应当服从、辅佐阳。无论是天道还是人道，都要贯彻尊阳而贬阴的原则。（叶平注译《春秋繁露》）

［5］王道通三：董仲舒对"王"字做了独特的解释：横的三画代表天、地、人，中间一竖表示贯通天人之道，也即明了天人关系。但董仲舒并非无的放矢地谈天人关

系，他所强调的是要求君王必须懂得并效法天道。这是因为君王操纵着生杀予夺的大权，他必须慎重克制自己的喜怒好恶，就如同天地的寒暑冷暖当其时而发一样。所以董仲舒强调君王效法天道，此即“王道通三”的要旨。（张世亮、钟肇鹏、周桂钿译注《春秋繁露》）

又，王道贯通天、地、人，王者受天命而治理人，是代表天进行统治，因此具有至高的尊严。君臣之义也正是来自于此。王者应该效法天地、顺应自然。而不应当听凭私心以及个人的喜怒哀乐行事，以致损伤天理人道。（叶平注译《春秋繁露》）

［6］天辨在人：本篇论述了天人同气、天人相应的哲学思想。“辨”与“变”通。所谓“天辨在人”，即指天地四时之变与人相通。“天乃有喜怒哀乐之行，人亦有春秋冬夏之气者，合类之谓也”。天地之间，阴居于虚位，阳居于实位，表现为“亲阳而疏阴”的特点，因而君主效法天地之时，也就必然要求“任德而远刑”，体现出了一种德主刑辅的政治思想。（张世亮、钟肇鹏、周桂钿译注《春秋繁露》）

又，天与人是类似的，天为人之本，但是天具备人的性情；人的性情也可以天地自然之道来说明（如喜怒哀乐之情与春夏秋冬之气的关系）。同时天的德行也只有人才能辨别、体会它。天子的一举一动都应该效仿天地，并以此为臣民树立榜样。（叶平注译《春秋繁露》）

［7］阴阳位：本篇论述阴阳二气出入运行的方向和位置，故称“阴阳位”。阳以南为位，以北为休；阴以北为位，以南为伏。阳出入皆为实位，阴出入皆为空位。董仲舒以此来表明“天之任阳不任阴、好德不好刑”，并由此得出君主“好德不好刑”的政治主张，因为天与人“合类之谓也”。这成为董仲舒反复申述的主要政治哲学思想。（张世亮、钟肇鹏、周桂钿译注《春秋繁露》）

［8］阴阳终始：本篇论述了天道运行的规律。天道的运行，终而复始，阴阳两气互为消长，阴盛则阳衰，阳盛则阴衰。阴阳之气，阴出则阳入，阳出则阴入，它们互济、互补，保持着一定的平衡。性质相类之气，如春季少阳之气和木气、冬季太阴之气和水气，各自呼应而趋向于和自己相类的事物，并各自担负起自己所主掌的职能，如春生、夏长之类，由此而形成了天道运行的四时更迭、循环不已的变化。董仲舒还从神学目的论的观点出发，提出了“天之道有伦、有经、有权”的说法。（张世亮、钟肇鹏、周桂钿译注《春秋繁露》）

［9］阴阳义：本篇通过对天人之间的比附，申述了天人合一与天人感应的理论，提出君主在施政时应该尚德缓刑、喜怒必合于义以与天道相应的观点。用阴阳之气的变化来讲政治，是以董仲舒为代表的汉代新儒家的说法。阴阳与四季的关系，春为少阳，夏为太阳，秋为少阴，冬为太阴。春生、夏长、秋收、冬藏。阳为德，阴为刑，春夏生长为德，秋冬严杀为刑。太阴、冬季，万物都枯萎，这时是“空”，天入冬为杀。这叫“太阴入于空”。丧也是空，所以“太阴用于丧”，杀的成分就减少了。（张世亮、钟肇鹏、周桂钿译注《春秋繁露》）

［10］阴阳出入：本篇认为，天道运行的常规，表现为作为“相反之物”的阴阳二气不能同时、同地一起出现。如春季，阳气出现而阴气退入；秋季，阴气出现而阳气

退入；夏季，阳气在右边而阴气在左边；冬季，阴气在右边而阳气在左边。右为上，左为下，所以冬季下暖而上寒，夏季上暑而下寒。春分、秋分时，阴阳二气分别相会于南方和北方，昼夜长短平均而且气温寒暖适宜。此后阴阳之气各自向自己相反的方向运行，势力彼此相互损益，形成了一年的春、夏、秋、冬四季和农历的二十节气，完成了天地一岁的运行之功。本篇从神学目的论的观点出发，试图说明天道的运行是在天的意志支配下进行的，是天的意志的表现。（张世亮、钟肇鹏、周桂钿译注《春秋繁露》）

［11］天道无二：本篇由天道比附人事，认为天道和人事都是“贵一贱二”。从天道来看，阴阳之气作为性质相反之物，或出或入，或处于右，或处于左，不能同时并起，以此说明天道是统一的。且阳气出现在前，阴气出现在后，说明天以阳气而不以阴气、以仁德而不以刑罚为主宰。在人事中也是如此，如眼睛不能两视，耳朵不能两听，君子只有使自己的心意集中于善行，而不三心二意，才能立足于社会。君子治理国家也需要有一定的常规，才能取得成功。恒常地守一不二，即是天道；事物不论大小和难易，违背了天道，就不会成功。本篇由“天之任阳不任阴，好德不好刑”得出“君子贱二而贵一”的结论，其天人比附的理论基础就是“天道无二”。（张世亮、钟肇鹏、周桂钿译注《春秋繁露》）

［12］暖燠孰多：原作“暖燠常多”。燠（音玉 yù），暖、热。苏舆《春秋繁露义证》：“案：文宜作‘煖清孰多’。‘暖清’二字，又见《为人者天》等篇。”

暖燠常多，指温暖的时日常常多于寒冷的日子。本篇即由天道运行中的温暖之日多于寒冷之日来比附人事，认为人事应该效法天道，统治者要多施仁政而不是刑罚于民。因为上天的法则，既出温暖之阳气以生育万物，又出寒冷之阴气以帮助万物成熟。所以温暖与寒冷是年岁流转运行中的精华。但更为重要的是必须分清温暖与寒冷在年岁中谁占的份额更大，不了解温暖之日多于寒冷之日，就会违背上天的法则，做事情再劳苦也不会成功。为此，君王应该多行仁政而不是暴政，才会使天地之道更为彰明。至于“禹水汤旱”，并不是正常的、必须会发生的事情，而只是碰巧时运更迭变化、阴阳之气失去平衡所导致的，不能以偶然发生的这种变化来怀疑天道运行中阳气盛于阴气、仁政胜于暴政的正常观点。（张世亮、钟肇鹏、周桂钿译注《春秋繁露》）

洪钧按：细读本篇，篇名应该是“暖燠常多”，改为“暖燠孰多”不妥。其实“暖燠孰多”也文理不通——暖和燠不是相对概念。盖本篇的意思是“温暖的时日常常多于寒冷的日子”。什么地方一年中“温暖的时日常常多于寒冷的日子”呢？今人都知道赤道附近终年如夏，那里不存在暖燠常多的现象。反之，极地终年如冬，更不存在暖燠常多的现象。暖燠常多的现象在北半球是指温带及以南气候特点。这是中国大部分地区的气候特征。特别是黄河流域如此。按农历二十四节气这一带的夏季（立夏到立秋）比冬季（立冬到立春）要多 3 天左右。这是因为地球在夏至附近绕太阳运动较冬至附近慢一点。自然南半球就反过来了。但董仲舒时代不了解其中的缘故，他只是就当时所处的环境说理。

［13］基义：基义，即事物的基本含义、基本原理。本篇认为天地万物之道都是阴

阳相对、彼此配合的。任何一个事物都有与之相匹配的另一个事物，且这种配合中，对应的双方有阴有阳。正如自然的事物中有上下、左右、寒暑、昼夜等配合一样，在人事中也有君臣、父子、夫妇之对，它们都源于天的阴阳之对，所以说“王道之三纲，可求于天”。阴阳二物的出现，其意义不同。阳气在前，承担主要的工作和任务；阴气在后，不承担实际的工作。所以天亲近阳气而疏远阴气。而人事效法天道，也应该重德政而轻刑罚。且上天之气的变化，是慢慢进行的，不会突然地发生，那么人事中有什么新事物要确立、兴起，也应该逐步进行。因此圣人之理天下的法则和天地万物的法则应该是一致的。（张世亮、钟肇鹏、周桂钿译注《春秋繁露》）

［14］同类相动：本篇认为，天地间的事情，其类别相同则相互感应、相互增益。如水流向潮湿的地方、火趋向干燥的东西。不仅物与物之间有阴阳感应，天与人之间也有阴阳感应。如天将阴雨则人的旧病就复发、情绪也压抑等。因此阳气可以增益阳气，阴气可以增益阴气。这一道理表现在人对天气的掌握上则可以用阴气来求阴雨、以阳气来致晴燥，运用在政事上则帝王的兴起必然有祥瑞，帝王的败亡也会有灾异。（张世亮、钟肇鹏、周桂钿译注《春秋繁露》）

苏舆《春秋繁露义证·卷第十三》：“《庄子·渔父篇》：‘同类相从，同声相应，固之天理也。’《淮南·览冥训》：‘夫物类之相应，玄妙深微，知不能论，辨不能解。’又云：‘以掌握之中，引类于太极之上，而水火可立致者，阴阳同气相动也。’凌云：‘《春秋元命苞》曰：猛虎啸，谷风起，类相动也。’”

又，万物之间存在着密切的联系，天人合一，人与万物、万物之间也合为一。同类的事物之间有互相感应的情况。属阴的事物之间互相感应，属阳的事物之间也互相感应，这些感应都是有迹可寻的。（叶平注译《春秋繁露》）

［15］五行相生：五行相生，即木生火，火生土，土生金，金生水，水生木。本篇以此来比附政事和官职，认为司农（木）、司马（火）、司空（土）、司徒（金）、司寇（水）这几个官职相互依存、相互制约、平衡促进。此乃是天人感应的重要内容。又，此篇旧本作第五十九，列在《五行相胜》之后。卢文弨《抱经堂丛书》本根据文义将此篇改列于前，苏舆注本从之。本书篇次暂依卢、苏二本，但从历史上加以考察可知，五行学说先有相胜之说，如《孙子兵法》《墨子》中皆有“五行无常胜”的记载，邹衍的五德终始说也以相胜为说，秦始皇也相信水胜火。后来才有五行相生之说。由此观之，卢、苏二本之校改似有不妥之处而留有可以进一步商榷的空间。特此一并说明。（张世亮、钟肇鹏、周桂钿译注《春秋繁露》）

“《汉书·五行志》：‘景武之世，董仲舒治《公羊春秋》，始推阴阳，为儒者宗。宣元之后，刘向治《谷梁春秋》，数其祸福，傅以《洪范》，与仲舒错。至向子歆治《左氏传》，其《春秋》意亦已乖矣；言《五行传》又颇不同。’案推阴阳，谓以五行推阴阳，此亦《春秋》学家。故《班志五行》自谓傅于《春秋》，然其源则出于《洪范》。董为齐学，伏生《尚书·五行》，《齐诗·五际》，皆重天人，其归一也。又，《汉艺文志·诸子》：阴阳家者流，班氏以为‘出于羲和之官，敬顺昊天，历象日月星辰，敬授民时’。《管子·幼官篇》《四时篇》《轻重己篇》，及《月令》所载，皆阴阳家之所自出。本书所言阴阳五行，亦其类矣。凌云：《白虎通》：‘五行所以更王何？以其转相生，故有终始也。’《博物志》：‘自古帝王五运之次有二说，邹衍以五行相胜为义，刘向则以相生为义。汉魏共尊刘说。’”（苏舆《春秋繁露义证·卷第十三》）

［16］五行相胜：本篇认为金、木、水、火、土五行之间存在着相胜（即相克）的关系。其中，水胜火、火胜金、金胜木、木胜土、土胜水。在人事中，司徒（金）、司农（木）、司寇（水）、司马（火）、司空（土）这几个官职也是相互监督制约的关系。本篇以五行（自然材料）性质的相互制约关系来比附政事中各部门职责的制约关系，是天人感应思想理论的重要内容。（张世亮、钟肇鹏、周桂钿译注《春秋繁露》）

苏舆《春秋繁露义证·卷第十三》：“凌云：《汉书·艺文志》：‘阴阳者，顺时而发，推刑德，随斗击，因五胜，假鬼神而为助者。’颜注：‘五胜，五行相胜也。’沈约《宋书》：‘五德更王，惟有二家之说，邹衍以相胜立体，刘向以相生为义。’”

又，此篇接着讲五行与官职的关系。上篇讲五行相生，这一篇讲五行相克。五种官职之间也像五行那样互相制约。金胜木，因此司徒可以制约司农；水胜火，因此司寇可以制约司马；木胜土，因此司农可以制约司营；火胜金，因此司马可以制约司徒；土胜水，因此司营可以制约司寇。（叶平注译《春秋繁露》）司营，即司空。

［17］五行逆顺：现通行本或作“五行顺逆”。苏舆《春秋繁露义证·卷第十三》：“《御览》八百八十三引作‘董仲舒《五行逆顺》’。天启本亦作‘逆顺’。”

本篇以五行配四时，认为五行中的木火土金水各有其德行，并以此推广之人君之行。董仲舒认为，君主的德行顺应时节则“顺”，并有祥瑞；君主的德行背逆时节则“逆”，并会有灾异而造成祸患。（张世亮、钟肇鹏、周桂钿译注《春秋繁露》）

［18］治水五行：本篇题目应为《治顺五行》，旧本并误作《治水五行》。通观全篇内容无涉治水。钟肇鹏举《五行大义》卷四第十九《论治政》引本篇正作“《春秋繁露·治顺五行篇》”，本书《五行相生篇》说：“故为治，逆之则乱，顺之则治。”因此继之以《五行顺逆》第六十、《治顺五行》第六十一、《治乱五行》第六十二。“治顺”“治乱”前后相对，因此本篇题作《治顺五行》为宜。本篇大旨是说统治者因顺五行之德行，并运用于政事，就能够使天下大治。（张世亮、钟肇鹏、周桂钿译注《春秋繁露》）

又，此篇把一年分为五个七十二日，分别由木、火、土、金、水来主事。木主事的七十二日就该实行柔惠的政策，火主事的时候宜举贤良，土主事的时候当养老问孤，金主事的时候要修缮城墙，水主事时则可以用刑。（叶平注译《春秋繁露》）

［19］治乱五行：本篇旨在论述治理国家如果不按照五行的次序，行政措施违背五行就会发生祸乱，与上篇《治顺五行》正好相对。本篇以五行配四时：木为春，火为夏，土在夏、秋之中而称为“中夏”或“季夏”，金为秋，水为冬。如果火干木或者木干火，土干火或者火干土，这都属于“治乱五行”以致招来灾害。这实际上是将五行学说与政治紧密联系在一起，警告君主一定要按照为政之道来治理国家。（张世亮、钟肇鹏、周桂钿译注《春秋繁露》）

［20］五行变救：上篇《治乱五行》谈及君主为政如果违背了五行的顺序就会招来

灾变。本篇则针对这一点来论述解救灾异的方法，其主旨是要说明君主如果能够施行德政则可以解除灾变。全篇按照木、火、土、金、水的顺序，首先说明了灾变的各种表现形式以及原因，然后针对不同形式的灾变提出了相应的解救措施。这实际上体现了董仲舒为政以德的政治思想。（张世亮、钟肇鹏、周桂钿译注《春秋繁露》）

［21］五行五事：本篇取人事以配五行，旨在论证君主要加强自身修养的理由和根据，如果君主修养不够就会引起灾变。这是董仲舒“天人感应”政治哲学的一个重要内容，实际上是对王权的一种约束和限制。他认为王者行为不当，就会导致天气的灾变发生。“五事”指貌、言、视、听、思五项，王者的这五项表现会与天的暴风、霹雳、电、暴雨、雷相感应。（张世亮、钟肇鹏、周桂钿译注《春秋繁露》）

［22］天地之行：本篇总的观点是认为人道应该效法天道，并论述了为政治国之道。董仲舒以天与地、心与身的关系为例证，说明了君臣之间的关系，天尊地卑、心主形副，这是自然的定律。作为君臣关系的人道也应该遵循这个定律，君道取法天道、心灵的主宰特征，而臣道则取法地道、身体的顺从特征，董仲舒由此认为只有君臣和合，才能治理好国家。（张世亮、钟肇鹏、周桂钿译注《春秋繁露》）

［23］如天之为：本篇从天、人一气的角度出发，论证了人道与天道的共同性，以此要求君主应该效法天道来治理人事。董仲舒将天气四季的变化与人类的感情变化相比配，认为君主应当在春、夏、秋、冬四季分别施行仁爱、宽大、刑杀、清明的政治。但他同时又指出，人道对于天道的效法不应该是机械简单的相配，而应该抓住天地之道的根本，即天地之气周转流行、永不停息的特性。君主在治理政事时，应该根据实际情况来采取相应的措施，而不必拘泥于天、人相合的死板框架。本篇的思想既肯定了人道应该效法天道，但同时又突破了阴阳家多禁忌的缺陷，应该说观点更为全面。（张世亮、钟肇鹏、周桂钿译注《春秋繁露》）

［24］天地阴阳：本篇论述了人在天地中的地位和天人之间的关系。董仲舒把人作为构成整个宇宙的十大要素之一，并肯定天地之间人为贵。以天人一气为基础，董仲舒以类比推理的方法论证了天人之间存在着感应关系，认为天地之间充满着气，人在天地之中如同鱼在水中，人的行为能够影响天地阴阳，人间太平就会导致天气和美，而人间混乱则会使天地的化育受到损害。董仲舒十分重视君王在管理百姓、参赞天地化育中的关键作用，要求君主效法天地之道，使人间太平，从而使天地的化育更加完美。（张世亮、钟肇鹏、周桂钿译注《春秋繁露》）

［25］天地之气……列为五行：“《礼运》：‘夫礼必本于太一，分而为天地，转而为阴阳，变而为四时，列而为鬼神。’”（苏舆《春秋繁露义证·卷十三》）

［26］行：德行，即品德、品行。

［27］故谓之五行：指五种德行。

［28］五官：五种官职，即司农、司马、司空、司徒、司寇。以五行比附五官，是从五行各有其职责的角度来进行说明的。五行与官职相联系，说明了官职之间相互制约。（张世亮、钟肇鹏、周桂钿译注《春秋繁露》）

［29］比相生而间相胜：比，比邻、相邻，靠近、挨着。间，间隔。“俞云：‘比相

生若春木生夏火，间相胜若秋金胜春木是也。'"（苏舆《春秋繁露义证》）

五行顺序为木火土金水，"比相生"是指按此顺序而木生火、火生土、土生金、金生水、水生木；"间相胜"是指按此顺序而中间间隔一个，即木胜土、土胜水、水胜火、火胜金、金胜木。这个概括是董仲舒做出的，是对五行学说的重大贡献。（张世亮、钟肇鹏、周桂钿译注《春秋繁露》）

［30］春主生，夏主长，季夏主养，秋主收，冬主藏：此句经医家改造为：春生，夏长，长夏化，秋收，冬藏。季夏主养改为长夏主化。

金栋按：生、长、化、收、藏，五字连用概括五时的变化谓之"五化"，是后起的说法，《内经》全书仅一见，且未直接与四（五）时五行并提。《素问·六微旨大论》云："故非出入，则无以生、长、壮、老、已；非升降，则无以生、长、化、收、藏。"

较早的说法是四时（五行）变化并提，即《素问·阴阳应象大论》云："天有四时五行，以生长收藏，以生寒暑燥湿风。"四时五行之变化，即春木生、夏火长、秋金收、冬水藏。若与五行相配，尚缺一行。王冰虽有"长夏土湿"之注，但未明确说"长夏主化"，而明代注家如马莳、张介宾或参考了《阴阳应象大论》"中央生湿，湿生土"及《六微旨大论》等相关内容而受启发予以补充为"长夏属土主化"。《类经二卷·阴阳类一》注："四时者，春夏秋冬。五行者，木火土金水。合而言之，则春属木而主生，其化以风；夏属火而主长，其化以暑；长夏属土而主化，其化以湿；秋属金而主收，其化以燥；冬属水而主藏，其化以寒。"

［31］天有五行……五曰水：苏舆《义证》："此与《洪范》五行之次不同。《洪范》一水，二火，三木，四金，五土。郑康成以为本阴阳所生之次是也。此以四时更迭休王为序，所谓播五行于四时也。《素问》《淮南·原道训》《白虎通》并用《洪范》。"

［32］此其天次之序也：这里董仲舒按照五行相生的次序来排列五行即木、火、土、金、水；而最早提出五行的《尚书·洪范》的次序是："一曰水，二曰火，三曰木，四曰金，五曰土。"天次之序，说是天排的次序，借天说话，也是董仲舒的一大思想特色。（张世亮、钟肇鹏、周桂钿译注《春秋繁露》）

［33］此其父子也：此指五行相生的关系。生我者为父（母），我生者为子，故以父子关系来比喻五行相生。

［34］木居左……相受而布：相受：相继承，相承受。

西汉文景时代尚土德，故董仲舒认为君王为土而居中央，其面南而坐，因此东方为木而居左，西方为金而居右，南方为火而居前，北方为水而居后，这是按照父子相承受的次序而进行分布的。（张世亮、钟肇鹏、周桂钿译注《春秋繁露》）

［35］常因其父以使其子，天之道也：苏舆《义证》："五行家命所生者或为父，或为母，取义一也。而纬家推衍，遂益其诞，如以金不畏土而畏火不以父命辞王父命之类。见《御览》引《帝命验》及《白虎通·五行篇》，今不取。"

［36］为之天润：为，同"谓"。天润，天之润泽。

［37］股肱：大腿和胳膊。引申为辅佐君主的大臣。（叶平注译《春秋繁露》）

［38］茂美：丰盛完美。

［39］土兼之也：“《白虎通·五行篇》：‘行有五，时有四何？四时为时，五行为节。故木王即谓之春，金王即谓之秋，土尊不任职，君不居部，故时有四也。’”（苏舆《春秋繁露义证》）

［40］五行之主也：“《月令·正义》：‘土虽处于夏末，而实为四行之主。’用董说。白虎通：‘土味所以甘何？中央者，中和也，故甘，犹五味以甘为主也。’”（苏舆《春秋繁露义证》）

［41］《内经》亦有此说：《素问·太阴阳明论》云：“帝曰：脾不主时何也？岐伯曰：脾者土也，治中央，常以四时长四脏，各十八日寄之，不得独主于时也。”此乃“土不可名时”，而医家言“脾不主时”。如：

《类经三卷·藏象类七》注：“此言时惟四而藏有五，如肝心肺肾分主四时，而脾为五藏之一，独无所主者何也？五藏所主，如肝木主春而王于东，心火主夏而王于南，肺金主秋而王于西，肾水主冬而王于北，惟脾属土而蓄养万物，故位居中央，寄王四时各十八日，为四藏之长，而不得独主于时也。”

《素问·藏气法时论》云：“脾主长夏，足太阴阳明主治，其日戊己。”此乃“土为季夏”，而医家言之“长夏”也。如王冰注：“长夏，谓六月也。”

［42］凡物必有合：“合，即偶也。《楚庄王篇》：‘百物必有合偶。’《易·系辞》：‘五位相得而各有合。’《左》疏引郑注云：‘二五阴阳各有合，然后气相得施化行也。’”（苏舆《春秋繁露义证》）

［43］《内经》脏腑相合：《灵枢·本输》云：“肺合大肠。”“心合小肠。”“肝合胆。”“脾合胃。”“肾合膀胱。”“三焦者，中渎之府也，水道出焉，属膀胱，是孤之府也。”其“六府之所与合者”，当如《灵枢·本藏》云：“肺合大肠。”“心合小肠。”“肝合胆。”“脾合胃。”“肾合三焦膀胱。”

《类经三卷·藏象类三》注：“此言藏府各有所合，是为一表一里。肺与大肠为表里，故相合也。”“心与小肠为表里，故相合也。”“肝与胆为表里，故相合也。”“脾与胃为表里”，故相合也。“肾与膀胱为表里”，故相合也。三焦虽是孤府而属膀胱，故肾合三焦膀胱。

金栋按：脏腑相合，当为五脏五腑始妥。然脏有五而腑有六凡十一者，何故？请参看第十五节所附“藏五府六考”。

［44］《淮南子》中亦有五行相生说：《淮南子》中有两种五行相生说。

《天文训》云：“甲乙寅卯，木也；丙丁巳午，火也；戊己，四季土也；庚辛申酉，金也；壬癸亥子，水也。水生木，木生火，火生土，土生金，金生水。”

《地形训》云：“是故炼土生木，炼木生火，炼火生云，炼云生水，炼水反土。”何宁《淮南子集释》云：“云，金气所生也。”

［45］一般认为其说较董氏为晚：董仲舒约生于公元前195年，约卒于公元前118年至前115年。淮南王刘安生于公元前179年，卒于公元前122年。以出生时间而言，董氏为早。

[46] 三年不观于舍园，其精如此：见于《史记·儒林列传》。

金栋按：此句《汉书·董仲舒传》作："盖三年不窥园，其精如此。"颜师古曰："虽有园圃，不窥视之，言专学也。"

[47] 他的家乡本邻齐地：《史记·儒林列传》："董仲舒，广川人也。"

金栋按：董仲舒的老家广川（今河北省衡水景县广川镇）在衡水东南，邻近齐鲁，北靠燕赵，西界三晋。(百度百科)

[48] 河间献王（？—前130）：即刘德。西汉景帝之子。封为河间王，谥曰献王。好儒学，史家称其"修学好古，实事求是"。多罗致山东儒生。相传曾得《周官》《尚书》《礼》《礼记》《孟子》《老子》等古文先秦旧书，并立《毛诗》《左氏春秋》为博士。但这些记载只见于《汉书》而不见于《史记》，曾引起后来学者的怀疑。(《辞海》)

【原文】

再看《汉书·董仲舒传》对册（策）[1]语："盖闻'善言天者必有征于人，善言古者必有验于今[2]'。故朕垂问乎天人之应。……今子大夫明于阴阳所以造化，习于先圣之道业，然而文采未极，岂惑于当世之务哉？"汉武帝请他提意见，也是久闻他"明于阴阳""天人相应"之道。"天人相应"自天命论演变而来，也在董氏手里集大成并与阴阳五行合流。

在"天人相应"思想指导下，董氏进一步发挥，以国家比附人体，见"通国身[3]第22"：

"气之清者为精[4]，人之清者为贤。治身者以积精为宝，治国者以积贤为道。身以心为本[5]，国以君为主[6]。精积于其本，则血气相承受[5]；贤积于其主，则上下相制使。血气相承受[7]，则形体无所苦；上下相制使，则百官各得其所。形体无所苦，然后身可得而安也。百官各得其所，然后国可得而守也。夫欲致精者，必虚静其形[8]；欲致贤者，必谦卑其身。形静志虚者，精气之所趋也；谦卑自身者，仁贤之所事也[9]。故治身者务执虚静以致精[10]，治国者务尽卑谦以致贤。能致精则合明而寿[11]，能致贤则德泽洽而国太平[12]。"

这种以心为君主，主明则下安的基本思想应该是《素问·灵兰秘典论》的蓝本。《灵兰秘典论》在《内经》中看来别具一格，其直接渊源仍是董仲舒的思想。所谓"相傅之官[13]"其官制虽始自战国，而各国名称不一。汉代方定型，故是汉代官制。中正、州都之官始自曹魏[14]，可知《素问·灵兰秘典论》不会定型于汉末之前。

董氏之论亦非全是首创，唯前人说法不如他系统。《荀子·解蔽[15]》有："心何以知？曰虚一而静。""心者，形之君也，而神明之主也[16]。"《管子·心术上、君臣下》有："心之在体，君之位也[17]。九窍之有职，官之分也[18]。耳目者，视听之官也，心而无与视听之事，则官得守其分矣。""君之在国都也，若心之在身体也。"这都是战国末的说法[19]。

【补注】

［1］对册（策）："对策，亦作'对册'。古时就政事、经义等设问，由应试者对答，称为对策。自汉起作为取士考试的一种形式。"（《汉典》）

［2］善言天者必有征于人，善言古者必有验于今：征，即徵，颜师古曰："证也。"善于谈论天道的，必能把天道验证于人；善于谈论往古的，必能把古事验证于现在。

金栋按：《素问·举痛论》云："黄帝问曰：余闻'善言天者必有验于人，善言古者必有合于今。'"

《素问·气交变大论》云："余闻之，善言天者，必应于人；善言古者，必验于今。"

《荀子·性恶篇》云："故善言古者必有节于今，善言天者必有徵于人。"

［3］通国身：意在阐明治天下国家与治身的道理是相通的。《吕氏春秋·审分篇》云："夫治身与治国，一理之术也。"本篇论述了治理国家与保养身体的道理，而以前者为主，后者可以看作是一种类比。董仲舒汇通天人之理，贯通治身、治国之道于一。他强调：保养身体的关键是积蓄精气，治理国家的关键在于招揽贤人；积蓄精气的关键是心境恬淡、不轻举妄动，招揽贤人的关键在于态度谦卑、礼贤下士。

［4］气之清者为精：清，洁净。精，精气。《管子·内业》："精也者，气之精者也。"《淮南子·精神训》高诱注："精者，人之气。"先秦黄老道家以及汉代学者皆以精为气。

精气：张岱年《中国哲学大辞典》说："中国古代哲学用语。指一种精灵细微的物质。《易·系辞上》：'精气为物，游魂为变，是故知鬼神之情状。'以精气的变化来解释鬼神。《管子·内业》：'思之而不通，鬼神将通之；非鬼神之力也，精气之极也。'还认为，精气'下生五谷，上为列星；流于天地之间，谓之鬼神；藏于胸中，谓之圣人'。不仅以精气来解释鬼神，而且把它看作自然万物以及生命和智慧的根源。《大戴礼记·曾子天圆》则认为：'阳之精气曰神，阴之精气曰灵。'以精气来解释神灵。后来思想家一般把精气看作一种构成人的生命和精神的东西。东汉王充说：'人之所以生者，精气也。'（《论衡·论死》）清戴震说：'知觉者，其精气之秀也。'（《原善·绪言下》）"

金栋按：医家论精气。《中医大辞典》云："同正气，泛指构成和维持生命的精华物质及其功能。《素问·通评虚实论》：'邪气盛则实，精气夺则虚。'具体如生殖之精。《素问·上古天真论》：'丈夫八岁，肾气实，发长齿更；二八，肾气盛，天癸至，精气溢写，阴阳和，故能有子。'又如饮食化生的精微物质——营气、卫气等。《素问·经脉别论》：'饮入于胃，游溢精气，上输于脾。'《灵枢·营卫生会》：'营卫者，精气也。'"

《内经》论精气。精气一词，《内经》全书共见38次。《内经词典》说："简称精。形容其细微物质结构及其运动状态。"

又，高校教材第二版孙广仁《中医基础理论·第二章精气血津液·第一节精》说："精与气相对而言：精有形，是气的化生本原，藏寓于脏腑之中，主静而属阴；气无形，由精化生，运行于全身上下内外，主动而属阳。"

［5］身以心为本：张之纯曰："心者，君主之官，主血以输十二经脉。"

［6］国以君为主：张之纯曰："国之有君，如人身之有心。"

［7］血气相承受：血、气循环运动而不停息。相承受，循环运动。

金栋按：血气一词，《内经》全书共见127次，其义有二：一指血液和精气（营气），二指血分或气分。

《素问·脉要精微论》云："夫脉者，血之府也。"《灵枢·经脉》云："谷入于胃，脉道已通，血气乃行。"《灵枢·决气》云："何谓脉？壅遏营气，令无所避，是谓脉。"《灵枢·本藏》云："经脉者，所以行血气而营阴阳，濡筋骨，利关节者也。"

由此可见，血与气二者是可分不可离。血液在脉管中、经脉内运行不息，而气也参与。血与气的关系可概括为"气为血之帅，血为气之母"。具体而言，气为血之帅，包含气能生血、气能行血、气能摄血三个方面；而血为气之母包含血能养气和血能载气两个方面。

［8］虚静其形：使自己做到心境恬淡、身体宁静。张之纯曰："《内经》所谓'不妄作劳也'。"

［9］谦卑自身者，仁贤之所事也：是说态度谦恭自卑、尊重别人的人，仁者贤人都会前来侍奉他。《周易·谦》彖辞曰："谦尊而光。"孔颖达疏："尊者有谦而更光明盛大。"

［10］故治身者，务执虚静以致精：《管子·心术上》："去欲则宣，宣则静矣。静乃精，精则独立矣。"《管子·内业篇》："静则得之，躁则失之，灵气在心，一来一逝。"正可作为此二句之注脚。

［11］合明而寿：聚合精神而长寿。明，神明，指人的精神。合明，钟肇鹏按："'合明'疑当作'神明'，'神'字烂残，因误抄为'合'。"可备一说。

［12］能致贤，则德泽洽而国太平：德泽洽：恩德广博。洽，广博、普遍。

苏舆《义证》："《潜夫论·思贤篇》：'是故养寿之士，先病服药，养世之君，先乱任贤，是以身常安而国脉永也。上医医国，其次医身。夫人治国，固治身之象，疾者身之病，乱者国之病也。身之病待医而愈，国之乱待贤而治。治身有黄帝之术，治世有孔子之经。舆案：待病求医，待乱求贤，晚矣。所谓医与贤者，又未必果其人也。惟董子之言，为得其本。"

金栋按：《素问·四气调神大论》云："'圣人不治已病治未病，不治已乱治未乱。'此之谓也。夫病已成而后药之，乱已成而后治之，譬犹渴而穿井，斗而铸锥，不亦晚乎？"

［13］相傅之官：王冰注："位高非君，故官为相傅。"

《素问补识》云："《吕览》：'相者，百官之长也。'《汉书·百官公卿表》：'相国、丞相皆秦官。''傅'的来源则更早，《书经》上已有'立太师、太傅、太保，兹惟三公'的记载，《史记·商君传》：'太子犯法，刑其傅公子虔。'相，助也；傅，辅也。相傅之官即协助辅佐之官，说明肺对心有协助辅佐的作用。心主血，肺主气，血无气不行。"

金栋按：相傅，史书无此官名，《内经》言之，应该是相和傅的连称——相和傅都是官名。相，汉代诸侯国官名，秦汉朝名丞相、相国。古有太傅，傅，颜师古曰："相也。"

《史记·孝景本纪第十一》云："中五年夏……更命诸侯丞相曰相。"

安作璋、熊铁基《秦汉官制史稿·第二编地方官制·第四章王国》云："汉初，天子置太傅以辅王，成帝时，太傅但曰傅。……汉天子代诸侯王国置相。初名相国，惠帝元年更名丞相，景帝中五年，复更名为相。"

《汉书·卷十九上·百官公卿表第七上》云："相国、丞相，皆秦官，金印紫绶，掌丞天子助理万机。秦有左右，高帝即位，置一丞相，十一年更名相国，绿绶。"应劭曰："丞者，承也。相者，助也。"

宋马端临《文献通考·卷四十九·职官考三·宰相》云："秦悼武王二年，始置丞相官，以樗（音初 chū）里疾、甘茂为左、右丞相；庄襄王又以吕不韦为相国；及始皇立，尊不韦为相国，则相国、丞相皆秦官。金印紫绶，掌丞天子，助理万机。……汉高帝继位，一丞相，绿绶，以萧何为之。及诛韩信，乃拜何为相国。何薨，以曹参为之。……后汉废丞相及御史大夫，而以三公总理众务，则三公复为宰相矣。至于中年以后，事归台阁，则尚书官为机衡之任。至献帝建安十三年，复置丞相，而以曹公居之。又有相国。……按：自魏、晋以来，宰相但以他官参掌机密，或委知政事者则是矣，无有常官。其相国、丞相，或为赠官，或则不置，自为尊崇之位，多非人臣之职。其真为宰相者，不必居此官。……按：自后汉时，虽置三公，而事归台阁，尚书始为机衡之任。然当时尚书，不过预闻国政，未尝尽夺三公之权也。至魏、晋以来，中书、尚书之官始为真宰相，而三公遂为具员。"

［14］中正、州都之官始自曹魏：龙伯坚《黄帝内经概论·第四章黄帝内经的著作时代·第一节素问的著作时代》云："《素问》中个别的后代作品——《素问》中还有个别的后代作品搀入在内，例如第八《灵兰秘典论》所说：'胆者中正之官，膀胱者州都之官'，中正和州都是曹魏以后才有的官名，并且3世纪中期的皇甫谧《甲乙经》没有采用《灵兰秘典论》一句话，可见这一篇肯定是公元3世纪以后的作品。"

龙伯坚所据见《太平御览》卷二六五引《傅子》："魏司空陈群始立九品之制，郡置中正，平次人才之高下，各为辈目。州置都而摠其议。"马端临《文献通考》卷二八《选举考》一："魏文帝延康元年，尚书陈群以为天朝选用不尽人才，乃立九品官人之法，州郡皆置中正，以定其选。"

胡天雄《素问补识》不同意龙氏之见。胡氏云："观本篇君主与十一官并列，至少写成于公元前221年以前。彼时君王可与牛马相比（《气穴论》：'圣人易语，良马易御。'），可以把老百姓摆在君王之上（《灵·师传》：'上以治民，下以治身。'），在暴秦及其以后，君权高于一切，这种并列的说法，简直是对君王的蓄意嘲弄，是要轻则身死、重则族灭的。"

李今庸教授也不赞同龙氏之见。他说："至于此《灵兰秘典论》，新校正谓'全元起本名《十二藏相使》，在第三卷'。然《针灸甲乙经》和《黄帝内经太素》二书均未载此篇内容，故此《灵兰秘典论》，似非《黄帝内经素问》一书之原有篇章，疑其为全元起为《素问》作训解时采之以补入者。其是否为六朝时作品，因无确据，现尚不得而知。但仅据此文'中正之官'一句，曲解其义，以断定其为六朝时作品，殊为无当之至！"（《古医书研究·〈黄帝内经〉研究》）

金栋按：中正乃负责推荐人才的官员，人才的等级由他们评定，是魏文帝曹丕为了拉拢士族而采纳陈群的意见。曹丕篡汉前夕，即延康元年（220）由魏吏部尚书陈群制定。此制至西晋渐趋完备，南北朝时又有所变化。这一制度创始于曹魏，发展成熟于两晋，衰落于南北朝时期，废除于隋朝，随之科举制形成。据此，中正之官名，确是始自曹魏。

《文献通考·卷六十三·职官考十七》："中正，魏置。晋诸中正，率一国所推，台阁取信。后魏孝明正光元年，罢诸郡中正。北齐郡、县皆有之。他史多阙。隋初有，后罢而有州都。唐并无此官。"

州都，即大中正，也是推荐人才的官员。沈起炜、徐光烈《简明中国历代职官辞典》："州都：即大中正。魏文帝因陈群之议，设中正，州郡皆置。司马懿执政时，加置大中正。《晋书·刘毅传》谓毅致仕后，'司徒举毅为青州大中正……由是毅遂为州都。'"但此官职与膀胱之功能不符。膀胱与水液代谢有关。其实，由于人体和封建国家可类比处太少，《灵兰秘典论》类比来的官职大多勉强。比如，肺司呼吸，与相傅之官也不符。

［15］解蔽："蔽者，言不能通明，滞于一隅，如有物壅蔽之也。"（王先谦《荀子集解》）

［16］心者，形之君也，而神明之主也：即如《素问·灵兰秘典论》云："心者，君主之官，神明出焉。"

［17］心之在体，君之位也："心之在体，当身之中，凡身之运为，皆心之所使，故象君位。……何如璋云：《荀子·天论》'心居中虚以治五官，夫是之谓天君'，又'耳目鼻口形能，各有接而不相能也，夫是之谓天官'，本此。"（黎翔凤《管子校注》）

［18］九窍之有职，官之分也："九窍则各有职司，不能以此代彼，若百官之有其分也。"（《管子校注》）

［19］这都是战国末的说法：《荀子》《管子》等均属战国末之后成书，故有先生此说。以这些文献与《内经》相较，后者远较成熟。这说明《内经》不可能成书于战国。

【原文】

两汉最有学问的人，依应世先后为董仲舒、司马迁、刘向父子、班固和郑玄[1]。至少他们对两汉学术思想影响最大。司马迁和董氏已提到过。刘向父子是西汉后半期人，处过渡时期，问题甚多[2]。本书不可能详述两汉思想史，故把刘氏父子略过。至班固时代，今文经学定型。以下再就《白虎通》[3]看看《内经》与汉代儒学的关系——主要就阴阳、五行、脏腑等说比较。

五祀[4]："祭五祀所以岁一遍何？顺五行也。故春即祭户[5]，户者人所出入，亦春万物始触户而出也。夏祭灶[6]，灶者，火之主，人所以自养也。夏亦火王，长养万物。秋祭门[7]，门以闭藏自固也。秋亦万物成熟，内备自守也。冬祭井[8]，井者水深[9]藏在地中。冬亦水王，万物伏藏。六月祭中溜[10]，中溜者，象土在中央也。六月亦土王也。"

礼乐[11]："乐象阳[12]，礼法阴[13]也。""乐者阳也[12]，故以阴数[14]，法八风，六律、四时也。八风六律者，天气也，助天地成万物者也。""宫商角徵羽[15]，土谓宫、金谓商、木谓角、火为徵、水谓羽[15]。"

五行："五行者何谓也？谓金木水火土也[16]。言行者，欲言为天行气之义也[17]。"（下文几乎全同于《内经》的五行归类，文甚长，不录）

"五行所以更王何？以其转相生，故有终始也。木生火、火生土、土生金、金生水、水生木。是以木王、火相、土死、金囚、水休[18]。……木王、火相、金成，其火燋金[19]，金生水，水灭火，报其理。火生土，土则害水，莫能而御[20]。"

"五行所以相害者，天地之性[21]，众胜寡，故水胜火也。精胜坚，故火胜金。刚胜柔，故金胜木。专胜散，故木胜土。实胜虚，故土胜水也。"

"火阳君之象也，水阴臣之义也。臣所以胜其君何？此谓无道之君也。……曰五行各自有阴阳。"

"木生火，所以还烧其母何？曰金胜木，火欲为木害金，金者坚强难消，故以逊体，助火烧金。此自欲成子之义。"

"木王所以七十二日何？土王四季各十八日，合九十日为一时[22]。"

"土所以王四季何？木非土不生……故五行更王，亦须土也[23]。"

"木所以浮、金所以沉何？子生于母之义。肝所以沉、肺所以浮何？有知者尊其母也[24]。"

"行有五，时有四何？四时为时，五行为节。故木王即谓之春，金王即谓之秋。土尊不任职，君不居部，故时有四也[25]。"

"人有五脏六腑何法？法五行六合也。人目何法？法日月明也[26]。"

八风：（略）

【补注】

[1] 郑玄（127—200）：东汉经学家。字康成。北海高密（今属山东）人。世称“后郑”，以别于郑兴、郑众父子。曾入太学学今文《易》和公羊学，又从张恭祖学《古文尚书》《周礼》《左传》等，最后从马融学古文经。玄游学归里，聚徒讲学，弟子众至数百千人。因党锢事被禁，潜心著述，以古文经说为主，兼采今文经学，遍注群经，成为汉代经学的集大成者，称郑学。在整理古代历史文献上颇有贡献。但喜综合，以不同为同，以《周官》为真周制，凡不合者皆归入殷制。以《礼》注《诗》，造成许多附会。今通行本的《十三经注疏》中《毛诗》、“三礼”注，即采用郑注。另注《周易》《论语》《尚书》和纬书；又作《发墨守》《箴膏肓》《起废疾》，以反驳何休。（张岱年《中国哲学大辞典·中国古代哲学》）

[2] 刘向父子……问题甚多：刘向介绍，见第一节补注。

刘向之子刘歆（？—23）：西汉经学家、目录学家、天文学家。字子骏。后改名秀，字颖叔。沛（今江苏沛县）人。少以通《诗》《书》，待诏宦者署，为黄门郎。继承父业，集校群书。汇六艺群书，撰为《七略》，包括辑略（总论）、六艺略、诸子略、诗赋略、兵书略、术数略和方技略。阐述学术源流及各门学术的宗旨，认为诸子出于“王官”，先秦各学派，包括儒家在内都是历史的产物。其主要内容保存在《汉书·艺文志》中，对中国目录学的建立有一定的贡献。初治《易》，后治《春秋左氏传》，打破当时《左氏传》不传《春秋》的传统看法，“引传文以解经，转相发明，由是章句义理备焉”（《汉书·刘歆传》）。哀帝时，自称发现《周礼》（《逸礼》）、《左传》、《毛诗》、《古文尚书》等古文经，建议列于学官。认为“古文旧书，皆有征验”，今文经多有残缺、脱简，指出《春秋左传》的作者左丘明“亲见夫子。而公羊穀梁在七十子后，传闻之与亲见之，其详略不同”（《移书太常博士》）。所以遭今文经学家的反对。王莽执政，立古文经博士，歆任“国师”，开创古文经学派。后谋诛王莽，事泄自杀。在文学艺术上，认为人类文化皆由“天”产生，体现“天”的意志和道德。强调诗歌的教化作用，批评汉赋。对先秦荀子、屈原的赋有较高的评价。并肯定民歌的作用。其思想属于儒家的正统观念。撰《三统历谱》，造有圆柱形的标准量器。根据这量器的铭文计算，他用的圆周率是3.1547，世称“刘歆率”。（《中国哲学大辞典·中国古代哲学》）

金栋按：先生认为，刘向父子，特别刘歆问题甚多。这是因为“清代之今文经学家，以为汉代之古文经典，皆刘歆所伪造。谓刘歆遍伪群经，以助王莽之篡汉”（冯友兰《中国哲学史下·第二篇经学时代·第四章古文经学与杨雄王充》）。

今古文的问题，非常复杂。请参看第一节《新学伪经考》补注。

[3]《白虎通》：《白虎通义》的简称。

东汉班固等编撰。六卷。谶纬化的经学书。篇目各史所载不同。汉建初四年（79）“下太常、将、大夫、博士、议郎、郎官及诸生、诸儒会白虎观，讲议五经同异……帝亲称制临决，如孝宣甘露石渠故事，作《白虎议奏》”（《后汉书·章帝纪》）。《白虎议奏》已亡佚。会后班固奉命整理讲议记录，编辑成书，即为《白虎通义》。为董仲舒以来今文经学派经义的总汇，亦标志着东汉经学与神学的进一步结合，使谶纬正式变成钦定法典。为经学各派发挥君主专制观念和宗法伦理思想的法典。认为“王者，父天母地，为天之子也”，把君臣关系居于“三纲六纪”之首。受命于天的圣王履行天德中和之道，成为理想完美的化身，以致使社会生活也具中和之美。主张“忠”“敬”“文”“三敬一体”，而以“忠”为先。把社会阶级关系附会于自然秩序，“三纲法天、地、人，六纪法六合”（《三纲六纪》），并论述“三纲”与“六纪”“五常”相配合，从伦理上将社会等级秩序组合成严密的结构之网，对后世有深远影响。（《中国哲学大辞典·中国古代哲学·著作、秦汉》）

［4］五祀：“祭祀住宅内外的五种神。”（《汉典》）即春祭户神，夏祭灶神，季夏祭中溜（窗）神，秋祭门神，冬祭井神（一说祭行神）。祭祀，“置备供品对神佛或祖先行礼，表示崇敬并祈求保佑。”（《汉典》）

《白虎通·卷二·五祀》云：“五祀者，何谓也？谓门、户、井、灶、中溜也。所以祭何？人之所处出入，所饮食，故为神而祭之。何以知五祀谓门、户、井、灶、中溜也？《月令》曰：‘其祀户。’又曰：‘其祀灶。’‘其祀中溜。’‘其祀门。’‘其祀井。’”

金栋按：古代国之大事有二，一曰祭祀，二曰战争，即“国之大事，在祀与戎”（《左传·成公十三年》），故祭祀活动非常隆重自不待言。由于时代不同及地位不同，祭祀种类繁多，故《白虎通》予以统一。

［5］春即祭户：即春祭户神。陈立《白虎通疏证卷二·五祀》：“《独断》云：‘户，春为少阳，其气始出生养，祀之于户。其礼，南面设主于门内之西。’”

［6］夏祭灶：即夏祭灶神。《白虎通疏证卷二·五祀》：“《独断》云：‘灶，夏为太阳，其气长养，祀之于灶。其礼，在庙门外之东，先席于门奥西，东设主于灶陉也。’”

［7］秋祭门：即秋祭门神。《白虎通疏证卷二·五祀》：“《独断》云：‘门，秋为少阴，其气收成，祀之于门。其礼，北面设主于门左枢。’”

金栋按：单扇的门称户，双扇的门称门。《说文·户部》云：“半门曰户。”《说文·门部》云：“门，从二户。”又，《康熙字典·户部·户》云：“《六书精蕴》：‘室之口也。’凡室之口曰户，堂之口曰门。内曰户，外曰门，一扇曰户，两扇曰门。”

［8］冬祭井：即冬祭井神。一说冬祭行神。《白虎通疏证卷二·五祀》：“《独断》云：‘以行当井，谓行冬为太阴，盛寒为水，祀之于行。其礼，在庙门外之西，軷壤厚二尺，广五寸，轮四尺，北面设主于軷上。’案：设軷乃祖道之祭，故祭行亦用之焉。祭井同否无考。”軷（音拔 bá），《汉典》云：“古代祭路神称‘軷’。祭后以车轮碾过祭牲，表示行道无艰险。”

金栋按：郑注《月令》“其祀井”作“其祀行”。

《白虎通疏证卷二·五祀》：“案：高诱注《吕氏春秋》云：‘行，门内地，冬守在内，故祀之。行或作井，水给人，冬水王，故祀之。’郑注《月令》云：‘冬阴盛，寒于水，祀之于行，从辟除之类。’然则祀行即所以祀水，与祀井之义合也。两汉、魏、晋之立五祀，皆祀井，隋、唐参用《月令》《祭法》，五祀则祭行。及李林甫之徒复修《月令》，冬又祀井，而不祀行。其实井、行一也。说者以行为道祭。……高注所云‘或作井’，即《白虎通》所见之本。”

［9］深：或作“生”。《白虎通疏证卷二·五祀》：“‘生’，《通典》作‘主’，何本作‘深’，讹。……小字本、元本正作‘生’。”

［10］六月祭中溜：即季夏祭窗神。中溜，天窗也。《白虎通疏证卷二·五祀》：“《独断》云：‘季夏之月，土气始盛，其祀中溜，设主于牖下也。”牖（音友 yǒu），窗。

金栋按：中溜，亦作“中霤”。《辞源·丨部》：“中霤：㈠土屋的天窗，也指室的中央。《公羊传》哀六年：‘于是使力士举巨囊，而至于中霤。’《疏》引庾蔚之：‘复地上累土，穴则穿地也。复穴皆开其上取明，故雨霤之，是以因名中室为中霤也。’”

洪钧按：五祀反映了先民对基本生活设施和条件的崇拜。比如祭灶即崇拜火，祭井即崇拜水，很好理解。但是由于当代房屋很少见天窗——即天窗看起来很不重要，多数读者可能不很理解为什么要祭祀天窗（中溜或中霤）。人们可能认为，古代皇家宫殿那么辉煌，怎么会需要天窗呢？其实，即便是到了商代和西周，皇家宫殿也远远不能和今故宫相比。

除了坚固、避风雨之外，人类住所还必须解决两大问题：通风和采光。这二者都需要窗户。墙壁上的窗户自然可以通风，也可以采光。但是，最好的采光窗户是天窗。须知，中国古代没有玻璃，墙壁上的窗户又不能开得太大。于是最好的采光窗户是天窗。仰韶时代的房屋形制像帐篷，采光也和帐篷一样靠天窗。不难想象，房屋和帐篷越大（即纵深越大）越需要天窗采光。故我认为，商代之前的王者居所或议事大殿，也要有天窗。天窗有简单和高级之别。高级天窗可以防雨。简单的天窗就是房顶上留一个窟窿。不要以为这是很久远以前的事情。1965 年我在四川农村工作过。那时那里很多农民住的草房和简单瓦房，就是在房顶上留一个窟窿作天窗采光——尽管如此室内还是相当暗。好在那时有了玻璃瓦，多数天窗不漏雨。那样的天窗一般不足半个平方米。墙上的窗户也大约这么大。又须知，任何建筑，门、窗越大，造价越高，建筑难度越大。这就是为什么先民对门、户和中溜那么重视。

［11］礼乐：“礼节和音乐。古代帝王常用礼乐为手段，以求达到尊卑有序、远近和合的统治目的。”（《汉典》）

《白虎通卷三·礼乐》云：“礼乐者，何谓也？礼之为言履也。可履践而行。乐者，乐也。君子乐得其道，小人乐得其欲。王者所以盛礼乐何？节文之喜怒。乐以象天，礼以法地。人无不含天地之气，有五常之性者。故乐所以荡涤，反其邪恶也。礼所以防淫泆，节其侈靡也。”

［12］乐象阳：“《郊特牲》云：‘乐由阳来者也。’《淮南·本经训》：‘地载以阳。’注：‘乐，生也。惟阳故生。’是乐，阳之义也。”（《白虎通疏证卷三·礼乐》）

［13］礼法阴：“《郊特牲》又云：‘礼由阴作者也。’《易·系辞下》：‘谦以制礼。’虞注：‘阴称礼。’《礼·乡饮酒义》：‘是以礼有三让。’注：‘礼者，阴也。’是礼为阴也。”（《白虎通疏证卷三·礼乐》）

［14］故以阴数：阴数，偶数，二、四、六、八、十也。

《白虎通疏证卷三·礼乐》："凡阴皆系制于阳。"

《易·系辞下》："阳卦奇，阴卦耦。"《灵枢·根结》："阴道偶，阳道奇。"

［15］宫商角徵羽……水谓羽："《月令》曰'盛德在木'，'其音角'。又曰'盛德在火'，'其音徵'。'盛德在金'，'其音商'。'盛德在水'，'其音羽'。"（《白虎通卷三·礼乐》）

金栋按：疑有脱文。尚当曰"盛德在土"，"其音宫"，始合五音。

《素问·金匮真言论》云："东方青色，入通于肝……其音角。""南方赤色，入通于心……其音徵。""中央黄色，入通于脾……其音宫。""西方白色，入通于肺……其音商。""北方黑色，入通于肾……其音羽。"

《素问·阴阳应象大论》云："东方生风，风生木……在音为角。""南方生热，热生火……在音为徵。""中央生湿，湿生土……在音为宫。""西方生燥，燥生金……在音为商。""北方生寒，寒生水……在音为羽。"

《汉书·律历志》云："声者，宫、商、角、徵、羽也。……协之五行，则角为木，五常为仁，五事为貌。商为金为义为言，徵为火为礼为视，羽为水为智为听，宫为土为信为思。"

《五行大义·卷之三·第十四论杂配·二者论配声音》："《律历志》云：'角者，触也，阳气蠢动，万物触地而生也。徵者，祉也，万物大盛蕃祉也。宫者，中也，居中央，畅四方，唱始施生，为四声之经。商者，章也，物成章明也。羽者，宇也，物藏聚萃，宇覆之也。"

［16］谓金木水火土也："《淮南·原道训》：'节四时而调五行。'注：'五行，金木水火土也。'《素问·藏气法时论》云：'五行者，金木水火土也。'"（《白虎通疏证卷四·五行》）

森立之《素问考注·藏气法时论》云："木火金水土，四时土用之序，出《家语》五帝廿四。盖相生序而置土用于末者。木火土金水，是生序。水火金木土，是克序。金木水火土，用序是人用序，盖相克序而置土用于末。水火木金土，体序是人用序，即一二三四五之序。"

［17］言行者，欲言为天行气之义也："《书·洪范》：'初一曰五行。'《永乐大典·监字部》载郑《书》注云：'行者，言顺天行气也。'《释名·释天》云：'五行者，五气也。于其方各施气也。'《汉书·艺文志》：'五行者，五常之行气也。"（《白虎通疏证卷四·五行》）

金栋按："为天行气"者，言顺四（五）时也。天，自然界；气，气候的变化。五行，乃四（五）时也，即春木风、夏火暑、长夏土湿、秋金燥、冬水寒。

［18］五行所以更王何……水休：王，旺也，当令者。五行各有所合的时令，当令者为王，王所生者为相，王所胜（克）者为死，所克王者为囚，所生王者为休。此即五行休王者，实乃五行生克乘侮。

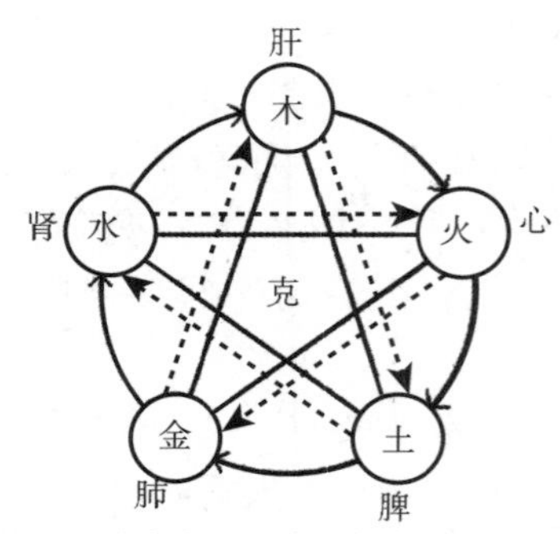

《五行大义·卷之二·第四论相生·三者论四时休王》：“休王之义，凡有三种：第一，辨五行体休王；第二，论干支休王；第三，论八卦休王。

“五行体休王者，春则木王，火相，水休，金囚，土死。夏则火王，土相，木休，水囚，金死。六月则土王，金相，火休，木囚，水死。秋则金王，水相，土休，火囚，木死。冬则水王，木相，金休，土囚，火死。……凡当王之时，皆以子为相者，以其子方壮，能助治事也。父母为休者，以其子当王，气正盛，父母衰老，不能治事。如尧老委舜以国政也。所畏为死者，以其身王，能制杀之。所克者为囚者，以其子为相，能囚仇敌也。”

［19］木王、火相、金成，其火燋金：“大旨论木王金囚之义，金能克木，木生火，火燋金，是亦有为父报仇之义。《五行大义》云：‘五行之道，子能极父之难，故金位克木，火复其仇。’《庄子·外物篇》‘木与木相摩则燃，金与火相守则流’，亦谓木生火，火烧金之义也。”（《白虎通疏证卷四·五行》）

［20］金生水……土则害水，莫能而御：“《五行大义》二云：‘火既消金，水雪其耻。’此亦论水王火死之义。以火克金，金生水，水为金子，为金灭火也。土王水死者，亦以水克火，火生土，复害水，是皆为父报仇者也。”（《白虎通疏证卷四·五行》）

［21］天地之性：“《汉书·艺文志》：‘阴阳者，顺时而发，推刑德，随斗击，因五胜，假鬼神而为助者。’师古曰：‘五胜，五行相胜也。’《淮南子·主术训》：‘夫火熯则水灭之，金坚则火消之。’义皆同。”（《白虎通疏证卷四·五行》）

［22］木王所以七十二日何？土王四季各十八日：“凡五行之王，各七十二日，土居四季，季十八日，并七十二日。土有四方，生死不同，其论定位，则止季夏之月。《礼·月令》‘中央土’，是也。”（《白虎通疏证卷四·五行》）

金栋按：《内经》亦有此说。见上补注。

合九十日为一时：“《大义》引《元命苞》，言‘数成于三，故合于三，三月阳极于九，故一时九十日也’。”（《白虎通疏证卷四·五行》）

金栋按：《白虎通》这句话有问题，可能是传抄致误。查《元命苞》（赵在翰辑

《七纬》）说："阳气数成于三，故时别三月。阳数极于九，故三月一时，九十日。"而《疏证》对此只是引《元命苞》之语搪塞，却未解释明白。按赵辑本《元命苞》解释一时（季）三个月，即"数成于三"而来。不知为何成了"九十日为一时"。

洪钧按：按四时分季节，一时大约九十日，也大约三个月。如果按三百六十日法（即规定一年为360日），一时就是恰好九十日。只是这与五行不合拍。可见虽有季夏之说，古人还是不便公然分一年为五时——那样一时是七十二日。当然实际上回归年是三百六十五日到三百六十六日。于是一时的日数不可能是整数，但在汉代五行学说盛行的背景下，不会有人挑这个毛病。又，西汉就有了二十四节气，历法上的"四时"是有严格规定的。春季就是从立春到立夏，夏季就是从立夏到立秋，秋季就是从立秋到立冬，冬季就是从立冬到立春。那时用漏壶计时，一般每日分为百刻。节气和四时的长度都要准确到刻。按那时的平气法分节气和四时，节气和四时都是等长的。一时是91.3日多一点，说一时九十日也马马虎虎。实际上，节气和四时都是不等长的，北半球的夏季要比冬季长两三天。仔细看一下一年的日历就知道了。至于为什么，请看下一节。

［23］土所以王四季何？木非土不生……故五行更王，亦须土也："《大义》引《五行传》及《白虎通》：'木非土不生，根柢茂荣……故五行更互须土。土王四季，而居中央。'较此为备。亦本《五行传》义也。又引颍氏《春秋·释例》：'五行生数，未能变化，各成其事。……《传》曰：配以五成。案：水数一，得土而成六；火数二，得土而成七；木数三，得土而成八；金数四，得土而成九。故《月令》四时皆言成数，言金木水火皆须土而成也。'《繁露·五行之义篇》：'土者，天之股肱也。其德茂美，不可名以一时之事，故五行而四时者，土兼之也。'"（《白虎通疏证卷四·五行》）

［24］木所以浮……有知者尊其母也："《素问》《难经·三十三难》云：'肝青象木，肺白象金，肝得水而沉，木得水而浮，肺得水而浮，金得水而沉，何也？肝者，非为纯木也，乙角也。庚之柔，释其微阳而吸其微阴之气，其意乐金。肺者，非纯金，辛商也。丙之柔，释其微阴，始而就火，其意乐火。'若然，肝本乙木与庚合，故从金，肺本辛金与丙合，故从火。脾本己土与甲合，故从木。义相兼矣。'尊其母'者，水生木，金生水，木为水子，金为水母，肝木为水子，故沉。肺金为水母，故浮。浮为尊，沉为卑也。"（《白虎通疏证卷四·五行》）

金栋按：《疏证》云"《素问》"，欠当。所引《难经·三十三难》内容，乃论"肝肺浮沉与阴阳五行的关系"，内容涉及十天干分阴阳、配五行五音等，在此不便解释，可参看《难经》相关注释。

［25］行有五……故时有四也："《繁露·五行之义篇》'是故木居东方而主春气，火居南方而主夏气，金居西方而主秋气，水居北方而主冬气'。'土居中央'。'金木水火虽各职，不因土方不立'也。"（《白虎通疏证卷四·五行》）

［26］人有五脏六腑何法？法五行六合也。人目何法？法日月明也：五脏法五行，六腑法六合。两目法日月。

金栋按：《春秋繁露·人副天数》云："内有五脏，副五行数也。"六合，即上下四方，然六腑当法六律，一说法六气。

《灵枢·经别》云："人之合于天道也。内有五藏，以应五音、五色、五时、五味、五位也；外有六府，以应六律。六律建阴阳诸经合之十二月、十二辰、十二节、十二经水、十二时、十二经脉者，此五藏六府之所以应天道。"

《灵枢·邪客》云："天有日月，人有两目。……天有五音，人有五藏。天有六律，人有六府。"

《白虎通卷八·性情》云："人本含六律五行之气而生，故内有五藏六府。"

《五行大义·卷之三·第十四论杂配·四者论配藏府》云："藏府者，由五行六气而成也。藏则有五，禀自五行，为五性。府则有六，因乎六气，是曰六情。"

可见，五脏之五，来自五行。六府之应有六合、六律、六气之不同说法。

【原文】

情性[1]："人有五脏，五脏者何？谓肝心肺肾脾也[2]。""《元命苞》曰：'目者肝之使[3]……鼻者肺之使[4]……耳者心之候[5]……阴者肾之泻[6]……口者脾之门户[7]……或曰：舌者心之候[8]，耳者肾之候[9]。或曰肝系于目，肺系于鼻，心系于口[10]，脾系于舌[10]，肾系于耳。"

"六府者何谓也？谓大肠、小肠、胃、膀胱、三焦、胆也。府者为五藏宫府也。……胃者脾之府也……膀胱者肾之府也……故先决难也。三焦者包络府也，水谷之道路，气之所终始也[11]。故上焦若窍、中焦若编、下焦若渎[12]。胆者肝之府也。肝者木之精也，主仁[13]。仁者不忍，故以胆断焉。……小肠大肠心肺之府也。……肠为心肺主，心为支体主[14]，故为两府也[15]。"

日月[16]："日日行一度，月日行十三度十九分度之七[17]。""周天三百六十五度四分度之一[18]。"

嫁娶[19]："阳数七，阴数八。男八岁毁齿[20]，女七岁毁齿。"

读以上引文，不是有些像读《内经》或听人讲《内经》吗！他处不说，单是"耳者心之候"，尚见于《素问·金匮真言论》，时人或有不知，更多不解。原来出自纬书[21]，东汉本有此说，不必强解。

《白虎通》中的阴阳五行说真是炉火纯青了。提了那么多尖锐的问题，居然都能讲得通。实在是那时最科学的理论。此书是公元 79 年为统一今文经学，集中儒士[22]讨论明定的官方政治思想提要[23]。其中受阴阳五行说统帅者近半。直接涉及医理者虽少，亦可看出其时五行与五脏的配属关系已固定。五脏六腑说也与今本《内经》很接近。这一部分术语和概念可能又反过来参考了当时的医书。

至此，儒家的相生说大体说清了。但五行是怎样和五脏发生关系的呢？

极需从儒家书中去找。

【补注】

［1］情性：即“性情”。“性情者，何谓也？性者阳之施，情者阴之化也。人禀阴阳气而生，故内怀五性六情。”（《白虎通卷八·性情》）

《白虎通疏证卷八·性情》云：“《说文·心部》：‘性，人之阳气，性善者也。情，人之阴气，有欲者。’《御览》引《援神契》云：‘情者魂之使，性者魄之主，情生于阴以计念，性生于阳以理真。’《论衡·初禀篇》：‘性生于阳，情生于阴。’《淮南·天文训》：‘外景者施，内含者化。’是性为阳之施，情为阴之化也。《礼记·礼运》云：‘故人者，其天地之德，阴阳之交。’是人皆禀阴阳之气而生也。”

《白虎通卷八·性情》云：“五性者何谓？仁、义、礼、智、信也。”“六情者，何谓也？喜、怒、哀、乐、爱、恶谓六情。”

［2］人有五脏……谓肝心肺肾脾也：“人有”二字，或随上文而衍。人体五脏，是肝、心、脾、肺、肾。此按五行生序排列。

金栋按：五脏一词，《内经》全书共见205次，而明确指出五脏是指肝、心、脾、肺、肾者，只1见。即《素问·金匮真言论》云：“肝、心、脾、肺、肾，五脏皆为阴。”

［3］目者肝之使：目是肝脏的外使、差遣、官窍。

《素问·金匮真言论》云：“东方青色，入通于肝，开窍于目。”《素问·阴阳应象大论》云：“肝主目……在脏为肝……在窍为目。”《灵枢·脉度》云：“肝气通于目，肝和则目能辨五色矣。”《灵枢·五阅五使》云：“目者，肝之官也。”《难经·三十七难》云：“肝气通于目，目和则知黑白矣。”

［4］鼻者肺之使：鼻是肺脏的外使、差遣、官窍。

《素问·金匮真言论》云：“西方白色，入通于肺，开窍于鼻。”《素问·阴阳应象大论》云：“肺主鼻……在脏为肺……在窍为鼻。”《灵枢·脉度》云：“肺气通于鼻，肺和则鼻能知臭香矣。”《灵枢·五阅五使》云：“鼻者，肺之官也。”《难经·三十七难》云：“肺气通于鼻，鼻和则知香臭矣。”

［5］耳者心之候：耳是心的外候。

金栋按：为什么这里与心开窍于舌矛盾，请参看第十五节所附“心开窍详解”。

［6］阴者肾之泻：肾司二便及主生殖。阴，前、后二阴，排泻（泄）二便者也。其中前阴，男子尚泻精，女子尚泻血。

《白虎通卷八·性情》云：“肾之为言写也，以窍写也。……窍能泻水，亦能流濡。”写、泻同。

《素问·金匮真言论》云：“北方黑色，入通于肾，开窍于二阴。”王冰注：“肾藏精，阴泄注，故开窍于二阴也。”

［7］口者脾之门户：口是脾脏的门户、官窍。

《素问·金匮真言论》云：“中央黄色，入通于脾，开窍于口。”《素问·阴阳应象大论》："脾主口……在脏为脾……在窍为口。"《灵枢·脉度》："脾气通于口，脾和则口能知五谷矣。"《灵枢·五阅五使》："口唇者，脾之官也。"《难经·三十七难》："脾气通于口，口和则知谷味矣。"

［8］舌者心之候：舌是心脏的外候、官窍。

《素问·阴阳应象大论》云："心主舌……在脏为心……在窍为舌。"《灵枢·脉度》："心气通于舌，心和则舌能知五味矣。"《灵枢·五阅五使》："舌者，心之官也。"《难经·三十七难》："心气通于舌，舌和则知五味矣。"

［9］耳者肾之候：耳是肾脏的外候、官窍。

《素问·阴阳应象大论》云："肾主耳……在脏为肾……在窍为耳。"《灵枢·脉度》："肾气通于耳，肾和则耳能闻五音矣。"《灵枢·五阅五使》："耳者，肾之官也。"《难经·三十七难》："肾气通于耳，耳和则知五音矣。"

［10］心系于口，脾系于舌：口为心候，舌为脾候。

"'心系于口，脾系于舌'，此与《子华子》同。但彼以'舌为心候，口为脾候'为异。《大义》引道家《太平经》云：'……心神不在唇青白……脾神不在舌不知甘味'，与此合。"（《白虎通疏证卷八·性情》）

［11］三焦者包络府也……气之所终始也：三焦是心包络的府，既是水谷运行的通道，亦是诸气的通道。

［12］上焦若窍、中焦若编、下焦若渎："《素问·灵兰秘典论》云：'三焦者，决渎之官，水道出焉。'《大义》引《河图》云：'三焦孤立，为中渎之府。'卢云：案《内经》云：'上焦如雾，中焦如沤，下焦如渎。'此云'若窍''若编'，疑误。"（《白虎通疏证卷八·性情》）

《灵枢·营卫生会》云："余闻上焦如雾，中焦如沤，下焦如渎，此之谓也。"

洪钧按：以上所引《白虎通》中的五行归类、五脏说、六腑说、五脏开窍说等均与今《内经》完全相同。这种相同甚至包括心开窍于舌、于耳同时并存的矛盾现象。关于三焦这个聚讼纷纭的脏腑，《白虎通》所说也与《灵枢》如出一辙。故可断言《白虎通》时代，《内经》体系已经完成。《白虎通》是《内经》成书的下限。

［13］肝者木之精也，主仁："肝所以仁者何？肝，木之精也。仁者好生，东方者，阳也，万物始生，故肝象木色青而有枝叶。"（《白虎通卷八·性情》）

［14］心为支体主：心脏主宰身体。

《白虎通卷八·性情》云："目为心视，口为心谭，耳为心听，鼻为心嗅，是其支体主也。"

《白虎通疏证卷八·性情》云："《淮南·原道训》："夫心者，五藏之主也。所以制四支，流行血气。'《荀子·天论篇》云：'耳目口鼻形能，各有接而不相能也，夫是之谓天官。心居中虚以治五官，夫是之谓天君。'又《吕氏春秋·贵生》云：'耳虽欲声，目虽欲色，鼻虽欲芬香，口虽欲滋味，害于生则止在四官者不欲，利于生者则弗为。由此观之，耳目口鼻不得擅行，必有所制。'注：'制，制于心也。'"

［15］故为两府也：指大肠与小肠两府（腑）。

金栋按：据上下文义，此句应接在“肠为心肺主”之后始妥。

［16］日月：日即太阳，月即月亮。太阳为阳，乃阳精；月亮为阴，乃阴精。

《白虎通卷九·日月》云：“日之为言实也，常满有节。月之为言阙也，有满有阙也。”

《白虎通疏证卷九·日月》云：“《说文·日部》：‘日，实也。太阳之精不亏。’《广雅·释天》云：‘日，实也。’《释名·释天》：‘日，实也。光明盛实也。’《大义》引《汁光纪》云：‘日为阳精，故日实也。’《占经》引《元命苞》云：‘日之为言实也，节也。含一开度立节，使物咸别，故谓之日。言阳布散合如一。’《御览》引《礼统》云：‘日者，实也。形体光实，人君之象。’”

《白虎通疏证卷九·日月》云：“《说文·月部》：‘月，阙也。太阴之精。’《释名·释天》：‘月，阙也。满则阙也。’《大义》引《元命苞》云：‘月者阴精，为言阙也。’月初未正对日，故无光缺。月半而与日相对，故光满。十六日已后渐阙，亦渐不对日也。故《文选》注引《保乾图》云‘日以圆照，月以亏全’，宋《注》：‘全，十五日是也。’”

［17］日日行一度，月日行十三度十九分度之七：太阳每天行一度，月亮每天行十三度十九分度之七（《素问》称“月行十三度而有奇焉”）。太阳运行慢，月亮运行快。

《白虎通疏证卷九·日月》云：“《书·疏》引《考灵耀》云：‘周天三百六十五度四分度之一，而日日行一度，则一期三百六十五日四分日之一。’又云：‘日日行一度，月日行十三度十九分度之七。’《周髀算经》云：‘日月俱起建星，月度疾，日度迟，日月相逐于二十九日三十日间，而日行天二十九度，余未有定分，于是三百六十五日南极景长，明日反短，以岁终日影反长，故知之也。’”

《素问·六节藏象论》云：“日行一度，月行十三度而有奇焉，故大小月三百六十五日而成岁。”

高校教参《内经》云：“奇，余数也。地球绕太阳公转一周（360 度）而 365 日，平均每天运行近似一度（古人认为地不动而日行，故曰日行一度）。月亮绕地球运转一周约 27.32 天，平均每天运行为 360 度÷27.32，等于 13.18 度。故曰‘日行一度，月行十三度而有奇’。

“前人有两种计算方法：

“一是从朔望月计，如王冰注：‘日行迟，故昼夜行天之一度，而三百六十五日一周天，而犹有度之奇分矣。月行速，故昼夜行天之十三度余，而二十九日一周天也。言有奇者，谓十三度外，复行十九分度之七，故云月行十三度有奇也。’

“二是从恒星月计算，如《类经·运气类·一》注云：‘日行一度，月行十三度者，言日月之退度也。日月循天运行，俱自东而西，天行速，日行迟，月行又迟。天体至圆，绕地左旋，常一日一周而过日一度。日行迟，亦一日绕地一周，而比天少行一度。凡积三百六十五日又二十五刻，仍至旧处而与天会，是为一岁。此日行之数也，故曰日行一度。月行又迟，亦一日绕地一周，而比天少十三度又十九分度之七，积二十七日半有奇而与天会，是为一月。此月行之数也，故曰月行十三度而有奇焉。’

"前注朔望月二十九日一周天，后注恒星月二十七日半又奇为一周天。朔望月所以长于恒星月，是由于月球随着地球绕太阳公转，一月之后，已经变更了和太阳的位置关系。因此，月球在围绕地球运行一周以后，还必须再继续运转两天多，才能达到与太阳相合的位置，而再次出现朔望的现象。"

［18］周天三百六十五度四分度之一：即一周天为365.25度。

《礼记·月令》孔《疏》："星既左转，日则右行，亦三百六十五日四分日之一至旧星之处。即以一日之行而为一度计，二十八宿一周天，凡三百六十五度四分度之一，是天之一周之数也。"

［19］嫁娶："人道所以有嫁娶何？以为情性之大，莫若男女。男女之交，人伦之始，莫若夫妇。《易》曰：'天地氤氲，万物化淳，男女构精，万物化生。'人承天地施阴阳，故设嫁娶之礼者，重人伦，广继嗣也。"（《白虎通卷十·嫁娶》）

"《礼记·礼运》：'饮食男女，人之大欲存焉。'《易·序卦传》：'有男女然后有夫妇，有夫妇然后有父子。'《集解》引虞注：'泰已有否，三之上反而成咸，艮为男，兑为女，故有男女。咸反成恒，震为夫，巽为妇，故有夫妇。咸上复乾成遯，乾为父，艮为子，故有父子。'是人伦之始，莫若夫妇也。（《白虎通疏证卷十·嫁娶》）

金栋按：俗话说："男大当婚，女大当嫁。"人之常情也。男欢女爱，人之情性之欲也。根本原因都是为了繁殖后代。

［20］毁齿：换牙。《素问》名"齿更"。

［21］纬书：《汉典》云："汉代依托儒家经义宣扬符箓瑞应占验之书。相对于经书，故称。《易》《书》《诗》《礼》《乐》《春秋》及《孝经》均有纬书，称'七纬'。纬书内容附会人事吉凶，预言治乱兴废，颇多怪诞之谈；但对古代天文、历法、地理等知识以及神话传说之类，均有所记录和保存。纬书兴于西汉末年，盛行于东汉，南朝宋时开始禁止，及隋禁之愈切。炀帝即位，搜天下书籍与谶纬相涉者皆焚之，其书遂散亡。纬书虽亡失殆尽，但散见于诸经注疏及为其他书籍所征引者不少，后代学者曾加以搜辑。明孙谷辑有《古微书》，清马国翰有《玉函山房辑佚书》，其所辑纬书名目如下：

"《易纬》八种：《乾坤凿度》《乾凿度》《稽览图》《辨终备》《通卦验》《乾元序制记》《是类谋》《坤灵图》。

"《尚书纬》五种：《璇玑钤》《考灵曜》《刑德放》《帝命验》《运期授》。另有《尚书中候》十八篇。

"《诗纬》三种：《推度灾》《汎历枢》《含神雾》。

"《礼纬》三种：《含文嘉》《稽命徵》《斗威仪》。

"《乐纬》三种：《动声仪》《稽曜嘉》《叶图徵》。

"《春秋纬》十四种：《感精符》《文耀钩》《运斗枢》《合诚图》《考异邮》《保乾图》《汉含孳》《佐助期》《握诚图》《潜潭巴》《说题辞》《演孔图》《元命苞》《命历序》。另有《春秋内事》。

"《孝经纬》九种：《援神契》《钩命诀》《中契》《左契》《右契》《内事图》《章

句》《雌雄图》《古秘》。”

［22］集中儒士：征诸史料，可知白虎观会议参与者的概况，可考的共有十三人。皇室成员有两位：一是章帝本人，素有今古文素养，但偏好古文；另一位是章帝的兄弟，博涉经书的西平王刘羡。今文派的学者有：明《春秋》的议郎杨终，习鲁《诗》的鲁恭、魏应，精欧阳《尚书》的鲁阳乡侯丁鸿（桓荣弟子）、屯骑校尉桓郁（桓荣之子），前者由于学识渊博，辩答聪敏，时人谓之“殿中无双丁孝公”，后者为章帝、和帝师；长于《公羊春秋》的博士李育，善解《严氏春秋》的太常楼望，为明帝师。属古文派的是卫士令贾逵（贾谊的九世孙）和校书郎班固。无派别的是精通《老子》的侍中淳于恭。大概由于淳于恭不沾今古文两边，又是清静之人，章帝才派他做会议记录。另有少府成封，史记其人，未见其事。（许抗生、聂保平、聂清著《中国儒学史·两汉卷·第八章白虎通经学会议与〈白虎通〉的儒学思想》）

［23］官方政治思想提要：用学术的眼光看，《白虎通》是对汉代思想整合的结果；从知识的角度看，它可视为汉代儒学的百科全书；而从社会政治的层面看，它是东汉的“宪法”。（《中国儒学史·两汉卷·第八章白虎通经学会议与〈白虎通〉的儒学思想》）

二　五行配五脏的由来

【原文】

阴阳五行说混一之后，先是像邹衍那样鼓吹“五德终始”，为改朝换代服务。一经汉室统治稳固，这种学说就得再改进。于是，它组织得更加严密，网络许多内容，意图指导一切政令。结果出现了所谓“月令[1]”——各季各月政府应该干什么大事，发布什么政令。

“月令”是有一个完善过程的[2]。现存最复杂的“月令”，在《礼记[3]》中。从医家观点看，《礼记》中五行和五脏搭配的关系与《内经》不同。它是：木配春配脾，火配夏配肺，土配季夏配心，金配秋配肝，水配冬配肾。只有肾属水与《内经》同。这作何解呢[4]？下面列一表先看“月令”发展情况，然后再略作分析考证。“月令”内容很繁琐，需先读一段原文，才知道下表的意思。《礼记·月令·孟春之月》如下：

“孟春之月，日在营室，昏参中，旦尾中[5]。（天象[5]）

“其日甲乙，其帝太皞，其神句芒[6]。（主神、日干）

“其虫鳞、其音角、律中大蔟、其数八、其味酸、其臭羶、其祀户、祭先脾[7]。（五行归类）

“东风解冻，蛰虫始振、鱼上冰、獭祭鱼、鸿雁来[8]。（物候[8]）

“天子居青阳左个。乘鸾路，驾苍龙，载青旗，衣青衣，服苍玉，食麦

与羊，其器疏以达[9]。（天子活动礼仪）

“是月也，以立春。先立春三日，太史谒之天子[10]，曰某日立春，盛德在木。（节气及五行）

“天子乃齐[11]。立春之日，天子亲帅三公、九卿、诸侯、大夫[12]，以迎春于东郊。还反（乃）赏[13]公卿诸侯大夫于朝[14]。命相布德和令，行庆施惠，下及兆民，庆赐遂行，毋有不当[15]。乃命太史守典奉法，司天日月星辰之行，宿离不贷，毋失经纪，以初为常[16]。（朝廷活动）

“是月也，天子乃以元日[17]祈谷于上帝[17]。乃择元辰[18]，天子亲载耒耜[19]，措[20]之于参保介之御间[21]。帅三公九卿，诸侯大夫，躬耕帝籍[22]。天子三推[23]，三公五推，卿诸侯九推。反执爵于大寝[24]。三公、九卿、诸侯、大夫皆御[25]，命曰劳酒[24]。（朝廷劝农）

“是月也，天气下降，地气上腾，天地和同，草木萌动[26]。（气候阴阳变化）

“王命布农事，命田[27]舍东郊。皆修封疆[27]，审端经术[27]，善相丘陵、阪险、原隰[28]，土地所宜，五谷所殖，以教道民，必躬亲之。田事既饬，先定准直[29]，农乃不惑。（督促农事）

“是月也，命乐正入学习舞[30]，乃修祭典[31]，命祀山林川泽，牺牲毋用牝[32]。禁止伐木[33]，毋覆巢，毋杀孩虫、胎夭飞鸟，毋麛母卵[34]，毋聚大众，毋置城郭[35]。掩骼埋胔[36]。

“是月也，不可称兵，称兵必天殃[37]。兵戎不起，不可从我始。（戒杀）

“毋变天之道，毋绝地之理，毋乱人之纪[38]。

“孟春行夏令，则雨水不时，草木早落，国时有恐[39]。行秋令则其民大疫，飙风暴雨总至，藜莠蓬蒿并兴[40]。行冬令则水潦为败，雪霜大挚，首种不入[41]。”（月令异常的结果）①

好了。以上引文只是十二月之一。青年朋友读起来一定头痛。括号中的简单附注可能有点用处，供参考。下表不能把全部内容列入，那样太繁琐，反而不便比较。

【自注】

①月令之令指政令，即政令要顺应天时，否则会出现天时不正等不良后果。《管子·幼官图[1]》有成套的说法，仅引其右东方本图如下：

春行冬政，肃；行秋政，雷；行夏政，阉[2]。十二[3]，地气发，戒春事。十二，小卯，出耕。十二，天气下，赐与。十二，义气至，修门闾。十二，清明，发禁。十二，始卯，合男女。十二，中卯。十二，下卯。三卯同事。八举时节，君服青色，味酸味，听角声，治燥气，用八数，饮于青后之井[4]，以羽兽之火爨[5]，藏不忍，行驱养，坦气修通，凡物开静，形生理。合内空周外，强国为圈，弱国为属。动而无不从，静而无不同。举发以礼，时礼必得。和好不基，贵贱无司，事变日至，此居于图东方方外。

我看，如此繁琐的规定，只是理论上的推演。后世古人一直遵循而且最容易理解的是所谓“秋决”，即执行死刑一般要在秋分之后，因为秋气肃杀。

【补注】

[1] 幼官图：《管子》第九篇篇名。其次序即西方本图、西方副图、南方本图、中方本图、北方北图、南方副图、中方副图、北方副图、东方本图、东方副图共十图。

黎翔凤《管子校注卷第三·幼官图第九》曰：“安井衡云：此篇名《图》，则当陈列《幼官》所不及以为十图。今不惟无图，其言又与前篇无异，盖原图既佚，后人因再钞《幼官》以充篇数耳，非《管子》之旧也。……翔凤案：《幼官图》与《幼官篇》文字相同，重复不合理，古人绝不如是之愚蠢。以屈原祖庙及长沙轪侯墓书绢例之，《幼官图》是图，是照《幼官篇》文字绘图于壁上，即用《幼官篇》文字说明之。《幼官图》即是此意。……且篇中数字之意义即用《洪范》，其图为《洛书》。各书有《洛书图》，而不知即在《管子·幼官篇》中。可知图不仅是画像，即黑白点亦为图。本图、副图亦有分别者。杨忱本先西方、次南方、次中方、次北方、次中副、次北副、次东方，由左而上中下，合乎绘画之顺序。”

金栋按：据黎翔凤按语，比照《幼官图》绘画排列顺序及文字说明之数字，结合《尚书·洪范》五行之生数，发现与《河图》（黎翔凤谓之《洛书》图）吻合。所以，黎翔凤说：“五数‘一与六共守，二与七为朋，三与八成交，四与九同道’，而五居中。杨雄窃之为《太玄·玄图》，即《幼官图》也。”只不过《太玄·玄图》尚有一句“五与五相守”，黎氏未引。此当是《河图》原型，从而打破《易·系辞》所云“河出图”的神话传说。如下图：

	二曰火 南方副图　南方本图 （用七数）	
东方副图　东方本图 （用八数） 三曰木	中方副图　中方本图 （用五数） 五曰土	西方副图　西方本图 （用九数） 四曰金
	北方副图　北方北图 （用六数） 一曰水	

[2] 行夏政阉：房玄龄注：“春既阳，夏又阳，阳气猥并，故掩门也。”阉，掩门。

[3] 十二：齐（国）历以十二日为一节，全年分三十节气系统，春季共八节。其八节依次是地气发、小卯、天气下、义气至、清明、始卯、中卯、下卯。故有八个十二论农事、人事等月令之内容，依次是戒春事（春事不宜，宜备耕）、出耕（宜开始耕

种）、赐与（宜颁布赏赐）、修门闾（宜修理门庭）、发禁（宜打开禁令）、合男女（宜男婚女嫁）、三卯同事（宜办事相同）。

《管子校注卷第三·幼官第八》："翔凤案：《幼官》以十二为节，而非十五。《国语·周语》：'纪之以三，平之以四，成于十二，天之道也。'则齐以十二为节，乃自然之数。春八节，夏七节，秋八节，冬七节，共三百六十日。"

金栋按：全年分三十节气系统，以十二日为一节，主要是为了与五行相配，即五行各七十二日分配法，在当时属于"四时五行时令"。在四时春夏秋冬中，春、秋各八节，夏、冬各七节。其中1～6节为"甲子木行"，7～12节为"丙子火行"，13～18节为"戊子土行"，19～24节为"庚子金行"，25～30节为"壬子水行"，五行各七十二日。这种三十时节与五行相配可以整整齐齐，但与四时相配，却有很大矛盾。（李零《待兔轩文存·读史卷》）而二十四节气则属于"月令"系统，即严格与"月"相配。

［4］饮于青后之井：房注："东方井。"

青（黄）后，《管子校注卷第三·幼官第八》："翔凤案：五色之后无名，为氏族之图腾，不可以有名也。其后为女权时代之酋长，故'后'从人仰卧而有口，明是女性。……'井'为古'穽'字，《中匡》'掘新井而柴焉'，有柴燎祭天之意。"

金栋按：青后，五后之一，配东春木。余者分别是赤后，配南夏火；黄后，配中央季夏土；白后，配西秋金；黑后，配北冬水。

［5］以羽兽之火爨：房注："羽兽，南方朱雀。用南方之火，故曰羽兽之火。"

爨（音窜 cuàn）：《汉典》云："烧火做饭。"

《管子校注卷第三·幼官第八》："翔凤案：东方苍龙七宿，龙为鳞虫之长。南方七宿为朱鸟，羽虫之长。西方七宿为白虎，毛虫之长。北方七宿为玄武，介虫之长。故《吕氏春秋》《淮南子》皆为春鳞、夏羽、秋毛、冬介，以四季配四方。《管子》独为春羽、夏毛、秋介、冬鳞，相差一象限。旧籍无说，此冬季天象，《幼官》主北方，冬季也。"

《礼记·月令·孟春之月》【语译】

孟春一月，太阳运行到营室位置，参星于黄昏时分出现在天空中央，尾星于拂晓时分出现在天空中央。

甲乙日为该月的代表日子，主宰春天的帝君为太皞，负责春天的神是句芒。

春天的代表动物为鳞类，春天的象征音乐为角音，候气律管应着太簇，成数对应着八，味道以酸为主，气味以羶为主，祭祀神位为户神，祭祀物品以脾脏为上。

春风拂煦，冰雪融化，冬眠的动物开始活动，鱼儿跃上破碎的薄冰嬉戏，水獭入水捕鱼陈列在河岸上，大雁从南方飞来。

天子居住在青阳堂的左室；乘坐带有鸾铃的车（色青），驾驭高大的青色马，有青色的旌旗；佩戴青色玉石；要以小麦和羊肉为主要食物。餐饮器皿上刻镂的纹理要粗疏而通达。

这个月立春。立春前三日，太史官向天子禀告：某日立春，天地化生万物的盛德在木行。

天子开始沐浴斋戒。立春当天，天子亲自率领三公、九卿、诸侯、大夫等达官贵人前往京城东郊，举行仪式，迎接春天。回朝后，天子赏赐三公、九卿、诸侯、大夫等达官贵人（以庆贺春天来到）。

（天子）命令三公颁布德教主张，宣布有关禁令，表彰德行善事，救济孤寡贫弱，要让广大人民感受到朝廷的恩泽。表彰和赏赐要认真进行，不能有不当之处。

于是命令太史遵守六典，奉行八法，负责观测日月星辰的运行，对它们运行所经过位置的观测不得有差错，对它们运行轨道的测算不得有失误，要把传统的方法作为观测遵循的常法。

这个月，天子选择第一个辛日向上帝祈求五谷丰登。又选定一个良辰吉日，天子亲自用车载上耒耜，将它们置于车右和御者中间，率领三公、九卿、诸侯、大夫，来到供祭祀上帝用的籍田里，亲自动手耕种农田。（亲耕的礼仪是：）天子把耒耜推三下，三公推五下，卿和诸侯都推九下。举行完仪式之后，君臣返回宫廷，在大寝举办酒会，宴请三公、九卿、诸侯、大夫，称之为劳酒。

这个月，天气下降，地气上升，天地二气交和，万物萌动生机。

天子下令安排农业生产，命令负责农业的官员住到都城东郊，（督促农民们）整修田地的边界，视察并修正田地小道，疏浚沟渠，认真察看丘陵、坡地、山泽、高原和低地，教导农民，因地制宜，播种各种农作物。所有这些事情，农业官员都要事必躬亲，不得懈怠。确定完农田各种基础设施之后，还得先确定种植标准和方法，之后农民才能有章可循而不致迷惑。

这个月，命令负责音乐的乐正到太学教习歌舞，规范祭祀礼仪。命令祭祀用的牺牲不得用雌性动物；禁止进山砍伐树木；不准倾覆鸟巢；不许杀害幼虫、孕兽和刚出生的动物、飞鸟；不准捕杀幼兽；不准掏取鸟卵；不可兴师动众（修建大型工程）；要掩埋暴露在外的枯骨。

这个月，不可用兵征伐。如果用兵征伐，天必降下灾祸。保持和平相处，更不要由我挑起事端（引发战争）。

不要改变上天好生之道，不要断绝大地养育万物之理，也不要扰乱夫妻、父子间的人伦纲纪。

孟春一月如果行使夏天的政令，那么就不会风调雨顺，草木就会（因旱涝灾害）过早凋落，国家也会时常发生恐惧事件。如果行使秋天的政令，人民就会流行瘟疫，狂风暴雨经常侵袭，各种有害野草会疯狂生长。如果行使冬天的政令，就会有水涝败坏农田，并且雪霜严重，导致早春农作物无法播种。

金栋按：《礼记·月令·孟春之月》原文、语译及下文［补注］5～38 均据“艾钟、郭文举注译《礼记》”。

【补注】

［1］月令：“《礼记》篇名。礼家抄合《吕氏春秋》十二月纪之首章而成。所记为农历十二个月的时令、行政及相关事物。后用以特指农历某个月的气候和物候。”（《汉典》）

《礼记正义·月令》郑玄注："陆曰：此是《吕氏春秋》十二纪之首，后人删合为此记。"孔《疏》："按郑目录云：名曰《月令》者，以其纪十二月政之所行也。本《吕氏春秋》十二月纪之首章也，《礼》家好事抄合之，后人因题之名曰《礼记》，言周公所作。其中官名、时、事，多不合周法。此于《别录》属《名堂阴阳纪》。"

孙希旦《礼记集解》："愚谓是篇虽祖述先王之遗，其中多杂秦制，又博采战国杂家之说，不可尽以三代之制通之。然其上察天时，下授民事，有唐、虞钦若之遗意。"

黎翔凤《管子校注卷第三·幼官第八》："陈澧云：《管子·幼官篇》《四时篇》《轻重己篇》，皆有与《月令》相似者。四时篇'春行冬政则雕'云云，尤与《月令》无异，故《通典》云：'《月令》出于《管子》。'其书虽不韦之客所作，其说则出于《管子》也。汉儒以《月令》为周公所作，郑君不从其说，以《月令》之文明见于《吕氏春秋》，不能舍此实据，而以空言归之周公也。"

张岱年《中国哲学大辞典》云："又见于《吕氏春秋》十二纪中。记述每年夏历十二个月的时令及其相关事物，并把各类事物归纳在五行相生的系统中，比最早的行事月历《夏小正》丰富而系统。"

月，即（一年）十二个月。令，指国家政令。本篇的内容，是依据一年的十二个月，逐月记载当月的天象特征、物候变化，所主的神与物，天子所宜的居处、车马、服饰、饮食和器具，应当实施的国家政令，以及国家政令违反时令将招致的灾害等。

"天人合一"是古代哲学中一种十分重要的思想，其具体运用便是古人所说的"因天时，制人事"，"上察天时，下授民事"。《月令》一篇便是这种思想的集中体现。

按照现代天文学的观点，《月令》一篇中的许多内容早已过时，而且不少内容已被证明是不科学的，但其中贯穿的"因天时，制人事"的思想仍值得后人借鉴。

《月令》一篇的来源，多认为是秦国丞相吕不韦组织门下宾客编写的《吕氏春秋·十二纪》，因此成文年代当在战国末期。（艾钟、郭文举注译《礼记》）

［2］"月令"是有一个完善过程的：其演变完善过程大致为：《大戴礼记·夏小正》《管子·幼官篇、四时篇、五行篇、轻重已篇》《吕氏春秋·十二纪》《淮南子·时则训》等，最后成《礼记·月令》篇。

金栋按：中国古代有两种不同的时令系统，一是二十四节气代表的"月令"系统，一是三十时节代表的"四时五行时令"系统。"月令"的特点是严格与月相配，以《大戴礼记·夏小正》《吕氏春秋·十二纪》及《礼记·月令》等为代表。而"四时五行时令"系统，是为了与五行相配，将四时分为三十节，以十二天为一节，五行各七十二天。《管子·幼官》篇、《四时》篇和《五行》篇，就属于这种时令。

"这两种节气有大致对应的关系，但彼此很难变通。关于这种矛盾，《淮南子》似乎已注意到了。它的确是一部总结性的书，喜欢兼采异说，折中矛盾。所以在《天文》篇中，它既提到'四时五行时令'系统的五行各七十二日分配法，又提到'月令'系统的二十四节气。为了调和四时与五行相配的矛盾，不让中央土行空起来，在《时则》篇中，它竟把季夏分配到中央土行中去。但这样做，实际上更不整齐。"（《待兔轩文存·读史卷》）所以《内经》中，有“脾不主时”（每季之末各主十八日）及“脾主长夏”两种矛盾说法，则是这种矛盾的具体反映。

［3］礼记：“儒家经典之一，是战国至汉初儒家礼仪论著的总集。内容包括礼制和儒家哲学两部分，为研究中国古代社会、文物制度、典礼、祭祀、教育、音乐和儒家学说的重要参考书。《汉书·艺文志》著录131篇，西汉戴德删为85篇，名《大戴礼记》。他的侄子戴圣又删为49篇，名《小戴礼记》，收入‘十三经’中。其中《中庸》《大学》《礼运》等篇是儒家重要的哲学著作，对后世影响很大。”（《汉典》）

蒋伯潜曰：“《礼记》则是‘记’，非‘经’。《礼记》本有二部，一为戴德所辑，谓之《大戴礼记》，凡八十五篇；一为德从兄子圣所辑，谓之《小戴礼记》，凡四十九篇（见《礼记正义序》引郑玄《六艺论》）。今存十三经中，为《小戴礼记》；《大戴礼记》已仅存北周卢辨所注之三十九篇矣。二戴之《礼记》，不著录于《汉书·艺文志》。《汉志》‘礼’类但有《记》百三十一篇。《经典释文叙录》引晋陈绍《周礼论序》曰：‘戴德删古礼二百四篇为八十五篇，谓之《大戴礼》；圣删《大戴礼》为四十九篇，是为《小戴礼》。后汉马融、卢植诸家考诸家同异，附戴圣篇章，去其繁重，及所叙略，而行于世，即今之《礼记》是也。’……则《礼记》各篇，大都采自他书，要为周秦间作品，撰辑或始自叔孙通，后来亦必有所增损，而其为四十九篇之定本，则似在戴圣时也。”（《十三经概论·第五编仪礼礼记概论·第二章礼记解题》）

［4］这作何解呢：因为《尚书》有今古文之分，结果导致五脏附五行说法不一。《月令》的配属与古文《尚书》同。《内经》的配属与今文《尚书》同，如此而已。先生于本节后面内容中已做了解释。

金栋按：许慎《五经异义·五脏所属》：“今《尚书》欧阳说：‘肝，木也；心，火也；脾，土也；肺，金也；肾，水也。’古《尚书》说：‘脾，木也；肺，火也；心，土也；肝，金也；肾，水也。’许慎案：《月令》‘春祭脾，夏祭肺，季夏祭心，秋祭肝，冬祭肾’，与古《尚书》同。”

［5］孟春之月……旦尾中：孟春之月：春天的第一个月，即正月。

《吕氏春秋》高诱注：“孟，长。春，时。夏之正月也。”

《礼记正义》孔《疏》：“此言孟春者，夏正建寅之月也。吕不韦在于秦世，秦以十月为岁首，不用秦正而用夏时者，以夏数得天正，故用之也。《周礼》虽以建子为正，其祭祀田猎也，亦用夏正也。”

营室：二十八星宿之一，位于北方七宿的第六宿，属于飞马星座。古人认为，太阳运行到了这个位置，春就来到了。

高诱注：“营室，北方宿，卫之分野。是月，日躔（音缠 chán）此宿。”

参：参星，二十八星宿之一，位于西方星宿的第七宿，属于猎户星座。

尾：尾星，二十八星宿之一，位于东方七宿的第六宿，属于天蝎星座。

高诱注：“参，西方宿，晋之分野。尾，东方宿，燕之分野。是月昏旦时皆中于南方。”

《淮南子·时则训》注：“参，西方白虎之宿也，是月昏时中于南方。尾，东方苍龙之宿也，是月将旦时中于南方。”

天象：“天文现象。例如月球的盈亏、太阳的出没、行星的冲合、流星的闪逝、彗星的隐现、新星的爆发、日月的交食和极光等。”（《汉典》）

金栋按：以上所论乃先生括号附注“天象”是也。

［6］其日甲乙……其神句芒：其日甲乙：古人用十天干记日，十日一循环。古人还将天干分别归属于五行，其中甲乙属木行。同时将四季归入五行，春季属木行。因此用甲乙作为春天的主日。

《礼记集解》云：“愚谓日以十干循环为名，十干分属五行，而甲乙为木，故日之值甲乙者属于春。”

金栋按：《素问·藏气法时论》：“肝主春，足厥阴少阳主之，其日甲乙。”

太皞：上古五帝之一，号伏羲氏，为东方之神，于五行为木帝，主管春天。

高诱注《吕氏春秋》（下同）：“甲乙，木日也。太皞，伏羲氏，以木德王天下之号，死祀于东方，为木德之帝。”

句芒：传说中上古一个部落首领少皞的儿子，名重，因辅佐太皞有功，故死后为木神。

高诱注：“句芒，少皞氏之裔子曰重，佐木德之帝，死为木官之神。”

《礼记集解》：“愚谓天以四时五行化生万物，其气之所主者谓之帝，《易》所谓‘帝出乎震’也。春之帝曰大皞，夏曰炎帝，秋曰少皞，冬曰颛顼，中央曰黄帝，《周礼》所谓‘五帝’也。有帝而复有神者，盖四时之气运于天，而五行之质丽乎地，自其气之各有所主则为五帝，自其质之各有所司则为五神，故《周礼》五帝为天神，而五祀为地祇也。大皞在天，木德之帝，伏戱氏乘木德而王，其号亦曰大皞，祭木帝则以配食焉。句芒在地，木行之神，重为木正，而其官亦曰句芒，祭木神则以配食焉。”

金栋按：以上所论乃先生括号附注“主神、日干”是也。

［7］其虫鳞……祭先脾：其虫鳞：虫，泛指动物，有鳞虫、甲虫、毛虫、羽虫、倮虫之分。龙为鳞虫之首，苍龙属木，主东方，因此以鳞类代表春天的动物。

《礼记集解》：“马氏晞孟曰：‘苍龙，木属也。其类为鳞，故春则其虫鳞。’吴氏澄曰：‘东方角、亢、氐、房、心、尾、箕七宿，有龙之象，故凡动物之有鳞者属木。’愚谓鳞虫水处而游，得阳之少者也，故属春。”

金栋按：《月令》孟春三月“其虫鳞”，与《素问·五运行大论》及《五常政大论》春木肝“其虫毛”相异。鳞，王冰注“谓鱼蛇之族类”“水化生”，故《素问·五运行大论》及《五常政大论》将其归属于“冬水肾”。

其音角：古人使用宫、商、角、徵、羽五声音阶。角音属木，故为春音。

高诱注：“鳞，鱼属也，龙为之长。角，木也，位在东方。”

《礼记集解》：“郑氏曰：‘音，谓乐器之声也。三分羽，益一以生角，角数六十四。属木者，以其清浊中，民象也。春气和，则角声调。凡声尊卑，取象五行，数多者浊，数少者清，大不过宫，细不过羽。’《汉书·律志》曰：角，触也，物触地而出，戴芒角也。愚谓其音角者，五音分配五行，而角为木，故属春。”

律中太蔟：蔟，亦作“簇”。陈澔解释为：“律者，候气之管，以铜为之，或云竹为之。中，犹应也。太簇，寅律，长八寸。阴阳之气距地面各有浅深，故律之长短如其数。律管入地，以葭灰实其端，其月气至，则灰飞而管通，是气之应也。”

《礼记集解》：“郑氏曰：律，候气之管，以铜为之。中犹应也。孟春气至，则大蔟之律应。应，谓吹灰也。大蔟者，林钟之所生，三分益一，律长八寸。凡律空围九分。《周语》曰：‘大蔟所以金奏，赞阳出滞。’《汉书·律志》曰：三分林钟益一，上生大蔟。蔟，奏也，言阳气大，奏地而达物也。位于寅，在正月。孔氏曰：上从‘其日甲乙’，下终‘其祀户’，皆总主一春三月之事。此‘律中大蔟’，唯主正月之气，宜与‘东风解冻’相连，必在此者，角是春时之音，律审春时之气，音气相须，故角、律同处，言正月之时，候气之管，中于大蔟之律。”

其数八：古人认为五行有生数，有成数。生数是指五行排列顺序之数，即一水、二火、三木、四金、五土，是为天生之数。成数是指奇偶相配相成之数。除去五生数，尚余六、七、八、九、十这五个数，一水、二火、三木、四金、五土与六、七、八、九、十互为成数，单数为阳，偶数为阴，阴阳互配，化为万物。三木的成数为八，春属木，故春月之成数为八。

高诱注：“太蔟，阳律也。竹管音与太蔟声和，太阴气衰，少阳气发，万物动生，蔟地而出，故曰‘律中太蔟’。五行数五，木第三，故数八。”

其味酸、其臭羶：古人认为酸味和羶气于五行都属木。

高诱注：“春，东方，木王。木味酸，酸者钻也，万物应阳，钻地而出。羶，木香羶也。”

金栋按：《月令》之“其音角、其数八、其味酸”与《素问·金匮真言论》同。

其祀户：户，即户神，五祀之一。

祭先脾：脾于五行属木，故用于春天祭祀。

高诱注：“脾属土。陈俎豆，脾在前，故曰‘祭先脾’。春，木胜土，先食所胜也。一说脾属木，自用其藏也。”

许维遹《吕氏春秋集释》：“凌曙曰：高诱前一说本今文《尚书》欧阳说‘脾，土’，与《白虎通》合；后一说乃古文《尚书》‘脾，木也’，与《白虎通》异。维遹案：王引之主后一说，详《经义述闻》。”

金栋按：此古文《尚书》说。若依此说脾属木，“祭先脾”则为“祭其本脏”。

《内经》五脏附五行之说，与今文《尚书》同。若依此说，脾属土，春木胜土，“祭先脾”则为“祭其所胜之脏”。

高诱注《吕氏春秋》“祭先脾”，虽融合今古文之说，似以今文义胜。

又，以上所论即先生括号附注“五行归类”是也。

［8］东风解冻……鸿雁来：东风解冻：春日解冻，薄冰融化。东风，即条风。八风之气，生于八方，以应八节。东风应“孟春”。

蛰虫始振：振，动也。蛰虫开始蠢蠢欲动。

鱼上冰：鱼儿嬉戏冰上下。

獭祭鱼："亦省作'獭祭'。谓獭常捕鱼陈列水边，如同陈列供品祭祀。"（《汉典》）

高诱注："獭，獱（音边 biān），水禽也，取鲤鱼置水边，四面陈之，世谓之祭鱼，为时候者。"

鸿雁来：大雁从南方飞来。

郑玄注："皆记时候也。振，动也。《夏小正》'正月启蛰'，'鱼涉负冰'。汉始以惊蛰为正月中。此时鱼肥美，獭将食之，先以祭也。雁自南方来，将北反其居。今《月令》'鸿'皆为'候'。"

物候："生物的生命活动和非生物的变化对节候的反应，如植物开花、结果；动物蛰眠、迁徙以及始霜、解冻等。"（《汉典》）

金栋按：以上所论乃先生括号附注"物候"是也。

［9］天子居青阳左个……其器疏以达：青阳左个，高诱解释说：明堂的建制，外圆而中方，四方及中央建堂：东方之堂称为青阳，南方之堂称为明堂，西方之堂称为总章，北方之堂称为玄堂；各方的正堂叫作太庙，太庙各有左右室，叫作个；各堂皆有门朝向其所在之方；明堂的中央之堂叫作太庙，无左右个，只有堂称作太室，门亦向南。青阳左个，系指青阳之堂北头的室。不再引原文。

《礼记集解》："愚谓此车马衣服，乃秦自所为制耳，非有取于古也。食麦与羊者，盖以麦为木谷，羊为木畜也。《淮南子》'春，其畜羊'是也。《月令》四时所食之谷与牲，盖亦以五行分配之。然五牲则惟牛之属土，犬之属金，彘之属水，与《周礼》合。若羊，则《周礼》属火，而《月令》属木，鸡则《周礼》属木，而《月令》属火，孔《疏》所谓'阴阳之说多涂'者。至五谷所配，其义尤多不可晓。郑氏所言'麦实有孚甲，属木'，'麻实有文理，属金'之类，皆穿凿无义理。今就其可释者释之，其余亦无足深究也。疏，疏刻之，使通气也。达者，直而无回曲也。器疏以达，顺春气之发舒也。"

金栋按：五行配五畜、五谷，《素问·金匮真言论》是木"其畜鸡，其谷麦"，《五常政大论》是木"其畜犬，其谷麻"；《素问·藏气法时论》是肝（木）宜食"粳米、牛肉"，与《灵枢·五味》同。

五畜，也称五牲，与五行的配属，在《内经》的不同篇章中的配属方法不同。历代注家注释，多引《易·说卦》而矛盾百出，难以使人信服。先秦两汉文献所载五畜与五行配属也不尽相同。究其因，乃"为了构建理论体系的需要，古人又常常对这些直观联系加以夸大歪曲，甚至主观杜撰，如硬把五畜（鸡羊牛马彘）、五声（呼笑歌哭呻）与五行联系起来，就是明显的例子"（刘长林《内经的哲学和中医学的方法》）。

又，以上所论乃先生括号附注"天子活动礼仪"是也。

［10］太史谒之天子：太史，亦作"大史"。大、太，古通。谒，告之。

郑玄注："太史，礼官之属，掌正岁年以序事。谒，告也。"

金栋按：以上所论即先生括号附注"节气及五行"是也。

［11］天子乃齐：齐，即斋也。斋戒。天子于是斋戒（三天）。

郑玄注："齐，侧皆反，本亦作'斋'，卷内仿此。"

高诱注："《论语》曰：'斋必变食，居必迁坐。'自禋洁也。"

［12］三公、九卿、诸侯、大夫：泛指朝廷中的高级官员。

三公："古代中央三种最高官衔的合称。周以太师、太傅、太保为三公。"（《汉典》）

沈起炜、徐光烈《简明中国历代职官辞典》："周辅佐天子的执政大臣称'公'。相传有三公之说。汉经学的古文家以太师、太傅、太保为三公，今文家又以司徒、司马、司空为三公，见许慎《五经异义》（《北堂书钞》卷五十引）。"

九卿："古代中央政府的九个高级官职。周以少师、少傅、少保、冢宰、司徒、宗伯、司马、司寇、司空为九卿。"（《汉典》）

《简明中国历代职官辞典》："古代中央部分行政长官的总称。《汉书·百官公卿表》据经学家之说，谓西周已有，即天官冢宰、地官司徒、春官宗伯、夏官司马、秋官司寇、冬官司空六卿与三少（少师、少傅、少保）的总称。"

诸侯："古代帝王所分封的各国君主。在其统辖区域内，世代掌握军政大权，但按礼要服从王命，定期向帝王朝贡述职，并有出军赋和服役的义务。"（《汉典》）

大夫："古代官名。西周以后的诸侯国中，国君下有卿、大夫、士三级，'大夫'世袭，且有封地。后来大夫成为一般任官职者的称呼。"（《汉典》）

［13］还反（乃）赏：还，返回。赏，赏赐。高诱注："赏，爵禄之赏也。"

金栋按：还反，当为"还乃"。朱彬《礼记训纂》云："王氏念孙曰：'《释文》出还乃二字……'《正义》曰：'孟夏云：还乃行赏，封诸侯。孟秋云：还乃赏军帅武人于朝。孟冬云：还乃赏死事，恤孤寡。'据此，则四时皆作'还乃'明矣。《吕览》《淮南·时则训》并作'还乃'。"

［14］以迎春于东郊，还，反（乃）赏公、卿、诸侯、大夫于朝：郑玄注："迎春，祭仓帝灵威仰，于东郊之兆也。《王居明堂礼》曰：'出十五里迎岁。'盖殷礼也。周近郊五十里。赏，谓有功德者，有以显赐之也。朝，大寝门外。"

"迎春者，迎青帝大皞，祭之于东郊之兆，而伏羲氏配食焉。《周礼》所谓'祀五帝'，此其一也。赏公、卿、诸侯、大夫，谓有功德者则于此时赏赐之，顺阳气而布仁恩也。朝，路门外之朝也。凡言'是月'之下不别言'是月'者，或一事相为首尾，或异事而一时所命者也。别言'是月'者，事既异端，命又异时者也。后皆仿此。高氏诱曰：'东郊八里，南郊七里，西郊九里，北郊六里。'蔡氏邕曰：'东郊去邑八里，因木数也。……愚谓《王居明堂礼》未可定其为何代之制，然国外皆谓之郊。周时兆五帝于四郊，必不在五十里之远也。高氏、蔡氏之说近之。"（《礼记集解》）

［15］命相布德和令……毋有不当：命相布德和令，指命令三公布其德政，宣其禁令。高诱注："相，三公也。"

朱彬《礼记训纂》："王氏引之曰：'和令之和，当读为宣。谓布其德教，宣其禁令也。古声宣与和近，故宣字通作和。'"

《礼记集解》："郑氏曰：相，谓三公相王之事也。德，谓善教也。令，谓时禁也。庆，谓休其善也。惠，谓恤其不足也。天子曰兆民。毋有不当者，言使当得者皆得，得者无非其人。孔氏曰：《公羊传》云：'三公者何？天子之相也。'至六国时，一人知事者特谓之相。愚谓此与下节'命大史'……皆于迎气还反行赏之后即命之者，以其与迎气同日，故不言'是月也'。"

［16］乃命太史守典奉法……以初为常：宿离不贷，宿，停止；离，行走；贷，通"忒"，差错。以初为常，初，传统的方法；常，常规方法。

《礼记集解》："典，六典。法，八法也。星，二十八宿。辰，十二次也。司，主也。天与日月星辰各有行度，大史主审候之也。宿，谓日之所次，故二十八星谓之宿。离，谓月之所历，《诗》言'月离于毕'是也。贷，差忒也。经，谓大纲。纪，谓条理。盖天运本无差失，恒星之动甚微，而辰者即日月之所会也。日有永短盈缩，月有朒朓迟疾，其占候不可以有所差失，日月之行审，而天与星辰在其中矣。初，旧也。以初为常，言当循用旧法而无变也。《周礼·大史》之职'掌建邦之六典以逆邦国之治，掌法以逆官府之治，掌则以逆都鄙之治'，'正岁年以序事'。……是典、法与天文皆大史之所掌也。此与上节皆于迎气日命之，上节为顺时布政之首，此节于顺时气之义无与，以典、法、天文与国政特重故也。"

金栋按：以上所论即先生括号附注"朝廷活动"是也。

［17］元日：吉日，即上辛日，每个月上旬的辛日。

上帝："古时指天上主宰一切的神。"（《汉典》）

高诱注："日，从甲至癸也。元，善也。祈，求也。上帝，天帝也。"

郑玄注："谓以上辛郊祭天也。《春秋传》曰：'夫郊祀后稷，以祈农事，是故启蛰而郊，郊而后耕。'"

《礼记集解》："愚谓岁事莫重于农，故孟春即祈之于上帝，仲春又祈之于社稷。先上帝，次社稷，尊卑之序也。郊之用辛，犹社之用甲，当时必有其义，但今无可考耳。……上帝，谓昊天上帝。凡言'上帝'，与五帝别，于《周礼·掌次》见之。"

［18］元辰：良辰。

高诱注："辰，十二辰，从子至亥也。"

郑玄注："元辰，郊后吉亥也。"孔《疏》："甲乙丙丁等谓之日，郊用辛，上云'元日'。子丑寅卯之属谓之辰，耕用吉亥，故云'元辰'。"

金栋按：农耕祭地选良辰，亥时是也。

［19］耒耜："古代一种像犁的翻土农具。耜用于起土。耒是耜上的弯木柄。也用作农具的统称。"（《汉典》）高诱注《吕览》云："耒耜，耕器也。"一说耒、耜为两种农具，见徐中舒《耒耜考》。

［20］措：放置。高诱注："措，置也。"

［21］参保介之御间：参，参乘，即车右。保，衣服。介，甲胄。"之御"当为"御之"之误。指车右和御者之间。

郑玄注："保介，车右也。置耒耜于车右与御者之间，明已劝农，非农者也。人君之车，必使勇士衣甲居右而参乘，备非常也。保，犹衣也。介，甲也。"

［22］帝藉："天子象征性的亲耕之田。"亦作"帝籍"。（《汉典》）

高诱注："天子籍田千亩，以供上帝之粢盛，故曰帝藉。"

郑玄注："帝藉，为天神借民力所治之田也。"指天帝借助民力耕种的田地，田地所得，用于祭祀天帝。帝，天帝。藉，籍田。

［23］推：指推动耒耜，以象征天子亲耕。"推，以耜入土也。"（《礼记集解》）

［24］执爵于大寝：执，手拿着。爵，古代一种酒器。此指宴饮大臣们。大寝："即路寝。天子诸侯处理政事的宫室。"（《汉典》）劳酒：因大臣随天子亲耕劳累，而天子慰劳群臣时所饮之酒。郑玄注："既耕而宴饮，以劳群臣也。"

［25］御：侍也。

金栋按：以上所论即先生括号附注"朝廷劝农"是也。

［26］天气下降……草木萌动：郑玄注："此阳气蒸达，可耕之候也。"

《礼记集解》云："愚谓天地和同，所谓'天地交而泰'也。天地交，则草木通矣。仲冬，诸生荡，气之始也。孟春，草木萌动，形之始也。"

［27］田：田畯，主管农业的官员。封疆：井田的地界。经术：经，通"径"。术，通"遂"。步道曰径，沟洫曰遂。郑玄注："田，谓田畯，主农之官也。舍东郊，顺时气而居，以命其事也。封疆，田首之分职。术，《周礼》作'遂'。夫间有遂，遂上有径。遂，小沟也。步道曰径。"

［28］善相丘陵、阪险、原隰：高诱注："相，视也。"《礼记集解》云："土高曰丘，大阜曰陵。陂者曰阪，山泽曰险。高平曰原，下湿曰隰。"

［29］准直：标准。

金栋按：以上所论乃先生括号附注"督促农事"是也。

［30］命乐正入学习舞："乐正，乐官之长，掌国学之政者。入学习舞，以舞教国子而使习之也。"（《礼记集解》）

［31］乃修祭典：郑玄注："重祭礼，岁始省禄也。"

［32］命祀山林川泽，牺牲毋用牝：郑玄注："为伤妊生之类。"孔《疏》："此春为四时之首，当修祀典及祭山川之事，各依文解之。牺牲毋用牝者，以山林川泽，其祀既卑，余月之时牲皆用牝，唯此月不用，故注'为伤妊生之类'。若天地宗庙大祭祀之时，虽非正月，皆不用牝。"《礼记集解》："愚谓大祭祀，牺牲皆用牡。《大宗伯》'以狸沈祭山林川泽'，地祇之中祀也。其神卑，故余月祭之牺牲或用牝，唯此月特禁之。"

金栋按：雄性称牡，雌性称牝。春天祭祀不用雌性牲畜为了保护雌性繁殖。

［33］禁止伐木：郑玄注："盛德所在。"

［34］毋覆巢，毋杀孩虫、胎夭飞鸟，毋麛母卵："毋"义通勿，不要的意思。郑玄注："为伤萌幼之类。"孩虫，指幼小野兽。高诱注："麋子曰夭，鹿子曰麛也。"

孔《疏》："覆巢，因初春施生之时，故设戒也。巢，若其夭鸟之巢则覆之……此月亦禁之。胎，谓在腹中未出。夭，为生而已出者。……飞鸟，谓初飞之鸟。故注云'为伤萌幼之类'。麛、卵四时皆禁，但于此月尤甚。若须荐献，亦得取之。故《王制》云'韭以卵'，'庖人秋行犊麛'是也。"

［35］毋聚大众，毋置城郭：郑玄注："为妨农之始。"

［36］掩骼埋胔：胔，腐肉。郑玄注："谓死气逆生也。骨枯曰骼，肉腐曰胔。"高诱注："顺木德而尚仁恩也。"

［37］称兵必天殃：意思是发动战争，必遭天殃。高诱注："称，举也。殃，咎也。"郑玄注："逆生气也。"

［38］毋变天之道，毋绝地之理，毋乱人之纪：古人认为，春主阳，主生。因此，春天的天道地理皆主生。而兵乃凶器，属阴，春天用兵便是以阴干阳。兴兵杀伐，使人妻离子散，家破人亡，便是乱人之纪。

《礼记集解》："郑氏曰：……变天之道，以阴政犯阳。绝地之理，易刚柔之宜。乱人之纪，仁之时而举义事。愚谓立天之道曰阴与阳，立地之道曰柔与刚，立人之道曰仁与义。春之德为阳、为柔、为仁，兵之事为阴、为刚、为义。以正月而称兵，则以阴而干阳，是变天之道也；以刚而逆柔，是绝地之理也；以义而反仁，是乱人之纪也。故唯不得已而应敌则可，若兵自我起，则反《易》三才之道，而天殃必及之也。孟秋选士厉兵，则春夏皆非兴兵之时，独于孟春言之者，生气之始，尤在所戒也。"

金栋按：以上所论乃先生括号附注"戒杀"是也。

［39］孟春行夏令，则雨水不时，草木早落，国时有恐：《吕氏春秋》作"孟春行夏令，则风雨不时，草木早槁，国乃有恐"。高诱注："春，木也。夏，火也。木德用事，法当宽仁，而行火令，火性炎上，故使草木槁落，不待秋冬，故曰天气不和，国人惶恐也。"

［40］行秋令则其民大疫，飙风暴雨总至，藜莠蓬蒿并兴：飙风暴雨总至，《吕氏春秋》作"疾风暴雨数至"。高诱注："木仁，金杀而行其令，气不和，故民疫病也。金生水，与水相干，故风雨数至，荒秽滋生，是以藜莠蓬蒿并兴。"

飙（音标 biāo）：暴风。

藜莠蓬蒿并兴：意为生气逆乱，恶物乘时而繁茂。

藜莠：《汉典》云："藜和莠。泛指野草。"

蓬蒿：《汉典》云："蓬草和蒿草。亦泛指草丛；草莽。"

［41］行冬令则水潦为败，雪霜大挚，首种不入：水潦，雨水大。挚，伤折的意思。高诱注："春阳，冬阴也而行其令，阴乘阳故水潦为败，雪霜大挚，伤害五谷。春为岁始，稼穑应之不成熟也，故曰'首种不入'。"

郑玄注："首种，谓稷。"孔《疏》："百谷之内，稷先种，故曰'首种'。"稷是古代黄河流域最重要的谷物。稷又称穄。稷与黍，属同一类的两个品种。质黏的是黍，不黏的是稷。社稷一词与此有关。

《礼记集解》："人君行令有失，固足以致灾异，然必确指其所应为何事，则其说过拘，而反有不可必者。欧阳子云：'绝天于人，则天道废；以天参人，则人事惑。故孔子论《六经》，记异而说不书。'《吕氏春秋》本战国杂家之书，所言行某令失则致某气之说，支离破碎，盖出于阴阳五行家之言，其义无足深究。"

金栋按：以上所论乃先生括号附注"月令异常的结果"是也。

【原文】

五家月令比较表

四孟月	主要比较内容	礼记月令	吕氏春秋十二纪[1]	淮南时则训[2]	夏小正[3]	管子第40、41、53[4]
孟春（木）	天象	日在营室	日在营室	斗指寅[5]	正月：初昏参中，斗柄在下[6]	无
	日干	甲乙	甲乙	甲乙	无	甲乙
	音	角	角	角	无	无
	味	酸	酸	酸	无	无
	祭先	脾	脾	脾	无	鱼[4]
	民病	行秋令	行秋令	无	无	无
	禁令	伐木、杀夭[7]	伐木、杀夭	伐木、杀夭	无	伐木、杀生
	架	苍龙[8]	苍龙	苍龙	无	无
	物候	虫振、祭鱼、鸿来	虫振、祭鱼、鸿来	虫振、祭鱼、鸿来	虫振、祭鱼、鸿来	无
孟夏（火）	天象	日在毕[9]	日在毕	斗指巳[5]	四月：昴则见，初昏南门正	无
	日干	丙丁	丙丁	丙丁	无	丙丁
	音	徵	徵	徵	无	无
	味	苦	苦	苦	无	无
	祭先	肺	肺	肺	无	无
	民病	无	无	无	无	无
	禁令	伐大树	伐大树	伐大树	无	无
	架	赤骝[8]	赤骝	赤骝	无	无
	物候	蝼鸣、王瓜生[10]	蝼鸣、王瓜生	蝼鸣、王瓜生	无	无
孟秋（金）	天象	日在翼[9]	日在翼	斗指申[5]	七月：初昏，织女正东向[11]	无
	日干	庚辛	庚辛	庚辛	无	庚辛
	音	商	商	商	无	无
	味	辛	辛	辛	无	无
	祭先	肝	肝	肝	无	无
	民病	寒热不节	寒热不节	寒热不节	无	无
	禁令	奸、邪	奸、邪	奸、邪	无	淫邪
	架	白骆[8]	白骆	白骆	无	无
	物候	白露、蝉鸣[12]	白露、蝉鸣	白露、蝉鸣	寒、蝉鸣	无

续表

四孟月	主要比较内容	礼记月令	吕氏春秋十二纪[1]	淮南时则训[2]	夏小正[3]	管子第40、41、53[4]
孟冬（水）	天象	日在尾	日在尾	斗指亥[5]	十月：初昏南门见，织女正北向[13]	无
	日干	壬癸	壬癸	壬癸	无	壬癸
	音	羽	羽	羽	无	无
	味	咸	咸	咸	无	无
	祭先	肾	肾	肾	无	无
	民病	无	无	无	无	无
	禁令	淫、巧	淫、巧	淫、巧	无	奸、盗、迁徙
	架	铁骊[8]	铁骊	玄骊[8]	无	无
	物候	雉入水、虹不见[14]	雉入水、虹不见	雉入水、虹不见	雉入水、虹不见	无
“土”的配法		十二月之外、中央、日戊己、音宫、祭先心、无天象、物候	中央在六月中说，内容同左。但六月又有本月其他内容	六月即配土，内容同左之中央	无孟仲季之说。内容以物候为主，略及农事、无五行说	有“中央曰土”一句

【补注】

［1］十二纪：十二月指一年春、夏、秋、冬四季，每季各有孟、仲、季三个月，共十二个月。纪即记述。十二纪即关于十二个月的记述。

本书十二月纪以阴阳五行学说为依据，阐明四季十二月的天文、历象、物候等自然现象，说明天子每月在衣食住行等方面所应遵守的规定，以及为顺应时气在郊庙祭祀、礼乐征伐、农事活动等方面所应发布的政令。要求天子行事制令都要“无变天之道，无绝地之理，无乱人之纪”。实际上，这十二月纪是作者构想的一年的施政纲领。本书十二月纪是阴阳明堂思想较早、较有系统的记载。（陆玖译注《吕氏春秋·上》）

［2］淮南时则训：即《淮南子·时则训》。“本训记载了十二个月中节气、农事、政事、物候、星宿、音律、祭祀、官制等的不同变化，它是古代人民适应自然变化，利用自然规律为人类服务的基本准则，也是长期以来同大自然进行斗争的智慧结晶。它是天子治理天下的主要依据。文末提出‘五位’‘六合’‘六度’之说，对天道规律做了进一步的概括。强调只有顺应自然规律，‘听政施教’才能成功。其部分内容尚见于《吕氏春秋》之十二纪、《礼记·月令》、《逸周书·时训解》，其雏形当源于《大戴礼记·夏小正》及《管子·五行》。可见它的法规为历代统治者和劳动人民所重视。”（陈广忠译注《淮南子》）

［3］夏小正：先秦物候历著作。作者佚而无传，一卷。古人多以为夏代之书，近代以来，异说纷纭，要之成书于周，保留夏时资料。原为西汉戴德所编《大戴礼记》第四十七篇，传本错简衍脱，正文注说相混杂。宋傅崧卿加以整理，以四时分卷，以每月为编，厘别原文为经，后列戴氏传文，名为《夏小正戴氏传》。全文四百六十余字，逐月记载天象、气候、生物以及人事，显示自然事物的相应变化及其与人事关系。所记天象，有每月晨昏时北斗斗柄指向、若干恒星；气象有风、雷、雨、冰等。（《中国哲学大辞典·著作·中国古代科学哲学》）

《夏小正》一篇，相传是夏代的遗书。《史记·夏本纪》说："孔子正夏时，学者多传《夏小正》。"这是我国现存的一部最古老的月令。这篇文字按十二月的顺序，详细地记载了大自然包括天上星宿、大地生物相应的变化，形象地反映了上古人民对时令气候的认识。（王聘珍《大戴礼记解诂·本书前言》）

又，管飞《天问之路——中国古代天文学史话》说："《夏小正》是一部谈论农时的书，有人认为《夏小正》就是一种初始历法。它分一年为10个月，每月36日，另有5~6日为过年日。"

金栋按：今本《大戴礼记·夏小正》是以十二个月的顺序记载天象、物候的，但不知为何又成了《天问之路》说的"十个月"。虽有学者考证，彝族、苗族古天文历法中有"十月太阳历"的说法，但《夏小正》的一年确非十个月。

［4］管子第40、41、53：第40即《四时篇》、第41即《五行篇》、第53即《禁藏篇》。鱼：齐人祭以鱼。《管子·禁藏第五十三》："当春三月……举春，祭塞久祷，以鱼为牲。"故先生说：这是齐人沾鱼盐之利的痕迹。

［5］斗指寅：斗，北斗。寅，地支第三位。《淮南子·天文训》："帝张四维，运之于斗。……正月建寅。""指寅，则万物螾螾也。"螾螾，高诱注："动生貌。"《史记·律书》："寅言万物始生螾然也。"

巳：地支第六位。《淮南子·天文训》："指巳，巳者生巳定也。"《史记·律书》："巳者，言阳气之已尽也。"

申：地支第九位。《淮南子·天文训》："指申，申者呻之也。"《史记·律书》："申者，言阴用事，申贼万物。"

亥：地支第十二位。《淮南子·天文训》："指亥，亥者阂也。"《史记·律书》："亥者，该也。言阳气藏于下，故该也。"

［6］斗柄在下：《大戴礼记·夏小正》："一月……斗柄县（悬）在下。"

［7］杀夭：夭，刚出生的幼子。

［8］苍龙：高大的青色骏马。苍，青色。龙，马八尺以上称为龙。赤骝：赤，红色。骝，赤身黑鬃的马。白骆：白马黑鬣（音烈liè）曰骆。铁骊：铁，黑褐色。骊，纯黑色的马。玄骊：玄，黑色。

［9］毕：毕星，二十八宿之一，位于西方七宿之第五宿。属金牛星座。

翼：翼星，二十八宿之一，位于南方七宿之第六宿。分属巨爵星座和长蛇星座。

［10］蝼鸣、王瓜生：蝼鸣，原作"蝼蝈鸣"。蝼蝈，蛙属。王瓜，又名土瓜，葫

芦科，多年生攀援草本植物，有肥大的块根，夏季开花，果实呈球形或椭圆形。《月令》："孟夏之月……蝼蝈鸣，蚯蚓出，王瓜生，苦菜秀。"

［11］织女正东向：织女，星名。《大戴礼记·夏小正》："七月……初昏，织女正东乡（向）。"

［12］白露、蝉鸣：《月令》："孟秋之月……凉风至，白露降，寒蝉鸣。"

［13］织女正北向：《大戴礼记·夏小正》："十月……织女正北向则旦。织女，星名也。"

［14］雉入水、虹不见：雉，野鸡。虹，彩虹。《月令》："孟冬之月……水始冰，地始冻，雉入大水为蜃，虹藏不见。"

【原文】

由上表不难看出，《礼记·月令》《吕氏春秋》《淮南子》三家非常接近[1]。查对原文，则《礼记·月令》更接近《吕氏春秋》，其间只有极少字不同。《淮南子》文字较少。这说明，从秦[2]开始，阴阳五行的"月令"迅速成熟了。这三家之间最大的区别是土德怎样配四时。《淮南子》直接把六月说成是土德，只体现了土主季夏。《吕氏春秋》中，六月照样是火德。但把中央附在其内，不通。《礼记·月令》算是最后安排得较妥当。中央土在十二月之外单独说，不主月，也不主时，四时与五行怎样相配算是解决了。很显然，这种安排不会早于西汉。其意义在于把四时递变的顺序与五行相生的顺序一致起来，又突出了土的地位。此后，五行说才更有了生命力。有的专家认为"月令"已完全受五行相生说指导，不见得对。浅见以为，应是随着"月令"发展，总结出五行相生说。《吕氏春秋》的月令与《礼记·月令》无大差别，但其中不见相生说明文。《淮南子》中已明确相生次序[3]，但仍可能晚于董仲舒。本节不对此做详细考证。

《夏小正》《管子》两书中的"月令"内容显然较原始。然而，二者合一，便具备了《礼记》的基本要素。《夏小正》重在天象、物候，《管子》重在利用五行说。谁更早呢？应是《夏小正》更早。它是一种很简单的物候历，加上很粗略的天象资料。其中也不称春三月、孟春等。《管子》有春三月、夏三月等说法。五行说贯彻得那样彻底，正是齐人熟悉这种学说的佐证。其成书年代不必确考[4]，从五行发展史来看，不会早于战国末。近年出土的秦墓竹简，亦有"月令"内容。虽系残简，亦可知尚未超出《夏小正》水平，见《睡虎地秦墓竹简》（文物出版社，1978：26），不再引。①

【自注】

①《睡虎地秦墓竹简[1]》中的《田律[1]》有如下文：

“春二月，毋敢伐材木山林及雍（壅）堤水。不夏月，毋敢夜草为灰，取生荔、麛（卵），毋□□□□□□□毒鱼鳖，置罔（网），到七月而纵之。唯不幸死而伐绾（棺）享（椁）者，是不用时。邑之（近）皂及它禁苑者，麛时毋敢将犬以之田。百姓犬入禁苑中而不追兽及捕兽者，勿敢杀；其追兽及捕兽者，杀之。河（呵）禁所杀犬，皆完入公；其他禁苑杀者，食其肉而入皮。”

可见其中完全没有阴阳五行和天象等内容。按现代理解，有关规定主要是为了保护环境和资源。

【补注】

[1] 睡虎地秦墓竹简：又称睡虎地秦简、云梦秦简，是指1975年12月在湖北省云梦县睡虎地秦墓中出土的大量竹简，这些竹简长23.1～27.8厘米，宽0.5～0.8厘米，内文为墨书秦篆，写于战国晚期及秦始皇时期，反映了篆书向隶书转变阶段的情况，其内容主要是秦朝时的法律制度、行政文书、医学著作以及关于吉凶时日的占书，为研究中国书法、秦帝国的政治、法律、经济、文化、医学等方面的发展历史提供了翔实的资料，具有十分重要的学术价值。

睡虎地秦墓竹简共1155枚，残片80枚，分类整理为十部分内容，包括：《秦律十八种》、《效律》、《秦律杂抄》、《法律答问》、《封诊式》、《编年记》、《语书》、《为吏之道》、甲种与乙种《日书》。其中《语书》《效律》《封诊式》《日书》为原书标题，其他均为后人整理拟定。（百度百科）

田律：秦律十八种之一。指农田水利、山林保护方面的法律。（百度百科）

本节欲重点探讨的不是“月令”发展史。“月令”的思想渊源是顺应四时，这是农业社会必有的思想。早期资料还较多，兹不再举。读者有兴趣，可参看清人鄂尔泰[5]编《授时通考[6]》和古历法史有关内容，然后与本文及上述文献相对勘便是捷径。直接读《礼记》会使青年朋友望而生厌。本节想重点探讨的是，为什么五脏最早在“月令”中与五行有了关系。《夏小正》无用五脏祭的说法。《管子》只记有春三月用鱼祭。这是齐国沾鱼盐之利的痕迹。而《礼记》等三家书中，五时祭先脏的说法却完全一致。古人和近人对此解释大伤脑筋。医界多回避这一点，因为《月令》表面上与《内经》矛盾，自己又搞不清。五时祭脏与五行的关系如下：

春	木	脾
夏	火	肺
季夏	土	心
秋	金	肝
冬	水	肾

总之，从《内经》眼光看，祭脏的顺序非按相生排列，亦非按相克排列。春夏秋祭所胜（克）脏，冬祭本行脏。秦汉学者们对此应是大费过心血

的。本来把心和肾调换一下，就完全是祭所克脏了。为什么不这样做呢[7]？段玉裁在《说文解字注》[8]中较全面地介绍了古人对这个问题的争论。他注"肺"字时这样说：

《说文》原文："肺、金藏也。"

注文："按各本不完，当云火藏也，博士说[9]以为金藏。下文脾下当云木藏也，博士说以为土藏。肝下当云金藏也，博士说以为木藏。乃与心字下土藏也，博士说以为火藏一例。《玄应书》两引《说文》：'肺，火藏也[10]。'其所据当是完本，但未引一曰金藏耳。《五经异义》云：'今《尚书》欧阳说：肝木也，心火也，脾土也，肺金也，肾水也。古《尚书》说：脾木也，肺火也，心土也，肝金也，肾水也。'许慎谨按：《月令》，'春祭脾，夏祭肺，季夏祭心，秋祭肝，冬祭肾，与古《尚书》同。'郑驳之曰：'《月令》祭四时之位，乃其五脏之上下次之耳。冬位在后而肾在下，夏位在前而肺在上，春位小前，故祭先脾，秋位小却，故祭先肝。肾也、脾也俱在鬲下，肺也、心也、肝也俱在鬲上。祭者必三，故有先后焉。不得同五行之义。今医病之法，以肝为木，心为火，脾为土，肺为金，肾为水，则有瘳也。若反其术，不死为剧。'郑注《月令》自用其说[11]，从今《尚书》说。杨雄《太玄》：'木藏脾，金藏肝，火藏肺，水藏肾，土藏心。'从古《尚书》说。高注《吕览》，于春先祭脾曰：'春木胜土，先食所胜也。一说脾属木，自用其藏也。'……其注《淮南·时则训》略同。皆兼从今古《尚书》说，而先今后古。许《异义》从古《尚书》说。《说文》虽兼用今古《尚书》说，而先古后今，与郑不同矣。"

段注中有几个人名、书名略说一下。《玄应书》是唐代人玄应和尚编撰的《一切经音义》一书，亦名《玄应音义》。欧阳指传《尚书》今文学的汉人欧阳生[12]。《五经异义[13]》是《说文》作者讨论儒经的书，已佚（本书所用乃清陈寿祺撰、曹建墩点校《五经异义疏证》，上海古籍出版社，2012年版）。郑指东汉末大儒郑玄。杨雄[14]是西汉经学家、文学家，《太玄[14]》是他的一种著作。"高注《吕览》"是说东汉人高诱注《吕氏春秋》。《说文解字》的作者是东汉人许慎[15]。关于今古文《尚书》需略介绍一下今古文经学，附于本节后。

段氏注告诉我们这样几个事实。

1. 汉代原有两种《尚书》，学者各遵师传，对五行配五藏有两种说法。现《礼记·月令》与古文《尚书》说相同，祭脏原是按相生顺序排的，而今《尚书》说与《内经》配法同。

2. 东汉末的医家已完全按现《内经》的说法用五脏配五行。

3. 西汉的杨雄持古文《尚书》说[16]。

4. 东汉末，高诱注《吕氏春秋》《淮南子》时不知哪家好，兼采之。

5. 许慎《说文解字》原本也是从古文《尚书》说的。今本有人改过。

然而，我们从《说文解字注》仍不能弄清问题的关键。

近代古文大师章太炎[17]对此采取无所谓的态度，以为："就此二家成说（指今古文《尚书》说）以外，别为配拟，亦未必不能通也。今人拘滞一义，展转推演于藏象病候，皆若言之成理，实则了无所当。"（章太炎医论[17]. 人民出版社，1957：1）章氏显然认为，五脏附五行由汉儒的经说来，但未予深考，甚或认为都没道理。

我们是否可以说《内经》完全同于今文，"月令"完全遵古文，所本不同，自然有异，来了结这个问题呢？不能，那样还有两点疑问。

1. 为什么不可以说今文《尚书》说是本于《内经》呢？

2. "月令"为什么说"祭先脾"呢？有先应有后，后祭何脏呢[18]？

如果说今文《尚书》本于《内经》，则《内经》肯定在西汉或更早便成书且广为流传了，连经学家也很尊重它。此推论很难成立。

总之，若说早在《月令》之前，《尚书》学家解五脏配五行就有两套说法，经不起推敲。今本《月令》是汉代经学的最后定本，早期《月令》也应有过两套说法。

【补注】

[1]《礼记·月令》《吕氏春秋》《淮南子》三家非常接近：因《礼记·月令》《淮南子·时则训》皆本于《吕氏春秋》十二纪而来，所以三家非常接近。

[2] 秦：当指战国时的秦国，非指秦朝。因为吕不韦死后十五年，秦朝才统一六国。

[3]《淮南子》中已明确相生次序：《天文训》云："水生木，木生火，火生土，土生金，金生水。"

[4] 其成书年代不必确考：《管子》虽然托名管仲，学者们却几乎没人认为它真是春秋时代的著作，而把成书年限推定在战国到西汉这段时间。（百度百科）

[5] 鄂尔泰（1677—1745）：清满洲镶蓝旗人，西林觉罗氏，字毅庵。举人出身。康熙末与田文镜、李卫并为雍亲王（即世宗）的心腹。雍正时任云贵总督，兼辖广西，在滇实行改土归流，在西南各族地区设置州县，改土司为流官，以加强统治。曾镇压苗民起义。雍正十年（1732）任保和殿大学士兼兵部尚书、军机大臣。世宗死，受遗命与张廷玉等辅政，乾隆初命总理事务，加至太保。乾隆十年（1745）以病解职。著有《西林遗稿》。（《辞海》）

[6] 授时通考：清代鄂尔泰等 40 余人受乾隆帝命从 427 种旧文献中辑录有关农业

的资料，分类汇编而成。成书于乾隆七年（1742）。共七十八卷。分为天时、土宜、谷种、功作、劝课、蓄聚、蚕桑、农余等八门。全书九十余万字，插图五百十二幅，是篇幅最大的古农书。（《辞海》）

［7］为什么不这样做呢：主要是五脏附五行有两种说法，即今文说与古文说。

［8］段玉裁在《说文解字注》：清儒段玉裁给《说文解字》作的注释叫作《说文解字注》。

段玉裁（1735—1815），清代经学家，文字训诂学家。字若膺，号茂堂。江苏金坛人。师事戴震。乾隆举人。官贵州玉屏县知县、四川巫山县知县等。晚年称病辞官，潜心著述。治经多从字义入手，以为如此方可通群经大义。积数十年精力专攻东汉许慎《说文》，详稽博辨，对其中有为后人篡改者、漏落者、失其次者，一一考而复之。所著《说文解字注》，为研究文字训诂学的重要参考书。其于音韵学亦有研究，撰《六书音均表》，颇多创见。对程朱理学有所批评，认为朱熹所谓“虚灵不昧，以具众理而应万事”，是因袭佛氏之说。（《中国哲学大辞典·人物·经学》）

《说文解字注》的成就是多方面的，不仅在于作者“究其微恉，通其大例”（孙诒让《札迻·序》），对《说文解字》做了全面而细致的校勘整理，还在于作者通过对《说文解字》的注释实践，提出并初步解决了汉语音韵学、文字学、词汇学、训诂学的一系列重大问题，尤其在词汇学、文字学两个方面的贡献更为突出。《说文解字注》引书多达二百二十六种，资料丰富而翔实。作者从中归纳出《说文解字》全书义例二百多条，改篆九十字，增篆二十四字，删篆二十一字。王筠《说文释例》认为：“段氏书体大思精，所谓通例，又前人所未知。”《说文句读》推许说：“苟非段茂堂氏力辟榛芜，与许君一心相印，天下亦安知所谓《说文》哉！”评价当属公允。当然，作者也有误改、误解《说文解字》之处，这是在所难免的。（《说文解字注·出版说明》，浙江古籍出版社）

［9］博士说：即伏生说（今文说）。

伏生，《汉典》云：“汉时济南人，名胜，或云字子贱。原秦博士，治《尚书》。始皇焚书，伏生以书藏壁中。汉兴后，求其书已散佚，仅得二十九篇，以教于齐鲁间。文帝即位，闻其能治《尚书》，欲召之。然伏生年已九十余，老不能行，乃诏太常使掌故晁错往受之。西汉《尚书》学者，皆出其门下。”

伏生所藏的《尚书》原本，以秦朝流行的小篆写成。他传授时则改用了汉代的隶书，后被称为“今文”。（百度百科）

［10］《玄应书》两引《说文》：‘肺，火藏也。’：《玄应书》，玄应撰写之书。两引《说文》，一见《一切经音义·玄应音义·卷第四·观佛三昧海经第二卷》“肺腴”条下，一见《玄应音义·卷第二十·禅秘要法第二卷》“肺腴”条下。

金栋按：玄应，“唐僧。居京师。生卒年不详。著《一切经音义》。《续高僧传》四十《智果传·附玄应》：‘京师沙门玄应者，亦以字学之富，皂素所推，通造经音，甚有科据矣。’”（《辞源》）

《一切经音义》，“书名。亦名《玄应音义》。二十五卷。唐代僧人玄应撰。解释佛经音义，详注反切。其所引书，如郑玄《尚书注》《论语注》，贾逵、服虔《春秋传注》，李巡、孙炎《尔雅注》等，都是失传的古籍。”(《辞海》)

通常认为，北齐释道慧所作《一切经音》是最早的一切经音义，今已亡佚。现在广为人知的唐玄应撰《一切经音义》二十五卷和唐慧琳撰《一切经音义》一百卷可以视为佛经音义的代表作品。辽燕京崇仁寺沙门希麟所撰《续一切经音义》十卷，则是《慧琳音义》的续作和补充。这三部书在语言学、佛学、文献学、历史学等诸多学术领域都具有极高的使用和研究价值。(徐时仪校注《一切经音义三种校本合刊·徐文堪序》，上海古籍出版社，2012 年版)

[11] 郑注《月令》自用其说：即“《月令》祭四时之位，乃其五脏之上下次之耳”，此说遭到清儒王引之等人的反驳。

《礼记训纂》：“王氏引之曰：如郑说以藏之上下为次，则肺最在上，心次之，脾又次之。经何以不言春祭先肺，夏祭先心，中央祭先脾乎？如谓牲位南首，肺最在前而当夏，肾最在后而当冬，则脾未尝在左而当春，肝未尝在右而当秋，何以春祭先脾，而秋祭先肝乎？从肾稍前而当脾，亦未尝不当肝，何以春祭不先肝？从心稍却而当肝，亦未尝不当脾，何以秋祭不先脾乎？反复求之，郑义未允，当以许氏《五经异义》之说为长。

“《异义》曰：‘今文《尚书》欧阳说：肝，木也。心，火也。脾，土也。肺，金也。肾，水也。古文《尚书》说：脾，木也。肺，火也。心，土也。肝，金也。肾，水也。许慎案：《月令》春祭脾，夏祭肺，季夏祭心，秋祭肝，冬祭肾，与古文《尚书》同。盖自古以五行说五藏者，惟肾为水藏无异词，而脾肺心肝皆有两说，而《月令》之五藏则非古文《尚书》之说不足以释之。脾，木藏，故春祭先之。肺，火藏，故夏祭先之。心，土藏，故中央祭先之。肝，金藏，故秋祭先之。肾，水藏，故冬祭先之也。’《说文》：‘肾，水藏也。肺，火藏也。脾，木藏也。肝，金藏也。’盖依《洪范》五行一水，二火，三木，四金之序，古文《尚书》之说也。

“又曰：‘心，人心，土藏也。博士说以为火藏。’则古文《尚书》以心为土藏，今文《尚书》博士以为火藏也。高注《淮南·精神篇》曰：‘肺，象朱雀，朱雀，火也。火外景，故主目也。肝，金也，金内景，故主耳也。’郑注《天官·疾医》曰：‘肺气热，心气次之，肝气凉，脾气温，肾气寒。’盖肺，火藏，故气热。心，土藏，土者火之所生，故次之。肝，金藏，故气凉。脾，木藏，故气温。肾，水藏，故气寒也。许、高、郑三家之说，皆本于古文《尚书》，而古文《尚书》之说又本于《月令》也。《太玄·数篇》：‘三八为木，为春藏脾。四九为金，为秋藏肝。二七为火，为夏藏肺。一六为水，为冬藏肾。五五为土，为中央藏心。’亦本于《月令》也。然则《月令》脾肺心肝肾之属于木火土金水也明甚。”

金栋按：郑注“五脏之上下次之耳”，指五脏解剖部位的上下次序。上肺下肾，左脾右肝中间心，亦即古文《尚书》五脏附五行的具体所指。人身面南而立（或谓牲位南首），则上肺即南方配火，下肾即北方配水，左脾即东方配木，右肝即西方配金，心居中央以配土。所以宋司马光《太玄集注·玄数》云：“肺极上以覆肾，极下以潜心，

（心）居中央以象君德，而左脾右肝承之，以位五行。《月令》春祭先脾，夏祭先肺，中央祭先心，秋祭先肝，冬祭先肾，此玄符也。是故肺藏气者火也，肾藏精者水也，心藏神者土也，脾藏思者木也，肝藏血者金也。其为体也，则脾土、肺金、心火、肝木、肾水。"

郑注"冬位在后而肾在下，夏位在前而肺在上，春位小前，故祭先脾。秋位小却，故祭先肝。肾也、脾也俱在鬲下，肺也、心也、肝也俱在鬲上"，观此说，将"肝"放于鬲上，郑注解剖欠当，而且"反复求之，郑义未允"。以解剖言之，司马氏之说无误，其义亦明。

先生说："古人和近人对此解释大伤脑筋。医界多回避这一点，因为'月令'表面上与《内经》矛盾，自己又搞不清。"愚见以为，古文《尚书》之五脏附五行，乃源于人体解剖位置之上下次序，即"以位五行"，司马氏说得非常清楚；今文《尚书》五脏附五行之说，乃源于五行之体性，即"比类取象"推演而来。《内经》言五脏附五行，与今文《尚书》同。此充分说明，医家不重解剖重关系，所以才有了郑注"今医病之法，以肝为木，心为火，脾为土，肺为金，肾为水，则有瘳也。若反其术，不死为剧"之说法。

洪钧按：不要认为郑玄注所说是用实践检验理论或肝木、心火、脾土、肺金、肾水是经过实践检验的理论。实际上医家的五脏配五行，也仅仅是一种比类推演，《内经》正是如此。

［12］欧阳生：即"欧阳和伯"。西汉今文尚书学"欧阳学"的开创者。千乘（郡治今山东高青东）人。伏生弟子。据《史记·儒林列传》和《汉书·儒林传》，伏生授今文《尚书》与济南张生及欧阳生，欧阳生授兒宽，兒宽复授欧阳生之子，至传到欧阳生的曾孙欧阳高（亦称欧阳生，字子阳），被立为博士。由是《尚书》世有欧阳氏之学。著作已佚。清陈乔枞有《尚书欧阳夏侯遗说考》，收入《皇清经解续编》。（《中国哲学大辞典·人物·经学》）

［13］五经异义：东汉许慎撰。《隋书·经籍志》著录十卷。分别叙述今文经学和古文经学的不同内容。原书已佚，郑玄注《驳五经异义》，引述有《五经异义》原文。清陈寿祺辑有《五经异义疏证》，皮锡瑞辑有《驳五经异义疏证》，可供参考。（《中国哲学大辞典·著作·经学》）

［14］杨雄（前53—后18）：一作扬雄。西汉文学家、哲学家、语言学家。字子云，蜀郡成都（今属四川）人。成帝时为给事黄门郎。王莽时，校书天禄阁，官为大夫。曾作《剧秦美新》以谀莽。为人口吃，不能剧谈，以文章名世。早年好辞赋，曾模仿司马相如赋作《长杨》《甘泉》《羽猎》诸赋。后主张一切著述都应以"五经"为准则，以为"辞赋非贤人君子诗赋之正"，乃鄙薄为"雕虫篆刻，壮夫不为"，转而研究哲学。仿《论语》作《法言》，仿《易经》作《太玄》。提出以"玄"作为宇宙万物根源的学说。强调如实地认识自然现象的必要，并认为"有生者必有死，有始者必有终"，驳斥了神仙方术的迷信。在社会伦理方面，批判老庄"绝仁弃义"的观点，而重视儒家的学说。认定"人之性也善恶混，修其善则为善人，修其恶则为恶人"（《法

言·修身》)。于语言学，曾著《方言》叙述西汉时代各地方言，为研究古代语言的重要资料。又续《仓颉篇》编成《训纂篇》。(《辞海》)

太玄：亦称《太玄经》。西汉扬雄著。十卷。体裁仿《周易》，为继《易经》后又一个较为系统完备的象数推衍体系。内容上混合儒、道、阴阳。……全书以“玄”为中心，提出“玄者，幽摛万类而不见形者也”(《摛》)，从中分化出阴阳，“摛措阴阳而发气”，阴阳“一判一合”而生天地万物。提出“夫作者贵其有循而体自然也”的论点，认为“质干在乎自然，华藻在乎人事”(《莹》)。并认为事物的文质皆由“玄”产生，“阴敛其质，阳散其文，文质班班，万物粲然”(《文》)。有北宋司马光《太玄经集注》、正统道藏《太玄经集注》、明叶子奇《太玄本旨》(四库全书钞本)。(《中国哲学大辞典·著作·秦汉》)

[15]《说文解字》的作者是东汉人许慎:《说文解字》:“中国最早的文字学著作。东汉许慎撰。正文14卷，另有叙目1卷。收字9353个，又重文(古文、籀文异体字)1163个，解说133441字，首创部首编排法，按汉字形体偏旁结构分为540部。以通行小篆为主体，列古文、籀文等异体字为重文。每字均按‘六书’(指事、象形、形声、会意、转注、假借)分析字形，诠解字义，辨识音调。书中保留大量古文字资料，对研究甲骨、金石等古文字有极高的参考价值。后代研究《说文解字》的著作很多，以清代段玉裁《说文解字注》最为精审。”(《汉典》)

许慎(约58—约147)：东汉经学家、文字学家。字叔重，汝南召陵(今河南漯河市召陵区)人。师事贾逵。曾任太尉南阁祭酒、洨长。博通经籍，有“五经无双许叔重”之评。著有《说文解字》十四卷并叙目共十五卷，集古文经学训诂之大成，为后代研究文字及编辑字书最重要的根据。又著有《五经异义》十卷，专主古文经学，后郑玄撰《驳五经异义》一书加以驳难。两书均佚。清代陈寿祺辑有《五经异义疏证》，辑注较备。(《辞海》)

[16]西汉的杨雄持古文《尚书》说:《太玄·玄数》:“三八为木，为东方，为春，日甲乙……藏脾。”“四九为金，为西方，为秋，日庚辛……藏肝。”“二七为火，为南方，为夏，日丙丁……藏肺。”“一六为水，为北方，为冬，日壬癸……藏肾。”“五五为土，为中央，为四维，日戊己……藏心。”

金栋按：以上数字是五行生成数。这一套数字内容还见于《吕氏春秋·十二纪》《淮南子·时则训》《礼记·月令》及《素问·金匮真言论》等典籍。宋儒谓之河图数。

[17]章太炎：见第一节补注。

章太炎医论:《中医大辞典》:“又名《猝病新论》。章太炎撰。刊于1938年。共收医论38篇。内容广泛，有医学理论探讨、病证论述、古典医著的考证和评价。作者对不少学术问题发表了自己的见解，如对《内经》认为应采取‘舍暇取瑾’的态度，五脏配五行之说‘不可拘滞类比’等。”

金栋按：目前上海人民出版社编有《章太炎全集》，其中第八册《医论集》收集章先生自1989年至1935年一生中有关医学见解之大全，共收录134篇文章。先生所引《章太炎医论》这段内容，《章太炎全集·医论集》题目为“论五脏附五行无定说”。

章太炎先生不仅是古文（国学）大师，对古代医学也深有研究。“太炎先生在医学上的成就，不在他文史哲研究之下，曾为他当时的许多中西名医所首肯。恽铁樵医生说：‘太炎先生为当代国学大师，稍知治学者，无不仰之如泰山北斗。医学乃其余绪，而深造如此，洵奇人也。’他把太炎先生的医论誉为‘日月之出’。”（《章太炎全集·医论集前言》）

［18］后祭何脏呢：祭先脾，郑注：“祭黍稷，祭肉，祭醴，皆三。祭肉，脾一，肾再。”脾先（一）肾后（再）。

祭先肺，郑注：“祀之先祭肺者……祭肺、心、肝各一。”

祭先心，郑注：“祀之先祭心者……其祭肉，心、肺、肝各一。”

祭先肝，郑注：“祀之先祭肝者……乃制肝及肺、心为俎。”

祭先肾，郑注：“祀之先祭肾者……祭肉，肾一，脾再。”肾先（一）脾后（再）。

金栋按：据郑注，祭祀时所用祭品共三大类，即谷类、肉类、酒类。每一类又选三个（品种、器官）。祭肉类的脏器可选三个，春祭先祭脾，后祭肾（两个肾）。夏祭先祭肺，后祭心与肝。季夏先祭心，后祭肺与肝。秋祭先祭肝，后祭肺与心。冬祭先祭肾（两个肾），后祭脾。

【原文】

关于祭脏的先后，最好还是在儒家经典，特别是《礼》一类书中去找根子。古礼最重祭祀，常常要用牲[1]。原始人用牲也有些习惯。后来用牲的讲究日益复杂。

果然，《礼记》本身和《仪礼》[2]中就有关于用牲时祭脏先后的一些记载。

《礼记·祭统[3]二十五》：“凡为俎者[4]，以骨为主。骨有贵贱。殷人贵髀，周人贵肩[5]……是故，贵者取贵骨，贱者取贱骨。”

这段话不会全是由汉人瞎编的。我们已知道，殷周都以肢胛骨记卜辞，取胛时应有一定的习惯。祭祀用过的胛骨自然会更受重视。这里没说祭藏的话，但总是证明古人祭祀时对牲身各部是分别贵贱（先后?）的。

《礼记·明堂[6]位第十四》：“有虞氏祭首，夏后氏祭心，殷祭肝，周祭肺[7]。”这明显是汉人的追述，开始有五行味了，而且越说越浓，不再引。拙见以为其中很多是汉初儒生的附会，它与“月令”成书应大体同时。这时祭脏开始有规律并且受五行说统帅。看看更早的祭脏说法，则完全没有五行味。

《仪礼·特牲馈食礼[8]第十五》：“佐食取黍、稷、肺祭[9]，授尸。……举肺、脊[10]以授尸。尸受，振祭，哜[11]之，左执之，乃食，食举[12]。……宾长以肝从，尸左执角，右取肝，揳[13]于盐，振祭哜之。……尸举肝，举奠[14]，左执觯[15]，再拜稽首，进受肝，复位，坐食肝。……肵俎[16]，心、舌皆去本末[17]，午割之[18]，实于牲鼎，载，心立，舌缩[19]俎。”

《仪礼》是公认可信的先秦古礼。文字颇难读。那繁琐的步骤和规矩，大约只有孔夫子之流才能精通。以上引文尽量简化，大致能懂。“尸”是受祭对象的替身[20]。“佐食”是打理、递送祭祀食物的人。“宾长”约是助祭者。这段文字中，依此出现了肺、肝、心、舌等内脏。那位“尸”确实是先受肺祭（尝尝好吃，就吃掉），后受肝祭（也吃掉），最后把心和舌剔净，切好，留在鼎里，大概是不吃掉，让它们到另一个世界去表达献祭人的心愿去了。

这一次祭祀过程中，“尸”要吃十几种东西，单只牲荤也还有鱼、软骨等，他要十来次告饱，才能饶过他。很可能要多次吃生的，所以“尸位素餐[21]”不行。其他规定，如器物、祭品摆布，衣服色泽式样等均很繁琐，看不出受五行说指导。

【补注】

［1］牲：“古代特指供宴飨祭祀用的牛、羊、猪。”“古代祭祀，牛羊豕三牲具备谓之太牢”，“古代祭祀用羊和猪做祭品称少牢”。（《汉典》）《大戴礼记·第五十八·曾子天圆》：“诸侯之祭牲，牛曰太牢。大夫之祭牲，羊曰少牢。士之祭牲，特豕曰馈食。”孔广森《补注》：“太牢举牛以该羊豕，少牢举羊亦该豕也。”《白虎通·社稷》：“《王制》曰：‘天子社稷皆太牢，诸侯社稷俱少牢。’”《白虎通·五祀》：“祭五祀，天子诸侯以牛，卿大夫以羊，因四时祭牲也。”

［2］《仪礼》：简称《礼》，亦称《礼经》或《士礼》，儒家经典之一。春秋、战国时代一部分礼制的汇编。十七篇。一说是周公制作，一说孔子订定。近人根据书中的丧葬制度，结合考古出土器物进行研究，认为成书当在战国初期至中叶间。1959年在甘肃武威发现《礼》汉简多篇，可供校订今本《仪礼》参考。有东汉郑玄《仪礼注》、唐代贾公彦《仪礼义疏》、清代胡培翚《仪礼正义》。（《辞海》）

《十三经概论·第五编仪礼礼记概论·第一章仪礼解题》：

“一、《仪礼》为礼经。

“《仪礼》为十三经中三《礼》之第二部。按《史记·儒林传》曰：‘诸学者多言礼，而鲁高堂生最。《礼》固自孔子时而其经不具。及至秦焚书，书散亡益多，于今独有《士礼》，高堂生能言之。’所谓《士礼》即今之《仪礼》。是《史记》所谓‘《礼》’，止数《仪礼》，未及《周礼》与《礼记》也。《汉书·艺文志》著录《礼经》，亦仅指《仪礼》之今古文，《礼记》在百三十一篇之记中，《周官经》别附于后。可见西汉时人，仅认《仪礼》为《礼经》，在三《礼》中之位置最高。……

“二、《仪礼》汉无仪字。

“……东汉时犹无‘《仪礼》’之称……盖自郑玄注《礼器》《中庸》，以‘曲礼’

'威仪'为十七篇之《礼》，乃加'仪'字于'礼'字之上，名此书为'《仪礼》'耳。唐文宗开成间石刻九经，乃以《周礼》《礼记》与此书并列为三《礼》，而正式标以'仪礼'之名矣。"

［3］祭统：郑注："统，犹本也。以其记祭祀之本，故名祭统。"孔《疏》："此于《别录》属《祭祀》。"《礼记集解》："统犹本也。祭有物有礼，有乐有时，而其本则统于一心，故以《祭统》名篇。"

［4］凡为俎者：俎（音祖 zǔ），"古代祭祀时放祭品的器物。"（《汉典》）此指俎中祭品（肉）。

［5］殷人贵髀，周人贵肩：郑玄注："殷人贵髀，为其厚也。周人贵肩，为其显也。"孔《疏》："殷质，贵髀之厚，贱肩之薄。周文，贵肩之显，贱髀之隐。"

［6］明堂："古代帝王宣明政教的地方。凡朝会、祭祀、庆赏、选士、养老、教学等大典，都在此举行。《孟子·梁惠王下》：'夫明堂者，王者之堂也。'"（《汉典》）

孔《疏》："按：郑目录云：'名曰《明堂》者，以其记诸侯朝周公于明堂之时，所陈列之位也。'在国之阳，其制东西九筵，南北七筵，堂崇一筵，五室，凡室二筵。此于《别录》属《明堂阴阳》。"

《礼记集解》："此篇记周公相成王朝诸侯于明堂以致太平，而成王赐鲁以天子之礼乐也。"

明堂是什么？"明堂也者，明诸侯之尊卑也。"《礼记集解》："郑氏曰：朝于此，所以正仪辨等也。愚谓明堂盖以其在国之阳而洞然通明，故以为名，朝诸侯特一时之事耳。以为明诸侯之尊卑，乃附会之说也。"

艾钟、郭文举注译《礼记·明堂位》："【题解】明堂，是古代天子宣明政教和举行祭祀的地方，凡有重大的典礼，均在明堂举行。

"《明堂》一篇主要有两项内容，一是记叙周公的赫赫功勋，以及因此而在周公死后，其后人所封的鲁国得以专用天子之礼祭祀周公的事迹；二是记叙鲁国因周公之故而得以如周天子一样兼用虞、夏、殷、周四代的礼乐服器及官职等等。而该篇一以贯之的则是对鲁国的赞颂。

"作为周公后人封地的鲁国，由于承袭了天子所用的一系列礼乐服器，因此被称为'有道之国''礼仪之邦'，天下各国也都学习鲁国的'礼乐'并采而用之，这种浓厚的礼乐氛围或许对以后圣人思想的产生和形成不无关系。

"但《明堂》一篇对鲁国的评价不乏溢美之词，而且关于该篇的作者也颇多争议，方苞、康有为都认为该篇为刘歆的伪作。

"该篇以《明堂》为题，盖因于首节有'明堂之位'四字，此外并无深意。"

金栋按：明堂一词，《内经》全书共15见。如《素问·五运行大论》："黄帝坐明堂，始正天纲，临观八极，考建五常。"《著至教论》："黄帝坐明堂，召雷公而问之。"

［7］有虞氏祭首，夏后氏祭心，殷祭肝，周祭肺：有虞氏，即舜帝。夏后氏，即夏禹（夏代）。"方氏悫曰：有虞氏祭首，尚用气也。气以阳为主，首者气之阳也。至于三代，则各祭其所胜者焉；夏尚黑，为胜赤，心赤也。殷尚白，为胜青，肝青也。

周尚赤，为胜白，肺白也。”（《礼记集解》）

［8］特牲馈食礼：是诸侯之士每逢岁时在宗庙祭祀祖父、父亲的礼仪，属于吉礼。天子、国君祭祀用太牢，即牛、羊、猪各一；卿、大夫用少牢，即羊、猪各一；诸侯之士用一猪，即所谓特牲。馈食，是向鬼神进献牲和黍稷等祭品。上士父、祖别庙，中士、下士父、祖同在一庙，但特牲馈食礼无论别庙、同庙、祭祖、祭父，仪节完全相同。核心仪节为阴厌、尸九饭、三献尸等。（彭林译注《仪礼》）

贾公彦《疏》：“郑《目录》云：‘特牲馈食之礼，谓诸侯之士祭祖祢，非天子之士，而于五礼属吉礼。’”

［9］肺祭：用肺祭。郑玄注：“肺祭，刌肺也。”刌（音忖 cǔn），截断，割断。

［10］举肺、脊：郑玄注：“肺，气之主也。脊，正体之贵者。”

金栋按：据郑注，肺，似指气管；脊，似指肺叶。

［11］哜（音记 jì）：尝（滋味）。

［12］食举：郑玄注：“举言食者，明凡解体皆连肉。”贾《疏》：“云‘食举’，谓骨体正脊从俎，举乡日，因名体为举。凡牲体，或七或二十一，皆据骨节而言。今言食不可空食，骨以体皆连肉也。”

［13］抨：《康熙字典·手部》：“与擩同。”音濡（rú），染也，蘸也，浸也。

［14］举奠：郑玄注：“举犹饮也。”奠，郑玄注：“古文奠为尊。”即酒器。

［15］觯：音志（zhì），酒具。

［16］肵俎：《汉语大字典·月部》：“古代祭祀时盛心舌的食具。”肵，音旗（qí）。

［17］本末：指心、舌的两端。

［18］午割：纵横割划。古文的“午”字作纵横交叉形。（彭林译注《仪礼》）郑玄注：“从横割之。”

［19］心立，舌缩：心要立着放，舌要纵向放。

［20］“尸”是受祭对象的替身：尸，“古代祭祀时，代表死者受祭的人。”（《汉典》）“古代之神道，主其事者为巫祝史，尤异者为立尸。《中庸》斋明盛服数语，即指立尸而言。传说三代祭祀鬼神，皆有尸，但夏、商无考（《礼记》所言不可信），惟周代最详，周人祭祖，以孙为尸，盛服饮食，其父母跪拜供献，视为祖先所依附者。”（傅勤家《中国道教史·第五章道教以前之信仰·第一节古代之巫祝史》）

［21］尸位素餐：“指空占着职位，什么事也不做，白吃闲饭。后亦用作谦词，表示未尽职守。”（《汉典》）

【原文】

《仪礼》较古老却没有五行气息，当时何以那么繁琐，自然也有些讲究。有古礼专家赐教，当感谢。从《仪礼》到《礼记》的变化，说明古祭礼至汉初（或稍早一些）开始阴阳五行化了。也可以证明由祭祀用牲认识内脏[1]等，是原始解剖学的一个重要方面。《尚书》古文说也好，今文说也好，都不过是在用五行说使祭脏规范化、理论化。古代许多祭祀与季节、时令有关，更有五行化的需要。今文经学自西汉初兴起，至东汉初一直受到官方保护。《内经》之五脏配五行与今文《尚书》说相同，应是当时统治思想的表现，有关内容不会早于汉初。阴阳五行说不与内脏挂钩则不便说明医理。笔者由以上初考发现，这种学说竟然由祭脏五行化的儒家学说中来。

再加两句，《仪礼》有“左执爵取肝”，发展至《礼记》的“肝从左”即《内经》“肝居左”的根子。①

郑玄注《尚书》说肝在鬲上，《内经》未有此说。后人勉强解释肝左肺右，均不得其要。再请记住，《内经》的五脏说，最初并非出自医家，而是从古礼中来，这是本书的重要论点。欢迎读者就此批评。②

【自注】

①此处不确。《仪礼》更多说：“左执角，右取肝。”而且“左执爵取肝”不足以作为“肝居左”的依据。又，“肝从左”不见于《礼记》原文。

②《内经》言肝左肺右之说如下：

“黄帝问曰：愿闻禁数。岐伯对曰：藏有要害，不可不察，肝生于左，肺藏于右，心部于表，肾治于里，脾为之使，胃为之市[1]。鬲肓之上，中有父母[2]，七节之傍，中有小心[3]。从之有福，逆之有咎。”（《素问·刺禁论》）

【补注】

[1] 肝生于左……胃为之市：“人身面南，左东右西。肝主春生之气，位居东方，故肝生于左。肺主秋收之气，位居西方，故肺藏于右。心为阳中之太阳，故心部于表。肾为阴中之太阴，故肾治于里。脾主为胃行其津液，以溉四旁，故脾为之使。胃为水谷之海，众物所聚，故胃为之市。”（《素问直解》）

[2] 鬲肓之上，中有父母：《太素·卷第十九·知针石》杨注：“心下鬲上谓肓。心为阳，父也；肺为阴，母也。肺主于气，心主于血，共营卫于身，故为父母也。”

[3] 七节之傍，中有小心：王冰注：“小心，谓真心神灵之宫室。”

《素问补识》：“《甲乙》《太素》‘小心’均作‘志心’。杨云：‘脊有三七二十一节，肾在下七节之傍。肾神曰志，五藏之灵皆名为神，神之所以任物，得名为心，故志心者，肾之神也。’王云：‘小心，谓真心神灵之宫室。’天雄按：脊椎二十一节，自上数下，十四椎下为命门穴，旁开一寸五分为肾俞，旁开三寸为志室。杨氏‘下七节’之说，未知所据，故简《识》谓：‘脊椎从上数而至下，未有从下数而云某椎者。’《胀论》：‘膻中者，心主之宫城也。’王注‘谓真心神灵之宫室’似指膻中，即心包络而言。《阴阳类论》‘上空志心’，王注：‘志心，谓小心也。’与《甲乙》《太素》彼此互通。然既曰‘上空’，则‘下七节’之说，无足信矣。王注义似胜。”

附　先生对《素问·刺禁论》篇这段话的中西医结合讲解

这段话，不能用西医解剖生理理解。按中医理论也不能完全解通。之所以如此，原因有三。一是为了便于背诵，句子很整齐，一律四个字一读，不可能说详细。二是作者的理论水平不高，却受到道家影响。三是《内经》本身就不统一，不可能完全解通。

或问：水平不高的作者，怎么能写出理论和实践价值都很高的经文呢？答案是：本篇曾经有过很多作者，写这段话的人，只是其中之一。

以下分3个问题讲解。

①关于“肝生于左，肺藏于右”

这是中西医理论会通中很早就出现，至今还有争论的问题。即为什么西医说肝脏生长在人体的右侧，中医偏说肝生于左。多数人肝脏左叶的一小部分可以过中线，不过，肝生于左完全不是此意。

理解这八个字，必须知道中医之五脏，非血肉之五脏，乃五行之五脏（恽铁樵语）。五行的五方分配是：东方木，南方火，西方金，北方水，中央土。五脏配五行是：肝木、心火、肺金、肾水、脾土。或问：如此说来，肝生于东，肺生于西，为什么经文说肝生于左，肺藏于右呢？

原因很简单：《素问·阴阳离合论》说：“圣人南面而立”，即古人是这样定位的。南面而立，左东右西。木在东故肝生于左，金在西故肺藏于右。

有人异想天开地说：上古人的左右概念，和现在，甚至《内经》时代完全相反。肝生于左，就是现在说的右。他说：人北面而立，再仰面躺倒在地，就是肝生于右，心在南。那么，“肺藏于右”该怎么讲呢？肺脏是两侧都有、基本对称的。古人不是不知道这一点，故有“肺如华盖”之说。因此，无论怎样牵强附会，按实地解剖也不能说肺藏于右。即便拐弯抹角说成肝在左，按解剖生理也解释不清这八个字。故异想天开或想当然地解经，只能把问题弄复杂，越讲越不清楚。

②关于“心部于表，肾治于里，脾为之使，胃为之市”

1963年人卫版《黄帝内经素问》脚注，关于这十六个字的注解，勉强可以接受。后人也没有更好的解释。其中说：“阳气主外，心象火也；阴气主内，肾象水也；营动不已，糟粕水谷，故使也；水谷所归，五味皆入，故为市也。”总之，只有很直观的胃的功能不违背常识，心、肾、脾，都不是解剖生理学上的含义。

说上举脚注勉强可以接受，是因为从中医看，也有明显不尽人意的地方。

比如，心表、肾里、脾使之说——尤其是“脾为之使”，不见于今《内经》其他篇章。经文讲脏腑功能涉及“使”字的，只有《素问·灵兰秘典论》。其中说：“膻中者，臣使之官。”故“脾为之使”不但和《灵兰秘典》矛盾，也和脾主运化之说矛盾。脚注中，把营动不已，糟粕水谷说成“使”，显然很牵强。

再如，脚注解“肾治于里”是把肾作为阴气的代表。如此说来，肾应该最阴——至阴。然而，《内经》对脾肾二者何为至阴，说法不一。肾为至阴的说法是有的。如《素问·水热穴论》说：“肾者，至阴也，至阴者，盛水也。”可是，《素问·金匮真言论》却说：“阴中之至阴，脾也。”

③关于“鬲肓之上，中有父母，七节之傍，中有小心”

这十六个字，诸家众说纷纭。“小心”之说，在今《内经》中仅此一见。它在“七节之傍”，似乎确有所指。我认为它出自道家，不考。“父母”之说也不见于《内经》他篇，也应该出自道家。“鬲”有确切含义，西医所谓横膈、纵隔就是从此来。鬲肓之上，就是胸中。故最好把父母理解为心肺。

鬲肓很容易使人联想到“病入膏肓”这个著名的成语。

鬲肓和膏肓都有古人的通行解释。我认为，膏肓应该是鬲肓之误，因为膏字的古义从来不是解剖部位。不过，膏肓已经使用了二千多年，也不必再改过来。

从之有福，逆之有咎。

“咎”在这里做灾祸讲，故与福相对。“有”在此作“为”“是”讲。也可以理解为有无之有。此句可译为：遵守针刺禁忌是福，违犯它是祸。

【补注】

［1］由祭祀用牲认识内脏：由祭祀用解剖动物的内脏，来认识人体的内脏。

先生说：“经常听老人言：羊马比君子。此话很有道理。人和高级动物是可以类比的。类比推理的原则是：对象之间有充分的可类比性。故主要脏腑，在人和猪羊牛马之间，大体一致。”（《中西医结合二十讲·第三讲五行学说的理论和实践价值》）

三　天人相应

【原文】

读者多知道，董仲舒最先提出了“天人相应”[1]这个命题。他“究天人之际，明天人之分”的结论与荀子大不同[2]。他说“天人之际，合二为一”[3]（《春秋繁露·深察名号[4]第35》），“人副天数”[5]①。

【自注】

①董仲舒的天人相应，确有神学目的论味道。如他说：“观天人相与之际，甚可畏也。国家将有失道之政，而天乃先出灾害以遣告之；不知自省，又出怪异以警惧之；尚不知变，而伤败乃至。以此见天心之仁爱，人君而欲止其乱也。……天之所大奉使之王者，必有非人力所能致而自至者。”（《汉书·董仲舒传》）

把宇宙间的一切事物——包括当时的全部封建制度——都说成上应于天。这不仅是附会，而且是反动，且不讲。就是将人体构造及生理上应于天[6]的祸端也始自董氏。《春秋繁露》说：

“为生不能为人[7]，为人者天也。人之本[8]，本于天，天亦人之曾祖父也[9]。……人之形体，化天数而成[10]。”（为人者天[11]第41）

人就是这样来的。在这点上《素问·生气通天论》比董氏说进步一些[12]。

“求天数之微，莫若于人[13]。人之身有四肢，每肢有三节。三四十二节，十二节相持而形体立矣。……一时之中有三长[14]，天之节也。人生于天而体天之节，故亦有大小厚薄之变，人之气也。”（官制象天[15]第24）

董氏的附会在《淮南子·天文训[16]》中也可以找到同调。

“天有九重[17]，人亦有九窍；天有四时以制十二月，人亦有四肢以使十二节[18]；天有十二月以制三百六十日，人亦有十二肢以使三百六十节[19]。”

【补注】

［1］天人相应：“指人体与大自然有相似的方面或相似的变化。《灵枢·邪客》：‘此人与天地相应者也。’其主要精神揭示在预防疾病及诊治疾病时，应注意自然环境及阴阳四时气候等诸因素对健康与疾病的关系及其影响。例如在辨证论治时，必须注意因时、因地、因人制宜等。”（《汉典》）

金栋按：《汉典》的解释乃医家所言《内经》之天人相应。董仲舒之说也有此义，但更重视“天人感应”的宗教神学思想。

天是什么？

对于“天”，在先秦诸学派中，乃至在儒家内部的各分派中，有不同的理解。这些不同的见解归结起来大致有这样三种不同的观点，即有意志的主宰之天（宗教神灵之天），道德义理之天和自然之天。

墨子主张天是有意志的（天志）主宰之天说，道家主张天道无为的自然之天说，而儒家学派内部则十分复杂。孟子更多的是从道德义理之天来理解天的，而荀子则反对这一学说，主张天为自然物质之天。荀子认为，天道运行是有客观常规的，是不依人的意志所转移的，顺应天则吉，违背天则凶，天是无意志的自然物，它是不会干预人事的，即荀子提出的“明天人之分”的思想。而董仲舒最突出强调的是有意志的神学之天和道德之天，而自然之天只能是配角而已。董氏是用天的意志的宗教神权来保障封建政权（封建君主专制主义）、族权（宗法制家长专制主义）和夫权（封建男权专制主义），希望能使封建社会得以长治久安，永远存在下去（天不变，道亦不变）。董仲舒的尊天思想，可以说是对荀子的无神论思想自然之天的否定。

天人关系是我国哲学史上一大基本问题。古代哲学家谈“天”几乎都是为了解决人类的社会问题。董仲舒的儒学思想体系也是如此，董氏哲学的根本问题，也是讨论天人关系问题。在先秦诸子哲学中，在天人关系的问题上，有主张天人合一说，也有主张天人相分说的。荀子明确提出天人相分的说法，认为天有天的本分，人有人的本分，天是无意志的自然物，它不能干预人事，然而大多学者皆主天人合一说，如孔、孟、老、庄等人，但他们对天人关系问题有着不同的理解。

自上古三代以来，传统的天人合一说具有宗教神学性，认为上帝或“天”能干预人事，能赏善罚恶，主宰人类的命运。孔子、孟子的儒家思想则更多强调天人合德说，认为人的善端是天赋予的（知性而知天）。老庄道家与孔孟不同，主张天道自然无为说，认为人应法道而行，达到天人合一的境界（与道同体）。董仲舒在“天人之际”的问题上，也主张天人合一说。他主要继承传统的宗教神学的天神主宰人事的思想和孔孟儒家的天人合德思想，并提出了富有自己思想特色的宗教神学目的论的“天人感应”说。然而董仲舒的“感应”说也是既有自然感应说的成分，也有宗教神学的“感应”说内容。而前者不过是为了服务后者。首先董仲舒提出了“同类相感”（或称“以类相动”，“以类相召”）的思想，认为同一类的东西，是可以相互感应的。这种同类相应现象，董仲舒明确认为这是一种必然的自然现象，没有什么神灵在起作用。当然这一思想并不是董仲舒的创造，而是从荀子和《吕氏春秋》那儿分别继承来的。这些前人们的思想，董仲舒更把它与尊天神的宗教思想结合起来，提出了自己灾异遣告说的“天人感应”思想。（许抗生、聂保平、聂清著《中国儒学史·两汉卷》）

读《内经》则会发现，医家言“天”，是唯物的。

［2］他“究天人之际，明天人之分”的结论与荀子大不同：“究天人之际”，并非荀子之语，而是司马迁在《报任安书》中的一句话，共三句，即“究天人之际，通古今之变，成一家之言”，见于《汉书·司马迁传》。“明天人之分”，乃荀子之言，见于《荀子·天论》。

究天人之际：探讨天道和人事之间的关系。

在这个问题上，司马迁继承了先秦以来天人相分的唯物主义传统，他反对以天道干预人事，认为社会现象是由人的活动构成的，天是天，人是人，天属于自然现象，与人事没有什么必然的联系。这种观点与汉武帝所提倡的儒学正宗的所谓“天人感应”学说相对立。

究，研究、探索。天人，天意人事。天，天道、规律、自然、天命、命运、天意。人，人事、社会、人生、王朝。际，边缘、联系、关联、彼此之间。（百度）

明天人之分：懂得天道和人事有区分。

“这是荀子天论的出发点，其要点在于：第一，人的治乱与天无关；第二，天的运行与人无关；第三，天人各有其分，不容混淆”，“人和天地之间是断裂的”。（王博著《中国儒学史·先秦卷·第八章荀子》）

天人之分：强调“天道”与“人道”或“自然”与“人为”的不同和区别的观点。战国荀子《天论》首先明确指出：“明于天人之分，则可谓至人矣。”认为自然界有自己的运行规律，不会因为人而存亡，与人类社会的贫病灾祸没有必然的联系，不能主宰人的命运。并强调人能认识和利用自然，“制天命而用之”。唐刘禹锡指出：“天之能，人固不能也；人之能，天亦有所不能也。”（《天论》）强调：“天之道在生植”，“人之道在法制”（同上），认识到自然界和人类社会的发展有不同的法则。（《辞海》）

金栋按：战国时期，大部分的思想家并不主张天地之异常变化和人事之间有必然的联系。只是在《春秋》学的某些传统中，天人相与之际经常被强调，而灾异是一个重要的表现。这与《春秋》本身多记灾异之事的特点有关。灾异一般被看作天对于人的警告或者惩罚，最低限度是预示。根据天人相分的理论，他们很显然会失去这种对于人而言的重大意义。在荀子看来，天与人事无关。(王博著《中国儒学史·先秦卷·第八章荀子》)，但在董仲舒看来，天与人事有关。先生“自注”引《汉书·董仲舒传》可为证。

［3］天人之际，合二为一：天和人之间的相互关系，可以统一起来，即天人合一说。董仲舒认为，人的形体结构与自然天道的结构具备高度的一致，人体是天象的完全再现。人外在形体以及各部分器官都同自然天象有着高度一致（人副天数）。（许抗生、聂保平、聂清著《中国儒学史·两汉卷》）《内经》充斥着“天人相应”的比附推演，与此有关。

［4］深察名号：本篇继承发展了孔子关于“正名”的思想，除了考察论述关于“天子、诸侯、大夫、士、民”这五种称号的含义，还从哲学上探讨了人性的名实问题，最后归结到重视圣王教化的政治思想。这里着重阐释了董仲舒的人性论：

一方面，他从如下三个方面批驳了孟子的性善论：第一，从正名的角度驳孟子性善论（包括关于性、心、民的命名）。第二，用圣人的言论驳孟子性善论，董仲舒认为圣人的言论从未有过关于行善的说法，以此证明性善论不符合圣人的思想。第三，以天道的权威驳孟子性善论，董仲舒认为天有阴阳，因而人性就有仁、贪两个方面的因素，对此必须分别对待，仁性经教化而成善，贪性则需要加以限制。

另一方面，董仲舒又批判继承了荀子的性恶论，主要是从“自然之质”来定义“性”，但董仲舒认为这种“自然之质”不是“恶”的，而是含有“善质”，从而修正了荀子的性恶论。(张世亮、钟肇鹏、周桂钿译注《春秋繁露》)

《春秋繁露义证》：“本书《郊语篇》：‘圣人正名，名不虚生。’《天地阴阳篇》：‘名号之由人事起也。’《仪礼·丧服传》：‘名者，人治之大者也。’《左氏传》：‘名以制义。’《释名》：‘名，明也；名实使分明。’《尹文大道篇》：‘形以定名，名以定事，事以检名。察其所以然，则形名之与事物无所隐其理矣。名有三科：一曰命物之名，方圆白黑是也；二曰毁誉之名，善恶贵贱是也；三曰况谓之名，贤愚爱憎是也。’案：名家之学，以综微核实为功，以正名析词为本，此即名学也。《荀子》亦有《正名篇》，《春秋》治人必先正名，《谷梁》于五石、六鹢之词发其微，《公羊》学盖与之同。”

［5］人副天数：副，副本。本篇认为天与人是同类的，人副天数，天人一致；天与人同类相感、同类相动。天地生人和万物，人比万物更尊贵，其原因在于其他生物得天地之气少，而人得天地之气多。所以人无论是从类的角度（副类），还是从数的角度（副数），都和天是一致的。如从类的角度看，人头圆象天，足方象地，头发象星辰，耳目象日月，鼻口呼吸象风和气。从数的角度看，人有小关节三百六十节，和一年的日数相当；大关节十二节，和一年的月数相当；人身体内有五脏，和五行数相当；外有四肢，和四季数相当。眼睛一开一闭，和昼夜相当；性情有时刚强，有时柔和，和冬季、夏季相当；有时悲哀，有时快乐，和阴阳之气相当。这些都说明天与人是合一的、同类的，它们之间可以互相感应、互相触动。（张世亮、钟肇鹏、周桂钿译注《春秋繁露》）

金栋按：简而言之，人就是天的副本。

［6］人体构造及生理上应于天：《春秋繁露·为人者天》云：“人之形体，化天数而成。”《官制象天》：“求天数之微，莫若于人。”即“人副天数”。

金栋按：先生说：“主要用天人相应思想认识或解释人体构造和生理，不能被当代人接受。人体构造和生理，与不包括生命的天地之间有极大的距离。阴阳、四时、五行、六气、十二月、三百六十五日等规律，远远不足以填充天人之间的空白。人体基本上不是这样与天地同构的（即天人相应）。即不能说天有四时，人有四经（四肢）；天有五行，人有五脏；天有六气，人有六府；天有十二月，人有十二经；天有365日，人有365个穴位。”（《中西医结合二十讲·第五讲：经络学说的原意和现代研究者的困惑》）

［7］为生不能为人：人能生育而不能造就人。《春秋繁露义证》：“为生者，父母。”为人，造就人。

［8］人之本：当作“人之人。”《春秋繁露义证》：“卢云：‘人之人，疑当作人之为人。’”据卢云，当脱一“为”字。

［9］天亦人之曾祖父也：《春秋繁露义证》：“本书《顺命篇》：‘天者万物之祖。’《观德篇》：‘天地者，先祖之所自出。’《庄子·达生篇》：‘天地者，万物之父母也。’语意正同。张子‘乾父坤母’之说，亦本于此。”

金栋按：《周易·说卦》：“乾，天也，故称呼父。坤，地也，故称呼母。”

《素问·宝命全形论》：“黄帝问曰：天覆地载，万物悉备，莫贵于人。人以天地之气生，四时之法成。”

［10］人之形体，化天数而成：人的身体，是禀受天数变化而成的。如天有四季而人有四肢，每一季有三个月而每一肢有三节等。

金栋按：《灵枢·邪客》：“黄帝问于伯高曰：愿闻人之肢节，以应天地奈何？”

［11］为人者天：本篇首先说明“人之为人本于天，天亦人之曾祖父也”，因此人的形体、感情都是天的副本，进而提出本篇的主旨为“天生之，地载之，圣人教之。君者，民之心也；民者，君之体也”。董仲舒认为这种君民一体的观念有利于促进圣王的教化遍布天下，而圣王教化的原理又出自圣王内在的“身之天”，这表明天人同类相感。总之，“为人者天”旨在说明天生人之后，圣王继以教化，以促进人的自我完善，从而使天下吉祥太平。（张世亮、钟肇鹏、周桂钿译注《春秋繁露》）

［12］《素问·生气通天论》比董氏说进步一些：黄帝曰：“夫自古通天者，生之本，本于阴阳。天地之间，六合之内，其气九州九窍、五脏、十二节，皆通乎天气。”

［13］求天数之微，莫若于人：探求天数的奥秘，没有比在人身上探求能更好说明的。微，微妙，奥秘。

《人副天数》：“天地之符，阴阳之副，常设于身，身犹天也。数与之相参，故命与之相连也。”

［14］三长：指孟、仲、季而言。（张世亮、钟肇鹏、周桂钿译注《春秋繁露》）

［15］官制象天：本篇论述了天子建立官制的道理，即所谓“天之数，人之形，官

之制，相参相得也”。董仲舒认为天数、人形与官制三者之间都是相通的。天子建立官制就是取象于天，以天为法，所谓“官制象天”即是此意。文中对“天之数，人之形，官之制”都做了相当细致的分析，并使之一一对应起来，从而在理论分析上体现出了较为严密的逻辑层次。本篇的内容亦构成了董仲舒天人感应思想体系的重要组成部分。（张世亮、钟肇鹏、周桂钿译注《春秋繁露》）

［16］天文训：这是一篇记载淮南王刘安及门客论述科学技术成果的重要文献，代表了汉代的最高科技成就，也成为《淮南子》自然天道观的重要组成部分。

文中探讨了宇宙本源、演化和形成的问题。对五星、二十八宿、八风、二十四节气、岁星和干支纪年法、五音、十二律、旋宫等许多问题进行研究，达到了很高的水平。文中对物候、气象、农事、政事及反常气候等也做了记载。作者运用先进的几何原理，对正朝夕、大地东西南北的长度、日高等进行了测定。当然其中的数字是不实的，但是敢于探索宇宙奥秘的精神，则是十分可贵的。

而高诱的题解是：“文者，象也。天先垂文象，日月五星及彗孛，皆谓以遣告一人。”也就是说，用天象的变化，来禁告和责示人君，必须“仰天承顺”，“不乱其常”，顺应天道规律，否则上天必降祸殃。其中带有浓重的“天人感应”的成分。（陈广忠译注《淮南子》）

门客：“官僚贵族家中豢养的帮闲或帮忙的人。”（《汉典》）

［17］天有九重：“九重天，古人认为天有九层，因泛言天为‘九重天’。《淮南子·天文训》：‘天有九重。’”（《汉典》）

何宁《淮南子集释》：“补曰：《楚辞·天问》云：‘圆则九重，孰营度之？’《太玄》云：‘九天：一为中天，二为羡天，三为从天，四为更天，五为晬天，六为廓天，七为咸天，八为沈天，九为成天。……’案：《太玄》九天，即《淮南》九野，非九重也。此文虽言九重，而其说不详。今西人言历则有九层：第一层宗动天，第二层恒星天，第三层填星天，第四层岁星天，第五层荧惑天，第六层日轮天，第七层太白天，第八层辰星天，第九层月轮天。此殆中国失传而流入异域者欤？”

［18］天有四时以制十二月，人亦有四肢以使十二节：十二节，指十二经脉。一说四肢十二大关节，即上肢腕、肘、肩，下肢踝、膝、髋。

《淮南子集释》：“补曰：《元命包》云：‘阳数成于三，故时别三月。’《素问·宝命全形论》云：‘天有阴阳，人有十二节。’注：‘节谓节气，外所以应十二月，内所以主十二经脉也。’《灵枢·五乱篇》云：‘经脉十二者，以应十二月。十二月者，分为四时。四时者，春、夏、秋、冬。其气（各异）营卫相随，阴阳已和，清浊不相干，如是则顺之而治。’”

金栋按：十二经脉乃“天人相应”比附推演而来，《内经》多篇论述之。故先生说“十二经脉说不过是为了与十二月相应”而来，“经络学说是在相当有限的解剖知识基础上，主要靠阴阳、五行、天人相应思想推演出来的体系……这样的体系不可能得到解剖生理的证实”。（《中西医结合二十讲·第五讲：经络学说的原意和现代研究者的困惑》）

［19］天有十二月以制三百六十日，人亦有十二肢以使三百六十节：“十二肢”与“十二月”相对应，则“十二肢”当指十二经脉。节，腧穴也。

《淮南子集释》：“补曰：《春秋繁露·人副天数篇》云：‘天以岁终之数，成人之身。故小节三百六十，副日数也；大节十二，副月数也；内有五藏，副五行数也；外有四肢，副四时也。’《灵枢·九针解》云：‘节之交三百六十五会者，络脉之灌渗诸节者也。’”

《灵枢·九针十二原》：“节之交，三百六十五会。……所言节者，神气之所游行出入也，非皮肉筋骨也。”节，腧穴也。《类经八卷·经络类十四》：“神气之所游行出入者，以俞穴为言也，故非皮肉筋骨之谓。”《小针解》：“节之交三百六十五会者，络脉之灌渗诸节者也。”

《素问·调经论》：“夫十二经脉者，皆络三百六十五节。”

【原文】

《内经》更是后来居上。请看《素问·阴阳应象大论》[1]、《素问·阴阳离合论》[2]、《素问·六节藏象论》[3]、《素问·宝命全形论》[4]、《素问·疏五过论》、《灵枢·经别》[5]、《灵枢·经水》[6]、《灵枢·阴阳系日月》[7]、《灵枢·邪客》[8]等篇，均有成套的比附。

浅见以为，《内经》之整体观，以阴阳五行四时之整体自然观为积极代表。对上举“天人相应”的臆说只能历史地看。就当时而言，触着点宇宙全息论的边际，至少是思想比较活跃的表现之一。当今再教给学生，便很不妥当。

《内经》中有两句较难解的话：“天运当以日光明[9]”（《素问·生气通天论》）、“地气者冒明[10]”（《素问·四气调神大论》）。欲解此，亦需求之董仲舒。《春秋繁露》说：

“天高其位，而下其施[11]，藏其形[12]而见[13]其光。……藏其形所以为神[14]，见其光所以为明。”（离合根[15]第十八）

“天积众精以自刚[16]……天序日月星辰以自光[17]。”上述天道论很难说以唯物倾向为主。

本节原想多举几例，看看汉儒是怎样把儒经阴阳五行化的。惜乎内容太多。好在已引过近现代许多专家研究的结论，约已能说明汉代阴阳五行说之盛行。秦以前则大非如此。《内经》专家或古医史专家，最好念念汉儒的经说。如此便决不会相信，用阴阳五行全面统帅医理的《内经》会成书于汉之前。这并不排除单用阴阳说、五行说、经脉说，或不大成熟的阴阳五行合流说，讲医理的文字会出现于战国。

最后提提《礼记·礼运[18]》中讲的两句话。

一是："人者，其天地之德，阴阳之交，鬼神之会，五行之秀气也[19]。"

人的本质如此，医理能不从阴阳五行、天人相应和气化学说立论吗？

再一句是："何谓人情？喜怒哀惧爱恶欲，七者弗学而能[20]。"

中医讲内伤七情，在《内经》中是没有根据的。《内经》只讲五情或六情[21]。故七情说亦本于儒家，《内经》反而仅供参考。

【补注】

[1]《素问·阴阳应象大论》论天人相应云："惟贤人上配天以养头，下象地以养足，中傍人事以养五脏。"王冰注："头圆故配天，足方故象地，人事更易，五脏递迁，故从而养也。"

金栋按：天圆地方因而人头圆足方在汉代广为流传。

《春秋繁露·人副天数》云："是故人之身，首坌（音分 fēn。一说颁，音 bān）而员，象天容也。……足布而方，地形之象也。"

《淮南子·精神训》云："头之圆也象天，足之方也象地。……以与天地相参也。"

《春秋纬·元命苞》云："头者神所居，上圆象天。"

《孝经·援神契》云："足方象地。"

《灵枢·邪客》："天圆地方，人头圆足方以应之。"

后世《内经》专家且发挥此说。如《类经三卷·藏象类十六·人身应天地》云："圆者径一围三，阳奇之数；方者径一围四，阴偶之数。人首属阳居上，故圆而应天；人足属阴居下，故方而应地。"

[2]《素问·阴阳离合论》论天人相应云："黄帝问曰：余闻天为阳，地为阴，日为阳，月为阴，大小月三百六十日成一岁，人亦应之。"

[3]《素问·六节藏象论》论天人相应云："夫自古通天者，生之本，本于阴阳，其气九州九窍，皆通乎天气。故其生五，其气三。三而成天，三而成地，三而成人。三而三之，合则为九。九分为九野，九野为九脏。故形脏四，神脏五，合为九脏以应之也。"

[4]《素问·宝命全形论》论天人相应云："天有阴阳，人有十二节；天有寒暑，人有虚实。"

[5]《灵枢·经别》论天人相应云：云："黄帝问于岐伯曰：余闻人之合于天道也，内有五藏，以应五音、五色、五时、五味、五位也；外有六府，以应六律。六律建阴阳诸经合之十二月、十二辰、十二节、十二经水、十二时、十二经脉者，此五藏六府之所以应天道。"

[6]《灵枢·经水》论天人相应云："黄帝问于岐伯曰：经脉十二者，外合于十二经水，而内属于五藏六府。"

[7]《灵枢·阴阳系日月》论天人相应云："足之十二经脉，以应十二月。"

[8]《灵枢·邪客》论天人相应云："黄帝问于伯高曰：愿闻人之肢节，以应天地奈何？伯高答曰：天圆地方，人头圆足方以应之。天有日月，人有两目。地有九州，

人有九窍。天有风雨，人有喜怒。天有雷电，人有声音。天有四时，人有四肢。天有五音，人有五藏。天有六律，人有六府。天有冬夏，人有寒热。天有十日，人有手十指。辰有十二，人有足十指、茎、垂以应之；女子不足二节，以抱人形。天有阴阳，人有夫妻。岁有三百六十五日，人有三百六十（五）节。地有高山，人有肩膝。地有深谷，人有腋腘。地有十二经水，人有十二经脉。地有泉脉，人有卫气。地有草蓂，人有毫毛。天有昼夜，人有卧起。天有列星，人有牙齿。地有小山，人有小节。地有山石，人有高骨。地有林木，人有募筋。地有聚邑，人有䐃肉。岁有十二月，人有十二节。地有四时不生草，人有无子。此人与天地相应者也。"

《素问·金匮真言论》论天人相应云："帝曰：五脏应四时，各有收受乎？……"

《素问·阴阳别论》论天人相应云："黄帝问曰：人有四经十二从，何谓也？岐伯对曰：四经应四时，十二从应十二月，十二月应十二脉。"

《素问·离合真邪论》论天人相应云："夫圣人之起度数，必应于天地，故天有宿度，地有经水，人有经脉。"

《素问·针解》论天人相应云："人皮应天，人肉应地，人脉应人，人筋应时，人声应音，人阴阳合气应律，人齿面目应星，人出入气应风，人九窍三百六十五络应野。"

《素问·气穴论》论天人相应云："黄帝问曰：余闻气穴三百六十五，以应一岁。……孙络三百六十五穴会，亦以应一岁。……溪谷三百六十五穴会，亦应一岁。"

《灵枢·五十营》论天人相应云："日行二十八宿，人经脉上下、左右、前后二十八脉，周身十六丈二尺，以应二十八宿。"

《灵枢·五乱》论天人相应云："经脉十二者，以应十二月。"

《灵枢·通天》论天人相应云："天地之间，六合之内，不离于五，人亦应之，非徒一阴一阳而已。"

《灵枢·岁露论》论天人相应云："人与天地相参也，与日月相应也。"

金栋按：先生说："读过上述说法，我们固然对古人联想之活跃深感惊叹。但是，即便古人，也不会对这些不太严密的联想都表示认同。

"实际上，在天地（即宏观的自然而且不包括生物）与人体生命现象之间，有一极大的空白和距离。中医没有真正的微观认识，不可能发现天人之间微观方面如何相应或一致。对自然的宏观经验知识，也比当代科学少得多。宏观的人体与天地构造之间，很难找到完全一致之处。二者的运动过程基本一致之处就更少。况且，即便一致，只能说人应于自然。宏观的自然规律是怎么来的，比如昼夜、潮汐、月象等，古人不可能说清。微观世界的构造和变化，就更不用说了。《内经》说：'阴阳不测谓之神。'就是古人承认闹不清有关变化的道理。"（《中西医结合二十讲·第十四讲：整体观念和局部研究》）

［9］天运当以日光明：《类经十三卷·疾病类五》云："天不自明，明在日月，月体本黑，得日乃明，此天运必以日光明也。"《素问·四气调神大论》："天气清净，光明者也。"

［10］地气者冒明：沉浊的地气（阴气），蒙蔽光明。冒，蒙也，昏暗也。《太素·卷二·顺养》："阳气失和，故令阴气冒复三光。"

［11］施："《易》：'云行雨施。'"（《春秋繁露义证》）

［12］藏其形：隐藏它的形体。《素问·四气调神大论》："藏德不止。"

［13］见：同"现"，显露。

［14］藏其形所以为神：隐藏它的形体，以此来表示它的神妙。神，神妙莫测。

《春秋繁露义证》："《荀子·天论篇》：'不见其事而见其功，夫是之谓神。皆知其所以成，莫知其无形，夫是之谓天功。'"

［15］离合根：本篇重在论述君臣之道，人主法天，人臣法地。君主是根本，"以无为为道，以不私为宝"；臣下是枝叶，要"比地贵信""竭情悉力"。二者之道虽然有差别，但在根本上是相合的、一体的。（张世亮、钟肇鹏、周桂钿译注《春秋繁露》）

《春秋繁露义证》云："篇目似与文义不应。互见《天地之行》篇。"

［16］天积众精以自刚：上天积聚众多精气以使自己刚健。

"凌云：《淮南子》：'天地之袭精为阴阳，阴阳之专精为四时，四时之散精为万物。积阳之热气生火，火气之精者为日；积阴之寒气为水，水气之精者为月；日月之淫为精者为星辰。'"（《春秋繁露义证》）

［17］天序日月星辰以自光：上天排列日月星辰的次序以使自己光辉。

"《白虎通·封公侯篇》：'天虽至神，必因日月之光。地虽至灵，必有山川之化。……'《盐铁论·相刺篇》：'天设三光以照记。'"（《春秋繁露义证》）

上述二句，见于《春秋繁露·立元神第十九》。本篇论述君王要树立根本，使自己具有超凡的才能和智慧，使国家安定团结、繁荣昌盛，使人民安居乐业、生活富足。其中"奉三本"（天、地、人）之说和要求人君"居阴而为阳"，有较为鲜明的道家思想色彩。（张世亮、钟肇鹏、周桂钿译注《春秋繁露》）

［18］礼运：礼运是《礼记》一书中一篇极为优秀的论文，重点谈论了礼的发展演变及其运用。围绕这一重点，该文从理论上论述了礼的起源、发展、演变，以至完善的过程，并探讨了圣王制礼的过程、原则，礼与仁、义、乐、顺等的关系，以及礼制的运行规律。该文还从实践的角度强调了运用礼来治理人性、社会的重要意义。更为可贵的是，该篇首先提出了在中国历史上影响深远的"大同"社会理想，和至今仍影响着我们的"小康"社会境界，以及通过运用礼制达到的"大顺"社会目标。

该篇文章自始至终均假托孔子之口说出，但根据诸多专家研究认定，礼运一篇应该是秦汉时期的作品。（艾钟、郭文举译注《礼记》）

［19］人者……五行之秀气也：郑玄注："言人兼此，气性纯也。"

孔《疏》云："人者天地之德者，天以覆为德，地以载为德，人感覆载而生，是天地之德也。阴阳之交者，阴阳则天地也，据其气谓之阴阳，据其形谓之天地，独阳不生，独阴不成，二气相交乃生，故云阴阳之交也。鬼神之会者，鬼谓形体，神谓精灵。《祭义》云：'气也者神之盛也，魄也者鬼之盛也。'形体精灵相会然后生，故云鬼神之会。五行之秀气也者，秀，谓秀异，言人感五行秀异之气，故有仁、义、礼、智、信，是五行之秀气也。故人者天地之德阴阳之交，是其气也；鬼神之会五行之秀，是其性也。”

《礼记集解》：“愚谓天地之德以理言，阴阳、鬼神、五行以气言。人兼此而生，周子所谓‘太极之真，二五之精，妙合而凝’也。魂者神之盛，魄者鬼之盛。阴阳之交，指其气之初出于天地者而言；鬼神之会，指其气之已具于人身者而言。天地之生人物，皆予之理以成性，皆赋之气以成形。然以理而言，则其所得于天者，人与物未尝有异；以气而言，则惟人独得其秀，此其所以为万物之灵而能全其性也。”

［20］何谓人情？喜怒哀惧爱恶欲，七者弗学而能：人情，“人的感情；人之常情。”（《汉典》）

孔《疏》：“喜、怒、哀、惧、爱、恶、欲者，案《昭公二十五年·左传》云：天有六气，在人为六情，谓喜、怒、哀、乐、好、恶。此之‘喜怒及哀恶’与彼同也，此云‘欲’则彼云‘乐’也，此云‘爱’则彼‘好’也，谓六情之外增一‘惧’，而为七。……六气，谓阴、阳、风、雨、晦、明也。按：彼《传》云：喜生于风，怒生于雨，哀生于晦，乐生于明，好生于阳，恶生于阴，其义可知也。”

《礼记集解》：“愚谓爱，谓相亲爱，如父爱子、子爱父是也。欲，谓贪欲，如目欲色，耳欲声是也。《中庸》言‘喜怒哀乐’，《左传》言‘喜怒哀乐好恶’为六情，此言‘喜怒哀惧爱恶欲’为七情。盖人值所好则喜，值所恶则怒，得所爱则乐，失所爱则哀，而于所怒所哀之将至而未至也则惧，故总之为四，析之则为六，又析之则为七也。”

金栋按：医家之七情（喜怒忧思悲恐惊）与儒家之七情（喜怒哀惧爱恶欲）不同。此乃医家受儒家启发稍加修改而成。故先生说：“《灵枢》《素问》中从无七情说，此说受儒家影响。《礼记·礼运》说：‘喜怒哀惧爱恶欲，七者弗学而能。’医家参考此说，提出喜怒忧思悲恐惊七情说。后人将惊恐合一，忧思（悲）合一，以便与五脏相配。”（《中西医结合二十讲·第八讲：中西医病因学汇通》）

［21］《内经》只讲五情或六情：《素问·阴阳应象大论》云：“人有五脏化五气，以生喜怒悲忧恐”，肝“在志为怒”，心“在志为喜”，脾“在志为思”，肺“在志为忧”，肾“在志为恐”。

《素问·天元纪大论》：“人有五脏化五气，以生喜怒思忧恐。”

《素问·玉机真藏论》：“忧、恐、悲、喜、怒，令不得以其次，故令人有大病矣。因而喜，大虚，则肾气乘矣，怒则肝气乘矣，悲则肺气乘矣，恐则脾气乘矣，忧则心气乘矣，此其道也。”

《素问·宣明五气》：“五精所并：精气并于心则喜，并于肺则悲，并于肝则忧，并于脾则畏，并于肾则恐。”

《灵枢·九针》：“五并：精气并肝则忧，并心则喜，并肺则悲，并肾则恐，并脾则畏。”

金栋按：以上讲五情。《阴阳应象大论》把怒、喜、思、悲、恐配肝、心、脾、肺、肾为成熟定型之说。

《素问·举痛论》:“怒则气上，喜则气缓，悲则气消，恐则气下，惊则气乱，思则气结。”

《灵枢·本神》:“心怵惕思虑则伤神”，“脾愁忧而不解则伤意”，“肝悲哀动中则伤魂”，“肺喜乐无极则伤魄”，“肾盛怒而不止则伤志”。

金栋按：以上讲六情，总之，《内经》无七情之说。后世医家所谓七情指喜怒忧思悲恐惊。又有所谓七情五志之说。为附五行，七情演化为五志。张介宾说：“世有所谓七情者，即本经之五志也。”(《类经十五卷·疾病类二十六：情志九气》) 后人将悲忧配肺，惊恐附肾，而为定型之说，但也明显地暴露出这样配属的随意性。

附　今古文经学和《〈内经〉时代》

本节多次提到今古文的事。这是中国旧学中最复杂的问题。能讲通今古文发展史——经学史，可算全面了解中国的旧学了。笔者并未受过系统的经学训练，只是为研究《内经》时代，才翻翻经及少数今古文经学著述。当代医界同道和笔者情况差不多的人应占多数。不稍微知道点今古文之争，影响理解《〈内经〉时代》。

近现代讲经学史的专著很多。最值得向读者推荐的是范文澜先生的“中国经学史演变”和“经学讲演录”。范先生的讲解最深入浅出，简括精辟。此处不宜多引原文，以免取舍有失。下面仅就《〈内经〉时代》的需要，照我自己的理解，写几句极粗浅的话。若是《内经》专家，必已读过许多专著，以下文字便无必要读。

一　经和经学

1903 年正式废科举、兴学校之前，上溯至春秋末孔丘时代，儒生们读的标准书都属于经和经学。自汉至清末，官办科举教育以及为考科举做官服务的民办教育，教的也都是经和经学。

经和经学都不断变化，经学变化更大。大体说来，唐以后，“经”没有多大变化。它的变化以两汉最明显可靠。汉以前，学经多口耳相传，变化本应更大，但很难说清楚。经学是解经的，其演变大体分四个阶段。孔子到秦为第一阶段；汉至唐为第二阶段；宋至明为第三阶段；清代为第四阶段。清末，经、经学、儒生都走到末路。此后的中国社会不需要这一文化支柱，经和经学都变成史学资料。

什么叫经呢？严格说来就是孔子的经学。即他“删”“订”“修”“传”的古代文化记录。以眼下的常见书而言。按其可靠程度依次为：

《诗》——周初到春秋的一部分诗歌。

《春秋》——孔子以鲁史为主写的公元前 722 到公元前 481 年的很简单的编年史。

《礼》——国家、家族制度和贵族起居饮食规律的记录。

《尚书》——史官们保存或追记的“圣贤”号令谋谟。

《周易·卦辞、爻辞》——卜官占吉凶的隐语。

上述五种经，除最后一种是否孔子删定并用以教弟子还不能十分肯定外，其余都是有的。孔子也教音乐，按说应有《乐经》。但乐附于《诗》和《礼》，礼乐常变，《诗》渐渐不唱了，《乐经》未能单独传下来。

轮到孔门弟子手里，经即开始演变增益，轻重次序也有改变。比如，《周易》在汉之前是否居于六经之首，不能确证。内容方面，《礼》自孔子认为就可以损益，故增益最多。现在还能看到的就至少有《礼记》《仪礼》《周礼》三种。《尚书》原有“史”的意思，下接《春秋》，上记到尧，也可增补。后人很难增补删改的只有《诗》和《春秋》。

汉中期后，儒家独尊。主要秘诀是汉儒善于解释历史迎合统治者胃口。《春秋》原文既不便改，就在“传”上下工夫。渐次有《春秋公羊传》《春秋谷梁传》《春秋左氏传》等解《春秋》的书。①

【自注】

①此说不确。一般认为，《春秋公羊传》是先秦的儒家书，大约成于战国初期。《春秋谷梁传》的内容与《春秋公羊传》没有大出入。有人认为此书成于西汉。《春秋左氏传》的来路更加蹊跷，康有为断言它是“伪经”——刘歆伪造的。此说至今很多人不同意。但是，说它是和孔子同时的人左丘明所作，更加站不住脚。不过，利用天人相应、阴阳五行解释《春秋》始自董仲舒，是毫无疑问的。

它们几乎和《春秋》同样重要。另有《孝经》《尔雅》等就与孔子没关系，是造经运动的产物。唐以前，《论语》（孔门言行录）也曾被当作经，这与经的原意倒是不矛盾。唐代官方最后认可的经够了九种，即《周易》《尚书》《诗》《周礼》《仪礼》《礼记》和《春秋》三传。

经本身就难读，加上经学书更难学。古人能通一经即算可以了。西汉设十四经博士，就是各承师传教一经的。北宋以后，为使一般读书人由浅入深又方便科举考试，规定读《大学》（《礼记》中的一篇）、《中庸》（《礼记》中的一篇）、《论语》、《孟子》，即“四书”就行，并且均以朱熹的注解为准。

清代文化统治很厉害，一些学者不满足于只读四书和宋儒的解释，开始对经进行考据。后来对汉儒的经说和汉代的经发生了怀疑，要闹清经的本来面目，结果把汉代的今古文经老账翻出来了。

二　汉代的今古文经和经学

秦以前的经和经学肯定也有演变。但那时并非儒家独尊，各家自唱自说，经不在众目睽睽之下，有改变不很引人注意。西汉中期以后，被秦始皇坑过的儒家队伍壮大了许多。火余之书不很满足统治者需要，于是出现了新经——古文经，经学有了今古之分，经也今古真假难辨了。

汉初，一部分儒生利用当时通俗的隶书写出经文教学生，朝廷立他们为博士。他们的经后来称为今文经。解释今文经即今文经学。这时只有少数儒生用秦以前的字形写的老本子经在民间传授。西汉末，由于王莽的政治需要，古文经——新经出现了好几种。按当时重视的顺序为：《周礼》《尚书》《左传》《毛诗》等。古文经出现后，形成了新学——古文经学。[①]

【自注】

①“新学”指为王莽的“新”朝服务的经学，这个名词定型于康有为的《新学伪经考》。清末另有“新学”之说，指当时的西学。

此前的经学反而称为今文经学。东汉末，古文经学大胜。此后，今文经学直到清末才翻身。我们现在最常作为资料书查考的《十三经注疏》，是以古文经及其经学为主的。与本节关系最密切的是《尚书》，涉及《〈内经〉时代》的古文经要加上《左传》和本来不属于经的《国语》。

据《史记》记载，古文《尚书》是景帝末年鲁恭王从孔子的老宅墙中挖出来的。《周礼》《左传》《国语》等，刘歆说是从国家图书档案馆里发现的。宣帝时还有河内女子拆老房子发现了一篇《易传》。不专门研究经学史，不必深究今古文经的真伪。大体情况是：古文经都比今文经篇目多、内容多。经学家们争论的焦点依次是《周礼》《尚书》《左传》等。清代末年又涉及不属于经的《说文解字》，因为它替古文经说话。古人最难说清的新经是《左传》。它的内容很多，真实古资料也很多，真伪难分。至今还有专家在算这笔账。

研究《尚书》的专著很多。《尚书》在汉以后还有伪造的。汉代基本是两家。从研究《内经》出发，我们并不强调古文《尚书》比今文《尚书》多出多少内容或谁是真经。关键在于古文《尚书》经学，关于五行配五脏的说法与今文《尚书》经学大相径庭，而五行在两种经中都是那几个字。古人解《尚书·洪范》中的水、火、木、金、土时，都要上联《周易》下牵《月令》，把天地人扯到一起。今本《月令》祭先何脏的说法就是古文家言。《月令》原是专书，后归入《礼记》。古文经学自东汉中叶才开始与今文抗衡。东汉末战败今文。《内经》之五脏配五行与今文经学说法相同。这一背景提示《内经》的有关内容理应成书于东汉中叶前。

为今文经学争得独尊地位的关键一步，是董仲舒吸取阴阳五行说大发挥《春秋公羊传》。早期的古文经学不讲阴阳五行，无资格与今文经学争锋。东汉末，郑玄博习古文、今文、谶纬之学，取今文之长融入古文。古文经学无论是讲典章制度（主要靠《周礼》）、解释《春秋》（主要靠《左传》），还是讲阴阳五行，都比今文丰富了。今文经学从此崩溃。

魏晋时，古文经学内部开始分派，加之做官靠门第不靠读经，再加上玄学的反动，古文经学也险些消亡殆尽。这已超出《内经》时代。联系本节上文看这段经学外行话，能知道两汉儒家大讲阴阳五行，基本上清楚本节所引《说文解字注》的一段文字是何来历就行了。

第六节 《内经》与古代天文学

金栋按：本节涉及的内容知识性很强，所引文献无不古奥而枯燥，先生却写得深入浅出，如行云流水，又不时惊鸿一瞥、画龙点睛、引人入胜，充分显露出先生超人的想象力、创造力、博闻强识和文字修养。

当年中国科技史研究所的天文历法史专家，看到此书很惊奇，因为他们竟然没有找到本节有什么错误。江晓原先生，是当今国内第一流的天文历法史专家，那时还是科学史所的博士生。他看到此书后，向先生索书的信有如下说：

近在廖大夫育群处见大作《〈内经〉时代》，拜读之下，大快我心。与习见之言《内经》诸书迥异。夫旁搜远绍，博采众家，此正吾国学者极为缺乏之作风。尤可贵者，言医书不囿于医籍而及于百家、天文、星命、音乐、语言等。世颇有所谓“专家”“学者”，皓首穷经，专营一艺，往往只见树木，不见森林。既而故步自封，夜郎自大，曾不知天地之广。或有稍越其藩篱者，则概以“芜杂”“不务正业”斥之。此种风气，真可为之长太息也。

第一流的天文历法史专家当年如此评价此书，自然是对本节非常看好。

但是，自中医学术角度来看，本节的意义不在天文历法方面。

先生在本节的一大创见是：揭露出五行生克说的天文基础。他的见解不但前无古人，而且无懈可击。这无疑需要广博的知识、想象力和创造力。须知，常人无不感到天文历法很神秘，因为很难自学弄懂，更莫说融会贯通地把握有关知识并拿来研究其他领域。青年时的先生，长期在基层从事繁重的临床工作，三十三岁才开始治学三年。此前此后，他花费了多少业余时间和心血，不但做到了博古通今、学贯中西，而且在相当多的领域造诣较高，真是难以想象。没有过人的学识，他不可能有上述创见并通俗、流畅且严密地向他人述说。

读过本节，不但对深刻理解《内经》大有裨益，而且会相当全面地了解天文历法科普知识。

为了更进一步，在中医界普及天文历法史知识，帮助读者更好地把握《内经》，先生又用大量笔墨和心血，写了“天文历法门外谈”附在本节末。此文的知识性、趣味性和文笔，均属上乘。

一　再谈五行相生说的形成

【原文】

正式探讨《内经》中的天文学内容时代标志之前，还是首先把前几节没说清的一个较关键的问题再讲细些。那就是五行相生说是怎样完成的。笔者反复分析查考，觉得不联系天文知识，便说不通。

相生说不像相克说那样，可以比较容易地从生活常识中总结出来。木、火、土、金、水这个相生的圈子中，只有一环——木生火，是容易从常识中升华的。其余四环都太难了。五行学说要能用于解释自然现象，必须使五行和四时相配。最初的配法，应是没有考虑到土，而且是受五行相克说指导。由于水火相克，金木相克最易理解，用它们去配四季便很自然。其中，冬与夏气候寒热相反，分别配以水火理应是首选。春秋虽不如冬夏相反那么明显，其由寒渐暖和由暖渐寒的相反变化还是较易发现。至于两行各配哪一季比较符合常识，还是金配秋比较好，因为金给人的感觉以凉为主，木则反之。于是相克的四行配四季便完成了。然而，四时在一年之中是以次递变的。由春至夏，至秋，至冬，这个顺序不能说是依次相克，应该说是依次相生。所以最早的相生应该是木火金水。这个环子除了金生水较牵强外，都比较容易理解。如果不参考天文学发展的影响，现在只有土无处可放。可惜，在五行中它又是最尊贵的。要坚持“土不主时”或“土王四季”，就完不成五行相生的圈子。这是一个矛盾。现本《内经》五行归类的内容中还留有明显的痕迹。

《素问·阴阳应象大论》中的归类方法是先配五方。摘要如下：

“东方生风[1]，风生木[2]。”

“南方生热[1]，热生火[2]。”

“中央生湿[1]，湿生土[2]。”

“西方生燥[1]，燥生金[2]。”

“北方生寒[1]，寒生水[2]。”

是四时配五行在先，还是五方配五行在先，我认为应是四时[3]①。

【自注】

①五行与四时相配，才便于说明一年的生长化收藏。五行与五方相配，才便于说明五方的温、暖、热、凉、寒。显然是五行配四时更容易一些。仔细想来，二者又大体上是一回事。比如，夏季配火就是南方属火，冬季配水就是北方属水。至此还不需要借助其他理论。涉及春季、东方、秋季、西方如何与五行相配，才用得着下文《鹖冠子》所说。当然，斗柄所指本来和五行无关。假如看夜半斗柄所指，就不是“斗柄

东指，天下皆春”。无奈那时的习惯是看初昏斗指，于是很容易被五行学说利用。其实，一年的气候变化属于两极现象，比较便于用阴阳学说说明，而不便于用五行学说说明。试看，拿来《鹖冠子》之说后，还有土、中央以及后来添的季夏不好安置。古人不得不为此大费心血，最后还是不很通顺。四时气候变化是古人最熟悉，也是和那时乃至现代人的生活、生产最密切的环境条件，故最需要理论说明。而那时的理论就是阴阳、五行，所以，我认为四时配五行先于五方配五行。第四节也说过，阴阳五行是离不开四时的。《内经》讲天地之道，是阴阳之道，也是五行之道，又是四时之道。正是通过与四时相配，才实现了阴阳与五行糅合。

但无论何种在先，这两者均可受天文学启发迅速联系。《鹖冠子·卷上[4]》这样说：

“斗柄东指，天下皆春；斗柄南指，天下皆夏；斗柄西指，天下皆秋；斗柄北指，天下皆冬[5]。”

可见，四行配四时之后，再配四方便可以直接取来天文学知识。四方配上木火金水，中央只好去配土了。《汉书·天文志第六》说得更好：

“斗为帝车，运于中央[6]，临制四海[6]。分阴阳，建四时，均五行，移节度[7]，定诸纪，皆系于斗。”

按这种理论，中央如此尊贵，只有配土才合适。再分析“建四时，均五行”六个字连写，又有土可以在四时中占一个位置的意思。为了这种需要，便先后有了土主季夏，五行各主七十二日，土主中间七十二日和土主长夏等说法。不管这几种说法怎样矛盾，在土居一年之中这点上是一致的。五行相生的顺序这样成为定局。如果用图表示以上三步演变过程，应如下（实线箭头示相克，虚线箭头示相生）：

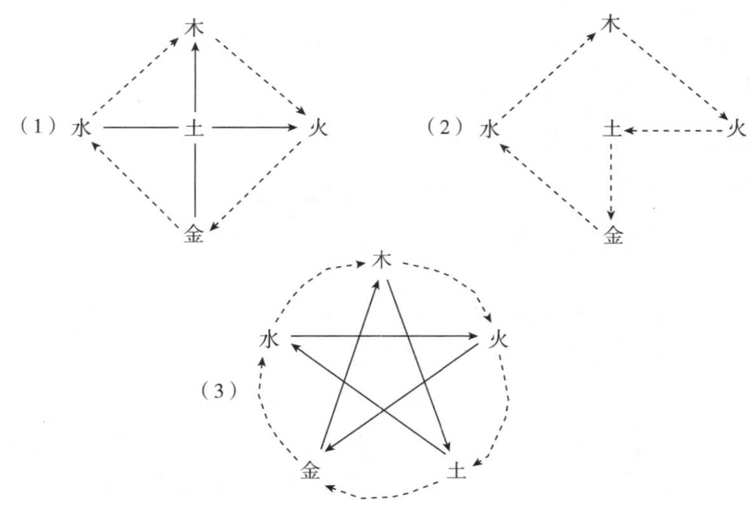

图（1）重在相克，土无恰当位置，构不成五行相生的循环。图（2）完成了相生说，因土居中央，不便同时表示相克规律。图（3）将土拉出来，相生相克同时表现在一图。董仲舒说“比相生而间相胜”。显然，他手里就有这个图。这样，土表面上屈尊一点，五行生克说却天衣无缝了。

上面联系到的天文知识是“斗”或“斗柄”。读者可能认为这是任择所需，随意附会。其实不然。“斗”——北斗在中国天文学体系中是最重要的基础。它是上天意志的代表。上引《汉书》已足以说明，下面再引国外学者的说法。

“北极是中国天文学的基本依据。这一点和以小喻大的思想背景有关。天上的北极星相当于地上的帝王。官僚政治农业国家的庞大组织，自然是不知不觉地围绕着帝王打转的。”（李约瑟．中国科学技术史[8]·第四卷·第一分册．科学出版社，1975：142）

北斗是北极星——天帝象征的指挥棒。斗的运行决定着天地间的一切。《淮南子·天文训[9]》说：“帝张四维[10]，运之以斗……一岁而匝[11]，终而复始。指寅，则万物螾螾也[12]……指卯，卯则茂茂然[13]……指辰，辰则振之也[14]……指巳，巳则生已定也[15]。”万物没有敢不听这个指挥棒指挥的。

北斗和北极星的重要性还不止此，它们还是中国古代星空分区的基础，这也和五行有关。

“二十八宿[16]已按四宫分为四组，每组七宿。四宫的象征性名称和季节相对应。……增设一个第五宫（中宫，即拱极宫），这是中国宇宙论的最大特点。这一点在和其他文化（例如伊朗文化），有相互影响的所有问题上都很重要。由于有了这个宫，便把天上的区分和我们介绍‘对应思想’时谈到的五行、五方、五帝等联系起来了。”（李约瑟．中国科学技术史·第四卷·第二分册．科学出版社，1975：157-160）

上述引文中的“拱极宫”就是北极星和北斗为代表的中宫。李约瑟这位科技史专家和汉学家，确实看到了中国阴阳五行自然观的天文学基础。“土主中宫”“土在音为宫”等等，都是天文学受五行说影响的表现。“天人相应”和阴阳五行合流的关键在于此。

【补注】

［1］东方生风，南方生热，中央生湿，西方生燥，北方生寒：五方配五气附五行之比类推演。

王冰注：东方“阳气升腾，散为风也。风者天之号令，风为教始，故生自东方”。南方“阳气炎燥，故生热”。中央“阳气盛迫，阴气固升，升迫相合，故生湿也”。西方“天气急切故生燥”。北方“阴气凝冽，故生寒也”。

《素问直解》："东方生风，谓风乃东方春生之天气也"；"南方生热，谓热乃南方夏火之天气也"；"中央生湿，天也"；"西方生燥，天也"；"北方生寒，天也"。

高校教参《内经》："东南中西北，即五方；风热湿燥寒，是五时主令的五气。……这里的五方包含着五时的含义，故五方生五气，五气主五时，从而形成一年五时的春温、夏热、长夏湿、秋凉、冬寒的季节性气候变化。根据现代天文学，这种五方生五气、五气主五时的理论，符合我国的地理、气候的总特点，是由于地轴方向并不垂直于地球绕日的轨道平面造成的。"

［2］风生木，热生火，湿生土，燥生金，寒生水：五气附五行之比类推演。

王冰注："风鼓木荣，则风生木也"；"钻燧取火，惟热是生"；"土湿则固，明湿生也"；"金燥有声，则生金也"；"寒气盛凝变为水"。

高校教参《内经》："风热湿燥寒，是在天之五气。木火土金水，为在地之五行。在天之五气，化生在地之五行，即所谓'在天为气，在地成形'的道理。"

［3］我认为应是四时：先生认为五行先与四时（五时）相配。

金栋按：因为四时关乎农事、民生，最为重要，与先民的生产生活最为密切，故五行应先与四时相配。

［4］《鹖冠子》：相传为战国时楚国隐士鹖冠子著。《汉书·艺文志》著录一篇，列为道家。《隋书·经籍志》载三卷。唐韩愈称十六篇。南宋晁公武《郡斋读书志》言其书有八卷。前三卷十三篇，中三卷十九篇，后二卷有十九论，"今削去前后五卷，止存十九篇"。今本三卷，十九篇。后人窜乱附益者甚多。内容多黄老刑名之言。其中《环流》《道端》等篇阐述了哲学思想。《近迭》《世兵》《天权》《兵政》等皆论兵之语。有宋陆佃注。(《中国哲学大词典·著作·先秦》)

《汉志》："《鹖冠子》一篇。(疑）楚人，居深山，以鹖为冠。"

陈国庆《汉书艺文志注释汇编》："按：今存三卷，十九篇。清《四库全书》著录入子部杂家，简目云：'是书《汉志》著录，即佚其名氏，但知为楚隐士尔。其说颇杂刑名，而大旨本于道德。其注为陆佃所作，文颇简略。'其篇次：《博选》第一，《著希》第二，《夜行》第三，《天则》第四，《环流》第五，《道端》第六。《近迭》第七，《度万》第八，《王铁》第九，《泰鸿》第十，《泰录》第十一，《世兵》第十二，《备知》第十三，《兵政》第十四，《学问》第十五，《世贤》第十六，《天权》第十七，《能天》第十八，《武灵王》第十九。上中下三卷。"

卷上：所引内容见上卷《环流》篇。

［5］斗柄东指……天下皆冬：斗柄四个指向为分别标志着四时，即四时对应着斗指四方。

洪钧按：《鹖冠子》所说的斗柄指向和四时的关系，是事实如此，不像五星对应五行四时那样完全不符合天象而仅仅是出于理论需要让事实屈就理论。如果我们把以北极星为中心的天空，按东南到西北、西南到东北画线，为四个象限。斗柄所指即如《蝎冠子》所说。只是须知，这是指在规定时刻观察如此。传统上是在昏时——即日落之后半小时左右观察。因为由于地球自转，斗指是一昼夜转一圈的，就像机械表时针每昼夜走一周一样——假设时钟的设计是每走一圈十二个时辰。只不过斗柄是逆时针转的。为了自己印证这一点，最好自己观察一下。如果你住在北方，观察很方便，也很清楚。住在广州的人，观察起来就很困难，因为那里的北斗太接近地平线了。如果你住在澳大利亚，就看不到北斗了。洪钧写此按的时间是 2015 年 10 月 30 日。河北南部是秋冬之交。这里的黄昏后，斗柄指向西北方。随着冬天渐进，初昏的斗指渐渐由西北，向正北，再向东北逐日移动。斗柄指向东北时，就是冬春之交。总之，这是中国黄河流域的先民，早就有的天文常识。《夏小正》和《淮南子》等，就记载以斗柄指向定四时。

［6］斗为帝车，运于中央：斗，即北斗星，是天帝乘坐的车子，旋转位于中央。运，旋转。

四海：四方。《史记·天官书》作“四乡”。

［7］分阴阳，建四时，均五行，移节度：斗（斗柄）旋转而分阴阳寒暑，指向四时（春夏秋冬）。四时对应四方，四方环绕中央（帝车）。中央加四方，即是东西南北中五方。均五行，均在了空间五方中。移动分为二十四节气，为移节度。

金栋按：《汉书·天文志》这段话，乃承袭《史记·天官书》而来。《汉书》“临制四海”，《史记》作“临制四乡”，一字之差。

［8］李约瑟（Joseph Needham，1900—1995）：亦译“尼达姆”“尼德汉”。英国科学家、中国科技史研究专家、胚胎生物化学创始人。剑桥大学博士。曾任剑桥大学冈维尔-凯斯学院院士委员会主席、院长，联合国教科文组织自然科学部主任，英中了解协会首届会长等。英国皇家学会会员、英国学术院院士、中科院外籍院士。1943 年曾作为英中科学合作馆馆长来华援助抗日战争。所著《中国科学技术史》（7 卷 34 分册），指出中国古代科学技术极大地影响世界文明进程，为全人类做出过巨大贡献。由他创立的剑桥东亚科学史图书馆、李约瑟研究所，是世界研究中国科技文化的中心。还著有《化学胚胎学》《生物化学与形态发生》《四海之内》等。(《辞海》)

中国科学技术史：亦译《中国的科学与文明》。李约瑟等著。原计划 7 卷 34 分册。1954 年由英国剑桥大学出版社开始出版。截至 2008 年已出版 27 分册。通过丰富的史料、深入分析和大量的东西方比较研究，全面和系统地论述了中国古代科学技术的成就及其对世界文明的贡献，内容涉及中国哲学、历史、科学思想、数学、物理学、化学、天学、地学、生物学、农学、医学及工程技术等领域。(《辞海》)

［9］天文训：这是一篇记载淮南王刘安及门客论述科学技术成果的重要文献，代表了汉代的最高科技成就，也成为《淮南子》自然天道观的重要组成部分。

文中探讨了宇宙本原、演化和形成的问题。对五星、二十八宿、八风、二十节气、岁星和干支纪年法、五音、十二律、旋宫等问题进行研究，达到了很高的水平。文中对物候、气象、农事、政事以及反常气候等也做了记载。作者运用先进的几何学原理，对正朝夕、大地东西南北的长度、日高等进行了测定。当然其中的数字是不实的，但是敢于探索宇宙奥妙的精神，则是十分可贵的。

而高诱注《淮南》的题解是：“文者，象也。天先垂文象，日月五星及彗孛，皆谓以谴告一人。”也就是说，用天象的变化，来禁告和责示人君，必须“仰天承顺”，“不乱其常”，顺应天道规律，否则上天必降祸殃。其中带有浓重的“天人感应”的成分。(陈广忠译注《淮南子》)

［10］帝张四维：天帝布张四维。帝，天帝。四维，与四正相对，指东南、西南、东北、西北四隅。

［11］匝：周。

［12］指寅，（寅）则万物螾螾也：寅，地支第三位。《史记·律书》：“寅，言万物始生螾然也。”螾螾，《汉典》云：“蠕动貌。”高诱注：“动生貌。”万物复苏活动的样子。

洪钧按：古人是把北极星为中心的圆周分为十二支，寅在相当于机械钟表盘的3～5点位置。初昏斗柄指此，标志着春天来临。只是，较严密的斗柄观测，不应该在初昏，因为四时中昏的时刻可以差两个多小时。故以夜半观测最好。以下指卯等不再加按语。

［13］指卯，卯则茂茂然：卯，地支第四位。《史记·律书》：“卯之为言茂也。”茂茂然，草木冒地而出的样子。《说文》：“卯，冒也。二月万物冒地而出，象开门之形。”《白虎通》：“卯，茂也。”

［14］指辰，辰则振之也：辰，地支第五位。《史记·律书》：“辰者，言万物之蜄也。”蜄，同振，振动，振作。《说文》：“辰，震也。三月阳气动，雷电振，民农时也，物皆生。”

［15］指巳，巳则生已定也：巳，地支第六位。《史记·律书》：“巳者，言阳气之已尽也。”

［16］二十八宿：见以下所引原文及本节附文。

【原文】

以上推测显然还有一个先决条件没说明。即：春、夏、秋、冬的四季分法到底何时才出现？它们是否主要取决于斗柄方向？（以斗柄方向定四季，指每天在固定的时间观测斗柄，最早应该是取日落后不久。下文还要简单介绍。）

如果我们完全相信古文献，则尧时已有二分、二至和四时。那时判断四时不以斗柄为根据。《尚书·尧典第一》说：

“分命羲仲[1]，宅嵎夷，曰旸谷[2]。寅宾出日，平秩东作[3]。日中，星鸟，以殷仲春[4]。厥民析，鸟兽孳尾[5]。申命羲叔[1]，宅南交[6]。平秩南为[7]，敬致[8]。日永，星火，以正仲夏[9]。……分命和仲[1]，宅西，曰昧谷[10]。寅饯纳日，平秩西成[11]。宵中，星虚，以殷仲秋[12]。……申命和叔[1]，宅朔方，曰幽都。平在朔易[13]。日短，星昴，以正仲冬[14]。……期三百有六旬有六日，以闰月定四时成岁[15]。”

中外天文学家和史学家，根据这段文字写了许多文章，从四仲星[16]变迁的规律推测这种观察记录可能出现的准确年代。不过，甲骨文研究已肯定商末历法中，“年”还只分春秋。天文学家研究《春秋》得出的一致结论是：“春秋时代的历法，以鲁文公（前626—前609）、宣公（前608—前591）为分界线。在此以前，冬至大都出现在十二月，置闰没有明显的规律，大小月的安排比较随便。宣公以后，冬至大都出现在正月，置闰已大致符合十九年七闰的闰法，大小月的安排也比较有规律。这表明历法正是在此前后摆脱了观象授时[17]的被动性，掌握了按科学规律编排历日的主动权。”（中国天文学史[18]. 科学出版社，1981：71）历法的大致定型是天文学体系中定型较早的。其时在春秋。故《尚书·尧典》中的记载不全可信。夏代无文字且不说，那时不可能有春夏秋冬四季的划分，更没有把它们依次配东南西北。那些资料，不过是春秋战国时人据当时的天文学知识追述的夏代历法史，并有汉人加进去的东西。孔子编史名为《春秋》，大概也能说明，四时划分在春秋早期或西周末期还不很严格。孔子时代，四时的说法已是天经地义了。他说：“天何言哉？四时行焉，万物生焉[19]。”（《论语·阳货[20]第十七》）后世儒家不敢轻易把四时改为五时，孔夫子的话是起了作用的。孔子时，斗的作用似乎还不大。他说：“为政以德，譬如北辰，居其所而众星共之[21]。”（《论语·为政[22]第二》）汉儒“法北斗以齐七政[23]”等瞎附会[24]，是对孔子的歪曲。孔子的话不过是比喻。到孟子时，历法知识便为很多学者熟悉了。他说：“天之高也，星辰之远也，苟求其故，千岁之日至，可坐而致之[25]。”（《孟子·离娄[26]下》）这段话给了一个纯科学背景：天文、历法毫不神秘。星辰之远和千岁之日至，不但可以解释，而且都可以计算出来。

以上提到两种以天象定四时的办法[27]，标准不同却都和四方有关。按常识推测，以斗柄定四时应该早些。

【补注】

［1］羲仲，羲叔，和仲，和叔：四位乃羲氏、和氏之后，掌天地之官，据天象以定四时（观象授时），指导农事民生。既是官职，又是人名。其中羲仲、羲叔为羲氏之后，和仲、和叔为和氏之后。古代史官，掌天文历法（钦若昊天，历象日月星辰），分掌东西南北以定四时（敬授人时），命以民事。

孔《传》：“重、黎之后羲氏、和氏，世掌天地四时之官，故尧命之，使敬顺昊天。”

孔《疏》：“尧之贤德美政，如上所陈。但圣不必独理，必须贤辅。尧以须臣之故，乃命有俊明之人羲氏、和氏敬顺昊天之命，历此法象。其日之甲乙、月之大小、昏明递中之星、日月所会之辰，定其所行之数，以为一岁之历。乃依此历，敬授下人。以天时之早晚，其总为一岁之历，其分有四时之异。既举总目，更别序之。尧于羲、和之内，乃分别命其羲氏而字仲者，令居治东方嵎夷之地也。日所出处名曰旸明之谷，于此处所主之职，使羲仲主治之。既主东方居民之事，而日出于东方，令此羲仲恭敬导引将出之日，平均次序东方耕作之事，使彼下民务勤种植。于日昼夜中分，刻漏正等，天星朱鸟南方七宿合昏毕见，以此天下之时候，调正仲春之节气。"

马融注："羲氏掌天官，和氏掌地官，四子掌四时。"郑康成注："高辛氏之世，命重为南正司天，黎为火正司地。尧育重、黎之后羲氏、和氏之子贤者，使掌旧职天地之官。亦纪于近，命以民事。"

孙星衍《尚书今古文注疏》说："马、郑皆曰：此命羲、和者，命为天地之官。下云分命、申命，为四时之职。天地之与四时，于周则冢宰、司徒之属，六卿是也。"

金栋按：高辛氏即颛顼帝。重、黎，颛顼帝时代的史官。重之后代为羲氏、黎之后代为和氏，乃尧帝时代史官。扬子《法言》："羲近重，和近黎。"孔《传》，指伪孔安国《尚书传》。孔《疏》指唐孔颖达《正义》。

［2］宅嵎夷，曰旸谷：宅，居。嵎夷即旸（音阳 yáng）谷，地名。

孔《传》："宅，居也。东表之地称嵎夷。旸，明也。日出于谷而天下明，故称旸谷。旸谷、嵎夷，一也。羲仲，居治东方之官。"

马融曰："嵎，海嵎也。夷，莱夷也。旸谷、海嵎，夷之地名。"孙星衍说："'宅嵎夷'者，《王制》云'凡居民，量地以制邑'。然则经言羲仲掌此东方居民之事也。"

［3］寅宾出日，平秩东作：尊敬地顺候太阳出来，按照时序指导东方居民农耕作事。寅，敬。宾，教导，顺从、顺候。平，使，按照。秩，秩序，时序。

孔《传》："寅，敬；宾，导；秩，秩序。岁起于东出日，平均次序东作之事，以务农也。"

马融曰："宾，从也。苹（平），使也。"郑康成曰："谓春分朝日。作，生。"孙星衍说："平秩，谓使课其事。……东作者……'谓治农事也。'……《月令》：'孟春之月，王命布农事，命田舍东郊，皆修封疆，审端经术。'"

［4］日中，星鸟，以殷仲春：春分之日，鸟星在正南方，以正仲春。日中，春分日，白昼不长不短日。星鸟，（四方）仲（中）星之一，在正南方。殷，正。

日中：孔《传》："日中，谓春分之日。鸟，南方朱雀七宿。殷，正也。春分之昏鸟星毕见，以正仲春之气节。"

马融曰："日中宵中者，日见之漏，与不见者齐也。古制，刻漏昼夜百刻。昼长六十刻，夜短四十刻。昼短四十刻，夜长六十刻。昼中五十刻，夜亦五十刻。"孙星衍说："日中者，《月令》：'仲春之月，日夜分。'"

星鸟：马融、郑康成皆曰："星鸟、星火，谓正在南方。春分之昏，七星中。"孙星衍说："经言'星鸟'者，鸟谓朱雀，南方之宿。……故说经者知是昏中于南方也。"

仲春：孙星衍说："案：《月令》：'仲春之月，日在奎。'"

洪钧按：有的读者可能不很明白，"日中"为什么是春分日。对孔《传》和马融注的简短文言也可能不很清楚。春分日称“日中”，意思是这一天白天不长不短，昼夜等长。尽管不是绝对等长，但除了秋分日之外，这一天是最等长的。一年之中，昼夜长短变化的规律是：夏至日白天最长，冬至日白天最短。从冬至到次年夏至，白天逐日增长，夜间逐日缩短。中间有一天，即春分日昼夜几乎等长。从夏至到本年的冬至情况相反，其中有一天，即秋分日，也是昼夜几乎等长。但秋分日昼夜等长不叫“日中”而称“宵中”，见下文。春分和秋分日都是太阳直射地球赤道，因为一个回归年当中，太阳从直射南回归线到直射北回归线来回两次直射赤道。

假如你用的是智能手机，每天都可以在天气预报中查到日出和日落时刻。大体是白天逐日增长或缩短大约2分钟。春分和秋分日的日出和日落之间必然都极接近12小时。洪钧写本按的准确日期是2016年2月15日，农历丙申年正月初九，立春后第十一天，距春分日还有35天。今天的日落时间是17：59，明天的日出时间是7：14。今天到明天的这个夜间长是13小时15分。

［5］厥民析，鸟兽孳尾：那里的居民开始分散耕种，鸟兽动物开始孕育生子。厥，其，那里。析，分析，分散耕种。孳尾，动物交配孕育生子。

孔《传》：“冬寒无事，并入室处。春事既起，丁壮就功。厥，其也。言其民老壮分析。乳化曰孳，交接曰尾。”

孙星衍说：“析者……言使民分散耕种。”“孳尾者……张湛注云：‘孳尾，牝牡相生也。’。”

［6］宅南交：居住在东方（春时）与南方（夏时）相交界（节）之位。南交，东方（春）之南，南方（夏）之东，相交界（节）之处。

孔《传》：“南交，言夏与春交。举一隅以见之。此居治南方之官。”

孙星衍说：“南交者，《书》疏引《书纬》言：‘春夏相与交，秋冬相与互，谓之母成子、子助母。’疏又云：‘春尽之日，与立夏之初，时相交也。东方之南，南方之东，位相交也。’”

［7］平秩南为：按照时序指导南方居民农耕作事。为，别本误作“譌”，“讹”而当作“伪”。为、伪，古通假字。

孔《传》：“讹，化也。掌夏之官平序南方化育之事。”

史迁（指司马迁）“讹”作“譌”。孙星衍说：“‘讹’，俗字，当为‘譌’。……《汉书·王莽传》云：‘东巡劝东作，南巡劝南伪。’《群经音辨》引《书》‘平秩南伪’，‘伪’即‘为’也。”

［8］敬致：致，一说作“致日”。向太阳行致敬礼。

孙星衍说：“致者，江氏声以为致日。《周礼·冯相氏》：‘冬夏致日，春秋致月，以辨四时之叙。’”

［9］日永，星火，以正仲夏：夏至之日，火星在正南方，以正仲夏。日永，夏至日，白昼最长日。永，长。星火，四仲星之一，在正南方。

孔《传》：“永，长也，谓夏至之日。火，苍龙之中星。举中，则七星见可知。以正仲夏之气节，季、孟亦可知。”

郑康成曰："星火，大火之属。司马之职，治南岳之事，得则夏气和。夏至之气，昏火星中。"孙星衍说："《月令》：'仲夏，昏亢中。'仲夏斗指午……经云'星火'，与《月令》不同者……。按《月令》是月朔登明堂颁政之书，故据朔日之昏言之。《尚书》总举一月，通朔至晦而言。仲夏之晦，与季夏之朔，仅差一日，火星移巳至午矣。……云'星火，大火之属'者，《夏小正》：'五月，初昏大火中。'传曰：'大火者，心也。'是星火即大火，亦即鹑火也。云'司马之职，治南岳之事'者，司马，夏官；南岳，即霍山。……云'夏至之气，昏火星中'者，夏至火星未中。"(《尚书今古文注疏》)

[10] 宅西，曰昧谷：居住西方之地，名叫昧谷。

孔《传》："昧，冥也。日入于谷而天下冥，故曰昧谷。昧谷曰西，则嵎夷东可知。此居治西方之官，掌秋天之政。"

郑康成曰："西者，陇西之西，今人谓之兑山。"孙星衍《尚书今古文注疏》说："郑注见《史记集解》。徐广云：'今天水之西县也。'《汉书·地理志》陇西郡有西县。兑字，《郡国志》引作'八充'，传写之误。"

昧谷：孙星衍《尚书今古文注疏》说："《汉书·郊祀志》云：'东北，神明之舍。西方，神明之墓也。'注：'张宴曰：神明，日也。日出东北，舍谓阳谷。日没于西，故曰墓。墓，蒙谷也。'"

[11] 寅饯纳日，平秩西成：尊敬地顺送太阳落山，按照时序指导西方居民收获秋成。饯，饯行，送行。纳，入，落。成，收成，收获。

孔《传》："饯，送也。日出言导，日入言送，因事之宜。秋，西方万物成，平序其政，助成物也。"

史迁"寅"作"敬"，"纳"作"入"。马融曰："饯，灭也。灭犹没也。"孙星衍说："史公'寅'为'敬'者，《释诂》文。'纳'为'入'者，《公羊传》云：'纳者，入辞也。'马注见《释文》。"

西成：孙星衍说："西成者，《白虎通·情性篇》云：'西方亦金，成万物也。'"

[12] 宵中，星虚，以殷仲秋：秋分之日，虚星在北方，以正仲秋。宵中，秋分日，夜间不长不短日。星虚，四仲星之一，北方七宿之中星，在北方。

孔《传》："宵，夜也。春言日，秋言夜，互相备。虚，玄武之中星也，亦言七星皆以秋分日见，以正三秋。"

史迁"宵"作"夜"。郑康成曰："夜中者，日不见之漏与见者齐。"孙星衍说："郑注《周礼·司寤氏》云：'宵，定昏也。'"

星虚：郑康成曰："虚，玄武中虚宿也。"孙星衍说："《天官书》云：'北宫玄武，虚。'故郑以为玄武中宿也。《月令》疏云：'仲秋之月，昏牵牛中。'……案：牵牛亦北宫七宿。经文不限初昏宵分，则虚亦移而南矣。"

[13] 宅朔方，曰幽都，平在朔易：居住北方，名叫幽都。

孔《传》："北称朔，亦称方，言一方则三方见矣。北称幽都，南称明从可知也。都，谓所聚也。易，谓岁改易于北方。平均在察其政，以顺天常。"

史迁“朔”作“北”。孙星衍说：“史公以‘朔’为‘北’者，《释训》云：‘朔，北方也。’《淮南·地形训》云：‘西北方曰不周之山，曰幽都之门。’注：‘幽，闇也。都，聚也。玄冥将始用事，顺阴而聚，故曰幽都之门。’幽都即幽州也。”

平在朔易：孙星衍说：“经言‘在’者，《释诂》云：‘察也。’平，使也。”

［14］日短，星昴，以正仲冬：冬至之日，昴星在正西方，以正仲冬。日短，冬至日，白昼最短日。星昴，四仲星之一，在西方。

孔《传》：“日短，冬至之日。昴，白虎之中星，亦以七星并见，以正冬之三节。”

马融曰：“日短，昼漏四十刻，夜六十刻。”郑康成曰：“日短者，日见之漏四十五刻，于时最短。”孙星衍说：“《白虎通·日月篇》云：‘冬节夜长，冬日宿在牵牛，出辰入申。’凡十二时，日见有其四，故极短也。”

星昴：郑康成曰：“昴，白虎中宿也。”孙星衍说：“郑注见《诗·七月》疏。云‘昴，白虎中宿’者，《天官书》：‘西宫咸池，参为白虎。’昴与参连体。”

［15］期三百有六旬有六日，以闰月定四时成岁：一年三百六十六天，按照闰月来正四时而成一岁（年）。期，即朞（音基jī），一周年。

孔《传》：“迎四时曰朞。一岁十二月，月三十日，正三百六十日。除小月六为六日，是为一岁有余十二日。未盈三岁，足得一月，则置闰焉，以定四时之气节。成一岁之历象。”

史迁作“岁三百六十六日”，“定”作“正”。郑康成曰：“以闰月推四时，使启闭分至，不失其常，著之用成岁历，将以授民时，且记时事。”孙星衍说：“《淮南·天文训》云：‘日行十三度七十六分度之二十六，二十九日九百四十分日之四百九十九而为月，而以十二月为岁。岁有余十日九百四十分日之八百二十七，故十九岁而七闰。’《白虎通·日月篇》云：‘月有闰余何？周天三百六十五度四分度之一，岁十二月，日过十二度，故三年一闰，五年再闰。明阴不足、阳有余也。’……云‘启闭分至’者，分谓春分、秋分，至谓冬至、夏至，启谓立春、立夏，闭谓立秋、立冬，是为八节。推四时以置闰月，皆当其节，不失其正，则岁历成，所谓举正于中也。”

［16］四仲星：指鸟星、火星、虚星、昴星四星分别在仲春、仲夏、仲秋和仲冬的黄昏后出现在南方高空。仲，孟、仲、季顺序之中也。

［17］观象授时：观测天象以确定春夏秋冬四时。

“观象授时”这一术语是清代毕沅在《夏小正考证》中首先提出来的，十分形象地描述了原始民族的天文学知识，也表达了先民在上古时期制历依据天象的事实。在有规律地调配年、月、日的历法产生以前，中国古代漫长的岁月都是观象授时的时代。我国古籍《尚书·尧典》《夏小正》《逸周书·时讯解》等书里都有不少观象授时的记述。现存典籍最早而又比较完整记录观象授时的文字是《尚书·尧典》。（百度百科）

［18］中国天文学史：《中国天文学史》整理研究小组编，科学出版社，1981年第一版。

［19］四时行焉，万物生焉：“四时行者，谓春、夏、秋、冬四时相运行也。《春秋繁露·四时之副》篇：‘天之道，春暖以生，夏暑以养，秋清以杀，冬寒以藏。暖暑清

寒，异气而同功，皆天之所以成岁也。'又，《人副天数》篇：'春生夏长，百物以兴；秋杀冬收，百物以藏。'是百物之生随四时为兴藏也。"（刘宝楠《论语正义》）

［20］阳货：亦作"阳虎"。春秋后期鲁国季孙氏家臣。鲁定公五年（前505）挟持季桓子，据阳关（今山东泰安市东南），掌握鲁国国政。八年，他谋废除三桓势力，被击败，出奔阳关。次年到齐。后又经宋奔晋，为赵鞅谋臣。（《辞海》）阳货想拉拢孔子，孔子却不喜欢阳货，但还是出于礼节和他应酬。事见《论语·阳货》。

［21］为政以德，譬如北辰，居其所而众星共之：北辰，北极星。共，同拱，环绕之意。

《论语正义》："［注］包曰：'德者无为，犹北辰之不移，而众星共之。'《正义》曰：……郑注曰：'北极谓之北辰。'此本《尔雅·释天》文。"

这段话代表了孔子的"为政以德"的思想。意思是说，统治者如果实行德治，群臣百姓就会自动围绕着你转。这是强调道德对政治生活的决定作用，主张以道德教化为治国的原则。这是孔子学说中较有价值的部分，表明儒家治国的基本原则是德治，而非严刑峻法。（百度百科）

［22］为政：《论语》篇名。本篇包括24章，主要内容涉及孔子"为政以德"的思想、如何谋求官职和从政为官的基本原则、学习与思考的关系、孔子本人学习和修养的过程、温故而知新的学习方法，以及对孝、悌等道德范畴的进一步阐述。（百度百科）

［23］法北斗以齐七政：北斗，指北斗七星。由七颗星组成。常被用作指示方向和识别星座的标志。齐，排列。七政，日、月、五星。

《尚书·舜典》作"在璇玑玉衡，以齐七政"。

孔《传》："在，察也。璇，美玉。玑、衡，王者正天文之器，可转运者。七政，日、月、五星各异政。舜察天文，齐七政，以审己当天心与否。"

孔《疏》："日、月、星宿运行于天，是为天之文也。玑、衡者，玑为转运，衡为横萧，运玑使动，于下以衡望之，是王者正天文之器。汉世以来，谓之浑天仪者是也。……七政，其政有七，于玑衡察之，必在天者。知七政谓日、月与五星也。"

金栋按："璇玑玉衡"，《天官书》指北斗七星。七政，一说指《舜典》文中七项政事，即祭祀、班瑞、东巡、南巡、西巡、北巡、归格艺祖。

《史记·天官书》作"北斗七星，所谓'旋玑玉衡以齐七政'"。

《史记索隐》："案：《春秋运斗枢》云：'斗，第一天枢，第二旋，第三玑，第四权，第五衡，第六开阳，第七摇光。第一至第四为魁，第五至第七为标，合而为斗。'《文耀钩》云：'斗者，天之喉舌。玉衡属杓，魁为璇玑。'"

北斗是由天枢、天璇、天玑、天权、玉衡、开阳、摇光七星组成的。古代汉族人民把这七星联系起来想象成为古代舀酒的斗形。天枢、天璇、天玑、天权组成为斗身，古曰魁；玉衡、开阳、摇光组成为斗柄，古曰杓。（百度百科）

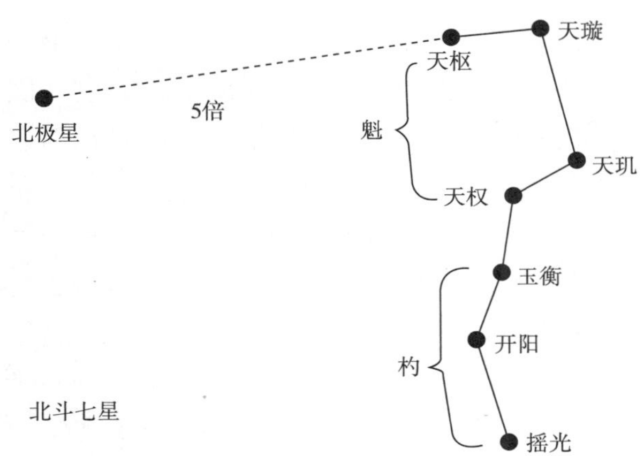

［24］瞎附会：孔子没有“斗”之说，《论语》只言“北辰”，故先生说汉儒“瞎附会”。孔子也没有法北斗以齐七政之说，更没有说七政指《尚书·舜典》中的七项政事，故先生说汉儒瞎附会。

［25］天之高也……可坐而致之：天虽高，星辰虽远，如果懂得了日月的运行规律，就是一千年之后的冬至日和夏至日，也可以很快推算出来。

赵岐注《孟子》云：“天虽高，星辰虽远，诚能推求其故常之行，千岁日至之日可坐知也。星辰日月之会，致，至也。知其日至在何日也。”

焦循《孟子正义》：“《礼记·中庸》篇云：‘今夫天，斯昭昭之多，及其无穷也，日月星辰系焉。’《素问》云：‘黄帝曰：地之为下否乎？岐伯曰：地为人之下，太虚之中也。曰：凭乎？曰：大气举之也。’盖地居中，天周其外。而地之去天，《楚辞·天问》虽云‘圜则九重’，而其里度实不可知。其高之无穷也，所可测者日月星辰而已。星者，二十八宿也。辰者，十二次也。分天为十二次，依于星象。天本无度，以星辰为度；星辰本无度，以日行为度。故测天者先测星辰，测星辰者先求日至。”

［26］离娄：《孟子》篇名。离娄是黄帝时代视力极强的人。

赵岐注《孟子》云：“离娄，古之明目者，黄帝时人也。黄帝亡其玄珠，使离朱索之。离朱即离娄也。能视于百步之外，见秋毫之末，然必须规矩，乃成方员。犹《论语》‘述而不作，信而好古’，故以题篇。”

金栋按：《孟子》本篇首见“离娄之明”四字，故以前二字“离娄”名篇，正如《论语》有“述而”篇名，就是《论语》取该篇开头“述而不作”四字中前二字为篇题。

［27］两种以天象定四时的办法：一种是以北斗柄指向为依据，一种是以四仲星为依据。

【原文】

中国星学体系的奠基应在战国时期。近来史家认为：“中国星座的命名系统是在战国至三国这五六百年中完备定型的。那正是封建制度取代奴隶制后，巩固、发展时期。观看中国的星座体系，就宛如一个完整的封建社会。”“在剥削阶级社会中，天文学主要控制在统治阶级手里。因此，天文学会受到剥削阶级思想意识的侵袭。”（中国天文学史．科学出版社，1981：41）上面说的这个时期，正是阴阳五行说发展完善成为官方哲学的时期。所以，它在古代天文学上留下的印记和《内经》中有关内容是一个模式。只要看看《史记·历书、天官书[1]》，即使完全不懂天文学的医家也能发现这一点。

为了证明封建制度的合理性，象征帝王的北极星和它的指挥棒——斗，被说得越来越重要。《夏小正》还不把斗指作为定四时的唯一根据[2]，《淮南子》就完全这样做了[3]。故我看阴阳五行说统帅天文学，也是汉代最为明显。反过来，天文知识促成了五行相生说。

主要天体中，日和月本来是最昭然的，岂知它俩也不能居于北辰[4]之上，只是天之阴阳罢了。其次是斗。再次是金、木、水、火、土五行星，它们是均五行的标志。五行化的五行星名，应不早于战国末出现。粗查《史记·天官书》有“水、火、金、木、填星[5]，此五星者，天之五佐[6]”之说，但《天官书》全文中还常提到这五星的其他名称[5]。另一批较重要的天体叫“二十八宿”，它们是日月运行的中间站，和五行说也有关系。

《史记·天官书》分二十八宿为：

“东宫苍龙[7]”

“南宫朱鸟[8]”

“西宫咸池[9]”（西方七宿中有“参为白虎[9]”）

“北宫玄武[10]”

分这四方有什么用呢？同书接着说：

“察日月之行，以揆岁星顺逆[11]”

“东方木，主春，日甲乙”

“南方火，主夏，日丙丁”

“中央土，主季夏，日戊己，黄帝”

“西方秋，日庚辛，主杀”

“北方水，太阴之精，主冬，日壬癸”

上引的归类法不是《素问·阴阳应象大论》五行相生归类法的基础吗？不过，《天官书》中占星术[12]内容，实在更多于科学的星学内容。在反对占星迷信这一点上，《内经》比《天官书》大有进步。《汉书·天文志》的迷信色彩更浓，《后汉书》反而好一些。

关于五行相生说形成的过程，及其与古代天文学的一般关系，略述如上述。最后加注一句，即二十八宿在天文史界争论很大，但不影响我们解释相生说的形成过程。下面还要提到它。

【补注】

［1］历书：《史记·历书》是对我国历法简史、当时历法原理和实际历法的记载，乃《史记》八书之一。一般历书指“依一定历法编制的记载年、月、日、时、节、候等的专书”（《汉典》）。天官书：《史记》八书之一，记载天文历法内容。

［2］《夏小正》还不把斗指作为定四时的唯一根据：即还根据其他星宿定四时十二月，见下引《夏小正》。

《大戴礼·夏小正》：“正月……鞠则见。鞠者何也？星名也。鞠则见者，岁再见尔。”“四月，昴则见。初昏，南门正。南门者，星也。岁再见。”“五月，参再见。参也者，伐星也。”

［3］《淮南子》就完全这样做了：只用斗指定四时节气。

《淮南子·天文训》：“斗指子，则冬至……加十五日指癸，则小寒……加十五日指丑，则大寒……加十五日指寅，则雨水。”

［4］北辰：“即北极星。”（《汉典》）

［5］填星：“即土星。填，通‘镇’。我国古代认为土星每二十八年运行一周天，岁镇二十八宿中的一宿，故名。”（《汉典》）

《史记索隐》：“晋灼曰：‘常以甲辰之元始建斗，岁镇一宿，二十八岁而周天。’《广雅》曰：‘镇星，一名地侯。’《文耀钩》云：‘镇，黄帝含枢纽之精，其体璇玑，中宿之分也。’”

这五星的其他名称：木星又名岁星，火星又名荧惑星，土星即填星，金星又名太白星，水星又名辰星。

《史记·天官书》载：“察日、月之行以揆岁星顺逆，曰东方木，主春，日甲乙。”“察刚气以处荧惑，曰南方火，主夏，日丙丁。”“历斗之会以定填星之位。曰中央土，主季夏，日戊己，黄帝，主德。”“察日行以处位太白，曰西方，秋，日庚辛，主杀。”“察日辰之会，以治辰星之位，曰北方水，太阴之精，主冬，日壬癸。”

春秋战国以前，木星叫作岁星，火星叫作荧惑，土星叫作镇星，金星叫作太白，水星叫作辰星。对行星的这些命名，反映了古人对五星已经有了相当程度的认识。木星回到恒星间同一位置所需的时间是11.86年。古人把天赤道分成12等份与12个月相对应，叫十二次或十二辰，使太阳一个月走一个辰次。由于木星的恒星周期接近12年，差不多一年走一个辰次，所以早先曾用木星来纪年，因而叫岁星。火星的颜色偏红，其公转轨道偏心率又较大，运行的形态错综复杂，以致它在近日点和远日点的亮度差特别显著，足以惑人，故名荧惑。土星的公转周期为29.46年，但古人认为，土星只需28年就可以转一圈，数字上与二十八宿吻合，即一年坐镇一宿，所以土星叫镇星。金星是五大行星中最亮的一颗，颜色纯白，“太白”正是金星的外貌特征。水星离太阳最近，看上去，它总在太阳左右摆动，摆动角最大时为30度，接近十二辰中一辰所占的度数，故水星叫辰星。春秋战国以后，盛行阴阳五行学说，阴阳之名赋予月亮和太阳，五行赋予行星，这就是行星今名的来历。（管飞《天问之路·第一章：五大行星》）

洪钧按：管氏所说金星的颜色不对，它不是纯白色，而是偏黄。此星是夜空中最亮的星。故是黄昏时最先看到的星，也是天亮前最后看不到的星。人人都可以亲自观察它。故完全可以通过自己观察弄清其颜色。又，春秋战国之前，金星也不是只叫太白。《诗·小雅》“东有启明，西有长庚”。启明和长庚，就是那时的金星名称。太白最早出现在《史记·天官书》中，说“察日行以处位太白，曰西方”。太白的意思不是指金星的颜色太白了，而是最明亮的意思。太白就是大白，大白于天下就是大明于天下。故白是明亮的意思。

金栋按：“东有启明，西有长庚”，见于《诗·小雅·大东》。意思是说，早晨在太阳出现前，出现在东方天上的称启明，晚上在太阳落山后出现在西方天上的称长庚。古人为此误以为二。启明、长庚，这两个同属一星，因为最明亮，故称明星。先生按语已明示。

郑玄注《诗》云：“日旦出谓明星为启明，日既入谓明星为长庚。”孔颖达《疏》：“今曰太白。然则启明是太白矣，长庚不知是何星也。或一星出在东方而异名，或二者别星未能审也。”马瑞辰《毛诗传笺通释》云：“孔《疏》……以明星为太白，又云‘长庚不知是何星’，失之。”

《尔雅·释天》云：“明星谓之启明。”郭璞注：“太白星也。晨见东方为启明，昏见西方为太白。”邢昺《疏》：“‘明星谓之启明’者，孙炎曰：明星，太白也，出东方，高三舍，今曰明星。昏出西方，高三舍，今曰太白。郭云：‘太白星也。晨见东方为启明，昏见西方为太白。’然则启明是太白矣。《诗·小雅》：‘东有启明，西有长庚。’长庚不知是何星也。或以星出在东方而异名，或二者别星，未能审也。”

又，五星名称之与五方、五时等相配，乃五行化之推演，与《阴阳应象大论》同，先生本节下文“关于五星”已有论述，请参看。

洪钧按：略说一下为什么“东有启明，西有长庚”。这是因为金星离太阳很近——比地球离得近。于是它在天空中的位置离太阳不会太远。不过在大白天它会被太阳光淹没，即不可能期望光天化日之下看到金星。有时白天可以看到淡淡的月亮，但不可能看到任何星星——除非发生了日全食。但是在太阳升起之前，它很可能出现在东方天空。前提是它比太阳运行在前。当然，一旦太阳升起，甚至太阳还没有出地平线，阳光就把金星淹没了。这就是为什么“东启明”。“西长庚”也大略如此。这时金星跟在太阳后面。太阳落山了，金星必然在西方出现，最高可以有约40度。总之，天黑不久，金星不可能出现在东方。黎明时，金星不会出现在西方。由此便明白，不会在同一天黎明看到启明星，傍晚又看到长庚星。或者说，黎明看到启明星的那一天，傍晚不可能看到长庚星。

［6］天之五佐：古人认为五星助天以行德。《史记正义》云：“言水、火、金、木、土五星佐天行德也。”

［7］东宫苍龙：即东方苍龙七宿。苍龙为古代四象之一。东方七宿（角亢氐房心尾箕），想象构成龙形，叫青龙或苍龙。青，苍色，东方木也。高诱注《淮南子》云："木色苍，苍龙顺其色也。"《史记索隐》："案：《文耀钩》云'东宫苍帝，其精为龙'也。"

［8］南宫朱鸟：即南方朱雀七宿。朱鸟，即朱雀，四象之一。南方七宿（井鬼柳星张翼轸），想象构成朱雀之形，叫朱鸟或朱雀。朱，赤色，南方火也。《史记索隐》："案：《文耀钩》云：'南宫赤帝，其精为朱鸟。'"《史记正义》云："柳八星为朱鸟咮，天之厨宰，主尚食，和滋味。"咮（音昼 zhòu），鸟嘴。

［9］西宫咸池：即西方咸池三星，"曰天五潢。五潢，五帝车舍"。

西宫，《史记索隐》："案：《文耀钩》云：'西宫白帝，其精白虎。'"

咸池，《史记正义》："咸池三星，在五车中，天潢南，鱼鸟之所托也。"

参为白虎：参三星象白虎图形。白虎，四象之一。《史记正义》："觜三星，参三星，外四星为实沈，于辰在申，魏之分野，为白虎形也。"

金栋按：西方七宿（奎娄胃昴毕觜参），想象构成白虎之形，叫白虎。引文只由参星构成，与其他三象不一致。若仿其他三象，将"西宫咸池"与"参为白虎"统一为"西宫白虎"，则成"西方白虎七宿"。

又，将二十八宿中相邻近的星连接起来，组成四个想象的图形，就是四象。角亢氐房心尾箕，这七个星宿组成一个龙的形象，春分时节在东部的天空，故称东方青龙七宿。斗牛女虚危室壁，这七个星宿组成一组龟蛇互缠的形象，春分时节在北部的天空，故称北方玄武七宿。奎娄胃昴毕觜参，这七个星宿形成一个虎的形象，春分时节在西部的天空，故称西方白虎七宿。井鬼柳星张翼轸，这七个星宿又形成一个鸟的形象，春分时节在南部天空，故称南方朱雀七宿。由以上七宿组成的四个动物形象，合称为四象、四维、四兽。（管飞《天问之路——中国古代天文学史话》）

下面两图：

上图是古代四象图形（上南下北，左东右西），下图是二十八宿图形（上北下南，左东右西）。

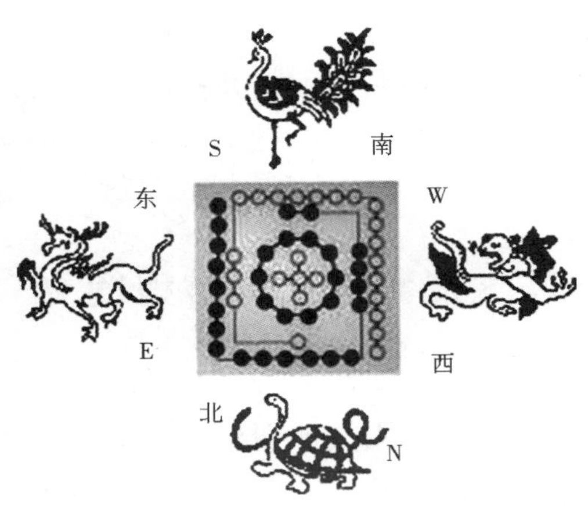

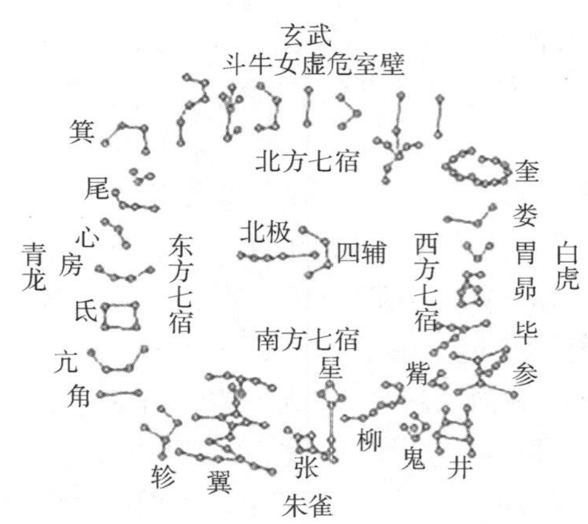

洪钧按：上文，特别是金栋所引管飞《天问之路》给人的印象是，春分日四象平均分占四方。实际上大非如此。详说请参看本节末附的拙文“天文历法门外谈”，九、关于二十八宿。

［10］北宫玄武：即北方玄武七宿。玄武，四象之一。北方七宿（斗牛女虚危室壁），形如龟蛇相交，故名。玄（武），黑色，北方水也。《史记索隐》：“案：《文耀钩》云：‘北宫黑帝，其精玄武。’”

［11］察日月之行，以揆岁星顺逆：观测日月的运行，以测度岁星的顺逆及其所主的吉凶祸福。揆，测度之义。岁星是地球的行星，即木星。它有时看上去可以逆行。其中的道理，请参看本节末附文“天文历法门外谈”。古人认为，岁星顺行主吉，逆行主凶，见下《史记正义》。

《史记正义》：“《天官（占）》云：‘岁星者，东方之木精，苍帝之象也。其色明而内黄，天下安宁。夫岁星欲春不动，动则农废。岁星盈缩，所在之国不可伐，可以罚人；失次，则民多病；见，则喜。其所居国，人生有福，不可以摇动。人主怒，无光，仁道失。岁星顺行，仁德加也。岁星农官，主五谷。’《天文志》云：‘春日，甲乙；四时，春也。五常，仁；五事，貌。人主仁亏，貌失，逆时令，伤木气，则罚见岁星。’”

［12］占星术：“通过观测和解释日、月、星辰的位置及其变化预卜人世间事物的一种方术。亦称星占术。……曾流行于古代各国。在我国始于春秋，《国语》《左传》中多有记载。占星术虽始于巫祝，但对古代天文学的发展有一定的影响。”（《汉典》）

二　古代天文学常识简介

【原文】

上面围绕相生说联系了一些天文知识。为使一般读者对中国古代天文学内容有一个概括的印象，以便更好地理解《〈内经〉时代》，下面再简单解释一点常识。

首先再说“斗”，它即指现在的“北斗七星[1]”。青年朋友，特别是大城市长大的人，对它不很熟悉——高楼大厦遮挡之外，再加上强烈的人造光源，使城市人很少注意星空。再加上北斗现在的位置往北（或说下）移了一些，就更不便于城市居民看到。然而两千或三千年之前，它的位置比现在高，离天极也较近。其亮度虽不及太白（金星）等零等或一等星，却非常容易识别。北斗七星图形像一把勺子，杓柄（斗柄）朝外，大体上每年围绕北极星（北极星不是固定的，但取代时间很长）转一周。因地球自转，斗的视运动[2]又是每昼夜一周。它既可用作每日记时的标志，也可用于一年中定季节的标志。《夏小正》及《淮南子》中所说的“斗柄在下”“斗柄指寅”等，就是作为判断季节、月份的标志。原始历法“观象授时”，肯定参考过它。中国在这点上得天独厚，南半球和赤道[3]附近便没有这一优越条件。北斗围绕的中心，是中国古代天球的北极。天球南北极的联线也正穿过地的南北极（中国古代地极的概念与现在不同）。天球也有赤道和子午线。另有黄道、白道[4]等说，都是用以说明日、月、行星运动及其他星体在天球上的位置的。

如果超出《〈内经〉时代》的时限介绍中国古代天文学体系的特点，可简单总结为以下九点：①星空分区以上面提到的五宫[5]为主。（唐以后再加三垣[6]说）②表示星体位置使用赤道坐标系[7]统。③二十八宿虽非中国特有，但特别受重视。④历法方面一直以阴阳合历为传统，故有闰月。二十四节气也为中国独有。⑤进行数学推算时以代数为主。几何法少用。⑥干支配日、记年，地支配时、每日分为百刻（有例外时期）是中国古代特有的记时方式。⑦一周天常分为365.25度。⑧天体理论不统一，和历法推算的关系也不密切。⑨与天文密切相关的占星术以阴阳、五行、分野、天人感应等为基础。

以上这种外行式的介绍，对讨论《内经》中的天文学知识已大体够用。下面提到某些内容时，再做必要的说明。

【补注】

［1］北斗七星：又称北斗，由七颗星组成。见前文补注。

［2］视运动：是反映天体真运动的一种表面现象。例如，天体的周日运动就是一种视运动，它是反映地球绕轴自转的一种表面现象；太阳每年巡天一周的运动也是一种视运动，它是反映地球绕太阳公转的一种表面现象。（百度百科）

［3］赤道：“1. 古代主浑天说者认为，天体是个浑圆形的球体，赤道即指天球表面距离南北两极相等的圆周线。现代天文学称为天球赤道。2. 指地球赤道，即环绕地球表面距离南北两极相等的圆周线。”（《汉典》）此指天球赤道。

［4］黄道："地球一年绕太阳转一周，我们从地球上看成太阳一年在天空中移动一圈。太阳这样移动的路线叫作黄道。它是天球上假设的一个大圆圈，即地球轨道在天球上的投影。黄道和天球赤道相交于北半球的春分点和秋分点。《汉书·天文志》：'日有中道，月有九行。中道者，黄道，一曰光道。'"（《汉典》）

白道："指月球绕地球运行的轨道面与天球相交的大圆。"（《汉典》）

［5］五宫：即中宫天极星、东宫苍龙、南宫朱鸟、西宫咸池（白虎）、北宫玄武。

［6］三垣："我国古代天文学家将天体的恒星分为三垣、二十八宿及其他星座。三垣，即太微垣、紫微垣、天市垣的合称。"（《汉典》）

三垣包括上垣之太微垣、中垣之紫微垣及下垣之天市垣。作为星官，紫微垣和天市垣的名称先在《开元占经》辑录的《石氏星经》中出现，太微垣的名称晚到唐初的《玄象诗》中才见到。每垣都是一个比较大的天区，内含若干（小）星官（或称为星座）。（百度百科）

［7］赤道坐标系："天文坐标之一。以赤经 α 和赤纬 δ 两个坐标值表示天球上任一天体的球面位置。该坐标系常用于行星与恒星位置的研究。"（《汉典》）

金栋按：赤道坐标系是三种常用的天球坐标系之一。另两种天球坐标系是地平坐标系和黄道坐标系。天文学中更常使用的是赤道坐标系。

三　《内经》中的天文历法内容

【原文】

1. 关于天体理论

汉及以前的天体理论有过"盖天说[1]""浑天说[2]""宣夜说[3]"。《内经》中亦有。

盖天说：《灵枢·邪客》说："天圆地方，人头圆足方以应之[4]。"

现《内经》全书中只有此一句是盖天说的遗迹，故其作者如何详细理解此说，不可知。盖天说的文献记载最早见于《周髀算经[5]》。此书名为算经，讲的全是天文历法的数学原理和观测方法，是为盖天说服务的数学书。古代的复杂运算以天文学方面需要最迫切。中国最早的数学书如此表现是很自然的。"周髀[5]"二字解释很费事，我们不妨说是指天文。此书采用周公问、商高答的形式叙述[5]，形式上是先秦书的特点。其中对盖天说最形象的说法是"天象盖笠，地法覆盘[6]。"（卷下之一）书中阴阳五行说不多。专家认为它成书于西汉初。①

【自注】

①关于周髀一词的含义，《周髀算经》如下说：

"荣方曰：周髀者何？陈子曰：古时天子治周[1]，此数望之从周[2]，故曰周髀。髀者，表也[3]。”

【补注】

[1] 古时天子治周：指周成王（前1055—前1021）。姬姓，名诵。西周第二代国王。其父武王死后，他尚年幼，由叔父周公旦摄政。周成王成人后，周公归政于他，而为了巩固统治，建了东都洛阳。

赵爽注《周髀算经》云：“古时天子谓周成王，时以治周，居王城，故曰：‘昔先王之经邑，奄观九隩，靡地不营。土圭测影，不缩不盈，当风雨之所交，然后可以建王城。’此之谓也。”

[2] 望之从周：望主（周王）之义。

赵爽注《周髀算经》云：“言周都河南，为四方之中，故以为望主也。”

[3] 髀者，表也：古代测量日影的表。

金栋按：髀，《说文·骨部》：“股也。”因《周髀算经·陈子篇》“测影探日行”用的是数学上的“勾股定律”。如《周髀》说：“髀者，股也。正晷者，勾也。”赵爽注：“以髀为股，以影为勾，勾股定，然后可以度日之高远。正晷者，日中之时节也。”

洪钧按：日影表就是在尽可能水平的一大片地面上，垂直树立一根正直的标杆。这是为了观测它投在地面上的影子。由于主要是观测正中午的影长，故比较完善的日影观测表，会有一根与它底部相接和它垂直（即水平放置）且指向正北方的、标有尺寸的平直的标尺。这样才方便观测中午表影长度。详说见本节附“天文历法门外谈”。

天圆符合人的直观印象，盖天说应是中国天体结构的最早学说。《内经》中的天圆地方说与《大戴礼》关系甚密切。该书《曾子天圆第五十八》有这样一句话：“曾子曰：天之所生上首（人首员足方——按：这五个字是今本加注），地之所生下首[7]，上首之谓员，下首之谓方[8]。”可见《内经》中这一唯一采盖天说处，亦最可能本自汉儒。

盖天说在秦汉之际是有市场的。《吕氏春秋·圜道篇[9]》大讲其理论[9]。《淮南子·天文训》也讲：“天道曰圆，地道曰方[10]。”后来，经过落下闳[11]、杨雄[12]等人的批判，到了西汉末，此说才渐渐不受重视。

浑天说：《素问·六节藏象论》说：“天至广不可度，地至大不可量[13]。”这是说宇宙无限。汉代论天三家之中，浑天说与宣夜说均提出宇宙无限的意思，其中宣夜说似稍前。宣夜说由东汉早期人郗萌[14]最先系统论述。故说《内经》这句话肯定源于浑天说有点勉强。浑天说至张衡（78—139）[15]集大成。其形象表述为：“浑天如鸡子，天体圆如弹丸，地如鸡中黄。”但是，张氏又说：“天地各乘气而立，载水而浮。”“天表里有水。”故尚不如《内经》最崇尚的宣夜说高明。（浑天说引文均据《开元占经[16]·卷一》）

宣夜说：《素问·五运行大论》说：“地为人之下，太虚之中者也。冯乎？大气举之也[17]。”宣夜说认为：“日月众星，浮生于虚空之中。”（《晋书·天文志》）可惜宣夜说的书籍均佚。今无从查考《内经》所说是否宣夜家原话。有人认为“太虚[18]”概念是外来的，宣夜说亦受外来思想影响。又，运气学说中的《太始天元册[19]》文亦有人视为宣夜说演变。

论天三说，均可溯源到战国去，但综观《内经》涉及的天体说，仍为汉代特点。

天不足西北说[20]：《素问·阴阳应象大论》说：“天不足西北[20]，故西北方阴也，而人右耳目不如左明也。地不满东南[20]，故东南方阳也，而人左手足不如右强也。”《素问·五常政大论》说：“天不足西北[20]，左寒而右凉，地不满东南[20]，右热而左温。”

上引说法虽不是严格意义上的天体说，却亦有时代特点。它源于女娲[21]补天的神话。女娲至汉代列于三皇，纬书当中称引尤多。《淮南子·览冥训[22]》说她（他）“炼五色石以补苍天，断鳌[23]足以立四极”。又，《天文训》说：“昔者共工[24]与颛顼[24]争为帝，怒而触不周之山[24]。天柱[25]折，地维[25]绝。天倾西北，故日月星辰移焉[26]。地不满东南，故水潦尘埃归焉[27]。”以上两则神话均是天圆地方说的演义，至汉代更多见于篇籍。《内经》显然也把这种神话的天体论取来说明医理了。①

【自注】

①《淮南子·原道训》有：“昔共工之力，触不周之山，使地东南倾。与高辛争为帝，遂潜于渊，宗族残灭，继嗣绝祀。”《山海经》记有“禹攻共工国之山”；又“共工之臣相繇，九首蛇身，自环，食于九土。禹湮洪水，杀相繇。其血腥臭，不可生谷，其地多水，不可居也。禹湮之，三仞三沮。乃以为池，群帝因是以为台”；《荀子·成相》说“禹辟除民害逐共工”。

王充不相信此说。他在《论衡·谈天篇》里说：“儒书言：共工与颛顼争为天子不胜，怒而触不周之山，使天柱折，地维绝。女娲销炼五色石以补苍天，断鳌足以立四极。天不足西北，故日月移焉；地不足东南，故百川注焉。此久远之文，世间是之（言也）。文雅之人，怪而无以非，若非而无以夺，又恐其实然，不敢正议。以天道人事论之，殆虚言也。与人争为天下不胜，怒触不周之山，使天柱折，地维绝，有力如此，天下无敌。以此之力，与三军战，则士卒蝼蚁也，兵革毫芒也，安得不胜之恨，怒触不周之山乎？且坚重莫如山，以万人之力，共推小山，不能动也。如不周之山，大山也，使是天柱乎，折之困难；使非柱乎，触不周之山而使天柱折，是亦复难信。颛顼与之争，举天下之兵，悉海内之众，不能当也，何不胜之有！且夫天者，气邪？体也？如乎，云烟无异，安得柱而折之？女娲以石补之，是体也。如审然，天乃玉石之类也。石之质重，千里一柱，不能胜也。如五岳之巅不能上极天，乃为柱。如触不周，上极天乎？不周为共工所折，当此之时，天毁坏也，何用举之？断鳌之足以立四极，说者曰：'鳌，古之大兽也，四足长大，故断其足以立四极。'夫不周，山也；鳌，兽也。夫天本以山为柱，共工折之，代以兽足，骨有腐朽，何能立之久？且鳌足可以柱天，体必长大，不容于天地，女娲虽圣，何能杀之？如能杀之，杀之何用？足可以柱天，则皮革如铁石，刀剑毛戟不能刺之，强弩利矢不能胜射也。察当今天去地甚高，古天与今无异。当共工缺天之时，无非坠于地也。女娲，人也，人虽长，无极天者。夫其补天之时，何登缘阶据而得治之？其古之天若屋庑之形，去人不远，故共工得败之，女娲得补之乎？如审然者，女娲（多）［已］前，齿为人者，人皇最先。人皇之时，天如盖乎？说《易》者曰：'元气未分，混沌为一。'儒书又言：溟，气未分之类也。及其分离，清者为天，浊者为地。如说《易》之家，儒书之言，天地始分，形体尚小，相去近也。近则或枕于不周之山，共工得折之，女娲得补之也。含气之类，无有不长。天地，含气之自然也。从始立以来，年岁甚多，则天地相去，广狭远近，不可复计。儒书之言，殆有所见。然其言触不周之山而折天柱，绝地维，销炼五石补苍天，断鳌之足以立四极，犹为虚也。何则？山虽动，共工之力不能折也。岂天地始分之时，山小而人反大乎？何以能触而折之？以五色石补天，尚可谓五石若药石治病之状。至其断鳌足以立四极，难论言也。从女娲以来久矣，四极之立自若鳌之足乎？"

王充固然很理智，但把神话当作史料来考证，就失去了神话的意义。

【补注】

［1］盖天说："盖天：我国古代的一种天体学说。认为天像一个斗笠，地像覆着的盘子。天在上，地在下，日月星辰随天盖而运动，其东升西没是由于近远所致，不是没入地下。"（《汉典》）

盖天说早在西周时已经提出，认为"天圆如张盖，地平如棋局"，即天圆地方，天像一个锅盖一样盖在四方平整的大地上。所以盖天说也称之为"天圆地方说"。在科技不发达的古代，盖天说所主张的天圆地方，非常符合人们观天察地的印象，即"天似穹庐，笼盖四野"。

金栋按："天圆地方说"对中国传统文化影响较大，遵循此说，古人创造了许多事物。如秦汉之后的钱币，多为外圆内方；北京的天坛呈圆形，地坛呈方形等。

［2］浑天说："浑天：我国古代关于天体的一种学说。认为天地的形状浑圆如鸟卵，天包地外，就像壳裹卵黄一样。天半在地上，半在地下，其南北两极固定在天的两端，日月星辰每天绕南北两极的极轴旋转。"（《汉典》）

浑天说认为，大地是球形。地球漂浮在球形天空的水面上。这种宇宙观的核心观点认为地球、天球都是球形。此说产生于战国时代，当时有了"较多精确度"的"先秦浑天仪"，并用它观测天球，较精确地测定了大行星的视运动规律，后来东汉的科学家张衡加以发挥和完善。（张衡《浑天仪注》）（张登本《〈内经〉的思考》）

金栋按：先生对上文做了改动，以便简练明白。

［3］宣夜说："宣夜：我国古代三种宇宙学说之一。主张天无一定形状，也非物质

造成，其高远无止境，日月星辰飘浮空中，动和静都依靠‘气’。见《晋书·天文志》。”（《汉典》）

宣夜的意思，晋代天文学家虞喜解释为：“宣，明也；夜，幽也。幽明之数，其术兼之，故曰宣夜。”在他眼里，“宣夜”就是“宣劳午夜”日夜运行的意思。（管飞《天问之路》）

［4］天圆地方，人头圆足方以应之：见第五节补注。

金栋按：现代航天员早已直观地看到大地是圆球形，故“天圆地方”之说不对。为理解“天圆地方”说，须回到《内经》时代，看那时的有关著作怎么说！

［5］周髀算经：《周髀算经》原名《周髀》，是算经的十书之一。中国最古老的天文学和数学著作，约成书于公元前1世纪，主要阐明当时的盖天说和四分历法。唐初规定它为国子监明算科的教材之一，故改名《周髀算经》。《周髀算经》在数学上的主要成就是介绍了勾股定理及其在测量上的应用以及怎样引用到天文计算。《周髀算经》记载了勾股定理的公式与证明，相传是在商代由商高发现，故又称之为商高定理；三国时代的赵爽对《周髀算经》内的勾股定理做出了详细注释。（百度百科）

《周髀算经》，是中国古代先秦至两汉论天三家（宣夜、周髀、浑天）之一周髀家学说的经典记录，未署作者或编者之名。周髀，本意是周代测影用的圭表。书中陈子答荣方问时已挑明书名含义，陈子说：“古时天子治周，此数望之从周，故曰周髀。髀者，表也。”测影的圭表是周髀家的主要仪器，测影的数据、方法及理论分析是周髀家的学说基石，称《周髀》可以说是名实相副。到唐代，国子监以李淳风（602—670）等注释的十部算经作为教材，《周髀》改称《周髀算经》，列为十部算经的第一部，遂以《周髀算经》传世。根据流传至今最古的版本南宋本，书名中的“算”字原为“筭”字。今因“筭”同“算”，故本书沿用《周髀算经》之称。

《周髀算经》的著作年代和内容：天文学家经过春秋战国时期的百家争鸣和政治经济大变革，出现了多种思潮和学派，其中最有价值的是浑天说和宣夜说。这些新天文学派对传统周髀说提出了有力的质疑。秦始皇统一中国后，重整历律，各派继续争辩。为回应当时的新天文学派，《周髀算经》可能就在此期间或较后在周髀学派流传著作的基础上编辑成书。编辑年代学术界看法不一。具体年代待考。

《商高篇》（此篇名及下文的《陈子篇》《周髀天文篇》皆系译注者所加）和《陈子篇》均以“昔者”一词起始，说明此两篇的写作年代分别晚于周公、商高和陈子时代，而文中的辞句构造却说明此两篇的写作年代要早于《周髀算经》的编辑年代。《周髀算经》的本文，虽仅六千二百余字，但言简意赅，内容充实深广，是一部以推理观测为基础的学术著作，堪称古代研究自然科学的奇著。从行文体裁到内容分析，显然不是一个人也不是一个时代的著作，全书可分为三部分。

首先是西周数学大师商高，以对话方式向周公叙述当时的主要数学理论和成就，以及在观测天地上的应用。此部分是中华古文明现存最早的一篇数学述作，本书将其称为《商高篇》。

第二部分包含春秋末期（或战国初期）杰出数学家和天文学家陈子的数学、天文学成就，本书称之为《陈子篇》。其内容是以师生对话方式叙述治学之道和春秋战国之交有关周髀说的天文学知识。

第三部分记载古代天文和历来周髀说的成就，本书称之为《周髀天文篇》。内容包括盖天天地模型、北极璇玑结构、二十八宿、二十节气和历学历法。（程贞一、闻人军译注《周髀算经·前言》）

［6］天象盖笠，地法覆盘：天好比竹笠帽，地就像被覆盖在下的承水盘。这是盖天天地模型的高度概括和形象比喻。学术界对这八个字的解释，见仁见智，莫衷一是。由此产生了许多不同的宇宙模型。象，相像。法，相仿。（程贞一、闻人军译注《周髀算经》）

赵爽注《周髀算经》云："见（现）乃谓之象，形乃谓之法。在上故准盖，在下故拟盘。象法义同，盖盘形等。互文异器，以别尊卑；仰象俯法，名号殊矣。"

仰观上空所见的叫作天象，俯视地形觉察的叫作地法。（程贞一、闻人军译注《周髀算经》）

［7］天之所生上首，地之所生下首：天生头，地生足。天人相应也。

《大戴礼记解诂》："《尔雅》曰：'首，始也。'天地交而万物生，天气下降，生自上始；地气上腾，生自下始。"

［8］上首之谓员：天圆则头圆。天人相应也。《大戴礼记解诂》："万物资始，为天为圆。"下首之谓方：地方则足方。《大戴礼记解诂》："万物资生，为地为方。"

［9］圜道篇：见《吕氏春秋·季春纪第三》。圜，通圆，指周而复始，运而无穷。如本篇说："日夜一周，圜道也。"

本篇以"圜道"为题，其旨仍是谈论君道。文章指出："天道圜，地道方。圣人法之，所以立上下。"这是古人法天地思想的反应。本篇中的"天"，不是一切的最高主宰，也不是人格化的上帝，而是与"地"相对的自然物。文章以精气的运动、日月的运行、生物的生长衰杀、云气西行、水泉东流等为例，说明天道的性质和规律，这反映了古人对自然现象的朴素唯物的认识。文章说："主执圜，臣处方，方圜不易。"指出君道与臣道的区别，强调君道与臣道不可颠倒。文章在论及"臣处方"时指出，"先王之立高官也，必使之方，方则分定，分定则下不相隐"，提出了君主立官的基本原则，并强调了百官各守其职的重要性。（陆玖译注《吕氏春秋》）

大讲其理论：《圜道篇》说："天道圜，地道方，圣人法之，所以立上下。何以说天道之圜也？精气一上一下，圜周复杂，无所稽留，故曰天道圜。何以说地道之方也？万物殊类殊形，皆有分职，不能相为，故曰地道方。主执圜，臣处方，方圜不易，其国乃昌。"地道，关于地的道理、法则。方，端平正直。

［10］天道曰圆，地道曰方：上天的形状是圆的，大地的形状是方的，即"天圆地方"。《内经》时代其他相关著作记载如下：

《周髀算经·商高篇》勾股圆方术："请问数安从出？商高曰：数之法出于圆方。圆出于方，方出于矩。""环矩以为圆，合矩以为方。方属地，圆属天，天圆地方。"

赵爽（君卿）注《周髀算经》云："圆径一而周三，方径一而匝四。伸圆之周而为勾，展方之匝而为股，共结一角，邪适弦五。此圆方邪径相通之率，故曰‘数之法出于圆方’。圆方者，天地之形，阴阳之数。然则周公所问天地也，是以商高陈圆方之形，以见其象；因奇偶之数，以制其法。所谓言约旨远，微妙幽通矣。圆规之数，理之以方。方，周匝也。方正之物，出之于矩。矩，广长也。”“既以追寻情理，又可制造圆方。言矩之于物，无所不至。物有圆方，数有奇偶。天动为圆，其数奇；地静为方，其数偶。此配阴阳之义，非实天地之体也。天不可穷而见，地不可尽而观，岂能定其圆方乎？”

《大戴礼记·曾子天圆》：“单居离问于曾子，曰：‘天圆地方者，诚有之乎？’……曾子曰：‘天之所生上首，地之所生下首，上首之谓圆，下首之谓方。如诚天圆而地方，则是四角之不揜（音掩 yǎn）也。且来，吾语汝。参尝闻之于夫子曰：天道曰圆，地道曰方。方曰幽而圆曰明。’”

庐辩注《大戴礼》云：“人首圆足方，因系之天地，因谓天地为方圆也。《周髀》曰：‘方属地，圆属天，天圆地方也。’《淮南子》曰：‘天之圆，不中规。地之方，不中矩。’《白虎通》曰：‘天，镇也，其道曰圆。地，谛也，其道曰方。’一曰，圆谓水也。道曰方圆耳，非形也。方者阴义，而圆者阳理，故以名天地也。”

《春秋繁露·人副天数》：“是故人之身，首坌（音分 fēn。一说音颁 bān）而员，象天容也。……足布而方，地形之象也。”

《淮南·精神训》：“头之圆也象天，足之方也象地。”

《白虎通·天地》：“天圆地方不相类。”

《春秋纬·元命苞》：“头者神所居，上圆象天。”

《孝经纬·援神契》：“足方象地。”

《尚书纬·考灵曜》：“天以圆覆，地以方载。”

金栋按：由先生例举的几本著作可知，天圆地方说并见于《周髀算经》《吕氏春秋》《大戴礼》《淮南子》及《春秋繁露》等秦汉典籍而不见于先秦诸子。《内经》有此说，应该是成文于上述著作之后，即此说“最可能本自汉儒”。

［11］落下闳：西汉民间天文学家。活动于前 2 世纪末叶。复姓落下，名闳，一作洛下闳，字长公，巴郡阆中（今属四川）人。元封年前（前 110—前 103）受武帝征聘，官居待诏太史。曾与邓平、唐都等创制《太初历》。测定过二十八宿赤道距离（赤经差）。首次提出交食周期，以 135 个月为“朔望之会”。(《辞海》)

西汉立国后继续沿用的是秦代的《颛顼历》，这种历法是古六历中优秀历法之一，但到此时使用年久，已很不准确。西汉元封年间，汉武帝决定采纳太史令司马迁等人的建议，广泛征聘民间天文学家，改革历法。巴郡阆中的落下闳就在征召之列。

落下闳来到京城长安（今陕西西安），提出了自己的改历方案。与此同时，其他民间天文学家和官方天文学家共 20 多人都各有方案，相持不下。经过激烈的争论，最后形成了 18 家不同的历法。经过仔细比较，落下闳的历法“晦朔弦望皆最密，日月如合璧，五行如连珠”，大大优于其他 17 家，遂被采用，于太初元年（前 104）颁行，并改元封七年为太初元年，称新历为《太初历》。

此历一直使用了近 200 年。为了表彰落下闳的功绩，汉武帝特授他以侍中之职，落下闳却坚决不受。在《太初历》诞生之前，中国人的新年并无统一规定，华夏各地的“元旦”并不在同一天。《太初历》规定岁首为正月初一，这一天，就成为中国人的新年。正是在这次改历过程中，浑天说被正式提出。关于落下闳与浑天说的关系，杨雄所著《法言·重黎》中说浑天说是由落下闳营建的。他的浑天说是世界最早以地球为中心的先进宇宙结构理论。其学说与成就对中国后代天文学家如张衡、一行等影响很大。

为了制历的需要，落下闳还亲自动手，制造天文仪器。他制作的观测仪器，即浑仪。后来的天文历法家如贾逵、张衡等人，则在落下闳的基础上加以改进和发展。落下闳在《太初历》、浑天说及浑仪等方面做出重大贡献，英国科技史学家李约瑟称他为“中国天文史上最灿烂的星座”。然而由于他出身布衣，事后又功成身退，所以史书对他的记载十分稀少，但他的功绩并没有因此而被埋没。

2004 年 9 月 16 日，经国家天文学联合会小天体提名委员会批准，中国科学院国家天文台已将其发现的国际永久编号为 16757 的小行星命名为“落下闳星”。从此，落下闳真正成为一颗璀璨星座永恒闪耀在星空中。（管飞《天问之路》）

［12］杨雄：简介见第五节补注。

到了西汉，仍有人坚持盖天说。但此时盖天说已走下坡路，出来反对的人越来越多，西汉末年的著名学者杨雄就是其中之一。杨雄原来信奉盖天说，有一天，杨雄与好友桓谭一道进宫奏事，事毕后坐在白虎殿廊庑下等待回报，因天气很冷，就背对太阳取暖。但一会儿，阳光就离开人背，不再照晒他们了。桓谭借此对杨雄说：如果像盖天论所说天盖西转，日月西行，阳光应该一直照着我们并向廊庑的东头深入，不该离开我们。现在日光离去，正好证明浑天法则，太阳乘云气浮沉，改变了方位。杨雄受此启发，立即改信浑天说。从此成了浑天说的忠实拥护者，并公开与盖天说论难，著《难盖天八事》。（管飞《天问之路》）

［13］天至广不可度，地至大不可量：王冰注：“言天地广大，不可度量而得之。”

《素问直解》：“天体至广不可以度度之，地里之大不可以量量之。”

《素问考注》：“案：广，亦高也，可以尺度。度者，高低是也，可以权量。量者，土石是也。……［眉］度字、量字，互文见意。天无形之气，故曰度也。地有形之质物，故曰量也。”

又，《灵枢·经水》：“天至高，不可度，地至广，不可量。……且夫人生于天地之间，六合之内，此天之高、地至广也，非人力之所能度量而至也。”

［14］郗萌：东汉时期“宣夜派”学者，官至秘书郎。史籍无载。《晋书·天文志》曾转引其说。

［15］张衡（78—139）：东汉科学家、文学家。字平子，河南南阳西鄂（今南阳石桥镇）人。曾任郎中、尚书侍郎等职，两度担任掌管天文历法的太史令。创制世界上最早利用水力转动的浑天仪和测定地震方位的候风地动仪。制造有指南车、自动记里鼓车和飞行数里的木鸟。定出圆周率 $\pi=\sqrt{10}=3.1622$。又为东汉六大画家之一。天

文著作有《灵宪》和《浑天仪注》，数学著作有《算网论》，地图制图学著作有《地形图》，文学作品有《二京赋》和《归田赋》等。(《辞海》)

［16］开元占经：唐代天文学家瞿昙悉达修撰。成书于开元六年至十四年（718—726）之间，故名。全书一百二十卷，含有天文星象和各种物异等占语。其天文内容包括名词解释，宇宙理论，日月五星行度，二十八宿距离，石氏、甘氏、巫咸氏三家星官的名称和度数等；唐《麟德历》、天竺《九执历》和从战国古历到《麟德历》共16种历法的积年、章率等基本数据。书中还搜集许多唐以前的天文历法和纬书的资料，如《灵宪》《浑天仪注》等。已佚的古书如《石氏星经》中不少资料由于它的辑录才得以保存下来。该书唐以后一度散失，至明万历四十四年（1616），由歙县人程明善从古佛塑像腹中发现，始得流传。(《辞海》)

瞿昙悉达祖籍印度，其祖父是婆罗门僧人，其先世由印度迁居中国。关于他本人的生平史料传世很少。由于唐朝信奉道家，为了整理道教知识，多位皇帝曾下令集结书籍，天文类就是其中一项。在《开元占经》卷一中记载，唐睿宗景云二年（711），瞿昙悉达奉敕作为主持人，参加修复北魏晁崇所造铁浑仪的工作，并于唐玄宗先天二年（713）完成。在《旧唐书·天文志》中又记载有，瞿昙悉达于唐玄宗开元六年（718）奉敕翻译印度历法《九执历》。这部历法后来被录入了《开元占经》，至于瞿昙悉达何时编撰《开元占经》，史无明文。但据今人薄树人考证，瞿昙悉达大概在开元二年二月之后奉敕编撰《开元占经》的，至于编成时间，则不会晚于开元十二年。

《开元占经》全书共一二〇卷，其中前二卷是集录中国古代汉族天文学家关于宇宙理论的论述；卷三至卷九〇集录了古代名家有关天体的状况、运动、各种天文现象等等方面的论述，以及有关的星占术文献；卷九十一至卷一〇二集录了有关各种气象的星占术文献；卷一〇三主要抄录了唐代李淳风撰的《麟德历经》；卷一〇四讲算法，《九执历》就录在这一卷内；卷一〇五集录了从先秦古六历到唐代神龙历为止共二十九种历法的一些最基本的数据，卷一〇六至卷一一〇则是讲星图，不过书中并没有图像，而是用文字介绍今测恒星位置与旧星图所载之不同；卷一一一至卷一二〇是集录古代各种有关草木鸟兽、人鬼器物等等的星占术文献。(百度百科)

［17］地为人之下，太虚之中也：王冰注：“言人之所居，可谓下矣。徵其至理，则是太虚之中之一物尔。”

“人在地之上，天在人之上。以人之所见言，则上为天，下为地。以天地之全体言，则天包地之外，地居天之中，故曰太虚之中者也。”（《类经二十三卷·运气类四》）

冯乎：冯即凭（凴），古今字。王冰注：“言太虚无碍，地体何凭而止住?”

“冯，凭同。言地在太虚之中而不坠者，果亦有所依凭否也?”（《类经二十三卷·运气类四》）

大气举之也：王冰注：“大气，谓造化之气，任持太虚者也。所以太虚不屈。地久天长者，盖由造化之气任持之也。”

《类经二十三卷·运气类四》：“大气者，太虚之元气也。乾坤万物，无不赖之以立。故地在太虚之中，亦惟元气任持之耳。”

［18］太虚：王冰注：“太虚，谓空玄之境，真气之所充，神明之宫府也。”

“太虚，即周子所谓无极，张子所谓由太虚有天之名也。”（《类经二十三卷·运气类三》）

［19］太始天元册：书名，含义是：迄今为止所知道的最早的书。王冰注：“天元册，所以纪天真元气运行之纪也。……太古灵文，故命曰《太始天元册》也。”

“盖太古之文，所以记天元者也。”（《类经二十三卷·运气类三》）

［20］天不足西北（说）：天气不足于西北（之说），即阳气不足于西北。地不满东南：地气不满于东南，即阴气不足于东南。

《太素卷第三·阴阳》注：“故人头法天，则右耳目聪明不足也；手足法地，则左手足便强不足也。以其天阳不足西北，地阴不足东南故也。”

《素问直解》云：“天为阳，人身耳目为阳，天不足于西北，是阳体不足于阴方，故西北方阴也，人身右为西北，而人右耳目，不如左耳目之明也。地为阴，人身手足为阴，地不满东南，是阴体不足于阳方，故东南方阳也，人身左为东南，而人左手足，不如右手足之强也。”

《素问识》云：“天不足西北，《淮南·天文训》：‘昔者共工与颛顼争为帝，怒而触不周之山，天柱折，地维绝，天倾西北，故日月星辰移焉；地不满东南，故水潦尘埃归焉。’《河图括地象》云：‘西北为天门，东南为地户。’注：‘天不足西北，是天门；地不满东南，是地户。’”

《素问补识》云：“天雄按：本篇作者目光远大，学问渊博，绝不至引用神话迷信的东西，如多纪氏所云，必别有说。鄙意：天为阳，地为阴，天不足西北，就是阳气不足于西北，故西北为阴；地不满东南，就是阴气不足于东南，故东南为阳。仍是‘左右者，阴阳之道路’理论的进一步发挥。作者认为，人体精气受自然界阴阳升降的影响，自然界阳气指向的地方，就是人体精气所并的地方，也就是功能旺盛的地方。故左侧精气并于上，则上强下弱；右侧精气并于下，则下强上弱。及其同感于邪，则精气不足的地方，就是邪气容易居留。这是古代‘人应天地’这一理论的推测，实际上不必如是。”

金栋按：人体虽然左右基本对称，但左右还是有区别。现代医学认为：两侧大脑半球的功能各有侧重。一般将在言语、逻辑思维、分析综合及计算功能等方面占优势的半球称为优势半球。大部分人的优势半球位于左侧，这些人一般是右利手（左利手者的大脑优势半球一般在右侧）。此与经文“人左手足不如右强”这句话相吻合。北京中医药大学王洪图教授说：“也有人将人的大脑左半球、右半球联系起来分析，联系是可以的，但是《黄帝内经》并没联系这个，只是有天地阴阳和人体的阴阳这样一种联系，用自然界的阴阳盛衰解释人体的右耳目不如左明，左手足不如右强。当然这个不能绝对看待，确实也有人是左撇子，右手足不如左手足强，但相对来说还是右手足强的人多。”（《王洪图内经讲稿》）又说：“（中医）独特的医学理论，所谓独特的，那就要有参照物，现在最大的参照物就是西医。虽然西医是后传入我国的，但是我们现在研究《黄帝内经》的学术思想特点的时候恐怕还是得以西医为参照物。”

［21］女娲：三皇之一。传说中的人类始祖。又见第二节补注。

高诱注《淮南》云："女娲阴帝，佐伏羲治者也。三皇时，天不足西北，故补之。师说如是。"

《汉典》云："伏羲氏：中国神话传说中人类的始祖。传说她（金栋按：指女娲）与伏羲由兄妹而结为夫妇，产生人类。又传说她曾用黄土造人，炼五色石补天，断鳌足支撑四极，平治洪水，驱杀猛兽，使人民得以安居。并继伏羲而为帝。可参阅《淮南子·览冥训》、《史记》、司马贞补《三皇本纪》、《太平御览》卷七八皇王部《女娲氏》所举诸书。"

［22］览冥训："览冥"的含义，就是"览观幽冥变化之端"。它所探究的是自然界和人类以及万事万物之间的关系。"物类之相应"，"同气之应，阴阳之合"，揭示了万物之间互相影响又相互制约的一些关系。如阳燧取火、磁石引铁、葵之向日等，有的至今也不得其解。

自然规律对人类的影响是巨大的。"夫道者，无私就也，无私去也"。"顺之则利，逆之则凶"。黄帝、女娲功泽被后世，而不居功。"以为天地之固然"。夏桀暴政和七国纷争，背离天道，而导致失败。自然界和人类的关系确实是千丝万缕的。对许多无法解释的现象，便用"至精感天，通达无极"来诠释，如"庶女叫天"，"撝（挥）戈反日"等，当然是不科学的。只有"行自然无为之道"，即按自然规律办事，"使万物各复归其根"，"全性保真"，"至虚无纯一"，才能促进人类社会的安定和发展。（陈广忠译注《淮南子》）

高诱注《淮南》云："览观幽冥变化之端，至精感天，通达无极，故曰'览冥'，因以题篇。"

［23］鳌：大龟。高诱注《淮南》云："鳌，大龟。天废顿，以鳌足柱之。"

［24］共工（氏）：《楚辞·天问》中名康回。传说中古代部落首领，生活在伏羲、神农之间。又古代神话人物，传说为人面蛇身赤发，身乘二龙。《汉典》云："古代传说中的天神，与颛顼争为帝，有头触不周山的故事。"

颛顼：五帝之一，即高阳氏。黄帝之孙。《汉典》云："（公元前2513—2435）传说中的上古帝王。黄帝之孙，年十岁，佐少昊，二十即帝位，在位七十八年。"又见第二节补注。

不周之山：在西北方，昆仑山之西北。不周，即有缺口之意。因共工怒触不周，致此山残缺，故得名。

不周山是古代汉族神话传说中的山名，最早见于《山海经·大荒西经》："西北海之外，大荒之隅，有山而不合，名曰不周。"据王逸注《离骚》，高周注《淮南子·道原训》均考不周山在昆仑山西北。相传不周山是人界唯一能够到达天界的路径，但不周山终年寒冷，长年飘雪，非凡夫俗子所能徒步到达。不周山具体在哪里有多种说法，最常见的说法是帕米尔高原。（百度百科）

［25］天柱：古代盖天说认为，上天由八根大柱支撑，即古代神话中的擎天柱。《汉典》云："古代神话中的支天之柱。"地维：指地的四角。又，维，系地的大绳。

［26］天倾西北，故日月星辰移焉：天空倾向西北，故日月星辰运转于天空，即“天受日月星辰”。倾，侧，斜。

［27］地不满东南，故水潦尘埃归焉：地势不满东南，故水潦尘埃皆归于其地，即“地受水潦尘埃”。潦（音老 lǎo），积水。

《楚辞·天问》：“八柱何当、东南何亏？……康回冯（凭）怒，地何故以东南倾?”。

洪钧按：我国的大地总的来说是西高东低（很明显）、北高南低（不很明显），故地不满东南说有地理依据。天倾西北（即天不足西北）之说则只能是来自神话，即共工撞断了不周山这个位于西北的天柱，于是西北的天倾塌下来了。这样说大约与古人解释天体由东向西转动有关，却很勉强。至于长江以南水多也是事实，却和南方地势低无关。古人无法解释人体的左右有别，阴阳五行学说都不足以解释该现象，于是拿来了神话的天人相应说理，当然还是不会令人满意。

【原文】

三国前的天体说，在《晋书[1]·天文志》里综述得很好。现代天文史家论说多本《晋书》。明末之前，浑天说一直为中国天体说的正宗。中国的天体理论原不甚发达，但也有少数见解过人者。今附于下，使读者印象较完整。①

【自注】

①《晋书·天文志》对那以前的论天三说，综述颇好，此后，中国的天体理论只有朱熹提出模糊的地中心说。

以下是洪钧认为《晋书》中重要的有关文字。

“古言天者有三家，一曰盖天，二曰宣夜，三曰浑天。汉灵帝时，蔡邕于朔方上书，言‘宣夜之学，绝无师法。周髀算术俱存，考验天状，多所违失。惟浑天近得其情。’”

“又周髀家云：‘天圆如张盖，地方如棋局。天旁转如推磨而左行，日月右行，随天左转，故日月实东行，而天牵之以西没。譬之蚁行于磨上，磨左转而蚁右去，磨疾而蚁迟，故不得随磨以左旋焉。天形南高而北下，日出高故见；日入下故不见。天之居如依盖，故极在人北是其证也。极在天之中，而今在人北，所以知天之形如依盖也。日朝出阳中，暮入阴中，阴气暗冥，故没不见也。夏时阳气多，阴气少，阳气光明，与日同辉，故日出即见，无蔽之者，故夏日长也。冬天阴气多，阳气少，阴气暗冥，掩日之光，虽出犹隐不见，故冬日短也。’”

“宣夜之书亡，惟汉秘书郎郗萌记先师相传云：‘天了无质，仰而瞻之，高远无极，眼瞀精绝，故苍苍然也。譬之旁望远道之黄山而皆青，俯察千仞之深谷而窈黑，夫青非真色，而黑非有体也。日月众星，自然浮生虚空之中。其生其止皆需气焉。是以七曜或逝或住，或顺或逆，伏见无常，进退不同，由于无所根系，故各异也。故辰极常居其所，而北斗不与众星西没也。摄提[1]、镇星皆东行，日行一度，月行十三度，迟疾任情，其无所系者可知矣。若褫附天体，不得尔也。'"

以下略及安天论、穹天论、昕天论[2]，更无说服力。

值得注意的是，《晋书》提到王充对浑天说的批评并且做了反驳。

王充的看法有正确的地方，如"日随天而转，非入地"。但也有不正确的地方，如"夫日，火之精也；月，水之精也。水火在地不员，在天何故员？"

关于浑天说：《晋书》引葛洪"浑天仪注"说：

"天如鸡子，地如鸡中黄，孤居于天内，天大而地小。天表里有水，天地各乘气而立，载水而行。周天三百六十五度四分度之一，又中分之，则半覆地上，半绕地下，故二十八宿半见半隐，天转如车毂[3]之运也。"

按说这已经是比较明确的地心说，但是，中国古代的宇宙理论始终不成熟。特别是大地到底是否球形，中国古人始终不很肯定。大约是因为把大地理解为球形的，则那么多的水就无法安置。结果，天上也有了水。

又《晋书》论仪象说：

"前儒旧说，天地之体，状如鸟卵，天包地外，犹壳之裹黄也；周旋无端，其形浑浑然，故曰浑天也。周天三百六十五度五百八十九分度之百四十五，半覆地上，半在地下。其二端谓之南极、北极。北极出地三十六度，南极入地三十六度，两极相去一百八十二度半强。绕北极径七十二度，常见不隐，谓之上规。绕南极七十二度，常隐不见，谓之下规。赤道带天之纮，去两极各九十一度稍强。

"黄道，日之所行也，半在赤道外，半在赤道内，与赤道东交于角五少弱，西交于奎十四少强。其出赤道外极远者，去赤道二十四度，斗二十一度是也。其入赤道内极远者，亦二十四度，井二十五度是也。"

洪钧以为，读一下《晋书》的上述综述要点颇有好处。从中可以看出，任何宇宙或天体构造模型，总要经得起经验验证。假如连直观常识也不能解释，就站不住脚。西方很早就流行地心说[4]，而且认为大地是球形的。这种认识有一定的经验基础。比如，亚里士多德[5]举出，出海的船桅随着远去渐渐看不见，但他对地是球形的论证主要是思辨的。地球+地心说在解释直观常识时，比中国古代的论天三说明显优越，但也很容易发现漏洞。比如，它不足以解释金星的逆行[6]。日心说[7]已是当代人的常识，有此常识更容易理解为什么中国古人会有这几种天体理论，以及它们的优缺点。

天体理论自然会影响历法。不过，古代的生活和生产水平对历法的要求不是很高，加之不断地通过实测纠正，传统历法还是不断进步。由于日食和月食是很重要的天象。看某种历法精密的程度，最立竿见影的检验办法是看其预测的日月食是否应验。明末清初，中国人很快接受了西方历法，就是因为那时的西方历法预测日月食比中国历法精确。

【补注】

[1] 摄提："摄提格"之简称。《汉典》云："星名。属亢宿，共六星。位于大角星两侧，左三星曰左摄提，右三星曰右摄提。……《史记·天官书》：'大角者，天王帝廷，其两旁各有三星，鼎足句之，曰摄提。'司马贞《索隐》：'摄提之为言提携也。言提斗携角以接于下也。'"又见下文补注。

［2］安天论：是在宣夜说的基础上发展而来的，它的代表人物是东晋虞喜。虞喜对此前的“言天三家”进行比较研究，认为盖天说太粗陋，浑天说虽比盖天说先进，也非至善至美，于是“乃著《安天论》，以难浑、盖”。《安天论》的大意是，天极高，地极厚；天在上，地在下；天地形状相同，方则俱方，圆则俱圆；天地都静止不动，只有日月列星在其间各自运行，并不都附着在天上。

安天说与宣夜说区别很小，仅在于叙述天体的结构问题时还兼及于地的结构，认为地极厚，与天形状相同，这是宣夜说所没有言及的。安天论既否定了天圆地方的盖天说，又批判了天球具有固体壳层的浑天说，它信仰主张宇宙无限的宣夜说，并予以继承和发展，这在天文学史上，占据了重要的地位。

安天说出现后，曾一度遭到驳斥，有人说如果日月列星不经天而行，天还有什么用呢？没有用就像没有一样，还讨论什么天的结构？这个问题一时没有人能够回答，所以安天说也没有能够取得太大的影响。（管飞《天问之路》）

穹天论：中国古代的一种宇宙论。是在盖天说基础上发展起来的一种学说。中国晋朝的虞耸就著有《穹天论》。他说：“天形如穹窿，如鸡子幕，其周际接四海之表，浮乎元气之上，譬如复奁以抑水而不没者，气充其中故也。”虞耸把天盖形象地说成是一个半球形，并认识到气体（元气）存在，天体“浮乎元气之中”，而不是固定在天上。这比天圆地方说和盖天说有进步，但它仍然没有脱离以地为中心的基本观点。（百度百科）穹（音穷 qióng），苍穹，天空。

昕天论：我国古代天体说之一。其说主天体北高南低。为三国吴姚信所倡。（百度百科）昕（音新 xīn），“太阳将要出来的时候。”（《汉典》）

［3］车毂：“车轮中心插轴的部分，亦泛指车轮。”（《汉典》）

［4］（西方很早就流行）地心说：“古天文学的一种学说，认为地球是宇宙的中心，静止不动，太阳、月亮等星球都是绕地球运行的。此学说最早为亚里士多德所提出。公元 2 世纪，托勒密发展了地心说，后被教会为维护其统治而利用。16 世纪被哥白尼的日心说所推翻。”（《汉典》）

［5］亚里士多德（Aristotle，前 384—前 322）：古代先哲，古希腊人，世界古代史上伟大的哲学家、科学家和教育家之一，堪称希腊哲学的集大成者。他是柏拉图的学生，亚历山大的老师。

公元前 335 年，他在雅典办了一所叫吕克昂的学校，被称为逍遥学派。马克思曾称亚里士多德是古希腊哲学家中最博学的人物，恩格斯称他是“古代的黑格尔”。

作为一位百科全书式的科学家，他几乎对每个学科都做出了贡献。他的写作涉及伦理学、形而上学、心理学、经济学、神学、政治学、修辞学、自然科学、教育学、诗歌、风俗，以及雅典法律。亚里士多德的著作构建了西方哲学的第一个广泛系统，包含道德、美学、逻辑和科学、政治和玄学。

亚里士多德关于天文的理论：认为运行的天体是物质的实体，地球是球形的，是宇宙的中心；地球和天体由不同的物质组成，地球上的物质是由水气火土四种元素组成，天体由第五种元素“以太”构成。（百度百科）

[6] 金星的逆行：关于金星的逆行，请参看本节所附“天文历法门外谈”。

[7] 日心说：日心说，也称为地动说，是关于天体运动和地心说相对立的学说。它认为太阳是宇宙的中心，而不是地球。哥白尼提出的“日心说”，有力地打破了长期以来居于宗教统治地位的“地心说”，实现了天文学的根本变革。

日心说的观点是：①地球是球形的。如果在船桅顶放一个光源，当船驶离海岸时，岸上的人们会看见亮光逐渐降低，直至消失。②地球在运动，并且24小时自转一周。因为天空比大地大得太多，如果无限大的天穹在旋转而地球不动，实在是不可想象。③太阳是不动的，而且在宇宙中心，地球以及其他行星都一起围绕太阳做圆周运动，只有月亮环绕地球运行。(百度百科)

一为《慎子》(战国人慎到著)指出：“天体如弹丸，其势斜倚。”这是对那时天球概念的准确说法。

二为北宋大儒朱熹把中国古代天体说发展到顶峰。他说：“天地初间只是阴阳之气。这一个气运行，磨来磨去，磨得急了，便挼[2]出许多渣子。里面无处出，便结成个地在中央。气之清者便为天，为日月，为星辰，只在外，常周环运转。地便只在中央不动，不是在下。”(《朱子全书[3]·卷四十九》)这是中国古代集大成的地球中心说。

再细考《内经》的宣夜说，又有深恐大地坠落的意思，故一定加一句“大气举之”。这似与纯宣夜说有别。先秦诸子，这样思考问题的似乎只有《庄子·天下篇》准确地记载过。此处不引原文，意在推测《内经》改造的宣夜说受道家思想影响。①

【自注】

①《庄子·天下篇[1]》属于“杂篇”，应该后出。其中一见天坠地陷之说，是综述战国辩士[2]之言时提及的。原话如下：

“南方有倚[3]人焉，曰黄缭[4]，问天地所以不坠不陷，风雨雷霆之故。惠施[5]不辞而应，不虑而对，遍为万物说。”

【补注】

[1] 天下篇：此篇对先秦时期几个主要学派都做了简明扼要的叙述和批评，是中国最早的一篇学术史论文。

本篇作为中国学术史论著的开山之作，对后世的影响是积极的。如司马谈《论六家要旨》把诸子明确地分为阴阳、儒、墨、名、法、道等六家，刘歆《七略》在此基础上又增添纵横、农、杂、小说四家而凑成十家，并且把十家的历史起源都分别归到一“官”之下，这无疑是对本篇试行学派分类，并追溯各派的历史起源到古代的某一“道术”这一叙述方式的继续与发展。而《论六家要旨》《七略》在述评各家时，都既谈其优点，又谈其缺点，这应当视为是对本篇那种独特批判精神的发扬光大。(方勇译注《庄子》)

［2］辩士：“有口才、善辩论的人。”（《汉典》）

［3］倚：通奇。奇异。郭庆藩《庄子集释》：“【释文】‘倚人’本或作畸，同。纪宜反。李云：异也。〇庆藩案：倚当为奇，倚人，异人也。”

［4］黄缭：楚国人，善辩论。《庄子集释》：“《疏》：住在南方，姓黄，名缭，不偶于俗，羁异于人，游方之外，贤士者也。”

［5］惠施：《汉典》云：“（约前370—前310）宋国人。战国时哲学家。曾任梁相，有辩才，与庄周友善，和公孙龙并为名家的代表。研究万物同异关系提出小同、大同、小同异、大同异等概念，及至大无外，谓之大一，至小无内，谓之小一等命题。著作多已亡佚，其言行片段散见于《庄子》《荀子》《韩非子》《吕氏春秋》《战国策》和《说苑》中。”

【补注】

［1］晋书：唐房玄龄等撰。一百三十卷。纪传体东、西晋史。修于贞观十八年（644）至二十年间。修撰者凡二十一人，唐太宗写了宣帝、武帝两纪和陆机、王羲之两传后论，故题“御撰”。东晋南北朝时期所撰《晋书》颇多，唐初流传的有臧荣绪等二十二家。玄龄等以臧著为主，参考诸家，撰成本书。增立“载记”，以十六国中的前赵、后赵等十四国入“载记”，不为僭伪附庸，以前凉、西凉入列传。史料甚备，博采杂著，多记异闻。诸家晋史已不存，本书为了解两晋历史的基本史籍。（《辞海》）

［2］拶：音匝（zā），逼迫，挤压。古时有拶刑，就是用编好的十来根木棍（拶子）挤压手指头，一般施用于女犯人。

［3］朱子全书：宋朱熹的全部著作。

朱熹是理学的集大成者，博学多识，著述丰富，对中国思想文化有极大的影响。他的著作历代虽有编集。但并不完备，且未经校勘整理。有鉴于此，华东师范大学古籍研究所费时十年，整理编集了《朱子全书》，由上海古籍出版社与安徽教育出版社共同出版。

《全书》共27册，收入了《周易本义》《易学启蒙》《诗集传》《仪礼经传通解》《四书章句集注》《四书或问》《论孟精义》《家礼》《资治通鉴纲目》《八朝名臣言行录》《伊雒渊源录》《绍熙州县释奠仪图》《太极图说解》《通书注》《西铭解》《近思录》《延平答问》《童蒙须知》《小学》《阴符经注》《周易参同契考异》《朱子语类》《楚辞集注》《昌黎先生集考异》《晦庵先生朱文公文集》等著作，不仅囊括了朱熹的全部著述文字，而且将今人对已失传的朱熹文字的考订辑录亦编集成册，并附有历代文献家对各种版本朱熹著作的著录、序跋、考订，等等，是目前最为完备的《全书》，共约1436万字。（百度百科）

【原文】

2. 关于历法与星学

（1）对一年时间长短的提法

这里先不使用“回归年[1]”“恒星年[1]”“物候年[1]”等现代术语。但应承认《内经》时代“岁[2]”的概念是以“回归年”为主的。

《内经》中提到年月数时，有多种说法。

《素问·阴阳离合论》：“大小月三百六十日成一岁[3]。”

《素问·五藏生成》：“人有大谷十二分，小溪三百五十四名[4]。”

《素问·六节藏象论》：“五日谓之候，三候谓之气[5]，六气谓之时，四时谓之岁。”

《素问·六节藏象论》：“人亦有三百六十五节，以为天地[6]。”

《素问·六节藏象论》：“大小月三百六十五日而成岁，积气余而盈闰矣[7]。”

《素问·六节藏象论》：“天有十日，日六竟而周甲，甲六复而成岁，三百六十日法也[8]。”

《素问·气穴论》：“孙络三百六十五穴会，亦以应一岁[9]。”

《素问·气穴论》：“溪谷三百六十五穴会，亦应一岁[9]。”

《素问·针解》：“人九窍、三百六十五络应野[9]。”

《灵枢·邪客》：“岁有三百六十五日，人有三百六十节[10]。”

《灵枢·九针十二原》：“节之交三百六十五会[9]。”（《灵枢·小针解》亦有同样的话）

以上摘抄可能还有漏[11]。即如讲五行主运各72日，或把一年分为8个45日处，也是360日法。又据《灵枢·九宫八风》计算太一游完九宫，则是366日，等等。

列出上面这些直接或间接指出“岁”日数的原文，并不能从中看出古代历法发展史，却可以发现这些“岁”日数，大都是在“天人相应”思想指导下讲医理时提到的。既要天人相应，又不能离“回归年”常数太远，所以有了前后矛盾的说法。不然，我们只能说《内经》的作者完全不懂历法。这种推测对某些作者来说也可能是事实。

完全使用“四分历[12]”回归年常数（每年365.25日）的，只是在七篇大论中，那也是阴阳五行的“天人相应”体系。

（2）关于日月运行

《素问·六节藏象论》：“日行一度，月行十三度有奇焉，故大小月三百六十五日而成岁，积气余而盈闰矣[13]。”

这一记载所说的月行度数，造成很多麻烦。王冰注此句涉及的天文知识[14]算是较先进了，仍未说通。关键是“大小月三百六十五日而成岁”与当时实用历法不一致，这样便不需有闰月。若非上引原文有误，则宋人沈括提出的这种办法在唐以前已有。宋臣未校正一字。张介宾注此句[15]，大体说通了，但他不能说清恒星月[16]和朔望月[16]何以能使用这一数据。我们查一下《淮南子·天文训》，则有："月日行十三度七十六分度之二十六（六或作八）[17]"，这应是当时的实测所得。《内经》作者从内行人那里听来了这个数字，但他未写很准确。由这一观测算出来的恒星月是27.32日，但也可用它算出一个朔望月为29.53日来。如果把"十三度有奇"说成"十三度十九分度之七[18]"，计算结果仍同上（取两位小数）。以上数据均系汉代实用过的。

（3）关于五星

《素问·金匮真言论》五方（五行）归类的五星如下表（有关内容并未全列入表内）

方位	类行	色	脏	开窍	谷	味	星	音
东	草木	青	肝	目	麦	酸	岁星	角
南	火	赤	心	耳	黍	苦	荧惑	徵
中央	土	黄	脾	口	稷	甘	镇星	宫
西	金	白	肺	鼻	稻	辛	太白	商
北	水	黑	肾	二阴	豆	咸	辰星	羽

《素问·气交变大论》五运五星归类如下表：

岁　运	太过上应	甚则上应
木	岁　星	太白星
火	荧　惑	辰　星
土	镇　星	岁　星
金	太白星	荧　惑
水	辰　星	镇　星

《内经》中没有把五星直称金星、木星、土星、火星、水星。大约因其中提五星时从来都是与五行（或五色）相配的缘故。对看《史记·天官书》则已有这种五行化的简称。但《史记》说星主物类时亦有与《内经》不同处。如："东井为水事""柳为鸟注，主木草""轸为车，主风[19]"。这几个二十八宿中的星名也被赋予五行的含义，并且与五行星所主相混。《素问·金匮真言论》中讲"岁星主草木"，约从"柳星主木草"而来。司马迁本人就是天文学家[20]。他在五帝本纪和《封禅书》中讨厌神仙方术之士的情绪，常溢于言外，从《史记·天官书》看，他可能相信星占。这在当时是难免的。后面我们还要提到，张衡相信"九宫八风占[21]"。

五星当中，太白最亮，应是人们最先认识的。其次约是木星，它运行一周天很近于12岁，又叫岁星，在历法方面的意义比其余四星更重要，也最容易与十二支发生关系。成书于秦汉之际的《五星占》[22]对五星运行的规律（主要是公转周期）认识已相当精确。由于当时人们不理解公转周期不同的原因，故赋予它们许多五行迷信含义。其实，五星与五方、五季并无必然联系，所以五行说不是来自五星[23]。

《内经》中的五星，完全是五行化的五星[24]，其天文含义很少。至运气说体系中，竟硬要五星运动的规律与五行生克相应，这样完全不尊重事实的思想比《五星占》只有过之。

【补注】

［1］回归年，恒星年，物候年：见本节附文。

［2］岁：年，载。亦名期（朞），即十二个月。《说文·止部》："岁，木星也，越历二十八宿。宣遍阴阳，十二月一次。"岁，源于木星之运行。

《尔雅·释天》："载，岁也。夏曰岁，商曰祀，周曰年，唐虞曰载。"郭璞注："夏曰岁，取岁星行一次。商曰祀，取四时一终。周曰年，取禾一熟。唐虞曰载，取物终更始。"邢昺《疏》："释曰：别年岁之名也。载即岁也。《白虎通》云：王者受命而改正朔者，明易姓，示不相袭也。明受之于天，不受之于人，所以变易民心，革其耳目，以则化也。然则岁名变易，理亦同此。"

［3］大小月三百六十日成一岁：《太素·卷第五·阴阳合》作"三百六十五日成一岁"。《素问考注》："《太素》无'大小月'三字，'十'下有'五'字，似是。"

［4］人有大谷十二分，小溪三百五十四名：王冰注："大经所会，谓之大谷也。十二分者，谓十二经脉之部分。小络所会，谓之小溪也。"

《类经八卷·经络类二十一》注："大谷者，言关节之最大者也。节之大者无如四支，在手者肩肘腕，在足者髁（踝）膝腕，四支各有三节，是为十二分。分，处也。按：此即上文八溪之义，夫既曰溪，何又曰谷？如《气穴论》曰：肉之大会为谷，小会为溪，肉分之间，溪谷之会，以行荣卫，以会大气。是溪谷虽以小大言，而为气血之会则一，故可以互言也。上文单言之，故止云八溪；此节与下文小溪三百五十四名相对为言，故云大谷也。诸注以大谷十二分为十二经脉之部分者，皆非。小溪者，言通身骨节之交也。《小针解》曰：节之交，三百六十五会者，络脉之渗灌诸节者也。"

《素问考注》："案：张说并是，为可从。……小溪三百五十四，王注以来诸家皆以'四'为'三'之误，无复异论。然《太素》亦作'五十四'，则古来无作'三'之本也。因考小溪三百五十四，加大谷十二，而为三百六十六也。说者或曰三百六十，或曰三百六十五者，或曰三百五十四，并皆本于历数泛言之也。盖三百六十六为实事，谓之三百六十五者，泛称以合一年之数也。至于骨节间之小数，则不可得而究尽也。三百六十六者，泛言三百六十五日四分日之一耳。"

金栋按：经文"小溪三百五十四名"后，还有一句"少十二俞"，疑此句乃后人注文误入正文所致。张注已指出王注之非是，而日人森立之氏尽量糅合"历数"而为之说。实皆"天人相应"之附会。

洪钧按：上文和下文中提及的一年日数，应该是来自不同的历法且是约略之说。如354日是传统民用历中最常见的一年日数，即12个月的一年大多数是354日。360日则是360日法的历，不是民间日常用的。365日或366日是回归年的约数。自然，拿它们来推定穴位等数目，是滥用天人相应，故属附会之言。

［5］五日谓之候，三候谓之气：王冰注："日行天之五度则五日也，三候正十五日也。"候，气候。气，节气。

《类经二十三卷·运气类一》云："天地之气，五行而已。日行天之五度，则五日也。日有十二时，五日则六十时，是甲子一周，五行毕而气候易矣，故五日谓之候。而一岁三百六十日，共成七十二候也。气：节也。岁有二十四节，亦曰二十四气。一气统十五日二时五刻有奇，故三候谓之气。"

《黄帝内经素问译注》云："候：日行五度为一候。即六十个时辰称作一候。每候的气候、物候有不同的变化。如《礼记·月令》：'立春节，初五日，东风解冻；次五日，蛰虫始振；后五日，鱼陟负冰之类。'气：此指节气。三候为一个节气。一年有二十四节气。四时各有六个节气，即以四个90度，纪周天360度之气数。"

金栋按：按《类经》所说，五天一候，即每过五天，气候会发生有规律的变化，也是源于五行。即"日行天之五度……甲子一周，五行毕而气候易矣"。其实，这完全是不符合逻辑的推理。从历法角度看，二十四节气是最重要的"候"，比如雨水、惊蛰、清明、霜降、大暑、小暑、大雪、小雪等节气无不是用重要气候特点命名。相邻两节间都约略是15天，五日一候恰恰是每节气三候。这样不过是把气候变化分得再细一点。假如五日一候是本于五行，那么十五日多一点一节气该本于什么呢？其实，张介宾应该知道气候周期变化的决定性因素是太阳和地球的相对位置。故若说气候的周期变化取决于阴阳比较有道理，用五行来解释则不可能通。

［6］人亦有三百六十五节，以为天地：天人相应之比类推演。

《类经二十三卷·运气类一》："人有三百六十五节，正以合天之度数。"

［7］大小月三百六十五日而成岁，积气余而盈闰矣：见下文。

［8］天有十日，日六竟而周甲，甲六复而成岁，三百六十日法也：王冰注："十日，谓甲、乙、丙、丁、戊、己、庚、辛、壬、癸之日也。天地之至数也。《易·系辞》曰：'天九地十。'则其义也。六十日而周甲子之数，甲子六周而复始则终一岁之日，是三百六十五日之岁法，非天度之数也。此盖十二月，各三十日者，除小月，其日又差也。"

金栋按：目前大体公认，我国古代以干支记日，始于鲁隐公三年（前722），至今没有间断。由于一甲子是六十日，六个甲子之数正是三百六十日。

［9］人九窍、三百六十五络应野：九窍应九野，三百六十五络、孙络、溪谷等应一岁，均属天人相应的推演。

金栋按：溪谷本指两山之间的水流，或流水道。《尔雅·释水》："水注川曰溪，注溪曰谷。"邢昺《疏》："水注川曰溪，是'涧溪之水注入于川也'。故李巡云：水出于山、入于川曰溪。注溪曰谷，谓'山谷之水注入涧溪也'。"《内经》作者将溪谷比附人体流通气血之道。因经络是气血运行的通道，故溪谷相当于经络，故其大者为经、为谷，小者为络、为溪、为腧穴。故又有《素问·五藏生成》"人有大谷十二分，小溪三百五十四名"之说。

［10］人有三百六十节：节指骨节，人有三百六十五节也是天人相应的推论。《太素·卷五·天地合》作"人有三百六十五节"。《太素》为是。

［11］以上摘抄可能还有漏：如《素问·调经论》云："夫十二经脉者，皆络三百六十五节。"《灵枢·邪气藏府病形》云："十二经脉，三百六十五络。"

［12］四分历：四分历是以365.25日为回归年长度的中国古代历法。冬至起于牵牛初度，则1/4（0.25）日记在斗宿末，为斗分，是回归年长度的小数，正好把一日四分，故称"四分历"。战国至汉初，普遍实行四分历。"四分历"的创制和运用，集中体现了古代中国劳动人民的聪明才智和天文历法水平，在世界范围内具有非常宝贵的价值。(百度百科)

［13］日行一度，月行十三度有奇焉：太阳每天在天球上运行一度，月亮每天运行十三度多。

高校教参《内经》："奇，余数也。地球绕太阳公转一周（360度）而365日，平均每天运行近似一度（古人认为地不动而日行，故曰日行一度）。月亮绕地球运转一周约27.32天，平均每天运行为360度÷27.32，等于13.18度。故曰'日行一度，月行十三度而有奇'。前人有两种计算方法，一是从朔望月计，如王冰注：'日行迟，故昼夜行天之一度，而三百六十五日一周天，而犹有度之奇分矣。月行速，故昼夜行天之十三度余，而二十九日一周天也。言有奇者，谓十三度外，复行十九分度之七，故云月行十三度有奇也。'二是从恒星月计算，如《类经·运气类·一》注云：'日行一度，月行十三度者，言日月之退度也。日月循天运行，俱自东而西，天行速，日行迟，月行又迟。天体至圆，绕地左旋，常一日一周而过日一度。日行迟，亦一日绕地一周，而比天少行一度。凡积三百六十五日又二十五刻，仍至旧处而与天会，是为一岁。此日行之数也，故曰日行一度。月行又迟，亦一日绕地一周，而比天少十三度又十九分度之七，积二十七日半有奇而与天会，是为一月。此月行之数也，故曰月行十三度而有奇焉。'前注朔望月二十九日一周天，后注恒星月二十七日半又奇为一周天。朔望月所以长于恒星月，是由于月球随着地球绕太阳公转，一月之后，已经变更了和太阳的位置关系。因此，月球在围绕地球运行一周以后，还必须再继续运转两天多，才能达到与太阳相合的位置，而再次出现朔望的现象。"

积气余而盈闰矣：累积的天数多了，当置闰月以协调。

高校教参《内经》："气，指节气。闰，指置闰，即闰月。古历以回归计年，朔望计月。月一盈亏计29.5305日，然在实际计算时，尾数略而不计，故将月份分成大、小，大月30天，小月29天。一年之中，大、小月各占六个，总计天数为30×6+29×6=

354 日。按照节气和日影变化来推测出来的回归年，一年总日数为 365.2422 日，较按朔望月计算出来的天数多（365.2422 − 354 = 11.2422 日），因此就形成了月份常不足、节气常有余的结果。余气积满 29 日左右，即置一闰月，用以解决节气与月份之间由于有余、不足所造成的偏差。每年余 11 日，十九年积累 206 日，恰合七个朔望月。平均 32 个月置一闰月，即三年一闰，五年再闰，十九年七闰。”

洪钧按：教参这段话，有三处明显错误。

其一是：文中说：“一年之中，大、小月各占六个，总计天数为 30×6+29×6 = 354 日。”大误。简言之，农历 12 个月的一年，不一定是 354 日，亦即不一定是“大、小月各占六个”。为此把本节所附拙文，“天文历法门外谈”的有关内容引如下：

“农历平年（即 12 个月的一年）大多是 354 天。如 2005 年乙酉是六个大月六个小月。但也有的年是 353 或 355 天。如 2003 年癸未是七个小月五个大月，该年是 353 天。1965 年乙巳是五个小月七个大月，该年是 355 天。闰年 13 个月，大多是 384 天。这样的年必然是七个大月六个小月，如 2004 年甲申。也有的闰年是六个大月七个小月，因而是 383 天。如 1993 年癸酉。假如闰年是八个大月五个小月——如 2006 年丙戌——就是 385 天。”

其二是：文中说“古历以回归计年”，也是模糊之谈。回归二字应是回归年的意思。但中国古代并无回归年之说，这还不是大误。因为早在秦汉之前，我国历法就有“期”之说，意思略同回归年。又，自唐代开始有“岁实”之说，至清代最后确定的含义通回归年。但是须知，民用的历书要用“历年”“历月”和“历日”。年月的日数必须是整数。一日则规定从子夜开始，到下一个子夜。换言之，历年不是回归年，古历法不是用回归年计年。现在的中国，按公历计年（即纪年）是指“历年”。比如，今年是 2015 年，意思是从公元 1 年开始，今年是第 2015 个历年。自然，也大体上是第 2015 个回归年。这是因为，公历的历年长度和回归年很接近，而且公历尽量调整使二者大体同步。农历的历年长度比较复杂。12 个月的历年是 353 ~ 355 日，13 个月的历年长度是 383 ~ 385 日。不过，平均历年长度还是很接近回归年。故农历的 2015 年，也大体上是公元 2015 年，只是年初和年末和公历 2015 年都差大约一个月。

其三是：说“月一盈亏计 29.5305 日，然在实际计算时，尾数略而不计”，“尾数略而不计”是错误的。现今的每个朔望月长度，都是经过严密观测和复杂的运算求出来的，只不过民用历书上月长是整数日。否则就不能理解，为什么出现有的年连续三个月是大月。

闰：《汉语大字典·门部》：“①历法术语。地球公转一周的时间为 365 天 5 时 48 分 46 秒，夏历把一年定为 354 天或 355 天，所余的时间约三年积成一月，加在一年里，这样的办法叫作‘闰’。《说文·门部》：‘闰，余分之月，五岁再闰。’《广韵·稕韵》：‘闰，余也。《易》曰五岁再闰。《史记》曰黄帝起消息，正闰余。《汉书音义》曰以岁之余为闰。’”

［14］王冰注此句涉及的天文知识：王冰注：“日行迟，故昼夜行天之一度，而三百六十五日一周天，而犹有度之奇分矣。月行速，故昼夜行天之十三度余，而二十九

日一周天也。言有奇者，谓十三度外，复行十九分度之七，故云月行十三度而有奇也。《礼义》及汉《律历志》云：'二十八宿及诸星，皆从东而循天西行。日月及五星，皆从西而循天东行。'今太史说云：'并循天而东行，从东而西转也。'……故云大小月三百六十五日而成岁也。正言之者，三百六十五日四分日之一乃一岁，法以奇不成日，故举大以言之。若通以六小为法，则岁止有三百五十四日，岁少十一日余矣。取月所少之辰，加岁外余之日，故从闰后三十二日而盈闰焉。"

这句话是说，太阳运行慢，行一天为一度，行一周天 365.25 度为一年，即 365.25 天；月亮运行快，行一天为十三度多（13 又 7/19），行一周天 29.53 天为一月。即 365.25÷13.35≈29.53（天）为一个朔望月。但历年长度要取整数日。"正言之者"，即按太阳运行一周天计算，一岁为 365.25 天。"若通以六小为法"，即传统历中大、小月各占六个，大月（30 天×6）+小月（29 天×6）= 354 天。二者一岁差 365－354 = 11 天，三岁差 32～33 天，必须置闰月才能使历年和回归年大体上同步。

所以没有讲通，指王冰没有弄清回归年和历年的区别。传统历中 12 个月的一年，不都是 354 日，故不是"统以六小为法"。

［15］张介宾注此句：《类经二十三卷·运气类一》云："日行一度，月行十三度者，言日月之退度也。日月循天运行，俱自东而西，天行速，日行迟，月行又迟。天体至圆，绕地左旋，常一日一周而过日一度。日行迟，亦一日绕地一周，而比天少行一度。凡积三百六十五日又二十五刻，仍至旧处而与天会，是为一岁。此日行之数也，故曰日行一度。月行又迟，亦一日绕地一周，而比天少十三度又十九分度之七，积二十七日半有奇而与天会，是为一月。此月行之数也，故曰月行十三度而有奇焉。然于正度之外，阳气尚盈，阴气常缩，是为盈缩，气有盈缩，故月有大小。"

洪钧按：张介宾生当明末（1640 年卒），很可能了解一些西方天文历法知识。但他没有认识到天每天转一周，是地球自转的视觉结果，也没有认识到恒星年和回归年的区别。很可能是由于日心说当时还没有传到中国。文中说"二十七日半有奇"是一个月，但没有说明这是恒星月。而他说的年长"三百六十五日又二十五刻"却不是恒星年而是太阳年，即回归年。

［16］恒星月：恒星月是指月球对于一颗恒星来说的转周期。如果月球上某一点，本来面向着太阳，在经过一段时间后，这一点又回到了原先的位置上，这一周期就称为恒星月。（百度百科）。

朔望月：又称"太阴月"，即月相变化的周期。月球绕地球公转相对于太阳的平均周期，为月相盈亏的平均周期。以从朔到下一次朔或从望到下一次望的时间间隔为长度，平均为 29.53059 天。我国的先民们把月亮圆缺的一个周期称为一个"朔望月"，把完全见不到月亮的一天称"朔日"，定为阴历的每月初一；把月亮最圆的一天称"望日"，为阴历的每月十五（或十六）。从朔到望，是朔望月的前半月；从望到朔，是朔望月的后半月；从朔到望再到朔为阴历的一个月。一个朔望月为 29 天 12 小时 44 分 3 秒。（百度百科）"月相，月亮明亮部分的不同形状。主要的月相有四个，即朔、上弦、望、下弦。"（《汉典》）

［17］月日行十三度七十六分度之二十六（六或作八）：当为“月日行十三度七十六分度之二十八”。七十六分度之二十八，正和十九分度之七相等。高诱注《淮南》：“‘六’或作‘八’。”何宁《淮南子集释》：“补曰：一纪日周七十六，月周千一十六，以日周除月周，得十三度七十六分度之二十八，是以月周比每日之月行得此数，故定为一日之月行也。《三统四分》月十九分度之七。此七十六分度之二十八，即子母各四乘之数。‘六’当作‘八’，传写之误。黄桢云：作‘八’是也。七十六分度之二十八，即十九分度之七也。”

金栋按：纪，古代纪年月的单位，各说不一。有十二年为一纪者，如《尚书·毕命》云：“既历三纪，世变风易。”孔《传》云：“十二年曰纪。”《国语·晋语四》：“蓄力一纪，可以远矣。”韦昭注：“十二年岁星一周为一纪。”此“一纪日周七十六”，是为七十六年，源于《纬书》。《易纬·乾凿度下》云：“元历无名，推先纪曰甲寅。求卦主岁术曰：常以太岁纪岁，七十六为一纪，二十纪为一部首。”

洪钧按：最好参互对看这里“纪”和第四节“纲纪”中的“纪”的补注。十二年一纪的岁星纪年和如今通行的一百年一个世纪的纪年，都是用的纪的引申义，就是把要整理的东西分成一把把、一束束的意思。每把或每束叫一纪。用来分把、分束的绳子就是纪。

［18］十三度十九分度之七：即“十三度有奇焉”之具体数。十九分度之七是奇数，即余数。

［19］东井为水事：《史记索隐》：“《元命包》云：‘东井八星，主水衡也。’”

柳为鸟注，主木草：《史记索隐》：“案：《汉书·天文志》‘注’作‘喙’。《尔雅》云‘鸟喙谓之柳’。孙炎云‘喙，朱鸟之口，柳其星聚也’。以注为柳星，故主草木。”

轸为车，主风：《史记索隐》：“《宋均》云：‘轸四星居中，又有二星为左右辖，车之象也。轸与巽同位，为风，车动行疾似之也。”《史记正义》：“轸四星，主冢宰辅臣，又主车骑，亦主风。”

［20］司马迁本人就是天文学家：他长期任太史令。太史为掌天象历法之官，而汉初之太史令兼有修史之责。司马迁学于史官唐都。王应麟《汉志考证》云：“太史公学天官于唐都。”

［21］张衡相信“九宫八风占”：见于《后汉书卷五十九·张衡列传》，张衡向皇帝上疏曰：“臣闻圣人明审律历以定吉凶，重之以卜筮，杂之以九宫，经天验道，本尽于此。……且律历、卦候、九宫、风角，数有徵效，世莫肯学，而竞称不占之书。譬犹画工，恶图犬马而好作鬼魅，诚以实事难形，而虚伪不穷也。宜收藏图谶，一禁绝之。”

金栋按：张衡反对图谶，建议收藏禁绝图谶。九宫占不属于图谶，故他相信“九宫八风占”。

［22］《五星占》：1973 年，长沙马王堆一号汉墓出土的帛书。

《五星占》是以五星行度的异常和云气星慧的变化来占卜吉凶的术数类帛书。它用整幅丝帛抄写而成，约有 8000 字。前半部为《五星占》占文，后半部为五星行度表，根据观测到的景象，用列表的形式记录了从秦始皇元年（前246）到汉文帝三年（前177）这70年间木星、土星、金星的位置，以及这3颗行星在一个会合周期的动态。

《五星占》的成书年代没有准确定论，但根据帛书中“考惠元”“高皇后元”的明文，可知这卷帛书的抄写年代不会早于汉文帝初年。且据考证，《五星占》的内容是战国时期《甘石星经》的内容，而《甘石星经》成书的年代为公元前370年至公元前270年，比世界最早的天文学家伊巴谷还早两个世纪，所以，《五星占》应是目前发现的全世界最早的天文专著。它的出土还证明，汉初的岁星纪年法正是五星占纪年法。（百度百科）

［23］五行说不是来自五星：恰是五星之名称来自五行说。

［24］《内经》中的五星，完全是五行化的五星：《史记·天官书》：“天有五星，地有五行。”

【原文】

（4）关于二十八宿

《灵枢·五十营》说：“天周二十八宿，宿三十六分[1]，人气行一周，千八分[1]。日行二十八宿，人经脉上下、左右、前后二十八脉，周身十六丈二尺，以应二十八宿。”

《灵枢·卫气行》说：“天周二十八宿，而一面七星，四七二十八星[2]。房昴为纬，虚张为经[3]。是故房至毕为阳，昴至心为阴[4]。阳主昼，阴主夜。故卫气之行一日一夜五十周于身。”

这里又全是星占家的二十八宿概念。天文学上的二十八宿，各宿之间从来都不是等距离的，所谓宿也不是一个星。《内经》引来了星占家的二十八宿说，又与人体经脉相配合，也是“天人相应”的一种附会。文中提到人体有二十八脉，可能是十二经脉加冲、任、督、带[5]等凑成的数目。后世医家讲脉象有二十八脉说，也很可能是进一步附会二十八宿。

需略加说明的是：二十八宿在中国天文学中出现很早。有人说西周初已形成。夏鼐[6]综合各家所得结论说：二十八宿体系就文献而言，最早在战国中期（公元前4世纪）出现。根据是《汉书·艺文志》中有大致可定为甘德、石申所著的二十八宿专书[7]。再据“月令”及《吕氏春秋·十二纪》推算，可上溯至公元前620年左右。“至于二十八宿分作四方或四陆，每方七宿，与四象相配，即：东方苍龙，配以角、亢、氐、房、心、尾、箕；西方白虎，配以奎、娄、胃、昴、毕、觜、参；南方朱雀，配以井、鬼、柳、星、张、翼、轸；北方玄武，配以斗、牛、女、虚、危、室、壁等，过去一般学者都认为是秦汉之后的产物。”（《中国天文学史》．科学出版社，1981：44–45）1978年，湖北发掘下葬于公元前433年的曾侯乙墓[8]，发现了完整的二十八宿名称[8]。

故二十八宿出现于战国前，可以定论。至马王堆三号汉墓出土的帛书中，二十八宿星名已与现用者完全一致。出土文物仍不能证明每方七宿与四象相配的星占二十八宿说出现于秦汉之前。《淮南子·天文训》末附有二十八宿与干支、五行相配的颇复杂的图[9]，可供读《内经》者参考。论经脉处借助星占家的二十八宿说这样多，亦约可推测，经络学说之定型不会早于西汉末。

用心读一下《史记》八书[10]，《汉书》十志[11]（这往往是非史学专业人员不感兴趣的部分），就会深刻体会到那时的科学是怎样难以容忍地被改变本相，为统治阶级服务并被迷信术数[12]利用。《内经》成书于这样一个年代，不沾染迷信气息根本不可能[13]。

（5）关于二十四节气和九野

《素问·六节藏象论》说："五日谓之候，三候谓之气，六气谓之时，四时谓之岁。"

这是360日法的二十四（节）气。同篇又说："大小月三百六十五日而成岁，积气余而盈闰。"更说明是运用二十四节气置闰月了。运气学说中显然已暗含了"四分历"的二十四节气，但完整的二十四节气名称不见于《内经》。比较系统地提到二十节气的是《灵枢·九针论》。下面把有关内容列成一表：

人身部位	节　气	日干支
左　足	立　春	戊寅、己丑
左　胁	春　分	乙　卯
左　手	立　夏	戊辰、己巳
膺喉手头	夏　至	丙　午
右　手	立　秋	戊申、己未
右　胁	秋　分	辛　酉
右　足	立　冬	戊戌、己亥
腰尻下窍	冬　至	壬　子
六府膈下三藏[14]	中　州	大禁太乙所在之日及诸戊己[15]

这里有了最重要的二分、二至、四立等八个节气名，与《灵枢·九宫八风》"九宫八风图"中所载的节气一样。可知这二篇是一个体系。上表是讲针刺禁忌与节气、日干的关系。后世"子午流注[16]"等针灸术即从运气说和上述内容发端。显然，现在很少有人以上表这种禁忌理论为可信了。

上文已经说过，二十四节气是中国历法中特有的东西，当然也不可能一下子就成熟。许多学者据《尚书》资料推算，以为我国殷商时代已能测定分至，只是卜辞中无明确记载。据《左传·僖公五年》记载，四立可上溯至春秋初。《内经》中有多处提到"八风"，它的原始历法含义亦可能是把一年分八个节气的意思。这大概在春秋末。现存先秦文献及出土先秦文物中，找不到完整的二十四节气记载。《吕氏春秋·十二纪》中的节气约12个[17]，名称与现通用者亦不一致。公元前130年左右成书的《淮南子·天文训》中才第一次出现了完整的二十四节气名称。《内经》中除上述八节气外，只能再找到白露、大寒、启蛰等节气名。但不能据二十节气名称不全即断《内经》有关内容成书于《淮南子》之前。

九野原指星空分野，是五宫分法稍加改造而来的。大致是中宫不变（改为钧天），其余四宫各一分为二。出处见《吕氏春秋·有始览[18]》《淮南子·天文训》《广雅·释天[19]》，文甚多，不摘引。①

星占家把九野改造为"九宫八风太乙人神占"，医家再一改造，就成为上表。九野之说仅限于汉代，此前及后世均不为天文家使用。星占家使用它盛于东汉。故《灵枢·九宫八风》《灵枢·九针论》成书上限只能断自东汉。

【自注】

①《吕氏春秋·有始览》之九野[1]说如下：

"何谓九野？中央曰钧天[2]，其星角、亢、氐；东方曰苍天[3]，其星房、心、尾；东北曰变天[4]，其星箕、斗、牵牛；北方曰玄天[5]，其星婺女、虚、危、营室；西北曰幽天[6]，其星东壁、奎、娄；西方曰颢天[7]，其星胃、昴、毕；西南曰朱天[8]，其星觜嶲、参、东井；南方曰炎天[9]，其星舆鬼、柳、七星；东南曰阳天[10]，其星张、翼、轸。"

《淮南子·天文训》之九野说，与《吕氏春秋》完全相同。

【补注】

［1］九野：指九天，是以九个方位论述的。

金栋按：九野，《内经》共11见。指四正、四隅加中央九个方位。若身形应之，见于《灵枢·九针论》。即原文先生所画之表格。若脏腑应之，见于《素问·六节藏象论》《三部九候论》云"九分为九野，九野为九藏"。九藏之说，注家不一，请参看诸家相关论述。

［2］钧天：因中央距其他八野均等，故称钧天。钧，通均，均等、平均之义。高诱注《吕览》云："钧，平也。为四方主，故曰钧天。"

［3］苍天：即青色之天。东方属木，木色青，故名之。高诱注《吕览》云："木色青，故曰苍天。"

［4］变天：东北阴气盛极，阳气之始，万物从此而生，故曰变天。高诱注《吕览》云："东北，水之季，阴气所尽，阳气所始，万物向生，故曰变天。"

［5］玄天：即黑色之天。北方属水，水色黑，故名之。高诱注《吕览》云："北

方十一月建子，水之中也。水色黑，故曰玄天也。”

［6］幽天：西北将至太阴（北为太阴），故名之。幽，阴暗也。高诱注《吕览》云：“西北，金之季也，即将太阴，故曰幽天。”

［7］颢天：即白色之天。西方属金，金色白，故名之。高诱注《吕览》云：“西方八月建酉，金之中也。金色白，故曰颢天。”

［8］朱天：西南为少阳（朱，阳也），故名之。高诱注《吕览》云：“西南，火之季也，为少阳，故曰朱天。”

［9］炎天：即赤色之天。南方属火，火色赤而炎上，故名之。高诱注《吕览》云：“南方五月建午，火之中也。火曰炎上，故曰炎天。”

［10］阳天：东南即将至太阳（东为太阳），故名之。高诱注《吕览》云：“东南，木之季也，即将太阳，纯乾用事，故曰阳天。”

金栋按：以上九野或九天均属五行或四隅附阴阳之比类推演。

【补注】

［1］宿三十六分：每星宿是三十六分，天周28宿×36分＝1008分。《灵枢注证发微》：“每宿析为三十六分，积而推之……共得一千八分。”

［2］一面七星，四七二十八星：东、南、西、北每个方向各是七组星宿，4×7＝28。《类经八卷·经络类二十五》注：“天分四面，曰东西南北，一面七星。如角亢氐房心尾箕，东方七宿也；斗牛女虚危室壁，北方七宿也；奎娄胃昴毕觜参，西方七宿也；井鬼柳星张翼轸，南方七宿也，是为四七二十八星。”

金栋按：［1］［2］这完全是星占家的二十八宿概念。实际的二十八宿不是这样分布。详说请看本节末所附“天文历法门外谈”。

［3］房昴为纬，虚张为经：房宿在东，昴宿在西，东西为纬，故云“房昴为纬”。虚宿在北，张宿在南，南北为经，故云“虚张为经”。《类经八卷·经络类二十五》注：“房在卯中，昴在酉中，故为纬。虚在子中，张在午中，故为经。”

［4］房至毕为阳，昴至心为阴：“自房至毕，其位在卯辰巳午未申，故属阳而主昼。自昴至尾（心），其位在酉戌亥子丑寅，故属阴而主夜。”（《类经八卷·经络类二十五》）

《灵枢集注》：“房度在卯，毕度在酉，房至毕为阳者，日随天道，自东而西，漏下二十五刻，日正中而行，至张度又二十五刻，而行至毕度，此昼日行于阳也。昴度在酉，心度在卯，昴至心为阴者，日随天道，自西而东，绕地环转，漏下二十五刻，夜正中而行至虚度，又二十五刻，行至心度，此夜行于阴也。”

金栋按：二十八宿分阴阳，以与卫气循行相应，不过是天人相应之推演，均属附会之谈。

［5］人体有二十八脉，可能是十二经脉加冲、任、督、带：欠当。经文有明指。经文中无“冲带”二脉，而是跷脉分男女。见第三节补注。

［6］夏鼐（音奈nài）（1910—1985）：中国考古学家。字作铭，浙江温州人。早

年在英国伦敦大学留学，获该校埃及考古学博士学位。1941 年归国后曾任“中央研究院”历史语言研究所研究员。中华人民共和国成立后历任中国（社会）科学院考古研究所副所长、所长和中国社会科学院副院长兼国家文物委员会主任等职，并被选为中国考古学会理事长，为新中国考古工作的主要指导者和组织者。研究范围很广，尤其对中国新石器时代考古学、中西交通史和中国科技史的考古学研究有重大贡献。著作有《考古学论文集》《考古学和科技史》等。(《辞海》)

夏鼐曾先后被中国、英国、德国、瑞典、美国、意大利等多国国家科学院授予荣誉，有七国院士之称。

［7］甘德、石申所著的二十八宿专书：即《甘石星经》，在中国和世界天文学史上都占有重要地位。

甘德、石申的研究成果为历代天文星相家所重视，在正史的天文志类中，引用了他们大量的研究成果。月球背面的环形山，都是用已故的世界著名科学家的名字命名的。其中选用了五位中国人的名字（其他四位分别是祖冲之、张衡、郭守敬、万户），因为石申对天文学研究做出了杰出贡献，所以他的名字也登上了月宫。以石申命名的环形山，位于月球背面西北隅，离北极不远，月面坐标为东 105 度、北 76 度，面积 350 平方公里。

甘德，战国时齐国人（一说楚国或鲁国）。生卒年不详，大约生活于公元前 4 世纪中期。先秦时期著名的天文学家，是世界上最古老星表的编制者和木卫三的最早发现者。他著有《天文星占》8 卷、《岁星经》等。后人把他与石申各自写出的天文学著作结合起来，称为《甘石星经》，是现存世界上最早的天文学著作。这些著作的内容多已失传，仅有部分文字为《唐开元占经》等典籍引录，从中可以窥知甘德在恒星区划命名、行星观测与研究等方面有所贡献。甘德还以占星家闻名，是对当时和对后世都产生重大影响的甘氏占星流派的创始人。他的天文学贡献同其占星活动是相辅相成的。

石申，生卒年待考。一名石申夫或石申甫，战国中期魏国天文学、占星学家，开封人，是名字在月球背面的环形山被命名的中国人之一。著有《天文》八卷（西汉以后此书被尊为《石氏星经》)、《浑天图》等。原著《天文》8 卷，早佚。后人拾遗补阙，把它与甘德的《星占》8 卷，合称《甘石星经》，又名《星经》，曾收入北宋政和年间刊印的《道藏》一书，题名为《通占大象历星经》。今存的《甘石星经》为 2 卷，其中虽有一些后人增添润色之辞，仍不失原书面貌，是一部对天文研究有很高科学价值的文献。(百度百科)

［8］曾侯乙墓：即战国时期曾侯乙的墓葬，位于湖北随州城西两公里的擂鼓墩东团坡上。侯乙墓呈“卜”字形，墓坑开凿于红砾岩中，为多边形岩坑竖穴木椁墓。无墓道，南北向，墓坑南北长 16.5 米，东西宽 21 米，深 13 米，面积为 220 平方米。

墓中随葬以九鼎八簋（音轨 guǐ）和编钟、编磬为主的礼乐器，有悖于周代礼制。九鼎八簋应为天子使用，诸侯应使用七鼎六簋，反映出周代的严格礼乐制度在后期已经出现裂缝。十二律俱全的 64 件青铜双音编钟（不包括楚王所送镈钟）、玲珑剔透的尊盘和完整地书写二十八宿名称的衣箱等，体现了先秦时期中国在艺术、技术、天文

等方面的极高成就。其中出土的曾侯乙编钟是迄今发现的最完整最大的一套青铜编钟。(百度百科)

发现了完整的二十八宿名称：出土的文物中有：一件漆木衣箱盖上，画面中央以篆书书写一个“斗”字，古朴苍劲，四周按顺时针写着二十八宿名称。二十八宿东侧绘有一龙，西侧绘有一虎，关于“斗”字与环绕其周围的二十八宿名称，有专家指出，画中的“斗”字代表着北斗星，将其画在中央，表明地位突出，正反映了古人对北斗星的崇拜。二十八宿东侧绘有一龙，西侧绘有一虎。这与传统天文学中的东方苍龙、西方白虎正好对应，是考古发掘中所见年代最早的将北斗、青龙、白虎与二十八宿配合的实物，也是中国迄今发现的关于二十八宿全部名称最早的文字记载，说明中国是世界上最早创立二十八宿体系的国家之一，表明至迟在公元前5世纪初，中国就有了完整的二十八宿体系。曾侯乙墓天文星象图的出土，使得当时已经定稿的《中国大百科全书·天文卷》相关内容不得不重新修改，这一发现在世界范围内引起了巨大的轰动。(百度百科)

[9] 二十八宿与干支、五行相配的颇复杂的图：感兴趣者请参看原书。

[10]《史记》八书：即《礼书第一》《乐书第二》《律书第三》《历书第四》《天官书第五》《封禅书第六》《河渠书第七》《平准书第八》。

《史记·太史公自序》：“维三代之礼，所损益各殊务，然要以近情性，通王道，故礼因人质为之节文，略协古今之变，作《礼书》第一。

“乐者，所以移风易俗也。自《雅》《颂》声兴，则已好《郑》《卫》之音，《郑》《卫》之音所从来久矣。人情之所感，远俗则怀。比《乐书》以述来古，作《乐书》第二。

“非兵不强，非德不昌，黄帝、汤、武以兴，桀、纣二世以崩，可不慎欤？《司马法》所从来尚矣，太公、孙、吴、王子能绍而明之，切近世，极人变，作《律书》第三。

“律居阴而治阳，历居阳而治阴，律历更相治，间不容翲忽。五家之文怫异，惟太初之元论，作《历书》第四。

“星气之书，多杂禨祥，不经。推其文，考其应，不殊。比集论其行事，验于轨度以次，作《天官书》第五。

“受命而王，封禅之符罕用，用则万灵罔不禋祀。追本诸神名山大川礼，作《封禅书》第六。

“维禹浚川，九州攸宁。爰及宣防，决渎通沟，作《河渠书》第七。

“维币之行，以通农商；其极则玩巧，并兼兹殖，争于机利，去本趋末，作《平准书》以观事变，第八。”

[11]《汉书》十志：即《汉书》之《律历志第一》上下、《礼乐志第二》、《刑法志第三》、《食货志第四》上下、《郊祀志第五》上下、《天文志第六》、《五行志第七》上下、《地理志第八》上下、《沟洫志第九》、《艺文志第十》。

[12] 迷信术数：术数没有经验基础，而是以机械的阴阳五行生克变化，来推测人事吉凶，故无不迷信。

［13］不沾染迷信气息根本不可能：《内经》1 见术数。历代注家多以“养生保健之方法”释之，欠当。见第三节补注按语。九宫八风占术也见于《内经》。

［14］六府膈下三藏：即肝、脾、肾三脏。《类经九卷·经络类三十五》：“此膈下应中宫也。膈下，腹中也。三藏，肝脾肾也。六府三藏，俱在膈下腹中，故应中州。”

［15］大禁太乙所在之日及诸戊己：杨鹏举校注《灵枢经》：“大禁：指在法令、习俗或道德上最禁忌、最忌讳之事。此指太一所在之日的避讳的时间。……此大禁，指最禁忌的针刺日期。太一所在之日：指八节（立春、立夏、立秋、立冬、春分、夏至、秋分、冬至）交换的那一天，即太一移居于各宫之日。诸戊己：戊己二天干，在五行属土，在日干中，到了那一个戊日或己日，都代表中宫土旺用事的时候，恰好是太一还居中宫之期。……诸戊己，即到戊己这两天。”

《类经九卷·经络类三十五》：“盖戊己属土，虽寄王于四季，而实为中宫之辰，故其气应亦如太一。”

［16］子午流注：古代关于针灸取穴方法的一种学说。它认为人体的气血在经脉中循行时，随着时间的变化而有盛衰开阖的不同；因而主张以十二经的五输穴为基础，配合日、时的天干、地支变易，来决定某天某时治病应取的穴位。这种学说从总体来看，认识到人体经脉气血的变化受到自然界日、时变异的一定影响，有它合理的因素。但有些内容尚待今后在科学研究和临床实践中加以整理提高。(《中医大辞典》)

［17］《吕氏春秋·十二纪》中的节气约 12 个：即立春、日夜分（春分）、立夏、小暑、日长至（夏至）、溽暑（大暑、季夏）、立秋、白露、日夜分（秋分）、霜降、立冬、日短至（冬至）。

金栋按：有学者认为，《吕氏春秋·十二纪》中只有八个节气，即四立、二分、二至。欠当。

［18］有始览：本篇阐述作者的自然观。

《仲夏纪·大乐》篇说：“太一出两仪，两仪出阴阳，阴阳变化，一上一下，离则复合，合则复离，是谓天常。”本篇可以说是这种思想的具体化。所谓“天地有始”，“天地合和，生之大经”，是论述天地万物产生过程的。文章认为，万物生于天地，就像人由母体产生一样，这叫作“大同”；而生成的万物又“殊形殊能异宜”，这叫作“众宜”。众物各依其异而得其所，这就是“平”。文章举天地山川有九野、九州、九山、九塞等，既是为了说明“众异”，同时也显示了当时的地理知识；而其中关于九野的叙述，第一次完整地记述了二十八宿的名字，反映了当时天文学的成就。

作者所以把《有始》放在八览之首，是因为本书以“法天地”为宗旨，把天地运行的自然之道作为人事的依据。本篇所说的“天斟万物，圣人览焉，以观其类”，用意也在于此。(陆玖译注《吕氏春秋》)

［19］广雅：我国最早的一部百科词典。共收字 18150 个，是仿照《尔雅》体裁编纂的一部训诂学汇编，相当于《尔雅》的续篇。篇目也分为 19 类，各篇的名称、顺序，说解的方式，以致全书的体例，都和《尔雅》相同，甚至有些条目的顺序也与《尔雅》相同。所不同的是，《广雅》取材的范围要比《尔雅》广泛。书取名为《广

雅》，就是增广《尔雅》的意思。（百度百科）

《广雅》是魏张揖所作的一部解释词义的书。揖字稚让，清河（今河北清河县东）人，明帝太和中（227—229）为博士。他博闻多识，精通文字训诂，著述繁多，但保存至今的只有《广雅》。《广雅》的体例和篇目与《尔雅》相同，始于释诂，终于释兽，分上中下三篇，唐以后的传本则分为十卷。其中所收录的词语都是在《尔雅》以外的，故名之为“广雅”，凡先秦两汉经传子史诗赋医书子书所有而不见于《尔雅》的字大都搜罗在内。堪舆《尔雅》《方言》《说文》《释名》并列，为其后又一部重要的训诂专著。（王念孙《广雅疏证・点校说明》）

释天：解释九天（野）之意。释云：“东方昊天，东南阳天，南方赤天，西南朱天，西方成天，西北幽天，北方元天，东北变天，中央钧天。”

【原文】

（6）关于月建[1]

《素问・脉解》说：“正月太阳寅，寅太阳也[2]。”

《灵枢・阴阳系日月》说：“寅者，正月之生阳也，主左足之少阳[3]。”

此篇以十二地支应十二足经[3]，十天干应十手经，整理如下：

寅　正月　左足少阳

卯　二月　左足太阳

辰　三月　左足阳明

巳　四月　右足阳明

午　五月　右足太阳

未　六月　右足少阳

申　七月　右足少阴

酉　八月　右足太阴

戌　九月　右足厥阴

亥　十月　左足厥阴

子　十一月　左足太阴

丑　十二月　左足少阴[3]

甲　左手少阳

乙　左少太阳

丙　左手阳明

丁　右手阳明

戊　右手太阳

己　右手少阳

庚　右手少阴

辛　右手太阴

壬　左手太阴

癸　左手少阴

相应的根据是："足十二经脉以应十二月，月生于水……手之十指以应十日，日主火。"这种说法又启示我们什么呢？我看这是较早的一种经络体系。它从比附天干、地支而来，因天干共十个，故手经无厥阴。这种情况在《内经》其他论经脉处亦可寻出[4]。近年出土的马王堆医书，也能证实这一点。此处暂不谈经络学说，先说月建。

月建即把十二月与地支固定相配，从冬至所在月份起，依次配以十二支。这种配法应是历法当中很早出现的。最初大概是与"斗"每年绕天极一周有关。把天极周围均匀标上十二支（像现在的钟表盘），每天夜里在固定时刻①观察斗柄所指，每移一支作为一个月，于是每月就配一个地支了。这种猜测还有漏洞，因为中国的历法自初具雏形时便是阴阳合历。一个月是指一个朔望月，约29天半。12个月不是一个回归年，况且周初的"一个月"还不是始自朔，终于晦。不过，当时为了确定一年之首——正月，还是很有可能主要参考斗柄指向。在分至观测很不准确的时候，这是比较说得通的。然而到了汉代，儒家把正月建于何支说得神秘化了。他们把正月建寅建丑建子等说成是"三统[5]"的天文根据，又与五德终始说纠缠，弄得矛盾百出。若按五德终始定岁首[6]，把正月弄到亥月（今农历十月）以前去（秦代及汉初以亥月为岁首[6]）很难为人们接受。最后是"三统"说占了上风。汉武帝时的"太初历[5]"终于"正月建寅"了。汉代之后的"改正朔、易服色"逐渐变成空礼仪形式，颁布的历法即不再把正月挪来挪去。"七篇大论"也提到建寅，故我们把它作为考证其成书年代的一个根据。有人据"古六历"也有用"正月建寅"的，即推翻这一根据，其说勉强。因①汉以前并不强调"三正"（三统）说。②"古六历"现有资料不足。②

【自注】

①关于昏[1]的规定，秦汉之前是日落后三刻，此后则为二刻半；旦[2]则为日出前三刻或二刻半。

②关于"三正"和"古六历"，《中国天学史》如下说：

在战国秦汉之际的文献中，出现"三正"之说——认为夏、商、周三代是使用三种不用岁首的历法，例如：

火出，于夏为三月，于商为四月，于周为五月。(《左传·昭公十七年》)

夏正以正月、殷正以十二月、周正以十一月。盖三王之正若循环。（《史记·历书》）

建子、建丑、建寅，三正也。(《尚书·甘誓》释文引马融之说)

在今天看来，对“三正”之说最合理的解释，是将三种不同岁首看作是“春秋战国时期不同地域的历日制度，不应看作是三个王朝改变正朔的故事”。还有的学者认为：“三正”之说“完全没有历史事实作根据，是非科学的东西，完全是汉儒的瞎说”。

与“三正”相联系的是“古六历”。所谓“古六历”是指如下六种历法[3]：

黄帝历、颛顼历、夏历、殷历、周历、鲁历[3]。

现代的研究证明，这六种历法都是在战国时期制定的，不可能像其名称所标举的那样古老。关于这六种历法，只在后世的文献中保留下零星资料：《续汉书·律历志》记有六历历元年份的干支；唐代《开元占经》记有六历的上元积年，前者及《新唐书·律历志》中，还记有个别历法的历元资料。

“古六历”其实都是四分历，只是由于各自的测定时间、测量精度等互不相同，因而推求出了各不相同的历元。六历都以夜半为一日之始，合朔为一月之始，冬至月为一岁之始（只有颛顼历以寅时即旦为一日之始，以立春为一岁之始）。这反映出战国时代各国的历法都已有一定之规，大同小异而已。祖冲之[4]曾说：“古之六术，并同四分。……古术之作，皆在汉初周末。”现代研究证明这是正确的判断。（江晓原，钮卫星. 中国天学史[5]. 上海人民出版社，2005：19–20）

【补注】

[1] 昏：日暮，天刚黑的时候。《说文·日部》：“昏，日冥也。”具体规定，见先生自注。旦类同。

[2] 旦：天明，早晨。《说文·旦部》：“旦，明也。”《玉篇·旦部》：“旦，早也，朝也，晓也。”

[3] 六种历法：“三代既没，五伯之末史官丧纪，畴人子弟分散，或在夷狄，故其所记，有《黄帝》《颛顼》《夏》《殷》《周》及《鲁历》。”(《汉书·律历志上》)

黄帝历：《黄帝历》是中国最早的历法，传说是黄帝命人所制。原历规则佚失，从一些古籍上约知一些：《黄帝历》是一种阴阳合历。以建子之月（北斗斗柄指子，包含冬至之月）为一年开始。开观象授时之起点，创制十天干与十二地支（组成六十干支)，表达阴阳五行，以闰月定四时，成岁。(百度百科)

颛顼历：“历法名。我国古六历之一。颛顼历在周末已经制定，秦统一后颁行全国，以十月为岁首。自秦始皇二十六年至汉武帝太初元年共行一百一十七年。”(《汉典》)

夏历：“我国古代历法之一。相传创始于夏代，因而得名。又称阴历、农历、旧历。实际是一种阴阳合历。它以寅月为岁首，以月亮绕地球一周为一月，以十二或十三月为一年。月分大尽小尽，大尽每月三十天，小尽每月二十九天。其置闰法是：三年一闰，五年二闰，十九年七闰。”(《汉典》）至今使用的农历就是以夏历为雏形。

殷历：“1. 起于周末而传于汉初的六种古历之一。2. 殷商时所用历法。”(《汉典》)

周历：是周代使用的一种历法。以建子之月（即夏历的十一月）为岁首。中国古代有夏历、商历、周历之分。在汉代实行太初历以后，历法才基本固定下来。夏、商、周三历的主要区别，在岁首的不同，又叫“三正”。(百度百科)

鲁历：是春秋战国时期鲁国使用的一种历法，原历法规则已轶，现只能从一些古籍上了解到大致内容。它是阴阳合历，在鲁僖公五年（前656）之前采用建丑之月为正（相当于今农历十二月），其后则改从建子之法，即以冬至之月为正月（相当于今农历十一月）。(百度百科)

［4］祖冲之（429—500)：中国南北朝时期南朝数学家、天文学家。字文远，范阳遒（今河北涞水县）人。他在数学、天文历法、机械制造等方面都有重大贡献。在数学上，他吸收前人研究的成果，进一步把圆周率推算到小数点以后第7位，即3. 1415926～3. 1415927之间。他还用22/7表示π的约率，用355/113表示π的密率，比16世纪中叶德国的渥脱和荷兰的安托尼兹早1000多年。他的数学著作有《缀术》和《九章本义注》。在历法上，制订了比当时通用《元嘉历》更好的《大明历》，规定一年为365. 24281481天，与现代天文学家测得数值相比，仅差50秒。是当时精确度最高的历法。在机械制造上，他改造了指南车，制造了用水利推动的“水碓磨”。(《汉典》)

［5］中国天学史：本书是一部研究和阐说中国天学起源、发展及在近代东西文化交流中变革历史的专题著作。全书综述了我国自上古至明末的天学史迹；分述了历代天学机构、运作、星占学、成就、天学仪器与典籍、天学家、宇宙论与天学思想、文化功能及性质、中外交流以及欧洲天文学大举入华之时的中国天学和近代中国天文学事业；总结了中国天学对华夏文明的历史贡献；探讨了中国天学在世界天学史上的地位等。

作者江晓原：男，1955年生。上海交通大学科学史系主任、教授、博士生导师。中国科学技术史学会副理事长。“文化大革命”中失去上高中的权利，初中毕业后在纺织厂当了六年电工。自幼好古成癖，特别迷恋于古代历史和中国古典文学。恢复高考后以第一志愿考入南京大学天文系天体物理专业（因为感到理科的知识自学起来不像文科那样容易)，1982年毕业后又考入中国科学院自然科学史研究所，读了六年科学史研究生，1988年成为中国第一个天文学史专业的博士。自此一直在文科和理科的交界处行走。曾在中国科学院上海天文台工作15年，1994年中国科学院特批晋升研究员，次年成为博士生导师。长期领导着国内唯一的天文学史研究组。1999年春调入上海交通大学，出任中国第一个科学史系之首任系主任。(百度百科)

【补注】

［1］月建：《说文》：“建，立朝律也。”《广雅》：“建，立也。”故建作成立、起始讲。今白话最常用的就是此义，如建国、建党。月建就是月份起始之义。正月建寅就是正月始于斗柄指寅的时候。其余类推。

［2］正月太阳寅，寅太阳也：《太素·卷第八·经脉病解》：“十一月一阳生，十二月二阳生，正月三阳生。三阳生寅之时，其阳已大，故曰太阳也。”

王冰注：“正月三阳生，主建寅，三阳谓之太阳，故曰寅太阳也。”

《素问直解》：“太阳居三阳之首，正月建寅为一岁之首，故正月太阳寅。寅，太阳也。正月之时，其气始春。”

金栋按：有学者据此句话推测《素问》的成书年代。如龙伯坚《黄帝内经概论》说：“本篇说‘正月太阳寅’，可见是汉武帝太初元年以后的作品。”但此说被胡天雄否定。《素问补识》云：“天雄按：龙说误。……怎能据太初历正月建寅就断言本篇是汉武帝太初以后的作品？《史·历书》载：‘落下闳运算转历，然后日辰之度与夏正同。’原来落下闳改颛顼历为太初历时，是以夏历为蓝本的。”胡氏之说有误，见下补注［3］按语。

［3］寅者，正月之生阳也，主左足之少阳：“十一月一阳生，十二月二阳生，正月三阳生。三阳已生，能令万物生起，故曰生阳。生物阳气，正月未大，故曰少阳。二月阳气已大，故曰太阳。”（《太素·卷第五·阴阳合》）

金栋按：若按杨注《素问·脉解》所说之推论，正月“其阳已大”，应该主左足之太阳，而此又说阳气“正月未大”主左足之少阳，互相矛盾。历代注家亦如此，百方弥缝。

十二地支应十二足经：“此言十二支为阴，足亦为阴，故足经以应十二月也。然一岁之中，又以上半年为阳，故合于足之六阳。下半年为阴，故合于足之六阴。人之两足，亦有阴阳之分，则左为阳，右为阴。以上下半年之阴阳而合于人之两足，则正二三为阳中之阳，阳之进也，故正月谓之生阳。阳先于左而后于右，故正月主左足之少阳，二月主左足之太阳，三月主左足之阳明。四五六月为阳中之阴，阳渐退、阴渐生也，故四月主右足之阳明，五月主右足之太阳，六月主右足之少阳。然则一岁之阳，会于上半年之辰巳两月，是为两阳合于前，故曰阳明。阳明者，言阳盛之极也。

“七八九为阴中之阴，阴之进也，故七月谓之生阴。阴先于右而后于左，故七月主右足之少阴，八月主右足之太阴，九月主右足之厥阴。十月十一月十二月为阴中之阳，阴渐退、阳渐生也，故十月主左足之厥阴，十一月主左足之太阴，十二月主左足之少阴。然则一岁之阴，会于下半年之戌亥两月，是为两阴交尽，故曰厥阴。厥者，尽也，阴极于是也。”（《类经九卷·经络类三十四》）

金栋按：本篇标明了十二个月、十二辰如何与足之十二经相配。这种天人相应的比类推演，给《内经》的成书年代提供了佐证。

从《素问·脉解》与《灵枢·阴阳系日月》所涉及的历法来看，当与《太初历》（后改为《三统历》）的时代背景有关。张灿玾先生说：“汉初承秦制，仍用颛顼历……至汉武帝太初元年（前104），才颁行‘三统历’，仍用四分法，改正月为建寅。详《素问·脉解》……《灵枢·阴阳系日月》……以上二书，均明确表明其与历法之正月建寅是相应的。因此，就此文使用的月建情况，从正月建寅而论，夏历去古已远，且该时文化发展水平尚难如此，故很可能与西汉武帝时颁行‘三统历’之历史背景有关。”（张灿玾《黄帝内经文献研究·第二章·二历史背景》）先生说“‘七篇大论’也提到建寅，故我们把它作为考证其成书年代的一个根据”，即当为汉代或以后成书，因为“夏历去古已远”。

据张氏所说，则上文补注［2］《素问补识》否定《黄帝内经概论》的说法欠当。

[4]《内经》其他论经脉处亦可寻出：如《素问·气府论》《灵枢·本输》等篇均是十一经脉，缺手厥阴之脉。

[5] 三统：古历法名。"统，纪也。"（《说文·糸部》）"三统者，天施，地化，人事之纪也。十一月……黄钟为天统。……六月……林钟为地统。……正月……太蔟为人统。"（《汉书·律历志上》）

此指三统历。"三统历：我国史书上第一部记载完整的历法。系西汉末刘歆据《太初历》等前人的历法修订而成。"（《汉典》）

太初历："汉武帝太初元年由邓平、落下闳等所制定的历法。它是我国保存下来的第一部完整历法。规定一回归年有三百六十五又一千五百三十九分之三百八十五日，一朔望月有二十九又八十一分之四十三日，因把一日分为八十一分，亦称'八十一分律'。"（《汉典》）

《汉书·律历志上》云："造汉太初历……其法以律起历，曰：'律容一龠，积八十一寸，则一日之分也。'……乃诏迁用邓平所造八十一分律历。""至孝成世，刘向总六历，列是非，作《五纪论》。向子歆究其微眇，作《三统历》及《谱》以说《春秋》，推法密要，故述焉。"

[6] 按五德终始定岁首……秦代及汉初以亥月为岁首："战国扰攘，秦兼天下，未皇暇也，亦颇推五胜，而自以为获水德，乃以十月为正，色上黑。汉兴，方纲纪大基，庶事草创，袭秦正朔。"（《汉书·律历志第一上》）

金栋按：亥属水，故得水德者以亥月为岁首。秦以周是火德，按五德终始，自己是水德而灭周代之。故秦代以亥月为岁首。孟康曰："五行相胜，秦以周为火，用水胜之。"

【原文】

（7）关于月相

《素问·八正神明论[1]》说："月始生……月郭满[2]……月郭空[3]。"

《素问·刺腰痛》说："以月生死为痏数[4]。"

《灵枢·岁露论》说："正月朔日[5]，太一居天留之宫[6]。"又说："逢月之空[3]""遇月之满[2]"。

上述月相记载均是在谈论天人怎样相应时提到的，主要指导针刺补泻、禁忌。《内经》作者虽未完全用天文术语，但基本术语是用了。《后汉书·律历志》有关月相的术语已定型[7]。《汉书·律历志》记"太初历"文字中用了"月乃生""弦望满亏""晦朔弦望[8]"等，"三统历"有关术语仍同上。故《内经》中关于月相的术语仍是汉家风味。

（8）关于一日时刻

《内经》中应用最多的是每日分为百刻，且均说"水下"[9]，不必举例。这也是汉代记时的特点（汉以前已有）。只有每日八十一刻的说法没有找到[10]。这种在西汉时实行过的记时制度，约仅适于历算。其余小于刻者无单位规定。大于刻者则有十二时辰，亦有多处提到。另如平旦、日西、日中、日夕、夜半、日入、日出、蚤食、人定、晏食、日昳、大晨、早晡、鸡鸣、下晡[11]等，则是指某一时间，带有先秦遗风，但仍更接近《淮南子》15段法。①

医家这样说也是人之常情，并不足以说明这些都是早于秦汉的文字。此节已经写得很长，不再征引文献。

【自注】

①《淮南子》15段法，见于“天文训”。原文如下：

“日出于旸谷[1]，浴于咸池[1]，拂于扶桑[1]，是谓晨明[1]。登于扶桑，爰始将行，是谓朏明[2]。至于曲阿，是谓旦明[3]。至于曾泉[4]，是谓蚤食。至于桑野[5]，是谓晏食。至于衡阳，是谓隅中[6]。至于昆吾，是谓正中[7]。至于鸟次，是谓小还[8]。至于悲谷，是谓餔时[9]。至于女纪，是谓大还[10]。至于渊虞，是谓高舂[11]。至于连石，是谓下舂[12]。至于悲泉，爰止其女，爰息其马，是谓悬车[13]。至于虞渊，是谓黄昏[14]。至于蒙谷，是谓定昏[15]。”

【补注】

[1] 旸（音阳 yáng）谷：日所出之处。别本有作“汤谷”“阳谷”者。皆音同而通假。咸池：东方大泽，日浴之处。拂于扶桑：拂，经过。高诱注《淮南》云：“拂犹过。”扶桑，东方神木之名。日所出之处。何宁《淮南子集释》引云：“扶桑，东方之野。”晨明：清晨朦胧之时。

[2] 朏（音匪 fěi）明：清晨将明之时，即黎明。高诱注《淮南》云：“朏明，将明也。”

[3] 曲阿：山名。《淮南子集释》引云：“曲阿，山名。”旦明：天明之时。指太阳出地平线的时刻。高诱注《淮南》云：“旦明，平旦。”

[4] 曾泉：东方多水之地。《淮南子集释》引云：“曾，重也。早食时在东方多水之地，故曰曾泉。”

[5] 桑野：东方之地。

[6] 衡阳：山名。隅中：将近中午。

[7] 昆吾：南方山丘之名。正中：正当中午时辰，即现在的十二点。

[8] 鸟次：西南之山名。高诱注《淮南》云：“鸟次，西南之山名也。鸟所宿止。”小还：太阳运行通过鸟次山之时，叫小还。《初学记》卷一作“小迁”。（陈广忠译注《淮南子》。

[9] 悲谷：西南方大壑。高诱注《淮南》云：“悲谷，西南方之大壑。言其深峻，临其上令人悲思，故曰悲谷。”餔时：即晡时，下午申时。日行至申时为晡时。《淮南子集释》引云：“日行至申为晡时。悲谷者，日入处也。案《说文》：‘餔，日加申时

食也。'"

[10] 女纪：西北方之阴地。高诱注《淮南》云："女纪，西北阴地。"大还：《初学记》卷一作"大迁"。太阳行至女纪的时刻。（陈广忠译注《淮南子》）。《淮南子集释》云："〇王念孙云：小还、大还当为小迁、大迁，字之误也。迁之为言西也。日至昆吾，谓之正中，至鸟次则小西矣，故谓之小迁。至女纪则大西矣，故谓之大迁。《汉书·律历志》曰：'少阴者，西方。西，迁也。阴气迁落物。'《白虎通义》曰：'西方者，迁方也，万物迁落也。'是'迁'与'西'同义。若作小还、大还，则义不可通矣。"

[11] 渊虞：一作"渊隅"。地名。高舂：指傍晚时分。高诱注《淮南》云："高舂，时加戌，民碓舂时也。"

[12] 连石：西北山之名。下舂：天将黑，舂米结束之时。高诱注《淮南》云："连石，西北山。言将欲冥，下象息舂，故曰下舂。"

[13] 悲泉：古代传说中的水名。其女：一作"羲和"其马：一作"六螭"。悬车：指日落之时。《淮南子集释》："〇补曰：洪兴祖云：虞世南引云：'爰止羲和，爰息六螭，是谓悬车。'案：徐坚引注云：'日乘车，驾以六龙，羲和御之，日至此而薄于虞渊，羲和至此而回。六螭即六龙也。'虞引无末六字。《山海经》云：'东南海外有羲和之国，有女子名曰羲和，是生十日，常浴于甘泉。'故日至悲谷，云'爰止其女'也。"

[14] 虞渊：传说日落之处。黄昏：天将近黑时。

[15] 蒙谷：一作"昧谷"。北方之山名。高诱注《淮南》云："蒙谷，北方之山名也。"定昏：天已黑之时。日落后三刻。

（9）历法方面的一点疑问

《内经》当中全不见干支纪年以前用的另一套纪年术语。它们在"太初历"中还是标准术语。总数12个。《离骚》[12]的第二句是："摄提贞于孟陬兮，惟庚寅吾已降[13]"。其中的"摄提"就是序列第一的术语。这套术语在战国两汉历法中一脉相承，其影响应见于民间。关于术语的原意和起源，天文史家也还未说清。此类颇拗口的名词，应该也能借题发挥，《内经》中不见，也许能反证有关内容应定型在东汉。①

【自注】

①见于《淮南子·天文训》的"摄提格[1]"等术语如下：

太阴[2]在寅，岁名曰摄提格，其雄为岁星[2]，舍斗、牵牛，以十一月与之晨出东方，东井、舆鬼为对。

太阴在卯，岁名单阏[1]，岁星舍须女、虚、危，以十二月与之晨出东方，柳、七星、张为对。

太阴在辰，岁名曰执徐[1]，岁星舍营室、东壁，以正月与之晨出东方，翼、轸为对。

太阴在巳，岁名曰大荒落[1]，岁星舍奎、娄，以二月与之晨出东方，角、亢为对。

太阴在午，岁名曰敦牂[1]，岁星舍胃、昴、毕，以三月与之晨出东方，氐、房、心为对。

太阴在未，岁名曰协洽[1]，岁星舍觜巂、参，以四月与之晨出东方，尾、箕为对。

太阴在申，岁名曰涒滩[1]，岁星舍东井、舆鬼，以五月与之晨出东方，斗、牵牛为对。

太阴在酉，岁名曰作鄂[1]，岁星舍柳、七星、张，以六月与之晨出东方，须女、虚、危为对。

太阴在戌，岁名曰阉茂[1]，岁星舍翼、轸，以七月与之晨出东方，营室、东壁为对。

太阴在亥，岁名曰大渊献[1]，岁星舍角、亢，以八月与之晨出东方，奎、娄为对。

太阴在子，岁名（曰）困敦[1]，岁星舍氐、房、心，以九月与之晨出东方，胃、昴、毕为对。

太阴在丑，岁名曰赤奋若[1]，岁星舍尾、箕，以十月与之晨出东方，觜、参为对。

《史记·历书》所记太初历就是用的这十二个岁名。由“摄提”见于《离骚》可知，它必然早在屈原时代之前，就在楚国历法当中使用。

郭沫若对它们的来路做过相当复杂的探索，文繁不录。大概有一点可以肯定：它们是其他语言的汉语音译。

【补注】

［1］摄提格：《汉典》云：“岁阴名。古代岁星纪年法中的十二辰之一。相当于干支纪年法中的寅年。”岁阴，《汉典》云：“古代以干支纪年，十二支叫作岁阴。”

《淮南子集释》云：“补曰：摄提格，星名也。《天官书》云：‘大角者，天皇地庭。其两旁各有三星，鼎足勾之，曰摄提。摄提者。直斗柄所指，以建时节，故曰摄提格。’《晋志》云：‘摄提六星，直斗杓之南，主建时节。’然则斗杓所见，摄提同也。十二岁斗杓所见星见其方，首年用本名，其下十一名即其别称也。《天官书》言‘岁星一名摄提格’为此，知太阴即知太岁矣。”

单阏（音蝉饿 chán è）：也作亶安、蝉焉。十二岁名之二。《史记·天官书》索隐引李巡说：阳气推万物而起，故曰单阏。单，尽也。阏，止也。《汉典》云：“岁阴名。卯年的别称。”

执徐：十二岁名之三。《史记·天官书》正义引李巡说：伏蛰之物皆敦舒而出，故曰执徐。执，蛰。徐，舒也。《汉典》云：“太岁在辰称为执徐。”

大荒落：十二岁名之四。《史记·天官书》索隐引姚氏说：言万物皆炽盛而大出，霍然落弟，故曰荒落。《汉典》云：“太岁运行到地支巳的方位，这一年称大荒落。”

敦牂（音赃 zāng）：十二岁名之五。《史记·天官书》索隐引孙炎说：敦，盛；牂，壮也。言万物盛壮。《汉典》云：“古称太岁在午之年为敦牂，意为是年万物盛壮。”

协洽：又作汁洽、协给。十二岁名之六。《史记·天官书》索隐引李巡说：阳气欲化万物，故曰[协洽]。协，和；洽，合也。《汉典》云：“未年的别称。”

涒（音吞 tūn）滩：十二岁名之七。《史记·天官书》索隐引李巡说：涒滩，物吐秀倾垂之貌也。《汉典》云：“古代以干支纪年，太岁在申，称为涒滩。”

作鄂：十二岁名之八。《史记·天官书》索隐引李巡说：作鄂、皆物芒枝起之貌。《汉典》云：“太阴在酉，岁名曰作鄂。”

阉茂：十二岁名之九。《史记·天官书》索隐引孙炎说：万物皆蔽冒，故曰[阉茂]。阉，蔽；茂，冒也。《汉典》云：“地支中戌的别称，用以纪年。”

大渊献：十二岁名之十。《史记·天官书》索隐引孙炎说：渊，深也。大献万物于深，谓盖藏之于外矣。《汉典》云：“亥年的别称。古以太岁在天宫运转的方向纪年。太岁指向亥宫之年称大渊献。”

困敦：十二岁名之十一。《史记·天官书》索隐引孙炎说：困敦，混沌也。言万物初萌，混沌于黄泉之下也。《汉典》云：“十二支中子的别称，用以纪年。”

赤奋若：十二岁名之十二。《史记·天官书》索隐引李巡说：言阳气奋迅。若，顺也。《汉典》云：“古代星（岁星）岁（太岁，亦称岁阴、太阴）纪年法所用名称。谓太岁在丑、岁星在寅的年份为赤奋若。”

[2] 太阴：也叫太岁、岁阴。古代天文学家假设的星名，与岁星相应，但与岁星运行方向相反，每岁行一辰。主要解决岁星超辰问题。用在岁星纪年等方面。（陈广忠译注《淮南子》，下同）

其雄为岁星：雄，指木星，即岁星。雌，指太阴。《周礼·春官·保章氏》郑玄注：岁星为阳，右行于天；太阴为阴，左行于地。

（10）关于行星运行的逆顺、恒星亮度、颜色变化及类似黄道光的说法，多见于“七篇大论”，本书暂不讨论。

【补注】

[1] 八正神明论：今本《素问》第二十六篇篇名。全元起《素问》注本（已佚）本篇在第二卷。又与《太素·知官能篇》大意同，文势小异。篇名含义是：论述八风正气、神明诊察及针法。如《素问注证发微》说：“内有八正虚邪之当避，针法神明之当知。此篇大义出自《灵枢·官能》，故名篇。”

八正，八节之正气。《素问注证发微》说：“八正者，八节之正气也。四立、二分、二至曰八正。”神明，调养神志而目明心开，聚精会神，以神诊察；全神贯注，以神运针。

[2] 月郭满、遇月之满：月亮的轮廓满而圆。郭，通廓，即轮廓。此指月亮的轮廓。《素问注证发微》说：“月之四周曰郭，犹城郭之郭。”

金栋按：“月郭满，则血气实，肌肉坚”与《灵枢·岁露论》云“月满则海水西盛，人血气精，肌肉充，皮肤致，毛发坚，腠理郄，烟垢著”合，乃天人相应的比类推演。

［3］月郭空、逢月之亏：月亮的轮廓亏空而不圆。

金栋按：“月郭空，则肌肉减，经络虚，卫气去，形独居”与《灵枢·岁露论》云“月郭空则海水东盛，人气血虚，其卫气去，形独居，肌肉减，皮肤纵，腠理开，毛发残，烟垢落”合，乃天人相应的比类推演。

《淮南子·天文训》云：“月者，阴之宗也，是以月虚（亏）而鱼脑减，月死（衰）而蠃蛖（蚌蛤）膲（肉不满）。”据今人研究，蚌肉肥瘦盈虚变化，与月亮对蚌的性腺刺激有关。然对人体来说，并非如《八正神明论》《岁露论》所云，即未必如此。

洪钧按：从理论上讲，月亮是太阳之外对地球（包括人体）影响最大的天体。人体的生理应该和朔望月周期有一定的同步。按生物钟说，也应该体现某种生理月周期。目前所知最典型的这种同步是妇女月经平均周期29天——和朔望月等长。如金栋按所引，在一个朔望月中，某些鱼蚌肥瘦变化很明显。但是，把这种规律推广到其他动植物，特别是人体，就很不可靠。假如真的“月郭满，则血气实，肌肉坚”“月郭空，则肌肉减，经络虚，卫气去，形独居”，我们每个人都会有这种常识。

［4］以月生死为痏数：王冰注：“月初向圆为月生，月半向空为月死，死月刺少，生月刺多。”

［5］正月朔日：农历规定一个月始于朔，终于晦。朔日的月亮和太阳同时出没，在地球上看不到月亮。晦日的月亮也离太阳很近，日初升前可以在东方接近地平线的地方看到娥眉残月。《汉典》云：朔日指“中国农历每月初一”。正月朔日即阴历正月初一，亦称元旦。《类经二十七卷·运气类三十六》：“此下言岁候之占，重在元旦也。元旦为孟春之首，发生之初。”

［6］太一居天留之宫：太极居于北方天留宫。太一，亦名太乙，即北辰、太极星或北极星。《类经二十七卷·运气类三十五》：“太一，北辰也。按西志曰：中宫太极星，其一明者，太一之常居也。盖太者至尊之称，一者万数之始，为天元之主宰，故曰太一，即北极也。北极居中不动而斗运于外，斗有七星，附者一星。”

天留之宫，即艮宫，主立春、雨水、惊蛰三节，共六十四日。《类经二十七卷·运气类三十五》：“天留，艮宫也，主立春、雨水、惊蛰三节，共四十六日，太一之所移居也。”

［7］月相的术语已定型：《汉书·律历志第一上》：“宦者淳于陵渠复覆《太初历》晦、朔、弦、望，皆最密。”

《后汉书·律历下·历法》：“日月相推，日舒月速，当其同［所］，谓之合朔。舒先速后，近一远三，谓之弦。相与为衡，分天之中，谓之望。以速及舒，光尽体伏，谓之晦。晦朔合离，斗建移辰，谓之［月］。”

［8］晦朔弦望：月相术语。见本节附文。

晦：《汉典》云：“农历每月的末一天，朔日的前一天。”

朔：《汉典》云："农历每月初一。"此日看不到月亮。

弦：《汉典》云："月亮半圆，形似弓弦，故名。弦月，农历每月初七、八或二十二、三。上弦，农历每月初七或初八的月相。下弦，农历每月二十二或二十三的月相。"

望：《汉典》云："月圆，农历每月十五日前后。"

［9］每日分为百刻，且均说"水下"：《灵枢·五十营》："漏水下百刻，以分昼夜。……水下百刻，日行二十八宿，漏水皆尽。"

《灵枢·卫气行》："是故一日一夜，水下百刻，二十五刻者，半日之度也。"

［10］每日八十一刻的说法没有找到：《太初历》有"一日八十一分"之说。

《汉书·律历志第一上》："其法以律起历，曰：'律容一龠，积八十一寸，则一日之分也。'……乃诏迁用邓平所造八十一分律历。"

《汉书·律历志第一下》："日法八十一。元始黄钟初九自乘，一龠之数，得日法。"孟康曰："分一日为八十一分，为三统之本母也。"

［11］平旦：《汉典》云："1. 清晨。3. 古代十二时之一。相当于后来的寅时。"

金栋按：平旦一词，《内经》14 见，均指清晨。

日西：《汉典》云："1. 日向西方。2. 指傍晚。"

金栋按：日西一词，《内经》2 见，指太阳西下的时候。

日中：《汉典》云："日头正当午；中午。"

金栋按：日中一词，《内经》15 见，均指正午。

日夕：《汉典》云："近黄昏时；傍晚。"

金栋按：日夕一词，《内经》1 见，指午后 3 ~ 7 时（申酉时刻）。

夜半：《汉典》云："1. 半夜。2. 古代十二时之一，相当于后来的子时。"

金栋按：夜半一词，《内经》19 见，指半夜子时。

日入：《汉典》云："太阳落下去。"

金栋按：日入一词，《内经》7 见，指太阳落下去的时候。

日出：《汉典》云："指太阳初升出地平线或最初看到的太阳的出现。"

金栋按：日出一词，《内经》3 见，指清晨太阳升起的时候。

蚤食：《汉典》云："谓进早餐。'蚤'通'早'。"

金栋按：蚤食一词，《内经》1 见，指旦食，即吃早饭的时候。

人定：《汉典》云："指夜深人静的时候。"

金栋按：人定一词，《内经》2 见。《内经词典》云："古代划分昼夜时段的一个名称。约当晚 9 ~ 11 点。"

晏食：《汉典》云："谓晚食时，约当酉时之初。"

金栋按：晏食一词，《内经》2 见，指晚饭时分，约在下午 6 时。晏，晚也。《素问·疟论》篇云："其明日日下一节，故其作也晏。"杨上善注："晏，晚也。"

日昳（音迭 dié）：《汉书·天文志》作"日跌"，指未时。《汉典》云："日昳：太阳偏西。"

金栋按：日昳一词，《内经》3 见。《内经词典》云："太阳开始偏西，约当未正时，即下午两点左右。"

大晨：《汉典》云："天大亮时。"

金栋按：大晨一词，《内经》2 见，指清晨天大亮的时候。

早晡：《内经》1 见，见于《灵枢·病传》，云："冬大晨，夏早晡。"

金栋按：早晡，当作"晏晡"。刘衡如校勘本《灵枢经》说："早：应据《素问·标本病传论》、《甲乙》卷六第十、《脉经》卷六第九及《千金》卷十九第一改为'晏'。"《内经词典》云："早晡：当作晏晡，即黄昏的时候，约当戌时。《灵·病传》'冬大晨，夏早晡。'《素问·标本病传论》《甲乙》早晡作晏晡。张景岳：'晏晡，戌时也。'"

鸡鸣：《汉典》云："鸡叫。常指天明之前。"

金栋按：鸡鸣一词，《内经》4 见，指丑时，相当于夜间 3～5 时。

下晡：《汉典》云："申后五刻，即下午五时三刻。"

金栋按：下晡一词，《内经》6 见，指午后申时之末。

又按：一昼夜自子时至亥时共十二时辰，每个时辰等于现在 2 个小时。依次定夜半为子时（23 时～01 时）、鸡鸣为丑时（01 时～03 时）、平旦为寅时（03 时～05 时）、日出为卯时（05 时～07 时）、食时为辰时（07 时～09 时）、隅中为巳时（09 时～11 时）、日中为午时（11 时～13 时）、日昳为未时（13 时～15 时）、晡时为申时（15 时～17 时）、日入为酉时（17 时～19 时）、黄昏为戌时（19 时～21 时）、人定为亥时（21 时～23 时）。

［12］离骚：战国时期楚国屈原所作《楚辞》的著名篇目。"离骚：遭遇忧患。《史记·屈原贾生列传》：'离骚者，犹离忧也。……屈平之作《离骚》。"（《汉典》）

汉王逸章句、宋洪兴祖补注《楚辞章句补注》云："太史公曰：离骚者，犹离忧也。班孟坚曰：离，犹遭也，明己遭忧作辞也。颜师古曰：忧动曰骚。"

屈原（约前 340—前 278）：我国古代伟大的爱国诗人。名平，字原。楚国贵族出身，任左徒，兼管内政外交大事。他主张对内举贤能，修明法度，对外力主联齐抗秦。后因遭贵族排挤，被流放沅、湘流域。公元前 278 年 5 月秦军一举攻破楚都郢。他怀着亡国的悲痛，在长沙附近汨罗江怀石自杀。他一生写下许多感人肺腑、彪炳千秋的不朽诗篇，成为我国古代浪漫主义诗歌的奠基者。他在楚国民歌的基础上创造了新的诗歌体裁楚辞。主要代表作品有《离骚》《九章》《九歌》《天问》等。在诗中抒发了炽热的爱国主义思想感情，表达了对昏庸王室和腐败贵族的无比憎恨和对楚国人民苦难的深切同情，体现了他对美好理想的不懈追求和为此九死不悔的献身精神。他的作品语言优美，想象丰富，感情奔放。他的作品千古传诵，对后世影响极大，他的诗篇是中华民族对人类文化宝库的伟大贡献。（《汉典》）

［13］摄提贞于孟陬兮，惟庚寅吾已降：太岁在寅于正月，庚寅之日（屈原）降生。

《楚辞章句补注》云："太岁在寅曰摄提格。孟，始也，贞，正也。于，於也。正月为陬。《补》曰：并出《尔雅》。陬，侧鸠切。庚寅，日也。降，下也。《孝经》曰：故亲生之膝下。寅为阳正，故男始生而立于寅。庚为阴正，故女始生而立于庚。言己以太岁在寅、正月始春、庚寅之日下母之体，而生得阴阳之正中也。”

朱熹《楚辞集注》：“摄提，星名，随斗柄以指十二辰者。贞，正也。孟，始也。陬，隅也。正月为陬，盖是月孟春昏时，斗柄指寅，在东北隅，故以为名也。降，下也。原又自言此月庚寅之日，己始下母体而生也。”

据屈原自言生于寅年寅月寅日。考证其出生年月日，郭沫若《屈原研究》推算为楚宣王三十年（前340）正月初七日。浦清江《屈原生年月的推算问题》推算为楚威王元年（前339）正月十四日（《历史研究》1954年第1期），胡念贻《屈原生年新考》推算为楚宣王十七年（前353）正月二十三日（《文史》第五辑；又见《先秦文学论集》，中国社会科学出版社1981年版），另外还有几十种说法。过去通行的说法是前340年说和前339年说，但现在赞同前353年说者愈来愈多（如赵逵夫、金开诚、雷庆翼等）。此事至为复杂，争讼未已，迄无定论。（吴广平校点《楚辞章句补注》）

四　干支与阴阳五行

【原文】

天干和地支的出现，在中国文化史上实在是一件大事。分别看天干和地支，其意义约仅限于数学方面，即分别是十进位和十二进位制的基础。然而，从甲骨文时代[1]用二者相配记日开始，干支便成为中国历法的最重要术语或工具之一。①

【自注】

①使用干支纪日、纪年——特别是前者，有很重要的意义。对史家来说尤其如此。我国有文字可考的历史，主要是以干支纪日的形式记录并保存下来的。干支纪日体系成为传统的、宝贵的时间记录方法，为研究计算中国古史年代，提供了可靠的时间依据。

干支纪日体系就是利用干支60一循环（即六十花甲）对真太阳日一日接一日的实际记录。

学者们普遍认为，从鲁隐公三年（前722）二月己巳日至今，我国干支日从未间断。即我国保存了2700多年的完整连续的历日。

这一点看起来很简单，其实不然。

中国的历史虽然很长，只要顺着干支往上推，历史日期就清清楚楚。这是中国古代创用干支方法的功绩。在古代历法中也使用干支法，只要求出气、朔的干支，其余就一目了然。

完整且准确的“日历”对历史学家很重要。

在世界历史上，不同的文化或民族曾经使用过不同的历法。它们记录年月日的方法不同，又各有不同的起点，要想弄清楚某一文化当中，按它的历法记载的某一件大事发生的时刻，相当于其他文化使用的历法的什么时刻，必须首先把各种“历”当中排列的“日”准确对应起来。所以，中外历史学家都曾经花了很大的工夫，以准确对应的“日”的序列为准编排“长历”。

我们能知道，穆罕穆德从麦加迁到麦地拿[1]的那一天——即回历的起点，对应于公元622年7月16日，又对应于唐高祖武德五年壬午6月3日癸丑，必须有上面的“长历”。

对看目前世界通用的儒略历[2]纪日体系，从1582年之后才是真太阳日一日接一日的实际记录。此前的要靠推算。推算中，既要考虑历法变化，也要考虑回归年影响。于是，西方人在判断某一历史事件到底发生在历史上的哪一天（按儒略历）时，就非常麻烦而且会众说不一。

【补注】

［1］穆罕穆德从麦加迁到麦地拿：穆罕默德，全名穆罕默德·本·阿卜杜拉·本·阿卜杜勒·穆塔利·本·哈希姆（Abu al-Qasim Muhammad Ibn Abd Allah Ibn Abd al-Muttalib Ibn Hashim，含义为：受到善良人们高度赞扬的真主的使者和先知）。政治家、宗教领袖，穆斯林认可的伊斯兰先知。广大穆斯林认为他是安拉派遣到人类的最后一位使者。伊斯兰教教徒之间俗称“穆圣”，享年63岁，葬于麦地拿。

麦加，全称是麦加·穆卡拉玛，意为“荣誉的麦加”，中文较罕见的翻译有满克、麦克白、墨克等。麦加是伊斯兰教最神圣的城市，是伊斯兰教的圣地。非穆斯林（卡菲尔）不得进入。

麦加（Mecca）是伊斯兰教的第一圣地。它坐落在沙特阿拉伯西部赛拉特山区一条狭窄的山谷里，面积不到760平方公里，人口约179万。四周群山环抱，层峦起伏，景色壮丽。麦加，在阿拉伯语中是“吮吸”之意，它形象地表达了这里地势低、气温高、饮水困难的特征。麦加城因为伊斯兰教创始人穆罕默德诞生地而名震寰宇。穆罕默德在麦加创立和传播伊斯兰教。公元630年，穆罕默德率兵攻占麦加，把圣殿改为伊斯兰教清真寺。（百度百科）

麦地拿，伊斯兰教圣地之一。在沙特阿拉伯中西部汉志境内的开阔平原上，海拔610米。原名“耶斯里卜”。公元622年伊斯兰教创传人穆罕默德率教徒自麦加迁此，改称“麦地那·乃比”，意为“先知的城”，简称“麦地那”。7世纪时，曾为“四大哈里发”国家的首都，伊斯兰教的政治、宗教和学术中心。城内有著名的“先知寺”，是伊斯兰教重要圣地，相传为穆罕默德所创建。穆罕默德逝世后即葬于寺内，朝觐的穆斯林通常都前往谒陵。（《辞海》）

［2］儒略历：见本节附文。

干支本无阴阳思想，更没有五行含义。最初的“天干”只称“干”，“地支”只称“支”。添上“天”“地”二字，已有了阴阳思想在内，这种名称是很晚出现的。

干支完全是人为的数字符号，本质和1，2，3，4这类数码没有区别。为什么后来竟然被赋予阴阳、五行的含义，同时又成为推演阴阳消息、五行生克、五运六气的工具了呢？这种把自然颠倒过来的典型，实在令人诧异。究其根源则是典型的唯心自然观影响。汉代天地五行生成于数[2]的思想，较此更甚，其说同样见于《内经》[3]。《内经》中并行两套阴阳五行干支系统，见下表：

阴阳配干支表

干	阳	甲 丙 戊 庚 壬
	阴	乙 丁 己 辛 癸
支	阳	子 寅 辰 午 申 戌
	阴	丑 卯 巳 未 酉 亥

五行配干支表一

	土	金	水	木	火
干	甲己	乙庚	丙辛	丁壬	戊癸
支	丑未	卯酉	辰戌	巳亥	子寅午申

五行配干支表二

	木	火	土	金	水
干	甲乙	丙丁	戊己	庚辛	壬癸
支	卯寅	午巳	辰丑戌未	申酉	子亥

干支分阴阳多用于“七篇大论”。天干配五行的两套系统，“表一”仅适用于“七篇大论”，“表二”则同时见于“七篇大论”之外。举例如下：

七篇大论系统中的天干配五行：

“土主甲己，金主乙庚，水主丙辛，木主丁壬，火主戊癸。”（《素问·五运行大论》）

《灵枢·顺气一日分为四时》中的天干配五行：（为醒目将内容简化）

（木）—肝—甲乙

（火）—心—丙丁

（土）—脾—戊己

（金）—肺—庚辛

（水）—肾—壬癸

至于地支配五行，《内经》全无明训。《类经图翼·五行生成数解》话虽说得多[4]，意在强为掩饰，实则陷入唯心泥坑。我认为，天干也好，地支也好，与五行相配均为配五方（或五宫）而设，只不过不是一家之言。今试以地支而论。

运气说的配法是：

五行	火	土	火	金	木	水	火	土	火	金	木	水
地支	子	丑	寅	卯	辰	巳	午	未	申	酉	戌	亥

丑（土）未
辰　寅　卯
（木）子（火）午（金）
戌　申　酉
巳（水）亥

这是非正统的配法，从五行变为六气而来。

另一种配法是：

五行	水	土	木	木	土	火	火	土	金	金	土	水
地支	子	丑	寅	卯	辰	巳	午	未	申	酉	戌	亥

若地支分布四方，就是四面均有土。这是为了体现“土主四时”。

水　土　木
子　丑　寅
水　亥　　卯　木
土　戌　　辰　土
金　酉　　巳　火
申　未　午
金　土　火

如果把土放在中央，就是“土主中宫”。

木
寅　卯
丑　辰
子　巳
水　土　火
亥　午
戌　未
酉　申
金

这是正统的配法。《内经》中两套配法并行，以后一种为主。

天干何以那样配五行，不再示范。读者可试配一下。

张介宾解干支配五行，引《河图[5]·序》说："天一生水"，然后依次为火、木、金、土。又说："子者阳之初生，一者阳起之数，故水曰一。"不能自圆其说。《河图》所说的五行次序[5]，不是相生次序，诸家解法均不脱旧套。试看本节将相生说形成时所画之图，即能知其意。

干支分阴阳完全是为了进行抽象推理的需要。既然十干象天属阳，十二支象地属阴，再各分阴阳（即奇数为阳，偶数为阴的变象），又有何必要呢？人们或以阴阳的无限可分性（所谓阴中有阳，阳中有阴）来搪塞，那么，这种分法如何验证于事实？运用符号进行推理是不错的，但必须先能肯定符号所代表东西由实验来，方能将推演结果用于实际去。当代科学把许多问题数学化，均不能违背这一原则。干支分阴阳、配五行其合理性仅在逻辑思维（推理）过程中。如果求其始，验其终，均无踪影。干支本来是人为的一种数学符号，在数学运算范围内推演是合理的。如果先验地赋予它们数学外的抽象属性甚至具体事物的含义（汉代即曾这样用），便走到唯心方面去了。

上文中实际上已经说过，把干支与阴阳五行、四时、日月相配，并非《内经》首创，这是它那个时代统治思想影响所致。

"月令"当中已有这种配法，读者可回头查"月令"比较表。其余汉以前的有关资料很少，今所见者，仅《墨子·贵义》有：

"帝以甲乙杀青龙于东方，以丙丁杀赤龙于南方，以庚辛杀白龙于西方，以壬癸杀黑龙于北方。"

这里已有天干配五行的苗头，但含义约和后世说相反。"月令"中的甲乙日和春、青色就不是相杀的关系了。

《史记》中已具备了正统的干支阴阳五行说基础，仅摘几句为证：

"东方木，主春，日甲乙。"

"南方火，主夏，日丙丁。"

"甲乙，四海之外，日月不占。"

以上均见《天官书》。干支一配阴阳五行便很容易被迷信术数采用，各句尽量删去了星占内容。

又："卜禁曰：子亥戌不可以卜及杀龟[6]……庚辛可以杀[7]，及以钻之。"（《史记·龟策列传[8]》）

读者至少可以用五行相克说理解，庚辛日为什么可以杀龟[7]。

《内经》中类此推理很多。《素问·藏气法时论》通篇即如此写成。

他如论何脏病，几日传于何脏，何日已，何日持，何日死，等等，亦多用阴阳五行的干支为说。读《内经》若于此处不略深究，则要么随文附会，要么不知所云。

近年教中国医史，问新生干支为何，十有八九一无所知。如此昧于中国传统文化，岂可读《内经》原文。

最后再采《汉书》一段[9]，来说明“天气始于甲、地气始于子[10]”“人生于寅[11]”的来路，看干支怎样把天地人拉到一起。下一节讲运气学说亦需先知道这一点。

“天统之正，始施于子半[12]，日萌色赤。地统受之于丑初，日肇化而黄；至丑半，日牙化而白。人统受之于寅初，日孳而成黑；至寅半，日生成而青。天施复于子，地化自丑毕于辰[13]，人生自寅成于申[14]。故历数三统，天以甲子[15]，地以甲辰[16]，人以甲申[17]。”

这段话肯定是刘向父子为说明“三统历”如何合理，如何符合汉家受命而编造的鬼话。刘氏博学有过于司马迁，学风则与太史公大异。他是“三统历”的主持制定人[18]。纯历法方面的东西他是很明白的。为什么非要编造这么一套东西呢？除了政治需要没有别的解释。不过，刘歆的“天施复于子”“天以甲子”“地化自丑”“人生自寅”中的天地人只是天统历、地统历、人统历的简称。此说被星占家一采用，径直说成：天从甲生出来，人自寅生出来了。三统的瞎说，已完全没必要作为理论知识教给青年，但不知汉代历法演变与“三统说”“五德（行）说”的关系，就不知道为汉室统治服务的那部分“理论”为什么是瞎说，故我建议当今之《内经》专家多了解一点汉代历法史。不然，就可能在就要进入21世纪时，还在受董仲舒、刘向的骗，替他们宣传唯心主义天命论，甚至给他们的学说戴上各种堂堂皇皇的桂冠。二千多年后的今天，我们再受他们愚弄，就是科盲。我们再利用他那一套，就是反科学规律而动。

【补注】

[1] 甲骨文时代：即殷商时代。“甲骨文：殷朝和周朝刻在龟甲和兽骨上的文字，内容多为占卜记录。现在的汉字就是从甲骨文演变下来的。”（《汉典》）

[2] 汉代天地五行生成于数：亦名天地数。阴阳学说认为，天地生成五行。指五行的生数（一二三四五）与成数（六七八九十），即宋儒据《易传》而推演出来的所谓“河图”数。

《易·系辞传》：“天一地二，天三地四，天五地六，天七地八，天九地十。天数五，地数五，五位相得而各有合。天数二十有五，地数三十，凡天地之数五十有五。”郑玄注：“天一生水于北，地二生火于南，天三生木于东，地四生金于西，天五生土于中。阳无偶，阴无配，未得相成。地六成水于北，与天一并（天一生水，地六成之）；天七成火于南，与地二并（地二生火，天七成之）；地八成木于东，与天三并（天三生木，地八成之）；天九成金于西，与地四并（地四生金，天九成之）；地十成土于中，与天五并（天五生土，地十成之）也。”

《礼记·月令》郑玄注：“数者，五行佐天地生物成物之次也。《易》曰：‘天一地二，天三地四，天五地六，天七地八，天九地十。’”

金栋按：天地五行生成数，据现存古籍记载，首见于《管子·幼官图》。西汉杨雄《太玄》谓之“玄数”“玄图”。《吕氏春秋·十二纪》《淮南子·时则训》《礼记·月令》有之，《素问·金匮真言论》有之。宋儒又据《易传》附会推演谓之所谓“河图”数。

［3］其说同样见于《内经》：如《素问·金匮真言论》云：“东方青色，入通于肝……其数八。”“南方赤色，入通于心……其数七。”“中央黄色，入通于脾……其数五。”“西方白色，入通于肺……其数九。”“北方黑色，入通于肾……其数六。”

金栋按：经文之数八、七、五、九、六，分别相应：五方、五色、五脏、五官、五行、五音、五味、五畜、五谷、五星、五气等等。《内经》的比类推演顺序是“八”相应东方木（肝），“七”相应南方火（心），“五”相应中央土（脾），“九”相应西方金（肺），“六”相应北方水（肾）。这几个数字，汉儒谓之五行生成数，宋人治《易》、附会《易传》推演谓之“河图”数。

《素问·六节藏象论》云：“生之本，本于阴阳……其生五，其气三。三而成天，三而成地，三而成人。三而三之，合则为九，九分为九野，九野为九脏。”

金栋按：五者，五行之土或木火土金水也；三者，天地人也。“三者一之用也，五者三之成也”。“道以三兴，德以五成。”（应劭《风俗通义·皇霸》）

《素问·三部九候论》云：“天地之至数，始于一，终于九焉。”《灵枢·九针论》云：“天地之大数也，始于一终于九……九而九之，九九八十一，以起黄钟数焉。”

金栋按：一者，万物之始也。九者，数之极、数之终也。汉儒根据《易》学之象数、数理来推演天地人三者之间的关系，为汉室皇权统治服务。《内经》是那个时代的作品，必然受象数之说的影响。

［4］《类经图翼·五行生成数解》话虽说得多：谨不厌其详地将其原文摘引二段如下：

五行之理，原出自然，天地生成，莫不由数。圣人察《河图》而推定之。其序曰：“天一生水，地六成之；地二生火，天七成之；天三生木，地八成之；地四生金，天九成之；天五生土，地十成之。”夫五行各具形质，而惟水火最为轻清，乃造化之初，故天以一奇生水，地以二偶生火。若以物理论之，亦必水火为先，以小验大，以今验古，可知之矣。

虽《河图》列五行之次序，而实以分五行之阴阳。阴阳既有次序，气数必有盛衰。如《六元正纪大论》云“寒化一，寒化六，灾一宫，灾三宫”之类，皆由此数而定。岐伯曰：“太过者其数成，不及者其数生，土常以生也。”谓如甲、丙、戊、庚、壬，五太之年为太过，其数应于成；乙、丁、己、辛、癸，五少之年为不及，其数应于生。惟土之常以生数者，盖五为数之中，土居位之中，而兼乎四方之气，故土数常应于中也。虽《易·系》有“天十成之”之谓，而《三部九候论》曰：“天地之数，始于一，终于九焉。”此所以土不待十而后成也。先圣察生成之数以求运气者，盖欲因数以占夫气化之盛衰，而示人以法阴阳，和术数，先岁气，合天和也。其所以关于生道者非浅，观者其毋忽之。

［5］《河图》所说的五行次序：即上文补注［2］郑玄注《易传》及上文补注［4］之内容，其图见第一、四节补注。请参看。

金栋按：《河图》是什么？据儒家典籍记载，如《书·顾命》《论语·子罕》及《礼记·礼运》等，“河图”是天赐的祥瑞。自《易·系辞传》有“河出图”一说始，汉儒则认为“河图”是八卦。后世宋儒又附会前人《易传》而发明成为《易》图。

张岱年说：“河图洛书，在中国古代，最初指天赐的祥瑞。《尚书·顾命》：‘大玉、夷玉、天球、河图在东序。’《管子·小匡》：‘昔人之受命者，龙龟假，河出图，洛出书，地出乘黄。今三祥未见有者。’《易·系辞下》：‘河出图，洛出书，圣人则之。’汉人则以河图洛书来解释《周易》八卦和《尚书·洪范》的来源。认为伏羲时有龙马出于河，伏羲取法于其身上的花纹而画八卦。夏禹时有神龟出于洛，禹根据其身上的文字而作洪范九畴（据《汉书·五行志》《尚书·顾命》伪孔安国传）。另有人认为河图洛书均为伏羲作《易》之根据。南宋朱熹本道士陈抟及邵雍等人所说，于其《周易本义》首列‘河图’‘洛书’，以九为洛书，十为河图。明清之际黄宗羲、清胡渭等均对宋儒说表示疑义。据近人高亨推测，河图洛书可能是古代地理书。”（《中国哲学大辞典·名词术语·中国哲学的萌芽》）

现在公认的“河图”是朱熹《周易本义》卷首九图——《易》图之一，由天地五行生成数画成。朱熹说：“《系辞传》曰：‘河出图，洛出书，圣人则之。’又曰：‘天一地二，天三地四，天五地六，天七地八，天九地十。天数五，地数五，五位相得而各有合。天数二十有五，地数三十。凡天地之数五十有五，此所以成变化而行鬼神也。’此河图之数也。”（《周易本义》）又见第一节补注。

［6］卜禁曰：子亥戌不可以卜及杀龟：卜禁，占卜禁忌。按先生五行配干支表一，子属火，亥属木，戌属水，杀龟用金。子、亥时（日），火、木旺盛，与金犯克，即相乘与相侮。戌时水旺，乌龟乃水中之精灵，借水势逞强金不可欺。

［7］庚辛可以杀：庚辛在五行属金，杀龟须用金（属）制品，即金主杀。

［8］龟策列传：此乃褚氏少孙所补，非司马迁本意。褚先生曰：“臣以通经术，受业博士，治《春秋》，以高第为郎，幸得宿卫，出入宫殿中十有余年。窃好《太史公传》。太史公之传曰：‘三王不同龟，四夷各异卜，然各以决吉凶，略窥其要，故作《龟策列传》。’臣往来长安中，求《龟策列传》不能得，故之大卜官，问掌故文学长老习事者，写取龟策卜事，编于下方。”

《史记索隐》云：“《龟策传》有录无书，褚先生所补。其叙事烦芜陋略，无可取。”

《史记正义》云：“《史记》至元、成间十篇有录无书，而褚氏少孙补《景》《武纪》《将相年表》《礼书》《乐书》《律书》《三王世家》《蒯成侯》《日者》《龟策列传》。《日者》《龟策》言辞最鄙俚，非太史公之本意也。”

《史记·太史公自序》云：“三王不同龟，四夷各异卜，然各以决吉凶。略窥其要，作《龟策列传》第六十八。”

《史记索隐》云：“案：三王不同龟，四夷各异卜，其书既亡，无以知其异。今褚少孙唯取太卜占龟之杂说，词甚烦芜，不能裁剪，妄加穿凿，此篇不才之甚也。”

金栋按：《龟策列传》之内容与算卦有关，即占卜、卜筮。文中言“王者决定诸疑，参以卜筮，断以蓍龟，不易之道”是也。

［9］最后再采《汉书》一段：见《律历志上》。

［10］天气始于甲、地气始于子：天干以纪天气，其起始为甲；地支以纪地气，其起始为子。此句话见于《素问·六微旨大论》。

《类经二十四卷·运气类八》：“天气有十干而始于甲，地气有十二支而始于子。”

［11］人生于寅：张晏曰：“三曰人统，谓夏以十三月建寅为正，人始成之端也。”

［12］始施于子半：苏林曰：“子之西，亥之东，其中间也。或曰于子半曰地统，受于丑初。”

［13］地化自丑毕于辰：如淳曰：“地以十二月生万物，三月乃毕。”

［14］人生自寅成于申：如淳曰：“人功自正月至七月乃毕。”

［15］天以甲子：李奇曰：“夏正月朔日。”即天统历的正月初一为甲子日。

［16］地以甲辰：韦昭曰：“殷正月朔日。”即地统历的正月初一为甲辰日。

［17］人以甲申：李奇曰：“周正月朔日。”即人统历的正月初一为甲申日。

［18］他是“三统历”的主持制定人：指刘向之子刘歆。出于当时政治的需要，刘歆修改《太初历》为《三统历》，为汉室皇权统治服务。

《汉书·律历志上》：“向子歆究其微眇，作《三统历》及《谱》以说《春秋》，推法密要，故述焉。”

《汉书·楚元王传第六·刘歆传》：“太后留歆为右曹太中大夫，迁中垒校尉，羲和，京兆尹，使治明堂辟雍，封红休侯。典儒林史卜之官，考定律历，著《三统历谱》。”

范文澜说：“刘歆用《易经·系辞》的数理来解释科学性的《太初历》，造出一整套的历学理论；又造《世经》，凡经传古史所记大事的年月日，都用《三统历》推算得到说明。这对古史年代的探求是一种贡献，虽然准确性并不很大。”（《中国通史·第二册·第二章·第九节》）

附　天文历法门外谈

本节讨论了《内经》中涉及的古代天文和历法知识，也许对读者有所帮助。只是，其中不便比较系统地介绍天文和历法。当代青年读者，特别是生长于城市的朋友，离自然很远，很可能不会真正理解有关知识的意义。所谓离自然很远，指他们很少有机会观察天象，又缺乏相关的农牧业生活和生产感性常识，会觉得天文和历法很神秘，对先民如何认识天文和为什么制定历法不容易有正确的理解。本书的读者中，城市青年应该是多数，所以，有必要尽可能通俗但又比较系统地做些说明。

目前，有多家天文和历法网，中国天文学史和历法史的著作也有多种。不过，网上的知识一般不系统。其中多数帖子不是太专业，就是太浅显，大多还有严重错误，一般读者难以取舍。天文和历法史著作，不是科普，更不是为中医读者写的。为了帮助读者更好地理解本节，笔者不揣固陋，把这篇“天文历法门外谈”附在这里。

所谈问题大都和常人的生活密切相关，因而是受过中等教育的人容易理解的。涉及理论的问题，尽量让中医院校的在校生容易读懂。这样有助于理解《〈内经〉时代》，对如何看中西医关系也有帮助。

显然，只有掌握比较先进的有关常识，才能对古代知识理解更深，因而，本文虽然非常通俗，却不是只介绍中国古代天文历法知识。

应该再次说明，《内经》虽然涉及一些古代天文历法知识，却不能代表那时的专业水平。其中之所以出现一些那时的常识和数据，完全是为了阐述“天人相应”思想。读过这篇门外谈，有助于更深刻地理解这一点。

一　什么是天文和历法

本文使用“天文”二字，即指现在说的“天文学”。

不过，中国古代说的“天文”则不限于今所谓“天文学”，其中还包括某些现在认为属于“气象”——大气现象的内容。

比如，“习天书，通阴阳”的诸葛亮，“登坛台借东风”时要“踏罡布斗”，就是古时候认为气象和天文有关。

现在也认为，天文、历法和气象关系密切。

天文尤其是历法的理论基础——历法是应用天文学的主要部分。

总之，天文和历法虽然不是一回事，却是密切相关的两门学问。

什么是天文历法呢？

关于天文的定义，相当统一也很好理解。

比如，《新华词典》上说：“天文是研究天体在太空中的分布、运动、变化以及宇宙演化的学问。”

关于历法的定义则各家有些距离。

比如，网上至少有两种说法如下：

1. 历法是根据天象等来推断年、月、日、时、节气，用以计算较长的时间的方法。

2. 推算年、月、日的时间长度和它们之间的关系，制定时间序列的法则称为历法。定出年、月、日的长度，是制定历法的主要环节。确定年首、月首、节气以及比年更长的时间单位，也是制定历法的内容。

然而，有的专著，把历法称作数理天文学，说它主要研究日、月及五大行星里的运动规律。

上面说的历法概念或定义，有的来自辞典，有的来自专业网，有的来自专著，按说是准确的现代概念。不过，绝大多数读者，很难从中看出先民为什么和怎样制定历法。

比如，为什么古人要推算年、月的时间长度，大概可以理解。那时为什么和怎样推算日的时间长度就很难理解了。历法中还要计算哪些比年长的时间更难理解。

其实，先民制定历法之初，不可能、当时也不必要，实际上也不推算日的时间长度。因此，最好通俗地定义早期历法如下：

历法是先民出于生活、生产需要发明的观测并计算日、月、年这几个自然周期之间的关系的方法。比较准确地把这三个自然周期按顺序排列出来，就是比较准确的“历”。

我的定义把年、月、日、时顺序倒过来了，而且略去了“时”，又特别强调日、月、年是自然周期。为什么这样定义，见下文。

为了更通俗地理解历法，可以这样说：历法是为了让一大群人或几大群人有一个公认的年、月、日、时序列。即对常人来说，历法不过是让你知道当下是人们公认的何年、何月、何日、何时。

当然，对历法专家来说，历法的意义就远远不仅如此了。

比如，历法还要预先告诉人们，日月食何时出现，何处可以看到何种日月食，就不是常识可以理解的。

二　为什么会有天文历法？

天文历法首先是人类生活、生产的需要，其次是人类天性有了解自然界的兴趣。古代统治者常常出于政治需要，把他们的意识——占统治地位的意识形态强加于天文历法。这种需要一般不会促进天文历法发展，而是更多起到阻滞作用。伽利略支持日心说而被罗马教廷迫害，是世人皆知的典型事例。

为说明人类天性有了解自然界的兴趣，先读几句《楚辞·天问》。

“遂古之初，谁传道之？上下未形，何由考之？冥昭瞢闇，谁能极之？冯翼惟像，何以识之？明明闇闇，惟时何为？阴阳三合，何本何化？圜则九重，孰营度之？惟兹何功，孰初作之？斡维焉系，天极焉加？八柱何当，东南何亏？九天之际，安放安属？隅隈多有，谁知其数？天何所沓？十二焉分？日月安属？列星安陈？出自汤谷，次于蒙汜。自明及晦，所行几里？夜光何德，死则又有？厥利维何，而顾菟在腹？”

从中可知，屈原想知道的就是：宇宙如何出现？它的构造如何？日月运行的原因和规律如何？等等。

他是一位大诗人，会提出这么多问题，当时的天文和历法专业人员当然更会想到这些问题。就是略有知识的百姓，甚至儿时的我们，何尝完全没有这些疑问呢？

至于历法和人类生活生产的关系更是很实际、很浅显的道理。

比较大的几群人之间——甚至一大群人内部——要交流，必须有公认的时间序列——最初最重要的是逐日序列。

比如，卜辞记录占卜，如果没有何日占问，何日结果如何，就几乎失去了意义。

至于出现特殊天象——如日食和月食——占问就同时在做天象记录。积累得多了，就能找出规律。

可见，人类进入文明社会的主要标志之一，就是出现早期历法。

天文学对当代航天飞行的指导意义，更是不言而喻。

恩格斯说："必须研究自然科学各个部门的顺序的发展。首先是天文学——游牧民族和农业民族为了定季节，就已经绝对需要它。"（恩格斯《自然辩证法》）

然而，有的专家，否认天文历法对古代农业生产有指导作用。下文将略做讨论，相信读者读过本文会得出自己的看法。

三 我国现行历法和中西历

和医学一样，天文历法也有中西之分。（有的国内少数民族，也有过与汉族不同的历法，从略）我国现行两种历法，生活常常要求我们适应这两种历。历史上也曾经发生过如何认识和处理中西历法关系的问题。明末清初，中西天文历法交替过程曾经表现为相当激烈的思想文化斗争。1929 年左右，南京政府更是发起过废除"旧历"（即中国传统历）运动。

民国以来，我国并用中西两种历法。目前分别称之为公历和农历。

1. 公历的含义和来历

公历的含义是："世界公用的历法"。作为我国官方历法，它始于民国元年（1912），而且是临时大总统孙中山宣誓就职第二天（1912 年 1 月 2 日）以第一号总统令颁布的。不过，总统令中的名称不是"公历"，而是"阳历"。到南京政府时代，又曾称之为"国历"。不过，民国使用"阳历"或"国历"，却不使用公元纪年，而使用民国纪年。1912 年是民国元年。

西方语言中，没有"公历"这个名词。国人所谓"阳历"、"国历"或"公历"就是"格里高利历"。由于此历是那时东西方列强各国通行的历法，采用它主要是和世界接轨。总之，公历是国人对格里高利历的称谓。

它的来历和演变大体如下：

最初它是埃及人发明的。公元前 1 世纪中叶，罗马统帅儒略·凯撒在希腊数学家兼天文学家索西琴尼的帮助下，改进了埃及历法取代旧罗马历法，于公元前 46 年 1 月 1 日实行。于是，该历法被称为《儒略历》或简称"儒历"。

16 世纪末，罗马教廷又改进了《儒略历》，并于 1582 年由教皇格里高利十三世颁布。这就是格里高利历，简称"格里历"或"格历"。教皇颁布的历法，很自然地把"耶稣降生"的那一年作为元年。

如上所说，民国改历主要是和世界接轨。不过，那次改历也有中国历史上凡朝代革替都要"改正朔"的传统影响——"改正朔"是改朝换代的主要标志之一。

1949 年 9 月 27 日，中国人民政治协商会议第一届全体会议，通过了《关于中华人民共和国纪年的决定》，规定"中华人民共和国纪年采用公元"。

于是，公历又有了"公元纪年"的意思。

中华人民共和国成立后官方继续使用公历，但为了照顾民众的习惯，在公历上同时注明相应的阴历日期，以及二十四节气、春节等民间节日。

由此可知，中华人民共和国开国时，在采用“格历”的同时也承认了传统历。官方至今没有提倡废除传统历。近年来，春节、中秋节和端午节等实际上成为法定假日，于是，传统历实际上取得了合法地位。

2. 现行传统历的含义和来历

在我国历史上，包括实施和没有实施过的历法，共约100部，但基本历法思想一致——体现阴阳学说和天人相应思想。

现行传统历法源自清初的《时宪历》，是我国传统历法中的最后一种。实行公历之后，她曾经被称为夏历、中历、旧历、阴历等。目前网上多称为“农历”。

农历之称始自“文化大革命”中，据说是当时主流媒体先使用的。总之，现行传统历法，至今没有标准或统一的名称。下文就称之为农历。

3. 公历的历法要点

公历是一种纯阳历，或者说，公历是阳历的一种。

公历的编制，完全为了协调以太阳为准的两个周期。其中一个周期叫回归年，另一个周期是人们最熟悉的，即由于地球自转而产生的太阳视运动周期——日、昼夜、一天或真太阳日。虽然公历每年有12个月，英文中月份之月month也源于月亮之月moon，但12个月和月亮运转周期完全没有关系。或者说，阳历完全不考虑月亮运转的历法意义。

由于日月运行是循环无端的，历的编排总要有某些人为的规定。比如：哪一年是该历的第一年？一年从何时起算？各月的日数如何分配？等等。公历的现行规定，有的甚至很随意。

现行公历中，30日和31日的月是固定的，2月则连续3年是28日，第4年是29日。这样的年称作闰日年——多了一日的年——简称闰年。每100年少一个闰年。每400年再加上一个闰年。于是，多数年是365日，366日的年不足四分之一。

公历的安排似乎很复杂，其实，为什么如上安排，是四年级小学生就能理解的。前提是，他知道回归年长度和历年长度。

现在公认的回归年长度约等于365.242190日（一说365.242193日）。

回归年的长度有很缓慢的变化，趋势是日趋缩短。

我国南宋天文历法学家杨忠辅于宁宗庆元五年（1199）作《统天历》时就认为：回归年有缓慢缩短的趋势。他认为，经过5700年，回归年要减少一天时间——实际上没有这么快。我国现代历算学家曾次亮，严密处理我国数千年积累的日月食资料后认为：（一回归年时间长度在1世纪初为365.24231551日（365天5小时48分56秒）；20世纪初为365.24219879日（365天5小时48分46秒）。）（见曾次亮遗著《4000年气朔交食速算法》第195页）

现公历采用的历年长度是365.2425日。

然而，公众使用的年历上，一年只能是个整日数。

如果每年都是 365 天，四个 365 天的年，就比四个历年少将近 1 天。即：

$365.2425\times4-365\times4\approx0.97$（日）。

于是，每四年要加上一天，即闰年是 366 天。

可是，如果一直这样，每过四百年又比四百个回归年多大约 3 天。即：

$365\times400+100-365.242910\times400\approx3.12$（日）。

于是，每 400 年只能有 97 个闰年。

为此，公历在规定公元纪年只能被 4 整除的年份是闰年同时，又规定凡世纪年（如公元 1600，1700 年等）只能被 400 整除才能算是闰年。

所以，1600 年是闰年，1700、1800 和 1900 年都不是闰年，但 2000 年是闰年。

总之，知道回归年常数和历年长度，读者都可以编出相当准确的历。

4. 农历历法要点

农历是一种阴阳合历。

之所以把中国传统历看作阴阳合历，是因为它的历法包括两个要点。第一是它的月完全是天文意义上的月亮公转周期。每月必须始自“朔”，终于“晦”。由于国人称月亮为太阴，农历的这一部分属于太阴历，简称阴历。第二是它有二十四节气，是它的阳历部分。不过，二十四节气也不是为了协调以太阳为准的两个周期，而是为了准确地反映地球围绕太阳公转运行的规律。

为了协调回归年、太阴月和平太阳日 3 个周期，农历的编排就复杂一些。

农历的闰年是闰月年，即平年是 12 个月，闰月年是 13 个月。大月 30 日，小月 29 日。

于是，农历平年（即 12 个月的一年）大多是 354 天。如 2005 年乙酉是 6 个大月 6 个小月。但也有的年是 353 或 355 天。如 2003 年癸未是 7 个小月 5 个大月，1965 年乙巳是 5 个小月 7 个大月。闰年 13 个月，大多是 384 天。这样的年必然是 7 个大月 6 个小月，如 2004 年甲申。也有的闰年是 6 个大月 7 个小月，因而是 383 天。如 1993 癸酉年。假如闰年是 8 个大月 5 个小月，如 2006 年丙戌就是 385 天。

倘问：为什么非要如上这么复杂呢？

简单说就是：为了协调回归年、太阴月和平太阳日 3 个周期。

农历力求保证每个月始于朔，终于晦。

她的二十四节气也能准确反映地球在公转轨道上的 24 个点。

这两点下文专门略谈。

5. 公历和农历的矛盾——科学屈从于历史、文化和实用的典型

毫无疑问，就历法反映的天文意义来衡量，农历比公历更科学。

现农历是相当完整的天文年历。

历法对常人来说，首先是获得公认的年月日时序列。

但是，文化传统不可能轻而易举地改变。

在历法史上，科学性常常要屈从于权威的规定或政治需要。

特别是随着世界一体化，强势文化必然要求弱势者与它同步。

比如，公历的7、8连续2个月是31天，莫名其妙。其实，规定8月份为31天，不过是罗马皇帝奥古斯都出生在8月。从2月拿来1天，使本来30日的8月变为31天，是为了显示他的尊贵。英文8月August，就是奥古斯都的英译。

至于把查无实据的“耶稣”“降生”的那一年作为公元元年，更是宗教在历法上的深刻烙印。

12月25日的圣诞节，也便于圣诞节和新年链接。

按说，把公历改得更合理，很容易。这一点留待下文。先说一下常人需要同步。

毫无疑问，对当代大多数人来说，七天一个星期是最重要的同步周期。

换言之，星期历是当代最重要的日历。

这个毫无天文意义上的周期，不过是上帝“创世”花费的时间。

尽管上帝只休息一天，在双休日，很多机关、学校甚至商店、银行都关门。于是，几乎全世界的当代人，在安排日程表时都要首先考虑星期这个周期——不和他人同步会到处碰壁。

于是，在历法的其他方面，当代中国人也只好和世界同步。

这种历法有很多缺点，只能迁就了。

它已经沿用了数百年，是列强们首先沿用的，几乎全世界沿用也有近百年，就更要迁就了。

但是，由于传统文化积淀很深，中国人还是不愿意，也不可能完全丢掉自己的历法传统——即便农历不那么科学。

于是，中国实际上现行两种历法。

二者并行，必然引起一些矛盾。

这些矛盾主要不是因为天文原理不一致，而是中国和西方的历史文化差异造成的。矛盾给当代国人的生活带来某些不便。

其中最主要的是：农历新年——春节是中国人最大的节日，它和公历新年不同步。和圣诞节这个基督教国家最大的节日也不同步。

春节强烈影响中国人的经济和文化活动。比如“春运”“春晚”和其他相应文化活动以及消费都在春节前后达到高潮，而其他很多经济活动则暂时停顿。

无论政治、经济还是文化活动，一旦涉及春节或圣诞节，国人和外国人之间要互相迁就——该办的事要停下来或赶在节前办。

学校放寒假，必须照顾农历新年，常常使学期长短差距较大，给安排教学带来某些困难。

这是很难解决的传统文化和现代世界的冲突。

从理论上讲，这个问题不难解决，选二十节气中最接近公历新年的交节日——冬至或小雪——代替农历新年就可以了。但是，多数人会觉得那样失去了传统节日中最重要的“春节”或“新年”的意义。

1929年左右，南京政府曾经发起废除“旧历”（自然废除“春节”）运动，试图强力解决中西历问题，基本无效。

说到这里，无妨设想一下：假如早在十七八世纪，中国是世界第一军事、经济和科技强国，因而必然地影响全世界，当今世界是否会把农历当作“公历”呢？

我看毫无疑问。

可惜，历史不是这样。

6. 农历的科学属性和文化属性

有些读者可能知道，现行农历的前身《时宪历》，完全采用了那时的西方天文理论、观测数据和计算方法。

或者说，早在370多年前，中国在历法方面已经完成了中西结合。

《时宪历》于清顺治二年（1645）颁行。它是《西洋新法历书》对民间颁布的缩略本。《西洋新法历书》的前身，是约1634年完成的《崇祯历书》。《崇祯历书》是在徐光启主持下，由龙华民、邓玉函、罗雅谷和汤若望等四位耶稣会士完成的。

《崇祯历书》“系统地介绍了西方古典天文学的理论和方法，着重阐述了第谷、托勒密、哥白尼三人的天文学工作。大体上未超出开普勒发现的行星运动定律之前的水平，但也有少数更先进一些的内容。全书的实用公式、重要参数和大量天文表则都以第谷的天文学体系为基础——这一体系仍将地球置于宇宙的中心，让太阳围着地球转，但同时五大行星则绕太阳而运行，是日心说与地心说之间的折衷体系。由于第谷体系的精确度明显在托勒密和哥白尼体系之上（第谷以精于观测和计算驰名欧洲），故这一体系在当时有其先进性和优越性”（江晓原，钮卫星．中国天学史．上海人民出版社，2005：294–295）。

今天的农历，更是完全采用了最新的天文理论、实用公式、重要参数等。

所以，从科学本质角度看，农历不再传统。

不过，她的阴阳合历性质，虽然能得到更科学当代的解释，也比古代历法都严密，却仍然负载着传统特色。

其中的某些人为规定，更与公历不同。

于是，农历又有传统文化特性。

四　如何看天文理论和历法实践

读者不难想象，只有日心学说确立，万有引力定律发现之后，关于太阳系的一切解释才顺理成章。此后的历法，才能完全建立在实验之上。（指广义的实验，因为天文历法的研究方法主要靠观测和推算，而不能在实验室里做受控实验）

不过，这不等于说没有成熟的天体理论——即对天体的构造和成因的正确认识——就不可能有相当严密的历法。

古代各文明民族，都有过自己的历法。最早的历法，可能在史前就出现了。

不过，从历法完成其雏形起，甚至更早，人类就总想弄清宇宙的构造。

本节提到的汉代之前的论天三说，都应该有很久远的历史。

关于古人了解天文的兴趣，上文已经提及《楚辞·天问》，不再提。

对天体构造和运行规律的认识固然重要，但现实生活首先要求历法解决以下几个问题。

第一个是有公认的时间序列——如上所说，最早只有逐日序列即可。

第二是进一步认识年周期、月周期以及年、月、日之间的关系，特别是日和年之间的关系。

汉代之前的历法中，日实际上就是常识中的一天——即真太阳日。即那时不认为日长是变化的。后世关于日的观测和计算，见下文。

月周期的初步认识，也只需要很直观的观测。

比较准确地认识年周期较为复杂，但也不以对天体构造的准确认识为前提。

所以，如果把历法定义为：观测并计算日、月、年这几个自然周期之间的关系的方法。则历法的初步成熟，不以对天体的构造的准确认识为前提。

中国人至迟在商代就发明了干支纪日，此法六十一周期，很容易引导古人发现朔望月和回归年周期。

假如一个回归年恰好360天，一个朔望月恰好30天，用干支编历是何等方便！可惜自然不是这样完美——离完美很近。

中国处于北温带，四季分明，更有必要，也比较容易发现回归年。

上文谈的内容，主要限于历法如何协调日、月、年三个周期。

即便把历法定义为："研究日、月及五大行星的运动规律"，也不是必须有地心学说或日心学说，才能研究得比较严密。

为使读者对古人如何观测并计算日、回归年、朔望月周期有正确的理解，下面将各列专题介绍。

当然，理论的重要性不言而喻。没有日心学说和万有引力等近现代理论指导的天文和历法，大体上只能是经验性的。这种形态的天文历法，不能算是对研究对象有了全面、彻底的理性认识，也必然不可能很严密。它们不能完全适应当代生活和生产实践，特别是某些高科技活动，如航天活动等，也不言而喻。

五　日本位规则和日长度观测

"日本位规则"是笔者杜撰的。意思是：任何面对公众的历书，必须把一个月、一年的日数安排为整数。比日更长的自然周期月和年，必须迁就日这个周期的完整。或者说，一日不能分属2个月或2年。不能在时间序列中任取24个小时作为一日。

为什么历法必然遵循日本位规则呢？

首先因为，太阳对地球——亦即对人——影响最大。没有太阳就没有地球上的生物，更没有人。日或一昼夜，是对人类生活、生产影响最大的自然周期。不遵循日本位规则，人类的生活和生产安排就会十分麻烦。任何时刻都可能进入下一天、下一月、下一年，于是地球上就乱了套。

其次因为，日是最小或最短的天体运动周期。

至此，读者应该能明白，在历法史上，"日"必然长期作为计量时间的标准单位。时、刻、分、秒等概念，只是人为地把"日"这个周期分为更小的时段。

那么，“日”就是绝对规则、绝对等长因而是不需要观测的周期吗？

不是。每年当中的日不完全等长。不同年份的同一日，也不完全等长。

不过，在一年当中，乃至人类进入文明时代以来，“日”的变化范围非常非常小。在不需要时间很精确的古代，制定历法时，这种变化可以忽略不计。

尽管如此，了解一下关于日的概念和观测还是必要的。

为此，先介绍现代历法当中两个“日”的概念。

即真太阳日和平太阳日。

常识中的“日”，就是真太阳日。

所谓真太阳日，即太阳视圆面中心连续两次经过上中天的时间间隔。

这就是先民和当代普通人常识中的日或一天。

由于真太阳日不完全等长，历法当中使用平太阳日。

平太阳日就是年周期中真太阳日的平均值。

真太阳日为什么会不等长呢？

读者不难理解，随着太阳系“衰老”，地球自转速度会越来越慢，于是真太阳日必然越来越长。

不过，在人类文明出现的这四五千年中，“衰老”不是影响太阳日长短的主要原因。

主要原因是：①地球公转速度不等；②黄道平面与赤道平面间的夹角。①造成冬至前后真太阳日最长，夏至前后最短，相差±8 秒。②造成春分和秋分前后较短，冬至和夏至前后较长。合在一起的结果大体是：冬至前后真太阳日最长、秋分前后最短，即“冬至长、秋分短”。长短相差可达 51 秒。这是①②两个因素同时发生作用的结果，而且主要因素是后者。其中的详细道理从略。

如此说来，钟表告诉我们的中午和子夜等，不是和真太阳日的中午和子夜等不相符吗？

是的。不过，由于真太阳日在一年中是周期变化的，长短相差最大不足一分钟，常人不会发现钟表时刻和真太阳日时相之间的差异。这也是为什么历法可以使用平太阳日。所谓“日本位规则”的“日”既可以是真太阳日，也可以是平太阳日。钟表就是按平太阳日设计的。

真太阳日长度如何观测并计算呢？

很简单，就是观测相邻两天中午（日影最短时）之间的时间间隔。

显然，发现真太阳日长短变化必须日影观测手段和计时器都非常精密。古时很难做到如此精密。我国古代最主要且比较精确的计时仪器是漏壶。漏壶的计时刻度精细到每日一百刻。几秒之差很难通过这样的计时手段发现。所以，在相当长的时期内，古人都会认为真太阳日等长，而且把它作为整数 1 的标准时段。

有周期的运动形式最易于用来计量时间。

比如，伽利略发现单摆运动的周期性，于是成为机械钟表的主要工作原理。

目前常见的石英电子钟表原理，基于水晶振动周期。这个周期很小（即频率很高）

而且规整，于是计时很精确。

到了20世纪，有了更精确的计时标准，即所谓历书时和原子时制的计时标准。

历书时的秒长定义为1900年回归年长度的1/31556925.9747。

原子时的秒长定义为铯-133原子基态的两个超精细能级间在零磁场下跃迁辐射9192631770周所持续的时间。

新时制对“秒”的定义，固然很精确，却还是从自然运动周期来。非历法专业人员，不必很清楚新时制涉及的理论和复杂计算。实际上，至今普通人需要的历法，还是基于传统的计时制。比如，北京时和伦敦时差8个小时，就不是也不必按新时制计算。这个时差概念，和普通人常识中的一天分为24小时，只有很小很小的区别。即它还是基本上从常识中的“日”来的。

为使读者加深对“日本位规则”的理解，略说几句时间及其计量。

时间是物质存在和运动的一种形式。它与长度、质量一起构成了三大基本物理量。但是，同后二者相比，时间的计量具有特殊性。人们不可能像计量长度和质量那样，利用一个“原器”把时间标准恒定地保存起来，而只能选择某些适合的物质运动过程计量。

长期以来，人类普遍采用天体的宏观运动周期作为计量时间的标准。这就是传统的天文时间标准。20世纪60年代以后，天文时间标准被以物质内部原子的微观运动为基础的原子标准所取代。目前，计量时间的标准是铯原子在一定条件下跃迁辐射的振荡频率。

总之，时间总是以运动周期来计量。

顺便说明，记载完整且准确的逐日序列，也是“历”——真正的“日历”。它对历史学家很重要。

在世界历史上，不同的文化或民族曾经使用过不同的历法。它们记录年月日的方法不同，又各有不同的起点，要想弄清楚某一文化当中，按它的历法记载的某一件大事发生的日期，相当于其他文化使用的历法的什么日期，必须首先把各种“历”当中排列的“日”准确对应起来。所以，中外历史学家都曾经下大工夫编排“日”序列准确对应的“长历”。

我们能知道，穆罕默德从麦加迁到麦地那的那一天——回历的起点，对应于公元622年7月16日，又对应于唐高祖武德五年壬午6月3日癸丑，必须有上面的“长历”。

显然，上述“长历”基本上是近现代历史学家的需要。先民没有这种需要，他们制定历法完全不是出于这种目的。反之，正因为不同的文化创造了不同的历法，才出现了历史学家要研究的“长历”问题。

总之，只熟悉“日”或昼夜的时间概念，形成上面说的“日历”是不够的。为了尽量准确地知道某一时段或时刻对生活和生产有什么影响，先民必须认识更长的自然周期和“日”的关系。

六　朔望月长度观测

朔望月是以月相变化为准的，即从朔到朔或从望到望的时间间隔。

朔的意思是：夜间完全看不到月亮（的那一天的某一时刻）。

望的意思是：月亮最圆（的那一天的某一时刻）。

朔望月长度观测，就是观测从朔到朔或从望到望的时间间隔。

显然，观测一个周期，就能发现，这个时间间隔不会小于29天，也不会大于30天。想得到更精确的数据，办法之一是连续观测几个月或更长的时间以求其平均值。

不过，我国唐代之前朔望月长度，不是如上独立观测得出，而是通过所谓“闰周”推算。比如，由“19年7闰”和回归年长度365.25日，即可推算出一个朔望月为：二十九日九百四十分日之四百九十九。这就是古《四分历》的朔望月长度。

后来又有更长的闰周。比如祖冲之提出“391年144闰”。

显然，“闰周”长度和朔望月、回归年长度的精确性有一定的关系。有了闰周，可以精确地观测一方而后通过计算使另一方也更精确。

就这样，我们的古人得出了相当精确的朔望月长度。元代人郭守敬所得，就达到了当时世界上最高精度。

然而，朔望时刻——特别是朔——还有另一重含义：用于推算日月交食时刻，特别是日食时刻。

有了精确的朔望月长度，似乎很方便确定朔望月的起点“朔”。然而，朔和望都是瞬间，朔望月长度精确，不等于朔望时刻精确，更不等于可以据以精确地确定任意时刻的月位置。这主要是因为，日、月运行不完全是匀速圆周运动。

月亮是地球这个行星的卫星，月地之间的引力固然是决定月亮运动规律的主要因素，但是，太阳系中的天体都可以影响它，所以，在日、月五星中，月亮的运动最复杂。于是，不但朔望月周期不很规则，在一个朔望周期中，月亮的运行速度也不均匀。

进一步说明此问题，笔者的知识不足，一般读者也不需要了解。从略。

然而，月周期总是不很重要。绝大多数当代城市人，几乎不知道农历的初一、十五，也许只有大年初一、元宵和中秋节是例外。对古人来说，月的意义要大一些，但远远不如“年”重要。因此，必须认识“年”这个周期。

七　回归年长度和分至观测

所谓回归年，就是地球围绕太阳公转一周所需的时间，也就是地球公转的实际周期。

在中国传统历法中，回归年长度曾经被称作“期”“岁实”等。

对寿命相当长的动物——特别是人来说，比日长的、最重要的、制约其活动的时间周期不是“月”，而是“年”（按：指回归年）。于是，年长度的观测必然最受重视。

《内经》反复讲“顺应四时”，其实是重视年这个周期。

如何观测并计算回归年长度呢？

主要是通过分至观测（而后计算）。

分至观测是历法史上最重要的一步，没有它不可能发现日和年的严格关系，也不可能定出准确的季节和其他节气。

动植物通过遗传获得的本能来适应环境的回归年周期变化。

人类这种本能退化许多，今天人类基本上不靠本能生存。

因此，只有准确地把握回归年这个周期，弄清它和环境的变化规律的关系，人类才能主动地安排生产和生活，因而在自然面前有更多的主动权。

于是，必须找到“日”和“回归年”这两个时间周期之间的关系。

关于“日”的观测和变化，上文已经交代。

又如上所说，“月”这个周期，是比较容易粗略确定的。

所以，先民接着要下工夫研究“日”和“年”周期的关系。

至此，顺便提及另外两个关于年周期的概念。

一个是物候年，比如从麦熟到麦熟（因而收割），算是一年。

中文年（秊）字的初义也是庄稼成熟有收成。如：庄稼大熟，文言称为“大有年”，白话称为好年成或好年景。

另一个是恒星年：指太阳在天球上连续两次通过某一恒星所需要的时间，也就是太阳在天球上的视运动周期。

1 恒星年=365.25636 日——比回归年略长。

回归年和恒星年的差异，导致“岁差”。其含义见下文。

怎样寻找日和年（回归年）的关系呢？

主要有物候观察法和分至观测法。

1. 物候观察法

所谓物候观察法，就是通过观察动植物和非生物的重要变化现象（即候）出现的规律，确定“年”周期并确定“候”代表的时刻。

这种办法只需要观察、记录和简单的计算，不需要测量。

先民时刻和动植物打交道，抬头是天，低头是地，时刻有意无意地观察自然。渐渐地就发现了某些自然现象之间的关系。这些关系必然包括其他现象和日月运行的关系，于是就能认识一年中各种现象出现的规律，并利用这种规律计算一年包括多少天。先秦文献中有不少记载，待下文说。先说一下现代人或我知道的部分经验知识。

我的故乡至今有很多农谚是“物候”观察经验。如：燕来不过三月三，燕走不过九月九；六月六，看谷秀；枣牙发，种棉花。这种物候观察经验还有的和天象联系。如：天河东西，种高粱黍稷；天河吊角，吃北瓜豆角。至于妇孺皆知的“数九歌”，更是比较准确的物候观察经验总结。即：一九二九不出手，三九四九凌上走。五九半，凌条散。春打六九头……九尽杨花开等等。还有：大雪不封地，不过三五日（指大雪节时一般会封冻大地）。

不过，这种观察方法得出来的规律常常很不准确。

有了进步的历法和气候知识，我们知道它导致不准确的因素有二。一是阴阳合历使农历的月份与节气没有准确对应关系。12 个月的一年一般是 354 日，13 个月的一年一般是 384 日。于是，不一定“六月六，看谷秀”等。换言之，如果根据“谷秀”（谷子秀穗）就确定那一天是六月六日，很可能比实际的历日提前或迟后 10 天以上。二是逐年的气候变化不是绝对规则，因而，即便完全根据节气来的“数九歌”，也常常不应验。

当然也有准确的，如：参不见辰，辰不见参。不过，这一天象常识对认识年周期没有直接意义。

总之，物候法只在判断物候之间的关系时比较可靠，用以推断“年”的周期和某一物候代表的一年中的时日，就很不准确。

须知，只有相当准确地弄清年这个周期，特别是有了节气之后，才便于指导农业生产。

我的家乡至今还有这样的农谚：

清明前后，种瓜点豆。

清明棉花，谷雨谷（指棉花和谷子播种时间）。

四月芒种芒种前；五月芒种芒种后（指麦熟收割在芒种前后）。

白露早，寒露迟，秋分前后正应时（指种麦时间）。

立冬不倒股，不如土里捂（指如果立冬时小麦还完全不分蘖，就不如种子埋在土里）。

可想而知，由于种子和耕作方式的改变，上述农谚在它曾经长期适用的局部，目前也不很适用了。不过，现在可以通过相当准确的天气实况和预报指导农业生产。

总之，通过节气指导农业生产，在古时是必要且可靠的。在原始社会，就更需要观象授时指导农牧业生产。说历法对农业生产没有多大指导意义，很武断。多数情况下，播种固然不是早一天、晚一天都不行，但农民必须事先做很多准备，这就需要有季节和节气指导。

物候观测法有如上缺点，故必须通过别的办法尽量准确地弄清“年”周期，并且据以准确地推断一年当中的不同时段。

2. 分至观测和计算方法

不知道经过多少代先哲的观察，发现一年中，“昼”和“夜”的长短是逐渐变化的，期间太阳的升落点也是周期移动的。

于是，先民设法通过寻找其中最准确的依据，确定“年”这个周期。

这就是测“分至”——最初应该是测“至”日。

“至”是“最”的意思。“至日”即每年各有一天白天最长（必然夜间最短）和白天最短（必然夜间最长）。现在分别称之为“夏至”和“冬至”

相邻的两个“夏至”或“冬至”之间，就是“年”周期。

“分”的意思是昼夜平分，即这一天昼夜时间等长或几乎等长。现在分别称之为“春分”和“秋分”。

相邻的两个“春分”或“秋分”之间，也是一年。

需要说明，我们现在知道为什么一年当中有“分至”的天文原理，即这是地球围绕太阳公转时，公转轨道面和地球赤道面有一个不大的夹角（23 度多一点）的缘故。这个夹角也是一年中地球上有四季的缘故——地球南北极附近是例外。

但也须说明，“分至”不是发现上述天文原理以后才知道的，也不是非知道日心说就不能发现。在哥白尼之前，西方人也不公认地球是围绕太阳转动的。文明时代早期的西方人，也必然基本上和我国先民一样，用类似的办法测分至。

怎样测分至呢?

最早的应该有两种办法。

一种是从一年的连续观察中，确定白天最长、最短那两天和昼夜等长（实际上是几乎等长，即除这两天之外，昼夜长度差别更大）的那两天。

另一种是从一年的连续观察中，确定中午日影最短和最长的那两天和中午日影居于平均长度的那两天。

中午日影长度和中午太阳高度等价，为便于理解，本文只用日影长度。

以上两种办法的意义是等价的。即白天最长的那一天，中午日影必然最短；白天最短的那一天，日影必然最长。日影居于平均长度的那两天，必然是昼夜平分的那两天。

先说第一种办法。

按说，第一种办法也最好同时测日影，但不是必需，因为直接观察并逐日记录日升日落的位置就可以达到目的。

如何观察记录呢?

当代城市人也应该知道，在一年当中，太阳初升和降落于地平线的位置是周期变化的。初升和降落的位置越往北，白天越长，反之，越短。在最北和最南之间，太阳必然两次从中间（基本上是正东和正西）初升和降落。

古人可以做一个圆心有标杆的圆盘，尽量水平地（不很水平也不会有大误差）固定在地面的某个比较高的地方，在这个圆盘的周边上逐日标出太阳升落的对应点（这两点必然对称），于是相当容易发现上述四天。

自然，做上述观察和记录，也可以通过另一种办法。即在一片相当水平的地面上画一个大圆，圆心处尽量垂直地竖起一个标杆，标杆下端捆上足够长的绳子，就很容易在圆周上逐日标出太阳初升和降落的点了。

这个办法不需要先确认方向（它本身就有确认南北的功能），应该更早使用，因为不在大地上固定的圆盘，每次都要确认方向重新安置。

做上述观察，要有作圆以及基本上保证垂直和水平方法。

笔者以为，这三种方法的发明，至迟不晚于半坡文化时期，因为那时已有轮制陶器，即有了经验性的作圆和保证水平、垂直的方法。

再说第二种方法。

就是尽量垂直地竖起一个标杆，不间断地逐日观测中午时标杆影子的长度。

影子最长的那一天为“冬至”，反之为“夏至”。

分日的影长则大体上在平均影长的那一天，不过，日影主要适用于测至日。

然而，不是每天都是大晴天。

所以，分至观测不能只在一个地方，也不能在相距很近的几个地方，以免较大范围阴天时，无法观测。此外还有一个办法，就是观测点设在很高的山上，至少那里阴天相对较少。

可见，准确观测分至，要有国家组织，而且国家的版图不能太小，否则，不可能在很大的范围内长期同时进行观测，观测人员的生活和安全也没有保障。

据天文史学家研究，大约最晚在春秋中期，用测日中影长的办法来定冬至和夏至，已成为历法工作的重要手段。

我国古代把测量分至用的标杆称作“表”或“圭表”。

“表”不是越长（或越高）越好，因为，随着表增高，影子的远端会越来越模糊。即便不太长，影子远端也有点虚影。这也是观测中很重要的技术问题。

据记载，至迟从西汉开始，使用的“表”都是铜的，多数都是当时的8尺高。这个高度接近一般人的身高，便于携带和安置。据专家推测，8这个数字还便于形成一个边长为6、8、10（即3、4、5）的直角三角形，再同时使用铅垂线，更容易保证“表”的垂直安置。

实际上，西汉的“表”很可能是曲尺形，读者应该能够想出用曲尺形的表如何尽量准确地观测。

可想而知，使用铜表之前，必然使用过其他材料做成的“表”。

据记载，最早的圭表是土做的，自然不会很高，也不可能长期使用。我想，这样的测量方法应该是商代之前的。

如上所说，通过分至测出的“年”，现在叫作“回归年”。即地球从公转轨道某一点开始转动又回归到该点的时间——现在把春分点规定为始点。

用圆盘测分至的装置，后来演变为日晷。它既可以用于测分至，也可以作为钟表，而且多数用于后一种目的。

主要用于计时的日晷不是水平安置的，而是和天球赤道平面（与地球赤道平面是重合的）平行。在故宫、国子监（今首都图书馆）和孔府等地方，还可以见到这样的日晷。

如何做到日晷和天球赤道面平行？为什么这样的日晷双面有刻度？为什么它可以同时计时、报时和报分至？相信多数读者可以想明白。

元代人郭守敬曾经把日晷和圭表结合制成仰仪。近年有人发明了功能更齐全的此类仪器，但它们遵循的基本原理是一致的。

3. 关于测分至的早期文献

据现存文献，我国什么时候已经能测分至呢？

相当专业的文献有两种。

一是《尚书·尧典》，二是《夏小正》，而且使用的方法都不是一种。

由于其中都同时包括其他天象内容，在介绍它们之前，预先说一下天象和历法的关系。

历法从来离不开观察天象，不过，比较粗略地确定日和月，有关天象是很直观的——就是观察日相和月相，不用专家就能做到。所以，观天象授时主要是参考其他星象确定年、季节和月。早期主要是确定分至，于是在确定年的同时也就确定了四仲月。

因为《尚书·尧典》相当完整，我们先看它如何说。

（1）尧典的历法意义

“尧典”是今《尚书》第一篇，主要内容是讲那时怎样观象授时。核心原文如下：

“乃命羲和，钦若昊天，历象日月星辰，敬授民时。分命羲仲，宅嵎夷，曰旸谷。寅宾出日，平秩东作。日中，星鸟，以殷仲春。厥民析，鸟兽孳尾。申命羲叔，宅南交。平秩南为，敬致。日永，星火，以正仲夏。厥民因，鸟兽希革。分命和仲，宅西，曰昧谷。寅饯纳日，平秩西成。宵中，星虚，以殷仲秋。厥民夷，鸟兽毛毨。申命和叔，宅朔方，曰幽都。平在朔易。日短，星昴，以正仲冬。厥民隩，鸟兽氄毛。帝曰：咨！汝羲暨和。期三百有六旬有六日，以闰月定四时，成岁。允厘百工，庶绩咸熙。”

当时测得的一个“期”——即今所谓“回归年周期”，是366日。那时的岁有了闰月，显然是阴阳合历。

尧怎么组织观测并得到上述结果呢？

他任命羲和主管观象授时工作。

羲和派四个人分别在四个地方，观测昼夜长短和鸟、火、虚、昴四星，得出上述结果。

如果没有必要的历法知识，文中所述会被理解为：在不同的时候分别派四个人去相距很远的地方观测一次。显然不能这样理解。这四个人（羲仲、羲叔、和仲、和叔）是两对兄弟，应该是天文历法专业户。故至少他们不会每年跑到很远的地方去观测一两天就回去，实际上那样也不可能观测准确。总之，应该是他们都长期在各自待的地方观测。

本来，只要能保证在一个地方连续观测，也能得出上述结果。为什么四个人各授一时呢？除了记述和追述者理解有误之外，主要原因上文已经说明。就是，只有同时在相距比较远的几个地方同时观测，才能保证记录的连续性，因而结果准确，但这需要政治和经济支持。故“尧典”所述，应该是国家组织的。

其中日和宵相对，即昼夜的意思。

日中，指白天不长不短，就是今所谓春分日的意思。

日永，指白天最长，就是今所谓夏至日的意思。

宵中，指夜间不长不短，就是秋分日。

日短，显然是冬至日。

他们还同时观测了物候。比如，春分时鸟兽交尾繁殖，夏至时鸟兽脱毛等。

总之，他们通过观测三类现象授时。

毫无疑问，这种观测是为了测分至。

天文史家想知道上述记载可能实施的年代，却有了不同看法。

关键是上述鸟、火、虚、昴是在一天的什么时候观察的，观察时四星在天上的什么位置。

这四星都是后来发展成为二十八宿的成员。毫无疑问，它们曾经是最早观测的天象。

虽然太阳也是恒星，但是，对地球人来说，太阳在天球上的位置只能以其他恒星为准表示。在中国天文学史上，最重要的、作为观测标志的恒星是二十八宿。关于天球和二十八宿下文会专题介绍。在此先指出，某一时刻二十八宿和太阳的相对位置，在天球上是逐年略微变化的，天文历法学家把此种现象叫作岁差。岁差是推算某一历史事件发生时刻的主要理论依据——只要事件和重要星象相关。

于是不少专家根据四仲星推算过上述观测可能实施的时间。

专业性的文章不必详细或一一介绍。

不同的结论大致如下。

往早说的人认为，这是距今7400年之前的观测。假设前提是，在天亮之前和天黑之后不久观测，这四星在地平线出现。

往晚说的人认为，这是距今3000年之前的观测结果。假设前提是，在天黑之后不久观测，四星恰好在上中天——略同我们说的正南方接近天顶处。

专家的认识距离显然太大了。我的看法是，只通过岁差一个因素来判断，难免见仁见智。拿我们看病来说，一般不能通过一个指标来辨证。

（2）《夏小正》的历法内容

《夏小正》见于《大戴礼记》，虽然只有400多字，却不便全文引出。

此书就是旧时历的形式。笔者小时候，农家没有月份牌，一般人家也没有《黄历》。父亲每年都是根据不知道谁家的历书自己写一张很简单的历贴在墙上。这样的历，只有月。各月注明大小、节气，再就是物候。物候中只记得“王瓜生”，其他不记得了，但内容肯定比《夏小正》少。所以，读读《夏小正》感到很亲切。

《夏小正》从正月到十二月几乎每个月都有天象，物候则更多。谨摘引三个月的内容。

正月：启蛰。雁北乡。雉震呴。鱼陟负冰。农纬厥耒。初岁祭耒始用畼。囿有见韭。时有俊风。寒日涤冻涂。田鼠出。农率均田。獭献鱼。鹰则为鸠。农及雪泽。初服于公田。采芸。鞠则见。初昏参中。斗柄县在下。柳稊。梅、杏、杝桃则华。缇缟。鸡桴粥。

五月：参则见。浮游有殷。鴃则鸣。时有养日。乃瓜。良蜩鸣。匽之兴，五日翕，望乃伏。启灌蓝蓼。鸠为鹰。唐蜩鸣。初昏大火中。煮梅。蓄兰。菽糜。颁马。将闲诸则。

十月：豺祭兽。初昏南门见。黑鸟浴。时有养夜。玄雉入于淮，为蜃。织女正北乡，则旦。

这三个月涉及的历法内容相当重要。正月有“启蛰”，五月有“养日”，十月有

"养夜"。养日和养夜除了夏至日和冬至夜没有其他解释。于是，启蛰只能是惊蛰的前身。略有疑问的是：为什么夏至在五月，冬至在十月？（按：今农历规定，冬至一定要在十一月）有人认为，《夏小正》的一年只有十个月，颇值得参考。

为了帮助读者比较生动地理解物候，试把正月的有关内容写成白话散文。

天上一队队大雁往北飞。树林里的野鸡咕咕叫。鱼儿浮到薄薄的冰下。田鼠出来觅食了。水獭捉了好几条鱼在那里欣赏。柳树冒穗了。梅花、杏花和山桃花漫山遍野。菜园里的韭菜冒出嫩叶。

显然是一片早春景色。

不过，从天文历法角度看，更重要的是天象。

正月的天象是：天黑不久，参星（即三星）出现在正南天上，北斗星的勺柄垂在下方。

五月的天象是：天黑不久，大火星（即荧惑星）出现在正南天上，三星早晚两次看到。

《夏小正》还在六月提到斗柄朝上，无论是天象、物候、祭祀还是政令，完全看不出有五行思想。对看《月令》，则一派五行气息。

专家们认为，《夏小正》适用于公元前2000年到公元前600年。总之，还是很不成熟的历法。

4. 古典观测法

我把出现规范的观测仪器，称作古典观测。所谓规范的观测仪器，主要是圭表和日晷。这些仪器的出现并不断改进，就会使测得的回归年周期不断更加准确。

上面提到，"尧典"的"期"是366日，比我们知道的回归年数据多了多半天。不过，这距离测出比较准确的数据，已经不远了。

先民如何进一步测准确呢？办法有四个。

第一个是连续观测多个周期。比如，接着366日再测下一个周期，若是365日，平均数就是365.5日。若第3个周期还是365日，平均数就是365.333日。

第二个是提高观测准确度。即改进观测仪器、训练观测人员，同时多设观测点。

第三个办法是多种观测并举。这样可以最大限度地消除误差。比如，当至日时刻接近两天之交时，最可靠的日影观测也可能难以断定这相邻的两天哪一天最短或最长。这时再参考太阳初升和降落点，就是多了一个判断依据。天象指标中，最有价值的是昏旦中星，但总地来讲意义不如前两者大。

通过日晷还能确定太阳上中天（真正午）时刻，从而确定（一般是用百刻制——即把一日分为一百刻）太阳下中天时刻（真午夜）和日出没时刻及晨光始和昏影终时刻。有的还观测月影长。进行规算后，取日影长度和规算后的月影长度的差（即月长）来定每月初一在日晷中的位置。

第四个办法是制造出有黄道和白道的观测仪器。最早的这种仪器是东汉人张衡发明的。

古人还测过月影，读者也许能够理解它和日影正相反。即中午日影最长那个月，望日半夜月影最短。不过，月影的测量只能在以望日为中心的那三天，因为至日离望日稍远，月影不但难测，对分至观测也没有什么意义。

总之，中国古人在没有明确的地心学说、更没有日心学说指导下，通过上述观测和计算得出了相当精确的回归年长度。

以下列出中国历史上最重要的几部历法中的回归年长度。

公元前 104 年邓平等编制的太初历为：365. 2501624 日。

公元前 85 年编訢等编制的四分历为：365. 250000 日。

公元 206 年刘洪等编制的乾象历为：365. 2461800 日。

公元 463 年祖冲之等编制的大明历为：365. 2428148 日。

公元 665 年李淳风等编制的麟德历为：365. 2447761 日。

公元 1281 年郭守敬等编制的授时历为：365. 2425000 日。

公元 1644 年汤若望等编制的时宪历为：365. 2421875 日。

不难看出，总趋势是回归年长度越来越精确。

在前人历法数据的基础上，再加上某些观测修正，得出的数据可以更准确。

明代人邢云路就曾经这样得出回归年长度为 365. 242180 日——当时世界上最精确的数据。

八　天球和天文观测

上文多次提及天球。什么是天球呢？

就是为了研究天体的位置和运动而引进的一个假想圆球。

因选取的天球中心不同，有日心天球、地心天球等。

对本文来说，只须有地心天球概念即可。

所谓地心天球，就是假想一个和地球同心的无限大的规则圆球。

把地轴无限延长，就是假想的天轴。地轴北极指向点是北天极，地球南极指向点是南天极。通过地球中心和天轴垂直的平面叫作天赤道面。天赤道面和天球的相交线就是天赤道。

严格而言，不同的观测者各有不同的天球中心。从地心观测的天球，才叫作地心天球。在地面上观测时，观测者的眼睛是天球中心，这样建立起来的天球应该叫作地面天球。由于相对于日地距离或更远的天体和地球之间的距离而言，地球的尺度很小，可以把它看作一个质点，我们不很需要地面天球的概念。即在地面上观测的天球也可以视为地心天球。

至此，读者应不难理解，观测人造卫星时，不能把地面天球等同于地心天球——在地球不同地方观测卫星位置和运动规律会有很大差异。这是因为人造卫星距地球相对很近，地球的尺度——直径或半径甚至海拔高度都会明显影响观测结果。

地心天球就是预设地球处于宇宙中心。

或问：地心说不是错误的吗？为什么天文观测至今还主要基于这一学说呢？

正面回答这个问题之前，先说一下地球概念的重要性以及东西方在这个问题上的差异。

如上所说，来自地球概念的天球概念非常重要。

地心学说虽然不正确，但是，早在古希腊时代，西方人就公认，大地是球形的。

中国古人始终没有很明确的地球概念。

本节正文中已经提及：

张衡说："浑天如鸡子，天体圆如弹丸，地如鸡中黄。"

北宋大儒朱熹把古代天体说发展到顶峰。他说："天地初间只是阴阳之气。这一个气运行，磨来磨去，磨得急了，便拶出许多渣滓。里面无处出，便结成个地在中央。气之清者便为天，为日月，为星辰，只在外，常周环运转。地便只在中央不动，不是在下。"（《朱子全书·卷四十九》）这是中国古代集大成的地球中心说。

但是，张衡又说："天地各乘气而立，载水而浮。""天表里有水。"

朱熹的认识也没有形成地球概念。

问题是，不承认或设想大地是球形的，人们就无法解释每天的日月升落这一妇孺皆知的现象。特别是认为大地水平且无限大，日月为什么每天东升西落就完全无法理解——除非认为它们每天在西方钻入地下，再每天从东方钻出来。

最为理智的王充认为："夫日，火之精也；月，水之精也。水火在地不员，在天何故员？"即他不敢设想大地是球形的，也不敢设想日月是球形的。

也许和对地球的认识有关，尽管慎到和张衡都认为天体（即宇宙）是球形的，中国古人却没有明确的天球概念——虽然实际上在使用。

天球概念有什么用呢？

简单说来，就是给天象观测一个定位系统。有了这个系统，就能定量地表示和研究天体投影在天球上的位置和运动。这就是在天球上建立参考坐标系，并主要应用球面三角学计算点位的关系。

这个定位系统以地心为准。之所以如此，是因为人类至今还是基本上在地球上观测，古代更是只能在地面上观测。按照这个定位系统，可以认为恒星是镶嵌在天球面上，它们随着天球一体转动。天球每昼夜转动一周天——实际上是地球自转的结果。五星之所以被称为行星，是因为它们在天球上运行得很快——除了跟着天球转，它们自己还要"行"。

太阳和月亮不是行星，却由于在地心天球体系中，日、月和地球转换了角色，日和月在天球上运行得更快。说见下文。

为了帮助读者更好地理解天球，再引一段我认为讲得比较好的网上帖子（文字略有改动）如下：

多数人应该见过教学用的太阳系模型，用它可以演示地球、月亮和其他行星的运行规律，特别是可以直观地告诉人们为什么地球上有年月日周期和四季的变化。

如果太阳系确实像模型这么小，人们就可以像研究地面上小尺度的周期运动那样随时标出地球和月亮的准确位置。定位的办法一般是确定模型的太阳不动，以它为坐标中心确定地球、月亮和其他行星的位置。

但是，实际上的太阳系尺度太大了，古人无法按上述定位办法定位。现在虽然有了飞出太阳系的航天器，但是，至今仍然无法这样定位。

于是，天文学上必须确定一个最方便的定位系统。

这个系统就是天球——假定天体都在它的球面上运动。

尽管实际上不存在这样的天球，但是，人类不创造出它来就无法进行尽量准确的天文观测。

天球和地球的意思差不多，它也有两极、赤道和经纬度。现代的天球概念就是和地球中心重合的一个大而规则的球面。因而，它实际上规定地球不动。于是，日、月也就被看作行星。也只有这样地球人才能观测、量度天体如何分布和运动。

天球的北极大体上是北极星，于是，延长北极星和地球北极的连线，就穿过地心、地球南极再穿过天球的南极。

总之，日月星辰就是在这样的天球上运动。

不过，直接用天球上的经纬度表示天体运动不是很方便，最好以某些恒星为参照。地球上的物体运动，也常常以重要地名为参照。比如火车从北京到南京，中间有很多站；飞机从北京到伦敦，即便中途不降落，也有许多导航站。这些站就相当于天球上的恒星。

所以，观测日月运行常常以重要的恒星为参照。

古人选择了分布在黄道和赤道附近的二十八宿。

由于历法所需要的天体运行以日月最重要，古人很早就发明了可以直接测量它们在天球上的经度的仪器。

比较成熟的此种仪器要具备三个正圆形轨道，即赤道、黄道和白道。

赤道即天球的赤道，黄道是太阳运行的轨道，白道是月亮运行的轨道。它们之间都不平行，于是，必然都有两个交点。

这些轨道都是360度。

显然，太阳走完这一圈，要花一年，月亮走完这一圈只花一个月。（引文完）

笔者再接着说几句。

我国古代一般把一周天分为365.25度。即那时不是把天球赤道一周分为360度。

之所以如此，是因为早在汉代之前即发现回归年长度很接近365.25日。于是那时的历法基本上都是四分历。假如回归年长度确实恰好365.25日而且永远不变，于是太阳每天恰好在天球上运行一度，历法该是多么简单、和谐而且完美——尽管不如恰好360日更完美。

日、月、五星在天球上的运行速度用度数表示。

太阳每天运行的度数就是一周天除以回归年长度。

365.25/365.2422，约等于1度。

月亮每天运行的度数，就是一周天除以朔望月长度。

365.25/29.5306，约等于13度多。

所以，《素9》说：“日行一度，月行十三度而有奇焉。”

月亮在天球上运行得最快。

《淮南子·天文训》提及当时月运行速度、月长度、岁余和闰周等，说："月日行十三度七十六分度之二十六。二十九日九百四十分日之四百九十九而为月。而以十二月为岁，岁有余十日九百四十分日之八百二十七，故十九岁而七闰。"

九　关于二十八宿

二十八宿指什么，本节正文中已经说明。

不过，完全没有经验知识，很难理解它们的意义。

如果读者有机会且想亲自观察二十八宿，参星（即三星）、牵牛星和织女星是最容易认出的。其他的就要有人指导或自己对照书本仔细观察了。

二十八宿有什么用呢？

上文是如下说的：

直接用天球上的经纬度表示天体运动不是很方便，最好以某些恒星为参照。地球上的物体运动，也常常以重要地名为参照。比如火车从北京到南京，中间有很多站；飞机从北京到伦敦，即便中途不降落也有许多导航站。这些站就相当于天球上的恒星。所以，观测日月运行常常以重要的恒星为参照。

古人选择了分布在黄道和赤道附近的二十八宿。

换言之，二十八宿就是为了方便描述天体运行的恒星站。

把它们当作定位标准显然不很理想，因为它们距天球赤道或黄道都不是很近，分布也很不均匀。天球赤道或黄道上很均匀地分布几十颗或更多（最好是一度一颗）的恒星该是多么好！自然界却不迁就人类。

二十八宿只能是最好的选择。

二十八宿都不是一颗星。为了确定该宿的宿度，古人取其中一颗作为该宿的起点，这颗星被称为该宿的"距星"。该距星和右临距星之间的经度，就是该宿宿度。

还有很不理想的是：各宿度（即它们在黄道或赤道上的经度跨度）之间差异太大。按现代数据，经度跨度最大的"井"宿，占33度。其次是"斗"宿，占26.25度。最小的觜只有2度。

日月五星在天球上的位置用"入宿度"和"去极度"表示。

"入宿度"是经度位置，"去极度"是纬度位置。

对历法来说，最重要的是太阳在某节气——尤其是冬至时的"入宿度"。

这样我们就能明白以下祖冲之所说：

"汉代之初，即用秦历，冬至日在牵牛六度。汉武帝改立《太初历》，冬至日在牛初。后汉《四分法》冬至日在斗二十二。晋时姜岌以月食检日，知冬至在斗十七。"

其中所说，都是冬至时太阳的入宿度。

读者可能要问：有太阳时是看不到星星的。只有最亮的金星有时在日将落或初升时可以看到。太阳的入宿度是如何观测到的呢？

回答是：这个数据确非直接观测所见，而是观测加计算所得。办法是通过观测冬至日夜半上中天宿度推算。这时太阳在天球的下中天。

按祖冲之所说，该数据也可以通过月食测算。其原理和方法，非常识可解，从略。

十　关于岁差

关于岁差，专家如下说：

“在现代天体力学中，岁差是指地球自转轴运动引起春分点向西缓慢运行而使回归年比恒星年短的现象。岁差的度量以春分点退行的速度来描述。每年 50″2，约合 25800 年运行一周。”（江晓原，钮卫星．中国天学史．上海人民出版社，2005：104）

多数读者不容易理解专家的说法。

古人发现岁差，不是先有了上述理性认识，而是通过发现太阳在冬至时的入宿度不断退行认识到的。

这是因为，按中国古代历法惯例，描述太阳运动时选用冬至点作为基本参考点。太阳运行到冬至点时，便到了其轨道的最南端。所以，古代历法也称冬至点为“日南至”。

就这样，到祖冲之完全肯定了岁差的存在。

岁差表现在基本历法数据上，就是恒星年比回归年略长。

表现在天象上，除定冬至日入宿度缓慢退行之外，就是昏旦中星——日落之后和日出前不久在上中天的“宿”——缓慢变化。它们的意义也是等价的。

上文提到学者们根据《尚书·尧典》和《夏小正》中的昏旦天象，推算其可能适用的年代，就是根据上述原理。

影响天象的二十八宿因素，还有恒星不恒。即组成二十八宿的各星也在运动，各宿内的星之间的相对位置也在缓慢变化，于是，各宿的宿度不是恒定的。

这一点不直接影响岁差，却可影响定冬至日入宿度。

十一　关于二十四节气

目前，小学生都能背诵二十四节气歌，故读者都知道二十四节气的名称和常识含义。

那么，它们的天文含义是什么呢?

二十四交节时刻就是太阳在黄道（即地球绕太阳公转的轨道）上的二十四个点。节气长度就是相邻两个交节时刻之间的长度。如立春到雨水之间为立春节气长度。

视太阳从春分点（农历规定的黄经零度，此刻太阳垂直照射赤道）出发，每前进 15 度为一个节气，运行一周又回到春分点，为一回归年，合 360 度，于是一回归年就有二十四个节气。

二十四节气的视太阳位置，可以通过黄道仪直接观测。

不过，隋代之前的二十四节气，都通过平气法确定。即把一个回归年平分为二十四等份，故那时的二十四节气是等长的。然而，地球公转轨道不是正圆，地球也不是在做匀速圆周运动，于是太阳周年视运动不均匀。在近日点（大体在夏至点）附近运行最快，远日点（大体在冬至点）附近运行最慢。于是，平气法得出的交节时刻和节气长度不能准确反映视太阳运行规律。于是，又有了定气法。

定气法的二十四节气才是把黄道分为二十四等份。春分点为黄经零度。

现代二十四节气交节时刻非常精确，计算方法非常复杂。本文从略。

十二　农历如何置闰

公历和农历置闰都是为了使历年和回归年尽量同步。不过，包括公历在内的纯阳历年长，都和回归年相差不到1日。于是，它们置闰时只需增加或减少1日。之所以如此，是因为它们的年长，都完全不考虑和天相一致的月周期。

农历则不是这样。它一定要有和天相一致的月周期，于是，它的年长可以是353～355天——这样的年是12个月；也可以是383～385天——这样的年是13个月。

13个月的年就是闰年。

那么，农历到底如何置闰呢？

读者大概都知道19年7闰这个闰周。

然而，如何确定某年是平年还是闰年呢？

根据只有一点，即看相邻两个定冬至的前一个定朔日之间的日数。如果是353～355日，后一个冬至所在年就是平年，即12个月；如果是383～385日，就是闰年，即13个月。

这一点似乎很难理解：为什么相邻两个冬至月的定朔日之间会不等长呢？

为此举一个实例。

2003年癸未十一月甲子小，朔日辛丑，29日己巳冬至。2004年甲申十一月丙子小，朔日乙丑，十日甲戌冬至。从2003年的冬至到2004年的冬至，恰好一个回归年是没有问题的。从2003年十一月初一，到2004年十一月初一，则不是一个回归年。从朔日干支推算，共384日。于是，2004年必然是13个月。

那么2004年到底哪个月是闰月呢？

农历规定冬至后的第一个无定中气的月份为前一个月的闰月。

由于2003年的冬至在十一月二十九日，于是，2004年第三个月没有中气——该月只有清明一个节气。于是该月就是闰二月。

同理，2002年壬午十一月壬子大，朔日丙午，十九日甲子冬至。从2002年十一月朔日丙午到2003年十一月朔日辛丑，是355日。于是2003年就是12个月，而且是7个大月，5个小月。

显然，问题的关键还涉及定朔和定气。前文已经讲过，不赘。

十三　关于五大行星

通过长期观测，先民发现绝大多数星星在天球上的相对位置不变，至少在几十年，甚至上百年内看不出明显变化。星空中绝大多数是恒星含义在此。但是，有几颗星在天球上不断运行，它们就是行星。早在战国之前，我国先民就发现了金星、木星、水星、火星、土星（习惯上称为五大行星）的运动规律。

马王堆汉墓出土的《五星占》中，就给出了木星行度、土星行度和金星行度三表。

只是，我国古代没有发现海王星和冥王星——没有望远镜是看不到它们的。

五大行星运动理论与排日历无关，即它们对日、月运行产生的年周期和月周期没有影响。

但是，从《三统历》开始，关于五大行星运动理论却成为历法中不可缺少的组成部分，而且内容相当多。

这是由于古代统治者和天文学家对星占特别重视。

星占学本质上是伪科学，本文不做介绍。

下面只对五大行星视运动的规律略做解释。

现在我们知道，九大行星中，最靠近太阳的是水星，其他依次是金星、地球、火星、木星、土星、天王星、海王星和冥王星。它们都围绕太阳做近似匀速圆周运动且各自绕太阳公转的角速度不同。其中水星最快，其他依次变慢。所有行星的运动轨道都差不多在同一平面上。

那么，五大行星在天球上的视运动情况如何呢？

大体有以下要点：

①它们的视运动轨迹均在黄道附近。②它们的运动不是不停地向一个方向前进，速度更不均恒。有时会停下来，有时会逆行。③有时应该看到而看不到。④它们运行一周天的时间差距很大。大体是：火星约 2 年、木星约 12 年、土星 29 年多等。

比如，《汉书·律历志》中记载的木星运动规律如下：

“木，晨始见，去日半次。顺，日行十一分度二，百二十一日。始留，二十五日而旋。逆，日行七分度一，八十四日。复留，二十四日三分而旋。复顺，日行十一分度二，百一十一日有百八十二万八千三百六十五分，除逆，定行星三十度百六十六万一千二百八十六分，凡见一岁，行一次而后伏日行不盈十一分度一。伏三十三日三百三十三万四千七百三十七分，行星三度百六十七万三千四百五十一分。一见，三百九十八日五百一十六万三千一百二分，行星三十三度三百三十三万四千七百三十分。通其率，故曰日行千七百二十八分度之百四十五。”

没有日心学说，上述现象中，最明白的是木星的会合周期（从晨始见到下一次晨始见）为 398 天多一点。此外只有木星运行一周天十二年左右可以通过它的平均运行速度（即通其率）计算出来。其余都不可能得到满意的解释——特别是为什么会逆行。

现在我们知道，五大行星的视运动轨迹均在黄道附近，是因为它们都是太阳系的行星。太阳在天球上的视运动轨道是黄道，于是离太阳相对很近的行星运动轨迹必然在黄道附近。

它们有时会逆行，是因为人在同样是行星的地球上观测它们。逆行是它们和地球之间的相对运动在某一阶段产生的视觉效果。

为此，举火星为例。

火星位于地球轨道之外，火星和地球好比两个运动员在赛跑，地球在里圈跑道，而火星在外圈跑道。它们同时起跑，地球跑完一圈回到起点，火星这时才在自己的轨道上跑了半圈多一点。接着，地球赶上火星并且超过了它，此时在地球的观测者看来，火星好像后退了，就好像在速度快的车上的人看速度慢的车似乎在后退一样。

对五大行星做过较长时期观测的读者大概很少，如果有兴趣和条件，可以试试观测其中最亮因而最容易认出的金星。

金星为什么最亮呢？

就是因为除月亮之外，它是离地球最近的星球。

金星之外，最亮的是火星。但火星的亮度是周期变化的。

它之所以相当亮，也是因为离地球比较近。

不过，由于地球与火星的相对运动，它们之间的距离呈周期性变化。当它们处在太阳两侧时，距离最远。这时，火星最暗。反之，最亮。

由此可知，在地球上看，行星的亮度都会变化，只是火星的变化最显著。

十四　关于日月食

日月食——特别是其中的日食——是很特殊的天象，它们在引起先民恐慌的同时，也会引起了解它的兴趣。

有了日心学说，我们很好理解月食是月球走进了地球的阴影，日食是月球挡住了太阳的光线。日食必然发生在朔日或附近，月食必然发生在望日或附近。

假如地球赤道面与其公转轨道面完全重合，月亮的运行轨道面又完全和地球赤道面平行，则每个朔日都会发生日食，每个望日都会发生月食。

事实上不是这样，主要是在地球公转面和赤道面之间有 23 度多的夹角。

于是日月交食的规律相当复杂。

然而，至迟在汉代，即便民用历书上，也必须标明交食日期和时刻（即是预先推出的）。古人是如何做到这一点呢？

首先是准确地推算出朔望时刻。如何推算，见上文。

其次是观测出交食周期。

《史记》中就有交食周期的记载。《汉书·律历志》记载的《三统历》给出的交食周期是：135 个朔望月中发生 23 次交食。

交食之所以有相对固定的周期，是因为日、月、地三者的大致周期运动。

在数学上，这是求朔望月与交点年之间的公倍数。

但是，单靠交食周期预报的交食时刻非常粗略——最多只能精确到 1 日。

于是，必须使用其他理论和手段使预报更准确。

有关理论和手段属于专业范围。本文从略。

但须知，日月交食预报的准确程度，代表着某种历法及其依据的天文理论和方法疏密程度。换言之，交食预报是历法科学与否的判定试验。

明末清初，我国迅速采用“西洋新法”制定历书，主要因为传统历法在交食预报中远比“西洋新法”疏略。

十五　关于上元积年

中国古代历法称其推算起点为历元。不难想象，为了吉利，起点要取一个理想时刻。通常取一个甲子日的夜半，而且它又是朔，又是冬至节气——至于是否完全如此，是另一回事。

然而，有了这个比较吉利的历元还不算，为了证明改历的合理与当时君主奉天承运有天文依据，还要推出“上元”——该历的更早起点。

推法是：从历元往上推，求一个出现“日月合璧，五星联珠”天象的时刻，即日月的经纬度正好相同，五大行星又聚集在同一个方位的时刻。这个时刻就是“上元”。从上元到编历年份的年数叫作“积年”，通称“上元积年”。上元实际是日月五星天文周期的共同起点。

推上元和上元积年是中国古代历法特色，外国是没有的。

古人推算上元积年，始于西汉末年刘歆编《三统历》。

有人说：有了上元和上元积年，历法家计算日、月、五星的运动和位置时就比较方便。实际上不是这样。它完全是出于上述政治需要，给历法带来的都是麻烦。故古人终于抛弃了它。

那么，从理论上讲，是否有这样理想的上元呢？有的。“日月合璧，五星连珠”的天象出现过。今后也会出现。比如，2004 年 3 月 27 日下午 6 时 30 分左右，五大行星在天空以 135 度的角度，从西向东南方依次排成一线，形成 32 年一次的“五星连珠”奇观。这样的天象，32 年出现一次。但是，与“日月合璧”同时出现的周期就很长了。

这是因为，日月五星的周期，都不是整数，而且在不断变化，于是共同周期会非常大。特别是，历元时刻测得的日、月、五星的位置离各自的起点都有一个差数。以各种周期和各相应的差数来推算上元积年，在现代数学看来，是一个整数论上的一次同余式问题。随着观测越来越精密，一次同余式的解越来越困难，数学运算工作相当繁重，所得上元积年的数字更加庞大。结果对历法工作没有什么实际意义，而是成了累赘。元代郭守敬创制《授时历》时，终于废除了上元积年。

十六　关于阴历和回历

回历是伊斯兰教国家或地区采用的历法，是一种纯阴历。它纯粹以月为历法的基本单位，奇数月为 30 日，偶数月为 29 日，十二个月为一年，共 354 日。但是，十二个月约为 354. 3671 日。为使月初和新年都在娥眉月出现的那一天开始，回历采用的置闰法是：每 30 年为一个循环周期，设 11 个闰日。其中第 2、5、7、10、13、16、18、21、24、26、29 年为闰年。闰年的 12 月为 30 日，共 355 日。回历的历元是穆罕默德从麦加迁到麦地那的那一天，即公元 622 年 7 月 16 日。

由于回历的一年比回归年短了 10 天多，于是，如果从同一起点开始记录，大约每 33 年它就比公历和农历多过一年，即我们是新元（假设从新起元）第 32 年，回历则是第33年。

据笔者所知，上述纯阴历的回历主要用于确定宗教活动的节日。如9月是斋月，12月10日是古尔邦节，3月12或17日是圣纪节。此外，阿拉伯人还同时使用一种类似“十二宫历”的历法。这种历法，每月都是30天，每年12个月，剩下的五六天就是节日。于是，它的年周期和“公历”一致，而且也是纯阳历。

这种历接近“十二月独大历”。据我所知，伊拉克和埃塞俄比亚都在使用。

元明两代皇家都设有专门主管回历的机构，汉族却不大容易接受“回历”。这是因为虽然它的一个月很接近一个朔望月，一年却和一个回归年差得太多了。于是在30年当中，“斋月”“过年”可以出现在公历和农历的任何一月。加之，穆斯林要过斋节——白天不吃饭，必然严重妨碍农事活动。以农耕为主的汉族，更不会采用。阿拉伯人采用它，是因为阿拉伯民族原来大都以牧业为主，还有的在很长时期内以杀戮为耕耘，与回归年对应的季节和节气对他们不很重要。再加上那里多是沙漠，夏天异常炎热，群众性活动最好安排在有月光的夜晚，于是“月”周期比回归年周期要重要一些。

至此，顺便略说几句“人历”。

“人历”是相对于“天文年历”而言。

什么是“天文年历”呢？

就是所有要素都对应着天象的历法。

世界上出现供天文历法专家使用的天文年历已有三四百年，目前很多国家都在编算。

然而，同时供一般民众使用的天文年历，全世界至今只有一种——农历。

所以，今公历也是一种人历。

不过，公历还是很重视回归年这个周期。至于它的天文理论基础，自然和天文年历没有区别。

笔者之所以在这里略谈人历，是因为“回历”的年和回归年（对应着太阳在天球上的位置）完全不对应。它的月，也和月相不完全对应。换言之，它的人为色彩最浓。

如上所说，除农历外，至今所知各民族使用过的历法都是人历。

那么，中国是否也有人历呢？

有的。少数民族的传统历本文不谈。

和《内经》关系最密切的就有：干支历、七十二候历和运气历等。

干支是我国特有的计数方法。它自然形成六十一周期，在连续计数时，不像使用数字那样容易出差错。甲骨文中已经惯用这种方法计日，那已经可以看作是“干支历”，只是还没有用以记月、记年罢了。用干支记年始于西汉末或东汉初，至今我国农历都有逐年、逐月和逐日的干支。故农历中还保留着部分“干支历”的含义。

不过，这里说的干支历还不是上面所说，而是“纯干支历”。

“纯干支历”是什么意思呢？

就是为了方便使用干支记录而且暗含着干支周期的历法。它规定30日为一个月，

360 日为一年，于是逐年的逐日干支是完全周期循环的。

这种历法和《内经》七十二候历，大体相同。

《素问·六节藏象论》说："五日谓之候，三候谓之气，六气谓之时，四时谓之岁。"

同篇又说："天有十日，日六竟而周甲，甲六复而成岁，360 日法也。"

可见七十二候历最方便使用干支。

至于运气历，早期略同干支历，后期则基于四分历。请参看本书第七节。

十七　关于星占

笔者在本节正文中说过：《史记·天官书》中占星术内容，实在更多于科学的星学内容。在反对占星迷信这一点上，《内经》比《天官书》大有进步。《汉书·天文志》的迷信色彩更浓，《后汉书》反而好一些。

其实，稍微浏览一下现存最早的天文著作《甘石星经》等，更容易发现，那时观测星象的目的，主要不是认识天文，而是寻找星象和人类社会，特别是当时的军国大事有什么关系。

总之，在中国古代天文学中，星占曾经占据很大一部分。

那么，到底如何定义星占学呢?

专家的说法如下：

"在中国古代，拥有通天地人神——也即通天的能力，被认为是王权得以确立的依据和象征。这一观念可以追溯到上古。而最直接、最主要的通天手段，就是星占学。在古人心目中，'天'是许多重要知识和权力——特别是关于统治的知识和权力的来源；这些知识和权力的体现，就是星占学。"（江晓原，钮卫星．中国天学史．上海人民出版社，2005：80）

读者可能不很明白以上所说。

其实，星占学是神学目的论的天人相应思想在天文学上的典型表现。

星占学家最基本的信念是"天垂象，见吉凶"（《易·系辞上》，即上天通过显现各种不同的天象以昭示人事的吉凶。

星占就是寻找天象和人事——特别是政治事件之间的关系的学问。

那么，古人都相信天象和人事——特别是军国大事——关系密切吗?

自然不是。

《荀子》的天人观就完全是唯物的。

他说："天行有常，不为尧存，不为桀亡。应之以治则吉，应之以乱则凶。强本而节用，则天不能贫；养备而动时，则天不能病；修道而不贰，则天不能祸。故水旱不能使之饥，寒暑不能使之疾，袄怪不能使之凶。本荒而用侈，则天不能使之富；养略而动罕，则天不能使之全；倍道而妄行，则天不能使之吉。故水旱未至而饥，寒暑未薄而疾，袄怪未至而凶——受时与治世同，而殃祸与治世异，不可以怨天，其道然也。故明于天人之分，则可谓至人矣。……星队木鸣，国人皆恐。曰：是何也？曰：无何也！是天地之变，阴阳之化，物之罕至者也。怪之，可也；而畏之，非也。夫日月之有蚀，风雨之不时，怪星之党见，是无世而不常有之。上明而政平，则是虽并世起，无伤也；上闇而政险，则是虽无一至者，无益也。夫星之队，木之鸣，是天地之变，阴阳之化，物之罕至者也；怪之，可也；而畏之，非也。”

按说，荀子的认识非常彻底，说理也依据充分。

但是，在认识和处理天人关系时，古代统治者更倾向于荀子思想的反面。就是当代某些人主张敬畏自然，也有那种思想的遗迹。

星占学则是专业化的天人吉凶关系学。

不过，在笔者看来，古代学者和政治家，大多不很重视星占学。星占甚至不如谶纬对当时影响大。

即便在历史演义如《三国演义》中，也看不出星占对那时的政治家有多少决定性的影响。

然而，专家说：“在古代中国天学的运作中，星占学实质上占据了最重要的地位，因此天学的政治、文化功能，在很大程度上正是星占学的政治。”（江晓原，钮卫．中国天学史．上海人民出版社，2005：81）

这种看法应该是对的。但是，不要由此得出，中国古代政治，就是星占学政治，或者认为，星占学是促进中国古代天文学进步的主要动力。

十八　农历历书上的附着内容

传统历书不是只告诉使用者，年月日序列和二十四节气等这些现在看来必须有的内容。上面还注有现在看来不科学的项目。

改革开放之前，有关内容都不见了，近年又死灰复燃。

然而，这些内容也是文化，只是多数当代人不再重视它们。

笔者顺手翻开一种日历中 2008 年公历 4 月 29 日的内容如下：

2008 年四月小，29 日，星期二。农历戊子年三月小，二十四日。潮水：11 时 30 分涨，04 时 30 分平。初一立夏，公历 5 月 5 日。

接着是：三合、九星、今日吉凶、六合吉星、宜忌、今日八字、每日胎神、周公解梦等。

如果说注明潮水涨平和立夏日是传统历法特色的话，吉凶、八字等则与历算没有关系。

古时的历书还常注明当日“人神”和“日游”所在。这些和治病有关。

《内经》中就有太一占，也讲人气（神）所在，只是后世更复杂些。

古代著名医家就不重视历书上的吉凶、八字、太一占和人神所在等，当代中医知道古人曾经有如上说法即可，本文不再详说。

十九　天文历法和政治

上文已经提及天文历法常常受政治影响。如汉代流行的“三统说”——朝代革替是天命转移，必须改正朔。星占更是主要为占测军国大事服务。天文学在中国古代基本上一直被皇家把持。私习天文不被杀头也是重罪。就是所谓“公历”中，也带有明显的政治痕迹。

为说明近代中国政治也常常左右天文历法，下面引用江晓原教授在他的博客中写的一段话：

说起来，中国编算自己的现代意义上的天文年历，比苏联还早。但是这件事情在中国当时特殊的社会环境中，却无论如何也摆脱不了政治的纠缠。

1911 年辛亥革命，中华民国成立，临时大总统孙中山发布的第一条政令，就是《改用阳历令》。改用当时世界已经通用的公历（格里历），当然是符合科学的；然而立国的第一条政令就是改历法，这本身就是中国几千年政治观念的不自觉的延续——新朝建立，改历法，定正朔，象征着日月重光，乾坤再造。让历法承载政治重任的传统旧观念，在新时代将以科学的名义继续发生着影响。

中华民国成立的“中央观象台”曾出版过 1915 年和 1917 年的《观象岁书》，接着在军阀战乱中，此事无疾而终，停顿了十几年。直到 1930 年才由“中央研究院”天文研究所开始比较正式的天文年历编算工作。没想到此时却爆发了长达两年的高层争论，而争论的焦点，竟是在今天看来几乎属于鸡毛蒜皮的细节——要不要在新的天文年历中注出日干支和朔、望、上下弦等月相！

首先，今天难以想象的是，那时编算天文年历的工作是当时的“党中央”——国民党中央党部直接过问的，许多会议都有中央党部的代表参加。更奇怪的是：当时的天文学家虽然大都是从西方学成归来，受的都是现代的科学训练，他们在年历问题上却比如今的官员更为“政治挂帅”！例如，在新编算的天文年历中，每页的下面都印着“总理遗嘱”，天文学家们说这是为了“以期穷陬僻壤，尽沐党化”。后来根据“中央宣传部”的意见，又决定改为在年历中刊印“训政时期七项运动纲要”“国民政府组织大纲”“省县政府组织法”等材料，几乎将天文年历编成了一本政治学习手册。

在要不要在年历中注出日干支和月相的问题上，“党部”的意见是：“朔望弦为废历遗留之名词，若继续沿用，则一般囿守旧习之愚民，势依此推算废历，同时做宣传反对厉行国历之口实”——所以要在年历中废除。但是，一部分天文学家认为，月相是各国年历中都刊载的内容，应该注出。他们反驳说：“想中央厉行国历，原为实现总理崇尚大同之至意，自不应使中国历书在世界上独为无朔望可查之畸形历书。”而教育部官员原先主张在年历中废除日干支，不料“本部长官颇不以为然”，认为干支纪日“与考据有益，与迷信无关，多备一格，有利无弊”。各种意见争论不休，最终似乎是天文学家的意见稍占上风。

二十　也谈历法改革

近年网上纷纷讨论历法改革，笔者也发了一个帖子提出简单方案略如下：

方案一：

这是将近一千年前沈括提出的办法，也可以说是有史以来最科学的办法，就是十二气历。他的十二气历就是：24 气相邻二气合为一气，每年 12 个月，小月 30 日，大月 31 日。立春所在日为元月元日。平年 365 日，闰年 366 日。显然，置闰方法可以和今公历完全相同。

这样的十二气历显然是纯阳历。

为了不完全丢掉传统，日历上逐日标上月相和干支等。

方案二：

仍然是十二气历，但以冬至为元月元日。

方案三：

现行农历的其他要素都不变，只把春节改在冬至日。

简单说明：

中国历史上的改历，大体有三种情况。

第一种情况可以叫作科学目的的改历。就是因为旧的历法不准了，要使用新的理论和观测数据制定新的历。当然，新历不一定更准，关键看新理论是否更科学以及新数据和算法是否更精确。

第二种情况可以叫作政治目的的改历。比如，汉代盛行的三统说，认为易姓受命必须改正朔、易服色。于是就有正月建寅、建丑、建子、建亥等改法。

第三种情况可以叫作与世界接轨性改历。其中出于政治、文化、经济、军事和科学等方面的目的都有。这次改历，是从民国元年开始的，中华人民共和国并没有改历，只是改了纪年。

如果把每使用一次新数据都看作改历，则近一百年来就改了很多次。

现在网友们讨论的改历，似乎不是指使用新数据。

其实，所有的改历都有政治目的。而政治的后盾是军事、经济、科技和文化。

我们之所以改用所谓“公历”，是因为那时西方列强是老大，它们使用的是“公历”，很多国家——包括苏联这个老大哥都跟着他们跑，我们不跟着跑就有很多不便——历毕竟在某种程度上是人为的。

本来，使用“公历”不一定使用“公元纪年”，1990 年日本人就叫作“平成二年”，2006 年应该是平成十八年。

所以，中华人民共和国在历法和纪年方面是和世界全面接轨的。

但是又要照顾传统。于是，官方使用“公历”，却保存了“农历”同时供民间使用。自然，像春节这样最大的传统节日，官方也要庆祝。其他的如中秋、冬至、端阳、重阳等都不是法定节假日（洪钧按：此文写于 2006 年）。我们从来没有过的“星期”，是宗教色彩最浓的，也只好采用了，而且是对日常生活、生产等影响最大的。上帝本来只休息一天，人家改成双休日，我们也只好改。

我们还跟着别人采用过所谓“夏时制”，毫无道理。东西经度大约六个时区国家，怎么能统一使用“夏时制”呢？

假如当初我们是老大，或者今后成为比美、日、欧盟加在一起还强的老大，“中华农历”就像当初被日本、越南等国采用一样，也很容易变成“公历”。比如很多小而穷的国家，每年援助几百亿，让它立即使用农历也会同意。可惜我们还没有这样的实力。

于是，目前大概只好迁就。

那么，改历就是改农历，目的是既尽量保存传统，又尽量和世界接轨。

综上所述，我看最好的办法还是方案三。理由有：

1. 至日是农历中最重要的，故是节气中最重要的。但夏至日显然不宜作为元月元日，因为太忙了，天气又太热。

2. 现农历以冬至定历年长度，于是它更重要。

3. 冬至后10天阳历年，是老百姓都知道的。以冬至日为农历春节，离公历新年很近，而且不会再出现农历新年和公历新年之间的距离游移——可以接着旧年过新年。这样安排只有一点人们一时难以接受——冬至日很少赶在初一。不过，最大的节日不一定非要赶在一元初始。比如，圣诞节是公历12月25日。阿拉伯或伊斯兰国家的主要节日古尔邦节、圣纪节等按他们的传统历法都不是在初一。

4. 按说春节这个名字应该和立春联系，但老百姓还是称过春节为过年，况且立春一般不与农历的元月元日对应，比如，2011年的立春，就在春节后。加之冬至一阳生，说它意味着春天就要来了也不勉强。

5. 也许只有八字算命有点问题，但是，现在照样有问题。所以有人问，为什么过了年（按：此文是农历2006年年初写的）的几天还是乙酉。我看算命还是自己一套，以立春为干支纪年的分界点。即它不必和改历联系。即便使用纯阳历的十二气历，八字照样可以自己一套。就怕多少万年之后，回归年日数少了或多了哪怕半天，现在的八字就不适用了。但我们不用管那么远的事，那时会造出新办法来的。

第七节　运气学说——《内经》体系的终结

金栋按：很多《内经》专家认为，“运气学说”和承载它的“七篇大论”，是《内经》的最高理论。他们说，运气学说高深莫测，是能否读懂《内经》的试金石。本节却一句话把此说批得落花流水。先生说：“‘七篇大论’基本不讲望、闻、问、切，论治病之道而基本不靠感官收集资料，这种体系再庞大，再严密，终究是空中楼阁，沙上之塔。”故先生认为“七篇大论”是“《内经》理论体系的终结”。即认为此说走进了死胡同，没有前途的意思。

对于运气学说的临床意义，先生说：“在运气说当中，一切都是固定的套路，医家不用思考，不用检查病人，只要有了岁干支和节气（更精通的人再加日干支和时支），其余的一切如气候、病因、主病、脉象、脏腑标本虚实寒热、治疗法则就是现成的。它上自太古，下至无穷，天下万国，无所不适。可惜，只有一点不足：不问是否符合实际。故完全是一个先验的、机械的封闭体系，走到《内经》基本思想的反面去了。”先生又说：“基于天人相应思想建立的运气学说，确有时间生物学的含义，只是它把重点放在与气候相关的疫情和治疗原则预测上。它的致命弱点是，预测手段和方法几乎没有经验基础。”（《中西医结合二十讲·第十五讲：运气学说和时间生物学》）

因为运气学说没有临床指导意义，所以，从临床角度看，可以不学运气学说。

读过本节后，会觉得先生的观点公正客观，说理透彻，分析到位。对于正确理解运气学说，对于欲下大工夫深研运气学说的读者，具有指导作用。

本节原文，又见于先生另一部著作《中西医结合二十讲·第十五讲：运气学说和时间生物学》。

一　七篇大论和运气说

【原文】

《内经》全书以讨论运气学说[1]的七篇大论（《素问·天元纪大论》《素问·五运行大论》《素问·六微旨大论》《素问·气交变大论》《素问·五常政大论》《素问·六元正纪大论》《素问·至真要大论》）最为严密系统。各篇内容前后呼应，很少逻辑上的错误，文风亦较一致，故很可能出于一人或同时代数人之手。关于它们的成书年代，待下文探讨。此处先欲告诉读者的是，《素问·阴阳应象大论》及《四气调神大论》亦属于运气学说系统。略述根据有五。

第一，试比较《阴阳应象大论》与《天元纪大论》《五运行大论》两篇，内容重出者竟近一半，并且基本上是一字不差的重出。

第二，讲“阴阳者天地之道也”的三种说法均见于这三篇，且一篇比一篇包罗的内容多。

第三，七篇大论加此两篇大论，大论篇数为“九”。这不是巧合，而是编者有意凑够这个很重要的数。

第四，《素问》全书中亦仅有这九篇大论中有“八卦”说的迹象[2]，见《素问·阴阳应象大论》《素问·五运行大论》。

第五，《素问·六节藏象论》中约半篇亦与运气有瓜葛。它和《素问·四气调神大论》《素问·阴阳应象大论》应是早期的运气说。《素问·六节藏象论》推运用严格的360日法，推法简单。后七篇大论中则贯彻365.25日法，方法复杂许多。新说将旧说淹没，故《素问·六节藏象论》竟不称大论。显然，《素问·四气调神大论》《素问·阴阳应象大论》《素问·六节藏象论》成文早一些。它们是后七篇的张本。

统观九篇大论，前五篇（《素问·四气调神大论》《素问·阴阳应象大论》《素问·天元纪大论》《素问·五运行大论》《素问·六微旨大论》）讲一般理论及推运法则。后四篇运用理论和法则具体推演运气并与病机、治则相联系。七篇大论用了一套专门术语，又把假设的东西，说成是天地间真有的事实，故初学者倘无人指点，多觉莫明其妙。其实，运气学说完全是人为的，以假设为基础的，单靠形式逻辑推演出来的一个封闭体系。何以见得？下面画出一个运气表，七篇大论便是这个表的说明书。只是原文用当时的术语，今人不先熟悉这些术语，觉得难读罢了。（见运气简表）

运气简表

一栏	二栏	三栏	四栏	五栏	六栏	七栏	八栏	九栏	十栏	十一栏
干	支	岁气[3]	中运[4]	主运[5]	客运[6]	主气[7]	客初气[8]	司天客气[9]	在泉客气[10]	岁会、天符[11]
甲	子	水	+土	太角-太羽	太宫-太徵	见	太阳水	少阴水	阳明金	
乙	丑	土	-金	太角-太羽	少商-少宫	下	厥阴木	太阴土	太阳水	
丙	寅	木	+水	太角-太羽	太羽-太商	自	少阴火	少阳火	厥阴木	
丁	卯	木	-木	少角-少羽	少角-少羽	注	太阴土	阳明金	少阴火	岁会
戊	辰	土	+火	少角-少羽	太徵-太角		少阳火	太阳水	太阴土	
己	巳	火	-土	少角-少羽	少宫-少徵		阳明金	厥阴木	少阳火	
庚	午	火	+金	少角-少羽	太商-太宫		水	少阴火	阳明金	同天符

续表

一栏	二栏	三栏	四栏	五栏	六栏	七栏	八栏	九栏	十栏	十一栏
辛	未	土	-水	少角-少羽	少羽-少商		木	太阴土	太阳水	同岁会
壬	申	金	+木	太角-太羽	太角-太羽		火	少阳火	厥阴木	同天符
癸	酉	金	-火	太角-太羽	少徵-少角		土	阳明金	少阴火	同岁会
甲	戌	土	+土	太角-太羽	太宫-太徵		火	太阳水	太阴土	岁会同天符
乙	亥	水	-金	太角-太羽	少商-少宫		金	厥阴木	少阳火	
丙	子	水	+水	太角-太羽	太羽-太商		水	少阴火	阳明金	岁会
丁	丑	土	-木	少角-少羽	少角-少羽		木	太阴土	太阳水	
戊	寅	木	+火	少角-少羽	太徵-太角		火	少阳火	厥阴木	天符
己	卯	木	-土	少角-少羽	少宫-少徵		土	阳明金	少阴火	
庚	辰	土	+金	少角-少羽	太商-太宫		火	太阳水	太阴土	
辛	巳	火	-水	少角-少羽	少羽-少商		金	厥阴木	少阳火	
壬	午	火	+木	太角-太羽	太羽-太羽		水	少阴火	阳明金	
癸	未	土	-火	太角-太羽	少徵-少角		木	太阴土	太阳水	
甲	申	金	+土	太角-太羽	太宫-太徵		火	少阳火	厥阴木	
乙	酉	金	-金	太角-太羽	少商-少宫		土	阳明金	少阴火	太乙天符
丙	戌	土	+水	太角-太羽	太羽-太商		火	太阳水	太阴土	天符
丁	亥	水	-木	少角-少羽	少角-少羽		金	厥阴木	少阳火	天符
戊	子	水	+火	少角-少羽	太徵-太角		水	少阴火	阳明金	天符
己	丑	土	-土	少角-少羽	少宫-少徵		木	太阴土	太阳水	太乙天符
庚	寅	木	+金	少角-少羽	太商-太宫		火	少阳火	厥阴木	
辛	卯	木	-水	少角-少羽	少羽-少商		土	阳明金	少阴火	
壬	辰	土	+木	太角-太羽	太角-太羽		火	太阳水	太阴土	
癸	巳	火	-火	太角-太羽	少徵-少角		金	厥阴木	少阳火	同岁会
甲	午	火	+土	太角-太羽	太宫-太徵		水	少阴火	阳明金	
乙	未	土	-金	太角-太羽	少商-少宫		木	太阴土	太阳水	
丙	申	金	+水	太角-太羽	太羽-太商		火	太阳水	厥阴木	
丁	酉	金	-木	少角-少羽	少角-少羽		土	阳明金	少阴火	
戊	戌	土	+火	少角-少羽	太徵-太角		火	太阳水	太阴土	
己	亥	水	-土	少角-少羽	少宫-少徵		金	厥阴木	少阳火	
庚	子	水	+金	少角-少羽	太商-太宫		水	少阴火	阳明金	同天符
辛	丑	土	-水	少角-少羽	少羽-少商		木	太阴土	太阳水	同岁会
壬	寅	木	+木	太角-太羽	太角-太羽		火	少阳火	厥阴木	同天符岁会
癸	卯	木	-火	太角-太羽	少徵-少角		土	阳明金	少阴火	同岁会
甲	辰	土	+土	太角-太羽	太宫-太徵		火	太阳水	太阴土	岁会同天符
乙	巳	火	-金	太角-太羽	少商-少宫		金	厥阴木	少阳火	

续表

一栏	二栏	三栏	四栏	五栏	六栏	七栏	八栏	九栏	十栏	十一栏
丙	午	火	+水	太角-太羽	太羽-太商		水	少阴火	阳明金	
丁	未	土	-木	少角-少羽	少角-少羽		木	太阴土	太阳水	
戊	申	金	+火	少角-少羽	太徵-太角		火	少阳火	厥阴木	天符
己	酉	金	-土	少角-少羽	少宫-少徵		土	阳明金	少阴火	
庚	戌	土	+金	少角-少羽	太商-太宫		火	太阳水	太阴土	
辛	亥	水	-水	少角-少羽	少羽-少商		金	厥阴木	少阳火	
壬	子	水	+木	太角-太羽	太角-太羽		水	少阳火	阳明金	
癸	丑	土	-火	太角-太羽	少徵-少角		木	太阴土	太阳水	
甲	寅	木	+土	太角-太羽	太宫-太徵		火	少阳火	厥阴木	
乙	卯	木	-金	太角-太羽	少商-少宫		土	阳明金	少阴火	天符
丙	辰	土	+水	太角-太羽	太羽-太商		火	太阳水	太阴土	天符
丁	巳	火	-木	少角-少羽	少角-少羽		金	厥阴木	少阳火	天符
戊	午	火	+火	少角-少羽	太徵-太角		水	少阴火	阳明金	太乙天符
己	未	土	-土	少角-少羽	少宫-少徵		木	太阴土	太阳水	太乙天符
庚	申	金	+金	少角-少羽	太商-太宫		火	少阳火	厥阴木	
辛	酉	金	-水	少角-少羽	少羽-少商		土	阳明金	少阴火	
壬	戌	土	+木	太角-太羽	太角-太羽		火	太阳水	太阴土	
癸	亥	水	-火	太角-太羽	少徵-少角		金	厥阴木	少阳火	同岁会

【自注】

主气：自厥阴风木始，经少阴君火、少阳相火、太阴湿土、阳明燥金，至太阳寒水终，年年相同。

现在结合七篇大论，解释运气简表。

表中第一、二两栏是天干、地支，始自甲子，终于癸亥，共60组相配，这是人所共知的“花甲”，它们原是用以纪年的[12]。为什么用干支推运呢？《素问·五运行大论》说：“首甲定运，余因论之。”首甲即第一甲——甲子。六十年虽有六甲，定运必从首甲。《素问·六微旨大论》说：“天气始于甲，地气始于子，子甲相合，命曰岁立，谨候其时，气可与期。”这句话说得更明白。如果进一步问，何以证明“天气始于甲，地气始于子”？只就《内经》不能回答，上一节已做过说明。

干支相配，六十年运气一循环，是最简单的运气说。《内经》说这是有根据的：“天以六为节，地以五为制。周天气者，六期为一备；终地纪者，五岁为一周。……五六相合而七百二十气，为一纪，凡三十岁；千四百四十气，凡六十岁，而为一周。不及太过，斯皆见矣。”（《素问·天元纪大论》）

“七百二十气”指30年，每年有二十四节气而言，即30×24＝720。那么，三十岁即已为一纪（30是5和6的最小公倍数），为什么还要“六十岁为一周”呢？其实质是因为推运必须借助干支，干支相配只能六十岁一循环。运气不得不以两纪为一周，却说只有这样才能见全不及、太过，已经勉强了。再问真的“周天气者六期为一备，终地纪者五岁为一周”吗？这完全是为了把干支与五运（运气中的五行）、六气相配。这样一配才能推出不及和太过。其余无理可说，无事实可证明。

表中把岁支气前移，紧挨地支，为第三栏。岁支气不如“中运”重要，把它提前便于查找。其配法本应六气配十二支[3]，表上却是五行配十二支[3]。为什么这样配，见上节中“干支与阴阳五行”。

天干先配五运，见第四栏的“中运”。其配法是：甲己配土，乙庚配金，以次类推。即《素问·天元纪大论》所说：“甲己之岁，土运统之；乙庚之岁，金运统之；丙辛之岁，水运统之；丁壬之岁，木运统之；戊癸之岁，火运统之[13]。”《素问·五运行大论》又重复了这种意思，不赘。“中运”的意思是“天气不足，地气随之，地气不足，天气从之，运居其中而常先也[14]”（《素问·六元正纪大论》）。天干分阴阳（十干中依次单数为阳干，双数为阴干[15]），故五运有阴阳（不及、太过之意）。表中用正负号表示阴阳。为什么天干分阴阳？因为“天有阴阳，地亦有阴阳……上下相临，阴阳相错，而变由生也”。（《素问·天元纪大论》）地支分阴阳的道理同上。不如此不能生变化。中运以天干为主，又称“十干统运”。

十干为什么能统五运，说见《素问·五运行大论》。把天按二十八宿分为五色[16]，天干地支四卦再依次排列便得出来了。此种配法颇牵强。读者可参看《类经图翼·五天五运图解[16]》。但需知道，二十八宿说不是太古就有，此图出现应在西汉后期，故不是“大古占天之始”。①

以上四栏逻辑上能说通，道理很难服人。

【自注】

①把天按二十八宿分为五色，配以四方、四卦，即所谓《太始天元册》文，是八卦说要和五行说糅合。这和《说卦传》是一个模式。下一节将讨论这个问题。请读者仔细体会下文补注［16］，并与下一节有关内容对看。

第五栏“主运”就较熟悉了。它是说每年又分五运，按五行相生顺序分为五段。该栏的五运改用五音代表[17]，以便分太少。根据是：“在地为木……在音为角；……在地为火……在音为徵；在地为土……在音为宫；……在地为金……在音为商；……在地为水……在音为羽。”

(《素问·阴阳应象大论》)在此不得不引用《阴阳应象大论》，亦说明九篇大论应是一体。是否有人故意窜乱，本书不考。实际还是说每年自木至水分为五季，每季七十三日零五刻。木运自大寒日算起。这一行借五音代五运，本应是运气说的核心，因为它符合五运配四时的相生规律。但在具体推运时它并不重要。为符合阴阳交替说，五音又各分太少（即又分阴阳，或不及、太过之意）。然而，五运何以主时，连鬼臾区也未说清。他引《太始天元册》（见《素问·天元纪大论》）的一段话塞责黄帝。那关键还在于把一年分为五季与“土不主时”或“土王四季”相矛盾吧！王冰注文也不超出鬼臾区，只是引了《周易》。第六节已就五行配四时的演变讲了很多。读者可回头对照一下。

至此，“主运”和“中运”有了矛盾。“中运”只有一个，“主运”有五个，而且一定要从“角”开始。二者怎样统一呢？就要开始第一次推运，看初运“角”是“太”（太过）还是“少”（不及）。《内经》中并未给出具体推法及理由，只是给出结果，见《素问·六元正纪大论》。整理这些结果，便如这一行的规律。即连续五年从太角始至太羽终，又连续五年从少角始至少羽终。张介宾《类经图翼》之“五运主运图说[5]”也只说“岁气分阴阳而主运有太少[18]”。“太少相生图[19]”是环状分布的，也不一定如此表醒目。

现在看第六栏“客运”。

《内经》并无“客运”之说，张介宾采《运气全书》《天元玉册截法》之内容补入。其法亦以五音代五运，但自本年“中运”之相应音开始，“太少互生，凡十年一主令而竟天干”（《类经图翼·五运客运图说[6]》）

以上六栏，除“岁气”外均从属天干，即所谓“天之五行为五运”。“主运”“客运”之说，《内经》中均无明论。此两行均系张景岳据他书补入。讲运气者多不免及此，故亦从俗。

中运又称“大运”，主一年之运，太过及不及交替出现。六十年内，中运的太过不及一共有十种情况。太过或不及各有什么坏处，《素问·气交变大论》全篇都是讲这个的。其中涉及一些天文名词，稍有错漏。本节不予详考，并不影响讲运气。

五运与六气相合，最后得出的结果不能都是太过、不及。还有的属于正常情况——平气。《素问·五常政大论》就把五运的不及、太过、平气共十五种情况又讲了一遍。该篇的顺序是先说平气，再说不及，最后说太过。一共有十五个专用名词。说完这些之后，又答疑一段：即解释“一州之气，生化寿夭不同，其何故也”？最后杂论司天在泉并与病机、治则相联系。若仔细对看《素问·气交变大论》与《素问·五常政大论》，会发现很多说法不一致。这两篇都是运气相合后得出的结果，在七篇大论中矛盾最突出。接看以后诸篇，则多不以此两篇为说。五运六气，反以六气为主，六气又以在天之气为主。这是定型后的运气说特点，也是运气说脱离实际的关键。

现在看第七栏“主气”。

“主气”就是地气，《素问·天元纪大论》中称为“木火土金水火，地之阴阳也”。它按五行相生之序主一年的六时（或曰六步气），每步主六十日又八十七刻半，即把365.25日均分六节的得数。每年从厥阴风木开始，然后是君相二火，至太阳寒水为终。《素问·六微旨大论》说：“显明之右，君火之位也；君火之右，退行一步，相火治之；复行一步，土气治之；复行一步，金气治之；复行一步，水气治之；复行一步，木气治之；复行一步，君火治之。”即是讲六气完成一次循环。这里为何火分为二，《内经》本身也说不清。张介宾引《运气全书》文较合理[20]，仍古奥。实则火一分为二才便于与阴阳和地支相配[21]。

运气说能推演得很复杂，最关键的一步是要从五运引申出六气来。其作者亦知此不易为人接受，故《素问·天元纪大论》《素问·五运行大论》两篇中再三解释。然而只有“君火以明，相火以位[22]”接触些问题的实质。不如此便不能“五六相合”。简言之，六气仍是五运。只为克服“不合阴阳”才把火一分为二。究其实质乃五行说要同由八卦而来的三阴三阳说统一。此事说来很麻烦。下一节将从《易》出发，涉及点儿这一问题。但与此处仍不全相符，初学者略知此意即可。

每年六步气的起始时刻，在《素问·六微旨大论》中有很准确的说明，读者知道每昼夜按百刻计时就很好算了。初气与初运起点相同。

主气极少用“木火土金水火”表示，而是配上三阴三阳，即：“厥阴之上，风气（木）主之；少阴之上，热气（君火）主之；太阴之上，湿气（土）主之；少阳之上，相火主之；阳明之上，燥气（金）主之；太阳之上，寒气（水）主之。”（《素问·天元纪大论》）

六气分一年为六个阶段，已与“主运”难得一致。但为推运更复杂些又有了“客气”之说。见第八、九、十栏。

客气即是在天的六气，其排列规律为先三阴后三阳。其道理，在《素问·五运行大论》中有一段说明。关键是：“地为人之下，太虚之中”。《内经》以天枢为准分天地[23]。我们可以用现代天地概念理解。太虚即天，地即地球——地球上下左右前后的六气，就是客气。运气说又把这种三阴三阳依次排列的六气推演于六十年，每六年循环一次。于是在“上”位的气逐年递变，称为“司天之气”（第九栏），在“下”位的叫作“在泉之气”（第十栏），剩下的四气称作左右四间气。这样一安排，推运就更复杂一些了。司天、在泉之说，见《素问·五运行大论》“厥阴在上则少阳在下，左阳明右太阴；少阴在上则阳明在下，左太阳右少阳，……所谓面南而命其位[24]，言其见也”。这是讲六年一循环的规律，六十年共循环十次。

每年的客气又都不是从“司天”或“在泉”起。其说可见《类经图翼·司天在泉左右间气图[8]》。为便于和主气配合，表中把“客初气”提前紧挨“主气”，为第八栏。司天、在泉的重要性在于分主前半年和后半年。如《素问·六元正纪大论》所说：“岁半之前，天气主之，岁半之后，地气主之。”这也许是每年客气的初气不能从“司天”“在泉”起算的缘故。

【补注】

[1] 运气学说：是中国古代医家以干支、阴阳、五运、六气等为工具，推演出来的在60年中疾病发生、预防和治疗规律的学说。就寻找规律这一点来说，出发点是很好的。此说的理论体系也相当可观。但是，由于其中预设的假定太多，这些假定多数不仅违背常识而且不能证实，形成的理论又是典型的机械论、循环论和先验论体系，所以，不但现代科学思想不能接受它，古人也大多不接受。此说只在宋代受到官方保护，一度盛行。（赵洪钧《中西医结合二十讲·第十五讲：运气学说和时间生物学》）

《中医大辞典》云：“古代探讨气象变化规律的一门知识。是在当时天文、历法等学科的基础上发展起来的。约起于汉代，而盛于唐宋，为古代农家、医家、兵家、阴阳家、天文历法家等所广泛应用。在医家其内容主要反映在王冰注释的《素问·天元纪大论》以下七篇大论中。此说以六十年为一个周期，以十天干与十二地支相配推算年的五运、六气、主气、客气、司天、在泉、太过、不及等以观察运与气之间的相互生治与承制的关系，推测每年气象的特点及气候变化对疾病发生的一般规律。”

《中国大百科全书·中医》云：“中国古代研究气候变化规律，以及气候变化对自然界的动植物生长发育、水旱蝗螟，人体的生理病理、疾病种类，甚至人类社会的吉凶悔吝、禨祥灾异等方面影响的学说。运气指木、火、土、金、水等五行和厥阴风木、少阴君火、少阳相火、太阴湿土、阳明燥金、太阳寒水等六气，故又称五运六气。运气学说认为，根据天文历法可推算出一个具体年度和季度的气候、物候、人体生理反应及疾病流行的情况，并据以决定防治方针。针对这一学说历来存在着两种不同的看法。赞同者以其能预测发病规律，并据此进行疾病分类，确定相应的治疗原则等而备加推崇；反对者则认为以干支推算气候变化和疾病的发生有定命论倾向，缺乏实践的验证，且忽略了地区差异。”

任应秋著、任廷革整理《任应秋运气学说六讲》说：“什么叫运气学说？仅解释为五运六气，这是不能令人满意的，因为它并没有解说清楚运气的实质。假使再问什么叫五运六气？又仅以风木、君火、相火、湿土、燥金、寒水来回答，还是不足以说明问题。应该说：运气学说，是中医学在古代探讨气象运动规律的一门科学。”

金栋按：五运即五行，六气即地气——木、火、土、金、水、火。

又，前贤已有对运气学说的批评，兹摘录一二，愿与读者共享。

何梦瑶曾说：“运气之说，拘牵不通，固为有识者所不信。”（《医碥·运气说》）

章太炎曾说：“医家所持，素有六气五行之说，皆见《素问·阴阳大论》。……夫知五气（通言则为五气，别言则为六气）为实，五行为辞，《洪范》之言虽缪，医书固自可通也。必以五脏属之五行，事事相比，此与白眚、青祥诸说，妄訑休咎者何异！……按六气之论、天元纪大论等七篇为详。此本不在《素问》，林亿以为《阴阳大论》之文，其间亦间涉五行，唯六气标本中见诸义，于医事最为切要。《伤寒论》序曰：撰用《阴阳大论》，盖即取其六气之义。若其司天、在泉等说，亦傅会尔。”（《章太炎全集·医论集·平六气篇》）

［2］有“八卦”说的迹象：如《素问·五运行大论》云：“臣览《太始天元册》文：‘丹天之气，经于牛女戊分；黅天之气，经于心尾己分；苍天之气，经于危室柳鬼；素天之气，经于亢氐昴毕；玄天之气，经于张翼娄胃。’所谓戊己分者，奎壁角轸，则天地之门户也。”

张介宾把上述经文整理为下图。

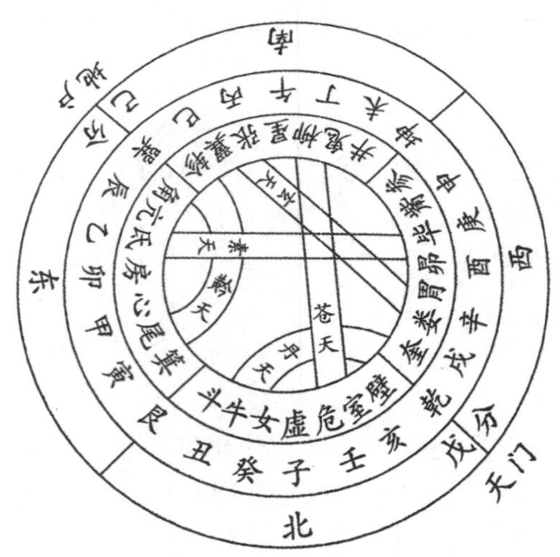

五气经天化五运图（五天五运图）

金栋按：《类经图翼二卷·运气下》谓之“五天五运图”，无“地户、天门”四字；《任应秋运气学说六讲》谓之“五气经天化五运图”，即上图。

王冰注：“戊土属乾，己土属巽。《遁甲经》曰：‘六戊为天门，六己为地户晨暮占雨，以西北、东南。’义取此。雨为土用，湿气生之，故此占焉。”

那么，土之外的四行如何分布呢？

任应秋说："丹天之气，即五行化见于天体的火气，火色赤，故曰丹天；黅（音今jin）天之气，即五行化见于天体的土气，土色黄，黅即黄色，故曰黅天；苍天之气，即五行化见于天体的木气，木色青，故曰苍天；素天之气，即五行化见于天体的金气，金色白，故曰素天，素，白色也；玄天之气，即五行化见于天体的水气，水色黑，故曰玄天，玄，幽深而黑之色。……所谓'丹天之气，经牛女戊分'者，即五行火气在天体上经过牛、女、奎、壁四宿时，在十干则适当戊癸的方位，因而逢戊逢癸年，便是属火的气象运行主事，是为戊癸化火。所谓'黅天之气，经于心尾己分'者，即五行土气在天体上经过心、尾、角、轸四宿时，在十干则适当甲己的方位，因而逢甲逢己年，便是属土的气象运行主事，是为甲己化土。所谓'苍天之气，经于危室柳鬼'者，即五行木气在天体上经过危、室、柳、鬼四宿时，在十干则适当于丁壬的方位，因而逢丁逢壬年，便是属木的气象运行主事，是为丁壬化木。所谓'素天之气，经于亢氐昴毕'者，即五行金气在天体上经过亢氐昴毕四宿时，在十干则适当乙庚的方位，因而逢乙逢庚年，便是属金的气象运行主事，是为乙庚化金。所谓'玄天之气，经于张翼娄胃'者，即五行水气在天体上经过张、翼、娄、胃四宿时，在十干则适当丙辛的方位，因而逢丙逢辛年，便是属水的气象运行主事，是为丙辛化水。"（《任应秋运气学说六讲》）

洪钧按：为说明《太始天元册》与《说卦传》的内容有关，下面附上将在下一节讨论的"文王八卦方位图"。

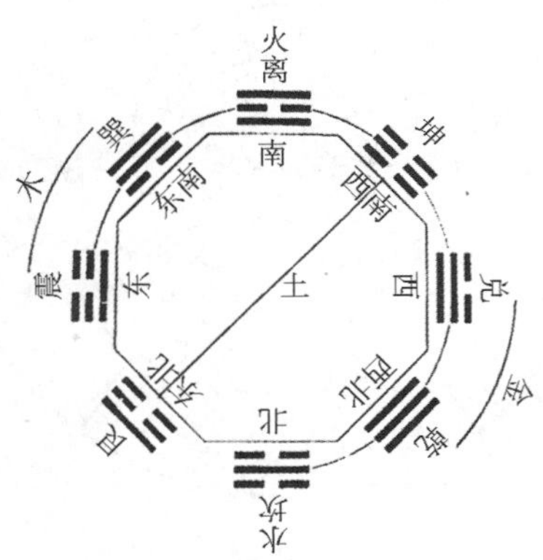

文王八卦方位图

以上二图有些差别，但基本模式一致。五运五天图只有四卦，即乾坤巽艮，却和文王八卦方位图的方位完全一致。那么这两个图何者在前呢？暂不好定。可以看出汉初或稍早些，阴阳家、《易》家很想把阴阳和五行糅合到一起。大体上可以肯定《说卦传》出现在西汉宣元间。换言之，西汉中末期完成了八卦与五行糅合。尽管如此，今本《周易》还是很少用五行说。今本《内经》也很少用八卦说。

［3］岁气：即岁支气，亦名十二支化气。此表是十二地支与五行相配。

五行配十二支

木	火	土	金	水
寅卯	午巳	辰戌丑未	申酉	子亥

六气配十二支

厥阴风木	少阴君火	少阳相火	太阴湿土	阳明燥金	太阳寒水
巳亥	子午	寅申	丑未	卯酉	辰戌

［4］中运：亦名大运。主管每年全年气候变化的岁运。有太过与不及之分。太过即主岁的岁运旺盛而有余；不及即主岁的岁运衰少而不足。甲、丙、戊、庚、壬五阳干，均主岁运的有余，是为太过；乙、丁、己、辛、癸五阴干，均主岁运的衰少，是为不及。(《中国大百科全书·中医》)

金栋按：这一栏是天干配五运，即十干所化的运。五阳干太过，用+符号表示；五阴干不及，用–符号表示。

［5］主运：指每年气候的一般常规变化。全年分作五步运行，即五个运季。

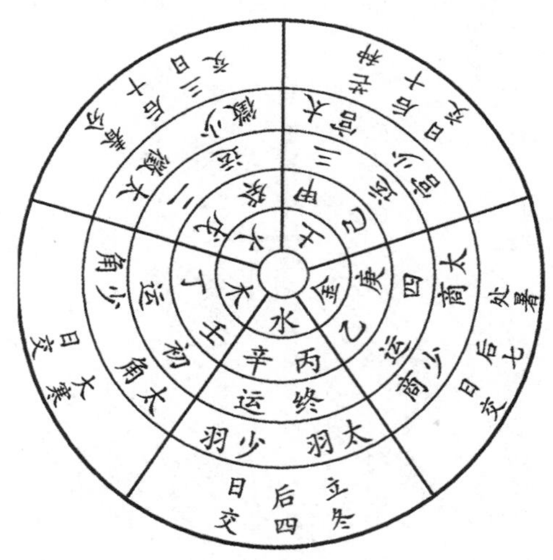

五运主运图

张介宾说："每岁于客运之外，仍有每岁之主运，皆起于角而以次下生者也。如木主春令而为角，木生火，故火次之，主夏令而为徵；火生土，故土又次之，主长夏令而为宫；土生金，故金又次之，主秋令而为商；金生水，故水又次之，主冬令而为羽。……亦与六步之主气同，而皆始于大寒日。"有兴趣者，请参看《类经图翼·五运主运图说》。

［6］客运：指每个运季中的特殊变化。每年的客运也分为木运、火运、土运、金运、水运五种。

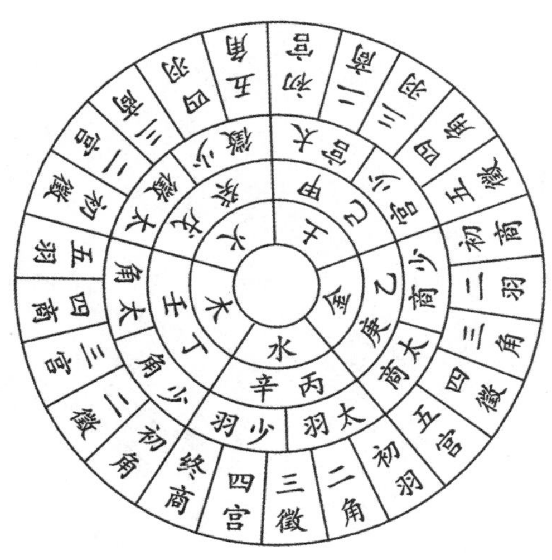

五运客运图

张介宾说："客运者，亦一年五步，每步各得七十三日零五刻。假如甲己之年为土运，甲属阳土为太宫，己属阴土为少宫，故甲年则太宫为初运；太生少，故少商为二运；少又生太，故太羽为三运；太又生少，故少角为四运；少又生太，故太徵为终运。己年则少宫阴土为初运，少宫生太商为二运，太商生少羽为三运，少羽生太角为四运，太角生少徵为终运。太少互生，凡十年一主令而竟十干也。但主运则必春始于角而冬终于羽，客运则以本年中运为初运，而以次相生，此主运客运之所以有异也。"（《类经图翼·运气下》）

［7］主气：即地气。

主气和主运的意义基本相同，也是指每年各个季节气候的一般常规变化。其推算方法是把一年二十四节气分属于六气六步之中。从每年大寒日开始，按木火土金水五行相生之序推移，每一步为60天又87刻半。其次序为初之气厥阴风木，二之气少阴君火，三之气少阳相火，四之气太阴湿土，五之气阳明燥金，六之气太阳寒水。当某一气主令时，各个方面便会出现与之相关的五行特点。(《中国大百科全书·中医》

［8］客初气：客气的初之气，为第一步。客气是各年气候上的异常变化。

客气同主气一样也分为风木、君火、相火、湿土、燥金、寒水六种，其五行特点与主气一样。所不同的是，主气主管每年的各个节序，而客气除了主管每年的各个节序外，还可概括全年。客气也分六步，每步也是60天又87刻半。其中主管每年上半年和全年的客气叫作司天之气，为第三步，即三之气；主管每年下半年的客气叫在泉之气，为第六步，即六之气。在司天之气和在泉之气之间的四步气为四间气。这六步气的次序是从阴阳先后次序和由小到大来排定的，即先三阴，后三阳，简称"厥、少、太，少、阳、太"。每年的司天之气，是由年支决定的。客气作用的变动由具体年份而定，重要的不是第一气，而是第三气（司天之气）和第六气（在泉之气）。其中又以司天之气最为重要，它代表了本年的特征性气候。(《中国大百科全书·中医》)

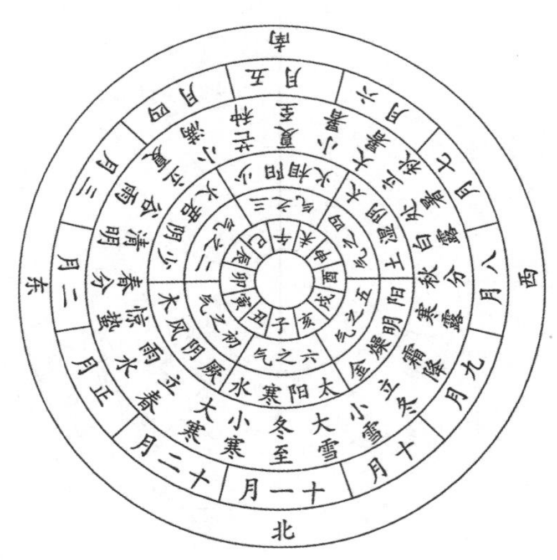

六气主时节气图

金栋按：客气，是天气，天之六气，即上下左右四间气。位在上的称司天之气，位在下的称在泉之气，位在左右的称左右四间气。

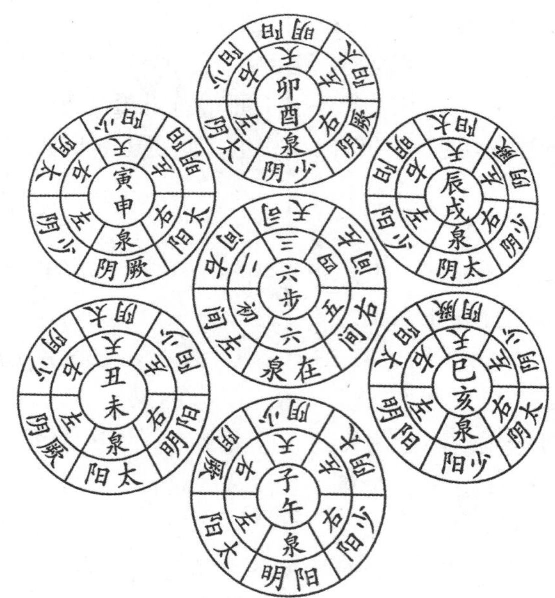

司天在泉左右间气图

［9］司天客气：主管每年上半年和全年的客气。

［10］在泉客气：主管每年下半年的客气。

［11］岁会、天符：见下文原文。

［12］它们原是用以纪年的：即用干支纪年。任应秋说：“东汉以前是没有用甲子来纪年的。”（《任应秋运气学说六讲》）

金栋按：本节下文有先生"中国何时开始用干支纪年"的说法。但说干支原用于纪年也不太准确。干支最早是用来纪日的，即早在甲骨文时代，国人就以干支纪日。

［13］甲己之岁……火运统之：王冰注："太始天地初分之时，阴阳析位之际，天分五气，地列五行。五行定位，布政于四方，五气分流，散支于十干。当黄气横于甲己，白气横于乙庚，黑气横于丙辛，青气横于丁壬，赤气横于戊癸。故甲己应土运，乙庚应金运，丙辛应水运，丁壬应木运，戊癸应火运。太古圣人望气以书天册，贤者谨奏以纪天元。"

天　干	甲己	乙庚	丙辛	丁壬	戊癸
五　运	土	金	水	木	火

《类经二十三卷·运气类三》："此即五行之应天干也，是为五运。"

［14］"运居其中而常先也"句：《类经二十六卷·运气类二十二》云："天气即司天，地气即在泉，运即岁运。岁运居上下之中，气交之分，故天气欲降，则运必先之而降。地气欲升，则运必先之而升也。"

［15］十干中依次单数为阳干，双数为阴干：单数即奇数，如十干中第一、三、五、七、九是甲、丙、戊、庚、壬，为阳干；双数即偶数，如十干中第二、四、六、八、十是乙、丁、己、辛、癸，为阴干。

［16］把天按二十八宿分为五色：经文及图，见上文补注［2］。

五天五运图解：即上文补注［2］之图解。

张介宾说："此太古占天之始，察五气，纪五天，而所以立五运也。五天五气者，谓望气之时，见丹天之火气，经于牛女、毕奎四宿之上下，临戊、癸之方，此戊、癸之所以为火运也。……是知五运之化，莫不有所由从，盖已肇于开辟之初矣。详《太始天元册》文，及《天元纪大论》中。"（《类经图翼·运气下》）

［17］该栏的五运改用五音代表：即五音建运。五音，即角、徵、宫、商、羽。角为木音，徵为火音，宫为土音，商为金音，羽为水音。

由于五音亦随着春、夏、长夏、秋、冬五个季节不同的气运而发生，所以它们亦各属于五行。角者，触也，谓由阳气所触动而发生也。木正是由于春阳之气发动而生者，所以角为木之音。徵者，止也，阳盛而极，物盛则止也。火为盛阳之象，司炎暑之令，所以徵为火之音。宫者，中也，为中和之义。惟土居中央，化生万物，所以宫为土之音。商者，强也，为坚强之义。五行的金，性最坚强，所以商为金之音。羽者，舒也。阴尽阳生，万物将由之而舒发，惟水气具有这种生机，冬尽春回，水能生木，所以羽为水之音。五音……分别建立于五运十干之中。宫为土音，建于土运，在十干为甲己；商为金音，建于金运，在十干为乙庚；羽为水音，建于水运，在十干为丙辛；角为木音，建于木运，在十干为丁壬；徵为火音，建于火运，在十干为戊癸。（《任应秋运气学说六讲》）

［18］岁气分阴阳而主运有太少：张介宾说："十干以甲、丙、戊、庚、壬为阳，

乙、丁、己、辛、癸为阴，在阳则属太，在阴则属少，太者为有余，少者为不及，太少相生，如环无端，共成气化。”（《类经图翼·运气下》）

［19］太少相生图：

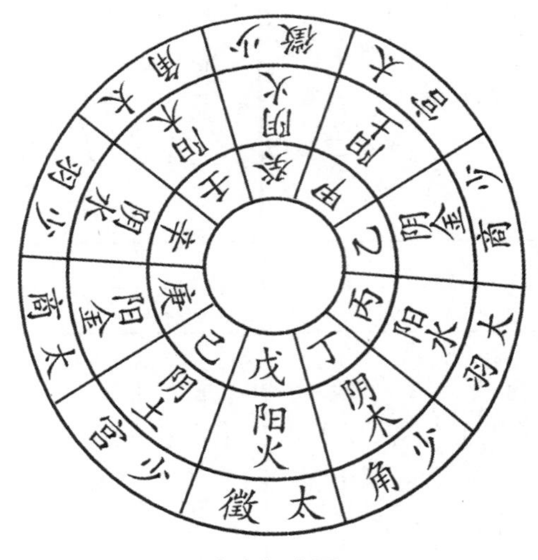

太少相生图

太少相生，亦即阴阳相生。试以甲己土年为例：甲为阳土，土生金，便是阳土生阴金。于五音便是太宫生少商；金生水，便是阴金生阳水，也就是少商生太羽。余者仿次类推，即如上图。

［20］张介宾引《运气全书》文较合理：张介宾说：“《运气全书》云：‘阴阳相遘，分六位而日月推移；寒暑弛张，运四时而气令更变。’”

［21］火一分为二才便于与阴阳和地支相配：火分为君火与相火。

六气（风热湿火燥寒）与五行相较，五行有火而无热，六气有火也有热。故六气就是比五行多了一个热，也就是多了一个火。为此有君火、相火之说。六气之热，相当于君火。六气之火，相当于相火。总之，增加一个热或君火，就是为了便于与阴阳和地支相配。此外无理可说。又见第一节补注。

［22］君火以明，相火以位：明在上，位在下。《类经二十三卷·运气类三》云：“此明天之六气惟火有二之义也。君者上也，相者下也。阳在上者，即君火也。阳在下者，即相火也。上者应离，阳在外也，故君火以明。下者应坎，阳在内也，故相火以位。火一也，而上下幽显，其象不同，此其所以有辨也。”

《中医大辞典》云：“君火与相火相互配合，以温养脏腑，推动人体的功能活动。一般认为，肝、胆、肾、三焦均内寄相火，而其根源则在命门。”

黄元御《四圣心源·卷一·天人解·脏腑生成》：“五行各一，而火分君相，脏有心主相火之阴，腑有三焦相火之阳也。”

金栋按：据《类经》及《四圣心源》等所释，所谓君火，心也。而相火又分阴阳。相火之阴——厥阴风木：手厥阴心主（心包），相火之阳——少阳相火：三焦（与胆）也。为何火分君相？见上补注［21］。

洪钧按：所谓君火、相火之说，完全是强词夺理。火有君相，水为什么不可以有君相？还有其他三行，为什么不可以也一分为二？总之，人人可以随意解释，结果莫衷一是。

［23］以天枢为准分天地：天枢，天地交会的枢纽。《素问·六微旨大论》云："天枢之上，天气主之；天枢之下，地气主之。"王冰注："天枢，当脐之两旁也。所谓身半矣。伸臂指天，则天枢正当身之半也。"后世多从王注作穴位解，是。

［24］厥阴在上则少阳在下，左阳明右太阴……所谓面南而命其位：面南面而立，分出上下左右的位置。上是天位言司天，下是地位说在泉，左是东、右是西。

《类经二十三卷·运气类四》云："下者即言在泉。故位北面南而命其左右之见，是为在泉之左右间也。左，东也。右，西也。司天在泉，上下异而左右殊也。"

《素问直解》云："此言在下之左右也。如厥阴司天在上，则少阳在下，少阳之左，阳明也；少阳之右，太阴也。……地体面北，人定其位，所谓面南而命其左右之位，面南而言其在下之见也。左右者，阴阳之道路，此之谓也。"

金栋按：为何要面南？南为阳，在五行属火，八卦属离，光明盛大也。故面南为正、为顺、为君，光明正大，圣人、天子之位也。《素问·阴阳离合论》云："圣人南面而立。"王冰注："向明治物，故圣人面南而立。《易》曰：'相见乎离。'盖谓此也。"《易·说卦传》云："圣人南面而听天下，向明而治。"《礼记·郊特牲》云："君之南乡（向），答阳之义也。"

洪钧按：南面或面南的重要性，是北半球，特别是北温带及以北人类生活常识。特别是人的居处，最好面南。否则，非常不舒服。当然，这主要是阳光来自南方决定的。我国大部分地区的建筑，其主体必然面南。这样无论春夏秋冬，主体内都更适合居住。其余面北、面西、面东的建筑都是附属。尽管其中也可以居住，却不是主人首选。一家之主如此，一国之主更是如此。故南面或面南者为上、为尊、为君，北面或面北者为下、为卑、为臣。所谓"圣人南面而立""圣人南面而听天下"意义在此。古人必然要用阴阳五行说，解释这一经验常识。阴阳学说自然宜于解释它。奇怪的是，五行学说也有用处。比如，按阴阳推理，朝北的屋子（南屋）阴气最重，最不宜居住。实际上却是朝西的（东屋）最不适于居住。这一事实，可以用西方属金，不利于生命得到比较满意的解释。朝东的（即西屋）仅次于主建筑（即正房或北屋）。这一事实似乎可以解为东方属木、主生，比较适于居住。当然，有东屋、南屋住也比无家可归好。故旧时北方的四合院，四面房子都可能住人。

【原文】

好了，至此关于运气学说的基本概念和术语都简单做了交代，接着我们便可以推运了。推运的目的是想知道某年、某时的运气是太过、不及还是平。为便于区别程度，《内经》又把某些年份推运的结果另定了几个名词[1]如下：

（1）天符：中运之气与司天之气相符[2]。

（2）岁会：中运与岁支气相同[3]。

（3）同天符：阳年中运与在泉之气合[4]。

（4）同岁会：阴年中运与在泉之气合[5]。

（5）太乙天符：既为天符，又为岁会[6]。

表上最后一栏已标上这些名词，读者试对照一下是否与规定相同。上述五种推运结果都是好兆头，其中又以“太乙天符”最好。即所谓“三合为治”。这种年头儿人不会病。谁要是病了便是违背天意，叫你暴死[7]。看来这些年头更可怕。说见《素问·六微旨大论》。

《素问·六元正纪大论》基本上是讲具体推运的。其文字叙述很麻烦，若只想就某年、某时推推运，按上表查查是最简单了。但表内不能容下每年各步气的内容，故推时运尚须查《素问·六元正纪大论》。下面仅把《素问·六元正纪大论》推运记载的一例取出，译成现代语言。

原文：“帝曰：太阳之政奈何[8]？”

译文：“黄帝问道：太阳司天主哪些年份？运气情况怎样？”

原文：“岐伯曰：辰戌之纪也[9]。”

译文：“每逢辰年、戌年都是太阳司天。运气情况如下。”

原文：“太阳、太角、太阴、壬辰、壬戌[10]，其运风[11]，其化鸣紊启拆[12]，其变振拉摧拔[13]，其病眩掉目瞑[14]。

“太角初正、少徵、太宫、少商、太羽终[15]”。

译文：“壬辰、壬戌年，客气太阳司天，客运起自太角，客气太阴在泉。运气属风木太过。气候变化的特点是：大寒前后，寒风怒吼，大地冻裂，年内多见狂风刮断、拔起树木。人们多病头眩晕，目不明。

“主运始自太角，经少徵、太宫、少商，终于太羽。”

以上是这两年最重要的运气特点。若欲知各步气的情况，尚需参看下文总结太阳司天之政的运气总规律及六步气中的规律。太阳司天，寒水用事，气化运行先天。总的特点是寒冷、多雨，民病多寒湿（上述两年再加风病），治疗上“宜苦以燥之温之[16]”，养生方面要“食岁谷以全其真，避虚邪以安其政[17]”。《素问·至真要大论》中对此又有扼要的总结和说明。该篇是对运气化的病因、病机、治则的全面总结。

至此又对具体推运做了扼要交代。还有不少名词、术语未解释，但不妨碍了解运气说和试用运气说。古人的解释仍以《类经》和《类经图翼》较高明。若不专门研究此说，不看亦可。单纯想推一下运，完全可以抛开古人的图说，按上表对号入座，然后再参考一下《素问·六元正纪大论》就行了。七篇大论中涉及的医理，无非是五脏补泻、寒热虚实的推演。

作者写此文的准确时间是：夏历1984年岁在甲子，冬十二月二十七日申时。按运气学说已在乙丑年，大寒后二十八日，属该岁初之气。循上表推运，得如下结果：

乙丑岁金（中运）不及，主运始自太角，客运始自少商；岁支之正位为土。客气太阴（土）司天，太阳（水）在泉。客气之初气为厥阴木。查《素问·六元正纪大论》太阴之政，乙丑、乙未年[18]。

“其运凉、热、寒”。

初之气：除下雨迟些外，天气很好。但说“民病血溢，筋络拘强，关节不利，身重筋痿[19]”。

不知可否以此为题目进行一下全国性调查研究，以证明运气说不妄。不过我自身及周围的情况均不能证实这一点。至于其中不可能提到心脑血管意外病高发，肿瘤病恶化，交通事故增加便不可以求全于前人了。

上面推运从简。《素问·六元正纪大论》关于乙丑、乙未岁还有一段概括：“热化寒化胜复同[20]，所谓邪气化日也[21]。灾七宫[22]。湿化五，清化四，寒化六，所谓正化日也[23]。其化上苦热，中酸和，下甘热，所谓药食宜也[24]。”说明这段文字太繁琐，反而会入魔，使读者生厌。现仅说一下初之气以何天气好。主要是客气之初气与主气相同。这叫“客主加临[25]”“气相得（即客主相生、相同或客克主）则和，不相得则病[25]。”（《素问·五运行大论》）要把运气推到底，可以把60年每日的干支都排出来，把全部运气法则都用上，结果仍是一套机械循环。确有研究兴趣的人也不妨试一下。好在当代的有关教科书中均已承认，这种循环的机械性，我们不必如宋代人那样编“运历[26]”了。

【补注】

[1] 另定了几个名词：这几（五）个名词是：天符、岁会、同天符、同岁会、太乙天符，称为运气同化。

主运、客运，主气、客气，在六十年变化中，除互为生克、互有消长外，还有二十多年的同化关系发生。无论运或气，只要它们遇着同一性质的变化，必然有同一气象的反应，便叫作同化。如木同风化，火同暑热化，土同湿化，金同燥化，水同寒化之类。不过在运气里又有或太过，或不及，或同天化，或同地化的各殊。（《任应秋运气学说六讲·第五讲：运气同化》）

[2] 天符：中运之气与司天之气相符：《素问·六元正纪大论》云：“五运行同天化者，命曰天符。”

《素问·天元纪大论》云：“应天为天符。”王冰注：“应天，谓木运之岁上见厥阴，火运之岁上见少阳、少阴，土运之岁上见太阴，金运之岁上见阳明，水运之岁上见太阳。此五者天气下降，如合符运，故曰应天为天符也。”

《类经二十三卷·运气类三》云：“符，合也。应天为天符……中运与司天同气，故曰天符。”见下图。

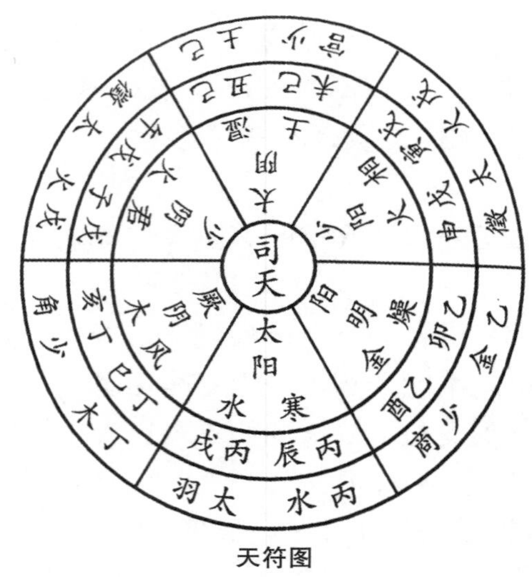

天符图

金栋按：王冰注见《素问·六微旨大论》“土运之岁，上见太阴；火运之岁，上见少阳、少阴；金运之岁，上见阳明；木运之岁，上见厥阴；水运之岁，上见太阳。奈何？岐伯曰：天之与会也。故《天元册》曰天符”。

［3］岁会：中运与岁支气相同：《素问·六微旨大论》云：“木运临卯，火运临午，土运临四季，金运临酉，水运临子。所谓岁会，气之平也。”王冰注：“非太过，非不及，是谓平运主岁也。”《新校正》云：“内戊午、己丑、己未、乙酉，又为太一天符。”（金栋按：见下太一天符注［6］）

《类经二十四卷·运气类七》云：“此下言岁会也。以木运而临卯位，丁卯岁也。以火运临午位，戊午岁也。土运临四季，甲辰、甲戌、己丑、己未岁也。金运临酉，乙酉岁也。水运临子，丙子岁也。此岁运与年支同气，故曰岁会，其气平也。共八年。”

任应秋说：“如丁卯年，丁为木运，卯在东方属木，是为‘木运临卯’。戊午年，戊为火运，午在南方属火，是为‘火运临午’。甲辰、甲戌、己丑、己未四年，甲、己均为土运，而辰、戌、丑、未分布在四个季月，辰为季春、戌为季秋、丑为季冬、未为季夏，同属于土寄王之支，是为‘土运临四季’。……凡此八年，都是本运临于本气，本气上承本运。”（《任应秋运气学说六讲》）见下图。

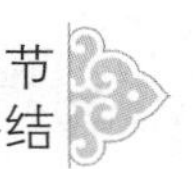

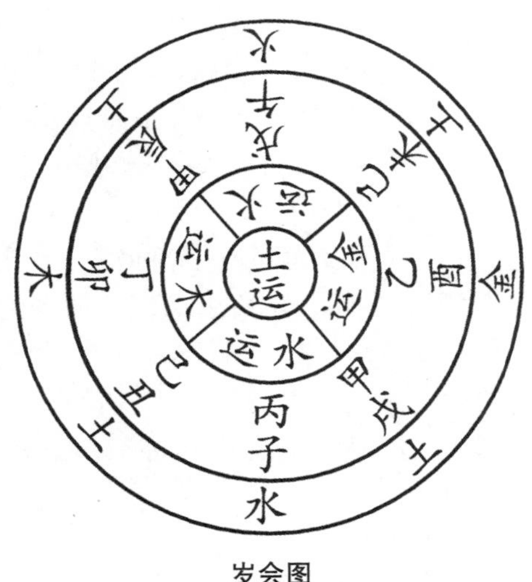

岁会图

［4］同天符：阳年中运与在泉之气合：凡逢阳年，太过的中运之气，与在泉之气相合，这叫作“同天符”。因为司天之气与中运之气相符，叫作“天符”。无论司天、在泉，同样是运行于天空的气象，无非在上者为司天，在下者为在泉而已。则太过的中运之气与在泉之气相合，实有与“天符”相同之处，而又不尽然，便叫“同天符”，以别于“天符”之年。(《任应秋运气学说六讲》)

《素问·六元正纪大论》云：“太过而同地化者三……甲辰、甲戌太宫，下加太阴；壬寅、壬申太角，下加厥阴；庚子、庚午太商，下加阳明。如是者三……加者何谓？岐伯曰：太过而加同天符。”

《类经二十四卷·运气类七》云：“下加者，以上加下也，谓以中运而加于在泉也。太宫加太阴，皆土也。太角加厥阴，皆木也。太商加阳明，皆金也。此上文所谓太过而同地化者三。三者，太阴、厥阴、阳明也。共六年，是为同天符。”见下图。

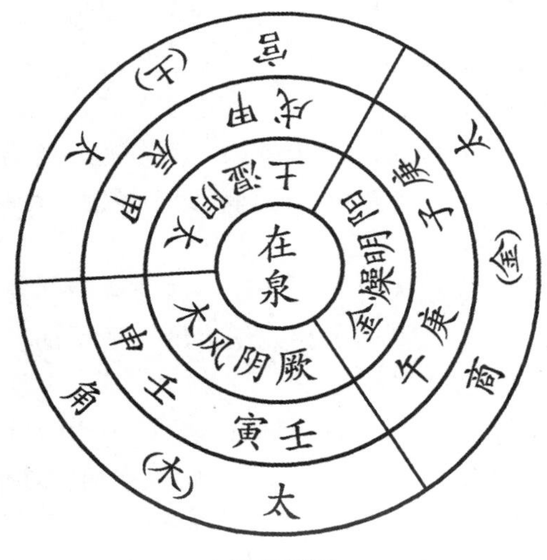

同天符图

［5］同岁会：阴年中运与在泉之气合：凡逢阴年，不及的中运之气与在泉之气相合，这叫作“同岁会”。本来中运与岁支气相同，才叫作“岁会”，但司天、在泉之气，仍取决于岁支。今中运之气与在泉之气合，并不是完全取决于岁支，而是找岁支所主的在泉之气，这便与“岁会”有似同而实异的地方了，所以叫作“同岁会”。（《任应秋运气学说六讲》）

《素问·六元正纪大论》云：“不及而同地化者亦三……癸巳、癸亥少徵，下加少阳；辛丑、辛未少羽，下加太阳；癸卯、癸酉少徵，下加少阴。如是者三……不及而加，同岁会也。”

《类经二十四卷·运气类七》云：“少徵加少阳，皆火也。少羽加太阳，皆水也。少徵加少阴，皆火也。此上文所谓不及而同地化者亦三。三者，少阳、太阳、少阴也。共六年，是为同岁会。”见下图。

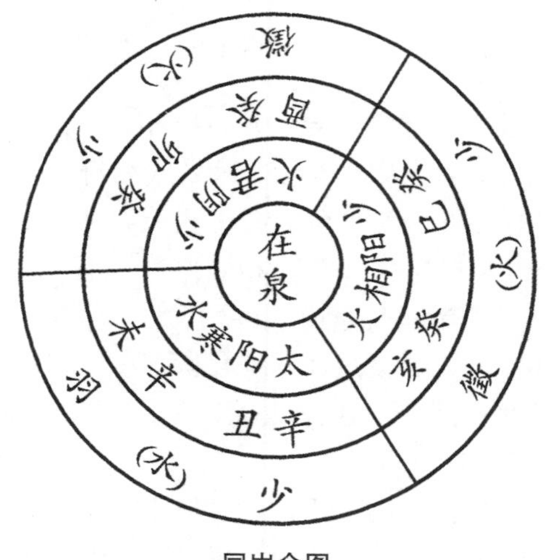

同岁会图

［6］太乙天符：既为天符，又为岁会：《素问·六微旨大论》云：“帝曰：天符岁会何如？岐伯曰：太一天符之会也。”王冰注：“是谓三合，一者天会，二者岁会，三者运会也。《天元纪大论》曰：‘三合为治。’此之谓也。”

《类经二十四卷·运气类七》云：“此帝问太一天符也。既为天符，又为岁会，是为太一天符之会，如上之己丑、己未、戊午、乙酉，四岁是也。太一者，至尊无二之称。”

任应秋说：“如戊午、乙酉、己丑、己未四年，天符十二年中既有之，岁会八年中又有之，因而这四年变为‘太乙天符’之年了。既是天符，又是岁会，也就是天气、中运、岁支三者之气都会合了。《素问·天元纪大论》所谓的‘三合为治’，就是这个道理。”（《任应秋运气学说六讲》）

［7］谁要是病了便是违背天意，叫你暴死：《素问·六微旨大论》云：“天符为执法，岁位为行令，太一天符为贵人。帝曰：邪之中也奈何？岐伯曰：中执法者，其病速而危；中行令者，其病徐而持；中贵人者，其病暴而死。”王冰注：“执法犹相辅，行令犹方伯，贵人犹君主。执法官人之绳准，自为邪僻，故病速而危。方伯无执法之

权，故无速害，但病执持而已。（贵人）义无凌犯，故病则暴而死。”

《类经二十四卷·运气类七》云：“执法者位于上，犹执政也。行令者位于下，犹诸司也。贵人者，通乎上下，犹君主也。……中执法者，犯司天之气也。天者生之本，故其病速而危。中行令者，犯地支之气也。害稍次之，故其病徐而持。持者，邪正相持而吉凶相半也。中贵人者，天地之气皆犯矣，故暴而死。按此三者，地以天为主，故中天符者甚于岁会；而太一天符者，乃三气合一，其盛可知，故不犯则已，犯则无能解也。人而受之，不能免矣。”

金栋按：《六微旨大论》这句话的具体意思是说，大运与当年司天之气五行属性相同的天符年为执法，大运与当年岁支之气五行属性相同的岁会年为行令，大运与当年司天之气、岁支之气五行属性都相同的太一天符年为贵人。天符之年，邪气相犯，主要犯岁运之气与司天之气，天为生之本，因此人体为病就发生迅速而病情危险。岁会年，邪气相犯，主要影响岁运之气与岁支之气，人体为病就病情较为缓和。太一天符之年，邪气相犯，对当年岁运之气、司天之气、岁支之气都有影响，因此为病的严重程度可想而知。人体为病，一般暴烈难解，不免有死亡的危险。（刘温舒原著，张立平校注《素问运气论奥》）

［8］太阳之政奈何：政，政令，此处泛指气运及其气化、变异、发病等情况。

《素问直解》云：“先天之气，始于厥阴，终于太阳。后天之气，始于太阳，终于厥阴。以六气而正岁数，乃后天之气，故首问太阳之政。”

［9］辰戌之纪也：以地支中辰和戌来标志的年份，如壬辰、壬戌年等。纪，标志，此指干支纪年。

《素问直解》云：“辰戌属太阳，故太阳之政，辰戌之岁也。”

［10］太阳、太角、太阴、壬辰、壬戌：此按司天、岁运、在泉、年干支的次序排列。即壬辰、壬戌年，太阳寒水司天，木运太过主岁，太阴湿土在泉。

《类经二十六卷·运气类十七》云：“上太阳水，辰戌年，太阳寒水司天。司之为言主也，主行天令，其位在上。”“中太角木运，壬年岁运也。壬为阳木，故属太角。运之为言动也，主气交之化。其位在中。”“下太阴土，木年湿土在泉也。在泉者主地之化，气行地中。其位在下。”

《素问直解》云：“辰戌之岁，太阳司天在上，辰戌为阳，主太，故太角木运在中；而太阴在泉在下，乃壬辰、壬戌之岁也。”

［11］其运风：角木之运，风为木化。

［12］鸣紊启拆：谓风木发出声音，地气开始萌动。（《黄帝内经素问校注语译》）

《类经二十六卷·运气类十七》云：“鸣，风木声也。紊，繁盛也。启拆，萌芽发而地脉开也。此单言壬年风运之正化。《五常政大论》曰：‘其德鸣靡启拆。’”

《素问直解》云：“其化鸣紊启拆，风动之化也。”

金栋按：先生说“寒风怒吼，大地冻裂”。这是因为，运气之初气始自大寒，故虽然属木，开头半个月却不是春天，而是一年中最寒冷的时期。这时的风必然是寒风。由此可见，运气学说与五行学说中木配东、配春、配风矛盾。我国的黄河流域，春天确实温而多风，故五行学说的配法符合实际和常识。运气的初气违背了生活常识。

［13］振拉摧拔：谓草木被风摇倒折断。(《黄帝内经素问校注语译》)

《类经二十六卷·运气类十七》云："振，撼动也。拉，支离也。摧，败折也。拔，发根也。壬为阳木，风运太过，则金令承之，故有此变。"

《素问直解》云："其变振拉摧拔，风淫之变也。"

金栋按：先生说"狂风刮断、拔起树木"。这是因为运气学说的木还是配风。风过盛，就是狂风大作。必然会看到树木被刮断（摧）、拔起（拔）。别的东西也会被振拉，但除房屋外，古时没有别的东西是高高耸立的。故树木受风的"振拉摧拔"最明显。正如今人看风向，多看树枝随风摆动。

［14］眩掉目瞑：谓眩晕振掉，视物不清。

《类经二十六卷·运气类十七》云："目运曰眩，头摇曰掉，目不开曰瞑。木运太过，故有此风木之病。"

《素问直解》云："其病眩掉目瞑，风邪之病也。"

［15］太角初正、少徵、太宫、少商、太羽终：角、徵、宫、商、羽五音代表木、火、土、金、水五运。"太"代表太过，"少"代表不及。以角为首，太少交替相随。此按五步客运的次序排列。因壬辰、壬戌岁运属木，而壬为阳干，主木运太过，称作太角。岁运并主初运，再依太少相生次序为少徵、太宫、少商、太羽。每年主运皆始于角，终于羽。小字为主运的标志，所以于角上注"初"字，羽上注"终"字。因客主运属性及太少皆同，所以"初"下又有"正"字。

《类经二十六卷·运气类十七》云："此本年主客五运之序，皆以次相生者也。每年四季主运，在春属木，必始于角而终于羽，故于角下注'初'字，羽下注'终'字，此所以纪主运也。客运则随年干之化，如壬年阳木起太角，丁年阴木起少角，戊年阳火起太徵，癸年阴火起少徵，各年不同，循序主令，所以纪客运也。然惟丁壬木运之年，主客皆起于角，故于角音之下，复注'正'字，谓气得四时之正也。"

［16］宜苦以燥之温之：(太阳寒水司天之年，则火气郁而不行，) 应该使用苦味的药物，(以泻火，) 以燥治湿，以温治寒。

《类经二十六卷·运气类十七》云："以上十年，皆寒水司天，湿土在泉。湿宜燥之，寒宜温之，味必苦者，苦从火化，治寒以热也。"

《素问直解》云："太阳，寒水也。太阴，湿土也。故辰戌之岁，宜食火味之苦以燥之，而治其湿。宜食火味之苦以温之，而治其寒。"

［17］食岁谷以全其真，避虚邪以安其政：应当食用得岁气的谷类以保全真气，避免虚邪贼风以安定正气。岁谷，与岁气相应的谷类。《六元正纪大论》云"其谷玄黅"，即黑色与黄色谷类，为辰戌年之岁谷。

《类经二十六卷·运气类十七》云："岁谷，即上文玄黅谷也。其得岁气最厚，故能全真。虚邪者，从其冲后来为虚风，伤人者也。"

《素问直解》云："当食玄黅之岁谷，以全其真；避客气之虚邪，以安其正。"

［18］太阴之政，乙丑、乙未年：丑未属太阴，故太阴湿土之政应之。《六元正纪

大论》云：“太阴之政奈何？岐伯曰：丑未之纪也。”

［19］民病血溢，筋络拘强，关节不利，身重筋痿：风湿相薄所致。

《类经二十六卷·运气类十七》云：“风病在筋，湿病在肉，故为此诸证。血溢者，风伤于肝也。”

《素问直解》云：“民病血溢，筋络拘强，风病也；关节不利，身重筋痿，湿病也。”

［20］热化寒化胜复同：都有热化的胜气，以及寒化的复气。金运不及，故有火气来胜之热化。热化之后，故有水气来复之寒化。同，胜气与复气相同。

金栋按：乙丑、乙未二岁，乙为金运不及。不及之运，均有胜复之气。

［21］邪气化日也：非本年正常之气所化，即胜气与复气之所化。

《素问吴注》云：“邪化，指胜复言，非正化，故曰邪。”

［22］灾七宫：七宫，西方兑宫，为金气所主。由于金运不及，所以灾及七宫。

《素问吴注》云：“邪化谓之灾。七宫，西方兑位也。《洛书》法：戴九履一，左三右七，五主中宫，故知七宫兑位也。”

《类经二十六卷·运气类十七》云：“七，西方兑宫也。金运不及，故灾及之。”

金栋按：《洛书》九宫数，与《九宫八风》篇之数相同，亦即文王后天八卦方位。如下图（上九下一，左三右七，二四为肩，六八为足，五居中央）：

<table>
<tr><td>东南
四 阴洛 ☴ 立夏
巽</td><td>夏至
九
南 ☲ 上天
离</td><td>西南
立秋 ☷ 玄委 二
坤</td></tr>
<tr><td>三 仓门 ☳ 春分
震</td><td>中
摇 五 招
宫</td><td>秋分 ☱ 仓果 七
兑</td></tr>
<tr><td>八 天留 ☶ 立春
东北 艮</td><td>北 ☵ 叶蛰
坎
一
冬至</td><td>立冬 ☰ 新洛 六
乾 西北</td></tr>
</table>

［23］湿化五：化土也。五乃土之生数。《新校正》云：“详太阴正司于未，对司于丑，其化皆五，以生数也。不以成数者，土旺四季，不得正方，又天有九宫，不可至十。”

清化四：化金也。四乃金之生数。《新校正》云：“详本论下文云：不及者其数生，乙年少商，金运不及，故言清化四。四，金生数也。”

寒化六：化水也。六乃水之成数。《新校正》云：“详乙丑，寒化六。乙未，寒化一。”

《素问直解》云：“土气在上，故湿化五。金运在中而不及，故清化四。四，金之生数也。水气在下，故寒化六。”

黄元御《素问悬解》云：“《河图》数……湿化五，清化四，是土金生数；寒化六，是水之成数。以水得金生，土不能克，则寒水必胜，故言成数。此亦太过之例也。”《河图》数，见第一节补注。

所谓正化日也：正气所化之日。《素问注证发微》云：“则凡正化日者，皆正气所化也。”

《素问集注》云：“湿化五。清化四，寒化六，皆主正化，无胜复之邪气也。”

《素问直解》云：“此湿化、清化、寒化，乃上中下之气，所谓正化日也。”

［24］其化：指司天、在泉、中运之气化所致之病。《素问吴注》云：“其化，言其化病也。末句释上、中、下三句。”

上苦热：上为太阴湿土司天，湿化所致宜用苦热。

中酸和：中为少商中运不及，清化所致宜用酸和。

下甘热：下为太阳寒水在泉，寒化所致宜用甘热。

《新校正》云：“按《玄珠》云：‘上酸平，下甘温。’又按《至真要大论》云：‘湿淫所胜，平以苦热；寒淫于内，治以甘热。’”

所谓药食宜也：这就是所谓适宜的药食性味。

［25］客主加临：指每年轮转的客气加在固定的主气之上，推测气候的复杂性。其法以司天客气加临于主气的第三气（三之气）上，其余五气，自然以次相加，相加后，如客主之气相生，或客主同气，便为相得；如客主之气相克，而又以主气克客气的，为不相得，客气克主气的仍为相得。《素问·五运行大论》：“气相得则和，不相得则病。”（《中医大辞典》）

气相得（即客主相生、相同或客克主）则和，不相得则病：见上注。

《素问·五运行大论》云：“上下相遘，寒暑相临，气相得则和，不相得则病。”

《类经二十三卷·运气类四》云：“此明上下之相遘也。遘，交也。临，遇也。司天在上，五运在中，在泉在下，三气之交，是上下相遘而寒暑相临也。所遇之气彼此相生者，为相得而安。彼此相克者，为不相得而病矣。”

《素问直解》云：“上下相遘，天地之气相交也。寒暑相临，阴阳之气相加也。气相得则和，加临之气，与主时之气，相为生旺则和。不相得则病，加临之气，与主时之气，相为克贼则病。”

山东中医学院、河北医学院《黄帝内经素问校释》说：“上下相遘（音购 gòu）：即上下的气相遇而交感的意思。遘，《说文》：‘遇也。’这里所说的‘上、下’，上指客气，下指主气，即客主加临的意思。客主加临，反映每年六步中客气与主气的错杂关系。主客气相得则和，不相得则病。寒暑相临：客气与主气交感，则客气与主气之气，便相加临，这里只提寒暑，乃是举例而言。《素问经注节解》注：‘寒暑者，六气之二也。不言六气而只言寒暑者，盖特举其显而易见者也。’”

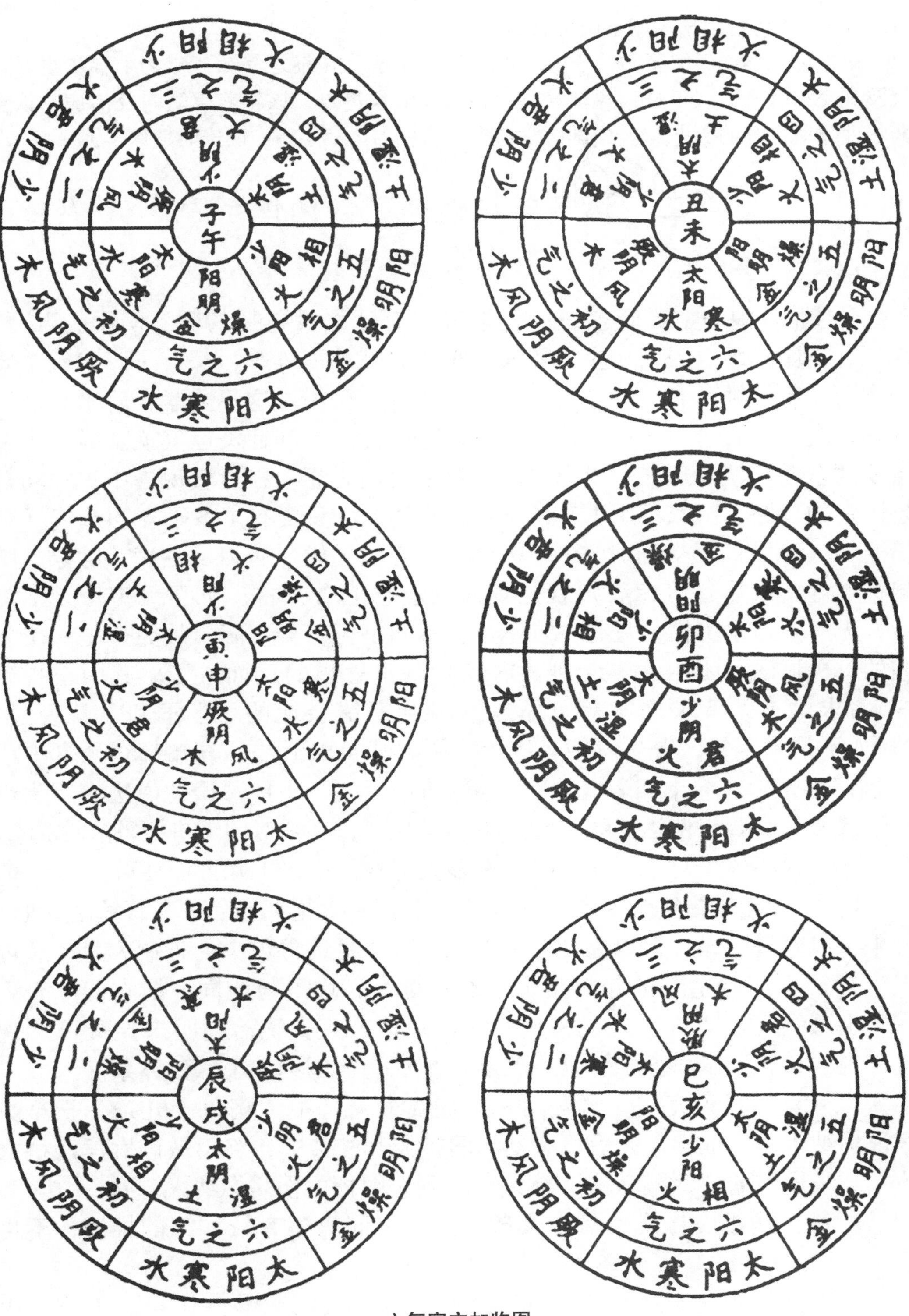

六气客主加临图

［26］运历：根据运气学说编制的历书。

根据运气学说而编制的关于各年的司天、中运、在泉之气和一年之中各步主客运气及其交司时刻，该年及其各步气候、物候和病候特点，该年养生防病及治病的饮食药物性味所宜等的历书。(《中国医学通史·古代卷·第七章：两宋时期医学》)

二　运气学说造就了封闭体系

【原文】

《内经》中的主要概念在运气学说中有什么没包括的呢？阴阳、五行、六气、三阴三阳、天人相应、寒热虚实、五脏补泻等等，都有了。我看主要的东西，有两种没有。一是极少涉及经络针灸学说。这不要紧，后来又从运气学说变种，有了“子午流注[1]”“灵龟八法[2]”等针灸运气说。另一个最重要的东西，就是运气学说当中没有辨证论治思想。在运气说当中，一切都是固定的套路，医家不用思考，不用检查病人，只要有了岁干支和节气（更精通的人再加日干支和时支），其余的一切如气候、病因、主病、脉象、脏腑标本虚实寒热、治疗法则就是现成的。它上自太古，下至无穷，天下万国，无所不适。可惜，只有一点不足：不问是否符合实际。故完全是一个先验的、机械的封闭体系，走到《内经》基本思想的反面去了。其中也提到“有者求之，无者求之”等。那是给附会家留余地的。张子和[3]就说过：“病如不是当年气，看与何年运气同；便向某年求活法，方知都在至真中。”(《儒门事亲[3]·卷十四运气歌》）这种曲护运气、坚持谬误的说法应不为当代学者所取。要想使运气说与时间生物学相通，必须对前者进行彻底改造。

这一封闭体系对中医发展影响有多大呢？仅举以下几方面便可知：

1. 外感病因说至此终结　《素问·至真要大论》说：“夫百病之生也，皆生于风寒暑湿燥火，以之化之变也。[4]”这就是常识中的外感六淫。《内经》言“百病始生”的句字至少还有三处[5]，均不与此同，把它们综合到一起也总结不出六淫。此说一出，它说均废，一直统治到明末吴又可“戾气[6]说”出世。惜乎至吴鞠通[7]又尽力把温病病因纳入了六淫体系。

2. 六淫病机说完成　《素问·至真要大论》中“病机十九条”把全身病证均纳入六气框架。此后虽有刘河间扩充其枝节[8]，终不敢破六淫病机之体系。张子和的“六病三法”体系[9]，则企图把内伤病亦纳入。

3. 脏腑病机说告终　除十九条简述外，同篇还有较详细的推演，不再摘引。

4. 治疗原则完全运气化　如“木位之主，其泻以酸，其补以辛[10]。火位之主，其泻以甘，其补以咸[11]。土位之主，其泻以苦，其补以甘[12]。金位之主，其泻以辛，其补以酸[13]。水位之主，其泻以咸，其补以苦[14]。厥阴之客，以辛补之，以酸泻之，以甘缓之[15]。……太阳之客，以苦补之，以咸泻之，以苦坚之，以辛润之[16]”。还有类似叙述，不赘。

5. 药性药味及性味补泻公式化

《内经》他篇言味，不出酸苦甘辛咸五味[17]。独“七篇大论”为配六气说成“甘苦辛咸酸淡[17]”。(《素问·六元正纪大论》)(《灵枢·九针论》亦提“淡入胃[18]”，显然与上文矛盾）其中亦有五味说，但以六味说为主。从此，言药味则增一味淡。药性方面，所谓“寒热温凉平[19]”，前四字《素问·至真要大论》有明文，这个“平”字亦由淡推演而来。补泻公式见上一点，不再说。

6. 脉学也想运气化，没有完成　流毒发展为太素脉[20]，幸而不为医家重视。“七篇大论”基本不讲望、闻、问、切。论治病之道而基本不靠感官收集资料，这种体系再庞大，再严密，终究是空中楼阁[21]，沙上之塔[22]。

【补注】

[1] 子午流注：古代关于针灸取穴方法的一种学说。它认为人体的气血在经脉中循行时，随着时间的变化而有盛衰开阖的不同；因而主张以十二经的五输穴为基础，配合日、时的天干、地支变易，来决定某天某时治病应取的穴位。这种学说从总体来看，认识到人体经脉气血的变化受到自然界日、时变异的一定影响，有它合理的因素。但有些内容尚待今后在科学研究和临床实践中加以整理提高。(《中医大辞典》)

子午流注的名称，始见于金代阎明广《子午流注针经》(1153—1163)，书中收载了金代何若愚《流注指微针赋》，并加以注解，全面具体阐述子午流注法。临床常用的有纳甲法和纳子法两种。此外，还有养子时刻法，则以24分钟为取穴的时间单位，每天轮遍六十六穴，又称为“一日取六十六穴法”。(《中国大百科全书·中医》)

“子午”二字，具有时辰、阴阳和方位等含义。从时辰看，一天十二时辰，用子午以分昼夜，子夜是夜半，午时是日中。从一年看，子是一年中农历的十一月，为冬至节所在，代表一年的冬季；午是农历五月，是夏至节所在，代表一年的夏季。从阴阳变化来看，子时为阴盛时，阴极生阳，是一阳初生的夜半；午为阳盛之时，阳极生阴，是一阴初生的日中。从方位看，《灵枢·卫气行》中说：“岁有十二月，日有十二辰，子午为经，卯酉为纬。”经指南北（上下)，纬指东西（左右)。因此，子午所涉及的概念是比较广泛的。

“流注”两字，“流”指流动，“注”指输注。它的含义较广，而在子午流注针法中将人体的气血循环比喻作水流一样，在经脉中川流不息地循环输注。(新世纪第二版高校教材石学敏主编《针灸学》)

[2] 灵龟八法：又名灵龟飞腾、飞腾八法、奇经纳卦法。其法以奇经八脉的八穴为基础，配合八卦、九宫和天干、地支的变易，以推算人体气血盛衰情况来决定某日

某时治病应取的穴位。一般取主穴和配穴各一个。此法从总体来看，认识到人体经脉气血受到自然界日、时变异的一定影响，有它合理的因素，但采取了机械的治疗公式，有待今后在科学研究和临床实践中进一步研究。(《中医大辞典》)

灵龟，是古人所称九龟中的一种，曾将其龟壳烧制后，根据其裂纹表现推算事物的因果关系。八法，是指八卦的推算方法。灵龟八法一说首见于《针经指南》，是古代时辰针灸学的一个主要内容，取穴运算周期为60天。(《中国大百科全书·中医》)

[3] 张子和（约1156—1228）：金代著名医学家，金元四大家之一。字子和，自号戴人。睢州考城（今河南睢县、兰考一带）人。精通医术，继承刘完素的学术思想，用药多偏于寒凉，并擅长用汗、吐、下三法。……由于他在治疗上偏于攻下，后人称以他为代表的学术派别为攻下派。他主张治病先攻后补，在当时滥用补药成风的情况下有一定意义，但他对扶正与祛邪、攻与补的关系，在理论上有一定的片面性。1217—1221年（兴定年间）被召补为太医，不久辞去。麻知几将他的医学理论和经验加以整理增订，编成《儒门事亲》40卷（金栋按：此卷数有误），一般认为该书的前三卷为张氏所亲撰。(《中医大辞典》)

儒门事亲：综合性医书。15卷（一作14卷）。金张子和撰。撰年不详。张氏为金元四大家之一，善用汗吐下三法。书中详细介绍他用三法的学术见解和各科多种病证的临床实践，有不少精辟的论述和创见，并附较多治案。相传此书系张氏向麻知几、常仲明等讲学内容，由麻氏等整理而成（或认为前3卷系张氏自撰）。全述论述病证分风、暑、火、热、湿、燥、寒、内伤、内积、外积共十形，较系统地反映了张氏汗、吐、下三法的理论和实践，对读者有所启发。但作者过于强调三法对各科临床的应用，甚至提出“汗吐下三法该尽治病”的片面观点。(《中医大辞典》)

据历代书目记载，《儒门事亲》因所收子目不同，曾有八卷、十二卷、十五卷等多种形式的刊本。其中收录最全、流行最广的为十五卷本，共有十种著作组成。即《儒门事亲》（子目）三卷，《治病百方》二卷，《十形三疗》三卷，《杂记九门》《撮要图》《治病杂论》《三法六门》《刘河间先生三消论》《治法心要》《世传神效各方》各一卷。通观全书，约有以下几个突出特点：

其一：《儒门事亲》非出自张子和一人之手。该书既有子和之著，又有河间之论；既有子和讲学内容之记录，又有其治病验案之搜集；既有麻知几的加工润色，又有常仲明的拾遗补充。其二：张子和学术的核心在于对邪气的认识。其三：以攻邪著称，亦善于用补。其四：重视心理疗法。(张年顺主编《中医综合类名著集成·儒门事亲·点校说明》)

[4] 以之化之变也：《类经十三卷·疾病类一》云：“气之正者为化，气之邪者为变，故曰‘之化之变也’。”气之邪正，皆由风寒暑湿燥火之六气。

《黄帝内经素问译注》云：“六气的正常生化为化，反常变异为变。其含义与‘变化’一词有别，所以不能笼统地译作‘变化’。”

[5]《内经》言“百病始生”的句字至少还有三处：此三处全部见于《灵枢经》，而且还有一处属于篇名。经文如下：

《灵枢·口问》篇云："百病之始生也，皆生于风雨寒暑，阴阳喜怒，饮食居处，大惊卒恐。"

《灵枢·顺气一日分四时》篇云："夫百病之所始生者，必起于燥湿、寒暑、风雨，阴阳、喜怒，饮食、居处。"

《灵枢·百病始生》篇云："夫百病之始生也，皆生于风雨寒暑，清湿喜怒。喜怒不节则伤脏，风雨则伤上，清湿则伤下。"

百病始生：百病，指各种疾病。始生，开始发生。《类经十三卷·疾病类二》注："百病始生，无非外感、内伤，而复有上中下之分也。"

［6］吴又可：即吴有性，（17 世纪）明末著名医学家。字又可。姑苏（今江苏苏州）人。是一位富有创新精神的温病学家。著有《瘟疫论》一书。明末，不少地方瘟疫（传染病）流行，当时医生多治以伤寒法，无效。他通过亲身观察和深入实践，提出"疠（戾）气说"，认为瘟疫病因与过去所说的"时气"和"伏邪"不同，也不同于一般外感与伤寒。瘟疫是一种不能察见，也不能嗅闻和触知的"疠（戾）气"，由口鼻传入人体。更提出"疠气"有多种，称为"杂气"，一种"疠气"只和一种疫病有关，而且各有其"特适"性（一定"疠气"常易侵犯一定脏器）和"偏中"性（人或动物对"疠气"具有不同的感受性），还指出某些"疠气"和某些外科感染有关。对于瘟疫的传染途径，指出有空气和接触传染。对传染病的治疗有新的见解，提出"守古法不合今病"，倡用"达原""三消"等疗法。他的创新对温病学的发展起了很大推进作用。其"疠气"说，在世界传染病史上，也是先进的。(《中医大辞典》)

戾气：又名疠气、疫疠之气、毒气、异气、杂气。指有强烈传染性的病邪，包括一切瘟疫病和某些外科感染的病因。通过空气与接触传染。有多种戾气，某一特异的戾气可引起相应的疾患。(《中医大辞典》)

［7］吴鞠通：即吴瑭（约 1758—1836），清代著名医家。字鞠通。江苏淮阴人。温病学派主要代表人物之一。其于医学上溯《内经》《伤寒论》，下受吴又可，特别是叶天士著述的影响和启发，以医术闻名于当时。18 世纪 90 年代，吴氏游京师，正当温病流行，因重视此类疾病而对之进行深入研究，并采集过去有关文献，结合自身实践经验和体会，于 1798 年撰成《温病条辨》一书，提出温热病三焦辨证的理论，阐述清热养阴等治疗方法，并拟定了较多治疗温病的方剂，其中不少确有较高的效果，多为后世医家所采用。其书简明扼要，以三焦为纲，以证为目，多所倡之三焦辨证分条加以论述，颇切实用，使温病学说更趋于系统和完整，对温病学的发展有相当贡献和影响。(《中医大辞典》)

［8］刘河间扩充其枝节：指金代医家刘完素予以补充属于"燥"之病机：诸涩枯涸，干劲皴揭，皆属于燥。见于其著作《素问玄机原病式》。

［9］张子和的"六病三法"体系：指三法六门体系。三法，即汗、吐、下。六门，即风门、暑门、湿门、火门、燥门、寒门。

［10］木位之主，其泻以酸，其补以辛：《类经二十七卷·运气类三十》云："木之主气，初之气也，在春分前六十四日有奇，乃厥阴风木所主之时，故曰木位主之。

木性升，酸则反其性而敛之，故为泻。辛则助其发生之气，故为补。《藏气法时论》曰：'肝欲散，急食辛以散之，用辛补之，酸泻之。'"

《黄帝内经素问译注》云："其泻以酸，其补以辛：木位风主，其病属肝。太过则实，不及则虚。肝主疏泄，当为其用，太过则逆，不及则郁。酸味收敛其逆气而为泻，辛味宣散助其用而为补。《藏气法时论》：'肝欲散，急食辛以散之，用辛补之，酸泻之。'此论味而不论性，似不应再以六气寒热解。以下火、土、金、水位皆同此意。"

洪钧按：张介宾说"木之主气，初之气也，在春分前六十四日有奇"，即运气学说的初气始自大寒前三四日。这时北半球正值全年最寒冷的时候，《类经图翼·运气下》云："故凡一岁之气，始于大寒日，交风木之初气。"总之，运气学说不但自身说不通，也完全违背历法常识。

[11] 火位之主，其泻以甘，其补以咸：火位之主，其病属心。《类经二十七卷·运气类三十》云："火之主气有二：春分后六十日有奇，少阴君火主之，二之气也；夏至前后各三十日有奇，少阳相火主之，三之气也。火性烈，甘则反其性而缓之，故为泻。火欲软，咸则顺其气而软之，故为补。《藏气法时论》曰：'心欲软，急食咸以软之，用咸补之，甘泻之。'"

[12] 土位之主，其泻以苦，其补以甘：土位之主，其病属脾。《类经二十七卷·运气类三十》云："土之主气，四之气也，在秋分前六十四日有奇，乃太阴湿土所主之之时。土性湿，苦则反其性而燥之，故为泻。土欲缓，甘则顺其气而缓之，故为补。《藏气法时论》曰：'脾欲缓，急食甘以缓之，用苦泻之，甘补之。'"

[13] 金位之主，其泻以辛，其补以酸：金位之主，其病属肺。《类经二十七卷·运气类三十》云："金之主气，五之气也，在秋分后六十日有奇，乃阳明燥金所主之时。金性敛，辛则反其性而散之，故为泻。金欲收，酸则顺其气而收之，故为补。《藏气法时论》曰：'肺欲收，急食酸以收之，用酸补之，辛泻之。'"

[14] 水位之主，其泻以咸，其补以苦：水位之主，其病属肾。《类经二十七卷·运气类三十》云："水之主气，终之气也，在冬至前后各三时日有奇，乃太阳寒水所主之时。水性凝，咸则反其性而软之，故为泻。水欲坚，苦则顺其气而坚之，故为补。《藏气法时论》曰：'肾欲坚，急食苦以坚之，用苦补之，咸泻之。'"

洪钧按：以上五气之主及其泻补，均遵《素问·藏气法时论》为说，与《内经》定型说法不一致。注家多系强解。

[15] 厥阴之客，以辛补之，以酸泻之，以甘缓之：《类经二十七卷·运气类三十》云："客者，客气之为病也。后仿此。厥阴之客，与上文'木位之主'同其治。而复曰'以甘缓之'者，木主肝，《藏气法时论》曰：'肝苦急，急食甘以缓之也。'"《黄帝内经素问译注》云："以甘味来缓急，是为佐治之法。"

[16] 太阳之客，以苦补之，以咸泻之，以苦坚之，以辛润之：《类经二十七卷·运气类三十》云："太阳寒水之客，与上文'水位之主'治同。复曰'以辛润之'者，水属肾，如《藏气法时论》曰：'肾苦燥，急食辛以润之也。'"

[17] 酸苦甘辛咸五味：《神农本草经·序录》云："药有酸、咸、甘、苦、辛五

味。”《素问·藏气法时论》云：“辛散、酸收、甘缓、苦坚、咸软。”《素问·宣明五气》：“五味所入：酸入肝，辛入肺，苦入心，咸入肾，甘入脾。”

金栋按：五味所入乃五脏、五味附五行的推演。《尚书·洪范》云：水曰润下，润下作咸——咸味属水而入肾；火曰炎上，炎上作苦——苦味属火而入心；木曰曲直，曲直作酸——酸味属木而入肝；金曰从革，从革作辛——辛味属金而入肺；土爰稼穑，稼穑作甘——甘味属土而入脾。

甘苦辛咸酸淡：淡，药味之一。按五行配药味，只需五味。运气学说中，为了与天之六气相配而增一淡味。《本草经》无“淡味”之说。《本草纲目·序例第一卷》云：“［好古曰］《本草》五味不言淡……何也？淡附于甘。”

《素问·六元正纪大论》云：“黄帝问曰：六化六变，胜复淫治，甘、苦、辛、酸、咸、淡先后，余知之矣。”《黄帝内经素问译注》云：“甘苦辛咸酸淡先后：指上文所述六气主治，使六味有先后盛衰。”

《素问·至真要大论》云：“心甘发散为阳，酸苦涌泄为阴，咸味涌泄为阴，淡味渗泄为阳。”

金栋按：新世纪高校教材第二版高学敏主编《中药学·第四章药性理论·第二节：五味》说：“《内经》云：‘辛甘淡属阳，酸苦咸属阴。’”查《内经》全书，未见此语。乃将《至真要大论》之经文（见上文）改易而来。

［18］淡入胃：淡味归胃经（腑）。《太素·卷第二·调食》注：“谷入于胃，变为甘味，未成曰淡，属其在于胃。”《灵枢集注》云：“王子律曰：‘淡附于甘，故淡入胃。’”

［19］寒热温凉：药性之四气，又称四性。《神农本草经·序录》云：“药有酸、咸、甘、苦、辛五味。又有寒、热、温、凉四气。”平：高校教材《中药学》说：“四性以外还有一类平性药，它是指寒热界限不很明显、药性平和、作用较缓的一类药。”《本草纲目·草部目录第十二卷》云：“五性焉，寒热温凉平。”

［20］太素脉：是一种通过人体脉搏变化来预言人的贵贱、吉凶、祸福的方术，因为是通过中医诊脉方法来达到这个目的，所以被看成是一种特殊的相术。

关于太素脉的源流，目前说法颇多，比较一致的看法是明代青城山人张太素由隐者密授，再经他反复实践、整理而得以流传。太素著有《太素脉秘诀》上下二卷，系太素脉相法的系统著作，今人得观太素脉法，实在有赖于此书。张太素认为，人的脉搏变化与五行八卦、河图洛书之理相通，只要理解并掌握太素脉秘诀，不但可能给人诊病，还可以预言人的命运。据说太素脉法灵验异常，不但可以预测一个人、一生的吉凶之兆，甚至还可以透过父亲的脉相来预测儿子的命运前程。（百度百科）

《中医辞海》云：“太素脉秘诀：诊断学著作，2卷。又名《太素脉》。明张太素撰，撰年不详。本书并非真正研究脉学专著，而是认为在论述人体脉象的正常与病变的基础上，还能判定及辨别人的贵贱愚智和寿夭穷通等‘命运’。”

金栋按：前人对此已有评说。如徐大椿说：“诊脉以之治病，其血气之盛衰，及风寒暑湿之中人，可验而知也。乃相传有太素脉之说，以候人之寿夭穷通，智愚善恶，纤悉皆备。……又书中更神其说，以为能知某年得某官，某年得财若干，父母何人，子孙何若，则更荒唐矣！天下或有习此术而言多验者，此必别有他术以推测而幸中，借此以神其说耳。若尽于脉见之，断断无是理也！”（《医学源流论·太素脉论》）

［21］空中楼阁：“空中所见的楼台观阁。比喻脱离现实的幻想，不能实现，没有意义。”（《汉典》）

［22］沙上之塔：沙滩上的塔，比喻不可能实现的理论或构想。

三　运气学说的思想渊源

【原文】

运气说的基本出发点是“无代化，无违时，必养必和，待其来复[1]”（《素问·五常政大论》），这原是“道法自然”的同义语，亦不可完全理解为“不违背自然规律”。《素问·六微旨大论》就认为有不生不化的真人[2]。《内经》的运气说，《素问·四气调神大论》是基础，其中尚以朴素的唯物思想为说。但继续发展是借用天文学的皮毛演绎出一套思辨规律。这也并非无本之木，更早的渊源不必举，我们先看一下《礼记·月令》便大致可知。

“孟春行夏令，则雨水不时，草木早落，国时有恐；行秋令，则其民大疫，飙风暴雨总至，藜莠蓬蒿并兴；行冬令，则水潦为败，雪霜大挚，首种不入。”

《礼记》的行何“令”，原意指政令，而不是四时颠倒。解礼者也不敢完全如此附会。

“月令”的意思大体是说政令不顺四时，则气象异常，人体、政局和当时的主要生产活动均会受影响。“九篇大论”之外亦有类似“月令”的句子。运气说创始人把月令思想搬到医学，推演出一套“严格”的规律，它出于蓝而胜于蓝了[3]。赵宋时，运气学说为官方提倡，政府颁布“运历[4]”，影响颇大。金元医家争鸣的主要分歧，就在对“运历”——被官方提倡的运气说的看法上。史书未载宋以前有“运历”之说，这说明运气学说完成不会太早，唐代人完成的可能性最大。王冰把“七篇大论”补入《内经》[5]亦可作为证据。他本人就有可能是作者或作者之一。

【补注】

［1］无代化，无违时，必养必和，待其来复：不要以人力来代替天地的气化，不要违反四时的运行，必须静养，必须安和，等待正气的来复。（《黄帝内经素问校注语译》）王冰注：“以明时化之不可违，不可以力代也。”

这14个字是经文引用《大要》语。《五常政大论》经文如下：

“化不可代，时不可违。夫经络以通，血气以从，复其不足，与众齐同，养之和之，静以待时，谨守其气，无使倾移，其形乃彰，生气以长，命曰圣王。故《大要》曰：‘无代化，无违时，必养必和，待其来复。’此之谓也。”

《类经十二卷·论治类十二》注：“化，造化也。凡造化之道，衰王各有不同。如木从春化，火从夏化，金从秋化，水从冬化，土从四季之化，以及五运六气，各有所主，皆不可以相代也。故曰化不可代。人之藏气，亦必随时以为衰王，欲复藏气之亏，不因时气不可也。故曰时不可违。……《大要》，上古书名。此引古语以明化不可代，时不可失，不可不养，不可不和，以待其来复，未有不复者矣。”

《黄帝内经素问译注》云：“化不可代：化，指气化；代，指替代。天地的气化、四时的运行皆属自然过程。自然过程自我实现、自我发展、自我协调、自我和谐，任何方式不能取代，更非人力所能替代。”

［2］有不生不化的真人：不生不化：即不生不死。无所谓生，无所谓死，无形无患，与道合同。真人：指与自然之道相合的人。其实是道或神。《素问·六微旨大论》云：帝曰：“有不生不化乎？”岐伯曰：“悉乎哉问也！与道合同，惟真人也。”王冰注：“真人之身，隐现莫测，出入天地内外，顺道至真以生。其为小也，入于无间；其为大也，过虚空界。不与道如一，其孰能尔乎？”《素问直解》云：“不生不化，与道合同，惟真人其能之。首篇云：上古有真人者，提挈天地，把握阴阳，寿敝天地，无有终时，此其道生。其斯之谓欤！”

［3］它出于蓝而胜于蓝了：即“青出于蓝而胜于蓝”之义。《汉语成语词典》云：“比喻学生胜过老师或后人胜过前人。《荀子·劝学》：‘青，取之于蓝，而青于蓝；冰，水为之，而寒于水。’”

洪钧按：古时很常用植物中的色素做颜料。青指靛青或靛蓝颜料，是从植物“蓼蓝”中提取的。故曰“青出于蓝”。但靛青比蓼蓝的颜色还要深，故曰“胜于蓝”。

［4］赵宋时，运气学说为官方提倡，政府颁布“运历”：运气学说在医界的影响和地位自北宋中后期始有较大改观。宋仁宗嘉祐至宋英宗治平年间（1057—1067），由北宋中央政府设立的“校正医书局”将王冰重新编次的含有“运气七篇”的24卷本《黄帝内经素问》选作范本，加以校正并颁行全国。“运气七篇”在王冰次注本《黄帝内经素问》中占有近三分之一的篇幅，它被作为医学经典——《素问》的重要组成部分由官方颁行全国，这无疑大大提高了它在医学领域中的地位，扩大了运气学说在医界的影响。因此，北宋的医学校——太医局及地方医学校也将王冰注本《素问》作为教科书，并将“运气”列为基本考试课程之一。北宋末年，运气学说由于受到宋徽宗赵佶的大力提倡和推广而进入鼎盛阶段。徽宗本人笃信运气学说，他认为“造化必本之运气”，只有懂得运气学说，“始可与议道之太常”，才“足以语造化之全功”，才“能已人之疾”，把通晓运气学说视为掌握天地大道和养生治病之术的基本功。政和八年（1118）的《圣济经》，以及其以后以他的名义撰成的《圣济总录》，更将运气学说置突出的地位。不仅如此，自政和七年（1117）起，徽宗还诏会“公布次年运历，示民预防疾病”。……同时，宋徽宗还推行“天运政治”，逐月公布各月“月令”（自政

和七年十月始颁布)。“月令”的基本内容之一是各月的运气及其气候、物候、病候特点以及防病治病的药食性味宜忌，公布“月令”也具有“示民预防疾病”的意义(“月令”中还有政治、法律、祭祀、生产等方面的内容)。各年的“运历”和各月的“月令”，由皇帝诏令“布告中央，咸使闻知”，“其令诸路监司郡守行讫以闻”。这一措施不仅在全国医界，而且在全民范围内推广普及运气学说知识，运气学说的影响和应用至此也达到空前的兴盛时期。(《中国医学通史·古代卷·第七章：两宋时期医学》)

赵宋时：指紧接五代的南北宋朝，其皇室姓赵。历史上还有南北朝时代的南朝的第一个朝代为宋，其皇室姓刘，史称刘宋，以免与赵宋相混。

[5] 王冰把“七篇大论”补入《内经》：《黄帝内经素问·王冰序》新校正云：“王冰，唐宝应中人，上至晋皇甫谧甘露中，已六百余年，而冰自谓得旧藏之卷，今窃疑之。仍观《天元纪大论》《五运行论》《六微旨论》《气交变论》《五常政论》《六元正纪论》《至真要论》七篇，居今《素问》四卷，篇卷浩大，不与《素问》前后篇卷等。又，且所载之事，与《素问》余篇略不相通。窃疑此七篇乃《阴阳大论》之文，王氏取以补所亡之卷。”

四　七篇大论的成书年代

【原文】

要断定七篇大论成书的上限，第一条证据是：中国何时开始用干支纪年。这一点现经多方考定为始自东汉章帝元和二年(85)[1]①。七篇大论之成书自应在这之后。

【自注】

①网上一篇文章说：干支纪年始于东汉建武三十年(54)。

第二条证据是：关于“七曜”的说法。史书中最早记载七曜的是《后汉书[2]·律历志中》：“常山长史刘洪[3]上作《七曜术》。……固(班固)术与《七曜术》同。”这是熹平三年(174)左右的事。

第三条证据是：关于“九星[4]”的说法。这应是唐代传入的印度占星术语。

第四条证据是：全元起[5]于公元479年左右注《黄帝素问》无“七篇大论”。

第五条证据是：杨上善于公元668年左右编《黄帝内经太素》，亦无“七篇大论”，但有前两篇的部分内容。

第六条证据是：现《内经》流行注本，王冰序称，从郭子斋处“受得先师张公秘本[6]……兼旧藏之卷，合八十一篇”。宋臣新校正“窃疑此七篇

（指七篇大论）乃《阴阳大论》之文，王氏取以补所亡之卷”。《伤寒论》序中提到《阴阳大论》，我们不知是什么样子，宋人的这种猜测漏洞太大。

综上述六证可断论，“七篇大论”加入《内经》肯定在唐代。其成书时代不会早于唐中叶。北宋以前的医家博学如孙思邈者亦不谈运气亦是一证。

【补注】

［1］始自东汉章帝元和二年（85）：我国史书开始纪年始自《春秋》。其中只用国君的谥号来纪年。比如《春秋》始于鲁隐公元年（前722），终于鲁哀公十四年（前481）。后来逐渐用四个因素限定年。比如唐高祖武德五年壬午，就是说这一年属于唐代，是在唐高祖时期，又是在年号是武德的第五年，这一年是壬午年。这样纪年几乎不可能被后人搞混。

我国干支纪年为何始自东汉章帝元和二年？主要与尊崇圣人孔子有关。此年干支纪年为庚申年，始用《四分历》。因往上推算，孔子获麟正是庚申年。

范晔《后汉书·志第二·律历中》云：“《四分历》仲纪之元，起于孝文皇帝后元三年，岁在庚辰。上四十五岁，岁在乙未，则汉兴元年也。又上二百七十五岁，岁在庚申，则孔子获麟。”“元和二年二月甲寅制书曰：‘……今改行《四分》，以尊于尧，以顺孔圣奉天之文。’是始用《四分历》庚申元之诏也。……元和二年乃用庚申。”

章帝：东汉第三任皇帝，即刘炟（音达 dá）。《后汉书卷三·肃宗孝章帝纪第三》云：“肃宗孝章皇帝讳炟，显宗第五子也。母贾贵人。永平三年，立为皇太子。少宽容，好儒术，显宗器重之。十八年八月壬子，即皇帝位，年十九。……章和……二年……［二月］壬辰，帝崩于章德前殿，年三十三。”

［2］后汉书：南朝宋范晔撰。今本一百二十卷，分一百三十篇。纪传体东汉史。原书仅有纪传，北宋时将晋司马彪《续汉书》八志与之相配，成为今本。魏晋时期撰述后汉书者很多，除《东观汉记》外，有三国吴谢承《后汉书》、晋司马彪《续汉书》以及华峤、谢沈、袁山松等《后汉书》之作。范晔以《东观汉记》为主要依据，综合各家之长，成为一编，对华峤《后汉书》采摘尤多。叙事喜以类相从，新立类传有《党锢传》《宦者传》《文苑传》《独行传》《方术传》《遗民传》《列女传》等，大部分专传也以类相从，往往不论年代先后。范晔拟作“十志”，未成而死。本书汇集一代史事，是研究东汉历史的重要资料。通行的注释，纪传部分有唐代章怀太子李贤（高宗子）注，各志有梁代刘昭注。清代惠栋撰《后汉书补注》，王先谦增补为《后汉书集解》，所搜资料较为完备。（《辞海》）

［3］刘洪（约129—210）：东汉天文学家。字元卓，山东蒙阴人。汉宗室后裔。曾任郎中、太守、侯相等职。从政之余研究天文历法，编成《乾象历》。首先考虑月球运动不均匀性，提出定朔算法。首次测定近点月长度为27.55476日。发现黄道与白道交点退行现象，并给出每日退行数值，指出白道与黄道约成6度交角。提出日、月食限的概念和具体数值。与东汉文学家蔡邕续补《汉书·律历志》。著有《七曜术》。（《辞海》）他自幼聪慧好学，博览六艺群书，学识渊博，尤精于天文、历法；在年轻

时即踏入仕途应太史令征召赴京城洛阳，被授予郎中，后迁常山国长史。（百度百科）

七曜术：该术的具体内容已无法查考，但从术名可知，它应是研究日、月、五星运动的专著，是刘洪关于历法的早期著作。（百度百科）

［4］九星：北斗七星和辅佐二星。《素问·天元纪大论》云："九星悬郎，七曜周旋。"王冰注："九星，谓天蓬、天芮、天冲、天辅、天禽、天心、天任、天柱、天英。……七曜，谓日月五星。"

［5］全元起：见第三节补注。

［6］受得先师张公秘本：获得先师张公的秘藏珍本。受得：接受，获得。张公疑指张文仲。文仲于唐代武则天执政期间（685—794）担任过侍御医。曾奉命集合当时医家，主持编写过《疗风气诸方》《四时常服及轻重大小诸方》，并自撰《随时（身）备急方》等书，均已佚。

五　运气余论

【原文】

欲深究细研运气说渊源发展，需明了古代科学、宗教、术数发展史。

一为天文学史。中国一进入文明时期，天文历法便成为最高统治者垄断的东西，尽力使之为奴隶主、封建统治服务。以实测为基础的律历不断进步，越来越精确地反映日月运行的规律，但仍不免要蒙上天命、迷信的外衣。其中所使用的术语是运气学说名词的间接来源。

如"太过""不及""平气"这三个术语原本是历法术语。平气的意思是把一回归年平分为 24 等份对应 24 节气。实际上地球运行的速度略有快慢，故"平气"定节气法不合理。它不能反映"太过"或"不及"。这一点是隋代人刘焯[1]最先发现的。历法上的这种术语与五行生克根本无关。经迷信术数家一附会便大非原意了。

二为汉代谶纬书[2]，这些书是阴阳五行化的儒学与当时的迷信术数相糅合并进一步发展的结果，曾有过莫大的势力。其中应有与运气说关系很密切的内容。可惜这些书在两晋南北朝之间被禁绝殆尽[3]，现在能见到的已很有限。

三为古代风角、星占、六壬、八卦、阴阳禄命、诸家相法等迷信术数演变。其中所用术语应是运气说的直接来源。试读《类经图翼》解运气处，其作者多引此类书籍为说，亦可知两家原不可分。但景岳先生不辨各家说的演变，故虽能讲通运气，但不能述其源流。

四为道藏[4]文献。其早期著作始自东汉，粗成于唐代，与上三类内容亦颇有关。

这本小册子名为《〈内经〉时代》，下限断至东汉，故不把“七篇大论”的时代包括于其中。它日倘有余力，再将所得公诸学界。

【补注】

［1］隋代人刘焯（544—608）：隋经学家、天文学家。字士元。信都（郡治今河北冀州）人。刘献之的三传弟子，传其毛诗学。又受《礼》于熊安生。与刘炫齐名，时称“二刘”。文帝时举秀才，参与修国史。后奉敕与刘炫考定洛阳石经，在辩论时责难群儒，因受谤免职。炀帝即位，又被征用。精通天文，曾向文帝、炀帝多次上书批评现行历法，提出新历，遭太史令等排斥。《隋书·律历志》载有他所作《皇极历》。在历法中首次考虑太阳视运动的不均匀性，创立三次差内插法来计算日月视运动速度。(《辞海》)

《隋书卷十八·志第十三·律历下》云：“开皇二十年，袁充奏日长影短，高祖因以历事付皇太子，遣更研详著日长之候。太子征天下历算之士，咸集于东宫。刘焯以太子新立，复增修其书，名曰《皇极历》，驳正胄玄之短。”

关于刘焯的科学贡献，百度百科有词条，请参看。

［2］汉代谶纬书：东汉时流行的谶纬书有《七纬》等。

［3］在两晋南北朝之间被禁绝殆尽：曹操禁内学（谶纬），晋武帝禁星气谶纬之学。随着佛教的逐渐盛行，南朝宋孝武帝开始禁谶纬，梁武帝加重禁令，隋文帝时禁令更严厉，隋炀帝派遣使官，在全国范围内搜查有关谶纬的图书一概烧毁，私藏者处死刑，谶纬学算是基本上被禁绝。(范文澜《中国通史·第二册》)

［4］道藏：“道家书籍的总称。入藏者五千五百册，明有正统、万历二刻，颇多精本。其中包括有周秦以下道家子书及六朝以来道教经典等。”（《汉典》）另见第九节补注。

第八节 《内经》与《周易》

金栋按：本节名为《内经》与《周易》，必然要探究医学和易学的关系。

人们不会认为，西医和易学有什么关系；更不可能认为，西医源于《周易》。但是，提到中医，却有人言之凿凿地说：医源于易！医易同源！中医为易学的一个分支！

此说之谬，很容易驳倒。朋友们读完本节，也不会认为，医易同源或中医学是易学的一个分支。但是，我还是要先举出《内经》和《周易》各一句话，一针见血地说明，《内经》和《周易》不但不是一家，反而是针锋相对、互不相容的两门学问。

《内经》说："拘于鬼神者，不可与言至德。"（《素问·五藏别论》）

这句话的意思是：对那些迷信鬼神的人，不要和他们讲真理。故《内经》坚决反对鬼神迷信，其中不研究鬼神问题。她研究的是："人之所以生，病之所以成，人之所以治，病之所以起。"（《灵枢·经别》）所以，《内经》研究的是人体的生理和病理，也就是医学。

《周易》说："知幽明之故。原始反终，故知死生之说。精气为物，游魂为变，是故知鬼神之情状。"（《易·系辞传上》）

这段话的意思是：知道阴间和阳世的道理。推究始终，故知道死后和生前道理。精气形成万物，游荡着的灵魂使之变化，所以知道鬼神的情形和状态。简言之，《周易》要研究为什么会有阴间和阳世，生前和死后是怎么回事，而且知道鬼神的样子。显然，《周易》和易学是算卦（筮）、神学和哲学的混合体。

有的人可能不同意，把"幽明"解作"阴间和阳世"，而且举韩康伯以"有形和无形"解"幽明"。那么，我要问：紧接着的"游魂"和"鬼神"该如何解呢？不知道阴间的道理，怎么能知道鬼神的情状呢！

在鬼神这个大问题上，《内经》和《周易》如此针锋相对，中医学怎么可能源于易学呢！医学和易学怎么会同源呢！中医学怎么会是易学的一个分支呢！

《周易》中还有一句话最能代表其书的性质。大有卦上九爻辞说："自天佑之，吉无不利。"总之，《周易》不过是祈求老天爷保佑的书，和《内经》根本是两回事。

其实，汉代学者就不认为，《周易》和《内经》属于同类。

《汉书·艺文志》把《易》归于"六艺略"的"易"，而《内经》属于"方技略"的"医经"，显然二者不是同类。

关于"医经"和"易"的内容和性质，《艺文志》有准确说明。

《易》是什么性质的书呢?《艺文志》说:

"《易》曰:'宓戏氏仰观象于天,俯观法于地,观鸟兽之文,与地之宜,近取诸身,远取诸物,于是始作八卦,以通神明之德,以类万物之情。'至于殷、周之际,纣在上位,逆天暴物。文王以诸侯顺命而行道,天人之占可得而效。于是重《易》六爻,作上下篇。孔氏为之《彖》《象》《系辞》《文言》《序卦》之属十篇。故曰《易》道深矣!人更三圣,世历三古。及秦燔书,而《易》为筮卜之事,传者不绝。"

不必逐句翻译上文。其中明言"《易》为筮卜之事",已经足以说明,《易》的本相就是卜筮,与科学意义上的医学毫无关系。

属于"医经"的《内经》是什么性质书呢?《艺文志》说:

"医经者,原人血脉、经落、骨髓、阴阳、表里,以起百病之本,死生之分,而用度箴石、汤火所施,调百药齐,和之所宜。至齐之德,犹磁石取铁,以物相使。拙者失理,以愈为剧,以生为死。"

读者必能看出,今《内经》讨论的主要是《艺文志》所述内容。

显然,说"医易同源""医源于易"或"中医是易学的一个分支"不但很荒唐,而且是数典忘祖。凡我中医,当群起而攻之。附和此说就是自甘堕落,与江湖术士为伍。当代江湖术士拉中医做虎皮,虽然别有用心,却可以理解,因为他们可以从中得到保护并拔高自己。中医承认自己源于《周易》或易学,除了愚昧因而自甘堕落外,就不可理解了。

然而,说《周易》和《内经》毫无关系,也不很准确。这是因为《周易》分两大部分,即《易经》和《易传》。后者和《内经》有点关系。

《周易》"经"的部分——《易经》,完全讲算卦(筮),属于迷信术数,而且是龟占之后的、大多数迷信术数的老祖宗。

至于《易传》——《周易》"传"的部分,内容很庞杂,不是都讨论鬼神问题。其中有些内容和《内经》有些关系。只是这种关系,不意味着"医源于易",更不意味着中医是易学的一个分支。

说《易传》和《内经》有些关系,是指由于它们成书于大体相同的时代,在哲学思想方面有略同的渊源。这就是阴阳五行学说和象数之说等,曾经被两家采用。只是《易传》主要是采用了阴阳学说和象数之说。《内经》则阴阳、五行学说并重,并且把二者合流。象数之说,在《内经》中运用很少。

还想再说一下,尽管读读本节,觉得先生写起来很轻松,却要知道《内经》和《周易》都是很难读的书。特别是《周易》,古往今来的学者,无不认为是最难读懂的经。说它难懂,不是说其中的理论太深奥,而是因为:①《易经》所述的内容太久远,有关史实(即每次占筮是何人、何时、何地,为什么占问及其结果)绝大多数早已被历史忘却,不可能完全说清真相了。②《易经》经过许多人编纂。无论是卦辞还是爻辞,都是很多次整理筮辞记录的结果。于是,一条辞内部常常没有联系,想分别说清其本事和本义很困难。③卦形也经过长期演变。中间过程没有记录,因而也很难说清其始终。④具体蓍筮操作,也有很多演变。从筮字来看,最早应该用竹子,不知道何时换成了蓍草。用多少根竹子或蓍草揲筮，也肯定有变化。详细演变过程却不可能知道了。⑤《易传》和《易经》完全是两回事。再加上《易传》也是整理的很多人的见解。这些人都是借题发挥，而且几乎都是牵强附会，不可能用始终一贯的逻辑理解它们。⑦《易经》成书于春秋时期或者更早（李学勤《周易经传溯源》转引顾颉刚的文章认为是“西周初叶”，李镜池《周易探源》认为是“西周晚期”），而且出自卜史官之手，不可能很有文采。至于《易传》，虽然有人说出自圣人之手，其文字水平却很难令人恭维。其中有些内容不但逻辑混乱，文句不通处也不少。远不能和《内经》相比。我们今天还尊重它，是因为它保留了，近三千年之前甚至更早的文化记录。

先生告诉我，今本《周易》连经、传在内，不到三万字。去掉标点，《易经》只有不足五千字，最好读读原文。因为不读原文，不可能对它有真确的认识。今本《内经》约十八万字，也不算很长，最好用读网上小说的时间读读《内经》原著。原因也是，不亲自读原著，不可能全面而深刻地理解《内经》。《时代》和《补注》就是想帮助有兴趣和有余力的朋友，比较省力地读懂《内经》。想真正弄清《内经》和《周易》的关系，也是这样，最好参看《时代》和《补注》去读原著。然而，不是多数人有兴趣和时间这样做。故对多数读者来说，知道本书的多数结论和主要文献依据即可。这样也算是很有收获，因为已经足以纠正不少错误认识。

为了进一步驳斥“医源于易”的谬说，并且在中医界普及《周易》常识，阐述本节未尽之意，先生撰写了一篇长文“医易答问”附在本节末。此文深入浅出，通俗流畅，引人入胜，值得一切对《内经》和《周易》感兴趣的朋友一读。

在本节补注中，先生还以按语的形式对《周易》的某些内容做了解释。这些解释无不通俗易懂且知识性很强，与前人，特别是古人的解释相比有云泥之别，无疑又是本节的一些亮点。

一　从阴阳五行说看《内经》与《周易》的关系

【原文】

《内经》与《周易》“经”的部分，几乎没有联系[1]。这一点既好解释，又难解释。说好解释，这正是“医不源于巫[2]”或医与巫分家[3]的明证。这样看问题，思想有点懒。说难解释，那就是“及秦燔书[4]，而《易》为筮卜之事，传者不绝”（《汉书·艺文志》），医书也在豁免之列。又有人说《内经》成书可能和《易》同样早，为什么同一时代的书之间这么少有共同之处？

略读《周易》“传”的部分，就会看出它与《内经》难解难分了[5]。此点稍后说。先看看卦名及450辞中有多少与治病有关的。

卦名中，只有“蛊”被后人赋予病[6]的意思。《周易》经无此义。象、象、系辞、说卦等十翼中，亦没有解蛊卦涉及医理的。如《序卦》云：“蛊者，事也[7]。”由此亦可见医和诊晋侯疾如蛊[8]，却与《易》相附会，其事可疑。

卦辞中与医学有关者，可能仅有复卦[9]。

“复：亨。出入无疾。朋来无咎。反复其道，七日来复。利有攸往[10]。”此段卦辞不仅提到“疾[6]”，而且有“七日来复”之说。然非医家解《易》，对“出入无疾”不一定作“一路健康”讲。至于“七日来复”，因紧接“反复其道”，故本义应该是说往某地去，来回走了七天。但晋以后医家解此便像解《伤寒论》七日传经那样说了。这是有根源的。《彖辞》解复卦说：“刚反动而以顺行，是以出入无疾，朋来无咎。”此处“疾”仍未明确指疾病。晋人王弼注此句说：“疾犹病也。”竟毫无疑问。《彖辞》接着说：“反复其道，七日来复，天行也。”王弼注把“朋”说成“阳[11]”，他注这八个字就说：“阳气始剥，尽至来复，时凡七日。”真与《内经》《伤寒》有关说法一样。孔颖达疏中更说：“五月一阴生，至十一月一阳生。”又引纬书[12]，完全是东汉人思想。最后三字是“天行也”。“天行”后来也渗入医理。孔疏以为：“天之阳气绝灭以后，不过七日，阳气复生。此乃天之自然之理。”《伤寒论》“发于阳者七日愈[13]”只能说本于此。显然，复卦传与医学发生关系不早于汉。举这一卦即可见《周易》思想如何渗入医经。此条将卦辞、彖辞同解比较方便，以下不遵此例。

其余卦辞只有“井。改邑不改井[14]”可勉强说是注意饮水卫生。

爻辞中涉及医者如下：

“履：六三，眇能视。跛能履[15]。”

“豫：六五，贞疾，恒不死[16]。”

“噬嗑：六二，噬肤灭鼻。无咎。六三，噬腊肉遇毒。小吝。无咎[17]。”

“无妄：九五，无妄之疾，勿药有喜[18]。”

“咸：初六，咸其拇。六二，咸其腓。凶。居吉。九三，咸其股，执其随。往咎。九五，咸其脢。无悔。上六，咸其辅、颊、舌[19]。”

（按：以上六“咸”字均宜解作“损伤”）

“遁：九三，系遁。有疾，厉。畜臣妾吉[20]。”

“明夷：六二，明夷。夷于左股。用拯马壮。吉[21]。”

“损：六四，损其疾，使遄有喜。无咎[22]。”

“夬：九四，臀无肤，其行次且[23]。”

“姤：九三，臀无肤，其行次且。厉。无大咎[24]。”

“困：九五，劓、刖、困于赤绂[25]。”

“井：初六，井泥不食。九三，井渫不食，为我心恻。可用汲。六四，井甃，无咎。九五，井洌，寒泉，食[26]。”

“渐：九三，鸿渐于陆。夫征不复。妇孕不育。凶。九五，鸿渐于陵。妇三岁不孕。终莫之胜。吉[27]。”

“归妹：九二，眇能视。利幽人之贞[28]。”

“丰：六二，丰其蔀。日中见斗。往得疑疾[29]。（此条以天文内容为主，“疾”不作病讲或更妥。摘此存疑）

“九三，丰其沛。日中见沫。折其右肱。无咎[30]。”

“兑：九四，商兑未宁。介疾有喜[31]。”（此名解作交易时货币较快更合理。“介”通“贝”，是当时的贝壳类货币。摘此存疑）

“小过：九三，弗过防之，从或戕之。凶[32]。”

以上共27条。其余或有识不及者[33]，请专家赐教。这约占450辞的6%。这样算比例不大恰当，因多有一辞可分为几种内容，但总算占比重较大。详细解释每一辞的含义，并无必要。一般医家已可看出，这27条爻辞包括哪些医学内容。试简单概括如下：

（1）爻辞时代卜筮[34]问病很普遍。

（2）当时“疾”以外伤为主。

（3）外伤之外，以不孕症和眼病较受重视。

（4）已用药物治疗，但患者是否用药也常先卜筮。

（5）井作为水源很受重视，并力求其清洁。

显然，爻辞中的医学很原始，完全看不出阴阳五行苗头。

彖辞只解释卦辞和用九[35]，象辞则兼解卦辞、用六及爻辞[36]。彖辞中无一条论医理者。上文述及复卦彖辞时，对其与医理的关系已简要说明，此不赘。

【补注】

［1］几乎没有联系：今本《周易》分“经”与“传”两部分。其中“经”与《内经》几乎没有联系，先生将在下文论及，又见第四节及补注。

关于《内经》与《周易》的关系，近来有人认为，《周易》是《内经》的源头活水。《内经》汲取了《周易》的精华，又创造性地发展了《周易》的许多理论，从而成为一部伟大的医学巨著。其中一些理论已经进行了升华和超越，与《周易》交相辉映。由于《内经》充分纳入了易理，并把它创造性地和医学相结合，因此使中医成为一门哲理水平很高的自然科学，有力地推动了中医学的发展。可见医易是一脉相承的。医理源于易理。（杨力《〈周易〉与中医学·前言》）

金栋按：《周易与中医学》的作者是在拉大旗做虎皮，用中医来保护且拔高自己。

本节开头按语已经痛驳了此说。请读者回头参看。

［2］医不源于巫：关于中医起源，曾有“医源于巫”的说法。这种观点认为，在医学发展史上，最早的医术是巫术，因此医源于巫。如陈邦贤《中国医学史·第二章 上古的巫医》说：“中国医学的演进，始而巫，继而巫和医混合，再进而巫和医分立。以巫术治病，为世界各民族在文化低级时代的普遍现象。”

《说文·酉部》：“醫，治病工也……古者巫彭初作醫。”毉，同醫。《集韵·之韵》：“醫，《说文》：‘治病工也……或从巫。’”

明徐春甫《古今医统》云：“巫医，以巫而替医，故曰巫医也。《论语》曰：‘人而无恒，不可以作巫医。’孔子叹人不可以无恒，而善其言之有理。朱子注云：‘巫所以交鬼神，医所以寄死生。’歧而二之，似未当也。夫医之为道，始于神农，阐于黄帝按某病用某药，著有《内经》《素问》，所谓圣人坟典之书，以援民命，安可与巫觋之流同日而语耶?”

［3］医与巫分家：史籍有明确记载，见《史记·扁鹊仓公列传》。扁鹊说：“信巫不信医，六不治也。”陈邦贤据此说：“这就是巫医分立的表示。因为人有了病，巫主张祈祷或诅咒，医主张针灸、砭石或药物治疗。意见相左，不免争论。既然争论，当然是分立了。”（《中国医学史·第五章：周秦医学的演变》）

［4］及秦燔书：指公元前212年，秦始皇焚书。《史记·秦始皇本纪》云：“所不去者，医药、卜筮、种树之书。”

范文澜说：“办法是除了史官所藏秦国史记以外，别国史记一概烧毁；除了博士官所藏图书，私人所藏儒家经典和诸子书一概送官府烧毁。下令后三十天不送所藏私书到官府，罚筑长城四年。聚谈诗书的人斩首，是古非今的人灭族。只有医药、卜筮、农作书不禁。”（《中国通史·第二册·第一章》）

［5］难解难分了：《易传》采用了阴阳说，《内经》以阴阳五行说为最高理论，故曰二者难解难分。

金栋按：《庄子·天下》篇说：“《易》以道阴阳。”以阴阳解《易》是《易传》尤其是《系辞》的特点。阴阳学说在《系辞》中已发展到了很高的程度，而且构成了它的一个重要理论内容。考其渊源，主要应该是受到了庄子思想的影响。阴阳观念最早出于史官对自然现象的解释。后来做过史官的老子曾概括地说过“万物负阴而抱阳”，同时代的孙子及范蠡也都运用阴阳概念解释自然及社会现象。（陈鼓应《易传与道家思想》）因为《易传》吸收了道家思想，所以陈鼓应说：“《系辞》这里以阴阳为‘道’的内涵，正是出自《老子》第四十二章：‘道生一，一生二……万物负阴而抱阳，冲气以为和。’《系辞》作者承袭着这观点，综合而成为形而上学的基本哲学命题。”故而先生说：“略读《周易》‘传’的部分，就会看出它与《内经》难解难分了。”如果说“医易是一脉相承的”，那就是皆“相承”于《内经》时代之阴阳说。即便是二者“难解难分”，也不能就此说“医理源于易理”。有学者认为，大讲阴阳的《易传》形成于战国中晚期之间，至迟也在战国末期。医学与《易》学，大致均是在这一历史时期接受了阴阳学说，但两者之间却无直接的启承关系。《易》只不过是阴阳

学说的一个载体而已。医学理论与《易》无关。(廖玉群《重构秦汉医学图像》)

［6］病:《说文·疒部》:“病,疾加也。”《易经》无“病”字。

张纲《中医百病名源考·疾、病》说:“上古但有疾称,而无病名。此由殷商甲骨文、西周金文,以及《易》《书》《诗》《春秋》之中,屡屡言疾,而独不及病者,可以知也。”

［7］蛊者,事也:这是《杂卦传》对蛊的解释,但没有确切含义,还是不知道什么是蛊。关于蛊,见下文。

金栋按:现代有学者认为“事”,就是“生事”“出事”的意思。如金景芳、吕绍纲《周易全解》说:“蛊本来是积渐不通,久而生事的意思。”张其成《张其成全解周易》说:“‘蛊’的本义是器皿中的食物腐败生虫,引申为蛊惑、迷惑、诱惑。《序卦传》说:‘以喜随人者必有事,故受之以蛊。蛊者,事也。’为获得喜悦而追随别人,必然会出事,所以随卦之后就是蛊卦。‘蛊’是生事的意思。”

［8］医和诊晋侯疾为蛊:《左传·昭公元年》载:“晋侯求医于秦,秦伯使医和视之。曰:‘疾不可为也。是谓近女室,疾如蛊。非鬼非食,惑以丧志。’……赵孟曰:‘何谓蛊?’对曰:‘淫溺惑乱之所生也。于文,皿虫为蛊。谷之飞亦为蛊。在《周易》,女惑男、风落山谓之蛊。皆同物也。’”

蛊,《说文·虫部》:“腹中虫也。《春秋传》曰:皿虫为蛊,晦淫之所生也。”段玉裁注:“和(按:指医和)言如蛊者,蛊以鬼物饮食害人,女色非有鬼物饮食也,而能惑害人,故曰如蛊。人受女毒,一如中蛊毒然,故《系辞》谓之蛊容。张平子《赋》谓之妖蛊,谓之蛊媚,皆如蛊之说也。言‘于文,皿虫为蛊’者,造字者,谓蛊在皿中而饲人,即以人为皿而蚀其中。康谓之蛊,米亦皿也。女惑男,风落山。男亦皿也,山亦皿也。故云‘皆同物也’。此皆蛊之引申之义。”

洪钧按:《说文·虫部》:“蛊,腹中虫也。”可见在许慎时代,蛊的本义是腹中的寄生虫。据此,“如蛊”就是和肠道寄生虫类似的病。但晋侯疾,是“近女室”“非鬼非食,惑以丧志”。这样来的病,怎么和肠道寄生虫相似呢!故此处《左传》文字可疑。

金栋按:古代传说把许多毒虫放在器皿里使互相吞食,最后剩下不死的毒虫叫蛊,用来放在食物里害人。(《现代汉语词典》)蛊就是害虫——害人、害物的毒虫,引申为蛊乱、惑害、蛊惑等。

《左传》云“在《周易》,女惑男、风落山谓之蛊”,这里,秦医医和虽用《周易》“蛊”卦卦象解释分析晋侯的疾患,但是并没有使用卦、爻辞内容,即《周易》经文没有这句话。而《传》文是否有呢?

《象传》曰:山下有风,蛊。(䷑艮上巽下)

为什么山下有风就是蛊呢?

金景芳、吕绍纲《周易全解》说:“风吹至山下,为山所阻挠,不能畅达而回薄,摧败山木,有蛊之象。”张其成《张其成全解周易》说:“《象传》说,‘山下有风’,上卦是艮卦,艮为山,下面是巽卦,巽为风,山下有风,就是蛊卦之象。为什么山下有风是蛊呢？因为风在山下，而不是刮在山上，被山挡住了，那么久而久之，万事万物得不到风的滋养，就不舒畅了，就一定被蛊惑了。”

“女惑男，风落山谓之蛊”，蛊卦为巽下艮上，巽为长女、为风，艮为少男、为山。“女惑男”，即长女惑少男，年长的女人将年少的男人迷惑了，蛊惑了，如同山木得风而落，结果少男丧志失性，萎靡不振，此乃淫溺情乱之蛊。“风落山”，而《象传》曰“山下有风”，二者大意相同。可见春秋时期便有解经者，或有不同解《易》传本当时非常流行，帛书《易传》的问世便是证明，但与今本不同。

李镜池说：“春秋时已经有人不把《周易》当占书用，而当作古典文献，像用《诗》《书》一样引用它的话，作为行为准则或言论根据。……《左传》记载时人引《易》有四次……是引《易》文做论据，来批评人物，指示行动的。”（《周易探源·关于周易的性质和它的哲学思想》）

朱伯崑说：“此是以《周易》蛊卦象，说明惑蛊之疾。蛊卦巽下艮上，按取象说，巽为风，为长女；艮为山，为少男；少男被长女迷惑，如同山木得风而落。医和引蛊卦象，并非用来占筮，而是说明晋侯由于不能节制男女之事得了不治之症。这样，《周易》在医和眼中，又成了讲生活教训的典籍。”（《易学哲学史·春秋战国时代的易说》）

蛊，《内经》全书共见2次。《素问》和《灵枢》各见1次。

《素问·玉机真藏论》云：“脾传之肾，病名曰疝瘕，少腹冤热而痛，出白，一名曰蛊。”

王冰注：“冤热内结，消铄脂肉，如虫之食，日内损削，故一名曰蛊。”《素问注证发微》：“土来克水，乃传之肾，病名曰疝瘕。肾之经络在少腹，故少腹烦闷作热而痛，其所出者白色，溲出白液也，如虫之食物内损，故一名曰蛊。”《类经·疾病类二十九》：“热结不散，亏损真阴，如虫之吸血，故亦名曰蛊。”

《灵枢·热病》云：“男子如蛊，女子如怚，身体腰脊如解，不欲饮食。”

《灵枢识》：“简案：《玉机真藏论》云‘脾传之肾，病名曰疝瘕，少腹冤热而痛，出白，一名曰蛊’，盖男子如蛊，谓如疝瘕而非疝瘕也。”《内经词典》：“蛊：2次。病名。因虫积所致的小腹胀、热、痛及小便浑浊的病证。又名疝瘕。”

从《内经》所述症状与病名分析，与《易》学之“蛊”无关。

［9］复卦：《易经》六十四卦的第二十四卦。坤上震下。

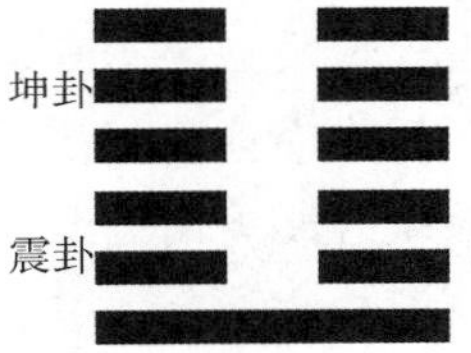

《周易本义》云：“‘反复’之复，方福反；又作覆，《彖》同。复，阳复生于下也。”

金栋按：复，回复，返回，复苏。《说文·彳部》：“復，往来也。”段玉裁注：“《辵部》曰：‘返，还也。还，復也。’皆训往而仍来。”《尔雅·释言》：“復，返也。”总之，复就是“往复”“往返”之义。后人则解释为：本卦展示了阳气回升、万物复苏的情景。剥极而复，阴尽阳来。阳虽然还很弱小，但生机勃勃，前途无量，即所谓“一元复始”之象。这不过是借题发挥，此卦名与阴阳、“一元复始”等毫无关系。

［10］复：亨。出入无疾。朋来无咎。反复其道，七日来复。利有攸往。

洪钧按：这是复卦的卦辞，共21个字，是卦辞中差不多最长的——只有坤、蒙、井卦的卦辞比复卦略长。我把它断为五句。“亨”一个字就是一句，是该卦的总断语。其余四句，请看我的句读。先把这条卦辞翻译如下：

筮得复卦，诸事顺利。出门回家，不得疾病。朋友来往，没有灾祸。出远门办事，七天回来。利于远行。

显然，我把“亨”解为“顺利”。盖亨作“通”讲，换成白话，就是顺利，很适合作为卜筮断语。

今《易经》中，“亨”共出现48次。除单独使用外，最常见和“元”连写，即“元亨”。此外还有“小亨”“吉亨”“否亨”等。这都是加上了形容词。“元亨”就是“大亨”——非常顺利、非常顺畅的意思。“否亨”就是“不亨”——不顺利的意思。不顺利当然属于不吉利，只是还不算凶。顺利属于吉利。

有人解这个“亨”为“享”，说指祭祀，是错误的。因为上述48个“亨”字中，只有大有九三“公用亨于天子”中的亨字可勉强解为享，因为解为“通”可能更好。

“出入无疾”我解作“出门回家不得病”。因为出门在外，很怕得病。故古人出远门前，要选吉日，也有的去算卦。至于回家，虽然一般是高兴的事，但直到今日，我的家乡还有“三六九，往外走；要回家，二五八”（即天数中有二五八和三六九的日子，如初二、初三、十八、十九等）的迷信说法。这虽然不是出自《易经》，却说明无论出门回家，都有人讲迷信。

把“朋来无咎”解作“朋友往来，没有灾祸”，没有丝毫勉强。不少人把“朋来”解为“朋友来了”不很好。“无咎”是占筮断语。在《易经》中出现的频率仅次于“吉”。“吉”出现共约146次，“无咎”约101次。“咎”作“过失”“灾祸”讲。占筮是问吉凶祸福的，故“无咎”在这里只能解作“没有灾祸”而不宜解作“没有过失”。

“反复其道，七日来复”，指出远门来回用七天。但汉代和以后的人解易，却用上了阴阳学说。七天这个周期在不少民族中被重视。现在全世界通行的星期，就是上帝创世花的时间。国人死后，亲属要每七天烧纸纪念，直到尽七。故《易经》时代，七这个数可能有点特殊含义，大概和每卦六爻有关系，而和阴阳无关。假如像王弼注说“阳气始剥，尽至来复，时凡七日”是阴阳变化的总规律。那么，一日十二时辰，一年三百六十五日，这两个周期的阴阳剥复变化规律就没有道理，而这恰恰最宜于用阴阳来说理，却不是每七天一个周期。阴阳学说最宜于解释两极现象，而不宜于解释七这个数。

“利有攸往”就是“利有所往”。“攸”作“所”讲。有所往就是远行或出远门儿。

串个门儿、赶个集儿，是不需要卜筮的。故“利有攸往”的意思是：利于远行或出远门儿。今《易经》“利有攸往”共出现12次，说明那时出远门儿不仅是大事，也常常占筮算卦。反过来也证明把“有攸往”解作“远行”或“出远门儿”是准确的。

我相信，以上翻译和解释，是复卦卦辞的本义。读者从中也能获得有用的信息，也可以说讲出了点儿科学道理。对看《易传》、儒家后学，乃至某些当代注家，用阴阳学说或其他儒家思想解释此卦辞，无不牵强附会。或自相矛盾，或众说不一。实在是越讲越糊涂。不但没说清本义，也没有有用的信息，更没有科学道理。不再一一加按语指出。

朋来无咎：朋友往来，没有灾祸。王弼注：“朋，谓阳也。”孔《疏》云：“‘朋来无咎’者，朋谓阳也。反复众阳，朋聚而来，则‘无咎’也。”

反复其道，七日来复：王弼注：“阳气始剥尽，至来复时，凡七日”楼宇烈《校释》云：“‘七日’，此词之义释者纷纭，莫衷一是。……按：观王弼注文之意，是谓阳气从开始剥而至于剥尽（《剥卦》之义），再至于反复而来，其为时不是太远的，至多不过七日。下节注说‘以天之行反复，不过七日，复之不可远也’，正说明此意。所以‘七日’为泛指时间不远之意。”

李道平《周易集解纂疏》云：“六爻为六日，《复》来成震，一阳爻生为七日，故言‘反复其道，七日来复’，是其义也。”

［11］王弼注把“朋”说成“阳”：见上补注“朋来无咎”。

［12］又引纬书：即《易纬·稽览图》。

［13］发于阳者七日愈：与《复卦》“七日来复”有关。

《伤寒论·7条》云：“病有发热恶寒者，发于阳也；无热恶寒者，发于阴也。发于阳七日愈，发于阴六日愈。以阳数七、阴数六故也。”

成无己《注解伤寒论》云：“阳法火，阴法水。火成数七，水成数六。阳病七日愈者，火数是也；阴病六日愈者，水数是也。”

新世纪第二版高校教材熊曼琪《伤寒学》说：“发于阳七日愈，发于阴六日愈，是对疾病的一种预测。其方法是依据伏羲氏河图生成数推演而来，因此仲景自注说这是阳成数为七，阴成数为六的缘故。这种预测方法的实际意义，尚待进一步研究。”弼注，不妥。

洪钧按：我的原文说，发于阳者七日愈，很可能本于《易传》。可备一说。成无己说亦好。

［14］井：卦名。《易经》六十四卦的第四十八卦。坎上巽下。井，水井。

《汉典》云：“井，人工挖成的能取出水的深洞。”比喻养育贤能的意思。本卦以井设喻阐述修身养性和重视人才的道理。卦辞描述的水井固定不移、不盈不竭、反复耐用的特性，正是贤人人格的写照。

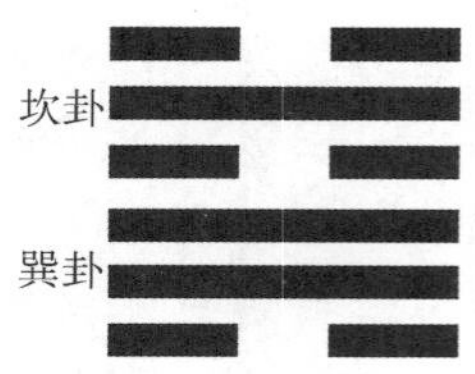

王弼注："井以不变为德者也。"孔《疏》云："'井者，物象之名也。古者穿地取水，以瓶引汲，谓之为井。此卦明君子修德养民，有常不变，终始无改。养物不穷，莫过乎井，故以修德之卦取譬名之'井'焉。"

《周易本义》云："井者，穴地出水之处。以巽木入乎坎水之下，而上出其水，故为井。"

《周易集解纂疏》云："井之水给人无穷，犹君子政教养人无穷也。"

《尔雅·释水》："井。"邢昺《疏》："《说文》：井，凿地取水也。《释名》云：'井，清也，泉之清洁者也。'《世本》云：'伯益作井，亦云黄帝始穿。'"

金栋按：今《说文》无邢《疏》所引之说，不知何本。所引《释名》见《释宫室第十七》。

改邑不改井：井卦的部分卦辞。孔《疏》云："'改邑不改井'者，以下明'井'有常德，此明'井'体有常。邑虽迁移而'井体'无改，故云'改邑不改井'也。"

《周易集解纂疏》云："［疏］……《系下》曰'井居其所'，周氏云'井以不变更为义'是也。"

高亨《周易大传今注》云："［经意］邑，古称小村小镇亦曰邑。……卦辞言：改建其邑，不改造其井。"

洪钧按："改邑不改井"的本义，完全是个常识问题。旧说均属牵强附会。井不能轻易改建是因为，古时，切莫说筮辞形成的周初或更早，打井是很困难的事。加之即便打出水来，也不一定适于饮用。故改井是一件大事、疑难事，所以会去算卦问问改不改。卦师知道，有可饮用的老水井，不能轻易毁掉或弃置而另外打新井。即那时在改建城墙时，去问卜筮者是否同时把井改建。卜筮结果一般是，不要改井。这是卜筮专家来自经验的认识（由于受过培训，加之职业关系，卦师见多识广，一般也比较精明），即不是神灵告诉他的。换言之，巫师和卜师常常不是真的迷信。越是到了晚近，卦师越靠经验知识得出"算卦"结论而指导问卜者。邑——周初的邑，不过是土围子，常常坍塌，必须每年修补或改建且比较容易修改。古今字书都把"邑"解为城镇。我认为本义是指城墙，至少有此义。故"改"字不宜做迁移讲，而是改建、修改的意思。古今字书从来没有说"改"有迁移之义。假如改邑是整个城镇迁到了远处，哪怕是数公里之外，老井就太远了，不能不改了。

以哲理解释筮辞，使《易》改变了本相。早在汉代之前，就这样做了。《易传》中，大约有半数成文于汉代之前。它们也是解《易经》的，只是不是都针对具体筮辞。对看我对这一条卦辞解释和古人的解释，很容易理解为什么从《易经》到《易传》，易学改变了本相。后来的"易学"更是越走越远。只是自汉代开始更多用阴阳学说或儒家思想解释，于是难免牵强附会。

鉴于王弼说井不宜改，是因为“井以不变为德”，提示君子要有“常德”。顺便说点现代人，更莫说城市人不知道的井的常识。即有些井中的水是会变的。经过很长时期会变且不说，在我的家乡，有的井水质会经常变。随着季节甚至风向变化，井水的颜色、澄明度和味道都会变。所以，水质甘甜且不变的井，才是好井，一定要好好维护，不要轻易改建，尽量长期使用。古人解这句卦辞，以君子有“常德”（即德行稳定）来比喻，不算很附会。至于用君子之政教养人无穷来解释井，也不算很附会，因为井水差不多是无穷的。

［15］履：卦名。《易经》六十四卦的第十卦。乾上兑下。

本卦主张人的行为做事要合乎礼节，要履行自己的社会责任，礼的存在是为了维持等级秩序，强调人的差异，但这种差异又是建立在人际关系和谐基础上的，礼之用，和为贵，和则无险。（刘登阁注译《周易》）

洪钧按：注意！刘先生完全据《易传》解《周易》。其实这不是在解《易经》而是在说《易传》。读者不能从中理解《易经》原义。以下所引刘先生文字不再加按语。

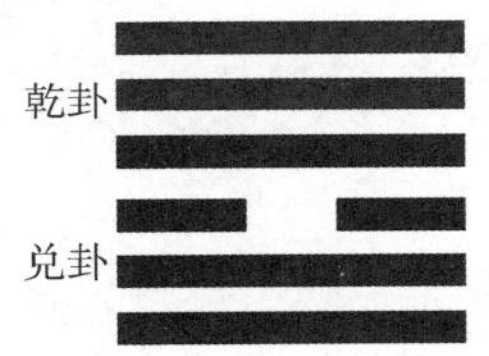

《序卦传》云：“物畜然后有礼，故受之于履。”王弼注：“履者，礼也。礼所以适用也，故既畜则宜用，有用则须礼也。”

履，鞋子。《说文·履部》：“履，足所依也。”段玉裁注：“引申之训践……又引申之训禄……又引申之训礼，《序卦传》《诗·长发传》是也。履、礼为叠韵。”

洪钧按：由《说文》可知，履的本义就是鞋子。王弼却说：“履者，礼也。”此说不是王弼的创见，而是本于《序卦传》。但这是典型的儒家思想无疑。重视正名和秩序的孔子，很重视礼，对礼崩乐坏痛心疾首。有尊卑贵贱等级的封建秩序在平时主要靠礼乐来维护，所谓“礼别尊卑，乐殊贵贱”是也。从鞋子发挥到礼乐制度，实在是《易传》作者们善于附会。

眇能视，跛能履：眼睛坏了却能看东西，腿瘸了却能走路（是凶兆）。王弼注：“居履之时，以阳处阳，犹曰不谦，而况以阴居阳，以柔乘刚者乎！故以此为明，眇目者也；以此为行，跛足者也。”楼宇烈《校释》：“眇，《释文》：‘子书云：盲也。《说文》云：小目。’跛足，瘸子。”

《周易大传今注》云：“［经意］眇，目盲。能读为而，《集解》本正作而。履，践也。爻辞言：目盲而视物，足跛而走路……是凶矣。”

洪钧按：履的本义就是鞋子，引申为践行、踩踏、行走等。现在有“履历”“履新”等都是从鞋子引申而来。为什么算卦会问关于鞋子的问题呢？因为鞋子对《易经》时代的人来说，是个大问题。我年轻时在四川求学，那里的老百姓，常常到了十冬腊月还打赤脚，就是因为鞋子很难得——比其他衣服远远难得到。古时穿衣问题就比吃饭难解决，其中鞋子更难得到。抗战初期，四川的军队到山西参加忻州会战，大冬天还有不少士兵穿着草鞋。可见即使到了近现代，鞋子还是大问题。不能因为现今鞋子如此易得，就认为鞋子是无足轻重的问题。

我猜测，此卦最初就是占问与鞋子有关的问题。今本此卦已远离了本义。此卦的卦辞和六爻辞，都含有履字，显然因此取名。其中只有初九“素履”指鞋子。

仅略解一下卦辞。

“履虎尾，不咥人。亨。”这七个字，就是字面的意思。即“踩到了老虎尾巴，老虎却没有咬人。亨通顺利”。本卦九四再次出现“履虎尾”。问题是，怎么会踩到老虎尾巴呢？这是因为，周代确实有专人喂养老虎。饲养员和老虎关系密切，会有时不注意踩到老虎的尾巴。猫科动物的尾巴是很敏感的，不过，一般情况下老虎不会咬饲养员，但有时踩疼了可能会咬一口。就像如今被宠物狗、猫咬一口一样。当然，只有天子或诸侯，才有饲养老虎的财力和用途。那时喂养老虎，不是搞动物园，也不是宠物，主要是打仗时带着，长自己的威风，给敌人以威胁。也有时作为惩罚手段，故有“投畀豺虎”这个成语。它出自《诗·小雅·巷伯》，“取彼谮人，投畀豺虎”，说明和《易经》同时的《诗经》时代，有专门喂养老虎的设施且可以作为惩罚手段。

有人把“履虎尾，不咥人”说成是梦中情形，显然很勉强。

［16］豫：卦名。《易经》六十四卦的第十六卦。震上坤下。豫，安乐、安逸之意。《尔雅·释诂》：“豫，乐也。”邢昺《疏》：“豫者，逸乐也。”

本卦阐述了怎样看待娱乐和享受及在欢乐中应注意的问题。在太平盛世，适当的消遣娱乐是可以的，也是应当提倡和肯定的，正所谓“文武之道，一张一弛”，但不可放纵过度，更不能穷欢极乐，沉溺于逸乐而不能自拔，要顺性而行，要逸豫时不忘忧劳，而且应当注意时机和场合。（刘登阁注译《周易》）

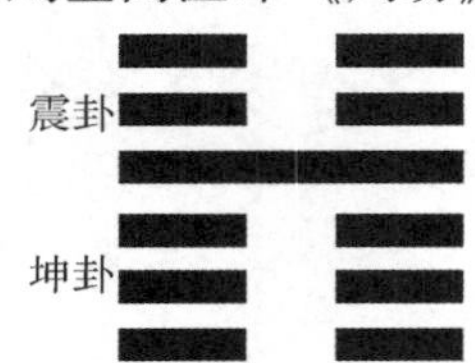

孔《疏》云：“谓之豫者，取逸豫之义，以和顺而动，动不违众，众皆说豫，故谓之豫也。”《周易本义》：“豫，和乐也。人心和乐以应其上也。”

《周易集解纂疏》云：“郑玄曰：‘坤，顺也’，‘震，动也’，顺其性而动者，莫不得其所，故谓之‘豫’。豫，喜佚说乐之貌也。”

六五：六，阴爻；五，即从下往上第五位。

贞疾，恒不死：豫卦六五爻辞。王弼注：“四以刚动，为豫之主。专权执制，非己所乘，故不敢与四争权。而又居中处尊，未可得亡，是以必常至于贞疾，恒不死而已。”楼宇烈《校释》：“非己所乘：意为不是自己（六五）所能驾驭的。贞疾：意为虽得正位，但常受到九四之侵害而有病。”

《周易大传今注》云：“［经意］贞，占问。恒，久也。占问疾病，筮遇此爻，则久不死，其寿尚长。”

洪钧按：此句爻辞的本义不过是说：占问疾病时，得到豫卦六五，病人常常不会死。汉儒却解释得十分复杂，莫名其妙。王弼的注更是很繁琐而不得其要。现代专家的解释，也不是都好。如高亨《周易大传今注》解恒为久，显然不如解为“常”。《说文》就说：“恒，常也。”

［17］噬嗑（音是克 shì kè）：卦名。《易经》六十四卦的第二十一卦。离上震下。

本卦阐发推行刑罚惩处的原则和方法。治国仅靠教化这一种手段还是不够的，要刚柔相济，恩威并施才行，即在运用教化、感化的怀柔政策的同时，还要整饬法令、法纪，修明刑罚，以严刑峻法惩治不良，制止罪恶的蔓延，并保持社会的良好秩序。（刘登阁注译《周易》）

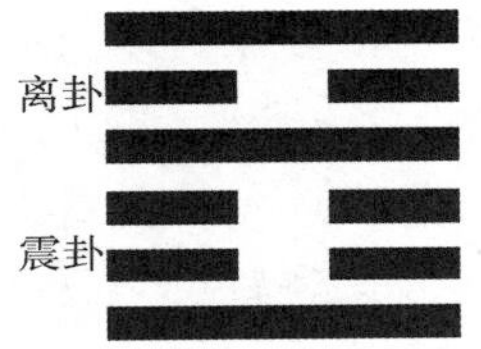

《彖辞》曰：“颐中有物，曰噬嗑。”王弼注：“颐中有物，啮而合之，噬嗑之义也。”楼宇烈《校释》：“颐，面颊、腮。此处指口内。”

洪钧按：噬嗑这个卦名的本义，就是吃的意思。噬，是吃、咬或吞食之义无异议。至于嗑，也是吃。至今在南方某些地区，说吃饭为嗑饭，吃药为嗑药。至于王弼注说：“颐中有物，啮而合之，噬嗑之义也。”按他的见解，噬嗑就是咀嚼。《杂卦传》说：“噬者，食也。”总之，噬嗑就是吃的意思。这样一个很平常的词语，古人却解释到依法治国或集市贸易的高度，真是无限附会。不过，吃饭虽然很平常，却也是大事。所谓民以食为天是也。只是须知，筮辞涉及的人，几乎没有平民或奴隶。他们不值得卦师来服务。周王、王族、诸侯或其他大人物才是卦师的主要服务对象。这些人吃饭出了事，自然更是大事。

本卦六三爻辞是：“噬腊肉遇毒”，也是很平常的事。因为吃腊肉遇毒不罕见。我就有一两次亲身经历。现在我们知道，这是因为腊肉霉坏因而有致病细菌或毒素在内的缘故，不会去卜筮请教。周代人不会完全认识到这个问题，故那时中毒后就会去卜筮问问后果或原因。总之，这一卦来自占问与进食有关的问题。

这一卦的最初形成应该是，有大人吃东西出了事来占问，得到这一卦。后来变得很复杂，是因为占问其他事也会得到这一卦。多次占问的原因和结果重叠在一起，就很难解释了。再加上添了几个新的解卦规则，于是更加复杂。却同时也为卦师的解释留下了很大的余地。至于《易传》发挥微言大义，就和占筮原义完全没有关系。《易经》对《易传》的作者来说，不过是个说话的由头而已。

噬肤，灭鼻。无咎：噬嗑卦六二爻辞。王弼注：“噬，啮也。啮者，刑克之谓也。

处中得位，所刑者当，故曰‘噬肤’。乘刚而刑，未尽顺道，噬过其分，故‘灭鼻’也。刑得所疾，故虽‘灭鼻’而‘无咎’也。‘肤’者，柔脆之物也。”

孔《疏》云：“‘噬肤灭鼻’者，六二处中得位，是用刑者。所刑中当，故曰‘噬肤’。肤是柔脆之物，以喻服罪受刑之人也。‘乘刚而刑，未尽顺道，噬过其分’，故至‘灭鼻’，言用刑太深也。‘无咎’者，用刑得其所疾，谓刑中其理，故‘无咎’也。‘象曰：乘刚’者，释‘噬肤灭鼻’之义，以其乘刚，故用刑深也。”

《周易大传今注》云：“［经意］噬，用牙咬，犹吃也。肤，肉也。灭，割去也。爻辞当是写奴隶，意谓：奴隶越其分而吃肉，触怒奴隶主而割其鼻。割鼻是轻刑。奴隶受此轻刑，小惩大戒，不致再受重刑，则无咎矣。［传解］与经意同，但认为不专指奴隶。”

洪钧按：（偷）吃了一块腊肉，被割去鼻子，只能是奴隶的待遇。注意！不是奴隶去占问的，去占问的是奴隶主。所以结果是“无咎”。可见这样割去奴隶的鼻子，在当时被视为合理合法。高亨先生的解释相当好，却没有完全摆脱旧说。盖无咎不是指奴隶“不致再受重刑”，而是指奴隶主不会因此有灾祸。孔疏完全是牵强附会。

噬腊肉，遇毒。小吝。无咎：噬嗑卦六三爻辞。孔《疏》云：“‘噬腊肉’者，‘腊’是坚刚之肉也。‘毒’者，苦恶之物也。三处下体之上，失政刑人，刑人不服。若噬其‘腊肉’，非但难啮，亦更生怨咎，犹噬腊而难入，复遇其毒味然也。三以柔不乘刚，刑不侵顺道，虽有遇毒之吝，于德亦无大咎。故曰：‘噬腊肉遇毒，小吝无咎’也。‘象曰：位不当’者，谓处位不当也。”

《周易本义》：“腊，音昔。腊肉，谓兽腊。全体骨而为之者，坚韧之物也。阴柔不中正，治人而人不服，为噬腊遇毒之象。占虽小吝，然时当‘噬嗑’，于义为‘无咎’也。”

《周易大传今注》云：“腊肉，干肉。遇毒，如干肉生虫，含有毒素等是。吝，难也。爻辞言：用齿嚼干肉而遇毒，毒仅在口中，未咽入腹内，是有小小之艰难，未承灾咎。”

［18］无妄：卦名。《易经》六十四卦的第二十五卦。乾上震下。《汉典》云：“无妄，不测，意外。”

本卦主张凡事不可违背事物发展规律而大胆妄为，要有分寸、有计划，更要遵循自然法则和客观规律，光明正大。其次还要把握时机，从具体实际情况出发量力而行，审时度势；而不守规律的妄做，必会招致灾祸，不要有非分或侥幸之想。但无妄还指意外之事，即有些灾祸的降临，是人难以控制和不以人的意志而转移的。再者无妄还包含了不虚伪、不造作之意，立身处世需刚正真诚。（刘登阁注译《周易》）

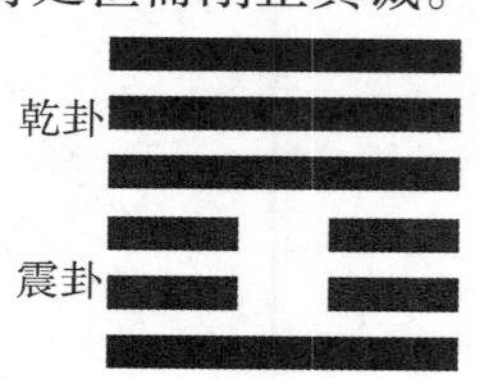

《周易本义》云："无妄，实理自然之谓。《史记》作无望，谓无所期望而有得焉者。其义亦通。"

《周易集解纂疏》云："何妥曰：乾上震下，天威下行，物皆絜齐，不敢虚妄也。[疏] 上体乾，'乾为天'、为威。《左传》曰'天威不违颜咫尺'是也。下体震，震足为'行'。故云'天威下行'互体异，《说卦》曰'齐乎巽，言万物之絜齐也'。故云'物皆絜齐'。阳为实，乾阳在上，至诚动物，物以诚应，故'不敢虚妄也'。"

无妄之疾，勿药有喜：孔《疏》云："'无妄之疾'者，凡祸疾所起，由有妄而来。今九五居得尊位，为无妄之主，下皆'无妄'，而偶然有此疾害，故云'无妄之疾'也。'勿药有喜'者，若疾自己招，或寒暑饮食所致，当须治疗。若其自然之疾，非已所致，疾当自损，勿须药疗而'有喜'也。"

《周易大传今注》云："[经意] 无妄之疾，其病非出于妄行妄动，而出于偶不注意，如饮食过饱，服事过劳，睡眠过少等是也。药，服药也。有喜，古语谓病愈为有喜，因病愈乃可喜之事也。爻辞言：无妄之疾，不须服药，去其病因，加以修养，即可愈矣。"

洪钧按：传统上称已婚妇女怀孕为"有喜"。至今我的乡人还这样说，而且不少人谨遵"有喜"不吃药的传统。这个传统，很可能来自这句无妄九五爻辞。因为这显然不合乎《素问·天元纪大论》"有故无殒，亦无殒"的医理。不知道什么时候、何人把"不药有喜"解作"有喜不吃药"而且普及民间。"无妄之灾，不药有喜"这句话，后四个字很好理解，就是不吃药有好处或不药而愈。"有喜"在这里是筮辞断语。《易经》中"有喜"共出现3次，都和"疾"紧接着，而且指向好处发展，故把"有喜"解作"痊愈"更好。"无妄之灾"肯定是疾病，即"灾"在这里是疾病的意思。至今我的乡人还有时把疾病称作"灾"或"灾苦"。问题是"无妄之灾"指什么病。如果把"无妄"解作不测或意外，则"无妄之灾"是没有想到的病。然而，意外的病就不需吃药吗？似乎不通。我的乡人把小毛病如感冒、闹肚子等称为"忽来的灾儿"。忽然而来有意外、不测的意思，故"无妄之灾"最好解作"忽然来的小毛病"。感冒和闹肚子，确实大都可以不药而愈。这样解，无论是文理还是医理都很通。前人的有关注疏，只有高亨先生最高明。余者均属牵强附会。

[19] 咸：卦名。《易经》六十四卦的第三十一卦。兑上艮下。

本卦探讨了自然界和人类社会中的交感、感应法则及现象，以及由人类的婚姻关系发展而来的礼仪规范、社会制度。卦辞以男女婚姻取象，论述了自然和社会中的宏观感应现象；爻辞则以人体取象，辨析了人身的器官部位对外界的感应这种微观交感现象。（刘登阁注译《周易》）

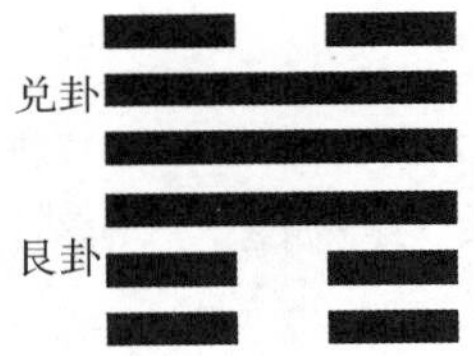

《彖辞》曰："咸，感也。柔上而刚下，二气感应以相与。"

咸其拇：王弼注："处咸之初，为感之始，所感在末，故有志而已。如其本实，未至伤静。"楼宇烈《校释》云："所感在末：释《爻辞》'咸其拇'，'拇'为大足指，为一身之末。本：指整个身体。此句意为，如果其本体坚实，则虽有所感应，而不至于损害静的本体。"

《周易本义》云："拇，足大指也。咸以人身取象，感于最下，咸拇之象也。感之尚浅，欲进未能，故不言吉凶。此卦虽主于感，然六爻皆宜静而不宜动也。"

《周易集解纂疏》云："［疏］，《系下》曰'近取诸身'，'咸'言人事，故六爻皆取象于身，而初则象足。"

《周易大传今注》云："咸，斩伤，即今之砍字。但爻辞诸咸字皆被外物所伤之义，不限于斩，故宜直训为伤。《释文》：'拇，子夏作䠺。'䠺，足大指也。'咸其拇'，小伤之象。"

咸其腓。凶。居吉：王弼注："咸道转进，离拇升腓，腓体动躁者也。感物以躁，凶之道也。由躁故凶，居则吉矣。处不乘刚，故可以居而获吉。"楼宇烈《校释》云："腓：《说文》：'胫腨也。'即小腿。凶之道也：参看《老子》四十五章王弼注：'静则全物之性，躁则犯物之性。'又，六十章注：'躁则多害，静则全真。'"

《周易本义》云："腨，足肚也。欲行则先自动，躁妄而不能固守者也。二当其处，又以阴柔不能固守，故取其象。然有中正之德，能居其所，故其占动凶而静吉也。"

《周易大传今注》云："［经意］咸，伤也。腓，胫后肉也，今语谓之腿肚子。伤其腓，是凶象，但居家不出，则吉。"

金栋按：腨（音涮 shuàn），俗称小腿肚，即腓肠肌。《说文·肉部》："腨，腓肠也。"

咸其股，执其随，往咎：王弼注："股之为物，随足者也。进不能制动，退不能静处，所感在股，志在随人者也。志在随人，所执亦以贱矣，用斯以往，吝其宜也。"孔《疏》云："'咸其股，执其随，往咎'者，九三处二之上，转高至股。股之为体，动静随足，进不能制足之动，退不能静守其处。股是可动之物，足动则随，不能自处，常执其随足之志，故云'咸其股，执其随'。施之于人，自无操持，志在随人，所执卑下，以斯而往，鄙吝之道，故言'往吝'。"

《周易本义》云："股，随足而动，不能自专者也。执者，主当持守之意。下二爻皆欲动者，三亦不能自守而随之，往则吝矣，故其象占如此。"

《周易大传今注》云："［经意］咸，伤也。执，持也。随借为隋。隋，裂肉也。吝，难也。爻辞言：伤其股，手扶持其裂肉，创深而痛甚，不利于行路，有所往，难矣。"

九五，咸其脢（音梅 méi），无悔：王弼注："脢者，心之上，口之下。进不能大感，退亦不为无志，其志浅末，故无悔而已。"楼宇烈《校释》云："脢，《说文》：'背肉也。'郑云：'背脊肉也。'"

孔《疏》云："'咸其脢无悔'者，'脢'者心之上，口之下也。四已居体之中，为心神所感，五进在于四上，故所感在脢，脢已过心，故'进不能大感'，由在心上，'退亦不能无志'，志在浅末，故'无悔'而已，故曰'咸其脢无悔'也。'脢者心之上，口之下'者，子夏《易传》曰：'在脊曰脢。'马融云：'脢，背也。'郑玄云：'脢，脊肉也。'王肃云：'脢在背而夹脊。'《说文》云：'脢，背肉也。'虽诸说不同，大体皆在心上。"

《周易本义》云："脢，武杯反，又音每。脢，背肉，在心上而相背，不能感物而无私系。九五适当其处，故取其象，而戒占者以能如是，则虽不能感物，而亦可以'无悔'也。"

《周易大传今注》云："［经意］咸，伤也。脢，背肉也。伤其背肉，乃小小之不幸；然其创易愈，归于无悔。"

咸其辅、颊、舌：王弼注："咸道转末，故在口舌言语而已。"《象辞》曰："咸其辅颊舌，滕口说也。"王弼注："辅、颊、舌者，所以为语之具也。咸其辅、颊、舌，则滕口说也。憧憧往来，犹未光大，况在滕口，薄可知也。"楼宇烈《校释》云："辅：上颔。颊：面颊。滕：《说文》：'水超涌也。'孔颖达《疏》：'滕，竟与也。''滕口说也'，意为善于言语，竟为言说。所以王弼注说：'薄可知也。'"

《周易本义》云："辅颊舌，皆所以言者，而在身之上。上六爻以阴居说之终，处咸之极。感人以言而无其实。又兑为口舌，故其象如此，凶咎可知。"

《周易大传今注》云："［经意］伤其腮与舌，乃不吉之象，盖指其人受批颊之辱，颊与舌皆破而流血。"

洪钧按：高亨先生是当代著名的古文字和先秦文化史专家。他解释咸卦中的"咸"为"伤"。当年我把此卦的爻辞都归入伤病类，大概是受他影响。后来我觉得（记不清受什么启发了）解咸为伤很不妥。因为不但古代字书中，没有解咸为伤的，用伤义解此卦经文，也很勉强。比如"咸其拇"解作砍掉大脚趾头还可以理解，即古时可能有这样的刑罚如刖刑。"咸其腓"——割去小腿肚，也可能，比如剐刑。但是，"咸其口、颊、舌"就很难说是刑罚如此。说是掌嘴也不贴切。总之，必须重新解。首先是追查咸的字义。"咸"最常作副词"皆""都"讲。临卦爻辞两次出现"咸临"都是"皆"的意思。坤卦彖辞又有"品物咸亨"之句。《尔雅·释诂》："咸，皆也。"但是，用这个副词不可能讲通咸卦，因为咸在这里必然是动词。故最好再看《说文》如何解此字。《说文·卤部》"咸，衔也，北方味也"。段玉裁注："酸苦辛甘下，不著某方之味，错见也。"可见许慎认为"咸"是味道之咸。即没有伤的意思。可惜用味道之咸，解咸卦更不通。

我觉得彖辞解"咸"为"感"是对的。即"彖曰：咸，感也。柔上而刚下，二气感应以相与，止而说，男下女，是以'亨利贞，取女吉'也"。"感"是使之感觉到的意思。使之感到，需要接触、触摸。故"咸其拇""咸其腓"是触摸。"咸其口、颊、舌"应该是亲吻。

联系下文，这位彖辞的作者是知道咸卦本意的，只是他没有明白无误地说出来。既然这涉及男女关系，咸卦筮辞都应该与此有关。所以我在"医易答问"中，把咸卦的爻辞解作男女调情的过程如下：

关于这一卦的爻辞，最好的解释是：男女调情活动的几个步骤。卦辞的“取女吉”，也提示应该这样解。曾经有人这样解过。但正统儒家即便看出来，也不大会解得如此明白。他们会认为，六经之首的《易经》，怎么能诲淫呢！

当然，还可以猜作买卖奴隶时，像买牲口那样看看身体好不好。不过，买卖奴隶似乎无必要检查脚趾头，更无必要看舌象。

如何理解这样从脚趾到面、口、舌地刺激人体，是很重要的，因为艮卦爻辞的主要内容也几乎相同。原文是：

“初六：艮其趾，无咎，利永贞。六二：艮其腓，不拯其随，其心不快。九三：艮其限，列其夤，厉熏心。六四：艮其身，无咎。六五：艮其辅，言有序，悔亡。上九：敦艮，吉。”

《周易》的“象辞”对卦辞和爻辞都有解释，但完全无助于理解这两卦是怎么回事。“象辞”解“咸”为“感”，咸其拇、咸其腓、咸其股等——不管目的是什么，语法上还说得通。它解“艮”为“止”，艮其趾等语法上就不通。

“无论古今学者怎样解这两卦，我认为，必须把它们的爻辞实指看作一回事才解得通。”

这样解不是什么大不道的事，盖男女相感乃人生之大伦。凡有男女交际经验者，都会理解咸卦所说大体不错。《易经》时代有人以男女交接不协调算卦也是意内之事。卦师经验较多，给求教者以指导就像今天普及性知识一样。

［20］遁：卦名。《易经》六十四卦的第三十三卦。乾上艮下。遁（遯），隐遁，隐藏，逃跑，隐退。《说文·辵部》：“遁，迁也。一曰逃也。”段玉裁注：“此别一义。以遁同遯，盖浅人所增。”《玉篇·辵部》：“遁，退还也，隐也。遯，同遁。”

本卦是讲隐遁、退避之道的。小人得道，气势正旺时，君子不要针锋相对，而应及时抽身告退，运用退避隐忍策略，避其锋芒，待时而动。不要蛮干，不要逞强冒进，以免带来杀身之祸，这正是小不忍则乱大谋。即使对小人反感痛恨，也要留有余地，不要过分明显，以免将小人逼上绝路，使其作恶更肆无忌惮。（刘登阁注译《周易》）

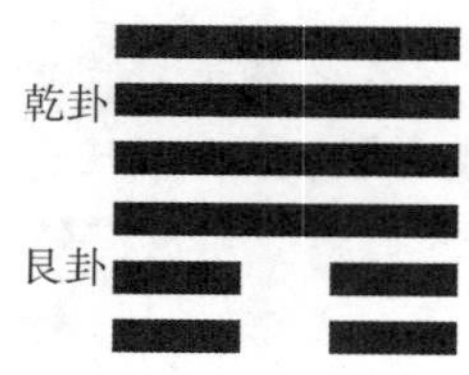

《象辞》曰：“天下有山，遁。”王弼注：“天下有山，阴长之象。”楼宇烈《校释》云：“遁卦上卦为乾，下卦为艮。乾为天，艮为山，所以说‘天下有山’。遁卦初、二两爻为阴爻，所以说‘阴长之象’。”

九三，系遁。有疾，厉。畜臣妾。吉：王弼注：“在内近二，以阳附阴，宜遁而系，故曰‘系遁’。遁之为义，宜远小人，以阳附阴，系于所在，不能远害，亦已惫矣，宜其屈辱而危厉也。系于所在，畜臣妾可也，施于大事，凶之道也。”楼宇烈《校释》云：“惫，困病。”

孔《疏》云：“‘系遁’者，九三无应于上，与二相比，以阳附阴，处遁之世，而意有所系，故曰‘系遁’。‘有疾厉’者，‘遁’之为义，宜远小人。既系于阴，即是‘有疾惫’而致危厉，故曰‘有疾厉’也。‘畜臣妾吉’者，亲于所近，系在于下，施之于人，畜养臣妾则可矣，大事则凶，故曰‘畜臣妾吉’。”

《周易本义》云：“畜，许六反。下此二阴，当遁而有所系之象，有疾而危之道也。然以‘畜臣妾’则吉，盖君子之于小人，为臣妾则不必其贤而可畜耳，故其占如此。《象》曰：‘系遁’之‘厉’，有疾备也；‘畜臣妾，吉’，不可大事也。”

《周易集解纂疏》云：“虞翻曰：‘厉，危也。’……荀彧曰：‘大事谓与五同任天下之政，潜遁之世，但可居家畜养臣妾，不可治国之大事。’”

《周易大传今注》云：“［经意］系，系也。遯借为豚。系豚，以绳系豚又系之于树木等上，以防其走失。厉，危也。畜，养也。臣妾，古称男奴隶为臣，女奴隶为妾。爻辞言：系豚乃有绳缠其身而不得脱，象人有病缠其身而不能除，故筮遇此爻，有病则危。又系豚则豚不能走失，象臣妾不能逃亡，故筮遇此爻，掠得或买得臣妾而畜养之，则吉。”

疾厉，《汉典》云：“谓因疾惫而致危厉。”因为疾病疲惫而很危险。厉，危害，危险。

洪钧按：对这条爻辞，注家的解释大都是对的。即病重了，畜臣妾（即养个奴隶来伺候）是吉利的。只是有必要略解“畜臣妾”三字。臣和妾的本义都是奴隶。男奴隶为臣，女奴隶为妾。畜是养着，就像养牲口一样。故此三字带有鲜明的奴隶社会色彩。封建时代沿用臣妾二字，但含义有了变化。臣与君相对，妾与妻相对。不过，如果说这时臣不再是奴隶的话，妾则与奴隶无别，是可以自由买卖的，也有俘虏来的，被主人打死也不会偿命，也常有用来殉葬的。当然，也有的妾像如今的“包二奶”，虽然没有名分，却受主人的宠爱。

［21］明夷：卦名。《易经》六十四卦的第三十六卦。坤上离下。《汉典》云：“明夷：易经卦名。……象征贤者不得志，忧谗畏讥。”

本卦描述的是昏君当道的政治极为黑暗时期的情形。是非颠倒，邪恶猖獗，好人和正义遭殃，构成这一时期的主要特征，此时起来反抗只能增加无谓的牺牲，故最好是明哲保身，内藏文明之德而外行柔顺之道，即藏明于晦，暂时收敛锋芒，忍辱守志来待机而动。结果必然会是邪恶失败，正义得到伸张。（刘登阁注译《周易》）

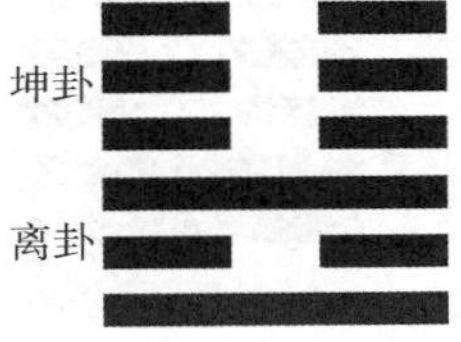

《彖辞》曰：“明入地中，明夷。”《周易集解纂疏》云：“郑玄曰：夷，伤也。日

出地上，其明乃光，至其入地，明则伤矣，故谓之明夷。日之明伤，犹圣人君子有明德而遭乱世，抑在下位，则宜自坚，无干事政，以避小人之害也。"

六二：明夷，夷于左股，用拯马壮，吉：王弼注："夷于左股，是行不能壮也。以柔居中，用夷其明，进不殊类，退不近难，不见疑惮，顺以则也，故可用拯马而壮吉也。不垂其翼，然后乃免也。"楼宇烈《校释》云："夷于左股：意为左腿受伤。惮：《说文》：'忌难也。'不见疑惮：意为六二'以柔居中，用夷其明'，所以不为他人所疑忌。顺以则也：意为以顺为法则。拯：……然'拯马'则犹云升马、策马而进之。"

孔《疏》云："'明夷，夷于左股'者，左股被伤，行不能壮。六二'以柔居中，用夷其明'，不行刚壮之事者也，故曰'明夷，夷于左股'。庄氏云：'言左者，取其伤小。'则比夷右未为切也。'夷于左股'，明避难不壮，不为闇主所疑，犹得处位，不至怀惧而行，然后徐徐用马，以自拯济而获其壮吉也，故曰'用拯马壮吉'也。"

《周易本义》云："伤而未切，救之速则免矣。故其象占如此。"

《周易集解纂疏》云："《九家易》曰：左股谓初，为二所夷也。……案：初为足，二居足上，股也。"

《周易大传今注》云："［经意］明夷即鸣稚。下夷字，伤也。明稚伤于左股，乃被君子所射伤。（此句亦记君子猎逐明稚的故事）拯疑借为騬，割去牡马之阳具，今谓之骟马。古人骟马，先占筮其吉凶。爻辞言：明稚伤于左股，无害于翼，仍能飞。牡马割去阳具，无害于足，仍能走。故筮遇此爻，騬马则马壮而吉。"

洪钧按：高亨先生所解颇好，似有一点不足。盖骟马不是割去阳具（阴茎），而是割去睾丸。骟马不像阉人那样，连阴茎带睾丸都割去。公牛、公猪的阉割，也只是割去睾丸。阉鸡也是这样，只是公鸡的睾丸在腹内。公羊的阉割常不是割去睾丸，而是重力捶打睾丸根部造成供血障碍而睾丸萎缩，于是失去性功能而容易养肥。

［22］损：卦名。《易经》六十四卦的第四十一卦。艮上兑下。损，减少。《说文·手部》："损，减也。"《玉篇·手部》："损，减少也。"

本卦是谈减损原则的。它涉及国家、社会、个人和君臣上下等许多方面，可说是事物发展过程中很普遍的现象。笼统地讲，减损无所谓好坏，决定是好是坏的关键在于是不是损所当损，是否合乎道德规范及符合客观需要，不能根据一己的主观好恶决定。而是否有采取减损的必要也要因时而定，根据当时的具体情况来作判断，时当损而损，时不当损则不损。（刘登阁注译《周易》）

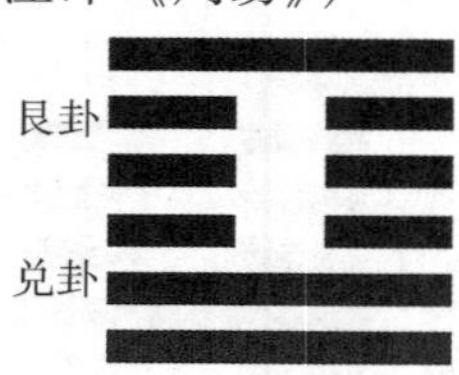

《彖辞》曰："损，损下益上，其道上行。"王弼注："艮为阳，兑为阴，凡阴顺于阳者也。阳止于上，阴说而顺，损下益上，上行之义也。"《周易集解纂疏》云："郑玄云：艮为山，兑为泽，互体坤，坤为地。山在地上，泽在地下，泽以自损，增山之高也。犹诸侯损其国之富，以贡献于天子，故谓之损矣。”

损其疾，使遄（音喘 chuǎn）有喜。无咎：损卦六四爻辞。患了相思病，应该马上相会，其病自愈而喜。遄，迅速之义。

王弼注：“履得其位，以柔纳刚，能损其疾也。疾何可久，故速乃有喜。损疾以离其咎，有喜乃免，故使速乃有喜，有喜乃无咎也。”《象辞》曰：“损其疾，亦可喜也。”

孔《疏》云：“‘损其疾，使遄有喜，无咎’者，‘疾’者相思之疾也。初九自损以遄往，己以正道速纳，阴阳相会，同志斯来，无复企子之疾，故曰‘损其疾’。疾何可久，速乃有喜，有喜乃无咎，故曰‘使遄有喜，无咎’。……相感而久不相会，则有勤望之忧，故‘速乃有喜’。”

《周易大传今注》云：“［经意］遄亦速也。古人谓病愈为有喜，因其为可喜之事也。爻辞言：减损人之疾病，使之速愈，自无咎。”

洪钧按：高亨先生的解释最确。即病轻了（损其疾），好得快（遄有喜），总是好事（无咎）。盖“有喜”作“痊愈”讲，而不是什么办喜事，也不是指怀孕，更不是和有情人约会，心里喜欢了相思病会很快好。

［23］夬（音怪 guài）：卦名。《易经》六十四卦的第四十三卦。兑上乾下。

本卦论断决断、果断及消除邪恶的原则。强调君子要坚守正道，对小人采取积极主动的态度，英明果敢地与小人决裂，不要拖泥带水及对小人抱有天真幻想，使得小人势力得以滋生壮大起来，但同时又主张不要过分严厉地制裁小人，要采取谦和的态度。（刘登阁注译《周易》）

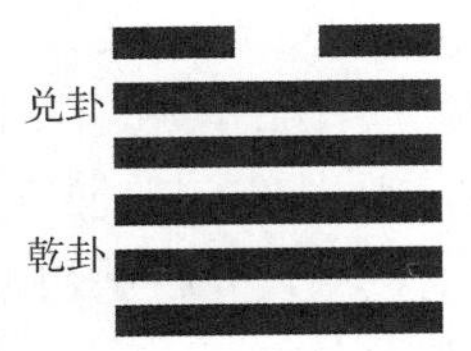

《彖辞》曰：“夬，决也。刚决柔也。健而说，决而和。”楼宇烈《校释》云：“说：悦。”高兴，喜悦。《说文·言部》：“说，说释也。”段玉裁注：“说释，即悦怿。说、悦、释、怿，皆古今字。许书无悦怿二字。”

臀无肤，其次行且：夬卦九四爻辞。王弼注：“下刚而进，非己所据，必见侵伤，失其所安，故臀无肤，其行次且也。”楼宇烈《校释》云：“次且：《释文》：‘本亦作趑趄……。’按：此皆借为趑趄，《说文》：‘趑趄，行不进也。’”即行走困难。

孔《疏》云：“‘臀无肤，其次行且’者，九四居下三阳，位又不正，下刚而进，必见侵伤，侵伤，则居不得安，若‘臀无肤’矣。次且行不前进也。臀之无肤，居既失安，行亦不进，故曰‘臀无肤，其次行且’也。”

《周易大传今注》云：“［经意］肤，皮肉也。次且借为趑趄，行不进之貌。筮遇此爻，将受刑杖，臀部皮开肉脱，其行趑趄而难进。”

洪钧按：高亨先生的解释较好。只是愚见以为，杖刑应该是卜筮之前接受的。这时被打得屁股上皮开肉绽，走路困难，才卜筮而得到此爻。须知，古时常有“杖下立毙”的情况。更有人受杖后，抬回去不久死掉。还能勉强行走，情况不太坏，预后不错，故虽然严重（厉）却“无大咎”。姤卦九三爻辞与此略同。前人的解释都有些附会。

［24］姤（音购 gòu）：卦名。《易经》六十四卦的第四十四卦。乾上巽下。卦辞：女壮，勿用取女。《周易集解纂疏》云：“郑玄曰：姤，遇也。一阴承五阳，一女当五男，苟相遇耳，非礼之正，故谓之‘姤’。‘女壮’如是，壮健以淫，故不可娶，妇人以婉娩为其德也。”

本卦阐明相遇、相交之理。这种相遇是柔遇刚，阴渐强，阳渐弱，似乎不是好事，其实不然。是好是坏关键在于时机是否得当及阴阳能否相辅相成，没有绝对的善恶、好坏。卦辞和爻辞分别从宏观和微观两个方面入手，论述了天地之间的诸如男女、君臣之类的阴阳相交相遇的道理，有了这些相交相遇才有了万物的生长、社会的稳定及人类的繁衍，但这些相交相遇应合乎正道及自然时序，守礼合法。（刘登阁注译《周易》）

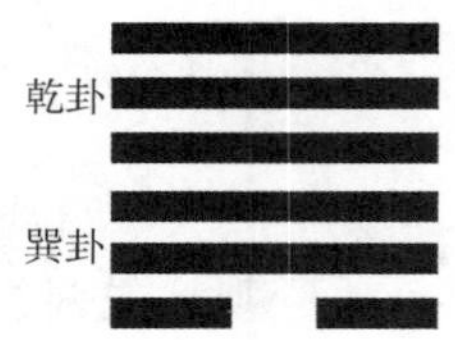

《彖辞》曰：“姤，遇也，柔遇刚也。勿用取女。”王弼注：“施之于人，即女遇男也。一女而遇五男，为壮至甚，故不可取也。”

九三，臀无肤，其次行且，厉，无大咎：王弼注：“处下体之极，而二据于初，不为己乘。居不获安，行［无］其应，不能牵据，以固所处，故曰‘臀无肤，其行次且’也。然履得其位，非为妄处；不遇其时，故使危厉。灾非己招，是以无大咎也。”

《周易本义》云：“九三过刚不中，下不遇于初，上无应于上，居则不安，行则不进，故其象占如此。然既无所遇，则无阴邪之伤。故虽危厉，而‘无大咎’也。”

《周易集解纂疏》云：“［疏］虞注：姤三即夬四也，故爻辞相同。”

《周易大传今注》云：“肤，皮肉也。次且借为趑趄，行不进之貌。厉，危也。筮遇此爻，将受刑杖，臀部皮开肉脱，其行趑趄而难进，自是危险，但此乃轻刑，不为大咎。”

［25］困：卦名。《易经》六十四卦的第四十七卦。兑上坎下。

本卦讲的是如何看待和摆脱困境的问题。着重讨论的是生存和政治上的两种困境，强调对待困境要有信心和勇气，抱着乐观的态度，从容镇定，不仅不要被困难吓倒，反要把困难看作是磨炼自己的一次大好机会，要经得起考验。但也不能仅仅停留在口头上，要用实际行动去努力冲破困境，要深刻反省自己及加强自我修养。（刘登阁注译《周易》）

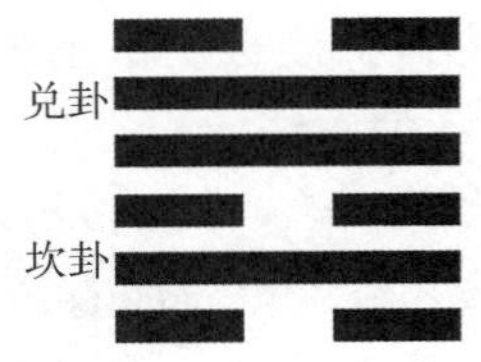

《彖辞》曰："困，刚揜也。"王弼注："刚［见］揜于柔也。"楼宇烈《校释》："揜，同掩。'刚见揜于柔也'，是谓坎（阳、刚）在下位，被兑（阴、柔）所掩蔽。"

劓（音义 yì）、刖（音月 yuè）、困于赤绂（音浮 fú）：困卦九五爻辞。王弼注："以阳居阳，任其壮者也。不能以谦致物，物则不附。忿物不附而用其壮，猛行其威刑，异方愈乖，遐迩愈叛，刑之欲以得，乃益所以失也，故曰'劓刖，困于赤绂'也。"楼宇烈《校释》云："遐迩愈叛：意为愈行威刑，则远近愈不归附而叛去。乃益所以失也：此句意为，用刑之意是想有所得，而结果却增加其所失。劓：割鼻之刑。刖：断足之刑。赤绂：……比喻南方。"

《象辞》曰："劓刖，志未得也。"

《周易大传今注》云："［经意］《释文》：'劓刖，荀、王肃本作臲卼，云不安貌。陆同。'按劓刖当作臲卼，字有误。臲卼，危而不安也（字皆从危）。劓刖乃借为臲卼耳。赤绂，赤色之蔽膝，大夫所服，此赤绂象征服赤绂之大夫。'困于赤绂'，谓受大夫之困迫。……爻辞言：其人处于危险之境，乃因受大夫之困迫。"

洪钧按：劓，割掉鼻子。刖，砍掉双足。这都是秦汉之前的刑罚，很好解。但不好解为什么"困于赤绂"。高亨先生之说应该是本义。"赤绂"可以解作赤色的绳子，也可以解作一种古代官服。困卦九二有"朱绂方来"，应指穿着朱绂的官员。故这里也应该解作"穿着赤绂的大夫"，即高说为是。《红楼梦》贾府荣禧堂有一副对联："座上珠玑昭日月；堂前黼黻焕烟霞。"其中的"黻"同"绂"。意思是：主人的文章字字珠玑，堂前的来客都是大官。

《象辞》曰："劓刖，志未得也。"这样解劓刑和刖刑，真是令人喷饭。

［26］井泥不食：井卦初六爻辞。王弼注："最在井底，上又无应，沉滞滓秽，故曰'井泥不食'也。"孔《疏》云："即是井之下泥污，不堪食也。"

《周易集解纂疏》云："干宝曰：在井之下，体本土爻，故曰'泥'也。井而为泥，则不可食。此讬纣之秽政，不可以养民也。"

《周易大传今注》云："［经意］爻辞言：汲水之井有泥，则其水不可食。"

洪钧按：王弼（三国魏人）和孔颖达（唐代人）真是都是书呆子。他俩都认为"井泥"是井底的污泥，不堪食。然而，有哪个呆子去吃污泥呢！故"井泥"是说，井水里泥沙多或井水浑浊。这样的生活常识他俩都不知道，故他俩的注疏常常会有大错。他俩的错误认识还由于，不知道"食"在这里作饮用讲，否则不会把"不食"解为"不堪食"，也不会认为井泥是井底污泥。

九三，井渫（音泻 xiè）不食，为我心恻。可用汲：王弼注："渫，不停污之谓也。处下卦之上，履得其位，而应于上，得井之义也。当井之义，而不见食，修己全洁，而不见用，故‘为我心测’也。为，犹使也。不下注而应上，故‘可用汲’也。”楼宇烈《校释》云：“不停污：意为不使污泥淤积。”

孔《疏》云：“‘井渫不食’者，渫，治去秽污之名也。井被渫治，则清洁可食。九三处下卦之上，异初六‘井泥’之时，得位而有应于上，非‘射鲋’之象。但井以上出为用，犹在下体，未有成功。功既未成，井虽渫治，未食也，故曰‘井渫不食’也。‘为我心测’者，为，犹使也。井渫而不见食，犹人修己全洁而不见用，使我心中恻怆，故曰‘为我心测’也。”

《周易本义》云：“渫，不停污也。井渫不食而使人‘心恻’，‘可用汲’矣。”

《周易大传今注》云：“［经意］渫，水清洁也。恻，悲也。用，以也。并，俱也。爻辞作者言：井水清洁而人不食，犹贤人有清德美才而国王不用，此乃我心悲痛之事。井水可以汲。”

洪钧按：这句话很可能来自当时的诗歌，是奴隶们唱的。井水很清洁，什么人才会不食呢？不会是奴隶，而是大人。奴隶们给他们打了清洁的水来，却说不能食，还会被呵斥，只好再去打水，于是心恻。说“犹贤人有清德美才而国王不用”，太附会了。

有人把渫解作污秽，那样的水就确实不宜饮用了。

六四，井甃（音昼 zhòu）无咎：王弼注：“得位而无应，自守而不能给上，可以修井之坏，补过而已。”《象辞》曰：“井甃无咎，修井也。”

孔《疏》云：“案：《子夏传》云：‘甃亦治也，以砖垒井，修井之坏，谓之为甃。’六四得位而无应，自守而已，不能给上，可以修井崩坏。施之于人，可以修德补过，故曰‘井甃无咎’也。”

《周易大传今注》云：“［经意］甃，用砖或石砌井壁也。井甃则水长清，人食之无害，故无咎。”

洪钧按：“井甃”指井壁用砖砌过。这样能保证井水更清洁，井也更耐久，故无灾祸（无咎）。但须知，甃特指一种砌砖的方法。把砖扁平着砌叫作“扁”，竖着砌，叫作“甃”。所谓竖着砌，指砖的最小面都向里而且是立着。这样的井壁就最厚，不但结实，也更防漏。最薄的砌法叫作“陡”，即砖的最大正面向里。如果这样砌，井壁只有一扁砖那样厚。按现在砖的标准为 5.3 厘米。我说的这三个砌砖术语，来自故乡砖瓦匠。两千多年来应该没有大变化。我宁可相信匠人们传承下来的行话，而怀疑词典和网络帖子。比如，网上有人说井甃是井壁，那么井壁就无咎吗！显然不通。当然，后世砌井一般不是甃着砌。《易经》时代很可能都是甃砌的。故没有井扁、井陡之说。对看九二“瓮敝漏”，“瓮”可能是“甃”之误。

井洌，寒泉，食：井卦九五爻辞。王弼注：“洌，絜也。居中得正，体刚不桡，不食不义，中正高絜，故井洌寒泉，然后乃食也。”《象辞》曰：“寒泉之食，中正也。”

孔《疏》云：“洌，洁也。九五居中得正，而体刚直。既体刚直，则不食污秽，必须井洁而寒泉，然后乃食。……必言‘寒泉’者，清而冷者，水之本性，遇物然后浊而温，故言寒泉以表洁也。”

《周易大传今注》云：“［经意］洌，清也。此言因泉造井，井水清，泉水寒，则

食之。此比喻贤人有清德美才则用之。”

洪钧按：孔颖达又在想当然。他说：“洌，洁也。”看来他不知道“凛洌”一词指寒冷！可见他不但生活常识不足，书本上的知识也不怎么样。不能相信他的疏。至于“九五居中得正”等，更是瞎附会。总之此卦就是关于井的问题。可惜连高亨先生也未能免俗，说是在比喻贤人有清德美才。

上文我已经对井卦的卦辞“改邑不改井”做了解释。再参看爻辞，更说明我的见解是对的。此卦的卦辞和六爻辞，都有井字而且基本上都能够很通顺地据常识解释。以下把井卦经文全部列出。

井，改邑不改井，无丧无得。往来井井。汔至亦未繘井。羸其瓶。凶。

初六：井泥不食，旧井无禽。

九二：井谷射鲋，瓮敝漏。

九三：井渫不食，为我心恻，可用汲，王明，并受其福。

六四：井甃，无咎。

九五：井洌，寒泉，食。

上六：井收勿幕，有孚，元吉。

该卦中共有12个井字。其中指水井的有5个，即卦辞“改邑不改井”；初六“井泥，不食，瓮敝漏”；九二“井谷射鲋”；六四“井甃，无咎”；九五“井洌，寒泉，食”。

卦辞：“改邑不改井”不再解。其余翻译如下。

“无丧无得”：不失去什么，也得不到什么。

“往来井井”：来往井井有条。

“汔至亦未繘井”：到最后也没有（把打水瓶子）放到井里（打水）。

“羸其瓶。凶”：困住了他的（打水）瓶子，凶兆。

按：《易经》时代用陶瓶打水。瓶子是尖底的，有双耳。放到水面上会自动躺倒而水进入，但不容易打满瓶子。随身带的作水壶用的瓶子也是这样，只是较小。

“羸”作“困”讲。“羸其瓶”就是把他的打水瓶子困在井里。恰如后世用水桶在深井里打水，常常会把水桶掉到井里。我年少时就曾经打水把水桶（我的家乡用柏木做的木筲）掉在井里，也常见别人办这个岔子（故乡口语，出事故的意思）。

初六：“井泥不食。旧井无禽。”

井水中泥沙多，不要饮用。老陷阱里没有猎物。

九二：“井谷射鲋，瓮敝漏。”

在井口射鲫鱼，把井壁射漏了。

九三：“井渫，不食。”

井水清洁，却不饮用。

九五：“井洌，寒泉，食。”

井水凛洌，来自寒泉，宜于饮用。

上六：“井收，勿幕，有孚。元吉。”

布置陷阱时没有覆盖，却有猎物被俘获。大吉。

我相信以上解释或翻译，没有牵强附会。不但符合常识，也可以看出《易经》时代很重视井。古人的做法也合乎卫生。对看象辞的解释，莫名其妙。不但闹不懂经文本义，也不可能解出什么科学来。只能牵强附会地灌输儒家思想。象辞的文风很像《春秋谷梁传》或《公羊传》，大概成文于战国，因为可以断言，不是孔子的文风。

需要略为说明的是，我对九二爻辞的翻译和某些注家不同。主要是如何解“瓮敝漏”。敝漏就是坏了因而漏了，很好解。故关键是如何解这里的“瓮”字。瓮在这里必然是名词，而且是瓦器（周代还没有瓷器）。我的家乡现在把大瓷缸叫作瓮。如此说来，怎么能把瓮解作井壁呢？大概有的人觉得难解，说瓮是盛水的瓶子。射鱼把瓶子射漏了。然而，只有打水时瓶子才会坠入井里，作水壶用的瓶子是带在身上的，怎么会射漏呢？故更不通。而井壁是要用砖头砌的（少数地方可以不用砌）。能够射透必然是井壁不很厚，故很可能那时用没有底的瓦瓮做井壁。此事可引用另一成语证实，即“瓮牖绳枢”。故瓮的本义是粗大的瓦器管子。这样的瓮既可以做窗户，也可以做井壁。射毁了井壁是一件大事，故要卜筮看看吉凶。以上解释有些猜测，但不是毫无根据。我亲身经历过土法打水井，深知预先在地面上用砖头做好井壁的办法难度很大。故《易经》时代有的地方，很可能用瓦瓮做井壁。于是在井口射鱼会射破井壁。至于为什么井里有鲫鱼而能射，我还说不很清。可能是那时井里养着鱼。这样的井应该相当大，而且不是圆形。我在唐山见过相当大的老饮水井，就不是圆形的。也不是用砖头砌井壁，当然也不是用瓦器。能射到的鱼必然较大。所谓射，应是用弋（连着绳子的箭）射。这样才能把射到的鱼拉回来。

再次说明，古时有类似现在大水泥管道的瓦器被称作瓮。成语“瓮牖绳枢”是很有力的证明。即那时很多穷人家，住房的窗户没有木头框架和窗户扇而代以瓮。这样的窗户自然不可能很大。用作窗框的瓮和用作井壁的瓮可能都有预制的。东汉之前不但没有玻璃，也没有窗户纸。很难想象那时的冬天如何通过窗户采光。我认为瓮牖绳枢之家，冬天是把窗户堵住的。

那么，为什么还有更多的井字不是指水井呢？这是筮官们整理很多次与井有关的卜筮记录的结果。比如初六“旧井无禽”，就是指的陷阱，是打猎用的。禽泛指猎物，不是指飞禽。上六“井收，勿幕，有孚，元吉”也是指陷阱。意思是，布置陷阱没有做好覆盖，却有俘获，真是好运气。至于卦辞中的“往来井井”既不是水井，也不是陷阱，而是副词状语。如现在还常用的成语井井有条、秩序井然等。这个井应该是出自井田制时代。土地被划为规整的方块，看上去像很多排列整齐的井字。这样我们解释井然有序就是：像井田那样排列得很有秩序。看来，周代确实存在过井田制度。这一制度到秦孝公时代还存在，故商鞅变法要“废井田”。其实，在我的家乡，农业合作化之前，各家的土地就是一块一块的长方形整齐排列。二十多年前实行土地包产到户后，各家农民分到的土地也是一小块、一小块地排列着。分地之初，也留有部分“公田”。当然，不是“公田”的本义——王公贵族的田地。

［27］渐：卦名。《易经》六十四卦的第五十三卦。巽上艮下。

本卦以鸿鸟的飞行及女子出嫁为喻，形象生动地阐述了循序渐进的道理。鸿鸟是由水边，到石上、陆地、树上、山丘、高山，一步步由低到高，由近到远发展的，女子出嫁也是如此。可以说任何事物发展都存在着这种渐进规律，即都是由小到大，积少成多，先有量变的逐步积累，达到一定程度后，才能最终引起质变。时机不成熟，不能勉强行事，但渐进的同时，还必须合乎自然规律和正道，并且脚踏实地，这样才会前途光明，否则就会劳而无功。（刘登阁注译《周易》）

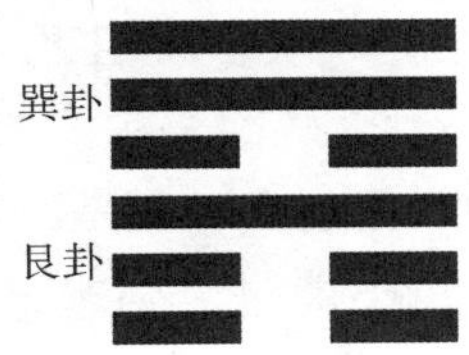

《彖辞》曰："渐，之进也。女归吉也。"

九三，鸿渐于陆。夫征不复。妇孕不育。凶：王弼注："陆，高之顶也。进而之陆，与四相得，不能复反者也。夫征不复，乐于邪配，则妇亦不能执贞矣。非夫而孕，故不育也。三本艮体，而弃乎群丑，与四相得，遂乃不反，致使妇孕不育。见利忘义，贪进忘旧，凶之道也。"楼宇烈《校释》云："丑：类。"

《周易本义》云："鸿，水鸟，陆非所安也。"

《周易大传今注》云："［经意］陆，高平之地。复，返也。育，产子。不育谓子未成而胎坠，即流产也。鸿本水鸟，而进于陆，夫征而不返家，妇孕而不产子，皆为凶象。"

洪钧按：男子出征没有回来，妇女怀孕却流产，肯定大不吉利（凶），很好解。问题是"鸿渐于陆"为什么也是大不吉利。高亨先生的解释是对的。即鸿是水鸟，它总是出现在较高的陆地上，肯定是水面太小了，生态不利于它们生存，意味着可供射弋的鸿鸟越来越少。古人，特别是汉代之前，弋鸿是常见的狩猎活动。故那时人们有此常识。渐卦六爻辞都以"鸿渐于"三字开头，只有这一爻主凶。不再详说。知道"鸿渐"是"鸿鸟进入"的意思即可。

九五：鸿渐于陵，妇三岁不孕，终莫之胜，吉：王弼注："陵，次陆者也。进得中位，而隔乎三四，不得与其应合，故妇三岁不孕也。各履正而居中，三四不能久塞其涂者也。不过三岁，必得所愿矣。进义正邦，三年有成，成则道济，故不过三岁也。"

洪钧按：我年轻时诊断原发性不孕症的标准是：生育年龄的妇女婚后，夫妇在一起生活，男方正常而女方三年不怀孕。参看这条九五筮辞，那时也认为三年不孕才有问题，故去占筮。不过，近来这个标准有改变，一般婚后一年不怀孕，就算原发不孕。

孔《疏》云："'妇三岁不孕'者，有应在二而隔乎三、四，不得与其应合，是二、五情意，徒相感说，而隔碍不交，故曰'妇三岁不孕'也。'终莫之胜，吉'者，然二与五合，各履正而居中，三、四不能久塞其路，终得遂其所怀，故曰'终莫之胜，吉'也。"

《周易大传今注》云："［经意］陵，岭也。陵高于陆。鸿本水鸟，而进于岭，将不得饮食。妇三岁不孕，有被夫家逐出之可能。此皆不利之象。然鸿进于岭，其处益高，其视益远，射猎之人终不能胜之，故吉。"

［28］归妹：卦名。《易经》六十四卦的第五十四卦。震上兑下。

王弼注："妹者，少女之称也。兑为少阴，震为长阳，少阴而［乘］长阳，说以动，嫁妹之象也。"

洪钧按："归妹"就是嫁女。《说文》"妹，女弟也"。显然"归妹"之妹不是此意，而指少女。至今还用此意，如打工妹一般指年少且未婚的女性打工者。很多民歌中的妹，也指少女。王弼说归妹有"嫁妹之象"，用少阴、长阳为说。其实，男女婚嫁是弱智者都有的常识，何必找麻烦解释呢！况且果然少女（少阴）嫁个老头子（长阳），是少见的，违背常理。

本卦阐述婚嫁的原则。婚姻为人伦起点，也是人生的大事和人类繁衍延续的基石。必须慎重对待，不可等闲视之，但也不能过分强求，要顺其自然，使其建立在男女相悦的基础上，并强调了白头偕老的必要。卦中还强调了妇德的重要，即要严守正道，做到贤淑、柔顺、忠贞。（刘登阁注译《周易》）

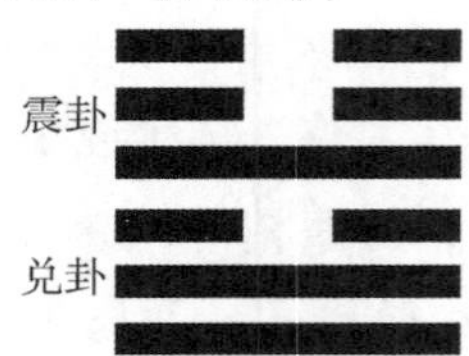

《彖辞》曰："归妹，天地之大义也。天地不交而万物不兴。归妹，人之终始也。"王弼注："阴阳既合，长少又交，天地之大义，人伦之始也。"

九二，眇能视。利幽人之贞：王弼注："虽失其位，而居内处中，眇犹能视，足以保常也。在内履中，而能守其常，故利幽人之贞人。"孔《疏》云："九二虽失其位，不废居内处中。以言归妹，虽非正配，不失交合之道，犹如眇目之人，视虽不正，不废能视耳，故曰'眇能视'也。'利幽人之贞'者，居内处中，能守其常，施之于人，是处幽而不失其贞正也。"

洪钧按："眇能视"指眼睛坏了（的人）贞问得此爻，能恢复视力。这和"利幽人之贞"没有关系。幽人就是现在说的囚犯。"利幽人之贞"不过是说此爻利于囚犯贞问。这八个字是两句话，两回事。之间不是因果关系，不是承继关系，也不是联想关系。简言之，不是一次算卦的筮辞。但王弼注和孔颖达疏，都把二者看作一回事。又和归妹联系，实在是强词夺理。下面朱熹也承袭王、孔误说。至于把幽人说成"抱道守正而不偶者"则是把儒家思想强加给此爻。不过，这里的"幽人"也不是奴隶。奴隶连坐监狱的资格也没有。有小错则打，大错即杀，平时就可能戴着镣铐，不值得判刑坐牢。故幽人的原身份至少是平民或自由人。

《周易本义》云："眇能视，承上爻而言。九二阳刚得中，女之贤也。上有正应，而反阴柔不正，乃女贤而配不良，不能大成内助之功，故为'眇能视'之象。而其占则'利幽人之贞'也。幽人，亦抱道守正而不偶者也。"

《周易大传今注》云："［经意］眇，盲也。幽，囚也。贞，占问。盲者而能视，乃去黑暗而复光明之象，正如囚人出牢狱而复自由，故囚人占得此爻则利。"

［29］丰：卦名。《易经》六十四卦的第五十五卦。震上离下。

本卦描写了处于事物丰满盛大状态时的对策，即要保持高度警惕，居安思危，处盈思亏，千万不能得意忘形或自我陶醉。卦中提出以明来指导自己的行动、规范自己的行为，即要像正午的太阳一样光辉灿烂，明察秋毫。（刘登阁注释《周易》）

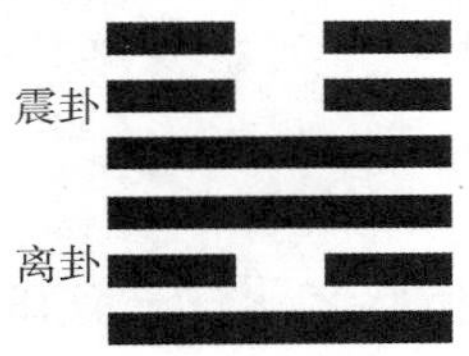

《彖辞》曰："丰，大也。"孔《疏》云："释卦名，正是弘大之义也。"

六二，丰其蔀。日中见斗。往得疑疾：王弼注："蔀，覆暧，鄣光明之物也。处明动之时，不能自丰，以光大之德，既处乎内，而又以阴居阴，所丰在蔀，幽而无睹者也，故曰'丰其蔀，日中见斗'也。日中者，明之盛也。斗见者，暗之极也。处盛明而丰其蔀，故曰'日中见斗'。不能自发，故往得疑疾。"楼宇烈《校释》云："覆：遮盖。暧：昏暗。鄣：同障，遮蔽。斗：指北斗星。日中见斗：指日食时之情景。"

孔《疏》云："往则得见疑之疾，故曰'往得疑疾'也。"

《周易本义》云："蔀，音部。六二居丰之时，为离之主，至明者也。而上应六五之柔暗，故为丰蔀'见斗'之象。蔀，障蔽也。大其障蔽，故日中而昏也。往而从之，则昏暗之主，必反见疑。"

《周易大传今注》云："［经意］丰，大也。蔀，棚也，院中所搭之席棚，以蔽夏日。《释文》：'见斗，孟作见主。'按斗当作主，主乃古烛字。疑疾，多疑之病，精神病之一种。……爻辞言：有人焉，院中搭大席棚，室中黑暗，日中之时然烛以取明，弃大明而用小光，有所往而得疑疾。"

洪钧按：这条爻辞相当难解。孔《疏》毫无用处。朱熹《本义》信息也不多。高亨先生和王弼注的理解差不多。只是，王弼认为"斗"就是北斗。高先生则把"斗"解作"烛"。于是"丰其蔀，日中见斗"就成了"院子里搭了个大棚子，（因为光线太暗）大中午看到了灯烛"。这样解显然不能令人满意。因为不好理解为什么会搭那么大的棚子，而且那么暗，且不说那时有无这个条件和必要。楼宇烈《校释》解"日中见斗"作日食时看到北斗。联系下一条，朱熹把"沫"解作"小星"（按：即三星），故他也认为"斗"指北斗。问题是，"丰其蔀"和"日中见斗"是什么关系。假如"蔀"有天文含义，特别是和日食有关。"丰其蔀"就和"见斗"有关。然而，"蔀"确无天文含义，尽管同时是古历法名词，即76年是一蔀，却与日食无关。

那么怎么解"丰其蔀，日中见斗"呢？

我看这是两回事。句读是"丰其蔀。日中见斗"。或者说，"丰其蔀"和"日中见斗"没有关系，也和此后的"往得疑疾"没有关系。换言之，"日中见斗"不是因为"丰其蔀"所致。至于"日中见斗"和"往得疑疾"是否有关。我认为也不是因果关系。换言之，这也是互不相干的两次占问记录整理而得。

总之，“丰其蔀”就是“扩大棚子”；“日中见斗”就是（因为日食）中午看到了北斗；“往得疑疾”就是“出门不利，会得疑病”。我的乡人，至今把疑心重说成“疑病”。如果非要把这条爻辞的11个字看作一句话，只能像王弼和高亨先生那样解。不但很牵强，还要说经文有错讹。专家可能据本卦九三爻辞的句法和此爻相同，说应该是一句话。我觉得，筮辞整理者可能是这样理解的，但原始资料还是不是一回事。

［30］（丰）九三，丰其沛。日中见沬（音昧 mèi）。折其右肱。无咎：王弼注：“沛，幡幔，所以御盛光也。沬，微昧之明也。应在上六，志在乎阴，虽愈乎以阴处阴，亦未足以免于暗也。所丰在沛，日中见沬之谓也。施明，则见沬而已；施用，则折其右肱。故可以自守而已，未足用也。”楼宇烈《校释》云：“幡幔：帐子一类之物。右肱：右臂。”

《周易本义》云：“沬、昧同。莫佩反。折，食列反。沛，一作旆，谓旛幔也，其蔽甚于蔀矣。沬，小星也。三处明极而上应六，虽不可用，而非咎也，故其象占如此。”

《周易集解纂疏》云：“虞翻曰：日在云下称沛。沛，不明也。沬，小星也。”

《周易大传今注》云：“［经意］《释文》：‘沛，本或作旆。’王弼曰：‘沛，幡幔，所以御盛光也。’则沛当读为旆，指布幔之类，以蔽门窗。沬借为魅，妖魔也。肱，臂也。爻辞言：有人焉，大其布幔以蔽门窗，日中之时忽见妖魔，惊骇而仆，折其右臂，医之而愈，故无咎。”

洪钧按：高亨先生还是把此条看作一句话，而且是叙事的一句话解释的，只是解“沬”为“魅”，不能说解得不通，却也难以服人。朱熹解“沬”为小星。小星即“三星”。《诗·召南·小星》有“嘒彼小星，三五在东。肃肃宵征，夙夜在公，寔命不同”。其中的小星确实指三星。但“沬”又是北斗七星的第六颗星。它不可能出现在东方。故“沬”不能解作“三星”。如果和六二对看，“沬”更不宜解作“小星”。

［31］兑：卦名。《易经》六十四卦的第五十八卦。兑上兑下。

本卦阐发与人和睦相处之道，即倡导对人和蔼可亲，与人交往和善有爱，说话做事和颜悦色，使彼此心情舒畅，和谐融洽。这是吉凶顺利的局面，但做到这一点很不容易，它需要内有主见，刚毅持中，外则谦逊和气，尊重别人，但这并不是鼓励对别人阿谀谄媚，或不分是非一味逢迎巴结。（刘登阁注译《周易》）

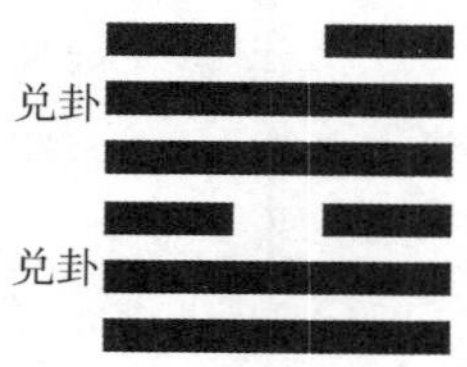

《彖辞》曰：“兑，说也。刚中而柔外，说以利贞。”《周易本义》云：“说，音悦。下同。释卦名义。”《周易集解纂疏》云：“［疏］兑为口，故‘为说’。刘勰《文心雕龙》曰‘说者，悦也。兑为口舌，故言咨悦怿。过说必伪，故舜惊谗说’，是‘说’‘悦’同义，故谓兑为口说也。”《象辞》曰：“丽泽，兑。君子以朋友讲习。”王弼注：

"丽，犹连也。"《周易本义》云："两泽相丽，互相滋益，朋友讲习，其象如此。"

金栋按：兑、说、悦，古通假字。

九四，商兑未宁。介疾有喜：王弼注："商，商量裁制之谓也。介，隔也。三为佞说，将近至尊，故四以刚德裁而隔之，匡内制外，是以未宁也。处于几近，闲邪介疾，宜其有喜也。"楼宇烈《校释》云："匡：正、助。几：借为'幾'。处于几近：意为九四所居之处与九五（王）相近。闲：防。疾：病害。意为防止邪恶，间隔病害。此处'邪'和'疾'，均指六三之'佞说'。"

《周易大传今注》云："［经意］商，商量。兑，即谈说之说。介借为疥，(《豫》六二：'介于石。'汉帛书《周易》介作疥，可证介疥通用）癣疥也。有喜，疾愈也。爻辞言：与人商谈，是其事尚未宁定；又筮遇此爻，疥疾将愈。"

又，介疾，指小疾。《周易集解纂疏》云："介，纤也。……纤小之疾，勿药有喜。"

洪钧按：疾之后紧接着是有喜，故这里"疾"肯定是疾病，"有喜"自然是痊愈。问题是"介"字何义。已有出土帛书《周易》作"疥"，故可定论"介疾"就是疥疮。然而，文言中有"纤芥之疾"成语，尽管有明确出处，但我觉得还和爻辞有关。问题是疥疮怎么会去算卦呢？须知，这个皮肤病虽然一般不要命，却常常很顽固也很痛苦。古时很少有捷效的疗法，故去算卦不值得奇怪。又，我年少时常听老人言：穷生虱子，富长疥。这句话还真有道理。改革开放前，国人很穷，那时我没有见过疥疮（实习时见过一次）。近30年来，国人渐渐变富，却有很多疥疮患者就诊，而且都是在他处就诊多次没有诊断清的。所以《易经》时代，患疥疮的也大都是大人而不是奴隶。于是筮辞留下了记录。

［32］小过：卦名。《易经》六十四卦的第六十二卦。震上艮下。

本卦阐述做事有时需稍微过度、超过的道理。生活中有时需要矫枉过正，适当逾越常规，或欲得中反要过于中，但这只适用于小事，不适用于大事，且宜下不宜上。即使小事，也只能是有限度地小过，不可无限度地大过，要过而即止。不自量力，或不加收敛，都容易招致灾祸，但不适当的节制，也不可取，关键是把握好时机和限度，谨慎斟酌。（刘登阁注译《周易》）

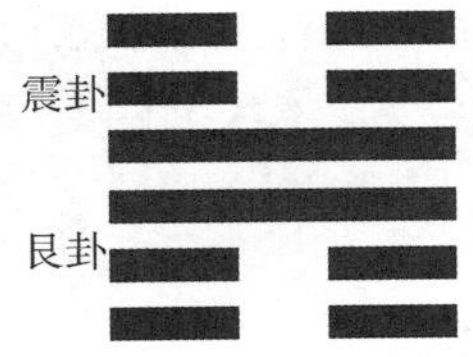

《彖辞》曰："小过，小者过而亨也。"王弼注："小者，谓凡诸小事也。过于小事而通者也。"

九三，弗过防之，从或戕之。凶：王弼注："小过之世，大者不立，故令小者得过也。居下体之上，以阳当位，而不能先过防之，至令小者（或）［咸］过而复应而从焉。其从之也，则戕之，凶至矣。故曰'弗过防之，从或戕之，凶'也。"楼宇烈《校释》云："［咸］字，据岳本等校改。……按：据文义当作'咸'。此句意为，九三防之不严，使小者（初、二）皆得越过而至于五、上，且已又复与上相从。作‘或’者，形近而讹。戕：杀害。”

孔《疏》云：“‘弗过防之’者，小过之世，大者不能立德，故令小者得过，九三居下体之上，不能先过为防，至令小者咸过。上六小人最居高显，而复应而从焉。其从之也，则有残害至凶至矣，故曰‘弗过防之’。‘从或戕之，凶’者，《春秋传》曰：‘在内曰弑，在外曰戕。’然则戕者皆杀害之谓也。言‘或’者，不必之辞也。”

《周易大传今注》云：“［经意］过，过失也。从读为纵，放任也。戕，杀也，伤也。爻辞言：当人未有过失之时，宜预防之；若放任不管，则或成其过失，致杀伤其身，是凶矣。”

［33］其余或有识不及者：今补一条。如《归妹》卦，“初九：归妹以娣。跛能履，征吉”。嫁出少女充当偏房，就像脚跛但能走路，前行吉利。

《周易大传今注》云：“［经意］归，遣嫁也。妹，少女之称。以犹及也。娣，女弟也，今谓之妹妹。先秦贵族嫁女，常以嫁者之妹等陪嫁。陪嫁者谓之媵。‘归妹以娣’，谓筮遇此爻，归妹可以其女弟陪嫁。‘跛能履’，谓其足疾已愈，利于出行，犹之国力已壮，利于出征，故筮遇此爻，出征则吉。”

［34］卜筮：卜，象形字，是描摹灼龟所见的兆纹。《说文・卜部》：“卜，灼剥龟也。”卜字的读音很可能来自灼龟裂纹时的卜卜声。狭义的占卜即龟卜，后世可泛指各种占问手段和行为。

筮，会意字，从竹从巫，专指《易经》用蓍草算卦。《说文・竹部》：“筮，易卦用蓍也。”商代最常用龟卜，周代最常用蓍筮。合称卜筮。卜筮也常泛指各种占问手段和行为。

［35］彖辞之解释卦辞和用九：《周易大传今注・卷首》说：“《彖传》：随经分上、下两篇，共六十四条，释六十四卦之卦名（包括卦义，全书同此）及卦辞，未释爻辞。”

用九：《周易大传今注》说：“《乾》卦之‘用九’及《坤》卦之‘用六’本非爻也，为便于称举，故亦视为爻。”见下补注。

［36］象辞则兼解卦辞、用六及爻辞：《周易大传今注・卷首》说：“《象传》：随经分为上、下两篇，共四百五十条。其释六十四卦卦名卦义者六十四条，未释卦辞。其释三百八十六爻爻辞者三百八十六条（六十四卦每卦六爻，共三百八十四爻，再加《乾》卦之‘用九’及《坤》卦之‘用六’，为三百八十六爻）。”

【原文】

但是，乾卦用九的彖辞[1]与坤卦[2]彖辞都与《内经》有些瓜葛。

“用九，见群龙无首吉[3]。”

“彖曰：大哉乾元，万物资始，乃统天[4]。云行雨施，品物流行[5]。大明终始，六位时成[6]。”

“坤：卦辞[2]略。彖曰：至哉坤元，万物资生，乃顺承天，坤厚载物，德合无疆[7]，含弘光大，品物咸亨[8]。”

这两段话要与《素问》对看。

《素问·天元纪大论》中有："太虚寥廓，肇基化元[9]，万物资始，五运终天[10]，布气真灵，总统坤元[11]，九星悬朗，七曜周旋[12]，曰阴曰阳，曰柔曰刚[13]，幽显既位，寒暑弛张[14]，生生化化，品物咸章[15]。"

如果我们把鬼臾区这段话中的阴阳、五运和天文术语剔去（"曰柔曰刚"亦见于《周易》），则它基本上与《易》彖辞相符。王冰注此段时，已引上述彖辞。但不善读者，不一定能知其义。要之，《素问》中这段话源于《周易》，只是把它阴阳五行化了。《内经》全文中无直接引卦辞、爻辞语者。现代《易》学家多认为这是《易》成文最早的部分，时期约在春秋末。彖辞以下则多系战国至汉人解《易》之言[16]，其中彖辞又较早。彖辞中绝不见阴阳五行字样。它说理只用刚柔，唯顺天地四时的思想较多。可知这时《易》中尚极少有哲学的阴阳概念。象辞中开始刚柔与阴阳并用，阴阳字样仍远比刚柔等为少，五行概念则绝无。故象辞成文时代阴阳刚刚被赋予哲学含义。又象辞文字虽多，哲理甚浅，今不再论。读者若有机会学《易》，则知我言不妄。

自《易·系辞》始，阴阳说渐渐充斥。如：

"一阴一阳之谓道。"

"阴阳不测谓之神。"

"广大配天地，变通配四时，阴阳之义配日月。"

"阳卦多阴，阴卦多阳，其故何也？阳卦奇，阴卦耦[17]也。"

"乾，阳物也。坤，阴物也。阴阳合德而刚柔有体，以体天地之撰，以通神明之德[18]。"

以上见《易·系辞》，全无五行味道。但阴阳之道的位置很高，它是乾坤、刚柔、天地、日月、奇偶的抽象概括。

【补注】

[1] 乾卦用九的彖辞：指乾卦有一条彖辞专门解释用九。原文请看下文补注。

乾卦：《易经》六十四卦的第一卦。乾上乾下。

本卦综括全书，论述了事物的发展过程和变化规律。它以天为象。天在古代是指太阳，太阳是最大的阳物，最大的健，是阳刚精神的象征。天地还是万物的本原，居万物之先，故乾卦和坤卦居六十四卦之首。它勉励人们要奋发进取，同时注意顺应形势，遵循客观规律行事，当进则进，当退则退，不要盲目蛮干。卦辞阐述了天地创始万物的奥秘及大自然的法则、特点，指出天是至大至刚的，具有创造、亨通、祥和及坚贞的品格。它周而复始，无始无终，堪称人类最高的行为典范。爻辞则以龙为喻，象征天道变化莫测及蕴藏着无穷的潜力，同时也隐喻人事的变化无常，并代表贤能有

为的伟大人物。(刘登阁注译《周易》)

洪钧按：刘登阁先生的注译，文字不错，对《易传》的把握也比较准确。但是，读者很难从中看出《易经》的本义，以及《易传》为什么如此发挥。初学者读上述文字，会认为《易经》原有《易传》之义。对《易传》的儒家色彩理解也不会深刻。故翻译不能违背《易传》原义。但注释需首先交代《易经》的本义，而后还要说清《易传》的源流。下面我试把乾卦翻译、解释一下。

“乾”是今通行本《易经》的第一卦的卦名。卦形是平行的六横，见本节图。白文如下：

乾：元，亨，利，贞。

初九：潜龙，勿用。

九二：见龙再田，利见大人。

九三：君子终日乾乾，夕惕若，厉，无咎。

九四：或跃在渊，无咎。

九五：飞龙在天，利见大人。

上九：亢龙，有悔。

用九：见群龙无首，吉。

以下逐句翻译并简单说明。

原文：乾：元，亨，利，贞。

乾的本义是上出的意思。《说文》：“乾，上出也。”段注：“此乾字之本义也。自有文字以后，乃用为卦名，而孔子释之曰健也。健之义生于上出，上出为乾，下注则为湿，故乾与湿相对，俗别其音，古无是也。”段注提及“孔子释之曰健”，且不论此说是否果然出自孔子，但解乾为健有一定道理。近年出土的帛书《周易》，此卦名为“健”，而坤卦名为“川”。至于“自有文字以后，乃用为卦名”则不对，因为已知最早中文甲骨文无此乾字，况且商代官方还不用蓍筮。此卦最初如何命名不可确考。但有过变化是肯定的。古人取名必有用意，问题是乾在此是何义。浅见以为，上出之义可取，因为可以引申为“最初”“初始”或“第一”。乾就是最初、初始或第一（卦）的意思，并无深意。《系辞上》说：“乾知大始。”《彖辞》说：“大哉乾元，万物资始。”虽然接着的发挥不是本义，但把乾解作“始”还是接近本义。

今人接受了战国以来的传统观念：乾像天、像阳、像牡，而坤像地、像阴、像牝等。但此卦取名时不见得已有这些相对观念，故汉代还有别本取名为健。

元、亨、利、贞。这四个字，按说很好解。因为《易经》是算卦的书，它对问题的回答主要是吉凶等。这四个字就是算卦断语。故作四读，即四个字断开读是不对的。句读必然是“元亨，利贞”。元作第一讲，如国家元首。亨作通讲，如亨通。利就是字面的意思，即有利、利于。贞是贞问，来自卜辞，这里就是算卦或算卦者。“元亨”就是非常顺利、畅通。“利贞”就是“利于贞问”或“吉利的贞问”。通俗来说这四个字，就像后世抽签，签上写着“上上大吉”的意思。

初九：潜龙，勿用。

初，指各卦最下面的那一爻。《易经》例，各卦六爻的顺序从下往上数。依次为初、二、三、四、五、上。九指不断的一横。如果是断开的，叫作六。因为乾卦六横都不断，故各爻都是九。最下面自然是初九。

"潜龙"二字，潜好解，就是今所谓潜伏的意思。问题是龙指什么。我同意龙就是鳄鱼或鳄鱼之类的爬行动物。至今还把某些蜥蜴称作龙。鳄鱼古时也属于龙——猪婆龙。

有人可能会说，黄河流域没有鳄鱼，源于西周的《易经》怎么会如此重视鳄鱼呢？我认为，筮术最早应该流行在南方。否则"筮"就不会是竹字头，因为北方没有竹子。我们知道鳄鱼捕食时，常潜伏在水下，故有"潜龙"之说。潜伏的鳄鱼是在等待机会捕食。

又有人说，商周时期或更早，今黄河流域的气候比现在温暖许多，那时黄河流域有竹子，也有鳄鱼。附记备考。

"勿用"应该是断语。勿就是不要。用在这里是施行的意思，也是用的本义。《说文》："用，可施行也。"

总之，"潜龙，勿用"四个字的意思就是：像鳄鱼潜伏等待机会那样，占问的事不可施行。

九二：见龙再田，利见大人。

九二不再解。其余八个字，后四个字不难解。大人指地位高的人，即奴隶主。不是孔子时代与小人相对的君子。这四个字也是断语。意思是，利于去见比自己地位高的人。见作出现讲，解为"看见"也非大误。龙还是鳄鱼。鳄鱼可以出现在田野。问题是"再"字如何解。彖辞、象辞已经解再为在，故再就是在。不详说。

九三：君子终日乾乾，夕惕若，厉，无咎。

九三不再解。"君子"即如孔子所谓与小人相对者，指一般奴隶主或大人。"终日"同今义，即经常的意思。因下文有夕字，解作"整个白天"可能更好。"乾乾"在这里是形容词，指恭敬、谨慎的样子。"夕惕若"说是晚上带着警惕的样子。"厉"指情况严重。无咎是无灾祸。故全句是：君子整个白天都很恭敬、谨慎，晚上则保持警惕，虽然情况严重，不会有灾祸。这句话相当有哲理，不像是原始的筮辞。

九四：或跃在渊，无咎。

九四不再解。或跃在渊，承九二见龙再田。仍可解作鳄鱼跳入深水中。无咎不再解。问题是为什么见到鳄鱼要算卦。这是因为常人畏惧鳄鱼，对它迷信，正如后世见到乌鸦就不吉利一样。据说元末的陈友谅的族人专门吃鳄鱼，故有的人不害怕它，自然不迷信它。但多数人是害怕鳄鱼的，因而迷信。碰见鳄鱼就可能去算卦。柳宗元有驱鳄鱼文，说明鳄鱼总是使人畏惧。

九五：飞龙在天，利见大人。

九五不再解。难解的是"飞龙"。会飞的龙显然不会是鳄鱼。我们现在知道，有一种蜥蜴可以飞——短距离滑翔。蜥蜴也可以称为龙。它的样子也和鳄鱼差不多。古人会迷信它，见到之后会去算卦。利见大人，不再解。

上九：亢龙，有悔。

上九不再解。亢龙二字，龙还是鳄鱼，需要解的是亢字。在这里应该是发怒的意思。亢龙即昂首要发怒的鳄鱼。有悔是占筮断语。意思是有灾祸，与无咎相对。

总之，乾卦筮辞的本义来自对凶恶动物鳄鱼、蜥蜴的迷信。盖人类天性对爬行动物——特别是蛇类、鳄鱼类、蜥蜴类心怀畏惧。很可能有生物进化方面的原因，我猜测哺乳动物的最早祖先是在恐龙时代的小动物，恐龙类是这些小动物的天敌。基因一直传下来的。否则很难解释，为什么大多数人害怕小蛇、小蜥蜴之类。至于大蛇和鳄鱼后来变成图腾的龙而受崇拜，原因略同。

彖、象乃至后世解此卦，都是儒家思想。虽然解出了哲理，却和本义关系很小。

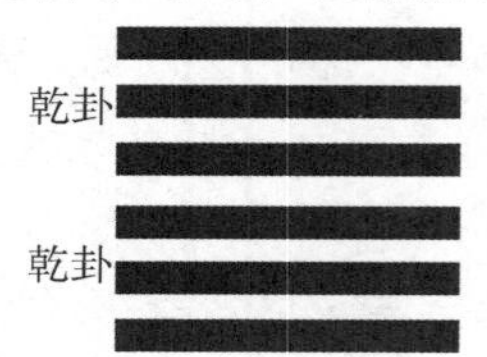

《象辞》曰："天行健，君子以自强不息。"孔《疏》云："'天行健'者，谓天体之行，昼夜不息，周而复始，无时亏退，故云'天行健'。此谓天之自然之象。'君子以自强不息'，此以人事法天所行，言君子之人，用此卦象，自强勉力，不有止息。"

用九：楼宇烈《校释》云："九，代表阳爻，乾卦六爻都是九，乾卦又代表天，所以说，'九，天之德也。'"王弼注："九，天之德也。"

《周易本义》云："用九，言凡筮得阳爻者，皆用九而不用七，盖诸卦百九十二阳爻之通例也。以此卦纯阳而居首，故于此发之。"

《周易集解纂疏》云："刘瓛曰：总六爻纯阳之义，故曰'用九'也。"

彖辞：彖，论断，判断。孔《疏》云："《彖》辞，统论一卦之义，或说其卦之德，或说其卦之义，或说其卦之名，故《略例》云：'彖者何也？统论一卦之体，明其所由之主。'案：褚氏、庄氏并云：'彖，断也，断定一卦之义，所以名为彖也。'但此《彖》释乾与元、亨、利、贞之德。"见下补注［4］［5］［6］。

［2］坤卦：《易经》六十四卦的第二卦。坤上坤下。（卦辞：元亨，利牝马之贞）

本卦是综括全书的专卦之二，它以地为象，阐述了地的法则、品格及运行发展规律。在天地创造万物时，天创生万物，地载育养护万物，故地的特点是柔顺、安详、包容和纯正，地的性质是至顺。天地交合才能产生万物，不可有天无地；乾坤合生诸卦，不可有乾无坤，乾卦代表至阳纯健，坤卦代表纯阴至顺。两卦截然对立，但也相互配合，不可须臾分离，正如天地、阴阳、男女不可分离一样；而另一方面天尊地卑，乾健坤顺，坤要顺从乾，要受制于也必须受制于乾，并以乾为先，注意维护乾的尊严，强调了乾的自主性和坤的服从性。卦辞虽以母马为象，但说明的道理还是一个，还是强调顺从，爻辞和传解则将这种道理引申到人事的德业修养之中，奠定了后世的道德规范和行为准则。（刘登阁注译《周易》）

洪钧按：不是坤卦"奠定了后世的道德规范和行为准则"，而是儒家要用他们的思想解释《易经》。或者说，坤卦卦名、卦形、卦辞本无此义，是儒家强加给它道德规范和行为准则的含义。试看，这里所谓的道德规范就是君尊臣卑、男尊女卑（即夫尊妻卑），再加上“父尊子卑”，就是后来所谓“三纲”。说这是从天尊地卑、阳尊阴卑推演而来是本末倒置。实际是统治者有了君尊臣卑、夫尊妻卑的要求之后才拉来天道说理。至于拉来阴阳说理，更是始于战国中末期。强调柔顺、顺从是强者对弱者、统治者对被统治者的要求。因为不顺从，就会乱套而危及统治者的利益。孔子的正名思想是，要人们安于本分，这样才能稳定他理想的社会秩序。处在卑位而安于本分，自然是要顺从尊位者。总之，《易传》中充斥着儒家思想。《易经》是算卦的书，虽然从中可以窥见些当时的某些社会状况，却不是儒家书。卦辞和爻辞很少涉及伦理观念。筮辞不过是涉及当时的生活常识或社会经验，而且不是正面说理，因为它是算卦的书，只能给出各种断语。我们今天解《易》不能还是本末倒置，把《易传》说成《易经》的理论根据，尽管《易经》也不是《易传》的理论根据。《易经》只是《易传》说理的由头。二者的内在联系很少。如果说有，倒是《易经》暗含着阴阳思想或辩证思想。比如泰卦九三“无平不陂，无往不复”等。

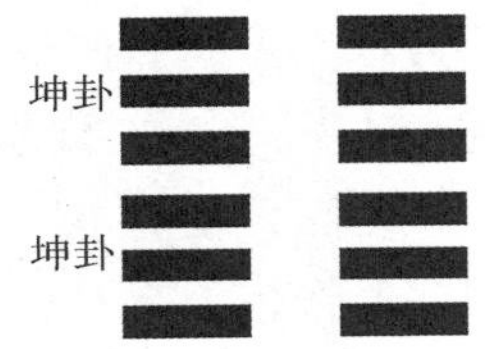

《象辞》曰：“地势坤，君子以厚德载物。”孔《疏》云：“君子用此地之厚德容载万物。言‘君子’者，亦包公卿诸侯之等，但‘厚德载物’，随分多少，非如至圣载物之极也。”《周易本义》云：“地，坤之象，亦一而已，故不言重而言其势之顺，则见其高下相因之无穷，至顺极厚而无所不载也。”

［3］用九，见群龙无首。吉：用九的爻辞（高亨说：“本非爻也，为便于称举，故亦视为爻。”）。王弼注：“能用天德，乃见群龙之义焉。夫以刚健而居人之首，则物之所不与也。以柔顺而为不正，则佞邪之道也。故乾吉在无首，坤利在永贞。”楼宇烈《校释》云：“刚健：为乾卦之特点。柔顺：为坤卦之特点。首：先，上。与：通予，肯定之义。此句意为，处于上位者用刚健而居人之上，则万物不会顺从他的。处于下位者用柔顺而行为不正，则必定入于邪道。……无首：即不为先，不‘居人之首’。”

《周易集解纂疏》云：“‘乾之吉在无首’者，不以刚健居人首也。‘坤之利在永贞’者，不以柔顺为不正也。且乾为首，变坤则‘无首’。直正为贞，坤变成乾，健则能永，故‘永贞’。”

《周易大传今注》云：“［经意］‘用九’是《乾》卦特有之爻题。依古筮法，筮遇《乾》卦，六爻皆七，则以卦辞断事；六爻皆九，则以用九爻辞断事。用九犹通九，谓六爻皆九也。爻辞言：群龙出现于天空，其头被云遮住。此比喻众人俱得志而飞腾，自为吉。”

［4］大哉乾元，万物资始，乃统天：孔《疏》云：“此三句总释乾与元也。‘乾’是卦名，‘元’是乾德之首，故以元德配乾释之。‘大哉乾元’者，阳气昊大，乾体广远，又以元大始生万物，故曰‘大哉乾元’。‘万物资始’者，释其‘乾元’称‘大’之义，以万物之象，皆资取‘乾元’，而各得始生，不失其宜，所以称‘大’也。‘乃

统天'者，以其至健而为物始，以此乃能统领于天，天是有形之物，以其至健，能总统有形，是'乾元'之德也。"

《周易本义》云："此一节，首释'元'义也。'大哉'，叹词。元，大也，始也。'乾元'，天德之大始，故万物之生皆资之以为始也。又为四德之首，而贯乎天德之始终，故曰'统天'。"

《周易集解纂疏》："《九家易》曰：阳称大，六爻纯阳故曰'大'。乾者纯阳，众卦所生，天之象也。观乾之始，以知天德。惟天为大，惟乾则之，故曰'大哉'。元者，气之始也。"

《周易大传今注》云："《乾》卦象天，故《彖传》以天之德释卦辞。资犹赖也。'大哉乾元，万物资始。'谓大哉天德之善，万物赖之而有始。《坤彖传》曰：'至哉坤元，万物资生'，谓至哉地德之善，万物赖之以生长。《易传》认为，天地如男女，天创始万物，地生长万物。……'乃统天'，谓万物属于天。"

洪钧按：以上古今注家有一个共同的错误，即把"乾元"连读同解。固然乾和元都有初始、第一的意思，但经文的句读是："乾。元亨。利贞。"元是亨的定语，和乾无关。不能和它连读一起解。假如卦名后紧接着有元字，就和卦名连读一起解，这样的情况还有：坤、屯、大有、随、蛊、临、无妄、鼎等。今彖辞解坤卦时也是这样解的，即"大哉坤元，万物资始"。但以下屯、鼎各卦，则都不把卦名和元连读一起解。可见古今注家很随意。

［5］云行雨施，品物流行：孔《疏》云："此二句释'亨'之德也。言乾能用天之德，使云气流行，雨泽施布，故品类之物，流布成形，各得亨通，无所壅蔽，是其'亨'也。"

《周易本义》云："此释乾之'亨'也。"

《周易大传今注》云："施犹降也。品物，各种品类之物。流犹动也。水动曰流，引申之，他物之动亦曰流。流行谓运动其形体。此二句言天有云行雨降，万物受其滋育，始能运动形体于宇宙之间。"

［6］大明终始，六位时成：孔《疏》云："此二句总结乾卦之德也。以乾之为德，大明晓乎万物终始之道，始则潜伏，终则飞跃，可潜则潜，可飞则飞，是明达乎始终之道，故六爻之位，依时而成。若其不明终始之道，应潜而飞，应飞而潜，应生而杀，应杀而生，六位不以时而成也。"

《周易集解纂疏》云："荀爽曰：六爻随时而成乾。［疏］六位，六爻也。"

《周易大传今注》云："《集解》引侯果曰：'大明，日也。'甚是。日为宇宙间最大之光明之物，故古人称之为大明。终谓日入，始谓日出。'大明终始'犹言日入日出。六位，上下四方之位。……'六位时成'犹言六位时定。日运行于天空，而后宇宙光明，天在上方，地在下方，日出处为东方，日入处为西方，向日处为南方，背日处为北方，于是上下四方六位乃定。故曰'大明终始，六位时成'。"

［7］至哉坤元，万物资生，乃顺承天，坤厚载物，德合无疆：孔《疏》云："此五句总明坤义及二德之首也。但'元'是坤德之首，故连言之，犹乾之'元'德，与

乾相连共文也。‘哉坤至元’者，叹美坤德，故云‘至哉’。‘至’谓至极也，言地能生养至极，与天同也。但天亦至极，包笼于地，非但至极，又大于地。故乾言‘大哉’，坤言‘至哉’。‘万物资生’者，言万物资地而生。初禀其气谓之始，成形谓之生。‘乾’本气初，故云‘资始’，‘坤’据成形，故云‘资生’。‘乃顺承天’者，‘乾’是刚健能统领于天，‘坤’是阴柔以和顺承奉于天。‘坤厚载物，德合无疆’者，以其广厚，故能载物，有此生长之德，合会无疆。凡言‘无疆’者，其有二义：一是广传无疆，二是长久无疆也。自此以上，论‘坤元’之气也。”

《周易本义》云：“此以地道明坤之义，而首言元也。至，极也，比大义差缓。始者，气之始；生者，形之始。顺承天施，地之道也。”

［8］含弘光大，品物咸亨：孔《疏》云：“含弘光大，品物咸亨’者，包含弘厚，光著盛大，故品类之物，皆得亨通。但‘坤’比‘元’，即不得大名，若比众物，其实大也，故曰‘含弘光大’者也。此二句释‘亨’也。”

《周易大传今注》云：“《尔雅·释诂》：‘弘，大也。’含弘谓地含容弘大。光借为广。广大谓地体广阔。《尔雅·释诂》：‘咸，皆也。’亨亦美也。传意：本卦所以名《坤》而卦辞云‘元亨’者，坤为地，又为顺，地能生养万物，能顺承天道，体厚能载万物，而广能包容万物，万物得以皆美。是地之德又元善又亨美也。”

［9］太虚寥廓，肇基化元：王冰注：“太虚，谓空玄之境，真气之所充，神明之宫府也。真气精微，无远不至，故能为生化之本始，运气之真元矣。肇，始也。基，本也。”

《类经二十三卷·运气类三》云：“太虚，即周子所谓无极，张子所谓由太虚有天之名也。寥廓，空而无际之谓。肇，始也。基，立也。化元，造化之本原也。”

《黄帝内经素问译注》云：“太虚寥廓：太，大，虚，无。引相当于无极。……无极生太极，此指宇宙生成之前的状态。廖，寂寥沉静。廓，空阔无边。此形容太虚寂然不动，处于无形无象的状态。肇基化元；肇、基、元都有始义，‘始’取象于女子月事初来。因此意味着一种可能性，是一切可能之前状态。太虚是太极的初始状态，由于旋运动而发生相互作用，相互作用而发生变化，于是有一气化元，阴阳变作，万物资始。”

［10］万物资始，五运终天：王冰注：“五运，谓木火土金水运也。终天，谓一岁三百六十五日四分度之一，终始更代，周而复始。言五运更统于太虚，四时随部而迁复，六气分居而异主，万物因之以化生，非曰自然，其谁能始，故曰万物资始。《易》曰：‘大哉乾元，万物资始，乃统天。云行雨施，品物流行。’孔子曰：‘天何言哉，四时行焉，百物生焉。’此其义也。”

《类经二十三卷·运气类三》云：“资始者，万物借化元而始生，终天者，五行终天运而无已也。”

［11］布气真灵，总统坤元：王冰注：“太虚真气，无所不至也，气齐生有，故禀气含灵者，抱真气以生焉。‘总统坤元’，言天元气常司地气，化生之道也。《易》曰：‘至哉坤元，万物资生，乃顺承天也。’”

《类经二十三卷·运气类三》云："布者，布天元之气。气有真气，化几是也。物有灵明，良知是也。虽万物形气禀乎天地，然地亦天中之物，故《易》曰：大哉乾元，万物资始，乃统天。至哉坤元，万物资生，乃顺承天。又曰：成象之谓乾，效法之为坤。然则坤之元，不外乎乾之元也，故曰总统坤元。"

［12］九星悬朗，七曜周旋：王冰注："九星，谓天蓬、天芮、天冲、天辅、天禽、天心、天任、天柱、天英。……七曜，谓日月五星。"

《类经二十三卷·运气类三》云："七曜，日月五星是也，《舜典》谓之七政。七者如纬，运行于天，有迟有速，有顺有逆，故曰周旋。"

［13］曰阴曰阳，曰柔曰刚：王冰注："阴阳，天道也。柔刚，地道也。天以阳生阴长，地以柔化刚成也。《易》曰：'立天之道，曰阴与阳。立地之道，曰柔与刚。'此之谓也。"

［14］幽显既位，寒暑弛张：王冰注："幽显既位，言人神各得其序。寒暑弛张，言阴阳不失其宜也。人神各守所居，无相干犯，阴阳不失其序，物得其宜，天地之道且然，人神之理亦犹也。"

《类经二十三卷·运气类三》云："阳主昼，阴主夜，一日之幽显也。自晦而朔，自弦而望，一月之幽显也。春夏主阳而生长，秋冬主阴而收藏，一岁之幽显也。幽显既定其位，寒暑从而弛张矣。弛张，往来也。"

洪钧按：关于"幽显"，《类经》之说为是。王冰把二字解作阴间和阳间而且和神联系，谬说。

［15］生生化化，品物咸章：从无生有，从有化无，万物化生，生化无穷。……于是才有各种物类的流行彰显。(《黄帝内经素问译注》)

王冰注："上'生'，谓生之有情有识之类也。下'生'，谓生之无情无识之类也。上'化'，谓形容彰显者也。下'化'，谓蔽匿形容者也。有情有识，彰显形容，天气主之；无情无识，蔽匿形质，地气主之，禀元灵气之所化育尔。《易》曰：'天地絪缊，万物化醇。'斯之谓欤！"

《类经二十三卷·运气类三》云："《易》曰：'云行雨施，品物流行。'又曰：'天地絪缊，万物化醇。'此所以生生不息，化化无穷，而品物咸章矣。章，昭著也。"

［16］彖辞以下则多系战国至汉人解《易》之言：李镜池《周易探源》说："《易传》中的《彖传》《象传》，当成于战国末或秦代。……总之，《易传》是儒生经师所作，著作时期，上溯战国末，下至西汉中叶。"

高亨认为：《易传》七种大都作于战国时代。《彖传》当是最早之一篇，《象传》作于战国时代，则无可疑。《文言》亦当作于战国时代，《系辞》亦当作于战国时代。《说卦》《序卦》《杂卦》三篇，疑亦作于战国时代，但未得到确证。或曰："此三篇乃西汉初期人所撰。"亦无确证。(《周易大传今注·卷首》)

［17］阳卦奇，阴卦耦：阳卦是单（奇）数，阴卦是偶（双）数。奇偶之数乃象形而来——象数，即天为阳，为混沌之一体，故天阳为一是奇数。地为阴，如山川之有二，故地阴为二是偶数。

韩康伯注："夫少者多之所宗，一者众之所归。阳卦二阴，故奇为之君。阴卦二阳，故藕为之主。"孔《疏》云："'阳卦奇，阴卦耦'者，阳卦则以奇为君，故一阳而二阴，阳为君，阴为臣也。阴卦则以耦为君，故二阳而一阴，阴为君，阳为臣也。"

《周易集解纂疏》云："［疏］震坎艮皆一阳，故曰'阳卦奇'。巽离兑皆二阴，故曰'阴卦藕'。"

《灵枢·根结》云："阴道偶，阳道奇。"《类经九卷·经络类三十》云："阴阳有奇偶之分。奇者数之单，如一三五七九是也。偶者数之拆，如二四六八十是也。奇得其清，偶得其浊，所以成阴阳之象数。"

［18］以体天地之撰，以通神明之德：《周易大传今注》云："《周礼·天官·序官》：'体国经野。'郑注：'体犹分也。'此体字即划分之义。《广雅·释诂》：'撰，具也。'天地之撰，谓天地所具有之一切事物也。此二句言：运用天地是阴阳两性之物，阴阳合德，刚柔有体三大要点，去分析天地所具有之一切事物，区别其异；会通其神妙而明显之性质，综合其同。如此分析会通，则能认识天地万物。"

金栋按："撰"字，各注不同。韩康伯注为"数也"，《周易本义》注为"犹事也"，陈鼓应认为是"化"字等。

【原文】

"圣人参天两地而倚数，观变于阴阳而立卦[1]。"

"立天之道曰阴与阳，立地之道曰柔与刚……易六画而成卦，分阴分阳，迭用柔刚。"

"万物出乎震，震，东方也[2]。齐乎巽，巽，东南也[3]……离也者，明也，万物皆相见，南方之卦也[4]。……坤也者，地也，万物皆致养焉，故曰致役乎坤[5]。兑，正秋也，万物之所说（"说"字意应为"收"？前人多解作"悦"）也[6]……乾，西北之卦也[7]……坎者，水也，正北方之卦也，劳卦也，万物之所归也[8]。……艮，东北之卦也，万物之所成终，而所成始也[9]。"

"乾为天……为金[10]。坤为地……震为雷[11]……巽为木，为风[12]……坎为水[13]……离为火[14]……艮为山[15]……兑为泽[16]。"

以上见《易·说卦》。至此八卦开始配八方、四季、天、地、雷、木、水、火、山、泽。

最后两段引文仅摘其要，实则每卦均有相配很多东西，这是八卦归类法。这一套归类不能说由五行归类而来，但五行已囊括于八卦归类之中。八卦归类源于《易经》开始的（阴阳）相对思想。五行归类原不可能两两相对。这种都具有长久历史的思想至此需要统一了，统一两者相当困难。这件工作是汉儒（据近人考约系汉宣帝时人）做的[17]。否则以阴阳化的五行说为基础的《内经》中便不能容下八卦归类。八卦系统（六十四卦的前身和一种归宿）是怎样与五行系统相统一的呢？下面把董仲舒的五行相生系统和《说卦》系统的五行配五方列一表：

春秋繁露	东 木		南 火	中央 土		西 金		北 水
说卦传	东 震	东南 巽（为木）	南 离（为火）	西南 坤（为地）	东北 艮（为山）	西 兑	西北 乾（为金）	北 坎（为水）

这虽有两卦（震，兑）未言其属性，但东为木，南为火，西为金，北为水，在这一点上，五行与八卦已相一致。但唐李鼎祚《周易集解》[18]“六二：震来厉”引干宝[19]《易注》，云：“《象》曰：‘震来厉’，干宝曰：六二木爻，震之身也。”

则震之为木可知。《火珠林》[20]载《八卦六位图》云：

乾，属金。坤，属土。震，属木。巽，属木。坎，属水。离，属火。艮，属土。兑，属金。

至是而八卦即是五行了。八卦虽有八个，但以乾、兑合为金，坤、艮合为土，震、巽合为木，也只算是五个了。现在根据以上诸说，总绘一图，以见它们合为一家的情况及其终始的顺序：

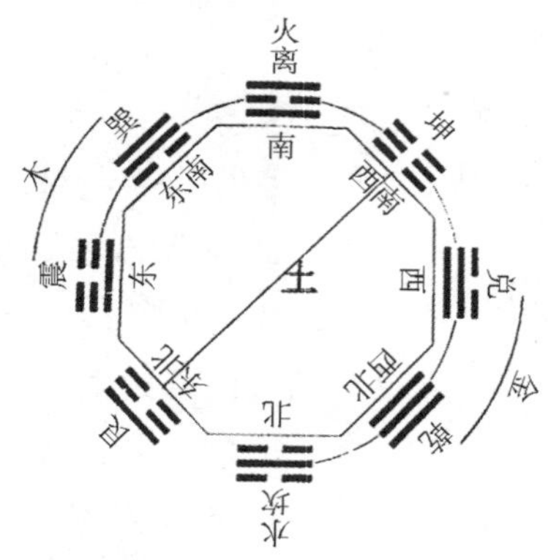

看了这个图，我们可以知道《说卦传》上的八卦方位和五行相生说是一摸一样的，它们都是：

1. 在五行上，以木、火、土、金、水为次。
2. 在方位上，以东、南、中、西、北为次。

这种易学把八卦迁就五行到如此地步，一定要在五行学说极昌盛的时候才发生。《说卦》既出于汉宣帝时，恐怕就是汉宣帝时人所做的吧[17]？

上文自《春秋繁露》与《说卦》传比较表开始，照用了顾颉刚编《古史辨》五，489 至 490 页原文。顾氏整理的八卦实则“文王八卦方位”图[21]，可见于《类经附翼》卷一“医易”，其图如下：

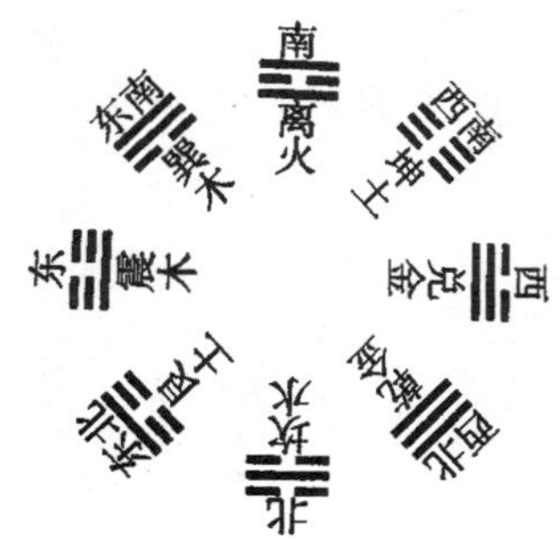

笔者以为，《说卦》传的这段话出于西汉理由是充分的，并且应出现在相生说完成以后。

虽然如此，《内经》中直接用八卦的内容并不多。一见于《灵枢·九宫八风》[22]，也不是完全以八卦说，但八卦排列方位与上同。又见于《素问·五运行大论》中天门地户说[23]。

《内经》与《易》只言碎语相同处尚多，不宜引以为据。下面再引《说卦》文二段，略示《易传》亦有谈医理较细处。

“巽为木……其于人也，为寡发，为广颡，为多白眼[24]。”

“坎为水……其于人也，为加忧，为心病，为耳痛，为血卦[25]。”

“乾为首，坤为腹，震为足，巽为股，坎为耳，离为目，艮为手，兑为口[26]。”这种生理病理演绎也很接近今《内经》之说了。

【补注】

［1］参天两地而倚数：《周易大传今注》云：“《集解》引虞翻曰：‘参，三也。’韩康伯曰：‘参，奇也。两，耦也。’此乃以三代表奇数，以两代表偶数。《集解》又引虞翻曰：‘倚，立也。’此句言《易经》以奇数为天之数，以偶数为地之数，而立其卦爻之数也。盖卦之基本为阴阳两爻。阳爻为天，其画一。阴爻为地，其画二。《系辞》上曰：‘天一地二，天三地四，天五地六，天七地八，天九地十。’筮时，蓍草九揲七揲为阳爻，六揲八揲为阴爻。此参天两地而倚数之主要内容。”

观变于阴阳而立卦：观察自然界阴阳的变化而创画卦象。

《周易大传今注》云：“天地万物（包括人）有阴有阳，阴阳常有变化。作《易》者观察物之阴阳变化，因而立卦之阴阳两种，象物之阴阳两类，以卦之变化象物之变化。如乾震坎艮为阳卦，象阳物之天雷水山等；坤巽离兑为阴卦，象阴物之地风火泽等是。故曰：‘观变于阴阳而立卦。’”

［2］万物出乎震，震，东方也：震卦位于东方，万物之所出生的地方。

孔《疏》云："解上帝出乎震，以震是东方之卦，斗柄指东为春，春时万物出生也。"

洪钧按：东方主生，来自斗柄东指，天下皆春，春主生，符合常识。后来震卦配东，说万物之生从震开始也可以。但是，说"上帝出乎震"则远离了本义，而且拉来了上帝，有了神学味道。特别是说"春时万物出生"与"阴阳者，万物之父母"矛盾。故五行一旦与八卦糅合，谬说即多，不可不知。

《周易大传今注》云："《集解》引虞翻曰：'出，生也。'《说卦》以八卦配四时。古代历法，约言之，一年四时共三百六十日。用八除之，得四十五日。《说卦》分一年为八季节，每卦配一季节，占四十五日。震为正春四十五日之季节。此季节万物皆生出，故曰：'万物出乎震。'《说卦》又以八卦配八方，震为东方，故曰：'震，东方也。'（两者有联系）"

［3］齐乎巽，巽，东南也。（齐也者，言万物之絜齐也）：巽卦位于东南方，万物之所上长整齐的地方。

孔《疏》云："'齐乎巽'，以巽是东南之卦，斗柄指东南之时。（万物皆洁齐也）"

《周易大传今注》云："齐乎巽，谓万物齐于巽也。《荀子·不苟》篇：'君子絜其辩。'杨注：'絜，修整也。'絜齐即整齐之义。《说卦》以八卦配四时，巽为春末夏初四十五日之季节。此季节万物上长整齐，故曰：'齐乎巽。'《说卦》又以八卦配八方，巽为东南方，故曰：'巽，东南也。'《说卦》又自释齐字，齐者整齐也，故曰：'齐也者，言万物之絜齐也。'"

［4］离也者，明也，万物皆相见，南方之卦也：离卦位于正南方，是太阳的方向，大明之处，万物都能看得见。

孔《疏》云："以离为向日之卦，故为明也。"

《周易大传今注》云："后文曰：'离为日。'日光明照天下，故曰：'离也者，明也。'《说卦》以八卦配四时，离为正夏四十五日之季节。此季节草木皆盛长，鸟兽皆出动，昆虫皆生出，万物彼此相见，故曰：'万物皆相见。'《说卦》又以八卦配八方，离为南方，故曰：'南方之卦也。'"

［5］坤也者，地也，万物皆致养焉，故曰致役乎坤：孔《疏》云："解上'致役乎坤'。以坤是象地之卦，地能生养万物，是有其劳役，故云'致役乎坤'。"

《周易大传今注》云："致，使之至也，即取到、得到之义。凡言致福、致祸、致利、致害，皆此义。《广雅·释诂》：'役，助也。'坤为地，万物皆取到养于地，即取到资助于地。故曰：'致役乎坤。'（以八卦配四时，坤为夏末秋初四十五日之季节。以八卦配八方，坤为西南。《说卦》未言。）"

［6］兑，正秋也，万物之所说也：孔《疏》云："解上'说言乎兑'。以兑是象泽之卦，说万物者，莫说乎泽，又位是西方之卦，斗柄指西，是正秋八月也。立秋而万物皆说成也。"

《周易大传今注》云："说读为悦。……《说卦》以八卦配四时，兑为正秋四十五日之季节，故曰：'兑，正秋也。'此季节万物皆长成而喜悦，故曰：'万物之所说也。'（以八卦配八方，兑为西方。《说卦》未言。）"

［7］乾，西北之卦也：乾卦位于西北方。

《周易大传今注》云："《说卦》以八卦配八方，乾为西北，故曰：'乾，西北之卦也。'"

［8］坎者，水也，正北方之卦也。劳卦也，万物之所归也：孔《疏》云："解上'劳乎坎'。以坎是象水之卦，水行不舍昼夜，所以为劳卦。又是正北方之卦，斗柄指北，于时为冬，冬时万物闭藏，纳受为劳，是坎为劳卦也。"

《周易大传今注》云："劳，疲劳也。《集解》引虞翻说：'归，藏也。'坎为水。《说卦》以八卦配八方，坎为正北方，故曰：'正北方之卦也。'以八卦配四时，坎为正冬四十五日之季节。此季节万物在战乎乾之后，皆已疲劳，因而坎为劳卦，故曰：'劳卦也。'万物因疲劳皆归藏休息，故曰：'万物之所归也。'"

［9］艮，东北之卦也，万物之所成终，而所成始也：孔《疏》云："解上'成言乎艮'也。以艮是东北方之卦也。东北在寅丑之间，丑为前岁之末，寅为后岁之初，则是万物之所成终而所成始也。"

《周易大传今注》云："而犹且也。《说卦》以八卦配八方，艮为东北，故曰：'东北之卦也。'以八卦配四时，艮为冬末春初四十五日之季节。冬末是万物成其终之时，春初是万物成其始之时，故曰：'万物之所成终，而所成始也。'"

［10］乾为天……为金：高亨说：金之性刚，其体清明，故乾为金。（《周易大传今注》）

［11］震为雷：陈鼓应说："震为东方春分之卦，照《吕览·十二纪》的说法，此时正是雷乃发声、蛰虫开户、品物开拆之际。"（《周易今注今译》）

［12］巽为木，为风：孔《疏》云："巽为木。木可以輮曲直，即巽顺之谓也。为风，取其阳在上摇木也。"

《周易大传今注》云："巽为风。风吹而木动，木动而知风，故巽为木。巽为木之说多见《彖传》《象传》及《系辞》下。而以八卦与五行相配，震亦为木，彼此歧异。卦象之说本属巫术，有所歧异，不足怪。"

金栋按：五行是汉代的思想律。八卦要迁就五行。因为八卦有八个，五行只有五个，故必须有三卦兼具两行才能配完。故木配震巽，火配离，土配艮坤，金配乾兑，水配坎。

［13］坎为水：坎卦象水。孔《疏》云："取其北方之行也。"

［14］离为火：离卦象火。孔《疏》云："取南方之行也。"

［15］艮为山：艮卦象山。取象而来。

［16］兑为泽：兑卦象泽。取象而来。

［17］这件工作是汉儒（据近人考约系汉宣帝时人）做的：李镜池《周易探源》说："《说卦》《序卦》与《杂卦》——较晚的作品。在昭、宣后。……这三篇之中，《说卦》或许是较早，然最早也不出于焦、京之前。"

《周易集解纂疏·前言》云："今本之《十翼》，由田何传出，亦难免有西汉学

《易》者的增删。如文、景时之丁宽，武帝初之杨何，以及宣、元之世立学官的施、孟、梁丘三家，与焦、京之说。他们对《十翼》的形成，实有不同程度的影响。”

［18］李鼎祚：唐朝中后期资州盘石（今属四川资中县）人，生平不详，官至殿中侍御史，在任期间积极为统治者献计献策。安史之乱时，他进《平胡论》，为讨伐安禄山等人出谋划策。为了加强对少数民族地区统治，防止叛乱，又上奏在泸、晋、渝、合、资、荣等六州界险要之地置昌州。学术上精于经学，尤通象数易学，擅筮占。（百度百科）

《周易集解》：唐李鼎祚撰。原题十八卷，内附《略例》《索隐》。《略例》《索隐》已佚。后人将《集解》析为十七卷。采集子夏、孟喜、京房以及伏曼容、孔颖达等三十余家之说，加以训解。为考辑唐代以前《易》说的重要参考书。（《中国哲学大辞典·著作·经学》）详见《周易集解纂疏》。

［19］干宝：东晋学者，字令升，新蔡（今河南新蔡）人。少勤学博览，诏为佐著作郎。后参与镇压荆湘流民起义，补山阴令，迁始安太守。东晋初，经王导推荐，领修国史，成《晋纪》二十卷。并著《春秋左氏义外传》，注《周易》《周官》等，现均失传。又搜集古今神怪轶闻，撰《搜神记》三十卷。已散佚。（《中国历代名人词典》）

［20］《火珠林》：宋麻衣道人撰，是火珠林卦法的代表作。有三种本子，现存最古的是日本真福寺藏北宋刊印一卷残本。二是明《永乐大典》引用的本子，只存一些片段。三是清刊印的本子。本书收录的是清印本。《火珠林》成书年代当在唐末宋初。麻衣道者是唐末宋初人，相传为陈抟的老师，善相术，为中国历史上术数名人。（百度百科）

［21］“文王八卦方位”图：乃后世宋儒附会《易传》学推演发明出来的《易》图之一。首见于朱熹《周易本义》卷首，是其中九图之一。《周易本义图目》云：“右见《说卦》。邵子曰：‘此文王八卦，乃入用之位，后天之学也。’”

金栋按：此图乃根据《易·说卦传》推演而来。将医学附会《易》学者，始于明代医家张介宾。其书《类经附翼》第一卷专论“医易”关系。朱熹的《周易本义》卷首有九个《易》图：河图图、洛书图、伏羲八卦次序图、伏羲八卦方位图、伏羲六十四卦次序图、伏羲六十四卦方位图、文王八卦次序图、文王八卦方位图及卦变图。《类经附翼》袭用了八个——只有一个卦变图未取。

［22］一见于《灵枢·九宫八风》：该篇的二个首图，去掉中央招摇宫，其八卦方位与“文王后天八卦方位”图完全一样。以八风附八卦定方位，来说明季节气候的变化以及对人体生理活动的影响。据易学史料，九宫·名，或最早见于《易纬·乾凿度》“太一取其数以行九宫”。图中之数，汉儒谓之九宫数，或由《大戴礼记·明堂》九室（二九四、七五三、六一八）而来，宋儒谓之《洛书》，即后世《洛书》九宫数。

金栋按：明堂九室和八卦方位，原是战国秦汉间阴阳五行家所杜撰的社会制度和世界模式，后来有人为其配上数学幻方，从而形成所谓的九宫数。但是无论戴德还是郑玄，都没有说过九宫数与河图、洛书有什么关系。（朱伯崑《周易通释》）

［23］又见于《素问·五运行大论》中天门地户说：经文云：“所谓戊己分者，奎壁角轸，则天地之门户也。”王冰注：“戊土属《乾》，己土属《巽》。《遁甲经》曰：‘六戊为天门，六己为地户，晨暮占雨，以西北、东南。’义取此。雨为土用，湿气主

之，故此占焉。”

《类经二十三卷·运气类四》云：“奎壁临乾，戊分也。角轸临巽，己分也。戊在西北，己在东南。《遁甲经》曰：‘六戊为天门，六己为地户。’故曰天地之门户。”

《黄帝内经素问译注》云：“天地之门户：奎壁两宿为地上二十四方的乾位，正值戊分；角轸两宿为巽位，当己分。春分司启，秋分司闭，有门户之意。所以奎壁为天门，角轸为地户。”

又见第七节补注。

［24］巽为木……其于人也，为寡发，为广颡（音嗓 sǎng），为多白眼：《说文·页部》：“颡，额也。”孔《疏》云：“此一节广明巽象。巽为木，木可以輮曲直，即巽顺之谓也。……其于人也为寡发，寡，少也。风落树之华叶，则在树者稀疏，如人之少发，亦类于此，故为寡发也。为广颡，额阔为广颡，发寡少之义，故为广颡也。为多白眼，取躁人之眼，其色多白也。”

《周易大传今注》云：“寡发，天生发少也。……广额，头额宽也。多白眼，目中多白也。巽为木，《论语·子路》篇：‘刚毅木讷近仁。’《集解》引王注：‘木，质朴也。’盖古代相面术谓此三种人性木朴。……（春秋战国时已有相面术，《荀子》有《非相》篇）”

［25］坎为水……其于人也，为加忧，为心病，为耳痛，为血卦：孔《疏》云：“此一节广明坎象。坎为水，取其北方之行也。……其于人也为加忧，取其忧险难也。为心病，忧其险难，故心病也。为耳痛，坎为劳卦也，又北方主听，听劳则耳痛也。为血卦，取其人之有血，尤地有水也。”

《周易大传今注》云：“上文曰：‘坎，陷也。’陷，险也。人在险难，则增加忧虑，增加忧虑，则成心病，故坎为加忧，为心病。坎为水，又为耳，耳中有水，则成耳病，故坎为耳痛。坎为水，血亦水之类，其色赤，故坎为血卦。”

［26］乾为首，坤为腹，震为足，巽为股，坎为耳，离为目，艮为手，兑为口：孔《疏》云：“此一节说八卦人身之象，略明近取诸身也。乾尊而在上，故为首也。‘坤为腹’，坤能包藏含容，故为腹也。‘震为足’，足能动用，故为足也。‘巽为股’，股随于足，则巽顺之谓，故为股也。‘坎为耳’，坎北方之卦，主听，故为耳也。‘离为目’，南方之卦，主视，故为目也。‘艮为手’，艮既为止，手亦能止持其物，故为手也。‘兑为口’，兑，西方之卦，主言语，故为口也。”

《周易大传今注》云：“乾为天。天尊，为宇宙之最上部分，首贵，为人身之最上部分，故乾为首。”“坤为地。地柔，载藏万物，腹柔，载藏食物，故坤为腹。”“震，动也。足主行动，故震为足。”“巽为木。股似木干，故巽为股。”“坎，陷也，洼坑也。耳是头部之洼坑，故坎为耳。”“离为火，为日，为明。目之明能视物，故离为目。”“艮为山。山有峰，手之掌与指似山峰，故艮为手。”“兑为泽。泽之在地如口之在身，泽吞吐河流如口吞吐饮食，故兑为口。”

【原文】

本节开头已说明，《易》本来是卜筮书，不是儒家经典，所以秦始皇焚书坑儒时饶了它。不料汉兴之后，它很快变了本相归入儒家书，再进一步居于六经之首。究其实质，则因为汉儒可借《周易》文字古奥的“方便”，阐述自己的哲学思想。就汉儒对《易》的具体解释而言，大多穿凿，但他们据以发挥的微言大义却使《易》的思想发扬光大。汉人探讨社会进化、生命发生、四时递变、宇宙起源等重大问题时，多据阴阳五行化的《易》为说。当然，其思想本质是唯心的。这并不奇怪，也不应全盘否定。正如恩格斯说：“在古希腊人和我们之间存在着两千年的本质上是唯心主义的世界观。”“问题绝不在于简单地抛弃这两千多年的全部思想内容，而是要批判它，要从这个暂时形式中剥去那些错误的，但为时代和发展过程本身所不可避免的唯心主义形式中获得成果。而这是如何的困难。”（《马克思恩格斯选集·第三卷》527-528 页）这种精辟的见解同样适用于《内经》时代。以《易》的研究而论，自汉代起就有两大派。一派重象数[1]，一派重义理[2]。哪一家是唯物的呢？都不是。而这些象数或义理之说同样被各时代的医家接受。古代大多解医经——特别是《内经》的书也均把象数之说奉为最高哲学[3]。

科学史研究从来都是以当代的认识水平衡量古人，分析之、叙述之。《易》也是这样，唯物辩证法传入中国之前，谁会用这种观点解《易》呢？《内经》因与阴阳说关系密切，情况亦如此。虽术语不同，古人阐发阴阳说的辩证思想是很多见的，但能够贯彻唯物辩证于始终的，则未闻。故终于走到唯心主义方面去。古代《内经》研究确以张介宾为最高峰。他之所以成就大，除肯用功外，主要是因为他对古代学术比较熟悉。他也有很大的局限性。一是上面所说难免唯心倾向，二是对《内经》及有关学术不全能用发展、演变的思想去认识。

当代人应尽量克服古人的局限性。以《易》而言，明季传入欧洲时，莱布尼兹[4]看到六十四卦图，说其中有二进位制[5]原理。但这不等于卦象的作者已认识到并自觉应用这种原理，否则计算机早该两千年前由中国人发明了。近来有很多人哄传遗传基因理论 cAMP-cGMP 调节原理的发现，也是受阴阳说启发，这实在是本末倒置。科学家发现上述原理后与古代的阴阳说相联系，绝不等于说他们受此思想指导方有此成就，更不等于说用古代阴阳说即足以阐发他们的新理论。科学提倡继承，更提倡创新，倘一切新理论在我们的老祖宗那里都有而且全，我们便只需坐吃老本就够了。故《〈内经〉时代》把《内经》放到产生它的社会条件中，用现代的认识水平对它进行评价，否则便难免盲目否定，也难免盲目崇拜。当前这两种倾向都有，读者以为何种倾向为主呢？原因何在呢？下面探讨一下最费力的三阴三阳问题。

【补注】

［1］一派重象数：用象数解释《易》并推测宇宙和人生变化的学术派别。又，“象数”见第一节补注。

高亨说：“《易经》六十四卦，各有卦象，每卦六爻，各有爻象（爻的阴阳）与爻数（爻的位次）。这叫作‘象数’。《易经》既是筮书，筮人自然要根据卦爻的象数来判断人事的吉凶。《易经》的卦爻辞自然有些语句和象数有联系。然而决不是句句都有联系。象数乃筮人用以欺世的巫术。我们研究《易经》，目的在考察上古史，能读通卦爻辞，洞晓它的原意就够了，追求古代巫术没有什么用处，我认为注释《易经》应当排除一切象数说。”（《周易大传今注·前言》）

［2］一派重义理：用哲学思想及道理解释《易》并推测宇宙和人生变化的学术派别。

［3］均把象数之说奉为最高哲学：《内经》的三部九候、九脏、五脏六腑、十二经脉、三百六十五络、九针、《河图》数、九宫数等“数”，都是天人相应的“数学”。先生认为《内经》的方法是比类取象，故也可以说《内经》体系是靠“象学”建立的。古代解医经者，也大多奉象数为真理。

［4］莱布尼兹（1646—1716）：德国自然科学家、数学家、哲学家。曾在莱比锡大学就读。获阿尔特多夫大学法学博士学位。1700 年创办柏林科学院并任第一任院长。在数学上，同牛顿并称为微积分的创始人。又是数理逻辑的前驱者。曾提出他认为是同中国“先天八卦”相吻合的二进制，影响到后代计算技术的发展。在哲学上，提出唯心主义的单子论和神正论，并成为唯理论的代表之一。主要著作有《形而上学谈话》《人类理智新论》《神正论》《单子论》等。（《辞海》）

发明“二进制”的著名科学家莱布尼兹十分熟悉《易经》及太极图，并对其赞不绝口，而这种“二进制”正是后来计算机发展的基础。（刘登阁注译《周易·导言》）

［5］二进（位）制：二进制是计算技术中广泛采用的一种数制。二进制数据是用 0 和 1 两个数码来表示的数。它的基数为 2，进位规则是“逢二进一”，借位规则是“借一当二”，由 18 世纪德国数理哲学大师莱布尼兹发现。当前的计算机系统使用的基本上是二进制系统，数据在计算机中主要是以补码的形式存储的。计算机中的二进制则是一个非常微小的开关，用“开”来表示 1，“关”来表示 0。

20 世纪被称作第三次科技革命的重要标志之一的计算机的发明与应用，因为数字计算机只能识别和处理由“0”“1”符号串组成的代码。其运算模式正是二进制。（百度百科）

二　关于三阴三阳

【原文】

中医家对三阴三阳这几个字是再熟悉不过了。即或不读《内经》的人，只要看过入门书，都会知道“六经辨证”是中医临床的第一理论。然而，六经就是三阴三阳吗？三阴三阳是指经——“经脉”吗？遍查《伤寒论》条文未见一处在阴阳后面写经或脉字的。①

【自注】

①此说不确。

拙著《中西医结合二十讲》第十二讲中，对六经——特别是经字——有如下论述：《伤寒论》的太阳至厥阴，是否完全没有经脉的意思呢？

显然不能这样说。除序言外，今《伤寒论》中共有19个“经”字。

经文第143、144、145条三次出现妇人“经水”之说，即今所谓“月经”，此三经字，与经脉基本无关。

其余16个经字，都是经脉之经。

如第8条说：太阳病，头痛至七日以上自愈者，以行其经尽故也。若欲作再经者，针足阳明，使经不传自愈。

这是今《伤寒论》第一次出现“经”的条文，而且一下子出现3个。经字的含义，也完全应该是经脉。

“过经”连写的见于第103、105、123、217、384等条，此处还有“到经”（114条）、“到后经”、“至阴经”（384条）等，总之，单就伤寒本论而言，除了指月经的三个之外，“经”字全部是经脉之经。

然而，按经文第8条所说：“若欲作再经者，针足阳明，使经不传自愈。”

照此办理不能防止传变，于是古人也认为仲景所谓太阳至厥阴，有经脉之名，无经脉之实。

于是，必须给“六经”（即三阴三阳）以合理的解释。

就讲外感病而言，三阴三阳明显指经脉，在《素问·热论》中确无可怀疑。人们多知道《伤寒论》与《素问·热论》关系最密切[1]。仲景的三阴三阳似乎应是经脉的意思[2]。不过要是再问何以仲景不分六阴六阳以应十二经？何以十二经脉之外还有脉并且也分阴阳而仲景不采？便很难说清了。人们可以说，阴阳之道推之可千、可万，然其要一也。这仍然不能说明为什么《内经》《伤寒论》中讲阴阳时推到三阴三阳为止。古人也知道解此问题必须求之于《易》，可是总没有人说清楚《内经》到底是怎样把“一阴一阳之谓道”变作三阴三阳而成为极重要的中医术语的。先看三阴三阳在《内经》中的说法。

这套术语在《内经》中最先出现于《素问·阴阳离合论》。黄帝的问题与我提出的问题一样：“今三阴三阳，不应阴阳，其何故也[3]？”岐伯的答话不讲经脉分布处均是搪塞，直讲经脉则答非所问。张景岳之医理可谓精深，岂知他也不能正面回答这一问题[4]。《类经·会通类》“阴阳五行”中抄下这段话，没做任何说明。接着照抄大量经文，毫无心得。《类经附翼·医易》大讲《易理》[5]，但仍说不清三阴三阳。看来回答这个问题实在不容易。我们用张介宾的话说“六经者三阴三阳也”来回答今日的学生，必不能使人坚信不疑。是先有六经而后才有三阴三阳呢？还是先有三阴三阳而后才有六经？三阴三阳只就《内经》解《内经》说不通。

近来研究《内经》颇认真的一位哲学家这样概括关于三阴三阳的看法：

“对于三阴三阳的具体解释，历来诸家各有不同，就是《内经》本身前后也有差异。（对于这些差异，我们在这里不予讨论）但是它们的精神实质是一致的，即把世界上的运动看作是沿一定次序行进的循环圈（太阳—少阳—阳明—太阴—少阴—厥阴），其中一半属阴，一半属阳。而无论是阴还是阳，都是一个由初升到极盛，到衰转的过程，并且在阴中就包含着阳的因素，在阳中又包含着阴的成分。这个循环圈既表示事物运动的方向和次序，同时又反映着事物和现象在阴阳属性上的分布情况。《内经》认为，人体十二正经就是按手足三阴三阳的顺序循行并分布于周身。三阴三阳的理论贯穿着阴阳相互渗透、相互转化、此消彼长、此长彼消等朴素辩证法思想。它对阴阳两方面进行了数量上和等级上的分析。其中包含着一些合理成分，今天对于我们仍然具有启发意义。不过它把阴阳固定地分为三阴三阳，对三阴三阳的性质和次序又进行死板的规定，这就带有了局限性和狭隘性。”（刘长林著《内经的哲学和中医学方法》64 页）

对这种解释不知读者作何想，原作者本人也不大满意却可以看得出来。引文指出，《内经》本身对三阴三阳的解释也有差异。先看看《内经》本身的差异是有好处的。基于《素问·阴阳类论》有明确的三阴三阳依次排队，就以它为标准进行比较：（见“三阴三阳表”）

三阴三阳表

	一阳	二阳	三阳	一阴	二阴	三阴
《素问·阴阳类论[6]》	少阳为游部为纪[7]	阳明为维为卫[8]	太阳为经为父为表[9]	厥阴？独使至绝[10]	少阴？为雌为里[11]	太阴为母[12]
《素问·阴阳离合论》	为枢[7]	为阖[8]	为开[9]	为阖[10]	为枢[11]	为开[12]
《素问·热论》	少阳主胆	阳明主肉	巨阳诸阳之属	厥阴脉络于肝	少阴贯肾络于肺	太阴布胃络于嗌
《素问·逆调论》	肝一阳也	心二阳也胃脉也			肾孤藏也[11]	

续表

	一阳	二阳	三阳	一阴	二阴	三阴
《灵枢·阴阳系日月》		两阳合于前	心为阴中之太阳	两阴交尽为脾至阴	肺为阳中之少阴	肾为阴中之太阴
《素问·皮部论》	少阳之枢名曰枢持[7]	阳明之阳名曰害蜚[8]	太阳之阳名曰关枢[9]	心主之阴名曰害肩[10]	少阴之阴名曰枢儒[11]	太阴之阴名曰关蛰[12]

从表中可以看出，《内经》的三阴三阳概念多方引申，非常混乱。经络学说中，十二正经配三阴三阳，再与五脏六腑相配已完全固定，但对何以这样配仍无统一的说明。我想那根据在脏属阴腑属阳一句，但经络学说各篇虽提此句，而有些说法颇矛盾。如果我们再问三阴三阳毕竟据何而分？还只有运气学说中有两处一致的说法：“阴阳之气各有多少，故曰三阴三阳也。”（《素问·天元纪大论》）。然则此说亦不足以统帅以上各篇。我以为《内经》运用三阴三阳说不很成功。引进这些术语或概念，原意在使经络学说（也仅限于十二正经）系统化、规范化，实际上无益于说理。讲经络的三阴三阳和讲热病的三阴三阳自相矛盾。三阴三阳说运用得比较好，要到《伤寒论》中，那是又一次质的飞跃，与《内经》的三阴三阳已有较大距离，与三阴三阳的出处概念倒更接近一些。

【补注】

[1]《伤寒论》与《素问·热论》关系最密切：传统观点认为，《伤寒论》六经辨证体系是在《素问·热论》六经分证的基础上而创立的，故关系最密切。

但是，先生认为，六经难解有三：其一，六经与经脉之关系难明。其二，《素问·热论》之六经与伤寒本论六经之说法不一。其三，《伤寒论》本身对六经含义无明训。《灵》《素》既为经典，崇古者不敢违背，以经注经又十分勉强，故众说不一。（《近代中西医论争史·第五章：论争中的名家和学术问题·第八节：论争中的〈伤寒论〉研究》）

[2] 仲景的三阴三阳似乎应是经脉的意思：欠当。先生在其另一部著作中说：

“六经是什么，本来可以一言而决——它是由一阴一阳推出的哲学定理。生命现象都可分三阴三阳，六经并非人体特有。人体之构造和生理病理过程自可分六经，若分十二经便非六经。仲景只讲六经，不讲十二经。六经之经非经脉之经。”（《中西医结合二十讲·第十二讲〈伤寒论〉六经新解》）

三阴三阳在中医学中代表了六气、脏腑和经络，到了汉代张仲景著《伤寒论》又用以代表疾病的类型。如“脉浮、头项强痛而恶寒”为太阳病，“胃家实”为阳明病，“口苦，咽干，目眩”为少阳病，“腹满而吐，食不下，自利益甚，时腹自痛”为太阴病，“脉微细，但欲寐”为少阴病，“消渴，气上撞心，心中痛热，饥而不欲食、食则吐蛔”为厥阴病。这就是历代《伤寒论》注家所说的“六经”。

《伤寒论》中划分六种病型，本来是和六气、脏腑、经络都有着密切关系的，所以也只有以三阴、三阳命名，才最为全面、最为恰当。试看《伤寒论》中的篇名，只是《辨太阳病脉证并治》《辨阳明病脉证并治》等等，而不是“辨太阳经病”“辨阳明经病”，其原因就在这里。《伤寒论》的注家和读者们，都习惯于把三阴三阳叫作“六经”，“六经”读起来比“三阴三阳”方便，但是容易使人错误地认为“经”即“经络”之经，由此把人引入歧途。例如，有的《伤寒论》注家竟说：《伤寒论》只提足经，不提手经，是由于足经长，手经短，言足经就能包括手经。刘草窗竟进一步提出了“伤寒传足不传手”的谬说（金栋按：“伤寒传足不传手”是由韩祗和首次提出）。他们直把三阴三阳等同于经络，这都是从六经的“经”字引起的错误。柯韵伯在《伤寒论翼》中说：“仲景六经，是‘经界’之经，而非‘经络’之经。”意思是说，六经之经是面，而不是经络之经的线，这一解释倒很正确。但是张仲景只提过三阴三阳，何尝提过“六经”？正如章太炎在《猝病新论》（现改称《章太炎医论》）中所说：“仲景本未直用‘经’字，不烦改义。”（李克绍《伤寒解惑论·第二章：〈伤寒论〉中几个基本概念的认识·二、三阴三阳和六经》）

[3] 今三阴三阳，不应阴阳，其何故也：人体三阴三阳之数为三，与天地阴阳之数不相应，是什么道理？

《太素·卷第五·阴阳合》注：“三阴三阳之数各三，不应天地日月阴阳二数何也？黄帝非不知之，欲因问广衍阴阳变化无穷之数也。”

《素问吴注》云：“言天地只是一阴一阳，今人有三阴三阳，何其不相应也？”

[4] 他也不能正面回答这一问题：等于没有解释。

《类经九卷·经络类二十九》：“此言天地之阴阳，无不合于人者。如上为阳，下为阴，前为阳，后为阴，皆其理也。然而三阴三阳，其亦有不相应者，故疑以为问。”

[5]《类经附翼·医易》大讲《易》理：下面摘引开头一段，以飨读者。

“宾尝闻之孙真人曰：‘不知《易》，不足以言太医。’每窃疑焉，以谓《易》之为书，在开物成务，知来藏往；而医之为道，则调元赞化，起死回生。其义似殊，其用似异。且以医有《内经》，何借于《易》？舍近求远，奚必其然。而今也年逾不惑，茅塞稍开，学到知羞，方可渐悟。乃知天地之道，以阴阳二气，而造化万物；人生之理，以阴阳二气，而长养百骸。《易》者，易也，具阴阳动静之妙；医者，意也，合阴阳消长之机。虽阴阳已备于《内经》，而变化莫大乎《周易》。故曰天人一理者，一此阴阳也；医《易》同源者，同此变化也。岂非医《易》相通，理无二致，可以医而不知《易》乎？予因默契斯言，潜心有日，管窥一得，罔敢自私，谨摭《易》理精义，用资医学变通。不揣鄙俚，而为之论曰。”以下大讲《易》理，感兴趣者请参看原书。

金栋按：查孙思邈《千金方》和《千金翼方》无“不知《易》，不足言太医”一语，疑张介宾妄改。《类经附翼·医易义》一出，医学与《易》学有了不解之缘，张氏可谓首发其端者。文中大讲象数，但终未言人之“三阴三阳”何以与天地阴阳之数不应。

［6］阴阳类论：今本《素问》第七十九篇篇名。全元起《素问》注本（已佚）本篇在第八卷。篇名含义是：论述三阴三阳的命意、脉象等，是以阴阳类聚而说明的。如《素问直解》说：“阴阳类者，阴阳类聚而交合也。三阳二阳一阳，三阴二阴一阴，其中交属相并，缪通五脏，阳与阴和，阴与阳和。首论五脏阴阳之至贵，末论四时阴阳之短期，中论三阴三阳之交合，皆为阴阳类也。”

［7］（一阳为）少阳：阳气少而未大为一，少阳脉也。王冰注：“阳气未大，故曰少阳。”

为游部：少阳脉循行人体侧部，游行于前后之间故为游部。王冰注：“游，谓游行。部，谓身形部分也。”《类经十三卷·疾病类七》：“少阳在侧，前行则会于阳明，后行则会于太阳，出入于二阳之间，故曰游部。”

为纪：《素问注证发微》云：“少阳为表之游部，布络诸经，所以为纪也。《阴阳离合论》谓‘少阳为枢’者以此。”《类经十三卷·疾病类七》：“纪于二阳之间，即《阴阳离合论》‘少阳为枢’之义。”

《黄帝内经素问译注》云：“纪，交合。《阴阳离合论》：‘少阳为枢。’因其转动调节，交合阴阳如纲纪，所以称为‘纪’。”

洪钧按：《译注》云“纪，交合”不妥。其实下文解“少阳为枢”有“交合阴阳如纲纪”已道出“纲纪”。故纪，纲纪也。总统或控制全盘之处。

为枢：枢，门枢，枢纽，枢机。《太素·卷第五·阴阳合》云：“门枢，主转动者也，胆足少阳脉主筋，纲维诸骨，令其转动，故为枢也。”《类经九卷·经络类二十九》：“少阳为枢，谓阳气在表里之间，可出可入，如枢机也。”

枢持：《甲乙》卷二第一下作“枢杼”。《素问识》云：“简按：《甲乙》‘枢杼’即‘枢轴’。《诗·小雅》：‘小东大东，杼柚其空。’柚，轴同。《淮南·说林》：‘黼黻之美，在于杼柚。’”《素问补识》云：“当从《甲乙》作‘枢杼’为是。持杼形误。简《识》有说。”

［8］（二阳为）阳明：王冰注：“《灵枢经》曰：辰为左足之阳明，巳为右足之阳明。两阳合明，故曰二阳者阳明也。”《类经十三卷·疾病类七》：“《阴阳系日月篇》曰：‘两阳合明，故曰阳明。’”

为维：维，维系，联络。《类经十三卷·疾病类七》云：“维，维络也。阳明经上布头面，下循胸腹，独居三阴之中，维络于前，故曰维。”

为卫：卫，保卫，护卫。《类经十三卷·疾病类七》云：“捍卫诸经阳气也。”

为阖：阖，合也。关闭之义。《太素·卷第五·阴阳合》：“门阖，谓是门扉，主关闭也，胃足阳明脉，令真气止息，复无滞留，故名为阖也。”《类经九卷·经络类二十九》：“阳明为阖，谓阳气蓄于内，为三阳之里也。”

害蜚：即阖扉，杨注“门扇”也。《素问吴注》：“害，与阖同。所谓阳明为阖是也。”《素问识》云：“盖害、盍、阖，古通用。《尔雅·释言》：‘害，盍也。’郭注：‘盍，何不也，或作害。’《庄子·则阳》篇云：‘阖尝舍之。’注：‘何不试舍其所为乎。’《尔雅·释宫》：‘阖，谓之扉。’疏：‘阖，扇也。’《说文》曰：‘阖，门扇也。’一曰：‘闭也。蓋，音扉。害蓋，即是阖扉，门扇之谓。’《离合真邪论》云：‘阳明为阖。’义相通。”

［9］（三阳为）太阳：阳气大而盛为三，太阳脉也。王冰注：“阳气盛大，故曰太阳。”

为经：经，大经之义。《类经十三卷·疾病类七》云：“经，大经也。周身之脉，惟足太阳为巨，通巅下背，独统阳分，故曰经。”

为父：王冰注：“父，所以督济群小，言高尊也。”《类经十三卷·疾病类七》云：“此详明六经之贵贱也。太阳总督诸经，独为尊大，故称乎父。”《素问集注》云：“三阳为父，太阳之为《乾》也。”

（三阳）为表：当作“三阴为表”。《类经十三卷·疾病类七》云：“三阳，误也，当作三阴。三阴，太阴也。太阴为诸阴之表，故曰三阴为表。”

为开：当作“为关”。开，《太素·卷五·阴阳合》作“关”，太阴为开，与之同。杨注：“门关，主禁者也。膀胱足太阳脉，主禁津液及于毛孔，故为关也。”

关枢：偏义复词，义在关，即门闩。《说文·门部》：“关，以横木持门户也。”

［10］（一阴为）厥阴?：王冰注：“一阴，厥阴也。厥，犹尽也。《灵枢经》曰：亥为左足之厥阴，戌为右足之厥阴。两阴俱尽，故曰厥阴。”

独使：独自完成使命。《类经十三卷·疾病类七》云：“阴尽阳生，惟厥阴主之，故为独使。”

至绝：厥阴在表里之间，阴气将绝。《素问吴注》：“其绝也，有尽阴之义，犹月之晦也。”

为阖：《太素·卷第五·阴阳合》：“门阖，主关闭者也，肝脏足厥阴脉，主守神气出入通塞悲乐，故为阖也。”

害肩：当为“害蓋”，即阖扉。《素问考注》：“案：‘害肩’盖‘阖扉’讹。与前文‘害蓋’字异而义同。本作‘扉’，一自形误作‘肩’，一自音误作‘蓋’也。阳明为阳经之极，厥阴为阴经之极，故共曰阖肩，又曰阖也。”

［11］（二阴为）少阴?：王冰注：“二阴，少阴也。”

为雌：指阴性，有内守之义。《类经十三卷·疾病类七》云：“少阴属水，水能生物，故曰雌，亦上文二阴为里之义。”《黄帝内经素问校注语译》云：“雌：指内守作用。与上‘卫’字相对。”《素问·阴阳应象大论》云：“阴在内，阳之守也；阳在外，阴之使也。”

为里：《类经十三卷·疾病类七》云：“二阴，少阴肾也。肾属水，其气沉，其主骨，故二阴为里。”《素问直解》云：“二阴为里，言少阴秉心肾水火之气，而主神志之内脏也。”

为枢：《太素·卷第五·阴阳合》：“门枢，主转动也，肾脏足少阴脉，主行津液，通诸经脉，故为枢者也。”

肾孤藏也：肾为水脏，为阴中之阴，故为孤脏。《素问直解》云：“肾为阴中之阴，故肾孤脏也。……孤脏，水也。”

枢儒：同“枢杼”。《新校正》云：“按《甲乙经》‘儒’作‘檽’。”《素问识》云：“儒，《新校正》引《甲乙》作‘檽’，似是。”

《素问考注》云：“‘枢儒’与‘枢杼’同，一音之转，故假借作‘枢檽’，又作‘枢儒’耳。盖少阴与少阳同居中，故曰少阴少阳共为枢，或曰‘枢’，或曰‘枢杼’，其义一也。”

［12］（三阴为）太阴：王冰注：“三阴者，太阴也。”

为母：孕育、滋养之义。王冰注：“母，所以育养诸子，言滋生也。”《类经十三卷·疾病类七》云：“太阴滋养诸经，故为母也。”

为开：当作“为关”。《太素·卷第五·阴阳合》：“门关，主禁者也。脾脏足太阴脉，主禁水谷之气，输纳于中不失，故为关也。”

关蛰：《太素》卷九作“关枢”，《甲乙》卷二第一下作“关执”。《素问考注》云：“案：‘关蛰’，《太素》作‘关枢’，盖太阳之阳，太阴之阴，共主表发，故为关，又曰关枢。‘枢’与‘执’，音近而误，‘执’又作‘蛰’，并‘关枢’之误。”

《素问补识》云：“天雄按：《根结》篇及《阴阳离合论》论三阳有关、阖、枢，合为一阳；三阴亦有关、阖、枢，合为一阴。此一阴一阳作为人身之两重门户，外以拒邪气之侵，内以固精气之失，其义明畅易晓。若此篇亦有关、阖、枢字样，且太阳太阴为关，阳明厥阴为阖，少阳少阴为枢，亦基本一致。唯于关阖枢之下各加一字，其义皆不甚明了，且各本又互有歧异。……简言之，太阳太阴为关，此均应从《太素》作关枢；阳明厥阴为阖，此均应作阖扉；少阳少阴为枢，此均应作枢杼。为关者曰关枢，为阖者曰阖扉，为枢者曰枢杼，复词而已。”

洪钧按：以上提及这么多名词术语，却没有给阴阳学说充实内涵，对解释人体生理与病理也毫无帮助。故这只是玩弄文字的游戏，读者不必下工夫去理解，略知有此说即可。

【原文】

三阴三阳并非《内经》独家使用，有必要看看别的书怎么说，以便追溯它的原始意义。看《内经》是积极地发挥了这种思想，还是把这种思想公式化、机械化了。

粗查《史记·天官书》，讲月行中道[1]时出现了下述与三阴三阳相类的名词：

阴间　　阴星[2]　　太阴

阳间　　阳星　　太阳[3]

（今中华书局 1973 年本此段标点可能有误，文字亦可能有错讹，读者可查看原文）

《史记》月行中道的记载满带占星家气味，但含义是讲阴阳盛衰演变[4]

还可以看出。上六个名词是文中依次出现的。他处虽亦偶见太阳、太阴个别名词讲阴阳盛衰者，均不如此处完整。

《汉书·律历志》则分阴阳为太少配四方、四时，依次摘如下：

“太阴者，北方……阳气伏于下，于时为冬。”

“太阳者，南方……阳气任养物，于时为夏。”

“少阴者，西方……阴气迁落物，于时为秋。”

“少阳者，东方……阳气动物，于时为春。”

“中央者，阴阳之内……于时为四季。”

这处配法既讲四时阴阳盛衰，又符合四季、五行生克规律，虽只分太少仍可能更为晚出或又是一家言。

那么，这种按阴阳配四方（一加中央便是五行味了）、四季的来路可找到哪里去？我看这是八卦配八方、四季的简化，其说应在八卦变为五行之前。请看《周易·说卦》中有关的一段如下：

“万物出乎震。震，东方也……

“离也者，明也，南方之卦也……

“兑，正秋也……

“坎者，水也，正北方之卦也。”

这里叙述方位的顺序与《汉书》不同，四方与四时也未配全。不过，这离《汉书》的配法也只差一步了。试问，四卦与阴阳有何关系呢？有的。《周易》本身就是把八卦分为阴阳的。《周易·系辞下》讲八卦时就设问：“阳卦多阴，阴卦多阳[5]，其故何也？”答案是：“阳卦奇，阳卦耦。”简单说，八卦中凡卦象中有二阴爻（--）者称阳卦，反之称阴卦[6]，乾坤两卦是纯阳纯阴[7]。其余六卦中，震的卦象为☳，故属阳[8]。同理，离☲属阴[9]，兑☱；属阴[10]，坎☵属阳[11]。这样也就可以把上摘《说卦》的配法改为：

（阳）震，东方也；

（阴）离，南方也；

（阴）兑，正秋也；

（阳）坎，北方也。

显然，这种推演与《汉书》仍不一致。一是南方、北方的阴阳属性恰与《汉书》相反。二是阴阳还不分太少。与《内经》的三阴三阳相距更远一些。但是我们仍然可以进一步从《周易》中找出三阴三阳的原始说法。

如前所说，《周易》中直接用阴阳来说《易》理是较晚的，更没有直称太阴、太阳等三阴三阳的地方。早期说理均用刚柔、牝牡、乾坤、男女为言。比较可靠的原始三阴三阳说，就是三男三女说[12]。请看《说卦》中一段文字：

“乾，天也，故称乎父。坤，地也，故称乎母[13]。震一索而得男，故谓之长男。巽一索而得女，故谓之长女[14]。坎再索而得男，故谓之中男。离再索而得女，故谓之中女[15]。艮三索而得男，故谓之少男。兑三索而得女，故谓之少女[16]。”

我们把上文中的男代以阳，女代以阴，则可简示如下：

震——长阳

巽——长阴

坎——中阳

离——中阴

艮——少阳

兑——少阴

《说卦》讲八卦排列顺序之一是：“天地定位，山泽通气，雷风相薄，水火不相射[17]。”一般图示如下[18]：

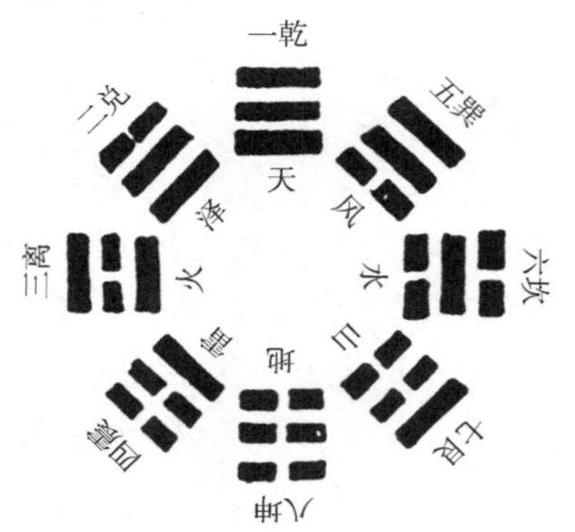

乾坤两卦很重要，但它只是定位的标准点。用较通俗的现代话说，在阴阳转化过程中，绝对的阳或阴只能是瞬间。我们把它们去掉，再把其余六卦依次代以三阴三阳，则上图可改为：

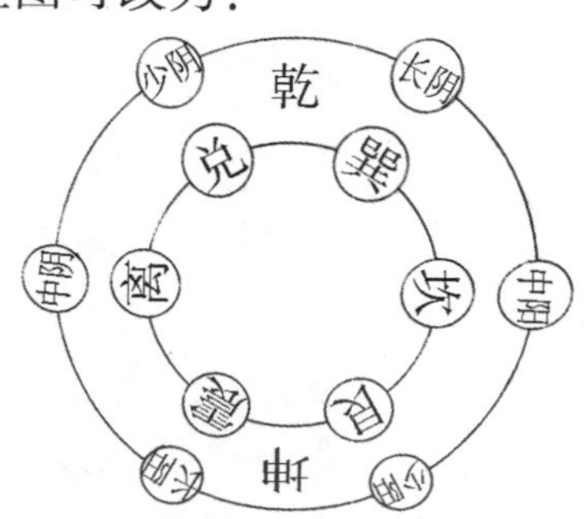

这个一半属阳，一半属阴的圈子，已基本上具备了三阴三阳的名称和含义。如果用阴阳（女男）思想来看，就是一个阴阳循环的圈子，乾和坤（绝对的阳和绝对的阴）只是这个圈子中的两个点。不管从哪一点开始，也不管怎样循环，都是逐渐由阴至阳，再由阳至阴的无限循环。三阴三阳就是阴阳递变的六个阶段。如果要排一二三，从坤开始，逆时针转[19]就是：

一	二	三
长阳	少阳	中阳
长阴	少阴	中阴

三阴三阳这样排队，大约更符合原顺序。

现在，这个名称中，只需长阳改为太阳，长阴改为太阴，中阳改为阳明，中阴改为厥阴，便与《内经》的三阴三阳名称一致了。唯排列的次序则与《素·阴阳类论》不同。但和《伤寒论》排列的顺序完全相同[20]。从同一点出发，顺时针依次排队，仍与《素·阴阳类论》不全同。同样的推演法用于“文王八卦图”与《素·阴阳类论》仍不全同，不再示范。到此为止，三阴三阳的来历是否说得很圆满了呢[21]？我自己觉得空白区还较多，但比所知的有关说法稍有进步。如果已有今古学者先获我心[22]，那是所见略同，亦足资说明本节解法不是完全凭空瞎说。若有高明者赐教，则由衷感谢。

总之，古今名医皆信医理不可完全脱离《易》理，然欲深究两家的关系渊源，则颇难。浅见以为中医哲理约来自古代哲学的三大流派：一为五行学派，这一派寻根溯源较容易。二为道家阴阳派。他们谈成败倚伏、消长平衡，以平为期，不进行复杂的推演，追本寻流也较容易。三为后起的《周易》阴阳派（即儒家阴阳派）。此派较强调变化的根源及规律。复杂的逻辑推演应用甚多，早期不与五行相杂。探讨《内经》与《易》的关系最困难。战国末期，前两大派首先合流，使问题变复杂了一些，但合流后仍以五行为主。完全机械的五行相克吸收了辩证思想。约西汉前半期，五行相生说完成。《易》阴阳说与五行说渐混杂而求统一。阴阳五行之哲学告终。随之，“天人相应”观念使这种合流的思想逐步走向反面。这种合流及其对《内经》的影响已在第四、五两节中交代了，其中也稍涉及了一些关于《易》的内容。本节集全力论《内经》与《易》，篇幅有限，学力不足，难再深入。总之，两汉时期三大哲学流派互相吸收，互相渗透，学说变得更复杂。下一节再专门谈一下道家、道教和《内经》的关系。

【补注】

［1］月行中道：《史记索隐》云："案：中道，房星之中间也。房有四星，若人之房三间有四表然，故曰房。南为阳间，北为阴间，则中道房星之中间也。故房是日月五星之行道，然黄道亦经房、心。若月行得中道，故阴阳和平；若行阴间，多阴事；阳间，则人主骄恣；若历阴星、阳星之南北太阴、太阳之道，即有大水若兵，及大旱若丧也。"

《史记·天官书》云："月行中道，安宁和平。阴间，多水，阴事。外北三尺，阴星。北三尺，太阴，大水，兵。阳间，骄恣。阳星，多暴狱。太阳，大旱丧也。"

［2］阴星：《史记索隐》云："案：谓阴间外北三尺曰阴星，又北三尺曰太阴道，则下阳星及太阳亦在阳间之南北各三尺也。"

［3］太阳：《史记索隐》云："太阴，太阳，皆道也。月行近之，故有水旱兵丧也。"

［4］但含义是讲阴阳盛衰演变：即行阴间、近阴星，多阴事，有水灾；行阳间、近阳星，多阳事，有旱灾。

［5］阳卦多阴，阴卦多阳：八卦中，震、坎、艮为阳卦，是一阳爻二阴爻，故多阴；巽、离、兑为阴卦，是二阳爻一阴爻，故多阳。孔《疏》云："'阳卦多阴'，谓震、坎、艮一阳而二阴也；'阴卦多阳'，谓巽、离、兑一阴而二阳也。"见下图：

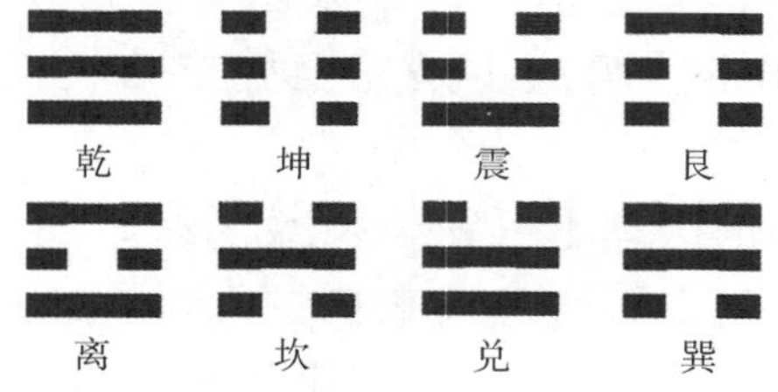

卦象歌：乾三连，坤六断，震仰盂，艮覆碗，离中虚，坎中满，兑上缺，巽下断。

［6］反之称阴卦：即凡卦象中有二阳爻（—）者称阴卦。如巽是阴卦，二阳爻。

［7］乾坤两卦是纯阳纯阴：乾卦是三个阳爻，纯阳卦。坤卦是三个阴爻，纯阴卦。

［8］震的卦象为☳，故属阳：二个阴爻一个阳爻，故属阳。

［9］离☲属阴：二个阳爻一个阴爻，故属阴。

［10］兑☱属阴：二个阳爻一个阴爻，故属阴。

［11］坎☵属阳：二个阴爻一个阳爻，故属阳。

［12］三男三女说：即乾坤生"六子"。见下注文。

［13］乾，天也，故称乎父。坤，地也，故称乎母：乾卦象天，故比喻为父。坤卦象地，故比喻为母。

孔《疏》云："此一节说乾坤六子，明父子之道。王氏云：'索，求也。以乾坤为父母而求其子也。'得父气者为男，得母气者为女。"

《周易集解纂疏》云："崔觐曰：欲明六子，故先说乾称天父，坤称地母。［疏］欲明六子，故先说父母。乾，天，阳也，人之所资始者也，故为父。坤，地，阴也，人之所资生者也，故称母。”

《周易大传今注》云：“称，比也。《易传》以天比父，以地比母。”

［14］震一索而得男，故谓之长男。巽一索而得女，故谓之长女：索，求索，推算。《周易本义》云：“索，求也，谓揲蓍以求爻也。男女，指卦中一阴一阳之爻而言。”

《周易大传今注》云：“震坎艮皆为阳卦，故皆为男。巽离兑皆为阴卦，故皆为女。凡阳卦皆一个阳爻，以阳爻为主爻。凡阴卦皆一个阴爻，以阴爻为主爻。……震之第一爻为阳爻，阳爻象男，故一索而得男。巽之第一爻为阴爻，阴爻象女，故一索而得女。”

［15］坎再索而得男，故谓之中男。离再索而得女，故谓之中女：《周易大传今注》云：“坎之第二爻为阳爻，故再索而得男。离之第二爻为阴爻，故再索而得女。”

［16］艮三索而得男，故谓之少男。兑三索而得女，故谓之少女：《周易大传今注》云：“艮之第三爻为阳爻，故三索而得男。兑之第三爻为阴爻，故三索而得女。”

《周易集解纂疏》云：“［疏］震初得乾为长男，坎二得乾为中男，艮上得乾为少男。巽初得坤为长女，离二得坤为中女，兑上得坤为少女。此乾坤所以生六子也。又震巽一索，坎离再索，艮兑三索，故曰‘易，逆数也’。”

金栋按：长、中、少之次序，以阳爻、阴爻位次而定，先阳爻后阴爻。爻位次序从下往上推。

［17］天地定位，山泽通气，雷风相薄，水火不相射：天地谓乾坤，山泽言艮兑，雷风即震巽，水火乃坎离。八卦之象也。

《周易大传今注》云：“此言八卦所象之天与地、山与泽、雷与风、水与火，皆矛盾对立也。薄借为搏。《广雅·释诂》：‘搏，击也。’‘不’字疑衍。射即射箭之射。射以杀伤对方，故相射犹言相克也。天地之位定，天上地下之矛盾见矣。山泽之气通，山高泽卑之矛盾见矣。雷风相搏，雷风之矛盾见矣。水火相射，水火之矛盾见矣。观此文，《说卦》作者对于此八物之每两物彼此矛盾对立，仅有初步之认识。”

金栋按：由此组成的图即是伏羲先天八卦图。《周易本义》云：“邵子曰：此伏羲八卦之位。乾南、坤北、离东、坎西、兑居东南、震居东北、巽居西南、艮居西北。于是八卦相交而成六十四卦，所谓‘先天之学’也。”

［18］一般图示如下：即上举伏羲先天八卦图。

［19］逆时针转：《易》是逆数。《说卦传》云：“数往者顺，知来者逆，是故《易》，逆数也。”

［20］《伤寒论》排列的顺序完全相同：不确。《伤寒论》中，三阴三阳的排列顺序是：太阳→阳明→少阳→太阴→少阴→厥阴。《说卦传》中六子的排列顺序（逆转）是：太阳（长阳、长男）→少阳（少男）→阳明（中阳、中男）→太阴（长阴、长女）→少阴（少女）→厥阴（中阴、中女）。

［21］三阴三阳的来历是否说得很圆满了呢：非常圆满。《内经》的三阴三阳说，就是源自《说卦传》三男三女说。

金栋按：关于三阴三阳来历的精辟见解，乃先生的一大创论，无愧千古绝唱。

［22］如果已有今古学者先获我心：指《时代》初版（1985）之前，是否有人和先生见解略同。

附　医易答问

二十年前，抛出本书的时候，还没有人像本节这样比较详细地讨论中医和《周易》的关系。那时我想，本书有机会正式和读者见面时，稍微系统地介绍一下《周易》。没想到迅速出现的《周易》热，达到使人眼花缭乱的程度。与中医有关的《周易》热，尤其使一些人头脑发昏。

比如，有的大作在封面上如下说：

“医易同源！

“中医为易学的一个分支！

“中医现代化最终爆发科学革命！”

还有的书销量10万，并“荣获1993年世界太极科学金奖——人体科学奖”。而这个奖是“为下一个世纪建立一个新的科学方法论”。

其实，这种书不过是捧捧中医，保护自己——拉大旗作虎皮，并且多赚中医读者的钱而已。它们的作者不懂中医，也不懂《周易》，更不要说什么科学革命和下一个世纪的科学方法论了。

岂知真的有些人上当，跟着刮起了一股中医玄学热。

看来确实有必要简单说一下，《周易》是怎么回事。

于是写下这篇“医易答问”。

问：《周易》是什么性质的书呢？

答：现通行本《周易》分两大部分。一部分叫作《易经》，另一部分叫作《易传》。《易经》完全是算卦（古人叫占筮、蓍筮，最准确的说法就是筮）的书。《易传》是解释《易经》的——其实大都是借题发挥而且穿凿附会。其中也要讲怎样算卦和为什么算卦。不过，主要是讲哲理——古人叫作义理——尽管基本上是牵强附会的义理。有的句子或段落，单独拿出来，看不出是在解释占筮。

问：如此说来《周易》与科学无关吗？

答：历史地看问题，算卦和一切乞求鬼神的活动——包括各种宗教和数术，属于科学的原始形态。即在人类文明早期，科学和宗教、鬼神迷信、数术等分不开。一旦科学独立——以哥白尼和伽利略向天主教奉为上帝创世理论依据的地心说宣战为标志——她不但坚决和宗教分道扬镳，也和一切迷信和术数不相容。如果说此后它们还和科学有关，也只是可以作为科学的研究对象。不过，研究它们主要是社会科学和心理学的事。总之，应该说《周易》与当代自然科学没有关系。

其实，中医和鬼神迷信、宗教分道扬镳更早。读者都知道“拘于鬼神者不可与言至德”这句《内经》中的话。所以，《内经》是坚决反对迷信的。其中只有一次提到术数，却从未提到过占筮，也没有引用《周易》的一句原话。扁鹊更说，“信巫不信医者不治”。看看筮字就知道，它属于巫术。可见，早在《内经》成书之前，医家和“易”家就是对立的。那时的其他学科，如天文历算等，也和《易经》无关。总之，早在汉代之前，《易经》已不属于科学。《易传》涉及一些哲学问题，但中国古代哲学，主要不是源自《易经》，相反，《易传》讲的哲理，倒是来自当时的诸子百家的哲学思想。当然，此后的中国古代著名哲学家，有些人据《易传》发挥。

不过，由于自汉代开始，《易》居于“六艺”之首，今《内经》中也混入一点“易学”的内容。但总的来说，中国古代自然科学中，没有一种和《周易》关系密切，尽管有些古代科学知识现在看来是不科学的。

问：科学反对宗教和鬼神迷信是人所共知的，为什么占筮或算卦这种术数也为科学所不容呢?

答：简单说来，科学和占筮或算卦的区别有五。

一是科学和算卦、占筮认识事物的方法和途径不同。科学认识事物，首先要尽量全面地收集反映事物本质的资料。比如，中医看病要望闻问切，而后才能辨证施治。算卦或占筮则不然，它不需要了解病史，也不做任何检查。它得出结果的依据和病史、症状、切脉、察舌等毫不相干。

二是科学技术和占筮关于问题的答案不同。比如有了病去算卦，占筮只能告诉人们结果是吉是凶。《周易》中还有休咎悔吝等，只是把吉凶分得细一些。即占筮不想，也不能告诉人们，有什么具体的操作和手段治疗疾病。科学技术（对看病来说就是医术）就不同了。医生也常常要告知后果如何，但是，医家必须告诉人们得的是什么病，为什么得这种病，有多少种治疗方法，最好怎样治等。

当然，永远有科学解决不了的问题。比如癌瘤晚期，医生宣布是死症。病家可能去算卦，这是一种心理需求，也是为什么占筮等术数永远有存在的空间的原因。假如医生判断失误，占筮的结果说不会死，病人真的没有死，那么，占筮就会被认为很神奇。而科学是不承认“神奇”的，即一定要弄清是什么、为什么、有什么办法解决才算科学。

三是科学和占筮对求助者的要求不同。占筮首先要求人们相信它。《周易》就说：“初噬告，再三渎，渎则不告。”（蒙卦卦辞）科学则不要求人们首先相信它，而是提倡怀疑精神。只有经得起怀疑和严密检验的理论和技术，才属于科学。比如，现代天文学能够很准确地预报日月食。只要有比较正常的视力，又在预报所说应该观测到的地区，任何人都可以看到。再如麻黄的药理作用，不管人们相信与否，用在任何人身上都会出现。

所以，可以用最简单的标准判断“术”的科学与否。

就是：凡是“信则灵”或“心诚则灵”的“术”都不属于科学。

科学的“术”是不信也灵，不诚也灵的。

只是，这个标准对解决心理问题的“术”不很适用。医生在解决这类问题时，也必须取得患者的信任，但他不靠术数等形式取得，而是要靠他的爱心、同情心、责任心和医学等知识。

四是科学和占筮对预测结果的态度不同。预测结果不符合实际，科学要立即找出发生错误的原因。多次预测错误，就要推翻现有的理论和手段。占筮等术数则不然，十次预测九次错也不足以推翻它，一次正确倒可以被视为了不起。然而，略有生活常识的人，对很多问题都可以做到50%的预测正确率。比如，早孕时预测生男与生女——求教者一般是想生男，你总是预测生男，不但能满足求教者的心理需要，也总是有50%左右的正确率。

五是科学提出的问题或结论，几乎都是可以检验的。比如，某种疗法对某种疾病效果如何，都要求临床观察和动物实验等实验结果支持。占筮则不然，它不想，也无法设计实验。据《周礼》记载，先秦时代对于占筮结果的符合率可能有过统计，但还是不可能把占筮改造为科学。

用上述五个标准来衡量《周易》，占筮之不科学昭然若揭。

问：似乎没有人如此小看《周易》，你确信上述看法没有成见或大错误吗？

答：我完全自信上述看法是相当准确而公正的，因而愿意和任何持不同看法的人——最好是《周易》专家——平等地论辩。其实，凡是严肃的学者，都不认为《周易》是科学。

问：如此说来，你对《周易》了如指掌吗？

答：那倒不是，特别是对《易经》，更不是这样。不但我不敢说对《易经》了如指掌，古往今来的学者，没有一个人敢这样说。

问：为什么会这样呢？

答：对《易经》不可能了如指掌——即对今卦形、卦辞、爻辞等都能说清楚，由于四个原因。

一是它的年代久远，特别是将近一千年的传承和演变几乎没有留下资料，完全说清起初是怎么回事，为什么以及如何变成现在的样子，已经不可能了。

二是因为《易经》是非逻辑的。就是说，今64卦、384爻和对应的所谓卦辞、爻辞之间，本来没有任何逻辑联系。各卦卦辞和爻辞之间也很少有逻辑关系，一条卦辞或爻辞中也常有毫不相干的几种内容。这种先天性的无序，决定了后人不可能再把它变得有序。通行本的卦形是最有规律可循的部分，但也有后人不可能想象到的演变过程。

三是卦、爻辞所述，很多是被历史完全忘却的事物，不能考出其所指了。

四是其中有些错讹脱漏和有意无意的窜乱孱入，更增加了理解上的困难。

于是，从《易传》开始，后人在很多问题上只能猜测。假如不是求其真——古代人至少95%不是求其真——所谓易学，都是借题发挥，而且主要是从哲学、政治、伦理等社会科学角度发挥。

问：可以举一个你如何猜测的例子吗？

答：本节就有当初是猜测，很快发现极可能完全猜错的一卦的爻辞。即咸卦的爻辞。原文是：（咸：亨，利贞，取女吉）“初六：咸其拇。六二：咸其腓，凶，居吉。

九三：咸其股，执其随，往吝。九四：贞吉悔亡，憧憧往来，朋从尔思。九五：咸其脢，无悔。上六：咸其辅，颊，舌。”

关于这一卦的爻辞，最好的解释是：男女调情活动的几个步骤。卦辞的“取女吉”，也提示应该这样解。曾经有人这样解过。但正统儒家即便看出来，也不大会解得如此明白。他们会认为，六经之首的《易经》，怎么能诲淫呢！

当然，还可以猜作买卖奴隶时像买牲口那样看看身体好不好。不过，买卖奴隶似乎无必要检查脚趾头，更无必要看舌象。

如何理解这样从脚趾到面口舌地刺激人体，是很重要的，因为艮卦爻辞的主要内容也几乎相同。原文是：

“初六：艮其趾，无咎，利永贞。六二：艮其腓，不拯其随，其心不快。九二：艮其限，列其夤，厉熏心。六四：艮其身，无咎。六五：艮其辅，言有序，悔亡。上九：敦艮，吉。”

《周易》的“象辞”对卦辞和爻辞都有解释，但完全无助于理解这两卦是怎么回事。“象辞”解“咸”为“感”，咸其拇、咸其腓、咸其股等——不管目的是什么，语法上还说得通。它解“艮”为“止”，艮其趾等语法上就不通。

无论古今学者怎样解这两卦，我认为，必须把它们的爻辞实指看作一回事才解得通。

问：易学大家也有人猜错吗？

答：不但有，而且在很重要的问题上都有不少完全猜错的。

比如，《易经》的“易”字是何义，应该是第一个大问题。然而，有人说是一种蜥蜴——变色龙；有人说易指变易；有人说是日月二字组成。各种看法之间几乎毫无关系。如果其中有一种理解是对的，其他的理解都是瞎猜。再如，阴阳爻是怎么来的，也应该是极重要的问题。前人有过不少猜测。郭沫若和钱玄同有一种大胆的猜测，说阳爻是“划一而像男根”，阴爻是“分二而像女阴”。然而，近三十年来，有了充分的根据，证明阴阳爻不但和男根、女阴无关，也和阴阳完全没有关系。这就是数字卦的发现。原来，大约秦汉之前不久，卦形还不是由现在见到的阴阳爻组成，而是由数字组成。这一发现是张政烺先生的功绩。我想，如果今《易传》“象辞”中没有“用九”“用六”两条，而且揲蓍完全失传——早就改用六个铜钱一撒就是一卦，恐怕就永远不会发现阴阳爻卦形源于数字卦了。对数字卦与原始占筮，应该再简单介绍几句。

公元1118年（宋重和元年），在湖北省孝感县（今孝感市）出土了六件西周时期的（约昭王时期）铜器，其中一件称中方鼎，铭文末尾有二奇字。此后，有类似奇字的金文、甲骨文、陶文陆续有所发现。长期以来，学者们都没有揭示出它们的意义。

20世纪30年代，郭沫若认为中方鼎“末二奇字殆中之族徽”（郭沫若：《西周金文辞大系图录》，图次47，录编6页；又考释16页）。唐兰根据若干材料认为类似奇字是一种特殊的文字。［唐兰．在甲骨文中所见的一种已经遗失的中国古代文字．//考古学报，1957（2）：34-36 图一］

1978 年 12 月，在吉林大学召开的古文字讨论会上，张政烺根据商周时代记述符号的特征提出铜甗及周原卜甲中的奇字是数字卦画。1980 年，他将陶文、甲骨文和金文中的奇字汇编整理，按照奇数是阳爻，偶数是阴爻的原则标出相应的卦画和卦名。四盘磨甲骨中有未济、明夷、否。张家坡甲骨中有大壮、无妄、小畜和经卦离。中方鼎其字为剥、比。周原甲骨中更有既济、艮、蛊、蒙等。

1980 年，陕西省扶风县出土的卜骨有五个数字卦，湖北江陵战国楚墓的数字卦 16 个，总趋势是数字向 9、6 集中。“这便是《周易》的前身，稍加修正即是《周易》了”［张政烺．试释周初青铜器铭文中的易卦．考古学报，1980（4）：414］

这一发现实在是先民给我们的“易学”专家开了一个大玩笑。原来，两千多年来，学者们对卦画（即阴阳爻）的猜测根本不着边际。至少他们对八卦和六十四卦是怎么来的各种说法，连瞎子摸象也算不上。

问：还有别的严重误猜吗？

答：当然有。

如，乾卦的象辞有一句很有名的话：“天行健，君子以自强不息。”20 世纪 60 年代，有人提出应该改为：天行，乾。君子以自强不息。简单说来这是认为“健”就是“乾”。当时著名专家李镜池，完全不同意此说。现在发现，马王堆《帛书周易》中，乾坤分别称为健和川，可见改“健”为“乾”更正确。

再如，“占筮”的“筮”字是竹字头，故最初占筮应该使用竹子。今《易经》没有说用什么东西，《易传》则说用“蓍草”。于是到底古人用什么和怎样揲蓍，完全无可确考了。

至于《易经》开头的四个字“元亨利贞”——即所谓四德，大约自春秋中期就解释得完全走了样。

所以，近代以来，没有一个学者敢说他真能弄清《周易》的“经”。郭沫若是很少见的聪明而且博学的人，他就说《周易》“是一座神秘的殿堂”。

用近代观点和方法研究《周易》将近 90 年了，当代第一流的学者，还是不敢说他很明白《周易》。为此引一段比较长的原话：

“《周易》的研究热，现在表露得越来越清楚了。看看近日的新书目，和《周易》有关系的书真是不胜枚举。这么多书，想读也读不过来。《周易》本来是儒经之首，历代注释论述极多，据有的经学论著书目统计，竟有 2500 余种。去年 12 月，台湾研究《周易》的学者黄沛荣先生发表了一篇《近十年来海峡两岸易学研究的比较》（《汉学研究》七卷二期），所列近十一二年间出版的《周易》方面专著，大陆、台湾都约 30 种，论文当然还要多得多。关于《周易》的书，不仅数量多，而且流传广，甚至街头巷尾的书摊上都俯拾即是。

“这样多《周易》的书，流派纷繁，但就其研究的方法主要是两大派，一是义理，二是数术。《周易》本来是筮书，属于数术的范围，以数术讲《周易》可以说是本色，起源古远。《左传》《国语》所载关于《周易》的议论，虽有涉及义理的，为数不多。真正由义理角度研究《周易》，恐怕还是始于孔子。”（邓球柏，著．帛书周易校释．湖

南出版社，1996 年第 2 版：李学勤序）

李先生最近也有研究《周易》的专著和文章，上文的意思却在说《周易》是一个谈不完的话题。

问：这是否意味着《周易》确实很深奥呢？

答：显然不是。否则，就不会“街头巷尾的书摊上都俯拾即是”了。试看我国的航天飞行刚刚成功，此类书应该很热门，街头巷尾的书摊上却不是俯拾即是。道理很简单，因为真正比较深奥的科学著作，一般人读不懂，也不感兴趣。

问：不是说极少人能读懂《周易》吗？为什么“易学”会热起来呢？

答：原因大约有二：一是常人印象当中的《周易》就是算卦，而“算卦”是神秘的，很多人对神秘感兴趣。二是有些作者故意引诱读者，比如上面提到的同时打着中医的牌子，而且说《周易》曾经并将继续领航科学发展即是。

问：为什么有那么多著名学者研究《周易》呢？

答：任何民族的历史学者，自然要研究本民族的传统文化，否则就不算学者了。自西汉开始，儒家思想成为我国的主要文化支柱，《周易》又是六经之首，自然有很多人研究。废除读经之后，儒家的东西也必然是文化遗产中份额最大的。按新思想、新观点研究文化史也要研究《周易》。显然，自新文化运动起，关于《周易》的研究不再是为封建统治服务。比如，郭沫若著有《周易时代的社会生活》和《周易之制作时代》，是用马克思主义哲学研究《周易》的开山之作。他最先揭示《周易》卦爻辞所反映的中国奴隶社会中渔猎、牲畜、商旅、工艺等方面的社会生活。其他流派的研究也很多，不必要也不可能一一介绍，但著名学者中没有一个人认为《周易》曾经并将继续领航科学发展是肯定的。

问：既然《周易》与科学基本无关，当代青年完全无必要了解它吗？

答：由于《周易》长时期影响中国人，很多重要名词和日常用语是源于《周易》的。当代大学生，对本民族的重要传统文化连常识也没有似乎不好。

比如，“革命”这个近代以来最重要名词，完全源于《周易》。它出自革卦的彖辞，原话是：汤武革命，顺乎天而应乎人，革之时大矣哉！

再如，近代国人称洋人为“鬼子”或“洋鬼子”，源于《周易》既济。原话是：“九三：高宗伐鬼方”。鬼在这里不是鬼神的鬼，而是指异族敌人。鬼方是殷高宗打了三年仗才打败的一个国家。

再如，蒋介石，字中正，就是出自豫卦的爻辞和象辞。原文是：“六二：介于石，不终日，贞吉。象曰：不终日，贞吉；以中正也。”

近代医家有张山雷、陈无咎。现代诗人有臧克家。他们的名字都出自《周易》。

还有些连文盲也可能脱口而出的词语，如“乾坤”“阴阳八卦”“变卦”“有喜”“亨通”“观光”“大亨”“群龙无首”等，都源于《周易》。书面语言，特别是文言文中，还有很多词语如“克家”“不速之客”“夫妻反目”“突如其来”“囊括无余”“九五之尊”“无疾而终”“无妄之灾”“号啕大哭”“井井有条”“秩序井然”“井然有序”“无往不复”“谦谦君子”“积善之家”“方以类聚，物以群分”“盘桓”“纤芥之疾”

"无怨无悔"等也出自《周易》。受过高等教育的人最好有所了解。

显然，近年泛滥的所谓"易学"，完全没有起到普及有关常识的作用。

学中医的人，最好能多一些常识，但不要为那些别有用心的人所迷惑，认为中医和《周易》是一家，甚至胡说什么中医是《周易》的一个分支。

问：那么，中医学院的在校生，应该怎样学习《周易》呢？

答：我的看法是，有一点必要的常识，对它有正确的认识就可以了。本文就是为了达到这个目的。

问：知识不是越多越好吗？为什么不提倡学好《周易》呢？

答：知识自然是越多越好，但学习要有轻重缓急。进入医学之门，有那么多中西医基本知识必须掌握，《周易》就不是当务之急。在我看来，单单为了做一个好大夫，没有必要专门学习《周易》。不但现代中医教育不设《周易》课，古代中医教育也不设这门课。这足以说明，医学和易学没有密不可分的关系，学医完全不必先学《周易》。

再看历史上的名医，最早的扁鹊、仓公、华佗都根本没有学过《周易》。张仲景可能了解一些，但他不说学习《伤寒杂病论》必须先学好《周易》。张元素、刘完素、李时珍、吴又可、叶天士等人的著作中，也很少提到《周易》。《医林改错》等则一字不提。

况且如上文所说，那么多"易学"专家都闹不清，学中医的人没有必要去钻这个无底洞。

问：为什么有人说"医易同源"呢？

答：古代著名医家中，最先提到医易关系的是孙思邈，但他提到的只是"六壬"和"阴阳禄命"意义上的《周易》，即医家也要知道点儿当时盛行的此类"术数"。

最先强调医易关系的人，是明代医家张景岳。他研究《内经》分三大部分，即《类经》《类经图翼》和《类经附翼》。显然《附翼》是最次要的。"医易"是《类经附翼》的一卷。即便如此，"医易"立论也是对孙思邈的歪曲。文中说："尝闻之孙真人曰：'不知易，不足以言大医。'"其实，孙思邈的话不是这样说的。读者可以查看《千金方》的第一篇"大医习业"。张景岳有意歪曲前人之说，是为了阐述他的看法——"医易同源"。此话也首见于《类经附翼·医易》。

问：你同意"医易同源"之说吗？

答：如果此话指一切科学和术数，在人类文明早期，都以鬼神迷信的形式出现，它的意思是对的。比如我国的甲骨文，都是关于占卜的记载。不过，"医易同源"不是说医学应该再回到甲骨文时代去，而是为了强调"不知易，不足以言大医"。

显然，即便承认医学和易学在思想渊源上有一定的关系，也不能由此得出"不知易，不足以言大医"的结论。何况，说"医易同源"，也就同时承认了"医易异流"。

摆脱了鬼神迷信和术数的医学，不应该再回头和迷信、术数靠拢，更不可能再借助它们求发展。上文已经很清楚地说明了医学和数术区别，不再重复。

总之，这个问题本来很容易说清，却因为不少人受到张景岳的误导，几乎成为流行的常识。几个别有用心的人，更胡说什么“医源于易”。

问：那么，中医和《周易》在思想渊源上有无关系呢？

答：就《易经》而言，和《内经》的思想渊源完全没有关系。《易传》方面，也只能说其中借用当时的阴阳五行学说和《内经》有关。

但是，医学和易学研究的对象基本上不同，想解决的问题不同，研究和实施的方法尤其不同，所以，对医学家来说，研究《周易》主要是探求中医基本理论中有什么思想和“易”是同源的，或者说它们有什么共同的思想文化背景。这显然主要是医学史家或研究早期经典的人需要的。

问：可以比较具体地介绍一下《周易》吗？

答：这是本文应有之意。只是预先说明，关于占筮的操作演变等异常繁杂，本文也不是让读者学会算卦，故不介绍有关内容。

问：你打算怎样介绍呢？

答：先说一下《周易》的篇幅和结构。

《周易》和其他儒家经典一样，有经有传。即本来分两部分。“经”的部分，应该叫《易经》，“传”的部分应该叫《易传》。“传”是对“经”的解释（如上文所说，基本上是猜测性的借题发挥），历来没有分歧。《周易》《易经》和《易传》之说，也见于汉代之后的各家著作。不过对于“周”和“易”这两个字，则有不同的解释，详细了解有关解释，没有什么意义。知道今《周易》包括《易经》和《易传》就行了。

今《周易》连标点共约2.9万字，其中《易经》去掉标点不足5000字。

《易经》分为上下两篇。上经从乾卦开始，到离卦为止，共30卦的卦名、卦形、卦辞和爻辞。其余34卦的卦名、卦形、卦辞和爻辞为下经。简言之，《易经》有64个卦名、64个卦形。每卦都是六爻（用—和- -表示）。每个卦形有个名字，每个卦名后有长短不等的“说明”语——卦辞。每一爻也有“说明”语——爻辞。乾坤两卦还分别附有“用九”和“用六”。于是，《易经》就是：卦形64个、卦名64个、卦辞64条、爻辞384条、用九1条、用六1条。总之，除了卦形之外，《易经》中的文字共450辞。所谓辞，就是长短不等的一段话，有的只有几个字。

《易传》有彖、象、文言、系辞、说卦、序卦、杂卦。前二者是对应着经文的，因为经文分上下，它们也只好分上下。系辞比较长，虽然是独立的，也分为上下。这样一来，《易传》就分为10篇，古人称作“十翼”。

“经”可以脱离“传”，“传”不能脱离“经”。如《春秋》可以有白文，《春秋公羊传》则必须先列出经文，再附上解释。

由于《易传》和《春秋公羊传》有些不同——不是全部有关解释都一一对应经文。现通行本《周易》把“彖传”“象传”“文言传”和《易经》编到一起了。故介绍《易经》要把它们拿出去。

问：不少古人认为，《易经》和《易传》都是孔子作的，朱熹认为《易经》和《易传》是两回事，但似乎也认为《易传》出自圣人之手。“十翼”果然出自圣人之手吗？

答：详细回答这个问题，几乎要写一本书。不过，《易传》不是出自一时一人之手是肯定的。所以《易传》不可能完全出自孔子之手。其中是否有出自孔子之口或之手的东西，也很难说。在这个问题上，朱熹远远不如北宋的欧阳修水平高。据我所知，在易学方面，欧阳修是古代学者中头脑最清醒的人。可惜，这样的人太少了。

问：欧阳修怎样看《易传》呢？

答：他的见解见于《易童子问》。这篇对初入门者答疑的作品，多半是对旧说的怀疑。其中比较精彩的部分如下。

童子问曰："《系辞》非圣人之作乎？"曰："何独《系辞》焉，《文言》《说卦》而下，皆非圣人之作，而众说淆乱，亦非一人之言也。"

童子曰："敢问其略？"曰："《乾》之初九曰'潜龙勿用'，圣人于其《象》曰'阳在下也'，岂不曰其文已显而其义已足乎？而为《文言》者又曰'龙德而隐者也'，又曰'阳在下也'，又曰'阳气潜藏'，又曰'潜之为言，隐而未见'。《系辞》曰：'乾以易知，坤以简能。易则易知，简则易从。易知则有亲，易从则有功。有亲则可久，有功则可大。可久则贤人之德，可大则贤人之业。'其言天地之道、乾坤之用、圣人所以成其德业者，可谓详而备矣，故曰'易简而天下之理得矣'者，是其义尽于此矣。俄而又曰：'广大配天地，变通配四时，阴阳之义配日月，易简之善配至德。'又曰：'夫乾，确然示人易矣。夫坤，隤然示人简矣。'又曰：'夫乾，天下之至健也，其德行常易以知险。夫坤，天下之至顺也，其德行常简以知阻。'《系辞》曰'六爻之动，三极之道也'者，谓六爻而兼三材之道也。其言虽约，其义无不包矣。又曰：'《易》之为书也，广大悉备，有天道焉，有人道焉，有地道焉。兼三材而两之，故六。六者非他也，三材之道也。'而《说卦》又曰：'立天之道曰阴与阳，立地之道曰柔与刚，立人之道曰仁与义。兼三材而两之，故《易》六画而成卦。分阴分阳，叠用柔刚，故《易》六位而成章。'《系辞》曰：'圣人设卦观象，系辞焉而明吉凶。'又曰：'辨吉凶者存乎辞。'又曰：'圣人有以见天下之动，而观其汇通，以行其典礼，系辞焉以断其吉凶，是故谓之爻。'又曰：'《易》有四象，所以示也。系辞焉，所以告也。定之以吉凶，所以断也。'又曰：'设卦以尽情伪，系辞焉以尽其言。'其说虽多，要其旨归，止于系辞明吉凶尔，可一言而足也。凡此数说者，其略也。其余辞虽小异而大旨则同者，不可以胜举也。谓其说出于诸家，而昔之人杂取以释经，故择之不精，则不足怪也。谓其说出于一人，则是繁衍丛脞之言也。其遂以为圣人之作，则又大缪矣。孔子之文章，《易》《春秋》是已，其言愈简，其义愈深。吾不知圣人之作，繁衍丛脞之如此也。虽然，辨其非圣之言而已，其于《易》义，尚未有害也。而又有害经而惑世者矣。《文言》曰'元者善之长也，亨者嘉之会也，利者义之和也，贞者事之乾也'，是谓《乾》之四德。又曰'乾元者，始而亨者也。利贞者，性情也'，则又非四德矣。谓此二说出于一人乎？则殆非人情也。《系辞》曰：'河出图，洛出书，圣人则之。'所谓图者，八卦之文也，神马负之自河而出，以授于伏羲者也。盖八卦者，非人之所为，是天之所降也。又曰：'包羲氏之王天下也，仰则观象于天，俯则观法于地，观鸟兽之文与地之宜，近取诸身，远取诸物，于是始作八卦。’然则八卦者，是人之所为也，河图不与焉。斯二说者已不能相容矣，而《说卦》又曰‘昔者圣人之作《易》也，幽赞于神明而生蓍，参天两地而倚数，观变于阴阳而立卦’，则卦又出于蓍矣。八卦之说如是，是果何从而出也？谓此三说出于一人乎？则殆非人情也。人情常患自是其偏见，而立言之士莫不自信，其欲以垂乎后世，惟恐异说之攻之也，其肯自为二三之说以相抵牾而疑世，使人不信其书乎？故曰非人情也。凡此五说者自相乖戾，尚不可以为一人之说，其可以为圣人之作乎？”

欧阳修的逻辑很简单，说理也很充分。就是他发现《周易》本身“以经解经”，不但很繁琐，还有很多严重的自相矛盾。可见，欧氏读书总带着理智的怀疑。完全没有怀疑精神的人读书，其中问题再明显他也看不出来。

读者很容易核对欧阳修的看法是否正确。假如不能读懂他的上述话，就不可能核对他的见解正确与否。那样，干脆不要问津《周易》。不知道这些问题，不影响你学中医。

问：请举两卦经文，示范性地简介一下“经”好吗？

答：下面举乾坤两卦看看是怎么回事。

乾：元亨，利贞。

初九：潜龙，勿用。

九二：见龙在田，利见大人。

九三：君子终日乾乾，夕惕若，厉无咎。

九四：或跃在渊，无咎。

九五：飞龙在天，利见大人。

上九：亢龙有悔。

用九：见群龙无首，吉。

乾的卦形就是平行的六横，这怎么会和上述文字有了关系呢？又，上述文字按照《周易本义》给了标点，否则，读断也很困难。有的本子上先注明“乾为天”，卦形下面又说“乾上乾下”。这已经是给了注解，而且应该是很晚的说法。

若非略知《周易》的人，比如画六横给外国人看，肯定不会想象到六横的含义是天。

由此卦还能看出，《易经》对中国人的影响——其中有五个龙字。“龙的传人”，“龙的文化”，多半来自《易经》。

总之，由于传统的熏陶，完全没有学过《周易》的人，看到上述文字等，也会产生某些想象。

不过，没有前人的解释——现存最早的是《易传》，当代人还是会莫名其妙。

比如“群龙无首”，在现代普通人的心目中，不是好现象，为什么会“吉”呢？所以，不管前人的解释正确与否，后人还是要借助它们才能有点理解。读得多了，自己也可以猜。此所以，古今专著有2500种以上，对很多重要问题的理解却很不一致。

怎样解释乾卦的卦辞呢？

我看很好解。《易经》本来是占筮的，所谓“元亨利贞”，不过是像后世抽签看到上面写着“上上大吉”的意思。也就是说，占筮得到乾卦，是大吉大利的。然而《易传》的解释，完全是另一回事。比如：

彖曰：大哉乾元，万物资始，乃统天。云行雨施，品物流形。大明终始，六位时成，时乘六龙以御天。乾道变化，各正性命，保合大和，乃利贞。首出庶物，万国咸宁。

象曰：天行健，君子以自强不息。潜龙勿用，阳在下也。见龙在田，德施普也。终日乾乾，反复道也。或跃在渊，进无咎也。飞龙在天，大人造也。亢龙有悔，盈不可久也。用九，天德不可为首也。

文言曰：元者，善之长也，亨者，嘉之会也；利者，义之和也；贞者，事之乾也。君子体仁，足以长人；嘉会，足以合礼；利物，足以和义；贞固，足以乾事。君子行此四者，故曰：乾：元亨利贞。

这虽然是歪解，却使《易》改变了占筮的本相。《彖传》和《文言》都解释卦辞。但《彖传》把“元亨利贞”发挥为天、万物、云雨、六时的出现和变化，因而是性命和国家安定的根源。《文言传》则把“元亨利贞”解释为善之长、嘉之会、义之和、事之乾，即所谓四德。本来是“大吉大利”的占辞，成了君子修身处世的准则。《象传》不但有“天行健，君子以自强不息”这句名言，还对六爻辞做了哲理性的解释。《彖传》和《文言》显然是矛盾的，但古人不管这些，因为总是在往好处说。

固然，我们不必非要反对这样积极的阐发微言大义，但是要求其真，则不能认为《易传》是对的。所以，连朱熹也说，《周易》经是经，传是传，根本是两截，不要混为一谈。

再看坤卦。

坤：元亨，利牝马之贞。君子有攸往，先迷后得主，利。西南得朋，东北丧朋。安贞，吉。

初六：履霜，坚冰至。

六二：直，方，大，不习无不利。

六三：含章可贞。或从王事，无成有终。

六四：括囊；无咎，无誉。

六五：黄裳，元吉。

上六：龙战于野，其血玄黄。

用六：利永贞。

这是《易经》的第二卦，虽然没有难认的字，也不是深奥的文言文，还给出了标点，却更是莫名其妙。我按照自己的理解解一下卦辞如下：

这是很好的一卦。适于关于母马的贞问。贵人有事出远门，迷路后找到住处，好。往西、南去会赚钱，往东、北会赔钱。平安吉利。

我相信上述解释离原意不远，但是，这四句话显然不是说的一回事。至少是把四次占问编到一起了。但无论如何，其中并无什么奥义。

《易传》则发挥如下：

彖曰：至哉坤元，万物资生，乃顺承天。坤厚载物，德合无疆。含弘光大，品物咸亨。牝马地类，行地无疆，柔顺利贞。君子攸行，先迷失道，后顺得常。西南得朋，乃与类行；东北丧朋，乃终有庆。安贞之吉，应地无疆。

象曰：地势坤，君子以厚德载物。

文言曰：坤至柔，而动也刚，至静而德方，后得主而有常，含万物而化光。坤其道顺乎？承天而时行。

积善之家，必有馀庆；积不善之家，必有馀殃。臣弑其君，子弑其父，非一朝一夕之故，其所由来者渐矣，由辩之不早辩也。易曰："履霜坚冰至。"盖言顺也。

《彖传》关于"元亨"的解法，和乾卦略同，不过，那边是天，这里是地。读者看到"含弘光大，品物咸亨"，知道鲁迅先生笔下的咸亨酒店很有来历就行了。"利牝马之贞"，本来很清楚。但《说卦传》中有"乾为马"之说，此处却出现在坤卦卦辞里。尽管是母马，还是有些矛盾，只好说母马属于地，又能到处跑，就柔顺利贞了。朋的本义是贝类货币——成串串着的贝，是象形字，后来才引申为朋友。即便不是货币，丧朋也不该是好事。故彖传的解释很简单，一切都归于地之厚德。

《文言传》没有全引，它对卦辞的解释回避了牝马、得朋、丧朋等。对初六爻辞的解释，倒是很多人熟悉的。"积善之家"或"积善之家庆有余"是旧时很常见的门户匾额。由"履霜坚冰至"解释出这么多治家治国的道理，可算是很积极的联想了。

关于乾坤两卦的介绍如上。让我解坤卦六四：括囊；无誉，无咎。我只能说"括囊"是捆住口袋的意思。这和无誉、无咎有什么关系，就不知道了——除非瞎猜。现在还用"囊括无余"这个成语，却不能说清为什么这样就会无誉、无咎。故不再解爻辞。

但用九、用六需要说一下。

本来，单看各卦叙述的顺序也能知道，九、六就是阳爻和阴爻的代称。但《象传》的作者似乎已经不知道九、六的来历了。按《周易本义》所载筮法揲筮，每三变得一爻，是阴是阳取决于最后剩下的蓍草根数。三变之后，剩下的只能是24、28、32或36根。再被4除，得数是六、七、八、九。按说七也是阳，八则是阴。但何时凡阴爻都归于六，阳爻都归于九，已不可确知。由于乾卦六爻全部是九，坤卦六爻全部是六。于是九、六先在这两卦交代，其余62卦，都没有再提。见群龙无首吉和利永贞，也是随意系上的辞语。

问：可以介绍一下卦形和象数之说吗？

答：试试看吧。

先看卦序。通行本64卦顺序如下。

由于卦形不容易直接在计算机上打出来，我把它改成2进制的6位数。本来直接用10进制的数值表示也可以，如0=坤、63=乾，其余62卦就是从1到62。多数读者，应该会把十进制的数转换为2进制的6位数。如0=000000，63=111111。不过，2进制6位数很接近原卦形，便于讨论，下面还是用这样的6位数表示64卦。但请记住，《易经》讲爻位从下往上数，对应的6位数从左往右数。64卦就是：（括号中给出了10进制的数值）

111111（63）乾	000000（0）坤	100010（34）屯	010001（17）蒙
111010（58）需	010111（23）颂	010000（16）师	000010（2）比
111011（59）小畜	110111（55）履	111000（56）泰	000111（7）否
101111（47）同人	111101（61）大有	001000（8）谦	000100（4）豫
100110（38）随	011001（25）蛊	110000（48）临	000011（3）观
100101（37）噬嗑	101001（41）贲	000001（1）剥	100000（32）复
100111（39）无妄	111001（57）大畜	100001（33）颐	011110（30）大过
010010（18）坎	101101（45）离	001110（14）咸	011100（28）恒
001111（15）遯	111100（60）大壮	000101（5）晋	101000（40）明夷
101011（43）家人	110101（53）睽	001010（10）蹇	010100（20）解
110001（49）损	100011（39）益	111110（62）夬	011111（31）姤
000110（6）萃	011000（24）升	010110（22）困	011010（26）井
101110（46）革	011101（28）鼎	100100（38）震	001001（9）艮
001011（11）渐	110100（52）归妹	101100（44）丰	001101（13）旅
011011（27）巽	110110（54）兑	010011（19）涣	110010（50）节
110011（51）中孚	001100（12）小过	101010（42）既济	010101（21）未济

问：这样的六位数和卦形是什么关系呢？

答：上述2进制的6位数卦形，与通行本卦形只有两点区别。一是把卦形躺倒了。二是把阴爻改成了0。所以还是比较方便玩玩儿。

问：为什么要“玩”呢？

答：我用“玩”字，不是有意不郑重。古人就是经常玩的。

《周易·系辞上传》说：“是故，君子所居而安者，易之序也。所乐而玩者，爻之辞也。是故，君子居则观其象，而玩其辞；动则观其变，而玩其占。自天佑之，吉无不利。”

问：“玩”字怎么讲呢？

答：最贴切的解释是“玩味”或“品玩”。至今比较常用这两个词，恐怕出自《易传》。“玩”大概不能理解为现代意义上的“研究”。应该是“体会”“琢磨”的意思。说是“猜谜玩玩”，也不算歪曲。

不过，上引这段系辞所说“玩”的结果或目的倒很坦白——求老天保佑，图个吉利。

这样“玩”还能玩出科学来吗？

不过，第一句话值得说明一下。

那意思显然是说，爻之辞可以玩，卦之象可以玩，占的结果也可以玩，但卦序是不能动的。于是，2000多年来，上述《易经》的卦序成为正统。这是因为《易传》专有“序卦”一篇，就是按上述卦序讲64卦的。

问：还有别的卦序吗？

答：有的。《周礼·春官》说："三易之法，一曰连山，二曰归藏，三曰周易。其经卦皆八，其别皆六十有四。"可知，那时六十四卦有三种卦序。

其实，《周易》的卦序本来也不一样。马王堆出土的《帛书周易》，64 卦的卦序完全另是一套。

问：《帛书周易》和今通行本《周易》在其他方面区别大吗？

答：区别很大。如 64 卦卦名多半不同。最重要卦名"乾"和"坤"，在《帛书周易》中叫"健"和"川"。卦辞和爻辞也有 700 多个字不同。其中也没有通行本的"彖""象""文言""说卦""序卦"等。还有多出来的。不讲了。

问：如此说来，不是很值得研究吗？

答：我们这样一个大国，自然应该有些人研究。不过，这是古史、古文化学者的事。研究它们也有意义。比如，开《周易》学术会议，有了这样的新资料，全世界的有关华人学者和个别外籍汉学家更愿意来。这就叫作传统文化的民族凝聚力。

然而，《帛书周易》的整理者，认为 64 卦的不同排列含有数学上的排列组合原理。他说："按照 64 卦的全排列推算可以得到 64！种 64 卦的卦序。这说明我们祖先的组合数学思想起源很早，而且很丰富。"（邓球栢，著．帛书周易校释．第 2 版．湖南出版社，1996：44）如果真有 64！种 64 卦的卦序，现在全世界的人每人都可以分得很多很多套。显然，这是现代人玩 64 卦玩出来的数学内涵。不懂排列组合的人，不会有这样的认识。更不能认为，《易经》的作者，是在研究数学的排列组合问题。

试看，《帛书周易》也和通行本《周易》一样有下面这段话：

"易与天地准，故能弥纶天地之道。

"仰以观于天文，俯以察于地理，是故知幽明之故。原始反终，故知死生之说。精气为物，游魂为变，是故知鬼神之情状。"

问：此话怎讲呢？

答：换成现代语言，就是：

《易经》是一种天地模型（或者说与天地同构），因而蕴含着天地间的一切道理。（圣人）仰观天文，俯察地理，所以知道阴间和阳世的缘故、人类生死的道理。精气化为万物，游走的灵魂决定着万物的变化，所以《易经》知道鬼神是怎么回事。

看来《易经》占筮，比祈祷直接求鬼神保佑要先进一些。祈祷时鬼神是不会告诉结果的，占筮则可以占出结果来。

上述"玩"法，显然玩的还是迷信。古代学者中，连朱熹那样聪明的人，都认为"十翼"（即《易传》）是孔子所作。近代学者大都不认为《易传》出自孔子之手，我看至少此类玩法不是孔子的话。荀子说："善为《易》者不占。"又主张"天行有常，不为尧存，不为桀亡"，还要"制天命而用之"。上述玩法更不会出自荀子之口。

问：有无其他玩法呢？

答：下面换一种"玩"法。

首先玩玩 64 卦和 2 进制有无关系。

64 卦的排列顺序显然不是按照 2 进位制的数值顺序排列的。只有自乾坤两卦开始，可以说有点其余62卦的卦值都在乾坤之间的意思。因此，说64卦暗含2进制原理，只是后人赋予它的。退一步讲，也只能说，只有在卦形变为完全规范的阴阳爻之后，才暗含2进制原理。古人发现的64卦顺序，体现2进制原理的是所谓“伏羲64卦次序”，可见于朱熹的《周易本义》。

再玩玩64卦之间最明显的关系。

一个比较明显的关系是：自屯卦开始，31对卦形是两两对称的。比如，屯和否转180度，就分别变成蒙和泰了。

这种关系，前人已经发现，否则不会找出所谓经卦。

问：什么是经卦呢？

答：就是乾、坤、震、艮、坎、离、巽、兑。它们的卦形依次是：

111 \ 000 \ 100 \ 001 \ 010 \ 101 \ 011 \ 110。

64卦不过是8经卦重卦的结果。比如，乾卦自己重，还是乾卦；兑卦自己重还是兑卦。总之，经卦自己重，卦名是不变的。有的经卦重一下也不怕颠倒，比如乾坤坎离，颠来倒去还是乾坤坎离。其他四经卦自己一重就不能颠倒，否则就变了。因为很容易看出，不再说会变成什么。

至此可以看出，8经卦中乾坤坎离又最重要。

8经卦在上述64卦中是挨着的。如乾坤为第1、2卦，坎离为第29、30卦等。

还可以玩出其他规律。如朱熹的《周易本义》按阴阳爻多少分为五种情况。朱子还列举了古人玩出的其他规律，都不是什么深奥的东西，也说不上有多少科学价值，不再介绍。

古人如何借助卦形解释自然和社会现象呢？

最重要的一步，就是赋予8经卦各有一种特殊含义。就是：乾为天，坤为地，艮为山，兑为泽，震为雷，巽为风，坎为水，离为火。此种规定，见于《说卦传》。何以如此，当代青年会非常难以理解。即便有比较多的古代知识，大多也不可解。在我看来，只有坎的卦形和甲骨文的水字几乎同形，可以理解为什么它配水。其余均难想象。比如，三连为天，六断为地，无法想象。硬要想象，反过来还略有道理。所以《周易本义》的“八卦取象歌”干脆说：“震仰盂，艮覆碗。”这两句倒有点“象”。

问题是，《易传》中的八卦取象到了任意想象的程度。

比如，《说卦传》第三章有：天地定位，山泽通气，雷火相薄，水火不相射，八卦相错，数往者顺，知来者逆；是故，易逆数也。

这是上文乾为天，坤为地，艮为山，兑为泽，震为雷，巽为风，坎为水，离为火的依据。

然而，《说卦传》第八章却说：乾为马，坤为牛，震为龙，巽为鸡，坎为豕，离为雉，艮为狗，兑为羊。

第九章却说：乾为首，坤为腹，震为足，巽为股，坎为耳，离为目，艮为手，兑为口。

第十一章更说：乾为天、为圜、为君、为父、为玉、为金、为寒、为冰、为大赤、为良马、为瘠马、为驳马、为木果；坤为地、为母、为布、为釜、为吝啬、为均、为子母牛、为大舆、为文、为众、为柄、其于地也为黑。（以下从略）

如此无限附会，是略有头脑的人都不会认同的。

按一般写文章的标准要求，《易传》中——特别是《说卦》和《序卦》，也有不少水平很低的。然而，这样的东西却一直被奉若神明，居于六经之首二千多年。这实在是中国思想史上很令人气短的事。

问：据说《易传》有“观象制器”之说，这也和科学技术无关吗？

答：“观象制器”之说，见于《系辞传》，引几句如下：

刳木为舟，剡木为楫，舟楫之利，以济不通，致远以利天下，盖取诸涣。

服牛乘马，引重致远，以利天下，盖取诸随。

重门击柝，以待暴客，盖取诸豫。

断木为杵，掘地为臼，臼杵之利，万民以济，盖取诸小过。

弦木为弧，剡木为矢，弧矢之利，以威天下，盖取诸睽。

以上共五句，说是圣人看到五个卦象发明了五种器物。

这五种器物是：舟楫、车马、柝（类似梆子）、杵臼、弓矢。

五卦的构成分别是：涣卦——巽上坎下；随卦——兑上震下；豫卦——震上坤下；小过——震上艮下；睽卦——离上兑下。换成八卦的象则是：涣卦——风上水下；随卦——泽上雷下；豫卦——雷上地下；小过——雷上山下；睽卦——火上泽下。

现代人大概怎么也想不到如何取象。其中最好想象的是涣卦。但是由“风上水下”还是不好联想到舟楫。不过《说卦传》又说巽属木，于是风上水下就变成了“木上水下”，这就提醒圣人发明在水上走的船了。若问：为什么圣人不是看到木头在水上漂浮直接发明舟楫，非要看到涣卦绕很多弯子才发明呢？况且巽到底象风还是属木呢？古人不会这样批评，因为《易传》是孔圣人作的。至于为什么同是《易传》，《系辞》却和《说卦》矛盾，仔细追究的人就更少了。

总之，所谓“观象制器”，不过是后人极其牵强附会之说。上述器物的发明和所谓卦象没有关系。靠这样的思维，不可能有什么技术发明。

问：最后，可以介绍一两本最值得读的“易学”著作吗？

答：如果求其真，我认为或我读过的，全面注解《周易》且最好的，是现代人高亨著《周易大传今注》。如果想进一步求其真，最好读李镜池先生的《周易探源》。如果求其用，而且可以同时从中看到对《周易》比较理性的认识和评价，最好读章秋农著《周易占筮学——读筮占技术研究》。我认为，此书不但是近二三十年来写得最好的，也是二千年来很少见的。只是，在我看来，章先生还是对《周易》做了过高的评价。

不过，要想对这两本书有比较真确的理解，还是要预先比较熟悉《周易》原文。当然，靠它们引路，对照原文理解也可以。

相信以上拙见对有心进一步了解《周易》的朋友有所帮助。

参考文献

[1] 常秉义．周易与中医．第3版．中国友谊出版公司，2002.
[2] 杨力．周易与中医学．第3版．北京科学技术出版社，2003.
[3] 邓球柏．帛书周易校释增订本．第2版．湖南出版社，1996.

第九节　道家、道教和《内经》

金栋按： 道家和道教的起源与发展，老子其人其书甚至老子思想是唯物还是唯心等问题，在中国思想史或哲学史学界长期争论不休。本节主要是为了研究《内经》，不能一开始就陷入其他学界的纷争。故先生使出了截断众流、直入堂奥的手段，从无可争议的汉初尚黄老说起。只看"黄老"二字就知道，尚黄老的汉代必然和《黄帝内经》关系密切。

由于《内经》以阴阳、五行、天人相应和气化学说为哲理，故本节主要是探究道家和道教著作中的有关思想，并拿来和《内经》比较。道家和道教著作中，还涉及养生思想，有时也涉及其他医理和具体医药知识，对研究《〈内经〉时代》也有意义。

全面比较研究《内经》和道家、道教的关系，前无古人。本节的有关结论，也支持《内经》成书于东汉的观点。

本节涉及的道家和道教著作，始于《老子》，止于《抱朴子》。

第五节已经驳斥了，《内经》之学出于道家的谬说。读过本节后，不会再有人认为中医出自道家。

【原文】

道家和道教并非完全一脉相承[1]。近来有关专家甚至说道教与儒家[2]、阴阳家关系更密切，再追溯道教源于原始的巫教[3]。然而，道教既不尊孔丘为天师，也不说邹衍是道尊，一定要把老子抬出来奉为教主，其余墨、法、名家[4]的创始人更不考虑。这一点，说明老庄思想总是使道教更感兴趣。哲学史界最聚讼纷纭的古代哲学问题是《道德经》及其作者[5]。本节把道家、道教和《内经》一起说，有难处。所以先说明两点。

1. 本节不是专门研究道家和道教，而是看它们与《内经》有何关系，分析问题主要从《内经》出发，与《内经》基本无关的内容不谈。

2. 专家们对老子其书、其人看法分歧很大[6]，但是，对汉初尚黄老[7]这一点，看法却是一致的。这是《内经》时代的重要思想背景之一。本节先从这个较公认的出发点说起。

【补注】

[1] 道家和道教并非完全一脉相承：道家，“1. 先秦时期的一种思想流派，以老子、庄子为代表。道家的思想崇尚自然，主张清静无为。2. 炼丹服药、修道求仙之士。3. 指道教。”（《汉典》）道教，“东汉张道陵创立的一种宗教，奉老子为教祖，南北朝时盛行起来。”（《汉典》）“道教，产生于中国的宗教。渊源于古代巫术、秦汉时神仙方术和黄老学派的道家思想。”（《中国哲学大辞典·道教哲学》）

金栋按：道家不是道教。《道德经》为道家之始，道家与巫术或巫教无关。故先生说，二者“并非完全一脉相承”。

《四库全书总目·道家类·总叙》说：

“后世神怪之迹多附于道家，道家自矜其异，如《神仙传》《道教灵验记》是也。要其本始，主于清净自持，而济以坚忍之力，以柔制刚，以退为进。故申子、韩子流为刑名之学，而《阴符经》可通于兵。其后长生之说与神仙家合为一，而服饵、导引入中，房中一家近于神仙者亦入之。鸿宝有书，烧炼入之。张鲁立教，符箓入之。北魏寇谦之等又以斋醮章咒入之。世所传述大抵多后附之文，非其本旨，彼教自不能别，今亦无事于区分。然观其遗书，源流迁变之故，尚一一可稽也。”

[2] 道教与儒家：先秦儒家思想，到西汉董仲舒为之一变。董仲舒的以天人感应为核心的宗天神学以及随之而起的谶纬神学，均为道教所直接吸收，成为道教的重要思想渊源。

此外，易学和阴阳五行思想，对道教的影响，也十分明显。东汉时的《太平经》就是“以阴阳五行为宗”。而魏伯阳的《周易参同契》乃是假借《周易》爻象的神秘思想来记述修仙的方法，对后世道教影响甚大，被称为“万古丹经王”。此后，以易学和阴阳五行思想，来阐发道教的内外丹法的道教学者络绎不绝。（卿希泰《简明中国道教史·第一章》）

[3] 追溯道教源于原始的巫教：巫教，巫术之教，即依赖巫术的原始宗教。

卿希泰说：“道教在产生过程中，还吸收了传统的鬼神观念和古代的宗教思想与巫术。在中国古代社会中，人们对日月、星辰、河海、山岳和祖先甚为崇拜，视之为神灵，对他们进行祭祀和祈祷，并由此而逐渐形成了一个天神、地祇和人鬼的神灵系统。道教承袭了这种鬼神思想，并将这个神灵系统中的许多神灵作为道教神灵的组成部分。古代殷人认为，卜筮可以决疑惑、断吉凶；巫师可以交通鬼神，依仗巫术可以使人们祈福禳灾。这种巫术，也为道教所吸收和继承。”（《简明中国道教史·第一章：道教产生的历史条件和思想渊源及其酝酿过程》）

傅勤家说：“道教，其义理固本之道家，而其信仰，实由古之巫祝而来，辗转而为秦汉之方士，又演变而成今之道士。……巫为广泛于世界文野之民间，实一切宗教之起源，而道教亦不能外是也。”（《中国道教史·第五章：道教以前之信仰》）

[4] 墨、法、名家：墨家，“我国古代的一种思想流派，墨子为创始人。主张人与人平等相爱（兼爱），反对侵略战争（非攻）。但是相信有鬼（明鬼），相信天有意志（天志）。”（《汉典》）法家，“先秦的一个思想流派，以申不害、商鞅、韩非为代表，

主张法制，反对礼治。”（《汉典》）名家，“先秦时期以辩论名实问题为中心的一个思想派别，重视‘名’（概念）和‘实’（事物）的关系的研究。代表人物有邓析子、尹文子、惠子、公孙龙子。”（《汉典》）

［5］《道德经》及其作者：《道德经》，即《老子》，我国第一部有体系的哲学著作，湖北荆门郭店出土竹简已证实是春秋末期老子（李聃）所作。

［6］专家们对老子其书、其人看法分歧很大：比较有代表性的有如下几种看法：

①认为《老子》就是本人所作，这是传统的观点；

②认为《老子》的思想基本上是老子本人的，但他仅是口述，《老子》一书则是由他的弟子们记录整理下来的；

③《老子》的作者不是老子，而是战国时期的太史儋；

④《老子》一书成于秦汉之间，甚至晚至西汉文景之间才出现。

持以上各种观点的学者也均提出各自的依据而长期争执不下。

然而，自郭店出土竹简中有《老子》一书，专家认定这是春秋末期的作品，其作者就是老子本人。

孙以楷说：“1973年长沙马王堆汉墓出土《老子》帛书抄本后，《老子》书写于战国后期的论点已不能成立。湖北荆门战国楚墓《老子》竹简出土，更可证《老子》不会晚于战国中期。其余诸如《老子》写于西汉文景之际，或《吕氏春秋》之同时，或《荀子》之后等种种说法，也就不攻自破。”（《道家与中国哲学·先秦卷》）

［7］汉初尚黄老：汉初采用黄老之政。从政治制度的角度来看，一方面是采用黄老的无为之治反拨秦政的苛刑峻法，另一方面也是借助黄老的刑名之学延续秦政的政治体制格局。还有另外一个原因，则是中央政权此时尚没有能力铲平内忧外患，因此不得不在政治上做出“无为”的姿态。从经济的角度看，主要是减轻中央财政对于地方经济的过度干预。真正对社会发展起到正面影响的，是这种取消对民间经济束缚的休养生息政策。（许抗生、聂保平、聂清著《中国儒学史·两汉卷·第一章汉初儒学的复兴》）

一　道家思想和《内经》体系

【原文】

道家在西汉前半期[1]，明显受统治者提倡的事实，只需听司马迁父子怎样说就够了。太史公自序述六家指要[2]，道家殿后。若审其意，则唯有对道家有褒无贬，完全是集众家之长，无美不备。原话如下：

“道家[3]使人精神专一，动合无形，赡足万物。其为术也，因阴阳之大顺，采儒墨之善，撮名法之要，与时迁移，应物变化，立俗施事，无所不宜。指约而易操，事少而功多。”

看来，所谓汉初尚黄老的实质，竟是在道家的旗帜下，来了一番诸子百家学术大融合。道家在春秋战国原不如其他五家显贵，那时最为统治者重视的依次是儒、墨、道、法、名、阴阳。真正促成大一统的乃是法家[4]。法家讲人定胜天，和道家正相反。岂知“法家严而少恩”，严刑苛法使秦王朝迅速崩溃。反者道之动[5]。道家由隐而显是汉初政治的需要，也是事物发展规律。不过，其余诸家并不甘于寂寞，儒家尤其跃跃欲试，多次与道家争锋。司马迁说：“世之学老子者，则黜[6]儒学，儒学亦黜老子。”（《史记·老子韩非列传[7]》）这场斗争持续到文帝时，仍以道家占绝对优势。学术上的原因就是儒家学说的学术内容这时还太朴素、太单薄。到武帝时，董仲舒全面吸收阴阳五行学说，彻底改造了儒家思想。这种新儒学不仅能直接地为汉家受命于天服务，而且学术气息——用阴阳五行论证的严密程度也超过了道家。此后，儒家独尊[8]，直至近代前都是封建统治的正统思想。至于法家（刑名）之学，则汉初也实际上在采用[9]，不过口号喊得不响罢了。

以上是汉初道家的地位及其与儒、墨、名、法、阴阳各家的关系简介。道家盛行了一百年左右，此后的地位也仅次于儒。在这种社会思想背景下出现的，各种学术著作，必然有明显的道家痕迹。

【补注】

［1］道家在西汉前半期：汉武帝独尊儒术之前的时期。武帝崩于公元前87年。独尊儒术始于公元前134年（武帝元光一年）。故先生说，西汉前半期尚黄老。

［2］六家指要：指阴阳、儒、墨、法、名、道德六家的思想要点。即《史记·太史公自序》云：“尝窃观阴阳之术，大祥而众忌讳，使人拘而多所畏；然其序四时之大顺，不可失也。儒者博而寡要，劳而少功，是以其事难尽从；然其序君臣父子之礼，列夫妇长幼之别，不可易也。墨者俭而难遵，是以其事不可遍循；然其强本节用，不可废也。法家严而少恩，然其正君臣上下之分，不可改矣。名家使人俭而善失真，然其正名实，不可不察也。”

金栋按：《太史公自序》道（德）家的思想要点已在先生原文中。

洪钧按：上文说道：“道家在春秋战国原不如其他五家显贵，那时最为统治者重视的，依次是儒、墨、道、法、名、阴阳。”金栋没有给这句话出注。但这句话却非常识可解。太史公论六家指要，很简短，常人不知道具体所指和为什么。文中所说的各家显贵顺序，也有待说明。

为便于理解，先说道家为什么在春秋战国，特别是战国时期，不可能是显学，而这时法家必然最显贵。

战国250年，几乎天天打仗。诸侯王想的都是如何攻城略地，或者如何用武力、策略保护自己以免灭亡。那时，如何富国强兵，是统治者面临的首要问题，还有就是外交上的阴谋奇计。在这样的国际环境中，统治者怎么可能崇尚恬淡虚无、清静无为、不用心机呢！于是，这时的道家不可能是显学，军国主义的法家必然很受重视。法家不是只重视法律或所谓依法治国，而是极力主张君主集权，打破旧等级制度和土地贵族占有制（即废井田、开阡陌），奖励耕战，崇尚军功。这样才能迅速地富国强兵。他们的天人观，是彻底的唯物主义。他们的处世哲学是实用主义。《荀子·天论》和道家的天论完全唱反调。当然，和儒家的天人观也基本上唱反调。只不过鉴于秦王朝迅速覆灭，司马迁说法家严而少恩是大缺点。

儒家在战国时期，也不可能很受重视，因为它首先强调维护旧秩序。周天子的王权显然是最大的旧秩序，想取代周天子做帝王的诸侯王怎么会愿意遵守旧秩序呢！上文所以把儒家排在最前面，一是它是中国古代最早出现的政治思想流派，而且在刚出现时，一度受重视。二是孔夫子有那么多弟子，显然是拥护者一度较多。三是他还做过一年的鲁国的中都宰（相当于直辖市长），还做过三个月的司寇（相当于司法部长），在齐国和卫国也一度很受欢迎。故在那时，他的思想可以算是显学。

孔夫子常说德治、仁义。其实，他更重视正名、礼教或礼治。目的是维护旧秩序。后世儒家总结出三纲五常，很符合孔子的本意。不过，如果说春秋时代，孔子的思想还有些市场的话，到了战国市场就很小了。战国争雄，诸侯王都想统一天下自己做帝王，谁还能虔诚地维护旧秩序尊奉周天子呢！至于早在春秋时期出现的礼崩乐坏，到战国就更加变本加厉。这时已经没有人，把周天子放在眼里，连走走形式也常常做不到。只不过由于儒家传承了很多文化和技艺，在社会上还有些用处。书本上的文化主要是《礼》《乐》《诗》《书》和《春秋》，儒家还开设算术（数）、赶车（御）和射箭（射）课。这些知识和才艺，也是贵族子弟的教育内容。加之，在一个国家的内部和家族管理中，还需要讲秩序，儒家思想还是有点市场。春秋后，社会上的儒家已经很没落，儒士的主要工作，大概是两样：一是和后世得不到功名的读书人一样，做家庭教师；二是帮助别人办丧事。

然而，汉武帝采纳董仲舒的建议之后，开始了儒家独尊的局面。根本原因是因为，儒家很强调维护秩序或等级制度。这是任何政权建立后所追求的。刘邦当年造反时，极其蔑视儒生。他不但把儒冠当作溺器，还对觐见他的儒生说：老子要在马上得天下，怎么会用到你儒生！然而，一旦他做了皇帝，很快改变了看法。因为按儒家礼乐制度搞的那一套朝廷礼仪，让他觉得很舒服。这说明统治者都喜欢秩序，而且是稳定的秩序。这样才能稳定他们的统治地位。不过，在司马迁之前，西汉统治者还是觉得儒家的繁文缛节太麻烦（博而寡要），不很切实用，能明君臣父子之礼、长幼夫妇之别就够了。

阴阳家的五德终始说，为天命转移提供了理论根据，故邹衍和他的思想风行一时。国王们给他很高的礼遇，就是因为有了他的学说，取代周天子不再是逆天行为，而是符合天意。不过，此说只限于革命理论意义。它不能用来富国强兵，也不能用来搞外交、军事、教育和经济。只是在出现天命转移的时候用得着。而战国时期，正值天命转移——即要改朝换代了。

邹衍和之后的阴阳家，还利用阴阳五行学说推演出一大套行事规矩，故司马迁说阴阳家太繁琐（大祥），忌讳很多（众忌讳），太拘束人、吓唬人（使人拘而多畏）。

春秋战国的混乱局面，刺激很多人想办法救世济民。为此出现了两个民间学派。

这就是墨家和道家。

墨家思想是积极地救世济民主义。墨子主张兼爱（平等互爱）显然是认为当时太不平等，老百姓的地位太低下了。至于非攻（反对侵略）主张，显然是针对当时的混战状态，给老百姓带来太多的苦难。非攻和兼爱都是为制止战争提供理论根据，大家互相爱护就不会打仗了。墨家还主张尚俭（提倡节约）也是老百姓不满统治者的奢侈。至于墨子的天志（上天有意志，会赏善罚恶）和明鬼（人死有鬼）主张，不过是警告统治者，做得过分会遭报应而已。这都是代表了下层人的利益。

墨家帮助过宋国防御楚国的进攻，但没有人做过大官而治理国家。古代中国统治者，也从来没有全面采用墨家思想的。因为如司马迁所说，墨家太节俭，统治者做不到。汉文帝比较节俭，但主要受道家影响。即中国从来没有出现过墨家独尊的政治局面。所以，墨家只在战国初期一度受到重视，而且主要在民间。儒墨并称时，一方面指他们曾经同时是显学，另一方面是指它们思想对立。墨家主张节俭薄葬，儒家则主张厚葬。特别是墨家主张平等兼爱，是儒家完全不能接受的。

墨家还主张“尚贤”。似乎没有人不主张“尚贤”而尚“不肖”，但各家对“贤”的标准不同。儒家的贤，重在道德修养；法家的贤，重在才能和智慧；墨家的贤，指贤能，道德和才能并重。曹操把法家的尚贤做到极致，公然发出《举贤勿拘品行令》，故他的贤完全不包括道德和品行而专指才能。可见法家思想必然得逞于乱世。道家无为，故不尚儒墨说的贤，也不尚法家尊崇的才能和智慧。

道家思想属于消极的救世济民主义。核心思想是自然无为。无论讲政治还是讲修身养性，都主张恬淡虚无，不用心机。老庄的理想政治是回到小国寡民，鸡犬之声相闻，老死不相往来的状态。老子主张绝仁弃义，绝圣弃智，和儒家唱反调。当然更反对君主集权、富国强兵、战争和法制等，故和法家针锋相对。在哲学方面，老子的贡献是提出了抽象的道的概念，反映了他的高度思维水平。庄子继承了老子的道论，却主张虚无主义，于是又持出世主义。他不做官，追求绝对自由。他不想救世，只想救自己。故虽然他的文笔很好，思想对后世影响也很大，却不属于救国理论。

［3］道家：司马迁父子所说的道家，是指黄老术的新道家，与先秦道家已有不同。

［4］真正促成大一统的乃是法家：自秦孝公到秦始皇，均崇尚法家。秦终于灭六国而完成统一，是重用法家的结果。

范文澜说：“秦孝公用商鞅治秦国，此后秦政治是法家学说指导下的政治，国王极端专制，刑罚极端残酷，山东六国称秦为虎狼之国，是名副其实的。秦始皇、秦二世尤重韩非学说。商鞅加韩非，秦政治残暴到无以复加的程度。固然，法家政治在秦始皇时，曾起着富国强兵摧毁领主势力的作用，但到秦二世时，法家政治只剩下完全黑暗的一面，使秦强盛的学说转成为促秦灭亡的学说了。”（《中国通史·第二册·第一章·第一节：秦怎样建立汉族的统一国家》）

［5］反者道之动：向对立面转化，是“道”的规律。此句见于《老子·第四十章》。《河上公章句》：“反，本也。本者道［之］所以动，动生万物，背之则亡。”

王弼注：“高以下为基，贵以贱为本，有以无为用，此其反也。动皆知其所无，则物通矣。故曰‘反者，道之动’也。”

金栋按：老子的辩证思想，即宇宙万事万物在运动过程中必然发展变化，相互转化，所谓“物极必反”是也。陈鼓应说：“阴与阳的矛盾转化关系被《系辞》表述为‘一阴一阳之谓道’，此实为对老子‘反者道之动’的转译。”（陈鼓应、赵建伟《周易今注今译》）

洪钧按：《内经》很成功地运用了辩证思想，把它发展为阴阳之道。这个道是天地之道，万物之纲纪，变化之父母，生杀之本始，神明之府，治病的根本原理，是科学潜能最大的中医哲理，也是中医特色的哲理根源。

［6］黜：废，贬退。《史记索隐》：“退而后之也。”在此是批判、贬斥之义。

［7］老子韩非列传：《史记》各本不一。有作《老子伯夷列传》者，有作《老庄申韩列传》者，亦有作《老子韩非列传》者。

［8］儒家独尊：武帝尊儒并不意味着他罢黜百家，也就是说尊儒和“独尊儒术”是完全不同的两个概念。实际上，汉武帝一方面尊儒，另外一方面则是“悉延百端之学”，各种人才都予以任用。《史记·龟策列传》中讲道：“至今上（武帝）即位，博开艺能之路，悉延百端之学，通一伎之士咸得自效，绝伦超奇者为右，无所阿私，数年之间，太卜大集。”杨生民对此有详细的考察：“录用既学儒学又学各家之学，或先学各家之学后学儒学的学者是‘悉延百端之学’的表现形式之一。……汉武帝‘悉延百端之学’的另一表现形式是直接任用各学派的人做官，如任用法家并发挥其作用。……黄老之术是西汉初国家的指导思想。武帝即位后黄老学说的地位大大降低，但是武帝仍然任用黄老之术的人当官。汲黯即是一例。……此外，武帝对杂家、兵家、术数家等一概任用。……上述事实说明，武帝‘悉延百端之学’确系历史事实。这就是说，武帝在尊儒术、重法治的同时，还兼用百家。”

基本上看，汉武帝在尊儒的同时并没有罢黜百家之学，而是人尽其用，不拘学派。至于儒家独尊的结果，是武帝之后逐渐形成的局面。（《中国儒学史·两汉卷·第二章：董仲舒〈春秋〉公羊学的儒学思想体系》）

洪钧按：上文有点诡辩。独尊儒术就是汉武帝把儒家思想放在第一位，显然和此前尚黄老截然不同。罢黜就是退而后之，不是像秦始皇那样把他们消灭。其实，就是秦始皇也不是彻底消灭儒家。焚书后的秦朝廷，设有各家博士七十人，包括儒经博士五人。汉武帝好神仙，故李少君等受过他的信任。但武帝不会把国家交给他主持管理，也不是按照神仙家思想治理国家。神仙家也不是政治流派。至于刑名，任何时代的政治都会采用。兵家更是如此，没有哪个政权不要军事。况且，兵家不属于政治思想流派。兼用百家，不等于崇尚他们。他们在朝廷和社会上，属于末流。

［9］汉初也实际上在采用（刑名）：萧何就是汉律的制定者，另见“汉初尚黄老”补注。

【原文】

汉以前道家的代表作是《道德经》和《庄子》。到了西汉，可以说大部分子书都带有道家气息了。越是部头大的名著，道家味儿越浓。所以，要讲道家思想和《内经》的关系，除与《道德经》《庄子》比较之外，亦不能完全不参考汉代有关著作。

1. 政治思想方面

道家和儒家都崇古[1]。儒家说越古圣人越高明；礼乐制度越完善；社会越讲仁义、讲文明。道家崇古则为了“绝圣弃智”[2]、“绝仁弃义”[3]，使人们“见素抱朴，少私寡欲”[4]。①

【自注】

①《道德经》第十九章说：“绝圣弃智，民利百倍[1]；绝仁弃义，民复孝慈[2]；绝巧弃利，盗贼无有[3]。此三者以为文不足[4]，故令有所属。见素抱朴，少私寡欲。”

【补注】

［1］民利百倍：民众才能获利百倍。《河上公章句》：“农事修，公无私。”

［2］民复孝慈：民众才能回归孝慈。慈指父母和长辈慈爱，孝指子女和晚辈孝顺。《河上公章句》：“德化淳也。”

［3］绝巧弃利，盗贼无有：抛弃工巧和获利念头，盗贼就会消失。《河上公章句》：“绝巧者，诈伪乱真也。弃利者，塞贪路闭权门也。”王弼注：“巧利，用之善也。”

［4］此三者以为文不足：三者，指圣智、仁义、巧利。文，文饰，文治。这三者不足以文教治民。《河上公章句》：“谓上三事所弃绝也。以为文不足者，文不足以教民。”

《内经》径直为“见素抱朴，少私寡欲”做注脚，说“上古圣人之教下也……各从其欲，皆得所愿……高下不相慕，其民故曰朴[5]”（《素问·上古天真论》）。怎样使人返璞归真[6]呢？老子主张：“古之善为道者，非以明民，将以愚之[7]。民之难治，以其智多[8]。故以智治国，国之贼[9]；不以智治国，国之福[10]。”（《道德经》六十五章）《内经》不直接讲政治，却说世风日下[11]，“今时之人不然也，以酒为浆，以妄为常，醉以入房，以欲竭其精，以耗散其真[12]，不知持满，不时御神[13]，务快其心，逆于生乐[14]，起居无节，故半百而衰也。”（《素问·上古天真论》）人们不能长寿，是闻见和嗜欲太多了[15]。

2. 养生思想方面[16]

《内经》说：“智者之养生也，必顺四时，而适寒暑，和喜怒而安居处，节阴阳而调刚柔，如是则僻邪不至，长生久视。”（《灵枢·本神》）

《道德经》说：“人法地，地法天，天法道，道法自然[17]。”“是谓深根固蒂[18]，长生久视之道。”

【补注】

［1］道家和儒家都崇古：范文澜说："儒家复古，只复到西周；道家却想复到'结绳而用之'，'邻国相望，鸡犬之声相闻，民至老死不相往来'的远古。"（《中国通史·第一册·第五章：兼并剧烈时期——战国》）

［2］绝圣弃智：抛弃聪明与智巧。圣，自作聪明。智，智巧。郭店楚简《老子》作"绝智弃辨"，下文的"绝仁弃义"则作"绝伪弃诈"。北大汉简本作"绝圣弃智，民力百倍；绝民弃义，民复孝慈"。又陈鼓应云："通行本'绝圣弃智'，郭店简本作'绝智弃辨'，为祖本之旧，当据改之。通观《老子》全书，'圣人'一词共三十二见，老子以'圣'喻最高人格修养境界，而通行本'绝圣'之词，则与全书积极肯定'圣'之通例不合。'绝圣弃智'一词，见于庄子后学《胠箧》《在宥》篇，传抄者据以妄改所致。"（《老子今注今译》）今扔其旧。（汤漳平、王朝华译注《老子》，下同）

洪钧按：汤、王把"圣"解作"自作聪明"不妥。"圣"就是聪明或天生聪明。又，把"圣"和"圣人"等同也不对。"绝圣弃智"中，圣与智相对，圣在这里就是聪明智慧。这样才和愚民主张相符。

［3］绝仁弃义：抛弃仁与义的道德规范。陈鼓应云："通行本'绝仁弃义'，郭店简本作'绝伪弃诈'，为祖本之旧。《老子》八章主张人与人交往要尚仁（'与善仁'，可见老子并无弃绝仁义之说，郭店简本出土，始知为人妄改）《庄子·胠箧》有'攘弃仁义'之说，由此可窥见原本'绝伪弃诈'被臆改为'绝仁弃义'，可能受到庄子后学激烈派思想影响所致。"（《老子今注今译》）丁原植云："帛书甲、乙与王弼均作'绝仁弃义，民复孝慈'。简文并无'绝仁弃义'这种激烈反对人文价值的思想，就《老子》哲学的发展来说，竹简《老子》似属较古文本。"（《郭店竹简老子释析与研究》）今扔其旧。

［4］见素抱朴，少私寡欲：外表单纯而内心淳朴，少有私心和欲望。见，显现。

《河上公章句》："见素者，当抱素守真，不尚文饰也。抱朴者，当抱其质朴，以示下，故可法则。少私者，正无私也。寡欲者，当知足也。"

陈鼓应说："见素抱朴：简本作'视素保朴'。'素'是没有染色的丝；'朴'是没有雕琢的木。'素''朴'在这里是异字同义。"（《老子今注今译》）

［5］高下不相慕，其民故曰朴：高校教参《内经》："高下，指社会地位、生活水准等而言。慕，倾慕，羡慕。《类经·摄生类·二》注：'高忘其贵，下安其分，两无相慕。'朴，质朴，朴实。"

王冰注："至无求也，是所谓心足也。《老子》曰：'祸莫大于不知足，咎莫大于欲得，故知足之足，常足矣。'盖非谓物足者为知足，心足者乃为知足矣。不恣于欲，是则朴同。故圣人云：'我无欲，而民自朴。'"

《老子·五十七章》："我无欲，而民自朴。"《河上公章句》："我常无欲，去华文，微服饰，民则随我为质朴也。"王弼注："我之所欲唯无欲，而民亦无欲而自朴也。"

《淮南子·本经训》："憺然无欲，而民自朴。"

［6］返璞归真："谓还其原始的淳朴本真状态。"（《汉典》）

［7］古之善为道者，非以明民，将以愚之：古时候善于以道治天下的人，不教百姓如何变得聪明，而是希望他们始终保持愚朴。（江凌注译《老子》）

《河上公章句》："说古之善以道治身及治国者，不以道教民，明，智巧诈也，将以道德教民，使质朴不诈伪。"

王弼注："明，谓多（见）［智］巧诈，蔽其朴也。愚，谓无知守真、顺自然也。"

［8］民之难治，以其智多：百姓之所以难以统治，在于他们有太多的智慧。《河上公章句》："民之所以难治者，以其智太多而为巧伪。"王弼注："多智巧诈，故难治也。"

［9］故以智治国，国之贼：用智慧治国，会引起相互争斗，是国家的祸患。贼，祸害。《河上公章句》："使智慧之人治国之政事，必远道德，妄作威福，为国之贼也。"

［10］不以智治国，国之福：不用智慧治国，是国家的福气。《河上公章句》："不使智慧之人治国之政事，则民守正直，不为邪饰，上下相亲，君臣同力，故为国之福也。"

［11］世风日下："指社会风气一天不如一天。"（《汉典》）

［12］以欲竭其精，以耗散其真：放纵性欲损竭其阴精，因而消耗散其元真。

王冰注："乐色曰欲，轻用曰耗，乐色不节则竭精，轻用不止则真散，是以圣人爱精重施，髓满骨坚。《老子》曰：'弱其志，强其骨。'河上公曰：'有欲者亡身。'《曲礼》曰：'欲不可纵。'"《类经一卷·摄生类一》："欲不可纵，纵则精竭。精不可竭，竭则真散。"

［13］不知持满，不时御神：不知道保持精气充满，不时时控制自己的精神情志。时，时时、时刻或随时。御，驾驭，掌握，控制。

王冰注："言轻用而纵欲也。《老子》曰：'持而盈之，不知其已。'言爱精保神，如持盈满之器，不慎而动则倾竭天真。《真诰》曰：'常不能慎事，自致百疴，岂可怨咎于神明乎？'此之谓也。"

《黄帝内经素问校注语译》："持满，谓保持精气的充满。"

洪钧按："持满"的本义指拿着盛满液体的容器——小心谨慎地不让洒出来。此处转义为保持精气充沛。

［14］务快其心，逆于生乐：只顾贪图欢快的感觉，违背养生之乐的原则。

王冰注："快于心欲之用，则逆养生之乐矣。"

《素问考注》："案：生乐者，谓饮食男女之乐也。是为保生之至乐，故云生乐。王注云'养生之乐'，即其义。"

［15］闻见和嗜欲太多了：闻见，听到的和看到的，即知识。嗜欲，嗜好和欲望。太多则为灾祸而影响身体健康，必然短寿。

［16］养生思想方面：养生学说，是《内经》理论体系的主要内容之一。

先生曾说："传统中医的养生思想，可以用'顺应自然，返璞归真'八个字来概括。'返璞归真'，包括'恬淡虚无'和'清心寡欲'，故也可以用'顺应自然，返璞归真，恬淡虚无，清心寡欲'十六个字来概括。……总之，传统养生哲学主要受道家

‘无为’思想影响，所以总结为‘心无为则身体治’。”（《中西医结合二十讲·第二十讲中西结合说养生》）

［17］人法地，地法天，天法道，道法自然：见于《老子·第二十五章》。意思是：人是效法于地的，地是效法于天的，天是效法于道的，道则是顺着自然规律自成法则的。(江凌注译《老子》)

人法地，《河上公章句》：“人当法地安静和柔，种之得五谷，掘之得甘泉，劳而不怨，有功而不置也。”

地法天，《河上公章句》：“天澹泊不动，施而不求报，生长万物，无所收取。”

天法道，《河上公章句》：“道清静不言，阴行精气，万物自成也。”

道法自然，《河上公章句》：“道性自然，无所法也。”

金栋按：人法地，地法天，是天人相应的道家表述。可见，天人相应思想，在汉代之前就为多数学者承认。孔子说“为政以德，譬如北辰”，也有此说的苗头。只不过董仲舒将此说发展到极致，而且采入了神权思想。

［18］深根固蒂：见于《老子·第五十九章》。《汉典》云：“比喻根基坚固而不动摇。”蒂，通“柢”，树根。

【原文】

3. 关于真人、至人、圣人、贤人[1]

四种人（神）的说法见于现《素问》第一篇末段[1]。这种系统说法不见于道家之外。儒家的最尊称呼叫“圣人”，在《内经》中屈居三等，一等人是“真人”。后来，这个名号成为高明道士的尊称。如孙思邈被称为“孙真人[2]”，他身兼道、医两家，都可以当此尊号。下面把战国秦汉论真人、至人等较系统者摘如下。读者与《内经》对看，自能体会各家源流。

《道德经·五十章》：“盖闻善摄生[3]者，路行不遇兕虎[4]，入军不被甲兵[5]。兕无所投其角，虎无所措其爪，兵无所容其刃[6]。夫何故？以其无死地[7]也。”

《老子》中还没有这种人的专门称号。①

【自注】

①《老子》中“圣人”约28见[1]。如何解释其中圣人出现频率如此之高呢？“善摄生者”是否属于圣人呢？我看这是《道德经》或《老子》成书时圣人已经不是儒家的专利[2]，而且这时真人、至人之说，也不再是道家的专利。不过，今本《老子》第一次出现的圣人，还是道家本色。

即：圣人处无为之事[3]，行不言之教[4]，万物作而弗始[5]，生而弗有[6]，为而弗持[7]，功成而不居[8]。夫唯弗居，是以不去[9]。

遍查《老子》中其他圣人说，均与无为思想不矛盾。

据此，圣人也是善摄生的。

【补注】

［1］《老子》中"圣人"约28见：不确，当为31见。

金栋按：据汤漳平、王朝华译注《老子·十九章》转引陈鼓应《老子今注今译》说："通观《老子》全书，'圣人'一词共三十二见。"然笔者仅查到31见。

［2］圣人已经不是儒家的专利：汤漳平、王朝华译注《老子》说："圣人，老子以得道者为'圣人'，即能够任体自然，按自然规律行事的人。儒家的圣人指古代有德之君，如五帝三王。但在老子书中也多次提出'圣人之治'。钱钟书云：老子所谓圣人者，尽人之能事以效天地之行所无事耳。'（《管锥篇》第二册，第421页）"。

金栋按：圣人，是老子理想中"与道同体"的人物，若以治国而言则为得道之国君，若以治身而言则为得道之"善摄生者"。与儒家的圣人所指不同，与《内经》之圣人同。

圣人，《内经》全书共见36次。《内经词典》："圣人，36次。1. 能通晓天地之理、先知先觉、精通养生，且次于真人、至人而高于贤人者称为圣人。……2. 指医疗技术水平高的医生。"

［3］圣人处无为之事：圣人以无为处理事务。无为，《汉典》云："（1）道家思想，指要依天命，顺其自然，没必要有所作为。（2）儒家指用德政感化人民，不施行刑罚。"

洪钧按：无为在政治上就是不要制定那么多制度和法令，也不要大兴工程，更不要发动战争。即统治者不要好大喜功。无为在养生方面就是恬淡虚无，不妄作劳，精神内守。

［4］行不言之教：实行以身作则之教，所谓"桃李不言，下自成蹊"是也。《河上公章句》："以身帅导之也。"

［5］万物作而弗始：万物兴起而不干预。汉帛书乙本同此。弗，不也。陈鼓应《老子今注今译》作"万物作而不为始"。河上注本与王弼注本均作"万物作焉而不辞"。

陈鼓应《老子今注今译》说："彭浩说：'辞、始两字同音而致误。'"辞，管理，干预。

［6］生而弗有：生养万物而视同无有。河上注本与王弼注本均作"生而不有"。

［7］为而弗持：作育万物而不自恃己能。持，当作"恃"，依赖、依靠。河上注本与王弼注本均作"为而不恃"。《河上公章句》："道所施为，不恃望其报也。"

［8］功成而不居：大功告成而不居功。河上注本与王弼注本均作"功成而弗居"。《河上公章句》："功成事就，退避不居其位。"

［9］夫唯弗居，是以不去：见《老子·第二章》。正因为他不居功，所以他的功业永存。《河上公章句》："夫惟功成不居其位，福德常在，不去其身也。"王弼注："使功在己，则功不可久也。"

《庄子·逍遥游[8]》："至人无己[9]，神人无功[10]，圣人无名[11]。"

《庄子·大宗师》："古之真人，不逆寡[12]、不雄成[13]……入水不濡，入火不热[14]……不以心损道[15]，不以人助天[16]，是之谓真人。"

《庄子·达生篇[17]》："至人潜行无窒[18]，蹈火不热[19]，行乎万物之上而不栗[20]。"

《庄子·齐物论[21]》："古之人，其知有所至矣[22]，恶乎至[23]？有以为未始有物者[24]，至矣，尽矣，不可以加矣！其次以为有物矣，而未始有封[25]也。其次以为有封焉，而未始有是非也。"

《庄子》有了真人、至人、神人、圣人之说。对真人、至人说得最多[26]。

《淮南子·俶真训[27]》："古之真人，立于天地之本，中至优游[28]，抱德炀[29]和，而万物杂累[30]焉。孰肯解构人间之事，以物烦其性命乎[31]。……是故与至人[32]居，使家忘贫，使王公简[32]其富贵而乐卑贱，勇者衰其气，贪者消其欲。坐而不教，立而不议，虚而往者实而归[33]，故不言而能饮人[34]以和，是故至道无为。"

《淮南子·本经训[35]》："神明藏于无形，精神反于至真[36]，则目明而不以视，耳聪而不以听，口当而不以言[37]，心条达而不以思虑。委而弗为，和而弗矜[38]，冥性命之情[39]，而智故不得杂焉。精泄于目[40]，则其视明，在于耳则其听聪，留于口则其言当，集于心则其虑通。故闭四关[41]则身无患，百节莫苑[42]，莫死莫生，莫虚莫盈，是谓真人。"

《淮南子》着重讲真人、至人[43]，发挥很多。

《荀子·解蔽[44]》："夫微者至人也[45]。至人也，何强、何忍、何危[46]！故浊明外景，清明内景[47]。圣人纵其欲[48]，兼其情而制焉者，理矣。夫何强、何忍、何危！故仁者之行道也，无为也[49]；圣人之行道也，无强也[50]。仁者之思也，恭[51]；圣人之思也，乐[52]。此治心之道也。"

老子、庄子是道家之宗。《淮南子》多述道家之言。荀子是儒家[53]，故他把圣人抬到与至人平等的地位，甚至高于至人。

【补注】

［1］真人、至人、圣人、贤人：这是道家构筑的神仙系统四个不同的等级层次在《素问》中的反映。各家说法不一，等级层次不同。《庄子》是真人、至人、神人、圣人及贤人，《淮南子》是真人、至人、圣人、贤人及构设出传说中的具体的人物（如伏羲、神农、冯夷、大丙等），《太平经》是神人、真人、圣人、贤人。

四种人（神）的说法见于现《素问》第一篇末段：《素问·上古天真论》："黄帝曰：余闻上古有真人者，提挈天地，把握阴阳，呼吸精气，独立守神，肌肉若一，故能寿敝天地，无有终时。

“中古之时有至人者，淳德全道，和于阴阳，调于四时，去世离俗，积精全神，游行天地之间，视听八达之外，此盖益其寿命而强者也，亦归于真人。

“其次有圣人者，处天地之和，从八风之理，适嗜欲于世俗之间，无恚嗔之心，行不欲离于世，被服章（《新校正》云：“详‘被服章’三字疑衍，此三字上下文不属。”），举不欲观于俗，外不劳形于事，内无思想之患，以恬愉为务，以自得为功，形体不敝，精神不散，亦可以百数。

“其次有贤人者，法则天地，象似日月，辩列星辰，逆从阴阳，分别四时，将从上古合同于道，亦可使益寿而有极时。”

王冰注：“真人，谓成道之人也。夫真人之身，隐现莫测。其为小也，入于无间；其为大也，遍于空境；其变化也，出入天地，内外莫见；迹顺至真，以表道成之证。凡如此者，故能提挈天地，把握阴阳也。真人心合于气，气合于神，神合于无，故呼吸精气，独立守神，肌肤若冰雪，绰约如处子。体同于道，寿与道同，故能无有终时，而寿尽天地也。”“全其至道，故曰至人”，与真人“同归于道也”。“次圣人者，谓之贤人”。

金栋按：据王冰注，真人者，修炼（真）得道而成仙，与道同体之神仙也。《说文·匕部》：“真，仙人变形而登天也。”

圣人，《汉典》云：“德高望重、有大智、已达到人类最高最完美境界的人。有时也专指孔子。”

圣人一词，道家典籍如《老子》《庄子》《文子》《列子》《淮南子》等多家提及。《庄子·天下》篇：“以天为宗，以德为本，以道为门，兆于变化，谓之圣人。”与儒家圣人之义不同。见下。

儒家学派的创始人孔子，被后世尊称为圣人，故有《汉典》所谓“有时也专指孔子”之说。孔子被誉为圣人，或始于西汉初。《史记·孔子世家》：“孔子布衣，传十余世，学者宗之。自天子王侯，中国言《六艺》者折中于夫子，可谓至圣矣。”

贤人，《汉典》云：“德才兼备的人。”这不是《内经》所谓贤人。

［2］孙真人：真人孙思邈，其“真人”者，或受封于唐太宗，或自号也。宋徽宗追封孙思邈为“妙应真人”。

［3］摄生：养生。摄，调摄，养护。《河上公章句》：“摄，养也。”

［4］路行不遇兕虎：在陆地上行走不会遇到犀牛和老虎。兕（音四 sì），犀牛。《河上公章句》：“自然远避，害不干也。”

［5］入军不被甲兵：战争中不会受到杀伤。

［6］兕无所投其角，虎无所措其爪，兵无所容其刃：犀牛无处用它的角，老虎无处用它的爪，兵器无处用它的刃。《河上公章句》：“养生之人，兕虎无由伤，兵刃无所加也。”

［7］无死地：没有致死的境地。《河上公章句》：“以其不犯［上］十三之死地也。”

［8］逍遥游："逍遥游"是没有拘束、悠闲自得地畅游于自然和社会的意思。这是庄子哲学思想和人生观的一个方面。在庄子看来，天地万物都有其所依赖的对立面。高飞的大鹏、浮游的尘埃、御风而行的列子，都不能做到真正的"逍遥游"。庄子理想的"逍遥游"是"无所恃"，即如篇中所写的"乘天地之气，御六气之辨，以游于无穷"的"神人"，不受任何时空的限制，也不凭借任何外力而自由自在地在自然和社会中畅游。而做到不依赖于外物的根本又是"无己"，无所作为，即对他人无用，才能保全自己，消除物我对立，在"无何有之乡"获得绝对自由，达到"逍遥"的境界。这种哲学和人生观带有唯心的、虚幻的色彩。（李真瑜、田南池、徐莉注译《庄子》）

洪钧按：李、田之说小有不足。盖解恃为依赖不错。本篇举例提及的依赖物，却不是对立面。大鹏、列子飞行都有所恃。如列子要御风——即恃风而行。风不是列子的对立面。对追求绝对自由的人来说，周围的一切，尤其是社会环境条件，都和他对立。故他所依赖的东西至少不是主要对立面。

［9］至人无己：至人，庄子理想中修养达到最高境界的人。无己，忘掉自己。

［10］神人无功：神人，庄子理想中次于"至人"的人，得道而超于常人。无功，不追求功名。

［11］圣人无名：圣人，庄子理想中次于"神人"的人，品德高尚。无名，不求有名。郭象注："圣人者，物得性之名耳，未足以名其所以得也。"

［12］不逆寡：逆，违逆，拒绝。寡，少。郭象注："凡寡皆不逆，则所愿者众矣。"成玄英《疏》："寡，少也。引古御今，崇本抑末，虚怀任物，大顺群生，假令微少，曾不逆忤者也。"

洪钧按："不逆寡"的字面含义不难解，以上所解却不足以理解道家真谛。愚见以为，寡是少数人（的意志）的意思。不逆寡就是对少数人的意志也不违逆，人人都有自由。道家追求自由，甚至追求绝对自由，必然给别人自由，即不逆寡。郭象注近是。据此，"不雄成"也不宜解为"不恃其成"，而应该解释为"不夸耀成说"，因为成说必然是众人的意志。众与寡相对。这样解六个字，都很通，也和庄子无是非、无区别，万物齐一的思想相符。

［13］不雄成：雄，夸耀。成，成功。郭象注："不恃其成而处物先。"

成玄英《疏》："为而不恃，长而不宰，岂雄据成绩，欲处物先耶！"

［14］入水不濡，入火不热：下水不沾湿，入火不感到热。濡，沾湿。

［15］不以心损道：不用嗜欲之心损害天道。陈鼓应《庄子今注今译》说："损：今本缺坏误作'捐'。"

［16］不以人助天：不用人力辅助自然。

［17］达生篇：本篇的主旨在谈养生。所谓"达生"，乃养身以畅达生命之意。作者认为生命为自然所赋予，人对它无可奈何，所能做的是使自己"形全精复，与天为一"，也就是说要看破生死，排除功名等杂念，调节饮食色欲，以求心地纯净，达到"神全"的境界，这样才算得上"达生"。（李真瑜、田南池、徐莉注译《庄子》）

［18］至人潜行无窒：至人在水中潜行而不窒息。无，当作“不”。潜行，谓潜行水中。窒，窒塞。

［19］蹈火不热：《大宗师》篇作“入火不热”。其意相同。

［20］栗：发抖，哆嗦，恐惧。

［21］齐物论：本篇是《庄子》一书的重点所在，体现了庄子哲学思想在本体论和认识论上的基本观点。所谓“齐物论”，就是讲宇宙万物齐一和是非相对。庄子认为，客观存在的万物本是不分彼此的，也是虚无的，是由“真君”或“真宰”主宰着的。这是本体论上的一种主观唯心主义观点。与此相应，在认识论上，庄子认为事物的彼此，认识上的是非，都是相对的，并无根本的界限，因此应停止有关是非的争论，做到忘我，做到无是非，用明静之心去体认万物，达到万物与我为一的齐物境界。这是认识上的一种相对主义和不可知论的观点。基于这种本体论和认识论，庄子得出万物齐一、物我化一的主观唯心主义结论。（李真瑜、田南池、徐莉注译《庄子》）

［22］其知有所至矣：他们的智慧已经达到了最高的境界。至，至极，即最高的境界。（方勇译注《庄子》）知，通智，智慧。

［23］恶乎至：如何达到最高境界呢？恶（音乌 wū），疑问代词，何，哪里。成玄英《疏》：“假设疑问，于何而造极耶？”

［24］有以为未始有物者：有的认为宇宙开始时未曾有任何物质。未始，未曾。成玄英《疏》：“未始，犹未曾。”

［25］封：界限。陈鼓应说：“封，界域。”（《庄子今注今译》）

金栋按：先生引《齐物论》此段无真人、至人、神人、圣人之说，疑“古之人”已囊括此四种“得道”之神仙也。

［26］对真人、至人说得最多：不确。据不完全统计，《庄子》一书中，出现频率最高的是圣人一词，并非真人与至人，亦提及贤人。

［27］俶真训：高诱注：俶，始也。真，实也，说道之实，始于无有，化育于有。

本训是《淮南子》的宇宙起源论。文中把从天地开辟到万物形成，由近及远分成三个阶段。又把现实世界从“无”到“有”四个发展阶段做了横的剖析。这是对《庄子·齐物论》宇宙观的进一步深化。这种宇宙发展论虽不符合科学实际，但是它把宇宙的发展归结为物质世界的发展变化，这就从上帝造物说的传统观念中解救了出来。

文中把上古历史分为至德之世、伏羲氏、神农黄帝、昆吾夏后、周室之衰五个阶段。指出随着社会发展，纯朴消失，争斗不休，道德沦丧，失去人性的根本。其中虽有崇古非今的倾向，但也包含了肯定平等、公正、互助等积极思想。只有“内修道术”，而不“外饰仁义”，“反性于初，而游心于虚”，“遗物反己”，才能返回到“俶真”状态。（陈广忠译注《淮南子》）

高诱注：“俶，始也。真，实也。道之实始于无有，化育于有，故曰俶真，因以名篇。”俶，音触（chù）。

［28］中至优游：中至，中和。优游，《汉典》云：“生活得十分闲适。”即自由自在无拘束。

［29］炀（音扬 yánɡ）：烘烤。此指熏陶。按，本句出于《庄子·徐无鬼》。

［30］杂累：积累。

［31］孰肯解构人间之事：谁愿意去管人世间的闲事呢！以物烦其性命乎：以身外之物烦劳身心啊。

［32］“至人”句：《淮南子集释》：“宁按：《庄子·则阳篇》：‘故圣人其穷也，使家人忘其贫；其达也，使王公忘爵禄而化卑。’”简：轻视，看轻。

［33］坐而不教，立而不议，虚而往者实而归：（至人）安坐不去教训别人，站立着也不发议论。空手去学习的人满载而归。此三句化自《庄子·德充符》。（陈广忠译注《淮南子》）

［34］饮人：饮，音印（yìn），此处为使动词。此处的使动用法是引申义，即使人感受的意思。

［35］本经训：高诱解题云：“本，始也。经，常也。天经造化出于道，治乱之由，得失有常，故曰本经。”本经，即根本常法的意思。治理国家要解决根本常法的问题。

全篇用太清之治、至人以及容成氏、尧舜治世与衰世、晚世、桀纣治世做对比研究，说明只有掌握根本大道，按照自然和社会规律行事，天下才能得到治理。而仁义、礼乐、孝悌是不能解决问题的。文中指出造成天下混乱、民怨沸腾的根本原因，是统治者追求无穷的嗜欲即“五遁”所产生的。强调统治者要爱惜民力，清静无为。充分说明了刘安作为学者和诸侯王的远见卓识。（陈广忠译注《淮南子》）

洪钧按：刘安处心积虑地准备而且终于因谋反自杀，算不上奉行道家思想，更算不上远见卓识。

［36］精神反于至真：就是返璞归真的意思。精神，《文子·下德》作“精气”。

《淮南子集释》：“真，身也。王念孙云：精神与神明意相复，‘神’字即涉上句而误，‘精神’当为‘精气’。《淮南》一书多以神与气对文也。《文子·下德篇》正作‘精气反于至真。’”

洪钧按：《集释》解“真”为“身”不妥。那样，“真人”就成了“身人”，不通。返璞归真中，璞与真相对举。璞是未曾雕琢的玉石。返璞归真就是归于未曾雕琢的自然状态。故真就是自然或天真。至真就是原始自然。

［37］口当而不以言：嘴正常却不用来说话。

［38］委而弗为，和而弗矜：聚集财物而不据为己有，温和而不自傲。委，聚积。和，平和。《文子·下德》作“知”。矜，（音金 jīn），自大。（陈广忠译注《淮南子》）

《淮南子集释》：“又案：‘和而弗矜’，‘和’字无义，疑‘知’字形近而误。‘委而弗为，和而弗矜’二句乃总上之词。‘知’字正目明、耳聪、口当、心条达言之也。《文子·下德篇》正作‘知而不矜’。”

洪钧按：陈注不确。“委而弗为”就是：放在那里不管它。委，抛弃，弃置。偶作累积讲，但这里不能解作聚集。“弗为”就是不为，正是道家无为的本色，怎么能解作“不据为己有”呢！“和而弗矜”就是：知道却像不知道一样。盖《集释》改和为知可取。矜确实作自夸、骄傲解。知道而不自夸，就是“知而弗矜”。自己不说知道，就是不矜。这也不是故意装作不知道或所谓谦虚，而是至人和真人对什么都不在乎。

［39］冥性命之情：使性命之情真诚。冥，别本作“真”，真诚之义。

［40］精泄于目：精气通于目。精，精气。泄，通。

［41］闭四关：闭，封闭，关闭。四关，耳、目、心、口。《淮南子集释》：“四关，耳目心口。”

［42］苑：病。《淮南子集释》：“苑，病也。王念孙云：‘身无患’当依《文子·下德篇》作‘终身无患’。终身无患，百节莫苑，相对为文。下二句亦相对为文。脱去‘终’字则句法参差不协也。”

［43］《淮南子》着重讲真人、至人：疑查阅疏漏。讲“圣人”之处亦颇多，偶及“贤人”。

金栋按：查《原道训》圣人 11 见，《俶真训》圣人 14 见。就此二篇而言，圣人远多于真人与至人出现的频率。

［44］解蔽：杨倞注：“蔽者，言不能通明，滞于一隅，如有物壅蔽之也。”

本文主要阐述了荀子的认识论思想，对了解先秦诸子学术思想有重要的参考价值。荀子认为人们思想上的毛病在于片面性，“蔽于一曲而暗于大理”，对事物缺乏全面的认识。因此荀子主张“解蔽”，要求人们认识事物要以“道”为标准，而认识“道”要靠心。心必须“虚壹而静”才能达到“大清明”的境界，这样才能对事物进行全面的认识。“凡以知，人之性也；可以知，物之理也。”但人们不可能穷尽一切事物，因此人们要以圣王为师，以王制为法，努力追求圣王之道，这样才能不被蒙蔽。（方勇、李波译注《荀子》）

［45］夫微者至人也：达到精微，就是至人了。杨倞注：“惟精惟一如舜者。”

［46］至人也，何强、何忍、何危：至人，还用勉强，还用克制，还用惊惧吗？

杨倞注：“既造于精妙之域，则冥与理会，不在作为，苟未臻极，虽在空石之中，犹未至也。”

［47］故浊明外景，清明内景：所以驳杂的人了解外物，清明的人了解大道。

杨倞注：“景，光色也。浊谓混迹，清谓虚白。”

王先谦《荀子集解》：“俞樾曰：《大戴礼记·曾子天圆篇》：‘参尝问之夫子曰：天道曰圆，地道曰方。方曰幽而圆曰明。明者，吐气者也，是故外景；幽者，含气者也，是故内景。故火曰外景而金水内景。’荀子‘浊明外景，清明内景’之说，即孔子之绪言也。杨注所说，未尽其旨。”

洪钧按：这八个字（故，不计在内）比较难解。杨注和俞樾之说也不通。只有遵循道家思想和真人修养的境界才好解通。上举《淮南子》说：（真人）“目明而不以视，耳聪而不以听”，而且要“闭四官”，故道家不重外界，真人更是只有内心。故这里是说：外在的景象在真人那里是浊明（不清楚）的，内心的景象是清明（清楚明白）的。内景一词在后世医家著作中，被解释为人体内部构造，而且有返观内视之说。这也是从道家来，但失去了汉代及以前的原义。

［48］圣人纵其欲：圣人从心所欲。纵，当为“从”字。“先谦案：‘纵’，当为

‘从’。圣人无纵欲之事。从其欲，犹言从心所欲。”（《荀子集解》）

洪钧按：王先谦对纵欲的理解很狭隘。他只知道后人把放纵色欲称作纵欲而且必然过度。故要把纵改为从。其实，从欲与纵欲无大差别。只有纵欲过度才有害。无论儒家还是道家，都不是一概禁欲。孔子还做到了从心所欲。道家虽然主张无欲无求，但不是没有饮食男女之欲。对这种自然之欲，不能克制，而是顺其自然地满足。不克制和放纵无大区别。

［49］故仁者之行道也，无为也：所以仁人奉行大道，不用有意去做。杨倞注：“无为，谓知违理则不作，所谓造形而悟也。”

［50］圣人之行道也，无强也：圣人奉行大道，不用勉强去做。杨倞注：“无强，谓全无违理强制之萌也。”

［51］仁者之思也，恭：仁人的思考恭敬谨慎。杨倞注：“思，虑也。恭，谓乾乾夕惕也。”

［52］圣人之思也，乐：圣人的思考欢乐愉快。杨倞注：“乐，谓性与天道无所不适。”

［53］荀子是儒家：陈鼓应说：“荀子以儒家伦理为主，也大量吸收了道家思想。”（《易传与道家思想》）《解蔽》篇则是明证。

【原文】

4. 关于恬憺虚无[1]、持满、持虚[2]

恬憺虚无是“无为”思想在养生方面的延伸。持满、持虚是一种思想的两个方面，即守如“持满”，受如“持虚”。道家及《内经》多讲持满[3]。持虚在《内经》中转变用法，意指正虚而邪易入。

《内经》讲恬憺处，至少如下：

“恬憺虚无。”“以恬愉[4]为务。”（《素问·上古天真论》）

“乐恬憺之能[5]。”（《素问·阴阳应象大论》）

“此恬憺之世。”（《素问·移精变气论》）

“恬憺无为，乃能行气。”（《灵枢·上膈》）①②

“无为”思想后来也被儒家改造吸收。儒家讲处君位可以“无为”，即“君逸”“臣劳”的意思。这种思想在董仲舒那里发挥较全面[6]，但亦可见于早期著作如：

“无为者，帝。为而无以为者，王。为而不贵者，霸。不自以为所贵，则君道也；贵而不过度，则臣道也。”《管子·乘马[7]第五》

“持满者与天，安危者与人[8]。失天之度，虽满必涸[9]；上下不和，虽安必危[9]。”《管子·形势[10]第二》

《管子》一书，其杂有过于《淮南子》，故亦有道家语。

【自注】

①《道德经》中的类似思想随处可见。其中“无为”13见，但“恬淡”仅1见于第三十一章。

《庄子·刻意》篇对恬淡无为有详细发挥：

“夫恬淡寂寞，虚无无为，此天地之平而道德之质也。故曰：圣人休焉，休则平易矣。平易则恬淡矣。平易恬淡，则忧患不能入，邪气不能袭，故其德全而神不亏。故曰：圣人之生也天行，其死也物化。静而与阴同德，动而与阳同波。不为福先，不为祸始。感而后应，迫而后动，不得已而后起。去知与故，循天之理。故无天灾，无物累，无人非，无鬼责。其生若浮，其死若休。不思虑，不豫谋。光矣而不耀，信矣而不期。其寝不梦，其觉无忧。其神纯粹，其魂不罢。虚无恬淡，乃合天德。故曰：悲乐者，德之邪也；喜怒者，道之过也；好恶者，德之失也。故心不忧乐，德之至也；一而不变，静之至也；无所于忤，虚之至也；不与物交，淡之至也；无所于逆，粹之至也。故曰：形劳而不休则弊，精用而不已则劳，劳则竭。水之性，不杂则清，莫动则平；郁闭而不流，亦不能清；天德之象也。故曰：纯粹而不杂，静一而不变，淡而无为，动而以天行，此养神之道也。”

②《庄子》中“恬淡”约7见，上述引文中即4见。其余集中在《庄子·外篇·天道第十三》。其中既讲治人，也讲治身。摘其要如下：

天道运而无所积，故万物成；帝道运而无所积，故天下归；圣道运而无所积，故海内服。明于天，通于圣，六通四辟于帝王之德者，其自为也，昧然无不静者矣！圣人之静也，非曰静也善，故静也。万物无足以挠心者，故静也。水静则明烛须眉，平中准，大匠取法焉。水静犹明，而况精神圣人之心静乎！天地之鉴也，万物之镜也。夫虚静恬淡寂寞无为者，天地之平而道德之至也。故帝王圣人休焉。休则虚，虚则实，实则伦矣。虚则静，静则动，动则得矣。静则无为。无为也，则任事者责矣。无为则俞俞。俞俞者，忧患不能处，年寿长矣。夫虚静恬淡寂寞无为者，万物之本也。明此以南乡，尧之为君也；明此以北面，舜之为臣也。以此处上，帝王天子之德也；以此处下，玄圣素王之道也。以此退居而闲游，江海山林之士服；以此进而抚世，则功大名显而天下一也。静而圣，动而王，无为也而尊，朴素而天下莫能与之争美。夫明白于天地之德者，此之谓大本大宗，与天和者也。所以均调天下，与人和者也。与人和者，谓之人乐；与天和者，谓之天乐。庄子曰：“吾师乎，吾师乎！赍万物而不为戾；泽及万世而不为仁；长于上古而不为寿；覆载天地、刻雕众形而不为巧。此之谓天乐。故曰：知天乐者，其生也天行，其死也物化。静而与阴同德，动而与阳同波。故知天乐者，无天怨，无人非，无物累，无鬼责。故曰：其动也天，其静也地，一心定而王天下；其鬼不祟，其魂不疲，一心定而万物服。言以虚静推于天地，通于万物，此之谓天乐。天乐者，圣人之心以畜天下也。”

【补注】

［1］恬憺虚无：恬憺，亦作“恬淡”“恬惔”“恬澹”。《汉典》云：“清静淡泊。

汉王符《潜夫论·劝将》：‘太古之民，淳厚敦朴，上圣抚之，恬澹无为。’汉王充《论衡·定贤》：‘恬惔无欲，志不在于仕；苟欲全身养性为贤乎？是则老聃之徒也。’”

虚无，《汉典》云：“谓清静无欲，无所爱恶。《素问·上古天真论》：‘虚邪贼风，避之有时；恬惔虚无，真气从之；精神内守，病安从来？’《吕氏春秋·知度》：‘君服性命之情，去爱恶之心，用虚无为本。’高诱注：‘虚无，无所爱恶也。’”

［2］持虚：持，拿着。虚，空虚之器皿。《素问·生气通天论》：“高梁之变，足生大丁，受如持虚。”

［3］道家及《内经》多讲持满：《老子·第九章》：“持而盈之，不如其已。”

汤漳平、王朝华译注《老子》：“与其装得过满而溢出，不如及早停止灌注。持，指用手端。盈，满。这里指容器中水注得过满，一端便会溢出。”

［4］恬愉：《汉典》云：“快乐。”安静快乐。王冰注：“恬，静也。愉，悦也。”

又，《素问识》：“《淮南子》云：‘恬愉无矜。’注：‘恬愉，无所好憎也。’”

［5］乐恬惔之能：能，态（態）也。《素问补识》：“胡澍曰：‘为无为之事，乐恬惔之能。能，亦读为态，与事为韵。恬惔之能，即恬惔之态也。’”

［6］这种思想在董仲舒那里发挥较全面：这种思想，即指“君逸、臣劳”的“无为”思想。

《春秋繁露·离合根》：“为人主者法天之行……乃不自劳于事，所以为尊也……故为人主者，以无为为道，以不私为宝。”“为人臣者法地之道，暴其形，出其情以示人，高下、险易、坚软、刚柔、肥臞、美恶，累可就财也……为人臣常竭情悉力而见其短长，使主上得而器使之。”

［7］乘马：《管子》篇名。《汉典》云：“犹运筹。谓经济谋划。”

黎翔凤《管子校注》：“吴汝纶云：篇名《乘马》者，以篇中有‘天下乘马服牛而任之’之语，而取以名篇耳，非取‘乘马’为义也。……翔凤案：管子经济政策，以轻重为衡，而轻重之数，则乘马也。春秋用筹算，乘马须运筹……现代运筹学，犹是《管子·乘马》。‘马’为筹码。”

［8］持满者与天，安危者与人：与天，《汉典》云：“谓凡合乎天道者，则得天助。”《管子校注》：“能持满者，则与天合。”

《国语·越语下》：“持盈者与天。”韦昭注：“与天，法天也。”

《史记·越王勾践世家》：“持满者与天。”《史记集解》：“韦昭曰：‘与天，法天也。天道盈而不溢。’”《史记索隐》：“与天，天与也。言持满不溢，与天同道，故天与之。”

与人，《汉典》云：“合乎民意取得人心。”《管子校注》：“能安危者，则与人合。”

《国语·越语下》：“定倾者与人。”韦昭注：“与人，取人心也。”

《管子校注》：“翔凤案：后《解》云：‘天之道，满而不溢，盛而不衰，明主法象天道。’又云：‘救祸安危者，必待万民之为用也。’《越语》云：‘持盈者与天，定倾者与人。’韦昭注：‘与天，法天也；与人，取人之心也。’”

［9］虽满必涸、虽安必危：《管子校注》：“不合于天，虽满必涸；不合于人，虽安必危。”

［10］形势：《管子》篇名。《汉典》云："亦作'形埶'。1. 形态；形体。6. 权势，权位。9. 地理状况；地势。"

《管子校注》："自天地以及万物，关诸人事，莫不有形势焉。夫势必因形而立，故形端者势必直，状危者势必倾。触类莫不然，可以一隅而反。"

【原文】

5. 关于"道"

《内经》把阴阳、五行、四时之道说成是天地之道。道家怎么说呢？老子讲"道"说得很多、很玄。其中最简明的说法是："有物混成，先天地生[1]，寂兮寥兮，独立而不改[2]，周行而不殆。可以为天下母[3]。吾不知其名，字之曰道，强为之名曰大。"（二十五章）又说："道生一，一生二，二生三，三生万物[4]。万物负阴而抱阳[5]，冲气以为和[6]。"（四十二章）综合这两段，是说道派生的阴阳可以统帅天地万物。

再看《庄子》怎么说。

"天地者，万物之父母也[7]，合则成体，散则成始[8]。"（达生篇）

"阴阳四时运行，各得其序[9]，惛然若亡而存[10]。"（知北游篇[11]）

总之，早期道家还不把阴阳说成"道"，亦不取五行说。

《庄子》中也有讨论病例的记载，文甚繁，不录。其余与《内经》精神相吻合的句段还有些，为免读者生厌，不再对举。①

【自注】

①当代人很常用的"卫生"一词，似乎最早见于《庄子·杂篇·庚桑楚》。有关论述如下：

南荣趎曰："里人有病，里人问之，病者能言其病，然其病病者犹未病也。若趎之闻大道，譬犹饮药以加病也，趎愿闻卫生之经而已矣。"老子曰："卫生之经，能抱一乎？能勿失乎？能无卜筮而知吉凶乎？能止乎？能已乎？能舍诸人而求诸己乎？能翛然乎？能侗然乎？能儿子乎？儿子终日嗥而嗌不嗄，和之至也；终日握手而不掜，共其德也；终日视而目不瞬，偏不在外也。行不知所之，居不知所为，与物委蛇而同其波。是卫生之经已。"南荣趎曰："然则是至人之德已乎？"曰："非也。是乃所谓冰解冻释者，能乎？夫至人者，相与交食乎地而交乐乎天，不以人物利害相撄，不相与为怪，不相与为谋，不相与为事，翛然而往，侗然而来。是谓卫生之经已。"曰："然则是至乎？"曰："未也。吾固告汝曰：'能儿子乎？'儿子动不知所为，行不知所之，身若槁木之枝而心若死灰。若是者，祸亦不至，福亦不来。祸福无有，恶有人灾也！"

【补注】

［1］有物混成，先天地生：有一物浑然而成，先于天地而生。物，在此指道。混

成，混然而成。（汤漳平、王朝华译注《老子》）《河上公章句》："谓道无形，混沌而成万物，乃在天地之前。"

陈鼓应说："张岱年说：认天为一切之最高主宰的观念，为老子所打破。老子年代本先于孟子，但孟子仍承受传统观念而修正发挥之，老子却做了一次彻底的思想革命。老子以为天并不是最根本的，尚有为天之根本者。老子说：'有物混成，先天地生。'最根本的乃是道，道才是最先的。"（《老子今注今译》）

［2］寂兮寥兮，独立而不改：无声而又无形，独立长存从不改变。（汤漳平、王朝华译注《老子》）寂，没有声音。寥（音疗 liáo），空虚无形。《河上公章句》："寂者无音声，寥者空无形，独立者无匹双，不改者化有常。"

王弼注："寂寥，无形体也。无物［匹之］，故曰'独立'也。返化终始，不失其常，故曰'不改'也。"

陈鼓应说："寂兮，静而无声。寥兮，动而无形。（严灵峰说）独立不改，形容道的绝对性和永存性。"（《老子今注今译》）

［3］周行而不殆。可以为天下母：循环运行永不停止，可以是天地之根本。

洪钧按：殆是败亡的意思。所谓"知己知彼，百战不殆"是也。

《河上公章句》："道通行天地，无所不入，在阳不焦，讬阴不腐，无不贯穿，［而］不危殆也。道育养万物精气，如母之养子。"

王弼注："周行无所不至而［不危］殆，能生全大形也，故可以为天下母也。"

［4］道生一，一生二，二生三，三生万物：一为虚无之气——混沌未分的统一体，二为天地，天地二气相互作用而生万物，这个万物就是三。

洪钧按：关于《老子》中这十三个字，各家的解释常有出入。其中的关键有五。一是道是什么；二是道生的一是什么；三是一生的二是什么；四是二生的三是什么；五是三生万物还是三就是万物。对此我的解释如下：

《老子》第二十五章说："有物混成，先天地生……吾不知其名，字之曰道。"故道是先于万物存在，又可以独立于万物之外的本体。我同意老子是客观唯心主义的哲学家。所谓客观唯心主义，就是承认有一个不以人的主观意志为转移的且先于万事万物存在的本体。这个本体虽然包含一切规律，却没有意志。

道生一，就是本体产生了无区别的物质，可以理解为混沌统一体，也可以理解为最早的基本粒子。这种粒子之间是没有区别的。

一生二，就是无区别的物质自动区别为两种物质。老子称"万物负阴而抱阳"，故按照中国传统哲学，这里的区别就是只有阴阳的区别。二就是阴阳二气。即这时只有二——阴阳两种物质。

二生三，就是阴阳两种物质生成新的物质。相对于二来说，新的物质都是三，但新物质却不是一种而是很多。举个化学方面的例子，质子和中子是二，它们结合为原子核是三。但它们有很多种结合方式，于是形成了上百种元素。

三生万物，就像元素形成各种单质和化合物一样，数目是无限的。加之这样的过程不限于化学，于是宇宙间的万事万物都生成了。

古人的科学知识有限，把二解释为天地可以理解。加之古人认为天地生万物，于是二生三就是天地生万物。只是这样解释略去了“三生万物”。

当然，以上只是哲理解释，对科学发展可以有促进作用，但不能代替科学对万物生成的具体知识。

［5］万物负阴而抱阳：万物都包含有阴阳（正反）两个方面。负，对（反、背）面，背（朝、向）阴的一面。抱，正面，向（朝）阳的一面。《河上公章句》：“万物无不负阴而向阳，回心而就日。”陈鼓应说：“背阴而向阳。”（《老子今注今译》）

金栋按：面南而立，正“背阴而向阳”也，然与《素问·金匮真言论》所云“背为阳，腹为阴”相左。

杨上善云：“背在胸上近头，故为阳也；腹在胸下近腰，故为阴也。”（《太素·卷第三·阴阳杂说》）此以上下言之。

张介宾云：“人身背腹阴阳，议论不一。有言前阳后阴者，如《老子》所谓‘万物负阴而抱阳’是也。有言前阴后阳者，如此节所谓‘背为阳，腹为阴’是也。似乎相左。观邵子曰：‘天之阳在南，阴在北；地之阴在南，阳在北。天阳在南，故日处之；地刚在北，故山处之。所以地高西北，天高东南。然则《老子》所言，言天之象，故人之耳目口鼻动于前，所以应天阳面南也。本经所言，言地之象，故人之脊膂肩背峙于后，所以应地刚居北也。矧以形体言之，本为地象，故背为阳，腹为阴，而阳经行于背，阴经行于腹也。天地阴阳之道，当考伏羲六十四卦方圆图，圆图象天，阳在东南，方图象地，阴在西北，其义最精，燎然可见。”（《类经二卷·阴阳类五》）

洪钧按：“万物负阴而抱阳”，不过是说万物都包含有阴阳的意思。自然也可以用《内经》“圣人南面而立”来解释。这时背面向阴，前面向阳。至于《内经》说“背为阳”“腹为阴”，是指自身而言。这是因为内脏在腹中，故属阴。头颈躯干四肢和内脏相对，故属阳。背属于躯干，故为阳。

［6］冲气以为和：阴阳之气交相激荡而达成和谐。冲，摇荡。（汤漳平、王朝华译注《老子》）陈鼓应说：“阴阳两气互相交冲而成均调和谐状态。‘冲’，交冲，激荡。《说文》：‘冲，涌摇也。’‘冲气’，指阴阳两气相激荡。……‘和’有两种说法：一、指阴阳合和的均调状态；……二、另一种说法认为阴阳二气之外，还有另一种气，叫作‘和气’。”（《老子今注今译》）

金栋按：老子是第一个用阴阳二气来解释万物的构成者，所以先生说“道派生的阴阳可以统帅天地万物”，从而后继者推演有了“一阴一阳之谓道”（《易·系辞》）、“阴阳者天地之道也”（《素问·阴阳应象大论》）。

［7］天地者，万物之父母也：天地是产生万物的根源。郭象注：“无所偏为，故能子万物。”成玄英《疏》：“夫二仪无心而生化万物，故与天地合德者，群生之父母。”

［8］合则成体，散则成始：阴阳二气相合就成为万物的形体，阴阳二气离散就又复归于无物。成玄英《疏》：“夫阴阳混合，则成体质，气息离散，则反于未生之始。”

［9］阴阳四时运行，各得其序：阴阳和春夏秋冬四时的运行，都秩序井然而无差错。成玄英《疏》：“夫二气氤氲，四时运转，春秋寒暑，次叙天然，岂待为之而后

行之!”

［10］惛然若亡而存：（大道）恍惚幽昧而若有若无。惛然，恍惚幽昧的样子。(方勇译注《庄子》)

［11］知北游篇：《庄子》篇名。是否庄子所撰，说法不一。文中对“道”做了较详的论述，认为“道”是万物的本根。“天不得不高，地不得不广，日月不得不行，万物不得不昌，此其道与!”“道”不可感觉，无形无象，“道不当名”，同时又“无所不在”。这一思想本于老子又具有泛神论倾向。又用气化说明宇宙的形成和人的生死，“通天下一气耳”，“人之生，气之聚也，聚则为生，散则为死”。为研究《庄子》哲学观点的重要资料。(《中国哲学大辞典·著作·先秦》)

《知北游篇》，主旨在谈道。“知北游”，知向北方游历。知，音智，这里是寓言，知为假托的人名。取篇首三字作为篇名。本篇由十一个寓言组合而成。(陈鼓应《庄子今注今译》)

【原文】

谁把“道”进一步演绎与五行四时合而成为天地万物之道呢？最早发挥这种道论的是韩非[1]。其书《解老篇[2]》这样说：

“道者，万物之所然也，万理之所稽[3]也。理者，成物之文[4]也；道者，万物之所以成也。故曰：道，理之者也[5]。物有理不可以相薄。物有理不可以相薄[6]，故理之为物之制。万物各异理，而道尽稽万物之理。故不得不化。不得无化，故无常操[7]。无常操，是以死生气禀焉，万智斟酌焉，万事废兴焉。天得之以高，地得之以藏，维斗得之以成其威[8]，日月得之以恒其光，五常得之以常其位[9]，列星得之以端其行，四时得之以御其变气[10]，轩辕得之以擅四方，赤松得之与天地统[11]，圣人得之以成文章。道与尧舜俱智，与接舆俱狂[12]，与桀纣俱灭[13]，与汤武俱昌[14]。以为近乎，游于四极；以为远乎，常在吾侧；以为暗乎，其光昭昭；以为明乎，其物冥冥……万物得之以死，得之以生；万事得之以败，得之以成。”

韩非也许比庄子的发挥更好些。如果把这里的“道”等同于阴阳，则《内经》的阴阳之道就完成了。这一飞跃是在《易传》中完成的[15]。“一阴一阳之谓道[16]”，应该是韩非子思想的进一步发展。

道家思想可以用“法自然”三字概括。老子就说过：“道法自然。”若把《内经》思想集其大要也可以用“法自然”三字概括。只是随着时代和学术的演变，人们总想弄清楚自然的规律。故后来引进阴阳、五行以推演自然界的各种变化，又辅以“天人相应”看人怎样法自然，更借助当时的天文、地理、军事、机械等科学技术方面的术语为说。各种迷信术数当时也被视为学问，又多谈人生的吉凶、祸福，自然要用来说理。问题日益复杂了，很需要统一。由于儒家原是显学[17]，人才很多，他们占有的古今知识（资料）也最多，最后能把百家之说熔为一体的，只能是儒家。此后只有道家尚能以宗教形式存在，其他各家便都成为儒家思想的一个部分，不能再独立存在了。这主要就学术而言。造成这种结果的政治因素，自然起着莫大的直接作用。我们不能仅从字面揣测，说“法自然”就是“遵循自然规律”。古代唯物思想的不彻底性，很容易向唯心方面转化而成为“自然法道”。真人“寿敝天地，无有终时”，即是明证。

【补注】

［1］韩非（约前280—前233）：“战国末年的哲学家和政治家。出身于韩国贵族，师于荀况，著有《孤愤》《五蠹》《说难》等，深受秦王政的重视，并出使秦国，后被李斯等陷害。死于狱中。他吸取当时道、儒、墨各家思想中的有利于新兴地主阶级利益的部分，发展了前期法家思想，集法家学说的大成。”（《汉典》）

［2］解老篇：《解老》是韩非对《老子》的解释。

韩非在这篇《解老》中从法家的立场出发，对《老子》的哲学思想做了批判和改造。他首先提出了“道”和“理”这一对哲学范畴，认为“道者，万物之所然也，万理之所稽也”；“万物各异理，而道尽稽万物之理”。这是中国哲学史上第一次从普遍规律与特殊规律关系的角度理解“道”和“理”范畴。他批评“无缘而妄意度”的认识方法，提出了“缘道理以从事则无不成”的观点；他把祸福相互转化的条件定在人的行动是否做到“思虑熟”和“行端直”上，说明人是否能远祸患而得福利，关键在于是否有过分的贪欲和不合道理与法度的行为，这些都体现了他的鲜明的法家思想特点。

当然，由于韩非写作《解老》的目的，在于宣传他的法家思想，因此，他在解释《老子》时，多有主观的发挥，未必符合《老子》的原意。（高华平、王齐洲、张三夕译注《韩非子》）

［3］稽：符合，汇合。

［4］文：纹理，条理。

［5］道，理之者也：疑此句为《老子》原文，但不见于已知的各种版本的《老子》。这句意为道是能使万物条理化的东西。（高华平、王齐洲、张三夕译注《韩非子》，下同）

［6］物有理不可以相薄：事物各有自己的理，互不相扰。薄，迫也，干扰。《韩非子集解》：“王先谦曰：‘薄’，迫也。”

［7］不得无化，故无常操：由于不得不发生变化，所以就没有一成不变的规则。《韩非子集解》：“王先谦曰：言不执一。”

［8］维斗得之以成其威：维，发语词。斗，指北斗星。北斗众星得到它可以成就自己的威势。

［9］五常得之以常其位：五行获得它会永远固定在它们的位置。五常，指五行。

［10］四时得之以御其变气：四时获得它可以用来控制变化的节气。御，驾驭，控制。变气，变化的节气。

［11］赤松得之与天地统：赤松子得到它能与天地同寿。赤松，即赤松子，传说中的仙人。统，或为“终”之误。

《韩非子集解》：“孙诒让曰：‘统’，疑当作‘终’。言寿与天地同长也。‘终’‘统’二字篆文形相近而误。”

洪钧按：道家以为天地有“始”，见《淮南子·有始览》等。《内经》也认为宇宙有始，见“太始天元册”文。有始必然有终。故赤松子与天地同寿，却还是有终。但《素问·上古天真论》却说：（真人）“寿敝天地，无有终时，此其道生”。故真人是道的化身。道是无始无终的。

［12］与接舆俱狂：（道）与接舆在一起体现为猖狂。接舆，人名，春秋末年楚国著名的狂士。

［13］与桀纣俱灭：（道）与桀纣在一起灭亡。桀、纣，指夏桀和商纣王，分别是夏朝末年和商朝末年的君主，都是著名的暴君。

［14］汤武俱昌：（道）与汤武在一起体现为昌盛。汤、武，指商汤和周武王，分别是商代和周代的开国君主，都是著名的贤德之君。

［15］这一飞跃是在《易传》中完成的：这是因为《易传》吸收了道家思想。

陈鼓应说：“《易传》主体思想乃属老庄哲学发展之系脉。”“我们细读《系辞》，可以看到它的阴阳说、道器说、太极说、精气说、原始返终说，以及‘道’‘德’‘神’‘神明’‘究几’等等重要的范畴与概念，都和老子思想是一脉相承的关系。”（《易传与道家思想》）

［16］一阴一阳之谓道：陈鼓应说：“《系辞》这里以阴阳为‘道’的内涵，正是出自《老子》第四十二章：‘道生一，一生二……万物负阴而抱阳，冲气以为和。’《系辞》作者承袭着这观点，综合而成为形而上学的基本哲学命题。”“《庄子·天下》篇说：‘《易》以道阴阳’，以阴阳解《易》是《易传》（尤其是《系辞》）的特点……阴阳学说在《系辞》中已发展到了很高的程度，而且构成了它的一个重要理论内容。考其渊源，主要应该是受到了庄子思想的影响。我们知道，阴阳观念最早出于史官对自然现象的解释，后来做过史官的老子曾概括地说过‘万物负阴而抱阳’，同时代的孙子及范蠡也都运用阴阳概念解释自然及社会现象。”（《易传与道家思想》）

［17］儒家原是显学：“显学，著名的学说、学派、学问。”（《汉典》）

金栋按：《韩非子·显学》：“世之显学，儒、墨也。儒之所至，孔丘也。墨之所至，墨翟也。”

洪钧按：解“显”为“著名”也可以，但此处更着重被世人，特别是统治者重视因而地位较高——显贵的意思。

二　道教思想与《内经》思想比较

【原文】

道教是中国土生土长的宗教[1]。它成型时期很晚。东汉顺帝（125—144）在位时，张陵倡导五斗米道[2]，奉老子为教主，以《老子五千言》为主要经典，具备了宗教的基本要素。汉末的黄巾起义[3]就是道教的一个重要派别发起的。道教能号召一般人信奉，有两种吸引人的东西。一是讲修炼吐纳得道成仙，二是炼出黄金白银致富或炼出丹药服食[4]。这两方面都与医学有些关系。所以道家与医家不但基本思想相通，不少术语也相同。道家演变为宗教之后，在较长时间内不很得势（汉末的农民起义使统治阶级不放心）。到了唐代，道教一跃而与外来的佛教并列[5]，甚至更受尊崇。唐高宗在位时（650—683），把道教教主老子说成自己的祖先[6]，给他“太上玄元皇帝”的尊号[7]，命各州建道观一所[8]。玄宗时（712—756）更明令士庶家藏《老子》一本[9]，又专门设立道教学校[10]，把《老子》《庄子》《列子》等奉为“真经”教授[11]。《道藏[12]》——道家经典的总集也在这时开始编定[13]。这样，我们便可明白自号启玄子“弱龄慕道”的王冰，为什么能在唐代出现并采秘本，重编《内经》，一直流传至今了。现本《内经》显然把道家思想排在最前面。

【补注】

［1］道教是中国土生土长的宗教：“道教是以先秦道家为思想渊源，吸收、融合其他理论和修持方法，而逐渐形成的我国本土的宗教。”（南怀瑾著述《中国道教发展史略·出版说明》）

任继愈说：“道教初创是从下层群众的宣传开始的。东汉的黄巾是内地道教，张鲁是巴蜀的道教，都以农村群众为对象。中国农村长期愚昧落后，缺医少药。以符水治病，驱妖捉鬼，祈福禳灾，与民间巫术、占卜、星相、图谶迷信活动相结合，成为道教传教活动的一部分内容。”（《道藏提要·任序》）

［2］张陵倡导五斗米道：张陵（？—156），一名“张道陵”。东汉五斗米道创立者，沛国丰（今江苏丰县）人。相传为汉留侯张良后裔。年少时研读《老子》及天文地理、河洛图谶等书。曾入太学，通五经，举“贤良方正直言极谏科”。东汉明帝时任巴郡江州（今重庆）令，后辞官隐居北邙山（今河南洛阳北），修习长生之道。朝廷数次诏征，皆不从命。东汉顺帝年间（125—144），闻蜀地多名山，民风淳厚，易于教化，乃携弟子入蜀，居鹤鸣山（一名鹄鸣山，今四川大邑县境内）修道。自称太上老君授以“三天正法”，号为“三天法师正一真人”，造作道书二十四篇，创立五斗米道（即“正一盟威之道”）。尊老子为教主，奉《老子》五千文为经典。撰《老子想尔

注》，以“佐国扶命，养育群生”为己任。其弟子众多，以王长、赵升最得真传。据《神仙传》载，“陵与升、长三人，皆白日冲天而去”。陵第四代孙张盛后迁居江西龙虎山，世代相传，皆以“天师”相称。（《中国哲学大辞典·人物·道教》）

五斗米道，“早期民间道教。东汉顺帝元年（142）张陵在四川鹤鸣山创立。传说入道者须交五斗米，因以为名。一说因崇拜五方星斗及信奉《五斗经》，故名。由于道徒尊张陵为天师，故又称‘天师道’。张陵死后，传子衡，衡死传子鲁。张鲁雄踞汉中三十年，五斗米道大行，西晋后开始分化。至元代，演变为正一道。”（《汉典》）

［3］丹药：“道教称用丹砂等炼制的药物。”（《汉典》）服食：“服用丹药。道家养生术之一。”（《汉典》）

［4］黄巾起义：“东汉末年（184）张角领导的大规模农民起义。起义军头裹黄巾，故称黄巾军。这次农民起义沉重打击了东汉王朝的统治。”（《汉典》）

［5］道教一跃而与外来的佛教并列：在唐代，道教被尊为国教。《汉典》云：佛教是“世界主要宗教之一。公元前6—前5世纪古印度的迦毗罗卫国（今尼泊尔境内）王子释迦牟尼创立。反对婆罗门教的种姓制度，主张‘众生平等’‘有生皆苦’，以超脱生死为理想境界。广泛流传于亚洲国家。相传东汉明帝时传入中国”。

南怀瑾说：“唐代开国，正式宣布道教为李唐时代的国教。”（《中国道教发展史略·第一章：道教学术思想的文化渊源》）

卿希泰说：“唐代统治者虽继承了隋代的道佛并用政策，但隋代是以崇佛为主，而唐代则以崇道为主。”（《简明中国道教史·第三章：道教在隋唐五代北宋的兴盛和发展》）

范文澜说：“道教是汉族自创的一种宗教，目的在对抗外来宗教——佛教。……道教高谈清静无为，佛教专演苦空寂灭，不过这都是些装门面的话头，实际完全相反，他们都积极参加政治活动，有些甚至是政治阴谋的发动者。”（《中国通史·第四册·第七章：唐五代的文化概况》）

［6］把道教教主老子说成自己的祖先：因老子姓李，唐朝统治者也姓李，故称其为自己的祖先。

范文澜说：“李渊所姓的李，无疑是北周的贵姓，这种关陇贵姓，远不能和山东士族比高低。李渊自称出自陇西李氏，即使是真的，门第也不算高。著《道德经》的李耳，早被道教徒吹成高大无比的教主。李渊想提高门第，和教主攀亲是个简便的方法。李渊即帝位的第三年（620，武德三年），晋州（山西临汾县）人吉善行，说在羊角山地方见到一位骑着白马的老叟，叫他转告唐天子说：我是你的祖宗，今年击贼（王世充）获胜后，子孙享国一千年。李渊听了吉善行的话，即在羊角山立老君庙。这样，李渊与李耳的祖孙关系就算确定了。次年，他到终南山拜谒老君庙。大概羊角山立庙以后，其他地方也相继立庙，宣扬皇帝与老君是亲属。”（《中国通史·第四册·第七章：唐五代的文化概况》）

［7］给他“太上玄元皇帝”的尊号：尊奉老君为“太上玄元皇帝”。

后晋刘昫等撰《旧唐书·本纪第五·高宗下》：“改麟德三年为乾封元年……二月己

末，次亳州，亲老君庙，追号曰‘太上玄元皇帝’，创造祠堂；其庙置令、丞各一员。”

［8］命各州建道观一所：道观，“道教的庙。”《旧唐书·本纪第五·高宗下》乾封元年，“丁丑……天下诸州置观、寺一所。”（《汉典》）

［9］更明令士庶家藏《老子》一本：士庶，“士人和普通百姓。亦泛指人民、百姓。”（《汉典》）《旧唐书·本纪第八·玄宗上》：“二十一年春正月庚子朔，制令士庶家藏《老子》一本。”

［10］又专门设立道教学校：设置崇玄馆，规定道举制度。

《旧唐书·本纪第九·玄宗下》：“二十九年春正月丁丑，制两京、诸州各置‘玄元皇帝庙’并崇玄学，置生徒，令习《老子》《庄子》《列子》《文子》，每年准明经例考试。”

宋欧阳修、宋祁撰《新唐书·志第三十四·选举志上》：“二十九年，始置崇玄学，习《老子》《庄子》《文子》《列子》，亦曰道举。其生，京、都各百人，诸州无常员。”

《旧唐书·本纪第九·玄宗下》天宝“二年春正月丙辰，追尊‘玄元皇帝’为‘大圣祖玄元皇帝’，两京崇玄学改为崇玄馆，博士为学士”。

玄学，“中国古代研习道家学说的学校。”（《汉典》）

道举，“以道家学说课试取士。始于唐玄宗开元二十九年。”（《汉典》）

［11］把《老子》《庄子》《列子》等奉为“真经”教授：即将老子称为《道德经》、庄子称为《南华经》、列子称为《清虚经》。庄子号为“南华真人”，文子号为“通玄真人”，列子号为“冲虚真人”，庚桑子号为“洞虚真人”。

《旧唐书·本纪第九·玄宗下》天宝元年，“二月丁亥……庄子号为‘南华真人’，文子号为‘通玄真人’，列子号为‘冲虚真人’，庚桑子号为‘洞虚真人’。其四子所著书改为‘真经’。崇玄学置博士、助教各一员，学生一百人。”

范文澜说：“佛教有四大菩萨，唐玄宗和道教徒李林甫等捧出四个真人来相对，他们封庄子为南华真人，文子为通玄真人，列子为冲虚真人，庚桑子为洞灵真人。庄子著有一部书，列子、文子各有一部伪书，还可以说凭书得封号，庚桑子仅仅名见于《庄子》，硬凑成四真，其荒诞无稽，与佛教四大菩萨相同。宗教本来是从荒诞无稽中产生出来的，不管它有什么说法，都只能一笑置之。”（《中国通史·第四册·第七章：唐五代的文化概况》）

［12］道藏：“道教书籍的总称，包括周秦以下道家子书及六朝以来道教经典。”（《汉典》）

道藏，道教典籍的丛书。道经的汇集始于六朝；汇辑成“藏”则在唐开元中，并编有《三洞琼纲》目录。宋初有《大宋天宫宝藏》和《崇宁重校道藏》。藏经刊印始于宋徽宗政和中的《政和万寿道藏》，后来金元各藏都以此为蓝本。明《正统道藏》（五千三百零五卷，分装四百八十函）和《万历续道藏》（一百八十卷，分装三十函），包括一千四百七十六种书。1923—1926 年，上海商务印书馆借用北京白云观所存明刊正续《道藏》，以涵芬楼名义影印，缩小为方册本，凡一千一百二十册，为现今通行本。内容丰富，除道教经书外，还有一些涉及医学、化学、生物、体育、保健以及天文、地理等学科的论著。2004 年由中国道教协会、中国社会科学院世界宗教研究所和华夏出版社编纂出版《中华道藏》，凡 49 册，以明版《道藏》为底本，吸收和收编了明《道藏》之外的道书与近代道教研究学术成果。（《中国哲学大辞典·著作·道教》）

任继愈说：“‘道藏’一词，正式确立是在宋代佛教《大藏经》出现以后的事。……道教宣传的主要内容在《道藏》中都能找到，从中可以窥见道教发展变迁的各个侧面。汉末到明清，社会思潮不断变化，与社会思潮相适应的佛教、道教、儒教也在变化。三教之间有相互影响、相互渗透的关系。这种相互融通、渗透的关系在《道藏》中都有表现。”（《道藏提要·任序》）

金栋按：《正统道藏·太玄部》收录有《黄帝内经素问补注释文》五十卷，唐王冰次注，宋林亿等校正。现代学者方勇说“《补注黄帝内经素问》二十四卷，非入道之书”。（方勇总编纂《子藏·总序》）

［13］道家经典的总集也在这时开始编定：即《三洞琼纲》，历史上编纂的第一部《道藏》。

卿希泰说：玄宗“开元中，又发使搜求道经，纂修成藏，目曰《三洞琼纲》，总 3744 卷（或谓 5700 卷），这是历史上首次编纂的第一部《道藏》”。（《简明中国道教史·第三章：道教在隋唐五代北宋的兴盛和发展》）

【原文】

本书名为《〈内时〉代经》，不想把这一时代的下限拖至唐代。但有必要与早期道士[1]的思想进行一下比较。《抱朴子[2]》成书于晋代，本节引道教书至此为止。

（一）《太平清领经》与《内经》

现存较可靠的东汉道教书为《太平清领经》[3]。该书约成于东汉中期，现有中华书局 1979 年版本。略摘其与《内经》有关的几个方面如下：

1. 元气与神[4]

“夫物始于元气[5]。”“人有气则有神[6]，有神则有气，神去则气绝，气亡则神去。故无神亦死，无气亦死。”

2. 宇宙起源

“天地未分，初起之时，乃无有上下日月三光[7]。上下洞冥[8]，洞冥无有分理。其中自有上下、左右、表里、阴阳，具俱[9]相持而不分别。”（经卷 119[10]）

3. 阳尊阴卑

“阴阳男女者，本元气之所始起，阴阳之门户也。”

“阳乃天也，君也。阴乃地也，臣也。”（阳尊阴卑诀[11]138）

4. 阴阳分太少

“东方为少阳，君之始生也，故［日］出于东方也。南方为太阳，君之盛明也。少阳为君之家，乃父母[12]，太阳为君之身，君之位也。”“少阴为臣，臣者以义曲折，伏于太阳[13]。”“少阳者畏少阴[14]”，“太阳畏太阴[15]”。（太平经合校卷69[16]）

5. 重火的五行说[17]

“天常谶格法[18]，以南方固为君也。……火在南方为君，太阳在南方为君。四时，盛夏在南方为君。五祀[19]，灶[20]在南方为君。五藏，心在南方为君。君者，法常衣赤[21]，火之行也。”

6. 干支配五行[22]

“甲，天也，王者之本位也，故甲为心星[23]……火也。”

“丙为火之长[24]，最其大者明也，君之位也。”

“甲者以寅为家，乙者以卯为家[25]，丙者以午为家，丁者以巳为家；戊者以辰戌为家，己者以丑未为家，庚者以申为家，辛者以酉为家，壬者以子为家，癸者以亥为家。故天道者反行[26]治也。地道者，止[27]也。……十二支各属其处，不随十干而行也。”

7. 灸刺[28]

“灸刺者所以调安三百六十脉[29]，通阴阳之气而除害也。三百六十脉者，应一岁三百六十日[29]，日一脉持事[30]，应四时五行而动[31]，出外[32]周旋身上，总[33]于头顶，内系于脏。衰盛应四时而动移[34]。有疾则不应，度数[35]往来失常，或结或伤，或顺或逆，故当治之。

“灸者，太阳之精[36]，公正之明也[37]，所以察奸除恶害也。针者，少阴之精[38]也，太白之光[39]，所以用义斩伐也[40]。

“治百中百，治十中十，此得天经脉谶书也。实[41]与脉相应，则神[42]为其驱使。治十中九失一，与阴脉相应，精[43]为其驱使；治十中八，人道书也，人意[44]为其使。过此而下，不可以治疾也，反或伤神。甲脉有病反治乙，名为恍惚[45]，不知脉独伤绝。

“故欲乐知天道神不[46]，神相应与不也，直[47]置一病人前，名为脉本文[48]。比若书[49]经道本文也。今众贤围而议其病，或有长于上[50]，或有长于下，三百六十脉，各有可睹，取其行事[51]常所长，而治诀[52]者以记之。”

《太平清领经》之基本思想与《内经》颇同，略摘如上，不需解释。三百六十脉之说亦非道家故意立异，东汉必有持此说者。“元气”和重火的五行思想与《内经》稍异。《后汉书》说《太平清领经》专以奉天地顺五行为本[53]。“其言以阴阳五行为家，而多巫觋杂说[53]。”可见，处同一时代的著作相同处何其多。

【补注】

［1］早期道士：即神仙方士。《汉典》云："道士：炼丹服药、修道求仙之士。"

南怀瑾说："秦、汉以来的方士，到东汉以后，已经渐有道士之称，他们隐居在各地名山大泽，修炼仙道。"（《中国道教发展史略·第二章：道教的建立》）

方士，《汉典》云："方术之士。古代自称能访仙炼丹以求长生不老的人。泛指从事医、卜、星、相类职业的人。"

顾颉刚说："鼓吹神仙说的叫作方士，想是因为他们懂得神奇的方术，或者收藏着许多药方，所以有了这个称号。"（《秦汉的方士与儒生·第三章神仙说与方士》）

卿希泰说："神仙家的信仰和方术，又为道教所承袭，神仙方术衍化为道教的修炼方术，神仙方士也逐渐衍化为道士。"（《简明中国道教史·第一章道教产生的历史条件和思想渊源及其酝酿过程》）

金栋按：《内经》所言方士，乃医者——方士医。方士一词，《内经》全书共见4次。

《素问·五藏别论》云："余闻方士，或以脑髓为脏，或以肠胃为脏，或以为腑。"王冰注："方士，谓明悟方术之士也。"《素问补识》："方术之士，好以长生不死之术以说人君，盖古代神仙家之流，秦之徐福，汉之辛垣平、李少君皆是。"《素问·至真要大论》："余赐以方士，而方士用之尚未能十全。"

［2］《抱朴子》：即葛洪所著之书名，亦葛洪之自号。

《抱朴子外篇·自叙卷五十二》："洪期于守常，不随世变，言则率实，杜绝嘲戏，不得其人，终日默然。故邦人咸称之为'抱朴之士'，是以洪著书，因以自号焉。"

金栋按：葛洪虽有自叙，然葛洪慕道，抱朴一词，当源于《老子·第十九章》"见素抱朴"。抱朴，内心淳朴、淡泊之义。《汉典》云："守住本有质朴淡泊的天性。"

［3］《太平清领经》：即《太平经》，亦名《太平清领书》。

《太平经》，道教书名。道教早期经典。传汉时曾先后流传三种《太平经》：西汉成帝时齐人甘忠可造《包元太平经》十二卷，东汉时于吉《太平清领书》一百七十卷，张陵《太平洞极经》一百四十四卷。均已佚散。明《正统道藏》所收《太平经》，乃一百七十卷本。该书卷帙浩繁，殆非一人一时之作。内容庞杂，言及天地、阴阳、五行、干支、灾异、鬼神以及当时社会情况等，宣扬宗教和封建伦理观念，也有一些篇章反映劳动人民反对统治阶级聚敛财物，主张自食其力和救穷周急等思想，对于张角的太平道、张陵的五斗米道均产生一定影响。为研究东汉末期社会情况和道教历史的重要资料之一。收入《道藏》第73～115册。另有唐人节录的《太平经钞》十卷及《太平经圣君秘要》可供校补。今人王明有《太平经合校》。（《中国哲学大辞典·著作·道教》）

《太平清领书》，道教书名。即《太平经》，一百七十卷。《后汉书·襄楷传》："顺帝时，琅邪宫崇诣阙，上其师于吉于曲阳泉水上所得神书百七十卷，皆缥白素、朱介、青首、朱目，号《太平清领书》。"唐李贤注："神书，即今道家《太平经》也。其经以甲乙丙丁戊己庚辛壬癸为部，每部一十七类也。"又，唐孟安排《道教义枢》卷二

《七部义》载，汉顺帝时，宫崇上其师于吉所得神书百七十卷，号《太平经》。(《中国哲学大辞典·著作·道教》)

任继愈《道藏提要·太平经》云："又名《太平青（清）领书》……其说以奉天法道，顺应阴阳五行为宗，广述治世之道、伦理之则，及长寿、成仙、通神、治病占验等术，而以顺天地之道，治政修身，以达天下太平为主旨。其说虽杂融道、儒、墨、阴阳、神仙诸家之学，而亦自成体系。其中为后世道教各派教义之张本者甚多。"

［4］元气与神：元气，《汉典》云："指天地未分前的混沌之气。"

神，《汉典》云："1. 迷信的人称天地万物的创造者和所崇拜的人死后的精灵。6. 精神。"

元气，指产生和构成天地万物的原始物质，或指阴阳二气混沌未分的实体。《鹖冠子·泰录》："天地成于元气，万物乘于天地。"《论衡·谈天》："元气未分，浑沌为一。"又，《言毒》："万物之生，皆禀元气。"道教也讲元气构成万物，如《太平经》："夫物，始于元气。"但他们认为"道"乃"元气所起也"。道才是天地万物的终极根源。(《中国哲学大辞典·名词术语·秦汉哲学》)

"气"在本经中层现叠出，俯拾即是，主要指元气及其衍生派生的"众气"而言。"元气"一词最早在《鹖冠子·泰录》中仅见一次，至西汉方使用渐多，本经赋之以宇宙最高和惟一本原的新意义，遂称元气由"恍惚自然""上下洞冥"的原始状态，通过"守道"和"行道"，分为"三处：一气为天，一气为地，一气为人，余气散备万物"。又谓"气生精，精生神"，随之"天地亦因初始，乃成精神"，即在天、地、人、物构成的物质世界之上复有神灵世界高踞顶端，于是整个宇宙世界便撑立起来。(杨寄林译注《太平经》)

金栋按：人之三宝，精、气、神也，或源于《太平经》。《内经》虽亦言及，却并非三字连用。如《上古天真论》："恬淡虚无，真气从之；精神内守，病安从来？……呼吸精气，独立守神。"

又，《内经》无"元气"一词，《难经》有之，名"原气"。《难·三十六难》："命门者，诸精神之所舍，原气之所系也。"

孙广仁《中医基础理论·第二章：精气血津液》："元气，是人体最根本、最重要的气，是人体生命活动的原动力。元气，《难经》又称'原气'；《内经》虽无'元气'或'原气'之称，但有'真气'之说。元气、原气、真气，三者的内涵是同一的，都是指先天之气。"

［5］夫物始于元气：万物从元气那里萌生。(杨寄林译注《太平经》)

金栋按：此句见于《太平经·卷六十七·丁部之十六》，题目为"六罪十治诀第一百三"。

［6］人有气则有神：世人体内有气才有体内的神灵。气，指人所禀受的内含阴阳的先天元气。按照后世道教内丹术的说法，气为生命的动力。神，即人神，指寄居在人体各部位、诸器官内并起主宰作用的人格化的精灵与神灵，如五脏神之类。

金栋按：此段见于《太平经·卷四十二·丙部之八》，题目为"四行本末诀第五十八”。

［7］三光：指日、月、星。

［8］洞冥：意为混沌一正团、溟濛一整片。

［9］具俱：两两相对之意。

［10］经卷119：即《太平经·卷一百十九·庚部之十七》，题目为“三者为一家阳火数五诀第二百一十二”。

本篇所谓“三者”，系指职在施生的阳气，职在成就的和气，职在杀藏的阴气而言。“为一家”，则谓三气形成和协统一的整体。“阳火”即盛阳之火。“数五”之“数”指天数或者说生数。“五”居天数一、三和七、九正中，乃为生数之主，既表示火行处于统领地位，又包含“五火”，亦即天、日、心星、赤气、人心五大应象在内。其“诀”则在篇中具体化为：“无阳不生，无和不成，无阴不杀”，惟有三气合一，方可确保万物按其生命周期迭生迭灭，循环不已；而循环过程中更始出生的幽微之气至为贵重，故须急切禁断“杀气”“凶气”和“刑罚杀伤”。其理据则为“三正论”和《易纬》关于乾坎艮震四阳卦的方位分布说。（杨寄林译注《太平经》）

［11］阳尊阴卑诀：本篇所谓“阳尊阴卑”，不啻“天尊地卑”“君尊臣卑”“官尊民卑”“男尊女卑”的同义词和概括语，属于自殷周之际以迄嬴秦两汉根深蒂固的社会观念与政治观念之一。对此，本篇则以男女生殖器官及其功能为据，复予申说而成其“诀”。尽管颇不雅驯，但惟其如此，恰恰显示出早期道教将生命作为一大理论支柱的特色。至于贯穿其间的阳施阴养、阳生阴成之论，涉及对立面相互依存的关系问题；而阳实核、阴虚空之说，则袭用西汉董仲舒《春秋繁露》的观点予以再发挥。基于阳尊阴卑，篇中又倡行“重本守始”、“反本守元”、象天为治的治国之道。通过对“任贤明儒、道术圣智”六类人终可“乘气而飞”的称许，遂将道教修炼术同治国之道糅为一体；而对“聚财货小人不肖”的抨击，则反映了东汉中后期贫富悬殊、朝政日非的客观现实。（杨寄林译注《太平经》）

［12］父母：按照五行相生的关系，木生火。木为施生者，称父母；火为受生者，称子。（杨寄林译注《太平经》）

［13］少阴为臣，臣者以义曲折，伏于太阳：不太旺盛的阴气象征着臣僚，臣僚又依据大义采取行动，被那最为旺盛的阳气所降伏。

少阴，指不太旺盛的阴气，其于五行属金行，于方位为西方。为臣，意谓象征臣，代表臣。

以义曲折，义指正义、大义或道义之所在，为人伦五常之一。以人伦五常配五行，义属金，故曰“以义曲折”。曲折，屈身。指本人所采取的各种实际行动而言。（杨寄林译注《太平经》）

［14］少阳者畏少阴：即金克木。少阳东方属木，少阴西方属金。按照五行相克的关系而言。

［15］太阳畏太阴：即水克火。太阳南方属火，太阴北方属水。

［16］太平经合校：今人王明撰，乃代表中国道教初期的经典，是中国哲学史、道

教思想史上有价值的资料。后汉《太平经》是道教重要的经典之一，现存只有明朝《道藏》的一个本子。原书一百七十卷，今本残存仅五十七卷。编者王明先生根据《太平经钞》及其他二十七种引书加以校、补、附、存，基本上恢复一百七十卷的原貌，并将和此经有关的几个问题加以考订说明。(百度百科)

卷69：即《太平经·卷六十九·戊部之一》，题目为“天谶支干相配法第一百五”。

所谓“天谶”，义为皇天所预示的万世不可更改又绝对灵验的征象与格法，即四时五行阴阳之道。“支干”系指十二地支与十天干而言；“相配法”则谓十干之间、十二支之间、天干与地支之间，按照五行生克原理所构成的配属关系和它们所共同代表的封建最高统治集团成员内部的组合关系。循此而进，篇中构建出一个“皇天乃以四时为枝，厚地以五行为体”的宇宙总图式及其以元气为端首、转而相足、变化周流的运行机制，具体衍化出“天地八界”的阴阳之位……这篇“天之规矩大要秘文诀”，集中阐发了早期道教视为“天下纲纪”的阴阳五行论。与其说它是“天谶”，毋宁谓之为“人证”的天谶化。(杨寄林译注《太平经》)

《道藏提要·太平经》：“阴阳四时五行，名曰‘天谶’，各有所象所主。如南方为太阳，属火，象君，主德……阴阳五行中，以阳、火为主，最为重要。象天、目、心，而人心最神圣，能造作万事。”

先生说“阴阳五行四时者，天地万物之道也”，与上“天谶”同义。谶（音趁chèn)，《汉典》云：“迷信的人指将要应验的预言、预兆。”

［17］重火的五行说：之所以重火，源于东汉创建者光武帝刘秀“始正火德”，即按五行相生的顺序，以汉继周而振兴。周为木德，木生火，故汉国运、时运、气运恰值火德。(杨寄林译注《太平经》)

宋范晔撰《后汉书·光武帝纪上》：“建武二年春正月壬子，起高庙，建社稷于洛阳，立郊兆于城南，始正火德，色尚赤。”

金栋按：此段内容见于《太平经·卷六十九·戊部之一》，题目为“天谶支干相配法第一百五”。

［18］格法：成法，常法。

［19］五祀：见第五节补注。

［20］灶：以五祀配五行，灶属火。

［21］衣赤：意为外为红色，非谓身穿红衣。以五色配五行，赤属火。(杨寄林译注《太平经》)

洪钧按：解“衣赤”为“外为红色”不妥。衣赤就是礼服的颜色尚赤的意思。因为按照五德转移说或三统说，发生了天命转移，就要改正朔、易服色。于是，得火德者，礼服的颜色尚赤——以红色即赤色为上。光武帝承认自居火德，故服色尚赤。《太平经》成书于东汉，衣赤是时代特色。

［22］干支配五行：天干、地支配五行。

金栋按：此段内容见于《太平经·卷六十九·戊部之一》，题目为“天谶支干相配法第一百五”。

［23］故甲为心星：心星，指二十八宿东方七宿中的心宿。以五脏配五行，心属火。

［24］丙为火之长：丙，天干第三位，属阳干。其本义或谓阳道著名，或谓万物生长，灿然可观，位南方，阴气初起，阳气将亏。以之配五行，属火。（杨寄林译注《太平经》）

金栋按：丙属阳干，见先生第五节原文“干支与阴阳五行”之“阴阳配干支表”。

［25］甲者以寅为家，乙者以卯为家：寅、卯为地支第三位与第四位。寅为阳支，卯为阴支。以地支配五行，二者同属木，而天干甲乙亦属木，故言各为其家。

金栋按：本句及以下几句，与先生第五节原文“干支与阴阳五行”之“五行配干支表二”相参，则一目了然。

［26］反行：谓天由西向东运转。

［27］止：意为承接天运之所至。

［28］灸刺：本大段内容见于《太平经·卷五十·丙部之十六》，题目为“灸刺诀第七十四”。

本篇所谓“灸刺”，即针灸医术。围绕这一医术，篇中一方面论述了人体经络系统的构成状况、运行定律及失常表现，力倡脉位法天论，标揭脉与天地阴阳、四时五行相应之理；另一方面阐发了针灸的目的、施灸行针的原则与基本手法，特别是提出了借助患者活体模型而临床会诊的问题。其间讥呵甲脉有病反治乙脉为“恍惚”，不无道理，但斥责阳脉不调反治阴脉为“乱脉”，则属宗教偏见。因为从阴引阳，从阳引阴，以右治左，以左治右，恰为针灸医术穷极变化的奥妙所在。《黄帝内经》对此早已备加推崇。……通篇讲“针”述“灸”，显然带有玄秘性，且将天神、地精、人意（五神之一）在幽冥中决定疗效的谬说张扬到无以复加的地步。（杨寄林译注《太平经》）

［29］三百六十脉：指人体经络系统及气血运行通道与线路的总和。此据中医“脉位法天”的传统理论而为说。脉即血管。《素问·脉要精微论》云：“夫脉者，血之府也。”（杨寄林译注《太平经》）

金栋按：此说略同《内经》，均属“天人相应”的推演。

［30］持事：谓发挥主要的生理功能。

［31］动：谓脉搏跳动。《素问·脉要精微论》云：“脉其四时动奈何？……万物之外，六合之内，天地之变，阴阳之应，彼春之暖，为夏之暑，彼秋之忿，为冬之怒，四变之动，脉与之上下。以春应中规，夏应中矩，秋应中衡，冬应中权。”

［32］出外：流注之意。

［33］总：汇总，汇聚。

［34］动移：犹言循环。

［35］度数：指一日之内在不同的时辰流注在不同的部位。因其本有规律可寻，故称度数。详参《灵枢·五十营》所述。

［36］太阳：与少阳相对而言，即最旺盛的阳气。其于五行属火行，于方位为南方，于时序为夏季。

［37］公正之明也：火性明耀，烛照一切，故出此语。

［38］少阴：与太阴相对而称，即不甚旺盛的阴气。其于五行属金行，于方位为西方，于时序为秋季。

［39］太白之光：太白即金星，为五大行星之一。金星属金行，且闪银光，而针具色泽与之相近，故而谓之为太白星光芒的投射。

洪钧按：关于太白的含义和金星的颜色，前文已有按语。此处解说不确，请参看前文按语。

［40］用义斩伐也：取义斩伐。用，取用。

［41］实：指施灸和进针的精准度而言。

［42］神：天神。

［43］精：地精。低天神一等。

［44］人意：指蕴藏在人体脾部之内的灵气。其被列为五神（含神、魄、魂、志）之一，视作土行之气的产物。《灵枢·本神》云："所以任物者谓之心，心有所忆谓之意，意之所存谓之志。"《素问·宣明五气》和《灵枢·九针论》俱称"脾藏意"。本经卷九十六《忍辱象天地至诚与神相应大戒》谓："精明人者，心也；念而不置者，意也，脾也。"

［45］恍惚：犹言神志不清。本经卷四十《努力为善法》谓："学而不精，名为恍惚。"

［46］神不：神，神妙。不，同"否"。

［47］直：特地。

［48］脉本文：此处等于说"人体模型"。略如后世北宋明清所铸针灸铜人。

［49］书：意为在人体上明明写着。

［50］长于上：长，擅长，精通。上，指人体上部。即腰部以上各经络及穴位。详参《灵枢·阴阳系日月》所述。本经乙部《录身正神令人自知法》云："故上者象阳，下者法阴。"

［51］取其行事：行事，指以往的临床病例。

［52］治诀：绝对治愈之义。诀，通"决"。

［53］《后汉书》说《太平清领经》专以奉天地顺五行为本：见《后汉书·襄楷传》。

《后汉书·襄楷传》："臣前上琅邪宫崇受于吉神书，不合明德。……前者宫崇所献神书，专以奉天地顺五行为本，亦有兴国广嗣之术。……初，顺帝时，琅邪宫崇诣阙，上其师于吉于曲阳泉水上所得神书百七十卷，皆缥白素、朱介、青首、朱目，号《太平清领书》。其言以阴阳五行为家，而多巫觋杂语。"

【原文】

（二）《关尹子》[1]与《内经》

《关尹子》论五行处最多。其生克顺序多与《内经》同。亦有不同处，即重火思想。把精、魄、神、魂配五行，则与《内经》仿佛。摘一段如下[2]：

“精者水，魄者金，神者火，魂者木。精主水，魄主金，金生水，故精者魄藏之。神主火，魂主木，故神者魂藏之。唯火之为物，能熔金而销之，能燔木而烧之。”

此段只见四行[3]，且火之用最大。后来关于精、神、魄、意之说约亦与此有关。

（三）《列子》[4]与《内经》

1. 阴阳五行说

“天地之道，非阴则阳。”

“昔者圣人因阴阳以统天地[5]。夫有形者生于无形[6]，则天地安从生[7]。故曰，有太易，有太初，有太始，有太素[8]。太易者未见气也[9]，太初者气之始也[10]，太始者形之始也[11]，太素者质之始也[12]。”

“常生常化者，无时不生，无时不化，阴阳尔，四时尔[13]。”（天瑞[14]第一）

《列子》为晋代伪书[15]。其论阴阳欲以道家之说统帅之，但亦颇有发明。又与《易》说相糅和，用心良苦。后世道士不能及。《列子》之文颇类《庄子》[16]，虽多寓言，亦可见其思想。

2. 说梦

“一体之盈虚消息皆通于天地，应于物类[17]。故阴气壮则梦涉大水而恐惧[18]。阳气壮则梦大火而燔焫[19]。阴阳俱壮则梦生杀[20]。甚饱则梦与，甚饥则梦取[21]。是以以浮虚为疾者则梦扬，以沉实为疾者则梦溺。籍带而寝则梦蛇，飞鸟衔发则梦飞[22]。将阴梦火，将疾梦食[23]。……神遇为梦，形接为事[24]，故昼想夜梦[25]。”（周穆王[26]第三）

此段与《灵枢·淫邪发梦》有数句一字不差，与《素问·脉要精微论》《素问·方盛衰论》的梦说亦相通。他书均不见。若《列子》说在前，则《灵枢·淫邪发梦》必为晋以后成篇。

3. 五脏开窍[27]

“废其心，则口不能言[28]，废其肝则目不能视[29]，废其肾则足不能步[30]。”（汤问[31]第五）

【补注】

[1]《关尹子》：春秋末关尹著。《汉书·艺文志》道家类著录九篇。汉《列仙传》作《关令子》。《隋志》、新旧《唐志》均不载。原本久佚。今本始出于南宋永嘉。九

篇题为《一字》《二柱》《三极》《四符》《五鉴》《六匕》《七釜》《八筹》《九药》。前有西汉刘向序，后有东晋葛洪序。其内容多仿释氏与神仙方技家，为后人伪托。据近人张心澄考证，作伪者是五代杜光庭（《伪书通考》）。其书虽依傍前人，但融贯禅玄，择精削繁，仍不失为研究古代道家思想的资料。道教奉为经典，收入《道藏》，称《文始真经》，全称《无上妙道文始真经》。（《中国哲学大辞典·著作·先秦》）

关尹，春秋末思想家，道家。约与老聃同时，长于列子（《庄子·达生》）。相传曾为函谷关令尹。一说名轨，字公度（东晋葛洪《神仙传》）。一说姓尹名喜（唐陆德明《经典释文》）。曾与西去的老子相遇，促成其著书五千言。他自己也著书九篇。《汉书·艺文志》有著录。其中心思想为“贵清”（《吕氏春秋·不二》）。主张“在己无居，形物自著其动若水，其静若镜，其应若响”，故“未尝先人而常随人”。《庄子·天下》赞他和老聃为“古之博大真人”。后道教尊为“无上真人”“文始先生”。今本《关尹子》，系后人伪托。（《中国哲学大辞典·人物·先秦》）

《史记·老子伯夷列传》：“老子修道德，其学以自隐无名为务。居周久之，见周之衰，乃遂去，至关，关令尹喜曰：‘子将隐矣，强为我著书。’于是老子乃著书上下篇，言道德之意五千余言而去，莫知其所终。”

《汉书·艺文志·诸子略》：“《关尹子》九篇。名喜，为关吏，老子过关，喜去吏而从之。”

洪钧按：《关尹子》虽见于《汉志》记载，但今《关尹子》颇不类西汉著作。就以上所引五行学说而论，应系东汉或以后成书。故置于《太平经》之后讨论。

［2］摘一段如下：摘引为《关尹子·四符》篇之内容。四符，指精、神、魂、魄。

［3］此段只见四行：缺土行之“意”，即意者土。

《关尹子·四符》篇：“关尹子曰：五行之运：因精有魂，因魂有神，因意有魄，因魄有精。”“火生土，故神生意；土生金，故意生魄。”

［4］《列子》：“即战国时郑人列御寇。古有列子能御风之说。又为中国道教典籍之一。传为战国时人列御寇著。《汉书·艺文志》著录《列子》八篇，早佚。今本《列子》八篇由晋人张湛编成。书中抄录一些先秦材料，但从思想内容看是反映魏晋思潮的作品。此书真伪历代名家均有辨证。”（《汉典》）又见第二节补注。

［5］昔者圣人因阴阳以统天地：从前圣人凭借阴阳二气来统摄天地万物。（叶蓓卿译注《列子》）

［6］夫有形者生于无形：有形态的事物是由无形态的事物产生的。

《列子集释》：“［注］谓之生者，则不无；无者，则不生。故有无之不相生，理既然矣，则有何而由生？忽尔而自生。忽尔而自生，而不知其所以生；不知所以生，生则本同于无。本同于无，而非无也。此明有形之自形，无形以相形者也。”

［7］则天地安从生：那么天地是从哪里产生的？

《列子集释》：“［注］天地无所从生，而自然生。［解］天地，形之大者也。阴阳者，非神识也。有形若生于无形者，天地岂有神识心性乎？若其无者，从何而生耶？假设此问者，将明万物者有生也。”

［8］故曰，有太易，有太初，有太始，有太素：所以说，有太易，有太初，有太始，有太素。太易，指尚未形成元气的阶段，即宇宙本源。太，极致。易，不断变化而无穷滞。太初，指元气开始萌发的阶段。初，原始，开始。太始，指元气已经形成并具有一定形态的阶段。太素，指元气不仅有了形态而且有了固定的性质。《列子集释》："［注］此明物之自微至著，变化之相因袭也。"

［9］太易者，未见气也：太易的阶段，元气尚未形成。

《列子集释》："［注］易者，不穷滞之称。凝寂于太虚之域，将何所见耶？如《易·系》之太极，老氏之浑成也。"

［10］太初者，气之始也：太初的阶段，元气开始萌芽。

《列子集释》："［注］阴阳未判，即下句所谓浑沦也。"

［11］太始者，形之始也：太始的阶段，元气已经形成，而且具有了一定的形态。

《列子集释》："［注］阴阳既判，则品物流行也。"

［12］太素者，质之始也：太素的阶段，元气不仅有了形态，而且有了固定的性质。

《列子集释》："［注］质，性也。既为物矣，则方员刚柔，静躁沈浮，各有其性。"

金栋按：太易、太初、太始、太素，乃道家哲学中宇宙生成论之"先天四太"之说，再加上太极，则为"先天五太"之说。太极是有，太易是无，即宇宙本源，而太初、太始、太素是三气未分、浑沦相连之混沌状态，即"气、形、质具而未相离，故曰浑沦。浑沦者，言万物相浑沦而未相离也。视之不见，听之不闻，循之不得，故曰易也"。

《易·系辞传》："易有太极，是生两仪。"《易纬·乾凿度》："易始于太极，太极分而为二，故生天地。……夫有形生于无形。"

原来天地万物是这样形成的，即太易→太初→太始→太素→太极，由道家无极过渡到太极万物的开始，与《老子·二十五章》"有物混成，先天地生"、《四十章》"天下万物生于有，有生于无"及《四十二章》"道生一，一生二，二生三，三生万物"的宇宙生成模式吻合。即：道、太易（无）→一、太极（气、有）→二、两仪（天地、阴阳）→三、（阴阳交感和合）→万物。

所以先生下文说：《列子》书，"其论阴阳以道家之说统帅之，但亦颇有发明，又与《易》说相糅和，用心良苦。"

又，《列子·天瑞篇》这段话亦见于《易纬·乾凿度》，而林亿等《素问·新校正》则引《乾凿度》之语，云"《素问》之名，义或由此"。

［13］阴阳尔，四时尔：阴阳二气是这样，一年四季也是这样。尔，指示代词，如此，这样。

《列子集释》："［注］阴阳四时，变化之物，而复属于有生之域者，皆随此陶运；四时改而不停，万物化而不息者也。［解］为阴阳所迁顺时转者，皆有形之物也。念念迁化，生死无穷，故常生常化矣。"

［14］天瑞：《列子》篇名。指自然界阴阳变化，四时循环无不与道的规律相合，

如符瑞之有信，故名。瑞，指符瑞，是古代用为信物的标记。（景中译注《列子》）

《列子集释》："［注］夫巨细舛错，修短殊性，虽天地之大，群品之众，涉于有生之分，关于动用之域者，存亡变化，自然之符。夫唯寂然至虚凝一而不变者，非阴阳之所终始，四时之所迁革。［解］夫群动之物，无不以生为主。徒爱其生，不知生生之理。生化者，有形也；生生者，无象也。有形谓之物，无象谓之神。迹可用也，类乎阴阳。论其真也，阴阳所不测。故《易》曰：'阴阳不测谓之神。'岂非天地之中大灵瑞也？故曰天瑞。"

［15］《列子》为晋代伪书：此说有待商榷。未必全伪。

《列子》一书，《汉书·艺文志》道家类著录《列子》八篇，班固自注曰："名圄寇，先庄子，庄子称之。"到唐天宝元年（742），唐玄宗下旨设"玄学博士"，把《列子》等四部道家著作并列为经典，作为学子应试科举的必读书。《列子》当时被尊奉为《冲虚至德真经》。不久，柳宗元、高似孙相继提出《列子》之伪，之后应者云起，《列子》遂判为伪书。……近人梁启超、郭沫若、杨伯峻、严北溟诸学者均支持《列子》伪书之议，似乎已成定论。既然是伪书，就要找出作伪者，先是说《列子》作注的张湛是作伪者，但因证据不足，又认定作伪者为王弼，又由于证据不足，便改为系出于魏晋人之手。

因为给《列子》定为伪书，毕竟缺乏铁的证据，且不乏推测之辞，不能自圆其说，所以有学者开始质疑"伪书说"，并响亮提出《列子》不伪的观点。如岑仲勉、李养正，日本学者武义内雄，台湾学者严灵峰、陈鼓应便提出了有力的反驳意见，扭转了《列子》"伪书说"一边倒的局面。本书赞成岑仲勉诸学者的意见，《列子》为伪书的案应予改判。《列子》是先秦子书，列子其人并非鸿蒙、列缺一类神怪，实有其人。《列子》虽然记载了列子身后事，但这和《论语》《庄子》也同样记载了他们的身后事一样，不能因此断定它们都是伪书。（景中译注《列子·前言》）

陈鼓应说："梁启超等人妄断《列子》是魏晋时代的伪作，所持的态度和论点都是同样的误谬的。"（《老子今注今译》）

叶蓓卿认为："今本《列子》保存了包括古本《列子》佚文在内的若干先秦文献资料，此外也有一部分内容为后世附益而成，应当是由魏晋人在《列子》佚文的基础上多方杂取编订成书。"（叶蓓卿译注《列子·前言》）

［16］《列子》之文颇类《庄子》：二者是一脉相承。

张湛《列子序》："《列子》八篇……大同归于老庄。属辞引类，特与《庄子》相似。《庄子》《慎到》《韩非》《尸子》《淮南子》《玄示》《旨归》多称其言。"

［17］一体之盈虚消息，皆通于天地，应于物类：人体的充盈或亏虚、消长或停息，都与天地相通，与外界事物相应。不外乎天人相应。

《列子集释》："［注］人与阴阳通气，身与天地并形；吉凶往复，不得不相关通也。"

［18］故阴气壮，则梦涉大水而恐惧：因此阴气旺盛，就会梦见涉足大水而感到恐惧。

《列子集释》："［注］失其中和，则濡溺恐惧也。"

《素问·脉要精微论》："是知阴盛则梦涉大水恐惧。"王冰注："阴为水，故梦涉水恐惧也。《阴阳应象大论》曰：'水为阴。'"《类经十八卷·疾病类八十五》："以阴胜阳，故多阴象。"

《灵枢·淫邪发梦》："阴气盛则梦涉大水而恐惧。"

［19］阳气壮，则梦大火而燔焫：阳气旺盛，就会梦见大火而被烧灼。燔（音翻 fān），烧。焫（音若 ruò），烧灼。

《素问·脉要精微论》："阳盛则梦大火燔灼。"王冰注："阳为火，故梦大火而燔灼也。《阴阳应象大论》曰：'火为阳。'"《类经十八卷·疾病类八十五》："以阳胜阴，故多阳象。"

《灵枢·淫邪发梦》："阳气盛则梦大火而燔焫。"

［20］阴阳俱壮，则梦生杀：阴阳之气都旺盛，就会梦见争斗相杀。

《列子集释》："［注］阴阳以和为用者也。亢则自利相害，故或生或杀也。"

《素问·脉要精微论》："阴阳俱盛则梦相杀毁伤。"王冰注："亦类交争之象也。"《类经十八卷·疾病类八十五》："俱盛相争，故梦相杀。"

《灵枢·淫邪发梦》："阴阳俱盛则梦相杀。"

［21］甚饱则梦与，甚饥则梦取：吃得过饱就会梦见付出给予，肚子饥饿就会梦见索取。

《列子集释》："［注］有余故欲施，不足故欲取。此亦与觉相类也。"

《素问·脉要精微论》："甚饱则梦予，甚饥则梦取。"王冰注："内有余故，内不足故。"

《灵枢·淫邪发梦》："甚饥则梦取，甚饱则梦予。"

［22］是以以浮虚为疾者则梦扬……飞鸟衔发则梦飞：所以，脉象浮虚的病人会梦到自己飞扬，脉象沉实的病人会梦到自己溺水，压着衣带睡觉就会梦见蛇，飞鸟来衔头发就会梦见飞翔。籍带，睡在衣带上。籍，坐卧其上。

《列子集释》："此以物类致感。"

［23］将阴梦火，将疾梦食：气血要转为阴冷就会梦见烤火，即将生病的就会梦见进食。

［24］神遇为梦，形接为事：精神相遇为梦，形体相接触是日常行事。

［25］故昼想夜梦：所以日有所思，夜有所梦。

［26］周穆王：《列子》篇名。取篇首有"周穆王"三字而名。周穆王，名姬满，西周国王，昭王之子。

本篇旨在宣扬浮生若梦、得失哀乐皆为虚妄的思想。作者精心勾勒出一幅幅瑰丽奇异的画面，为我们展现了神妙莫测的幻化境界，却又让它倏起倏灭，以期证明有生有形者尽为虚无的幻象，终将随着生死阴阳之变归于消亡；唯有造化万物的大道，因"其巧妙，其功深"，才能够常信常存，无极无穷。但是现实生活中，人们往往"惑于是非，昏于利害"，被新鲜短暂的过眼云烟所吸引，从而忽略了惯常恒久的实在拥有。

因此，全文通过八则寓言，分别以化、幻、觉、梦、病、疾、诳等意象来譬喻人生的虚妄不实。(叶蓓卿译注《列子》)

[27] 五脏开窍：请参看本书第十五节附文“心开窍详解”。

[28] 废其心，则口不能言：破坏它的心脏，它的嘴就不会说话了。

金栋按：《内经》言心“在窍为舌”，即“心开窍于舌”，则当云“废其心，则舌不能言”，然舌在口中，或有此说。

[29] 废其肝，则目不能视：破坏它的肝脏，它的眼睛就看不见了。

金栋按：《内经》言肝“在窍为目”，即“肝开窍于目”。

[30] 废其肾，则足不能步：破坏它的肾脏，它的脚就不会走路了。

金栋按：《内经》言肾“在窍为耳”“开窍于二阴”，若以窍而言，则当云“废其肾，则耳不能听、二便失常及孕育障碍”，故列子此说当另有所本。

[31] 汤问：《列子》篇名。取篇首“殷汤问于夏革”之有“汤问”二字，故名篇。殷汤，即商汤，商朝的建立者。殷，朝代名。商王盘庚从奄（今山东曲阜）迁到殷，因而商也被称为殷。整个商代，亦或称“商殷”“殷商”。

《汤问》一篇，笔锋横扫天下，搜罗旷古奇闻，以飨博物君子。文中载有诸多超逸绝尘的神话传说，极言天地之广阔无垠，万物之繁荣驳杂，以期突破世人囿于视听的浅陋常识，消除种种流于表象的巨细、修短、同异分歧。作者先借由殷汤与夏革的对话，畅谈时空的无极无尽，并且难能可贵地表达了“天地亦物”的宇宙观；再通过大禹和夏革的两段言论，说明自然界的生息变幻以及人世间的寿夭祸福都是无所待而成，无所待而灭，即是博学多识的圣人也未必能够通晓其中的规律与奥秘。就好比四方八荒的政风民俗，彼此相异却未足为奇，因为它们都是在不同的人文地理环境下“默而得之，性而成之”，属于自然而然的产物。(叶蓓卿译注《列子》)

洪钧按：《列子》的寓言带有鲜明的魏晋思想特点。黜圣人，尚自然，追求绝对自由，两汉不可能有如此著作，尽管《庄子》有略同的思想。

【原文】

(四)《周易参同契》[1]与《内经》

此书近来颇受重视，主要是其中讲的炼丹术得到西方化学史家的高度评价。中国古代学者（不仅道士）看重此书的也颇多，主要原因是全书多借《易》理说话。朱熹即曾注此书[2]，并深得其旨趣。此书蒙过不少俗儒，误以为是儒家书。今本文字甚佳，虽不比《庄子》《列子》之汪洋恣肆[3]，却继承了《老子》简括、含蓄的韵味。然今日青年读起来，无异于天书。若非专门研究道教思想，尽可不读。欲读懂此书有何诀窍？略指其四点：(1) 全书说理仍以阴阳五行为根本。(2) 阴阳五行多借用《易》理为术语。(3)《易》理既可以说明一日、一月、一年之变化，又用以说明人体构造与生理，还用于比附丹炉烧炼之原理。故论修炼可同时讲吐纳与丹法。(4) 有些道家术语往往与儒家、医家不同。

以《内经》与《参同契》比较，可得出以下简单结论。

(1)《内经》的阴阳、五行、天人相应说以五行生克为主。直接用《易》理处几乎没有。间接用者不多而且不很成功，前已有专节论及。(2)《参同契》用阴阳五行，以道教化的《易》学阴阳说为主，而以五行生克为辅。其中“天人相应”说也不像《内经》那样附会太甚。故两书说理之具大略相同，而着力轻重有异。一为道家书，一为医家书，虽成于同一时代，同中有异，亦是常态。

今试以现代语言解其一二重要段落，便可知。

原文：乾坤[4]者，易之门户[5]，众卦之父母[6]，坎离匡郭[7]，运毂正轴[8]，牝牡四卦[9]，以为橐籥[10]。

释文：前七字采自《周易·系辞》[5]。意思是说八卦中的乾坤两卦是《易》经六十四卦的基础[6]。懂得乾坤表示一阴一阳之道，就算摸到解《易》的门户。坎离两卦限定水火的征象[7]，阴阳推演便由此辗转不停[8]。以上四卦二阴二阳，宇宙万物便由此而生[9]。橐籥是皮革做的鼓风器具[10]。《道德经》说：“天地之间，其犹橐籥乎[11]？虚而不诎，动而愈出[12]。”意指天地间的动静变化像橐籥鼓动呼吸。把四卦的作用比作橐籥是道家本色。

原文：朔旦屯直事[13]，至暮蒙当受[14]。昼夜各一卦[15]，用之依次序[16]。

释文：朔旦指每月第一日的早晨[13]，屯是六十四卦之三，除乾坤两卦外它是第一卦[13]。故六十卦（上段四卦已总括易理，不配日）配一月。自屯开始，昼夜各配一卦，以此排列六十卦共配三十日[15]。

原文：春夏居内体[16]，从子到辰巳[17]，秋冬当外用[18]，自午讫戌亥[19]。赏罚应春秋[20]，昏明顺寒暑[21]，爻辞有仁义[22]，随时发喜怒[23]，如是应四时，五行得其理[24]。

释文：此段总意思近于《内经》“春夏养阳，秋冬养阴”。“内体”“外用”应是养阳、养阴之义，但借助十二支配十二月，说得更细。子月为冬至所在月，此月一阳生。此后至六月阳气隆盛，故此时养生，顺自然应养阳。此段只是讲四时阴阳变化，不必牵强卦辞。用五行说解释更方便，故最后两句不得不说四时应五行之理。亦可将十二支解作一日十二时，但主要为说明四时。《灵枢》有顺气一日分为四时[25]之说，义同此。

原文：坎戊月精，离己日光；日月为易，刚柔相当[26]。土王四季，罗络始终[27]；青赤白黑，各居一方，皆禀中宫，戊己之功[28]。

释文：这实际上是通过一幅图把《易》的主要四卦与天干、四季、五行拉到一起，见下图：

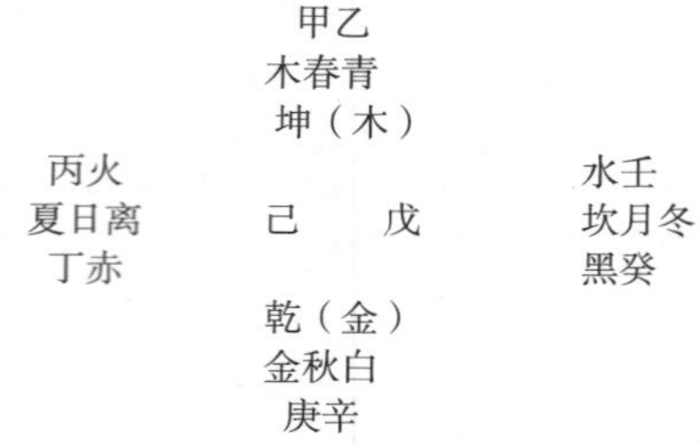

或有以别图强解此句者，均不可一通百通。

总之，《参同契》虽用《易》语多，若全弃五行便不能言“中”。八卦可以象天地、象人体、象丹炉，六十四卦亦然。而天、人、炉不能只是外壳，变化必在其中。有中必须引进土[29]，方好说话。《说卦》中已有八卦归类，但仍不便于配四时、五行。一部《参同契》不过是阴阳五行修炼诀。至于每段必引《易》理、卦象、爻辞解释，不但古代专家解不通，原书作者本人亦觉难。即如前面每月三十日与六十卦相配，此法仅适用于360日法，即每月只能30日。自然界不是总迁就《易》，古人用《易》解释某些自然现象是时代的限制。解释多少算多少。硬要全说清，只有两个办法。一是随心所欲、任意瞎说，不顾前后矛盾。二是繁琐引证，最后是自己说不清楚，别人听不明白。然而，它讲一阴一阳之谓道总不差。若欲完全以哲理说科学，自今日亦曰不可。

《参同契》的思想还是比较深邃的。由此以下均是道教的末流，谈不上什么学术了。

【补注】

［1］《周易参同契》：简称《参同契》。道教书名。东汉魏伯阳撰。三卷。书中借用乾、坤、坎、离、水、火、龙、虎、铅、汞等法象，以明炼丹修仙之术。大旨是参同“大易”“黄老”“炉火”三家之理而会归于一，能“妙契大道”，故名。为道家系统地论述炼丹的最早的著作。道教奉为“丹经王”。宋朱熹有《周易参同契考异》一卷，此外注解尚有四十余家。多收入《道藏》第621～629册。(《中国哲学大辞典·著作·道教》)

［2］朱熹即曾注此书：即《周易参同契考异》，亦名《周易参同契注》。

［3］汪洋恣肆：“形容文章、言论书法等气势豪放，潇洒自如。”(《汉典》)

［4］乾、坤：狭义地讲，为《周易》开篇起首的两卦。其中，乾为纯阳之卦，坤为纯阴之卦。广义地讲，乾为阳的代表，坤为阴的代表。乾、坤为宇宙天地间阴、阳两气之总称。

［5］易之门户：易，指《周易》。

门户，单扇为门，双扇为户，人之出入，皆从门户，故门户有“枢纽”“开关”之义。因乾卦之阳爻与坤卦之阴爻相互作用，成《易经》六十四卦，故乾阳、坤阴为《易经》之“门户”、枢机。引而申之，乾阳、坤阴实乃宇宙天地间所有变化的枢机、门户。

《周易参同契》此说，源自《周易·系辞》：“子曰：‘乾、坤，其《易》之门耶?’乾，阳物也；坤，阴物也。阴阳合德，而刚柔有体，以体天地之撰，以通神明之德。”又：“乾、坤，其《易》之缊邪？乾、坤成列，而《易》立乎其中矣。乾、坤毁，则无以见《易》。”

［6］众卦之父母：众卦，有两层意思：一是指乾、坤两经卦所生之震、坎、艮、巽、离、兑六子卦。另一层意思是指乾、坤父母与六子卦，构成《周易》之“八经卦”，“八经卦”为三爻之卦，“八经卦”相互重叠，而有《周易》六十四“别卦”。“别卦”皆六爻之卦。六十四“别卦”，亦皆由乾之阳爻与坤之阴爻所构成，故“众卦”亦可代表整个《周易》六十四“别卦”。

父母，此处指乾阳、坤阴。凡《周易》众卦之阳爻，皆得于乾之阳；众卦之阴爻，皆得于坤之阴，故乾阳、坤阴为“众卦之父母”。

［7］坎离匡郭：坎、离，狭义地讲，为《周易》上经结尾之两卦，或谓“八经卦”中的坎、离两卦。广义地讲，坎卦阴中有阳，可以取象水、月亮、铅金等；离卦阳中有阴，可以取象火、太阳、流汞等。坎、离，通常被丹道喻为“药物”。

匡郭，匡，同“筐”；郭，即城郭。

坎，一阳陷在两阴之中；离，一阴陷于两阳之中。坎藏于坤，离藏于乾，犹如筐中藏物，郭中藏城，即所谓“坎离匡郭”。或谓坎、离两卦相抱于外，其内空虚，合内虚与外实而成匡郭之状，如北宋周敦颐“太极图”第二圈之“坎离相抱图”所示。

又，《周易参同契》以《周易》乾、坤、坎、离四卦构建了一个宇宙模型，其以乾为天、坤为地，坎为月、离为日，乾天、坤地定上下之位，坎月、离日列东西之门，乾、坤、坎、离四卦之结构，犹如城市、垣郭之四方匡正；日、月升降于天地之间，循环而无穷，犹如城郭之垣墙首尾相联、贯通，此亦可谓“坎离匡郭”。

金栋按：即如下图“坎离匡郭”

	乾（天）	
离（日、火、流汞）		坎（月、水、铅金）
	坤（地）	

［8］运毂正轴：毂（音谷 gǔ），指车轮之心，外实而持辐，内空以受轴。轴，为车下之横木，其两头贯毂而承车之体。

坎月、离日于天地间升降，其象如车轴之贯毂以运车轮，一下而一上。此说源出于《道德经》：“三十辐共一毂，当其无，有车之用。”（十一章）《周易参同契》认为，乾坤设位，坎离成能。欲使坎离之毂运转不偏、不倚，须得乾坤之轴居于其正位。

金栋按：以上《周易参同契》原文五句共20字，乃《参同契》“乾坤者易之门户章第一”篇之全部内容。

本章是《周易参同契》全书的纲领。乾坤门户，在丹道为炉鼎；坎离匡郭，在丹道为药物。

［9］牝牡四卦：牝（音聘 pìn），本义为雌性，转义指阴性的事物。牡，本义为雄性，转义指阳性的事物。

四卦，《周易》中，乾为纯阳牡卦，坤为纯阴牝卦；坎卦阴中有阳，离卦阳中有阴，为牝牡相交之卦。因乾、坤、坎、离四卦覆盖、涵蕴纯阴、纯阳、阴阳相交之道，故谓之“牝牡四卦”。

［10］橐龠（籥）（音驮月 tuó yuè）：即皮革制的风箱，冶工用于鼓风之器具。橐，即鞴（音备 bèi）囊、方袋子，无孔。籥，为其管、楗，有空以出气。风箱形似方形的袋子，上面插有管、楗，拉动风箱，则有风出。

洪钧按：风箱是一推一拉地鼓风，还有的是靠足踏。今日还可偶尔见到。木制的风箱都是长方体，至今在我的家乡还可见到。《天工开物》等书，讲冶炼时有木制的风箱图。

［11］其犹橐龠乎：不正像一只大风箱吗？《河上公章句》：“橐籥中空虚，故能有声气。”

［12］虚而不诎（屈），动而愈出：诎，同“屈”。屈，通掘，音掘（jué），枯竭，穷尽。虽然空虚却没有穷尽，鼓动愈快风力也愈大。《河上公章句》：“言空虚无有屈竭时，动摇之益出声气也。”

陈鼓应《老子今注今译》：“不屈：不竭。严复说：‘屈音掘，竭也。虚而不屈，虚而不可竭也。’”

［13］朔旦屯直事：朔，指农历每月的初一日。旦，指清晨、平明之时。

屯，《周易》次于乾坤之后的一卦，屯卦上坎下震。《周易·序卦》：“屯者，物之始生也。”直事，“谓值班。”（《汉典》）

一月中，炼丹之火候，农历每月的初一清晨，用屯卦值事。

［14］至暮蒙当受：至傍晚时分，则以蒙卦值事。

暮，指傍晚时分。蒙，指《周易》蒙卦。蒙卦上艮下坎，屯卦反之，则为蒙卦。《周易·序卦》说：“物生必蒙，故受之以蒙。蒙者蒙也，物之稚也。”

［15］昼夜各一卦：指一日十二时辰，昼用屯，夜用蒙，一日用二卦，一月即用六十卦。昼夜十二时，恰应两卦十二爻之数。

［16］用之依次序：按照每月从初一早晨到三十夜晚的顺序，昼夜各用一卦，依次对应着自屯、蒙到既济、未济共六十卦相配。

金栋按：此段见于《参同契·朔旦屯直事章第三》。

［16］春夏居内体：《周易》别卦皆有六爻，分内外二体。其中，下三爻为内，上三爻为外。内卦三爻，可法一年之春夏、一日之子后午前。亦有观点认为，此处承上两章六十卦火候之说，春、夏喻指“朝”，下句之秋、冬则谓“暮”；“内体”指前卦，下文之“外用”谓后卦，如屯、既济为内体、为朝，蒙、未济为外用、为暮，诸如此

类。春夏两季阳气日盛，乃阴求阳之时。于卦象而言，为内卦或者前卦。

［17］从子到辰巳：阳火自冬至后十一月建子起，历子、丑、寅、卯、辰，进至四月建巳。此六月，皆阳长阴消，阴求于阳。春夏两季当养阳，炼丹发火亦从子起，终于辰巳，阳气于此亦至于鼎盛。

［18］秋冬当外用：《周易》别卦之外卦三爻，可法一岁之秋冬、一日之午后子前。秋冬两季阴气盛，乃阳求于阴之时，于卦象而言，为外卦或者后卦。

［19］自午讫戌亥：阴符从五月夏至建午起，历午、未、申、酉、戌，至十月建亥。此六月，阴长阳消，阳求于阴。秋冬两季当养阴，炼丹退阴符从午起，阴生于午，而终于亥，于亥之时，阴气亦至于鼎盛。

金栋按：以上四句二十字，见于《参同契·春夏居内体章第五》。

［20］赏罚：阳至于春则发生，春生万物，如天之行赏；阴至于秋则肃杀，秋气杀百草，如天之刑罚，故赏为阳，罚为阴。

应春秋：修炼之士于阳气壮大之时，体春阳生生之意，保阳、护阳，施仁以爱之；于阴气正盛之时，体秋阴之肃杀，以火制金，有讨叛之义。故象阳之发生，而施仁以为赏；象阴之肃杀，则行义以为罚。

［21］昏明："昏"即"暮"，"明"即"朝"。

顺寒暑：寒暑立晷而占日影，以知气候变化之理，昏明寒暑，人当顺其时，方可不违天道。丹道一日之火候，其理与一年之火候同，朝则行阳火以应春夏，暮则行阴符以应秋冬。虽一日昼夜所用，而不违一年寒暑之候。

［22］爻辞：狭义之爻辞，指《周易》六十四卦之爻辞；广义之爻辞，指《周易》经、传之语。

仁义：为儒家理论的核心思想之一，"仁"有"爱"之义，"义"有"宜"之义。亦有以"仁义"作"阴阳"解者，认为一卦六爻之内有阴、阳，阳则生物，故称"仁"；阴则成物，故称"义"，此合于易学理论的"三才"（或"三材"）之说，即所谓天道有阴阳，地道有柔刚，人道有仁义。《周易·系辞》谓："《易》之为书也，广大悉备，有天道焉，有人道焉，有地道焉，兼三才而两之，故六。六者非它也，三才之道也。"《周易·说卦》亦谓："立天之道曰阴与阳，立地之道曰柔与刚，立人之道曰仁与义，兼三才而两之。"

［23］随时：春夏阳长阴消，秋冬阴长阳消；自子至于辰、巳，为阳火之候。自午讫于戌、亥，为阴符之候。顺应四时阴阳消长变化之节律，是谓"随时"。

喜怒：喜为阳，怒为阴。《灵枢·行针》云："多阳者多喜，多阴者多怒。"《素问·阴阳应象大论》云："暴怒伤阴，暴喜伤阳。"在丹道中，为文、武火候；于十二辰中，运其火符，昏明寒暑，仁义喜怒，爻象不得纤毫参差，此谓"随时发喜怒"。

［24］五行：丹法中，还将金、木、水、火、土五行配仁、义、礼、智、信五常，具体为木主仁，火主礼，金主义，水主智，土主信。

金栋按：以上六句三十字，见于《参同契·赏罚应春秋章第六》。

［25］《灵枢》有顺气一日分为四时：见《灵枢·顺气一日分为四时》第四十四。

云："一日分为四时，朝则为春，日中为夏，日入为秋，夜半为冬。"

［26］坎戊月精，离己日光；日月为易，刚柔相当：汉易纳甲之法，以坎纳戊、离纳己，因坎为中男、离为中女，甲乙丙丁戊己庚辛壬癸十天干中，戊己居中，故配坎之中男、离之中女。坎外阴而内阳，月之象；离外阳而内阴，日之象。戊为阳土，己为阴土，坎月阴中藏戊阳之土，乃阴中有阳，象水中生金虎；离日阳中藏己阴之土，乃阳中有阴，象火中生汞龙；二土交合，则阴阳互补，刚柔相济，犹日月两字合之而成"易"字；"易"字不外乎日月，丹道亦本于坎离。

［27］土王四季，罗络始终：王，旺也。罗络，联系、贯通、包含之义。

土旺四季，金木水火土五行之中，木旺春季，火旺夏季，金旺秋季，水旺冬季，土无正位，分旺于春夏秋冬四季中，后世有土旺四季各旺十八天的说法，这就是"土旺四季"之说。

金栋按：土旺四季，《内经》有之。《素问·太阴阳明论》："脾者土也，治中央，常以四时长四脏，各十八日寄之，不得独主于时也。"

［28］青赤白黑，各居一方，皆禀中宫，戊己之功：青、赤、白、黑，木之色青，火之色赤，金之色白，水之色黑。木代表春，居东方；火代表夏，居南方；金代表秋，居西方；水代表冬，居北方；木火金水各居一方，唯土居中央，分旺春夏秋冬四季，罗络一岁之终始。且木得土而旺，火得土以息，金得土以生，水得土以止；木火金水四者皆禀土之功。坎戊离己，皆居中宫土位；而四方四行，皆禀土气。

金栋按：此段见于《参同契·言不苟造章第九》。本章明坎、离药物所涵蕴的阴阳土德之功。

［29］有中必须引进土：因"土旺四季，罗络始终"，其功甚大，无可比拟。

洪钧按：阴阳太少、四时、四卦、八卦都是两两成对的，只能对应四行或八方，即没有和"中"相应的。有了中央必须引进土和它对应。人体和丹炉不能只有外壳，变化发生在"中"。故中央属土，万物所生，万物所归。

【原文】

（五）《抱朴子》与《内经》

1. 阴阳五行说

"大神仙之人也，能调和阴阳。"（金丹[1]卷四）

"宜知房中之术[2]，所以尔者，不知阴阳之术，屡为劳损，则行气[3]难得力[4]也。"（至理[5]卷五）阴阳术即是房中术。

"一日一夜有十二时，其从半夜以至日中六时为生气[6]，午后以至夜半六时为死气[6]。"（释滞[7]卷八）

"天地为物之大者，九圣共成《易经》[8]，足以弥纶[9]阴阳，不可复加也。"（释滞卷第八）下接批评五经语，文甚多。

"子午属庚、卯酉属己、寅申属戊、丑未属辛、辰戌属丙、巳亥属丁，一言得之[10]者宫与土也，三言得之者徵与火也……九言得之者，角与木也，若本命属土，不宜服青色药[11]……以五行之义，木克土[11]……金克木故也。”（仙药[12]第十一卷）

“五味入口不欲偏多。故酸多伤脾[13]，苦多伤肺，辣多伤肝，咸多则伤心，甘多则伤肾。此五行自然之理也[14]。”（极言[15]第十三）

“春向东食岁星之气[16]，使入肝；夏服荧惑赤气[17]，使入心；四季之月食镇星黄气[18]，使入脾；秋食太白白气[19]，使入肺；冬服辰星黑气[20]，使入肾。”

“或问不寒之道，抱朴子曰：或以立冬之日服六丙、六丁之符[21]……或问不热之道，抱朴子曰：或以立夏日服六壬、六癸之符[22]。”

“老君真形者，思之，姓李名聃，字伯阳。身长九尺，黄色[23]，鸟喙隆鼻，秀眉长五寸，耳长七寸，额有三理上下彻[24]，足有八卦……从黄童百二十人。左有十二青龙[25]，右有二十六白虎[26]，前有二十四朱雀[27]，后有七十二玄武[28]。”

“仙人入瘟疫秘禁法，思其身为五玉。五玉者，随四时之色：春色青、夏赤、四季月[29]黄、秋白、冬黑。……又思五脏之气从两目出，周身如云雾，肝青气，肺白气，脾黄气，肾黑气，心赤气。五色纷错，则可与疫病者同床也。”（杂应[30]第十五）

“大忌不可以甲乙寅卯之岁[31]，正月二月入东岳[32]；不以丙丁巳午之岁，四月五月入南岳；不以庚辛申酉之岁，七月八月入西岳；不以戊己之岁，四季之月入中岳；不以壬癸亥子之岁，十月十一月入北岳。”

“天地之情状，阴阳之吉凶，茫茫乎[33]其亦难详也，吾亦不必谓之有，又亦不敢保其无也。”

“甲者木也，午者火也，乙亦木也，巳亦火也。火生于木故也。……他皆仿此。”（登涉[34]第十七）

“天下不可以经时[35]无日，不可以一旦无火。”（外逸民[36]第二）

2.《抱朴子》的方药知识

“古之初为道者，莫不兼修医术[37]，以救近祸。”（杂应第十五）

“今医家通明肾气之丸[38]，内补五络之散[39]，骨填枸杞之煎，黄芪建中之汤[40]，将服之者，皆致肥丁[41]。漆叶、青蓁[42]，凡弊之草，樊阿服之，得寿二百岁，而耳目聪明，犹能持针以治病。……理中、四顺，可以救霍乱[43]；款冬、紫菀可以治咳逆。萑芦[44]、贯众之杀九虫；当归、芍药之治绞痛；秦胶[45]、独活之除八风；菖蒲、干姜之治痹湿；菟丝、苁蓉之补虚乏；甘遂、葶历之逐痰癖；括楼[46]、黄连之愈消渴；荠苨[47]、甘草之解百

毒；芦如、益热[48]之护众创；麻黄、大青之主伤寒[49]。”（至理卷五）

方药知识仅摘此一段，与《内经》关系不大。但由此可知道士多通医术。《本经》分药物为三品，则是葛洪前之道家影响。《抱朴子》论医多贬医，惟语甚朴实。

《抱朴子·内篇》文章说的过去，义理之鄙薄实无足取。强取其长则唯有批判五经不能尽赅道理，是玄学家的勇气。惜去儒入道则荒谬更甚。论阴阳之道《抱朴子》完全失真，而以房中采补代之，故不多摘。其余道术均系五行生克的变种。此外根本无所谓哲理。外篇又回到世俗儒学，识见甚浅，仅可嗅出玄学之风。

【补注】

［1］金丹：《抱朴子内篇》篇名。《汉典》云：“金丹：古代方士炼金石为丹药，认为服之可以长生不老。晋葛洪《抱朴子·金丹》：‘夫金丹之为物，烧之愈久，变化愈妙；黄金入火，百炼不消，埋之，毕天不朽。服此二物，炼人身体，故能令人不老不死。’”

［2］房中之术：即房中术。简称房术，是一种关于男女交媾以养身的方术。有所谓运气、逆流、采战等等。（张松辉译注《抱朴子内篇》）《汉典》云：“房中术：古代道士、方士关于节欲养生保气之术。”

［3］行气：“道教语。指呼吸吐纳等养生方法的内修功夫。”（《汉典》）亦名服气、食气。

［4］得力：得到助力。

［5］至理：《抱朴子内篇》篇名。

至理，最高真理。这个最高真理，当然是指修道成仙之理。因为无助于理解《内经》且多荒谬之说，不再引文献。有兴趣者，请参看有关著作。

［6］气：原作“炁”。气的异体字。《玉篇·火部》：“炁，古气字。”在古籍中，道家（教）书多用“炁”字。如《关尹子·六匕》：“以一炁生万物。”《抱朴子内篇》亦多用“炁”字。

［7］释滞：“解决疑难问题。”（《汉典》）

［8］九圣共成《易经》：传统认为，《易经》经历三圣之手，伏羲制卦，文王系辞，孔子作十翼。本文所说的九圣，指伏羲氏、神农氏、黄帝、尧、舜、禹、汤、周文王、孔子。《隋书·经籍志一》在介绍《易》时说：“自初起至于孔子，九圣之所增演，以广其意。”

［9］弥纶：包罗。

［10］一言得之：字面意思是“只用一个字就能够说明”。具体所指不详。

［11］若本命属土，不宜服青色药：如果本命属土，就不适合服用青色的药物。根据五行相克的规律，木克土，青色属木，正克本命之土。

本命，“指人生年干支。”即“人年命之所在”。作者在下文把六十个甲子年全部排列出来，并与五音相互配合，比如出生于“一言宫”这一年份的人，其本命就属土。(《汉典》)

一言宫：庚子庚午，辛未辛丑，丙辰丙戌，丁亥丁巳，戊寅戊申，己卯己酉。

［12］仙药：《抱朴子内篇》篇名。《汉典》云：“仙药：神仙所制的不死之药。”

本篇主要向读者介绍了修仙所应服食的各种药物，这些药物从金石到植物，无所不包。本篇的内容可以说是科学与巫术杂陈、正确与错误互见。(张松辉译注《抱朴子内篇》)

［13］酸多伤脾：酸在五行属木，在脏属肝，酸多则肝盛而克脾土。余者类推。

［14］此五行自然之理也：这就是五行相克的自然道理。

［15］极言：《抱朴子内篇》篇名。《汉典》云：“极言：竭力陈说。”

所谓“极言”，也就是最真诚、最符合大道的言论。这些言论，主要内容不外乎养生成仙，用葛洪自己的话说，那就是“长生之理，尽于此矣”。(张松辉译注《抱朴子内篇》)

［16］春向东食岁星之气：春天面向东吞食岁星的青气。岁星，星名。道教提出这一思想，与中国古代的五行观念相关。春天与东、青、肝、岁星相配，那么春天行气时，自然要面向东，吞岁星的青气，使气入肝脏。其余可依此类推。

［17］荧惑：星名。赤气：夏天与火相配，因此其气为红色。

［18］四季之月食镇星黄气：四季服食镇星的黄色气。四季，全年。镇星，星名。黄气，四季都与土相配，因此其气为黄色。

［19］太白：星名。白气：秋天与金相配，因此其气为白色。这里的“金”不是指黄金，而是泛指金属，金属刀刃呈白色，因此金与白相配。

洪钧按：关于太白的含义以及金星的颜色，已在第六节加了按语。因为本节又出现了谬说（注意！不止此一处），为免读者翻检之劳，重复如下：

上文所说金星的颜色不对，它不是纯白色，而是偏黄。此星是夜空中最亮的星。故是黄昏时最先看到的星，也是天亮前最后看不到的星。人人都可以亲自观察它。故完全可以通过自己观察弄清其颜色。又，春秋战国之前，金星也不是只叫太白。《诗·小雅》“东有启明，西有长庚”。启明和长庚，就是那时的金星名称。太白最早出现在《史记·天官书》中，说“察日行以处位太白，曰西方”。太白的意思不是指金星的颜色太白了，而是最明亮的意思。太白就是大白，大白于天下就是大明于天下。故白是明亮的意思。

下面说的辰星也不是黑色，第六节也有按语。

［20］辰星：星名。黑气：冬天与水相配，因此其气为黑色。

金栋按：以上星名乃五行之推演。见第六节相关内容。

［21］六丙、六丁之符：六丙符和六丁符。是道士画的符箓。

金栋按：符箓，《汉典》云：“亦作‘符录’。1. 道教所传秘密文书符和箓的统称。2. 道士巫师所画的一种图形或线条，相传可以役鬼神，辟病邪。”

［22］六壬、六癸之符：六壬符和六癸符。

［23］黄色：色，脸色。

［24］额有三理上下彻：额头上有三条纹理上下相通。理，纹理。彻，通，指从上到下。

［25］青龙："1. 青色的龙。也指东方星宿名。即苍龙，四灵之一，古时以为祥瑞之物。2. 道教所信奉的东方的神。"（《汉典》）

［26］白虎："西方七宿奎、娄、胃、昴、毕、觜、参的总称。"（《汉典》）

［27］朱雀："星宿名。二十八宿中南方七宿的总称。"（《汉典》）

［28］玄武："1. 古代神话中的北方之神，其形为龟，或龟蛇合体。3. 二十八宿中北方七宿（斗、牛、女、虚、危、室、壁）的合称，以其排列之形如龟而得名。"（《汉典》）

金栋按：东方苍龙、北方玄武（龟蛇）、西方白虎、南方朱雀，这是古人把每一方的七宿联系起来想象成的四种动物形象，叫作四象。见第六节及补注。

［29］四季月：指春、夏、秋、冬四季中的第三个月，即农历三月、六月、九月、腊月。

［30］杂应：《抱朴子内篇》篇名。旁杂应答。杂，旁杂，混杂，混合。应，应答。

所谓的"杂应"，就是回答一些旁杂的道术。在本篇中，葛洪一共阐述了十三个疑难问题：断谷、不寒、不热、辟五兵、隐身、脱逃、不病、预测吉凶、坚齿、聪耳、明目、不疲惫、预防瘟疫。这十三个问题可以说是"杂而不乱"，它们都紧紧地围绕着一个中心，那就是如何养生避难。

本篇汇集了多种道术，大多属于道听途说，荒诞不经，如辟兵术、隐身术、预测术等。这一类的文字，无异于天方夜谭，毫无可信性。（张松辉译注《抱朴子内篇》）

［31］不可以甲乙寅卯之岁：以：于，在。甲乙、寅卯之岁：古代用天干地支纪年，所谓"甲乙、寅卯之岁"，指年干支中有甲乙和寅卯的年份。按干支配五行这些年属木，不宜上东岳。

［32］东岳：山名。五岳之一，指泰山，古人又写作"太山"。其余四岳为：中岳嵩山，西岳华山，南岳衡山，北岳恒山。汉武帝时，认为衡山太远，就在霍山上祭祀衡山神。《抱朴子》就以"霍山"代"衡山"。到了唐代，人们又把衡山神从霍山迁回衡山。

［33］茫茫乎：迷迷茫茫、看不清楚的样子。

［34］登涉：《抱朴子内篇》篇名。登山涉水之义。

登涉，登山涉水。涉，不借助任何工具、徒步过河叫"涉"。后来，"涉"就泛指渡河了。葛洪在书中反复强调，要想修道成仙，就一定要进入深山。然而在古代，由于人口相对稀少，再加上科学技术的不发达，进入深山的人，势必会遇到来自诸如猛兽、毒虫、疾病等各个方面的危害，如果不能防御这些危害，生命尚且没有保障，更何谈修道成仙？本篇的核心思想就是要解决这些问题。……

总之，本篇提供的方法，是愚昧大于明智，而在愚昧之中，又闪烁着几星明智的火花。抛弃本篇中的愚昧，选择其中的智慧，这不仅是我们对待本篇的态度，也是我们对待本书，乃至整个传统文化的态度。（张松辉译注《抱朴子内篇》）

［35］经时：经，经历，历经。时，四时中的一时。“经时”就是历经一时。即一季。

洪钧按：《抱朴子》说：“天下不可以经时无日，不可以一旦无火。”

这句话是在强调阳气的重要性。其中的“经时”二字，指历经一个时节。即这里的“时”指四时的一时，或一季，即大约三个月。比较严格的四时概念，指二十四节气中的四立相邻两立之间的时间。即春季是立春到立夏；夏季是立夏到立秋；秋季是立秋到立冬；冬季是立冬到立春。按回归年概念，四时是把一年分为四大段。如果是使用平气定节气，四时是等长的。但我国从清初就开始使用定气法定节气。这样定出来的节气，是不等长的。因而相邻两立之间也是不等长的。但定气法节气之间太阳在黄经经度间隔是等长的。即每前进15度是一个节气。24个节气恰好360度。现在规定春分点为太阳黄经0度，也是360度。为什么定气所得节气不等长，因而四时也不等长呢？这是由于地球公转速度不均匀的缘故。造成地球公转速度不均匀的原因有：地球公转轨道不是正圆、地轴摆动、月亮和相邻行星的影响等。不过，这种不等长不是差很多。节气之间最多差一天左右，四时之间可以差三四天。北半球的冬季比夏季短一些。

和补注有关的问题是：是否有“经时无日”的情况呢？古人认为不会有，因为经时无日，就没有生命了。有现代科学常识的人，都知道，在南北极核心地区，是半年有日（白昼）半年无日（黑夜）的。如果地球上的昼夜一直都像极地这样，可以肯定，这个星球上至今还没有生命。故古人的见解还是相当有道理。现在的极地可以找到生命，但不是在那里起源或发生的。

那么，是否可以“一旦无火”呢？对当代人来说，一日无火，自然很难过，却不是不可以。在不很冷的地方，饮水和食物比较充足的话，几天没有火大概也可以活下去。不过，引文中是在和无日对举，是在强调火的重要性，同时推崇阳的重要。不必对此很认真。

火对文明人很重要。孟子就说，人无水火，不能生活。但是我们知道，人类知道用火的时期不是很久。至于人工取火，大概只有一万年左右。此前的原始人不会取火。其他动物则连天然火也不会用。但无论如何，至今我们还是要承认，阳或火的重要性，因为从根本上来说，地球上的生命是从太阳获得能量的。没有太阳，就没有生命。

［36］外逸民：外，指《抱朴子外篇》。逸民，《汉典》云：“逸民，隐逸之民。也即隐士。”本篇以“官员”和“隐士”互为问答辩难的形式，把有关隐居者的是非功过的讨论逐步引向深入。

［37］莫不兼修医术：没有不在修道的同时学习医疗技术的。修，研修，学习。

金栋按：道士学医，后世谓之道医。其医（学）术则为道（教）医学。

道医学是道教在以医传教的宗教活动和追求长生成仙的修炼过程中，通过对生命、健康和疾病的认识及体悟，形成的一套具有宗教色彩或民俗文化性质的心身医学体系。

（百度百科）

《中国大百科全书·宗教卷》：“道教医学：道教为追求长生成仙，继承和汲取中国传统医学的成果，在内修外养过程中，积累的医药学知识和技术。它包括服食、外丹、内丹、导引以及带有巫医色彩的仙丹灵药和符咒等，与中国的传统医学既有联系又有区别，其医学和药物学的精华为中国医学的组成部分。”

道教为李唐国教，王冰生逢此时，受其影响，在开首篇《上古天真论》中将古籍传说中黄帝的“成而聪明”嫁接为“成而登天”，使其功成得道升天而位列仙班。

［38］肾气之丸：张仲景《金匮要略》有肾气丸。

金栋按：张松辉译注《抱朴子内篇》谓之“药物名”，欠当。当为“方剂名”。

［39］五络之散：未知何指。

［40］黄芪建中之汤：张仲景《金匮要略》有黄芪建中汤。

金栋按：张松辉译注《抱朴子内篇》谓之“药物名”，欠当。当为“方剂名”。

［41］肥丁：肥壮的男人。

［42］漆叶：漆树之叶，可入药。青蓁（音针 zhēn）：当依《后汉书·华佗列传》作“青黏”。青黏，又名地节、黄芝。

金栋按：此乃华佗授予他的学生樊阿的“漆叶青黏散”。见《后汉书·方术列传下·华佗传》《三国志·华佗传》。

［43］理中、四顺，可以救霍乱：理中，即张仲景《伤寒论·霍乱病脉证论治》“理中丸”。四顺，即四顺汤，见葛洪《肘后备急方·卷之二·治卒霍乱诸急方第十二》。

金栋按：张松辉译注《抱朴子内篇》将理中、四顺皆谓之“药物名”，欠当。当皆为“方剂名”。

《伤寒论》386 条：“霍乱，头痛发热，身疼痛……寒多不用水者，理中丸主之。”

《肘后方·治卒霍乱诸急方第十二》：“四顺汤，治吐下腹干呕，手足冷不止。用干姜、甘草、人参、附子各二两。水六升，煮取三升半，分为三服。若下不止，加龙骨一两。腹痛甚，加当归三两。……人霍乱亦不吐痢，但四肢脉沉，肉冷汗出渴者，即差。”

［44］萑（音环 huán）芦：即芦苇。《汉典》云：“萑，古代指芦苇一类的植物。”

［45］秦胶：即秦艽。

［46］括楼：即栝楼、瓜蒌。

［47］荠苨：《汉典》云：“药草名。又名地参。根味甜，可入药。明李时珍《本草纲目·草一·荠苨》〔集解〕引陶弘景曰：‘荠苨根茎都似人参，而叶小异，根味甜絶，能杀毒，以其与毒药共处，毒皆自然歇，不正入方家用也。’”

［48］芦如：即桔梗。

王明《抱朴子内篇校释》：“芦如益热：孙校：未详。明案芦如即桔梗，《山海经·西山经》：‘其本如桔梗。’郝懿行《义疏》：‘案《广雅》云：梨如，桔梗也。本草作利如。《太平御览》引吴普《本草》云：一名芦如。’”

金栋按：《本草纲目·草部第十二卷·桔梗》："［释名］时珍曰：吴普本草一名利如。"又，芦如，当作"茹藘"，指茜草。《素问·腹中论》云："病名血枯……以四乌贼骨、一藘茹二物并合之，丸以雀卵，大如小豆，以五丸为后饭，饭以鲍鱼汁，利肠中及伤肝也。"《类经卷十七·疾病类六十三》云："藘茹，亦名茹藘，即茜草也。其味甘寒无毒，能止血治崩，又能益精气，活血通经脉。"《素问直解》云："茹藘，旧本误藘茹，今改。"

益热：不知所指。若以中药功效言之，无此术语，桔梗亦无此功效。

［49］麻黄、大青之主伤寒：即张仲景《伤寒论》之麻黄汤与大青龙汤。张松辉译注《抱朴子内篇》将二者皆谓之"草药名"，欠当。当皆为"方剂名"。

第十节　《内经》与卜筮、巫祝、风角、星占

金栋按：看到本节的题目，不少人可能感到惊讶。他们可能不知道，也可能不相信，今本《内经》中，有些卜筮、巫祝、风角和占术内容。

卜筮、巫祝、风角和占术都属于术数——宗教之外的迷信。

不过，应该客观公正地说，今《内经》中典型的术数内容确实很少。其作者反对鬼神，故完全没有祈求鬼神的巫术。不但如此，《内经》还极力避免正面讨论祝由，且试图用医理解释祝由为何可以治病。这说明，虽然祝由治病可以有时有效，《内经》作者却不推崇，而是有点反感。至于狭义的卜筮，即龟卜和蓍筮，《内经》中完全不涉及。

经文中涉及八卦者，只有《素问·五运行大论》和《灵枢·九宫八风》。不过，其中完全不以《周易》说理。

今《内经》中，最典型的术数内容是"风角"，即"九宫八风太一占"，且有专篇，即《灵枢·九宫八风》。

属于术数范畴的还有"年忌"，见于《灵枢·阴阳二十五人》。

先生还认为，《灵枢·阴阳二十五人》由相人之术改造而来。

用五行生克说推断病人何日死、何日持、何日愈的内容见于《素问·藏气法时论》《灵枢·经脉》等篇。此术虽然不是鬼神迷信，也不是卜筮，但是，其中运用的五行说完全是机械的，和八字算命等是一个模式。

本节原文没有正面讨论占梦。下面把主要经文列出：

《素问·脉要精微论》云："阴盛则梦涉大水恐惧，阳盛则梦大火燔灼，阴阳俱盛则梦相杀毁伤；上盛则梦飞，下盛则梦堕，甚饱则梦予，甚饥则梦取；肝气盛则梦怒，肺气盛则梦哭；短虫多则梦聚众，长虫多则梦相击毁伤。"

《素问·方盛衰论》云："少气之厥，令人妄梦，其极至迷。三阳绝，三阴微，是为少气。是以肺气虚则使人梦见白物，见人斩血藉藉，得其时则梦见兵战。肾气虚则使人梦见舟船溺人，得其时则梦伏水中，若有畏恐。肝气虚则梦见菌香生草，得其时则梦伏树下不敢起。心气虚则梦救火阳物，得其时则梦燔灼。脾气虚则梦饮食不足，得其时则梦筑垣盖屋。此皆五藏气虚，阳气有余，阴气不足，合之五诊，调之阴阳，以在《经脉》。"

《灵枢·淫邪发梦》云："阴气盛，则梦涉大水而恐惧；阳气盛，则梦大火而燔焫；

阴阳俱盛，则梦相杀。上盛则梦飞，下盛则梦堕。甚饥则梦取，甚饱则梦予。肝气盛则梦怒；肺气盛则梦恐惧哭泣飞扬；心气盛则梦善笑，恐畏；脾气盛则梦歌乐，身体重不举；肾气盛则梦腰脊两解不属。”

可见，《内经》论梦摒弃了迷信而予医理解释。

顺便略说一点术数常识。

我国古代的术数，最早且最重要的有两种，即卜、筮。

卜筮是很常见的词语。很多人——包括《汉书·艺文志》的作者——把算卦等称作卜筮。故有“《易》为筮卜”之说。其实，卜和筮是两回事。“卜”是个象形字，是描摹的灼龟后的裂纹。它的读音最可能来自灼龟时发出的声音。故卜本指占龟、龟占、龟卜、卜龟。就是现在说的甲骨文时代，主要用钻灼龟甲、看兆文、断吉凶的方法。卜又常作动词用，指卜龟或卜问行为。卜常和占字组成“占卜”一词。“占”是个会意字，从口，从卜，就是问卜或卜问的意思。“占卜”的本义也指龟占，所以，卜就是“占卜”。不过，“占卜”二字后来也可以泛称各种术数和术数行为，这是因为龟卜是我国最早的占吉凶、决嫌疑的手段，可以作为各种术数的总代表。《易经》算卦，使用蓍草，通过一定的操作，看蓍草的根数组成的卦断吉凶。这种术数叫作筮或蓍筮。因为龟占的历史更久远，加之筮或蓍筮念起来不顺口，筮就成了卜筮。

在所有术数词语中，“占”的含义最广。比如占星术或星占术就用了“占”字。

另一个术数词语是“贞”字。它从卜、从贝，也是占卜、问卜之义。它和“占”字形近、音近、义近，却不是“占”的本字。甲骨文中，多见此字。详见维基百科里“贞人”的解释。《易经》沿用了“贞”字。可是，汉代或者更早的人解释此字常常远离本义。加之它读起来比较费力，后世很少使用它的本义。

商代统治者主要用龟卜决嫌疑。周代统治者主要用蓍筮断吉凶。自西周开始，皇家同时设有龟卜和蓍筮的专业人员。故卜术和筮术在很长时期内可以登大雅之堂。

龟占很麻烦，还有材料难得的问题，加之人们逐渐不再迷信龟有神灵，龟占废于唐代。到甲骨文问世时，国人几乎把龟占忘记了。自然，从人类文明发展史角度看，龟占有很高的地位。甲骨文对中国历史研究，更是有空前的意义。但是，这不等于今天还要推崇龟占，或者据以发展什么科学。蓍筮也是这样。即便是汉代官方决策时，也很少参考蓍筮。至于刘邦打天下时，更不会依靠或相信卜筮。后世的朝廷，逐渐不再设立蓍筮专业人员。

古代统治者，更重视的术数是星占。东汉之前的星占和天文历法密不可分。此后直到清代，皇家主管天文历法的机构和人员，都同时负责星占。

其余术数均属杂占，除周代设有占梦专业人员外，其余一般在民间流传，难登大雅之堂。

古代学者很轻视术数，试看清代人的看法便可知。

《四库全书总目·子部十八·术数类》云：“术数之兴，多在秦汉以后，要其旨不出乎阴阳五行、生克制化，实皆《易》之支派，傅以杂说耳。物生有象，象生有数，乘除推阐，务究造化之源者，是为数学；星土云物，见于经典，流传妖妄，寖失其真，然不可谓古无其说，是为占候。自是以外，末流猥杂，不可殚名。《史志》总概以五行，今参验古书，旁稽近法，析而别之者三：曰相宅相墓，曰占卜，曰命书相书；并而合之者一：曰阴阳五行。杂技术之有成书者，亦别为一类附焉。中为数学一家为《易》外别传，不切事而犹近理。其余则皆百伪一真，递相煽动。必谓古无是说，亦无是理，固儒者之一谈。必谓今之术士能得其传，亦世俗之惑志。徒以冀福畏祸，今古同情。趋避之念一萌，方技者流各乘其隙以中之。故悠谬之谈，弥变弥夥耳。然众志所趋，虽圣人有所弗能禁。其可通者存其理，其不可通者姑存其说可也。”

文中用“妖妄”“末流猥杂”“百伪一真，递相煽动”“悠谬之谈”评价术数，足见杂占属于“末流”。只是由于很多人相信（众志所趋），皇帝也无法禁止，只好保存下来。

总之，当代中医没有必要学习什么术数。先生告诉我，现存各种术数著作，可以装满一个小图书馆。然而，它们都算不上学问，更与科学无关。术数搞得很复杂，就像打麻将、打扑克或其他赌博游戏一样。每增加一个人为的游戏规则，就多了一种打法。所以，麻将和扑克，都有几十、上百种打法。只是打法再多，也永远打不出科学来。术数也是这样。多了一种术数，不过是多了一个或几个人为的游戏规则，永远搞不出科学来。

【原文】

中国发现最早的有系统文字是甲骨文，它基本上是记录占卜的。由这一重要史实不难看出，在人类文化发祥早期，现代意义上的学术与迷信混杂得多么厉害。迷信思想及其各种表现形式，曾有过与科学同步发展的历史。这毫不奇怪。即使到春秋末，在注重人事，罕言怪力乱神[1]，颇有些反宗教精神的儒家学问里面，又何尝不是掺杂着大量迷信内容[2]呢！自然科学方面也是这样，以上各节多少有过说明。就全世界范围而言，自然科学与宗教[3]、神学[4]、迷信术数[5]分道扬镳，也只是近两百年来的事。

至迟在春秋早期，龟卜、蓍筮、巫祝[6]、占梦[7]，这四种求神鬼示吉凶的迷信术数就同时受到最高统治者的信任。战国时期，大约已产生了中国古代各种迷信术数的雏形。看一下《汉书·艺文志》即可知道，西汉时，占卜、蓍筮、相术、降妖、求雨、占梦、望气、堪舆、符瑞、风角、星占[8]等已无所不有。这些术数集中在阴阳、五行、历谱、杂占[9]四家。故《艺文志》说：“五行之序乱，五星之变作，皆出于律历[10]之数而分为一者也。其法亦起五德终始，推其极则无不至。而小数家（即迷信术数家——本书注）因此以为吉凶而行于世，寖以相乱。”太史公说阴阳家多忌讳，使人拘而多畏[11]，或意指这种学说常被迷信术数利用吧！

从理性上讲，迷信术数本来不攻自破。求之社会实际则不然[12]。汉武帝有意利用这一点。《史记·日者列传》说他“聚会占家问之，某日可娶妇乎？五行家曰可，堪舆家曰不可，建除家曰不吉，丛辰家曰大凶，历家曰小凶，天人家曰小吉，大一家[13]曰大吉。辨讼不决，以状闻。制曰：‘避诸死忌，以五行为主。’人取五行者也[14]”。以五行家为主和儒家独尊的思想背景是一样的。

上面的话，意在说明《内经》中有迷信术数内容完全是正常现象。如果一点也没有，那倒是怪事。现代医家都耻于同迷信术数家并列了。古人并不这样看[15]。孙思邈就说：“医方、卜筮，艺能之难精也[16]。”他主张大医要学习阴阳禄命、风角、星占、六壬[17]、八卦。下面分别列举《内经》的有关内容，并与同时代的其他文献做一简单比较。

【补注】

［1］怪力乱神：指关于怪异、勇力、叛乱、鬼神之事，语出《论语·述而》：“子不语怪、力、乱、神。”王肃注：“怪，怪异也。力谓若奡（音傲 ào）荡舟、乌获举千钧之属。乱谓臣弑君、子弑父。神谓鬼神之事。或无益于教化，或所不忍言。”

［2］儒家学问里面……掺杂着大量迷信内容：查阅儒学经典十三经（《易》《诗》《书》《周礼》《仪礼》《礼记》《春秋左传》《春秋公羊传》《春秋谷梁传》《论语》《孝经》《尔雅》《孟子》），便会发现大量迷信内容，如卜筮、星占。

迷信：“一般指相信星占、卜筮、风水、命相、鬼神等的愚昧思想。泛指盲目的信仰和崇拜。”（《辞海》）

［3］宗教：“社会意识形态之一。相信并崇拜超自然的神灵，是支配着人们日常生活的自然力量和社会力量在人们头脑中的歪曲、虚幻的反映。宗教产生于史前社会的后期。最初的宗教形式，称为自然宗教，如原始拜物教、图腾崇拜、祖先崇拜等。阶级社会出现后，阶级压迫给人们带来较自然灾害更加深重的痛苦、恐惧和绝望，便产生祸福命运由神操纵的观念和追求‘来世’的想法。同时也产生了宗教机构、专职宗教首领和各种教规仪式等。宗教随着历史的发展而演进：由拜物教而多神教，而一神教；由氏族图腾崇拜到民族神和民族宗教。最后出现了世界性的宗教。到20世纪90年代，主要的世界性宗教有佛教、基督教、伊斯兰教等。有些国家还保有民族宗教。如日本的神道教、印度的印度教等。某些地区仍存在原始宗教，如萨满教等。……宗教是一种历史现象，有其产生、发展和消亡的过程，随着人类社会高度发展将逐渐消亡。”（《辞海》）

［4］神学：“泛指各宗教的宗教学说或一种宗教教义的系统化。在西方，‘神学’一词来自拉丁语 theologie，源出希腊语 theologia，意为关于‘神的学问’。公元前3世纪，希腊的一些哲学家已使用，后为基督教所沿用，故常专指基督教宗教学说。”（《辞海》）

［5］术数：亦名数术。占测吉凶祸福的迷信手段。《四库全书总目·术数类一》：“术数之兴，多在秦汉以后。要其旨不出乎阴阳五行生克制化，实皆《易》之支派，傅

以杂说耳。”《汉书·艺文志·数术略》序数术为六种：即天文、历谱、五行、蓍龟、杂占、形法。

金栋按：《广雅》：“数，术也。”《庄子·天道》：“有术数存焉。”《释文》引李注云：“数，术也。”《史记·仓公传》：“问善为方数者。”《索隐》云：“数，音术数之数。”《抱朴子》云：“夫仙人以药物养身，以术数延命。”（《素问识》）《史记·仓公传》：“意好数。”《索隐》云：“谓好术数也。”

《四库全书总目》术数分为：“数学、占候、相宅相墓、占卜、命书相书、阴阳五行六门。数学实为易学中的‘图数之学’，占候实为‘星气之占’，占卜包括‘棋卜’‘易占’‘六壬’，阴阳五行包括‘太乙’‘遁甲’和‘演禽’，分类比较混乱。”（李零《中国方术正考》）

《汉志》数术六种指：“‘天文’‘历谱’是研究天象和历数，但也包括星气之占（星象和云气之占）；‘五行’是以式占（用一种模拟宇宙结构的工具即式进行占卜）和从式占派生的各种日者之术（选择时日之术）为主；‘蓍龟’是指龟卜、筮占（用龟甲和蓍草进行占卜）；‘杂占’是以占梦、厌劾（驱鬼除邪）、祠禳（祈福禳灾）为主；‘形法’则属相术，包括相地形、相宅墓和相人、畜、物等，可以反映数术的大致范围。”（李零《中国方术正考》）

中国古代“数术”门类很多，《汉志·数术略》是分为六类，我看主要是三大类：

（1）占卜。是以推算为主，又分：

①星算类。包括天文历算、占星候气、式法选择（用式盘和日书选择时日）等术，大体相当《数术略》的“天文”“历谱”“五行”三类［案：早期天文历算和占星等术不分，这里放在占卜类］。

②卜筮类。包括龟卜（用龟甲占卜）、筮占（用蓍草或筹策占卜）等术，大体相当《数术略》的“蓍龟”类。

③杂占类。包括占梦、占耳鸣、占目瞤（占眼睛跳）、占嚏（占打喷嚏）等术，大体相当《数术略》的“杂占”类。这类占卜与人的心理状态和身体状况有很大关系。当代弗洛伊德创精神分析法就是从释梦入手，古代的释梦也有精神分析的意义。

（2）相术。古代的“数”和“象”有关，天有天象，地有地形，人有面相手相，宅墓、六畜、刀剑也都各有各的“相”。古人于推算之外，也使用“观”或“相”。其中除观验天象属天文，其他入于相术，《数术略》叫“形法”，自成一类。

（3）厌劾祠禳。“厌劾”是“厌劾祅祥”，“厌”是镇压之义，“劾”是祛除之义，“祅祥”是鬼怪邪魅。“祠禳”是“祷祠祈禳”，“祷祠”是求告神祖，“祺禳”是禳除凶祟。它与“占卜”类的最后一类有关，在《数术略》中是附于“杂占”类。这类占卜，因为涉及人的心理、病理，往往使用驱邪巫术，它同“方技”中的祝由密不可分，也是比较特殊的一类。

但它们当中，占卜始终是主体性的东西，门派分化最厉害。（李零《中国方术续考》）

另外，李零《中国方术正考》根据历代史志，将五行类、数术类又归纳为22小类，如下：

(1) 式法。包括九宫、太一、六壬、遁甲四类及属于各类的式经。

(2) 阴阳。属于阴阳五行时令一类。

(3) 历忌。是讲岁月日时的禁忌。

(4) 堪舆。后世风水家的别名，但在汉唐古书中它却从不与相地形、宅墓之书相混。

(5) 孤虚。是一种占日辰之法，如甲子旬中戌、亥为“孤”，辰、巳为“虚”。凡孤虚之日，主事不成。

(6) 须臾。是“阴阳吉凶立成之法”。出土放马滩秦简《日书》和睡虎地秦简《日书》均有“禹须臾”之说。

(7) 择日。分“婚嫁”、“产乳”、“临官冠带”（也叫“登坛”）、“沐浴”、“裁衣”等项目。

(8) 风角。属于候气之说。

(9) 鸟情。亦属候气之说。

(10) 五音。亦属候气之说。

(11) 元辰。是从《孝经援神契》而来，也叫“元辰禄命”或“三命”，属于命书一类。

(12) 行年。测人之年寿。

(13) 逆刺。即《后汉书·方术列传》的“逢占”。

(14) 射候。也叫“射覆”，即猜测覆盖之物。

(15) 灾祥。即“灾异”。

(16) 卜筮。包括“龟卜”、“筮占”（或“易占”）、“易图”、“棋卜”等。

(17) 杂占。包括“占梦”“占嚏”“占耳鸣”“占目瞤”等。

(18) 咒禁。用咒语禳除鬼怪妖祥。

(19) 符印。用符箓禳除鬼怪妖祥。

(20) 仙术。神仙之术。

(21) 形法。分“望气”“相地形”“相宅”“相墓”“相人”“相笏”“相六畜”等。

(22) 破字。也叫“相字”。

又见第三节补注。

[6] 巫祝：巫，《说文·巫部》：“巫，祝也。女能事无形，以舞降神者也。”

祝，《说文·礻部》：“祝，祭主赞词者。从示，从人、口。一曰从兑省。《易》曰：‘兑，为口、为巫。’”《玉篇·礻部》：“祝，祭词也。”《尚书·洛诰》：“王命作册，逸祝册。”孔颖达疏：“读策告神谓之祝。”由此可见，“祝”有三义：(1) 祭主赞词者：祭祀时司祭礼的人，即男巫，亦名觋（音席 xí）。(2) 祭词：祭神的祝祷词。(3) 读祭词者，即用言语向鬼神祈祷求福的人。本文用的是《说文》本义。

巫，李零说：“其降神手段是‘舞’，也就是俗话说的‘跳大神’。他们往往集医卜星相众术于一身，用以满足民间的各种需要。……他们以舞降神，多为女性，多为残疾人，多有癫狂的精神状态，多被视为智能超常。”（《中国方术续考》）

金栋按：巫的手段不止以舞降神，根据求助者对象及动机不同，而施以不同的法术，即巫术。李零《中国方术续考》将“巫术”归纳为十六种，简要如下：

（1）方向之祭。中国古代的封禅、郊祀都与方向有关，殷墟卜辞中的“帝方”/“帝巫”或“方帝”/“巫帝”就是这类祭祀活动，古书也叫“望祀”。

（2）乞雨止雨。呼风唤雨是“巫”的一大特长。其请雨是用“舞雩”和“五龙术”。其中“五龙术”是甲乙日用苍龙八，东向乞雨；丙丁日用赤龙七，南向乞雨；戊己日用黄龙五，居中乞雨；庚辛日用白龙九，向西乞鱼；壬癸日用黑龙六，北向乞雨。止雨是用绝水、盖井、禁妇人行（认为妇人主阴，利水）。

（3）请风止风。与乞雨止雨是类似巫术。古代有割裂牲体祭四方百物，御蛊逐疫于国门之外的习俗，这种习俗与止风有关。止风所杀之牲多用狗。止风，卜辞叫“宁风”。请风，后世方术有“风角”，是讲“八风”，卜辞有祭“四方风”之辞，可能是类似巫术。它们都与方向有关。

（4）见神视鬼。降神下鬼，古人称“见”“现”，“见”“现”都是使鬼神出现的意思。它主要是以附体代言为形式。还有一种是设帷张幔，在里面装神弄鬼，让人隔着帷幔，见其影、闻其声。

（5）祈禳厌劾。祈福禳灾、厌劾夭祥是“巫”的主要职能。

（6）转移灾祸。这是古代常见的一种巫术。

（7）毒蛊。是一种毒虫害人的巫术。其法是聚各种毒虫（大者如蛇、小者如虱），合置器中，令相啖食，余者存之，各以其类而名（如“蛇蛊”“蜥蜴蛊”“蜣螂蛊”“金蚕蛊”“蜈蚣蛊”“虱蛊”等），用之杀人。

（8）巫蛊。与毒蛊不同，它是以巫术作伤害手段。主要包括两种，一种是祝诅伤害术，一种是偶像伤害术。祝诅是以咒骂来警告和阻止不希望发生的事。偶像伤害是今人所谓“扎小针”。汉代的“巫蛊”是埋偶人（木桐人）于道路或宫室以及夜祠、视鬼、诅咒等活动。

（9）媚道。“媚”与“美”有关。媚道本指男女示爱，相互吸引的技巧，《医心方》卷二六称为“相爱方”。但由于男权占优，它主要还是女人吸引男人的技巧。媚道有正面的技巧，也有负面的技巧。如汉代宫闱流行的媚道，就主要是一种伤害术，应属巫蛊的一种。它是为了争宠的目的，以偶人、祝诅等术加害于嫉恨对象，在《汉律》中也属“左道”。

（10）星算。

（11）卜筮。

（12）占梦。

（13）相术。

（14）医术。古书“医”字或从“巫”（如《国语》《汉书》《广韵》《集韵》），并以“巫”“医”连言（如《论语·子路》：“南人有言曰：‘人而无恒不可以为巫

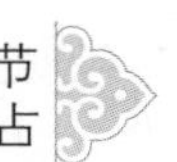

医。'"《管子·权修》"好用巫医")。《山海经》有"六巫""十巫",皆为古之"神医",《世本》也有"巫彭作医"之说,《周礼·夏官》有"巫马",则为治马之医。但汉代的"巫""医"已有明显区别,如《史记·扁鹊仓公列传》有所谓"六不治",其中第六条叫"信巫不信医",已区别二者。

(15)祝由。《素问·移精变气论》说:"余闻古之治病,惟其移精变气,可祝由而已。"王冰注:"祝说病由,不劳针石而已。"祝由是用祷告鬼神的方法为病人治病。它是祝诅之术在医学上的应用,后世也叫"祝禁"。马王堆帛书《五十二病方》《养生方》和《杂禁方》都讲这类巫术,其中包括喷唾、号呼、禹步、画地等术。《法言·重黎》说"巫步多禹","巫步"也叫"禹步"。

(16)房中。道教"房中七经"有两部与"巫"有关,一是《彭祖经》(依托彭祖),一是《子都经》(依托巫子部)。

以上十六项,其中(1)~(6)项主要与"祝宗卜史"中的"祝宗"有关。它们是以祠祭祝祷为特点。(7)~(9)项,很多也是"祝",可以看作前者的延伸。但他们的"祝"都是"祝诅",其实是伤害术。

又,柳少逸说:"巫,乃古代掌握文字者,是从事祈祷、卜筮、星占,并兼用药物为人求福、却灾、治病的人。古人对巫者是很尊敬的。巫者乃圣人、智者的意思,并非近代所谓的巫婆、神汉之流。正如《国语·楚语》所云:'是古巫者,必有智、圣、聪明者为之。'"(《〈内经〉中的古中医学——中国象数医学概论》)据古籍记载,早期名气最大的"巫",当属巫咸和巫彭。

[7]占梦:"利用梦作预言;圆梦。"(《汉典》)《诗·小雅·正月》:"召彼故老,讯之占梦。"《内经》论梦摒弃了迷信而加以医理解释。有关梦的病机阐述,见于《素问·脉要精微论》《方盛衰论》及《灵枢·淫邪发梦》等篇。

[8]相术……星占:"相术:观察人的形貌,预言命运的一种方术。"(《辞源·目部》)《三国志·魏·朱建平传》:"善相术于闾巷之间,效验非一。"

望气:"古代迷信占卜法,望云气附会人事,预言吉凶。《墨子·迎敌祠》:'凡望气,有大将气,有小将气,有往气,有来气,有败气,能得明此者,可知成败吉凶。'《史记·文帝纪》:'赵人新垣平以望气见,因说上设立渭阳五庙。'"(《辞源·目部》)

堪舆:"相地,看风水。"(《汉典》)《汉书·艺文志》有《堪舆金匮》十四卷,列于五行家。后称相地看风水的迷信职业者为堪舆家,民间称为"风水先生"。

符瑞:祥瑞的征兆,犹言吉兆,多为帝王天授神权服务。《汉书·刘辅传》上成帝书:"臣闻天之所与必先赐以符瑞,天之所违必先降以灾变,此神明之徵应,自然之占验也。"

风角:指八风占术。李零说:"风角是以季节风的风向变换和冷暖强弱来说明阴阳二气的消长。"(《中国方术正考》)《汉典》云:"古代占候法,以五音占风而定吉凶。"

星占:通过观察星象以推测人事的吉凶,谓之星占。所谓星象,是指星体的明暗、位置等现象。

［9］阴阳、五行、历谱、杂占：迷信术数的四类。

阴阳五行：《汉书·艺文志·数术略》："五行者，五常之行气也。《书》云：'初一曰五行，次二曰羞用五事。'言进用五事以顺五行也。貌、言、视、听、思，心失而五行之序乱，五星之变作，皆出于律历之数而分为一者也。其法亦起五德终始，推其极则无不至。而小数家因此以为吉凶而行于世，寖以相乱。"

任应秋《任应秋论医集·争鸣碎语·中医学的阴阳五行说与儒家的阴阳五行说应有区分》说："中医学的阴阳五行说，应与儒家的阴阳五行说有所区分。儒家用阴阳五行说以解释社会伦理、意识形态等上层建筑，不言而知其是唯心的。中医的阴阳五行说，是用以分析人体脏腑生理、病理的内在动态，与管子、韩非、王安石、王夫之等用阴阳五行以说明物质世界，是一致的。"

洪钧按：阴阳学说和五行学说是两种哲学理论，谁都可以拿它们来说理。故不能说，中医采用的阴阳五行说和儒家以及术数家使用的此说不同。那样就等于说，有很多种阴阳说和五行说。其实，无论哪一家使用的阴阳五行，都是七个字。即阴、阳、木、火、土、金、水。对于它们的消长、制化、生克各家的认识也相同。问题是，由于各家研究的对象不同，加之此两说的局限性，分别发挥了它们的长处和短处，最后导致社会效果不同。

总之，不是阴阳五行学说本身有不同的种类，中医和儒家各自所取不同。而是因为两家用来解释的对象不同。一般说来，五行学说局限性更大，用来解释自然现象大都附会。用以解释社会现象（即儒家的五行说）更完全是强词夺理、牵强附会。至于唯心与否倒不是主要的。阴阳学说的适应面相当广，既可用于解释自然，也可用以解释社会。不过，儒家用此说解释社会是为了阐述儒家思想的合理性。比如，从阳尊阴卑推演出君尊臣卑、男尊女卑、夫尊妻卑等。这种尊卑现象在封建社会中是事实，也在相当程度上符合阴阳原理，现代人却不能接受。关于本书对阴阳学说和五行学说的评价，请参看第四节标题四"关于《内经》运用阴阳五行说的评价"以及该节附文"关于阴阳五行说的补充评价"。

历谱：历，推算日月星辰运行及季节时令的方法，即历法。谱，记录事物系统的书籍。

《汉书·艺文志·数术略》："历谱者，序四时之位，正分至之节，会日月五星之臣，以考寒暑杀生之实。故圣王必正历数，以定三统服色之制，又以探知五星日月之会。凶厄之患，吉隆之喜，其术皆出焉。此圣人知命之术也。非天下之至材，其孰与焉！道之乱也，患出于小人而强欲知天道者。坏大以为小，削远以为近，是以道术破碎而难知也。"

洪钧按：术数家的历谱不属于科学的历法，而是附着于历书的迷信术数内容。近年不少民用日历上，还附有不少这些东西。如三合、九星、今日吉凶、六合吉星、宜忌、今日八字、每日胎神、周公解梦等。详见第六节所附"天文历法门外谈"。

杂占：卜筮之外的术数，如占梦、望气、堪舆等。

《汉书·艺文志·数术略》："杂占者，纪百事之象，候善恶之徵。《易》曰：'占事知来。’众占非一，而梦为大，故周有其官。”

［10］律历：指乐律和历法。历，即历法，第六节有注。律，古代用来校正乐音标准的管状仪器。以管的长短来确定音阶。从低音算起，成奇数的六个管叫律，成偶数的六个管叫吕，统称十二律。本书第十二节“《内经》与古代音乐”有说。

［11］太史公说阴阳家多忌讳，使人拘而多畏：《史记·太史公自序》云：“尝窃观阴阳之术，大祥而众忌讳，使人拘而多畏。然其序四时之大顺，不可失也……夫阴阳四时、八位、十二度、二十四节各有教令。顺之者昌，逆之者不死则亡，未必然也。故曰‘使人拘而多畏’。”

［12］求之社会实际则不然：愚昧者的心理需求使然。对于医学而言，某些心因疾病，使用迷信术数之法如占卜、巫术等，间或有效。巫术是古代低级文化，带有封建迷信色彩，难登大雅之堂，并有一定的欺诈性，故多弃而不用。然民间时或用之，间或有效，至今流传。

［13］建除家：古代称以观天象占测人事吉凶祸福为职业的人。

古代术数家以为天文中的十二辰，分别象征人事上的建、除、满、平、定、执、破、危、成、收、开、闭十二种情况。后因以“建除”指根据天象占测人事吉凶祸福的方法。（百度百科）

《淮南子·天文训》：“寅为建，卯为除，辰为满，巳为平，主生；午为定，未为执，主陷；申为破，主衡；酉为危，主杓；戌为成，主少德；亥为收，主大德；子为开，主太岁；丑为闭，主太阴。”何宁《淮南子集释》：“补曰：此建除法也。《史记·日者传》有建除家。”

丛辰（家）：星相术士的迷信说法。以阴阳五行配合岁月日时，附会人事，造出许多吉凶辰名，叫丛辰。（百度百科）

历家：历数家。研究历法的人。专门观测推算历象的人。（百度百科）

天人家：不详。

大一家：即太一占。大一，即太一。用于定婚事日期。

《辞源·大部》：“大：通‘太’。《骈雅训纂》五《释名称》：‘古人太字多不加点，如大极、大初、大素、大室、大庙、大学之类。后人加点，以别小大之大，遂分而为二矣。’也通‘泰’。”

［14］人取五行者也：五行是汉代的思想律。《白虎通·卷四·五行》有“人事取法五行”一节。内容颇多，现摘录与医学有关的二则如下：

《白虎通·五行》云：“人有五脏六腑何法？法五行六合也。”《春秋繁露·人副天数》篇：“内有五脏，副五行数也。”

《白虎通·性情》云：“人本含六律五行之气而生，故内有五脏六腑，此情性之所由出入也。《乐动声仪》曰：‘官有六府，人有五脏’。”五脏者何也？谓肝、心、肺、肾、脾也。”

洪钧按：由于汉儒全面吸收且尊崇阴阳五行学说，此两说在汉代影响极大。特别是儒家独尊之后，此两说全面体现于当时的思想和行为。术数也必然受此影响。五行家以阴阳五行为说，故汉武帝取法五行家。他的根据是：人取五行者也。即人法五行也。连皇帝都推崇五行，可见汉代的思想背景。

[15] 古人并不这样看：有些古人认为，医学与迷信术数如占卜、巫术属于同类。

《论语·子路》云："子曰：'南人有言曰：人而无恒，不可以作巫医。'"

顾实《汉志讲疏》云："此明数术之学出于史官，则今之江湖医卜星相之流。"

金栋按：《史记·秦始皇本纪》云："所不去者，医药、卜筮、种树之书。"这是因为这些书和诸子不同，不属于政治思想流派，不会是古非今。《汉书·艺文志》把医经和经方列为方技，医学更与术数分开。只是由于后世儒家看不起科学技术，也看不起术数，说这些都是小道，不能与属于大道的儒家学说相比。把医学归于小道，故常有医巫或医卜星相之说。

[16] 医方、卜筮，艺能之难精也：医方和卜筮是难以精通的技能。见孙思邈《千金方·大医精诚》。

[17] 大医要学习阴阳禄命、风角、星占、六壬、八卦：孙思邈《千金方·大医习业》云："凡欲为大医，必须谙《素问》、《甲乙》、《黄帝针经》、《明堂流注》、十二经脉、三部九候、五脏六腑、表里孔穴、本草药对、张仲景、王叔和、阮河南、范东阳、张苗、靳邵等诸部经方，又须妙解阴阳禄命、诸家相法及灼龟五兆、《周易》六壬，并须精熟。如此乃得为大医。"

金栋按：明代大医学家张介宾在《类经附翼·医易》中曾说"宾尝闻之孙真人曰：不知《易》，不足以言太医"，但孙思邈并非如张氏所说。《大医习业》如上说，经对比发现乃张氏妄改。将医与易糅和在一起，张氏发其端。

禄命："禄命：古指人生禄食运数。禄指盛衰兴废，命指富贵贫贱。《史记》一二七《司马季主传》：'夫卜者多言诱严以得人情，虚高人禄命以说人志。'《文选》三国汉祢正平（衡）《鹦鹉赋》：'嗟禄命之衰薄，奚遭时之险巇。'"（《辞源·示部》）

六壬："古代迷信用阴阳五行占卜吉凶的方法之一，和遁甲、太乙合称三式。六十甲子中壬有六个（壬申、壬午、壬辰、壬寅、壬子、壬戌），叫六壬。其占法分六十四课，用刻着干支的天盘、地盘相叠，转动天盘后得出所值的干支及时辰的部位，以此判别吉凶。唐《王建诗》三《贫居》：'近来身不健，时就六壬占。'历代书志自《隋书·经籍志》三《五行》以下，收录这一类书颇多。"（《辞源·八部》）

一　《易》的引用

【原文】

第八节说过，《内经》未引《易经》一语，可能不太确切。《素问·玉版论要》有"易，重阳死，重阴死[1]"。这七个字值得怀疑。它们不见于现《周易》。注家亦多不据《易》解释。是否从当时流行过的卜筮书中来，待考。若说这是《内经》对《易传》的发挥①[2]，自然也说得通。

【自注】

①近来发现《素问·天元纪大论》云："故物生谓之化，物极谓之变，阴阳不测谓之神，神用无方谓之圣。"其中"阴阳不测谓之神[1]"见于《系辞》。《系辞》的全句是："生生之谓易，成象之谓乾，效法之谓坤，极数知来之谓占，通变之谓事，阴阳不测之谓神。"这两句话有相同处，但不足据以说，两家有承继或引用关系。

【补注】

[1] 阴阳不测谓之神：闹不清怎么回事、变化莫测叫作神！高亨《周易大传今注》云："阴阳之变化，有其必然性而可测者，有其偶然性而不可测者；其道理亦有可知者，有不可知者。其不可测者则谓之神。"

【补注】

[1] 易，重阳死，重阴死：此七字与《周易》无关。先生摘引是承上句而言。见于《素问·玉版论要》。经文为："女子右为逆，左为从；男子左为逆，右为从。易，重阳死，重阴死。"

经文是从男女、左右而分阴阳为逆顺的。分男女为阴阳，则男为阳，女为阴；分左右为阴阳，则左为阳，右为阴。根据阴阳相和为顺（从）、阴阳不和为逆的原则，男子属阳，色当在阴（右）才阴阳相和为顺、为从。若色在左（阳）则阴阳不和而为逆。二阳相遇谓之重阳；女子属阴，色当在阳（左）才阴阳相和为顺、为从，若色在右（阴）则阴阳不和亦为逆，二阴相遇谓之重阴。为顺（从）者生，为逆者死，如此而已。历代注家均无异词，文繁不具。但须知，这只是阴阳推理如此，并无临床意义。历代医案无运用或支持此说者。

[2]《内经》对《易传》的发挥：见先生自注①。

二　关于巫祝

【原文】

《内经》三处提到巫祝。一在《素问·移精变气论》，意思是说上古治病"可祝由[1]而已"，当今治病，"祝由不能已"。不提倡祝由治病，亦未正面批判。

巫祝在汉代的势力虽不如战国及以前大，皇帝患病也还请他们。汉武帝践位十一年[2]，"病鼎湖甚，巫医无所不致，不愈[3]"，便是明证。这次病愈，终于还是靠了一位巫[4]。其真相连司马迁父子也说不清。

《灵枢·官能[5]》有关祝由的原话是："疾毒言语轻人者，可使唾痈咒病[6]。"不知《内经》时代是否真如此选人传道[7]，但可从中悟出"言语轻人"，实在可畏。扁鹊早已坚持信巫不信医者不治[8]。可是，古代的太医院[9]直到清初才取消咒禁科[1]，真不知古之医与古之巫怎样共事。大概是扁鹊的话有漏洞，他没说既信巫又信医者治不治。

《灵枢·贼风》讲祝由可以治病，意思与《素问·移精变气论》同。①

【自注】

①《灵枢·贼风》颇简短明白，全文录下供参考。从中可以看出，《内经》作者坚决不承认鬼神致病。但是，由于不能理解祝由等术数的心理治疗作用，古人也不能解释巫祝为什么有时有效。

贼风第五十八

黄帝曰：夫子言贼风邪气之伤人也，令人病焉。今有其不离屏蔽，不出室穴之中，卒然病者，非不离贼风邪气，其故何也？岐伯曰：此皆尝有所伤于湿气，藏于血脉之中，分肉之间，久留而不去；若有所堕坠，恶肉在内而不去。卒然喜怒不节，饮食不适，寒温不时，腠理闭而不通。其开而遇风寒，则血气凝结，与故邪相袭，则为寒痹。其有热则汗出，汗出则受风，虽不遇贼风邪气，必有因加而发焉。黄帝曰：今夫子之所言者，皆病人之所自知也。其毋所遇邪气，又毋怵惕之所志，卒然而病者，其故何也？唯有因鬼神之事乎？岐伯曰：此亦有故邪留而未发，因而志有所恶，及有所慕，血气内乱，两气相搏。其所从来者微，视之不见，听而不闻，故似鬼神[1]。黄帝曰：其祝而已者，其故何也？岐伯曰：先巫者，因知百病之胜，先知其病之所从生者，可祝而已也[2]。

【补注】

[1] 鬼神：《说文·鬼部》："鬼，人所归为鬼。"段玉裁注："古者死人为归人。"《汉语大字典·鬼部》："鬼，迷信者以为，人死后离开形体而存在的精灵。"

《内经》反对鬼神迷信。《素问·五藏别论》言"拘于鬼神者不可与言至德"。类似观点又见于《灵枢·贼风》。

金栋按：经典虽反对鬼神迷信，但"人死为鬼应该是鬼神信仰的基础。……所以，当一个人'无故'患病，其实必须考虑鬼神或巫者为祟"（李建民《从医疗看中国史》）。故而，从古代医学文献看，民间确实有鬼神迷信、祸祟邪气致病之说。

如《肘后备急方》云："今巫实见人忽有被鬼神摆拂者，或犯其行伍，或遇相触突，或身神散弱，或愆负所贻。"

《诸病源候论·鬼邪候》云："凡邪气鬼物所为病也，其状不同。或言语错谬，或啼哭惊走，或癫狂惛乱，或喜怒悲笑，或大怖惧如人来逐，或歌谣咏啸，或不肯语。"《鬼魅候》云："凡人有为鬼物所魅，则好悲而心自动，或心乱如醉，狂言惊怖，向壁悲啼，梦寤喜魇，或与鬼神交通。病苦乍寒乍热，心腹满、短气，不能饮食，此魅之所持也。"

《三因极一病证方论·疰忤中恶证治》云："由人精神不全，心志多恐，遂为邪鬼所击，或复附着，沉沉默默，寝言谵语，诽谤骂詈，讦露人事，不避讥嫌，口中好言未然祸福……或悲泣呻吟，不欲见人，其状万端，如醉如狂，不可概举。此皆鬼神及诸精魅附着惑人，或复触犯忌讳，土地神灵，为其所作。"

《丹溪心法·厥》云："尸厥、飞尸、卒厥，此即中恶之候，因冒犯不正之气，忽然手足逆冷，肌肤粟起，头面青黑，精神不守，或错言妄语，牙紧口噤，或昏不知人，头旋晕倒，此是卒厥、客忤、飞尸、鬼击。吊死问丧、入庙登冢，多有此疾。"

莫枚士《研经言》云："百病之因有八……三鬼神……鬼神之属，有冲击，有丧尸，有精魅，有祸祟。"

上述临床表现，皆是神志异常的症状，乃由于人体"正气不足，神志虚弱"，多在吊死问丧、入庙登冢，或触犯忌讳时被鬼神、祸祟邪气侵犯而患病。所以沈金鳌《杂病源流犀烛·邪祟病源流》说："邪祟，内外因俱有病也。其因于内者，若癫邪、郁冒、卒死等证，皆缘自己元神不守，恍恍惚惚，造无为有，如有见闻，乃极虚之候，非真为鬼邪所侮也。其因于外者，若十疰、五尸、中恶、客忤、鬼击、鬼打、鬼排、鬼魅、鬼靥、尸厥等证，皆实有邪祟为患，不问其人虚实强弱，皆能犯之，性命悬于呼吸，不速救，俱能杀人。"

祸祟，《汉典》云："鬼神作怪所带来的灾祸。"

[2] 先巫者，因知百病之胜，先知其病之所从生者，可祝而已也：古代的巫，知道各种病的克制办法，再知道某病发生的原因，就可以用祝由治好。

先巫：传说中的上古巫者，如巫彭、巫咸之属。

《山海经·海内西经》云："开明东有巫彭、巫抵、巫阳、巫履、巫凡、巫相，夹窫窳（音亚于 yà yú）之尸，皆操不死之药以距之。"注："皆神医也。"

《山海经·大荒西经·灵山十巫》云："有灵山，巫咸、巫即、巫盼、巫彭、巫姑、巫真、巫礼、巫抵、巫谢、巫罗十巫，从此升降，百药爰在。"

《世本·世本作篇》云："黄帝……巫彭作医。""尧……巫咸初作医。巫咸，尧臣也，以鸿术为帝尧之医。巫咸作筮。"

《尚书·周书·君奭》云："在太戊时，则有若伊陟、臣扈，格于上帝，巫咸乂（音义 yì）王家。在祖乙时，则有若巫贤。"

【补注】

[1] 祝由：即祝袖，向神祈祷、求福愈疾之义。由者，即省"示部"而为"由"也，乃古文的一种用字现象。又见第十二节补注。

又，李零说："祝由是一种用咒禁治病的巫术（'祝'是诅咒之义）。上古医术不发达，人多迷信鬼神，故而巫术会在治疗中起很大作用。"（《中国方术正考》）又说："祝由是一种祝诅术，即用诅咒、符水等巫术为人治病。它同厌劾类的巫术性质相通，也是以祛除邪魅为特点，不同处是厌劾类的巫术对付范围比较广，不限于治病，而祝由是专以治病为主。……祝由是古代的心理治疗，它和现代的心理治疗有共通之处，就是它们都以心理接受为前提（'信则灵，不信则不灵'）。古人的心理问题是'心里有鬼'，所以装神弄鬼的一套对他们特别灵。"（《中国方术续考》）

对"祝由"的解释，古今医家见解不一。文繁不具，请参看《内经》相关注释。

祝由科与咒禁科：隋朝的医事制度中，有国家医疗机关的太医署，也是教育机构。

太医署下设有医、按摩、祝禁、药园等科，并设有祝禁博士二人。这一制度，后来稍有增损，但祝禁在历代皇家医学机构中一直到清初才裁撤。

[2] 汉武帝践位十一年：即元光五年，公元前135年。践位，登帝位，当上皇帝。

[3] 病鼎湖甚，巫医无所不致，（至）不愈：见《史记·孝武本纪第十二》。这句话是说汉武帝在鼎湖病了，而且病得不轻。巫术和医术都用尽了而病没治好。

鼎湖：《史记集释》："晋灼曰：'在湖县。'韦昭曰：'地名，近宜春。'"《史记索隐》："案：鼎湖，县名，属京兆，后属弘农。昔黄帝采首阳山铜铸鼎于湖，曰鼎湖，即今之湖城县也。韦昭以为近宜春，亦甚疏也。"

巫医：在此指巫和医，即二者是并列关系，巫不是医的定语。故"巫医无所不致"应译为"巫和医都去治疗过"或"巫和医的办法都用尽了"。

[4] 终于还是靠了一位巫：这个巫尊神君。《史记·孝武本纪第十二》云："文成死明年，天子病鼎湖甚，巫医无所不至，（至）不愈。游水发根乃言曰：'上郡有巫，病而鬼下之。'上召置祠之甘泉。及病，使人问神君。神君言曰：'天子毋忧病。病少愈，强与我会甘泉。'于是病愈，遂幸甘泉，病良已。"

神君，《史记集解》："韦昭曰：'即病巫之神。'"

[5] 官能：今本《灵枢经》第七十三篇篇名。篇名含义是：论述各得其能之人。

《灵枢注证发微》云："官者，任也，任其所能也。该篇雷公有官能之问，故名篇。"

[6] 疾毒言语轻人者，可使唾痈咒病：嫉妒、尖酸刻薄说话轻视人的人，可以使他做"唾痈咒病"的事。疾毒，同嫉妒。轻人，轻视人，瞧不起人。言语轻人：说话言语尖酸刻薄、瞧不起人。唾，唾液沫。此用如动词，指用唾沫啐、言语骂，咒骂。唾痈咒病：用咒语骂痈病。

《太素·卷第十九·知官能》云："心忌毒，言好轻人。有此二恶，物所畏之，故可使之唾祝，此为第六口苦人也。"

《类经十九卷·针刺类十一》云："人之恶口毒舌者，亦由禀赋，诸无所利，而独利于唾咒疾病。"

金栋按：《内经》有"唾痈咒病"之说，具体咒法，孙思邈《千金方》载之。

《千金要方·卷二十五·备急·火疮第四》载咒法二首，今摘一首。云："治金疮血不止令唾之法，咒曰：某甲今日不良，为某所伤，上告天皇，下告地王，清血莫出，浊血莫扬，良药百裹，不如熟唾。日二七痛，唾之即止。"

又，《千金翼方·卷之二十九》："禁痈肿法：先叩齿三七遍，急潠（音迅 xùn），左营目即唾。咒曰：雷起地中，一听其音，满月东升，蟾蜍白兔，食月中心，荣卫不通结成痈。大肿如山，小肿如粟，唾咒一肿，百肿散死。急急如律令。"

[7] 不知《内经》时代是否真如此选人传道：《内经》确有明文。

《素问·金匮真言论》云："非其人勿教，非其真勿授，是谓得道。"

《素问·气交变大论》云："帝曰：余闻得其人不教，是谓失道。传非其人，慢泄天宝。"

《灵枢·官能》云："雷公问于黄帝曰：《针论》曰：得其人乃传，非其人勿言。"

［8］信巫不信医者不治：见《史记·扁鹊仓公列传》，为扁鹊六不治之一。传云："故病有六不治：骄恣不论于理，一不治也；轻身重财，二不治也；衣食不能适，三不治也；阴阳并，藏气不定，四不治也；形羸不能服药，五不治也；信巫不信医，六不治也。有此一者，则重难治也。"

金栋按：先生云"大概是扁鹊的话有漏洞，他没说既信巫又信医者治不治"，很适合当下，因常有"既信巫又信医"者。

洪钧按：谚云：家里有病人，不得不信神。这是大多数国人对鬼神的态度，显然是实用主义。国人对宗教信仰虔诚的很少，大概也源于这种实用主义。追根这种主义应该和儒家思想有关。不少学者认为，儒家所持的处世哲学即理性的实用主义。

［9］太医院：朝廷设置的主要为皇家服务的医疗机构。

黄本骥《历代职官表·简释四画》："太医院：自汉以来，太医常为太常属官。唐、宋设太医署及局，仍属太常。金始称太医院，然亦为宣徽院所属，至元始为独立机构，明、清因之。明制，设院使、院判及御医。所属则有生药库及惠民药局，各设使及副使。清制，院使一人，左右院判各一人，御医十五人，吏目三十人，医士四十人，医员三十人。皆汉缺，无满、蒙人。此外又有治药院使及教习厅教习。"

三　关于九宫八风太一占

【原文】

《灵枢·九宫八风[1]》全篇都是讲九宫八风占术的。《灵枢·九针论》讲八节气及太乙所在日禁针，也从此推演而来。《内经》讲"八风""太一"之处甚多。说清这两个名词的来历颇费事。先说有关占术内容怎么会编入《内经》。

比较系统的八风占术，首见于《史记·天官书》，是汉初人魏鲜[2]的发明。他的办法是"集腊月正月旦决八风[2]"。八风就是八方之风。其中只有"东南，民有疾疫，岁恶"，与疾病有关。占法很简单。《灵枢·岁露论》中有与此基本相同的占法。太一占至迟在汉武帝时已有，上文提到过。具体占法不详，因可用于定婚事日期，可能与八风无关。九宫应从天文学的九野[3]来，不会早于汉。第六节已说过九野，不再述。总之，九宫、八风、太一，原应是三种占法。

三家合流约在西汉末。《易纬·乾凿度[4]》中有了"太乙九宫"占[4]。其中太乙、九宫、八卦配八宫均与《灵枢·九宫八风》同，唯各宫没有节气名。太乙不是每45日或46日行一宫，而是每15日行一宫，行九宫的顺序也不同。我想，多数人不会认为是《内经》先发明了占术而后被纬书记载，况且《灵枢·九宫八风》的内容比《易纬》多呢！

到了东汉，九宫八风太一占很受人们信仰。大科学家张衡就提倡这种占术。其说见《后汉书·张衡传》。当时最善此术的人叫樊英[5]。他从洛阳见西风大作，断定成都起了大火。于是喷水作法，兴云致雨，成都大火被浇灭，一时朝中称神。他的占法可能更复杂。

自西汉后期始，这一占术势力如此之大，医书中采用便可理解了。

1977年，安徽阜阳出土了西汉汝阴侯夏侯灶墓中的占星式盘[6]，有人据以说西汉初就有九宫八风太一占[7]，待商。

【补注】

［1］九宫八风：篇名解见第三节补注。

九宫：东汉以前《易纬》家之说。以离、艮、兑、乾、巽、震、坤、坎八卦之宫，加上中央，合为九宫。此语亦有他义，见《辞源·乙部》。

九宫之名，虽不知确切记载于何时何书，亦或最早见于《易纬·乾凿度》。但对于九宫的考辨，清胡渭《易图明辨·卷二·九宫》言之甚详，可参看。

《后汉书·张衡列传》："自中兴之后，儒者争学图纬，并复附以妖言。衡以图纬虚妄，非圣人之法。乃上疏曰：'臣闻圣人明审律历以定吉凶，重之以卜筮，杂之以九宫，经天验道，本尽于此。……图谶成于哀平之际也……皆欺世罔俗，以昧执位，情伪较然，莫之纠禁。且律历、卦候、九宫、风角，数有徵效，世莫肯学，而竟称不占之书。譬犹画工恶图犬马，而好作鬼魅，诚以事实难形，而虚伪不穷也。宜收藏图谶，一禁绝之，则朱紫无所眩，典籍无瑕玷矣。'"

可见，张衡对图谶纬书很反感，却推崇九宫占。

金栋按：九宫与医学结缘，并非偶然。《内经》是那个时代之作品，《易纬》九宫占术是把节候气象的变化与统治者的行为和政治上的得失联系起来，用以占验阴阳灾异及人事的吉凶祸福。此术渗入医学，并加以改造，来解释人体生理与病理，是再自然不过的事。但临床是否如此，则全然不顾。

［2］魏鲜：人名。《史记集解》："孟康曰：'人姓名，作占候者。'"

集腊月正月旦决八风：《史记·天官书第五》："汉魏鲜集腊月正月旦决八风。风从南方来，大旱。西南，小旱。西方，有兵。西北，戎菽为（注：戎菽为胡豆，为者成也），趣兵。北方，为中岁。东北，为上岁。东方，大水。东南，民有疾疫，岁恶。故八风各与其冲对，课多者为胜。多胜少，久胜亟，疾胜徐。"

李零说："专门的风角家言，似以《史记·天官书》所录汉初魏鲜'集腊月正月旦决八风'（《开元占经》卷九十三引汉魏鲜《正月朔旦八风占》与之略同）之辞为较早。"（《中国方术正考》）

［3］九宫应从九野来：本书第六节曾专门提过，《内经》亦有其印迹。《灵枢·九针论》有"黄帝曰：身形应九野奈何"？九野，《千金翼方》卷二十三《疮痈上第二》作"九宫"，而岐伯曰则皆言"九野"。

［4］易纬·乾凿度：“纬”是对“经”的佐翼，六经（诗、书、易、礼、乐、春秋）皆有纬，加上《孝经纬》共有七纬。

乾凿度之义，《易纬·乾坤凿度卷上》云：“乾者，乾天也……乾训健，壮健不息，日行一度。”“凿者，开也。圣人开作度者，度，路，又道。圣人凿开天路，显彰化源。”

太乙九宫占：指《易纬·乾凿度卷下》“故太一取其数以行九宫，四正四维，皆合于十五”。郑注“太一下九宫”。下图是行九宫的顺序，与《灵枢·九宫八风》篇之顺序不同。

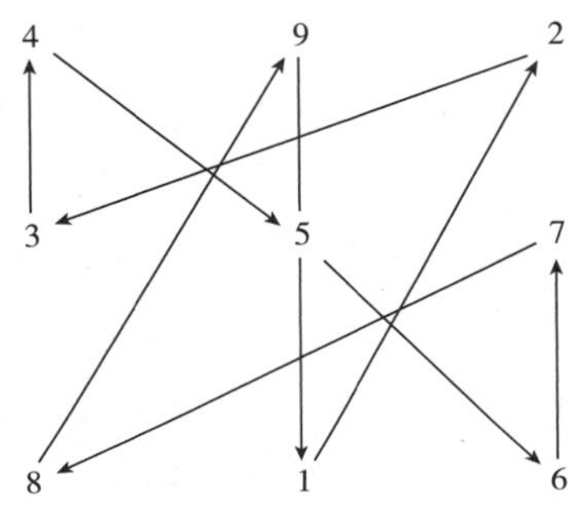

巽四	离九	坤二
震三	中五	兑七
艮八	坎一	乾六

每15日行一宫：不确。亦当为45日。《易纬·乾凿度卷上》：“岁三百六十日而天气周，八卦用事，各四十五日，方备岁焉。”

［5］樊英：“樊英字季齐，南阳鲁阳人也。少受业三辅，习《京氏易》，兼明《五经》。又善风角、星算、河洛、七纬、推步灾异。隐于壶山之阳，受业者四方而至。州郡前后礼请不应，公卿举贤良方正、有道，皆不行。尝有暴风从西方起，英谓学者曰：‘成都市火甚盛。’因含水向西漱去，乃令记其日时。客后有从蜀都来，云‘是日大火，有黑云卒从东起，须臾大雨，火遂得灭’。于是天下称其术艺。”“英既善术，朝廷每有灾异，诏辄下问变复之效，所言多验。”（《后汉书·卷八十二上·方术列传第七十二上》）

［6］占星式盘：即太乙九宫占盘。我国考古专业学术刊物《文物》杂志1978年第8期发表了一篇关于“太乙九宫占盘”的文章，题目是“阜阳双古堆西汉汝阴侯墓发掘简报”。感兴趣者可参看原文。

［7］有人据以说西汉初就有九宫八风太一占：刘大钧《周易概论·历代易学研究概论》说：“早在西汉之初，或者更早，就已有了与‘洛书’相同的图形。”先生不认同刘大钧等的说法。

金栋按：黑白点洛书图形到宋代始有。是宋儒附会前人《易传》推演出来的《易》图，首见于朱熹《周易本义》九个首图之中。关于洛书图形等《易》图的原委，清胡渭《易图明辨》有详说，感兴趣者可参看。又见第一节补注。

四　八风、太一的来历

【原文】

八风的解法定型于《白虎通·卷七[1]》，是其中的专门一节。可见汉儒很需要统一说法。八风是“冬至45日，条风至”，其后每45日依次出现：明庶风、清明风、景风、凉风、昌盍[2]风、不周风、广莫风。早于此说的见《淮南子·天文训[3]》。其八风名称和顺序与《白虎通》全同[3]。唯夹注中配以八卦，不知是否原文[4]。八卦配法与《灵枢·九宫八风》不同。《史记·律书》中的八风名称[5]与上同，但配以八方、月份、主气、干支等，唯不配八卦。

更早的八风说见《左传·隐五年》：“夫舞，所以节八音而行八风[6]。”今音乐史家解此“八风”为各地民间音乐。约本《诗经》有十五《国风[7]》，亦通。三国人杜预[8]解《左传》八风，仍说是八方之风，名称与《史记》《白虎通》半数相同，应是离题更远。

总之，八风之说起源应很早。既可能是八节气的原始名称，也可能古代确曾按八方测风向，不可考。汉代含义、名称数变，与八卦相配应较晚。《灵枢》中的八风和以上各说均不同，意思与能否致病有关，肯定是医家又一次改造。

“太一[9]”是很古老的神名。《楚辞·九歌[10]》有“东皇太一”一首。指“太一”为上皇，是最尊贵的神。《吕氏春秋·大乐篇》中，太一又与阴阳发生关系，说：“太一出两仪，两仪出阴阳。”“万物所出，造于太一，化于阴阳。”其太一显然是指太极了。汉武帝时，太一又成为尊神，与天一、地一并提。又说：“天神贵者泰一[11]，泰一佐五帝。”（《史记·封禅书》）其余文献说太一的还有很多，绝大部分集中在两汉。《灵枢·九宫八风》中的太一，居中央招摇（即拱极宫），已是天帝的名字无疑。东汉大儒郑玄注太一，说法与《灵枢》基本相同。此后的一些神名，如道家的太乙真人，神话的玉皇大帝[12]均从它演变而来。

除《灵枢·九宫八风》《灵枢·岁露论》的占法外，《灵枢·阴阳二十五人》讲年忌[13]，《灵枢·五禁》讲五禁等也都是占术遗迹。占术如此多见于刺法各篇，足知当时施针时常常要先做点迷信功夫。

【补注】

[1] 白虎通：即《白虎通义》。第五节有注。

卷七：是《白虎通》专门一章（节），名为“论八风节候及王者顺承之政”。书中云："八风：风者，何谓也？风之言萌也。养物成功，所以象八卦。"可见，《白虎通》八风指八卦之风。

所谓八卦之风，即如《春秋纬·考异邮》所云："八卦主八风，距同各四十五日。艮为条风，震为明庶风，巽为清明风，离为景风，坤为凉风，兑为阊阖风，乾为不周风，坎为广莫风。"

其名称为"论八风节候"，显然是与"八节气候"有关，即八风与季节气候有关，故亦名"八节气"风。故先生以为或系八节气的原始名称。

《易纬·通卦验》云："立春雨水降，条风至，稚雏鸡乳，冰解，杨柳樟。""春分明庶风至，雷雨行，桃始花，日月同道。""立夏清明风至而暑，鹄声蜚，电见，早出龙升天。""夏至景风至，暑且湿，蝉鸣，螳螂生，鹿解角，木茎荣。""立秋凉风至，白露下，虎啸，腐草为嗌，蜻引鸣。""秋分风凉惨，雷始收，鸷鸟击，元鸟归，昌盍风至。""立冬不周风至，始冰，荠麦生，宾爵入水为蛤。""冬至广莫风至，蓝射干生，麋角解，曷旦不鸣。"

关于八风，见第一节补注。又见下文补注。

［2］昌盍：亦作阊阖（音昌河 chāng hé）。

［3］淮南子·天文训：《白虎通》之八风乃八卦之风，与《淮南子·天文训》之八风同。

《淮南子·天文训》："何谓八风？距日冬至四十五日条风至，条风至四十五日明庶风至，明庶风至四十五日清明风至，清明风至四十五日景风至，景风至四十五日凉风至，凉风至四十五日阊阖风至，阊阖风至四十五日不周风至，不周风至四十五日广莫风至。"

"条风"注云："艮卦之风，一名融。"按：东北。

"明庶风"注云："震卦之风也。"按：正东。

"清明风"注云："巽卦之风也。"按：东南。

"景风"注云："离卦之风也。"按：正南。

"凉风"注云："坤卦之风也。"按：西南。

"阊阖风"注云："兑卦之风也。"按：正西。

"不周风"注云："乾卦之风也。"按：西北。

"广莫风"注云：'坎卦之风也。"按：正北。

金栋按：注是东汉高诱注。《中国历代名人辞典·东汉》："高诱：东汉涿郡涿（今河北涿县）人。少时受学于卢植。建安十年（205），任司空掾，旋任东郡濮阳（今河南濮阳南）令，后迁监河东。有《战国策注》《淮南子注》《吕氏春秋注》等。"

其八风名称和顺序与《白虎通》全同：《淮南子·天文训》与《白虎通·卷七》之八风，名称和顺序完全相同，文字略有出入。

金栋按：《淮南子·地形训》亦有八风，但与《天文训》不同。《地形训》云："何谓八风？东北曰炎风，东方曰条风，东南曰景风，南方曰巨风，西南曰凉风，西方曰飂（音六 liù）风，西北曰丽风，北方曰寒风。"显然是指八方之风，与《内经》八方之风名称相异，与八卦之风的名称有相同者，如条风、景风、凉风。

［4］不知是否原文：《淮南子·天文训》八风之后有注释，是汉高诱之注，不是原文。

［5］律书：《史记》八书之一，为今本《卷二十五·律书第三》。八风见《律书》，与《白虎通》《淮南子·天文训》相同。兹摘录八风名称与方位相配如下：

不周风居西北，广莫风居北方，条风居东北，明庶风居东方，清明风居东南维，景风居南方，凉风居西南维，阊阖风居西方。

［6］夫舞，所以节八音而行八风：杜预注："八音，金、石、丝、竹、匏、土、革、木也。八风，八方之风也。以八音之器播八方之风，手之舞之，足之蹈之，节其制而序其情。""八方之风谓：东方谷风，东南清明风，南方凯风，西南凉风，西方阊阖风，西北不周风，北方广莫风，东北方融风。"

孔颖达等《疏》："八风，八方之风者，服虔以为八卦之风。乾音石，其风不周；坎音革，其风广莫；艮音匏，其风融；震音竹，其风明庶；巽音木，其风清明；离音丝，其风景；坤音土，其风凉；兑音金，其风阊阖。《易纬·通卦验》云：'立春调风至，春分明庶风至，立夏清明风至，夏至景风至，立秋凉风至，秋分阊阖风至，立冬不周风至，冬至广莫风至。'"

洪亮吉《春秋左传诂》："贾逵云：'兑为金，为阊阖风也。乾为石，为不周风也。坎为革，为广莫风也。艮为匏，为融风也。震为竹，为明庶风也。巽为木，为清明风也。离为丝，为景风也。坤为土，为凉风也。'（本《疏》四十九。杜略取此。）按：贾依《易纬·通卦验》文相配。服虔以为八卦之风，乾音石，其风不周；……兑音金，其风阊阖。（本《疏》）"

［7］十五国风：《诗经》中的"风"，是指当时各诸侯国的民间歌诗。分为周南、召南、邶、鄘（音拥 yōng）、卫、王都、郑、齐、魏、唐、秦、陈、桧、曹、豳（音斌 bīn）等十五国风。

［8］三国人杜预：生于三国时期魏文帝黄初六年（222，一说 224），卒于西晋武帝司马炎太康五年（284），故有三国人之说。以有功于司马氏之西晋，故后世工具书皆谓其为西晋人。著《春秋左氏传集解》，为流传至今最早的《左传》注本。《晋书》有传。

［9］太一：《辞源·大部》解释"太一"有 5 条，与本节和《内经》相关者有 3 条。

《辞源·大部》："太一：①古代指形成天地万物的元气。《礼·礼运》：'必本于大一，分而为天地，转而为阴阳，变而为四时。'注：'大，音泰。'《疏》：'大一者，谓天地未分混沌之元气也。'《淮南子·诠言》：'洞同天地混沌为朴，未造而成物，谓之太一。'也作为虚无的'道'的别称。《庄子·天下》：'建之以常无有，主之以太一。'《吕氏春秋·大乐》：'万物所出，造于太一。'注：'太一，道也。'②神名。也作'泰一'。《史记·封禅书》：'天神贵者太一。'《索隐》：'宋均云：天一、太一，北极神之别名。'又《天官书》：'中宫天极星，其一明者，太一常居也。'《正义》：'泰一，天

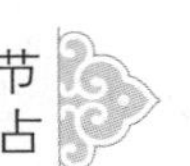

帝之别名也。刘伯庄云：泰一，天神之最尊贵者也。'③星名。在紫微宫门外天一星南。见《星经》。"

金栋按："太一"一词，《内经》全书共见11次。如《灵枢·九宫八风》"太一常以冬至之日，居叶蛰之宫四十六日"及《灵枢·岁露论》"太一居天留之宫"等，皆指北辰神名，即天帝、天神。故先生说："《灵枢·岁露论》中的太一，居中央招摇（即拱极官），已是天帝的名字无疑。东汉大儒郑玄注太一，说法与《灵枢》基本相同。"

［10］九歌：《楚辞》组成部分。战国楚屈原本湘沅间祀神的民间乐曲而作。汉王逸谓作于屈原遭放逐之后。见《九歌序》。《九歌》共十一篇：《东皇太一》《云中君》《湘君》《湘夫人》《大司命》《少司命》《东君》《河伯》《山鬼》《国殇》《礼魂》。内容反映了我国古代一些富于积极意义的神话传说，在我国诗歌史上有重要的地位。

［11］天神贵者泰一：《史记索隐》："《乐汁征图》：'天宫，紫薇。北极，天一、太一。'宋军云：'天一、太一，北极神之别名。'《春秋佐助期》曰：'紫宫，天皇曜瑰宝之所理也。'石氏云：'天一、太一各一星，在紫宫门外，立乘事天皇大帝。'"

［12］神话的玉皇大帝：玉皇大帝简称"玉皇""玉帝"，俗称天公、老天爷等。道教天神，居四御之首位。中国四大名著《西游记》中的玉皇大帝姓张。《天仙配》等戏剧和神话小说中也有此人物。

玉皇大帝，居于太微玉清宫，全称"昊天金阙无上至尊自然妙有弥罗至真玉皇上帝"。究其名号，据《玉帝圣号同异考》说："玉帝圣号，崇自浩劫前，中古复尊上，重称赞耳。世主好道，感玄恩，各就所见闻，所皈重，随其彰著，敬上诸神之号，以定称谓。玉帝有四：一太微玉帝，汉武帝上太微垣星主号也；二梵天玉帝，汉宣帝上天市垣帝主号也；三焰华少微玉帝，汉哀帝上先天定位号也；四紫微玉帝，汉光帝上后乾号也。皆非此玉帝。此玉帝号昊天金阙无上至尊自然妙有弥罗至真玉皇上帝，又曰玄穹高上玉皇大帝，是帝宰诸天，永不毁沦。"

究其信仰，源于古代宗教，古时既有支配日、月、风、雨等自然变化和人间祸福、生死、寿夭、吉凶等人生命运的最高神"帝"和"上帝"的说法。西周以后又称"皇天""昊天""天帝"等。南朝时期陶弘景《真灵位业图》中已有"玉皇道君""高上玉帝"的称呼，排列在玉清三元宫右第十一和第十九的位置。隋唐时，"玉皇"信仰普遍盛行，唐代著名诗人白居易的《梦仙》诗中就有"仰谒玉皇帝，稽首前至诚"的诗句。诗人元稹《以州宅夸乐天》一诗中亦有"我是玉皇香案史"之句。大约在唐宋之际成书的重要道经《高上玉皇本行集经》详细叙述了玉皇的出身和来历：

很久以前，有个光严妙乐国，国王净德和王后宝月光老年无子，于是令道士举行祈祷，后梦太上道君抱一婴儿赐与王后，梦醒后而有孕。怀胎一年，于丙午岁正月九日午时诞生于王宫。太子长大后继承王位，不久舍国去普明香严山中修道，功成超度。经过三千劫始证金仙。又超过亿劫，始证玉帝。

洪钧按：这个粗制滥造的故事带有明显的佛教色彩。试看玉帝的出身，不仅和释迦牟尼一样是王子，他的祖国也不像中国。国王净德，更是与净饭国有关。故道教之说均不可信。道家确有此传统，如《庄子·天运》《天道》《知北游》等篇，记有孔丘问学于老聃，且老聃等当面斥责孔丘，实出自道家黜儒之目的，不宜作为考证儒道两家问世前后的依据。后世道士还造出了《老子化胡经》，意思是说，佛教也是老子教化而来。总之，道家和道教不但把儒家说成自己的徒弟，还把佛教说成老子的余泽。

宋真宗大中祥符（1008—1017）八年（1105），尊玉皇上帝圣号为“太上天开执符御历含真体道玉皇大天帝”。宋徽宗政和（1111—1118）六年（1116），又尊玉皇尊号为“太上天开执符御历含真体道昊天玉皇上帝”。

道教认为玉皇为众神之王，在道教神阶中地位极高，神权最大。道经中称其居住昊天金阙弥罗天宫，妙相庄严，法身无上，统御诸天，综领万圣，主宰宇宙，开化万天；行天之道，布天之德，造化万物，济度群生；权衡三界，统御万灵，而无量度人，为天界至尊之神，万天帝王。简而言之，道教认为：玉皇总管三界（天上、地下、空间），十方（四方、四维、上下），四生（胎生、卵生、湿生、化生），六道（天、人、魔、地狱、畜生、饿鬼）的一切阴阳祸福。

每年的腊月廿五，玉皇要亲自降圣下界，亲自巡视察看各方情况。依据众生道俗的善恶良莠来赏善罚恶。正月初九为玉皇圣诞，俗称“玉皇会”。传言天上地下的各路神仙在这一天都要隆重庆贺。玉皇在其诞辰日的下午回銮返回天宫。是时道教观内都要举行隆重的庆贺科仪。（张兴发《道教神仙信仰·诸神篇》）

［13］年忌：指应禁忌的年龄。始于七岁，以后每九年为年忌。每逢这些年，人们要小心谨慎，安于本分，更不能做坏事。

《灵枢·阴阳二十五人》：“（凡人之大忌），常加（九岁）。七岁、十六岁、二十五岁、三十四岁、四十三岁、五十二岁、六十一岁，皆人之大忌，不可不自安也。感则病行，失则忧矣。当此之时，无为奸事，是谓年忌。”

《灵枢注证发微》《类经四卷·藏象类三十一》等均有注，无新意。杨鹏举校注《灵枢经》：“奸事：不正当的事，非法的事。《史记·货殖列传》：‘掘冢，奸事也，而田数以起。’”

五　相术

【原文】

相术[1]出现于战国末。《荀子·非相[2]》就说：“相人[3]，古之人无有也，学者不道也。”[4]很反对相术。此后，相术非但未消亡，反而多得人们信仰。到了东汉，连最反对迷信术数的王充[5]也很信。他在《论衡》[5]中批判了各种迷信术数，唯独推崇“骨相[6]”。《内经》中有无相术呢？《灵枢·阴阳二十五人》讲阴阳二十五人，便是比附五行、五帝的一种相术。该篇与《灵枢·通天》应是姊妹篇，最可能成书于东汉。

洪钧以为，从生理学角度看，相术有一定道理，故中西医都有一般望诊[7]——医学相术。从心理学角度看，相术也可以用于心因性疾病[8]的诊治。但是，多数人请教相士[9]，是为了预测祸福、贵贱、穷通、寿夭、赔赚。这时，相术只能满足一些人的心理需要。谚云：人不可貌相。故实际上多数人不相信医理和心理之外的相术。汉代学者中，王充最为理智，《论衡》中有“骨相篇”，颇可疑。

目前“相术”仍比较流行，故把反对此术的荀子的“非相”和赞同此术的王充的“骨相”，摘要附于下，以见广闻。

【补注】

［1］相术：见上文注。

相：音象（xiàng），《汉语大字典·目部》：“②占视。《书·召诰》：‘成王在丰，欲宅洛邑，使召公先相宅。’孔传：‘相所居而卜之。’《史记·淮阴侯列传》：‘相君之面，不过封侯，又危不安；相君之背，贵乃不可言。’”

相术在我国有很久远的历史。《诗经·大雅·公刘》说：“既景乃岗，相其阴阳。”故相术至少可以追溯到周代之前。只是相人之术可能晚出。李零《中国方术正考》对相术有全面介绍，请参看。

《汉志·数术略》中，相术书主要有四种。即《宫宅地形》《相人》《相宝剑刀》及《相六畜》。

金栋按：有个家喻户晓“伯乐相马”的故事。其相马之术，乃相术（相六畜）之一。

伯乐，春秋中期秦穆公臣。曾荐九方堙为秦穆公相马，认为判断是否千里马必须“得其精而忘其粗，在其内而忘其外”，不必拘于雌雄和颜色。见《淮南子·道应》(《辞海》)。而《列子·说符》篇，则为九方皋相马。

《辞源·人部》：“伯乐：（一）春秋秦穆公时人，以善相马著称。《楚辞》屈原《九章·怀沙》：‘伯乐既没，骥焉程兮?’事见《庄子·马蹄》《列子·说符》。《庄子·释文》：‘伯乐姓孙名阳，善驭马。’”

唐韩愈《马说》云：“世有伯乐，然后有千里马。千里马常有，而伯乐不常有。”以此来比喻善于发现和选用人才的人难得。

［2］非相：否定相术。《荀子》卷第三第五篇篇名。文中通过大量的事实，对相术进行了批判，指出“相形不如论心，论心不如择术”的道理，从而要求人们要以礼规范自己的行为，严格遵守封建等级秩序。并针对世人“舍后王而道上古”的做法，提出了“法后王”的思想。最后荀子强调了辩论的重要性，主张君子要能言善辩。（方勇、李波译注《荀子》）

唐杨倞注：“相，视也，视其骨状以知吉凶贵贱也。妄诞者多以此惑世，时人或矜其状貌而忽于务实，故荀卿作此篇非之。《汉书》形法家有《相人》二十四卷。”

［3］相人：观察人的形貌以占测其命运。《左传·文元年》：“王使内史叔服来会

葬。公孙敖闻其能相人也，见其二子焉。”

［4］相人，古之人无有也，学者不道也：据上文补注［3］所引《左传》，春秋时期已有能相人者，只是不为世人重视，学者们不谈论而已。

［5］王充（27—约79）：东汉思想家，文学理论家。字仲任，会稽上虞（今浙江上虞）人。少孤，乡里称孝。后到京师，受业太学，师事班彪。好博览而不守章句。家贫无书，常游洛阳书摊，一见则能诵忆，遂博通众流百家之言。后归乡里，教授生徒，历任郡功曹、扬州治中等职。旋罢职居家，于户牖墙壁各置刀笔，专心著书，历时三十年。著《论衡》八十五篇（今缺《招致》一篇）。书中对天做了朴素唯物主义之解释，认为天和地由“气”形成，“气”是天地万物基本元素，“天地，含气之自然也”；他反对当时流行的谶纬神学，以烛火喻形神，“人之死，犹火之灭也”。“火灭光消而烛在，人死精亡而形存”；他反对“生而知之”的先验论，认为人要获取知识，须由人的感官与外界客观事物相接触。“智能之士，不学不成，不问不知”。另有《讥俗节义》《政务》等，已佚。(《中国历代名人辞典》)

《论衡》：东汉王充著。三十卷，八十五篇，今本缺《招致》一篇。撰写历时三十多年。自称“伤伪书俗文多不实诚，故作《论衡》之书”(《自纪》)。发挥古代哲学中“元气自然论”的宇宙观和认识论，认为“天地合气，万物自生”，还论述了人与自然，精神与肉体的关系；提出“夫天道自然也，无为”，批判了“天人感应”说与谶纬迷信；提出“知物由学”，“须任耳目以定情实”；还批判了儒家的一些传统观点。曾被统治阶级斥为“异端邪说”。(《辞海》)

黄晖《论衡校释·自序》(中华书局，1990年版）对此书有详细评价，请参看。

［6］骨相：《辞源·骨部》：“骨指人的骨骼、形体，相谓相貌。古人以骨相推论人的命和性。汉王充《论衡》有《骨相》篇。《隋书·赵绰传》：‘上每谓绰曰：朕于卿无所爱惜，但卿骨相不当贵耳。’也作‘骨像’。”

金栋按： 通过观察人的骨骼、形体、相貌等，以测知富贵、吉凶、祸福、寿夭等命运之方法，谓之骨相。若以“骨相”推测寿夭、诊察疾病，则属于“医学相术”之范畴，《内经》有之。如：

《灵枢·寿夭刚柔》云：“黄帝问于伯高曰：余闻形有缓急，气有盛衰，骨有大小，肉有坚脆，皮有厚薄，其以立寿夭奈何？伯高答曰：形与气相任则寿，不相任则夭。皮与肉相果则寿，不相果则夭。血气经络胜形则寿，不胜形则夭。黄帝曰：何谓形之缓急？伯高答曰：形充而皮肤缓者则寿，形充而皮肤急者则夭。形充而脉坚大者顺也，形充而脉小以弱者气衰，衰则危矣。若形充而颧不起者骨小，骨小则夭矣。形充而大肉䐃（音窘 jiǒng）坚而有分者肉坚，肉坚则寿矣；形充而大肉无分理不坚者肉脆，肉脆则夭矣。此天之生命，所以立形定气而视寿夭者。必明乎此立形定气，而后以临病人，决死生。”

《灵枢·五变》云：“黄帝曰：人之善病寒热者，何以候之？少俞答曰：小骨弱肉者，善病寒热。黄帝曰：何以候骨之大小，肉之坚脆，色之不一也？少俞答曰：颧骨者，骨之本也。颧大则骨大，颧小则骨小。皮肤薄而其肉无䐃，其臂懦懦（音诺 nuò）

然，其地色炲然，不与其天同色，污然独异，此其候也。然而臂薄者，其髓不满，故善病寒热也。”

［7］望诊：是医生运用视觉对人体外部情况进行有目的的观察，以了解健康状况，测知病情的方法。《内经》时代主要是观察面部颜色。这是为了“视其外应，以知其内脏，则知所病矣”（《灵枢·本藏》）。后世扩大至观察精神、形体、舌象等。望诊在中医诊断学中被列为四诊之首，并有“望而知之谓之神”之说。这是因为人的视觉在认识客观事物中，占有重要的地位，还因为视觉搜集信息最省力、最快捷。当代研究认为，人从外界获得的信息，约85%来自视觉。

［8］心因性疾病：即心因疾病，或称心理疾病。是指由精神或心理因素引起的临床表现以精神、神经或神经系统为主的一组症候群，患者最大的特点是检查不出器质性变化，主观症状与客观体征不符，即只有自觉症状而无阳性体征。（百度百科）

［9］相士：相术之士，即以相术为职业的人。“相士：以谈相论命为业的人。《喻世明言·裴晋公义还原配》：‘他日，又遇了那相士，相士大惊。’”（《辞海》）

【原文】

《荀子·非相》摘要：

相人，古之人无有也，学者不道也。古者有姑布字卿[1]，今之世梁有唐举[2]，相人之形状颜色，而知其吉凶妖祥，世俗称之。古之人无有也，学者不道也。故相形不如论心，论心不如择术。形不胜心，心不胜术。术正而心顺之，则形相虽恶而心术善，无害为君子也。形相虽善而心术恶，无害为小人也。君子之谓吉，小人之谓凶。故长短大小，善恶形相，非吉凶也。古之人无有也，学者不道也。

盖帝尧长，帝舜短；文王长，周公短；仲尼长，子弓短。昔者卫灵公有臣曰公孙吕，身长七尺，面长三尺，焉广三寸，鼻目耳具而名动天下。楚之孙叔敖，期思之鄙人也。突秃长左，轩较之下，而以楚霸。叶公子高，微小短瘠，行若将不胜其衣，然白公之乱也，令尹子西、司马子期皆死焉。叶公子高入据楚，诛白公，定楚国，如反手尔，仁义功名善于后世。故事不揣长，不挈大，不权轻重，亦将志乎尔。长短大小，美恶形相，其论也哉！且徐偃王之状，目可瞻马[3]；仲尼之状，面如蒙倛[4]；周公之状，身如断菑[5]；皋陶之状，色如削瓜[6]；闳夭之状，面无见肤[7]；傅说之状，身如植鳍[8]；伊尹之状，面无须麋[9]；禹跳、汤偏[10]，尧、舜参牟子[11]。从者将论志意，比类文学邪？直将差长短，辨美恶，而相其傲邪？

古者桀纣长巨姣美，天下之杰也。筋力越劲，百人之敌也。然而身死国亡，为天下大僇，后世恶言，则必稽焉。是非容貌之患也，闻见之不众，议论之卑尔。

今世俗之乱君，乡曲之儇子[12]，莫不美丽姚冶，奇衣妇饰，血气态度拟于女子。妇人莫不愿得以为夫，处女莫不愿得以为士，弃其亲家而欲奔之者，比肩并起；然而中君羞以为臣，中父羞以为子，中兄羞以为弟，中人羞以为友；俄则束乎有司，而戮乎大市[13]，莫不呼天啼哭，苦伤其今，而后悔其始。是非容貌之患也，闻见之不众，议论之卑尔！然则，从者将孰可也！

【补注】

［1］姑布字卿：杨倞注《荀子》云："姑布姓，子卿名。相赵襄子者。或本无'姑'字。"《史记集解》司马彪曰："姑布，姓。子卿，字。"事迹见于《史记·赵世家第十三》。

［2］唐举：杨倞注《荀子》云："相李兑、蔡泽者。"《史记索隐》："《荀卿书》作'唐莒'。"唐举的事迹见《史记·范雎蔡泽列传第十九》。李兑乃战国时赵国大臣，曾为相，号奉阳君。蔡泽系战国时秦国大臣，燕国人，曾为秦相数月，封纲成君。二人皆为唐举所相而言中。

［3］徐偃王之状，目可瞻马：徐偃王的相貌，眼睛可以向上看到前额。

杨倞注："徐，国名，僭称王，其状偃仰而不能俯，故谓之偃王。周穆王使楚诛之。瞻马，言不能俯视细物，远望才见马。《尸子》曰'徐偃王有筋而无骨'也。"

徐偃王：相传为西周穆王时徐国国君。《尸子》："徐偃王好怪，没深水而得怪鱼，入深山而得怪兽者，多列于庭。"

［4］仲尼之状，面如蒙倛：孔子的状貌，脸好像蒙上了一个丑恶难看的驱邪鬼面具。杨倞注："倛，方相也，其首蒙茸然，故曰蒙倛。《子虚赋》曰：'蒙公先驱。'韩侍郎云：'四目为方相，两目为倛。'倛音欺。《慎子》曰：'毛嫱、西施，天下之至姣也，衣之以皮倛，则见之者皆走也。'"

蒙倛：《辞源·艹部》："古人设以驱疫的神像。四眼者为方相，两眼者为蒙倛。傩祭、送葬都用蒙倛。《荀子·非相》：'仲尼之状，面如蒙倛。'"

［5］周公之状，身如断菑：周公的状貌，身体好像一棵折断的枯树。指身体背伛——罗锅。杨倞注："《尔雅》云：'木立死曰椔。'椔与甾同。"《荀子集解》："郝懿行曰：《皇矣》诗传：'木立死曰菑。'菑者，植立之貌。周公背伛，或曰韈（音袜wà）偻，其形曲折，不能直立，故身如断菑矣。"断菑：《辞源·斤部》："直立而枯死的端木。《荀子·非相》：'周公之状，身如断菑。'"周公：西周初重要政治人物。姬姓，名旦，亦称"叔旦"。文王之子，武王之弟。因采邑在周（今陕西岐山北），故称"周公"。曾助武王灭商。武王死，成王年幼，由其摄政。管叔、蔡叔、霍叔等不服，联合武庚和东方夷族反叛。他出师东征，平定反叛，大规模分封诸侯，并营建洛邑（今河南洛阳市）为东都。又制礼作乐，建立典章制度，主张"明德慎罚"。其言论见于《尚书》的《大诰》《康诰》《多士》《立政》等篇。(《辞海》)

［6］皋陶之状，色如削瓜：皋陶的状貌，脸色就像削去了皮的瓜那样。面色呈青绿色，与常人的面色不同。

杨倞注："如削皮之瓜，青绿色。"皋陶，亦作"咎繇"。传说中东夷族的首领。偃姓。相传曾被舜任为掌管刑法的官，后被禹选为继承人，早死未继位。春秋时英、六等国之君即其后裔。(《辞海》)

［7］闳夭之状，面无见肤：闳夭的状貌，脸上的髭须多得看不见皮肤。

杨倞注："闳夭，文王臣，在十乱之中。言多鬓髯蔽其肤也。"闳夭，西周初大臣，闳氏，名夭。与散宜生、太颠等同辅周文王。(《辞海》)

［8］傅说之状，身如植鳍（音芪 qí）：傅说的状貌，好像背上长着鱼鳍。

杨倞注："植，立也。如鱼之立也。"《荀子集解》："郝懿行曰：鳍在鱼之背，立而上见，驼背人似之。然则傅说亦背偻欤?"

傅说（音月 yuè）：《辞源·人部》："说（yuè）。①殷相。相传说曾筑于傅崖之野，武丁访得，举以为相，出现殷中兴的局面。因得说于傅崖，故命为傅姓，号傅说。参阅《书·说命》《楚辞·离骚》《吕氏春秋·求人》《史记·殷纪》。"

［9］伊尹之状，面无须麋：伊尹的状貌，面部没有眉毛胡子。

杨倞注："麋与眉同。"伊尹，商初大臣。名伊，尹为官名。一说名挚。传为家奴出身，原为有莘氏女的陪嫁之臣。汤用以"小臣"，后任以国政，助汤攻灭夏桀。汤去世后，历佐卜丙（即外丙）、仲壬二君。仲壬死后，太甲继位，因不遵汤法，不理国政，被伊尹放逐。三年后太甲悔过，接回复位。至沃丁时卒。一说仲壬死后，太甲当立，他篡位自立，放逐太甲。七年后，太甲潜归，杀之。(《辞海》)

［10］禹跳、汤偏：夏禹是瘸子，商汤半身不遂。禹跳：即跛足而行，指瘸腿、瘸子。亦名禹步，指夏禹是个瘸子，或因患偏枯之病而行走不便。汤偏：指"汤半体枯"。商汤患偏枯病，即半身不遂。偏，偏枯也。杨倞注："《尸子》曰：'禹之劳，十年不窥其家，手不爪，胫不生毛。偏枯之病，步不相过，人曰禹步。'郑注《尚书大传》：'汤半体枯。'《吕氏春秋》曰：'禹通水浚川，颜色黧黑，步不相过。'"

［11］尧、舜参牟子：帝尧、帝舜都是三个瞳子，即有一只眼是双瞳子。

杨倞注："牟与眸同。参眸子，谓有二瞳之相参也。《史记》曰：'舜目重瞳。'重瞳，盖尧亦然。《尸子》曰：'舜两眸子，是谓重明，作事成法，出言成章。'当时传闻，今书传亦难尽详究所出也。"

《史记·项羽本纪第七》："太史公曰：吾闻之周生曰：'舜目盖重瞳子。'又闻项羽亦重瞳子。"《史记集解》："《尸子》曰：'舜两眸子，是谓重瞳。'"

重瞳：眼球有两个瞳子（瞳孔）。

［12］今世俗之乱君，乡曲之儇（音轩 xuān）子：现今社会上淫乱之君，乡野间轻薄巧慧之子。杨倞注："《方言》云：'儇，疾也，慧也。'与'喜而翾'义同，轻薄巧慧之子也。"

［13］俄则束乎有司，而戮乎大市：不久被官府逮住，并在街市上被杀掉。杨倞注："犯刑罚，为有司所束缚也。"俄，顷刻、片刻。

【译文】

观看人的相貌来推断人的吉凶祸福，古人没有这种事，学者也不谈论这种事。古时候有个人叫姑布子卿，当今之世，梁国有个人叫唐举，看人的形体容貌就知道吉凶祸福，世俗之人称赞他们。古人没有这种事，学者也不谈论这种事。所以观察人的相貌不如研究他的思想，研究他的思想不如辨别他的行为。相貌比不上思想，思想比不上行为。行为正确，思想就会顺从它，那么相貌虽丑但思想行为美好，不会妨害他成为君子；相貌虽好而思想行为恶劣，也阻碍不了他成为小人。君子就是吉祥，小人就是凶险。所以高矮、大小，相貌的美丑，和吉凶没有关系。古时的人没有这种事，学者也不谈论这种事。

据说帝尧身材高，帝舜身材矮，周文王身材高，周公身材矮，孔子身材高，子弓身材矮。从前，卫灵公有个大臣叫公孙吕，身长七尺，脸长三尺，额宽三寸，鼻子、眼睛、耳朵都有，而名声却传遍天下。楚国的孙叔敖，是期思这个地方的老百姓，头顶秃，左手长，比车前的直木和横木还要矮，却成就了楚国的霸业。叶公子高，矮小瘦弱，走起路来好像连衣服也支撑不住。但白公作乱时，令尹子西、司马子期都被杀了；叶公子高领兵占据楚国，杀死白公，安定楚国，好似把手掌翻过来一样容易，他的仁义功名流传后世。所以评价他人不用揣摩他的高矮，不用估计他的个子大小，不用称量他的体重，只要看他的志向就可以了。形体的高矮、大小、美丑，难道还值得一谈吗！况且徐偃王的形貌，眼睛只能仰视远处的马；孔子的形貌，脸像戴了一个可怕的假面具；周公的形貌，身体像折断的枯树；皋陶的形貌，脸色就像削了瓜的皮；闳夭的形貌，满脸胡须，看不到皮肤；傅说的形貌，身体像立起来的鱼鳍；伊尹的形貌，脸上没有胡须和眉毛；禹腿瘸，汤半身偏枯，尧、舜有三个眸子。学者是应该谈论他们的志向，比较他们的学问呢？还是只区别他们的高矮，分辨他们的美丑，互相欺骗、傲视呢？

古时候，夏桀、商纣长得高大英俊，是天下相貌出众的人。他们身体强壮有力，足以抵挡上百人。然而身死国灭，为天下人耻笑，后代的人凡是讲到恶人就一定拿他们做例子。这并不是容貌造成的祸患，而是他们见闻不广，认识卑下的缘故。

现在世俗间的乱民，乡村中的轻薄男子，个个美丽妖艳，穿着奇装异服，打扮得像妇女一样，神情态度模仿女子；妇人们没有不想让他们做自己的丈夫，姑娘们没有不想让他们做自己的未婚夫，抛弃他们的父母亲人想与他们私奔的女人，比比皆是。然而一般的君主羞于以他们为臣，一般的父亲羞于以他们为儿子，一般的长兄羞于以他们为弟弟，一般的人羞于以他们为朋友，不久他们就被官府绑着在大街闹市上处死，没有不呼天喊地，痛哭流涕的，悲痛今天的下场而悔恨自己当初的所作所为。这并不是容貌的祸患，而是因为见闻不广，认识卑下。既然这样，那么学者应该赞同哪一种呢？（方勇、李波译注《荀子》）

【原文】

《论衡·骨相篇》摘要：

人曰命难知。命甚易知。知之何用？用之骨体。人命禀于天，则有表候见于体。察表候以知命，犹察斗斛以知容矣。表候者，骨法之谓也。传言黄

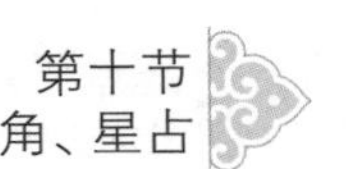

帝龙颜[1]，颛顼戴午[2]，帝喾骈齿[3]，尧眉八采[4]，舜目重瞳[5]，禹耳三漏[6]，汤臂再肘[7]，文王四乳[8]，武王望阳[9]，周公背偻[10]，皋陶马口[11]，孔子反羽[12]。斯十二圣者，皆在帝王之位，或辅主忧世，世所共闻，儒所共说，在经传者较著可信。若夫短书俗记、竹帛胤文[13]，非儒者所见，众多非一。苍颉四目[14]，为黄帝史。晋公子重耳仳胁[15]，为诸侯霸。苏秦骨鼻，为六国相。张仪[16]仳胁，亦相秦魏。项羽重瞳，云虞舜之后，与高祖分王天下。陈平贫而饮食足，貌体佼好，而众人怪之曰："平何食而肥？"及韩信为滕公所鉴，免于鈇质，亦以面状有异[17]。面状肥佼，亦一相也。高祖隆准、龙颜、美须，左股有七十二黑子[18]。单父吕公善相[19]，见高祖状貌，奇之，因以其女妻高祖，吕后是也，卒生孝惠（王）［帝］、鲁元公主。高祖为泗上亭长，当去归之田，与吕后及两子居田。有一老公过，请饮，因相吕后曰："夫人，天下贵人也。"令相两子，见孝惠曰："夫人所以贵者，乃此男也。"相鲁元，曰："皆贵。"老公去，高祖从外来，吕后言于高祖。高祖追及老公，止使自相。老公曰："乡者夫人婴儿相皆似君，君相不可言也。"后高祖得天下，如老公言。推此以况，一室之人，皆有富贵之相矣。

类同气钧[20]，性体法相固有相似。异气殊类，亦两相遇[21]。富贵之男娶得富贵之妻，女亦得富贵之男。夫二相不钧而相遇，则有立死；若未相适，有豫亡之祸也[22]。

王莽姑正君许嫁，至期当行时，夫辄死。如此者再，乃献之赵王，赵王未娶，又薨[23]。清河南宫大有[24]与正君父稺君[25]善者遇，相［正］君曰："贵为天下母。"是时，宣帝世，元帝为太子。稺君乃因魏郡都尉纳之太子[26]，太子幸之，生子君上。宣帝崩，太子立，正君为皇后，君上为太子。元帝崩，太子立，是为成帝。正君为皇太后，竟为天下母。夫正君之相当为天下母，而前所许二家及赵王，为无天下父之相，故未行而二夫死，赵王薨。是则二夫、赵王无帝王大命，而正君不当与三家相遇之验也。丞相黄次公故为阳夏游徼[27]，与善相者同车俱行，见一妇人年十七八，相者指之曰："此妇人当大富贵，为封侯者夫人。"次公止车，审视之，相者曰："今此妇人不富贵，卜书不用也。"次公问之，乃其旁里人巫家子也，即娶以为妻。其后，次公果大富贵，位至丞相，封为列侯。夫次公富贵，妇人当配之，故果相遇，遂俱富贵。使次公命贱，不得妇人为偶，不宜为夫妇之时，则有二夫、赵王之祸。夫举家皆［有］富贵之命，然后乃任富贵之事。骨法形体，有不应者，则必别离死亡，不得久享介福[28]。故富贵之家，役使奴僮，育养牛马，必有与众不同者矣。僮奴则有不死亡之相；牛马则有数字乳[29]之性；田则有种孽[30]速熟之谷；商则有居善疾售之货。是故知命之人，见富贵于贫贱，睹贫贱于富贵。

【补注】

［1］黄帝龙颜：《论衡校释》："《元命苞》：'黄帝龙颜，得天庭阳，上法中宿，取象文昌，戴天履阴，乘教制刚。'宋均注：'颜有龙像，似轩辕也。'（《御览》七九）亦见《白虎通·圣人篇》。《史记·五帝本纪》《正义》：'生日角龙颜。'"龙颜：形容面部眉骨凸出、高鼻，像龙的样子。《元命苞》指《春秋纬·元命苞》。

［2］颛顼戴午（干）：《论衡校释》："方以智《通雅》曰：'戴午'恐是'戴干'之讹。面额高满曰戴干。《乾凿度》云：'泰表戴干。'郑氏注：'表者，人形之彰识也。干，盾也。'《隋书》王劭言：'上有龙颜戴干之表。'禅师有丰干，因貌以为号。先孙曰：后《讲瑞篇》及《白虎通·圣人篇》文并同。卢文弨校《白虎通》改'午'为'干'，云：'《乾凿度》云：泰表戴干。《宋书·符瑞志》：首戴干戈。即此。'案：卢说是也。"戴干：疑是头上长了类似角的东西。

［3］帝喾骈齿：帝喾，五帝之一。骈齿：前齿并两为一。《论衡校释》："《白虎通·圣人篇》曰：'帝喾骈齿，上法月参，康度成纪（《御览》三七二引《元命苞》云颛顼，康度作秉度，是。），配理阴阳。'（《白虎通》'配'讹作'取'。）《鉤命决》（《御览》三八八）云：'夫子骈齿。'注曰：'骈齿，象鉤星也。'"《鉤命决》，指《孝经纬·鉤命决》。

［4］尧眉八采：帝尧的眼眉有八种颜色。《论衡校释》："《元命苞》：（《御览》八十引，亦见《白虎通》。）'尧眉八采，是谓通明，历象日月，璇玉作衡。'《尚书大传》曰：'夭八眉。八者，如八字也。'又见《淮南·修务训》。许注曰：（《意林》引。）'眉理八字也。'《抱朴子·祛惑篇》：'尧眉八采，谓直两眉头竖似八字耳。'"

［5］舜目重瞳：帝舜的眼球有两个瞳孔。《论衡校释》："《元命苞》：（亦见《白虎通》。）'舜重瞳子，是谓滋凉，（《孔演图》作'重明'。）上应摄提，以象三光。'《尸子》：'舜两眸子，是谓重明，作事成法，出言成章。'《尚书大传》：'舜四瞳。'《荀子·非相篇》：'舜参眸子。'又见《项羽本纪》《淮南·修务训》《潜夫论·五德篇》。"

［6］禹耳三漏：大禹的耳朵有三个漏洞。《论衡校释》："《白虎通·圣人篇》引《礼说》：'禹耳三漏，是谓大通，兴利除害，决河疏江。'又见《帝王世纪》。（《类聚》十一。）《洛书灵准听》曰：'有人大口，两耳参漏。'注：'谓禹也。'（《御览》八二。）《淮南·修务篇》《潜夫论·五德论》并作'参漏'。《宋书·符瑞志》作'参镂'。《淮南》高注：'参，三也。漏，穴也'方以智曰：'《淮南》言禹耳参漏，谓渗漏，今之漏耳。《论衡》遂曰三漏。'晖按：此乃相承旧说，不始仲任，《淮南》高注义同，方说非也。"

［7］汤臂再肘：商汤的胳膊有两个肘。《论衡校释》："《白帖》三十引《元命苞》曰：'汤臂四肘，是谓神刚。（《类聚》十二引'刚'作'肘'。）象月推移，以绥四方。'《礼别名记》：'汤臂四肘，是谓神明，探去不义，万民蕃息。'（《白虎通·圣人篇》'神明'作'柳翼'，'探'作'攘'。）《御览》八十三引《元命苞》作'二肘'，

又引《洛书灵准听》及《北堂书钞》一同。《类聚》十二引《元命苞》作‘四肘’，《初学记》九引《帝王世纪》同。《白虎通·圣人篇》又作‘三肘’，此云‘再肘’，各说并异。”

洪钧按：再肘等说约系上肢多了关节，有两个肘关节。实际上可能是慢性肘关节脱位。

［8］文王四乳：文王有四个乳头。《论衡校释》：“《元命苞》曰：‘文王四乳，是谓含良，盖法酒旗，布恩舒明。’注：‘酒者乳也。能乳天下，布恩之谓也。’（《类聚》十二。）《白虎通·圣人篇》：‘文王四乳，是谓大仁，天下所归，百姓所亲。’又见《尸子·君治篇》《春秋繁露·三代改制篇》《淮南·修务篇》《潜夫论·五德篇》。

“《论语·微子篇》曰：‘周有八士，伯达、伯适、仲突、仲忽、叔夜、叔夏、季随、季騧。’《集解》包曰：‘周时四乳生八子，皆为显仕。’《春秋繁露·郊祭篇》：‘周国子多贤，蕃殖至于骈孕男者四，四乳而得八男，皆君子俊雄也。此天之所以兴周国也。’此今文家相承之说。文王四乳，盖即四乳生八子，相传之讹。

“初‘四乳’义即四产。《说文》：‘乳，字也。’后读‘乳’为乃乳之乳，则转为文王之身有四乳矣。说殊不经。

“至四乳生八子而兴周国者，《汉书·人表》列于周初。《晋语》：‘文王之即位也，询于八虞。’贾注：‘八虞即周八士，皆为虞官。’是八士为文王时人，与董仲舒、包咸义合。盖今文家旧说，展转为纬家所承，而生‘文王四乳’之说也。（《论语·释文》引郑云：‘成王时。’刘向、马融皆以为宣王时。《诗·思齐正义》引郑曰：‘周公相成王时所生。’并为古文家说。）

“《尸子》曰：‘子贡问孔子曰：古者黄帝四面，信乎？孔子曰：黄帝取合己者四人，四方不计而耦，不约而成，此之谓四面也。’‘文王四乳’之说，当亦如此。”

洪钧按：乳头多于两个是遗传所致，是返祖现象之一，因为人类的远祖哺乳动物大多有两个以上的乳头。多出的乳头多见于两腋和腹部。没有乳头的乳腺组织在两腋比较常见。

［9］武王望阳：周武王总像是望着太阳。《论衡校释》：“《金楼子·立言篇》引子思曰：‘武王望阳。’字又作‘羊’。《初禀篇》：‘以四乳论望羊。’《语增篇》：‘武王之相，望羊而已。’《白虎通》曰：‘武王望羊，是谓摄阳，盱目陈兵，天下富昌。’并作‘望羊’。羊、阳古通。……《释名·释姿容》：‘望羊，望阳也。言阳气在上，举头高似若望之然也。’《家语·辨乐篇》注：‘望羊，远视也。’……言望视太阳也。太阳在天，宜仰而观，故训为仰视。”

［10］周公背偻：周公驼背。《论衡校释》：“《说文·人部》：‘周公韈偻，或言背偻。’《白虎通·圣人篇》：‘周公背偻，是谓强后，成就周道，辅相幼主。’（此依《御览》三七一引。今本‘后’作‘俊’，‘相’作‘于’。）《荀子·非相篇》：‘周公之状，身如断菑。’杨注：‘《尔雅》云：木立死曰椔。椔与菑同。’《说文》：‘偻，厄也。’人背伛偻，有如木之科厄，盖即背偻之义。”

金栋按：偻（音吕 lǚ），腰背弯曲，俗称罗锅，亦名驼背。《素问·脉要精微论》：

“膝者筋之府，屈伸不能，行则偻附，筋将惫矣。”《素问集注》：“偻，曲其身。”

伛，又作“伛偻”（音语吕 yǔ lǚ）。伛偻，腰背弯曲。《辞源·人部》：“（一）脊梁弯曲之病，即驼背。《淮南子·精神》：‘子求行年五十有四，而病伛偻。’”

《素问·刺禁论》：“刺脊间中髓，为伛。”王冰注：“伛，谓伛偻，身蜷曲也。”

［11］皋陶马口：皋陶的嘴像马口。《论衡校释》：“《淮南·修务训》：‘皋陶马喙，是谓至信，决狱明白，察于人情。’高注：‘喙若马口。’又见《白虎通》。《初学记》十二引《元命苞》：‘尧薨，马喙子得皋陶，聘为大理。’盖此说所由生。”

［12］孔子反羽：孔子的头顶像是屋顶反过来。《论衡校释》：“本书《讲瑞篇》又作‘反宇’。……晖按：《刘子·命相篇》亦作‘反宇’。‘羽’‘宇’字通。刘歆《钟律书》曰：‘羽者，宇也，宇覆之也。’《路史后记》十注引《世本》云：‘圩顶反首。’《白虎通·姓名篇》：‘孔子首类鲁国尼丘山。’是‘反宇’谓孔子首如尼丘山。盖山形如反覆宇之状也。……盖因孔子首如反羽，故有以‘羽’为声，而云孔子头也。……‘羽’为‘宇’之借字，字当作‘宇’。《荀子·非相篇》：‘仲尼之状，面如蒙倛。’注云：‘其首蒙茸然，故曰蒙倛。’方以智曰：‘反宇，反唇也。’失之。”

反羽：翻过来的屋顶。这里形容头顶中间凹陷，像翻过来的屋顶。羽：通“宇”，屋檐。

［13］短书俗记、竹帛胤文：《论衡校释》云：“短书注（在）《谢短篇》。胤，习也。胤文，谓俗习之文。盼遂案：《书虚篇》：‘桓公用妇人彻胤服，妇人于背，女气愈疮。’所云胤服即亵衣，则此胤文殆谓猥亵之文，犹之短书俗记矣。”

《论衡·谢短篇》云：“彼人曰：‘二尺四寸，圣人文语，朝夕讲习，义类所及，故可务知。汉事未载于经，名为尺籍短书。’”

《论衡校释》云：“《宣汉篇》：‘唐、虞、夏、殷，同载在二尺四寸，儒者推读，朝夕讲习。’《左传》杜预《序》，孔疏引郑玄注《论语·序》：‘以《鉤命决》云：《春秋》二尺四寸书之，《孝经》一尺二寸书之。故知六经之策，皆称长二尺四寸。’《仪礼·聘礼》疏引郑玄《论语·序》云：‘《易》《诗》《书》《礼》《乐》《春秋》，皆二尺四寸。（‘二尺四寸’，讹作‘尺二寸’。依清人金鹗、日人岛田翰说改。）《孝经》谦半之。《论语》八寸策者，三分居一。又谦焉。’《盐铁论·诏圣篇》：‘二尺四寸之律，古今一也。’《朱博传》：‘三尺律令，人事出其中。’三尺者，周尺八寸，三八，二十四寸也。律亦经也，故策长同。”俗记：通俗书籍之谓，与儒《经》雅言相对。竹帛胤文：据“盼遂案”，类似于目前黄色小说之类。

金栋按：汉代，儒家经书用二尺四寸竹简书写，一般书籍用一尺左右长的短竹简书写，故称短书。

［14］苍颉四目：亦作仓颉。仓颉有四只眼睛。仓颉，传说黄帝时为左史，曾经创造过文字。长相特殊，身体类象形，有四只眼睛，能辨鸟兽之迹。参见《苍颉庙碑》。其名字至战国始见于《荀子》《韩非子》《吕氏春秋》等著作，说他“好书”“作书”。可能是整理古代文字较有贡献者。（《中国历代名人辞典》）

［15］晋公子重耳：即晋文公重耳。他的名字可能来自他的耳朵有两重。

仳胁：肋骨长成一片。

［16］张仪（？—前310）：战国时纵横家，连横派代表人物。魏国贵族后代。曾与苏秦同学于鬼谷子。秦惠文君十年（前328）任秦相，四年后助秦惠文君为王。主张连横以强秦，执政后迫使魏国献上郡，瓦解齐楚联盟，夺取楚汉中地。先后游说诸侯，连横魏、楚、韩、齐、赵、燕等国，使秦国日益强大。秦武王即位后，入魏为相。《汉书·艺文志》著录纵横家有《张子》十篇，今佚。（《中国哲学大辞典·中国古代哲学·人物·先秦》）

［17］韩信为滕公所鉴，免于鈇质，亦以面状有异：《论衡校释》云："《史记》本传：'信坐法当斩，其辈十三人皆已斩，次至信。信乃仰视，适见滕公，滕公壮其貌，释而不斩。'《汉书·信传》师古注：'滕公，夏侯婴。'"

《史记·淮阴侯列传第三十二》云："信……坐法当斩，其辈十三人皆已斩，次至信。信乃仰视，适见滕公，曰：'上不欲就天下乎？何为斩壮士？'滕公奇其言，壮其貌，释而不斩。"

韩信（？—前196）：西汉初军事家。淮阴（今江苏清江西）人。秦末农民大起义中，初属项羽，未被重用。继归刘邦，因官职小而逃离，经萧何力荐，始得重用，任大将军。刘邦采其策，攻占关中。楚、汉相持于荥阳、成皋间，他率军击魏破代，又以数千人背水为阵，用"陷之死地而后生"之策，大破赵军二十万，阵斩赵主将陈余，继下燕取齐，占据黄河下游之地，刘邦被迫封他为齐王。前202年，率军与刘邦会合，击灭项羽于垓下（今安徽灵璧东南）。西汉建立，改封楚王，以阴谋叛乱罪，降为淮阴侯。后与陈豨勾结发动叛乱，为吕后所杀。曾定兵法，有《兵法》三篇，今佚。（《中国历代名人辞典》）

滕公：即汝阴侯夏侯婴。《辞源》："夏侯婴：公元前？—前172年。西汉沛人。秦末随刘邦起兵于沛，屡立战功，任太仆，封汝阴侯。惠帝死，与陈平、周勃等共谋拥立文帝。曾任滕令，故又称滕公。《史记》《汉书》皆有传。"

鈇质：腰斩的刑具。鈇，斩刀，古代的一种刑具。质，同"锧"，垫在受刑人身下的铁椹（音真zhēn）或木砧。

《辞源·金部》："鈇质：即鈇锧。斩刑之刑具。《史记·项羽纪》陈余遗章邯书：'将军何不还兵与诸侯为从，约共攻秦，分王其地，南面称孤，此孰与身伏鈇质，妻子为僇乎？'《汉书》三一《项籍传》作'斧质'。"

［18］高祖隆准、龙颜、美须：高祖：即汉高祖刘邦。

刘邦（前256—前195）：秦末农民起义领袖，西汉开国皇帝。前202—前195年在位。字季，沛（今江苏沛县）人。初为泗水亭长。秦二世元年（前209），陈胜、吴广起义，他在沛吏萧何、曹参等支持下，起兵响应，称沛公。陈胜死，他与项羽领导的起义军一起抗击秦军主力。前206年，率军攻入秦都咸阳，推翻秦朝的统治，废除秦的严刑苛法，约法三章："杀人者死，伤人及盗抵罪。"深得民心。同年，被项羽封为汉王，据巴、蜀、汉中一带。不久，与项羽展开了长达四年的争夺战，史称"楚汉战争"。前202年，最后击败项羽，即皇帝位，建立了西汉。在位期间，继承秦制，先后灭韩信、彭越、英布等异姓诸王；迁六国贵族到关中，以加强控制；施行重农抑商、与民休息、轻徭薄赋、释放奴婢、复原士卒等政策；修改秦律，制定《汉律》九章；定军法、历法和度量衡。前195年，平定英布叛乱后返故乡，与沛中父老子弟欢饮。席间慷慨作歌："大风起兮云飞扬，威加海内兮归故乡，安得猛士兮守四方！"后世称为《大风歌》。死后庙号高祖。(《中国历代名人辞典》)

隆准：《辞源·阜部》："高鼻。《史记·高祖纪》：'高祖为人，隆准而龙颜。'汉王充《论衡·骨相》：'秦王为人，隆准长目，鷙鹰豺声。'"

《史记·高祖本纪第八》："高祖为人，隆准而龙颜，美须髯。"

左股有七十二黑子：《论衡校释》："师古曰：'中国通呼为黡（音眼yǎn）子，吴、楚俗谓之誌。誌者，记也。"

《史记正义》："《河图》云：'帝刘季口角戴胜，斗胸，龟背，龙股，长七尺八寸。'《合诚图》云：'赤帝体为朱鸟，其表龙颜，多黑子。'按：左，阳也。七十二黑子者，赤帝七十二日之数也。木火土金水各居一方，一岁三百六十日，四方分之，各得九十日，土居中央，并索四季，各十八日，俱成七十二日，故高祖七十二黑子者，应火德七十二日之征也。有一本'七十日'者，非也。许北人呼为'黡子'，吴、楚谓之志。志，记也。"

洪钧按：此说必然出现于汉朝改为火德之后，最可能出于东汉，因为西汉初刘邦以水德自居，光武帝刘秀则自居火德。

［19］单父吕公善相：《论衡校释》云："单父，县名。《索隐》引《汉旧仪》曰：'吕公，汝南新蔡人。'又《相经》云：'魏人吕公，名文，字叔平。'相，视也。视其骨状，以知吉凶贵贱。"

单父、吕公：《史记索隐》："韦昭云：'单父，县名，属山阳。'崔浩云：'史失其名，但举姓而言公。'又按：《汉书旧仪》云'吕公，汝南新蔡人'，又《相经》云'魏人吕公，名文，字叔平'也。"

《史记·高祖本纪第八》："单父人吕公善沛令，避仇从之客，因家沛焉。……吕公者，好相人，见高祖状貌，因重敬之，引入坐。……吕公因目固留高祖，高祖竟酒，后。吕公曰：'臣少好相人，相人多矣，无如季相，愿季自爱。臣有息女，愿为季箕帚妾。'酒罢，吕媪怒吕公曰：'公始常欲奇此女，与贵人。沛令善公，求之不与，何自妄许与刘季？'吕公曰：'此非儿女子所知也。'卒与刘季。吕公女，乃吕后也，生孝惠帝、鲁元公主。"

［20］类同气钧：钧，通均，相同、相等。段玉裁《说文解字注·金部》："古多假钧为均。"

［21］相遇：遇，通偶（见下注）。偶，配偶。

［22］若未相适，有豫亡之祸也：就像在未嫁之前就有（丈夫）死亡之祸。《论衡校释》："吴曰：'若'读为'乃'。言未相适时，已有豫亡之祸，故相遇而立死也。"豫，通预，预测。

［23］"王莽姑正君许嫁……又薨"句：《论衡·偶会篇》："王莽姑正君，许嫁二

夫，二夫死，当适赵王而薨。气未相加，遥贼三家，何其痛也。”

二夫死：《论衡校释》：“《骨相篇》：‘许嫁，至期当行时，夫辄死，如此者再。’《元后传》：‘尝许嫁未行，所许者死。’《前汉纪》三同，未言‘如此者再’。”

薨：《古汉语常用字字典》：“死。古代称侯王死叫作‘薨’。唐代以后称二品以上的官死也叫作‘薨’。”

《礼记·曲礼》：“天子死曰崩，诸侯死曰薨，大夫死曰卒，士曰不禄，庶人曰死。”

［24］清河南宫大有：《论衡校释》：“清河，地名。南宫姓，大有，名，相者。”

［25］与正君父稺君：和正君的父亲稚君。《论衡校释》：“名禁，字稺君。《汉书·元后传》作‘稚君’，字同。”

正君，亦作“政君”。正、政，通假。

［26］“是时……稺秩君乃因魏郡都尉纳之太子”句：《论衡校释》：“《元后传》：‘五凤中，献政君入掖庭为家人子。岁余，会皇太子所爱幸司马良娣死，皇太后择可以虞侍太子者，政君与在其中。及太子朝，皇后乃见政君等五人。太子殊无意，彊曰：此中一人可。是时政君坐近太子，长御即以为是。皇后使送政君太子宫。’此云‘因魏郡都尉纳之’，未闻。”

［27］丞相黄次公，故为阳夏游徼：黄次公，即黄霸，曾经在阳夏做过巡捕盗贼的官。《论衡校释》：“《汉书》师古注：‘游徼，主游巡盗贼者也。’”

［28］介福：大福。介，大。

［29］字乳：生育。

［30］种孽：庄稼分蘖（音聂 niè）多。形容长得茂盛。

【译文】

人们说命难于知道，其实命很容易知道。根据什么来知道它呢？根据人的骨骼形体。人命从上天禀受，气一经形成，就在身体上有征候表现出来。只要仔细观察一下表象就能知道命了，就同看了斗和斛可以知道容量一样。表象，说的就是骨法。传说黄帝的面部像龙，颛顼的头上长了类似角的东西，帝喾的牙齿连成一片，尧的眉毛有八种颜色，舜的眼睛里有个重叠的瞳人，禹的耳朵有三个窟窿，商汤的胳膊上有两个肘，周文王有四个乳房，周武王眼高可以看见头顶上的太阳，周公旦背驼，皋陶的嘴像马口，孔子头顶凹陷像翻过来的屋顶。这十二个圣人，大都在帝王的皇位，或有的辅助君主，或有的担忧世事，这是世人共同耳闻的，儒者大家谈论的，而且是在经传上有名的，所以较为显著可信。至于用短简书写的通俗书籍，竹简、绢帛记载流传下来的一般文字，这些虽不是儒者看的东西，（但它上面有关这类事情的记载）还是很多的。像苍颉有四只眼睛，做了黄帝的史官。晋文公重耳肋骨长成一片，做了诸侯的霸主。苏秦是个骨鼻，当了六国的丞相。张仪肋骨长成一片，也当了秦国和魏国的丞相。项羽眼睛里有个重叠的瞳人，据说他是虞舜的后代，因此与汉高祖分治天下。陈平家境贫困饮食缺乏，但身体面貌却美好，因而大家感到奇怪，说：“陈平是吃了什么长得这样胖？”这与韩信被滕公所赏识，免于被鈇质腰斩，也靠面貌出奇一样。可见，面貌肥胖好看，也是一种好骨相。汉高祖高鼻子，眉骨凸出，胡须漂亮，左边大腿有七十二颗黑痣。单父县的吕公擅长相面，看见高祖的形状相貌，感到惊奇，因此把他的女儿嫁给了汉高祖，这就是吕后。吕后终于生下了孝惠帝和鲁元公主。汉高祖做泗水边上的一个亭长，正当他告假归家去种田，与吕后和两个孩子住在乡间。有位老公路过，求口水喝，因此看了吕后的相，说道："夫人，你是天下的贵人。"再让他看两个孩子的相。看了孝惠帝后说："夫人你能得到富贵，就是有了这个儿子。"看了鲁元公主后说："一样富贵。"老公便离开了。汉高祖从外面回来，吕后就对高祖说了这件事。高祖赶去追上老公，拦住让他给自己相面。老公（相完后）说："刚才夫人、孩子的骨相都像你，你的骨相富贵得不能说。"后来汉高祖得到天下，正像老公说的一样。根据这个来推断，他一家人，全有富贵的骨相。

同一类命的人禀受的气相同，其天性、形体、骨法、相貌本来就相似。禀受的气不同，命类不同，也有两人结婚的。有富贵命的丈夫娶了有富贵命的妻子，有富贵命的女子嫁了有富贵命的丈夫。要是二人骨相不相同而结婚，就会马上死掉；至于还没有嫁娶，会有先死的灾祸。

王莽的姑母正君已许配欲嫁，到了结婚的日子该举行婚礼时，丈夫却死了。像这种情况有二次，于是把她献给赵王，赵王还没有迎娶，又死了。清河郡南宫大有与正君的父亲王稚君交情好，遇见时相了正君的面，说："命贵当为天下母。"这时，汉宣帝在世，元帝是太子，王稚君便通过魏郡的都尉把正君献给太子，太子很宠爱她，后生了个儿子君上。汉宣帝死，太子即位，正君做了皇后，君上当了太子。汉元帝死，太子即位，这就是汉成帝，正君当了皇太后，终于成为天下母。正君的骨相该当天下母，而前面所许配的二家及赵王因为没有天下父的骨相，所以还没有举行婚礼二个丈夫及赵王都死了。这原是前面的二个丈夫和赵王都没有做帝王的贵命，而正君不该与他们三家结婚的证明。丞相黄次公原来做过阳夏的游徼，与一个善于相面的人同车一起走，看见一个女子十七八岁。相面的人指着她说："这个女子该大富大贵，将会成为封侯者的夫人。"于是次公拦住车，仔细看了看她，相面的人说："这个女子将来不富贵，那占卜的书就没有用了。"次公问她，才知道是他邻里巫卜人家的女儿，就娶来作为妻子。那以后，次公果然大富大贵，官做到丞相，被封为列侯。次公命富贵，女子命该配他，所以果然结婚，终于一起富贵。假使次公命贫贱，就不该得这个女子做配偶。要是不该成为夫妻时，就会有前面所说的那二个男人和赵王的灾祸。全家都要有富贵的禄命，然后才能胜任使之富贵的事情。如果家中有骨法与形体跟富贵的命不相适应的，必然有别离、死亡的事发生，就不能长期享受荣华富贵。所以富贵的人家，役使奴仆，繁殖饲养牛马，必然有与众不同的地方。家中奴仆则有长命的骨相，牛马则有多生育的特性，种田则有分蘖多成熟快的谷物，经商则有东西好销售快的货物。所以知道命的人，能从暂时的贫贱中看出富贵，能从暂时的富贵中看出贫贱。（引自《古诗文网》）

【原文】

案骨节之法，察皮肤之理，以审人之性命，无不应者。赵简子使姑布子

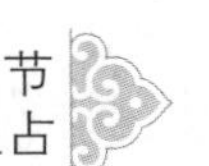

卿相诸子，莫吉，至翟婢之子无恤，而以为贵[1]。无恤最贤，又有贵相，简子后废太子而立无恤，卒为诸侯，襄子是也。相工相黥布，当先刑而乃王[2]，后竟被刑乃封王。卫青父郑季与杨信公主家僮卫媪通，生青。在建章宫时，钳徒[3]相之，曰："贵至封侯。"青曰："人奴之道，得不笞[4]骂足矣！安敢望封侯？"其后青为军吏，战数有功，超封增官，遂为大将军，封为万户侯。周亚夫未封侯之时，许负相之曰："君后三岁而［侯］，［侯］入［岁为］将相，持国秉，贵重矣，于人臣无两。其后九岁而君饿死。"亚夫笑曰："臣之兄已代侯也，有如父卒子当代，亚夫何说侯乎？既然已贵，如负言，又何说饿死？指示我！"许负指其口，有纵理入口，曰："此饿死法[5]也。"居三岁，其兄绛侯胜［之］有罪，文帝择绛侯子贤者，推亚夫，乃封条侯，续绛侯后。文帝之后六年，匈奴入边，乃以亚夫为将军。至景帝之时，亚夫为丞相，后以疾免。其子为亚夫买工官尚方甲盾五百被可以为葬者[6]，取庸[7]苦之，不与钱。庸知其盗买官器，怨而上告其子。景帝下吏问责，因不食五日，呕血而死。当邓通之幸文帝也，贵在公卿之上，赏赐亿万，与上齐体。相工相之曰："当贫贱饿死。"

文帝崩，景帝立，通有盗铸钱之罪，景帝考验，通亡，寄死人家，不名一钱[8]。

韩太傅为诸生时[9]，［之市］，借[10]相工五十钱，与之俱入璧雍[11]之中，相璧雍弟子谁当贵者。相工指倪宽曰："彼生当贵，秩至三公。"韩生谢遣相工，通刺[12]倪宽，结胶漆之交，尽筋力之敬，徙舍从宽，深自附纳之。宽尝甚病，韩生养视如仆状，恩深逾于骨肉，后名闻于天下。倪宽位至御史大夫，州郡丞旨召请，擢用举在本朝，遂至太傅。夫钳徒、许负及相邓通、倪宽之工，可谓知命之工矣。故知命之工，察骨体之证，睹富贵贫贱，犹人见盘盂之器，知所设用也。善器必用贵人，恶器必施贱者；尊鼎不在陪厕[13]之侧，匏瓜不在堂殿之上[14]，明矣。富贵之骨，不遇贫贱之苦；贫贱之相，不遭富贵之乐，亦犹此也。器之盛物，有斗石之量，犹人爵有高下之差也。器过其量，物溢弃遗；爵过其差，死亡不存。论命者如比之于器，以察骨体之法，则命在于身形定矣。

非徒富贵贫贱有骨体也，而操行清浊亦有法理。贵贱贫富，命也。操行清浊，性也。非徒命有骨法，性亦有骨法。惟知命有明相，莫知性有骨法，此见命之表证，不见性之符验也。范蠡去越[15]，自齐遗大夫种书[16]曰："飞鸟尽，良弓藏，狡兔死，走犬烹。越王为人，长颈鸟喙[17]，可与共患难，不可与共荣乐。子何不去？"大夫种不能去，称病不朝，赐剑而死。大梁人尉缭说秦始皇以并天下之计，始皇从其册，与之亢礼，衣服饮食与之齐同。缭曰："秦王为人，隆准长目，鸷膺[18]豺声，少恩，虎视狼心。居约，易以下人，得志，亦轻视人。我布衣也，然见我，常身自下我。诚使秦王须得志，天下皆为虏矣。不可与交游。"乃亡去。故范蠡、尉缭见性行之证，而以定处来事之实，实有其效，如其法相。由此言之，性命系于形体明矣。以尺书[19]所载，世所共见，准况古今，不闻者必众多非一，皆有其实。禀气于天，立形于地，察在地之形，以知在天之命，莫不得其实也。

有传孔子相澹台子羽[20]、唐举占蔡泽不验之文，此失之不审，何隐匿微妙之表也。相或在内，或在外，或在形体，或在声气。察外者遗其内，在形体者亡其声气。孔子适郑，与弟子相失，孔子独立郑东门[21]。郑人或问子贡曰："东门有人，其头似尧，其项若皋陶，肩类子产[22]。然自腰以下，不及禹三寸，儽儽[23]若丧家之狗。"子贡以告孔子，孔子欣然笑曰："形状未也，如丧家狗[24]，然哉！然哉！"夫孔子之相，郑人失其实。郑人不明，法术浅也。孔子之失子羽，唐举惑于蔡泽，犹郑人相孔子，不能具见形状之实也。以貌取人，失于子羽，以言取人，失于宰予也。

【补注】

［1］"赵简子使姑布子卿相诸子……而以为贵"句：《论衡校释》："《史记·赵世家》：'姑布子卿见简子，简子徧召诸子相之。子卿曰：无为将军者。简子曰：赵氏其灭乎。子卿曰：吾尝见一子于路，殆君之子也。简子召子无恤。无恤至，则子卿起曰：此真将军矣。简子曰：其母贱，翟婢也，奚道贵哉？子卿曰：天所授，虽贱必贵。'"

［2］相工相黥布，当先刑而乃王：《论衡校释》云："《史记》本传：'秦时为布衣少年，有客相之曰：当刑而王。乃壮，坐法，黥布笑曰：人相我，当刑而王，几是乎。'盼遂案：'乃'字涉下句'乃封王'而衍。"

黥布，即英布（？—前195），西汉初诸侯王。六县（今安徽六安北）人。曾坐法黥面，输骊山，故亦称黥布。秦末农民起义时率骊山刑徒起兵，属项羽，作战常为前锋，后封九江王。楚汉战争时，背楚归汉，封淮南王，从刘邦击项羽于垓下。前196年，韩信、彭越先后遭杀，他也起兵叛乱，次年战败被杀。(《中国历代名人辞典》)

黥是"古代的一种刑法，用刀刺刻犯人的面额，再涂上墨，也叫'墨刑'"（《古汉语常用字字典》）。

［3］钳徒：颈上带着铁钳服刑的犯人。《论衡校释》云："《汉书·高纪》注：'钳，以铁束颈也。'被刑谓之徒。"

［4］笞：用竹板或荆条打脊背或臀腿。

［5］法：这里指骨相的规则。

［6］其子为亚夫买工官尚方甲盾五百被可以为葬者：这句话的意思是：（亚夫）的儿子，为他从给皇家做器物的工官尚方那里，买了五百套供殉葬用的铠甲和盾牌五百套。

工官、尚方：《论衡校释》云："《史记索隐》：'工官即尚方之工，所作物属尚方，故云工官尚方。'《百官志》师古注：'尚方，主作禁器物。'又《楚元王传》注：'尚方，主巧作金银之所，若今之中尚署。'张晏曰：'被，具也，五百具甲楯。'"甲盾五百背：即铠甲盾牌五百套。

［7］取庸：取：雇用。庸：受雇用的人。

［8］不名一钱：名：此作占有讲。《论衡校释》："《索隐》曰：'始天下名邓氏钱，今皆没入，卒竟无一钱名之也。"

［9］韩太傅为诸生时，［之市］：《论衡校释》："此非韩婴，婴以景帝时为常山太傅，孝文时已为博士，不得与宽同学。其人未详。"太傅："官名。（1）春秋时晋国设置，为辅弼国君之官。掌制定颁行礼法。……战国时齐设太傅……楚亦设太傅……战国后废。汉复置，次于太师。历代沿置，多为大官加衔，并无实职。（2）为辅导太子的宫官。西汉宫官有太子太傅、少傅。"（《简明中国历代职官辞典》）

诸生：指太学的学生。

［10］借：帮助。这里是送给的意思。

［11］璧雍：本为西周天子所设的大学，因环境四周是水，环如璧，故名璧雍。这里指汉代的太学。

［12］刺：名帖。

［13］尊鼎不在陪厕：《论衡校释》："《说文》：'尊，酒器也。以待祭祀宾客之礼。鼎，和五味之宝器。'《广韵》：'陪，厕也。'盼遂案：《广韵》十五灰'陪，厕也'，得仲任此文而明。"陪厕："陪"即是"厕"，厕所。

［14］匏瓜不在堂殿之上：《论衡校释》："吴曰：'匏瓜'非义，'瓜'常作'瓠'，形之残也。《大雅·公刘》：'酌之用匏。'毛传：'俭以质也。'《礼记·郊特牲》：'器用陶匏。'……并以'匏瓠'为爵，乃酒器之质者，正与'尊鼎'对文。此文以'尊鼎'为善，以'匏瓠'为恶，'匏瓜系而不食'，非此所施。晖按：吴说近是。朱校元本'匏'作'瓠'，则知此文初不作'匏瓜'也。"

金栋按：匏（音庖 páo）即是瓠（音户 hù），瓠即是匏。瓠瓜，葫芦的一种，老时可作盛物器。这里似指一种形似匏瓜的粗陋酒壶。

［15］范蠡去越：范蠡，春秋末越国大夫。原为楚国宛（今河南南阳）人。字少伯，出身衰贱。后仕越为大夫，擢上将军。前494年，越被吴打败，退保会稽（今浙江绍兴），他献计吴王，卑身厚赂，乞成于吴。自己也至吴为质。归国后，与大夫种协力图强，埋头备战，终于一举灭吴。相传他化名"鸱夷子皮"离越适齐，治产获千万，受任为齐相。后又弃官散财，间行至陶（今山东定陶西北），逐什一之利，再度致资千万，号陶朱公。他认为世间一切事物都在变化，时势的盛衰也如此。故须待时而动，顺其自然。在经济思想上，着眼于自然循环，掌握"贵上极则反贱"的原理。《计然篇》为其代表作。（《中国历代名人辞典》）去：离去，离开。指范蠡成功后离开越国。

［16］自齐遗大夫种书：指范蠡从齐国给文种寄信。

文种：春秋末越国大夫。原为楚国人，字伯禽，一作子禽，即大夫种。他奉越王勾践命，行成于吴。吴许越和，范蠡入质，推荐他主持国政。他向越王陈“伐吴七术”。范蠡归国后，同他一起埋头备战，生聚教训，终于一举灭吴。相传范蠡韬晦后，曾写信给他，说越王为人阴险，不好共事，劝其早日离去。他接信后，称病不上朝。有人乘机在越王面前诬陷。越王恼怒，赐剑令他自杀。(《中国历代名人辞典》)

［17］越王：即勾践（？—前465)，春秋末越国国君。越王允常之子。前496—前465年在位。即位后，在夫椒（今江苏吴县西南）一役中，遭吴反击，兵锋大挫，退保会稽山（今浙江绍兴南)，用范蠡计向吴乞和。身为吴王先马，卧薪尝胆，十年生聚，十年教训，锐意灭吴雪耻。后乘吴王夫差北上争霸之际，发兵袭吴，继以频繁的攻扰，至前473年，一举灭吴。旋乘胜渡淮，大会诸侯于徐州（今山东滕县东南)，称为霸主。周天子使人赐胙，命为伯。(《中国历代名人辞典》)

鸟喙：鸟嘴。这里是形容越王勾践的嘴尖。

［18］鸷膺：形容胸部突出。鸷（音质zhì)，凶猛的鸟，如鹰之类。膺，胸。

［19］尺书：即“短书”。见上注。

［20］孔子相澹台子羽：澹台子羽（前512—?)：姓澹台，名灭明，字子羽，春秋时鲁国武城（今山东省费县）人，孔子的学生。相貌丑陋，不被孔子重视。后回去修养德行，南游到长江，有学生三百，名闻于诸侯。孔子听说后，说：“以貌取人，失之子羽。”见《史记·仲尼弟子列传》。

［21］孔子独立郑东门：孔子一个人立在郑东门。《论衡校释》：“《史记·孔子世家》作‘郭东门’，《白虎通·寿命篇》作‘郭门外’，《家语·困誓篇》作‘东郭门外’，字并作‘郭’，疑‘郑’与‘郭’字形讹。”

［22］［其］肩类子产：(孔子）肩部类似子产。《论衡校释》：“有‘其’字，方与上文一律，据《史记》《白虎通》《家语》补。”

子产：即公孙侨（？—前522)，春秋时郑国正卿。字子产，一字子美，郑公族子国之子。子国原任大司马，因改革田制被杀。前543年，郑卿子皮授政给他。他执政之始，继续整理田洫，开亩树桑；又订成“丘赋”制度，发布法律条文，保障公私合法利益。辅佐简公二十余年，对内主张惠民去奸，不毁乡校，开放议政风气；对外注意利用时机，积极开展小国外交，给郑国带来了新气象。他还明确提出“天道远，人道迩，非所及也”的观点，反对迷信活动，对发展我国古代无神论思想作出了重要贡献。(《中国历代名人辞典》)

［23］傫傫：颓丧、垂头丧气的样子。《论衡校释》：“‘傫’俗字，当作‘儽’……亦疲惫之义。”

［24］丧家狗：无家可归的流浪狗。比喻不得志、无所归宿或惊慌失措的人。(《汉典》)。

李零说：“孔子不是圣，只是人，一个出身卑贱，却以古代贵族（真君子）为立身标准的人；一个好古敏求，学而不厌、诲人不倦，传递古代文化，教人阅读经典的人；一个有道德学问、却无权无势，敢于批评当世权贵的人；一个四处游说，替统治者操心，拼命劝他们改邪归正的人；一个古道热肠，梦想恢复周公之治，安定天下百姓的

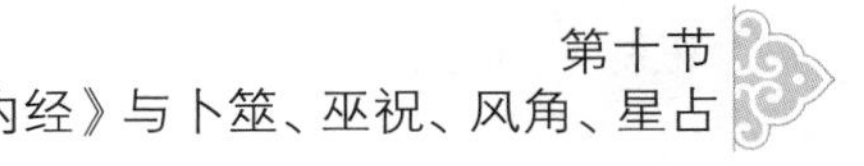

人。他很恓惶，也很无奈，唇焦口燥，颠沛流离，像条无家可归的流浪狗。……任何怀抱理想，在现实世界找不到精神家园的人，都是丧家狗。”（《丧家狗——我读〈论语〉》）

又说：“‘丧家狗’绝非污蔑之辞，只是形容他的无所遇。子贡以相者语告孔子，孔子宁认丧家狗，不认圣人，原因在这里。”（《丧家狗——我读〈论语〉》）

金栋按：孔子自认“丧家狗”，还见于《史记·孔子世家》、《白虎通·寿命》、《孔子家语·困誓》及《韩诗外传》等两汉古籍。

【译文】

用考察骨节的方法，察看皮肤的纹理，来断定人的德性和禄命，没有不应验的。赵简子让姑布子卿为他的儿子们看相，没有一个吉利，但看到他与翟族婢女所生的儿子无恤时，却认为有贵命。无恤最贤能，又有富贵的骨相，于是赵简子后来废掉太子伯鲁而立无恤为太子，他终于当了诸侯，这就是赵襄子。相面的人看了黥布的相认为他该先受刑然后才能称王，后来竟然是他被受刑之后才封的王。卫青的父亲郑季与阳信公主婢女卫媪私通，生下卫青。卫青在建章宫（甘泉居室）时，一个颈上带着铁钳的刑徒看了他的相，说：“富贵到被封侯。”卫青说：“做人家奴仆的份，能不挨打受骂就够了，哪里敢希望被封侯！”那以后卫青做了军官，打仗屡次有功，被越级封爵升官，终于成为大将军，受封为万户侯。周亚夫还没有被封侯的时候，有个姓许的妇女看了他的相，说：“你三年后为侯，为侯八年将做将相，掌持国家权柄，贵重极了，在臣子中再没有第二个。其后九年你会饿死。”周亚夫笑着说：“我的哥哥已经继承父亲为侯，如果他死了，他儿子该继承，我怎么说得上为侯呢？这样，既然我已经富贵了，像妇人您说的，又怎么说得上饿死呢？指给我看看！”姓许的妇女指着他的嘴，有一条直纹通向嘴角，说：“这就是被饿死的骨相。”过了三年，他的哥哥绛侯胜之有罪，汉文帝要选择绛侯周勃儿子中贤能的来继承其侯位，有人推举周亚夫，于是他被封为条侯，延续了绛侯的后代。汉文帝后元六年，匈奴入侵边境，于是任用周亚夫为将军。到汉景帝时，亚夫当了丞相，以后因为生病被免去官职。他儿子为亚夫买了工官和尚方制造的五百套铠甲与盾牌准备作为随葬品，为造坟墓雇用人工，却虐待他们，不给工钱。雇工知道他家私买官器，由于怀恨就上告了他。汉景帝（把亚夫）交给下面司法官吏查办，因此他五天不吃东西，吐血而死。正当邓通被汉文帝宠爱，富贵在众公卿之上，受赏赐亿万，与皇上同样尊贵时，相工看了他的相后说：“该当贫贱饿死。”

汉文帝死，汉景帝即位，他（邓通）被告发有私铸钱币的罪行，景帝查问，他逃跑，寄居并死在别人家里，身无分文。

韩太傅还是太学生的时候，给相工五十文钱，要相工跟他一起去太学里，看太学的同窗中谁该富贵。相工指着倪宽说：“那个学生该富贵，官要做到三公。”韩生道谢并送走了相工，就与倪宽互通名帖，结下如胶似漆的情谊，竭尽筋力去表示恭敬，把自己的住处搬去靠近倪宽，深情地亲自贴近拉扰他。倪宽曾病得很厉害，韩生像个仆人样地伺候、照看他，真是恩情深厚超过亲骨肉。过后以此闻名于天下。倪宽官做到御史大夫，州郡接旨奉召请韩生去做官，在朝中他被提拔重用，终于做到太傅。颈上带铁钳的刑徒、姓许的妇女及相邓通、倪宽面相的相工，真可以说是知道禄命的人了。所以知道禄命的相工，考察了人的骨法形体的表征，就能看出人的富贵贫贱，好比人看到盘盂之类器物，就知道它们该放在什么地方，做什么用。像精致的器皿一定给贵人使用，粗糙的器物一定给卑贱者使用；尊、鼎不会摆在厕所的旁边，匏瓠不能放在殿堂上，这是明摆着的。富贵的骨相不会遭受贫困卑贱的痛苦，贫贱的骨相不会得到富裕尊贵的快乐，也就是这个道理。容器盛东西，有斗石去量，如同人得到官位有高下的等级。容器要是超过它的容量，东西就会充满而流出来；官位超过人命中注定的等级，就会死亡而不存在。谈论禄命的人如果拿器皿跟禄命相比，又用考察骨法形体的方法，那么禄命决定于身体形象，是确定无疑的了。

不仅富贵贫贱有骨法和形体，操行的清浊也有骨法和皮肤的纹理。贵贱贫富是命中注定。操行的清浊是天生的本性。不仅命有骨法，性也有骨法。人们只知道命有明显的骨相，不知道性也有骨法，这是命被认为有表象，性不被认为有征象。范蠡离开越国，从齐国送给大夫文种一封书信说："飞鸟灭绝，精良的弓箭已经收藏，狡猾的兔子死尽，猎狗已被煮来吃掉。越王勾践为人，颈长嘴尖，可以与他共患难，不能跟他共荣乐。你为什么还不离开?"大夫文种舍不得离开，假托有病不去上朝，结果被赐剑而自杀。大梁人尉缭劝说秦始皇采纳他兼并天下的策略，始皇信从他的计谋，与他平礼相待，衣服饮食跟他一样相同。尉缭说："秦王为人，高鼻子大眼睛，胸脯突出得像鹰，声音跟豺一样，很少施人恩惠，像虎一样看人，跟狼一样心狠。处在不得意时容易降低身份待人，得意时又看不起别人。我是个平民百姓，然而看见我，常常降低身份尊敬我。真使秦王得志，天下人都要成为奴隶，不能与他长期结交。"于是逃离了。所以范蠡、尉缭看到越王和秦王天生品行的征象，就用来判定将来事情的真实情况，而确有那种效验，同他们骨相一样。这样说来，一个人的生性、禄命与他的形体相貌相关联，是很明显的。尺书上所记载的，是世人所共同见到的；推想从古至今，还没有所说过由骨相决定生性禄命的人一定很多，但都有其事实。人从上天禀受了气，在地上成形，考察在地上的形体，以便知道人在上天形成的禄命，没有不了解其实情的。

有传说孔子相澹台子羽面，唐举占卜蔡泽不应验的文字，这两起错误都在于不仔细。相面就要看清精微奥妙的征兆。骨相的表现有的在人的内部，有的在人的外表，有的在形体相貌，有的在声音气息。考察外面明显的就忽略了他内部较隐蔽的，察看形体相貌就遗漏了他的声音和气息。孔子到郑城，与学生相互走散了，就一个人站在郑城的东门。郑城人有人告诉子贡说："东门有个人，他的头像尧，他的颈子像皋陶，他的肩膀跟子产差不多。然而从腰部以下，还差禹三寸，垂头丧气的样子就像个丧家的狗。"子贡把这话告诉了孔子，孔子高兴地笑着说："形状未必像，像个丧家的狗，倒说对啦！说对啦！"孔子的相貌，郑城的人没有把他看准。郑城人一是没有看明白，一是骨法的技术也不高。孔子看错澹台子羽，唐举被蔡泽弄迷惑，就像郑城人看孔子，没有能够把他形状的真相全部看清楚一样。(引自《古诗文网》)

六　星占

【原文】

在科学史上，星占是很有意思的内容，不是“迷信骗人”四字即可概括的。天文史学家如下看星占：

“星占学尽管从本质上说是一种伪科学[1]（至少在今天看来是如此），但它同时也是门‘精密科学’，这要从两个方面去认识……

“星占学家需要推算的，主要是日、月交食和各种与行星有关的天象。由于对天象的观测和记录是长期持续进行的，因此这些事先的推算——即使只是星占家并未公开宣布的——很容易得到检验。如果观测结果表明推算并不准确，就意味着推算时使用的方法、公式和参数需要改进。在古代中国两千多年有文献记载的历法史上，之所以能够不断发现各个历法的误差之处，并且不断有所改进，在很大程度上是受惠于星占学所需要的推算和观测。

“从这个意义上说，星占学在本质上固然是伪科学，但它同时也确实具有‘精密科学’的成分。因为这种‘观测→推算（推算的公式和参数本身也是从观测中归纳总结而得）→再观测→改进推算’的模式，和现代科学的工作模式是一脉相通的。”（江晓原，钮卫星．中国天学史．上海人民出版社，2005：91-93）

洪钧以为，尽管星占学对天文学具有以上所说的意义，把星占引进医学却没有什么正面意义可言。运气学说终于不可能发现流行病学[2]规律，道理在此。

今《内经》中，共约12个占字，见于四篇，无一不是占测之意。如：

“五脏受气于其所生，传之于其所胜。气舍于其所生，死于其所不胜。病之且死，必先传行至其所不胜，病乃死。此言气之逆行也，故死。肝受气于心，传之于脾，气舍于肾，至肺而死。心受气于脾，传之于肺，气舍于肝，至肾而死。脾受气于肺，传之于肾，气舍于心，至肝而死。肺受气于肾，传之于肝，气舍于脾，至心而死。肾受气于肝，传之于心，气舍于肺，至脾而死，此皆逆死也。一日一夜五分之，此所以占死生之早暮也。”（《素问·玉机真藏论》）

“凡刺之法，必察其形气。形肉未脱，少气而脉又躁，躁厥[3]者，必为缪刺之，散气可收，聚气可布。深居静处，占[4]神往来。闭户塞牖，魂魄不散。专意一神，精气之[5]分。毋闻人声，以收其精。必一其神，令志在针。浅而留之，微而浮之，以移其神，气至乃休。男内女外，坚拒勿出，谨守勿

内，是谓得气。”（《灵枢·终始》）

【补注】

［1］伪科学：伪装成科学形式的非科学。如“地球扁平中空说”等。通常被视为违背科学事实和自然规律、宣传迷信和进行诈骗的说教和行为。广义的伪科学包含伪技术，如“永动机”“水变油”等。弘扬科学精神，宣传科学思想，传播科学方法，普及科学知识，提高公众的科学素养，是反对伪科学的基本途径。（《辞海》）

［2］流行病学：研究疾病的分布和影响分布的因素，用以探索病因、阐明流行规律，提出疾病防治的策略与措施并进行评估的学科。按研究方法和重点，分描述流行病学、分析流行病学、实验流行病学、理论流行病学、血清流行病学、代谢流行病学、移民流行病学、遗传流行病学、分子流行病学等；按流行病学研究对象，分心血管病流行病学、肿瘤流行病学、临床流行病学、职业病流行病学、环境流行病学等。研究方法主要有流行病学调查、分析，理论流行病学研究和数学模型分析，防治效果评价，实验室检查和实验设计等。（《辞海》）

［3］躁厥：《灵枢识》：“《甲乙》躁厥者，注云一作‘疾’字。……简按：躁厥，作‘躁疾’是。”

［4］占：刘衡如校《灵枢经》云：“应据《太素》卷二十二《三刺》改为‘与’。”

［5］之：刘衡如校《灵枢经》云：“应据《太素》卷二十二《三刺》改为‘不’。”

【原文】

“为此诸病[1]，盛则泻之，虚则补之，热则疾之，寒则留之，陷下[2]则灸之，不盛不虚，以经取之[3]。盛者寸口大一倍于人迎，虚者寸口反小于人迎[4]。

“手太阴气绝则皮毛焦[5]，太阴者[6]行气温[7]于皮毛者也，故气不荣[8]则皮毛焦，皮毛焦则津液去皮节[9]；津液去皮节者[10]，则爪枯毛折[11]，毛折者则毛[12]先死，丙笃丁死[13]，火胜金也。

“手少阴气绝则脉不通[14]，脉不通则血不流；血不流则髦色不泽[15]，故其面黑如漆柴[16]者，血先死，壬笃癸死，水胜火也。

“足太阴气绝者[17]，则脉不荣肌肉[18]，唇舌者[19]肌肉之本也，脉不荣则肌肉软[20]；肌肉软则舌萎[21]人中[22]满；人中满则唇反，唇反者肉先死，甲笃乙死，木胜土也。

“足少阴气绝则骨枯，少阴者冬[23]脉也，伏行而濡骨髓者也，故骨不濡则肉不能著也，骨肉不相亲则柔软却[24]，肉软却故齿长而垢[25]，发无泽[26]；发无泽者骨先死，戊笃己死，土胜水也。

“足厥阴气绝则筋绝[27]，厥阴者肝脉也，肝者筋之合也，筋者聚于阴气[28]，而脉[29]络于舌本也，故脉弗荣则筋[30]急；筋急则引舌与卵，故唇青舌卷卵缩[31]则筋先死，庚笃辛死，金胜木也。

“五阴气俱绝[32]，则目系转[33]，转则目运[34]，目运者为志先死[35]，志先死则远一日半死[36]矣。

“六阳气绝[37]，则阴与阳相离，离则腠理发泄[38]，绝汗乃出[39]。故旦占夕死，夕占旦死[40]。”（《灵枢·经脉》）

【补注】

［1］诸病：各种病。此处指上文提及的各种病。

［2］陷下：“陷下：有二说，一谓经脉陷而不起，如《类经·疾病类·十》云：‘陷下则灸之，阳气内衰，脉不起也。’二指气虚下陷，《灵枢集注·卷二》注云：‘气下陷者灸之，谓能起生阳之气于阴中。’按：《内经》在论经脉时使用的‘陷下’二字，其主要含义是指‘经脉下陷’或者说是‘沉伏’。如《灵枢·刺节真邪》云：‘上热下寒，视其虚脉而陷之于经络者取之（陷之，《甲乙》作‘陷下’）’；《素问·三部九候论》云：‘察九候独小者病，独大者病，独疾者病，独迟者病，独热者病，独寒者病，独陷下者病’；《灵枢·禁服》云：‘代则取血络，而后调之，陷下则徒灸之。陷下者，脉血结于中，中有著血，血寒故宜灸之’；《灵枢·官能》云：‘经陷下者，火则当之。’这些记载，都指出‘陷下’是经脉陷下不起。当然，从临床实践而言，阳气下陷之病，亦确属灸法的适应证，故注释作‘气下陷’亦可通。”（高校教参《内经》）

［3］不盛不虚，以经取之：宜取本经腧穴灸刺。

《黄帝内经灵枢校注语译》：“是说发病不由于邪气盛或正气虚，就于本经取穴调治。”

［4］盛者寸口大一倍于人迎，虚者寸口反小于人迎：盛者，言足厥阴之病有实邪。寸口属阴，人迎属阳，病在厥阴经而邪气实（阴经盛），故寸口脉大于人迎脉。虚者，言足厥阴之病有虚邪。寸口属阴，人迎属阳，病在厥阴经而精气虚（阴经虚），故寸口脉小于人迎脉。

金栋按：此句乃“人迎与寸口对比诊脉法”。《内经》多篇论及。临床观察难以证实。

［5］皮毛焦：“肺经之荣在毛，合在皮。正以肺主气，行气以温于皮毛。唯气绝而不荣，则皮毛焦。”（《灵枢注证发微》）

《素问·六节藏象论》云：“肺者……其华在毛，其充在皮。”《五藏生成》云：“肺之合皮也，其荣毛也。”五脏与五体（筋、脉、肉、皮、骨）、五华（爪、面、唇、毛、发）者也。

［6］太阴者：刘衡如校《灵枢经》：“此后应据《难经·二十四难》补‘肺也’二字，与后足厥阴条合。”

［7］温："柔和、润泽之义。希麟《续音义》卷八引《考声》云：'温，柔也。'又引《切韵》云：'温，和也。'"（《黄帝内经灵枢校注语译》）

［8］故气不荣：《黄帝内经灵枢校注语译》云："《难经·二十四难》《脉经》卷三第四、《甲乙》卷二第一上、《千金》卷十七第一并无'故'字，'不荣'作'弗营'。……'故'有'若'义。这是说气不调。'荣'当作'营'。'营'有'调'义。《玉篇》零卷《言部》引《史记》如淳注：'调护，犹营护也。'正以'调'训'营'。"

［9］皮节：此二字是衍文，当删。《灵枢经》刘衡如校云："应据《难经·二十四难》、《甲乙》卷二第一上、《脉经》卷三第四及《千金》卷十七第一删。"

［10］津液去皮节者：皮节者，《灵枢经》刘衡如校云："应据《难经·二十四难》《脉经》卷三第四及《千金》卷十七第一改为'则支节伤，支节伤'七字。两'支'字诸书皆作'皮'，形近而误，详文义改。"

［11］爪枯毛折：即皮枯毛损之义。爪，《灵枢经》刘衡如校云："应据《难经·二十四难》，并参考《脉经》卷三第四校语及《千金》卷十七第一校语改为'皮'。"折"有'损'义，见《荀子·修身》杨注"。（《黄帝内经灵枢校注语译》）

洪钧按：折作损义时当读 shé。

［12］毛：刘衡如校《灵枢经》云："应据集注本《难经·二十四难》、《脉经》卷三第四及《千金》卷十七第一改为'气'。"

［13］丙笃丁死：丙日加重，丁日死。因丙属火，丁亦属火。心病两次遇火，是火上浇油，不可救，故死。凡五脏病以日干占进退生死，准此。但不可以此说施之于临床。

［14］脉不通：《灵枢经》刘衡如校云："此后应据《脉经》卷三第二及《千金》卷十三第一补'少阴者心脉也，心者脉之合也'十二字，与前后诸条合。"

［15］髦（音毛 máo）色不泽："《难经·二十四难》作'色泽去'。《脉经》卷三第二、《甲乙》卷二第一上、《千金》卷十三第一'髦'并作'发'。顾《校记》云：'髦字衍。《甲乙》《脉经》髦作发，则与足少阴气厥证同，亦误。'"（《黄帝内经灵枢校注语译》）

《灵枢经》刘衡如校云："髦：《甲乙》卷二第一上、《脉经》卷三第四（按：当为二，郭氏是）及《千金》卷十三第一作'发'，《难经·二十四难》无，疑是后人沾注，应加括号，与下文义相顺。"

［16］故其面黑如漆柴："《千金》卷十三第一'面黑'上无'故其'二字。《难经·二十四难》作'故面黑如黎'。按：足少阴肾脉是动病，有'面如漆柴'之文，而此又见于手少阴气条内，疑误。以手太阴、足少阴等条句例律之，'故其面黑如漆柴'，似当作'髦色不泽'。如曰'则髦色不泽，髦色不泽者，血先死'。"（《黄帝内经灵枢校注语译》）

《灵枢经》刘衡如校云："漆柴：《难经·二十四难》及《甲乙》卷二第一上作一'黧'字。"

高校教参《内经》："髦色不泽，故其面黑如漆柴：髦，《说文》：'发也。'《甲乙经》作'发'。手少阴经脉气绝则血行不畅，其面色紫黑如漆柴，亦即'衃血'之色。发乃血之余，病在血脉，故发色不泽。"

［17］足太阴气绝者："'者'字是衍文，应据《难经·二十四难》、《脉经》卷三第三、《甲乙》卷二第一上、《千金》卷十五第一删。"（《黄帝内经灵枢校注语译》）

［18］则脉不荣肌肉："《难经·二十四难》、《脉经》卷三第三、《甲乙》卷二第一上、《千金》卷十五第一、《太平圣惠方》卷二十六并作'则脉不营其口唇'。"（《黄帝内经灵枢校注语译》）

［19］唇舌者："《难经·二十四难》、《脉经》卷三第三、《甲乙》卷二第一上、《千金》卷十五第一上、《太平圣惠方》卷二十六并作'口唇者'。按：《素问·阴阳应象大论》：'心主舌，脾主口。'此乃论述足太阴气绝之文，自以作'口唇'为是。"（《黄帝内经灵枢校注语译》）

《灵枢经》刘衡如校云："肌肉，唇舌：此四字应据《难经·二十四难》、《甲乙》卷二第一上、《脉经》卷三第三及《千金》卷十五第一改为'其口唇，口唇'五字。"

［20］肌肉软："《难经·二十四难》《太平圣惠方》卷二十里并作'肌肉不润泽'。下同。"（《黄帝内经灵枢校注语译》）

［21］舌萎："张注本'舌'作'肉'。《脉经》卷二第三、《甲乙》卷二第一上、《千金》卷十五第一并无'舌萎'二字。按《甲乙》校注云：'人中满一作舌萎。'而今本并列，乃传刻之误。"（《黄帝内经灵枢校注语译》）《灵枢经》刘衡如校云："疑是后人沾注。"

［22］人中：《灵枢经》刘衡如校云："《难经·二十四难》作一'肉'字。"

［23］冬："《太平圣惠方》卷二十六作'肾'。"（《黄帝内经灵枢校注语译》）

［24］柔软却：《灵枢经》刘衡如校云："肉软：此后应据《难经·二十四难》、《甲乙》卷二第一上、《脉经》卷三第五及《千金》卷十九第一补'而'字。"

［25］故齿长而垢：刘衡如校《灵枢经》："垢：《难经·二十四难》作'枯'。"

金栋按：高校教参《内经》云："骨肉不相亲……齿长而垢：却，短缩之意。《素问·六节藏象论》云：'肾者主蛰，封藏之本，精之处也。其华在发，其充在骨。'《阴阳应象大论》云：'谿谷属骨。'齿为骨之余，肾气主之。今肾经气绝，精不养骨，骨枯齿亦枯，骨与肉相离而不能附，故肉软缩。肉软缩则齿脱出而长，所以齿枯长而易于垢也。"

［26］发无泽："《难经·二十四难》作'发无润泽者'。下不重'发无泽者'四字。"（《黄帝内经灵枢校注语译》）

［27］则筋绝："《难经·二十四难》作：'即筋缩引卵与舌卷。'丹波元简曰：'据下文卵缩，《难经》似是。"（《黄帝内经灵枢校注语译》）《灵枢经》刘衡如校云："绝：应据《难经·二十四难》、《脉经》卷三第一及《千金》卷十一第一改为'缩引卵与舌'五字。惟《难经》'舌'后衍'卷'，不可从。"

［28］阴气："《素问·诊要经终论》王注作'阴器'。张介宾曰：'当作器。'"（《黄帝内经灵枢校注语译》）《灵枢经》刘衡如校云："气：应据《素问·诊要经终论》

王注引《灵枢》文改为‘器’。与《难经》、《脉经》及《千金》均合。”《素问·痿论》云：“前阴者，宗筋之所聚也。”

［29］脉：《灵枢经》刘衡如校云：“《难经·二十四难》无。”

［30］筋：《灵枢经》刘衡如校云：“此后应据《难经·二十四难》、《甲乙》卷二第一上、《脉经》卷三第一及《千金》卷十一第一补‘缩’字。”

［31］唇青舌卷卵缩：唇青，“《难经·二十四难》无‘唇青’二字。莫文泉曰：‘唇青为足太阴之候，非足厥阴之候，虽青色属厥阴，而此篇通例，皆记经不记色。其为衍文无疑。’”（《黄帝内经灵枢校注语译》）

唇青舌卷卵缩：“卵缩，即睾丸上缩。在女子则当见乳缩。《类经·疾病类·九十五》云：‘足厥阴肝脉循喉咙之后，上入颃颡，其下者循股阴入毛中过阴器，故为中热嗌干善溺心烦等病。又舌者心之官也，肝者筋之合也，筋者聚于阴器，而脉络于舌本，故甚则舌卷卵缩而厥阴之气终矣。’”（高校教参《内经》）

［32］五阴气俱绝：“《难经·二十四难》‘五’作‘三’，‘绝’下有‘者’字。”（《黄帝内经灵枢校注语译》）

金栋按：作“五”是。五阴，即指肝、心、脾、肺、肾五脏之经气。

［33］则目系转：“《难经·二十四难》作‘则目眩转目瞑’。”（《黄帝内经灵枢校注语译》）目系转，高校教参《内经》：“即眩晕，视物模糊。《类经·疾病类·九十五》云：‘五脏之精皆上注于目，故五阴气绝则目转而运。’”

［34］运：“与‘晕’通。《汉书·天文志》颜注引如淳：‘晕读曰运。’”（《黄帝内经灵枢校注语译》）

［35］为志先死：“虞庶曰：‘人之五志，皆属于阴。谓肝志怒，心志喜，脾志思，肺志忧，肾志恐。今三阴已绝，五脏皆失其志，故无喜怒忧思恐，五志俱亡，故曰失志也。’”（《黄帝内经灵枢校注语译》）

［36］则远一日半死：“张注本‘则’下无‘远’字。《甲乙》卷二第一上‘半’下有‘而’字。”（《黄帝内经灵枢校注语译》）

［37］绝：“《难经·二十四难》‘绝’作‘俱绝者’。”（《黄帝内经灵枢校注语译》）

［38］离则腠理发泄：离，“《难经·二十四难》《甲乙》卷二第一上‘离’上并有‘阴阳相’三字。”发泄，“《难经·二十四难》‘泄’上无‘发’字。”（《黄帝内经灵枢校注语译》）

［39］绝汗乃出：绝汗，《新校正》云：“绝汗谓汗暴出，如珠而不流，旋复干也。”乃出，《灵枢经》刘衡如校云：“此后应据《难经·二十四难》及《甲乙》卷二第一上补‘大如贯珠，转出不流，即气先死’十二字。”

［40］旦死：“《甲乙》卷二第一上‘旦死’下有‘此十二经之败也’七字。按：总结上文，此七字应补。”（《黄帝内经灵枢校注语译》）

金栋按：本大段言“经脉气绝及其死期”错讹脱漏衍误较多。今据刘衡如校勘本《灵枢经》及郭霭春《黄帝内经灵枢校注语译》，整理如下：

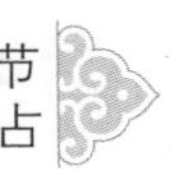

手太阴气绝则皮毛焦，太阴者（肺脉也），行气温于皮毛者也，故气不荣则皮毛焦，皮毛焦则津液去，津液去则支节伤，支节伤则皮枯毛折，毛折者则皮先死，丙笃丁死，火胜金也。

手少阴气厥则脉不通，脉不通则血不流，血不流则发色不泽，发色不泽者血先死，壬笃癸死，水胜火也。

足太阴气绝则脉不荣其口唇，口唇者肌肉之本也，脉不荣则肌肉不滑泽，肌肉不滑泽则肉满，肉满则唇反，唇反者肉先死，甲笃乙死，木胜土也。

足少阴气绝则骨枯，少阴者肾脉也，伏行而温骨髓者也，故骨不温则肉不能著骨也，骨肉不相亲则肉软而却，肉软却故齿长而枯，发无润泽，发无润泽者骨先死，戊笃己死，土胜水也。

足厥阴气绝则筋缩引卵与舌，厥阴者肝脉也，肝者筋之合也，筋者聚于阴器而络于舌本也，故脉弗荣则筋缩，筋缩则引舌与卵，故舌卷卵缩则筋先死，庚笃辛死，金胜木也。

五阴气俱绝者，则目眩转目瞑，转则目晕，目晕者为志先死，志先死则一日半而死矣。

六阳气俱绝者，则阴阳相离，阴阳相离则腠理发泄，绝汗乃出，大如贯珠，转出不流，即气先死，故旦占夕死，夕占旦死。此十二经（按：应为十一经，缺手厥阴经）之败也。

【原文】

太一日游，以冬至之日，居[1]叶蛰之宫，数[2]所在，日从[3]一处至九日，复反于一，常如是无已，终而复始。太一移[4]日，天必应之以风雨[5]，以其日风雨则吉，岁美民安少病矣，先之则多雨，后之则多汗[6]。太一在冬至之日有变，占在君；太一在春分之日有变，占在相；太一在中宫之日有变，占在吏；太一在秋分之日有变，占在将；太一在夏至之日有变，占在百姓[7]。所谓有变者，太一居五宫之日[8]，病[9]风折树木，扬沙石。各以其所主[10]占贵贱，因视风所从来而占之。风从其所居之乡来为实风[11]，主生，长养万物。从其冲后来为虚风[12]，伤人者也，主杀、主害者。谨候虚风而避之，故圣人日[13]避虚[14]邪之道，如避石矢然[15]，邪弗能害，此之谓也[16]。

是故太一入徙，立于中宫，乃朝八风，以占吉凶也。风从南方来，名曰大弱风[17]，其伤人也，内舍于心，外在于脉[18]，气主热[19]。风从西南方来，名曰谋风，其伤人也，内舍于脾，外在于肌，其气主为弱[20]。风从西方来，名曰刚风，其伤人也，内舍于肺，外在于皮肤，其气主为燥[21]。风从西北方来，名曰折风，其伤人也，内舍于小肠，外在于手太阳脉，脉绝则溢，脉闭则结不通，善暴死[22]。风从北方来，名曰大刚风，其伤人也，内舍于肾，外在于骨与肩背之膂筋，其气主为寒也[23]。风从东北方来，名曰凶风，其伤人也，内舍于大肠，外在于两胁腋骨下及肢节[24]。风从东方来，名曰婴儿风，其伤人也，内舍于肝，外在于筋纽，其气主为身湿[25]。风从东南方来，名曰弱风，其伤人也，内舍于胃，外在肌肉，其气主体重。[26]此八风皆从其虚之乡来，乃能病人。三虚[27]相搏，则为暴病卒死。两实一虚，病则为淋露[28]寒热。犯其雨湿之地，则为痿。故圣人避风，如避矢石焉。其有三虚而偏中于邪风，则为击仆偏枯[29]矣。(《灵枢·九宫八风》)

其余内容可参看第六节。

【补注】

［1］居：《灵枢经》刘衡如校云："《铜人》卷三金大定二十六年（1186）《太乙图序》引经文此前有'始'字。"

［2］数：《灵枢经》刘衡如校云："此前应据《太素》卷二十八《九宫八风》及《铜人》卷三《太乙图序》引文补'从其宫'三字。"

［3］从（從）：《灵枢经》刘衡如校云："形近而误，应据《铜人》卷三《太乙图序》引文改为'徙'。"

［4］移：《灵枢经》刘衡如校云："《太素》卷二十八《九宫八风》作'徙'，义虽同，为与上下文一致，亦可据改。"

［5］风雨："天地阴阳之和气。"（《灵枢集注》）

［6］汗：通旱。《灵枢经》刘衡如校云："应据《太素》卷二十八《九宫八风》改为'旱'。"

《类经二十七卷·运气三十五》注："移日：交节过宫日也。节之前后，必有风雨应之。若当其日风雨和调则吉，故岁美民安少病也。汗当作旱。风雨先期而至，其气有余，故多雨。风雨后期而至，其气不足，故多汗。"

丹波元简《灵枢识》："马云：'其太乙所遊之日，假如冬至居叶蛰之宫，照图数所在之日，从一处至九，冬至为一，立秋为二，春分为三，立夏为四，中央为五，立冬为六，秋分为七，立春为八，夏至为九，复返于冬至之一，常如是轮之无已，终而复始。'张云：'此结上文而总其义也。太乙始于坎，终于乾，乃八宫之日也。八尽而九，则复反于一，而循环无已矣。然河图宫九，而此居惟八，盖中宫为太一所主，而临御乎八宫者也。'卢良侯云：'此太一日遊于九宫也。数所在日者，以所在之宫，数至九日，而复返于本宫也。如居叶蛰之宫，即从叶蛰之一处，一日而至天留，二日而至仓门，三日而至阴洛，四日而至天宫，五日而至中宫，六日而至玄委，七日而至仓果，八日而至新洛，九日复返于叶蛰之宫。如居天留之宫，即从天留数至九日，而复返于天留也。常如是无已。'简按：此与马注异义，马则以图解之，似是。"

［7］"太一在冬至之日有变……占在百姓"句：《类经二十七卷·运气三十五》注："冬至为一岁之首，位在正北，君居宸极，南面而治，其象应之，故占在君。春分

为卯之中，位在正东，相持文衡，职司教化，其象应春，故占在相。中宫属土，王在四维，吏有分任，其象应之，故占在吏。秋分为酉之中，位居正西，将在威武，职司杀伐，其象应秋，故占在将。夏至为午之中，位在正南，兆民众庶，如物蕃盛，其象应夏，故占在百姓。”

［8］太一居五宫之日：《类经二十七卷·运气三十五》注：“言所重者，在子午卯酉四正之节及中宫之应，即四季土旺用事之日是也。”

［9］病：刘衡如校《灵枢经》：“应据《太素》卷二十八《九宫八风》改为‘疾’。”

［10］主：刘衡如校《灵枢经》：“《太素》卷二十八《九宫八风》作‘生’。”

［11］实风：“其风从所居之乡来，如冬至来自北方，春分来自东方之谓，是之谓实风也。”（《灵枢注证发微》）

《灵枢集注》：“实风者，春之东风，夏之南风，秋之西风，冬之北风，春夏交之东南风，秋冬交之西北风，此天地四时之正气，故主生长，养万物。”

［12］虚风：“或从其冲后而来，如冬至从南西二方而来，春分从西北二方而来，夫是之谓虚风也，主杀害以伤人者。”（《灵枢注证发微》）马莳按：本经《岁露论》：以太一冬至居叶蛰宫，而风雨从南方来者，为虚风；立春之日，而风雨从西方来者，为虚风。则此篇所谓从后来者为虚风，须知东以西与北为后，南以北与东为后，西以东与南为后，北以南与西为后也。

［13］日：《黄帝内经灵枢校注语译》：“顾氏《校记》云：‘日，疑作曰。’”刘衡如校《灵枢经》：“疑当作‘曰’，与下‘此之谓也’相应。”

［14］虚：《灵枢经》刘衡如校云：“《甲乙》卷六第一及《太素》卷二十八《九宫八风》均无，疑是后人沾注。”

［15］然：“《素问·八正神明论》王注引无‘然’字。但据《甲乙》‘然’字下有‘后’字，‘然后’连文属下读。仍以有‘然’字为是。”（《黄帝内经灵枢校注语译》）《灵枢经》刘衡如校云：“此后应据《甲乙》卷六第一补‘后’字。”

［16］“风从其所居之乡来为实风……此之谓也”句：《类经二十七卷·运气三十五》注：“所居者，太一所居之乡也。如月建居子，风从北方来，冬气之正也。月建居卯，风从东方来，春气之正也。月建居午，风从南方来，夏气之正也。月建居酉，风从西方来，秋气之正也。四隅十二建，其气皆然。气得其正者，正气王也，故曰实风，所以能生长养万物。冲者，对冲也。后者，言其来之远，远则气盛也。如太一居子，风从南方来，火反胜也。太一居卯，风从西方来，金胜木也。太一居午，风从北方来，水胜火也。太一居酉，风从东方来，木反胜也。气失其正者，正气不足，故曰虚风，所以能伤人而主杀主害，最当避也。”

［17］大弱风：刘衡如校《灵枢经》：“《素问·移精变气论》王注引《灵枢》文说八风次序，从东方婴儿风起至东北凶风止，与本书不同。”

［18］内舍于心，外在于脉：《灵枢经》刘衡如校云：“《素问·移精变气论》王注引《灵枢》文作‘外在于脉，内舍于心’，以下各句均‘外’句在前，‘内’句在后。”

［19］气主热：《灵枢经》刘衡如校云：“应据《甲乙》卷六第一及《太素》卷二

十八《九宫八风》改为‘其气主为热’五字，与以下各条一致。”

《类经二十七卷·运气三十五》注：“南方，离火宫也。凡热盛之方，风至必微，故曰大弱风。其在于人，则火藏应之，内舍于心，外在于脉，其病为热，心病则包络在其中矣。”

［20］“风从西南方来……其气主为弱”句：《类经二十七卷·运气三十五》注：“西南方，坤土宫也。阴气方生，阳气犹盛，阴阳去就，若有所议，故曰谋风。其在于人，则土藏应之，故内舍于脾，外在于肌。脾恶阴湿，故其气主为弱。”

［21］“风从西方来……其气主为燥”句：《类经二十七卷·运气三十五》注：“西方，兑金宫也。金气刚劲，故曰刚风。其在于人，则金藏应之，内舍于肺，外在皮肤，其病气主燥也。”

［22］“风从西北方来……善暴死”句：《类经二十七卷·运气三十五》注：“西北方，乾金宫也。金主折伤，故曰折风。凡风气伤人，南应在上，北应在下，故此小肠手太阳经受病者，以小肠属丙，为下焦之火府，而乾亥虚风，其冲在巳也。然西方之金，其气肃杀，北方之水，其气惨烈，西北合气，最伐生阳，故令人善暴死。”

［23］“风从北方来……其气主为寒也”句：《类经二十七卷·运气三十五》注：“北方，坎水宫也。气寒则风烈，故曰大刚风。其在于人，则水藏应之，内舍于肾，外在于骨、肩背膂筋，足太阳经也。言肾则膀胱亦在其中，而病气皆主寒也。”

膂筋：脊内的筋。膂，脊骨，脊肉。《灵枢·百病始生》：“其著于膂筋在肠后者。”《灵枢集注》：“膂筋者，附于脊膂之筋。”

［24］“风从东北方来……外在于两胁腋骨下及肢节”句：《类经二十七卷·运气三十五》注：“东北方，艮土宫也。阴气未退，阳和未盛，故曰凶风。其在于人，则伤及大肠。以大肠属庚，为下焦之金府，而艮寅虚风，其冲在申也。两胁腋骨下，大肠所近之位。肢节，手阳明脉气所及。”

［25］“风从东方来……其气主为身湿”句：《类经二十七卷·运气三十五》注：“东方，震木宫也。风生于东，故曰婴儿风。其在于人，则木藏应之，故病舍于肝，外在于筋纽，肝病则胆在其中矣。风木胜湿，而其气反为身湿者，以东南水乡，湿气所居，故东风多雨，湿征可见矣。”

筋纽：《灵枢识》：“简按：纽，筋所束也。《说文》：‘系也。’一曰结而可解。《博雅》：‘束也。’”

杨鹏举校注《灵枢经》：“纽，器物上用以提携悬系的襻纽；纽扣，带的结扣。……筋纽，即筋连结骨和肉的地方。丹波元简：‘筋纽，筋所束也。’”

［26］“风从东南方来……其气主体重”句：《类经二十七卷·运气三十五》注：“东南方，巽木宫也。气暖则风柔，故曰弱风。东南湿胜，挟木侮土，故其伤人，则内舍于胃，外在肌肉，其病气主体重也。”

［27］三虚：《太素》卷二十八《九宫八风》注：“谓年虚、月虚、时虚。”

《类经二十七卷·运气三十五》注：“乘年之衰，逢月之空，失时之和，是谓三虚。”

［28］淋露："莫文泉曰：'淋露即羸（音雷 léi）露，古者以为疲困之称。《左传》昭公元年杜注：'露，羸也。''淋'古多作'癃'。《汉书》有'癃疲'之病，是'淋'亦通'疲'。"（《黄帝内经灵枢校注语译》）

《中医百病名源考·19 附　淋露》："摘要：淋露者，又作淋沥、廉沥，古称传尸劳瘵之又名，而以羸瘦为义也。……《内经》有'淋露'一病之记述，凡二端，均见于今本《灵枢经》。如《官能篇》：'寒热淋露，以输异处。'此其一端。《九宫八风篇》：'病则为淋露寒热。'此亦一端。而注《灵枢》者，于此'淋露'病名，或以淋雨露风为释，或以汗出淋漓为说。如张介宾云：'其病则或因淋雨，或因露风，而为寒热。'张志聪云：'淋露寒热者，汗出而为寒为热。'乃俱去经义甚远，未尝得其仿佛也。故今人李今庸教授，于其《读古医书随笔》中已利斥其非矣。然观李氏说此'淋露'，以为当作'癃露'，盖为避汉殇帝刘隆讳改；癃者，罢也，露者，败也，癃露本为'羸弱疲困'之谓。其说虽远较古之二张之说为胜，然似犹未能尽其义也。"

［29］击仆：突然昏倒。"'击仆'者，如击之而仆晕也。"（《灵枢注证发微》）"击仆，为风所击而仆倒也。"（《类经二十七卷·运气三十五》）偏枯：即半身不遂。中风病之古病名。《灵枢注证发微》："'偏枯'者，或左或右偏枯也。"

第十一节　扁鹊、仓公、华佗与《内经》

金栋按：三国及以前的医家，在正史中有传记者，只有扁鹊、仓公和华佗。《时代》自然要探讨，这三位医家之学术和《内经》关系如何。

扁鹊约生当战国时期。先生认为："扁鹊传中的医学理论已有阴阳说、早期经络说及刺法、脉诊等，和《内经》体系的基本内容相距还较远。""最关键的缺陷是，五行学说未引进医学。这样便不可设想，战国时期有大体与《内经》相同的理论体系。"即《内经》不大可能成书于战国。

仓公生当西汉初期。据其传记所述，先生从七个方面与《内经》理论体系相较，认为仓公之学"比《内经》面窄，不很系统"。

最后对看华佗的医疗事迹，先生认为"华佗的医术，完全是经方家气派"，与《伤寒杂病论》接近。"华佗问世前后，《内经》时代已宣告结束"。

对于《内经》时代的成书下限，先生明确说过："对看《白虎通》可以肯定，那时中医的脏腑和经脉学说，以及阴阳五行学说，这几个《内经》的理论硬核和超硬核已经完全稳定或成熟。故可断定，《白虎通》是《内经》成书的下限"。

一　扁鹊传与《内经》

【原文】

我们应该特别向司马迁[1]这位伟大的史学家致以敬意。他十分忠实地记述了关于扁鹊和仓公的资料。特别是仓公传，口头语言特点很明显，肯定是在原始记录基础上稍加整理而成。二千多年来，由于少有汉以前与医学有关的出土文物——特别是古医书，《史记》两医家传记只能是研究《内经》时代的最可靠、最丰富的史料。近年来，虽有重要出土文物，扁鹊、仓公列传[2]的价值仍不可低估。本节将就传记中的资料与《内经》体系略做对比。华佗生当汉末，一并探讨。

正式讨论前应说明，本节大多是纯医学内容。引文近于挑名词术语。论说方式很简略，学过中医的青年同道亦可能需看一下传记原文才能知道推论所指。

【补注】

[1] 司马迁（约前 145 或前 135—?）：西汉史学家、文学家、思想家。字子长。夏阳（今陕西韩城南）人。司马谈之子。早年遍游南北，考察风俗，采集传说。初任郎中，元封三年（前 108）继父职，任太史令。太初元年（前 104）与唐都、落下闳等共订太初历，对历法进行改革。后因对李陵军败降匈奴事有所辩解，得罪下狱，受腐刑。出狱后任中书令，发奋继续完成所著史籍。人称其书为《太史公书》，后称《史记》，是中国最早的通史。此书开创了纪传体史书的形式，书中不少传记语言生动，形象鲜明，是优秀的文学作品。对后世史学与文学都有深远的影响。司马迁怀疑天能赏善罚恶的神学观点，认为社会发展即人们对“利”的追求，谋利是人的天性，还提出“人富而仁义附焉”，试图以经济生活说明社会道德。(《辞海》) 又见第一节补注。

[2] 扁鹊、仓公列传：《史记》第一百〇五卷《扁鹊仓公列传》第四十五，是司马迁为战国时期名医扁鹊（秦越人）和西汉名医淳于意所立的传记，开创了在正史中为名医立传的先例。

《史记索隐》云：“王劭云：‘此医方，宜与《日者》《龟策》相接，不合列于此，后人误之也。’”

《史记正义》云：“此传是医方，合与《龟策》《日者》相次。以淳于意孝文帝时医，奉诏问之，又为齐太仓令，故太史公以次述之。扁鹊乃春秋时良医，不可别序，故引为传首，太仓公次之也。”

金栋按：《索隐》《正义》以陋儒之心度太史公之腹，谬论也。今本《史记》中《日者》《龟策》乃褚少孙所补，述卜筮者之事迹。其“言辞最鄙俚，非太史公之本意也”。要之，《日者》《龟策》乃卜筮之事。《扁鹊仓公》乃医者之宗，与卜筮无关。一为术数，一为方技，故司马迁将二者分开。《史记·太史公自序》：“扁鹊言医，为方者宗，守数精明。后世循序，弗能易也，而仓公可谓近之矣。作《扁鹊仓公列传》第四十五。”

【原文】

扁鹊[1]传的可靠性有多大？考证者甚多[2]，本节概不论。要之是太史公据传说整理而成，《史记》并不掩饰这一点。

1. 扁鹊传第一段提示了这样一个背景：春秋末战国初，中国医学还完全处在禁方流传的阶段。长桑君为神人[3]，扁鹊一饮上池水[4]就有了隔墙见物的特异功能固不可信，却可看出当时的医术需“得其人乃传，非其人勿言”。这种极慎重的传授方式，在《内经》中亦多处见到。如“歃血而盟”“藏之金匮”“不敢慢泄天宝”“非斋戒择吉日不敢受[5]”等等，即是长桑君遗风。那时受术者往往自称得自神人，但没有托名黄帝的。

第二段和第三段除“血脉治[6]”三字外，没有医理，再对看第一段“特以诊脉为名”，可知已有脉诊。但何者为治，何者为不治，无具体说法。

2. 治虢太子[7]一段涉及医理最多，可分析为以下几方面。

（1）讲病因只从血气立论[8]。虽有"邪气[8]"二字，不能确指为外因。

（2）论病机的术语中，阴阳两字已使用较多，但通篇不见五行说痕迹。

（3）诊断上已使用望、闻、问、切四种手段[9]。

（4）有了早期经络说。经络开始分阴阳，并与某些脏腑联系[10]。

（5）治病针、灸、药并用，以针为主，针刺有较固定的部位[11]。

3. 见齐桓侯[12]一段，提示当时认识疾病传变的规律是由腠理至骨髓，逐渐由外入内[12]。可惜桓侯所患显然不是外感病。这种思想在《素问·阴阳应象大论》中还留有影响[13]。《内经》的说法有明显进步。

4. 传中的尸厥、带下两病名见于《内经》[14]。"耳目痹疾"约是耳疾、目疾、痹疾的简称。后者是《内经》重视的专病。

综上分析，扁鹊传中的医学理论已有阴阳说、早期经络说及刺法、脉诊等，和《内经》体系的基本内容相距还较远。最关键的缺陷是五行学说未引进医学，这样便不可设想战国时期，有大体与《内经》相同的理论体系。

以上分析的前提是，扁鹊传中的医学内容完全可信，并且仅据此分析。太史公应很明白，按他的说法，扁鹊行医不下三百年，他距扁鹊之死又有约二百年。无奈他只能给我们留下这些史料。总之，单据扁鹊传断《内经》时代的上限，不可靠因素太多。令人欣慰的是，仓公传中有关资料的可靠性不容置疑。下面谨按《内经》体系的主要方面与之对比，看汉初的"医经"是什么样子。

【补注】

［1］扁鹊：战国时医学家。姓秦，名越人，渤海郡鄚（今河北任丘北）人；一说为今山东济南市长清区一带人。学医于长桑君。有丰富的医疗实践经验，反对巫术治病。遍游各地行医，擅长各科，在邯郸为"带下医"（妇科），至洛阳为"耳目鼻医"（五官科），入咸阳为"小儿医"（儿科），医名甚著。后因诊治秦武王病，被秦国太医令李醯嫉妒杀害。《史记》《战国策》载有他的传记和病案，并推崇为脉学的倡导者。今考其所治病人的年代，相距甚远。故有人认为扁鹊乃古代良医的称号，所记载的病案非出于一人。《汉书·艺文志》载有《扁鹊内经》《外经》，已佚。现存《难经》题秦越人撰。(《辞海》)

由于历史的原因，扁鹊的传记不乏传奇色彩，有些史料也有抵牾之处，如扁鹊传中三个案例在时间上互不衔接，赵简子案与《史记·赵世家》中记载重复，其史料的真伪问题使史家多有质疑。齐桓侯案与《韩非子·喻老篇》中蔡桓侯的案雷同，《战国策·秦策》中所载扁鹊见秦武王之事而在《史记·扁鹊仓公列传》中却未见记载。(《中国医学通史·古代卷·第四章：秦汉时期医学》)

《史记正义》云：“《黄帝八十一难序》云：‘秦越人与轩辕时扁鹊相类，乃号之为扁鹊。又家于卢国，因命之曰卢医也。”

金栋按：据《史记》记载，扁鹊的行医足迹当是走方郎中。李零说：“扁鹊本人是赵人，主要行医于齐、赵，是东方名医。他和医缓等人不同，不是官医，而带有‘游方郎中’的色彩，因而是合格的‘方士’。”（《中国方术续考》）

［2］考证者甚多：关于扁鹊和扁鹊学派的考证，请参看李伯聪著《扁鹊和扁鹊学派研究》。

［3］长桑君为神人：《史记索隐》云：“隐者，盖神人也。”

［4］上池水：《史记索隐》云：“案：旧说云‘上池水’谓水未至地，盖承取露及竹木上水，取之以和药，服之三十日，当见鬼物也。”

［5］歃血而盟：歃（音霎shà）。歃血：古代会盟，把牲畜的血涂在嘴唇上，表示诚意。盟：宣誓缔约。泛指发誓订盟。（百度百科）

《素问·三部九候论》云：“歃血而受，不敢妄泄。”王冰注：“歃血，饮血也。”

《灵枢·禁服》云：“此先师之所禁坐私传之也，割臂歃血之盟也。……黄帝乃与俱入斋室，割臂歃血。黄帝亲祝曰：今日正阳，歃血传方，有敢背此言者，必受其殃。”《类经二十卷·针刺类二十九》注：“盟者以血涂口傍曰歃血。”

不敢慢泄天宝：《素问·气交变大论》云：“帝曰：余闻得其人不教，是谓失道；传非其人，慢泄天宝。”

非斋戒择吉日不敢受：《素问·灵兰秘典论》黄帝曰：“闻精光之道，大圣之业，而宣明大道，非斋戒择吉日，不敢受也。”王冰注：“深敬故也。韩康伯曰：‘洗心曰斋，防患曰戒。’”

《类经三卷·藏象类一》注：“洗心曰斋，远欲曰戒。盖深敬大道，而示人以珍重之甚也。”

［6］血脉治：血脉运行正常。治，太平，正常。

［7］虢太子：《史记索隐》云：“案：傅玄云：‘虢是晋献所灭，先此百二十余年，此时焉得有虢。’则云‘虢太子’，非也。然案虢后改称郭，春秋有郭公，盖郭之太子也。”刘向《说苑·辨物》作“赵太子”。

虢：《史记正义》云：“陕州城，古虢国。又陕州河北县东北下阳故城，古虢，即晋献公灭者。又洛州汜水县古东虢国。而未知扁鹊过何者，盖虢至此并灭也。”

虢国，中国西周初期的重要诸侯封国，前后有四个虢国，因位置不同为别被加以东西南北相区别，其国君均为姬姓。周武王灭商后，周文王的两个弟弟分别被封为虢国国君，虢叔封东虢，位于今河南荥阳县西汜水镇。虢仲封西虢，位于今陕西宝鸡市东。

西虢国，西周初年所封诸侯国，位于现陕西宝鸡附近，后因周平王东迁，迁河南三门峡，地跨黄河两岸，称为南虢，有别于虢叔后裔虢序夏阳之北虢，于公元前655年被晋国所灭，末代国君虢公丑携贵族奔东周京师洛邑，部分贵族、士兵和平民被强行迁至今山西汾阳，前541年置瓜衍县，南虢后裔世居之。原地留有一小虢，公元前

687年被秦国所灭，后裔不见记载。

东虢国，西周初年所封诸侯国，位于现河南荥阳，公元前767年被郑国所灭，虢叔后裔虢序被平王封于夏阳（今陕西平陆），号北虢，因实力单薄而依附于南虢公（今人所谓“南北虢实为一虢”即源于此）。前658年，亡于晋，以郭为氏，郭偃即郭公序后裔，仕晋献公、文公。其后裔被安置在绛县，晋国末年转来到晋阳以北，秦汉以来形成太原望。（百度百科）

［8］讲病因只从血气立论：《扁鹊传》云：“中庶子曰：太子病血气不时，交错而不得泄，暴发于外，则为中害。精神不能止邪气，邪气畜积而不得泄，是以阳缓而阴急，故暴蹷而死。”《史记正义》云：“《释名》云：‘蹷，气从下蹷起上行，外及心协也。’”暴蹷而死，突然气逆如死尸状。蹷，通厥，气逆于上。死，其状如死尸。

［9］诊断上已使用望、闻、问、切四种手段：《扁鹊传》云：“越人之为方也，不待切脉、望色、听声、写形，言病之所在。”切脉，脉诊。望色，望诊。听声，闻诊。写形，审察病者之体形，似望诊。写，犹审。

［10］有了早期经络说。经络开始分阴阳，并与某些脏腑联系：《扁鹊传》云：“夫以阳入阴中，动胃纏缘，中经维络，别下于三焦、膀胱，是以阳脉下遂，阴脉上争，会气闭而不通，阴上而阳内行，下内鼓而不起，上外绝而不为使，上有绝阳之络，下有破阴之纽，破阴绝阳，（之）色（已）废脉乱，故形静如死状。”

动胃纏缘：即足阳明胃经“下膈、属胃、络脾”的循行与脏腑的关系。别下于三焦、膀胱：即手少阳三焦经“下膈，属三焦”的循行与脏腑的关系；或足太阳膀胱经“络肾，属膀胱”的循行与脏腑的关系。（《中国医学通史·古代卷·第三章：春秋战国时期的医学》）

金栋按：这段话是说，阴阳二脉络离竭，上下不和，闭而不通，厥气上逆而乱，导致面色不正，脉象紊乱，昏愦无知，状如死尸。《素问·厥论》云：“邪气逆，逆则阳气乱，阳气乱则不知人。”

［11］治病针、灸、药并用，以针为主，针刺有较固定的部位：《扁鹊传》云：“扁鹊乃使弟子子阳，厉针砥石，以取外三阳五会。有间，太子苏。乃使子豹为五分之熨，以八减之齐和煮之，以更熨两胁下。太子起坐。更适阴阳，但服汤二旬而复故。”

厉针砥石，在磨刀石上磨针。厉，磨，通砺。《史记索引》云：“厉谓磨也。”砥，磨刀石。

外三阳五会，腧穴名称。《史记正义》云：“《素问》云：手足各有三阴三阳，太阴、少阴、厥阴，太阳、少阳、阳明也。五会谓百会、胸会、听会、气会、臑会也。”

《中医大辞典》云：“三阳五会，经穴别名。出《针灸甲乙经》。即百会。”

金栋按：若以三阳五会治尸厥，以《内经》考之，《正义》及《大辞典》所引皆不当。《素问·缪刺论》有治尸厥的具体腧穴。所以《素问补识》云：“天雄按：守节注误，《甲乙》以三阳五会为百会穴亦误。三阳，太阳也。太阳居外，主表，故谓之外三阳。《灵·根结》云：‘暴病者，取之太阳。’《著至教论》云：‘三阳独至者，上为巅疾。’尸厥为暴病，为巅疾，故取之。五会，即‘以此五络俱会于耳中’而得名，亦即下文所指之少商、涌泉、厉兑、隐白、中冲五穴也。《韩诗外传·卷十》作‘三阳五输’无‘外’字，‘会’作‘输’可证。”

五分之熨，用五分（一半）功效的药物热敷。熨（音卫 wèi），用药物热敷的一种外治法，或相当于一种灸法。

八减之齐，药剂用减八成的剂量，即二成的剂量。齐（音剂 jì），通剂，剂量。

《史记索引》云：“案：言五分之熨者，谓熨之令温暖之气入五分也。八减之齐者，谓药之齐和所减有八。并越人当时有此方也。”

［12］齐桓侯：《史记集解》云：“案：傅玄云：‘是时齐无桓侯。’骃谓是齐侯田和之子桓公午也。盖与赵简子颇亦相当。’”《韩非子·喻老篇》作“蔡桓侯”。

疾病传变的规律是由腠理至骨髓，逐渐由外入内：《扁鹊传》云：“扁鹊过齐，齐桓侯客之。入朝见，曰：‘君有疾在腠理，不治将深。’桓侯曰：‘寡人无疾。’扁鹊出，桓侯谓左右曰：‘医之好利也，欲以不疾者为功。’后五日，扁鹊复见，曰：‘君有疾在血脉，不治恐深。’桓侯曰：‘寡人无疾。’扁鹊出，桓侯不悦。后五日，扁鹊复见，曰：‘君有疾在肠胃，不治将深。’桓侯不应。扁鹊出，桓侯不悦。后五日，扁鹊复见，望见桓侯而退走。桓侯使人问其故。扁鹊曰：‘疾之居腠理也，汤熨之所及也；在血脉，针石之所及也；其在肠胃，酒醪之所及也；其在骨髓，虽司命无奈之何。今在骨髓，臣是以无请也。’后五日，桓侯体病，使人召扁鹊，扁鹊已逃去。桓侯遂死。”

［13］这种思想在《素问·阴阳应象大论》中还留有影响：《阴阳应象大论》云：“善治者治皮毛，其次治肌肤，其次治筋脉，其次治六腑，其次治五脏。治五脏者，半死半生也。”

［14］传中的尸厥、带下两病名见于《内经》：《扁鹊传》云：“扁鹊曰：若太子病，所谓尸蹷者也。”《素问·缪刺论》云：“邪客于手足少阴太阴足阳明之络，此五络皆会于耳中，上络左角。五络俱竭，令人身脉皆动，而形无知也，其状若尸，或曰尸厥。”《类经二十卷·针刺类三十》注：“五络俱竭，阴阳离散也。身脉皆动，筋惕肉瞤也。上下离竭，厥逆气乱，昏愦无知，故名尸厥。”尸厥：指突然昏倒，不省人事，其状如死尸一样的恶候。

《扁鹊传》云：“扁鹊名闻天下。过邯郸，闻贵妇人，即为带下医。”

《素问·骨空论》云：“任脉为病，男子内结七疝，女子带下瘕聚。”《素问吴注》云：“七疝，寒、水、筋、血、气、狐、颓。带下，白赤带下也。瘕聚，气痛不常之名。”

《素问直解》云：“七疝，狐疝、颓疝及五脏之疝也。……带下，湿浊下淫也。”

带下：有广义和狭义之分。扁鹊传之“带下”，指广义，泛指经带胎产等妇科疾病。“带下医”，指妇科医生。《素问》之“带下”，则指狭义的带下病。沈尧封辑著、张山雷笺正《沈氏女科辑要笺正·带下》云：“如其太多，或五色稠杂及腥秽者，斯为病候。”

二　仓公[1]传与《内经》

【原文】

1. 阴阳学说的运用

《揆度阴阳外变[2]》《四时应阴阳》显然是用阴阳说讲医理的书。

《接阴阳禁书》，讲房中术也以阴阳为术语。

“少阳初代”“上则重阳明”“太阴之口”“三阴俱抟”“阳疾处内，阴形应外”“二阴应外，一阳接内”，这些术语说明三阴三阳说已较全面用于脉学。

2. 五行学说的应用

《五色诊病》应是五行配五色、五脏（?）诊病的专书。联系上文：“庆有古先道遗传黄帝、扁鹊之脉书，五色诊病”，则《五色诊病》书名中应有黄帝字样。全名约是《黄帝五色诊病[3]》。医家书已有托名黄帝者。

又传中有“脉长而弦不得代四时者，其主在于肝[4]。”“脉无五脏气。”“肾固主水[5]。”“伤脾不可劳，法当春呕血死[6]。”“此伤脾也，当至春鬲塞不通，不能食饮，法至夏泄血死[7]。”“脾气周乘五脏，伤部而交，故伤脾之色也，望之杀然黄，察之如死青之兹[8]。……所以至春死病者，胃气黄，黄者土气也，土不胜木，故至春死。”“肺伤，不治，当后十日丁亥溲血死[9]。”

以上引文说明仓公医理中包括了这样几方面内容：

（1）四时脉、五脏脉已固定相配。脉以应四时为顺，无藏气（约相当于《内经》中的无胃气）为逆[10]。

（2）五行配五脏、五色也和现《内经》说法基本相同。脏与腑相合也接近完成。

（3）断病之生死，明显以五行相克为说。脾病死于春，即木克土的推演[6]。肺伤死于丁亥日，因丁亥日属火[9]。天干与五行相配亦固定。

（4）脾气周乘五脏是土主四时的推演。伤脾之色诊与现《素问·五藏生成》中的说法颇一致[8]。

（5）五行相生说运用不明显。如脾伤至春加剧合乎相克原理[6]，何以至夏死[7]，不可解。今《素问·藏气法时论》则生克两说兼用以推断五脏病的起、愈、甚、死、持[11]。此说应较仓公为晚。

3. 三阴三阳与经脉灸刺

传中有：“灸其足少阳脉口”“灸其少阴脉”“刺其足少阳脉”“灸其足

厥阴脉”“灸其左大阳明脉”“刺足阳明脉左右各三所”等。可知仓公的灸刺理论具备以下要点。

（1）足脉分三阴三阳已完成，且说法与《内经》大致相同[12]。

（2）未提及手三阴三阳，但不能肯定没有。引文中不加足字者应系手脉。手脉中尚无厥阴是很可能的。

（3）经脉与脏腑的连属关系尚不系统，与《灵枢・经脉》的说法很难相符。如“病主在肺，刺其足少阳脉”，与《内经》不同。“疝气之客于膀胱……即灸其足厥阴三脉”，与《内经》亦不完全相符。又“肺消瘅，加以寒热”，齐太医“灸其足少阳脉……又灸其少阴脉”，仓公以为不当。以《内经》衡量也不尽当，不知仓公之说当如何。

（4）经脉有络。如“肝一络连属结绝乳下阳明”，“厥阴之络结小腹[13]”。考之《灵枢・经脉》则前一说甚难通，后一说大略同。

（5）灸刺实施看不出严格的循经取穴。论灸处均不言灸几所。此时穴位大约只相对固定。仓公治病针、砭、灸并用，以灸为主。针灸均不言补泻。

4. 病因

仓公所述26个病例中[14]，病因[14]为“内”（房事）的竟有8例。足知当时很重视这种病因。其余病因依次为酒4、伤脾2、过食2、劳损2、蛲1、肥胖1、不明1、风寒5。风寒排在最后，是因为文中只有一处说“得之风”。分析病因为风的，原文说汗出卧地等。因于寒的，原文说在凉水中洗浴。总之，仓公的病因学以内因为主。他认识到的外因大约只有风寒。这种情况与《内经》讲百病始生的定型说法大不同。至少说明仓公时代还未系统认识外感病。他也不擅长外感病。伤脾是诊断，病因约和饮食不周有关。看来，西汉初的病因学最重视饮食男女[15]。

5. 方药

传中提到的方药依次为：下气汤、火齐汤、液汤火齐、半夏丸、药酒、火齐汤、苦参汤、莨菪、柔汤、窜药、芫花、火齐米汁、五石、火齐粥、丸药。与《内经》十三方[16]对照，只有半夏汤近同。方名中最多见的是“火齐[17]”二字。其适应证很多，应不是一种处方。因于风寒者有两人用了“火齐”，其中一例有服药后“汗尽”“热去”，应该是解表方剂。但组方上看不出受五行说指导，与《内经》学说距离较大。阴阳说也不多用。若与《伤寒论》相比，则悬殊尤甚。总的看来，仓公的治愈率很低。按《内经》和《周礼》的说法，他只能算下工[18]。然而他却是当时水平最高的医家。人们推崇他，不仅因为他能治好病，还在于他能断死期。民间至今仍常这样看大夫的水平。

6. 诊法

上面已提过《五色诊》等，不再说。切脉方面，传文有："切其脉，得肝气""诊其脉，心气也""切其脉时，右口气急，脉无五脏气""切其脉，并阴""太阴脉口而希""切其太阴之口""切其脉，肺气热也""右脉口气至紧小""切其脉时，风气也，心脉浊""切其脉，循其尺，其尺索则粗"。

看来，仓公诊脉独取寸口[19]，与《内经》遍诊为主不同，或是承一家师传。他诊脉主要在候脏气，也开始切尺肤。涉及的脉象较多，亦不如《内经》广。其脉法不再引，总之不外候脏气，断生死，直接指导处方用药处几乎不见。简单说来，仓公为医，切脉为断生死，用药主要靠单方、验方，两者联系很不够。《内经》则比仓公高明许多。

7. 过期、不及期[20]

仓公传中两次提到"过期"（过了脉法预言的死期才死）[20]，说明必须承认病人死不死这一事实。脉法要有些修改。于是说，能多吃饭的人"过期"，反之，"不及期"。这种说法也见于《内经》[21]。

仓公的医理大致如上。总之是比《内经》面窄，不很系统。全面评价他，还是司马迁概括得好："传黄帝、扁鹊之脉书，五色诊病，知人生死，决嫌疑，定可治，及药论，甚精。……为人治病，决死生多验。"

"决死生多验"便是当时对医生的较高要求。起死回生，以药物和技术夺造化之功，还不是仓公所能及的。《内经》时代的医学大约如此。医家有更多的主动权，特别是对付热性病方面，要到张仲景、华佗时代才大致改观。

【补注】

［1］仓公：即淳于意（公元前205？—前150），西汉临淄（今山东临淄）人，因曾任齐国的太仓长（一说太仓令），人称仓公。年轻时喜钻研医术，拜菑川唐里的公孙光为师，学习古典医籍和治病经验。公孙光又将仓公推荐给临淄的公乘阳庆。当时公乘阳庆已年过七十，收下淳于意为徒，将自己珍藏的黄帝、扁鹊脉书，根据五色诊断疾病、判断病人预后的方法，以及药物方剂等书传给他，三年后仓公出师四处行医，足迹遍及山东，曾为齐国的侍御史，齐王的孙子，齐国的中御府长、郎中令、中尉、中大夫，齐王的侍医遂等诊治过疾病。当齐王刘将闾为阳虚侯时（前176—前164），淳于意曾为其治愈了关节炎一类疾病，还随从将闾来过长安（今陕西西安），并为安陵（今咸阳东北）阪里的项处诊治牡疝病。

齐文王（前178—前167年在位）患肥胖病，气喘、头痛、目不明、懒于行动。淳于意听说后，认为文王形气俱实，应当调节饮食，运动筋骨肌肉，开阔情怀，疏通血脉，以泻有余。可是有一庸医施以灸法，使文王病情加重致死。于是王公贵族诬陷仓公“不为人治病，病家多怨之者”。加之同时赵王、胶西王、济南王、吴王请仓公为其治病而未至。官府听信诬告，把淳于意传到长安受刑。淳于意生有五女，当皇帝诏书进京问罪时，他感伤无男随行。于是小女儿缇萦坚持随父进京，并上书朝廷，申述父亲无罪，并愿意为奴以换取父亲的自由。经汉文帝诏问，遂使淳于意被赦免而回故里。淳于意在应诏回答汉文帝询问时叙述了自己学医、行医的经过，业务专长、师承、诊疗效果、病例等，史称“诊籍”（即诊病的簿记）共计25个病案。他所答诏的病案格式一般均涉及病人的姓名、年龄、性别、职业、籍里、病状、病名、诊断、病因、治疗、疗效、预后等。从中反映了淳于意的医疗学术思想与医案记录上的创造性贡献。（《中国医学通史·古代卷·第四章：秦汉时期医学》）

[2] 揆度阴阳外变：古医书名，应该不是一种书。揆度：揣度，推测。揆度一词，《内经》全书共8见。《素问·玉版论要》云：“揆度者，度病之浅深也。”《类经十二卷·论治类十四》注：“揆度，揣度也。”《素问·病能论》云：“揆度者，切度之也。……所谓揆者，方切求之也，言切求其脉理也；度者，得其病处，以四时度之也。”《素问注证发微》云：“《揆度》《奇恒》，俱古经篇名，今皆失之。”

[3] 全名约是《黄帝五色诊病》：此乃先生的大胆猜想，亦或系《扁鹊五色诊病》。

[4] 脉长而弦，不得代四时者，其主在于肝：《脉经·卷第一·迟疾短长杂脉法第十三》云：“脉长而弦病在肝。”张山雷《脉学正义·卷五》云：“长而且弦，肝气太过之脉也。”

长：《素问·脉要精微论》云：“长则气治。”《脉学正义·卷三》云：“《脉经》提纲，无长短二脉，然《素问》固屡见之，此固脉象之大纲。形势主病，所关者巨，不可谓非叔和之缺典，高阳生《脉诀》，虽未尽纯粹，而补此二者，不啻为叔和之功臣。……《脉诀》：长者，阳也，指下寻之，三关如揭竿之状。举之有余曰长，过于本位亦曰长。”

弦：《素问·玉机真藏论》云：“春脉者肝也，东方木也，万物之所以始生也，故其气来，软弱轻虚而滑，端直以长，故曰弦。”《脉经·卷第一·脉形状指下秘诀第一》云：‘弦脉：……按之如弓弦状。”

李中梓《诊家正眼·弦脉》云：“弦脉与长脉，皆主春令，但弦为初春之象，阳中之阴，天气犹寒，故如琴弦之端直而挺然，稍带一分之紧急也。长为暮春之象，纯属于阳，绝无寒意，故如木干之迢直以长。”

《素问·平人气象论》云：“平肝脉来，软弱招招，如揭长竿末梢，曰肝平。”王冰注：“如竿末梢，言长软也。”

《素问·宣明五气》云：“五脉应象：肝脉弦。”王冰注：“软虚而滑，端直以长也。”

代：《史记正义》云：“王叔和《脉经》云：‘来数而中止，不能自还，因而复动者，名曰代。代者死。’”

《伤寒论·178条》云：“脉来动而中止，不能自还，因而复动，名曰代，阴也。

得此脉者必难治。”

《脉学正义·卷三》云：“脉来中止，而又不能偶止即续，必少缓须臾，然后复动，有如替代禅代者，因名曰代。”

《素问·宣明五气》云：“五脉应象：脾脉代。”王冰注：“软而弱也。”

［5］肾固主水：《素问·上古天真论》云：“肾者主水。”《金匮真言论》云：“北方黑色，入通于肾……其类水。”《阴阳应象大论》云：“北方生寒，寒生水……在地为水……在脏为肾。”《逆调论》云：“肾者水脏，主津液。”

［6］伤脾不可劳，法当春呕血死：脾主肌肉四肢，过劳则伤脾，故曰“伤脾不可劳”。《素问·藏气法时论》云：“病在脾……甚于春。”故先生说“脾病死于春，即木克土的推演”。仓公为项处诊病时又说“慎毋为劳力事，为劳力事则必呕血死”，医理相同。

［7］法至夏泄血死：若强解之，夏在五行属火，火为土（脾）之母，土（脾）为火（夏）之子。子能令母实，亦能令母虚，此子盗母气，反令母虚，故曰“至夏泄而死”。以相生推演，未知可否！

［8］杀然黄，察之如死青之兹：青黄色。杀然黄：枯黄色，非常黄，黄得无血色。杀，通煞，非常，极，很。《素问·五藏生成》云：“青如草兹者死，黄如枳实者死。”王冰注：“色青黄也。”

［9］肺伤，不治，当后十日丁亥溲血死：先生解说：“肺伤死于丁亥日，因丁亥日属火。”丁在五行属火，但无论怎么配法亥亦不属火。未知所本。

［10］无藏气（约相当于《内经》中的无胃气）为逆：《素问·平人气象论》云：“人无胃气曰逆，逆者死。”

［11］《素问·藏气法时论》则生克两说兼用以推断五脏病的起、愈、甚、死、持：经文云：“病在肝，愈于夏，夏不愈，甚于秋，秋不死，持于冬，起于春。”

金栋按：此即以五行生克之理，推断疾病的轻重预后等情况。相生者愈，相克者甚。

［12］足脉分三阴三阳已完成，且说法与《内经》大致相同：但并不能就此说《内经》三阴三阳由仓公之说演变而来，即并非一家体系。可见三阴三阳之说，在汉代或以前并非《内经》一家。若再与《伤寒论》三阴三阳相较，更可见师承有别。

［13］肝一络连属结绝乳下阳明：不详。

厥阴之络结小腹：《灵枢·经脉》云：“肝足厥阴之脉……过阴器，抵小腹。”

［14］仓公所述26个病例中：学者多认为是25个病例，见上文注“仓公”，实为26例，见下表：

例数	姓名	性别	病因
1	齐侍御史：成	男	饮酒且内（房事）
2	齐王孙子	男	［心］忧
3	齐郎中令：循	男	内（房事）
4	齐中御府长：信	男	当浴流水而寒甚

续表

例数	姓名	性别	病因
5	齐王太后	女	风瘅客脬，流汗出滫
6	齐章武里曹：山跗	男	盛怒而以接内（房事）
7	齐中尉：潘满如	男	酒且内（房事）
8	阳虚侯相：赵章	男	酒
9	济北王	男	汗出伏地风气也
10	齐北宫司空命：奴出于	女	接内（房事）
11	济北王：阿母（奶妈）	女	饮酒大醉
12	济北王：女子侍者竖	女	流汗内（房事）之病也
13	齐中大夫	男	风
14	淄川王：美人	女	流产（怀子而不乳）
15	齐丞相：舍人奴	男	伤脾流汗数出
16	菑川王	男	沐发未干而卧
17	齐王王后：弟宋建	男	雨湿负重过力
18	济北王侍者：韩女	女	欲男子而不可得（内寒）
19	临菑泛里：女子薄吾	女	蛲（瘕）得之于寒湿
20	齐淳于司马	男	过食（饱食而疾走）
21	齐中郎：破石	男	外伤堕马僵石上
22	齐王侍医：遂	男	中热忿（怒）
23	齐王阳虚侯	男	内（房事）
24	安阳武都里：成开方	男	数饮酒以见大风气
25	安陵阪里公乘：项处	男	内（房事）
26	齐文王	男	肥胖（肥而蓄精）

金栋按：先生说“病因为‘内’（房事）的竟有8例。足知当时很重视这种病因。其余病因依次为酒4、伤脾2、过食2、劳损2、蛲1、肥胖1、不明1、风寒5”，对比上表略有出入。

[15] 西汉初的病因学最重视饮食男女：由上表“病因”栏，可一目了然。

[16]《内经》十三方：《内经》中的治疗方法，多以针刺为主，而略于方药。全书共有十三首方剂，其中《素问》8方，《灵枢》5方，后世名之为“十三方”。如下：

（1）汤液醪醴。见《素问·汤液醪醴论》。

（2）鸡矢醴。见《素问·腹中论》。

（3）四乌贼骨一藘茹丸。见《素问·腹中论》。

（4）生铁洛饮。见《素问·病能论》。

（5）泽泻饮。见《素问·病能论》。

(6) 兰草汤。见《素问·奇病论》。

(7) 左角发酒。见《素问·缪刺论》。

(8) 小金丹。见《素问遗篇·刺法论》。

(9) 寒痹熨法。见《灵枢·寿夭刚柔》篇。

(10) 马膏膏法。见《灵枢·经筋》篇

(11) 半夏秫米汤。见《灵枢·邪客》篇

(12) 豕膏。见《灵枢·痈疽》。

(13) 菱翘饮。见《灵枢·痈疽》篇。

[17] 火齐(汤):齐(音剂jì),同剂。"清火的药剂。《韩非子·喻老》:'扁鹊曰:疾在腠理,汤熨之所及也;……在肠胃,火齐之所及也。'又见《荀子·强国》《史记》一〇五《仓公传》。"(《辞源·火部》)

王先慎《韩非子集解·喻老》云:"火齐汤,治肠胃病。"

《汉典》云:"火齐汤,一种清火、治肠胃病的汤药。齐,同'剂'。"

金栋按:以上解释或有不当。先生说"其适应证很多,应不是一种处方。因于风寒者有两人用了'火齐',其中一例有服药后'汗尽''热去',应该是解表方剂"。存疑待考。

[18] 下工:医术最差者,60%的治愈率。

《灵枢·邪气藏府病形》云:"问其病,知其处,名曰工。……能参合而行之者,可以为上工,上工十全九;行二者为中工,中工十全七;行一者为下工,下工十全六。"

《难经·十三难》云:"上工者十全九,中工者十全七,下工者十全六。"

《周礼·天官·冢宰下》云:"岁终,则稽其医事以知其食。十全为上,十失一次之,十失二次之,十失三次之,十失四为下。"

[19] 仓公诊脉独取寸口:独取寸口,指只切手腕桡动脉,当与《难经》同源。

[20] 过期(过了脉法预言的死期才死)、不及期:《仓公传》云:"所以过期者,其人嗜粥,故中藏实,中藏实故过期。师言曰:'安谷者过期,不安谷者不及期。'"传中"齐中郎破石病"亦如此。

[21] 这种说法也见于《内经》:《素问·玉机真藏论》云:"浆粥入胃,泄注止,则虚者活;身汗得后利,则实者活。"王冰注:"全注:饮粥得入于胃,胃气和调,其利渐止,胃气得实,虚者得活。'言实者得汗外通,后得便利,自然调平。"《素问集注》云:"五脏之气,皆由胃气之所资生,浆粥入胃,泄注止,胃气复也。"

三 华佗与《内经》

【原文】

华佗两传[1],应以《三国志[2]》为主。《三国志》成书早于《后汉书》,记事多而详,又不故弄玄虚。

华佗的医术,完全是经方家气派[3]。传文与《内经》少有共同之处。对

看《伤寒杂病论》则很像同时期的临床医术。华佗医术与仲景大不同处，就是他能在全麻下做开腹手术[4]。这一技术似不可能由《内经》体系发展而来，应别有师传，可惜至华佗为止。

《三国志》说华佗用药“合汤不过数种”，反证当时医家常用十味以上的复方。又说他“当灸，不过一二处，每处不过七八壮[5]”，“当针亦不过一两处”。这也能反证当时医家针灸取穴较多。不过，若与仓公相比，华佗已是多用复方，循经取穴了。

对看《伤寒杂病论》，可以说华佗的医术和仲景很接近。试看仲景全书，方剂中药味过十者只有数个，注家多以为非仲景原方。其余二百余方都是“合汤不过数种”。仲景论针灸处共 33 条[6]，取穴亦“不过一两处”。具体方剂及取穴条文不必详举，用心读过仲景书者自知。故虽不能确知华佗临刑前所出之书[7]内容如何，亦可大致断定与《伤寒杂病论》相去不远。即或大胆设想一下，所谓仲景书即华佗遗书，也不应骇人听闻。总之，华佗问世前后，《内经》时代已宣告结束[8]。试简单分析一下华佗传所载病例，或更有说服力。这些病例系外行人撰写并有传闻失实处，仍可大致理出头绪。

《三国志·华佗传》共记治病事迹十六条[9]。若分每人次为一病例，共十九例[9]。其中可确指为伤寒者两例，可疑为伤寒者四例。治伤寒已较多。确指为伤寒的两例，主证均为头疼身热。治疗时，一用汗法，一用下法。根据是一表实（外实），一内实。由此可推断华佗治热病已分表里虚实，治则由解表至攻下有辨证施治系统。

有两例产科病均为死胎[9]，亦很可靠。足以反证《金匮要略》论妇人病三篇[10]基本上是汉末文献。

针刺方面，治曹操头风[11]（以头痛为主）“随手而差”，自今日看来亦很可信。尤可贵者，华佗诊断了一例针刺引起的气胸[9]。患者被针“胃管”后“咳嗽、欲卧不安”，华佗以为“针不得胃管，误中肝（肺?）也”。诊断很准确。

另有肠痈[12]、肺痈[13]之说，与《金匮要略》病名同。病因方面仅一处提到病初愈禁房事[9]，其余概不以此为病因，由此同仓公传相较，岂非理论大别。

华佗之术基本上没有今日所不可解、不可信者。从《伤寒杂病论》出发，亦只有开腹手术不可解。

所可怪者，传中唯不言华佗精医经[14]。他学医与后世所谓“不学五运六气，读遍方书无益”之论甚相左。不知今日医家读过华佗传有何感想。

【补注】

［1］华佗两传：指陈寿《三国志·卷二十九·魏书二十九方技传·华佗传》和范晔《后汉书·卷八十二下·方术列传第七十二下·华佗传》。

华佗（？—208？）：东汉末杰出的外科学家。又名旉，字元化，沛国谯（今安徽亳县）人。在医学上有很高的成就，通晓内、外、妇、儿、针灸等科，尤精于外科及针灸。敢于冲破封建礼教的束缚，提倡外科手术治疗。根据史书记载：他曾创用酒服“麻沸散”进行全身麻醉，进行过腹腔肿物切除及胃肠手术等，获得较好的效果。在针灸方面，他总结创用沿脊柱两旁夹脊的穴位，称“华佗夹脊穴”，沿用至今。又主张进行体育锻炼，以增强体质，防治疾病。指出“人体欲得劳动，但不当使极耳。动摇则谷气得消，血脉流通，病不得生，譬犹户枢终不朽也”。模仿虎、鹿、熊、猿、鸟的动作和姿态以活动肢体，创制了一套“五禽戏”。后被曹操杀害。史料记载华佗著有《枕中灸刺经》等多种医书，均佚。《中藏经》是后人托名华佗的作品。(《中医大辞典》)

［2］三国志：西晋陈寿撰。六十五卷，分魏、蜀、吴三志。纪传体三国史。无表、志。魏志前四卷称志，蜀、吴两志有传无纪。对魏的君主称帝，叙入纪中；吴、蜀则称主不称帝，叙入传中。魏、吴两国先以有史，属于官修的有晋王沈《魏书》、吴韦昭《吴书》，属于私修的有魏鱼豢《魏略》，为陈寿撰魏、吴两志的主要依据。蜀国无史，但陈寿为蜀人，又为史学家谯周弟子，蜀未亡时，即留心蜀国史事，故蜀志亦不逊于魏、吴两志。三志虽各自独立，但已统称《三国志》，实际是经过整理的一部三国史，因而后世合为一书。以叙事较为简略，南朝宋时裴松之为之作注，博引群书，进行补阙、备异、惩妄、论辩。注文多出本文数倍，保存的史料丰富。近人卢弼有《三国志集解》。(《辞海》)

［3］经方家气派：即类似后世经方家的风格。传云：“华佗……晓养性之术……又精方药。”经方：“汉代以前的方剂称经方。其说有三：①后汉班固的《汉书·艺文志》医家类记载经方十一家，这是指汉以前的临床著作。②指《素问》《灵枢》和《伤寒论》《金匮要略》的方剂。③专指《伤寒论》《金匮要略》所记载的方剂。一般所说的经方，多指第三说。”(《中医大辞典》)经方派：“中医学术派别的一种。古代尊《伤寒论》《金匮要略》等医籍中的方剂为经方。后世医生，凡主张宗用其方者，被称为经方派。”(《中医大辞典》)

［4］在全麻下做开腹手术：《三国志·华佗传》云：“若病结积在内，针药所不能及，当须刳割者，便饮其麻沸散，须臾便如醉死，无所知，因破取。病若在肠中，便断肠湔洗，缝腹膏摩，四五日差，不痛，人亦不自寤，一月之间，即平复矣。”刳（音枯 kū）：剖开。膏摩：用药膏外敷。寤：醒。此指疼痛感觉。麻沸散：即麻醉剂、麻药。已失传，具体药物不详。疑有曼陀罗、乌头等药物。《中医大辞典》云：“麻沸散：《华佗神医秘传》卷三方。羊踯躅三钱，茉莉花根一钱，当归一两，菖蒲三分。水煎服。用于手术麻醉。本方来自《串雅内编》的换皮麻药方。”

金栋按：当华佗成功地应用麻沸散麻醉病人而进行腹部手术时，世界其他国家的外科麻醉尚处于摸索阶段，故后世赞誉他是“外科学鼻祖”。

［5］壮：量词。一灸为一壮。

［6］仲景论针灸处共33条：详见《伤寒论》。

［7］华佗临刑前所出之书：《三国志·华佗传》云："佗临死，出一卷书与狱吏，曰：'此可以活人。'吏畏法不受，佗亦不彊，索火烧之。"

［8］华佗问世前后，《内经》时代已宣告结束：等于说《内经》成书时代的下限，截止于东汉末年华佗时代以前。

金栋按：此乃《时代》的主要论点之一。先生说，所谓《内经》成书，"即'核心篇章大体完成'，也就是《内经》体系（阴阳学说、五行学说、脏腑学说、经脉学说、针刺学说、养生学说、诊法学说等）大体完成（除七篇大论之外）。一般说来也编纂在一起了，算是成书"。

关于《内经》成书下限，先生明确说"对看《白虎通》可以肯定，那时中医的脏腑和经脉学说，以及阴阳五行学说，这几个《内经》的理论硬核和超硬核已经完全稳定或成熟。故可以断定《白虎通》是《内经》成书的下限"。

［9］《三国志·华佗传》共记治病事迹十六条（共十九例）：

例数	姓名	性别	病因病名（症状）
1	甘陵相：夫人	女	死胎（有娠六月，腹痛不安）
2	县吏尹：世	男	藏气已绝于内（四肢烦、口干等）
3	府吏：倪寻	男	伤寒（头痛身热），外实，当下之
4	府吏：李延	男	伤寒（头痛身热），内实，当发汗
5	盐渎：严昕	男	头眩坠车
6	督邮：顿子献	男	病初愈禁房事（勿为劳事、御内、交接）
7	督邮：徐毅	男	气胸（针刺误中肺，咳嗽，欲卧不安）
8	东阳：陈叔山之子	男	营养不良（乳中虚冷，儿得母寒），先天所致
9	彭城：夫人	女	毒蝎所伤（虿螫其手）虿（音瘥 chài）：毒蝎
10	军吏：梅平	男	疾已结
11	无名氏	男	寄生虫病（蛔虫）
12	郡守	男	情志病（盛怒则差，吐黑血数升而愈）
13	士大夫	男	腹部肿瘤？（当破腹取）
14	广陵太守：陈登	男	胃内有虫（胃中有虫数升，欲成内疽，食腥物所为）
15	太祖：曹操	男	头风
16	李将军：妻	女	死胎
17	曹操爱子：仓舒	男	病困
18	军吏：李成	男	肠痈（咳嗽，吐脓血——似肺痈？）
19	无名氏	男	肠痈（与军吏李成同）

［10］《金匮要略》论妇人病三篇：即《妇人妊娠病脉证并治第二十》《妇人产后病脉证并治第二十一》与《妇人杂病脉证并治第二十二》。

［11］曹操头风：《三国志·华佗传》云："太祖苦头风，每发，心乱目眩。佗针鬲，随手而差。"《素问·五藏生成》云："心烦头痛，病在鬲中。"

太祖：指曹操。曹丕称帝后，追尊曹操为武皇帝，其孙子曹叡又定曹操的庙号为太祖。

金栋按：曹操患头风（眩）病之事，《三国志·卷一·魏书一·武帝（曹）操》只字未提。

曹操（155—220）：即"魏武帝"。三国时政治家、军事家、诗人。字孟德，小名阿瞒，沛国谯县（今安徽亳州）人。初举孝廉，任洛阳北部尉，迁顿丘令。后在镇压黄巾起义和讨伐董卓的战争中，逐步扩充军事力量。初平三年（192），为兖州牧，收编青州黄巾军的一部分，称为"青州兵"。建安元年（196）迎献帝都许（今河南许昌县东），从此用献帝名义发号施令，先后削平吕布等割据势力。官渡之战大破河北割据势力袁绍后，逐渐统一了中国北部。十三年，进位为丞相，率军南下，被孙权和刘备的联军击败于赤壁。封魏王。子曹丕称帝，追尊为武帝。在北方屯田，兴修水利，解决了军粮缺乏的问题，对农业的生产恢复有一定作用；用人唯才，罗致地主阶级中下层人物，抑制豪强，加强集权。所统治的地区社会经济得到恢复和发展。精兵法，著《孙子略解》《兵书接要》等书。善诗歌，有《蒿里行》《观沧海》《龟虽寿》等篇，抒发自己的政治抱负，并反映汉末人民的苦难生活，气魄雄伟，慷慨悲凉。散文亦清俊整洁。著作有《魏武帝集》，已佚，有明人辑本。今有整理排印本《曹操集》。（《辞海》）

头风：指头痛经久难愈者，似指现代医学的高血压病，或血管神经性头痛等顽疾。明方隅《医林绳墨·头痛》云："浅而近者，名曰头痛；深而远者，名曰头风。头痛卒然而至，易于解散也；头风作止不常，愈后触感而发也。"亦有学者认为，曹操的头风病很可能是脑瘤。

［12］肠痈：相当于西医的阑尾炎。《金匮要略·疮痈肠痈浸淫病脉证并治第十八》云："肠痈之为病，其身甲错，腹皮急，按之濡，如肿状，腹无积聚，身无热，脉数，此为肠内有痈脓，薏苡附子败酱散主之。""肠痈者，少腹肿痞，按之即痛如淋，小便自调，时时发热，自汗出，复恶寒。其脉迟紧者，脓未成，可下之，当有血。脉洪数者，脓已成，不可下也，大黄牡丹汤主之。"

金栋按：《三国志·华佗传》云："军吏李成苦咳嗽，昼夜不寤，时吐脓血，以问佗。佗言'君病肠痈，咳之所吐，非从肺来也'。"观此症状，非肠痈，乃肺痈。所以先生说"这些病例系外行人撰写并有传闻失实处"，甚是。又见下文注。

［13］肺痈：肺脏痈肿，相当于西医的肺脓疡（肿）。《金匮要略·肺痿肺痈咳嗽上气病脉证并治第七》云："咳而胸满，振寒脉数，咽干不渴，时出浊唾腥臭，久久吐脓如米粥者，为肺痈，桔梗汤主之。"

［14］传中唯不言华佗精医经：传云："华佗……兼通数经……晓养性之术……又精方药。"但未言通晓医经，故有此说。数经：几种儒家经典。

第十二节　出土医书与《内经》

金栋按：出土文物，特别是书籍，对历史研究有无可辩驳的说服力。幸运的是，20 世纪 70 年代初，恰好出土了两批汉代医书。马王堆医书下葬于西汉早期，武威汉代医简下葬于东汉早期。二者下葬时间相隔约二百年，正值《内经》时代的核心时期。尤其是马王堆医书，既有“医经”又有“经方”，对《内经》时代的研究意义重大。《时代》必然要仔细探索，这两批出土医书和《内经》的关系。

先生借鉴有关研究成果，得出了自己的见解。

武威汉代医简属于经方，方药水平高于仓公，伤寒治法与《内经》略同。

马王堆医书最有考证意义的是，其中的经脉学说。今可断言，马王堆医书时代，今《内经》的经脉学说远未完成。这不但为《内经》成书时代，提供了可靠的上限，也足资证明，经脉学说经历了长时期的发展演变。

总之，出土医书完全支持《〈内经〉时代》的主要见解。

《时代》初版时（1985）张家界汉墓出土医书尚未发表，故本节原文未曾提及。今参看已经发表的张家界汉墓医书研究成果，更加证明了先生的远见卓识。

一　近现代出土医书概况

【原文】

1972 年和 1973 年，出土了两批极重要的古医书。它们都是汉墓的随葬品。本书把《内经》成书时代粗定于两汉，这些古医书与《内经》有什么联系是一定要探讨的。

1972 年出土于甘肃武威的简牍医书，经专家整理研究后，定名《武威汉代医简[1]》，由文物出版社出版于 1975 年。初考下葬于东汉早期。

1973 年长沙马王堆三号汉墓，出土的帛书共 11 种，简书共 4 种[2]。专家据各书内容定名如下：

1. 《足臂十一脉灸经[3]》
2. 《阴阳十一脉灸经[4]》甲本
3. 《脉法[5]》

4. 《阴阳脉死候[6]》
5. 《五十二病方[7]》（以上五种合为一卷帛书）
6. 《却谷食气[8]》
7. 《阴阳十一脉灸经》乙本
8. 《导引图[9]》（以上三种合为一卷帛书）
9. 《养生方[10]》
10. 《杂疗方[11]》
11. 《胎产书[12]》（以上三种合为一卷帛书）
12. 《十问[13]》（竹简）
13. 《合阴阳[14]》（竹简）
14. 《杂禁方[15]》（木简）
15. 《天下至道谈[16]》（竹简）

这批医书，下葬于西汉文帝十二年（前168）[17]。截至目前，以上15种医书中正式公诸世的为前五种。

前五种书及有关研究结果以《五十二病方》为书名[18]，于1979年由文物出版社出版。中外研究这五种医书的文章较多[19]。系统研究仍以《五十二病方》中所附文章为主。近年来，“马王堆医学研究会”对其余医书又有很多研究，大多未正式发表[20]。

近代还有过三次医简出土。

1907年和1916年两次在敦煌出土木简，其中关于医学的只有十余枚，多残缺，已收入《流沙坠简[21]》。

1930年在居延地区发现数枚医简，已收入《居延汉简[22]甲编》。

近代出土医简都是汉代遗物，唯内容很零乱，价值远不如《武威汉代医简》和马王堆医书，本节不予讨论。①

【自注】

①马王堆医书出土后十年，有张家界医书出土。尤其值得注意的是，这两次出土医书的下葬时间和内容都大体相同。故本节应该提及张家界医书。1985年版《时代》完全没有提及张家界医书，是因为那时洪钧远离了学术中心且正在被围剿。但无论如何还是说明学力不足。这里简单介绍一下张家界出土医书：

1983—1984年湖北省荆州博物馆在江陵县张家山挖掘汉墓出土了一批汉代竹简，其中有两类古医书，张家山汉简整理小组分别题名为《脉书》和《引书》。

《脉书》竹简在出土时已有散乱，按照竹简的次序和内容分为5种古医书，依次是：《病候》、《阴阳十一脉灸经》丙本、《阴阳脉死候》乙本、《六痛》和《脉法》乙本。其中有3种均为马王堆古医书的不同古传写本，即《阴阳十一脉灸经》丙本、《阴阳脉死候》乙本和《脉法》乙本。另外2种均是首次发现而不见于其他任何传世文献中的古医书。《脉书》中有关疾病的记载是按照从头到足的顺序排列的，其中不少病名可以在《五十二病方》中找到。而关于十一脉及其死候的内容，又可以在《灵枢·经脉》中找到相应的段落，由此可见这些古文献之间有着相互传承的迹象。

《引书》内容由三部分组成。第一部分论述四季养生之道，基本精神与《素问·四气调神大论》所载养生、养长、养收、养藏之道相同；第二部分论述导引术式及其作用；第三部分讨论了致病因素、防治方法以及养生理论等问题。

张家山汉墓的年代，马继兴说："其墓葬年代为汉代吕后至文帝初年，相当于公元前2世纪中期左右，与马王堆三号汉墓墓葬的时代基本一致。"(《中国出土古医书考释与研究·上卷》)

【补注】

［1］武威汉代医简：医简是1972年11月在甘肃武威出土的东汉医学简牍，也是迄今所发现的汉代比较丰富而完整的医药著作的原始文物。成书年代应在东汉以前。简牍共有92枚，其中木简78枚，木牍14枚。内容包括内、外科疗法、药物及其炮制、剂型、用药方法，还记载了针灸穴位、刺疗禁忌等。针灸内容较少，大约占9枚汉简。自简19至21，记载针灸治疗腹胀病的方法。简中载有"三里""肺俞"的穴名。自简22至25记录针灸禁忌。简文还记有，从一岁至一百岁的各个不同年龄阶段，在针灸治疗时，应禁忌的器官部位。学者认为，简26、27也似属针灸方面的记录。(百度百科)

武威医简基本上是医方性质的书，每一条条文列方名、病名（或症状）、药物、名称、分量、冶合方法、服药方法、服药禁忌及其反应。全书体例多是一病一方。简牍中除针灸禁忌部分外，很少医学理论的内容，与古代医药理论著作《黄帝内经》很少有联系之处。根据中医学发展史，早在周秦时代就已经建立一套较完整的理论系统，一般早期的医方著作则仅仅是医疗实践的记录，文字朴素，内容简练。这批简牍没有医学理论内容，正说明我国封建社会早期的医药著作多数是将理论与临床经验分别记录和著述的。(马继兴《中国出土古医书考释与研究·上卷·武威汉代医简》)

［2］马王堆三号汉墓出土的帛书共11种、简书共4种：共15种古医书。因《阴阳十一脉灸经》分甲、乙本，所以有学者认为是14种。定名为《马王堆医书》或《马王堆古医书》。

马继兴认为：在医学的类别方面，如果按照西汉官修的目录学《七略·方技略》的分类法，以上医书可分为四类：

属于"医经"类的有《足臂十一脉灸经》《阴阳十一脉灸经》《脉法》《阴阳脉死候》。属于"经方"类的有《五十二病方》。属于"神仙"类的有《却谷食气》《导引图》《胎产书》《杂禁方》。属于"房中"类的有《养生方》《杂疗方》《十问》《天下至道谈》《合阴阳方》。

当然，这种汉代的医书分类法只能作为参考。如果从它们所包括的具体内容分析，这 14 种古医书可分为以下四类：

①有关预防医学思想：属于卫生学的范畴。其中包括医疗体育的专著《导引图》；利用呼吸运动达到保健目的的《却谷食气》；《养生方》《杂疗方》《胎产书》中所记录的一些有关强身益气的方剂。

②有关医学理论：其中包括论述生理、病理的十一脉学说专书《足臂十一脉灸经》《阴阳十一脉灸经》，诊断专书《阴阳脉死候》，论述诊脉方法及灸法、砭石治疗理论的著作《脉法》，论述胚胎生理及孕妇调摄的《胎产书》，以及关于养生理论的《十问》《天下至道谈》等书。

③有关医疗方法：其中包括以方药治疗为主的《五十二病方》以及用灸法治疗为主的《足臂十一脉灸经》、《阴阳十一脉灸经》和《脉法》等书。

④其他内容：包括性医学、方术厌禁、祝由方等。在《五十二病方》《养生方》《杂疗方》《却谷食气》《胎产书》《十问》《合阴阳方》《天下至道谈》《杂禁方》等书中，均有一些荒诞或虚幻的内容，有待于认真考辨和分析。（马继兴《马王堆古医书考释·导论·第一篇》）

［3］足臂十一脉灸经：该书是迄今为止我国发现最古的一部经脉学著作，惟书中只有“脉”字，尚无“经脉”一称。书中简要而完整地论述了人体 11 条脉的名称、循行径路、生理病理和灸法治疗。共分两篇，首为“足（脉）”篇，依次为足太阳脉、足少阳脉、足阳明脉、足少阴脉、足太阴脉、足厥阴脉六节及死与不死候一节。次为“臂（脉）”篇，依次为臂太阴脉、臂少阴脉、臂太阳脉、臂少阳脉、臂阳明脉五节。该书原缺书名标题。马王堆帛书小组根据其内容特点命名为《足臂十一脉灸经》。（马继兴《中国出土古医书考释与研究·下卷·马王堆汉墓医书考释》）

［4］阴阳十一脉灸经：该书是继《足臂十一脉灸经》之后，《灵枢·经脉》之前撰写的另一种古经脉学著作。在《足臂十一脉灸经》的基础上，此书对人体 11 条脉的循行径路、生理、病理均做了很多调整和补充，为后来《黄帝内经》中的经脉学说奠定了基础。但书中也无“经脉”一词，而仍以“脉”字统称，并且只采用灸法。该书原缺书名及篇目。其内容系根据先阳脉，后阴脉的顺序。依次是：足巨（太）阳脉、足少阳脉、足阳明脉、肩脉（相当于臂太阳脉）、耳脉（相当于臂少阳脉）、齿脉（相当于臂阳明脉）、足巨（太）阴脉、足少阴脉、足厥阴脉、臂巨（太）阴脉、臂少阴脉，共 11 节。该书原缺书名，马王堆帛书小组根据其内容特点命名为《阴阳十一脉灸经》。

该书的古传本有 3 种。其中马王堆汉墓出土帛书两种，即甲本与乙本。张家山汉墓简书有一种，收入《脉书》中，今称丙本。三种传本以丙本保存的文字最完整。（马继兴《中国出土古医书考释与研究·下卷·马王堆汉墓医书考释》）

［5］脉法：该书是古医家传授弟子应用灸法和砭法的一种民间教材。其所说的“脉”字既有后世医书中的“经脉”之义，又有血脉（血管）之义。前者如在本文中提到了“气”的传导路径和利用灸法根据全身各脉所主不同病候所采取的导气治疗原

则。后者则在本文中谈到在痈肿有脓时用砭石刺破血管（脉），用以排除脓血的治疗手段，以及根据脉搏诊察疾病的方法等。该书原缺书名。马王堆帛书小组根据此书原文首句“以脉法明教下”，命名为《脉法》。

该书的出土古传本共有两种。其中马王堆汉墓帛书有一种，即甲本。张家界汉墓简书有一种，收入《脉书》中，今称乙本。两种传本以乙本保存的文字最完整。（马继兴《中国出土古医书考释与研究·下卷·马王堆汉墓医书考释》）

［6］阴阳脉死候：该书主要论述在三阴脉与三阳脉疾病中所呈现的死亡证候及有关理论。其中三阳脉的死候有 1 种，称为“一死”。三阴脉的死候有五种，称为“五死”。此外书中还引述了养生之理及根据脉象而决定治疗方针等，该书原缺书名。马王堆帛书小组根据其中心内容，命名为《阴阳脉死候》。

该书的出土古传本有两种。其中马王堆汉墓帛书有一种，今称甲本。张家界汉墓简书有一种，收入《脉书》中，今称乙本。两种传本以乙本保存的文字最完整。（马继兴《中国出土古医书考释与研究·下卷·马王堆汉墓医书考释》）

洪钧按：综看以上三注可知，张家山汉墓和马王堆汉墓下葬时间几乎相同，随葬的医书也几乎相同。这一事实证明，我当年（1984）的推断完全正确。即“墓主人的随葬品应是他生前研读、使用的东西。马王堆医书应是西汉初年流传并且在使用的医书。其成书时代亦应断自汉初为妥”。特别是马继兴先生认为：“该书（指脉法）是古医家传授弟子应用灸法和砭法的一种民间教材。”更足以证明两次汉墓出土的医书都是当时流传、使用的，因而代表了墓主人了解的医学水平。总之，据此推断，今《内经》不可能成书于西汉中期之前。

［7］五十二病方：该书是一部已知我国最古的医学方书。书中分述 52 种疾病的治疗方法。卷首列有目录。每种疾病均作为篇目标题，记在各篇之首。其中除 3 个病名篇目缺文不详外，其余 49 种绝大多数是外科疾病，包括各种外伤、动物咬伤、痈疽、溃烂、肿瘤、皮肤病及痔病等。其次为内科疾病，包括癫痫、痉病、疟病、饮食病、疝病、癃病、淋病及寄生虫病等。再次为儿科疾病，包括小儿癫痫、瘛疭。至于妇科疾病及眼科疾病均各有 1 种病名，即婴儿素痉和“㾓”。

全书现存 291 条，每条 1 方，个别有 2 方者，各方均以用药为主，包括外用、内服等法，此外还有灸、砭、熨、熏等多种外治法及若干祝由方。该书原缺书名，马王堆帛书小组根据该书目录之末所记“凡五十二（病）”及全书内容特点命名为《五十二病方》。

在该书之末，原帛书尚附记有多条医方佚文（间附有病名标题），惟亦均残缺不全。根据其书写字体与本文之不同，可知系在全书抄录后，另经他人续增者，今称为《五十二病方》卷末佚文。（马继兴《中国出土古医书考释与研究·下卷·马王堆汉墓医书考释》）

金栋按：《五十二病方》含义有二：一是以《五十二病方》为书名，包括有《足臂十一脉灸经》、《阴阳十一脉灸经》甲本、《脉法》、《阴阳脉死候》和《五十二病方》的五种合为一卷的帛书。这是本节主要所指。二是指《五十二病方》这一种古医书。

下文将提到。

［8］却谷食气：该书是一部充满道家思想的养生学著作，包括却谷和食气两部分内容：却谷是不吃谷物而吃代用品。食气是呼吸有益于人体的气，属于古代气功的一种。书中除提出了具体的呼吸方法和要求外，还就一年四季自然环境中的各种不同因素对于人体产生有害和有益的影响加以阐述。该书原缺书名。马王堆帛书小组根据其内容特点命名为《却谷食气》。（马继兴《中国出土古医书考释与研究·下卷·马王堆汉墓医书考释》）

［9］导引图：是一幅在帛书上彩绘的导引练功图式。此帛画在出土后已大部破损，经过多方缀合拼复共有44幅小型全身导引图，分为上下四层排列，每层各绘11幅小图。原缺书名，也无文字解说。《导引图》之名即据其内容而定者。其中44幅小图原各有其图名标题，但这些标题和人形动作多已残缺不全。现今按照原图第一至第四行的先后及左右的顺序依次编号，并逐条进行考释。（马继兴《中国出土古医书考释与研究·下卷·马王堆汉墓医书考释》）

［10］养生方：该书是一部以养生为主的方书，共分32篇。前面是正文，最末是目录。全书文字缺损较多。现存可辨者有100条，其中包括医方79首及个别论述文字及图像。其内容主要是用于防治衰老，增进体力，滋阴壮阳，房中补益，黑发方，健步方，治疗偏枯、阴痿、阴部肿胀等医方，以及各种制药、用药方法及药名等。书中还载有某些房中文字及女性外阴部位名称图等。该书原缺书名，马王堆帛书小组根据该书内容特点命名为《养生方》。（马继兴《中国出土古医书考释与研究·下卷·马王堆汉墓医书考释》）

李零说："此书题为《养生方》，但内容与房中有密切关系。古人所说'养生'，概念很宽泛，不但包括一般的养生补益，也包括各种性治疗和保养，分为'养阳'和'养阴'。"（《中国方术正考》）

［11］杂疗方：该书是古医方书的一种，原帛书书首缺损，其行数与字数均不详，亦无目录。故今仅据现存残帛的条数依次编号，共四十五条。全部残帛的内容主要包括六个部分。

其一是益气补益医方，共2条。

其二是"内加"（壮阳）及"约"（壮阴）诸方，共20条。

其三是埋胞衣法，共2条。

其四是"益内利中"的补药方。其中主治文字可辨者有3条，（余）则缺文过多，内容不详。

其五是治疗"蜮"虫及蛇、蜂所伤医方共8条。

其六是主治不详的若干残缺处方共7条。

该书原缺书名，马王堆帛书小组根据该书内容特点命名为《杂疗方》。（马继兴《中国出土古医书考释与研究·下卷·马王堆汉墓医书考释》）

［12］胎产书：该书系一种有关胎产的方技类古籍，但其内容并不全是医方。整个帛呈正方形。其中全帛二分之一的上方为图形部分，二分之一的下方为文字部分。图

形部分又分为左右两图。其中右上方为“人字”图（原缺图名，今据《睡虎地秦墓竹简·日书》甲种“人字”图定名），其内容是并列有两小幅横绘的人形图。这是一种根据胎儿产日预卜命运的迷信测算图，但并无文字解说。帛的左上方为题名“南方禹藏”的埋胞方位图。这是一种迷信的埋藏新生儿胞衣（“埋胞”）选择方位的图，也没有专门的文字解说。

帛的下半文字部分，系由右侧第1行逐行写录者。今据其内容又可分为前后两部分。前部即其中自第1行至第13行为“禹问幼频”的养胎论一篇。其内容论述十月胚胎的形成及产母调摄法。其文与六朝、隋、唐时流传的“十月养胎法”（见《诸病源候论》、《备急千金要方》及《医心方》等书引文）大致相同。但其内容更为古朴简要，足证是其最早的祖本。

文字的后部即自第13行至第34行为集录的医方，现存共21方，其内容主要是安胎保产，求子诸方。自第34行以下的左侧原帛尚有10余行的面积空白，没有书写文字与绘制图形。

该书原缺书名。马王堆帛书小组根据该书内容特点命名为《胎产书》。（马继兴《中国出土古医书考释与研究·下卷·马王堆汉墓医书考释》）

李零说：“主要讲养胎、埋胞和求子之法。这些内容与产科的知识有关，但在古代亦属房中书的研究范围。”（《中国方术正考》）

[13] 十问：该书共分十篇，系以相互问答形式编写而成。根据原简出土的排列次序，此十篇分别为黄帝问天师，黄帝问大成，黄帝问容成，尧问舜，王子巧妇问彭祖，帝盘庚问耇老，禹问师癸，文挚问齐威王以及王期问秦昭王。书中主要论述房中养生之理，兼及呼吸、服食诸法。该书原缺书名，马王堆帛书小组根据其编例特点命名为《十问》。（马继兴《中国出土古医书考释与研究·下卷·马王堆汉墓医书考释》）

[14] 合阴阳：该书是已知最古的论述房中之法的专书。全书共分九条。第1条首论房事前的按摩之法。第2条，首为“五欲（之征）”，论房事前的准备。其次则综述了房事的全部过程。第3至第5条均系分述各种房事活动。其中第3条“十动”，论10种动作次数。第4条“十节”，论10种仿生（动物）姿势。第5条“十脩”，分论有关方位、节奏、深度及频度等问题。第6至第8条均系分论各种房事反应。其中第6条“八动”论述了8种以肢体活动为主的反应。第7条“五音”，论述了5种以声音为主的反应。第8条“十已（之征）”，论述了10种以气味及感觉为主的反应，作为完成10个阶段（10次）的标志。第9条论房事养生的意义。该书原缺书名，马王堆帛书小组根据全书开始第一句“凡将合阴阳之方”命名为《合阴阳》。（马继兴《中国出土古医书考释与研究·下卷·马王堆汉墓医书考释》）

李零说：“主要是讲性技巧。”（《中国方术正考》）

[15] 杂禁方：该书为古方技书之一。其内容以厌禁为主的方术之法。全书共11条，仅百余字。虽非医书，且均涉及迷信之事，但作为与古医书同时抄录并出土的文献，仍有其相应的史料价值，故今仍一并予以考释。该书原缺书名，马王堆帛书小组

根据其内容属于古禁方之列，故命名为《杂禁方》。(《中国出土古医书考释与研究·下卷·马王堆汉墓医书考释》)

李建民说："目前学者对马王堆《杂禁方》内容的认定：或认为是咒禁书，或属方技书的'祝由科'，或近似房中术'媚道'之流。"(《生命史学·从医疗看中国历史》)

李零说："篇幅很短，主要是讲巫诅禁咒。其中半数文字涉于房中。……这类巫术，古代叫'媚道'。"(《中国方术正考》)

［16］天下至道谈：五字系该书原记在简首的书名标题。考其含义，天下一词指人世间。至解为真。道即理，至道即真理。"拘于鬼神者，不可与言至德"。至德就是至道，即真理。

该书是古房中术专书之一，全书共分二十七条，第1、第2条论"玉闭"之道。第3、第12、第14～第21、第25各条分论"十动""十势""八道""八动（观）""五音""五欲""三至（诣）""十已"等房事之法及其反应，文字多与《合阴阳》一书相近。第4～第10、第13各条论七损、八益。第11条论生而不学者二。第22～第24、第26、第27各条，则杂论女阴各部名称及阴阳之数等。(马继兴《中国出土古医书考释与研究·下卷·马王堆汉墓医书考释》)

李零说："主要也是讲性技巧，内容多同于《合阴阳》。"(《中国方术正考》)

［17］西汉文帝十二年（前168）：根据马王堆三号汉墓出土的随葬遣册木牍所记墓葬时日原文即"十二年二月乙巳朔戊辰"，可知其墓葬的准确年代为公元前168年，即汉文帝初元十二年。(《马王堆古医书考释·导论·第二篇》)

廖育群说："马王堆出土医书……在总体上恰恰涵括了西汉末年向、歆父子整理古籍时所编目录《七略》中'方技略'的'医经、经方、房中、神仙'四大方面。……这四大方面，即是该时代'方技'概念的外延所及。……是该时代正在使用的知识载体。因而尽管站在今本《黄帝内经》成书于先秦者的立场，将马王堆医书的著作年代上溯到春秋战国之际，甚至更早，但最可靠的证据则是该墓的墓葬年代——公元前168年，只能将其视为承接先秦、降至西汉初期，医学发展实际水平的客观表现。站在这样的立场看问题，这些医学著作与《七略》'方技略'的范围吻合，便非纯属偶然了。"(《重构秦汉医学图像》)

［18］《五十二病方》为书名：本书所收古医书五种，原来都没有书名。为了称引方便，整理小组根据内容试加了书名。由于其中《五十二病方》字数最多，就以它作为本书的总标题。(马王堆帛书整理小组《五十二病方·凡例》)

［19］中外研究这五种医书的文章较多：马王堆古医书释文的陆续发表，引起了国内外学者的广泛重视并开展了多方面的科研工作。继20世纪70年代帛书小组成员在《文物》《新医药杂志》等发表的论文，进入80年代后，在国内一些中医药刊物上研究马王堆古医书的论文逐渐增多。特别是1980年1月及1981年2月由湖南中医学院先后汇集国内的一些研究论文印行了《马王堆医书研究专刊》（第1、2辑）。又于1981年9月在湖南衡山，1984年6月及1990年9月在长沙市先后举办了三次全国性的"马王堆医书研究学术报告会"，并相应地成立了"长沙马王堆医书研究

会”。每次学术报告会均有国内很多医药科技人员参加并撰写了大量的论文。其中有的论文则分别又刊载在一些中医药及其他报刊上。这些论文的内容、体裁相当广泛，主要包括：综述、文字训释、养生导引、药物方剂、病理诊断、临床各科医疗及其他等方面。

然而，有关整理马王堆古医籍的专书正式出版者不多。早在20世纪70年代末，马继兴在全部马王堆医书释文的基础上对各古书进一步予以注释、语译和考证研究，写出了《马王堆古医书考释》一书。

1988年7月，天津科学技术出版社，出版了湖南中医学院周一谋先生等人的《马王堆医书考证》一书。1990年6月，湖北科学技术出版社出版了周世荣先生的《马王堆养生气功》一书。前者是在《马王堆汉墓帛书》第四集基础上作的补充注释；后者则围绕马王堆出土的《导引图》一书，结合历代养生学文献，加以引申与发挥。

在国外，专门的学术会议有1979年6月美国加利福尼亚大学（伯克利）举行的一次马王堆帛书会议。我国有李学勤教授出席并做了学术报告。

参加过考察研究马王堆古医书，并发表过有关论著的国外学者主要有：日本的赤堀昭、山田庆儿、坂出祥伸、森村谦一、江村治树、有地滋，德国的文树德，美国的夏德安等人。他们的文章主要见于《日本医学史杂志》《汉方之临床》《东方学报》等刊物及有关医学著作中。(《马王堆古医书考释·导论·第一篇》)

［20］大多未正式发表：《时代》初版（1985）前，马王堆医书研究成果出版发表情况如下：

1973年12月马王堆三号墓帛（简）书出土后，旋即于1974年夏由国家文物局在北京成立了马王堆帛书整理小组（以下简称“帛书小组”），从事这批帛（简）古籍的整理工作。其中属于医学方技性质的帛简古书由唐兰、李学勤、周世荣和马继兴承担。（唐先生只参加了《导引图》和《足臂十一脉灸经》的初期工作）1975年帛书小组在《文物》杂志第6及第9期首先发表了其所做的部分整理释文。即《马王堆汉墓出土医书释文》（一）（内容是《导引图》、《却谷食气》、两种《十一脉灸经》、《脉法》及《阴阳脉死候》的释文）和（二）（内容是《五十二病方》的释文）。与此同时还在该两期杂志上发表了帛书小组合写的几篇研究该书的论文。1979年4月文物出版社出版了《马王堆汉墓帛书——导引图》。此书中包括影印及复原的彩色导引图及论文集，由唐兰、周世荣和马继兴撰写。同年11月，该社又出版了《五十二病方》一书（其中包括《文物》1975年第6期及第9期刊载的几种古医书的释文及研究论文）。到1985年3月，文物出版社将马王堆出土的全部古医学方技书（包括以前尚未正式发表的《养生方》《杂疗方》《胎产书》《十问》《合阴阳》《杂禁方》《天下至道谈》的图影及释文）结集为《马王堆汉墓帛书》第四集出版（李学勤、周世荣和马继兴编撰）。至此，马王堆古医书的全部文献及原貌始得公开发表。（《马王堆古医书考释·导论·第一篇》）

［21］流沙坠简：中国近代考古学著作。罗振玉、王国维合撰。共3册。1914年出版，1934年校正后重印。收录英籍考古学家A. 斯坦因在中国盗掘的敦煌汉简、罗布泊

汉晋简牍（见罗布泊文书）及少量纸片、帛书等，共计588枚（件）。《流沙坠简》的材料出自法国汉学家E. E. 沙畹著作中的照片。该书分作小学术数方技书、屯戍丛残、简牍遗文三部分，有释文和考释。王国维有长序论述考证。该书为中国近代最早研究简牍的著作。详细内容请参看百度百科。

［22］居延汉简：20世纪，中外学者在我国西北居延等地区发现大量汉代简牍，即“居延汉简”。对研究汉朝的文书档案制度、政治制度具有极高的史料价值，史学界誉其为20世纪中国档案界的“四大发现”之一。“居延汉简”乃因这批汉简在我国内蒙古自治区额济纳旗的居延地区和甘肃省嘉峪关以东的金塔县破城子被发现而得名。欲了解居延汉简的各方面状况，必须首先了解汉代长城居延要塞的情况。详细内容请参看百度百科。

二　出土医书的成书时代与《〈内经〉时代》

【原文】

马王堆医书和武威医简的下葬时间相距约二百年。专家多认为前者早于《内经》、后者晚于《内经》。但是，在推断它们的成书时代时，却要把《内经》成书假设到战国或更早去。

研究武威医简所得的有关结论是：“从《内经》开始出现至武威医药简牍写成的时代，估计是经历了几百年的时间。”（中医研究院医史文献研究室．武威汉代医药简牍在医学史上的重要意义．文物，1973年第12期）

这是留有余地的结论。但据此估计，仍应把《内经》的“出现”定到战国或更早的时代去，而且《内经》的出现含义不明确。

研究马王堆医书的一种结论是：“两部古灸经（指上文所列书名的1，2两种——本节注）要早于《黄帝内经》的这一论断是有足够根据的。如果从《黄帝内经》成书于战国时期来推定，那么两部灸经的成书年代至少可以上溯到春秋战国之际，甚至更早[1]。”（《五十二病方》136页）

这一结论的前半是十分正确的，后半很值得商榷。从《内经》成书于战国的假设出发推定灸经的成书年代，不如大体确定灸经的成书年代，再推定《内经》应何时成书。

专家又据文字学说：“这卷帛书（指上文所列书名之5——本节注）的写成还要比吕后元年[2]早一个相当时期。”又对照同时出土的《老子》字形说：“这一帛书的抄写也不能晚于秦汉之际。”（《五十二病方》181页）

文字专家与医史专家的看法略有出入。帛书的“写成”与“抄写”是两回事。但是，基本上以字形演变为根据推断“抄写”年代，至少在研究属于秦汉之际和汉初的出土文献时不可靠。更多的根据不必举，西汉儒家仍然今古文并行是公认的。专家又认为，民间医书“应当是用当时通用的字体书写”（《五十二病方》180页）。拙见以为，“通用”的意思远不等于和“铜器铭文”相同。现代字形演变统一应比秦汉简单得多，至今一些老先生的手稿仍不用规范简化字[3]。我们不能据以断定这些手稿抄写于几十年前。

把“成书”“写成”时代再往前提相当长的时间，大约是推测墓主人把早已不实用的古董拿去殉葬了。我的推测则相反。墓主人的随葬品应是他生前研读、使用的东西。马王堆医书应是西汉初年流传并且在使用的医书。其成书时代亦应断自汉初为妥。易言之，墓主人时代的医学水平——确切说是墓主人了解的医学水平，即以马王堆医书为代表。我们不能排除当时一些医家掌握的水平已比这些医书高。仓公和马王堆墓主人同时，他的水平显然比马王堆医学高，但不能把二者之间加上数百年的演变。

马王堆医书中最应该受医史家重视的，也是与《内经时代》关系最大的，是其中的三部灸经[4]。讨论《内经》时代的经络学说是本节的重点。以下在前人的基础上就此略做探讨。

【补注】

［1］两部灸经的成书年代至少可以上溯到春秋战国之际，甚至更早：值得商榷。因为那个时代不可能有这么高的医学理论及治疗技术，感兴趣者请参看廖育群《重构秦汉医学图像》，该书有说。先生说“马王堆医书应是西汉初年流传并且在使用的医书。其成书时代亦应断自汉初为妥”，较为客观。

［2］吕后元年：指高后吕雉元年，公元前187年。

［3］规范简化字：当指1956年1月28日，国务院全体会议第23次会议通过的《关于公布汉字简化方案的决议》中的简化字。

［4］三部灸经：指《足臂十一脉灸经》和《阴阳十一脉灸经》甲、乙本。

三　马王堆医书与《内经》

【原文】

（一）马王堆医书中的阴阳五行说

马王堆医书中有无阴阳思想已不必说明，看过本节开头所列书名即可知道。三部灸经中已出现泰阳、少阳、阳明，少阴、太阴、帣[1]（厥）阴，即三阴三阳术语。

五行学说在马王堆医书中运用如何呢？我以为有，但不多。究其原因乃是五行学说被引进经络学说较晚，最后运用仍不成功。《灵枢·经脉》已把十二经脉全部配上脏腑，但与脏腑生克说很矛盾。

比如，若按五行相生说讲经脉循行顺序，应该是按手太阴（肺金）、足少阴（肾水）、足厥阴（肝木）、手少阴（心火）、足太阴（脾土）这样循行。《灵枢·经脉》的顺序却是肺、脾、心、肾、肝。既非相克，亦非相生。《内经》最后仍未能克服这一基本理论上的大矛盾。《灵枢·经脉》亦曾力求用相克说指导治疗，仍留下漏洞。现在看灸经中的五行说苗头。

《阴阳十一脉灸经》中说：（阳明脉）“是动则病洒洒病寒[2]，喜伸，数欠，颜黑，病肿。病至则恶人与火，闻木声则惕然惊。心惕欲独闭门户牖而处。病甚则欲登高而歌，弃衣而走。”

《素问·阳明脉解》中有这段文字的要点，并用五行说进行解释[3]。《灵枢·经脉》中基本上照录了这段文字。《素问·脉解》中也就这段话进行了解释，却同时用阴阳五行说立论，以阴阳说为主。由此应想到汉代经络学说发展很快，研究者很多。①

【自注】

①《素问·阳明脉解》《灵枢·经脉》《素问·脉解》中和《阴阳十一脉灸经》略同的经文如下：

“黄帝问曰：足阳明之脉病，恶人与火，闻木音则惕然而惊，钟鼓不为动，闻木音而惊何也？愿闻其故。岐伯对曰：阳明者胃脉也，胃者土也，故闻木音而惊者，土恶木也。帝曰：善。其恶火何也？岐伯曰：阳明主肉，其脉血气盛，邪客之则热，热甚则恶火。帝曰：其恶人何也？岐伯曰：阳明厥则喘而惋，惋则恶人。”（《素问·阳明脉解》）

“是动则病洒洒振寒，善呻数欠，颜黑，病至则恶人与火，闻木声则惕然而惊，心欲动，独闭户塞牖而处，甚则欲上高而歌，弃衣而走，贲响腹胀，是为骭厥。”（《灵枢·经脉》）

“阳明所谓洒洒振寒者，阳明者午也，五月盛阳之阴也，阳盛而阴气加之，故洒洒振寒也。……所谓甚则厥，恶人与火，闻木音则惕然而惊者，阳气与阴气相薄，水火相恶，故仍然而惊也。所谓欲独闭户牖而处者，阴阳相薄也，阳尽而阴盛，故欲独闭户牖而居。（《素问·脉解》）

洪钧按：详玩以上经文可知，《素问·阳明脉解》和《素问·脉解》研究的都是上引《阴阳十一脉灸经》中那段文字。然而《阳明脉解》主要以五行相克为解，《脉解》则主要以阴阳学说为解。该两篇解释的是一个问题，且都以“脉解”为题，见解出入较大，故肯定不是出自一时一人之手。拙见以为，《脉解》应该早于《阳明脉解》。但无论其早晚如何均足证明，汉代经脉学说发展的继承性很明显且发展很快。《灵枢·经脉》应是《脉灸经》的直接继承者，故基本上照录了《脉灸经》那段文字，只是其中关于“胃足阳明脉”的走行、分支等复杂了许多。《经脉》论足阳明脉不仅有“是动病”，还有“所主病”、“气盛病”和“气不足病”。单靠经脉学说不足满意地解释“是动病”和“所主病”，故引入了虚实概念。

【补注】

［1］䞣（音厥 jué）：通厥。《马王堆汉墓帛书·五十二病方》云：“以音近读为厥。”周一谋等《马王堆医书考注》云：“䞣：此处为厥的同音假借。即足厥阴脉。《阴阳》作‘厥阴脉’。《经脉》作‘肝，足厥阴之脉’。”

《中国出土古医书考释与研究·下卷·足臂十一脉灸经》云：“‘厥’与‘䞣’上古音均见母纽。厥为月部，䞣为元部韵，故䞣假为厥。”

［2］是动则病：即是动病。指外邪侵犯经脉之病。《灵枢集注》云：“夫是动者，病因于外；所生者，病因于内。［眉批］三阴三阳之气，旋转不息，故曰是动；经脉生于脏腑，故曰所生。”

廖育群说：“当马王堆医学帛书出土后，在《阴阳》的条文中同样看到了‘是动’与‘所生病’，由于人们头脑中已有了一个先入为主的解释，所以仍将此释为证候的分类法则。……《阴阳》与《灵枢·经脉》‘是动’与‘所生病’之间，存在着这样一些关系：①《灵枢·经脉》的‘是动’多是照搬《阴阳》。许多经脉中，文字简直雷同。②《灵枢·经脉》的‘所生病’是在《阴阳》的基础上加以发挥的。③《阴阳》的‘所生病’记载证候，有与‘是动’完全相同的（手太阳），有包括‘是动’再加补充的（手阳明），也有完全不同的（手少阴）。这就提示我们‘是动’与‘所生病’不是疾病种类的划分。……这就不能不使人想到整个‘所生病’均是出自注释、研究原本之人。他对原本完全赞同的则照搬；认为不足的则有补充；观点完全不一致时则记下自己的看法。”（《重构秦汉医学图像·第二十章：〈阴阳十一脉灸经〉研究》）

金栋按：据廖氏分析，“是动病”与“所生病”不是疾病证候分类的法则，在临床应用中，这种划分亦无任何意义。从各经的具体证候分析，是动病和所生病都是与经脉所过之处或脏腑功能失调所表现的证候。

洒（音显 xiǎn）洒病（振）寒：洒洒，寒冷的样子。《素问·诊要经终论》云：“秋刺冬分，病不已，令人洒洒时寒。”王冰注：“洒洒，寒貌。”

［3］并用五行说进行解释：见第四节补注。

【原文】

（二）灸经与《灵枢·经脉》比较研究

《内经》时代经络学说发展很快，从现本《内经》中亦可看出。这步分析留在下文。这里先借鉴一下专家们对灸经和《灵枢·经脉》所做的比较研究结果。

正式出版的《五十二病方》一书中，有中医研究院医史文献研究室写的“从三种古经脉文献看经络学说的形成和发展”一文[1]。该文就《足臂十一脉灸经》、《阴阳十一脉灸经》和《灵枢·经脉篇第十》进行了全面对比分析研究，得出了很有说服力的结论。原文中把《足臂十一脉灸经》简称《足臂》，《阴阳十一脉灸经》简称《阴阳》，《灵枢·经脉篇》简称《经脉》。下面把该文的重要内容和结论摘出。

1. 脉的名称、数目和排列次序

根据中医理论，“经脉”是人体内疏通气血、调和阴阳的一种脉络组织。它不仅在生理学上，而且在病理学和治疗上都有着重要的意义。但是早在《足臂》和《阴阳》二书中还没有出现“经脉”一称，而是只有“脉”字。其中在《阴阳十一脉灸经》甲本书作“眽[2]”字（为“脉”的假借字），乙本书作“脈[3]”字；在《足臂十一脉灸经》则书作“温[4]”字。“温”是“脉”字的古写，也是迄今为止第一次见于古医学文献。

从三本古经脉书所记载人体内脉的数目来看，《足臂》和《阴阳》各有11条脉，而《经脉》中却多出一脉（手厥阴脉），共12条，即十二经脉。它们之间的演化关系如下表。

脉的名称和数目

	《足臂十一温灸经》	《阴阳十一脉灸经》（甲乙本）	《灵枢·经脉篇》
脉的总名	温	眽	经脉
各脉的名称（依原文的名称、顺序排列）	足泰阳温 足少阳温 足阳明温 足少阴温 足泰阴温 足卷（厥）阴温 臂泰阴温 臂少阴温 臂泰阳温 臂少阳温 臂阳明温	足钜阳眽 （足）少阳眽 （足）阳明眽 肩眽（同“臂泰阳”） 耳脉（同“臂少阳”） 齿脉（同“臂阳明”） 足太阴眽 （足）厥阴眽 （足）少阴眽 臂钜阴眽 臂少阴眽	肺手太阴之脉 大肠手阳明之脉 胃足阳明之脉 脾足太阴之脉 心手少阴之脉 小肠手太阳之脉 膀胱足太阳之脉 肾足少阴之脉 心主手厥阴心包络之脉 三焦手少阳之脉 胆足少阳之脉 肝足厥阴之脉
全部脉数	共11脉	共11脉	共12脉

这里需要指出的是，《阴阳》的成书时期虽较《足臂》为晚，但其中也保存了《足臂》以前某些更古脉名的痕迹。即该书没有手太阳、手少阳和手阳明三个脉名，而分别称之为肩脉、耳脉和齿脉。这种命名方法是根据脉的循行过程中的主要部位作为脉名的。由于这三个脉名既不分“手”“足”，也没有阴脉与阳脉的概念，因而具有更加淳朴的原始性质。

在各脉的排列次序方面，如下表所示，《足臂》是根据先“足”脉，后“手”脉的原则；阴阳是根据先“阴”脉，后“阳”脉的原则；而《经脉》

中不仅考虑了“手”“足”“阴”“阳”的特点，而且更补充了各脉之间的表里配合关系，进一步加以归纳充实，使之更加系统化。

2. 脉的循行规律和径路

在脉的循行基本规律方面，《足臂》中的11脉都是从四肢末端流向躯体中心的胸腹或头面方向，也就是全部属于向心性的。在《阴阳》中对脉的循行径路做了初步调整，即全身9个脉仍是由四肢流向躯体中心（向心性的），其他2脉（即肩脉和手太阴脉）则恰好与之相反，而改为远心性的，由躯体中心的头或少腹部流向四肢末端。到了《经脉》中则出现了更复杂的循行方式，即按照：“手三阴脉，从胸走手；手三阳脉，从手走头；足三阳脉，从头走足；足三阴脉，从足走胸[5]”的方式。其演变过程可从下表看出。

三部古书中脉的循行规律的演变

书名		《足臂十一脉灸经》	《阴阳十一脉灸经》	《灵枢·经脉篇》
手（臂）部	阴脉	由手→胸胁	由手→胸（臑）	由胸→手
	阳脉	由手→头	由手→头（但肩脉［即手太阳脉］相反、由头→手）	由手→头
足部	阳脉	由足踝（肵）→头	由足踝→股、头	由头→足
	阴脉	由足→股腹	由足→腹（但足太阴脉相反、由少腹→足踝）	由足→胸

不仅如此，在《足臂》和《阴阳》二书中，每条脉的循行各自独立，互不相干。脉在全身的分布也未能形成上下纵横，联络成网，密布于体内、体表各处无所不到的经络系统。而是不论在体表或体内仍有很多区域或脏腑没有脉的分布的空白部位，同时也没有各脉之间互相传递的记述。只有在《经脉》中脉的分布才更加完整严密，并且正式提出了全身各脉均依次衔接，构成了“经脉流行不止，环周不休”（见《灵枢·举痛论》），“如环无端……终而复始。”（见《灵枢·动输篇》）的概念。

更进一步，如果我们再研究一下每条脉的循行具体径路时，也可以看出三部古经脉文献中的记述是逐步充实完整的发展过程，特别是为了弥补《足臂》与《阴阳》的不足，在《经脉》中对每条经脉全都增入了支脉（原文作“其支者”）的路径，这就更扩大了经脉分布的范围。

3. 脉和中医基本理论体系的关系

（1）脉和阴阳五行学说的关系——在两部古灸经中已把全身十一条脉按照阴、阳两大类来分别命名，但尚没有和五行学说联系起来，而在《经脉》中已经用五行干支的生克规律对于疾病的重笃、死亡问题进行了阐述[6]。

（2）脉和脏腑学说的关系——在《足臂》和《阴阳》二书中都没有直

接在脉名上附加以脏腑名称，但是从11条脉的阴脉有5、阳脉有6的数字上可以认为这时已开始出现了脉与“五脏、六腑”相互配合的迹象[7]。而到了《经脉》一书，不仅在11脉的名称上[8]而且在其循行、主病等方面均已分别和五脏六腑[9]紧密地联系起来，从而更大地丰富了经脉学说的具体内容。

在脉的循行与脏腑的联系方面，《足臂》和《阴阳》二书中也只记有个别的两三条脉分布到脏腑上，而且和《经脉》的记述也有很大不同。这可以从下表中清楚地看出。

三部古经脉文献中脉与脏腑的关系

脉名	书名		
	足臂十一脉灸经	阴阳十一脉灸经	灵枢·经脉篇
手太阴	心“之心”	心“入心中”	肺
手阳明	—	—	大肠
足阳明	—	—	胃
足太阴	—	胃“是胃脉也”	脾
手少阴	—	—	心
手太阳	—	—	小肠
足太阳	—	—	膀胱
足少阴	肝“出肝”、“肝痛”	肾“系于肾”	肾
手厥阴	无此脉	无此脉	心包
手少阳	—	—	三焦
足少阳	—	—	胆
足厥阴	—	—	肝

由此可见，在经脉学说形成的早期阶段，医学理论似尚没有完全统一的见解。脉与脏腑的关系还没有定型，因而存在着各种不同的意见是很自然的。

4. 在三种古经脉文献以后经络学说的发展

（1）《黄帝内经》所保留的有关十一脉的资料——自从十二经脉学说出现后，开始逐渐取代了十一脉的概念。在现存的《黄帝内经》中虽然没有“十一脉”的字样，但是有关十一脉的具体内容还是保存了一些痕迹。如：

在《灵枢·本输篇》中虽然提到了“必通十二经络”的话，但其具体内容在分别论述每条脉的五输穴时，却没有“手厥阴经”之名[10]，全部只有十一个脉名。

又如，在《灵枢·阴阳系日月》的开始也有“十二经脉”一称。但在论述每条经脉与干支配合时，全部却只有十一个经脉名称，同样是独缺“手厥阴经”。

可见，尽管在《黄帝内经》的上面两段文字冠用了“十二经脉”的主题，但并没有改动十一脉的实际内容，而“手厥阴经”一脉是在十二经脉中最晚出现的一个，也是非常清楚的。

（2）经络学说的完整化和经络体系的构成——在《经脉篇》中虽然将11 条脉扩充为 12 条经脉，但是还没有“络脉[11]”和“孙脉[12]”等名称。更没有“经别”“经水”“经筋[13]”等提法。至于在十二经脉以外的“奇经八脉[14]”等名称应当都是在十二经脉基础上进一步发展的结果。

除了在脉名和脉数有所补充外，随着针灸腧穴名称的不断增多。也出现了十二经脉和各腧穴之间的从属关系，这在《素问·气穴论》《气府论》等篇中都有所体现，从而使经脉学说的理论体系更加充实起来。

【补注】

［1］“从三种古经脉文献看经络学说的形成和发展”一文：三种古经脉文献指《足臂十一脉灸经》、《阴阳十一脉灸经》和《灵枢·经脉篇》。

该文说：“《足臂》和《阴阳》这两部古医学文献不仅是已知最早的经脉学专书，也是最早的灸疗学著作。它们的基本内容与编写体例都和《黄帝内经》的《灵枢·经脉篇》（以下简称《经脉》）有很多相似之处。但又各自在其文字和具体内容方面分别由简到繁，由少至多，由不完备到逐渐周密完整的明显趋势，特别在有关经脉的问题上，更是如此。这一事实充分体现了由《足臂》到《阴阳》，再到《经脉》，代表了经络学说在其早期形成过程中的三个不同发展阶段。（马王堆帛书整理小组《五十二病方》）

金栋按：先生本节引用了该文章四个方面的重要内容：即“一、脉的名称、数目和排列顺序；二、脉的循行规律和径路；五、脉和中医基本理论体系的关系；六、在三种古经脉文献以后经络学说的发展”。该文的“三、脉的主病病候；四、脉病的治疗”未转引。

马继兴《马王堆古医书考释·专论·第一篇》以“两种《十一脉灸经》是经络学说的渊源”为标题，完全沿用了帛书小组《五十二病方》中“从三种古经脉文献看经络学说的形成和发展”一文。

［2］脈：通脈，今作“脉”。《马王堆古医书考释·〈阴阳十一脉灸经考释〉》云：“‘脈’假为‘脈’……今通作‘脉’。”

［3］脈：脉的繁体或异体字。

［4］温：马王堆帛书小组《五十二病方·足臂十一脉灸经》云：“温：从目从𠂢而略有省变，应即脈字，在本篇中读为脈，和帛书《阴阳十一脉灸经》甲本假脈为脈是一样的。温字也见于《古玺文字征》附录所收战国玺印，可能是战国古文的一种写法。”

［5］手三阴脉……从足走胸：《灵枢·逆顺肥瘦》篇经文的改写。经文云："黄帝曰：脉行之逆顺奈何？岐伯曰：手之三阴，从脏走手；手之三阳，从手走头。足之三阳，从头走足；足之三阴，从足走腹。"

［6］用五行干支的生克规律对于疾病的重笃、死亡问题进行了阐述：《灵枢·经脉篇》云："手太阴气绝……丙笃丁死，火胜金也。手少阴气绝……壬笃癸死，水胜火也。足太阴气绝……甲笃乙死，木胜土也。足少阴气绝……戊笃己死，土胜水也。足厥阴气绝……庚笃辛死，金胜木也。"

金栋按：无手厥阴气绝——经脉学说迁就五六天数的结果。

［7］这时已开始出现了脉与"五脏、六腑"相互配合的迹象：本末倒置。"11条脉的阴脉有5、阳脉有6的数字"，乃由当时的"天六地五，数之常也"推演而来，五脏六腑也是如此。见于《国语》《汉书·律历志》等古籍。

廖育群说："由于这时的经脉尚未与五脏六腑发生联系，所以只能考虑这种阳六、阴五的暗合是由阴奇阳偶的数术观念决定的。"（《重构秦汉医学图像·第十六章：阴阳学说》）又说："且就实际所见而言，《阴阳》各经脉的循行描述中虽然偶见涉及脏腑的文字，但这种偶见的联系完全不同于以《灵枢·经脉》为代表的后世之经典方式。例如，手太阴'入心中'等。"（《重构秦汉医学图像·第二十章：〈阴阳十一脉灸经〉研究》）

［8］不仅在11脉的名称上：《经脉》篇已经是十二经脉。

［9］分别和五脏六腑：应该为"分别和六脏六腑"。

［10］却没有"手厥阴经"之名：《灵枢·本输》云："心出于中冲。"刘衡如校勘本《灵枢经》云："心：《太素》卷十一《本输》同，《甲乙》卷三第二十五作'心主'，《素问·气穴论》王注作'心包'。"

金栋按：《灵枢·本输》云："凡刺之道，必通十二经络之所终始。"但经文中只有十一条经脉的腧穴，从文字看是无"手厥阴心包经"。但经文云"心出于中冲""溜于劳宫""注于大陵""行于间使""入于曲泽"这些腧穴名称，实际上都是"手厥阴心包经"不是"心经"的。所无的腧穴应是"手少阴心经"的，因为"手少阴之脉独无腧"。这充分说明了十二经脉的定型说法，有一个演变过程。

［11］络脉：由经脉分出的网络全身的分支。广义的络脉又包括十五络、络脉及孙络几部分，其中紧连十二正经及任督脉的分支共十四条，加上"脾之大络"合称十五络；由十五络分出的网络全身的分支称络脉，即狭义的络脉；由络脉再分出的更细的分支称孙络。《灵枢·经脉》："诸脉之浮而常见者，皆络脉也。"《灵枢·脉度》："支而横者为络，络之别者为孙。"络脉以十五络为主体，也包括孙络、血络、浮络等，有沟通经脉、运行气血、反应和治疗疾病的作用。（《中医大辞典》）

［12］孙脉：即孙络，是人身最细小的络脉，属络脉的再分支，分布全身，难以计数。即《灵枢·脉度》所谓"络之别者为孙"。孙络在人体内有"溢奇邪""通荣卫"的作用。（孙广仁《中医基础理论·第四章：经络》）

《素问·脉解》云："所谓客孙脉则头痛鼻鼽腹肿者。"《素问直解》云："孙脉，孙络脉也。”

[13] 经别：是从十二经脉别出的重要分支，又称“十二经别”。分别起于四肢肘膝以上部位，具有加强十二经脉中相为表里的两条经脉的联系和补充十二正经的作用。十二经别虽然是十二经脉的最大分支，与十二经脉有别，但也属于经脉的范畴。（孙广仁《中医基础理论·第四章：经络》）《灵枢经》有《经别》第十一篇。

经水：主要河流之义。以此比喻人身经脉。《素问·离合真邪论》云：“故天有宿度，地有经水，人有经脉。”《灵枢经》有《经水》第十二篇。

经筋：是十二经脉之气“结、聚、散、络”于筋肉、关节的体系，为十二经脉的附属部分，具有连缀百骸，维络周身，主司关节运动的作用。（孙广仁《中医基础理论·第四章：经络》）《内经词典》云：“附属于经脉的筋膜，起于爪甲，结于关节，主司一身运动。”《灵枢经》有《经筋》第十三篇。

[14] 奇经八脉：指十二经脉以外的八条经脉。奇经，是相对于十二正经而言，即督脉、任脉、冲脉、带脉、阳跷脉、阴跷脉、阳维脉和阴维脉。奇经八脉的内容，最早散见于《黄帝内经》，集于《难经·二十七难》，并详载它们的分布路线和病候，指出：“凡此八脉者，皆不拘于经，故曰奇经八脉也。”奇经八脉具有内不连属脏腑，外无本经腧穴（任、督两脉除外）和无表里相配的特点。它错综于十二经脉之间，起着调节溢蓄正经脉气的作用。（《中医大辞典》）

【原文】

以上引文已够多了。但我仍建议一切与中医学术打交道的读者看一下原文。它会使读者解放思想，大开眼界。若非有马王堆墓主人留下这卷帛书，恐怕有的人至今宁死也不肯相信有过那么原始粗糙的经络说——尽管这已经很不原始了。笔者仍想再就引文提点看法。

引文的作者，最后再一次肯定了，《黄帝内经》成书于战国的观点[1]，显然是认为《灵枢·经脉》也写定于战国，而且写成于《经筋》《经水》《经别》《经络论》《皮部论》之前。浅见以为，《灵枢·经脉》首尾完整，思想统一，体例文风一致，是论述十二经脉集大成的文字。它讲经脉有直、别、络等说，都很扼要、准确，不可能是写成于《经别》等篇之前，而是远在上举各篇之后。除《灵枢·经脉》以外，《内经》中讲经络以《经筋》篇最系统，仍带有早期经络说的特点。它叙述的顺序依次是足三阳、足三阴、手三阳、手三阴，每经也有别、支之分。但走行方向却完全是向心性的——均起于四肢末端。这种走行竟与《足臂》完全相同。总之，《灵枢·经脉》是最后完成的。如果说这篇总论之后也应该有所演绎，那只能是和它完全没有原则矛盾的篇章段落。上举各篇均不符合这一基本条件。大约只有《脉度》《营气》《五十营》《骨度》等出于《灵枢·经脉》之后。

至于奇经八脉，《内经》没给它们起这种综合名称。它们均是十二经的

附属。(冲、督地位稍高)

《灵枢·经脉》是否可能写成于战国呢?下面综合以上各节有关结论判断一下该篇最可能出现的时代。

1. 阴阳思想最先在道家那里得到发挥。不少专家以为《老子》成书于秦汉之际,我仍尽量往前提,从《老子》的作者与孔子同时并长于孔子说。此时,阴阳概念刚刚有普遍的对立统一的意思。但道家书直到《庄子》(战国末)仍不把阴阳等同于道。阴阳是比道低一层次或两层次的概念。儒家方面,孔孟那里没有阴阳思想。荀子书中也不多。直到韩非才把阴阳抬到基本上与道平等的地位。阴阳家实则阴阳五行家。邹衍学说中的阴阳思想仍浅薄,后人主要继承他的五德终始说。《周易》家最先提出"一阴一阳之谓道"。从上述学术演变过程看,这种解《易》的说法不会早于秦。简言之,与《内经》说法相同的阴阳之道最早只能在秦代出现。《内经》中全面贯彻阴阳之道的篇章不应早于此时。《灵枢·经脉》使用最后定型的三阴三阳术语,不可能早于西汉写成。

2. 五行相克说经邹衍铺张为五德终始论而广为流传,时在战国后期。相生说完成于西汉前半期,最早也不过秦汉之际。此后,五行说才便于说明各种自然现象。《内经》中凡同时贯彻相克相生说的篇章不会早于此时。《灵枢·经脉》采五行说解各经主病用相克说多,亦有相生说痕迹。由此推断,它应写定于西汉中期之后。

3. 五行说引进医学的关键一步是五行统帅五脏。这一飞跃亦发生于秦至汉初。《内经》的五行脏腑说从汉代儒家今文学说中来,故凡全面贯彻五行脏腑说的篇章亦应出现于西汉中期以后。《灵枢·经脉》正是这样。

4. 经脉由十一变为十二,毫无疑问受"天人相应"思想指导。《内经》反复说十二经"合之十二月、十二辰、十二节、十二时"等等。"天人相应"经董仲舒大发挥并与阴阳五行合流,其影响开始无孔不入,波及一切学术和迷信术数。由十一经变为十二经,理应在此时或稍后。要冲破五脏说,硬加一个心包[2],没有很强烈的哲学思想激发是不可能的。

据以上四点和前述,《灵枢·经脉》应是《内经》中最后完成的篇章之一的分析,我以为该篇写定不能早于西汉末,写定于东汉的可能性很大。

可能有人问,战国秦汉的阴阳五行、天人相应思想为什么不可以先由医家完成,然后再被别人采用呢?笔者基本上不同意这种违反一般学术发展规律的设想。如果说在某些细节提法上,曾参考过医书,倒可以同意。第五节中已指出这一点。

若能证明上举四点依据均在战国早期或春秋末已完成,则不唯《灵枢·

经脉》可写定于战国，这本小册子所说的“内经时代”的时限——战国末至东汉末，即基本是错误的。这一时代可前提三百年。一切要另研究。切盼有人长驱直入，击中本书的要害。

（三）马王堆医书中其他与《内经》有关的主要问题

1. 关于“七损八益[3]”

“七损八益”见《素问·阴阳应象大论》。历代注家解此众说纷纭，不详述。其中，中国注家只有王冰点而不透说：“用，谓房室也。”此外，只有日本人森立之《素问考注》（约作于1860—1864年）据《医心方》悟出是房中家言。马王堆医书出土后，证实“七损八益”及上下文是《天下至道谈》的一段摘要。由此可知，现《内经》文字来自多方面，即便看上去大体文气一致的篇章，也是杂凑而成。拙见以为，“七损八益”的解法也不应找到房中术去就算了结。

2. 关于“蛊”

“蛊”字仅一见于现《内经》[4]的《素问·玉机真藏论》。原文是：“少腹冤热而痛，出白，一名曰蛊[5]。”《五十二病方》共有治蛊者[6]五方。其中两方用“女子布”（略如月经布）[7]。虽未述症状，大约与男女之事有关。《内经》的说法也有此意。看来，《左传》的“近女室，疾如蛊”真和汉代人的认识一致了。第四节中已就此谈过一点看法。《五十二病方》的说法更证明医和“六气”说的不可靠性。《内经》和《五十二病方》中的“蛊”均与“天生六气，降生五味”等高论无关。

3. 祝由[8]和《五十二病方》

《五十二病方》（此处指本节开头所列书名之5）中祝由方很多。在约280方中，祝由方有29个[9]。祝由之外的所谓“方”，自今日看来，甚或自武威医简主人的水平看来，可用者实在不多。

上一节曾粗探仓公的临床水平，其方药虽不比武威医简丰富，但全不用祝由，且具备了四诊合参、方剂相对定型的基本要素。若假设《五十二病方》是仓公时代的临床资料，怎样解释二者的差异？暂做如下说明。

（1）仓公诊籍讲的全是内科病，《五十二病方》的“病”属外科者占绝大多数。外科病——尤其是创伤和肿疡是人类最先要对付的病，但临床上“过关”反而比内科晚。

（2）汉初各地域间的医学水平差异较大，这是历史造成的。一般来说，自春秋时代起，齐鲁一带的文化一直处于先进地位。战国后期，齐地实际上是全国文化中心。直到汉初，齐鲁医学仍远较长江流域为高。

（3）仓公是汉初医学理论和技术最高水平的代表。他惊动朝廷，司马迁不厌其详地为他立传，均非偶然。仓公的经脉学也明显比马王堆医书高。其中已有了络脉说，治疗开始用针（五十二病方不用针），仓公的针灸理论应当是相当成熟了。仓公和董仲舒大体同时，籍贯也相距不远，这个背景也能说明一些问题。

（4）《汉书·地理志》说："楚地……信巫鬼，重淫祀[10]。"也可以证明今两湖地区在汉代是比较盛行巫祝的。《楚辞》九歌都是巫祝祭神的歌[11]，《诗经》虽早于《楚辞》却极少巫祝内容，也可作为旁证。

没有读过《五十二病方》的同道可能对上述分析觉得不知所云。下面举该书中典型的祝由方和非祝由方各一供参考。

治痔手术：

"牡痔居窍旁[12]，大者如枣，小者如枣（核）者方：以小角角之[13]，如熟二斗米顷，而张角[14]，挈以小绳，剖以刀[15]。其中有如兔（丝子），若有坚血如（碎）末而出者，即已[16]。"①（括号中的字均系用今义代替）

【自注】

①毫无疑问，牡痔就是外痔或混合痔血栓形成。以上手术基本上合理。

《五十二病方》治痔全不用祝由。在所有治痔方中，此方术最明确可信，手术很高明。中医长于痔瘘是源远流长的。汉初治痔已接近"过关"了。但古人对付痔有长时期认识和实践过程却不一定人人知道。最初对付痔和痈是直接用口齿的，即"吮痈舔痔"。战国时还有这种专门职业[17]。《五十二病方》已无此痕迹，也许能证明是晚于战国的发明。

治癞（疝）[18]祝由方：

"令（穨）者北首卧，北（向）庑[19]中，禹步[20]三，步（呼）曰：'吁！狐麃。[21]'三；若知某病狐疝[22]。"

疝是较难"过关"的，故《五十二病方》中治此类病有七个祝由方。

【补注】

[1]《黄帝内经》成书于战国的观点：马王堆帛书小组《五十二病方》云："综上所述，我们可以看出经络学说到了《黄帝内经》成书的战国时期……"

《马王堆古医书考释·导论·第三篇》云："《黄帝内经》虽然是战国时成书的一部医学理论著作。"

[2] 硬加一个心包：由于"经脉"最后完成十二经脉说，所以，毫无疑问，心包就是出于十二经脉说的理论需要增加的。可以看出，添上心包这一"脏"，只是为了凑够六脏六腑。（《中西医结合二十讲·第六讲》）

［3］七损八益：见第一节补注。

［4］“蛊”字仅一见于现《内经》：有误。蛊字，《内经》全书共2见。一见于《素问·玉机真藏论》，一见于《灵枢·热病》（经文云：“男子如蛊，女子如怚。”）。

［5］少腹冤热而痛，出白，一名曰蛊：少（小）腹闷热疼痛，小便排出白浊，又名蛊疾。此即疝瘕病——此句话前的经文云“脾传之肾，病名曰疝瘕”。

《类经十五卷·疾病类二十九》注：“邪聚下焦，故小腹冤热而痛，溲出白浊也。热结不散，亏蚀真阴，如虫之吸血，故亦名曰蛊。”

出白：尿白，即尿液白浊。按现代理解即男性前列腺液或精液，女性为白带。《素问·痿论》王冰注：“白淫：谓白物淫衍，如精之状，男子因溲而下，女子阴器中绵绵而下也。”

［6］蛊者：马王堆帛书小组《五十二病方》云：“本书所说的‘蛊’，其症状当如《素问·玉机真藏论》所述：‘病名曰疝瘕，少腹冤热而痛，出白，一名曰蛊。’古人以为中蛊毒所致，参看《诸病源候论》卷二十五《蛊吐血候》。”

《马王堆古医书考释·五十二病方考释》云：“蛊——‘蛊’字首见于甲骨，如殷墟卜词中有‘有疾其作蛊’‘不唯蛊’等（胡厚宣《殷人疾病考》）。所谓蛊是古人想象中的一种致病的虫类。……古人认为蛊有天然的蛊和人造的蛊两大类，如《诸病源候论》卷二十五：‘凡毒蛊有数种，皆是变惑之气，人有故多造之。多取虫、蛇之类从器皿盛贮，任其自相噉食，唯有一物独在者，即谓之蛊。便能变惑，随逐酒食，为人患祸。’”

［7］“女子布”（略如月经布）：《马王堆古医书考释·五十二病方考释》云：“女子布——即妇女的月经布。……此物在后世医书中虽也入药……如《本草拾遗》云：‘经衣，主惊疮，血涌出。……又烧末敷虎狼伤。’（《证类本草》卷十五妇人月水条引）。”

马继兴说：用女子布治蛊疾“取义于以秽制邪之义，具有迷信色彩”。

［8］祝由：祝（咒）说疾病之由。又见第十节补注。

廖育群说：“①通览马王堆医书中使用咒术治疗的疾病，并没有什么共性；但经过按各种‘关键词’反复排列，则发现其病因，‘都是可以接受语言信息者’（从动物到精灵，总之是古人谓之‘物’的有生命者）。是知咒术操作者的语言对象是‘病因’，正所谓‘祝由’——祝（咒）说疾病之‘由’（病因）的意思；由于语言的对象并非患者，所以‘精神疗法’的解释纯属子虚乌有。②咒术的语言内容，并非‘巫师口中谁也听不懂的喃喃之语’，而是谁都能理解的各种恐吓、威胁之词。以此达到令能够接受语言信息的‘病因’感到害怕、迅速离去的目的。”（《重构秦汉医学图像》）

洪钧按：廖说勉强，试看上文所举“治癞（疝）祝由方”可知。即便祝由骂的是病，还是给病人听的。即便病人听不懂，还是会有精神疗法作用。

［9］祝由方有29个：一说祝由方有31个。见周德生、何清湖《〈五十二病方〉释义》。

［10］楚地……信巫鬼，重淫祀：楚文化的特点。楚文化源远流长，历史悠久，是

我国古文化的重要一支。它是以江汉地区为中心，在原始宗教、巫术、神话的沃土中发展起来的一支由楚人创造的具有浓郁地方色彩的开放而多元的南国文化。《吕氏春秋·异宝篇》云："荆人畏鬼，而越人信禨。"淫祀：指不合礼制的祭祀，不当祭的祭祀，妄滥之祭。包含了越份之祭与未列入祀典之祭两种。《礼记·曲礼》谓："非其所祭而祭之，名曰淫祀。淫祀无福。"（百度百科）

［11］《楚辞》九歌都是巫祝祭神的歌：王逸《楚辞·九歌章句》云："《九歌》者，屈原之所作也。昔楚国南郢之邑，沅、湘之间，其俗信鬼而好祠（祀）。其祠，必作歌乐鼓舞以乐诸神。"

［12］牡痔居窍旁：窍：指肛门。牡痔的痔核生在肛门的周围。《马王堆古医书考释·五十二病方考释》云："牡（mǔ 母）——雄性、公性。《说文·牛部》：'牡，畜父也。'与下文雌性，母性的'牝'（pìn 聘）字相对。牡痔即公痔或雄痔。雄痔之称在六朝时，洛阳龙门石刻药方中仍保留此称。即：'一曰：肿生息肉状如枣核，孔有脓血，名曰雄痔。'（见《医心方》卷七，第十五引《龙门方》文）牡痔的息肉，在《古今录验方》中称之为'瘰'。即'肛边生瘰，横肛中，此牡痔'（见《外台秘要》卷二十六）。"

［13］以小角角之：利用小的牛角（或羊角）放在痔核的上面作吸角（拔罐）法。《马王堆古医书考释·五十二病方考释》云："角——《说文·角部》：'角，兽角也。'本条'以小角角之'，前一'角'字系指以牛、羊之角。后一'角'字指古代外治法之一的'角法'。"

［14］张角：把角取下来。张，张开、开放。

［15］挈以小绳，剖以刀：用小绳结扎核的根部，用刀把核切开。挈（音洁 jié），捆住，结扎。剖，切开。

［16］"牡痔居窍旁……即已"句：牡痔的痔核生在肛门周围，大的像枣子一样，小的像枣核大小。治法是：利用小的牛角（或羊角）放在痔核的上面作吸角（拔罐）法，约煮熟二斗米的时间即可把角取下来，再用小绳结扎核的根部，然后用刀把核切开，可见到其中有像兔丝子状的东西，或有凝血块像开裂的粉末排泄出来的，就可以治好，此法灵验。（《马王堆古医书考释·五十二病方考释》）

药物组成：火罐 1 个，细丝线 1 根，针刀 1 把。

使用方法：首先用火罐拔出痔疮核，之后用细丝线系起来，再用针刀把痔疮割下来。本方为痔核线扎术和针刀术的结合疗法。（《〈五十二病方〉释义》

［17］吮痈舔（舐）痔："吮：吮吸。痈：一种化脓的皮肤病。用嘴吸脓疱，用舌头舔痔疮。形容谄媚之徒巴结权贵的无耻行为。《庄子·列御寇》：'秦王有病召医，破痈溃痤者，得车一乘。舐痔者，得车五乘。'《汉书·邓通传》：'文帝尝病痈，邓通常为上嗽吮之。'"（《汉语成语词典》）

战国时还有这种专门职业：《庄子·列御寇》："秦王有病召医，破痈溃痤者，得车一乘。舐痔者，得车五乘。"秦王，战国秦惠王（前 356—前 311）。

［18］㿗（疝）：又作颓疝。"出《素问·阴阳别论》。①指寒湿下传引起的阴囊肿

大。《儒门事亲》卷三：‘颓疝，其状阴囊肿缒，如升如斗，不痒不痛者是也。得之地气卑湿所生，故江淮之间，湫溏之处，多感此疾。宜以去湿之药下之。’……②指妇女少腹肿或妇女阴户突出的病证。《素问·脉解篇》：‘厥阴所谓颓疝，妇人少腹肿者，厥阴者辰也。’……③指阴疝。《圣济总录》：‘邪气聚于阴，致阴器肿大而痛者，阴疝也，一名颓疝。’”（《中医大辞典》）

《素问·阴阳别论》云：“三阳为病……其传为颓疝。”《素问识》云：“颓，坠也。”《素问补识》云：“天雄按：古代心腹痛不一定是疝，但疝一定有心腹痛。其涉及前阴者，亦必兼有腹痛，始谓之疝。……本条颓疝，当是前阴之病而兼有腹痛者。”

金栋按：瘢，原作“穨”字，与颓字皆通假。此题目录为“肠穨”，即《内经》之颓疝。

［19］庑（音武 wǔ）：正房对面和两侧的小屋子。

［20］禹步：模仿夏禹偏枯之步。《马王堆古医书考释·五十二病方考释》云：“巫者操作法术时的一种行步方法。相传是模仿自夏禹氏者。……禹生偏枯之疾，步不相过，人曰禹步。……而俗巫多效禹步。……关于禹步的更具体的方法在《抱朴子·登涉篇》及《千金翼方》卷二十九‘掌诀法第五’一篇中均有详细的说明。”

［21］狐麃：《马王堆古医书考释·五十二病方考释》云：“当即狐尿。”

［22］狐疝：“出《灵枢·本藏》。又名阴狐疝气，狐疝风。俗称小肠气。指有物入阴囊，时上时下的病证。多因寒气凝结厥阴肝经所致。《儒门事亲》卷二：‘狐疝，其状如瓦，卧则入小腹，行立则出小腹入囊中。狐则昼出穴而溺，夜则入穴而不溺。此疝出入上下往来，正与狐相类也。亦与气疝大同小异。’”（《中医大辞典》）

本祝由方——祝由词：“吁！狐麃。”使用方法：在正屋旁边，令患者北向卧，祝由师反复走禹步3次，同时口中念念有词。功能：祛百邪鬼怪。方解：小肠坠入阴囊，时上时下，平卧时用手推时肿物可缩入腹腔，站立时又坠入阴囊，如狐之出入无常，故名狐疝、阴狐疝、狐疝风；类似腹股沟疝。禹步祝由者，飞天之精，蹑地之灵，运人之真，使三才合德，九气齐并，以祛百邪鬼怪。（《〈五十二病方〉释义》）

金栋按：由于古人认识有限，把疝病的原因责之于鬼神作祟，故治以祝由之术。

又，原书“狐疝”二字，仅有一个“狐”字，以下缺文后用□代替。先生据上下文义补一“疝”字而成“狐疝”，为是。

四　《内经》本身提示的经脉说演变过程

【原文】

1. 经脉数目

经文中凡总提经脉处都说十二经脉，细读经文却有几处实则十一经，还有的又不止十二经。引文中已指出《灵枢·本输》《灵枢·阴阳系日月》均是十一经，独少手厥阴，不再举，补充如下：

（1）《素问·刺疟》讲“十二疟”[1]。足三阴三阳各一疟，再加上肺心脾肝肾各一疟，这样凑够了十一疟。为了凑够十二虐，加了一个胃疟。其中涉及九条经脉。足六经是全的，手经只有少阴、阳明、太阴。

（2）《素问·气府论》讲穴位循经分部最系统，其中也没有手厥阴。手足太阴的说法又自是一家[2]。

（3）《素问·阴阳别论》说："人有四经十二从[3]。"注家说："经，谓经脉。"则又有四经脉、十二从脉之说。

（4）《素问·刺腰痛》中出现了17个脉名[4]。这些脉还凑不齐足三阴三阳，却出现了10个《灵枢·经脉》不承认的脉[5]。注家尽力把它们说成十二经的支脉或穴位，但不能讲通。浅见以为，此篇乃数家之学凑集而成，内容早晚不一。

（5）第九节提到道教有360脉之说。《内经》中也有。《素问·气穴论》说："孙络之脉……亦三百六十五脉，并注于络，传注十二络脉，非独十四络脉也[6]。内解泻于中者十脉[7]。"若不用演变发展思想看《内经》，对这段文字只能以《灵枢·经脉》的说法强解。

（6）《灵枢·五十营》有二十八脉说，见第六节。

统观经络学说，受"天人相应"思想影响极大。由四脉至十脉、十一脉、十二脉、二十四脉、二十八脉、三百六十脉等均是天人相应的表现。《灵枢·经脉》的定型说法经历了长时期统一整理，当然，仍然体现了天人相应。

2. 经脉走行

《灵枢·经脉》确认的循行顺序在《灵枢·逆顺肥瘦》中总结为至今背诵的歌诀。这是很晚的说法。考其他篇章则循行规律大有出入。

（1）《灵枢·经筋》讲各经起止，都是"向心性"走向，构不成循环。我们不能认为"经筋"与"经脉"是完全不同的概念。《灵枢·经筋》是经络说的一派观点。

（2）《素问·气府论》讲"气府"（即穴位）分布，有明白的起止说法。均从中央向外周走行，至少手足阳脉如此。

（3）《灵枢·脉度》讲"脉度"均从四肢远端起算，至少与《灵枢·经脉》不相符。

3. 穴位及分布

《素问·气穴论》和《素问·气府论》是两套穴位系统。前者以穴位主治分类，不讲循经。后者主要分布于六阳经。它们的穴位总数都是365个左右。由此应看到，早期有一个以主治定穴位的阶段，不注重循经。把穴位主要安置于各阳经，已是一大进步。读者倘以为不然，请看《内经》的说法：

《灵枢·邪客》说："手少阴之脉独无腧何也?""少阴独无腧者不病乎?"可见在相当长的时期内，不仅无手厥阴脉，手少阴脉也没有腧穴。

4. 经脉学的解剖学基础

天人相应等思想，在经脉说发展过程中起了很大作用，但是，若能细读《内经》，我们仍应惊叹古人对有关解剖知识了解之精详。仅举以下三方面即可知经络说的解剖基础。

（1）关于表浅血管

《灵枢·本输》对尺动脉、腋动脉、胫后动脉等描述很准确。

《灵枢·五邪》对颈动脉、颞动脉、桡动脉、足背动脉等都有可靠的记述。

《素问·刺禁论》对舌下动脉、腘动脉、股动脉等处不可刺（当时的针较粗）放血，有详细说明。

对体表静脉的记述更多，不再举。

（2）体内大血管

《灵枢·逆顺肥瘦》讲冲脉走行就是体内大血管的相当精确的分布图[8]，有解剖常识者一看便知，章太炎早就指出过[9]。

（3）表浅神经

《灵枢·经筋》有"手太阳之筋……结于肘内锐骨（即肱骨内髁）之后，弹之应小指"，显然是指尺神经。容易触知的另一个表浅大神经——腓总神经，未见记述。

上举有关解剖知识以血管为主，今所知最早的经络名词为"脉[10]"，故经络的原始解剖含义是清楚的。后来也一直在血管上下工夫多。为什么结果形成了既非血管又非神经的经络系统，其时代原因上文多已说明。

借助马王堆医书研究《内经》时代，总精神是强调要用发展的思想看《内经》。这些古医书出土前，为什么人们对《内经》本身的矛盾处——发展演变的痕迹，多讳言呢？为什么总是力图把《内经》成书时代说得尽量早呢？为什么《内经》之后的经脉说竟没有再增一经或减一经呢？这些问题值得医史家和《内经》家深思。

【补注】

[1]《素问·刺疟》讲"十二疟"：足三阳、足三阴之疟和五脏（肺心肝脾肾）疟再加胃疟，以凑十二之数。无心包厥阴之疟。

[2] 没有手厥阴。手足太阴的说法又自是一家：无"手足太阴"脉气所发者，亦无"手厥阴"脉气所发者。而"足少阴舌下，厥阴毛中急脉各一，手少阴各一"之腧穴，与后世所言之腧穴数，则少之又少。

［3］人有四经十二从：岐伯对曰："四经应四时，十二从应十二月，十二月应十二脉。"天人相应的比类推演，结果导致《内经》各篇说法不一。

［4］《素问·刺腰痛》中出现了17个脉名：即足三阳、足三阴，再加下文的11个。

金栋按：腰痛似与手经无关，故无手之六经。

［5］却出现了10个《灵枢·经脉》不承认的脉：似不确，有11个。即解脉、同阴之脉、阳维之脉、横络之脉、会阴之脉、直阳之脉、飞阳之脉、阴维、昌阳之脉、散脉、肉理之脉。

［6］传注十二络脉，非独十四络脉也：邪传于十二络脉，再进一步不只是传于十四络脉。十二正经各一条络脉，即十二络脉；再加上任督脉之络则为十四络脉。王冰注："十四络者，谓十二经络兼任脉督脉之络也，脾之大络起自于脾，故不并言之也。"

［7］内解泻于中者十脉：若邪犯之从内解泻时，可取五脏之经脉，左右共十脉泻之。《类经七卷·经络类八》注："解，解散也，即《刺节真邪》篇解结之谓。泻，泻去其实也。中者，五脏也。此言络虽十二，而分属于五脏，故可解泻于中。左右各五，故云十脉。"

［8］冲脉走行就是体内大血管的相当精确的分布图：见第三节先生附文。

［9］章太炎早就指出过："出于心者为大动脉，返于心者为大静脉，皆旧所谓冲脉是也。"（《章太炎医论·二、论旧说经脉过误》）

［10］最早的经络名词为"脉"：在古代，经络与脉的形态基础是一样的，即血脉——血管。"夫脉者，血之府也。"（《素问·脉要精微论》）"壅遏营气，令无所避，是谓脉。"（《灵枢·决气》）"使太医尚方与巧屠共刳剥之，量度五脏，以竹筳导其脉，知所终始。"（《汉书·王莽传》）

金栋按：脉，血脉、血管也。脉是气血（营气、血液）运行之通道，具有将营养物质输送至全身各组织器官之功能。此为脉之最初含义，源于古代解剖。脉之前冠以"十一"、"十二经"及"三百六十五络"等数字，乃推演（衍）而来，台湾学者李建民谓之"数术天学"（《死生之域——周秦汉脉学之源流》）。即以天人相应为指导思想，以比类取象为方法，构建了庞大的理论体系，使之具有了联络脏腑肢节，沟通上下内外等多方面之功，已经远离"血脉"最初之含义了！李建民说："'脉'的意涵，在整部《内经》不是给予严格的界说，而是将其放在庞大的阴阳五行的网络组织下，（推衍）其理论知识。古代医者并不关心脉的实质，而是取天地阴阳与之类比，甚至是做天人同构的推衍。……例如，每个人都有三百六十五节、十二经脉等等'以应天地'（《灵枢·邪客》），但这套系统并不是通过解剖人体可得的。"（《生命史学》），所以至今解剖未能找到和证实经脉、经络这些组织结构。

五　武威医简与《内经》

【原文】

以上各节多次指出，《内经》的骨干内容应成熟于西汉中末期。武威医简下葬于东汉初，其中应看到《内经》的影响。试简单分析如下：

1. 关于阴阳思想

医简有脱，释文不完整，但少谈阴阳之道却可定论。至于阴阳思想的痕迹倒不能说完全没有。木牍84甲、乙和85甲中讲男子七疾[1]："一曰阴寒，二曰阴萎。"男子七伤[2]："一曰阴寒、二曰阴萎、三曰阴衰。"其中的"阴"字应是"阴器"的简称，但仍系阴阳学说引进医学的产物。所可遗憾者，医简中有记针刺处，却未载经脉名称，故难断其经络说水平。其余可勉强说有阴阳苗头者即简16中有"春三月"的说法，这是《内经》的习惯说法。《素问·四气调神大论》即从春三月开始讲养生顺阴阳四时的思想。

2. 关于五行思想

可推测受五行思想指导的内容见简9、10。其中讲"诸癃"说有五癃[3]，所列病名却只有四种。属于典型五行说的内容可由简16分析出。原文是："治目恿（痛）方。以春三月上旬治药：曾青四两，（戎）盐三两，皆冶合，以乳汁和，盛以铜器，以傅目良。"（括起的两字系参考专家说法改用今俗字）

这个治眼病的方子，所用药都是不受时令限制的，为什么一定要春三月合药效果才能好呢？浅见以为是春、肝、目三者已通过五行说发生了逻辑联系。

3. 关于伤寒

"伤寒"病名不见于马王堆医书，亦不见于仓公传，故应晚出。武威医简6~7，42~43，两次出现"伤寒逐风方"。第一方重在辛温[4]，不是后世典型的解表方剂。第二方有麻黄、大黄、厚朴、石膏、苦参、乌喙、附子，共七味。专家以为是"表里双解的药方"。看来治伤寒的理论距《伤寒论》还较远。若与《素问·热论》对照，则两家近似。《内经》治伤寒也只有汗、下两法[5]。下法用于病满三日。症状是："四日太阴受之，太阴脉布胃中络于嗌，故腹满而嗌干。"简42~43的方子叫："鲁氏青行解：腹方。"方名含义与《素问·热论》的理论相合。

4. 其他重要病名

竹简和木牍的第一个方子都是"久咳上气喉中如百虫鸣状[6]卅岁以上方"。对看《素问·咳论》，则《内经》的理论更先进些。再对看《金匮要略》"肺痿肺痈咳嗽上气病脉症治第九"，则治此类病迅速进步是很明显的。

"伏梁[7]"见简46~47，《灵枢·经筋》的说法略同[7]。

其余如"喉痹[8]""肠辟[9]""痹手足雍肿[10]"等似不如《内经》学说

先进。

综上分析，可看出武威医简的方剂理论似不如《内经》系统完整。但不可据此断论它早于《内经》的有关篇章。医简是一人收集的经方，受地域限制，又不谈理论，只能就可通处分析。若对照仓公传，则医简方大大过之，较《五十二病方》更有极大进步。

5. 关于针刺

医简 19～25 出现了两个极重要的穴位名：三里、肺输。治疗主症是："寒气在胃莞腹懑肠（以下脱约 5 个字）"。又明言三里在"膝下五寸分间"，肺输在"下十一椎"。看来，医简的针刺理论不低于《内经》。

更应重视的是，这段简文中出现了"黄帝治病神魂忌[11]"，这是书名或一书的篇名是可以肯定的。具体说法与《灵枢·病传》《灵枢·五禁》《素问·刺禁论》亦大体相通。

6. 关于治病忌日

医简[12]中较完整的说法有：

"五辰辛不可久（灸）刺、饮药，必死。甲寅乙卯不可久（灸）刺，不出旬死。五辰不可饮药，病者日益加（深）。

无□禁朔，晦日甲午皆不可始□□□□□。□□□月六日、十六日、十八日、廿二日皆不可久（灸）刺，见血（止）己□。"

这些禁忌显然较《内经》的有关说法更荒谬。定忌日的理论亦大约是阴阳五行、天人相应。甲乙日不可灸刺，似与甲乙属木，灸刺与火金相通有关。

最后再强调一下，由经方推测医经不大可靠。若细看一下晚于《内经》的《肘后方[13]》，就很难说它与《内经》一脉相承。本节更重视马王堆医书，因其中既有经方又有医经，还有房中、神仙家书。探讨《武威医简》与《内经》的关系时，亦略涉及《伤寒杂病论》等文献。

【补注】

［1］男子七疾：即阴寒、阴痿、苦衰、精失、精少、囊下痒湿（阴茎小——男子不育）。

《中国出土古医书考释与研究·中卷·武威汉代医简考释》简 84 甲（正面）："［原文］白水侯所奏治男子有七疾方。何谓七疾，一曰阴寒，二曰阴痿，三曰苦衰，四曰精失，五曰精少，六曰橐下养湿，□不卒，名曰七疾，令人阴□小橐下养湿……。［校释］方名七疾，文中仅存其六，第 7 疾已难辨识。在列述病证后，归结为'有病如此，终古毋（无）子'，应指男子不育之证。文中'橐'指阴囊。"

［2］男子七伤：即一曰阴寒，二曰阴萎，三曰阴衰，四曰囊下湿痒、黄汗出、辛

恿（痛），五曰小便有余，六曰茎中痛如淋状，七曰精自出、空居独怒、临事不起、死玉门中、意常欲得妇人。

《中国出土古医书考释与研究·中卷·武威汉代医简考释》简85（甲、乙）："［原文］治东海白水侯所奏方，治男子有七疾及七伤。何为七伤？一曰阴寒；二曰阴痿；三曰阴衰；四曰橐下湿而养，黄汁出，辛恿；五曰小便有余；六曰茎中恿如林状；七曰精自出，空居独怒，临事不起，死玉门中，意常欲得妇人。……［校释］此牍与前牍同为白水侯方。考《千金翼方》卷十二养性服饵第二记有'周白水侯散'，似是以白水侯为周人。其方主治心虚、劳损等病。……又：《备急千金要方》卷十九有'黄帝问五劳七伤于高阳负'一文，文中所论'七伤'的名称和病候，均与牍文相似。……前牍论'七疾'，此牍重点论'七伤'，但内容大同小异。或谓七疾即七伤。"

《诸病源候论·卷三·虚劳候》云："七伤者，一曰阴寒，二曰阴痿，三曰里急，四曰精连连，五曰精少、阴下湿，六曰精清，七曰小便苦数，临事不卒（举）。"

《千金方·卷十九·肾脏》云："黄帝问五劳七伤于高阳负，高阳负曰：一曰阴衰，二曰精清，三曰精少，四曰阴消，五曰囊下湿，六曰腰胁苦痛，七曰膝厥痛冷不欲行，骨热远视泪出，口干腹中鸣，时有热，小便淋沥，茎中痛，或精自出，有病如此，所谓七伤。"

［3］讲"诸癃"说有五癃痒：五癃，五种泌尿系疾病之总称。出《武威汉代医简》："治诸癃，石癃出石，血癃出血，膏癃出膏，泔癃出泔，此五癃皆同药治之……病即愈，石即出。"其内容虽只有四癃之病名，但"五癃"之病名始于该书。（百度百科）

癃，一指癃淋，小便频数，短涩而痛。《素问·奇病论》云："有癃者，一日数十溲，此不足也。"《太素·卷三十·厥死》注："癃，痳（淋）也。人有病一日数十溲，肾气不足也。"《类经十五卷·疾病类三十六》注："癃，小水不利也。一日数十溲，数欲便而所出不多也。"一指小便不利，癃闭之轻症。《素问·宣明五气篇》云："膀胱不利为癃。"《素问注证发微》云："《灵兰秘典论》云：'膀胱者，州都之官，津液藏焉，气化则能出矣。'今曰不利则为癃，癃者，水道不通之病也。"

金栋按：五癃一词，《内经》有之。即《灵枢经》之篇名《五癃津液别》，但篇名之"癃"字，当为衍字。刘衡如校勘本《灵枢经》云："据本篇末句及《甲乙》卷一第十三篇目，此五字当是'津液五别'四字。"与《威武汉代医简》之"五癃"不同。

［4］第一方重在辛温：具体药物，附子三分，蜀椒三分，泽泻五分，乌喙三分，细辛五分，术五分。

［5］《内经》治伤寒也只有汗、下两法：《素问·热论》云："三阳经络皆受其病，而未入于脏者，故可汗而已。……其未满三日者，可汗而已；其满三日者，可泄而已。"

［6］久咳上气喉中如百虫鸣状：似哮证，即西医的支气管哮喘。《金匮要略》有"肺痿肺痈咳嗽上气病脉证治第七"。

《中国出土古医书考释与研究·中卷·武威汉代医简考释》简3:"[校释] 简文中'上气'即气逆上喘。'喉中如百虫鸣状',形容哮喘声。张仲景《金匮要略》有'咳而上气,喉中水鸡声'。"

[7] 伏梁:古病名。①指心积症。《灵枢·邪气藏府病形》:"心脉……微缓为伏梁,在心下,上下行,时唾血。"《难经·五十四难》:"心之积名曰伏梁,起脐上,大如臂,上至心下。久不愈,令人病烦心。"②指髀股胻皆肿,环脐而痛的疾患。《素问·腹中论》:"人有身体髀股胻皆肿,环脐而痛,是为何病?岐伯曰:病曰伏梁,此风根也,其气溢于大肠,而著于肓,肓之原在脐下,故环脐而痛也。"③指少腹内之痈肿。《素问·腹中论》:"病有少腹盛,上下左右皆有根……病名伏梁……裹大脓血,居肠胃之外。"1972年甘肃武威汉滩坡出土《武威汉代医简》有"治伏梁裹脓在肠胃之外方",用大黄、黄芩、芍药、消石、桑卑肖、蟅虫,祛瘀破坚,清热解毒。(《中医大辞典》)

《中国出土古医书考释与研究·中卷·武威汉代医简考释》简46:"[原文] 治伏梁裹脓在胃肠之外方。大黄 芩 芍药各一两 消石二两 桂一尺 桑卑肖十四枚 蟅虫三枚。……[校释] 伏梁病,《灵枢·经筋》:'其成伏梁,唾血脓者,死不治。'《素问·腹中论》:'裹大脓血,居肠胃之外,不可治,治之每切按之致死。'所以此方应属医疗不治之症的方剂,较《黄帝内经》有所发展。"

《灵枢·经筋》的说法略同:《灵枢·经筋》云:"手少阴之筋……其成伏梁唾脓血者,死不治。"

[8] 喉痹:见《武威汉代医简》63简:"逆气吞之喉痹。"《中医大辞典》云:"病名。出《素问·阴阳别论》:'一阴一阳结谓之喉痹。'一阴谓心主之脉,一阳谓三焦之脉。三焦心主脉并络喉,气热内结,故为喉痹。《杂病源流犀烛》卷二十四:'喉痹,痹者闭也,必肿甚,咽喉闭塞。'故凡症见咽喉肿痛,声音嘶哑,吞咽困难者统称为喉痹。"

[9] 肠辟:见《武威汉代医简》木牍82甲。即肠澼。古病名。《中医大辞典》云:"出《素问·通评虚实论》。①指痢疾。'澼'指垢腻黏滑似涕似脓的液体,因自肠排出,故称肠澼。《景岳全书》卷二十四:'痢疾一证,即《内经》之肠澼也。'②指便血。"

《素问·通评虚实论》云:"帝曰:肠澼便血何如?……肠澼下白沫何如?……肠澼下脓血何如?"

[10] 痹手足雍肿:见《武威汉代医简》木牍81。

《中国出土古医书考释与研究·中卷·武威汉代医简考释》木牍81:"[原文] 治痹手足雍种方。秦瘳五分 付子一分。……[校释] 上牍系单面书写。痹,《素问·痹论》:'风寒湿三气杂至,合而为痹也。''雍种',即臃肿。此系治疗四肢痹病的方剂。文中'秦瘳'即'秦艽'。"

[11] 黄帝治病神魂忌:见《武威汉代医简》简21~简25,云:"人生一岁毋灸心,十日而死。人生二岁毋灸腹,五日而死。人生三岁毋灸背,廿日死。人生四岁毋

灸头，三日而死。人生五岁毋灸足，六日而死。人生六岁毋灸手，二日死。人生七岁毋灸胫，卅日而死。人生八岁毋灸肩，九日而死。人［有脱简］者与五岁同。六十至七十者与六岁同。七十至八十者与七岁同。八十至九十者与八岁同。九十至百岁者与九岁同。年已过百岁者不可灸。”马继兴《校释》云：“自简 21 ~ 简 25 系记录针灸禁忌。记人从 1 岁至 100 岁的各个年龄阶段针灸治疗时，应禁忌的器官部位。所谓‘神魂忌’，系封建迷信语言。”

［12］医简：当为“木牍”（90 甲、乙）。

［13］肘后方：全称为《肘后备急方》。8 卷。晋葛洪撰。约成书于 3 世纪。本书是作者将其所撰《玉函方》（共 100 卷），摘录其中可供急救医疗、实用有效的单验方及简要灸法汇编而成。最初名《肘后救卒（一作卒救）方》，后经梁陶弘景增补录方 101 首，改名《（补阙）肘后百一方》。此后又经金杨用道摘取《证类本草》中的单方作为附方，名《附广肘后方》，即现存的《肘后备急方》。全书共 73 篇（现缺其中 3 篇），主要记述各种急性病证或某些慢性病急性发作的治疗方药、针灸、外治等法，并略记个别病的病因、症状等。所选方药大多简便有效，同时也反映了我国晋代以前的民间疗法的一些成就，起了普及医疗的作用。（《中医大辞典》）

肘后：古人衣袖宽大，可用于随身携带细小之物，因位于肘后，故名之。肘后方，谓书卷不多，可随身携带，以备急救之需而放于肘后衣袖内。

第十三节　《内经》与古代音乐

金栋按：人人都欣赏过音乐，却很少人了解音乐原理。至于音乐理论和医理的关系，知之者更少。所以，讨论《内经》与古代音乐，不是可有可无。本节有助于读者深刻理解《内经》和它成书的时代。特别是原文讲述深入浅出，可读性很强，不但普及了与《内经》有关的音乐和音乐史常识，而且充分体现出先生的博学和文字驾驭水平。音乐有阳春白雪，也有下里巴人。先生雅俗兼顾，而以阳春白雪为主。但愿补注能帮助读者进一步理解《〈内经〉时代》。

【原文】

《内经》并未正面论及音乐知识，先引一句涉及音乐名词较多的话：

"九针者，天地之大数也，始于一而终于九[1]。故曰：一以法天，二以法地，三以法人[2]，四以法时[3]，五以法音[4]，六以法律[5]，七以法星[6]，八以法风[7]，九以法野[8]……夫圣人之起天地之数也，一而九之，故以立九野。九而九之，九九八十一，以起黄钟数[9]焉。"

这段话里被借以比附九针的"五音""六律""黄钟数"，是古代音乐知识中的重要术语。本节从这几个术语出发，介绍一点儿中国古代音乐知识，以便读者更好地理解《〈内经〉时代》。

西方音乐理论传入中国之前，一般读书人对上述名词是很熟悉的。《类经附翼》中就用了很多的篇幅讲音律[10]。景岳之学不愧精博，然而当代读者恐怕大多很难读懂张氏的叙述。以下结合现代音乐理论常识，参考音乐史专家的说法，对上述名词略予解释，也许能对读者有所帮助。

【补注】

[1] 天地之大数也，始于一而终于九：最重要的自然数，从一开始，到九终止。《素问·三部九候论》云："天地之至数，始于一，终于九焉。"《类经五卷·脉色类五》注："数始于一而终于九，天地自然之数也。……九数之外是为十，十则复变为一矣；故曰天地之至数，始于一而终于九焉。"

金栋按：先生所引之经文见于《灵枢·九针论》。

《内经》全书中，“始于一，终于九”共4见。1见于《素问·三部九候论》与九针无关。3见于《灵枢经》，即分别见于《九针十二原》、《外揣》和《九针论》篇，皆与九针有关。

洪钧按：天地之大数——自然数，始于一终于九，说明那时没有0的概念。0是否自然数，有争论。我国今小学数学教材，规定0是自然数。一至九对现代人来说很简单——掰掰手指头的事。但是，人类认识自然数却经历了很艰难的过程，故古人认为自然数很神秘。关于自然数的讨论，也是现代数学数论的重要内容。自然数是十进位制，显然来自人有十个手指头。故数学是拟经验的。从一至九，古人最重视的有一、三、五、九。这是因为一是最早认识到的自然数，从一到三的认识过程也很艰难。那时大概用上下肢计数，两上肢用完了，要添上一个下肢。三有多的意思。这应该是因为，认识到三以后有个长时期停滞过程。从三认识到九，用手指计数最方便。五恰好是一手手指之数。九在十进位制每一个循环中都是最大的数。古时的太一说、三生万物说、五行说、九野说、九针说、九脏说等等都是重视这几个数的表现。它们大体都见于《内经》。

［2］一以法天，二以法地，三以法人：《素问·三部九候论》云：“一者天，二者地，三者人。”《类经五卷·脉色类五》注：“一者奇也，故应天。二者偶也，故应地。三者参也，故应人。故曰天开于子，地辟于丑，人生于寅，所谓三才也。”

《素问直解》云：“一者，奇也，阳也，故一者天。二者，偶也，阴也，故二者地。三者，参也，参于天地之间，故三者人。”

《灵枢·九针论》云：“一者天也，天者阳也，五脏之应天者肺，肺者五脏六腑之盖也，皮者肺之合也。……二者地也，（地者土也，）人之所以应土者肉也。……三者人也，人之所以成生者血脉也。”

《素问·针解》云：“人皮应天，人肉应地，人脉应人。”《类经十九卷·针刺类三》注：“人皮应天：包复万物，天之象也。人肉应地：厚静藏物，地之象也。人脉应人：动静有期，盛衰有变，位于天地之中，人之象也。”

洪钧按：古时是否有九种针刺工具，不能确定。今所见出土文物，不能证实有九针。古人最常使用的针具还是类似今所谓毫针，只是比今不锈钢针粗很多。其次是用于切开的针具，类似今所谓针刀。故九针之说只是一种理想。古人创造针刺工具也不是为了法天、法地、法人、法四时等。天、地、人等，也不能启发针具的制造。《内经》这样解释九针的理论根据，是那个时代统治思想的表现。就像以阶级斗争为纲的时候，一切社会现象都要拿阶级和阶级斗争解释。后人的注疏，基本上遵循《内经》之说。这些说法，都是牵强比附。但是，为了帮助读者认识《内经》，这里和下文还是照引了古人的看法。以下至黄钟数不再加按语。

［3］四以法时：法四时——春、夏、秋、冬。时，《甲乙》卷五第二、《太素》卷第二十一及《医心方》卷二第五均作“四时”。

《灵枢·九针论》云：“四者时也，时者四时八风之客于经络之中，为瘤（痼）病者也。”

《素问·针解》云："人筋应时。"《类经十九卷·针刺类三》注："时主周岁，筋束周身，应其象也。"

［4］五以法音：法五音——角（音觉 jué）、徵（音纸 zhǐ）、宫、商、羽。音。《甲乙》卷五第二、《太素》卷第二十一及《医心方》卷二第五均作"五音"。

《灵枢·九针论》云："五者音也，音者冬夏之分，分于子午。阴与阳别，寒与热争，两气相搏，合为痈脓者也。"《类经十九卷·针刺类二》注："五以法音，音者合五行而应天干，故有冬夏子午之分。"

《素问·针解》云："人声应音。"《类经十九卷·针刺类三》注："音以声生，备五行也。"

［5］六以法律：法六律——黄钟、太蔟（音凑 còu）、姑洗（音显 xiǎn）、蕤宾、夷则、无射（音义 yì）。律，《甲乙》卷五第二、《太素》卷第二十一及《医心方》卷二第五均作"六律"。

《灵枢·九针论》云："六者律也，律者调阴阳四时而合十二经脉，虚邪客于经络而为暴痹者也。"《类经十九卷·针刺类二》注："六以法律，律应四时十二支而合于人之十二经脉。"

《素问·针解》云："人阴阳合气应律。"《类经十九卷·针刺类三》注："人有六阴六阳以合天气，律之象也。"

［6］七以法星：法七星——北斗七星（天枢、天璇、天玑、天权、玉衡、开阳、摇光）。星，《甲乙》卷五第二、《太素》卷第二十一及《医心方》卷二第五均作"七星"。

《灵枢·九针论》云："七者星也，星者人之七窍，邪之所客于经，而为痛痹，舍于经络者也（舍于络而为痛痹）。"《类经十九卷·针刺类二》注："七以法星，而合于人之七窍。举七窍之大者言，则通身空窍皆所主也。"

《素问·针解》云："人齿面目应星。"《类经十九卷·针刺类三》注："森罗布列，星之象也。"

［7］八以法风：法八风——八方之风。风，《甲乙》卷五第二、《太素》卷第二十一及《医心方》卷二第五均作"八风"。

《灵枢·九针论》云："八者风也，风者人之股肱八节也。八正之虚风，八风伤人，内舍于骨解腰脊节腠理之间，为深痹也。"《类经十九卷·针刺类二》注："八以法风，而合于人之股肱八节，言八节则通身骨节皆其属也。"

《素问·针解》云："人出入气应风。"《类经十九卷·针刺类三》注："呼吸出入，风之象也。"

［8］九以法野：法九野——九州之分野（冀、兖、青、徐、荆、扬、豫、梁、雍等中国九州）。野，《甲乙》卷五第二、《太素》卷第二十一及《医心方》卷二第五均作"九野"。

《灵枢·九针论》云："九者野也，野者人之节（骨）解（虚风伤人内舍于骨解），皮肤之间，淫邪流溢于身，如风水之状，而溜不能过于机关大节者也。"《类经十九卷·针刺类二》注："九以法野，野以应人之周身。"

《素问·针解》云："人九窍三百六十五络应野。"《类经十九卷·针刺类三》注："形体周遍，野之象也。"

九野，《类经五卷·脉色类五》注："即洛书九宫、禹贡九州之义。"

［9］黄钟数：黄钟，六律之首，声调洪大响亮，为古代矫正音律的乐器。黄钟长九寸，每寸九分，共计八十一分。因黄钟是六律之首，为制事立法、典章制度之准则。《史记·律书》："王者制事立法，物度轨则，壹禀于六律，六律为万事根本焉。……百王不易之道也。""律数：九九八十一以为宫……黄钟长八寸十分一宫。"黄钟数，即八十一（九而九之，由九而来），引申为事物的标准。

《类经十九卷·针刺类二》注："自一至九，九九八十一而黄钟之数起焉。黄钟为万事之本，故针数亦应之而用变化无穷也。"

《类经附翼卷二·律原·黄钟为万事本》云："欧阳子曰：'造律者以黍，一黍之广，积为分寸以着于度；一黍多少，积为圭合以着于两；一黍铢两，积为轻重以着于权衡。三者皆起于黄钟，故曰万事之本。'……一以纵黍之长为分，九分为寸，九寸为黄钟，九而九之，得八十一分，取象《洛书》之九，自相乘之数也，是为律本，此载于《淮南子》者。"

《淮南子·天文训》云："一生二，二生三，三生万物，天地三月而为一时……以三参物，三三如九，故黄钟之律九寸而宫音调。因而九之，九九八十一，故黄钟之数立焉。黄者，土德之色；钟者，气之所种也。"

《内经词典》云："黄钟数：黄钟，古乐十二律之一，声调洪大响亮，也是古代矫正音律的乐器，用竹制成，长 9 寸，每寸恰当九纵黍长，9 寸合 81 纵黍。故黄钟数的原意指 9 寸 9 黍，九九八十一黍。"

黍，五谷之一，即小黄米。《类经附翼卷二·律原·辨黍》云："择黍之法，以上党境内土地肥处产者为佳，即今之糯小米，俗名黄米者是也。"

黍，亦称"稷""糜子"。古代专指一种籽实叫黍子的一年生草本植物，其籽实煮熟后有黏性，可以酿酒、做糕等。黍，禾属而黏者也。——《说文》。按，今北方谓之黄米。天子乃以雏尝黍。——《礼记·月令》。（百度百科）

洪钧按：《内经词典》和《类经》所说"黍"均待商。盖"黍"不是小米，也不是小黄米，而是"黍子"，也就是稷。带糠皮的小米是"粟"，确有黏和不黏之别，但黏的很少见。我的乡人称粟为谷子，稷为黍子，只是近年很少种植黍子。黍子（稷）是汉代及以前黄河流域，特别是西北周、秦旧地最重要的谷物，故有社稷一词。它的产量比粟小，但最适合于干旱地区种植。黍子的穗像稻穗，而不像粟那样呈棒状，今西北称之为"糜子"。"稷"改称"黍"应该和"稷"的发音较难有关，特别是口语中加上"子"字，"稷子"发音更困难。我认为，"黍"也不会是完全新造的名字，应该是那时也有的方言称"稷"为"黍"。从"黍子"到"糜子"，演变过程道理相同。黍的籽粒比小米（粟）大将近一倍。和小米一样，黍粒基本上是正球形，故无纵横之分。带皮的黍粒直径大约 1.5mm。九黍一寸，似乎太短。但

12cm 左右的管子做黄钟是很可能的。古人以谷物籽粒起度量，应该首选当时最常见、最重要的谷物籽粒。

［10］《类经附翼》中就用了很多的篇幅讲音律：《类经附翼》共四卷，用了一卷的篇幅讲音律，即《类经附翼卷二·律原》。题目有五音五行清浊图、律吕相生卦气图、律解、律原、黄钟为万事本、辨黍、律候阴阳相生、隔八隔六相生、三分损益等二十九个标题及内容。感兴趣的读者请参看该书原文。

【原文】

五音指：徵、羽、宫、商、角。它们相当于 1，2，3，5，6 在现代音乐中的唱名。即 do，re，mi，so，la。①

五音与七音显然是不同的，但五音是七音的基础。中国音乐也很早就有了七音，即徵、羽、变宫、宫、商、角、变徵。这样的排列法和现代的 8 度音阶[1]完全相同。变宫和宫之间是半（度）音，相当于从 3（mi）到 4（fa），“变徵”往上是高八度的“徵”了，古代加一个字为“清徵”。“变徵”和“清徵”之间也是半音，相当于 7（si）到 i（do）。这样排列大家好懂，不是说古七音与现八度音阶全同。

《内经》时代已经有了七音，但《内经》中只用五音。明末以前，五音一直是中国音乐的基本音。古代对这些音之间的关系有数学说明，但不可能有彻底的物理学解释。②

【自注】

①也许举个例子更有助于读者理解五音乐章的特色。当代国人较为熟悉的卖报歌[1]是完全用五音谱写的。此外，国人更加熟悉的乐曲“东方红[2]”也基本上只用五音。该曲的简谱中，没有 4（fa）。7（si）也很少，而且不是必需。

②有位教《内经》的朋友问我：为什么上面五音排列的顺序不是宫、商、角、徵、羽——古今人提到五音几乎都这样排列。我回答说：这是为了方便和现代七音对比，按照由低到高排列的。读者对看下文“三分损益法”的五音弦长表，即可明白此意。下面说古代的七音顺序为：徵、羽、变宫、宫、商、角、变徵，也是出于这种考虑。是否有更好的说明方法，还须专家指正。

【补注】

［1］卖报歌：是音乐家聂耳创作于 20 世纪 30 年代的一首脍炙人口的儿童歌曲。乐曲曲调简单，朗朗上口，曲调明快、流畅，以朴实生动的语言，辛辣诙谐的笔调，深刻地描述了旧社会报童的苦难生活及对光明的渴望。（百度百科）

［2］东方红：陕北民歌。《东方红》由李有源、公木作词，李涣之谱曲，是当年陕甘宁边区新民歌的代表作。这首最早在陕北传唱的歌曲以朴实的语言，唱出了人民群众对伟大领袖毛泽东主席及其领导的中国共产党的深情。歌词简单，情感真实，旋律

好记，因此流传极广。（百度百科）

古人怎样用数字说明五音之间的关系呢？先看看现代音乐的八度音理论才好理解。现代八度音阶（或自然七声音阶）的物理原理很简单。如1（do）和i（高do）两个音，它们的振动频率[2]比是1∶2。这两个音同时听起来就像一个音。在两者之间插上六个音，就是一个八度音阶。实际发音物体发出来的音，都不是单一频率。上面说的振动频率是指代表那个“音高”的频率。①

振动频率和发音体的其他物理量有何关系呢？弦振动原理最便于说明这一点。均匀的弦在张力不变时，其振动频率和弦的长度成反比。注意观察娱乐琴上键的分布便懂得这个道理了。管、簧、打击等乐器[3]的振动原理要复杂一些，但它们都可以用弦[4]作为标准测定。乐曲的形成不属于纯物理范围。讲五音暂不涉及音乐艺术。

五音中每相邻两个音都差一个全音，即没有半音。②

【自注】

①一般乐器发出的音都不是纯频率的音，而是由好多谐波（harmonic）组成的；其中频率最低的那个通常最强，叫作基音，也就是听觉上的“音高”。

②我的旧说不确。

五音的音阶是：1～2为大二度，2～3为大二度，3～5为小三度，5～6为大二度，6～i为小三度。一度指两个半音。

徵、羽、宫、商、角近似于“纯五度”音程。徵和角的音高频率之比约为2∶3。古人是不会知道这一点的。但是，在长期演奏和制造乐器的实践中，他们发现了一个经验公式，即所谓“三分损益法[5]”定五音。以宫音的弦长为基础，算法如下表：

计算先后	音（配五行）	弦长算式
2	徵（火）	81×4/3＝108
4	羽（水）	72×4/3＝96
1	宫（土）	1×9×9＝81
3	商（金）	108×2/3＝72
5	角（木）	96×2/3＝64

由上表弦长算式可知，徵、羽、宫、商、角不是“纯五度”音程。音高频率比为2∶3的不是角比徵，而是商比徵。看来，弄清五音问题最后还是要靠音乐实践。只在书面上讨论，随时会误入歧途。

原始的文字叙述是：“凡将起五音，凡首[6]先主一而三之，四开以合九九[7]，是以生黄钟小素之首以成宫[8]。三分而益之以一，为百有八为徵[9]，不无有三分而去其乘，适足以是生商[10]，有三分而复于其所，以是成羽[11]。有三分去其乘，适足以是成角[12]。”（《管子·地员[13]》1986年上海书店《诸子集成》本311–312页）①

以上是现在可以查到的“三分损益法”的最早的一种算法记载。是否与当时的实际音阶相同不能肯定。②

【自注】

①关于三分损益法，中华书局1986平装本《史记·律书》有略异记载，附记于此。

“王者制事立法，物度轨则，一禀于六律，六律为万事根本焉。其于兵械尤所重，故云‘望敌知吉凶，闻声效胜负’百王不易之道也。”（1139页）

“武王伐纣，吹律听声，推孟春以至于季冬，杀气相并，而音尚宫。同声相从，物之自然，何足怪哉。”（1140页）

“九九八十一为宫。三分去一，五十四以为徵。三分益一，七十二以为商。三分去一，四十八以为羽。三分益一，六十四以为角。”

按上述《史记》的五音算法，五音由低到高的顺序是：宫、商、角、徵、羽。这种算法大概是以管长为据。

“黄钟长八寸七分一，宫。大吕长七寸五分三分（一）［二］。太簇长七寸（七）［十］分二，角。夹钟长六寸（一）［七］分三分一。姑洗长六寸（七）［十］分四，羽。仲吕长五寸九分三分二，徵。蕤宾长五寸六分三分（一）［二］。林钟长五寸（七）［十］分四，角。夷则长五寸（四分）三分二，商。南吕长四寸（七）［十］分八，徵。无射长四寸四分三分二。应钟长四寸二分三分二，羽。”（1249页）

“生黄钟术曰：以下生者，倍其实，三其法。以上生者，四其实，三其法。上九，商八，羽七，角六，宫五，徵九。置一而九三之以为法。实如法，得长一寸。凡得九寸，命曰黄钟之宫。故曰音始于宫，穷于角；数始于一，终于十，成于三；气始于冬至，周而复生。”（1251页）

今《史记》上文已有脱误，即或无脱误，亦颇难读懂。况且洪钧不是真懂音律，故不敢强解。不过，有一点是肯定的：这里的十二律是以管长来计算的。其中黄钟管最长，也就是宫音最低。

洪钧按：至此我介绍了两种三分损益法定五音。《管子·地圆》以弦长为准计算，

《史记·律书》则以管长为准计算。据我所知，音乐史界认为《管子》之说最早。但经近几年思考，我觉得以管长定五音应该早于弦长定五音。这是因为，管乐器应该早于弦乐器出现。当然，这只是我的常识推测。试想，弦乐器的出现至少需要两个条件。一个是足够长且坚韧、均匀的弦。另一个是共振箱。我国是世界上最早发明养蚕和丝绸纺织的国家，但是供乐器用的丝线应该出现较晚。即便有了合适的弦，弦乐器也比较难制造。管乐器则容易一些。我国很多见的竹子是天然的管子，很容易选材、加工。今已知出土的骨笛，距今六七千年。当然，人类最早发明的乐器恐怕还是埙或哨子。它们虽然不是典型的管乐器，却和管乐器相通。下文还会有按语讨论管乐器，以加深印象。

②这一点可以大体肯定，即五音应该按上述三分损益法定出。

为了帮助读者理解这个问题，略提一下当代乐理中的有关知识。

音乐一般要尽量做到好听——听起来舒服。

现代乐理发现，振动频率为小整数比的两个或多个音一起听起来好听。

所谓小整数比，就是3∶2，9∶7，9∶8，3∶4等。

按三分损益法定出来的音之间，它们的振动频率比大体如上。

于是，任意两个或几个音一起听起来都比较好听。

同理，五音任意排列，都可以形成比较好听的旋律或乐章。

这大概是为什么古人重视五音，而且看得很神秘。

为什么振动频率为小整数比的音一起听起来好听呢？

美籍生物物理学家 Georg von Békésy 就此做了研究，并获得 1961 年诺贝尔生理学或医学奖。详说从略。

上表中按《内经》中五音配五行的配法，配上了五行。显然，上述配法不是五行相生的顺序，也不是相克的顺序。音高顺序也同样不体现相生、相克，只有宫在中间，值得注意。总的说来，五音与五行毫不相干，与九针更是毫不相干。《内经》中用到它们除凑数比附之外，就是换一个名称，五行化的五音与其本来的意义没有关系。九和八十一这两个数本是音律上用的基数，不过是为了方便使用三分损益法计算，但是，汉代却赋予它们很神秘的含义。下面讲讲“六律”的意思便可知。

【补注】

［1］现代的8度音阶：八度指的就是12345671八个音是一个纯八度音阶。音阶指的是根据一定规律排列的音。比如C大调音阶就是12345671。

［2］振动频率：振动物体在单位时间内的振动次数，常用符号f表示，频率的单位为次/秒，又称赫兹（Hz）。（百度百科）

［3］管、簧、打击等乐器：管乐器，《汉典》云：“靠空气柱的振动而发声的乐

器。其产生振动的方法有的是利用吹口，如长笛；有的是用簧片，如低音管；而铜管乐器则是靠嘴唇的振动来引起发声。而依其构成的材料，又可分为木管乐器和铜管乐器两类。”簧，《汉典》云：“乐器里用金属或其他材料制成的发声薄片。”打击乐器，《汉典》云：“通过敲打发声的乐器，如锣、鼓等。”

洪钧按：旧版拙文有些疏忽——簧不能算是乐器的一类而应该属于管乐的部件。目前网上很容易查到有关知识，关于乐器的分类常识我就藏拙了。当年为了查考一个音乐史常识，常常要跑几公里到外院图书馆，结果你到了那里人家可能不开馆。故希望年轻的读者珍惜目前的学习条件。躺在床上动动手指头就可以打开你手机里的大图书馆。其中的信息比当年北京图书馆还要多。手机还会帮你自动搜索所需内容。需要的话可以几秒钟下载保存而不必手工抄写。唯一的不足是网上资料常有错误。所谓常有错误，对科学研究来讲，引用一百次有两三个小错误就算太多。大错误一次也不能有。故引用网上的东西一定要和专业著作核对。

[4] 弦：“乐器上发声的线。”(《汉典》)

[5] 三分损益法：三分损益法又称五度相生律，是古代汉族发明制定音律时所用的生律法。根据某一标准音的管长或弦长，推算其余一系列音律的管长或弦长时，须依照一定的长度比例。三分损益法提供了一种长度比例的准则。

三分损益包含“三分损一”“三分益一”两层含义。三分损一是指将原有长度作3等分而减去其1份，即：原有长度×（3-1）/3=生得长度；而三分益一则是指将原有长度作3等分而增添其1份，即：原有长度×（3+1）/3=生得长度。两种方法可以交替运用、连续运用，各音律就得以辗转相生。(百度百科)

[6] 凡首：房玄龄注《管子》云：“谓音之总先也。”

[7] 一而三之，四开以合九九：房玄龄注《管子》云：“一而三之，即四也。以是四开合于五音，九也。又九九之为八十一也。”

开，黎翔凤《管子校注》：“方苞云：‘开，推而衍之也。一分为三，三分为九，九分为二十七，二十七分为八十一，皆一而三之。如是者四，则适合黄钟之数。’”

洪钧按：引文的意思是，3的4次方为81，即1×3×3×3×3=81。

[8] 生黄钟小素之首以成宫：黄钟之数八十一首先成宫数。房注《管子》云：“素本宫八十一数，生黄钟之宫，为五音之本。”

小素，黎翔凤《管子校注》：“张佩纶云：《广雅·释诂三》：‘素，本也。’黄钟之大数为积分十七万七千一百四十七，故八十一为‘小素’。翔凤按：张释‘小素’是也。三之十一乘方，即张所述之数，由黄钟生十一律，共十二律也。”

金栋按：古时以宫数定音准。《汉书·律历志上》云：“五声之本，生于黄钟之律。九寸为宫，或损或益，以定商、角、徵、羽。”

洪钧按：均匀的管中的空气柱振动频率与管的直径和长度相关。直径越大频率越小，即音越低。管越长音越低。观察一下笛子的孔就能明白。管乐器的发声靠的是共振原理。这就是为什么笛子要有膜，喇叭要有哨，笙、管要有簧。军号没有簧，是和嘴唇的振动共振。埙、哨、萧等靠入口处气流的振动而后共振。

［9］三分而益之以一，为百有八为徵：宫数八十一，乘以三分益一（4/3），得一百零八为徵数。房注《管子》云："黄钟之数本八十一，益以三分之一二十七，通前为百有八，是为徵之数。"

《管子校注》："翔凤按：以三为主，益一为4/3，去一为2/3。黄钟八十一，三分益一，81×4/3＝108，得徵。"

［10］不无有三分而去其乘，适足以是生商：徵数一百零八，乘以三分去一（2/3），得七十二为商数。房注《管子》云："不无有，即有也。乘亦三分之一也。三分百八而去一，余七十二，是商之数也。"

《管子校注》："翔凤按：'不无有'即上文所云五管尽不应，无有也。言所生之音，必有应，不无有也。诸人不知其意矣。以此三字，可证五音为军用。108×2/3＝72，得商。"

［11］有三分而复于其所，以是成羽：商数七十二，乘以三分益一（4/3），得九十六为羽数。房注《管子》云："三分七十二，而益其一分二十四，合为九十六，是羽之数。"《管子校注》："翔凤按：72×4/3＝96，得羽。"

［12］有三分去其乘，适足以是成角：羽数九十六，乘以三分去一（2/3），得六十四为角数。房注《管子》云："三分九十六，去其一分，余六十四，是角之数。"

《管子校注》："翔凤按：96×2/3＝64，得角。五音计算，与《史记》《淮南》核对，惟宫、商、角相同，其羽则为四十八，徵为五十四，上下相差一阶，而比值却相同，《管子》为殷文化，此旧算法也。……又按：此节总论五音，以配军事，非泛论音律也。"

［13］地员：《管子·卷第十九·杂篇九·第五十八》篇篇名。中国最早的土地分类专篇。房注《管子》云："地员者，土地高下，水泉深浅，各有其位。"

《管子校注》："张佩纶云：《诗·烈祖·传》：'员，均。'《乘马》篇：'命之曰土均以实数。'又曰：'均地分力，使民知时。''地员'即《乘马》之'土均'也。《周礼·大司徒·职》有土会之法、土宜之法、土均之法、土圭之法，《地员》实兼之。……翔凤按：《地员》之'员'，显为幅员。《诗·长发》'幅陨既长'，《传》：'均也。'《商颂·玄鸟》'景员维何'，《传》：'均。''员'与'陨'同训'均'，则张说之确无疑矣。篇中多备军政之用，若仅以为农家言，当浅乎知管子矣。"

【原文】

"律[1]"的意思相当于现在的"调"，是一套固定音高的规定。

音乐史上是先有"音"后有"律"。最初起"律"作用的东西，就是不易变换音高的乐器的"音"。大家知道，我国古代乐器当中，钟[2]很受重视。孔子说："乐云，乐云，钟鼓云乎哉[3]！"从反面听他的话，就知道当时钟和鼓是乐器的代表。一枚钟或一套钟制作好之后，它（们）的音高就固定了。其他弦、管乐同钟乐合奏时，必须以钟为准。这样一来，钟就起了"律"的作用。音乐进一步发展，就有了专门作“律”用的钟。《吕氏春秋·音律[4]》记载着现存最早的十二律[5]的钟名。其排列顺序和“隔八相生[6]”的关系如下：

1	8	3	10	5	12	7	2	9	4	11	6
黄钟	大吕	太簇	夹钟	姑洗	仲吕	蕤宾	林钟	夷则	南吕	无射	应钟
1	2	3	4	5	6	7	8	9	10	11	12

（每钟上面的数字是相生顺序[6]，下面的数字是应十二月顺序[7]）

这十二个律钟就相当于现代钢琴上的定调键。更通俗些说，相当于音乐爱好者手中的定调哨，也可以说相当于乐器厂里的定调音叉。①

【自注】

①也许有必要说一下现代音高的规定。

随着西洋乐理和乐器的普及，现代乐谱的音高有全世界统一的标准。

国际标准音高是A4又称A440，钢琴调音师或者大型乐队乐器之间调音都用这个频率。它的振动频率是440Hz。在C大调中，它是中音6（la）。

六律和十二律基本上是一回事，十二钟排列顺序中单数称“律”，双数称“吕[1]”。它们常可混称，故又常见“律吕”这样的名词。

这些律钟的音高是怎样定的呢？古代自然应以弦音为定音基础最方便。但我们看到的汉代资料却很多是把事实颠倒过来了。汉人把阴阳、五行、八卦等东西附会音律，弄得音乐理论很神秘，后来竟脱离了音乐实践，尽力为天命说服务，走入死胡同了。《后汉书·律历上》就是这种神秘化的典型。张介宾讲音律学罗列的古代资料较多，读者不容易从中看出《内经》时代的音律理论特点。今本《史记》的《乐书》都是典型的儒家思想，非司马迁所作[8]。其中只谈一般的音乐理论，唯心主义色彩很浓重，基本上不涉及音律学，但还不与阴阳、五行、八卦死死纠缠。限于篇幅，本节不欲做详细分析。到了《汉书·律历志》就很有这种气息，并且竟然以音律理论统帅历法了[9]。《后汉书·律历志》还没有打破《汉书》的体例，只是音律部分学术味稍浓了些。先不谈两汉书，还是略说一下十二律的音乐含义。

《吕氏春秋·音律》讲十二律是应十二月的[10]。自冬至月起，各钟所应即十二钟下面数字所指的顺序，这些钟的相生顺序则是上面数字所标的数字顺序。计算方法仍然用“三分损益法”，从黄钟开始。黄钟的音高是多少呢？

同书《古乐[11]》节说："取竹于嶰溪之谷[12]，以生空窍厚均者[13]，断两节间，其长三寸九分，而吹之以为黄钟之宫[14]。"音乐史家认为，这个音高的频率约为693. 5Hz（1688音分）。这显然是以管长为基础定音律。专家们认为，汉以前是否真有这种实践还难断言。更可靠者还是以弦长为准进行计算的办法。①

顺便说一句，上面这个黄钟之宫，也是托名黄帝让伶伦[15]定下来的。②

【自注】

①我的旧说不全准确。管中空气柱的振动频率也可以使用三分损益法计算。弦振动的频率取决于弦长、张力、粗细、密度、材质至少五个因素。在张力、粗细、密度、材质不变时，弦长才是唯一因素。均匀的管中的空气柱振动只取决于直径和管长。在直径不变时，管长就是唯一因素。故古人选择标准音高（律），还是以管乐器更方便而可靠。换言之，以上所谓十二律，是管状乐器。其中带着"钟"字，说明由钟演变而来。什么时候出现律管呢？至迟汉代之前就应该有了专门定调或定音高的十二律管。从理论上讲，早在战国之前就应该有了铜铸的律管。试看曾侯乙编钟，铸造技术和音乐理论那样高明，铜铸律管完全不是问题。只是最好有出土文物支持此说。竹子是中国古代用于制作管乐器的天然材料，也几乎是中国特有的材料。国人对竹子别有一番感情，目前竹子在中国大多是人工栽培的。故中国古代最早的标准音高"黄钟之宫"很可能如《吕氏春秋》所说，是竹子做的管状乐器。不过，管振动还和直径相关。自然界的竹子管径有很大差异，不是随便砍一根竹子就能做乐器。《吕氏春秋》所说，也有臆测的成分。实际情况应是，音乐实践中某种管乐器起到了律的作用，而后就以它为准去选择合适的竹子制造。古代乐器中，管子（竖吹的叫管，横吹的叫笛）的构造和发音原理最简单而稳定，故它成了律的首选。说管乐器发音原理简单，指其频率取决于直径和管长且与管的材质基本无关。直径固定后则只由管长决定。管乐器不容易腐坏，也基本上不受温度、湿度影响。弦乐器则不然，不但容易腐坏，弦还要经常松紧更换，温度和湿度变化也影响其频率。至于弦的粗细和材质更会影响其振动频率和音色。我国古代的管乐器大都是竹子做的。上古时代更不可能有金属或玉石做的管乐器。如上所说，汉代应该有了铜铸的十二律管。

②《吕氏春秋·音律》原文：

黄钟生林钟，林钟生太蔟，太蔟生南吕，南吕生姑洗，姑洗生应钟，应钟生蕤宾，蕤宾生大吕，大吕生夷则，夷则生夹钟，夹钟生无射，无射生仲吕。三分所生，益之一分以上生。三分所生，去其一分以下生[1]。黄钟、大吕、太蔟、夹钟、姑洗、仲吕、蕤宾为上，林钟、夷则、南吕、无射、应钟为下[2]。大圣至理之世，天地之气，合而生风。日至则月钟其风[3]，以生十二律[4]。仲冬日短至[5]，则生黄钟。季冬生大吕。孟春生太蔟。仲春生夹钟。季春生姑洗。孟夏生仲吕。仲夏日长至[5]。则生蕤宾。季夏生林钟。孟秋生夷则。仲秋生南吕。季秋生无射。孟冬生应钟。天地之风气正，则十二律定矣。

关于《吕氏春秋·古乐》，比较全的引文如下：

昔黄帝令伶伦作为律。伶伦自大夏[6]之西，乃之阮隃[7]之阴，取竹于嶰溪之谷，以生空窍厚钧者，断两节间——其长三寸九分——而吹之，以为黄钟之宫，吹曰舍少。次制十二筒，以之阮隃之下，听凤皇之鸣，以别十二律。其雄鸣为六，雌鸣亦六[8]，以比黄钟之宫，适合；黄钟之宫皆可以生之。故曰：黄钟之宫，律吕之本。黄帝又命伶伦与荣将[9]铸十二钟，以和五音，以施英韶[10]。

【补注】

［1］三分所生，益之一分以上生。三分所生，去其一分以下生：这两句讲音律相生的方法，即“三分损益法”。所谓“三分所生”，就是把作为基准的音律的度数分为三等分。所谓“益之一分”，就是把已知的音律数（旧说为律管的长度）分为三等分之后，再增其一分，结果在三分之四的已知音律数上产生新的音律，这称为“上生”。所谓“去其一分”，就是把已知的音律数分为三等分之后，减去其一分，结果在三分之二已知音律上产生新的音律，这称为“下生”。如：黄钟之管长九寸（这是晚周的尺度，一尺长约二十三厘米），将黄钟管长三分，减其一，得六寸，这就是林钟律的律管长度。这是“下生”。林钟管长三分增其一，得八寸，这就是太蔟律的律管长度。这是“上生”。（刘玖译注《吕氏春秋》，下同）

金栋按：估计各家对此说法有出入。如高诱注《吕览》云：“律吕相生，上者上生，下者下生。”《吕氏春秋集释》云：“毕沅曰：此注当作‘上者下生，下者上生”，如此方谓律吕相生。今本疑亦传写之误。”

［2］黄钟、大吕、太蔟、夹钟、姑洗、仲吕、蕤宾为上，林钟、夷则、南吕、无射、应钟为下：所谓某律“为上”，就是说某律是由“上生”而得；所谓某律“为下”，就是说某律是由“下生”而得。见下文补注⑥相生顺序图。

［3］日至则月钟其风：太阳每运行到一定度次，月亮就聚集该月之风。日至，指太阳运行到某一度次，如孟春之月，日在营室；仲春之月，日在奎。

［4］以生十二律：由此产生了十二月律。

金栋按：古代把乐律同历法附会在一起，以十二律应十二月。《内经》亦有。《灵枢·经别》云：“黄帝问于岐伯曰：余闻人之合于天道也，内有五脏，以应五音五色五时五味五位也；外有六腑，以应六律，（六律）建阴阳诸经而合之十二月、十二辰、十二节、十二经水、十二时、十二经脉者，此五脏六腑之所以应天道。”

［5］日短至：即冬至——白天最短。日长至：即夏至——白天最长。

［6］大夏：传说中古代西方的山。

［7］阮隃：当是“昆仑”之讹。

［8］雄鸣为六：指六阳律有六个。雌鸣亦六：指六阴律（吕）也有六个。

［9］荣将：传说中的黄帝之臣。

［10］英韶：指华美之音。韶，美好。

总之，十二律相邻两律之间应该不足一个全音。最高律和最低律之间相差不是现代音阶的12度。[①]

十二月中每月应一钟（律），就是以该钟的音高为宫音。秦汉两代的宫廷乐典是否实际上这样运用是有疑问的。本节主要目的不是讲音律史，笔者在这方面的知识也很有限。下面看看这种“天人相应”思想如何拿音律学说为政治服务。

《汉书·律历志》说：“三统者，天施、地化、人事之纪也。十一月，乾之初九，阳气伏于地下，始著为一，万物萌动，钟于太阴。故黄钟为天统，律长九寸。九者，所以究极中和，为万物元也。”

音律就这样为“三统”说服务。接着是：“林钟为地统，律长六寸。六者，所以含阳之施。楙（茂）之于六合之内，合刚柔有体也。”“太簇为人统，律长八寸，象八卦，宓戏氏之所以顺天地通神明，类万物之情也。”这是典型的西汉理论，是董仲舒思想的发展。

第六节已说过些关于“三统”的话。青年朋友可能还不很明白为什么要搞“三统”。照董仲舒的说法，朝代革替是按“三统”循环演变的。每一统有三个要素作为征象。一为“改正朔”——正月朔日的斗建（子、丑、寅）要变化；二为易服色——礼服的标准颜色（黑、白、赤）要变化；三为音律取什么钟音为宫（黄钟、林钟、太簇）要变化。不变，就不能体现天命转移，统治者就要倒霉。汉代之前，有过正月月建不同的历法，但根本没有“三统”理论。[②]

【自注】

①这一点可以实验，也可以计算。出土古乐器更有助于弄清当时的实际音高和音程。有兴趣的读者可以查看有关文章。

②《史记》《汉书》中关于“三统”的说法：

《史记》说：“王者易姓受命，必慎始初，改正朔，易服色，推本天元，顺承厥意。”［史记·历书（平装本）．中华书局，1986：1256］

又说：“夏正以正月，殷正以十二月，周正以十一月。盖三王之正若循环，穷则反本。天下有道，则不失纪序，无道，则正朔不行于诸侯。”［史记·历书（平装本）．中华书局，1986：1258］

西汉太初历：“历术甲子篇：太初元年，岁名‘焉逢摄提格’，月名‘毕聚’，日得甲子，夜半朔旦冬至。”［史记·历书（平装本）．中华书局，1986：1262］

《史记索隐》：“《太初历》法，一月之日，29日940分日之499，每两月合成59

日，余58分。今十二月合成6个58，得此数。”［史记·历书（平装本）．中华书局，1986：1264］

《汉书·律历志》说[1]：“夏数得天，得四时之正也。三代各据一统，明三统常合而迭为首，登降三统之首，周还五行之道也。故三五相包而生。天统之正，始施于子半，日萌色赤；地统受之于丑初，日孽化而黄；至丑半，日牙化而白。人统受之于寅初，日孽成而黑；至寅半，日生成而青。天施复于子；地化自丑，毕于辰；人生自寅，成于申。故历数三统，天以甲子，地以甲辰，人以甲申。孟仲季迭用事，为统首。三微之统既著，而五行自青始，其序亦如之。”

刘歆是把三统和五行打通了讲的，其次序为：天统——赤火；地统——黄土白金；人统——黑水青木。即用五行相生说，把三统说整理过。

【补注】

［1］《汉书·律历志》说：其下内容为先生摘引，并非全文。《律历志》云：“向子歆究其微眇，作《三统历》及《谱》以说《春秋》，推法密要，故述焉。”颜师古曰：“自此以下，皆班氏所述刘歆之说也。”

西汉元帝时，有个叫京房的郎中[16]，又主观机械地把十二律推演为六十律，更加繁琐不实用了。其用意是使音律与阴阳五行、六十四卦更加合拍。再后来，又有人推到三百六十律[17]，已超出《内经》时代。

【补注】

［1］律、吕：“中国古代审定乐音高低的标准，把声音分为六律（阳律）和六吕（阴律）。合称‘十二律’：律吕：古代用竹管制成的校正乐律的器具，以管的长短来确定音的不同高度，从低音管算起，成奇数的六个管称‘律’；成偶数的六个管称‘吕’。后来‘律吕’作为音律的统称。”（《汉典》）

《史记索隐》云：“名曰律者，《释名》云：‘律，述也，所以述阳气也。’《律历志》：‘吕，旅，助阳气也。’案：古律用竹，又用玉，汉末以铜为之。”

［2］钟（鐘）：“金属制成的响器，中空，敲时发声。”（《汉典》）

《说文·金部》：“鐘（钟），乐鐘也。秋分之音，万物种成，故谓之鐘。”段玉裁注：“经传多作锺，假借酒器字。”

［3］乐云，乐云，钟鼓云乎哉：乐啊乐啊！说的是钟鼓吗？见《论语·阳货》。何晏《集解》：“马曰：乐之所贵者，移风易俗，非谓钟鼓而已。”邢昺《疏》：“钟鼓，乐之器也，乐之所贵者，贵其移风易俗，非谓贵此钟鼓铿锵而已。故孔子叹之、重言之者，深明乐之本，不在玉帛、钟鼓也。”

［4］音律：《吕氏春秋·季夏纪第六》中的篇名。

本篇旨在论述音律相生之理。十二律的名称最早见于《国语·周语》伶州鸠答周景王问，但论及十二律相生的“三分损益法”当属本篇为最早。本篇把乐律同历法联

系起来，十二律同十二月相配，这当然是牵强附会，毫无科学根据的。（刘玖译注《吕氏春秋》）

《国语·周语下·景王问钟律于伶州鸠》云："王将铸无射，问律于伶州鸠。对曰：律所以立均出度也。古之神瞽，考中声而量之以制，度律均钟，百官轨仪，纪之以三，平之以六，成于十二，天之道也。夫六，中之色也，故名之曰黄钟，所以宣养六气、九德也。由是第之：二曰太蔟……。三曰姑洗……。四曰蕤宾……。五曰夷则……。六曰无射……。为之六间……元间大吕……。二间夹钟……。三间仲吕……。四间林钟……。五间南吕……。六间应钟。"

［5］十二律：具体名称及顺序见先生原文及上文自注②。

《汉书·律历志上》云："律十有二，阳六为律，阴六为吕。律以统气类物，一曰黄钟，二曰太族，三曰姑洗，四曰蕤宾，五曰夷则，六曰亡（无）射。吕以旅阳宣气，一曰林钟，二曰南吕，三曰应钟，四曰大吕，五曰夹钟，六曰中（仲）吕。"

"黄钟：黄者，中之色，君之服也；钟者，种也。……始于子，在十一月。大吕：吕，旅也，言阴大，旅助黄钟（宫）［宣］气而牙物也。位于丑，在十二月。太族：族，奏也，言阳气大，奏地而达物也。位于寅，在正月。夹钟：言阴夹助太族宣四方之气而出种物也。位于卯，在二月。姑洗：洗，洁也，言阳气洗物辜洁之也。位于辰，在三月。中吕，言微阴始起未成，著于其中旅助姑洗宣气齐物也。位于巳，在四月。蕤宾：蕤，继也；宾，导也，言阳始导阴气使继养物也。位于午，在五月。林钟：林，君也，言阴气受任，助蕤宾君主种物使长大茂盛也。位于未，在六月。夷则：则，法也，言阳气正法度而使阴气夷当伤之物也。位于申，在七月。南吕：南，任也，言阴气旅助夷则任成万物也。位于酉，在八月。亡射：射，厌也，言阳气究物而使阴气毕剥落之，终而复始，亡厌已也。位于戌，在九月。应钟：言阴气应亡射，该臧万物而杂阳阂种也。位于亥，在十月。"

［6］隔八相生：是古人从律数大小次序中发现的最谐和音的方法。律数大小次序的排列是：黄钟、大吕、太簇、夹钟、姑洗、仲吕、蕤宾、林钟、夷则、南吕、无射、应钟。将黄钟从十二宫子位起排成圆图，则谐和音的位置都在第八位上。如黄钟的谐和音为林钟，从黄钟、大吕的次序数，则恰在第八位。依次，林钟生太簇，太簇生南吕，南吕生姑洗，姑洗声应钟，应钟生蕤宾，蕤宾生大吕，大吕生夷则，夷则生夹钟，夹钟生无射，无射生仲吕，仲吕又生黄钟，皆相隔八位。（百度百科）

相生顺序：1（黄钟）→2（林钟）→3（太蔟）→4（南吕）→5（姑洗）→6（应钟）→7（蕤宾）→8（大吕）→9（夷则）→10（夹钟）→11（无射）→12（仲吕）→1（黄钟）。见先生自注②，如下图：

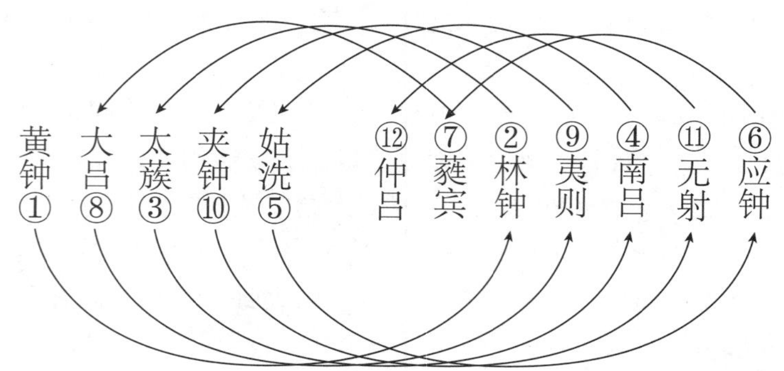

［7］下面的数字是应十二月顺序：古代各家说法不一，主要与每个朝代月建有关。《吕氏春秋》所应是夏历，《汉书·律历志上》同，即黄钟应十一月，大吕应十二月，太蔟应正月，以此类推，与先生所标记的阿拉伯数字的月份不同。

高诱注《吕览》云："黄钟，十一月也。""大吕，十二月。""太簇，正月。""夹钟，二月。"以此类推。

［8］非司马迁所作：魏张晏注："迁没之后，亡《景纪》《武纪》《礼书》《乐书》《兵书》。"历来学者对此有不同看法。看来张晏的话只能作为参考，不过《史记》中确有后人补缀的文字，这是可想而知的（郭逸、郭曼标点《史记·前言》）

［9］竟然以音律理论统帅历法了：即汉《太初历》。"其法以律起历。曰：'律容一龠，积八十一寸，则一日之分也。与长相终。律长九寸，百七十一分而终复。三复而得甲子。夫律阴阳九六，爻象所从出也。故黄钟纪元气之谓律。律，法也，莫不取法焉。'与邓平所治同。……乃诏迁用邓平所造八十一分律历"。（《汉书·律历志上》）

［10］《吕氏春秋·音律》讲十二律是应十二月的：见先生自注②及先生上文原文。

［11］古乐：《吕氏春秋·仲夏纪第五》中的篇名。

本篇旨在论述音乐发展的历史。文中保存了许多传说，虽然大都富有神话意味，但在史料缺乏的情况下，对于研究音乐产生与发展的历史，仍是很有价值的。文章结尾说："故乐之所由来者尚矣，非独为一世之所造也。"这种以发展的眼光看待音乐历史的观点，在当时是难能可贵的。但本篇把音乐的产生、发展归结为"圣王"的功绩，则是唯心主义音乐史观的反映。（陆玖译注《吕氏春秋》）

［12］取竹于嶰溪之谷：从嶰溪山谷中取来竹子。嶰（音谢 xiè）溪，山谷之名。

［13］以生空窍厚均者：选择那些中空而壁厚均匀者。

［14］而吹之以为黄钟之宫：而吹它，把发出的声音定为黄钟律的宫音。黄钟之宫，黄钟律的宫音。《汉书·律历志上》颜师古曰："黄钟之宫，律之最长者。"

［15］伶伦："黄帝时代的乐官，音律的创造者。"伶，乐官。伦，人名。伶，"旧时称以演戏为职业的人。"（《汉典》）

［16］京房的郎中：京房（前 77—前 37），西汉今文易学"京氏学"的开创者。律学家。本姓李，字君明，东郡顿丘（今河南清丰西南）人。曾学《易》于孟喜的门

人焦延寿，以“通变”说“易”，好言灾异。元帝时立为博士。屡次上疏，以灾异推论时政得失。曾因劾奏石显等专权，出为魏郡太守。乐律方面曾创十三弦“准”以定律。并据八卦原理，用“三分损益法”，将十三律扩展成六十律。著作今存《京氏易传》三卷。(《中国哲学大辞典》)

郎中：汉代官名。

清黄本骥《历代职官表·历代官制概述·一秦汉》云：“汉代有一种无职务、无官署、无员额的官名，不在正规编制之内，而直接与皇帝接近，能起相当的政治作用。这都属于郎的一类，朗是殿廷侍从的意思，其任务是护卫、陪从、随时建议，备顾问及差遣。有议郎、中郎、侍郎、郎中之别。”

吕思勉《秦汉史·第十八章秦汉政治制度·第三节官制》云：“郎中令：秦官，掌宫、殿、掖门户。武帝大初元年，更名光禄勋。属官有大夫、郎、谒者，皆秦官。……郎，掌守门户，出充车骑。有议郎、中郎、侍郎、郎中，无员，多至千人。……凡郎官，皆主更直执戟宿卫诸殿门，出充车骑。”

东方朔“官不过侍郎，位不过执戟”，就是说他的官只是侍郎，职责是拿着戟在殿门作护卫。

［17］又有人推到三百六十律：西汉律学家京房曾在三分损益十二律的基础上继续生满六十律，后人称之为“京房六十律”。此后，南朝宋律学家钱乐之在“京房六十律”的基础上，继续用三分损益法生满三百六十律，后人称之为“钱乐之三百六十律”。此律在数目上是“京房六十律”的六倍，故其律间自然更密，于是就出现了比“京房一日音差”更小的音差。最早关注到“钱乐之三百六十律”中音差的是日本音乐学家田边尚雄。［陈应时．“钱乐之三百六十律”中的三种音差．南京艺术学院学报（音乐与表演），2009（02）］

钱乐之：中国古代律历学家。曾任南朝宋的太史令。生卒年不详。元嘉（424—453）中奉诏更铸张衡旧仪，其后又创制小浑天仪。445 年何承天为“新律”立议前，钱乐之据京房六十律推演出了“三百六十律”，把三分损益法的律制推到了极端。这是魏晋南北朝间沿着各种不同路线进行律制探索的尝试之一。在律学史上有了这种极端的尝试，才有化繁为简的、复归于十二律的唐代祖孝孙、张文收十二钟八十四调旋宫法。(百度百科)

《隋书·律历上》云：“宋元嘉中，太史钱乐之，因京房南事之余，引而伸之，更为三百律，终于安运，长四寸四分有奇。综合旧为三百六十律。”

【原文】

现在说“黄钟数”。

五音相生的“三分损益法”把宫音的弦长定为八十一，显然为方便计算。黄钟后来也和宫、八十一扯到一起去了[①]。《汉书·律历志》说：“黄钟：黄者，中之色，君之服也：钟者，种也。天之中数五，五为声，声上宫，五声莫大焉。……故阳气施种于黄泉，孳萌万物，为六气元也。以黄色名元气律者，著宫声也。”黄钟一定要做“宫”的第一代表，就是这样推来的。黄钟和八十一发生关系基于此。同书说：“五声之本，生于黄钟之律。九寸为宫，或损或益，以定商、角、徵、羽。”东汉郑玄干脆说：“宫数八十一，黄钟长九寸，九九八十一也。”九和八十一的奥妙，在汉代人看来是不可思议的[1]。早期医经尽力分九卷、八十一篇，针刺工具也要定为九种，意义在此。

以上从《内经》出发联系些古音乐理论，是为了帮助读者认识《〈内经〉时代》的学术背景，绝不是要贬低中国古代音乐的伟大成就。怎样看汉及以前的音乐成就，只需举出近年出土的曾侯乙编钟[2]及有关乐器就已很能说明问题了。这一套战国早期的编钟“其总音域达到五个八度。在约占三个八度的中部音区，由于有三套音列结构大致相似的编钟，形成了三个重叠的声部，而且几乎十二半音俱全，可奏出完整的五声、六声或七声音阶的乐典”（吴钊，刘东升．中国音乐史略[3]．24）。当时的音乐理论必然已很高明是没有问题的。许多读者已欣赏过由这套古乐器演奏的乐典，那是很值得我们自豪的。曾侯把二十来位十几岁的姑娘杀死和这套乐器一起殉葬，完全不是音乐本身的罪过。我们从中能领略儒家所谓的“礼由人起”“制礼义以养人之欲”“凡音之起，由人心生也”“乐者为同”“乐文同，则上下和矣”“礼以导其志，乐以和其声……所以同民心而出治道也”②等等这一套礼乐说教的阶级本质，就不会相信孔夫子是天字第一号大善人了。

【自注】

①均匀的管中柱状空气的振动频率和管长成反比，黄钟管长定为八十一，也是为了方便用三分损益法计算。

②以上简单引文都出自《礼记·乐记》，显然是对礼乐制度的美化。后人云：礼别尊卑，乐殊贵贱，才是封建礼乐制度的阶级本质。“乐者为同”“乐文同，则上下和”只是在下者对上的服从。不但如此，曾侯杀死二十来位姑娘和编钟一起殉葬他，更说明了封建制度的残酷。孔子闻韶乐三月不知肉味，莫非不知道很多人会因为音乐被杀死殉葬。

最后，本节把前人留下的一个与音乐有关的难点再指出来。《灵枢·阴阳二十五人》《灵枢·五音五味》出现了一套进一步分化的五音[4]：

右徵	少徵	质徵	上徵	判徵
右角	釱角	上角	大角	判角
右商	少商	釱商	上商	左商

少宫	上宫	大宫	加宫	左角宫
众羽	桎羽	上羽	大羽	少羽

张景岳整理如上，不敢强解[5]。笔者也不敢强解，只提点线索。

1. 这套术语为演绎阴阳二十五人服务，这种比附肯定是很牵强的。

2. 古代音乐中是否有把五音再各分为五的情况不能下断语。音乐史家还没有发现这种记载，只好期待今后的新发现。

3. 七篇大论中再一次出现了这套名词的一部分[6]，两者应有承继关系。

4. 拙见以为，上述25个术语很可能是采自古代的音乐名词，有变动也不会太大。其音乐含义可做两种解释。第一种最有可能的意思是：当时为区别同一音的高低，已有了五个五音的名称，就如现代有五个八度音阶一样。至于它代表什么时代暂不能推测。曾侯编钟即已具备五个八度，可资参考。第二种较勉强的解释是：五音各分为五是由于音律——调高不同，这是按五种调高分别定的音名。读者有何高见，请赐教。①

【自注】

①《中华医学研究杂志》2004年7月第4卷第7期，有高也陶、石春凤撰“《黄帝内经》中阴阳二十五人对应的二十五音”一文，结论略同我的第二种解释。网上很容易查到此文，不引。

《内经》本身并不讲音乐。本节写了几句今古音乐门外谈，完全不是有意卖弄。试看《类经附翼》也非要讲音律，便知要想读懂《内经》，最好有点儿音乐常识。上文以个人的认识水平，尽量想说得通俗些。很可能还是不“通”而“俗”。要更多了解，只有请读者读两本音乐史，学点现代音乐理论常识了。

【补注】

［1］九和八十一的奥妙，在汉代人看来是不可思议的：九和八十一这两个数字的特殊含义在汉代非常受重视，主要与黄钟律有关——从天统而来。自然数一至九中，九为数之极、数之终，九九八十一为最多至广之义，穷极无限，以应黄钟之宫数。这是因为黄钟定律调，宫数定音准。而黄钟律长九寸（合八十一分），宫数八十一，成为汉代帝王统治思想三统（天施、地化、人事）之一的天统，为法律依据。以此比附“天人相应”，是董仲舒政治哲学思想的发展，所以在汉代非常受重视，并且神秘化。又见第一节补注。

《汉书·律历志上》云：“自伏戏画八卦，由数起，至黄帝、尧、舜而大备。……一曰备数，二曰和声，三曰审度，四曰嘉量，五曰权衡。参五以变，错综其数。”

“数者，一、十、百、千、万也，所以算数事物，顺性命之理也。《书》曰：‘先其算命。’本起于黄钟之数。”

“声者，宫、商、角、徵、羽也。……五声之本，生于黄钟之律。”

“度者，分、寸、尺、丈、引也，所以度长短也。本起黄钟之长。”

“量者，龠、合、升、斗、斛也，所以量多少也。本起于黄钟之龠。”

“权者，铢、两、斤、钧、石也，所以称物平施，知轻重也。本起于黄钟之重。”

［2］曾侯乙编钟：战国早期文物，中国首批禁止出国（境）展览的文物。1978 年在湖北随县（今随州市）出土。是由六十五件青铜编钟组成的庞大乐器，其音域跨五个半八度，十二个半音齐备。它高超的铸造技术和良好的音乐性能，改写了世界音乐史，被中外专家、学者称之为“稀世珍宝”。

编钟是中国汉族古代大型打击乐器，兴起于西周，盛于春秋战国直至秦汉。中国是制造和使用乐钟最早的国家。它用青铜铸成，由大小不同的扁圆钟按照音调高低的次序排列起来，悬挂在一个巨大的钟架上，用丁字形的木槌和长形的棒分别敲打铜钟，能发出不同的乐音。因为每个钟的音调不同，按照音谱敲打，可以演奏出美妙的乐曲。因在木架上悬挂一组音调高低不同的铜钟，由古代侍女用小木槌敲打奏乐，故称为编钟。（百度百科）

曾侯乙：姬姓，氏曾名乙。据考古发现推定，他大约生于公元前475 年，卒于公元前约 433 年，史籍并无其人记载。是中国战国时期南方小诸侯国曾国的国君。出土的文字材料说明，曾侯乙是一位名乙的曾国诸侯王。从楚惠王送给他的一件青铜镈上的三十一字铭文看，曾侯乙死于公元前 433 年或稍晚。通过对其尸骸的碳 14 测定，可以推定曾侯乙的死亡年代在公元前 433 年到公元前 400 年之间。他死时年龄在 42 ~45 岁之间。综合考察其他材料，曾侯乙应当生于公元前 475 年或稍晚，约在公元前 463 年前后成为诸侯王，在位约三十年。出土文物表明，曾侯乙生前非常重视乐器制造与音律研究，兴趣广泛，同时也是擅长车战的军事家。（百度百科）

［3］吴钊：1935 年 12 月 28 日出生于江苏省苏州市一个书香之家，古琴兼音乐史家。1953 年从泛川派古琴大师查阜西学琴。1955 年入天津南开大学历史系，兼从吴派古琴大师吴景略学琴。1959 年大学毕业后，入中央音乐学院民族音乐研究所，师从音乐史家杨荫浏研究中国音乐史。1985 年任中国艺术研究所副研究员，兼北京古琴研究会秘书长。1987—1989 年任该所中国音乐史研究室主任。1991 年任该所研究员，兼北京古琴研究会会长。1992 年，获国务院有突出贡献专家的特殊津贴。1993 年任该院博士生导师至今。2001 年起任中国琴会会长兼全国业余古琴艺术水平考级委员会主任。

吴钊在老师杨荫浏指导下，取得了许多丰硕的学术研究成果。1964 年，他油印出版了第一部著作《中国古代音乐小史》。在这本书交付正式出版的过程中，“文化大革命”来临，他所在的研究所被撤销，老师查阜西、吴景略、杨荫浏都被下了“牛棚”。幸运的是，吴钊的书还未来得及出版，他被作为一般的群众和其他同仁下放乡间劳动。由于条件所限，他随身带的不再是古琴而是琵琶。劳动之余，他会弹起琵琶，也用琵琶给样板戏伴奏，别人也不会因为他有事没事弹琵琶来批他。

“文化大革命”后，吴钊开始了他事业的高峰期。他的《中国古代音乐小史》经较大修改，并由同事刘东升增写了近代部分，以《中国音乐史略》的名称正式出版。其增订本于1994年被译成日文在东京出版。他的《追寻逝去的音乐踪迹》等其他研究著述也相继出版，有的还成为大学音乐专业的必读参考书。而他的古琴音乐也开始被不同传播机构录制成CD、DVD在国内外传播。（百度百科）

中国音乐史略（增订本）：人民音乐出版社出版。

主要内容：中国是个多民族的国家。在从上古至近代的悠久岁月中，各族人民共同创造了祖国的优越的音乐文化。今天面对着这样丰富多彩的音乐文化遗产，《中国音乐史略（增订本)》著者吴钊、刘东升两君，根据大量有关的文献资料、考古资料以及社会调查资料，比较全面而概括地对中国音乐史加以论述，既说明了他们自己多年的研究心得，又介绍了不少中外学者的研究成果，可以反映出中国音乐发展的来龙去脉。《中国音乐史略（增订本)》也扼要地介绍了中国古代音乐学家的一些学说，如《乐记》一书认为音乐应反映社会现实，应发挥教育功能，等等。这些主张虽然有历史的、阶级的局限性，但可供我们参考。书中所用史料有直接的，也有间接的，但《中国音乐史略（增订本)》从始至终力图突出音乐主线，不时发出或流露音响，所以读起来，不会感到寂寥。（节选自阴法鲁《中国音乐史略・序》)

[4]《灵枢・阴阳二十五人》《灵枢・五音五味》出现了一套进一步分化的五音：五音与上下左右太少阴阳相配而或成二十五音，以与阴阳二十五人相配。

金栋按：《五音五味》的前四段，应该是《阴阳二十五人》篇内容的继续。古代注家对经文内容皆认为难以解释。下面就先生所引《五音五味》“进一步分化的五音”经文，转引刘衡如校勘本《灵枢经》对此篇前四短的解释。愿与读者共享。

《灵枢经・附录：试订〈五音五味〉篇前四段》

《五音五味》篇的前四段，看来是《阴阳二十五人》篇的继续。历来注家多认为其中有错乱，难以解释。校者偶检“元刊本”此篇的第四段的排列次序（图1)，如将右上第一条“太角……少阳上”属前第三段，并将右下第一条“右徵……判徵”向左移至右上第二条“右角……判角”下，下第二、第三条依次顺移，则其顺序就可明显地看出是按角、徵、宫、商、羽排列的。据此试以整理其余三段中的各条次序，则各段均始于角，并认为此四段文最初似为一幅由四部分组成的图表（图2)。今将整理后的四段内容列下，供参考：

足厥阴，脏肝，色青，味酸，时春，上角与太角（即右角）同，谷麻，畜犬，果李。

手太阴，肺脏，色白，味辛，时秋，上商与右商（即太商）同，谷黍，畜鸡，果桃。

足太阴，脾脏，色黄，味甘，时季夏，上宫与太宫同，谷稷，畜牛，果枣。

足少阴，脏肾，色黑，味咸，时冬，上羽与太羽同，谷大豆，畜彘，果栗。

手少阴，脏心，色赤，味苦，时夏，上徵与右徵（即太徵）同，谷麦，畜羊，果杏。

* * *

右角、钛角、上角、左角、判角

右徵、少徵、质徵（左徵）、上徵、判徵

少宫、上宫、太宫、加宫、左宫

右商、少商、钛商、上商、左商

众羽、桎羽、上羽、太羽、少羽

* * *

1. 钛商与上角，调左手阳明（原作“足太阳”，详文义改）下。
2. 钛商与上商，调左手（原作“右足”，详文义改）阳明下。
3. 判角与少角，调右足少阳下。
4. 少宫与太宫，调右足阳明下。
5. 桎羽与众羽，调左（原作“右”，详文义改）足太阳下。
6. 少商与右商，调右手阳明（原作“太阳”，详文义改）下。
7. 众羽与少羽，调右足太阳下。
8. 质（原作“太”，详文义改）徵与少徵，调左手太阳上。
9. 少（原作“右”，详文义改）角与太角，调右足少阳下。
10. 少徵与太宫，调右手太阳下（原作“左手阳明上”，详文义改）。
11. 左商与左徵，调左手阳明上。
12. 右徵与少徵，调右手太阳上。

* * *

13. 太角与太宫，同右足太阳上。
14. 太羽与太角。同右足太阳上。
15. 判角与太角，同左足少阳下。
16. 质判与太宫，同左手太阳下。
17. 加宫与太宫，同左足阳明下（原作“少阳上“，详文义改）。
18. 左商与右商，同左手阳明上。
19. 少羽与太羽，同右足太阳下。
20. 左角与太角，同左足少阳（原作“阳明“，详文义改）上。
21. 太宫与上角，同右足阳明上。

太角与太宫同右足少阳上

右角钛角上角太角判角

少宫上宫太宫加宫左角宫

右徵少徵质徵上徵判徵

右商少商钛商上商左商

众羽桎羽上羽太羽少羽

图 1

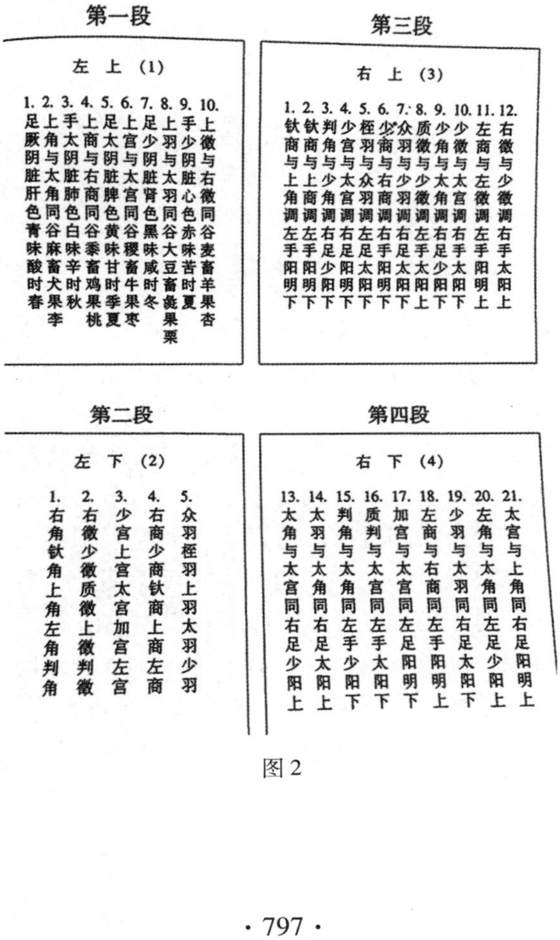

第一段

左 上 (1)

1. 足厥阴脏肝色青味酸时春
2. 上角与太角同谷麻畜犬果李
3. 手太阴脏肺色白味辛时秋
4. 上商与右商同谷黍畜鸡果桃
5. 足太阴脏脾色黄味甘时季夏
6. 上宫与太宫同谷稷畜牛果枣
7. 足少阴脏肾色黑味咸时冬
8. 上羽与太羽同谷大豆畜彘果栗
9. 手少阴脏心色赤味苦时夏
10. 上徵与右徵同谷麦畜羊果杏

第三段

右 上 (3)

1. 钛商与上角调左手阳明下
2. 钛商与上商调左手阳明下
3. 判角与少角调右足少阳下
4. 少宫与太宫调右足阳明下
5. 桎羽与众羽调左足太阳下
6. 少商与右商调右手阳明下
7. 众羽与少羽调右足太阳下
8. 质徵与少徵调左手太阳上
9. 少角与太角调右足少阳下
10. 少徵与太宫调右手太阳下
11. 左商与左徵调左手阳明上
12. 右徵与少徵调右手太阳上

第二段

左 下 (2)

1. 右角钛角上角左角判角
2. 右徵少徵质徵上徵判徵
3. 少宫上宫太宫加宫左宫
4. 右商少商钛商上商左商
5. 众羽桎羽上羽太羽少羽

第四段

右 下 (4)

13. 太角与太宫同右足少阳上
14. 太羽与太角同右足太阳上
15. 判角与太角同左手少阳下
16. 质判与太宫同左手太阳下
17. 加宫与太宫同左足阳明下
18. 左商与右商同左手阳明上
19. 少羽与太羽同右足太阳下
20. 左角与太角同左足少阳上
21. 太宫与上角同右足阳明上

图 2

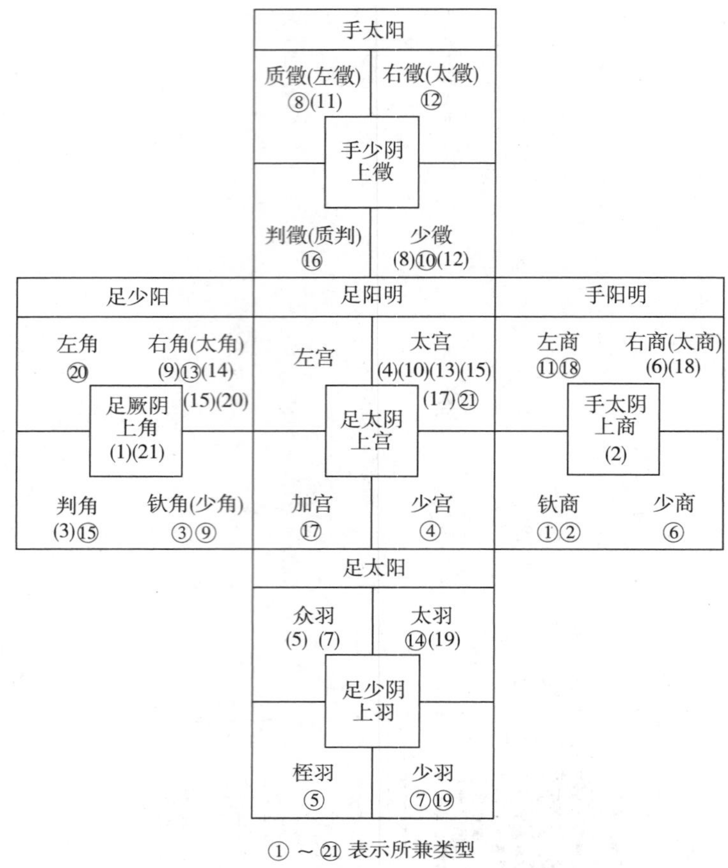

图 3

［5］张景岳整理如上：经核对经文，并非张景岳整理，《灵枢经》原文如此。

《类经四卷·藏象类三十二》注：“此上五条，结上文而总记五音之目也。五音各五，是为二十五人之数。”

不敢强解：《类经四卷·藏象类三十二》注：“按：此篇乃承前篇《阴阳二十五人》而详明其五行相属之义。但前节言调者十二条，后节言同者九条。总计言角者十二，徵者六，宫者八，商者八，羽者七。有重者，如左手阳明上，右足太阳下，右足阳明下，右足少阳下。有缺者，如左手阳明下，右手阳明上，右手阳明下，左足太阳上，左足阳明下。且有以别音互入，而复不合于表里左右五行之序者。此或以古文深讳，向无明注，读者不明，录者不慎，而左右上下太少五音之间，极易差错，愈传愈谬，是以义多难晓。不敢强解，姑存其文，以俟后之君子再正。”

［6］七篇大论中再一次出现了这套名词的一部分：见《素问·五常政大论》《六元正纪大论》。

附　象数略论

1. 从律历与象数的关系说起

讲象数之学离不开阴阳五行。不过，直接从阴阳五行讲象数，读者很难明白其所以然。至迟自汉代开始，和象数之学关系密切的主要是律历学。“律”本来属于音乐，故笔者把对象数之学的看法附在这里，而且从律历与象数的关系说起。

但需说明，与律历密切的象数之学是其中的“数”的部分。

为此，先把《史记·律书》的有关内容引出。

“王者制事立法，物度规则，一禀于六律，六律为万事根本焉。其于兵械尤所重，故云‘望敌知吉凶，闻声效胜负’，百王不易之道也。武王伐纣，吹律听声，推孟春以至于冬至，杀气相并，而音尚宫。同声相从，物之自然，何须怪哉。”［史记（平装本）．中华书局，1986：1139-1140］

我想，绝大多数当代读者，很难理解为什么“六律为万事根本”，对周武王通过“吹律听声，推孟春以至于冬至，杀气相并”，于是决定伐纣会感到很奇怪。

须知，司马迁属于天官，他就是皇家天文历法学家，为什么这样做呢？

同样奇怪的是：“历书”是记录和讨论历法的，属于天文学的应用部分之一，为什么和“六律”搞在一起呢？《史记》本来有“乐书”，不是应该在那边讨论“六律”吗！其实，不仅《史记》把我们认为互不相干的内容（历法、音乐）混在一起。读者若浏览一下两汉书乃至一切正史中的历法部分，都会看到这种倾向。

比如，《汉书·律历志》如下说：

“元始中，王莽秉政，欲耀名誉，征天下通知钟律者百余人，使羲和刘歆等典领条奏，言之最详。故删其伪辞，取正义，著于篇。”［汉书（平装本）．中华书局，1986：955］

“至武帝元封七年，汉兴百二岁矣，大中大夫公孙卿、壶遂、太史令司马迁等言‘历纪坏废，宜改正朔’……。其法以律起历，曰：‘律容一龠，积八十一寸，则一日之分也。与长相终。律长九寸，百七十一分而终复。三复而得甲子。夫律阴阳九六，爻象所从出也。故黄钟纪元气之谓律。律，法也，莫不取法焉。’与邓平所治同。于是皆观新星度、日月行，更以算推，如闳、平法。法，一月之日二十九日八十一分日之四十三。……乃诏迁用邓平所造八十一分律历，罢废尤疏远者十七家。”［汉书（平装本）．中华书局，1986：975-976］

原来，古人是“以律起历”！即历法是根于律的！于是，八十一这个从律来的数，在汉代受到特别重视。

之所以如此，笔者认为，这是由于古人对音律之间的数学关系感到很神秘的缘故。即那时发现了五音之间、六律之间的某种数学关系，却不可能认识到这种关系基于振动频率。于是，进一步认为，“数”决定着一切。制定历法是古代应用数学计算最多的学科，历法也是在寻找周期，于是，古人把律和历搞到一起，而且认为律是历的基础。

比如，本节已经介绍过三分损益法定五音。

其中把宫音的弦长定为八十一，不过是为了方便计算，特别是方便使用三分损益法。

然而，汉代人由此认为，八十一这个数具有普遍意义，奥妙无穷。

太初历规定每天为八十一刻，就是受上述思想影响。

《素问》和《灵枢》都是八十一篇，也是这种思想的体现。

2. 象数之学的定义

什么是象数之学呢？

按黄庭坚对周濂溪太极图的评价，这是“明天理之根源，究万物之终始”的学问。

于是，象数之学属于中国古代的自然哲学理论。

象数之学，本来是两种学说，即象学和数学——并非现代意义上的数学。

什么是“象学”呢！就是比类取象之学。

笔者将特别指出：《内经》的方法就是比类取象的方法。“象学”对《内经》十分重要自不待言。比类取象之学的适用范围和局限性，已经在“医易答问”中略做介绍，本书后所附“《内经》的体系和方法”一文中也将扼要讨论。这里从略。

什么是“数学”呢？就是古人认为，万事万物都和“数”密切相关，甚至是受“数”决定的。这种思想很接近古希腊毕达哥拉斯学派“数本体论”。“数学”就是按照这种思想寻找事物和“数”之间的关系，或者说用数之间的关系解释事物和现象。

那么，这是否意味着象数之学完全是无稽之谈呢？

近代学者认为，“数学”不应该全盘否定。

冯友兰说：“所谓象数之学，初视之似为一大堆迷信，然其用意，亦在于对于宇宙及其中各方面之事物，做一有系统的解释。其注重‘数’‘象’与希腊之毕达哥拉学派，极多相同之点。兹略述毕达哥拉学派，以资比较。亚里士多德曰：‘这些哲学家（毕达哥拉学派之哲学家）显然以数目为第一原理，为生存的物之质因，且为其改变与永久形状之形式。数目之原质即奇偶：奇为有限；偶为无限。他们以为‘一’自此二者出。（因‘一’亦奇亦偶）从一生出一切数目；全宇宙都是数目。’”（冯友兰．中国哲学史．中华书局，1961：548-549）

现在看来，象数之学还可以有更多的意义。

比如，现代数学界曾经花大力气证明，是否存在一个与经验无关的——亦即先验的数的世界。最后的结论是：不存在那样的世界——数学是拟经验的。这是20世纪英国数学家罗素和美国科学哲学家拉卡托斯的最后结论。

再如音乐，一切乐章都不过是一串串不同的振动频率结合与变化——即“数”的结合与变化。

据此，象数之学要从“律”讲起，就不是偶然了。

再如电脑技术或现代信息技术，就是用“数”处理对象，或者说把现象“数字化”，而且电脑只用0和1两个数即可。

所以，现代人熟悉的虚拟世界，不过是“数字世界”。“数”几乎可以摹写现实世界中存在的一切。

总之，“象数之学”中的“数学”有它的可取的方面。

不过，“象数之学”中的“数学”，还是非常肤浅而且常常充满了谬误。它不需要四则运算之外数学知识，故不能算中国古代数学的成就或组成部分。从哲学角度看，它对自然和社会的解释也大都不能为当代接受。

3. 象数与阴阳五行

《左传·僖公十五年》（前645），韩简曰：“龟象也，筮数也。物生而后有象，象而后有滋，滋而后有数。”可见，象数之学始自卜龟和占筮。

不过，象数之说虽起自先秦，却大盛于汉人解《易》。由于阴阳五行学说也大盛于汉代，于是，象数迅速和阴阳五行发生关系，而且成为象数之学的重要内容。

今可知《易传》中的象数之说有（略去象的部分）：

“天一地二，天三地四，天五地六，天七地八，天九地十。天数五，地数五，五位相得而各有合。”（《系辞传上》）

单就《易传》理解，这段话不过是说从一到十奇偶各五个数是相合的。引进阴阳思想，也不过把天地、奇偶代以阴阳。

可是《尚书·洪范》中有：

“一曰水，二曰火，三曰木，四曰金，五曰土。”

这个顺序既不是相克顺序，也不是相生顺序。但无论如何，五行有了一个排列顺序。

先秦就有“太一生水”之说，汉代则把一至十这十个自然数的序数意义和五行排列勉强牵合在一起。

《尚书大传·五行传》说：

“天一生水，地二生火，天三生木，地四生金。地六成水，天七成火，地八成木，天九成金，天五生土。”

唐代人孔颖达撰《尚书正义》，进一步发挥此说。其中说：“《易·系辞》曰：天一地二，天三地四，天五地六，天七地八，天九地十。此即是五行生成之数。天一生水，地二生火，天三生木，地四生金，天五生土。此其生数也。如此则阳无匹，阴无偶。故地六成水，天七成火，地八成木，天九成金，地十成土。于是阴阳各有匹偶，而物得成焉。故谓之成数也。《易·系辞》又曰：天数五，地数五，五位相得而各有合。此所以成变化而行鬼神，谓此也。”（清·阮元校刻．十三经注疏．江苏广陵古籍刻印社，1985：76）紧接着的下文是，从冬至一阳生，到夏至一阴生联系水火。文长不录。

于是五行生成有了顺序，而且和天地联系在一起。

不过，以上表述和定型的表述不完全相同。

明代大医张介宾作“五行生成数解”说：

“五行之理，原初自然。天地生成，莫不有数。圣人察河图而推定之。其序曰：‘天一生水，地六成之；地二生火，天七成之；天三生木，地八成之；地四生金，天九成之；天五生土，地十成之。’夫五行各具形质，而惟水火最为轻清，乃为造化之初。故天以一奇生水，地以二偶生火。若以物理论之，亦必水火为先。以小验大，以今验古，可知之矣。如草木未实，胎卵未生，莫不先由于水，而后成形。是水为万物之先，故水数一。化生已兆，必分阴阳。既有天一之阳水，必有地二之阴火，故火次之，其数则二。”（张介宾．类经图翼．人民卫生出版社，1965：7-8）

总之，古人确实认为，五行生成与数——序数有关。水、火为最先生成的东西。此说的经验依据和推理方法，都是我们不能接受的，尽管这和数本体论已经相距很远了。

4. 沈括关于数的看法

《梦溪笔谈》卷五有沈括对《汉书·律历志》的批评如下：

“《汉志》言数曰：‘太极元气，函三为一。极，中也。元，始也。行于十二辰，始动于子，参之于丑得三，又参之于寅得九，又参之于卯得二十七。历十二辰，得十七万七千一百四十七。此阴阳合德，气钟于子，化生万物者也。’殊不知此乃求律吕长短体算成法耳，别有何义！为史者但见其数浩博，莫测所用，乃曰：‘此阴阳合德，化生万物者也。’”（梦溪笔谈．吉林摄影出版社，2003：17）

读者可能不清楚十七万七千一百四十七这个数怎么来的。其实，文中所说不过是3的11次方=176847。这个数比177147少300。故今本《笔谈》或《汉书》可能有误。但无论如何，这个数与“阴阳合德，化生万物”没有关系。《汉书·律历志》的作者不一定不知道这个数的来路，但为了用音乐方面的数据说明“历元”的合理性，只好如上附会。

5. 大发挥象数之学的邵雍

古代学者当中，大发挥象数之学的人，是北宋哲学家邵雍。

他把“数”看作宇宙演化的最高法则，说：

“数者何也？道之运也，理之会也，阴阳之度也，万物之纪也，明于幽而验于明，藏于微而显于管，所以成变化而行鬼神者也。”（《皇极经世书》卷二）

宇宙是怎样遵循着“数”演化的呢？

邵雍认为，宇宙演化有一个大周期——亦即数的周期。这个大周期是129600年。每一个周期中，事物都经历发生、发展，最后归于消尽，于是在下一个周期中一切重新开始。

129600年这个周期是怎么来的呢？

邵雍的儿子如下说：

“一元象一年，十二会象十二月，三百六十运象三百六十日，四千三百二十世，象四千三百二十时故也。经世一元、十二会、三百六十运、四千三百二十世，一世三十年，是为十二万九千六百年，是为皇极经世一元之数。”（《百源学案·宋元学案》第373页）

可知，129600是30×4320的积。

4320是360日一年中的时辰数。即12×360=4320。

规定三十年为一世，正如《内经》运气学说规定三十年为一纪，完全是人为的，不过是方便使用干支六十一周期。

显然，邵雍的思想没有什么奥义。可是，后人乃至近年还是有人无限附会。可惜，他们甚至连邵雍的本意是什么也不知道。

6. 朱熹对五行生成的看法

朱熹被视为中国的黑格尔，对北宋之后的中国思想、学术影响很大。这里引用他对五行生成先后的看法，也许更有助于理解象数之学的本意。他说：

"大抵天地生物，先有轻清，以及重浊。天一生水，地二生火。二物在五行中最轻清。金木复重于水火。土又重于金木。"［王星贤，点校；［宋］黎靖德，编．朱子语类（六）．中华书局，1986：2382］

"天地生物，五行独先。地即是土，土便包含许多金木之类。天地之间，何事而非五行？五行阴阳，七者滚和，便是生物的材料。"（［王星贤，点校；［宋］黎靖德，编．朱子语类（六）．中华书局，1986：2368］

"天地始初。混沌未分时，想只有水火二者。水之渣滓便成地。今登而望，群山皆为波浪之状，便是水泛如此。"［王星贤，点校；［宋］黎靖德，编．朱子语类（一）．中华书局，1986：7］

朱熹关于五行生成先后的理解如上，其他古代末流学者的认识会达到什么程度，就可想而知了。

7. 《内经》中涉及数的内容

《素问·金匮真言论》有：肝，木，角，其数八；心，火，徵，其数七；脾，土，宫，其数五；肺，金，商，其数九；肾，水，羽，其数六。（按：均系摘要引出）

《素问·五常政大论》中，也有基本相同的说法。

显然，上两篇中的数，五是生数，余者都是五行的成数。

《素问·六元正纪大论》中，更提到生数和成数。文繁不引。

此外，《素问·上古天真论》关于女子七七，男子八八，以及《素问·阴阳应象大论》"七损八益"之说，也都暗含着象数之学。

有意思的是，女子七七之说可以部分得到现代医学认可。女子"七七任脉虚，太冲脉衰少，天癸竭，地道不通，故形坏而无子"之说与现代认为女子平均断经年龄为四十九岁完全相符。可惜，支持此说的例子太少。

最后须知，五脏六腑、十二经脉之说也明显带有象数之学的色彩，只是五六十一和二六十二不是象数之学常讨论的数，有关拙见请参看第十五节所附"藏五府六考"。

第十四节 《内经》与其他古代学术琐谈

金栋按：关于古代天文历法和《内经》的关系，已在第六节讨论。《内经》和古代音乐，见上一节。第八节讨论了《内经》和《周易》的关系。儒、道两家思想和《内经》分别见于第五节和第九节。本节讨论的是，散见于《内经》中的地理、动植物、军事、机械和度量衡知识。这些知识相当凌乱，但是，通过与同时代的相关文献比较研究，还是对理解《内经》及其成书时代有很大的帮助，也在相当广泛的领域普及了有关传统文化常识。

一 地理学

【原文】

1. 九州[1]说：今《内经》中，“九州”凡三见。经文如下：

“天地之间，六合之内，其气九州九窍、五脏、十二节，皆通乎天气。”（《素问·生气通天论》）

“夫自古通天者，生之本，本于阴阳，其气九州九窍，皆通乎天气。”（《素问·六节藏象论》）

“地有九州，人有九窍。”（《灵枢·邪客》）

清末经师俞樾在其《内经辨言》中指出，《素问》中的“九窍二字，实为衍文，九州即九窍也[2]。”今人多从其说[3]。但《灵枢·邪客》所谓九州，则系地理概念无疑。

王冰注“九州”本《禹贡[4]》为说。邹衍的大九州[5]说似不可见。

2. 四海[6]说：“道之大者，拟于天地，配于四海[7]。”（《素问·征四失论》）“海有东西南北，命曰四海。”（《灵枢·海论》）《尚书·大禹谟[8]》即多说四海[8]，其名义时代不足为据。四海说大约不晚于孟子。①

【自注】

①四海说早于孟子。如“四海之内，皆兄弟也”这句话，见于《论语·颜渊》。又，“四海”在《尚书》中约16见，《周礼》中约2见，《孟子》中约11见，《庄子》

中约6见。均为天下之义。可见“四海”的概念起源很早，而且早已转义为天下。

3. 地至大说：“天至广不可度，地至大不可量[9]。”（《素问·六节藏象论》）“地至大”自今日看来是错误的。汉代早期及先秦有几家文献说出了天、地大小的准确数字，显系臆测。西汉中期以后，宇宙无限思想占主导地位，不再有人臆测天的大小，地也被认为无限大。由实测求子午线长度是唐代的事①[10]。

【自注】

①汉代及以前关于天地大小的文献记载：

日入于虞渊之汜，曙于蒙谷之浦，行九州岛七舍，有五亿[1]万七千三百九里。《淮南子·天文训》

天有九野，九千九百九十九隅，去地五亿万里。《淮南子·天文训》

阖四海之内，东西二万八千里，南北二万六千里，水道八千里，通谷其（六），名川六百，陆径三千里。禹乃使太章步自东极，至于西极，二亿三万三千五百里七十五步。使竖亥步自北极，至于南极，二亿三万三千五百里七十五步。凡鸿水渊薮，自三百仞以上，二亿三万三千五百五十里，有九渊。《淮南子·地形训》

凡四海之内，东西二万八千里，南北二万六千里。水道八千里，受水者亦八千里。通谷六，名川六百，陆注三千，小水万数。凡四极之内，东西五亿有九万七千里，南北亦五亿有九万七千里。极星与天俱游，而天枢不移。冬至日行远道，周行四极，命曰玄明。夏至日行近道，乃参于上。当枢之下无昼夜。白民之南，建木之下，日中无影[2]，呼而无响，盖天地之中也。《吕氏春秋·有始览》

桓公曰：“天下之朝夕可定乎?”管子对曰：“终身不定。”桓公曰：“其不定之说可得闻乎?”管子对曰：“地之东西二万八千里，南北二万六千里。”《管子·轻重乙》

吕氏曰：凡四海之内，东西二万八千里，南北二万六千里。（《周髀算经·卷上之三》）可知此句出自《吕氏春秋》。

不过，《周髀算经》又说：天离地八万里（卷下之一）。于是，天地的大小又和《淮南子》等所说不同。文繁不录。

【补注】

[1] 亿：古时以十万为亿。今以万万为亿。《书·泰誓上》云：“受有臣亿万，惟亿万心。”孔《传》云：‘亿，十万曰亿。”《国语·楚语下·观射父论祀牲》云：“官有十丑，为亿丑。”韦昭注：“丑，类也。以十丑承万为十万，十万曰亿，古数也。今以万万为亿。”

(2) 当枢之下无昼夜。白民之南，建木之下，日中无影：当枢之下无昼夜，指北极星的正下方，没有昼夜之分。这是因为古代天文学认为天轴（枢）自北极星垂直穿过大地，天即绕此轴转动，而太阳永远不会照耀到北极星之下。古人没有日心观念，甚至没有明确的地球观念，按说很难得出这一推论。看来还是因为，那时的天体理论，暗含着地球观念。建木之下，日中无影，指今所谓赤道地区中午站在阳光下没有影子。现在看来，北极星之下，没有昼夜之说大体正确。建木之下，日中无影之说则不对，因为太阳直射地区不是固定的。究其所以还是没有正确的日心观念的缘故。

4. 十二经水说：《灵枢·经水》中的十二经水[11]不完全从《禹贡》的九水[12]来。两家相同的水名为河、江、渭、济、漯、淮。十二经水以北方水名为多。

5. 地形高下与气候：《素问·五常政大论》提到同一地区海拔高度不同，气温高低不同，用以解释人的寿夭不同[13]。认识水平不超过《周髀算经》。

6.《灵枢·岁露论》有“月满则海水西盛[14]”，是认识到潮汐和月相的关系。

《内经》涉及地理名词，是在“法天之纪，则地之理[15]”思想指导下讲天地人相应的，反映的科学地理学水平很局限。

【补注】

［1］九州：九州是中国的别称之一。古人将全国划分九个区域，即所谓“九州”。据《尚书·禹贡》的记载，九州分别是冀州、兖州、青州、徐州、扬州、荆州、豫州、梁州和雍州。《禹贡》是战国后期学者所作。九州制只是当时学者对统一后中国的规划，是一种政治理想。（百度百科）

金栋按：九州具体所指，战国秦汉各家说有异同。这说明九州之说出现得相当晚。

《尚书·禹贡》：“禹别九州，随山浚川，任土作贡。”其九州为：“冀州既载”，“济、河惟兖州”，“海、岱惟青州”，“海、岱及淮惟徐州”，“淮、海惟扬州”，“荆及衡阳惟荆州”，“荆、河惟豫州”，“华阳、黑水惟梁州”，“黑水、西河惟雍州”。

《尔雅·释地》：“两河间曰冀州，河南曰豫州，河西曰雍州，汉南曰荆州，江南曰扬州，济河间曰兖州，济东曰徐州，燕曰幽州，齐曰营州。”

《周礼·夏官·职方氏》：“东南曰扬州”，“正南曰荆州”，“河南曰豫州”，“正东曰青州”，“河东曰兖州”，“正西曰雍州”，“东北曰幽州”，“河内曰冀州”，“正北曰并州”。

《吕氏春秋·有始览·有始》：“何谓九州？河、汉之间为豫州，周也。两河之间为冀州，晋也。河、济之间为兖州，卫也。东方为青州，齐也。泗上为徐州，鲁也。东南为扬州，越也。南方为荆州，楚也。西方为雍州，秦也。北方为幽州，燕也。”

试列表比较如下：

书名	九州名称								
《尚书·禹贡》	冀	兖	青	徐	扬	荆	豫	梁	雍
《尔雅·释地》	冀	兖	徐	扬	荆	豫	雍	幽	营
《周礼·职方》	冀	兖	青	并	扬	荆	豫	雍	幽
《吕氏春秋》	冀	兖	青	徐	扬	荆	豫	雍	幽

又，《淮南子·地形训》："何谓九州？东南神州曰农土，正南次州曰沃土，西南戎州曰滔土，正西兖州曰并土，正中冀州曰中土，西北台州曰肥土，正北泲州曰成土，东北薄州曰隐土，正东阳州曰申土。"

对于《禹贡》九州，史学大师吕思勉说："州、洲本系一字，亦即今之岛字……《说文》川部：'州，水中可居者。昔尧遭洪水，民居水中高土，故曰九州。'此系唐、虞、夏间的真相，决非如《禹贡》所述，跨今黄河、长江两流域。同一时代的人，知识大抵相类。禹的治水，能否一变共工及鲧之法，实在是一个疑问。"(《中国通史·第三章：古代的开化》)

洪钧按：吕思勉先生不相信大禹时代有《禹贡》所说的九州，自然有理，因为那时的华夏疆域很小，且中国还不是统一的国家。即便到了商代，华夏的疆域还主要在黄河中下游流域地区。春秋战国时期，学者们对今华夏疆域内的地理比较熟悉了，但认识还是不太一致。直到秦汉文献，关于九州还有不同的说法。不过，后世兼采了众家之说。比如山西简称晋、山东简称齐鲁本于《吕氏春秋》。再如《禹贡》没有幽州，毛泽东诗词却有"大雨落幽燕"之句。不过，《禹贡》讲的地理还是比较准确，故影响深远。比如现代的"淮海战役"或"徐蚌会战"，国共双方都根据《禹贡》的地理观念命名。今河南简称豫，应本自《禹贡》，各家无异说。河北简称冀，则不是《禹贡》本义。冀州在上引各家文献中，都居第一，意思是天子脚下，故那时的冀州指今山西。周、秦、汉的政治中心都在关中。直到元明清时期，政治中心才到了河北。可以说，直到这时，才实现了战国学者的理想。贾谊《过秦论》说："秦孝公据崤函之固，拥雍州之地。"今陕西、甘肃等秦国旧地却不称雍，是后来的政治地理演变所致。

［2］九州即九窍：俞樾《内经辨言》："今按九窍二字，实为衍文，九州即九窍也。《尔雅·释兽》篇：'白州驠。'郭注：'州，窍也。'《山海经·北山经》：'伦山有兽如麋，其川在尾上。'郭注：'川，窍也。'川，即州字之误。是古谓窍为州，此云九州，不必更言九窍，九窍二字，疑即古注之误入正文者。"

衍文：校勘术语。亦称"衍字"或"衍"，指抄印时误增之字句。

金栋按：俞引《尔雅·释兽》篇，篇名有误，当为《尔雅·释畜》篇。

《尔雅·释畜》："白州，驠（音艳 yàn）。"郭璞注："州，窍。"刑昺《疏》："州，窍也，谓马之白尻者名驠。"

洪钧按：白州不是白肛门。尻者，臀部。据此，州乃臀部之义。

［3］今人多从其说：有《素问补识》和高校教参均从其说。

《素问补识》："古人认为人与天地相参，故常以人与天地对举，如天圆地方、头圆足方之类。此处下文云：‘皆通乎天气。’则知此以上皆指人体而言，不应该九窍之上，又加‘九州’字样。俞樾云：‘按：九窍二字，实为衍文，九州即九窍也。《尔雅·释兽》篇：白州驠。郭注：州，窍也。《山海经·北山经》：伦山有兽如麋，其川在尾上。郭注：川，窍也。川，即州字之误。是古谓窍为州，此云九州，不必更言九窍，九窍二字，疑即古注之误入正文者。’按：俞说是。九州即九窍。《山海经》‘其州在尾上’，是说肛门长在尾巴上。长沙马王堆汉墓出土帛书《五十二病方》‘人州出不可入者’，即指肛门脱出不得上。《悬解》知‘其气九州九窍’不可解而删去气字，未可从。”

高校教参《内经》：“俞樾《内经辨言》注：‘九州即九窍。’‘九窍’乃古注语误入正文。”

高校教参段逸山《医古文》：“王冰据《尚书·禹贡》，释‘九州’为冀兖青徐扬荆豫梁雍，误。古谓‘窍’为‘州’，《尔雅·释畜》：‘白州，驠。’郭璞注：‘州，窍。’《五十二病方·巢塞脽者方》‘人州出不可入’之‘州’亦谓窍。‘州’‘窍’两字声韵皆近，义得相通。‘九州’即‘九窍’，前云‘九州’，后不烦更言‘九窍’。前人虽有‘九州’与‘九窍’对文，然本例上既言‘天地之间，六合之内’，则下无由再复述九州方域。‘九州’之为‘九窍’，因属罕见，故旁记‘九窍’二字，后人不慎而将其混入正文。遂成‘九州九窍’。俞曲园《读书余录》指出‘九窍二字实为衍文’，当是。”

亦有不从其说者。

《黄帝内经素问译注》：“九州，古以冀兖青徐杨荆豫梁雍为九州。《三部九候论》：‘天地之至数，始于一，终于九。’九为终数。此处似泛指天地间各个不同的区域。又有的注家认为是衍文。如胡澍：‘九州二字疑衍。’又俞樾：‘九州即九窍。’《尔雅·释畜》郭注：‘州，窍也。’如此则‘九窍’系注文。但古文中‘九州’与‘九窍’亦经常同见。如《灵枢·邪客》：‘地有九州，人有九窍。’《楚辞·九辩叙》：‘地有九州，以成万邦；人有九窍，以通精明。’”

洪钧按：无论“九州”还是“九窍”是衍文，《内经》都给后人开了一个大玩笑。假如“九州”就是“九窍”，以地理学说九州，无疑是把肛门、尿道等视为方域，岂止是谬以千里。这样一个字耗费了那么多人的脑筋和笔墨，我则认为无关宏旨。学者当于大处着眼而不拘于个别字句。朴学常把简单问题弄复杂，搞得支离破碎，不得其要，由此可见一斑。其实，俞樾之说漏洞也很明显。且不说他引用文献不确，且拐弯抹角，试看他据《尔雅》等解“州”为窍，实际上“州”都指肛门或臀部。故耳目口鼻不得为“州”，即九州不宜解作九窍。人不会有九个肛门也。

［4］禹贡：《尚书》篇名。禹，又称大禹，夏朝的开国君主。贡，是“献税”的意思，即各地向朝廷进献地方的土特产。《禹贡》，指大禹制定贡法，同时也隐含大一统之义。《禹贡》的重点在“贡”而不在“禹”。

《禹贡》既是大禹治水和制定贡法的记录，更是战国之世走向统一之前的总结性的地理记载。它条理清晰，组织严密，其内容可分为四部分：第一部分是序，介绍写作缘由。第二部分颂扬大禹治理九州的功绩，记述了各州的山川湖泊、土壤物产、田赋等级、贡品名目、水路运输路线。第三部分赞颂大禹治山治水的功绩，描述了当时的山脉与河流大势。第四部分赞美了大禹统一中国的功绩，申述了五服之说。

《禹贡》是我国最早的地理著作。从它往后的《汉书·地理志》《水经注》等历代地理专著，都以《禹贡》作为依据。现代科研成果证实，《禹贡》所记载的大多数内容都是经过实地调查与勘测的。(杜希宙注译《儒家道家经典全释·尚书》)

孔安国《传》："禹制九州贡法。"孔颖达《疏》："禹制贡法，故以《禹贡》名篇。贡赋之法，其来久矣。治水之后，更复改新。言此篇贡法是禹所制，非禹始为贡也。"

孙星衍《尚书今古文注疏》："贡者，《广雅·释诂》云：'上也，税也。'《释言》云：'献也。'"

［5］邹衍的大九州说：邹衍认为，中国名曰"赤县神州"，天下如此者共有九个，即"大九州"。大九州间有"裨海"（小海）相隔。邹衍提出著名的大九州说如下：

先列中国名山、大川、通谷、禽兽、水土所殖，物类所珍；因而推之，及海外，人之所不能睹。……以为儒者所谓中国者，于天下乃八十一分居其一分耳。中国名曰赤县神州。赤县神州内有九州，禹之序九州是也，不得为州数。中国外如赤县神州者九，乃所谓九州也。于是有裨海环之，人民禽兽莫能相通者，如一区中者，乃为一州。如此者九，乃有大瀛海环其外，天地之际焉。(《史记·孟子荀卿列传》)

桑弘羊《盐铁论·论邹》："所谓中国者，天下八十一分之一，名曰赤县神州，而分为九州，绝陵陆不通，乃为一州，有大瀛海圜其外。"

王充《论衡·谈天篇》："邹衍之书言：'天下有九州，《禹贡》之上，所谓九州也。《禹贡》九州，所谓一州也。若《禹贡》以上者，九焉。《禹贡》九州，方今天下九州也。(宗祥案：此节盖言《禹贡》九州，为今中国九州，实即一州。如此者尚有九州。文句疑有颠倒。)在东南隅，名曰赤县神州。复更有八州，每一州者，四海环之，名曰裨海。九州之外，更有瀛海。'"

综合以上材料，我们可以得出以下结论：首先，中国可以划分为九州，就是《尚书·禹贡》划分的九州，也是邹衍的"小九州"。其次，中国又叫赤县神州，像神州这样的州有九个，这就是"大九州"，赤县神州是九分之一。大九州之间有"裨海"（小海）相隔。最后，天下像"大九州"这样的九州又有九个，在更大的九州之外，有"大瀛海"环绕。这样看来，像神州这样的州，天下共有八十一个，赤县神州中国是天下八十一分之一。(孔德立《先秦诸子·第九章阴阳五行家邹衍》)

大九州：《辞源·大部》："古谓中国为赤县神州，在此以外又有如神州者九州，以别于神州内之九州，亦称大九州。见《史记》七四《孟子荀卿列传》附《驺衍》。《淮南子·地形》：'何谓九州？东南神州曰农土，正南次州曰沃土，西南戎州曰滔土，正西兖州曰并土，正中冀州曰中土，西北台州曰肥土，正北济州曰成土，东北薄州曰隐土，正东阳州曰申土。'即指大九州而言。"

赤县神州：《辞源·赤部》："中国的别称。也简称为'赤县'或'神州'。《史记·孟子传》附驺衍：'中国名曰赤县神州。赤县神州内有九州，禹之序九州是也，不得为州数。中国外如赤县神州者九，乃所谓九州也。'"

顾颉刚《古史辨自序·下册·邹衍以后的世界观》说邹衍："所以他敢把中国的九州说推了再推。推出了世界的广大，而把中国看作世界的八十一分之一。这是他大胆的想象，也是合理的创造。他把中国确立在世界中央的地位，于是替她创立了一个在世界中的名词，叫作'赤县神州'，成为裨海之内的九州之一。但为什么既称'县'又称'州'呢?

"按《礼记·王制》云：'天子之县内……'郑玄《注》：'县内，夏时天子所居州界名也。'他说'夏时'固不可靠，但他说'县内'即'天子州界'却是对的。古代王畿千里，而《王制》说'州方千里'，可见王畿即占一州；为了天子所都，又称为'县'。

"又《逸周书·作雒》云：'制郊甸方六百里，国西土为方万里，分以百县。'也是说王畿之内是立县的地方。

"拿这些来看驺衍的说法，可见'神州'是这州的本名，'赤县'则是为了帝王建都之处而特加的一个徽号。"

[6] 四海："①指中国四周的'海疆'。《书·禹贡》：'四海会同。'本为泛称之词，九州之外即为四海。《礼记·祭义》提到东海、西海、南海和北海，不过对举而言，没有确指海域。后人因为求实，直以四海为环绕中国四周的海，于是东、南、西、北海，便有方域可指。但亦因时而异，说法不一。如其中西海，因中国西方陆地广远，湖海复杂，无正确海域可定，故古籍中言四海者有五六处之多。②因古代以为中国四周皆有海，遂称中国为海内，外国为海外。四海，指天下。《孟子·梁惠王上》：'故推恩，足以保四海。'《汉书·高祖纪》：'天下以四海为家。'③指四邻各族居住区域。《尔雅·释地》：'九夷、八狄、七戎、六蛮，谓之四海。'④人体内髓海、血海、气海、水谷之海的总称。脑为髓海，冲脉为血海，膻中为气海，胃为水谷之海（见《灵枢·海论》）。"（《辞海》）

《辞源·口部》："古代以为中国四周皆有海，所以把中国叫作海内，外国叫海外。四海，意同天下。《书·大禹谟》：'文命敷于四海。'《楚辞》屈原《九歌·云中君》：'览冀州兮有余，横四海兮焉穷。'"

金栋按："四海"在《内经》中共11见。其中《灵枢·海论》篇即8见。

[7] 道之大者，拟于天地，配于四海：王冰注："拟于天地，言高下之不可量也。配于四海，言深广之不可测也。"后世注家无异说，不再举。

金栋按：人体四海指"胃者水谷之海""冲脉者为十二经之海""膻中者为气之海""脑为髓之海"。（《海论》）

又，《素问·五藏别论》云"胃者，水谷之海"，《痿论》云"阳明者，五脏六腑之海""冲脉者，经脉之海也"。

《灵枢·经水》云"足阳明，五脏六腑之海也"，《师传》云"六腑者，胃为之海"，《逆顺肥瘦》云"夫冲脉者，五脏六腑之海也"，《五味》云"胃者，五脏六腑之海也""其大气之抟而不行者，积于胸中，命曰气海"，《玉版》云"胃者，水谷气血之海也”，《动输》云“胃为五脏六腑之海”“冲脉者，十二经之海也”，《五音五味》云“冲脉、任脉，皆起于胞中，上循背（脊）里，为经络之海”。

［8］大禹谟：《尚书》篇名。大禹，姒（音寺 sì）姓，史称夏禹、戎禹，相传他是上古夏后氏族部落的首领。禹继承父亲鲧未竟的治水事业，历经十三年，胼手胝足，三过家门而不入，终于治平水患。谟，是“谋”的意思。本文是舜帝与大臣禹、益、皋陶（音高尧 gāoyáo）谋划政务的记录，所以称《大禹谟》。

《大禹谟》的内容可分为四部分：第一部分是序，介绍写作《大禹谟》《皋陶谟》《益稷》的原因。第二部分，舜帝与大禹、伯益讨论政事，赞美帝尧的美德，阐述了各自的治国见解。第三部分记述舜禅位于禹的经过。第四部分叙述大禹征伐苗民，最终以德感化苗民。

虞书中，为了补充《尧典》《舜典》所缺少的君臣之间的嘉言善政，而成《大禹谟》《皋陶谟》《益稷》三篇。其中，因为禹治水的功劳最高，所以《大禹谟》列于三篇之首。

《大禹谟》是伪古文。后世儒学整理编撰《大禹谟》，是为了上联《尧典》《舜典》，下接《商书》《周书》各篇，构建“二帝（按：尧、舜）三王（按：夏禹、商汤、周武王）”的古史体系，宣扬古帝一脉相承的道统。宋代儒学又从舜对禹的训示中撷取“人心惟危，道心惟微，惟精惟一，允执厥中”，称为“虞廷十六字”，作为舜受自尧并传于禹的“三圣传授心法”。这十六字成为维系古帝道统的精神核心，而《大禹谟》正是研究中国古代的思想史，特别是宋代理学的重要史料。（杜希宙《儒家道家经典全释·尚书》）

因《大禹谟》是伪古文，晋代梅赜所增，故先生说“《尚书·大禹谟》即多说四海，其名义时代不足为据”。

即多说四海：共有 3 见。即“大禹曰文命，敷（按：治理）于四海”，“皇天眷（按：顾念）命，奄（按：尽）有四海，为天下君”，“四海困穷，天禄永终”。

［9］天至广不可度，地至大不可量：王冰注：“言天地广大，不可度量而得之。”后世注家无异说，不再举。

又，《灵枢·经水》：“天至高，不可度，地至广，不可量。……且夫人生于天地之间，六合之内，此天之高、地至广也，非人力之所能度量而至也。”

［10］由实测求子午线长度是唐代的事：即由唐代僧人一行等奉诏所测。

《中国历代名人辞典·唐》：“一行（683—727）：唐朝高僧、天文学家。俗名张遂，魏州昌乐（今河南南乐）人，太宗时功臣张公瑾之孙。他为逃避官场斗争，二十一岁出家为僧，后成为我国佛教密宗之祖。译《大日经》，并为之作疏。他博览经典，精通天文历法。开元九年（721），因旧历法预报日蚀不准，奉诏修订历法。他与梁令瓒同制黄道游仪，用以重新测定一百五十余颗恒星的位置，在世界上第一次发现恒星位置变动的现象。他又发起在全国十二个地点观测，并根据南宫说等人的测量，归算出相当于子午线纬度的长度，在科学史上有重大意义。此外，他与梁令瓒合作制成以漏水转动的浑天铜仪，为现代时钟的雏形。十五年，在他主持下，前后经过六年的实测与研究，制成《大衍历》，是唐代最好的历法。它的体例格式，在我国采取西法以前，为历代编历者所沿用。”

冯克诚、田晓娜《中国通史全编·中册·隋唐五代历史概述·唐朝的科学与技术》：“天文与数学：僧一行，本名张遂，是唐代最著名的天文学家。他青年时代就精通历象和阴阳五行之学。唐玄宗召他到长安主持改定历法。当时，率府兵曹参军梁令瓒已经制成木黄道游仪的模型，一行主张改用铜铸，并与令瓒继续进行研究，经过两年的努力，最后于开元十二年（724）制成铜黄道游仪。次年，一行又与梁令瓒奉玄宗之命，共同研制成铜铸的水运浑仪，用以计时，黄道游仪和水运浑仪的制成，对观察天象起了很大的作用。开元十三年，一行还用自己制成的‘复矩图’，令南宫说率人到今河南若干地点测量北极高度和春分、夏至、秋分、冬至的日影长度，测出地球子午线1度的长度约合十二万三千七百米。这是世界上第一次实测子午线，具有重大的意义。一行也是世界上第一位发现恒星位置变动的天文学家。他临死前编成《大衍历》的草稿，日后经张说等整理成书，是中国古代的一部重要历书。该历在编写的过程中使用的不等间距的二次差内插法、具有正弦函数性质的表格和含有三次差的近似内插公式，在数学上都是杰出的贡献。”

[11]《灵枢·经水》中的十二经水：即清水、渭水、海水、湖水、汝水、渑水、淮水、漯水、江水、河水、济水、漳水。

经文云：“足太阳外合清水，内属膀胱，而通水道焉。足少阳外合于渭水，内属于胆。足阳明外合于海水，内属于胃。足太阴外合于湖水，内属于脾。足少阴外合于汝水，内属于肾。足厥阴外合于渑水，内属于肝。手太阳外合（于）淮水，内属（于）小肠，而水道出焉。手少阳外合于漯水，内属于三焦。手阳明外合于江水，内属于大肠。手太阴外合于河水，内属于肺。手少阴外合于济水，内属于心。手心主外合于漳水，内属于心包。”

清水：古水名。“上游即今河南卫辉市以上卫河，汉、魏以前在今淇县朝歌镇南入黄河。”（《辞海》）

渭水：孙星衍《尚书今古文注疏·禹贡第三中》：“［疏］《水经》：‘渭水又东，过华阴县北，东入于河。’注云：‘春秋之渭汭也。’案：华阴今陕西县。……郑云‘属于渭而入于河’者，渭水至船司空入河，在今陕西华阴县东北。”

海水：《汉语大字典·水部》：“海：本指承受大陆江河流水的地球上最大的水域；后指邻接大陆而小于洋的水域。《说文·水部》：‘海，天池也，以纳百川者。’《书·禹贡》：‘江、汉朝宗于海。’”

金栋按：就手头资料所见，“海水”未知所指，暂引上说备考。

湖水：古水名。“在河南省灵宝县西南，发源于夸父山，北流入黄河。（《汉语大字典·水部》）《水经注·河水四》：‘湖水出桃林塞之夸父山……又北迳湖县东，而北流入于河。’”

汝水：古水名。“上游即今河南北汝河；自漯河市以下，故道南流至西平东会潕水（今洪河），又南经上蔡西至遂平东会㶏水（今沙河）；此下即今南汝河及新蔡以下的洪河。元至正间于郾城遏断南流，上游遂改道东出㶏水（今沙河）入颍河，称北汝；下游改以潕水为源，名南汝。明嘉靖末潕水又改道东出注澺水称为洪河，南汝遂改以㵐水为源，如今势。”（《辞海》）

渑（音绳 shéng）水：古水名。“亦作‘绳水’。源出今山东淄博市东北，西北流至博兴东南入时水。此下时水亦通称‘渑水’。《左传》昭公十二年（前530）：‘有酒如渑，有肉如陵。’指此。一说渑、绳有别，此水系渑水，不应作‘绳’，不足据。”（《辞海》）

淮水：即淮河。“中国大河之一。源出河南省桐柏山，东流经河南、安徽等省到江苏省入洪泽湖。”（《辞海》）

漯水：水名。“也名漯河、漯川。《说文》作湿水。古漯水出今山东茌平县。自宋代黄河决口于商胡、朝城绝流，旧迹因而淹没。”（《辞源·水部》）

江水：指长江。长江谓之江水。中国第一大河流。

《汉语大字典·水部》：“江：长江。《说文·水部》：‘江，水。出蜀湔氐徼外崏山，入海。’……《水经注·江水》：‘汉元延中，岷山崩壅，江水三日不流。’”

河水：指黄河。黄河谓之河水。中国第二大河流。

《汉语大字典·水部》：“河：黄河。我国第二大河流。上源卡日曲出青海省巴颜克拉山脉各姿各雅山麓，东流经四川、甘肃、宁夏、内蒙古、陕西、山西、河南等省区，在山东省北部入渤海。下游自河南省孟津以下，历史上曾多次改道。《说文·水部》：‘河，水出焞［敦］煌塞外昆仑山，发原注海。’”

济水：水名。“古与江、淮、河并称四渎。（《辞源·水部》）《书·禹贡》：‘导沇水，东流为济，入于河。’济水源出于河南济源县王屋山，其故道本过黄河而南，东流至山东，与黄河并行入海，后下游为黄河所夺，惟河北发源处尚存。”

漳水：河流名。《书·禹贡》：“至于衡漳。”孙星衍《尚书今古文注疏·禹贡第三上》：“［注］《地理志》云：‘漳水出上党沾县大要谷，东北至安平、阜城入河，行千六百八十里。衡漳者，漳水横流入河。’……案：沾县，今山西乐平县。”

［12］《禹贡》的九水：检阅今通行本《禹贡》有九河、九江、九川、九泽之名，却未见“九水”之名，疑据篇中内容分析而来。经检阅《禹贡》“九州”疏通之水道并结合孔安国《传》、孔颖达《疏》，篇中水名非“九水”，或达十八水之多，即济、漯、河、汶、泗、淮（夷）、江、沱、潜、汉、伊、洛、瀍（音缠 chán）、涧、桓、沔、渭、黑。

“济、河为兖州：……浮于济、漯，达于河。”孔安国《传》：“济、漯，两水名。”

“海、岱惟青州：……浮于汶，达于济。”孔颖达《疏》：“《地理志》云：汶水出泰山莱芜县原山，西南入济也。”

“海、岱及淮惟徐州：……泗滨浮磬，淮夷蠙（音频 pín）珠暨鱼。”《传》：“泗水涯水中见石，可以为磬。蠙珠，珠名。淮、夷二水出虫宾珠及美鱼。○泗，音四，水名。淮夷，郑云：‘淮水之夷民也。’马云：‘淮、夷，二水名。’孔《传》云‘淮夷之水，本亦有作淮、夷二水也。’”《疏》云：“蠙之兴鱼，皆是水物，而以淮、夷冠之，知淮、夷是二水之名。淮即四渎之淮也。夷盖小水，后来竭涸，不复有其处耳。王肃亦以淮、夷为水名。郑玄以为淮水之上夷民，献此珠与鱼也。”

“荆及衡阳惟荆州：江、汉朝于海。”《传》：“二水经此州而入海，有似于朝。”“浮于江、沱、潜、汉，逾于洛。”《传》：“江、沱、潜、汉，四水名。”

“荆、河惟豫州：伊、洛、瀍、涧，既入于河。”《传》：“伊出陆浑山，洛出上洛山，涧出沔池山，瀍出河南北山，四水合流而入于河。”

“华阳、黑水惟梁州：……西倾因桓是来，浮于潜，逾于沔，入于渭，乱于河。”《传》：“西倾，山名。桓水自西倾山南行，因桓水是来，浮于潜。汉上曰沔。”《疏》：“自西倾山南行因桓水是来，浮于潜水也。《地理志》云：‘桓水出蜀郡蜀山，西南行羌中，入南海。’则初发西倾，未有水也。不知南行几里得桓水也。下传云：‘泉始出山为漾水，东南流为沔水，至汉中东行为汉水。’是‘汉上曰沔’。”

[13]“五常政大论”句：经云：“帝曰：天不足西北，左寒而右凉；地不满东南，右热而左温，其故何也？岐伯曰：阴阳之气，高下之理，太少之异也。东南方，阳也，阳者其精降于下，故右热而左温。西北方，阴也，阴者其精奉于上，故左寒而右凉。是以地有高下，气有温凉，高者气寒，下者气热。”“帝曰：其于寿夭何如？岐伯曰：阴精所奉其人寿，阳精所降其人夭。”

①天不足西北，左寒而右凉；地不满东南，右热而左温：王冰注：“面《巽》言也。”《素问注证发微》云：“天之不满者西北，其在正北则为左，而其气乃寒；正西则为右，而其气乃凉。地之不满者东南，其在正东则为左，而其气常温；正南则为右，而其气常热。左右皆自人坐西北面东南而言。”《素问吴注》云：“面巽而言左右。”《类经二十五卷·运气类十六》云：“天不足西北，故西北为天门。地不满东南，故东南为地户。《五常政大论》曰：‘所谓戊己分者，奎壁角轸，则天地之门户也。’义与此通。此节以背乾面巽而言，乾居西北，则左为北，右为西，故左寒右凉；巽居东南，则右为南，左为东，故右热左温，而四季之气应之。”《素问集注》云：“夫天有阴阳，地有阴阳，故论天之五运而复论地之四方。左寒右凉，左热右温者，从后天之卦象也。盖后天之卦《离》南《坎》北，《震》东《兑》西，以天地开辟而后有四方也。”《素问直解》云：“天为阳，阳气温热，地为阴，阴气寒凉。天不足西北，则西北方之阳气少，故左右寒凉。地不满东南，则东南方之阴气少，故左右温热。”

②阴阳之气，高下之理，太少之异也：太少，注本有作“大小”者。

王冰注：“高下，谓地形。太少，谓阴阳之气盛衰之异。今中原地形，西北方高，东南方下，西方凉，北方寒，东方温，南方热，气化犹然也。”

《类经二十五卷·运气类十六》云：“此下皆言地理之异也。高下，谓中原地形，西北方高，东南方下也。大小，谓山河疆域，各有大小也。故阴阳之气有不齐，而寒热温凉，亦各随其地而异矣。”

《素问集注》云：“阴阳之气者，谓四方有寒热之气。高下之形者，谓地土有高下之形。太少者，四象也。因四方之气象，而各有异也。”

《素问直解》云：“太，有余也。少，不足也。天不足西北，地不满东南，乃阴阳之天气，高下之地理，其中有太少之异也。”

③东南方，阳也，阳者其精降于下，故右热而左温：王冰注：“阳精下降，故地以温而知之于下矣。阳气生于东而盛于南，故东方温而南方热，气之多少明矣。”

④西北方，阴也，阴者其精奉于上，故左寒而右凉：王冰注：“阴精奉上，故地以寒而知之于上矣。阴气生于西而盛于北，故西方凉北方寒，君面《巽》而言，臣面《乾》而对也。”《新校正》云：“详天地不足阴阳之说，亦具《阴阳应象大论》中。”

⑤是以地有高下，气有温凉，高者气寒，下者气热：《新校正》云：“按《六元正纪大论》云：‘至高之地，冬气常在。至下之地，春气常在。’”

⑥阴精所奉其人寿，阳精所降其人夭：王冰注：“阴精所奉，高之地也；阳精所降，下之地也。阴方之地，阳不妄泄，寒气外持，邪不数中而正气坚守，故寿延；阳方之地，阳气耗散，发泄无度，风湿数中，正气倾竭，故夭折。即事验中，今中原之境，西北方众人寿，东南方众人夭，其中犹各有微甚尔，此寿夭之大异也，方者审之乎！”

《素问吴注》云：“阴方之地，阳不妄泄，正气坚守，故人寿；阳方之地，阳气易泄，耗散无度，故人夭。”

《类经二十五卷·运气类十六》云：“阴精所奉之地，阳气坚固，故人多寿，谓崇高之处也。阳精所奉之地，阳气易泄，故人多夭，谓污下之处也。”

《素问集注》云：“阴精所奉之处，则元气固藏，故人多寿。阳精所降之方，则元阳外泄，故人多夭。”

《素问直解》云：“西北方阴也，其精奉于上，东南方阳也，其精降于下。故阴精所奉之方，其人寿；阳精所降之方，其人夭，是西北寿而东南夭也。”

方药中、许家松《黄帝内经素问运气七篇讲解》说：“阴精所奉，这里是指西北寒凉地区。阳精所降，这里是指东南温热地区。全句意即西北寒凉地方的人寿命较长，东南温热地方的人寿命较短。应该指出，人的寿命长短，原因很多，与社会制度、饮食营养、医疗条件、环境遭遇等等均密切相关，上述说法只是就自然环境这一个方面而言，因此不能孤立地对待或加以绝对化，应做综合、具体分析。”

金栋按：“天不足西北，地不满东南”，即如《新校正》云：“详天地不足阴阳之说，亦具《阴阳应象大论》中。”但二者所释不一。

洪钧按：据目前人类寿命统计，不论是就全世界还是就全中国而言，均不能证实寒带人多寿，温带和热带人多夭，故《内经》据阴阳推理的结论不足为据。

[14] 月满则海水西盛：《灵枢·岁露论》全句为：“人与天地相参也，与日月相应也。故月满则海水西盛，人血气积（精），肌肉充，皮肤致，毛发坚，腠理郄，烟垢著。当是之时，虽遇贼风，其人浅不深。至其月郭空，则海水东盛，人气血虚，其卫气去，形独居，肌肉减，皮肤纵（缓），腠理开，毛发残，膲理薄，烟垢落。当是之时，遇贼风则其入深，其病人亦卒暴。”

《类经二十七卷·运气类三十六》云：“致，密也。郄，闭也。纵，宽也。人与天地日月相参应，而此独言月言水者，正以人身之形质属阴，故上应于月，下应于水也。

夫地本属阴，而西北则阴中之阴，东南则阴中之阳，故地之体西北高、东南下。月满则海水西盛者，阴得其位，阴之实也。在人应之，则血气亦实，故邪风不能深入。月郭空则海水东盛者，阴失其位，阴之衰也。在人应之，则血气亦虚，故邪风得以深入，而为卒暴之病。烟垢，腻垢如烟也。血实则体肥，故腻垢著于肌肤，表之固也。血虚则肌瘦，故腻垢剥落，类乎风消，表之虚也。此所以皆关于卫气。郄，隙同。"

金栋按："月满则海水西盛"而人体强壮，"月郭空则海水东盛"而人体虚弱。正如《素问·八正神明论》所云"月始生，则血气始精，卫气始行；月郭满，则血气实，肌肉坚；月郭空，则肌肉减，经络虚，卫气去，形独居"是也。

潮汐："由于月亮和太阳的引力而产生的海水水位定时涨落的现象。"（《现代汉语词典》）

［15］法天之纪，则地之理：见于《素问·阴阳应象大论》篇。经文云："故治不法天之纪，不用地之理，则灾害至矣。"

《太素·卷第三·阴阳大论》云："为家为国之道，不依天之八纲，地之五理，国有亡破之灾，身有夭丧之害也。"王冰注："背天之纪，违地之理，则六经反作，五气更伤，正气既伤，则灾害之至可知矣。"后世注家无新见解，不再举。

二　生物学

【原文】

《素问·五常政大论》有古代动物分类的名词，即五虫[1]说。五类虫是介虫、鳞虫、羽虫、毛虫、倮虫[1]。《内经》把它们五行化了[2]。五虫分类有科学意义。人属于倮虫，最高级。上述排列有进化思想。考其出处，仍在秦汉或以后。除《礼记·月令[3]》外，今本《孔子家语[4]》等亦有这一套名词。

《内经》讲到的植物虽多，都五行化了[5]。种类不足以反映当时的认识水平。本节略示各科端倪，不一一分析。

【补注】

［1］五虫："古人把动物分为五类，叫'五虫'。即倮虫、毛虫、羽虫、鳞虫、甲虫。见《大戴礼记·易本命》。恽敬《都昌元将军碑铭》：'有血气之中，毛羽鳞介，并在五虫，而人为最验。'"（《辞海》）

《大戴礼记·易本命》云："有羽之虫三百六十，而凤皇为之长；有毛之虫三百六十，而麒麟为之长；有甲之虫三百六十，而神龟为之长；有鳞之虫三百六十，而蛟龙为之长；倮之虫三百六十，而圣人为之长。"卢辩注："三百六十，乾坤之筴（筴：一作中央）；万一千五百二十，当万物之数也。"

《大戴礼记·曾子天圆》云："毛虫之精者曰麟，羽虫之精者曰凤，介虫之精者曰龟，鳞虫之精者曰龙，倮虫之精者曰圣人。”庐辩注：“龟、龙、麟、凤，所谓四灵。”

《乐纬》云：“鳞虫三百六十，龙为之长。羽虫三百六十，凤为之长。毛虫三百六十，麟为之长。介虫三百六十，龟为之长。倮虫三百六十，圣人为之长。”

《春秋繁露·五行逆顺》云：“木者春，生之性，农之本也。……恩及鳞虫，则鱼大为，鳣（音沾 zhān）鲸不见，群龙下。”“火者夏，主成长，本朝也。……恩及羽虫，则飞鸟大为，黄鹄（音胡 hú）出见，凤凰翔。”“土者夏中，成熟百种，君之官。……恩及倮虫，则百姓亲附，城郭充实，贤圣皆迁，仙人降。”“金者秋，杀气之始也。……恩及于毛虫，则走兽大为，麒麟至。”“水者冬，藏至阴也。……恩及介虫，则鼋鼍（音元驼 yuán tuó）大为，灵龟出。”

《周礼·地官·大司徒》云：“以土会之法辨五地之物生：一曰山林，其动物宜毛物。”“二曰川泽，其动物宜鳞物。”“三曰丘陵，其动物宜羽物。”“四曰坟衍，其动物宜介物。”“五曰原隰（音习 xí），其动物宜臝物。”

郑玄注：“毛物，貂狐貒（音湍 tuān）貉（音禾 hé）之属，缛毛者也。鳞物，鱼龙之属。羽物，翟稚之属。介物，龟鳖之属，水居陆生者。臝物，虎豹貔（音皮 pí）貐（貙）（音吃 chī）之属，浅毛者。”

金栋按：郑注“臝物（虫）”与《大戴礼》等不同。

介虫：即甲虫，因“外被坚甲者”而名。《辞源·人部》：“介虫：有硬壳的虫类。《礼·月令》：‘孟秋行冬令，则阴气大胜，介虫败谷。’”

《礼·月令》郑玄注：“介，甲也。甲虫属冬。”

《吕氏春秋·孟秋纪》高诱注：“介虫，龟属。”

鳞虫：“鳞虫：鱼和爬虫类的动物。《大戴礼·曾子天圆》：‘毛虫之精者曰麟，羽虫之精者曰凤，介虫之精者曰龟，鳞虫之精者曰龙，倮虫之精者曰圣人。’”（《辞源·鱼部》）

《大戴礼记·曾子天圆》曰：“介虫介而后生，鳞虫鳞而后生。介鳞之虫，阴气之所生也。”郑注《周礼·大司徒》：“介虫，龟鳖之属，水居陆生者。鳞虫，鱼龙之属。”

羽虫：“羽虫：（一）鸟类。《汉书·五行志》中之下：‘说以为于天文南方喙为鸟星，故为羽虫。’《孔子家语·执辔》：‘羽虫三百有六十而凤为之长。’虫，古为动物的总称，不专指昆虫。（二）有翅的小虫。唐杜甫《杜工部草堂诗笺》十二《夏夜叹》：‘虚明见纤毫，羽虫亦飞扬。’”（《辞源·羽部》）

毛虫：“毛虫：兽类。《大戴礼·曾子天圆》：‘毛虫之精者曰麟，羽虫之精者曰凤。’汉王充《论衡·遭虎》：‘夫虎，毛虫；人，倮虫。’”（《辞源·毛部》）

《大戴礼记·曾子天圆》：“毛虫毛而后生，羽虫羽而后生。毛羽之虫，阳气之所生也。”郑注《周礼·大司徒》：“毛虫，貂狐貒貉之属，缛毛者也。羽虫，翟稚之属。”

倮虫：“倮虫：身无羽毛鳞甲的动物。汉董仲舒《春秋繁露·五行逆顺》以鳞虫、羽虫、倮虫、毛虫、介虫并称。《大戴礼·易本命》：‘倮之虫三百六十，而圣人为之长。’倮亦作‘裸’‘臝’‘羸’。”（《辞源·人部》）

《大戴礼记·曾子天圆》："唯人为倮匈而后生也。"庐辩注："倮匈，谓无毛羽与鳞介也。"孔广森《补注》："人倮匈而生，谓之倮虫。……《月令》注：以虎豹之类，浅毛者，皆为倮虫，广森所疑。"

金栋按：虫字古有三，即一虫（虫）、二虫（䖵，即昆，音昆 kūn）、三虫（蟲）。

《说文·虫部》："虫，一名蝮，博三寸，首大如擘指，象其卧行。物之微细，或行，或飞，或毛，或蠃，或介，或鳞，以虫为象。"段注："按：以为象，言以为象形也。从虫之字，多左形右声，左皆用虫为象形也。《月令》：春，其虫鳞；夏，其虫羽；中央，其虫倮，虎豹之属，恒浅毛也；秋，其虫毛；冬，其虫介。许云或飞者，羽也。古虫蟲不分，故以蟲谐声之字，多省作虫。如融赨（音同 tóng）是也。鳞介以虫为形，如螭（音吃 chī）虯（音求 qiú）蛤蚌是也。飞者以虫为形，如蝙蝠是也。毛蠃以虫为形，如蝯蜼（音元卫 yuán wèi）是也。"

《说文·䖵部》："䖵，蟲之总名也。"段注："蟲下曰'有足谓之蟲，无足谓之豸。'析言之耳。浑言之无足亦蟲也。虫下曰'或行或飞，或毛或蠃，或介或鳞，皆以虫为象'，故蟲皆从虫。而虫可读为蟲，蟲之总名称䖵。凡经传言昆蟲，即䖵蟲也。"

《说文·蟲部》："蟲，有足谓之蟲，无足谓之豸。从三虫。"段注："人三为众，虫三为蟲。蟲犹众也。"

《尔雅·释虫第十五》郭璞注："释蟲第十五，本亦作虫。案：此篇是释蟲，依字虫音许鬼反，蛇类也。并两虫为䖵，音古门反，蟲之揔名也。三虫为蟲，直忠反，有足者也。今人以虫为蟲，相承假借用耳。《说文》云：'虫，一名蝮，象其形。物之微细，或行或飞，或毛或蠃，或介或鳞，以虫为象。'案：此文云：'有足谓之蟲，无足谓之豸。'《月令》羽、毛、鳞、介谓之蟲。《白虎通》以圣人为倮虫之长，自上圣下达燋螟，通有蟲称耳。"邢昺《疏》云："释曰：'按《说文》蟲者，裸、毛、羽、鳞、介之总称也。"

《尔雅·释虫》："有足谓之蟲，无足谓之豸（音至 zhì）。"邢昺《疏》："释曰：此对文尔，散文则无足亦曰蟲。《月令》季春曰：'其蟲麟。'郑注云'龙蛇之属'是也。"

李时珍《本草纲目·虫部·第三十九卷》："李时珍曰：蟲乃生物之微者，其类甚繁，故字从三虫会意。按《考工记》云：外骨、内骨、却行、仄行、连行、纡行，以脰鸣、注鸣、旁鸣、翼鸣、腹鸣、胸鸣者，谓之小虫之属。其物甚微，不可与麟、凤、龟、龙为伍；然有羽、毛、鳞、介、倮之形，胎、卵、风、湿、化之异，蠢动含灵，各具性气。"

又，《考工记·梓人》："天之大兽有五：脂者、膏者、蠃者、羽者、鳞者。"

闻人军《译注》："大兽，《考工记》中列举的五类大兽，均属于现代动物分类学上的脊椎动物。脂者，兽类的一部分。《说文·肉部》释'脂'为'戴角者脂'。脂类可能指有角的家畜和野兽，如牛、羊、麋等。膏者，兽类的一部分。《说文·肉部》说'戴角者脂，无角者膏'。膏类可能指无角的家畜和野兽，如猪、熊等。蠃者，蠃（音裸 luǒ），裸。郑玄注：'蠃者，谓虎豹貔，为兽浅毛者之属。'历来众说不一，纷如聚讼。苟翠华等认为，嬴是指裸身的人，嬴属指自然界的人类（参阅苟翠华《‘嬴’非兽类辨》，《科学史集刊》第五期，科学出版社，1963 年 4 月）。1978 年随县曾侯乙墓出土的六具钟虡铜人，证明《考工记》中的‘嬴属’的确是人类。羽者，鸟类。鳞者，《周礼·地官·大司徒》说：‘川泽，其动物宜鳞物。’郑玄注：‘鳞物，鱼龙之属。’其注《考工记·梓人》中的‘鳞者’说：‘鳞，龙蛇之属。’……故‘梓人’的‘鳞属’不是泛指所有有鳞的动物（如鱼类），而是特指龙。”

［2］《内经》把它们五行化了：指《素问·五常政大论》把五虫五行化了，即其类草木，其脏肝，其虫毛；其类火，其脏心，其虫羽；其类土，其脏脾，其虫倮；其类金，其脏肺，其虫介；其类水，其脏肾，其虫鳞。

“其虫毛”，王冰注：“木化宣行，则毛虫生。”《类经二十五卷·运气类十三》：“毛直如木，气类同也。”《素问集注》：“毛虫如草木之森丛，而生于草木者也。”《素问直解》：“毛虫通体皆毛，犹木之森丛，故其虫毛。”

“其虫羽”，王冰注：“羽，火象也。火化宣行，则羽虫生。”《类经二十五卷·运气类十三》：“羽翔而升，属乎火也。”《素问集注》：“羽虫飞翔而上，感火气之生也。”《素问直解》：“羽虫飞翔戾天，犹火之炎上，故其虫羽。”

“其虫倮”，王冰注：“无毛羽鳞甲，土形同。”《类经二十五卷·运气类十三》：“倮，赤体也。《礼记·月令》亦曰：‘其虫倮。’注曰：‘人为倮虫之长。’”《素问集注》：“倮虫，肉体之虫。”《素问直解》：“倮虫肉体无毛，犹土之柔润，故其虫倮。”

“其虫介”，王冰注：“外被坚甲者。”《类经二十五卷·运气类十三》：“甲坚而固，得金气也。”《素问集注》：“坚壳之实，介甲之虫，皆感坚刚之气而生也。”《素问直解》：“介虫负甲而外坚，犹金之甲胄，故其虫介。”

“其虫鳞”，王冰注：“鳞，水化生。”《类经二十五卷·运气类十三》：“生于水也。”《素问集注》：“鳞虫，水中之所生。”《素问直解》：“鳞虫生于水而长于水，故其虫鳞。”

金栋按：四时之虫，春虫毛、夏虫羽，鸟类、兽类善飞行与奔跑也，其性属阳以应春夏之为阳；秋虫介、冬虫鳞，有壳虫类、鱼类善蛰伏与入水也，其性属阴以应秋冬之为阴。《淮南子·天文训》“毛羽者，飞行之类也，故属于阳。介鳞者，蛰伏之类也，故属于阴”，此之谓也。

［3］《礼记·月令》：指《礼·月令》的五虫分类。

《礼记·月令》：（孟、仲、季）春之月，其日甲乙，其虫鳞，其数八，其味酸；（孟、仲、季）夏之月，其日丙丁，其虫羽，其数七，其味苦；中央土，其日戊己，其虫倮，其数五，其味甘；（孟、仲、季）秋之月，其日庚辛，其虫毛，其数九，其味辛；（孟、仲、季）冬之月，其日壬癸，其虫介，其数六，其味咸。

金栋按：《礼记·月令》五虫五行化与《春秋繁露·五行逆顺》篇同，与《素问·五常政大论》五虫五行化不同。

［4］《孔子家语》：见《孔子家语·执辔》篇。

《执辔》云：“故曰：羽虫三百有六十，而凤为之长；毛虫三百有六十，而麟为之长；介虫三百有六十，而龟为之长；鳞虫三百有六十，而龙为之长；倮虫三百有六十，而人为之长。此乾坤之美也，殊形异类之数。”

［5］《内经》讲到的植物虽多，都五行化了：主要指《素问·五常政大论》五果五行化。

经文云：其类草木，其脏肝，其果李；其类火，其脏心，其果杏；其类土，其脏脾，其果枣；其类金，其脏肺，其果桃；其类水，其脏肾，其果栗。

“其果李”，王冰注：“味酸也。”

“其果杏”，王冰注：“味苦也。”

“其果枣”，王冰注：“味甘也。”

“其果桃”，王冰注：“味辛也。”

“其果栗”，王冰注：“味咸也。”

金栋按：王注五果之五味，本于《素问·藏气法时论》。

三　军事学

【原文】

《内经》引用的标准军事语言为：“兵法曰：无迎逢逢之气，无击堂堂之阵[1]。”（《灵枢·逆顺》）“两军相当，旗帜相望，白刃陈于中野者，此非一日之谋也。能使其民令行禁止，士卒无白刃之难者，非一日之教也，须臾之得也[2]。”（《灵枢·玉版》）前两句见于今本《孙子兵法》[1]。后数句未考出。其余以备战喻防病，以刀剑、五兵[3]比针具，都不是兵家言。

《孙子兵法[4]》的成书年代与《内经》颇相似。上有人说成于春秋末[4]，下有人说汉代还有补充。浅见以为，古代军事学的奠基应早于医学。有的学者举《孙子兵法》中有五行说[4]，即推断《内经》应与它同时，颇值商讨。读者倘读过今本《孙子兵法》，必不以为该书也以阴阳、五行、天人相应、恬淡无为等思想为骨架。五行之说，在《孙子兵法》中只有很不重要的一点点，而且比较原始，不再抄原文。

【补注】

［1］无迎逢逢之气，无击堂堂之阵：今本《孙子兵法·军争篇》作“无邀正正之旗，勿击堂堂之阵，（此治变者也）”，接上句为“故善用兵者，避其锐气，击其惰归，此治气者也”。

《太素·卷二十三·量顺刺》云：“逢，蒲东反，兵气盛也。”“堂堂，兵盛貌。兵之气色盛者，未可即击，待其衰然后击之。”

《灵枢注证发微》：“‘逢逢之气’，势来迫而其盛者也。‘堂堂之阵’，阵方整而甚众者也。故‘无迎’者，当避其来锐耳；‘无击’者，当击其惰归耳。”

《类经二十二卷·针刺类五十七》:“逢逢之气盛,堂堂之阵整。无迎无击,避其锐也。逢音蓬。”

逢逢:通蓬蓬,音蓬(朋 péng),通假字。

《诗·小雅·采菽》:“维柞(音作 zuò)之枝,其叶逢逢。”毛《传》:“逢逢,盛貌。”郑《笺》:“此兴也。”

[2]《灵枢·玉版》“两军相当”句:相当,相对敌。《灵枢注证发微》云:“按:《史记》云:‘轩辕之时,神农世衰,诸侯相侵伐。轩辕习用干戈,以征不享。炎帝侵凌诸侯,黄帝与战于阪泉之野;蚩尤作乱,又与战于涿鹿之野。’则旗帜、白刃陈于中野者,信有之也。”

[3]五兵:五种兵器,说法不一。《辞源·二部》:“五兵:五种兵器。1.《周礼·夏官·司兵》:‘掌五兵五盾。’注:‘郑司农(众)云:五兵者,戈、殳、戟、酋矛、夷矛也。’又:‘军事,建车之五兵,会同,亦如之。’注:‘车之五兵,郑司农所云者是也。步卒之五兵,则无夷矛而有弓矢。’2.《谷梁传·庄二十五年》:‘天子救日,置五麾,陈五兵五鼓。’注:‘五兵,矛、戟、钺、楯、弓矢。’3.《汉书》六四上《吾丘寿王传》‘作五兵’注:‘谓矛、戟、弓、剑、戈。’”

此外还有多种说法,因无关卫生大旨,一概从略。

[4]《孙子兵法》:古代兵书,春秋末期孙武所撰。《史记·孙子吴起列传》载:“孙子武者,齐人也。以兵法见于吴王阖庐,阖庐曰:‘子之十三篇,吾尽观之矣。’”

《汉书·艺文志·兵书略》兵权谋:“《吴孙子兵法》八十二篇。《图》九卷。残。”师古曰:“孙武也。臣于阖庐。”

曹操《孙子兵法·孙子序》:“吾观兵书战策多矣,孙武所著深矣。孙子者,齐人也,名武,为吴王阖闾作《兵法》一十三篇。”

《中国哲学大辞典·著作·中国古代军事哲学》:“又称《吴孙子兵法》,简称《孙子》或《吴孙子》。中国古代兵学的奠基之作,春秋末孙武撰。它第一次系统、完整建立了中国兵学的理论体系。《史记·孙子吴起列传》称‘《孙子》十三篇’,《汉书·艺文志》著录为:‘《吴孙子兵法》八十二篇,图九卷。’后世著录,或为三卷,或为二卷,至汉末曹操撰《孙子略解》,始有‘十三篇’定本传世。依宋刊《魏武帝注孙子》(即《孙子略解》),十三篇分别是:《始计》第一,《作战》第二,《谋攻》第三,《军形》第四,《兵势》第五,《虚实》第六,《军争》第七,《九变》第八,《行军》第九,《地形》第十,《九地》第十一,《火攻》第十二,《用间》第十三。(见清孙星衍刊《平津馆丛书·孙吴司马法》)依《宋本十一家注孙子》,十三篇篇名则是:《计篇》《作战篇》《谋攻篇》《形篇》《势篇》《虚实篇》《军争篇》《九变篇》《行军篇》《地形篇》《九地篇》《火攻篇》《用间篇》。后世刊本或略有差异。”

《孙子兵法》中有五行说:明确涉及五行者见于《虚实篇》云:“故五行无常胜,四时无常位,日有长短,月有死生。”又《兵势篇》云:“声不过五,五声之变,不可胜听也。色不过五,五色之变,不可胜观也。味不过五,五味之变,不可胜尝也。”

四 机械学

【原文】

《内经》提到的最重要的机械是弩机[1]。本节不归入兵器，单做介绍。

《灵枢·九针十二原》中有一段讲弩机的韵文，可能采自当时的军事书。

“粗守关，上守机[2]。机之动，不离其空[3]。空中之机，清静而微[4]。其来不可逢，其往不可追[5]。知机之道者，不可挂以发[6]。不知机道，叩之不发[7]。”

《素问·离合真邪论》有一段大体如上。①

【自注】

①原文是：“故曰‘知其可取如发机，不知其取如扣椎[1]’，故曰‘知机道者不可挂以发，不知机者扣之不发’，此之谓也。”

【补注】

[1] 知其可取如发机，不知其取如扣椎：《类经十九卷·针刺类十五》：“机，弩机也。椎，木椎也。知而取之，必随拨而应，如发机之易；不知而攻之，则顽钝莫入，如扣椎之难也。”

如扣椎：孙鼎宜：“扣，击也。《说文》：‘椎，所以击也。’谓以椎相击，默默无声，非能如鼓桴之相应也。”

洪钧按：景岳之说近是。这里用发机（叩扳机）和锤子敲打比喻针刺得气容易与否。意思是，取穴准确，得气就像叩弩机那样容易把箭射出。不知道如何取穴，像锤子敲打弩机以外的地方那样也射不出箭。

《素问·宝命全形论》有“伏如横弩，起如发机[8]”。

以上均借以说明针术操作要点。但从机械学角度看，文中所讲必是很先进的弩。弩在我国使用可追溯至春秋，但复杂而灵敏度高的弩机也是汉代才发明。

【补注】

[1] 弩机：控制弩弓发射箭矢的机栝。“弩的机件。青铜制。装置于木弩臂的后部。一般弩机，四周有‘郭’，‘郭’中有‘牙’，可钩住弓弦，‘郭’上有‘望山’作为瞄准器，‘牙’下连接有‘悬刀’作为扳机。发射时，把‘悬刀’一扳，‘牙’就缩下，‘牙’所钩住的弦就弹出，有力地把矢射出。创始于战国，其后不断有所改进。”（《辞海》）

弩：《说文·弓部》：“弩，弓有臂者。从弓奴声。《周礼·四弩》：夹弩、庾弩、唐弩、大弩。”

《释名·释兵》：“弩，怒也，有执怒也。其柄曰臂，似人臂也。钩弦者曰牙，似齿牙也。牙外曰郭，为牙之规郭也。下曰弦刀，其形然也。含括之口曰机，言如机之巧也；亦言如门户之枢机，开阖有节也。”

《辞源·弓部》：“用机械发射的弓，也叫窝弓，力强可以及远。其种类很多，大者或用脚踏，或用腰开，有数矢并发者称连弩。宋时有神臂弓、克敌弓等，都是弩。《周礼·夏官司马下·司弓矢》分弩为四种：夹、庾、唐、大弩。《六韬·豹韬·林战》：‘弓弩为表，戟楯为里。’《史记》六五《孙武传》附孙膑：‘于是令齐军善射者万弩，夹道而伏。’”

［2］粗守关，上守机：《灵枢注证发微》：“粗工则徒守四肢之关节，而不知血气正邪之往来；上工则能守其机，即知此气之往来也。”

金栋按：关，《汉语大字典·门部》：“机器的发动处。《洪武正韵·删韵》：‘关，机捩也。’《后汉书·张衡传》：‘中有都柱，傍行八道，施关发机。’”捩（音列 liè），发动、扭转之义。发动、扭转、扣动（弩）机之处谓之关。关，位于“机”处，是“机”安装的地方，似后世枪械的“保险”装置。现在有“机关”一词，就是来自弩机。

机，《汉语大字典·木部》：“古代弩箭上的发动机关。《释名·释兵》：‘弩，含括之口曰机，言如机之巧也，也言如门户之枢机，开阖有节也。’《说文·木部》：‘机，主发谓之机。’《书·太甲上》：‘若虞机张，往省括于度，则释。’孔《传》：‘机，弩牙也。’”

［3］机之动，不离其空：空，通孔。《灵枢注证发微》云：“然此机之动，不离于骨孔之中。”

洪钧按：《发微》不得其要。后世注家多误。盖弩机之孔恰如今枪械扳机置于孔中。故下文有“空中之机”。

［4］（空中之机），清静而微：精而微妙。清、净同义。《白虎通·情性》：“精者，静也。”《灵枢注证发微》：“（孔中之机），至清、至静、至微。”《类经十九卷·针刺类一》：“言察宜详慎也。”

［5］其来不可逢，其往不可追：蓬，迎也。追，随也。意思是弩机一动不可迎面阻止，也不可随后制止。这里逢，借喻为补法。追，借喻为泻法。

《小针解》云：“‘其来不可逢’者，气盛不可补也。‘其往不可追’者，气虚不可泻也。”

《素问·离合真邪论》云：“故曰方其来也，必按而止之，止而取之，无逢其冲而泻之。正气者，经气也。经气太虚，故曰‘其来不可逢’，此之谓也。故曰候邪不审，大气已过，泻之则正气脱，脱则不复，邪气复至，而病益蓄，故曰‘其往不可追’，此之谓也。‘不可挂以发’者，待邪之至时而发针泻矣。”

金栋按：《离合真邪论》与《小针解》之补泻之义正相反。

［6］知机之道者，不可挂以发：知道弩机原理者，不敢在弩机上挂一根头发。（因

为一挂上箭就放）

［7］不知机道，叩之不发：不知道弩机的原理，用力拍打也不发射。

金栋按：《小针解》对《灵枢·九针十二原》这段弩机经文有解云："'粗守关'者，守四肢而不知血气正邪之往来也。'上守机'者，知守气也。'机之动不离其空中'者，知气之虚实，用针之徐疾也。'空中之机清净而微'者，针以得气，密意守气勿失也。'其来不可逢'者，气盛不可补也。'其往不可追'者，气虚不可泻也。'不可挂以发'者，言气易失也。'扣之不发'者，言不知补泻之意也，血气已尽而气不下也。"

［8］伏如横弩，起如发机：不动时像张开待发的弩弓，一动即如叩了弩机。今本《孙子兵法·兵势篇》作"势如彍弩，节如发机"。杜牧曰："彍，张也。如弩已张，发则杀人。"

《汉书·吾丘寿王传》载："十贼彍弩，百吏不敢前。"张晏曰："彍音郭。"师古曰："引满曰彍。"

彍，同彉，音郭 guō，亦或音扩 kuò。《说文·弓部》："彉，弩满也。"《集韵·铎韵》："彉，弩满也。或作彍。"

横、彉，古通用。横弩，当为彉弩。《济生拔萃·卷二·窦太师流注指要赋》引"横"作"彉"。

后世注家的理解均大体正确，不一一列举。

五　解剖与度量衡

【原文】

《内经》涉及古度量衡[1]者，绝大部分内容与解剖有关。主要集中在《灵枢·骨度》《灵枢·肠胃》两篇。近现代人从解剖与度量衡角度研究《内经》者，多于该两篇用力。各家用意约有两方面。一是证明《内经》解剖不误；二是据以推断该两篇成文时代。《灵枢·五十营》《灵枢·脉度》《灵枢·平人绝谷》是上两篇的推演。

浅见以为，欲证明《灵枢·肠胃》不误，原不必大兴文字，争论不已。食管（咽门至胃）长度约占消化道总长的三十五分之一[2]，与现代解剖统计所得三十七分之一[3]大致相当，已足证明此篇从实地解剖测量而来。略做过实地解剖者，读过此篇也不会认为纯属臆测。至于古人不可能通过数理统计，把数百、上千个个体实测资料进行统计处理，而后才写出此篇，更不必争论。《灵枢》中有些误差，原属正常。今日的直观测量亦允许有较大误差。

欲完全用度量衡古制推断《灵枢·骨度》《灵枢·肠胃》成文时代，不稳定因素太多，必然使文章愈写愈玄。结果百口纷争，各持一端。浅见以为，应重点参考文献记载古人何时做较严密的实测解剖。今可知这样做的第一人恰是王莽，见《汉书·王莽传》。故该两篇成文不可能早于西汉末。从解剖学角度看，王氏是科学家。从旧学问角度看，王氏和他的帮手刘歆也是大学问家。这与从政治立场评价是两回事。若当时已有较详细的古文献，他们不会不知道。或者说，即使有过类似文献，该两篇亦必然采进了王莽命人测得的新数据。在没有出土文献证明，两汉之前已有类似实测解剖前，一切考证均难服人。

古度量衡不是完全不能作为一种考证《内经》的方法。但是，由于度量衡制度不断演变，且同一时代也有不同的系统，故至今专家考得战国至汉末的数据，均不足作为推断《灵枢·骨度》《灵枢·肠胃》准确成文年代的根据。如所谓周尺[4]，一般认为约相当现米制 19.91 厘米；王莽时汉尺[5]，约 22.81 厘米，差别不大。《灵枢》测量准确到寸[6]。用上两种尺制测量伸缩性很大的消化道，所得数据不见得不相合。

《灵枢·骨度》记述身高七尺五寸[7]的男子体表各部长度，伸缩性应不大。但各项数据，仍以身高最足以与现代数据比较。若按周尺计算，这个中等人的身高不足 150 厘米。按汉末尺制计算，约 171 厘米。这样看来，《灵枢》所用尺制更应该接近西汉末制度。《灵枢·经水》八尺之士[8]的说法，应指身材较高的男子。其说粗略，与“诸葛亮身长八尺[9]”一样，不是准确说法，而是为了强调他高大俊美。邹忌身长八尺[10]，人以为美亦是佐证。计算一下仍不倾向周制。

【补注】

[1] 度量衡：度，长度。量，容量。衡，重量。度，用丈尺定长度的标准。量，用斗斛（量器、容器）定容积的标准。亦泛指用尺、容器或其他作为标准的工具来测定事物的长短、轻重、多少或其他性质。衡，用称定斤两的标准。

《书·舜典》：“同律、度、量、衡。”孔安国《传》：“律，法制。及尺、丈、斛、斗、斤、两皆同。同律，王云：‘同，齐也。律，六律也。’马云：‘律，法也。’郑云：‘阴吕、阳律也。’度，如字，丈尺也。量，力尚反，注同，斗斛也。衡，称也。”

孔颖达《疏》：“律者，候气之管。而度、量、衡三者，法制皆出于律，故云‘律，法制’也。度有丈、尺，量有斛、斗，衡有斤、两，皆取法于律。故孔解律为法制，即云‘及尺、丈、斛、斗、斤、两皆同’之。《汉书·律历志》云：‘度、量、衡，出于黄钟之律也。度者，分寸、尺、丈、引，所以度长短也，本起于黄钟之管长。以子谷秬黍中者，以一黍之广度之，千二百黍为一分，十分为寸，十寸为尺，十尺为丈，十丈为引，而五度审矣。量，谓龠、合、升、斗、斛，所以量多少也，本起于黄钟之龠。以子谷秬黍中者，千有二百实为一龠。十龠为合，十合为升，十升为斗，十斗为斛，而五量嘉矣。权者，铢、两、斤、钧、石，所以称物知轻重也，本起于黄钟之龠，一龠容千二百黍，重十二铢，两之为两，十六两为斤，三十斤为钧，四钧为石，而五权谨矣。权、衡一物，衡，平也；权，重也。称上谓之衡，称鎚谓之权，所从言之异耳。'如彼《志》文，是度、量、衡本起于律也。"

《汉书·律历志》云：

"度者，分、寸、尺、丈、引也，所以度长短也。本起黄钟之长。以子谷秬黍中者，一黍之广，度之九十分，黄钟之长。一为一分，十分为寸，十寸为尺，十尺为丈，十丈为引，而五度审矣。其法用铜，高一寸，广二寸，长一丈，而分寸尺丈存焉。用竹为引，高一分，广六分，长十丈，其方法矩，高广之数，阴阳之象也。

"量者，龠、合、升、斗、斛也，所以量多少也。本起于黄钟之龠，用度数审其容，以子谷秬黍中者千有二百实其龠，以井水准其概。合龠为升，十合为升，十升为斗，十斗为斛，而五量嘉矣。其法用铜，方尺而圜其外，旁有庣（音挑 tiāo）焉。其上为斛，其下为斗。左耳为升，右耳为合龠，其状似爵，以縻爵禄。上三下二，参天两地，圆而函方，左一右二，阴阳之象也。

"衡权者，衡，平也；权，重也。衡所以任权而均物平轻重也。……权者，铢、两、斤、钧、石也，所以称物平施，知轻重也。本起于黄钟之重。一龠容千二百黍，重十二铢，两之为两。二十四铢为两，十六两为斤，三十斤为钧，四钧为石。"

［2］食管（咽门至胃）长度占消化道总长的三十五分之一：据《灵枢·肠胃》《平人绝谷》篇记载，唇至齿长 0.09 尺，齿至会厌长 0.35 尺，食管（咽门至胃）长 1.6 尺，胃长 2.6 尺，小肠长 32 尺，回肠长 21 尺，广肠长 2.8 尺。其中肠道长 55.8 尺（小肠 32 尺+回肠 21 尺+广肠 2.8 尺），肠胃之长为 58.4 尺，整个消化道之长为 60.44 尺（0.09+0.35+1.6+2.6+32+21+2.8）。故：

若按 1.6：60.44＝1：37.775≈1：38；

若按 1.6：55.8＝1：34.875≈1：35；

若按 1.6：58.4＝1：36.5≈1：37。

《灵枢·肠胃》："黄帝问于伯高曰：余愿闻六腑传谷者，肠胃之大小长短，受谷之多少奈何？伯高曰：请尽言之。谷（之）所从出入浅深远近长短之度：唇至齿长九分，口广二寸半。齿以后至会厌，深三寸半，大容五合。舌重十两，长七寸，广二寸半。咽门重十两，广二寸半，至胃长一尺六寸。胃纡屈曲，伸之，长二尺六寸，大一尺五寸，径五寸，大容三斗五升。小肠后附脊，左环回周迭积，其注于回肠者，外附于脐上，会运环（反）十六曲，大二寸半，径八分分之少半，长三丈二尺。回肠当脐，右环回周叶积而下，回运环反十六曲，大四寸，径一寸寸之少半，长二丈一尺。广肠附脊，以受回肠，左环叶积，上下辟（大），大八寸，径二寸寸之大半，长二尺八寸。肠胃所入至所出，长六丈四寸四分，回曲环反，三十二曲也。"

《灵枢·平人绝谷》："胃大一尺五寸，径五寸，长二尺六寸，横屈受水谷三斗五升。其中之谷常留二斗，水一斗五升而满。……小肠大二寸半，径八分分之少半，长三丈二尺，受谷二斗四升，水六升三合合之大半。回肠大四寸，径一寸寸之少半，长二丈一尺，受谷一斗，水七升半。广肠大八寸，径二寸寸之大半，长二尺八寸，受谷九升三合八分合之一。肠胃之长，凡五丈八尺四寸，受水谷九斗二升一合合之大半，此肠胃所受水谷之数也。”

《灵枢·平人绝谷》与《难经·四十二难》前半部分基本相同，文字稍有出入可忽略不计；而后半部分则与《灵枢·肠胃》《平人绝谷》前后重复。滑寿《难经本义》云：“《灵枢》三十一、三十二篇皆有之，越人并为一篇，而后段增入五脏轻重，所盛所藏。虽觉前后重复，不害其为丁宁也。但其间受盛之数各不相同，然非大义之所关，姑阙之以候知者。”

《难经·四十三难》与《灵枢·平人绝谷》篇大同小异。

［3］现代解剖统计所得三十七分之一：据高校教材6版柏树令《系统解剖学》所述：食道长约25厘米，肠道864厘米（小肠500～700厘米、大肠150厘米、直肠10～14厘米），食道和肠道的比例为25：864=1：34.56≈1：35。

金栋按：《灵枢·肠胃》记载食道和肠道的比例与现代解剖基本相等，约为1：35。

又据龙伯坚《黄帝内经概论·黄帝内经的光辉成就》消化道长度的测量：“梁伯强曾将《灵枢》第三一《肠胃篇》所载消化道长度和近代斯巴德何辞（Spalteholz）所著《人体解剖图谱》上面载的消化道长度做一比较，证明它们所记载的食道和肠道的长度比例很接近。”如下：

	食 道	肠 道	食道和肠道的比例
灵枢	1.6尺（咽至胃）	56.8尺（小肠、回肠、广肠）	1.6：56.8=1：36
人体解剖图谱	25厘米	925厘米（小肠、结肠）	25：925=1：37

［4］周尺：周代的尺子。据《汉语大词典》附录索引《中国历代制度测算简表》：战国1尺=23.1厘米。

《礼记·王制》：“古者以周尺八尺为步，今以周尺六尺四寸为步。”郑玄注：“周尺之数，未详闻也。按：礼制，周犹以十寸为尺，盖六国时多变乱法度，或言周尺八寸，则步更为八八六十四寸。”孔颖达《疏》：“古者八寸为尺，以周尺八尺为步，则一步有六十四寸。今以周尺六尺四寸为步，则一步有五十二寸，是今步比古步多，每步剩出一十二寸。”

《说文·尺部》：“尺，十寸也。人手却十分动脉为寸口，十寸为尺。……周制寸、尺、咫、寻、常、仞诸度量，皆以人之体为法。”段注：“寸法人寸口，尺起于寸，咫法中妇人手，寻八尺也，法人两臂之长，常倍寻，或曰常当作丈。周制八寸为尺，十尺为丈，人长八尺，故曰丈夫。《人部》曰：‘仞，伸臂一寻也。’是仞、寻无二。”

［5］汉尺：汉代的尺子。据《汉语大词典》附录索引《中国历代制度测算简表》：西汉、新莽1尺=23.1厘米。

《灵枢·经水》：“若夫八尺之士。”杨鹏举校注《灵枢经》：“八尺之士：尺，古代长度单位。各代制度不一。汉蔡邕《独断》卷上：‘十寸为尺……殷……九寸为尺……周……八寸为尺。’段玉裁注：‘八寸为尺，十尺为丈。’……《内经》成书年代，多认为在西汉，故据国家计量总局编写的《中国古代度量图集》1984年第2版，对十四把出土汉尺进行了测量，汉尺一尺约等于23厘米。古之八尺之士，约身高1.84米。”

［6］《灵枢》测量准确到寸：《灵枢·肠胃》《平人绝谷》《骨度》等篇测量准确到分。如“肠胃所入至所出，长六丈四寸四分”（《灵枢·肠胃》）等。

［7］《灵枢·骨度》记述身高七尺五寸：经文云：“黄帝曰：愿闻众人之度。人长七尺五寸者，其骨节之大小长短各几何?”

众人之度：《黄帝内经灵枢校注语译》：“‘众人’，谓一般人。张介宾曰：‘众人者，众人之长度也。常人之长，多以七尺五寸为率。’”

［8］《灵枢·经水》八尺之士：经文云：“若夫八尺之士，皮肉在此，外可度量切循而得之，其死可解剖而视之。”

八尺之士：《灵枢识》：“简按：《周礼·考工记》：‘人长八尺。’又《淮南·天文训》：‘人修八尺。’而《周礼》卿大夫‘国中七尺，以及七十七尺谓二十’，又《淮南·修务训》‘吾生也有七尺之形’，则与《考工记》《天文训》异。《荀子》：‘曷足以美七尺之躯哉!’又《家语》：‘六七尺之体。’今据本经《骨度篇》人长其实七尺五寸。而泛言其修，或云七尺，或云八尺，举其大概耳。”

［9］诸葛亮身长八尺：陈寿《三国志·蜀书·诸葛亮传》：“身长八尺，每自比于管仲、乐毅，时人莫之许也。……亮少有逸群之才，英霸之气，身长八尺，容貌甚伟，时人异焉。”

［10］邹忌身长八尺：《战国策·齐策一·邹忌讽齐王纳谏》：“邹忌修八尺有余，而形貌昳丽。”邹忌身高八尺多，身材和容貌俊美。

第十五节　《内经》自相矛盾举隅

金栋按：文曰举隅者，望读者以三隅反也。语出《论语·述而》。子曰："举一隅，不以三隅反，则不复也。"隅者何？角也，直角也。盖孔子是说，告诉你正方形或长方形的一个角是直角，你不能随之反问另三个角是否也是直角，就不再答复你。可见，孔子时代，已有几何学，且留下了"举一反三"这个成语。

又，举隅者，举其少数例也。意为此例尚多。

本节举出了《内经》自相矛盾的三方面问题。

一为"五味与五脏补泻"，经文矛盾；二为"脏腑"所指，众说不一；三为"外感病因"，参差不齐。显然，这都是重要理论问题。故先生曰：不是在钻牛角儿。自然更不是吹毛求疵，找些可有可无、可对可错、无关痛痒的小毛病。

《内经》自相矛盾处，远不止这些，故先生命本节曰举隅。虽然不是多数人有举一反三的能力，先生的举隅还是点睛之笔。我相信，不少人一读本节，立即恍然大悟。如此举隅，前无古人，切勿等闲视之。

【原文】

今《内经》中多有自相矛盾处，古今学者或视而不见或见而讳言。仅略举其大端如下。

一　五味与五脏补泻

《素问·阴阳应象大论》说："形不足者，温之以气；精不足者，补之以味[1]。"那么，五味与五脏的补、泻关系[2]到底怎样为好呢？这一点在《内经》中似乎应该很严密。《素问·阴阳应象大论》本身却有矛盾。请看下面摘要：

"木生酸，酸生肝，肝生筋……酸伤筋[3]。"

火生苦，苦生心，心生血……苦伤气[3]。"

土生甘，甘生脾，脾生肉……甘伤肉[3]。"

金生辛，辛生肺，肺生皮毛……辛伤皮毛[3]。"

水生咸，咸生肾，肾生骨髓……咸伤血[3]。”

引文中有两个问题。一是酸、甘、辛三味理应补所生脏[2]，但又伤该脏所生[2]，讲不通；二是苦、咸两味另是一套。单从逻辑上讲，把“伤气”和“伤血”换一下，再把“伤气”改为“伤骨髓”，才能与其他三味一致。再看《素问·五藏生成》又有不同说法：

“多食咸，则脉凝泣而变色。”

多食苦，则皮槁而毛拔。”

多食辛，则筋急而爪枯。”

多食酸，则肉胝皱而唇揭。”

多食甘，则骨痛而发落[4]。”

这一段与上一段互有长短。

文中的矛盾也不是为了迁就临床事实。读者能仔细体会一下这本小册子所讲的五行学说演变经过[5]，大体上就能理解，为什么会留下这些马脚。

各脏到底以何味为补呢?《素问·五藏生成》说：“心欲苦，肺欲辛，肝欲酸，脾欲甘，肾欲咸，此五味之所合也。”照此段理解，各味补所生脏是正确的[6]。《内经》至少还有四处讲“五味所入[7]”，关系与此同。但也有大唱反调处。《灵枢·五味》说：

“肝色青，宜食甘。”

心色赤，宜食酸。”

脾色黄，宜食咸。”

肺色白，宜食苦。”

肾色黑，宜食辛[8]。”

这种宜食的味不都是生我之味，又不是后世所说的我克味和克我味，故它是另一家言或不成熟的推理[9]。可是，同一篇中五脏禁味却说得很严密。

“肝病禁辛，心病禁咸，脾病禁酸，肾病禁甘，肺病禁苦[10]。”这与五行相克说完全合拍。

总之，《内经》并未统一五味与五脏的补泻关系[11]。《金匮要略》开头一段就此讲得较复杂[12]，仍未真正解决问题。“七篇大论”中的说法比较统一[13]，自成一家之言。《难经》又有补母、泻子说[14]等等，都想把这个问题说得又通顺、又实用。故《内经》本身的自相矛盾不要强解①。

【自注】

①关于五味所入或五味所养，今《周礼》谓：

《天官·疡医》：“凡疗疡，以五毒攻之[1]，以五气养之[2]，以五药疗之[3]，以五味节之[4]。凡药，以酸养骨，以辛养筋，以咸养脉，以苦养气，以甘养肉，以滑养窍[5]。”

《天官·食医》：“凡和，春多酸，夏多苦，秋多辛，冬多咸，调以滑甘[6]。”

可见，其中五脏和五味的关系不全同于《内经》。

【补注】

［1］五毒攻之：五毒，指石胆、丹砂、雄黄、礜（音玉 yù）石、慈石五种治病的毒药。

郑玄注：“攻，治也。五毒，五药之有毒者。今医方有五毒之药，作之，合黄堥（音毛 máo），置石胆、丹砂、雄黄、礜石、慈石其中。”

《周礼·天官·冢宰下》：“医师掌医之政令，聚毒药以共医事。”郑玄注：“毒药，药之辛苦者。药之物恒多毒。《孟子》曰：‘若药不瞑眩，厥疾不瘳。’”

贾公彦疏：“言‘毒药，药之辛苦者’，细辛、苦参，虽辛苦而无毒，但有毒者多辛苦，故云‘毒药，药之辛苦者’。又云‘药之物恒多毒’者，药中有毒者，谓巴豆、狼牙之类是也。药中有无毒者，谓人参、芎穷之类是也。药之无毒亦聚之。直言聚毒药者，以毒为主，故郑云‘药之物恒多毒’。”

《素问·藏气法时论》：“毒药攻邪。”王冰注：“药，谓金、玉、土、石、草、木、菜、果、虫、鱼、鸟、兽之类，皆可以祛邪养正者也。然辟邪安正，惟毒乃能，以其能然，故通谓之毒药也。”《新校正》云：“按《本草》云：‘下药为佐使，主治病，以应地，多毒，不可久服，欲除寒热邪气破积聚愈疾者，本下经。’故云毒药攻邪。”

《素问注证发微》：“治邪气者，必有取于毒药，此毒药之所以攻邪也。如金玉、土石、草木、虫鱼、鸟兽之类，皆有攻邪之药。《五运行大论》曰：‘大毒治病，十去其六；常毒治病，十去其七；小毒治病，十去其八。’此皆所谓毒药也。又曰：‘无毒治病，十去其九。’此所谓良药也。”

《类经十四卷·疾病类二十四》：“药以治病，因毒为能。所谓毒者，以气味之有偏也。盖气味之正者，谷食之属是也，所以养人之正气。气味之偏者，药饵之属是也，所以去人之邪气。其为故也，正以人之为病，病在阴阳偏胜耳。欲救其偏，则惟气味之偏者能之，正者不及也。”

洪钧按：关于毒药，景岳说为是。盖毒药在此泛指药物。郑玄等不知此意，以后世常人以小量即足以杀人者如砒霜等为毒药，还有的说是细辛、巴豆之类。其实此语不必专家解释。因为《周礼》时代的医师，必然不会只聚集剧毒而用来杀人的毒药。今民谚谓：是药三分毒。此即《周礼》“毒药”之义。

［2］五气养之：五气，五谷。郑玄注：“五气当为五谷，字之误也。”《天官·疾医》郑注：“五谷，麻、黍、稷、麦、豆也。”

李学勤《十三经注疏·周礼注疏上》云：“五气当为五谷，《礼说》云：‘《史记》轩辕治五气本《内经》，岐伯曰：天食人以五气，地食人以五味。五气入鼻，藏于心肺。五味入口，藏于肠胃。味有所藏，以养五气。气和而生，津液相成，神乃自生。《九经古义》云：《内经》五谷为养，五果为助，五菜为充。故郑据此。’”

《素问·藏气法时论》云："五谷为养。"王冰注："谓粳米、小豆、麦、大豆、黄黍也。"

《灵枢·五味》云："五谷：秫米、甘，麻、酸，大豆、咸，麦，苦，黄黍、辛。"

金栋按：郑注《天官·疾医》五谷与王注《素问·藏气法时论》五谷及《灵枢·五味》不同。

［3］五药疗之："五药，草、木、虫、石、谷也。"(《天官·疾医》郑注)

［4］五味节之：郑玄注："节，节成其药之力。"贾公彦疏："五味，亦酸、苦、辛、咸、甘，亦当据病所宜食之，以节成药力者也。"又，《天官·疾医》郑注："五味，醯（音西 xī）、酒、饴蜜、姜、盐之属。"

金栋按：《天官·疡医》云"以五气养之，以五药疗之，以五味节之"，与《天官·疾医》云"以五味、五谷、五药养其病"略同。郑玄据此五谷而校"五气"之"气"，云"五气当为五谷，字之误也"。

郑注与贾疏"五味"有异，孙诒让《周礼正义》疏云："郑意盖谓既服药之后，更以五味节成其药之力，则五味亦即《疾医》注所云'醯酒饴蜜姜盐之属'，非谓五味之药。贾谓即下文'以酸养骨'之类，失之。"

［5］以酸养骨……以滑养窍：郑玄注："以类相养也。酸，木味，木根立地中，似骨。辛，金味，金之缠合异物，似筋。咸，水味，水之流行地中，似脉。苦，火味，火出于无形，似气。甘，土味，土含载四者，似肉。滑，滑石也。凡诸滑物，通利往来，似窍。"

贾公彦《疏》："云'以类相养也'者，谓若酸与骨、辛与筋之等是也。云'酸，木味'之等，并依《洪范》及《月令》为说也。云'木立地中，似骨'者，谓似人之骨立肉中，故以酸养之。云'辛，金味，金之缠合异物，似筋'者，人之筋亦缠合诸骨，故云似筋，而以辛养之也。云'咸，水味，水之流行地中，似脉'者，血脉在人，亦流行不定，故云似脉，而以咸养之也。云'苦，火味，火出入无形，似气'者，火乃人所睹见，似若有形，揽之不得，亦是无形，故云似气，故以苦养之也。云'甘，土味，土含载四者，似肉'者，金木水火，非土不载，故云含载四者。似人之肉，亦含载筋骨气脉，故云似肉也，故以甘养之也。云'滑，滑石'者，以五味酸苦辛咸甘，养骨筋气脉与肉，相配讫。"

孙诒让《周礼正义》疏云："'凡药以酸养骨'者，此通论五味六合之药，养病所宜也。云'以滑养窍'者，吴廷华云：'医以五行为宗，滑又以通五行之气。凡食医疾医皆然，此总发之。'案：吴说是也。此以五味增滑为六，与上五味不相冡（音蒙 měng）。

"注云'以类相养也'者，贾疏云：'谓若酸与骨、辛与筋之类是也。'

"云'酸，木味，木根立地中，似骨'者，《白虎通义·五行篇》云：'木味所以酸何？东方万物之生也，酸者以达生也，犹五味得酸乃达也。'《淮南子·时则训》'其味酸'，高注云：'酸之言钻也，万物钻地而生。'《管子·四时篇》云：'风生木为骨。'尹注云：'骨亦木之类也。'贾疏云：'酸木味之等，并依《洪范》及《月令》为

说也。木立地中似骨者，谓似人之骨立肉中者，故以酸养之。'

"云'辛，金味，金之缠合异物，似筋'者，《白虎通义·五行篇》云：'金味所以辛何？西方煞伤成物辛，辛所以煞伤之也，犹五味得辛乃委煞也。'《说文·辛部》云：'辛，秋时万物成而孰，金刚味辛，辛痛即泣出。'贾疏云：'人之筋亦缠合诸骨，故云似筋而以辛养之也。'

"云'咸，水味，水之流行地中，似脉'者……《白虎通义·五行篇》云：'水味所以咸何？是其性也。所以北方咸者，万物咸与所以坚之也，犹五味得咸乃坚也。'《素问·阴阳应象大论》云：'水主咸。'《管子·水地篇》云：'水者，地之血气，如筋脉之通流者也。'尹注云：'分流地上若脉也。'

"云'苦，火味，火出入无形，似气'者，《白虎通义·五行篇》云：'火味所以苦何？南方主长养，苦者所以长养也，犹五味须苦可以养也。'《素问·五运行大论》云：'火生苦。'

"云'甘，土味，土含载四者，似肉'者，《白虎通义·五行篇》云：'土味所以甘何？中央者，中和也，故甘，犹五味以甘为主也。'《素问·阴阳应象大论》王注云：'物之味甘者，皆土气之所生也。'《春秋繁露·循天之道篇》云：'甘者，中央之味也。'

"又《五行之义篇》云：'甘者，五味之本也。'《淮南子·原道训》云：'味者，甘立而五味亭矣。'《五行大义》引《元命苞》云：'甘者，食常言安其味也。甘味为五味之主，犹土之和成于四行也。'贾疏云：'金木水火，非土不载，故云含载四者，似人之肉，亦含载筋骨气脉，故以甘养之也。'

"案：此经辨诸味所养，与古医家言不相应，未审其义。郑、贾以象类释之，亦无当疗疾之用，殆非其本恉。今以古医经校之，当是此经文有讹互。盖以酸养骨，骨当作气；以苦养气，气又当作骨。马总《意林》引《公孙尼子》云：'多食甘者，有益于肉，而骨不利。多食苦者，有益于骨，而筋不利。多食辛者，有益于筋，而气不利。'彼言甘益肉，辛益筋，与此以甘养肉，以辛养筋正同。而言苦有益于骨，足证以苦养气，当作以苦养骨。苦既以养骨，则酸当以养气而又可知矣。《素问·六节藏象论》云：'肺者气之本。'《宣明五气篇》云：'心主脉，肝主筋，脾主肉，肾主骨。'《藏气法时篇》云：'肝用辛补之，酸写之；心用咸补之，甘写之；脾用甘补之，苦写之；肺用酸补之，辛写之；肾用苦补之，咸写之。'盖此经凡言养者，皆谓补其本。《素问》以酸补肺，即此以酸养气也；以辛补肝，即此以辛养筋也；以咸补心，即此以咸养脉也；以苦补肾，即此以苦养骨也。

"《内经》诸文，皆此经之确诂。自汉以后，经文骨气二字互易，郑、贾皆缘误为释，遂不可通。要之医疗之术，古今不易，不可诬也。至《素问·宣明五气论》，说五味所禁，又云：'辛走气，气病无多食辛；咸走血，血病无多食咸；苦走骨，骨病无多食苦；甘走肉，肉病无多食甘；酸走筋，筋病无多食酸。'《五藏生成篇》略同。彼云五味所走，与此经所养义亦相合。而以所走之味多食为禁者，盖节其太过，即《藏气法时篇》补写异用之义，与此经文异而理实通也。

“云‘滑，滑石也’者，《神农本草经》云：‘滑石味甘寒，主身热洩澼，女子乳难癃闭，利小便，荡胃中积聚寒热，益精气，久服轻身、耐饥、长年。’贾疏云：‘以五味酸苦辛咸甘，养骨筋气脉与肉，相配讫，前《食医》云调以滑甘。平常服食，五味之外有滑，彼滑用堇荁（音环 huán）枌榆。今此养病，五味之外亦宜有滑，但于药分之中慎滑，则不得平常用堇荁等，故以滑石解之。’

“云‘凡诸滑物，通利往来，似窍’者，《本草》《名医别录》云：‘滑石通九窍六腑津液，去留结，令人利中。’是通利往来之药，故可以养窍。”

洪钧按：《周礼》中的几个字，后人的注疏不但繁琐、冗长且众说纷纭。郑玄注“酸养骨”，一方面据五味附五行为说，即酸属木。同时又说“以类相养”，因为木“根立地中似骨”。真是任择所需，牵强附会。其余诸家亦无不附会。今并存如上，欲读者据此而知，古人解经，多有牵强附会之说。又应从此看出文献注疏极少促进科学进步。来自经验，特别是实验的知识才是可靠的。中医数千年进步迟缓，即不重实验之故。当代中医学几乎成了中医文献学之学。注疏只为了说明前人、圣贤、经典如何正确，这样就不可能发现错误，于是无由进步。

［6］凡和，春多酸……调以滑甘：郑玄注：“各尚其时味，而甘以成之，犹水火金木之载于土。《内则》曰：‘枣栗饴蜜以甘之，堇荁枌榆娩槁滫瀡（音修随 xiū suí）以滑之。’”

贾公彦《疏》：“言‘凡和’者，亦与下四时为目。言‘春多酸’者，东方木味酸，属春，调和食，酸多于余味一分，故云春多酸。云‘夏多苦’者，南方火味苦，属夏，夏时调和食，苦亦多于余味一分，故云夏多苦。‘秋多辛’者，西方金味辛，属秋，秋时调和食，辛亦多于余味一分，故云秋多辛。‘冬多咸’者，北方水味咸，属冬，冬时调和食，咸亦多于余味一分，故言冬多咸。‘调以滑甘’者，中央土味甘，属季夏，金木水火，非土不载，于五行土为尊，于五味甘为上，故甘总调四味。‘滑’者，通利往来，亦所以调和四味，故云调以滑甘。此五味之言，出《洪范》及《月令》。”

孙诒让《周礼正义》疏云：“‘凡和’者，论调和五味多少之齐（剂）也。《内则》文亦同。云‘调以滑甘’者，《说文·水部》云：‘滑，利也。’此五味益以滑，谓之六合。”

【补注】

［1］形不足者，温之以气；精不足者，补之以味：王冰注：“气，谓卫气。味，谓五脏之味也。《灵枢经》曰：‘卫气者，所以温分肉而充皮肤，肥腠理而司开合。’故卫气温则形分足矣。《上古天真论》曰：‘肾者主水，受五脏六腑之精而藏之，故五脏盛乃能泻。’由此则精不足者，补五脏之味也。”

“此正言彰之之法，而在于药食之气味也。以形精言，则形为阳，精为阴。以气味言，则气为阳，味为阴。阳者卫外而为固也，阴者藏精而起亟也。故形不足者，阳之衰也，非气不足以达表而温之。精不足者，阴之衰也，非味不足以实中而补之。阳性暖，故曰温。阴性静，故曰补。”（《类经十二卷·论治类八》）

“另一说是认为承上文‘味归形、形食味’之理而言，《素问注证发微·卷一》注：‘上文曰味归形，形食味，则形不足者，当温之以味也，而兹曰温之以气；上文曰气归精，精食气，则精不足者，当补之以气也，而兹曰补之以味。正以上文又曰味伤于形，则伤于味者，亦能伤形也，而味不可以无气，故戒之曰形不足者当温之以气，毋专用味焉可也，所谓独阴不生者也。如用阴味之药，必兼以阳气之药。上文又曰气伤精，则伤于气者，亦能伤精也，而气不可以无味，故戒之曰精不足者，当补之以味，毋专用气焉可也，所谓孤阳不成者是也。如用阳气之药，必兼以阴味之药。’……注文虽不同，但均以阴阳互根立论，故其义则一。”（高校教参《内经·第二章阴阳五行学说》）

洪钧按：以上所引，《类经》之说为是。盖气味之温、补，宜于按阴阳推理，不宜按五行推理。至于有人，改字解经，乃自用私智，不可取。盖气属阳，味为阴。形不足者，当温之以阳，精不足者当补之以味。故此处之形，非指形体，乃指形象。如“大骨枯槁，大肉陷下”指形体。如此不足，宜补之以味。全身蜷缩、走路蹒跚、表情呆滞，指形象。如此不足，需温之以气。比如鳄鱼，不得阳气之温，行动迟缓，一旦得温，行动灵活。人亦如此。阳气不足，必然瑟缩，行动迟缓，甚且萎靡不振，但欲寐。阳气充足，神采飞扬，静如处女，动如脱兔。

［2］五味与五脏的补、泻关系：指五味补益五脏和五味攻泻五脏的对应关系。即各脏分别用何味为补？何味为泻？下文补注有详细交代。此处从略。

［3］酸伤筋、苦伤气、甘伤肉、辛伤皮毛、咸伤血：此五味所伤，矛盾重重。故先生说“引文中有两个问题”。

酸伤筋、甘伤肉、辛伤皮毛，或可以过食失节自伤强解；咸伤血，是伤所胜之脏；苦伤气则又不同于过食自伤与伤所胜。因五脏之五体为筋、脉（血）、肉、皮（毛）、骨，而“气”非五体，五体又少“骨”，故逻辑不通。林亿等《素问》新校正云：“详此篇论所伤之旨，其例有三：东方云‘风伤筋、酸伤筋’，中央云‘湿伤肉、甘伤肉’，是自伤者也；南方云‘热伤气、苦伤气’，北方云‘寒伤血、咸伤血’，是伤己所胜；西方云‘热伤皮毛’，是被胜伤己，‘辛伤皮毛’，是自伤者也。凡此五方所伤，有此三例不同。”所以先生说：“把‘伤气’和‘伤血’换一下，再把‘伤气’改为‘伤骨髓’，才能与其他三味一致”，如此则为过食自伤而统一。当然，这只是强解。

［4］多食咸，则脉凝泣而变色：应系水克火的推演。王冰注：“心合脉，其荣色，咸益肾，胜于心，心不胜，故脉凝涩而颜色变易也。”即“心之合脉也，其荣色也，其主肾也”之谓。因多食咸味益肾而胜心，致心之血脉运行不畅，则“脉凝泣而变色”。正如《素问注证发微》所云：“此承上文五脏之所主者，有相克之义，而此遂以所主之所伤者言之也。心之所主者惟肾，故肾之味主咸者也。多食咸，则心为肾伤，心之合在脉，脉则凝涩不通；心之荣在色，色则变常而黧黑矣。”

多食苦，则皮槁而毛拔：应系火克金的推演。王冰注：“肺合皮，其荣毛，苦益心，胜于肺，肺不胜，故皮枯槁而毛拔去也。”即“肺之合皮也，其荣毛也，其主心也”之谓。因多食苦味益心而胜肺，致肺气失和不利而不能输精于皮毛，则“皮槁而毛拔”。正如《素问注证发微》所云：“肺之所主者惟心，故心之味主苦者也。多食苦，则肺为心伤，肺之合在皮，皮则枯槁而不泽；肺之荣在毛，毛则脱落而似拔矣。”

多食辛，则筋急而爪枯：应系金克木的推演。王冰注：“肝合筋，其荣爪，辛益肺，胜于肝，肝不胜，故筋急而爪干枯也。”即“肝之合筋也，其荣爪也，其主肺也”之谓。因多食辛味益肺而胜肝，致肝虚失藏血不荣筋爪，则“筋急而爪枯”。正如《素问注证发微》所云：“肝之所主者惟肺，故肺之味主辛者也。多食辛，则肝为肺伤，肝之合在筋，筋则紧急而不柔；肝之荣在爪，爪则干枯而不润矣。”

多食酸，则肉胝皱而唇揭：应系木克土的推演。王冰注：“脾合肉，其荣唇，酸益肝，胜于脾，脾不胜，故肉胝皱而唇皮揭举也。”即“脾之合肉也，其荣唇也，其主肝也”之谓。因多食酸味益肝胜脾，致脾虚失运而唇肉失养，则“肉胝皱而唇揭”。正如《素问注证发微》所云：“脾之所主者惟肝，故肝之味主酸者也。多食酸，则脾为肝伤，脾之合在肉，肉则胝皱而憔悴；脾之荣在唇，唇则揭举而枯薄矣。”

多食甘，则骨痛而发落：应系土克水的推演。王冰注：“肾合骨，其荣发，甘益脾，胜于肾，肾不胜，故骨痛而发堕落。”即“肾之合骨也，其荣发也，其主脾也”之谓。因多食甘味益脾胜肾，致肾虚精枯而骨发失养，则“骨痛而发落”。正如《素问注证发微》所云：“肾之所主者惟脾，故脾之味主甘者也。多食甘，则肾为脾伤，肾之合在骨，骨则疼痛而不快；肾之荣在发，发则渐堕而零落矣。”

以上乃据五行相克之推理。即多食某味，伤其所克之脏。如多食酸伤脾，据木克土推理而来。

而《素问·生气通天论》又有异说谓：“味过于酸，肝气以津，脾气乃绝（注：多食酸，则脾为肝伤）。味过于咸，大骨气劳，短肌，心气抑（注：多食咸，则心为肾伤）。味过于甘，心气喘满，色黑肾气不衡（注：多食甘，则肾为脾伤）。味过于苦，脾气不濡，胃气乃厚（注：多食苦，则肺为心伤。此逻辑不当）。味过于辛，筋脉沮弛（注：多食辛，则肝为肺伤），精神乃央。”文中所云，亦当为五味过食而伤所胜之脏。与《太素·卷第三·调阴阳》相参，文字有出入，但不可能都是传抄失误，古人也不喜擅改经文。故只能说是另一家之言，或不成熟之推理。

[5] 五行学说演变经过：指相克说、相生说及五行配五脏的演变经过。五行学说及五行配五脏的关系，源于儒家，而儒家又有古今经文之分，配属不一。五脏附五行，非一蹴而就，而是有过艰难的演变过程，必有不成熟之推理。《内经》有其痕迹、留下些许马脚是正常现象，因《内经》正是那个时代之作品。对其中的矛盾经文，不可强解。已见本书第四节、第五节和第六节。

[6] 各味补所生脏是正确的：后世乃至当代中医公认的，五味补泻（伤）五脏的关系是：酸补肝，苦补心，甘补脾，辛补肺，咸补肾。若五味太过（过食）一方面损伤本脏（及五体），即酸伤肝、筋，苦伤心、脉（血），甘伤脾、肉，辛伤肺、皮（气），咸伤肾、骨；另一方面损伤所克之脏，即酸伤脾、肉，苦伤肺、皮，甘伤肾、骨，辛伤肝、筋，咸伤心、脉。此说见于今《中医学基础》教材。教材所取即《内经》成说。主要相关经文如下：

《素问·五藏生成》云：“心欲苦，肺欲辛，肝欲酸，脾欲甘，肾欲咸，此五味之所合也。”

《素问·宣明五气》云：“五味所入：酸入肝，辛入肺，苦入心，咸入肾，甘入脾。”

《素问·至真要大论》云：“夫五味入胃，各归所喜，故酸先入肝，苦先入心，甘先入脾，辛先入肺，咸先入肾。”

《灵枢·九针》云：“五味：酸入肝，辛入肺，苦入心，甘入脾，咸入肾。”

《素问·阴阳应象大论》云：“酸伤筋。”“甘伤肉。”“辛伤皮毛。”

《素问·五藏生成》篇云：“多食咸，则脉凝泣而变色；多食苦，则皮槁而毛拔；多食辛，则筋急而爪枯；多食酸，则肉胝皱而唇揭；多食甘，则骨痛而发落。”

《灵枢·五味》云：“肝病禁辛，心病禁咸，脾病禁酸，肾病禁甘，肺病禁苦。”

但是，《内经》中，此说并非全书一致。试看：

《灵枢·五味》云：“肝色青，宜食甘；心色赤，宜食酸；脾色黄，宜食咸；肺色白，宜食苦；肾色黑，宜食辛。”故此篇与主流矛盾。

[7] 至少还有四处讲“五味所入”：谨列举经文如下。

①《素问·宣明五气》：“五味所入：酸入肝，辛入肺，苦入心，咸入肾，甘入脾。……五味所禁：辛走气，气病无多食辛；咸走血，血病无多食咸；苦走骨，骨病无多食苦；甘走肉，肉病无多食甘；酸走筋，筋病无多食酸。是谓五禁，无令多食。”

②《素问·至真要大论》：“夫五味入胃，各归所喜，故酸先入肝，苦先入心，甘先入脾，辛先入肺，咸先入肾。”

③《灵枢·五味》：“五味各走其所喜，谷味酸先走肝，谷味苦先走心，谷味甘先走脾，谷味辛先走肺，谷味咸先走肾。……五色：黄色宜甘，青色宜酸，黑色宜咸，赤色宜苦，白色宜辛。凡此五者，各有所宜。”

④《灵枢·五味论》：“五味入于口也，各有所走，各有所病。酸走筋，多食之，令人癃；咸走血，多食之，令人渴；辛走气，多食之，令人洞心；苦走骨，多食之，令人变呕；甘走肉，多食之，令人悗心。”

⑤《灵枢·九针》：“五味：酸入肝，辛入肺，苦入心，甘入脾，咸入肾，淡入胃，是谓五入……五走：酸走筋，辛走气，苦走骨，咸走血，甘走肉，是谓五走也。五裁：病在筋，无食酸；病在气，无食辛；病在骨，无食咸；病在血，无食苦；病在肉，无食甘；口嗜而欲食之，不可多也，必自裁也。”

[8] 肝色青，宜食甘……肾色黑，宜食辛：先生所引见《灵枢·五味》，与《素问·藏气法时论》后段文字只有一字之差。注家多以经解经，引《素问·藏气法时论》之前段内容注此节。如《灵枢注证发微》：“《素问·藏气法时论》云：‘肝苦急，急食甘以缓之；心苦缓，急食酸以收之；脾苦湿，急食苦以燥之；肺苦气上逆，急食苦以泄之；肾苦燥，急食辛以润之。”《灵枢集注》附和之。谨将经文及诸家注疏汇集如下。

附：“肝色青，宜食甘”经文、汇释

1. 经文

(1)《素问·藏气法时论》：“肝色青，宜食甘，粳米、牛肉、枣、葵皆甘。”

（2）《灵枢·五味》："肝色青，宜食甘，秔米饭、牛肉、枣、葵皆甘。"

2. 汇释

（1）《太素·卷第二·调食》杨注："肝者木也，甘者土也。宜食甘者，木克于土，以所克资肝也。"

按：肝木克脾土（甘味），食甘补脾何以能资肝？或云"见肝之病，知肝传脾，当先实脾"之谓。

（2）王冰注："肝性喜急，故食甘物而取其宽缓也。"林亿等《新校正》云："按全元起云：'肝苦急，是其气有余。'"按：以此《新校正》所引，当指肝实证。

（3）《素问注证发微》："东方甲乙木，其色青，肝属木，故色亦青，肝苦急，惟甘为能缓之，故宜食甘，凡粳米、牛肉、枣、葵皆甘，皆可食也。"

《灵枢注证发微》："《素问·藏气法时论》云：'肝苦急，急食甘以缓之；心苦缓，急食酸以收之；脾苦湿，急食苦以燥之；肺苦气上逆，急食苦以泄之；肾苦燥，急食辛以润之。"

（4）《素问吴注》："肝苦急，急食甘以缓之是也。"

（5）《类经十四卷·疾病类二十四》："此承上文'肝苦急，急食甘以缓之'等义，而详言其所宜之味也。"

《类经十一卷·气味类二》："此下言脏气所宜之味也。《藏气法时论》曰：'肝苦急，急食甘以缓之。'即此意也。此下五节，仍与《藏气法时论》后文相同。"

（6）《素问集注》："夫精明无色者，气之华也。肝色青则其气苦急，故宜食甘以缓之，盖五味所以养五脏之气者也。"

《灵枢集注》："《藏气法时论》曰：'肝苦急，急食甘以缓之；心苦缓，急食酸以收之；脾苦湿，急食苦以燥之；肺苦气上逆，急食苦以泄之；肾苦燥，急食辛以润之。'"

（7）《素问直解》："此举五谷、五畜、五果、五菜，以明上文五苦之意。肝主春，其色青。肝苦急，急食甘以缓之，故宜食甘。稽其谷、畜、果、菜，而合之于甘之味，则粳米、牛肉、枣、葵皆甘。"

（8）《素问补识》："《新校正》云：'详肝色青至篇末，全元起本在第六卷，王氏移于此。'天雄按：此节五谷、五畜、五果、五菜与《灵·五味》篇全同，而'五宜'则异。《五味》以'黄色宜甘，青色宜酸，黑色宜咸，赤色宜苦，白色宜辛'故作'脾病者，宜食粳米饭、牛肉、枣、葵'，以黄色宜甘也，余四藏可以类推。本文'肝色青宜食甘''心色赤宜食酸'王氏移于此以应上文'肝苦急，急食甘以缓之'，'心苦缓，急食酸以收之'之义。其用心良苦，然至'脾色黄，宜食咸'句，则与'脾苦湿，急食苦以燥之'，义又扞格，遂启后人之争，多纪元坚至欲改'急食咸以燥之'。读古书而疏于考校，往往误事。"

（9）高校教参《内经·第三章藏象学说》："肝色青，宜食甘：前文言五脏与五味相应，各归所喜，酸味先入肝，故肝病者宜食酸味。此言脏气病变各不相同，因其变化而又有所宜食者。若肝脏精血亏虚，筋脉拘急，则非专用酸味所能解除，故云'宜食甘'，以甘味药缓其急。临床所见，亦可酸甘合用，化生阴津以缓肝急。《素问·藏气法时论》云：‘肝苦急，急食甘以缓之。’即是此意。《太素·卷二·调食》云：‘肝者木也。甘者土也。宜食甘者，木克于土，以所克资肝也。’”

洪钧按：其实这个问题不难说明，也不必对看《素问》，因为《灵枢·五味》篇内矛盾很明显。试看上文有：“肝病者，宜食麻、犬肉、李、韭。”为什么宜食这些东西呢？因为上文有明确交代：它们都属于酸味。为什么肝病宜食酸呢？上文也有明确交代，因为：“五味各走其所喜，谷味酸，先走肝。”唯独从“肝色青”开始，宜食之味和食物完全另一套。肝宜食的成了“粳米饭、牛肉、枣、葵”——因为它们皆甘。这在上文是脾病宜食的，而且是一字不差的宜食。故可肯定，这完全是另一家之言。至于教参以“肝苦急，急食甘以缓之”解此句，那么肝苦缓呢？又搬来临床说话，则要问：桂枝汤辛甘苦酸俱备，以辛甘为主，不是可以缓肝吗？何以解表呢？又缓急之药，芍药、甘草常用，但芍药味酸苦而不甘，却系最常用之缓肝急之药。

总之，《内经》编写整理者，不想欺骗后人，也不自逞私智，擅改前人的文字。把矛盾摆在那里，留待后人。可惜后人不知此意，一定要曲解前人，百方弥缝，结果言人人殊，歧途益多。

或问：这段话在《藏气法时》内能否解通呢？我看矛盾也很明显。试看五脏治法有七种：缓、收、散、补、泻、燥、坚。但不是五脏均有此七法。其中散与缓相近，散只出现一次，即肝欲散。以补泻为准分析：辛补肝，酸泻肝；咸补心，甘泻心；甘补脾，苦泻脾；酸补肺，辛泻肺；苦补肾，咸泻肾。可见，补某脏者恰是成说中胜该脏之味，泻某脏者恰是生该脏之味。以肝而言，辛补、酸泻，何以色青宜食甘。况且，此处所宜指日常食品，非处方用药。故不宜用病理解释。总之，该篇矛盾更多，必非出自一时一人之手。流派不同，整理在一起，不必强解。

［9］它是另一家言或不成熟的推理：先生说“今《内经》中多有自相矛盾处。……《内经》并未统一五味与五脏的补泻关系。……故《内经》本身的自相矛盾不要强解”。

［10］肝病禁辛……肺病禁苦：“此言五脏之虚证，不宜用所不胜之味。肝属木，而辛为金之味，故肝虚者禁辛；心属火，而咸为水之味，故心虚者禁咸。余脏之禁皆同此理。《灵枢集注·卷七》云：‘五味五气，有生有克，有补有泻，故五脏有病，禁服胜克之味。’”（高校教参《内经·第三章藏象学说》）

［11］《内经》并未统一五味与五脏的补泻关系：五味与五脏的关系，见于《素问》者有《生气通天论》《阴阳应象大论》《五藏生成》《藏气法时论》《宣明五气》《五运行大论》《至真要大论》等篇；见于《灵枢》者有《五味》《五味论》《九针论》等篇。但五味与五脏的攻泻宜忌、生克制化规律并未统一。其中的缘故，上文已说得相当透彻。下文也有交代。

金栋按：高校教参《内经·第三章藏象学说·灵枢五味第五十六》花了近三千字，用五行生克制化，绕了一大圈子，来说明五味宜忌，讲得很复杂，却还是有明显漏洞。其实，即便是讲通了，也于临床无补。况且，经文明显违背常识。试问：“肝病者，宜食麻、犬肉、李、韭”等酸味。其中只有“李”常见酸味，莫非其余亦酸吗？此乃三尺童子不能接受的常识错误。越讲越可笑。何必欺人且自欺。

［12］《金匮要略》开头一段就此讲得较复杂：指张仲景《金匮要略·脏腑经络先后病脉证第一》。经文如下：

“夫肝之病，补用酸，助用焦苦，益用甘味之药调之。酸入肝，焦苦入心，甘入脾。脾能伤肾，肾气微弱，则水不行；水不行，则心火气盛；心火气盛，则伤肺，肺被伤，则金气不行；金气不行，则肝气盛。故实脾，则肝自愈。此治肝补脾之要妙也。肝虚则用此法，实则不再用之。”

［13］“七篇大论”中的说法比较统一：“七篇大论”非《素问》原有，乃唐代人王冰补入。关于“七篇大论”，第七节已详细介绍，兹不赘。其中言五味补泻宜忌者主要如下（五运六气的补泻宜忌）。

《素问·至真要大论》：“木位之主，其泻以酸，其补以辛。火位之主，其泻以甘，其补以咸。土位之主，其泻以苦，其补以甘。金位之主，其泻以辛，其补以酸。水位之主，其泻以咸，其补以苦。厥阴之客，以辛补之，以酸泻之，以甘缓之。少阴之客，以咸补之，以甘泻之，以咸收之。太阴之客，以甘补之，以苦泻之，以甘缓之。少阳之客，以咸补之，以甘泻之，以咸软之。阳明之客，以酸补之，以辛泻之，以苦泄之。太阳之客，以苦补之，以咸泻之，以苦坚之，以辛润之。”

金栋按：此说所本，约系《素问·藏气法时》，亦难自圆其说。

［14］补母、泻子说：《难经》第六十九难云：“虚者补其母，实者泻其子。”《难经·七十五难》云：“子能令母实，母能令子虚。”《难经·七十九难》：“迎而夺之者，泻其子也；随而济之者，补其母也。”

金栋按：根据五行相生学说理论，生我者为母，我生者为子。因“子能令母实”，治疗实证，可用“实者泻其子”的法则。又因“母能令子虚”，治疗虚证，可用“虚者补其母”的法则。

滑寿《难经本义》：“迎而夺之者，泻也；随而济之者，补也。”

徐大椿《难经经释》：“经文迎随，是以经气之逆顺往来而用针者，候其气之呼吸出入及针锋之所向以为补泻，两经之法甚备。今乃针本经来处之穴，为迎为泻；针去处之穴，为随为补。”

二　脏腑说

【原文】

《内经》中最常见的说法是五脏六腑[1]。脏腑两者，以脏为主。五脏之中，应以何脏为主呢？《素问·灵兰秘典论》说：“心者，君主之官，神明出焉[2]。”又“心者，五脏六腑之主也”（《灵枢·口问》）。在这一点上，似乎《内经》全书一致[3]。其实也不尽然。心为人体中枢的思想起源很早，那时并没有把五脏五行化。《灵枢·本神》中“所以任物者谓之心[4]”，则是出自董仲舒。①

【自注】

①关于心主意识、思虑的认识，中国古代学者和普通人的常识完全一致[1]。不过，“所以任物者谓之心”是董仲舒的见解，至少是经过董氏的发挥被普遍接受。董氏说：“栣众恶于内，弗使得发于外者，心也[2]。故心之为名，栣也。人之受气苟无恶者，心何栣哉[3]？”（《春秋繁露·深察名号》）

这里，栣字作控制、限制解[4]。《广雅·释亲》说：“心，任也。”《白虎通·性情篇》说：“心之为言任也，任于思也。”这显然是来自董仲舒。

《淮南子》中“心”出现300多次，没有明确解心为任或栣的地方。唯略有此意：如“夫任耳目以听视者，劳形而是明；以知虑为治者，苦心而无功”（原道训）。最郑重的说法是：“夫心者，五藏之主也，所以制使四肢，流行血气，驰骋于是非之境，而出入于百事之门户者也。”这也是《内经》的正统说法。

又，“所以任物者谓之心”见于《灵枢·本神》。其中有一段相关的话颇值得注意，引如下：

“何谓德、气、生、精、神、魂、魄、心、意、志、思、虑、智？请问其故。岐伯答曰：天之在我者德也，地之在我者气也，德流气薄而生者也[5]。故生之来谓之精[6]；两精相搏谓之神[7]；随神往来者谓之魂[8]；并精而出入者谓之魄[9]；所以任物者谓之心；心有所忆谓之意[10]；意之所存谓之志[11]；因志而存变谓之思[12]；因思而远慕谓之虑[13]；因虑而处物谓之智[14]。”

这一段对德、气等十三个概念的定义，颇简明。现存那时的文献没有这样系统的。但主要思想还是来自儒家[15]。如：

“天生德于予，桓魋其如予何[16]？”（《论语·述而》）

“心之官则思[17]。思则得之，不思则不得也。”（《孟子·告子上》）

“心者，形之君也，而神明之主也，出令而无所受令[18]。自禁也，自使也，自夺也，自取也，自行也，自止也[19]。”（《荀子·解蔽》）

【补注】

[1] 关于心主意识、思虑的认识，中国古代学者和普通人的常识完全一致：中国传统文化思想的影响使然，观汉字造字可知。凡属思维、意识、思想、情感、意志、智慧、聪明等精神心理活动之字词，其偏旁部首或是心字底，或是竖心旁（忄）。俗话说“心想事成”、“心灵手巧”、某某“心眼好”等。在这种浓郁的传统文化气息的、具有医学内涵的、具有强烈自然哲学色彩思想影响下，“心藏神”在中国家喻户晓、根深蒂固，无可扭转。若改变之，很难过情感这一关。

洪钧按：不是“心藏神”的观念不可改变，而是不能因为认识到脑主思虑，随之把那么多汉字和相关的日常用语都改掉。那样做太麻烦，也没有必要。文字和语言是约定俗成的，涉及面太多，不能也不必突然大变。不但如此，当代生理学还据传统造出“心理”等术语。总之，尽管那么多汉字和词语暗示着“心主思虑”，但不妨碍接受当代医学脑主思虑和意识。总之，学术和习惯常常是两回事。不一定要求，日常用语都按科学原理大改一遍。即便在传统内部，也有事实屈就习惯的事例。比如“病入膏肓”这个成语，就是错误的，因为“膏”从无解剖部位含义。故此成语当为“病入鬲肓”。“鬲肓”一词见于《素问·刺禁论》有确切解剖含义，指膈肌和附近很要害的地方。但“膏肓”沿用近二千年，约定俗成，没有必要再改。不但如此，该成语的出处也只好沿误了。类似问题还有不少。即如《内经》中《素问·举痛论》之“举痛”，当为“卒痛”，林亿等《新校正》已指出，但至今仍沿用错误说法。又如《灵枢·五癃津液别》当为《津液五别》，刘衡如说“因系篇名，沿用已久”而仍沿误。

[2] 栣（音任 rèn）众恶于内，弗使得发于外者，心也：控制众恶于体内，不使其发泄在外，这是心的职责。

苏舆《春秋繁露义证》曰：“俞云：王本注云：‘栣，疑衽，如甚切。’……今案：衽者，衣襟也。襟有禁御之义。《释名·释衣服》：‘襟，禁也。交于前，所以禁御风寒也。’衽亦有任制之义，《释名·释丧制》：‘小要又谓之衽。衽，任也。任制际会使不解也。’任制与禁御，其义相通。‘栣众恶于内，弗使得发于外’正取任制之义。”

洪钧按：可见《灵枢》和后人对“任”的解释失去了董仲舒的原义。董氏解任为“栣”意在说，心对本身要有所控制，而不是说心的任务是认识或支配外物。董氏的说法是为了提示君主要适当控制自己，否则不利于统治长久。

金栋按：董仲舒的这一思想约源于荀子的性恶说，也见于其他儒家经典。如《礼记·礼运》云：“饮食男女，人之大欲存焉。死亡贫苦，人之大恶存焉。故欲恶者，心之大端也。人藏其心，不可测度也。美恶皆在其心，不见其色也。”

马氏晞孟曰：“莫非欲也，而饮食男女，欲之甚也，故曰‘大欲’。莫非恶也，而死亡贫苦，恶之甚也，故曰‘大恶’。喜、怒、哀、惧、爱、恶、欲，皆所谓情，而情之所本，犹在于欲恶，故曰‘心之大端’。”（孙希旦《礼记集解》）

[3] 故心之为名，栣也。人之受气苟无恶者，心何栣哉：所谓心，具有控制七情发泄的功能。人受气于天地，如果没有众恶在内，心还控制什么呢？

苏舆《春秋繁露义证》云：“此以声言之。心，息林切；栣，如甚切，古音同在七部。《白虎通·性情篇》：‘心之为言任也，任于思也。’《广雅·释亲》：‘心，任也。’任、栣亦同声字，言性固有善质，而受气未尝无恶。其卒能衽之者，则仍善质为之。”

[4] 栣字作控制、限制解：“栣，禁御。《春秋繁露·深察名号》：‘栣众恶于内，弗使得发于外者，心也……苟无恶者，心何栣哉？’刘师培《校补》：‘栣恶者，犹言捍御众恶也。’”（《汉语大字典·木部》）

[5] 天之在我者德也，地之在我者气也，德流气薄而生者也：“未形之分，授与我身，谓之德者，天之道也。故《庄子》曰：未形之分，物得之以生，谓之德也。阴阳和气，质成我身者，地之道也。德中之分流动，阴阳之气和亭，遂使天道无形之分，动气和亭，物得生也。”（《太素·卷第六·五藏精神》）

“天非无气，而主之以理，故在我之德，天之德也；地非无德，而运之以气，故在我之气，地之气也。则吾之生，德所流，气所搏而生者也，故谓之生。”（《灵枢注证发微》）

“人禀天地之气以生。天地者，阴阳之道也。自太极而生两仪，则清阳为天，浊阴为地；自两仪而生万物，则乾知大始，坤作成物。故《易》曰：‘天地之大德曰生。’《宝命全形论》曰：‘人生于地，命悬于天。’然则阳先阴后，阳施阴受，肇生之德本乎天，成形之气本乎地，故天之在我者德也，地之在我者气也。德流气薄而生者，言理赋形全，而生成之道斯备矣。”（《类经三卷·藏象类九》）

“德者所得乎天，虚灵不昧，具众理应万事者也。目之视，耳之听，鼻之嗅，口之味，手之舞，足之蹈，在地所生之形气也。《乾》知大始，《坤》作成物，德流气迫而生者也。”（《灵枢集注》）

“《说文·土部》：‘在，存也。’演其义有‘生’的意思。这是说人是承受天地（自然界）的本原物质‘德’‘气’而产生的。人是天德地气交流搏击所生成。‘薄’与‘搏’通。”（《黄帝内经灵枢校注语译》）

洪钧按：这里讨论的是很大的问题，即人是怎样来的。以上哲理性的解释，不是神学的，却远远不足以说明问题。

［6］故生之来谓之精：“雌雄两神相搏，共成一形，先我身生，故谓之精也。”（《太素·卷第六·五藏精神》）

“然生之来者谓之精，《易》曰：‘男女媾精，万物化生。’则吾人之精，虽见于有生之后，而实由有生之初之精为之本也。”（《灵枢注证发微》）

“太极动而生阳，静而生阴，阴阳二气，各有其精。所谓精者，天之一、地之六也。天以一生水，地以六成之，而为五行之最先。故万物初生，其来皆水，如果核未实犹水也，胎卵未成犹水也，即凡人之有生，以及昆虫草木无不皆然。《易》曰‘男女构精，万物化生’，此之谓也。”（《类经三卷·藏象类九》）

“《决气篇》曰：‘常先身生，是谓精。’盖未成形而先受天一之精，故所生之来谓之精。”（《灵枢集注》）

“精：指生殖之精。即先天之精。《灵枢·决气》：‘两神相搏，合而成形，常先身生，是谓精。’”（《中医大辞典》）

洪钧按：今可一言而决：所谓“精”，就是雌雄、男女的生殖细胞，不必再做繁琐的哲理解释。

［7］两精相搏谓之神：“即前两精相搏共成一形，一形之中，灵者谓之神也，即乃身之微也。”（《太素·卷第六·五藏精神》）

“人生有阴斯有营，有阳斯有卫，营卫相搏，神斯见焉。”（《灵枢注证发微》）

“两精者，阴阳之精也。搏，交结也。《易》曰：‘天数五，地数五。五位相得而各有合。’周子曰：‘二五之精，妙合而凝。’是皆两精相搏之谓。凡万物生成之道，莫不阴阳交而后神明见。故人之生也，必合阴阳之气，构父母之精，两精相搏，形神乃成，所谓天地合气，命之曰人也。又《决气篇》曰：‘两神相搏，合而成形，常先身生，是谓精。’愚按：神者，灵明之化也，无非理气而已。理依气行，气从形见，凡理气所至，即阴阳之所居，阴阳所居，即神明之所在，故曰阴阳者，神明之府也。《天元纪大论》曰：‘阴阳不测谓之神。’《气交变大论》曰：‘善言化言变者，通神明之理。’《易》曰：‘知变化之道者，其知神之所为乎！’是皆神之为义。然万物之神，随象而应，人身之神，惟心所主。故本《经》曰：‘心藏神。’又曰：‘心者，君主之官，神明出焉。’此即吾身之元神也。外如魂魄志意五神五变之类，孰匪元神所化而通乎一心？是以心正则万神俱正，心邪则万神俱邪。迨其变态，莫可名状。如《八正神明论》曰：‘神乎神，耳不闻，目明心开而志先，慧然独悟，口弗能言，俱视独见，适若昏，昭然独明，若风吹云，故曰神。’《淮南子》曰：‘或问神。曰：心。请闻之。曰：潜天而天，潜地而地，天地神明而不测者也。’《黄庭经》曰：‘至道不烦诀存真，泥丸百节皆有神。’《金丹大要》曰：‘心为一身君主，万神为之听命。以故虚灵知觉，作生作灭，随机应境，千变万化，瞬息千里，梦寐百般；又能逆料未来，推测祸福，大而天下国家，小而僻陋蝉隙，无所不至。然则神至心必至，心住神亦住。’《邪客篇》曰：‘心者，五脏六腑之大主也，精神之所舍也。’‘心伤则神去，神去则死矣。’故曰事其神者神去之，休其神者神居之。则凡治身者，太上养神，其次养形也。”（《类经三卷·藏象类九》）

“《平人绝谷篇》：‘神者，水谷之精气也。’盖本于先天所生之精，后天水谷之精而生此神。故曰：‘两精相搏谓之神。’”（《灵枢集注》）

［8］随神往来者谓之魂：“魂者，神之别灵也。故随神往来，藏于肝，名曰魂。”（《太素·卷第六·五藏精神》）“其所谓魂者属于阳，然魂则随神而往来。”（《灵枢注证发微》）

［9］并精而出入者谓之魄：“魄，亦神之别灵也。并精出此而入彼，谓为魄也。”（《太素·卷第六·五藏精神》）“其所谓魄者属于阴，然魄则并精而出入。正以精对神而言，则精为阴而神为阳，故魂属神而魄属精也。”（《灵枢注证发微》）“精对神而言，则神为阳而精为阴；魄对魂而言，则魂为阳而魄为阴。故魂则随神而往来，魄则并精而出入。愚按：精神魂魄，虽有阴阳之别，而阴阳之中，复有阴阳之别焉。如神之与魂皆阳也，何谓魂随神而往来？盖神之为德，如光明爽朗、聪慧灵通之类皆是也。魂之为言，如梦寐恍惚、变幻游行之境皆是也。神藏于心，故心静则神静；魂随乎神，故神昏则魂荡。此则神魂之义，可想象而悟矣。精之与魄皆阴也，何谓魄并精而出入？盖精之为物，重浊有质，形体因之而成也。魄之为用，能动能作，痛痒由之而觉也。精生于气，故气聚则精盈；魄并于精，故形强则魄壮。此则精魄之状，亦可默会而知矣。然则神为阳中之阳，而魂则阳中之阴也；精为阴中之阴，而魄则阴中之阳者乎。虽然，此特其阴阳之别耳；若至魂魄真境，犹有显然可鞫者，则在梦寐之际。如梦有作为而身不应者，乃魂魄之动静，动在魂而静在魄也；梦能变化而寤不能者，乃阴阳之离合，离从虚而合从实也。此虽皆魂魄之证，而实即死生之几。苟能致心如太虚，而必清必静，则梦觉死生之关，知者有洞达者矣。”（《类经三卷·藏象类九》）“火之精为神，水之精为精，肝为阳脏而藏魂，肺为阴脏而藏魄，故魂随神而往来，魄并精而出入。”（《灵枢集注》）

［10］心有所忆谓之意：“意，亦神之用也。任物之心，有所追忆，谓之意也。”（《太素·卷第六·五藏精神》）“忆，思忆也。谓一念之生，心有所向往而未定者，曰意。”（《类经三卷·藏象类九》）

［11］意之所存谓之志：“志，亦神之用也。所忆之意，有所专存，谓之志也。”（《太素·卷第六·五藏精神》）“意之所存，谓意已决而卓有所立者，曰志。”（《类经三卷·藏象类九》）

［12］因志而存变谓之思：“思，亦神之用也。专存之志，变转异求，谓之思也。”（《太素·卷第六·五藏精神》）“因之而存变，谓意志虽定，而复有反复计度者，曰思。”（《类经三卷·藏象类九》）

［13］因思而远慕谓之虑：“虑，亦神之用也。变求之思，逆慕将来，谓之虑也。”（《太素·卷第六·五藏精神》）“深思远慕，必生忧疑，故曰虑。”（《类经三卷·藏象类九》）

［14］因虑而处物谓之智：“智，亦神之用也。因虑所知，处物是非，谓之智也。”（《太素·卷第六·五藏精神》）“疑虑既生，而处得其善者，曰智。按此数者，各有所主之脏，今皆生之于心，此正诸脏为之相使，而心则为之主宰耳。”（《类经三卷·藏象类九》）

［15］但主要思想还是来自儒家：不确。来源于道家。

“故生之来谓之精”，《灵枢识》：“简按：此以下止于谓之智，见《子华子》。”

《子华子·北宫意问》：“是故天地之间，六合之内，不离于五，人亦如之。血气和合，荣卫流畅，五藏成就，神气舍心，魂气毕具，然后成人。是故五藏六府各有神主，精禀于金火，气谐于水木，精气之合，是生十物，精神魂魄心意志思智虑是也。生之所自谓之精，两精相薄谓之神，随神往反谓之魂，并精出入谓之魄，所以格物谓之心，心有所忆谓之意，意之所存谓之志，志之所造谓之思，思而有所顾慕谓之虑，虑而有所决释谓之智。”

本节“天地之间，六合之内，不离于五，人亦如之”，与《灵枢·阴阳二十五人》《通天》篇同。“血气和合，荣卫流畅，五藏成就，神气舍心，魂气毕具，然后成人”，与《灵枢·天年》篇同。

“子华子：战国时魏人。有云即程子，名本，字子华。发扬杨朱的‘为我’思想，认为‘两臂重于天下也，身又重于两臂’（《吕氏春秋·审为》）。主张‘贵生’‘全生’，‘所谓全生者，六欲皆得其宜’，认为‘全生为上，亏生次之，死次之，迫生为下’（《吕氏春秋·贵生》），反对不义的苟生。韩、魏相与争侵地，他曾见韩昭釐侯，教其‘知轻重’得失（见《吕氏春秋·审为》《庄子·让王》）。思想接近道家。今本《子华子》三卷，题为周程本撰，但史志均不录，系后人伪托。”（《中国哲学大辞典·人物·先秦》）

［16］天生德于予，桓魋（音颓 tuí）其如予何：上天把这些品德赋予了我，桓魋又能把我怎么样呢？出自《论语·述而》篇。“魋，徒雷反。桓魋，宋司马向魋也。出于桓公，故又称桓氏。魋欲害孔子，孔子言天既赋我以如是之德，则桓魋其奈我何？言必不能违天害己。”（朱熹《四书章句集注》）

［17］心之官则思：本句前一句为“耳目之官不思，而蔽于物”。

朱熹《四书章句集注》云：“官之为言司也。耳司听，目司视，各有所职而不能思，是以蔽于外物。……心则能思，而以思为职。"

焦循《孟子正义》云："［注］官，精神所在也。谓人有五官六府。［疏］正义曰：《荀子·正名篇》云：'缘天官，形体色理以目异，声音清浊调竽奇声以耳异，甘苦咸淡辛酸奇味以口异，香臭芬郁腥臊洒酸奇臭以鼻异，疾养沧热滑铍轻重以形体异，说故喜怒哀乐爱恶欲以心异。心有徵知，徵知则缘耳而知声可也，缘目而知形可也。然而徵知必将待天官之当薄其类，然后可也。五官薄之而不知，心徵知而无说，则人莫不然，谓之不知，此所缘而以同异也。'

"又《天论篇》云：'耳目鼻口形能，各有接而不相能也，夫是者谓天官。心居中虚，以治五官，夫是者谓天君。'

"《吕氏春秋·贵生篇》云：'耳虽欲声，目虽欲色，鼻虽欲芬香，口虽欲滋味，害于生则止。在四官者，不欲利于生者则弗为。由此观之，耳目鼻口，不得擅行，必有所制。譬之若官职不得擅为，必有所制。'高诱注云：'四官，耳目鼻口也。制，制于心也，制于君也。'吕氏以耳目鼻口为四官，心为君，官制于君。《说文·宀部》：'官，吏事君也。'此心不在官之列也。《荀子·天论》以耳目鼻口形为天官，以心为天君，此义与吕氏同。其《正名篇》之天官即此天官，五官即此耳目鼻口形，不连心言，故五官薄之不知，与心徵之无说对言，是不列五官也。杨倞以耳目鼻口心为五官，夫失荀子意矣。孟子称耳目为官，亦称心为官，盖心虽能统耳目，而各有所司。心不能代耳司听，代目司视，犹耳目能听能视而不能思。耳目不能思，须受治于心之思；心不能司听司视，而非心之思，则视听不能不蔽于物。《广雅·释诂》云：'官，君也。'以其能治耳目之所思，则为君；以其各有所司，则君亦是官。

"《礼记聘义》云'精神见于山川'，注云：'精神，亦谓精气也。'《大戴礼·曾子天员》云：'阳之精气为神。'精气在心为思，在耳为听，在目为视，以其各有所主为官。

"《甲乙经》云：'鼻者，肺之官。目者，肝之官。口者，脾之官。舌者，心之官。耳者，肾之官。肺合大肠，为传道之府。心合小肠，为受盛之府。肝合胆，为清净之府。脾和胃，为五谷之府。肾合膀胱，为津液之府。少阴属肾，上连肺，故将两藏。三焦为中渎之府，水道出焉，属膀胱，是孤之府。此六府之所合也。'心属五藏，耳目属五官，而耳目与五藏相表里，心与六府相表里，孟子以心与耳目同为官，故赵氏举五官，连六府以明之。"

［18］心者，形之君也，而神明之主也，出令而无所受令："心出令以使百体，不为百体所使也。"（王先谦《荀子集解》）

［19］自禁也，自使也，自夺也，自取也，自行也，自止也："此六者，皆由心使之然，所以为形之君也。"（王先谦《荀子集解》）

【补注】

［1］五脏六腑：四字连用者，《内经》全书共见 52 次。其中《素问》14 见，《灵枢》38 见。

《白虎通·性情篇·论五性六情》云："性所以五，情所以六何？人本含六律五行之气而生，故内有五藏六府，此情性之所由出入也。《乐动声仪》曰：'官有六府，人有五藏。'"

《五行大义·卷三·第十四论杂配·论配藏府》云："藏府者，由五行六气而成也。藏则有五，禀自五行。府则有六，因乎六气，是为六情。……藏者，以其藏于形体之内，故称为藏。亦能藏受五气，故名为藏。府者，以其传流受纳，谓之曰府。"

脏者有五，肝、心、脾、肺、肾也，皆实质器官，但藏精气，"藏精神魂魄者也"，皆藏阴象地，其气象地，"所谓藏精气而不泻也"。腑者有六，胆、胃、大小肠、膀胱、三焦，皆空腔器官，但受水谷，"而行化物者也"，皆藏阳象天，其气象天，"所谓传化物而不藏"也。

余云岫《灵素商兑》云："《灵》《素》中所云五藏六府者，大体皆以肝、心、脾、肺、肾为五藏，胆、胃、大肠、小肠、膀胱、三焦为六府（《素问·金匮真言论》）。原其所以区别藏府之界说，与其命名之意，则《素问·五藏别论》有定义焉。其言曰：'所谓五藏者，藏精气而不泻也，故满而不能实；六府者，传化物而不藏，故实而不能满也。'释之者曰：'精气为满，水谷为实。精气质清，藏而不泻，故但有充满而无积实。水谷质浊，传化不藏，故但有积实而无充满。'然则《灵》《素》之所谓五藏六府者，其意义燎然可明矣。彼以为肝、心、脾、肺、肾者，剖之而肥厚多实质，或不见空洞，不睹他物，又不得其出入之路，于是以为但有精气流行充满于其间，而无传化疏泄之用，藏而不泻，故名之为藏。胆、胃、大小肠、膀胱、三焦皆为囊橐腔洞之形，或贮液体，或贮固体，而胆胃膀胱又显然有出入之口，乃以为司传化疏泄之机，充实他物之库，故名之为府。"

金栋按：余云岫以西医之生理解剖来诋毁中医的五藏六府，认为"此其谬误。凡稍知生理、解剖者，皆能晓然"，盖其不知中医"区别藏府之界说与其命名之意"耳。

脏腑之数取"脏五腑六"，与象数有关，即如《汉书·律历志》云"天六地五，数之常也"，脏五腑六盖本于此。先生于本节之后有《藏五府六考》，深得其旨意。

《白虎通·性情篇·五藏六府主性情》云："五藏者，何也？谓肝、心、肺、肾、脾也。……六府者，何谓也？谓大肠、小肠、胃、膀胱、三焦、胆也。府者，谓五藏宫府也。"

《白虎通》五脏之排序按四时相生而土居末位，与《内经》之排序不同。如《素问·金匮真言论》云："肝、心、脾、肺、肾，五脏皆为阴。"

《白虎通·性情篇》云："性情者，何谓也？性者阳之施，情者阴之化也。人禀阴阳气而生，故内怀五性六情。……五性者何谓？仁、义、礼、智、信也。……六情者何谓也？喜、怒、哀、乐、爱、恶谓六情。"

五性即五常，附五行主五脏为"肝仁，肺义，心礼，肾智，脾信也"。（《乐动声仪》《孝经援神契》《白虎通·性情》）

［2］心者，君主之官，神明出焉：《内经》时代及后世医家均奉此说。如：

王冰注："任治于物，故为君主之官；清净栖灵，故曰神明出焉。"

《素问注证发微》云："心者，君主之官，乃五脏六腑之大主也。此语见《灵枢·邪客篇》。又，《灵枢·五癃津液别篇》云：'五脏六腑，心为之主。'《师传篇》同。至虚至灵，具众理而应万事，神明从此出焉。"

《素问吴注》云："心为一身之主，五脏百骸皆听命于心，故为君主之官。心藏神，故曰神明出焉。"

《类经三卷·藏象类一》云："心为一身之君主，禀虚灵而含造化，具一理以应万机，脏腑百骸，惟所是命，聪明智慧，莫不由之，故曰神明出焉。"

《素问集注》云："位居南面，灵应万机，故为君主之官。清净虚灵而主藏神，故神明出焉。"

《素问直解》云："至贵者，莫如君。君者，人之主也。若以十二脏论之，则心者，君主之官也。虚灵万应，故神明出焉。首举心为君主，而郑重言之，所以示贵也。"

《素问识》云："简按：《灵·邪客》篇云：'心者，五脏六腑之大主，精神之所舍。'《荀子·解蔽》篇云：'心者，形之君也，神明之主也，出令而无所受令。'《淮南子》云：'夫心者，五藏之主也，所以制使四肢，流行血气。'《五行大义》引本经，作'主守之官'，云：'心为主守之官，神明出者。火者，南方阳；光晖，人君之象。神为身之君，如君南向以治。《易》以离为火，居太阳之位，人君之象。人之运动，情性之作，莫不由心，故为主守之官，神明所出也。'《说文》：'官，吏事君也。'《玉篇》：'官，宧也。'"

[3]"心者，五脏六腑之主也"，在这一点上，似乎《内经》全书一致：此句尚见于《灵枢·师传》《五癃津液别》《邪客》篇等。其中《师传》与《五癃津液别》一字不差为"五脏六腑，心为之主"，而《邪客》则云"心者，五脏六腑之大主也"只差一"大"字。

[4]所以任物者谓之心：用以控制外部事物的叫作心。《广雅·释诂》："任，使也。"

《太素·卷第六·五藏精神》云："物，万物也。心，神之用也。任知万物，必有所以，神为[魄灵]，能[任万物]，[故]任物者谓之心也。"

《灵枢注证发微》云："其所谓心、意、志、思、智、虑，举不外于一心焉耳，故凡所以任物者谓之心。《素问·灵兰秘典论》曰：'心者，君主之官，神明出焉。'则万物之机，孰非吾心之所任者乎？"

《类经三卷·藏象类九》云："心为君主之官，统神灵而参天地，故万物皆其所任。"

《灵枢集注》云："心为君主之官，神明出焉，天地之万物，皆吾心之所任。"

《灵枢识》云："简按：《白虎通》云：'心之为言任也。任于思也。'"

【原文】

五脏一配五行就体现不出心为君主的说法了。结果是"脾者土也，治中央，常以四时长四脏[1]"，心的中央位置被脾代替了。故我们不能要求《素问·灵兰秘典论》关于脏腑的理论，和其余五行化的脏腑说完全一致。这种矛盾是由于五行说统帅脏腑之前，人们对心的传统认识势力太大，五行说不得不迁就习惯势力。类似矛盾在经络学说中也有。如：心经仅是十二经之一，经脉虽有循环[2]，却完全不体现以心脏为中心。反过来，手少阴心之脉，在早期却没有腧穴[3]。究其原因，一是为比附君逸臣劳。二是把心的虚实绝对化。心绝对不能受邪，一受邪人就死。①[4]

【自注】

①关于心经无腧穴、不受邪的经文如下：

黄帝曰：手少阴之脉独无腧，何也[1]？岐伯曰：少阴，心脉也。心者，五藏六府之大主也，精神之所舍也。其藏坚固，邪弗能容也。容之则心伤，心伤则神去，神去则死矣。故诸邪之在于心者，皆在于心之包络。包络者，心主之脉也[1]，故独无腧焉[1]。(《灵枢·邪客》)

【补注】

[1] 手少阴之脉独无腧，何也："手少阴，心经也。手厥阴，心包络经也。经虽分二，藏实一原，但包络在外，为心之卫；心为五藏六府之大主，乃精神之所舍，其藏坚固，邪不可伤，伤及于心，无不死者。故凡诸邪之在心者，皆在于心外之包络耳。然心为君主之官，而包络亦心所主，故称为心主。凡治病者，但治包络之腧，即所以治心也，故少阴一经所以独无腧焉。"(《类经二十卷·针刺类二十三》)

洪钧按：景岳也持谬说。如果心经本来不该有腧穴，为什么后来又有了而且施之于临床呢？

这种矛盾也使《内经》理论不能自圆其说。此外，《素问·阴阳类论》忽然冒出一个肝脏最贵的说法[5]，也不是作者故弄玄虚，而应理解为确有过这种说法。心开窍于目[6]（《素问·解精微论》）、于耳[7]（《素问·金匮真言论》）、于舌[8]（《素问·阴阳应象大论》）三说并存等也是早期配属不统一的明证。②

【自注】

①心开窍不一的经文如下：

开窍于耳说："南方赤色，入通于心，开窍于耳。"(《素问·金匮真言论》)

心主舌、在窍为舌说："南方生热，热生火，火生苦，苦生心，心生血，血生脾，心主舌。其在天为热，在地为火，在体为脉，在藏为心，在色为赤，在音为徵，在声为笑，在变动为忧，在窍为舌。"(《素问·阴阳应象大论》)

开窍于目说："夫心者，五藏之专精也，目者其窍也。"(《素问·解精微论》)

粗查《内经》时代的文献，可知当时原有不同说法。请看《淮南子》和《管子》

等书中的有关文字。

《淮南子·精神训》说："是故肺主目，肾主鼻，胆主口，肝主耳[1]，外为表而内为里，开闭张歙（音吸 xī），各有经纪。"

《管子·水地》有："五味者何？曰五藏酸主脾，咸主肺，辛主肾，苦主肝，甘主心[2]。五藏已具，而后生肉[3]。脾生隔，肺生骨，肾生脑，肝生革，心生肉[4]。五肉已具[5]，而后发为九窍：脾发为鼻，肝发为目，肾发为耳，肺发为窍[6]。"

又，前引《白虎通·性情篇》涉及纬书《春秋元命苞》。其中说：

"目者肝之使……鼻者肺之使……耳者心之候……阴者肾之泻……口者脾之门户……。或曰：舌者心之候，耳者肾之候。或曰：肝系于目，肺系于鼻，心系于口，脾系于舌，肾系于耳。"

总之，今《内经》遗留的五脏开窍不统一，是两汉学者（包括医家）看法始终不一的痕迹。

关于五脏开窍的不同说法，古人综合文献最多的是《五行大义》。其中说：

"《孝经援神契》云：肝仁故目视，肺义故鼻候，心礼故耳司，肾信故窍泻，脾智故口诲[7]。……《太平经》云：肝神不在，目无光明；心神不在，唇青白；肺神不在，鼻不通；肾神不在，耳聋；脾神不在，舌不知甘味。……脾心肺三脏及候，各有异说。《甲乙》以鼻应肺，道家以鼻应心，《管子》以鼻应脾。《甲乙》应肺者，鼻以空虚纳气，肺亦虚而受气故也。道家鼻主心者，阳也。……《甲乙》以脾应口，道家以肺应口，与《管子》同。《甲乙》以脾应口者，口是出纳之门，脾为受盛之所，口能论说，脾能消化，故以相通。道家以肺应口者，肺，金也，金能断割，口有牙齿，亦能决断，是金象也。《管子》之意，恐亦然也。《甲乙》以舌应心，道家以舌应脾，《管子》以舌应下窍。《甲乙》以舌应心者，凡资身养命，莫过五味；辨了识知，莫过乎心。……道家以舌应脾者，脾者，阴也……舌与地通也。《管子》舌应下窍者，以心能分别善恶，故通下窍、除滓秽也。"（丛书集成本《五行大义》，1939 年，商务印书馆版，55-56 页）

显然，不但五脏和九窍配属有多种说法，《五行大义》的解释也大多牵强。

【补注】

[1] 肺主目，肾主鼻，胆主口，肝主耳：高诱注："肺象朱雀，朱雀，火也，火外景，故主目。肾象龟，龟，水也，水所以通沟，鼻所以通气，故主鼻。胆，勇者决所以处，故主口。肝，金也，金内景，故主耳。"

何宁《淮南子集释》："王念孙云：《文子》作'肝主目，肾主耳，脾主舌，肺主鼻，胆主口'。说肝、肾、肺之所主，与此互异，而多'脾主舌'一句。案：此言五藏之主五官，不当独缺'脾主舌'。下文'胆为云，肺为气，脾为风，肾为雨，肝为雷'，即承此文言之，则此当有'脾主舌'一句，但未知次于何句之下耳。《白虎通义》亦曰'脾系于口'。宁按：'胆主口'疑当作'脾主舌'，误文也。此以五藏副五行主五官。

"《周礼·疾医》疏：'五藏：肺、心、肝、脾、肾。'《素问·痹论篇》云：'五藏有俞。’王注：‘肝之俞曰太冲，心之俞曰太陵，脾之俞曰太白，肺之俞曰太渊，肾之俞曰太溪。’五藏无胆。本书《时则篇》：‘春祭先脾，夏祭先肺，季夏祭先心，秋祭先肝，冬祭先肾。’高注以五行副五藏，兼采今古文《尚书》说，亦不及胆。《素问·金匮真言论》：‘胆、胃、大肠、小肠、膀胱、三焦，六府皆为阳。’盖胆为六府之一，不属五藏也。其理一。

“‘胆主口’注云‘胆，勇者决所以处，故主口’，十字亦后人所加。高注肺肾肝皆言五行所属，而胆独不及，是其窜易之迹。其理二。

“中立本此处有‘脾主舌’三字，唯与下句‘外为’二字，皆混入注中，知‘脾主舌’句，即次于‘肝主耳’之下。后人增‘胆主口’三字，此其致误之由。其理三。

“下文云：‘胆为云，肺为气，肝为风，肾为雨，脾为雷，以与天地相参也，而心为之主。’高注：‘心土也，故为四行之主。’注言‘四行’，即指肺、肝、肾、脾所属，与心而五，不得更与胆而六，则彼处衍‘胆为云’三字审矣。彼无‘胆为云’，知此无‘胆主口’。其理四。

“且彼高注‘胆金也，肺火也，肝木也，肾水也，心土也’，独不注脾。王氏念孙云：‘肝为风本作脾为风，注肝木也本作脾木也。脾为雷本作肝为雷。’王说是也。彼高注盖本今文《尚书》说，‘肝为雷’下应注云‘肝，金也’。此‘脾主舌’既误为‘胆主口’，彼‘胆为云’亦后人所加以就上文之误而为之注曰‘胆，金也’。与‘肝，金也’复，故删去注文‘肝，金也’以不了了之。肝、脾二句又互误，原文遂混乱不可复识矣。其理五。

“王念孙但言五藏之主五官，不当独缺‘脾主舌’，而不言于五藏之外何以置‘胆主口’，其说不完。”

金栋按：以上所引，均系牵强附会之曲说，不可能通。先生的见解见“心开窍详解”。以下注五味主五脏亦属曲说，但为了方便读者了解各种曲说，还是列出了主要文献。请读者注意此不得已之举。但愿读者从中看出，五脏附五行，主五官、九窍曾经引起多少比较聪明的头脑耗费心血，终于于事无补。盖医学理论必须付诸实验，方能得到真确认识。徒事文字游戏，必然歧途日多，莫衷一是。

［2］酸主脾，咸主肺，辛主肾，苦主肝，甘主心：主，一本作“生”，类比推演之配属。

黎翔凤《管子校注》云：“孙星衍云：《太平御览》三百六十引五‘主’字皆作‘生’。何如璋云：《内经·阴阳应象大论》：‘木生酸，酸生肝。火生苦，苦生肺。土生甘，甘生心。金生辛，辛生脾。水生咸，咸生肾。’又《宣明五气》：‘五味所入：酸入肝，辛入肺，苦入心，咸入肾，甘入脾。’此与《内经》诸书不同。张佩纶云：诸书‘言五藏五行五味’从今《尚书》说者，与《内经》合，惟《月令》《吕览》《淮南》《太玄》为古《尚书》说。许、高皆两存之。然高氏以今说解四时之际至中央先心以为用所胜，殆不可通。郑驳《异义》而注《周礼》，犹传古《尚书》义。此书‘酸主脾’‘甘主心’，与古《尚书》说合。中三藏疑当作‘苦主肺，辛主肝，咸主肾’，三字皆从月，传写易讹。而《地员》亦咸、苦二味相反，惟《幼官》五味不误，今当据以校正。章炳麟云：五藏之配五行，旧有两说。《异义》曰：‘《今文尚书》欧阳说：肝，木也；心，火也；脾，土也；肺，金也；肾，水也。《古文尚书》说：脾，木也；肺，火也；心，土也；肝，金也；肾，水也。’及读此篇，则又自为一说，以味准行，则脾，木也；肺，水也；肾，金也；肝，火也；心，土也。按肝胆同居而胆汁味苦，则谓‘苦主肝’者，优于今、古文二说矣。又寻王氏《经义述闻》，谓《月令》之文惟《古文尚书》说可以解之，此亦不必然。古人于声色臭味之用，每有参差不合者，如《管子·幼官篇·中方图》云‘听宫声’，《东方图》云‘听角声’，《南方图》云‘听羽声’，《西方图》云‘听商声’，《北方图》云‘听徵声’，三方之声皆合，而南方羽，北方徵独不合，岂得云羽当属火，徵当属水耶？翔凤按：《管子》为殷文化，用今文说，详拙著《中国文化两大系统》。现代中医多用今文说。”

［3］生肉：黎翔凤《管子校注》云：“丁士涵云：‘生肉’之‘肉’当作‘内’，‘内’上当有‘五’字。五内，谓隔、骨、脑、革、肉。肉亦五内之一，不得专举‘肉’以包五内。《玉览·人事部》引作‘五肉’，‘肉’字虽误而‘五’字未经删去。下文‘五肉已具’，‘肉’亦‘内’字之误。翔凤按：《释名》：‘肉，柔也。’《说文》：‘腜，妇始孕腜兆也。’胚胎肌臚脾肝肺肾皆从肉，由心血而生，故有‘五肉’之名。医书无‘五内’之名，此丁氏之臆说也。”

［4］脾生隔，肺生骨，肾生脑，肝生革，心生肉：房玄龄注：“隔在脾上也。革，皮肤也。”

黎翔凤《管子校注》：“安井衡云：古本‘隔’作‘膈’。按《说文》有‘隔’无‘膈’。古者‘隔’‘膈’皆作‘鬲’，然则‘隔’即‘膈’也。戴望云：《五行大义》三引作‘脾生骨，肾生筋，肺生革，心生肉，肝生爪发’，《玉览·人事部》引作‘脾生髓，肝生骨，肾生筋，肺生革，心生肉’，与今本《管子》异。何如璋云：《玉览》引与此异。又《素问》云‘肝生筋，心生血，脾生肉，肺生皮毛，肾生骨髓’，与此亦异。翔凤按：某生某，医书无定说，以音理求之，为肝生骨。《说文》：‘骨，肉之覆也。’《太玄》‘剧骨累其肉’，注：‘幹也。’肝从干，同‘幹’，则‘肝生骨’为是，非肺也。‘肺生革’与‘肺生皮毛’，中医用之。”

［5］五肉已具：黎翔凤《管子校注》云：“王念孙云：此承上文‘心生肉’而言，则‘肉’上亦不当有‘五’字，盖涉上文‘五藏已具’而衍。《太平御览·人事部》一引此无‘五’字。戴望云：‘五肉’当从丁说作‘五内’，《玉览》脱此字耳。翔凤按：‘五肉’即‘五藏之肉’，观下文‘脾发为鼻，肝发为目’云云，即窍也。二说均误。”

［6］脾发为鼻，肝发为目，肾发为耳，肺发为窍：黎翔凤《管子校注》云：“刘绩云：‘心发为舌’，旧本无此句，今据《文子》补之。王念孙云：‘肺发为窍’，隋萧吉《五行大义》三引作‘肺发为口，心发为下窍’是也。《太平御览》亦作‘肺为口，心为下窍’。今本‘肺发为’下脱‘口心发为下’五字，则义不可通。安井衡云：‘窍’，古本作‘口’，下更有‘心发为舌’四字。《文子》亦有此四字。按上文云‘发

为九窍’，舌非窍也，今出之反遗下二窍，非也。‘肺发为窍’，盖谓为口及下二窍，此三窍者直达于腹中，故得专窍名。凡饮食，口纳而肺受之，送致之肠胃，而自下二窍下，其为此三窍，宜也。心为五官之长，若有所为，将有所偏，故不为焉，其意精矣。何如璋云：《内经》：‘肝主目，心主舌，脾主口，肺主鼻，肾主耳。’《金匮真言》：‘东方青色，入通于肝，开窍于目，藏精于肝。南方赤色，入通于心，开窍于耳，藏精于心。中央黄色，入通于脾，开窍于口，藏精于脾。西方白色，入通于肺，开窍于鼻，藏精于肺。北方黑色，入通于肾，开窍于阴，藏精于肾。’《五行大义》引《孝经援神契》云：‘肝仁故目视，肺义故鼻候，心礼故耳司，肾智故窍写，脾信故口诲。’与此文不同。张佩纶云：诸书所言，与《管》书均不合，而《内经》分口、舌为二，亦非，似‘舌’乃下‘窍’之误。”

洪钧按：黎翔凤《管子校注》与《内经》互勘，乃不知其时本有众说不同。换言之，各家均属一时思之所至，无所谓是非。

［7］肝仁故目视，肺义故鼻候，心礼故耳司，肾信故窍泻，脾智故口诲：《礼记·中庸》云：“天命之谓性。”郑玄注：“木神则仁，金神则义，火神则礼，水神则信，土神则知（智）。”

孔颖达《疏》：“正义曰：云‘木神则仁’者，皇氏云：东方春，春主施生，仁亦主施生。云‘金神则义’者，秋为金，金主严杀，义亦果敢断绝也。云‘火神则礼’者，夏为火，火主照物而有分别，礼亦主分别。云‘水神则信’者，冬主闭藏，充实不虚，水有内明不欺于物，信亦不虚诈也。云‘土神则知’者，金木水火土，无所不载土，所含义者多知也，所含者众，故云‘土神则知’。”

陈立《白虎通疏证》：“《大义》引《援神契》云：‘肝仁，故目视。肺义，故鼻候。心礼，故耳司。肾信，故窍泻。脾智，故口诲。’‘肾信’‘脾智’常互易，《玉览·人事部》引《援神契》文可证也。”

金栋按：五常与五行没有任何内在联系，但在汉代五行学说盛行的思想背景下，却牵强附会地被赋予五行含义且与五脏联系。

《白虎通·卷八·性情》云：“五藏，肝仁，肺义，心礼，肾智，脾信也。肝所以仁者何？肝，木之精也。仁者好生，东方者，阳也，万物始生，故肝象木色青而有枝叶。目为之候何？目能出泪，而不能内物，木亦能出枝叶，不能有所内也。肺所以义者何？肺者，金之精。义者断决，西方亦金，杀成万物也，故肺象金色白也。鼻为之候何？鼻出入气，高而有窍，山亦有金石累积，亦有孔穴，出云布雨，以润天下，雨则云消。鼻能出纳气也。心所以为礼何？心，火之精也。南方尊阳在上，卑阴在下，礼有尊卑，故心象火，色赤而锐也。人有道尊，天本在上，故心下锐也。耳为之候何？耳能遍（辨）内外，别音语，火照有似于礼，上下分明。肾所以智何？肾者，水之精。智者进止无所疑惑，水亦进而不惑。北方水，故肾色黑，水阴，故肾双。窍之为候何？窍能泻水，亦能流濡。脾所以信何？脾者，土之精也。土尚任养，万物为之象，生物无所私，信之至也。故脾象土，色黄也。口为之候何？口能啖尝，舌能知味，亦能出音声，吐滋液。”

仁、义、礼、智、信之儒家五常（性），配五脏与五行的对应关系是按相侮（反克）

之次序对应，即肝木仁、肺金义、心火礼、肾水智、脾土信，所以“肾信故窍泻”，当作“肾智故窍泻”；“脾智故口诲”，当作“脾信故口诲”。《孝经援神契》下文云“肝仁，肺义，心礼，肾智，脾信”可徵。

《五行大义·卷三·第十四论杂配·第五论五常》：“五常者，仁、义、礼、智、信也。行之终久，恒不可阙，故名为常。亦云五德。以此常行，能成其德，故云五德，而此五德，配于五行。郑玄注《礼记·中庸》篇云：‘木神则仁，金神则义，火神则礼，水神则信，土神则智。’《诗纬》等说亦同。毛公传说及京房等说，皆以土为信，水为智。……按毛公及京房、汉史皆以土为信，可谓其当。所以然者，夫五常之义，仁者以恻隐为体，博施以为用；礼者以分别为体，践法以为用；智者以了智为体，明睿以为用；义者以合义为体，截断以为用；信者以不欺为体，附实以为用。其于五行，则木有覆冒滋繁，是其恻隐博施也；火有灭暗昭明，是其分别践法也；水有含润流通，是其了智明睿也；金有坚刚利刃，是其合义截断也；土有持载含容，以时生万物，是其附实不欺也。郑玄及《诗纬》，以土为智者，以能了万事，莫过于智；能生万物，莫过于土，故以为智；水为信者，水之有潮，依期而至，故以水为信。此理寘证狭，于义乖也。”

其实，五常一配五脏，便与心主神明矛盾，因五常均为心所主。仁义礼智信均出于心。正如《内经》又有五脏藏神之说与心藏神抵牾（亦与五常附五脏抵牾），但古人不如此认真。

【补注】

［1］脾者土也，治中央，常以四时长四脏：见《素问·太阴阳明论》篇，后文云“各十八日寄治，不得独主于时也”。

王冰注：“土气于四时之中，各于季终寄王十八日，则五行之气各王七十二日，以终一岁之日矣。”

“五藏所主，如肝木主春而王（旺）于东，心火主夏而王于南，肺金主秋而王于西，肾水主冬而王于北；惟脾属土而蓄养万物，故位居中央，寄王四时各十八日，为四藏之长，而不得独主于时也。考之历法：凡于辰戌丑未四季月，当立春立夏立秋立冬之前，各土王用事十八日，一岁共计七十二日。凡每季三月各得九十日，于九十日中除去十八日，则每季亦止七十二日，而为五行分王之数。总之五七三十五，二五一十，共得三百六十日，以成一岁之常数也。”（《类经三卷·藏象类七》）

“春、夏、秋、冬，肝、心、肺、肾之所主也，土位中央，灌溉于四脏，是以四季月中，各旺十八日，是四时之中各有土气，而不独主于时也。五脏之气，各主七十二日，以成一岁。”（《素问集注》）

“脾不主时者，以脾藏属土，位治中央，常以春夏秋冬四时，为肝心肺肾四藏之长，一时各十八日寄治，一藏之中，共主七十二日，所以不得独主于时也。”（《素问直解》）

金栋按：本篇云“脾不主时”，然《素问·藏气法时论》又云“脾主长夏”，自相矛盾。请参见第五节。

［2］经脉虽有循环：经脉循行系“阴阳相贯，如环无端”，乃天人相应的推理，与现代解剖生理中的血液循环渊源不同，所以体现不出“以心脏为中心”来。

经云：“中焦受气取汁，变化而赤，是谓血”（《灵枢·决气》），“中焦出气如露，上注豁谷，而渗孙脉，津液和调，变化而赤为血”（《灵枢·痈疽》），并“谷入于胃，脉道以通，血气乃行”（《灵枢·经脉》）。尽管以上说法无碍心为循环中心思想，但一旦运用阴阳学说，气血的循行必须由阴入阳、由阳入阴交替且遍循十二经脉。其具体循行为：①十二正经的循行：手太阴肺经→手阳明大肠经→足阳明胃经→足太阴脾经→手少阴心经→手太阳小肠经→足太阳膀胱经→足少阴肾经→手厥阴心包经→手少阳三焦经→足少阳胆经→足厥阴肝经→手太阴肺经。②分支的循行：a. 足厥阴肝经→督脉→任脉→手太阴肺经。b. 足少阴肾经→跷脉→足太阳膀胱经。（《灵枢·脉度》）

杨力《周易与中医学·周易圆道与中医圆运动》：“人体的经络循行无论十二经脉还是奇经八脉都呈现着圆的循环……十二经脉的循行是阴阳相袭、首尾相贯的圆周运动。……经络循行的圆道，精髓在于与天的圆道相应。”

《灵枢·营气》云：“谷入于胃，气传之肺，流溢于中，布散于外，精专者行于经隧，常营无已，终而复始，是谓天地之纪。”

《灵枢·营卫生会》云：“营在脉中，卫在脉外，营周不休，五十而复大会。阴阳相贯，如环无端。”

《灵枢·卫气》云：“阴阳相随，外内相贯，如环之无端。”

《灵枢·痈疽》云：“中焦出气如露，上注豁谷，而渗孙脉，津液和调，变化而赤为血。血和则孙脉先满溢，乃注于络脉，（络脉）皆盈，乃注于经脉。阴阳已张，因息乃行，行有经纪，周有道理，与天合同，不得休止。……经脉流行不止，与天同度，与地合纪。……夫血脉营卫，周流不休，上应星宿，下应经数。”

［3］手少阴心之脉，在早期却没有腧穴：出《灵枢·邪客》篇，见先生自注①。

［4］心绝对不能受邪，一受邪人就死：心包代心受邪，所以温病学中有“逆传心包”一词。

叶天士《温热论》云：“温邪上受，首先犯肺，逆传心包。”

章虚谷云：“《内经》言：心为一身之大主而不受邪，受邪则神去而死。凡言邪之在心者，皆心之包络受之。盖包络为心脏之衣也。”

［5］《素问·阴阳类论》忽然冒出一个肝脏最贵的说法：经文云：“孟春始至，黄帝……而问雷公曰：阴阳之类，经脉之道，五中所主，何脏最贵？雷公对曰：春，甲乙青，中主肝，治七十二日，是脉主之时，臣以其脏最贵。帝曰：却念《上下经》，《阴阳》《从容》，子所言贵，最其下也。”

王冰注：“五中，谓五脏。……东方甲乙，春气主之，自然青色内通肝也。《金匮真言论》曰：‘东方青色，入通于肝。’故曰青中主肝也。然五行之气，各旺七十二日，五积而乘之，则终一岁之数三百六十日，故云治七十二日也。夫四时之气，以春为始，五脏之应，肝脏合之，公故以其脏为最贵。‘从容’，谓安缓比类也。帝念《脉经·上下篇》阴阳比类形气，不以肝脏为贵，故谓公之所贵，最其下也。”

“此雷公以阴阳诸经，惟肝为贵，而帝则非之也。‘阴阳’者，阴经阳经也。《五中》者，古经篇名。见前篇。公言春主甲乙，其色青，内主于肝，肝治七十二日，是肝脉主时，为一岁之首，其脏宜为最贵。帝言即念《上下经》，有《阴阳》《从容》诸篇，则为最下，而非最贵者也。”（《素问注证发微》）

“孟春始至，立春日也。……五中，五内也。何藏最贵，欲见所当重也。四时之序，以春为首，五藏之气，惟肝应之，故公意以肝藏为最贵，盖指厥阴也。《上、下经》，古经也。《阴阳》《从容》，其篇名也。帝谓念此经义，则贵不在肝，盖特其最下者耳。”（《类经十三卷·疾病类七》）

“四时之气，始于孟春，黄帝……而问雷公曰：阴阳之类，即人身经脉之道，五行在中，主于五脏，今五中所主，何脏最贵？……五行之木，在时为春，在干为甲乙，在色为青，在中主肝。孟春始至，肝木之气，治七十二日，是肝脉之主时，则肝脏最贵也。《疏五过论》云：上经下经，揆度阴阳。却念上下经，即上经下经也。阴阳从容，即揆度阴阳也，从容揆度，则子所言贵，最其下也，而有至贵者在焉！”（《素问直解》）

“案：‘上经’，言天之阴阳；‘下经’，言人之从容。以此二者相合，而研究其理，则肝藏何足贵乎？只要在活活泼看耳。张以‘阴阳’‘从容’共为篇名，恐非是。”（《素问考注》）

“帝问何藏最贵，雷公答以肝藏，帝谓‘子所言贵，最其下也’，然终篇帝亦未言何藏最贵。天雄按：五藏贵贱，按五行生克之理。以主时者为贵，反之者则为贱。五时递迁，贵贱相移，故五藏之中，无常贵常贱者。此《藏气法时论》所谓‘更贵更贱’也。时当孟春始至，雷公答以肝藏，正未可非，而乃谓之‘最下’可乎？孟子曰：‘尽信书，不如无书，吾于《武成》，取二三策而已。’此类是也。

“王云‘从容，谓安缓比类也。帝念《脉经》上下篇阴阳比类形气，不以肝脏为贵。’马云：‘帝言即念上下经有《阴阳》《从容》诸篇。’高云：‘《疏五过论》云：上经下经，揆度阴阳。却念上下经，即上经下经也。阴阳从容，即揆度阴阳也。从容揆度，则子所言贵，最其下也，而有至贵者在焉。’天雄按：上下经，即《上经》《下经》，阴阳从容，当是古经二篇名。‘上经者，言气之通天也’，疑《阴阳》是《上经》篇名。‘下经者，言病之变化也’，疑《从容》是《下经》篇名。……却念上下经《阴阳》《从容》，是黄帝责雷公学之未精，令再熟读《上经》《下经》中的《阴阳》《从容》等篇也。”（《素问补识》）

“孟春：农历春季的首月为孟春。孟春始至，谓立春之日。五中所主：即五藏主时。主时：孙鼎宜说：‘谓正当主此春时。’从容：谓比类分析。”（《黄帝内经素问校注语译》）

金栋按：古代一年十二个月——分春、夏、秋、冬四季（时），每季又分孟、仲、季三个月。孟，排行第一；仲，排行第二；季，排行在后。

春乃四时之首，肝藏应之，故雷公言“其藏最贵”，然帝非之而云“最其下”，但全篇终未言何以肝“最其下”。又，前人或说，答问时在春天，故肝脏最贵。据此，心只能在夏天最贵，不足以为五脏主。即一旦五脏附五行，心就失去了君主的地位。

又，一个肝脏最贵引起如此多的解释而最后不了了之，故不宜太看重训诂之学。

[6] 心开窍于目："夫心者，五藏之专精也，目者其窍也。"（《素问·解精微论》）

金栋按： 此说与心开窍于舌矛盾。何以如此？请看本节所附"心开窍详解"。

[7]（心开窍）于耳："南方赤色，入通于心，开窍于耳。"（《素问·金匮真言论》）

金栋按： 何以与心开窍于舌矛盾？请看本节所附"心开窍详解"。

[8]（心开窍）于舌："心主舌"，"在窍为舌"（《素问·阴阳应象大论》）

王冰注："心别是非，舌以言事，故主舌。""舌所以司辨五味也。《金匮真言论》曰：'南方赤色，入通于心，开窍于耳。'寻其为窍，则舌义便乖，以其主味，故云舌也。"

"舌为心之苗，故心主舌。""在五窍为舌。"（《素问注证发微》）

"舌为心之苗，故主舌。""舌惟有窍，故辨百味。"（《素问吴注》）

"舌为心之官也。""心之窍也。"（《类经三卷·藏象类五》）

"心气通于舌，心和则能知五味，故舌乃心之主。""舌者，心之官也。"（《素问集注》）

"《五行大义》云：'火于五行不常见也。须之则有，不用则隐。如舌在口内，开口即见，闭口则藏。'""吴云：'舌惟有窍，故辨百味。'简按：此说奇。当从王义。"（《素问识》）

金栋按： 目前中医公认的五官窍配属五脏是：肝在窍为目，心在窍为舌，脾在窍为口唇，肺在窍为鼻，肾在窍为耳与二阴。至于何以如此，并请参看本节附文"心开窍详解"。

【原文】

还有，在早期方士那里，脏腑说不定型的遗迹也可以看出来。《素问·五藏别论》中"黄帝问曰：余闻方士，或以脑髓为藏，或以肠胃为藏，或以为府，敢问更相反，皆自谓是，不知其道，愿闻其说[1]。岐伯对曰：脑髓骨脉胆女子胞，此六者，地气之所生也，皆藏于阴而象于地，故藏而不泻，名曰奇恒之府[2]。夫胃大肠小肠三焦膀胱，此五者，天气之所生也，其气象天，故泻而不藏，此受五藏浊气，名曰传化之府[3]。"

方士们在脏腑说的形成方面到底起多大作用，本节不考。引文已足证明，五脏六腑说定型前有过更混乱的脏腑说是没问题的。岐伯在答话中还只提五腑。五脏五腑说已是较完善的脏腑说了。《素问·示从容论》又有"五藏六府，胆胃大小肠脾胞膀胱[4]"。这样零乱的话，也不一定是错简所致[5]。王冰引上段方士说来解释，仍不能解通。此外，如果仔细体会《素问·三部九候论》中"神藏五，形藏四，合为九藏[6]"则是一种九藏说。①

【自注】

①今《周礼·天官》“疾医”中有：“两之以九窍之变，参之以九藏之动[1]”。可知，确曾有过九藏说。

【补注】

[1] 两之以九窍之变，参之以九藏之动：郑玄注：“两参之者，以观其死生之验。窍之变，谓开闭非常。阳窍七，阴窍二。藏之动，谓脉至与不至。正藏五，又有胃、膀胱、大肠、小肠。脉之大候，要在阳明、寸口，能专是者，其唯秦和乎。岐伯、揄柎则兼彼数术者。”

贾公彦《疏》：“云‘参两之者，观其死生之焉’者，言两者，谓九窍与所眡为两，两与九藏为参。

“云‘窍之变谓开闭非常’者，九窍之开是其常，或开或闭即是非常，故曰开闭非常也。

“云‘阳窍七’者，在头露见，故为阳也。阴窍二者，在下不见，故为阴。

“云‘藏之动谓脉至与不至’者，谓九藏在内，其病难知。但诊脉至与不至，即知九藏之动，故云藏之动谓脉至与不至也。

“又云‘正藏五’者，谓五藏肺心肝脾肾。并气之所藏，故得正藏之称。

“云‘又有胃膀胱大肠小肠’者，此乃六府中取此四者，以益五藏为九藏也。六府，胃小肠大肠膀胱胆三焦。以其受盛，故谓之为府。亦有藏称，故入九藏之数。然六府取此四者，案《黄帝八十一难经》，说胃为水谷之府，小肠为受盛之府，大肠为行道之府，膀胱为津液之府。气之所生，下气象天故，故写而不实，实不满。若然，此则正府也，故入九藏。其余，胆者清净之府，三焦为孤府，非正府，故不入九藏也。

“云‘脉之候要在阳明寸口’者，但医者诊脉，诸脉皆可据。若脉之大候，取其要者，在于阳明、寸口二处而已。阳明者，在大拇指本骨之高处，与第二指间。寸口者，大拇指本高骨后一寸是也。

“云‘能专是者，其唯秦和乎’者，秦和在中世。

“云‘岐伯、揄柎则兼彼数术’者，此二人在太古。但上神农、子仪、扁鹊、仓公、秦和等，各专一能，此二人兼上数术耳。”

洪钧按：两参者参互对照也，贾公彦不知其义，故其疏谬以千里。此句之义是说医家诊病要参互对看九窍之异常，九脏之变动。

又，五脏主时的主流说法[7]，在《内经》中是大体统一的。可是《素问·诊要经终论》又另搞一套。五脏加上头，各主两个月，依次为：肝、脾、头、肺、心、肾。这种说法如果不是更早的理论也是《内经》时代的一派观点。一定要用五行主五时配五脏的理论来解此篇，只能是说不服别人，自己也心虚。②

【自注】

②《素问·诊要经终论》的有关经文如下：

黄帝问曰：诊要如何？岐伯对曰：正月、二月，天气始方，地气始发，人气在肝[1]。三月、四月，天气正方，地气定发，人气在脾[2]。五月、六月，天气盛，地气高，人气在头[3]。七月、八月，阴气始杀，人气在肺[4]。九月、十月，阴气始冰，地气始闭，人气在心[5]。十一月、十二月，冰复，地气合，人气在肾[6]。

【补注】

[1] 正月二月，天气始方，地气始发，人气在肝：王冰注："方，正也，言天地气正，发生其万物也。木治东方，旺七十二日，犹当三月节后一十二日，是木之用事。以月而取，则正月二月，人气在肝。"

正月二月："沈祖绵说：'此节以十二月配五藏，每两月为一藏，月有十二，藏仅五，以五月六月，人气在头配之，其说屈。与《金匮真言论》春气者，病在头之说歧，五月六月，非春气也。九月十月，人气在心，亦谬，盖心主夏，今在秋冬之交，说亦不相符。此节亦云正月二月三月，人气在肝；四月五月六月，人气在心；七月八月九月，人气在肺；十月十一月十二月，人气在肾；四季土王十八日，人气在脾。疑此篇文有错乱。以《灵枢·阴阳系日月篇》证之可征。'"（《黄帝内经素问校注语译》）

天气始方："吴云：'方，谓气方升也，岁方首也，人事方兴也。'高云：'方，犹位也。正月二月，天气从阴而阳，故天气始位。'简按：《广雅》：'方，大也，正也。'王注盖本此。"（《素问识》）

"案：《广雅·释诂》：'方，始也。'方与旁、放同音同义。《书·尧典》'共工方鸠'，《史记·五帝纪》作'旁聚'，《说文》作'旁逑'。《书·益稷》'方施象刑惟明'，《新序·节士》'方'作'旁'。《书·甫（吕）刑》'庶戮，方告无辜于上'，《论衡·变动》'方'作'旁'。《书·尧典》'方命圮（音匹 pǐ）族'，《汉书·傅喜传》《王商传》'方'作'放'，共可以徵也。乃与'地气始发'之'发'字相对成语，又与'三月四月天气正方，地气定发'二'方'字相对互文，可并考。"（《素问考注》）

"方，放也。与下文'地气始发'的发字同义。放写作方，古书多省偏旁所致。如端之写作耑，疝之写作山也。《书·尧典》：'方命圮族。'马融注：'方，放也。'"（《素问补识》）

"方与放同。《庄子·天地》释文：'文本亦作放。'放与下发异文同义。《管子·小问》注：'春物放发，故曰放春。'"（《黄帝内经素问校注语译》）

[2] 三月四月，天气正方，地气定发，人气在脾：王冰注："天气正方，以阳气明盛，地气定发，为万物花而欲实也。然季终土寄而旺，土又生于丙，故人气在脾。"

《素问考注》："案：至此二月，天地气方发尤甚，故曰正定也。盖天地之气放发，则人气闭藏在脾土。万物华英，以土为本，人气发泄，以脾为主也。

"［眉］《太阴阳明论》曰：'脾者，土也，治中央，常以四时长四藏，各十八日寄治，不得独主于时也。脾藏者，常著胃土之精也。土者生万物，而法天地，故上下至头足，不得主时也。’王注：‘土气于四时之中，各于季终寄王十八日，则五行之气各王七十二日，以终一岁之日矣。外主四季，则在内应于手足也。’

“［眉］因考五分一年，则春肝腹，夏心匈，秋肺背，冬肾腰，四季脾四肢头，六分一年以配身六分，则正二肝腹，三四脾四肢，五六心包头，七八肺背，九十心匈，十一十二肾腰。”

天气正方：“吴云：‘正方者，以时正暄也。生物正升也，岁事正兴也。’高云：‘天气由东而南，始正其位。’”（《素问识》）

定：《黄帝内经素问校注语译》：“‘定’与上‘正’字同义。《尔雅·释天》郭注‘定，正也’。”

人气在脾：“三月四月，人气在脾，与《内经》各篇，义皆不合。后文九月十月，人气在心，同样没有道理。《内经》各篇，撰非一人之手，必不免有勉强凑数，自神其说者。”（《素问补识》）

《黄帝内经素问译注》：“此与《金匮真言论》《四时刺逆从论》有异，可视为不同作者从不同角度出发形成的观点。以下‘人气在头’‘人气在心’同。吴昆：‘脾为坤土，万物资生，天地方以发生为事，故人气在脾也。’沈祖绵疑此篇文有错乱。”

［3］五月六月，天气盛，地气高，人气在头：王冰注：“天阳赫盛，地焰高升，故言天气盛，地气高。火性炎上，故人气在头。”

“案：炎热之时，天气下降者甚，地气上腾者亦甚。头为诸阳之会，故以应之，然其实心脾二藏主领之也。

“五六月人气在头者，即心包鬲膜之谓。鬲气与头相应，故头眩者，胸鬲有水之证也，苓桂术甘汤证‘起则头眩’是也。

“［眉］案：五藏五府之外，只脑为最，故此举头名。头乃脑之或称，三焦命门亦皆脑之支使，犹鬲是肝之属也。脾属也，心属也。”（《素问考注》）

［4］七月八月，阴气始杀，人气在肺：王冰注：“七月三阴支生，八月阴始肃杀，故云阴气始杀也。然阴气肃杀，类合于金，肺气象金，故人气在肺也。”

“案：至此天气渐不下降，地气亦不上腾。故阴气始生肃杀之机，此时炎热中，时有凉风来至，故人不节饮食，则多病吐利。《月令》云‘仲秋日夜分，杀气浸盛，阳气日衰，水始涸’是也。”（《素问考注》）

阴气始杀：“杀字诸家训肃杀，是说七月八月开始出现肃杀气象。按阴气始肃杀，文义皆有未顺。盖杀有衰义，阴字是阳字之误文，七月八月是下半年的开始，正是‘阳气微下，阴气微上’的时候，故曰：阳气始杀。”（《素问补识》）

［5］九月十月，阴气始冰，地气始闭，人气在心：王冰注：“阴气始凝，地气始闭，随阳而入，故人气在心。”

“案：《月令·孟冬》‘天气上腾，地气下降，天地不通，闭塞而成冬’是也。当此时，人之阳气亦闭塞，故宜养心气。心气在内方盛，则冷气无来侵，第二所云‘春夏养阳，秋冬养阴’之义也。案：冰、凝古今字。水冻之字，转注为凡凝结之义。［眉］此二‘冰’字，并当音凝，凝之或体。”（《素问考注》）

阴气始冰："王云：'阴气始凝。'以凝训冰，颇切。"(《素问补识》)

"始冰：'冰'应作'凝'。王注所据本不误。"(《黄帝内经素问校注语译》)

人气在心："先兄曰：'吴云：地气始闭，阳气在中。人以心为中，故人气在心也。'"(《素问绍识》)

[6] 十一月十二月，冰复，地气合，人气在肾：王冰注："阳气深复，故气在肾也。夫气之变也。故发生于木，长茂于土，盛高而上，肃杀于金，避寒于火，伏藏于水，斯皆随顺阴阳之气升沉也。《五脏生成篇》曰：'五脏之象，可以类推'，此之谓气类也。"

《素问考注》："案：冰复，即凝伏，谓阳气凝伏于地中也。或曰：'冰复者，水冰重复之谓也。《吕氏·季冬纪》：冰方盛，水泽复。高诱注：复亦盛也。复或作複，冻重累也。'《月令》作'水泽腹坚'。

"[吴] 合，闭而密也。

"[志] 地出之阳，复归于地，而与阴合也。

"[琦] 按本文言人气所在，与《金匮真言论》《四时刺逆从》诸义不同。三月四月之在脾，九月十月之在心，尤难曲解。姑依王义说之，以俟知者。此下与《四时刺逆从论》语相出入，然彼文为得，盖所传异辞，无不错入也。"

水伏：《素问识》："宋本作'冰复'，诸本同。吴云：'冰复者，冰而复冰，凝寒之极也。'志云：'冰复者，一阳也。'高云：'复，犹伏也。水冰气伏，故冰复。'简按：王注'伏藏于水'，明是古本作水伏。"

冰复：《素问补识》："孙诒让《札移》云：'明万历本作水伏，误。'又云：'按腹与复同。'《礼记·月令》：'季冬，冰方盛，水泽腹坚。'郑注云：'腹，厚也。'天雄按：简《识》从万历本作水伏，误。当从顾从德翻刻宋本作冰复为是，冰复即是冰厚。"

人气在肾：《素问注证发微》："十二月者，子丑月也，月建属水，水治北方。水已复凝，地气已合，人气在肾，以肾属北方也。"

金栋按：先生说"五脏加上头，各主两个月，依次为：肝、脾、头、肺、心、肾。这种说法如果不是更早的理论也是《内经》时代的一派观点"，确乎此言。五行学说大盛于两汉，五时副五行主五脏之学说为主流。此节乃非主流观点。

【补注】

[1] 黄帝问曰……愿闻其说：《太素·卷第六·脏腑气液》云"或以脑髓为藏"后有"或以为府"一句。云："方，道也。异道之士，所说脏腑不同。脑、髓、骨、脉、胆及女子胞，此六或有说之为脏，或有说之为腑。胃、大肠、小肠、三焦、膀胱，此五或有说之为脏，或有说之为腑。所说脏腑相反，何者为真?"

王冰注云："言互为脏腑之差异者，经中犹有之矣。《灵兰秘典论》以肠胃为十二脏相使之次，《六节脏象论》云'十一脏取决于胆'，《五脏生成篇》云'五脏之象可以类推，五脏相音可以意识'，此则互相矛盾尔。脑髓为脏，应在别经。"

《素问注证发微》云："此节因帝有脏腑之疑而明言之也。帝问心、肝、脾、肺、肾为五脏，而又有脑髓，或指之以为脏，肠胃为六腑之二，而或者亦指以为脏，又或以为腑，其相反如此，而各自谓其是者何也?"

《类经四卷·藏象类二十三》云："藏府之称，异同不一，故欲辨正之也。即在本经亦有之矣，如《灵兰秘典论》曰：'愿闻十二藏之相使。'《六节藏象论》曰：'凡十一藏取决于胆也。'是亦此类。"

《素问集注》云："道，理也。凡藏物者，皆可名脏名腑，故皆自以为是也。"

《素问直解》云："方术之士，修炼身形，运行精气，五脏无病，复蒸养脑髓，清澈肠胃，故问方士，或有以脑髓为脏者，或有以肠胃为脏者，或有以脑髓肠胃为府者。方士之中，更易其说，彼此相反，皆自谓是，余不知方士之道，愿闻其说。"

《素问考注》云："［札］《脉要精微论》'夫五藏者，身之强也。头者，精明之府'云云。宽案：藏府互文。此盖以脑髓为藏府者也。案：此说不可从。王注云'脑髓为藏，应在别经'，非是。又，《脉要精微》云：'脉者，血之府也。'《海论》云：'脑为髓之海。'［眉］或以为府者，以脑髓肠胃等，咸谓府名之谓也。杨注太是。故下文曰'此六者奇恒之腑'可证云耳。［眉］方士皆谓是，实是也。帝之疑者，愚也。藏府名各可相通用，勿拘也。"

《素问补识》云："观此数语，知中医学理论在先秦诸子蜂起、百家争鸣的当时，还是人异其说、各自为法的。《内经》问世以后，这些理论，才逐渐趋于统一，并为中医学的进一步发展，提供新的起点。《内经》在中国医学发展史上的丰功伟绩，确乎是不可磨灭的。但就本节而言，在文字上、理论上，都还有纠缠不清的地方，又当客观对待。"

金栋按：以上诸说唯《素问补识》与先生所见略同，其余均不可取。

［2］脑、髓、骨、脉、胆、女子胞……名曰奇恒之府：《太素·卷第六·藏府气液》云："地主苞纳收藏，脑髓等六，法地之气，阴藏不泻，故得名脏；以其聚，故亦得名府。府，聚也。此本非是常府，乃是奇恒之府。奇，异；恒，常。"

王冰注云："脑髓骨脉虽名为府，不正与神脏为表里。胆与肝合，而不同六腑之传泻。胞虽出纳，纳则受纳精气，出则化出形容，形容之出谓化极而生。然出纳之用有殊于六腑，故言藏而不泻，名曰奇恒之府也。"

《素问注证发微》云："伯言方士以脑髓为脏，然脑髓亦可以为腑；方士以肠胃为脏，然肠胃终所以为腑。故脑髓骨脉胆女子胞，此六者属阴，乃地气之所生也，皆所以藏阴而象乎地，盖藏污纳垢者莫如地，六者主藏而不泻，此所以象地也。其脏为奇，无所于偶，而且有恒不变，名曰奇恒之腑。"

《素问吴注》云："奇恒，异于常者也。"

《类经四卷·藏象类二十三》云："凡此六者，原非六府之数，以其藏畜阴精，故曰地气所生，皆称为府。然胆居六府之一，独其藏而不写，与他府之传化者为异。女子之胞，子宫是也，亦以出纳精气而成胎孕者为奇。故此六者，均称为奇恒之府。奇，异也。恒，常也。"

《素问集注》云："地主闭藏而上升，天主化施而下降，言人之脏腑形骸，应象天地阴阳之气。此六者，与传化之腑不同，故名曰奇恒之腑。"

《素问直解》云："方术之士，上通泥丸，熏灌脑髓，下养精血，以成胎息，故脑髓骨脉胆女子胞，此六者，藏精藏血，胎息孕育，犹之地气之所生也。六者皆藏于阴，而象于地，故藏而不泻，此脑髓骨脉胆女子胞六者，所以名脏也，或以为腑，亦不如六腑之传化，是名曰奇恒之腑。奇，异也。恒，常也。言异于常府也。此方士以脑髓为脏，或以为府也。"

《素问识》："［女子胞］张云：'子宫是也。'简按：《汉·外戚传》：'善藏我儿胞。'师古注：'谓胎之衣也。'此即胞衣。又《仓公传》：'风瘅客脬。'《正义》：'脬，亦作胞。'此即膀胱。而其为子宫之义者，史传无所考。然胞衣母儿化成，膀胱不限女子，明是子宫矣。《质疑录》云：'《阴阳别论》云女子胞，《气厥论》云胞移热于膀胱，《五味》篇云冲脉任脉皆起于胞中，凡此胞字，皆音包。以子宫为言也。《灵枢》云膀胱之胞薄以濡，音抛，以溲脬为言也。'"

《素问考注》："案：此云女子胞，则在男则为精室，在女则为子藏之义在焉。盖谓男女共有此六者也。此说极是，精室即男胞也。

"案：奇恒者，谓脑髓等六，并为奇巧微妙之用，而日夜不息也。盖奇为奇巧，恒为不断，即以奇巧为恒之义。诸注家皆以为异常，恐非是。

"脑髓骨皆并为肾之所主，然为其（'为其'当乙）用也各异，故揭出如此也。盖脑为思虑之原，髓为精液之原。骨为爪牙之原。脉可以知死生吉凶，胆可以决善恶是非。女子胞者，即为写出有余之血之处，其用亦多。凡此六者，其为用也各不同，而与藏府自别，故名曰奇恒之府也。"

《素问补识》云："［脑髓骨脉胆女子胞］骨、脉、胆、女子胞，此四者，骨为髓之府，脉为血之府，胆为中精之府，女子胞为孕育之府，皆中空似府，又有异于肠胃之转化，谓之奇恒之府，是容易理解的。脑和髓则是受外物保护而不能府聚外物，谓之奇恒之府，则终是勉强。［藏于阴而象于地］此语最牵强难解。马注：'藏垢纳污者莫如地。'张谓：'以其藏蓄阴精，故曰地气所生。'这样的解释都是随文敷衍，最无意义。因为：①此六者并非都是藏垢纳污之地，不能引喻失义；②是藏于阴，不是藏阴，不能篡改文意。大抵古代医学以经脉统藏府，三阳属府居外，三阴属藏居内。藏内府外，象地在天中，天包地外，故以府象天，藏象地。脑、髓、骨、脉、胆、女子胞，藏于内而象地，又不像五藏之藏精，故为奇恒之府。但此说对属少阳之胆来说，又同样是牵强的。古书中类此者甚多，只宜存疑待考。"

高校教参程士德《内经·第七章诊法》云："地气，属阴气。脑、髓、骨、脉、胆、女子胞六者禀受于阴，其性质亦属阴，故云'地气之所生'。此六者之所以称为奇恒之腑，主要解释有二：一、《类经·藏象类·二十三》注：'凡此六者，原非六腑之数，以其藏蓄阴精，故曰地气所生，皆称谓腑。然胆居六腑之一，独其藏而不泻，与他腑之传化者为异。女子之胞，子宫是也，亦以出纳精气而成胎孕者为奇。故此六者，均称为奇恒之腑。奇，异也。恒，常也。'指出此六者功能上有异于一般的六腑，故为奇恒之腑。二、《素问注证发微·卷二》注：‘其脏为奇，无所与偶，而至有恒不变，名曰奇恒之腑。’因奇恒之腑无表里配偶关系，故谓之奇。于义亦通。要而言之，此六者之所以称为奇恒之腑，主要是由其结构性能所决定的。在性能上，它们属阴象地，主藏蓄阴精，与五脏之性能近似；在形态上它们则与六腑之形态相似；且脏与腑之间有表里配偶关系，而它们却没有。因此，既与一般的脏和腑有相似之处，又有异于一般的脏腑，故称‘奇恒之腑’。”

洪钧按：“奇恒”在此应作“无偶”“恒常”讲。因“脑、髓、骨、脉、胆、女子胞”等不像肝心脾肺肾等有五腑相偶。读者可能问：胆不是和肝相表里吗？怎么能说胆无偶呢？其实，把胆视为腑和“胆藏精汁三合”（《难经》之说，即藏而不泻）矛盾，故胆在《内经》中久久不能入腑。《六节藏象论》说“凡十一脏，取决于胆也”，故胆不但不是腑，还居于诸脏腑之上。直到《素问·奇病论》云：“夫肝者，中之将也，取决于胆。”这样胆才勉强入腑。总之，以上所引诸家注解、包括教参，只有《素问注证发微》近是。

［3］夫胃大肠小肠三焦膀胱……名曰传化之府：“天主输泄风气雨露，故此五者受于五藏糟粕之浊，法于天气，输泻不藏，故是恒府。唯有五者，以胆一种，藏而不泻，割入奇府，是肝之表，故得名府也。”（《太素·卷第六·藏府气液》）

王冰注：“言水谷入已，糟粕变化而泻出，不能久久留住于中，但当化已输泻令去而已，传泻诸化，故曰传化之腑也。”

“胃大小肠三焦膀胱，此五者属阳，乃天气之所生也，盖天主变化，五者泻而不能藏，此所以象天也。此则受五脏之浊气而传化之，名曰传化之腑。”（《素问注证发微》）

“凡此五者，是名六府，胆称奇恒，则此惟五矣。若此五府，包藏诸物而属阳，故曰天气所生；传化浊气而不留，故曰写而不藏；因其转输运动，故曰象天之气。”（《类经四卷·藏象类二十三》）

“方术之士，炼液漱津，洗涤肠胃，又以肠胃为脏。夫胃大肠小肠以及三焦膀胱，此五者，传导水谷，变化而出，犹之天气之所生也。从上而下，故其气象天。从上而下，故泻而不藏。若以为脏，此受五脏浊气，受而不藏者也。若以为腑，则名曰传化之腑，此虽受浊，不能久留。传化之腑，则输泻者也。此方士以肠胃为脏，而或以为腑也。”（《素问直解》）

“案：尿屎及汗唾之类，但出而不入，犹雨露霜雪之降而不升之类，故曰其气象天。是天气下降无所不通之义，曰‘故写而不藏’也。”（《素问考注》）

“［六府者，传化物而不藏］于鬯《香草续校书》云：‘云传化物而不藏，则六府即上文传化之府，上文言传化之府，云胃、大肠、小肠、三焦、膀胱，则止五府。又云：魄门亦为五藏使，水谷不得久藏，则魄门亦实传化之府之一，合之成六府。然则此六府为胃、大肠、小肠、三焦、膀胱、魄门，与《金匮真言论》以胆、胃、大肠、小肠、三焦、膀胱为六府者异。胆亦见上文，乃奇恒之府，非传化之府，故舍胆而取魄门为六。自来《素问》家俱略未说，故为拈出之。下文两言六府，当同。’天雄按：

藏府之说，在祖国医学发展的早期阶段，确是混乱的。本篇如实地反映了这种情况，前文只提了五府，此处又说六府传化物，既然是传化物，就只能以魄门来抵数。胆不是传化物的。《灵枢》各篇因有经脉和藏府相配，理论较为严谨，故《本输》《邪气藏府病形》《经脉》《本藏》各篇，都明确提出胆属足少阳经，为六府之一，和《素问·金匮真言论》同。按照事物的发展规律推测，上述篇章，当较本篇为晚出。”（《素问补识》）

［4］五藏六府，胆胃大小肠脾胞膀胱：全句为“五藏六府，胆、胃、大小肠、脾、胞、膀胱，脑髓，涕唾，哭泣悲哀，水所从行，此皆人之所生”。

王冰注：“《五脏别论》黄帝问曰：‘余闻方士或以髓脑为脏，或以肠胃为脏，或以为腑，敢问更相反，皆自谓是，不知其道，愿闻其说。’岐伯曰：‘脑髓骨脉胆女子胞，此六者地气之所生也，皆藏于阴而象于地，故藏而不泻，名曰奇恒之腑；夫胃大肠小肠三焦膀胱，此五者天气之所生也，其气象天，泻而不藏，此受五脏浊气，故名曰传化之腑。’”

“水，谓五液也。此皆人之所生，指胆胃以下十四端而言。言五脏六腑七情五液，皆人所赖以生。”（《素问吴注》）

“水，五液也，即指胆胃以下十四端血气而言，皆人之所赖以生者。”（《类经十三卷·疾病类九》）

“凡五脏六腑，胆胃大小肠，脾胞膀胱，六腑禀气于坤土，故言六腑而及于脾。肾主脑髓，肺主涕唾，肝主哭泣，心主悲哀，脑髓涕唾，哭泣悲哀，而合于脾，是为五脏。五脏主藏精者也，故曰水所从行。”（《素问直解》）

“案：脾即三焦之一名。此不言三焦，故知然。且此王注亦以脾为三焦，以胞为女子胞，其说可从。”（《素问考注》）

金栋按：此句零乱无规律可言。注家强为之解，终不可通。先生说“王冰引上段方士说来解释，仍不能解通”。吴昆云“言五脏六腑七情五液”与“十四端”之数亦不符。高士宗之五脏附五行主五志与五液，与《素问·阴阳应象大论》《宣明五气》篇等所云“五志（怒喜思忧恐）与五液（泪汗涎涕唾）”不符，乃一己之臆断。脾脏夹杂于六腑之中，森立之为了使内容顺畅，而将脾与三焦混为一物，不知本于何处。

［5］也不一定是错简所致：前人有持错简说者，先生不以为然。

“‘脾胃大肠小肠三焦膀胱者……通于土气’五十八字，滑寿《读素问钞》认为有错简，他说：‘此处有错误，当云：脾者，仓廪之本，营之居也，其华在唇四白，其充在肌，此至阴之类，通于土气。胃、大肠、小肠、三焦、膀胱，名曰器，能化糟粕转味而入出者也。’《素问直解》亦持此说。脾属脏，胃属腑，滑氏之说，虽无其他根据，但从脏腑分类来看，是有一定道理的。”（高校教参第二版程士德《内经》）

错简：校勘术语。古书多将文字写于竹简，以绳依序编联成册。日久绳断简脱，再次编联可能次序出错，是为错简。因此古书常有文句甚至段落错乱颠倒。《内经》错简时有所见。

［6］神藏五，形藏四，合为九藏：此句二见于《素问》。一见于《六节藏象论》，

一见于《三部九候论》。

王冰注："所谓神藏者，肝藏魂，心藏神，脾藏意，肺藏魄，肾藏志也。以其皆神气居之，故云神藏五也。所谓形藏者，皆如器外张，虚而不屈，含藏于物，故云形藏也。一头角，二耳目，三口齿，四胸中也。"《新校正》云："详注说神藏，《宣明五气篇》文。又与《生气通天论》注、《六节藏象论》注重。"

金栋按：历代注家对五神藏认识一致，而对四形藏所释不一。马莳、吴昆、张介宾同王注四形脏。亦有认为是"胃与大肠、小肠、膀胱"者，如《素问集注》："形藏者，胃与大肠、小肠、膀胱，藏有形之物也。……胃主化水谷之津液，大肠主津，小肠主液，膀胱者津液之所藏，故以四府为形藏。"《素问直解》："大肠、小肠、胃与膀胱，藏水谷糟粕，故形脏四。"

[7] 五脏主时的主流说法：即肝主春，心主夏，肺主秋，肾主冬，脾主长夏或不主时（常以四时长四脏）。

三　致病外因

【原文】

"九篇大论"之外的外邪[1]说，以《素问·生气通天论》最系统。即所谓"春伤于风[2]"，"夏伤于暑[3]"，"秋伤于湿[4]"，"冬伤于寒[5]"。该篇总结外因为风、寒、暑、湿四种，已是受五行说启发，相当进步了。其中秋（金）为什么不和燥联系[6]，从而使外因与五行合拍呢？这是用定型的观念苛求旧说。试想金和燥是很难挂钩的。又何况与四时难相应呢！若综看其他各篇所讲病因则更零乱。

古人最早重视的外因是风[7]。

《灵枢·刺节真邪》说："邪气者，虚风之贼伤人也[8]。"类似说法有好几处[9]。故我们若解"身半以上邪中之也，身半以下湿中之也[10]"（《灵枢·邪气藏府病形》）。这句话中的"邪"只能解作"邪风"。①

【自注】

①"风为百病之始"的主要经文如下：

"故风者，百病之始也。清静则肉腠闭拒，虽有大风苛毒，弗之能害。此因时之序也。"（《素问·生气通天论》）

"是故风者百病之长也。今风寒客于人，使人毫毛毕直，皮肤闭而为热。当是之时，可汗而发也。"（《素问·玉机真藏论》）

"凡十二经络脉者，皮之部也。是故百病之始也，必先于皮毛。邪中之则腠理开，开则入客于络脉，留而不去。"（《素问·皮部论》）

"黄帝问曰：余闻风者百病之始也，以针治之奈何？"（《素问·骨空论》）

"雷公曰：小子闻风者，百病之始也；厥逆者，寒湿之起也，别之奈何?"（《灵枢·五色》）

总之，中医把风作为第一外因，有深远的认识根源。

然而，风作为六淫之一，是错误的[1]。旧作《伤寒论新解[2]》，对此有简明的论述如下：

"读者久已习惯外感六淫说，其实，六淫中不仅风是多余的，暑与火也应合并为热(或者火归于暑)。所谓风、寒、暑、湿、燥、火，实际只是寒暑（热）燥湿四因，即温度和湿度异常变化。中医论外因，不考虑微生物[3]，环境气候影响于人体者只有温度和湿度。温度异常即寒和暑，湿度异常即燥和湿。《伤寒论》主要讨论温度异常，特别是温度突然下降——寒对人体的损害。

风几乎与寒并列，有深远的历史认识根源。气候因素中，除阴晴雨雪外，最便于耳目和体表感知的便是风，而且比阴晴雨雪还要常见，因而，风曾被视为最重要的病因。从当代高度认识风使人得病，不过是因其使空气流动而使人感到凉爽或寒冷（对湿度亦有影响）。即实际上还是寒——环境导致全身或局部温度突然降低，引起机能紊乱。

古人很难说清这一点。仲景大约已经认识到风不宜与寒并列，但不很彻底。寒热燥湿过度或突变，均能使人得病。其中因寒得病者最多。仲景书名《伤寒论》，用意很清楚。"(马堪温，赵洪钧．伤寒论新解．北京：中国中医药出版社，1996：111-112)

【补注】

[1] 风作为六淫之一，是错误的：先生认为"风就是寒，或者说它的暗含之义就是寒"(《中西医结合二十讲·第八讲中西医病因学汇通》)。又说："无论风从何处来，暗含之义都是寒。"请看先生自注或参看先生原著。

[2]《伤寒论新解》：马堪温，赵洪钧撰著。中国中医药出版社，1996 年第一版。中国中医药出版社，2012 年第二版。

[3] 中医论外因，不考虑微生物：古代虽不讲，今宜参以西说。如高校教材第二版孙广仁《中医基础理论·第六章病因·第一节六淫》云："六淫致病，除气候因素外，还包括了生物（细菌、病毒)、物理、化学等多种致病因素作用于机体所引起的病理反映在内。"

风之外，认识较早的是寒、湿。到把暑也列入时，已经是受五行说指导了。所以，对更早的说法不能用《素问·生气通天论》强解。如《灵枢·百病始生》说："百病之始生也，皆生于风雨寒暑，清湿喜怒[11]。"这里还内因、外因并论，很不规范。讲病因病机时也不符合五行学说。《灵枢·口问》中："百病之始生也，皆生于风雨寒暑，阴阳喜怒、饮食居处、大惊卒恐[12]。"也应该看作早期病因说。《素问·阴阳应象大论》说："喜怒伤气，寒暑伤形。暴怒伤阴，暴喜伤阳[13]。"《素问·调经论》说："夫邪之生也，或生于阴，或生于阳。其生于阳者，得之风雨寒暑；其生于阴者，得之饮食居处、阴阳喜怒[14]。”可知阴阳思想先统帅病因。这些认识仍和后来规范化的解释不能完全一致。我们只能用发展的思想去理解。早期的病因说，外因不出风雨寒暑，内因不出饮食、男女、喜怒，也不是阴阳五行化的认识。上面三处把阴阳作为病因[15]，指的就是那房事之事。到《素问·阴阳应象大论》这篇大论中，外因即满员够了五个[16]。再到七篇大论最后定为六淫[17]。五运六气的外因说就是这样完成的。依此为标准通解《内经》则必不能通。

总之，谁说能用始终一贯的学说通解《内经》，那不是人云亦云，就是想讲假经。抛开残篇错简、文字颠倒、讹误等因素，还应看到原始内容本来就自相矛盾。如果说总该解得比较通吧！那除了讲解人对《内经》时代的有关学术了解广博精深之外，还必须用发展的眼光看《内经》本身，而不能用后期定型的代表说法去解释早期不成熟的学说。也不要以一家言解百家言，本节略示拙见。上述举例都是重大问题，不是在钻牛角儿。

【补注】

［1］外邪：从外部经皮毛、口鼻侵入人体之邪气称为外邪。即外感病因之邪，包括外感六淫和戾（疫疠）气。《内经》无外邪一词。

若感受外邪，以急性发热为主的病则为外感病，又名外感热病。包括伤寒和温病等。根据是否有传染性而分为一般热病（无传染性）和非一般热病（有传染性）两大类。由戾气感染的外感病具有传染性。

《素问·热论》云：“今夫热病者，皆伤寒之类也。”

《难经·五十八难》云：“伤寒有五：有中风，有伤寒，有湿温，有热病，有温病。”

［2］春伤于风：下句为“邪气留连，乃为洞泄”。

王冰注：“风气通肝，春肝木旺，木胜脾土，故洞泄生也。”《新校正》云：“按：《阴阳应象大论》曰：‘春伤于风，夏生飧泄。’”

《素问注证发微》云：“春伤于风，风气通于肝，肝邪有余，来侮脾土，故邪气留连，而为洞泄之证。《阴阳应象大论》岐伯曰：‘春伤于风，夏为飧泄。’夫曰留连，则虽不言夏，而义已该矣。”

《素问吴注》云：“春伤风邪，即病者则为外感，若不即病，邪气留连日久，则风淫木胜，克制脾土而为洞泄。”

《类经十三卷·疾病类五》云：“春伤于风，木邪胜也。留连既久，则克制脾土，故为洞泄。”

《素问直解》云：“春伤于风，邪气留连，至夏乃为洞泄。”

洞泄：《太素·卷第三·调阴阳》：“洞，大贡反，疾流也。”

《素问识》云：“《阴阳应象》作‘飧泄’。《论疾诊尺》作‘后泄肠澼’。知洞泄即是飧泄。《邪气藏府病形》：‘洞者，食不化，下嗌还出。’《甲乙》作‘洞泄’。盖洞、筒同。《说文》：‘筒，通萧也。’徐云：‘通洞无底，汉元帝吹洞箫。注：与筒同。’水谷不化，如空洞无底，故谓之洞泄。《巢源》：‘洞泄者，痢无度也。’《水谷痢候》引本篇文详论之，当参考。又见《小见洞泄下痢候》。王氏《准绳》云‘飧泄，水谷不化而完出’是也。……或饮食大过，肠胃所伤，亦致米谷不化，此俗呼水谷利也。邪气留连，盖至夏之谓。高云：‘邪气留连，至夏乃为洞泄。’”

《内经词典》云：“洞泄，病名，指完谷不化，泄下急流之病。”

金栋按：此条病机注家多尊王注以五行相胜之机理解释，即肝木克脾土。洞泄、飧泄，皆腹泻之类。验之临床，多感而即发，非过时之为病。或外因风寒湿之邪侵入腹部脾胃（肠胃），或内因饮食不当、情志不畅等使肠胃受伤所致。故知道《内经》有此说即可，不必验之于临床。

［3］夏伤于暑：下句为“秋为痎疟”。

王冰注：“夏热已甚，秋阳复收，阳热相攻，则为痎疟。痎，老也，亦曰瘦也。”

《素问注证发微》云：“夏伤于暑，不能发散，至秋当为痎疟之证。盖心属少阴君火，暑亦属火，故暑能伤心。上文言体若燔炭，汗出而散，惟其不能发散，则热邪内蕴，至秋湿气相蒸，而为寒热往来之痎疟矣。”

《素问吴注》云：“夏伤热邪，即病者则为暑病，若不即病而延于秋，秋凉外束，金火相战，则往来寒热，是为痎疟。”

《类经十三卷·疾病类五》云：“夏伤暑邪，若不即病而留延至秋，寒郁为热，故寒热交争而为痎疟。”

《素问直解》云：“夏伤于暑，至秋乃为痎疟。”

痎疟：在《内经》全书中均指病名，即疟疾。

《素问注证发微》云：“痎疟者，疟之总称也。”

《类经十六卷·疾病类四十八》云：“痎，皆也。疟，残虐之谓。疟证虽多，皆谓之虐，故曰痎疟。自王氏而下，诸解不一，皆未为得。观痎疟之下，曰皆生于风，盖总诸疟为言，于此‘皆’字，义可知矣。”

《素问·四气调神大论》云：“逆之则伤心，秋为痎疟。”

《素问·疟论》云：“夫痎疟皆生于风。”

《灵枢·论疾诊尺》云：“夏伤于暑，秋为痎疟。”

［4］秋伤于湿：下句为“上逆而咳，发为痿厥”。

王冰注：“湿，谓地湿气也。秋湿既胜，冬水复旺，水来乘肺，故咳逆病生。”《新校正》云：“按：《阴阳应象大论》云：‘秋伤于湿，冬生咳嗽。’”

《素问注证发微》云：“秋伤于湿，当上逆而为咳嗽，及为痿厥之证。盖秋时湿气方行，从而感之，则湿蒸而为热，热者火也，火乘肺金，故咳嗽自不能已也。《阴阳应象大论》曰：‘秋伤于湿，冬生咳嗽。’”

《素问吴注》云：“湿邪下注则为濡泻，今湿邪上逆故为咳，此病于内也，若发于外则为痿厥。湿伤筋，筋弛长，故令痿。阳不能胜湿，故令厥。”

《类经十三卷·疾病类五》云："湿土用事于长夏之末，故秋伤于湿也。秋气通于肺，湿郁成热，则上乘肺金，故气逆而为咳嗽。"

《素问直解》云："秋伤于湿，病肺则上逆而咳；病脾则发为痿厥。痿，痿躄。厥，厥逆也。"

《素问识》云："简按：《溯洄集》云：'湿乃长夏之令，何于秋言？盖春夏冬，每一时各有三月，故其令亦各就其本时而行也。若长夏则寄旺于六月之一月耳，秋虽亦有三月，然长夏之湿令，每侵过于秋而行，故曰秋伤于湿。'秋令为燥，然秋之三月，前近于长夏。其不及则为湿所胜，其太过则同于火化，其平气则又不伤人。此经所以于伤人，止言风暑湿寒，而不言燥也。或问余曰：五运六气七篇所叙，燥之为病甚多，何哉？余曰：运气七篇，与《素问》诸篇，自是两书，作于二人之手，其立意各有所主，不可混言。王冰以为七篇参入《素问》中，本非《素问》原文也。余今所推之义，乃是《素问》本旨，当自作一意看。此当只以秋发病为论，湿从下受，故于肺为咳，谓之上逆。夫肺为诸气之主，今既有病，则气不外运。又湿滞经络，故四肢痿弱无力，而或厥冷也。《阴阳应象大论》所谓'冬生咳嗽'，既言过时，则与本篇之义颇不同也。简按：安道此论极精，兹揭其要。当熟玩全篇。"

秋伤于湿：《素问绍识》曰："《水热穴论》曰：'秋者金始治，肺将收杀，金将胜火。阳气在合，阴气初胜，湿气及体。'王注：'以渐于雨湿雾露，故云湿气及体。'《管子·幼官篇》秋下云：'君服白色，味辛味，听商声，治湿气。'注：'秋多霖雨水，故治湿。'春治燥气，夏治阳气，冬治阴气。又《度地篇》云：'当秋三月，山川百泉踊，降雨下，山水出，海路距，雨露属。天地凑汐云云，濡湿日生，土弱难成。'"

［5］冬伤于寒：下句为"春必温病"。

王冰注："冬寒且凝，春阳气发，寒不为释，阳怫于中，寒怫相持，故为温病。"《新校正》云："按：此与《阴阳应象大论》重，彼注甚详。"

《素问注证发微》云："冬伤于寒者，至春必为温病，盖冬时严寒，中之即病者，谓之伤寒；其有伤于寒而不即病者，至春阳气发生，邪从内作，故为温病之证。夫曰温者，寒非纯寒而有热，热非纯热而有寒，正以前此而冬则为寒。后此而夏则为热，则此春时乃为温病也。《素问·热论》岐伯曰：'凡病伤寒而成温者，先夏至者为病温，后夏至者为病暑。'《阴阳应象大论》云：'冬伤于寒，春必病温。'张仲景《伤寒论》曰：'冬感于寒，至春变为温病。'则温之为义明矣。"

《素问吴注》云："冬伤寒邪，即病者则为伤寒，不即病者，寒毒藏于肌肤，至于春时阳气上升，则变为温病。"

《类经十三卷·疾病类五》云："冬伤寒邪，则寒毒藏于阴分，至春夏阳气上升，新邪外应，乃变为温病。"

《素问直解》云："冬伤于寒，至春必为温病。"

［6］秋（金）为什么不和燥联系：但温病学中有秋燥一病。

《中西医结合二十讲·第八讲中西医病因学汇通》："古人说不清这一点，说燥为阴邪而近于寒。这是违背生活常识的。谁不知道要保持干燥要靠火热呢？问题在于温病家一定要把干燥和秋季联系起来，而秋季是天气要逐渐冷了。其实，生活常识告诉我们，春天最干燥，至少在长江以北如此。即便南方有的地区春天多雨，秋天略燥，也不能把燥湿和季节混同。”

［7］古人最早重视的外因是风：由《内经》多处讲风为百病之始可知。

［8］邪气者，虚风之贼伤人也：“从冲后来者为虚风。”（《类经十三卷·疾病类四》）“虚风者，从虚乡来之贼风。”（《灵枢集注》）

金栋按：虚风是八方（四方四隅）不正之风。与节令所应方位相反者谓之“虚风”；与节令所应方位相一致者谓之“实风”。风非其时，故能病人。

因虚风能伤人致病，故又名“贼”或“贼风”。泛指自然界不正常的气候。《灵枢》有《贼风》篇。贼，伤害的意思。贼风，即异常的风气。《类经十五卷·疾病类三十三》云：“贼者，伤害之名。凡四时不正之气，皆谓之贼风邪气。”

《灵枢·九宫八风》云：“风从其所居之乡来为实风，主生长养万物；从其冲后来为虚风，伤人者也，主杀主害者。”“风从南方来，名曰大弱风……风从西南方来，名曰谋风……风从西方来，名曰刚风……风从西北方来，名曰折风……风从北方来，名曰大刚风……风从东北方来，名曰凶风……风从东方来，名曰婴儿风……风从东南方来，名曰弱风……此八风，皆从虚之乡来，乃能病人。”

［9］类似说法有好几处：《灵枢·岁露论》云：“风从南方来者，为虚风，贼伤人者也。”“此所谓候岁之（虚）风，残（贼）伤人者也。”

［10］身半以上邪中之也，身半以下湿中之也：“阳受风气，阴受湿气也。”（《类经十三卷·疾病类三》）

“邪气者，风雨寒暑，天之邪也，故中人亦高。湿乃水土之气（按：地之邪也），故中于身半以下。”（《灵枢集注》）

金栋按：身半以上乃阳位，身半以下系阴位。因“同气相求耳”（王冰语），故《素问·太阴阳明论》云：“阳受风气，阴受湿气……伤于风者上先受之，伤于湿者下先受之。”及《灵枢·百病始生》云：“风雨则伤上，清湿则伤下……清湿袭虚，则病起于下；风雨袭虚，则病起于上。”正此之谓也。

一般认为，风为阳邪，轻扬开泄，易袭阳位；湿为阴邪，湿性下趋，易袭阴位。这是同气相求的结果。实际上并非完全如此，即上部亦有湿邪，下部亦有风邪。

如《素问·生气通天论》云：“因于湿，首如裹。……汗出见湿，乃生痤痱。”头重如裹，湿邪也；面部痤痱，汗出见湿邪也。头面部虽是阳位，是风邪所居之处、所侵犯之地，然湿邪亦可侵之，亦可居之。

再如《素问·痹论》云：“风、寒、湿三气杂至，合而为痹也。其风气胜者为行痹，寒气胜者为痛痹，湿气胜者为着痹也。”行痹者，肢体（骨）关节疼痛游走不固定也，因“风者善行而数变”（《素问·风论》）；而若下肢关节的游走性疼痛者，亦当属风邪无疑。湿痹者，肢体（骨）关节疼痛重浊、困重、沉重也，因“湿性重浊”；而若上肢关节的疼痛重浊、沉重酸楚者，亦当属湿邪无疑。即如张介宾所云：“然上非无湿，下非无风，但受有先后耳。”

［11］风雨寒暑，清湿喜怒：风雨寒暑清湿是外因，喜怒是内因。本段全文如下：

“黄帝问于岐伯曰：夫百病之始生也，皆生于风雨寒暑，清湿喜怒。喜怒不节则伤脏，风雨则伤上，清湿则伤下。三部之气，所伤异类，愿闻其会。岐伯曰：三部之气各不同，或起于阴，或起于阳，请言其方。喜怒不节，则伤（于）脏，脏伤则病起于阴；清湿袭虚，则病起于下；风雨袭虚，则病起于上，是谓三部。”

《太素·邪传》云：“湿从地起，雨从上下，其性虽同，生病有异。寒生于外，清发于内，性是一物，起有内外，所病亦有不同。喜者，阳也；怒者，阴也，此病之起也。心主于喜，肝主于怒，二者起之过分即伤神，伤神即内伤五脏，即中内之部也。风雨从头背而下，故为上部之气；清湿从尻脚而上，故为下部之气。所伤之类不同。”

《灵枢注证发微》云：“此言外感内伤，约为三部……百病始生，皆由于风雨寒暑、清湿喜怒。然喜怒不节则伤脏，伤脏则病起于阴经，而名之为内伤也。清湿袭虚则病起于下，盖足阳经感之则病起于阳，足阴经感之则病起于阴。风雨袭虚则病起于上，此亦病起于阳而名之为外感也。是谓三部之气，所伤异类。”

《类经十三卷·百病始生邪分三部》云：“百病始生，无非外感内伤，而复有上中下之分也。喜怒不节，五脏病也，内伤于脏，故起于阴。清湿袭虚，阴邪之在表也，故起于下。风雨袭虚，阳邪之在表也，故起于上。受病之始，只此三部。”

《灵枢集注》云：“按本经云：风寒伤形，忧恐忿怒伤气，气伤脏，乃病脏，寒伤形，乃病形，风伤筋脉，筋脉乃应，此形气外内之相应也。又曰：‘邪气在上者，言邪气之中人也高，故邪气在上也。’‘清气在下者，言清湿地气之中人也，必从足始，故清气在下也。’是风雨清湿之邪，病在外而伤于形之上下。喜怒不节则伤脏，而病起于阴。夫形者，皮脉肉筋骨五脏之外合也，此盖承上篇而言五行之形，不足于上者，则风雨袭虚，而病起于上；不足于下者，则清湿袭虚，而病起于下。脏气不足者，则喜怒伤气，而病起于阴。”

金栋按：经文中“清湿”之“清”气，诸家无解。清作冷讲。今口语有“冷清清”，书面语言有“冷清”。《灵枢》有“清冷之台”。

［12］风雨寒暑，阴阳喜怒、饮食居处、大惊卒恐：“风雨寒暑居处，外邪也。阴阳喜怒饮食惊恐，内邪也。”（《太素·卷第二十七·十二邪》）阴阳：此指房事。卒（音促 cù）：通猝，突然也。

［13］喜怒伤气，寒暑伤形。暴怒伤阴，暴喜伤阳：王冰注：“喜怒之所生，皆生于气，故云喜怒伤气。寒暑之所胜，皆胜于形，故云寒暑伤形。近取举凡，则如斯矣，细而言之，则热伤于气，寒伤于形。怒则气上，喜则气下，故暴怒气上则伤阴，暴喜气下则伤阳。”

《素问注证发微》云：“喜怒之所生者，皆生于吾人之气，则喜怒不节，遂能伤吾人之气也。举喜、怒而凡思、忧、恐可知矣。如怒伤肝，喜伤心，思伤脾，忧伤肺，恐伤肾者是也。寒暑之所胜者，皆胜于形，则寒、暑能伤吾人之形也，举寒、暑而凡燥、湿、风可推矣。如上文‘风胜则动’五句是也。”

《类经二卷·阴阳类一》云：“喜怒伤内故伤气，寒暑伤外故伤形。举喜怒言，则悲忧恐同矣。举寒暑言，则燥湿风同矣。上文言‘寒伤形，热伤气’，与此二句似乎不同，盖彼以阴阳分形气，此以内外分形气也。气为阳，血为阴，肝藏血，心藏神。暴怒则肝气逆而血乱，故伤阴。暴喜则神气缓而神逸，故伤阳。如《行针篇》曰：‘多阳者多喜，多阴者多怒。’亦各从其类也。”

《素问集注》云：“喜怒由内发，故伤阴阳之气；外淫之邪由皮毛而入肌络脏腑，故寒暑伤形。马氏曰：‘举喜怒，而凡思忧恐可知矣；举寒暑，而凡燥湿风知矣。’王子方曰：‘四时之气，总属寒暑之往来，五志内伤，亦归重阴阳之二气’，故下文云：暴怒伤阴，暴喜伤阳。《本神篇》曰：顺四时而适寒暑，和喜怒而安居处。是以五行五气论阴阳可也，以寒暑喜怒论阴阳亦可也，若胶执于文字以论阴阳则固矣。多阳者多喜，多阴者多怒，喜属阳而怒属阴也。是以卒暴而怒则有伤于阴也，卒暴之喜则有伤于阳也。”

《素问直解》云：“人之志意起于内，故喜怒伤气，天之邪气起于外，故寒暑伤形，举喜怒而悲忧恐在其中，举寒暑而燥湿风在其中。在天则寒为阴，暑为阳；在人则怒为阴，喜为阳。故卒暴而怒，则伤吾身之阴气；卒暴而喜，则伤吾身之阳气。”

《素问识》云：“简按：《寿夭刚柔》：‘风寒伤形，忧恐忿怒伤气。’”又云：“庄子《在宥》云：‘然人大喜耶？毗于阳。大怒耶？毗于阴。阴阳并毗，四时不至，寒暑之和不成。’楼英云：‘此上二节，经旨似有矛盾。既曰寒暑伤形，又曰寒伤形，热伤气者，何也？盖言虽不一，而理则有归。夫喜怒之伤人，从内出，而先发于气，故曰喜怒伤气也。寒暑之伤人，从外入，而先著于形，故曰寒暑伤形也。分而言之，则怒之气从下上，而先发于阴，故曰暴怒伤阴。喜之气从上下，而先发于阳，故曰暴喜伤阳。寒则人气内藏，则寒之伤人，先著于形，故曰寒伤形。暑则人气外溢，则暑之伤人，先著于气，故曰热伤气也。’”

《素问绍识》云：“先兄曰：《灵·行针》篇：‘多阳者多喜，多阴者多怒。’《淮南子·原道训》云：‘人大怒破阴，大喜坠阳。’高诱注云：‘怒者阴气也，阴为坚冰，积阴相薄，故破阴。喜者阳气也，阳气升于上，积阳相薄，故曰坠阳也。’”

［14］夫邪之生也……阴阳喜怒：“阴，五脏也；阳，六腑也。风雨寒暑外邪，从外先至六腑，故曰生于阳也。饮食起居、男女喜怒，内邪生于五脏，故曰生于阴也。”（《太素卷第二十四·虚实所生》）

日人伊泽裳轩《素问释义》以为杨注不当，云：“茝（chǎi）庭（指日人丹波元坚）先生曰：‘按：生于阳、生于阴之阴阳，即言表里。杨注非是。阴阳喜怒之阴阳，盖指房事，杨释以男女，其意为然。《解精微论》云：若先言悲哀喜怒，燥湿寒暑，阴阳妇女，亦是同义。李知先《伤寒活人书》扩举经文曰：既言寒暑，又言阴阳。阴阳者，愚谓房事也。此说为佳。’”

《素问注证发微》云：“此言阳经之邪得之外感，而阴经之邪得之内伤也。何也？阳经主表，阴经主里故也。”

《素问吴注》云：“外感之病阳受之，内伤之病阴受之。”

《类经十四卷·疾病类十九》云：“风雨寒暑，生于外也，是为外感，故曰阳。饮食居处阴阳喜怒，生于内也，是为内伤，故曰阴。”

《素问集注》云：“此复论外因于风雨寒暑，内因于饮食七情，而亦有阴阳虚实之分焉。外为阳，内为阴，故生于阳者，得之风雨寒暑；其生于阴者，得之饮食居处、阴阳喜怒。”

《素问直解》云：“其生于阳者，得之风雨寒暑之外感；其生于阴者，得之饮食居处、阴阳喜怒之内伤。言风雨寒暑而六气可该；言喜怒而七情可该。随举即是，不必悉具。故或言风雨寒暑，或言风雨寒湿，或言喜怒，或言喜悲，有如下文之问答也。”

《素问悬解》云：“夫邪之生也，或生于阴分（脏腑），或生于阳分（经络）。”

伊泽赏轩《素问释义》云：“桂山先生曰：‘风雨寒暑’，据下文宜云‘风雨寒湿。’”

山东中医学院、河北医学院校释《黄帝内经素问校释》云：“阳经主表，阴经主里，故此处之阴阳是指表里部位而言。风雨寒暑邪气，多伤于外，使人病生于表，是为外感。饮食不节、起居失常、阴阳失调、喜怒无常，使人病生于里，是为内伤。”

金栋按：认为“阴阳喜怒”之阴阳是“阴阳失调”，欠妥。

［15］上面三处把阴阳作为病因：当为二处。即指①《素问·调经论》：“其生于阴者，得之饮食居处、阴阳喜怒。”②《灵枢·口问》：“皆生于风雨寒暑，阴阳喜怒、饮食居处、大惊卒恐。”若三处把阴阳作为病因，则应补充③《灵枢·顺气一日分为四时》所云：“夫百病之所始生者，必起于燥湿寒暑风雨，阴阳喜怒，饮食居处。”

又，《素问·解精微论》云：“若先言悲哀喜怒，燥湿寒暑，阴阳妇女。”此处“阴阳”之义亦与上同。

［16］外因即满员够了五个：五个外因指风、暑（热）、湿、燥、寒。

《阴阳应象大论》云：“风胜则动，热胜则肿，燥胜则干，寒胜则浮，湿胜则濡泄。天有四时五行，以生长收藏，以生寒、暑、燥、湿、风。”王冰注：“冬水寒，夏火暑，秋金燥，春木风，长夏土湿，谓五行之寒暑燥湿风也。”又说“东方生风”“南方生热”“中央生湿”“西方生燥”“北方生寒”。

金栋按：同篇的“冬伤于寒，春必温病；春伤于风，夏生飧泄；夏伤于暑，秋必痎疟；秋伤于湿，冬生咳嗽”，并非五员而是四员。可见该篇并非出自一人之手。

［17］再到七篇大论最后定为六淫：六淫，即风、寒、暑、湿、燥、火六气之太过者也。

《天元纪大论》云：“寒、暑、燥、湿、风、火，天之阴阳也。……厥阴之上，风气主之；少阴之上，热气主之；太阴之上，湿气主之；少阴之上，相火主之；阳明之上，燥气主之；太阳之上，寒气主之。所谓本也，是谓六元。”

《五运行大论》云：“燥以干之，暑以蒸之，风以动之，湿以润之，寒以坚之，火以温之。……故燥胜则地干，暑胜则地热，风胜则地动，湿胜则地泥，寒胜则地裂，火胜则地固矣。”“寒、暑、燥、湿、风、火，在人合之奈何？”

《六微旨大论》云：“帝曰：善！寒湿相遘，燥热相临，风火相值，其有闻乎？”

《六元正纪大论》云：“金、木、水、火、土运行之数，寒、暑、燥、湿、风、火临御之化，则天道可见。”

《至真要大论》云：“六气分治，司天地者……厥阴司天，其化以风；少阴司天，其化以热；太阴司天，其化以湿；少阴司天，其化以火；阳明司天，其化以燥；太阳司天，其化以寒。”“风淫于内，治以辛凉……热淫于内，治以咸寒……湿淫于内，治以苦热……火淫于内，治以咸冷……燥淫于内，治以苦温……寒淫于内，治以甘热。”“夫百病之生也，皆生于风寒暑湿燥火，以之化之变也。”

金栋按：《金匮要略》中已有不内外因致病。宋代人陈无择作《三因极一病证方论》，内因、外因、不内外因的三因说最后定型。

附一　藏五府六考[①]

【自注】

①为了进一步说明藏府学说的发展过程以及五藏六府说是如何形成的，特附上本文。又，藏五府六和象数之说也关系密切，读者可将此文与第十三节所附“象数略论”对看。

五藏六府之说，久已深入国人之心，虽山野村夫，知其大略。学中医者尤其习听此说。久而久之，遂成套语。藏五府六被视为显而易见、理所当然之成说。凡此种成说，极少追究其所以然者。因而，若问：藏何以有五，而府有六？藏府不等，何以配阴阳五行？窃恐当代为人师者，大多不知何所对。其实，不仅当代为然，《难经》时代，医家已不得其要。据笔者所知，除《灵枢·经别》及《白虎通》略有关于此说之矛盾解释外，古今文献从未说清其何所据，是以作“藏五府六考”，或于当代同道认识中医基本理论略有小补。

1.《难经》之说恍惚

《内经》之外，探究五藏六府说者，最早为《难经》——似乎亦仅见于《难经》。引入下：（八十一难在不同版本《难经》中，顺序有异，但不难找到以下引文）

“三十九难曰：藏唯有五，府独有六者，何也？

“然：所以府有六者，谓三焦也。有原气之别使焉，主持诸气，有名而无形，其经属少阳，此外府也。故言府有六焉。”

简言之，三焦者，空名而已。它应该后起，且为凑六府之数。

岂知尤有可怪者，《难经》且有五府六藏说。

“四十难曰：经言府有五，藏有六者，何也？

“然：六府者，止有五府也。五藏亦有六者，谓肾有两藏也。其左者为肾，右为命门。命门者，谓精神之所舍也。男子以藏精，女子以系胞，其气与肾通，故言藏有六也。

“府有五者，何也？

“然：五藏各一府，三焦亦是一府，然不属五藏，故言府有五焉。”

显然，五藏六府或六藏五府，《难经》未明言何者为是，亦未折衷两说，径说五藏五府或六藏六府。

此后，历代医家就三焦、命门等多有争论，本文概不评价。难解之处是，五藏六府说沿用至今，除《白虎通》外，无人予以进一步解释，且再无人提及六藏五府等说。

时贤或曰：今《内经》五藏六府说触目皆是，何必怀疑古经成说？

答：诚然！今本《内经》，凡总提藏府，唯见五藏六府。计《素问》凡 14 见，《灵枢》凡 38 见。总提处如此之多且一致，具体所指似不应有何矛盾。

惜乎，略细读《内经》，便知其不然。

2.《内经》之说混乱

笔者亦曾以为，《难经》作者乃庸人自扰。唯略感挥之不去，便中或就此稽查今本《内经》。稍事查考，遗憾即多。盖《内经》论藏府，混乱或自相矛盾处颇多。

即如，唯一以“藏象”命名之《素问·六节藏象论》有：“帝曰：藏象何如?”岐伯答曰，仅提心、肺、肾、肝四藏。下文却谓：“脾胃大肠小肠三焦膀胱者，仓廪之本，营之居也，名曰器，能化糟粕，转味而入出者也。”

据此，脾应系“府”，“府”数足六，缺少一“藏”。所缺之“藏”，尚须追查。该篇下文云：“凡十一藏，取决于胆也。”据此，胆应属于藏。于是胆不唯不能视作一府，而且高于其余六藏。

又，《素问·五藏别论》云：“夫胃、大肠、小肠、三焦、膀胱，此五者，天气动而生也，其气象天，故泻而不藏，此受五藏浊气，名曰传化之府。”此外，该篇复多出藏而不泻之“脑髓骨脉胆好胞”六藏。拙见以为，此乃五府六藏说之出处。《难经》作者，或未见此段文字，于是分肾为两藏搪塞。拙见以为，此乃五府六藏说之出处。《难经》作者，或未见此段文字，于是分肾为两藏搪塞。总之，该篇仅有五府，盖因“胆”尚不属于府，故不足六府。

何以见得？此论开篇足示彼时争论。

“黄帝问曰：余闻方士，或以脑髓为藏，或以肠胃为藏，或以为府，敢问更相反，皆自为谓是，不知其道，愿闻其说。”

此非该篇作者故弄玄虚，乃因彼时藏府说尚未定型。

藏府之说混乱不仅见于该两篇，类似矛盾尚多。试读《素问·灵兰秘典论》，总提十二藏或十二官，其中有他篇均不承认之“膻中”，却因脾胃作一官，实际仍系十一官。可知，脾毕竟属于藏抑或府，亦曾犹豫。

再查《灵枢》“本输”及“本藏”两篇，五藏与六府之关系，仍有矛盾。前者曰，三焦乃孤之府。后者曰，肾合三焦膀胱。然终于大体固定。

三焦、膀胱两府与肾藏相合大异于今说。又，一旦视“胆”为府，便与“藏而不泻”“泻而不藏”之藏府定义背道而驰。“胆”久久不能入府，关键大概在此。此且勿论。

本文探讨之要害为：何以必须五藏六府或六藏五府？五藏五府或六藏六府岂非更整齐有序？

学者或知，为完善十二经脉说，《内经》终于完成六藏六府说。即五藏六府各一脉，再加手厥阴心主（即心包络）之脉。从此有名无形之三焦属于“府”，有名无形

（实则有形）的心包属于“藏”。有形之藏府仍旧五藏五府。换言之，今《内经》中，五藏五府、五藏六府、五府六藏以及六藏六府四说并存。

既然如此，何以凡总提藏府，今《内经》必称五藏六府？

3.《白虎通》表述简明而欠深透

最早明确回答此问题者，乃非医学文献《白虎通》。其“五行”条云：

“人有五藏六府何法？法五行六合也。”

不但如此，明确且具体指出五藏六府为何者，亦系《白虎通》。其“性情”条云：

“五藏者何？谓肝、心、肺、肾、脾也。”

“六府者何谓也？谓大肠、小肠、胃、膀胱、三焦、胆也。”

试查今本《内经》，无如此简明之表述。

如《灵枢·经别》云：“人之合于天道也，内有五藏，以应五音、五色、五时、五味、五位也；外有六府，以应六律；六律建阴阳诸经而合之十二月、十二辰、十二节、十二经水、十二时、十二经脉者，此五藏六府之所以应天道。”

五藏之五，来自五行，《白虎通》之说无误。《经别》所云，应系本末倒置。五音、五色等暂不论。五时之说则绝不应出现于五行说之前。四时变为五时，必然出于五藏附五行之需要。此前，仅四时配四藏。除中医外，至今只说四时（即四季），不说五时。

“外有六府”之说是否肠、小肠、胃、膀胱、三焦、胆，颇可疑——六府不在外也。即便指肠胃等，六府法六合或应六律之说，亦甚勉强。六合与六律均非重要理论，远不足与五行相提并论。

要而言之，虽然《白虎通》之后，于五藏六府具体所指再无争议，藏五府六毕竟据何而来仍无满意解说。

为释此疑，本文略做进一步考证。

4. 五六天数不可违

何以必须五藏六府“凡十一藏”呢？

追根溯源，天六地五，曾系极重要之天人相应原理。即五六乃天数。

汉代之前，天六地五原理已见端倪，但尚未被视为生命构造之最高模式。藏府经脉说创立之时，五六原理已是天数。“人之形体，化天数而成”（董仲舒语，见《春秋繁露·为人者天第四十一》），其核心构造万不可不副天数。

五六天数之说，大倡于《汉书》。

《汉书·律历志》云：“天六地五，数之常也。天有六气，降生五味。夫五六者，天地之中合，而民所受以生也。故日有六甲，辰有五子，十一而天地之道毕，言终而复始也。”于是必然藏五府六。否则，不得天地之中合，民无以受生，即人之生命无所从来。

读者约已清楚天六地五之意。此乃来自天干地支。干支二者，干为阳，支为阴。天干有十，地支有十二。一甲子（即六十花甲，古人先是用它记日）中，甲出现六次，子出现五次。其数学道理原极简单：十与十二之最小公倍数为六十。一甲子中，天干仅可循环六次，地支仅可循环五次。古人以为此乃关乎人体生命之天数。故阳经有六，阴经有五。府有六，藏有五。否则违背天数。

未来科学能否证实此种天数，笔者尚无定见。然而，居然冲破阴阳五行说，于三焦无形之府外，另加“藏而不泻”之“胆”为府，唯有出于天人相应之五六说，当无疑义。

参与白虎观盛会之东汉儒生，应通晓天六地五之天数说。《难经》及《白虎通》均未能追根溯源至此，笔者颇感意外。

上述拙见倘有前人或时贤提及，则幸甚。

附二　心开窍详解

一　问题的提出

心脏到底开窍在哪里，是激发我撰写《内经时代》的原动力。

关于激发我写《时代》的事件，我在“六十自述”里如下说：

“我在最高学府时，就有留学生。他们也要学《内经》。其中一位美国青年，上课时很随便，经常把帽子抛起来玩，更不做笔记。就是这位洋学生，使讲《内经》的先生丢尽了脸面。

“先生正在讲：心在窍为舌。

“洋学生突然发问：先生，我怎么看到心开窍于耳呢？到底开在哪里对呢？

“先生连想也没想就说：《内经》没有这种说法，不要开玩笑！

“洋学生把《内经》翻到某页，指给先生看。这一下，先生傻眼了，只好说问问主任再回答。主任是谁也许有人知道——但不是‘理法外’，尽管他也常常以《内经》专家自居，却很可能不知道《内经》还有心开窍于耳之说。

“主任查了查书，也傻眼。但他毕竟不需要当面立即答复，最后怎样答复的不必说了。

“我知道，《内经》还有心开窍于目的说法。好在那位洋人没有再追问。

“为了照顾面子，1985年版的《时代》中没有写这段掌故。现在，当事者大都作古了，不会有人太汗颜。于是，写在这里。

“总之，‘理法外’是不懂《内经》的，绝大多数讲《内经》、解《内经》并且出过书的人也不懂《内经》。否则，最高学府的《内经》先生，怎么会被一个刚入门的青年洋学生，一句话问得无地自容呢！这不是中医界的耻辱吗！

“自己忝（音舔 tiǎn）列中医之林，有责任痛雪此耻。

“这就是我最初为什么要写《内经时代》。”

要痛雪此耻，我显然要回答这个问题。

不过，由于自刊本的《时代》，没有提及上面这个掌故，于是没有详细回答这个问题。学苑版《时代》加了些自注，对这个问题做了些解释，但不够详细。现在金栋大夫要给《时代》作补注，“六十自述”作为跋同时发表，读者首先看到“自述”中说的这个掌故。他们必然会问：你赵洪钧如何回答这个问题呢？于是我不得不对这个问题做出详细回答。

这个问题可以分为六问。即：

1. 目前公认的九窍配五脏或五脏开窍是如何说的？
2. 如何看五脏开窍或五脏主九窍？
3. 今《内经》关于五脏开窍还有什么不同的说法？
4. 为什么《内经》中心开窍于舌、于耳、于目等三说并存？如何理解这个问题？
5. 古代乃至现代医家，如何强解心开窍异说？
6. 为什么《内经》中关于肺、脾开窍的说法没有矛盾？

显然，本文主要是要回答第二、三、四三个问题。

此外，本文顺便讨论了，如何看中医运用五行学说的理论和实践意义。

二　目前公认的五脏开窍说法

所谓目前公认的说法，就是目前高校教材《中医学基础》（现分为《中医基础理论》和《中医诊断学》两门课程）和《内经》教材关于五脏如何开窍的说法，因为它们的作者居于权威地位，影响最大。学生们不得不接受其说。

凡受过系统中医教育者，都很熟悉五脏开窍之说。即：肝开窍于目，心开窍于舌，脾开窍于口，肺开窍于鼻，肾开窍于耳（和二阴）。

在《中医学基础》之类的教材中，以上说法首见于“五行归类表”。近年的类似教材，有的对五脏开窍做了进一步说明。比如，新世纪《中医学基础》第一版有一个标题：“感觉功能与五脏的调节”，说“感觉包括人的嗅觉、视觉、听觉、味觉等，是耳目口舌鼻等感觉器官的功能。感觉器官为五脏所主”。

这样把五脏开窍完全理解为五脏和感官的关系，显然不很全面，因为九窍不都是感觉器官。即便同时是感觉器官者，教材的理解也有错误。比如，该标题中举的“心肺有病而鼻为之不利”（《素问·五藏别论》）主要就不是指嗅觉不灵，至少还应该包括，鼻塞而影响呼吸。中医教学权威，对中医理论理解到这样的程度，学生怎么可能追本溯源知其所以然呢！

金栋按：经文这句话中的“心肺”，应是偏义复词，义在“肺”而不在“心”。当理解为“故五气入鼻，藏于肺，肺有病，而鼻为之不利也”。因“鼻为肺窍”与心无关。

洪钧按：其实，教参引的这句话全句是：“故五气入鼻，藏于心肺，心肺有病，而鼻为之不利也。”据此，鼻不利强调的应该是有碍于五气入鼻，而非有碍嗅觉。

今《内经》确实有把七窍仅仅理解为感觉器官的经文。

如：《灵枢·脉度》云：“五藏常内阅于上七窍也。故肺气通于鼻，肺和则鼻能知香臭矣；心气通于舌，心和则舌能知五味矣；肝气通于目，肝和则目能辨五色矣；脾气通于口，脾和则口能知五谷矣；肾气通于耳，肾和则耳能闻五音矣。”

但也有的经文理解为传输通道。

如：《脉度》篇就有“五藏不和则七窍不通”。《素问·生气通天论》云：“失之则内闭九窍……阳不胜其阴，则五藏气争，九窍不通。”《素问·玉机真藏论》云：“脾为孤脏……其不及，则令人九窍不通，名曰重强。”《难经·三十七难》：云“五藏不和，则七窍不通”。

该标题还提到“心寄窍于耳”，而且百方弥缝，却没有提及此说所本。学生和其他读者不可能知道为什么。

心在窍为舌或心主舌之说，在今本《内经》中，不止一处提到。最系统且定型的见于《素问·阴阳应象大论篇第五》。其中说：

“东方生风，风生木……酸生肝……肝主目。……在地为木……在脏为肝……在窍为目。南方生热，热生火……苦生心……心主舌。在地为火……在脏为心，在窍为舌。中央生湿，湿生土……甘生脾……脾主口。……在地为土……在脏为脾……在窍为口。西方生燥，燥生金，金生辛，辛生肺……肺主鼻。……在地为金……在脏为肺……在窍为鼻。北方生寒，寒生水……咸生肾……肾主耳。……在地为水……在脏为肾……在窍为耳。”

以上为节略的第五篇有关经文。

本文主要是回答为什么《内经》中关于心开窍的说法不一，故先把其他四脏开窍略过。今《内经》关于它们的开窍之说也没有矛盾。总之，按本篇所说，就是“心主舌”或心“在窍为舌”。

今本《内经》中，关于五脏开窍而且主心开窍于舌的，又有比较系统叙述的篇章还有①《素问·五常政大论篇第七十》、②《灵枢·脉度第十七》、③《灵枢·五阅五使第三十七》等。有关经文不再引出。这三篇有关经文，都很简明。足见它们成文于《素问·阴阳应象大论篇第五》之后。此外，只有《素问·脉要精微论篇第十七》说：“心脉搏坚而长，当病舌卷不能言。”应该是据心主舌推论而来。

总之，以上是后世直至目前公认的心开窍说法，也是《内经》的定型说法。

此说早在晋代已经成为定说。《甲乙经·卷之一·五藏六腑官第四》云：“鼻者，肺之官；目者，肝之官；口唇者，脾之官；舌者，心之官；耳者，肾之官。凡五官者，以候五藏。”

洪钧按：《素问·五运行大论篇第六十七》等也有五脏系统，却未及开窍之说。

三　如何看五脏开窍或五脏主九窍

如果用最简明的一句话表达我的看法，就是：这是运用五行学说，建立人体五脏模型的需要。

今教材也持五脏系统说，只是教材总是千方百计地说，五脏系统如何有道理，而不愿意指出其方法论上的严重错误。

所谓五脏系统，就是运用五行学说，把那时知道的人体的其他一切构造和功能分别归为五脏所主。当然，五行学说不但适用于人体，它还把五方、五气（此指寒热燥湿等)、五味、五色、五音、五声等都附五行。比如,《素问·阴阳应象大论篇第五》说:"南方生热,热生火。火生苦,苦生心,心生血,血生脾,心主舌。其在天为热,在地为火,在体为脉,在藏为心,在色为赤,在音为徵,在声为笑,在变动为忧,在窍为舌,在味为苦,在志为喜。"

显然,心主舌或心在窍为舌,不过是心脏系统(或火系统)中,不大重要的内容之一。

问题是这样的归类或推理,是否有足够的经验依据。

我的看法是:这样的归类或推理,只有很少一部分来自经验。故总体来说,运用五行学说推出的五脏系统(实质上是五行系统)是基本上不能成立的。

医学是典型的经验科学,得不到经验支持的理论,必然漏洞百出。

比如,说心属火、色赤、生血等,大体上可以据经验接受。在味为苦、在音为徵、在窍为舌等无法据经验理解。

没有经验基础的推理或归类,必然有很大的随意性。五脏和九窍如何配属,就看初创者当时如何想象或联想了。换言之,初创者的想象或联想不同,就会有不同的推理或归类结论。

心开窍有不同的说法,就是由于当初创立者的联想不同。

联想思维本来就是很不严密的推理方法,再加上可供联想的经验知识太少,结论就更加随意而不可靠。

这就是五脏系统不能成立的方法论根源。

读者很可能认为,我的上述见解,不过是一孔之见。何以见得,当初建立五脏系统涉及五脏和九窍配属关系时,有那么多不同的联想呢?

我的回答是:支持拙见的文献很多,详见下文标题五。

四 今《内经》关于心开窍的其他说法

简言之,今《内经》还有心开窍于耳、于目两种与心开窍于舌不相容的说法。

今《内经》关于心开窍于耳的明文,见于《素问·金匮真言论篇第四》。在《素问》中,该篇比《阴阳应象大论篇第五》还靠前,而且很系统又篇幅很长。谨节略其中的有关叙述如下:

"东方青色,入通于肝,开窍于目。南方赤色,入通于心,开窍于耳。中央黄色,入通于脾,开窍于口。西方白色,入通于肺,开窍于鼻。北方黑色,入通于肾,开窍于二阴。"

对心"开窍于耳"这种明白无误的说法,该做何解呢?先不说。不过,知道此说的学者应该较多。

问题是,今本《内经》还有心开窍于目的明文。知道此说的就不太多了。

心开窍于目的明文,见于《素问·解精微论篇第八十一》。篇中说:

"夫心者,五藏之专精也,目者其窍也,华色者其荣也,是以人有德也,则气和于目,有亡,忧知于色。是以悲哀则泣下,泣下水所由生。水宗者积水也,积水者至阴也，至阴者肾之精也。宗精之水所以不出者，是精持之也，辅之裹之，故水不行也。夫水之精为志，火之精为神，水火相感，神志俱悲，是以目之水生也。故谚曰：心悲名曰志悲，志与心精共凑于目也。是以俱悲则神气传于心精，上不传于志而志独悲，故泣出也。”

这段话不但有“目者其窍”的明文，还论述了悲痛流泪的道理。其说也基本上是运用五行学说推理，却有比较充分的经验基础。后人想歪解都很难。于是，今教材一般不提这段文字。我认为这是思维定式在作怪。因为有成见的人，常常睁着眼睛看不到不想看的东西，或有意无意地回避不同观点。

这第八十一篇不是后来补入的《素问》遗篇，也不属于唐代才编入《素问》的七篇大论。其中出现了大反潮流的心开窍说。显然不得不重视。

五　如何解释心开窍之说不一

上文标题二实际上已经解释了这个问题。即五脏开窍是运用五行学说建立人体五脏模型的需要。该模型的经验基础不足，因而具有很大的随意性。心开窍有不同的说法，就是由于当初创立者联想不同。

很可能有不少人认为，我的上述看法有偏见，甚至认为我有意诋毁中医理论。为了应对可能有不少人责难，下面举出尽可能多的文献依据，看看古人的有关说法是否支持以上拙见。

最早的有关现存文献，是和《内经》大体同时的《淮南子》。

该书《精神训》说：“是故肺主目，肾主鼻，胆主口，肝主耳，外为表而内为里，开闭张歙，各有经纪。”

《精神训》说的脏腑主窍，和《内经》完全不同。其中没有提及心，却足以证明当时对脏腑主窍有多种不同的说法。原因就是，创论者联想不同。

可能成书于战国秦汉的《管子》，对五行系统有另一套说法。此书《水地》篇说：“五味者何？曰五藏酸主脾，咸主肺，辛主肾，苦主肝，甘主心。五藏已具，而后生肉。脾生隔，肺生骨，肾生脑，肝生革，心生肉。五肉已具，而后发为九窍：脾发为鼻，肝发为目，肾发为耳，肺发为窍。”

这套说法与《内经》的差异也很大。其中也没有说心发为何窍。原因也是作者的联想不同。

《白虎通》是东汉的权威著作。其中的有关内容，代表着当时学术界和官方的正统观点。

该书《性情》篇引用了纬书《春秋元命苞》等。篇中说：

“目者肝之使……鼻者肺之使……耳者心之候……阴者肾之泻……口者脾之门户……。或曰：舌者心之候，耳者肾之候。或曰：肝系于目，肺系于鼻，心系于口，脾系于舌，肾系于耳。”

文中提及“耳者心之候”，又说“心系于口”。前一种说法以及其他四脏开窍和《素问·金匮真言论》全同。

总之，今《内经》遗留的五脏开窍不统一，是两汉学者（包括医家）的联想始终不一的痕迹。

关于五脏开窍的不同说法，古人综合文献最多的是隋代人萧吉作的《五行大义》。其中说：

“《孝经拔神契》云：肝仁故目视，肺义故鼻候，心礼故耳司，肾信故窍泻，脾智故口诲。……《太平经》云：肝神不在，目无光明；心神不在，唇青白；肺神不在，鼻不通；肾神不在，耳聋；脾神不在，舌不知甘味。……脾心肺三脏及候各有异说。《甲乙》以鼻应肺；道家以鼻应心。《管子》以鼻应脾。《甲乙》应肺者，鼻以空虚纳气，肺亦虚而受气故也。道家鼻主心者阳也。……《甲乙》以脾应口；道家以脾应口与《管子》同。《甲乙》以脾应口者，口是出纳之门，脾为受盛之所，口能论说，脾能消化，故以相通。道家以肺应口者，肺金也，金能断割。口有牙齿，亦能决断，是金象也。《管子》之意，恐亦然也。《甲乙》以舌应心，道家以舌应脾，《管子》以心应下窍。《甲乙》以舌应心者，凡资身养命莫过五味，辨了识知莫过乎心。……道家以舌应脾者，脾者，阴也……舌与地通也。《管子》心应下窍者，以心能分别善恶，故通下窍、除滓秽也。”（丛书集成本《五行大义》. 商务印书馆，1939：55–56）

显然，《大义》所述五脏和九窍配属有多种说法，萧吉的综述相当简明。只是说理无不牵强。

还可以举出更多的文献，我看以上所举已经足够了。因为已经足以证明，五脏开窍有个长期发展过程。作者很多，各有自己的联想。今《内经》所述，是整理众说的结果，但还是留下了不同说法的痕迹。

六　古代乃至今日医家对心开窍异说的强解

按说此文的目的已经达到。即心（和其余四脏）如何开窍，不过是运用五行学说建立五脏系统的需要。此说经验基础很薄弱，具有很大的随意性。不同的说法是因为，创立者的联想不同。对此不要强解。知道本有不同的说法即可。

但是，古代乃至今日中医家，学问深湛者很少。他们不知道此说的渊源和发展过程，再加上思维定式作怪，总是想拐弯抹角地强解。

以下试举 14 家之说，看看他们如何解释心开窍于耳、于目。

1. 晋代人王叔和《甲乙经·卷之一·五藏六府官第四》有：“《素问》曰：心在窍为耳。夫心者火也，肾者水也，水火既济。心气通于舌，舌非窍也，其通于窍者，寄在于耳。”

洪钧按：既然舌非窍，圣人为什么这么愚蠢，说心在窍为舌。

2. 隋代人杨上善《太素·卷第三·阴阳杂说》有：“《九卷》云：心气通舌。舌既非窍，通于耳。”

洪钧按：杨氏不过是承袭了《甲乙》谬说。

3. 唐代人王冰注《素问》云：“舌为心之官，当言于舌，舌用非窍，故云耳也。《缪刺论》曰：‘手少阴之络，会于耳中。’义取此也。”又云“神内守，明外鉴，故目其窍也”。

洪钧按：王氏承袭谬说之外，又据少阴经络为说。但入于耳的经络不止少阴，何以他脏不开窍于耳？至于神明内守，当无所不主，何以专主目？

4. 明代人张介宾《类经三卷·藏象类四》云：“赤者火之色，耳者心之窍。火之精气，藏于心曰神。《阴阳应象大论》曰：心在窍为舌，肾在窍为耳。可见舌本属心，耳则兼乎心肾也。”

洪钧按：心肾水火之别，不相容，何以耳能兼乎心肾？

5. 明代人马莳《素问注证发微》云：“南方丙丁火，其色赤，吾人之心属火，故内入通于心，而外开窍于耳。《阴阳应象大论》曰：‘心在窍为舌，肾在窍为耳。’而此又以耳为心之窍，可见心之为窍不但在舌，而又在耳也。《缪刺论》曰：‘手足少阴太阴、足阳明之络，皆会于耳中，上络左角。’则耳信为心之窍也。其精则仍藏之于心耳。”又云：“心者，五脏之专精也；目者，专精之外窍也。”

洪钧按：火入心为什么就开窍于耳呢？耳也属火吗？

6. 明代人吴昆《素问吴注》云：“《缪刺论》曰：‘手少阴之络，会于耳中。’义取此也。”又云：“五脏各有其精，心能专一之，故云五藏之专精。……精专于心，神发于目。”

洪钧按：吴氏承袭了王冰谬说，无新意。至于精专于心，何以只发于目呢？

7. 明末清初人张志聪《素问集注》云：“《邪气脏腑病形篇》曰：‘十二经脉，三百六十五络，其气血皆上走于面而走孔窍，其别气走于耳而为听。’别气者，心主之气也。”又云：“心开窍于目，故目者，心之窍。《五脏生成篇》曰：‘心之合脉也，其荣色也。’”

洪钧按：既然十二经皆上走于面，为什么十二经不是都主五窍呢？既然目者心之窍，何以圣人又说心在窍为舌呢？有这样的圣人吗？

8. 清初人高士宗《素问直解》云：“开窍于耳，藏精于心，心开窍于耳，而耳复藏精于心也。”又云：“五脏之精，随心气而注于目，故目者，其窍也。……是以人心有得也，则气和于目。目者其窍，此其验矣。”

洪钧按：高氏全无见地。耳能藏精于舌，他窍不能吗？

9. 清初人姚止庵《素问经注节解》云：“按：舌之职有二，一司辨五味，一司协音声，而实内根于心，舌为心之苗是也。故火旺于心，则舌为之赤；火炽之极，则舌为之焦；若无病之人，火降水升，则舌自津润而滑泽。苟非有窍焉，则内之何能通心液，外之何能辨五味、别音声乎？乃王氏一则曰舌用非窍，再则曰寻其为窍则舌义便乖，乃曲为之解，亦何不察之甚也。夫窍之为言孔也。原王氏之意，或以诸窍皆有孔，而舌似无孔。今试取舌而观之，细若针毫津出若泉者非孔乎！孔之大者窍也，孔之小者亦窍也，谁谓舌非通窍哉！抑又有说焉，《金匮真言论》曰：‘南方赤色，入通于心，开窍于耳。’而此又言在窍为舌，是心有二窍也。虽然，肾亦有二窍焉，肾在窍为耳，又《金匮真言论》曰：‘北方黑色，入通于肾，开窍于二阴。’五脏之中，一窍者三，而心肾独各二窍者，何也？夫心者，火也，牡脏也；肾者，水也，牝脏也。水火者，天地之正气，阴阳之妙用，气血之本源，生死之关键也，所系至重，故二脏独有牝牡之名，为用至博，故心肾更有兼通之窍。火性炎上，其气上通，是以正窍在舌，而旁窍在耳；水性润下，其气由上而达下，是以上窍在耳，而下窍在二阴。然分之有水火升降之形，合之乃阴阳互根之妙，故肾在窍为耳，而心亦开窍于耳，是耳者心肾之所交通，水火之所际会，学人不可不察也。注谓舌非通窍，固非，而心肾各有二窍，与夫心与肾共窍于耳之义，俱不拈出，真缺陷也，因为臆解于此。”

洪钧按： 姚氏自己承认是臆说，但还是要说这么多的废话。

10. 日本人丹波元简（生卒相当清末）《素问识》：“汪昂云：‘耳为肾窍，然舌无窍，故心亦寄窍于耳。是以夜卧闻声，而心知也。’简按：此似曲说，而亦有理。”

洪钧按： 丹波氏自己承认是曲说。曲说者，拐弯抹角、牵强附会之说也。

11. 日本人森立之（生卒相当清末）《素问考注》云：“目为肝之所主，然其眸子所见者，是心之所主也。故曰其窍也。”

洪钧按： 肝主目莫非不主眸子，而留待心去主宰？

12. 近人郭霭春《黄帝内经素问校注语译》：云“耳：‘耳’字误，应作‘舌’。《阴阳应象大论》‘南方生热……在窍为舌。’是可证。”

洪钧按： 郭氏径说：“‘耳’字误，应作‘舌’”。那么，《解精微论》：“夫心者，五脏之专精也，目者其窍也”该做何解呢？莫非也是“字误”吗！

13. 近人傅景华《黄帝内经素问译注》云：“开窍于耳：《阴阳应象大论》谓心‘在窍为舌’，肾‘在窍为耳’。本篇以心‘开窍于耳’，肾‘开窍于二阴’。此为五行归类中的不同观点。”

洪钧按： 傅氏不敢强解，约与拙作有关。

14. 今高校教参《内经》云：“综上诸注，心开窍于耳，其因不外有二：一是舌本非窍，而手少阴之络会于耳，故耳又为心窍。此即汪昂所谓‘心亦寄窍于耳’。然《素问识》认为‘此似曲说’。一是耳兼心肾。持此说者较多，此说明《内经》中五脏九窍理论，有一窍为二脏所主者，即耳兼心肾两窍；有一脏主二窍者，为心兼舌耳，肾兼耳、二阴。之所以如此，是因经络相互交通之故。”

洪钧按： 教参承袭了全部谬说，而且未及心主目。大概是不知道《内经》心主目之说。

以上是比较著名的有关著作，对心开窍不一的见解。其中只有2010年出版的《黄帝内经素问译注》没有强解，很可能受拙见影响，却没有说清为什么。附会最多的是姚芷庵和今高校教参。关于心开窍于耳，各家都提到。心开窍于目之说，则不是都提及。

七　为什么肺脾二脏开窍没有矛盾

这里是说，今《内经》关于肺脾开窍没有互相矛盾之说，因为上文已经出，汉代和之前不久的有关说法是有矛盾的。不再重复引出有关文献。

为什么此二脏开窍没有矛盾呢？

原因就是，这是它们比较符合生理常识。古人在长期整理五脏开窍说的过程中，最后选择了符合常识的认识。

比如，肺开窍于鼻，就是因为鼻的主要功能之一是呼吸。即它属于呼吸系统（即肺系统）——尽管也同时是感觉器官。临床上见到鼻塞流涕，一般会同时有头痛、身痛和恶寒，就是按寒伤肺温阳解表而鼻塞会痊愈。

脾开窍于口，就是因为口是消化系统（即脾系统）的入口。

故最好把后阴肛门也开窍于脾。这样更符合生理。临床上就是这样运用的。比如胃家实用大承气，就是通过肛门排出燥屎。

《金匮真言论》说的肾开窍于二阴，与开窍于耳矛盾，却同时为今人承认而见于教材。原因就是二阴，特别是前阴属于肾系统（即泌尿系统）。临床上就是这样运用的。比如尿频或尿急，主要是补益肾气治疗。

至于为什么肝开窍于目，可能是目和木同音，因为按五行学说解释很难理解。

也可能是其他四脏开窍已选定，肝只好开窍于目。

还可能是古人早就用羊肝治雀目而效佳的推论。

总之，凡五脏开窍符合生理者，即足指导临床，否则，没有实践价值。换言之，理论最终要通过实践检验，必然会向经验靠近。

八　心开窍详解余论

至此，我想再补充说明两个问题。

一是如何看，由五脏附五行发展而来的五脏系统说，或者如何看中医运用五行学说的得失。

二是古代是否有人认为感官都为心所主，即和西医说的感官的功能都属于大脑相通。

五脏系统，实际上是五脏附五行系统的全面推演。这样推演出来的系统，固然基本上不能成立，但还是体现了古人思想之活跃。对此我曾经如下说：

“五行学说的理论价值，在于形成了一个以五脏为核心的，脏、腑、器官相合而又互相制约（即五行生克乘侮）的理论体系。又通过五色附五行、五味附五行提出色诊理论和五味补泻理论。除经络学说之外，中医理论中没有比五行学说更复杂、更严谨的了。无论认为建立这一体系所用的逻辑方法多么不可靠，我们还是要承认，这是人类大胆地联想、通过概念和推理建立理论的一种可贵的尝试。只靠当时有限的观察常识，不借助五行，古人怎么能把五脏、六腑（五行学说中只容得下五腑）、面色、五官、皮肤、肌肉、骨骼、二阴甚至毛发等联系到一起呢？也不可能有五色诊法，不可能有五味补泻学说。若对看西方古代的四体液说，理论价值不可与五行学说同日而语。”

当然，我也同时指出了五行系统的不足，说：

“然而，即便看不到五行学说的逻辑缺陷、不管其概念预设的随意性，我们仍应看到它的一个大毛病。这就是，在五行学说中，脏腑、器官等人体各部分之间，没有信息通道。特别是，五脏之间没有互相联系从而发生作用的中介。即便金克木是无条件的，它们一旦相遇即发生，但不能远距离（即不接触又没有中介）相克。假如问：肺怎么克肝呢？我们总不能说那是遥控的。总之，单靠五行学说，人体还不是一个整体。所以，从整体观念角度看，五行学说不如经络学说重要。人们可能会说，中医理论是一个整体，五行学说与经络学说等不能分离。那么我们要问：经络的主体是六对，而且也是人体的组成部分，也与脏腑相配，五行怎么去统帅经络呢？就很难回答了。

“五行学说的另一个缺陷，是五脏及其统帅的六腑等脏腑器官之间的关系太简单。固然，人体是一个整体，任何一脏的病理生理都会影响其他脏器。但是，各脏器以及全身各器官之间的关系，并不像五行生克关系那样简单。按五脏生克的理论，任何病证都可以通过调整一个脏器来解决。这样就失去了诊治疾病的特殊性。近来，已经有不少人从控制论的角度说明这一点。其实，医学家不必借用这种新理论就能明白这一点，而且更接近实际，故笔者认为不必运用那种新学说。

“五行学说有无特别出色之处呢？据笔者看，它最出色的成就是，推演出了肾脏和膀胱的关系。我们知道，中国古人没有发现输尿管，气化学说讲尿生成，是在小肠气化直达膀胱。这样，膀胱不能和肾有关系。可是，五行学说通过肾属水将膀胱和肾联系到一起了。于是，尽管肾乃作强之官、主封藏、主骨、主生长发育和性功能等，没有三焦、肺、脾等器官的调节水液的功能，后来却成了管水的主角儿。

“其余凡是没有观察常识作基础，单靠五行生克推演出来的理论都是不可靠的。五行学说在实际应用中的失败，其理论根源在此。”

以上引文俱见旧作《中西医结合二十讲》第三讲：五行学说的理论和实践价值。

至此，基本上说完了我对五脏系统说的看法。接着说一下是否有古人认为，五官的感觉功能都应该属于心。

我认为是有的。

最早认为心主五官的人，是战国末的大学者荀子。《荀子·天论篇》云：“耳、目、口、鼻、形能（按：能，读为“态”字），各有接而不相能也，夫是之谓天官。心居中虚以治五官，夫是之谓天君。”《荀子·正名篇》又云：“缘天官……形体、色、理以目异；声音清浊、调竽奇声以耳异，甘、苦、咸、淡、辛、酸、奇味以口异；香、臭、芬、郁、腥、臊、洒、酸、奇臭以鼻异；疾、养、沧、热、滑、铍、轻、重以形体异；说、故、喜、怒、哀、乐、爱、恶、欲以心异。心有徵知，徵知则缘耳而知声可也，缘目而知形可也。然而徵知必将待天官之当薄其类，然后可也。五官薄之而不知，心徵知而无说，则人莫不然谓之不知，此所缘而以同异也。”其说虽然不是从解剖生理而来，却明确无误地认为心主五官（天官，即五官：耳、目、口、鼻、形体；天君即心）。

《吕氏春秋》也有与荀子略同的观点。此书《仲春纪》云：“夫耳目鼻口，生之役也。耳虽欲声，目虽欲色，鼻虽欲芬香，口虽欲滋味，害于生则止。在四官者不欲利于生者则弗为。由此观之，耳目口鼻不得擅行，必有所制。”高诱注：“制，制于心也……制于君也。”

《白虎通》虽然充斥着阴阳五行说，却也保留了类似荀子的看法。此书《性情》篇云："目为心视，口为心谭，耳为心听，鼻为心嗅，是其支体主也。"

总之，古人不是不知道五官均应为心所主，只是由于到了汉代，五行学说的势力太大，加之出于建立人体理论模型的需要，终于形成了五行化的五脏系统，于是五官配属于五脏。心在窍为舌，开窍于耳、目者其（心）窍等说，就是这样来的。

附：《内经》有一段话，对舌的语言功能认识，颇符合现代解剖生理，故与阴阳五行完全无关。其见解，高于目前普通人的认识。水平差的医生，不一定有此认识水平。故附在下面，以免人们认为中医完全不重视解剖生理。

《灵枢·忧恚无言第六十九》云："黄帝问于少师曰：人之卒然忧恚而言无音者，何道之塞？何气不行使音不彰？愿闻其方。少师答曰：咽喉者，水谷之道也。喉咙者，气之所以上下者也。会厌者，音声之户也。口唇者，音声之扇也。舌者，音声之机也。悬雍垂者，音声之关也。颃颡者，分气之所泄也。横骨者，神气（之）所使，主发舌者也。"

第十六节　《内经》语言管窥

金栋按：管窥者，不遑论其全豹也。所以如此，乃当年先生不得不控制篇幅。所谓力不从心，非学力也，财力不足也。自彼以降，论《内经》语言之著述不一而足，不可不谓乃《时代》启其端。虽然，本节亦颇有见地。即以人称代词用法而论，读过本节，必不以为《内经》可成书于两汉之前。先生著此书时正当围剿之中孤军奋战，故于本节末，亦即本书末颇多感慨云：窃观古今考《内经》之言，非医家之见解反多出医家之上。然则医家果以能愈病为首务乎？是亦可以悕矣！本《补注》尤非为临床实用且颇长，知我者其在医界乎！

【原文】

全面介绍《内经》语言特点，要写很大篇幅，笔者力不从心。本节仅就比较次要的几个方面，做点不严密的探讨，权充本书的蛇尾。

一　人称代词的用法

1. 第一人称代词

（1）余[1]：除“七篇大论外”，《内经》用“余”作第一人称代词共约97处。读者详查，可能略多[2]。这些出于黄帝之口的“余”，无例外地等于现代汉语的“我”。

（2）吾[3]：用“吾”共4处。1见于《素问·玉机真藏论》；2见于《素问·示从容论》；1见于《灵枢·禁服》。

（3）我[4]：我字4见。1见于《素问·阴阳应象大论》；1见于《素问·调经论》；2见于《灵枢·本神》。

（4）细子、小子：这两种自谦代词共用9次[5]，集中在《灵枢·禁服》《灵枢·五色》中，均出自雷公之口。

（5）臣：约共用19次[6]。这种意在区别君臣的用法也不突出。

第一人称代词使用特点可总结为：余、臣、细子、小子占绝对多数，余又为最多数。吾极少用，予[7]完全不用。

2. 第二人称代词

（1）汝[8]：共用3次。《素问·示从容论》《素问·疏五过论》《素问·征四失论》各1见。

（2）公：共用2次。《素问·示从容论》《素问·解精微论》各1见，均系“雷公”的省称。

（3）若[9]：共用1次，见于《素问·解精微论》。

（4）子[10]：共用约23次。《素问·著至教论》《素问·示从容论》中即14见，但不是都作主语。

（5）夫子：共用约60次[11]。

第二人称代词的使用特点可总结为：尔[12]、乃[13]完全不用；若、汝极少用。带有等级色彩的子和夫子使用最普遍。

除“子”偶作宾语外，以上第一、二人称代词，均用作主语。

《内经》中无用作主语的第三人称代词。

以上总结的第一、二人称代词用法，大体能显示其时代特征。本节未与其他文献对比。读者倘熟悉《论语》《孟子》，便知《内经》与该两书中的人称代词用法大不同，与《诗经》《尚书》更不同。

又，可以根据人称代词的使用特点，大体推断有关篇目的作者。

比如，“细子”“小子”，集中见于《灵枢·禁服》《灵枢·五色》，则该两篇应出自一人之手。

再如，“汝”共用3次。《素问·示从容论》《素问·疏五过论》《素问·征四失论》各1见。则该三篇应有同一作者。

同理，《素问·著至教论》和《素问·示从容论》应该是同一个人撰写或整理，因为“子”这个第二人称代词集中出现于这两篇。

【补注】

［1］余：《尔雅·释诂》云：“余，我也。”邢昺《疏》：“我者，施身自谓也，此皆我之别称也。”又，《尔雅·释诂》云：“余，身也。”郭璞注：“今人亦自呼为身。”

［2］读者详查，可能略多：“余”字在《内经》全书共158见，但并非皆为第一人称代词。

［3］吾：《尔雅·释诂》云：“吾，我也。”《论语·学而》：“吾日三省吾身。”《灵枢·禁服》云：“吾为子言之。”

［4］我：《说文·我部》云：“我，施身自谓也。或说我，顷顿也。”《素问·阴阳应象大论》云：“以我知彼，以表知里。”

［5］细子、小子：这两种自谦代词共用9次。其中“细子”7见，1见于《灵枢·经脉》，6见于《灵枢·禁服》；“小子”2见，皆见于《灵枢·五色》篇。

《灵枢·禁服》云："细子恐其散于后世。"《太素·卷第十四·人迎脉口诊》注："细子者，雷公自谦之辞也。"

《灵枢·五色》云："小子未知其所谓也。"《类经六卷·脉色类三十二》注："诸臣之中，惟雷公独少，故自称小子。"

［6］臣：约共用19次：《内经》全书，臣共32见。《内经词典》云："［臣］31次。①岐伯、少俞、雷公、鬼臾区、伯高等在黄帝面前自称之辞。②指六气中的相火之位。③方技配伍中协助主药的辅药。［臣使］1次。"

臣，《汉语大字典》云："古人自称。①对君。《汉书·东方朔传》：'臣朔少失父母。'②对父。《史记·高祖本纪》：'始大人常以臣无赖。'③对一般人，表示自谦。《史记·高祖本纪》：'吕公曰：臣少好相人，相人多矣，无如季相。'"

［7］予："予，我也。"（《尔雅·释诂》）

［8］汝："汝，本水名，借为尔汝字。"（《正字通·水部》）《书·尧典》云："汝能庸命，巽朕位。"《素问·疏五过论》云："故事有五过四德，汝知之乎？"

［9］若："代词。①用于对称，相当于'你（们）''你（们）的'。《史记·项羽本纪》：'吾翁即若翁。'"（《汉语大字典·草部》）《素问·解精微论》云："若问此者，无益于治也。"《太素·卷第二十九·水论》注："若，汝也。"

［10］子："代词。表示第二人称，相当于'你'或'您'。《韩非子·难势》：'以子之矛陷子之楯何如？'"（《汉语大字典·子部》）《素问·著至教论》云："子知医之道乎？"

［11］夫子：共用约64次：《内经词典》云："［夫子］64次。对人的尊称，犹言先生。《灵枢·官能》'黄帝问于岐伯曰：余闻九针于夫子，众多矣。'"《辞源·大部》云："夫子：①古代男子的尊称。《书·泰誓》中：'勖哉夫子。'"

［12］尔："代词。1. 用于第二人称，相当于'你'。古上下通用，后指用于平辈或对下。《小尔雅·广诂》：'尔，汝也。'"（《汉语大词典·一部》）

［13］乃：《广雅·释言》云："乃，汝也。"《书·康诰》云："朕心朕德，惟乃知。"孔《传》："我心我德，惟汝所知。"

二　韵语举例

【原文】

笔者不知古韵[1]演变详情，却能看出《内经》中有很多韵语[2]。如《灵枢·经脉》就是尽量用韵的。

"人始生，先成精[3]，精成而脑髓生[4]。骨为干[5]，脉为营[6]。筋为刚[7]，肉为墙[8]，皮肤坚而毛发长[9]。谷入于胃，脉道以通，血气乃行[10]。"

该篇讲十二经，每经文末连用"之"字，仍是韵语。即每经文中亦多有韵。

《素问·八正神明论》中有两段浅显的韵文，风格类《道德经》。

“请言形，形乎形，目冥冥，问其所病，索之于经，慧然在前，按之不得，不知其情，故曰形[11]。”

“请言神，神乎神，耳不闻，目明心开而志先，慧然独悟，口弗能言，俱视独见，适若昏，昭然独明，若风吹云，故曰神[12]。”

像这两段用现代字音读来，也能上口的韵文还有不少。即如《素问》第一篇开头数句也应是有韵的[13]。读者中有通古今韵者，整理一下《内经》中的韵律演变，也颇有益。

【补注】

［1］古韵：“六经及汉魏文字所用的韵，称为‘古韵’。”（《汉典》）

韵，即音韵，亦名“声韵”，是汉字字音结构中“声、韵、调”三要素的总称。其中声是声母，韵是韵母，调是声调。对于一个和谐的声音而言，若朗朗上口的话，主要还是音节的韵母部分，即末节所用之韵是否押韵（相同或相近）。《汉语大字典》谓：“音节的韵母部分谓之韵。”

［2］《内经》中有很多韵语：韵语，“字句押韵的语言。”（《汉典》）张灿玾《黄帝内经文献研究》说：“《黄帝内经》所含《素问》《灵枢》二书之篇文，确实含有大量韵文，但全篇均有韵者极少，大都为散文与韵文并用。其韵文在篇中所含比例差异亦大。多者有以韵文为主者，少者有仅具少量韵文或韵句者。”

但《内经》一书，终非文史类书，更非诗歌类著作，故其韵文，具有以下特点：

第一，以非诗赋类书，仅为传承时便于记忆背诵之用，属于歌诀性作品，故用韵不十分严格。

第二，篇文全篇用韵者极少，大多为散文中兼带韵文。

第三，受医学语辞所限，为避免因辞害意，常在韵文章节中，多次换韵，亦时有不协之处。

第四，由于《内经》一书，非一时一人之作，其引用资料及撰著年代跨度较长，故其用韵虽大量为上古音，但亦见有从上古音向中古音过渡时之变读音。

第五，用韵句式，以四字句居多，七字句极少。另有相当一部分为不规则之散文句。

第六，今存《素问》与《灵枢》本中，因传抄日久，衍、夺、误、倒处，时或有之，当予以考校；亦或有错简及文、注相混处，当为之辨正。

第七，《内经》韵文，亦反映该书文学韵味较浓。

第八，对《内经》韵文之校理，亦校释该书重要内容之一。（《黄帝内经文献研究·第八章：〈黄帝内经〉文化余韵琐谈》）

据张灿玾粗略统计，《素问》中有 36 篇，《灵枢》中有 41 篇，两书相合共有 77 篇有韵文者，感兴趣的读者请参看该书。

［3］人始生，先成精：人的最初生成，首先形成于精。《类经七卷·经络类一》注："精者，人之水也。万物之生，其初皆水。故《易》曰：'天一生水。'道家曰：水是三才之母，精为元气之根。《本神》篇曰：'故生之来谓之精。'《决气》篇曰：'两神相搏，合而成形，常先身生，是谓精。'故人始生先成精也。"

金栋按：生、精及与下一句生，韵母相同而押韵。

［4］精成而脑髓生：由精发育而生脑髓（此后就逐渐形成人体）。《类经七卷·经络类一》注："精藏于肾，肾通于脑。脑者阴也，髓者骨之充也。诸髓皆属于脑，故精成而后脑髓生。"

［5］骨为干："犹木之有干，土之有石，故能立其身。"（《类经七卷·经络类一》）

［6］脉为营："脉络经营一身，故血气周流不息。"（《类经七卷·经络类一》）

［7］筋为刚："筋力刚劲，故能约束骨胳，动作强健。"（《类经七卷·经络类一》）

［8］肉为墙：《类经七卷·经络类一》注："肉像墙垣，故能蓄藏血气。"

［9］皮肤坚而毛发长："皮肤不坚则气不聚，故万物皮壳无弗坚者，所以固其外也。"（《类经七卷·经络类一》）

［10］谷入于胃，脉道以通，血气乃行："前言成形于精，此言养形在于谷。如《营卫生会》篇曰：'人受气于谷，谷入于胃，以传于肺，五脏六腑，皆以受气。其清者为营，浊者为卫。'故脉道通，血气行，此经脉之谓。"（《类经七卷·经络类一》）

金栋按：刚、墙、长，韵母相同而为韵。

对《灵枢·经脉》这段话的韵语，张灿玾说："先以古韵'耕部'之生、精、生、营等字相押，复以'阳部'之刚、墙、长、行等字相押。问答相合，皆为韵文，构成本篇起文一段完整的韵文体。以后则尽为散文。"（《黄帝内经文献研究·第八章：〈黄帝内经〉文化余韵琐谈》）

［11］"请言形……故曰形"句：请让我先说形。所谓"形"啊是对形体的诊察。眼睛不能看清病情的变化，因此还要询问其人的病状，通过按诊探索经脉的气象，病机的态势忽然出现在前。按诊没有获得相应的脉象，也就不会知道疾病的实情，所以便把这种诊法称作"形"。

金栋按：形、冥、病、经、情为韵。

［12］"请言神……故曰神"句：请让我再谈神。所谓"神"啊是用神识来诊察。耳朵不必听到病人的诉说，眼睛却能望知病情的变化。心神洞开而神志先行运转，于是忽然清醒地独自领悟，语言却又无法清楚地表达。众人都在观看而我独见，刚才的昏暗现已昭然若明。就像清风吹过后乌云散尽，所以便把这种诊法称作"神"。

金栋按：神、闻、昏、云为韵。

对《素问·八正神明论》这两段话的韵语，张灿玾说："此文'言形'一段，以古韵'耕部'之冥、经、情三字为韵相押；言神一段，以古韵'真部'之神，'文部'之闻、先、昏、云……相押，构成比较规范的古音韵文体。"（《黄帝内经文献研究·第八章：〈黄帝内经〉文化余韵琐谈》）

［13］《素问》第一篇开头数句也应是有韵的：《素问·上古天真论》云："上古之

人，其知道者，法于阴阳，和于术数（屋），食饮有常节，起居有常度（铎），不妄劳作（铎），（以上三句，据全元起本校定）故能形与神俱（侯），而尽终其天年，度百岁乃去（鱼）。”张灿玾谓之“字数无定数韵文”。（《黄帝内经文献研究·第八章：〈黄帝内经〉文化余韵琐谈》）

“今时之人不然也，以酒为浆，以妄为常，醉以入房。”浆、常、房为韵。

三　语言余论

【原文】

近古人考《内经》成书时代，多据“文字气象”为言[1]，举其数端而立论。方法未免简单，见解亦有可采。今摘数条于此。前述各节已指出的不赘。

《气穴论》云“发蒙解惑，未足以论也[2]”与枚乘《七发[3]》“发蒙解惑，未足以言也”同。

日人丹波元胤有考证[4]，谓[5]：“书（指《难经》）[6]中多东汉人语。如‘元气’之称，始见于董仲舒《春秋繁露[7]》。‘男生于寅，女生于申’，《说文》包字注、高诱《淮南子》注、《离骚章句》俱载其说[8]。木所以浮，金所以沉，出《白虎通》[9]。金生于巳，水生于申，泻南方火，补北方水之类，并是五行纬说家之言[10]，而灵、素未有道及。

“是书（指《灵枢》）[11]至宋中世而始出，未经高保衡、林亿等校定也。孰能辨其真伪也哉。其中《十二经水》一篇，无论黄帝时无此名，而天下之水何止十二。只以十二经脉而以十二水配，任意错举，水之大小不详计也。尧时作《禹贡》，九州之水始有名，湖水不见于《禹贡》。唐时荆湘文物最盛。洞庭一湖屡咏歌于诗篇，征引于杂记。冰（指王冰）特据身所见而妄臆度之耳。……而廖平[12]（近代考据家、经师——本节注）误信元明以来医家之谬论，必谓《灵枢》为经，《素问》为传，灵前、素后殊为多事。

“皇古医经，以《内经》为最古。而《内经》一书，多偶文韵语。惟明于古音古训，厘正音读，斯奥文疑义，涣然冰释。

“《难经》每首句之下必接一‘然’字。遍检经史诸子，无有类此文法者，是真不通医生拾汉人唾余，托名伪撰之书。

“《上古天真论》云：‘美其食，任其服，乐其俗’与《老子》‘甘其食，美其服，安其居，乐其俗’同。

“《四气调神论》云：‘渴而穿井，战而铸兵[13]，’与《晏子春秋[14]》‘临难而遽铸兵，噎而遽掘井’同。

“《阴阳别论》云：‘一阴一阳结谓之喉痹’与《春秋繁露》‘阴阳之动

使人足病喉痹[15]，同。”

（以上俱见黄云眉[16]著《古今伪书考补正》，1979年齐鲁书社版）

“汉志，阴阳家有《黄帝泰素》，此必取此‘素’字，又以与岐伯‘问’，故曰《素问》也。其书后世宗之，以为医家之祖。然其言实多穿凿。至以黄帝与岐伯对问，盖属荒诞。……或谓此书有‘失侯失王’之语，秦灭六国，汉诸侯王国除，始有失侯失王者。予案其中言‘黔首’，又《脏气法时》曰‘夜半’……不言十二支（古不以地支名时）当是秦人作。又有岁甲子（古不以甲子纪年），言‘寅时’，则又汉后人所作。故其中所言有古近之分，未可一概论也。”

（以上俱见张心澂[17]著《伪书通考》，商务印书馆版，1954年）

记忆所及，应补两条尤要者如下：

《素问·举痛论》有“善言天者必有验于人，善言古者必有验于今”和《史记·董仲舒传》对策语同。上溯可见于《荀子》。①

《灵枢》中两次提到“至大无外，至小无内”，这种无限和极限概念可上溯至战国或更早。但原话见于《庄子·天下》。②

【自注】

①董仲舒对策语是为了阐发“天人相应”，荀子则为了说明人性恶。原话如下：

“故善言古者，必有节于今；善言天者，必有征于人。凡论者贵其有辨合，有符验。故坐而言之，起而可设，张而可施行。今孟子曰：‘人之性善。’无辨合符验，坐而言之，起而不可设，张而不可施行，岂不过甚矣哉！故性善则去圣王，息礼义矣。性恶则与圣王，贵礼义矣。故檃栝之生，为枸木也；绳墨之起，为不直也；立君上，明礼义，为性恶也。用此观之，然则人之性恶明矣，其善者伪也。”（《荀子·性恶篇》）

又，《陆贾新语·术事第二》有：“善言古者，合之于今；能术远者，考之于近。”

②《灵枢》提及无外、无内的原话如下。

夫九针者，小之则无内，大之则无外，深不可为下，高不可为盖，恍惚无穷，流溢无极。余知其合于天道、人事、四时之变也。然余愿杂之毫毛，浑束为一，可乎？（《灵枢·外揣》）

外揣言浑束为一，未知所谓也。夫大则无外，小则无内，大小无极，高下无度，束之奈何？（《灵枢·禁服》）

《庄子·天下》浓缩了辩士之言，值得一看。引如下：

“惠施多方，其书五车，其道舛驳，其言也不中。历物之意，曰：至大无外，谓之大一；至小无内，谓之小一。无厚，不可积也，其大千里。天与地卑，山与泽平。日方中方睨，物方生方死。大同而与小同异，此之谓‘小同异’；万物毕同毕异，此之谓‘大同异’。南方无穷而有穷。今日适越而昔来。连环可解也。我知天之中央，燕之北、越之南是也。泛爱万物，天地一体也。惠施以此为大。观于天下而晓辩者，天下之辩者相与乐之。卵有毛。鸡有三足。郢有天下。犬可以为羊。马有卵。丁子有尾。火不热。山出口。轮不蹍地。目不见。指不至，至不绝。龟长于蛇。矩不方，规不可以为圆。凿不围枘。飞鸟之景未尝动也。镞矢之疾，而有不行、不止之时。狗非犬。黄马骊牛三。白狗黑。孤驹未尝有母。一尺之棰，日取其半，万世不竭。辩者以此与惠施相应，终身无穷。桓团、公孙龙辩者之徒，饰人之心，易人之意，能胜人之口，不能服人之心，辩者之囿也。惠施日以其知与人之辩，特与天下之辩者为怪，此其柢也。然惠施之口谈，自以为最贤，曰：天地其壮乎，施存雄而无术。南方有倚人焉，曰黄缭，问天地所以不坠不陷，风雨雷霆之故。惠施不辞而应，不虑而对，遍为万物说。说而不休，多而无已，犹以为寡，益之以怪，以反人为实，而欲以胜人为名，是以与众不适也。弱于德，强于物，其涂隩矣。由天地之道观惠施之能，其犹一蚊一虻之劳者也。其于物也何庸！夫充一尚可，曰愈贵，道几矣！惠施不能以此自宁，散于万物而不厌，卒以善辩为名。惜乎！惠施之才，骀荡而不得，逐万物而不反，是穷响以声，形与影竞走也。悲夫！”（《庄子·天下》）

然而，这样略举数语以断年代的思想和方法，非这本小册子的主旨。读者欲了解最近较全面的考证，请参看刘长林著《内经的哲学和中医学方法》第一章[18]。另有何爱华著《黄帝内经书证》（内部交流）与刘氏说不同，并可参看。笔者窃观古今考《内经》之言，非医家之见解反多出医家之上。然则医家果以能愈病为首务乎？是亦可以悕[19]矣！

【补注】

［1］多据“文字气象”为言：《二程全书》程颢曰：“观《素问》文字气象，只是战国时人作，谓之三坟书则非也。”（《医籍考》）

明郎瑛《七修类稿》云：“《素问》文非上古，人得知之，以为即全元起所著，犹非隋唐文也。惟马迁、刘向近之，又无此等义语。宋聂吉甫云：既非三代以前文，又非东都以后语。断然以为淮南王之作。予谓《鸿烈解》中内篇文义，实似之矣。但淮南好名之士，即欲藉岐黄之成名，特不可曰‘述’也乎。或医卜未焚，当时必有岐黄问答之书，安得文之以成耳。不然，阴阳五行之理，学思固得；人身百骸之微，非圣不知；何其致疾之由、死生之故，明然纤悉。此《淮南》解性命道理处，必窃《素问》。……予故以为岐黄问答，而《淮南》文成之者耳。”（《医籍考》）

刘长林说：“我认为，从《内经》的文字气象、学术思想推断《内经》中有一部分篇章写作于战国末年，是可能的。但是《内经》的编纂成书，大概在西汉中期甚或晚期。”（《内经的哲学和中医学的方法》）

［2］发蒙解惑，未足以论也：不足以（给他们）启发蒙昧，解除疑惑。王冰注：“庶将解彼蒙昧之疑惑，未足以论述深微之意也。”

《素问识》云：“简按：枚乘《七发》：‘况直眇少烦懑，酲醲病酒之徒哉。故曰：

发蒙解惑，不足以言也。’李善注：《素问》：‘黄帝曰：发蒙解惑，未足以论也。’所引本篇文。”

［3］枚乘（？—前140）：西汉辞赋家。字叔，淮阴（今江苏淮安市淮阴区西南）人。初为吴王刘濞郎中，濞欲反，乘上书劝阻，不听，遂去，为梁孝王客。吴楚七国反时，再上书劝濞罢兵，又不听。武帝即位后，以安车蒲轮征入京，死在途中。有赋九篇，今存三篇，其中《七发》对汉赋特点的形成有重要影响。原有集，已散佚。近人辑有《枚叔集》。(《辞海》)

七发：辞赋篇名。西汉枚乘作。文中假设楚太子有病，吴客探问，向他指出安居内宫、享乐过度的弊害，接着叙说音乐、饮食、车马、游观、田猎、观涛、论道七事，予以启发，终使太子感动而出汗，病即痊愈。文虽有讽喻之意，而重心实在铺陈前六事。描写细腻，观涛一段尤为突出。为汉代大赋的前驱。后人作品中凡沿用这种体式的，统称为“七体”，或简称“七”。(《辞海》)

［4］日人丹波元胤有考证：即《医籍考》。以下两段所引至“……而廖平”俱系《医籍考》文。

［5］谓：自“谓”以下共七段引文，乃黄云眉《古今伪书考补正》文，与先生括号说明相符。

［6］书（指《难经》)：此下这一段文字，见《医籍考卷七・医经七・黄帝八十一难经》考证文。《补正》所引文与《医籍考》文开头微殊。

“书（指《难经》）中多东汉人语”，《医籍考》作“《八十一难经》较之于《素问》《灵枢》，其语气稍弱，似出于东都以后之人，而其所记又有与当时之语相类者”。

［7］‘元气’之称，始见于董仲舒《春秋繁露》：《春秋繁露・王道第六》云：“王正，则元气和顺，风雨时”。

［8］《说文》包字注：《说文・包部》云：“包，妊也。……男左行三十，女右行二十，俱立于巳，为夫妇。裹妊于巳，巳为子，十月而生。男起巳至寅，女起巳至申，故男年始寅，女年始申也。”段玉裁注：“《淮南・氾论》曰：‘礼三十而娶。’高云：‘三十而娶者，阴阳未分时，俱生于子。男从子数左行三十年立于巳，女从子数右行二十年亦立于巳，合夫妇。故圣人因是制礼，使男三十而娶，女二十而嫁。其男子自巳数左行十得寅，故人十月而生于寅，男子数从寅起；女自巳数右行十得申，亦十月而生于申，故女子数从申起。’高说与许说同。”

高诱《淮南子》注：《淮南子・氾论训》云：“礼三十而娶。”高诱注：“三十而娶者，阴阳未分时，俱生于子。男从子数，左行三十年立于巳。女从子数，右行二十年亦立于巳，合夫妇。故圣人因是制礼，使男三十而娶，女二十而嫁。其男子自巳数左行十得寅，故人十月而生于寅，故男子数从寅起；女自巳数右行得申，亦十月而生于申，故女子数从申起。”

《离骚章句》俱载其说：《楚辞》云：“惟庚寅吾以降。”《章句》引《说文》语以解释“寅”。

《楚辞章句》是东汉王逸为《楚辞》作的注释，乃汉代楚辞研究的集大成之作。

[9] 木所以浮，金所以沉，出《白虎通》：见《白虎通·卷四·五行》。

[10] 五行纬说家之言：指《七纬》之言。

[11] 是书（指《灵枢》）：以下文字至“……而廖平”，见《医籍考卷五·医经五·黄帝灵枢经》考证文。先生所引乃摘引《医籍考》“杭世骏曰”。

[12] 廖平（1852—1932）：中国经学家。原名登廷，字季平，号六译。四川井研人。光绪进士。任尊经书院、四川国学院教职。1913 年任国学专门学校校长，1921 年兼高等师范教授。早年受王闿运影响，专治今文。从《五经异义》入手，主张分析今文古文，其学经六变。初持古文为周公所创、今文为孔子所创之说；继进而主张今文是孔子的真学、古文是刘歆的伪品。撰《今古学考》《古学考》《知圣篇》《辟刘篇》。康有为《新学伪经考》受其影响。戊戌政变后，又说今文是小统、古文是大统，自相矛盾。后来又讲“天学”“人学”“王学”，牵强附会。撰有《四益馆经学丛书》，后又增为《六译馆丛书》。(《辞海》)

[13] 渴而穿井，战而铸兵：《四气调神大论》作“渴而穿井，斗而铸锥”。《太素·卷第二·顺养》作“渴而穿井，斗而铸兵”。《类经一卷·摄生类七》注：“渴而穿井，无及于饮。斗而铸兵，无济于战。诚哉晚矣！而病不早为之计者，亦犹是也。”

[14]《晏子春秋》：书名。旧题春秋齐晏婴撰，实系后人依托并采缀晏子言行而作。有内外篇共八卷，二百五十章。1972 年山东临沂银雀山西汉墓中出土的《晏子》残简与今本有关章节相对照，内容大体一致。唐代柳宗元认为该书系齐国的墨子之徒所作，因其旨尚兼爱、非乐、节用、非厚葬久丧、非儒、明鬼等，类多出墨子。注释有清代孙星衍《晏子春秋音义》及今人吴则虞《晏子春秋集释》等。(《辞海》)

关于《晏子春秋》成书年代和作者问题，大致有如下的三种意见：

一种认为是晏婴本人写作的，一种认为是墨子门徒假托的，另一种说是六朝人伪造的。我认为这三种意见都不能成立。

《晏子春秋》的成书年代，大约应当在秦政统一六国后的一段时间之内。而从击缶等等风俗来看，编写的地点，还可能就在原秦国境内。编写者可能就是秦博士。这位博士，必定是一位齐国的故臣。极有可能就是淳于越之类的齐人，在秦国编写的。(吴则虞《晏子春秋集释》)

[15] 阴阳之动使人足病喉痹：见《春秋繁露·人副天数》。

[16] 黄云眉（1898—1977）：著名历史学家。原名鋆鉓，字子亭，号半坡。光绪二十四年（1898）农历二月二十日（公历 3 月 12 日）生于浙江余姚（今属宁波市管辖）城区笋行弄。家境清贫，12 岁才进私塾，15 岁入余姚县立第一高等小学校（今余姚市东风小学），17 岁第六期毕业留校任教。平日博览群书，自学成才。民国十六年（1927）执教宁波中学，披读“天一阁”“伏跗室”藏书，始事考据。民国十七年任金陵大学文化研究所研究员和教授。民国二十年，著《古今伪书考补正》，对姚际恒《古今伪书考》作辨伪、考订和补正。二十二年任上海世界书局《辞林》编辑部主任。期间撰写《读广论语骈枝微子稿》，对《盗跖篇》做了详尽考证。黄云眉治学严谨、经世致用、实事求是，不仅在史学方面成果斐然，在文学、音韵训诂、版本目录、书法

艺术等领域也有很高的造诣。(百度百科)

［17］以上俱见张心澂著《伪书通考》：乃张氏《通考》所摘引姚际恒《古今伪书考》文。

《伪书通考》：是张心澂编撰的集古今考辨伪书之大成的带有工具性色彩的辨伪学著作。计分《总论》《经部》《子部》《集部》《道藏部》《佛藏部》七个部分。《伪书通考》对每一部在历史上被考辨的古书，都按照时代的顺序清理罗列历代学者的考辨之说，说明了古籍辨伪的源流，使读者能清晰地了解历代学者对该书的考辨情况。从古至今的贯通性考察，使之俨然成为一部辨伪学史。

［18］《内经的哲学和中医学方法》第一章：题目为“《内经》形成的年代”。分为三节，即（一）《内经》何时成书；（二）《素问》的书名和创作年代；（三）《灵枢》的真伪和变迁。

刘先生通过与《吕氏春秋》、《淮南子》、西汉名医淳于意及马王堆古医书等文献资料比对，认为《内经》编纂成书的时间可能大体在西汉中期，或晚期。

［19］悕（音西 xī）：悲伤。

告 读 者

四年前，洪钧卒业于中国中医研究院，学写了一本小册子——《近代中西医论争史》作为学位论文。原想滥竽充数、蒙混过关。岂知颇受学位委员们器重，提出许多修改意见，必欲拙著完美无缺。三四年来，反复审评，全文已印送海内学界，专家多示鼓励，终无济于事，至今仍未蒙高抬贵手。

于是闭门思过，反复回味修改意见。如此两年，大约一年前方恍然大悟。原来那意见的宗旨是说：你不懂中医！

然而，把有关的中医浅见，都修改进那本小册子里去亦欠妥当，只好着手写《〈内经〉时代》。

这本小书不想全言人所已言，却有意直入轩岐堂奥，很可能适证明作者不懂中医。果如此，于我无损有益，再学习就是了。于学委们足示其法眼明鉴。

洪钧自知才不及中人，学略涉皮毛。此番抛出这本小册子，更是浅学即试。其中大谬甚多是必然的。饱学如棒喝《近代中西医论争史》者或不屑一顾。然学界慧眼卓识者何止千百，必不肯让谬说流传。若有几个高手略出余绪，将《〈内经〉时代》批得落花流水，当额手称庆。无论持何态度，以何方式，凡能纠我一谬论者，即堪为我师；凡能补我一不足，言我所未尽言者，即引为学术同志。谨拭目以待。然年届不惑，每恐老之将至。恭候三年，过此不报。

赵洪钧

1985 年 4 月 25 日于石家庄河北中医学院

跋一 《内经》的体系和方法

——作者研究《内经》的最后见解

笔者研读《内经》30多年，常常思考《内经》的体系和方法，希望给同好一个最简明的纲领。现在，自觉比较清楚了。相信这一纲领有助于一切和《内经》打交道的人更快、更好地读懂《内经》。谨把拙见用一句话表达如下：

《内经》的体系是天人相应体系，《内经》的方法是比类取象方法。

下面逐步说明拙见。

一 理论体系和逻辑起点

任何理论体系都是一个逻辑体系。

理论体系都要有逻辑起点，即该体系推理的出发点。起点可以是一个，也可以是几个或更多。

逻辑起点是什么意思呢？

据我所知，对这个问题大体有两种看法。

一种看法定型于黑格尔。

他认为，逻辑起点要具备以下三个要点。

①逻辑起点应是一门学科中最简单、最抽象的范畴。

②逻辑起点应揭示对象的最本质的规定，以此作为整个学科体系赖以建立的基础，而理论体系的全部发展都包含在这个胚芽中。

③逻辑起点应与它所反映的研究对象在历史上的起点相符合。即逻辑起点应与历史起点相同。

这种看法有助于人们理解或把握一些很成功的体系。

比如，《资本论》就是从商品这个政治经济学中最简单、最抽象的范畴开始论证。商品与马克思的研究对象（资本主义社会）的历史起点也确实相同。马克思主义政治经济学体系的发展也确实都包含在商品这个胚芽之中。

不过，不是所有的理论体系都像《资本论》这样。

比如，《物种起源》这个非常成功的体系，就不是从讨论物种等生物学中最简单、最抽象的范畴开始的。

达尔文在书中一开始就列举了生物进化论发展史和要点，而后才是从各个方面举了众多例子证明他的学说。

于是，一个理论体系亦可以它的最后结论或基本观念为逻辑起点。

这就是关于逻辑起点的第二种看法。

中国思想史上也有众多的类似体系。

如性善论、性恶论、道学（理学）和心学都各成体系。

近代自然科学中的不同学派，也都是因为他们的最后结论不同。

光学史上的粒子说和波动说，无疑可以看作最简单却很典型的例子。

本文考察《内经》体系，主要根据关于逻辑起点的第二种看法。

这样考察更容易一下子抓住一个理论体系的要害。

二　《内经》体系的逻辑起点

《内经》是古人探讨“人之所以生，病之所以成，人之所以治，病之所以起”（《灵枢·经别》）的学问。它的体系就是围绕着这些问题做的论证或推演。

众所周知，《内经》体系中，有以下四个自然哲学理论。

即：①阴阳学说；②五行学说；③天人相应学说；④气和气化学说。

它们都应该看作《内经》体系的逻辑起点。只是，无论从《内经》体系的超硬核还是从她据以推出的硬核来看，天人相应都更加重要。

上举四个自然哲学理论中，前三者纯属于“理”或“道”，第四者既包括“器”，也包括道。“理”和“道”——规律，是形而上的。“器”是形而下的。“器”由“气”组成，故“气”的本义虽然指无形（看不见、摸不着或不能宏观描述的意思）的物质，却是形而下的。[①]

【自注】

①古代学者关于气是形而下的明确论述如下：

人称黑格尔的朱熹认为：“理，形而上者；气，形而下者。”（黎靖德编．《朱子语类·（一）·理气上》．北京：中华书局，1986 第 1 版 3 页）又说：“天地之间，有理有气。理也者，形而上之道也，生物之本也；气也者，形而下之气也，生物之具也。是以人物之生，必禀此理，然后有性，必禀此气，然后有形。”（《朱子文集·五十八卷》5 页，转引自冯友兰著《中国哲学史·下册》．北京：中华书局，1961 年新 1 版 903 页）

张载《正蒙·乾称篇第十七》说：“性通极于无，气其一物尔。”

按中国传统哲学中唯物主义者的看法，不能“离气言理”，也就是现代唯物主义哲学说的“没有脱离物质的规律”。

所以，天人相应、阴阳、五行就是关于气的理。不过，综看《内经》体系，阴阳、五行和气化学说大都为论证天人相应所用。换言之，天人相应的理论统帅作用更明显。

比如，《内经》说：“阴阳者，天地之道也，万物之纲纪，变化之父母，生杀之本始，神明之府也。治病必求于本。”（《素问·阴阳应象大论》）

但又说：“夫言人之阴阳……以应天之阴阳也。”（《素问·金匮真言论》）

于是，古人据以进行了“数之可十，推之可百，数之可千，推之可万”的推演。自然，这些推演无不是天人相应的。

至于《内经》运用的五行学说，更是认定了天人相应。如：

“天地之间，六合之内，不离于五，人亦应之，非徒一阴一阳而已。”（《灵枢·通天》）

气化学说受天人相应统帅，《内经》中也有明确表述，即：

“人以天地之气生，四时之法成……人生于地，悬命于天。天地合气，命之曰人。人能应四时者，天地为之父母。”（《素问·宝命全形论》）

所以，《内经》的逻辑起点虽然有四个，最重要的起点却是天人相应。

为什么《内经》要以天人相应、阴阳五行和气化学说为逻辑起点呢？

我们且看《礼记》中的一句话：

“人者，其天地之德，阴阳之交，鬼神之会，五行之秀气也。”（《礼记·礼运》）

这里对人的本质的规定，比《内经》所述更浓缩。

人的本质如此，需要用天人相应、阴阳、五行和气化学说来论述“人之所以生，病之所以成，人之所以治，病之所以起”就理所当然了。

这样看来，天人相应等就是那时对人的最本原的抽象。或者说，《内经》体系是以人为逻辑起点。这个起点也大体符合黑格尔的看法。

值得注意的是，《内经》摒弃了（人为）“鬼神之会”之说。故《内经》作者很清楚其研究的学问属于什么领域。

《内经》对她的天人相应起点，也有很简明的表述。即：

“人与天地相参也，与日月相应也。”（《灵枢·岁露》）

“请言解论，与天地相应，与四时相副，人参天地，故可为解。”（《灵枢·刺节真邪》）

总之，应该认为，《内经》体系的最重要的逻辑起点是天人相应。《内经》体系，主要是天人相应体系。

三　《内经》的理论硬核与天人相应

《内经》的逻辑起点是它的超硬核——天人相应、阴阳、五行和气化学说等，且天人相应更重要，说明如上。略查其理论硬核，更有助于理解它的体系是天人相应的。如：

“人之合于天道也，内有五藏，以应五音、五色、五时、五味、五位也；外有六府，以应六律。六律建阴阳诸经而合之十二月、十二辰、十二节、十二经水、十二时、十二经脉者，此五藏六府之所以应天道也。”（《灵枢·经别》）

显然，五藏六府、十二经脉这两个中医理论体系中的理论硬核，就是天人相应的推演，而且是至今奉行的核心理论。

不但藏府、经脉体系是天人相应的，穴位也是这样。如：

“气穴三百六十五以应一岁……凡三百六十五穴，针之所由行也。……孙络三百六

十五穴会，亦以应一岁……溪谷三百六十五穴会，亦应一岁。……孙络之脉……亦三百六十五脉。”（《素问·气穴论》）

《内经》的九针之说，也是为了合于天道。如：

“九针……上应天光星辰历纪，下副四时五行。”（《素问·三部九候论》）

“九针者，天地之大数也。”（《灵枢·九针论》）

“九针者，合于天道、人事、四时之变也。”（《灵枢·外揣》）

有的朋友可能早已发现，五脏六腑和十二经脉之间是矛盾的。五脏六腑各联一条经脉，应该是十一经脉，不应该是十二经脉。又，《内经》也不是只有五脏六腑说。莫非，这些矛盾的或不同的说法都是天人相应的吗?

关于为什么《内经》凡总提脏腑只说“五脏六腑”，请参看本书“藏五府六考”一文。从中可以看出，五脏六腑也是典型的天人相应模式。

关于脏腑数目的其他说法，也无不是天人相应的。限于篇幅，只举“九藏”说。

“夫自古通天者，生之本，本于阴阳，其气九州九窍，皆通乎天气。故其生五，其气三。三而成天，三而成地，三而成人。三而三之，合则为九。九分为九野，九野为九藏。故形藏四，神藏五，合为九藏以应之也。”（《素问·六节藏象论》）

经脉也有过四经脉、十二从脉等说，却也是天人相应的。如：

“人有四经十二从，何谓也？岐伯对曰：四经应四时，十二从应十二月，十二月应十二脉。”（《素问·阴阳别论》）

总之，尽管《内经》的理论硬核有明显的矛盾和不统一，却都是由天人相应推演而来。

于是，更应该说：《内经》的体系就是天人相应体系。

至此，有的朋友可能还要问：

《内经》还有病因、病机、诊法、治则、运气等学说，莫非它们也都是天人相应的推演吗?

答案是：基本上如此。

限于篇幅，不一一举经文详细说明，只略说一下脉诊和运气。

《内经》论脉象，主要讲四时五脏脉。其中这样讲平人。

“所谓平人者不病，不病者，脉口人迎应四时也。”（《灵枢·终始》）

显然，脉不应四时就是病人了。

至于五脏脉怎样应四时，经文很多，也很容易查到，不再举。

运气学说更是完全在天人相应观念下推演出来的。

我们且看两段经文。

“天有五行御五位，以生寒暑燥湿风；人有五藏化五气，以生喜怒思忧恐。论言五运相袭而皆之治，终期之日，周而复始。”（《素问·天元纪大论》）

“夫道者，上知天文，下知地理，中知人事，可以长久。此之谓也。帝曰：何谓也？岐伯曰：本气位也。位天者，天文也，位地者，地理也，通于人气之变化者，人事也。故太过者先天，不及者后天，所谓治化而人应之也。”（《素问·气交变大论》）

我想，初学者也能看出，这两段都是在讲人如何与天地相应。

四 天人相应的思想背景

为什么《内经》如此钟情于天人相应呢？

这是由于，天人相应思想被董仲舒发挥到极致，而董氏的思想正是《内经》成书时的主流思想。他说：

“人之形体，化天数而成。”（苏舆撰，钟哲点校.《春秋繁露义证·为人者天》）

又说：“春生夏长，百物以兴，秋杀冬收，百物以藏。故莫精于气，莫富于地，莫神于天。天地之精所以生物者，莫贵于人。人受命乎天也，故超然有以倚……物疢疾莫能偶天地，唯人独能偶天地。人有三百六十节，偶天之数也；形体骨肉，偶地之厚也；上有耳目聪明，日月之象也；体有空窍理脉，川谷之象也；心有哀乐喜怒，神气之类也；观人之体，一何高物之甚，而类于天也。物旁折取天之阴阳以生活耳，而人乃烂然有其文理。是故凡物之形，莫不伏从旁折天地而行。人独题直立端尚正正当之。是故所取天地少者旁折之，所取天地多者正当之。此见人之绝于物而参天地。是故人之身首坌而员，象天容也；发象星辰也；耳目戾戾，象日月也；鼻口呼吸，象风气也；胸中达知，象神明也；腹胞实虚，象百物也；……阳，天气也，阴，地气也。故阴阳之动，使（按：似有脱文）人足病喉痹，起则地气上为云雨，而象亦应之也。天地之符，阴阳之副，常设于身，身犹天也。数与之相参，故命与之相连也。天以终岁之数，成人之身。故小节三百六十六，副日数也；大节十二分，副月数也；内有五藏，副五行数也；外有四肢，副四时数也；乍视乍瞑，副昼夜也；乍刚乍柔，副冬夏也；乍哀乍乐，副阴阳也；心有计谋，副度数也；行有伦理，副天地也；此皆暗肤着身，与人俱生，比而偶之弇合。”（苏舆撰，钟哲点校.《春秋繁露义证·人副天数》）

又说：“求天数之微，莫若于人。人之身有四肢，每肢有三节，三四十二，十二节相持，而形体立矣。天有四时，每一时有三月，三四十二，十二月相受，而岁数终矣。”（苏舆撰，钟哲点校.《春秋繁露义证·官制象天》）

当代人不大会认同董氏的上述见解。《内经》时代及以后的多数古人则认为是真理。由上述《内经》引文可知，董氏的思想在《内经》中无不具备。这是当时的思想背景使然，不值得奇怪。

关于人如何具体与天地相应，《内经》的说法和《春秋繁露》不完全相同，《内经》本身也不完全一致。但毫无疑问，基本思想是一致的。

五 比类取象、人副天数和推理

《内经》类似演绎体系，即它是从上面提到的逻辑起点推演出来的。为什么不能把它看作标准的演绎体系呢？

首先因为它的推演结论，常常超出它的大前提（即逻辑起点）。

其次是《内经》在重大问题上，几乎完全依靠比类取象的方法来推理。

我们承认，天人相应在很多个方面是正确的。比如，人确实以天地之气生——构成人体的物质来自自然。人类作息最好是日出而作，日落而息。在一年这个周期当中，人的养生最好遵循春夏养阳、秋冬养阴的规律。

但是，“四经应四时，十二从应十二月，十二月应十二经”，“内有五藏，以应五音……外有六府，以应六律”等推演则超出了天人相应的大前提。

即便承认天人相应包括天人同构，也不能说四时和十二月这种时间概念和四经、十二经脉这种空间概念应该同构。因为二者根本不是同类事物，不能据以进行类比推理。同理，也不能由一年有365日，推演出人体有365个穴位。况且，汉代之前的历法就规定，每19年约有7年是13个月。12个月的一年约354天。13个月的一年约384天。即一年不是恰好12个月，更不是恰好365天。于是，上述推演就更加不能成立。

那么，为什么古人毫不犹豫地这样推演呢?

主要是古人相信比类取象的推理方法是有效的。特别是董仲舒进一步把比类取象发展为人副天数，上述推演就有了根据。他说：

“于其可数也，副数。不可数者，副类。皆当同而副天，一也。是故陈其有形，以著其无形者；拘其可数，以著其不可数者。以此言道之亦宜以类相应也，犹其形也，以数相中也。”（苏舆撰，钟哲点校．《春秋繁露义证·人副天数》）

总之，勉强地“副数”和“副类”——特别是前者——是《内经》体系违背形式逻辑的根源。

比类取象是一种什么方法呢?

至此，需要联系形式逻辑的推理方法。

形式逻辑有三种推理方法，即演绎、归纳和类比。演绎是从一般到特殊，属于必然性推理。即只要前提真，推出的结果必然真。归纳是从特殊到一般，是或然性推理。即前提真，推论不一定真。类比是从特殊到特殊，更是或然性推理。总之，对类比推理结论的可靠性要时常保持警惕。

从字面上看，比类取象——特别是比类，就是类比。实则不完全如此。

浅见以为，比类取象是联想思维，应该看作类比推理的初级形态。联想推理很不严密，却非常活跃，至今还很有用。网上搜索和电脑中文输入软件，就充分运用联想。很多人都体验过，联想给我们带来了多少方便。

再详细一点，应该说：比类和取象不完全是一种思维方法。比类接近于类比。取象就是观察表象。联想众多的表象，是为了寻找事物的共同点，即看看能否归类或比类。

《内经》论治，也首推比类。《素问·示从容论》说：

“夫圣人之治病，循法守度，援物比类，化之冥冥，循上及下，何必守经。”

“比类取象”连写，不见于《内经》。“比类”在《内经》中约9见。“取象”也不见于《内经》。但是，《内经》中无疑有很多取象推理。说见下文。

追溯比类和取象的出处，最好先看看董仲舒怎么说。

《春秋繁露》中，也没有“比类取象”连写。但是，其中2见比类，3见取象。审其意，就是《内经》中比类和取象的意思。不再引用原文。

不过，比类和取象思维起源很早。古人亦很重视比类取象。

《易・系辞上》说："法象莫大乎天地；变通莫大乎四时；悬象著明莫大乎日月。……天垂象，见吉凶，圣人象之。河出图，洛出书，圣人则之。易有四象，所以示也。"

《易・系辞下》说："古者包羲氏之王天下也，仰则观象于天，俯则观法于地，观鸟兽之文，与地之宜，近取诸身，远取诸物，于是始作八卦，以通神明之德，以类万物之情。"

《易传》讨论"象"的文字相当多。其成文时代相当晚，但应该反映了文字出现之前的古人的思维特点。占卜就是灼龟观"象"。

《易传》中最典型的比类取象就是八卦取象天地、山泽、水火、风雷。最牵强的是所谓"观象制器"。易学专家早已对此讨论透彻，本文从略。

关于比类取象，《内经》中也有相当明确的表述。《素问・阴阳应象大论》的篇名就是此意。其中说：

"上古圣人，论理人形，列别藏府，端络经脉；汇通六合，各从其经；气穴所发，各有处名；裂谷属骨，皆有所起；分布逆从，各有条理；四时阴阳，尽有经纪；外内之应，皆有表里。"

不要认为"上古圣人，论理人形，列别藏府，端络经脉"，就是通过解剖观察人形、脏腑和经络。上一个标题中的引文已经说明，它们首先要满足于天人相应等逻辑起点的框架。至于五脏等如何取象于天地，同篇如下说：

"惟贤人上配天以养头，下象地以养足，中傍人事以养五藏。天气通于肺，地气通于嗌，风气通于肝，雷气通于心，谷气通于脾，雨气通于肾。六经为川，肠胃为海，九窍为水注之气。以天地为之阴阳。阳之汗，以天地之雨名之。阳之气，以天地之疾风名之。暴气象雷，逆气象阳。"

《素问・五藏别论》说：

"脑髓骨脉胆女子胞，此六者地气之所生也。皆藏于阴而象于地，故藏而不泻，名为奇恒之府。夫胃大肠小肠三焦膀胱，此五者天气之所生也。其气象天，故泻而不藏。此受五藏浊气，名曰传化之府。此不能久留输泻者也。"

可见，藏府之分——藏而不泻和泻而不藏——就是和天地比类取象来的。

总之，只有明白了古人的天人相应思想和比类取象的方法，我们才能够理解为什么《内经》讲的人体构造是五藏六府、十二经脉、三百六十五个穴位。为什么藏藏而不泻，府泻而不藏。

因此，《内经》的体系是天人相应体系，《内经》的方法是比类取象方法。

附　关于跋一的通俗说明

上面这篇文字，书卷气比较浓。有的读者理解起来可能有困难。为此，再对我的看法做些尽可能通俗的说明。

一　如何看天人相应

“天人相应”有“天人感应”、“人顺应于天”、“天人对应”、“天人相通”、“天人同构”和“天人合一”等几层含义。不过，《内经》讲天人相应，常常是人与天地相应。即“人与天地相参，与日月相应”。

天人相应思想的最早形态应该是天命论。这种思想认为，天上有一个主宰，控制着地上（特别是人世间）的一切。天命论曾经以宗教和非宗教的形式在全世界盛行，至今还有一定的市场。比如，古今中外都很流行的占星术，就是认为，日月众星决定着人世间的一切。

比较完善的天命论，是“天人感应神学目的论”。董仲舒讲天人相应，确实有这种目的论。

不过，《内经》的天人相应，不是天命论，更不是天人感应神学目的论。

《内经》不但坚决反对鬼神之说，也从不提倡通过祷告等祈求超自然的力量解决疾病问题。它的作者，对祝由为什么能治病，未能做出满意的解释，却不提倡祝由。这一倾向甚至和近现代医学一致——过分忽视治疗中的非物质手段。

《内经》中的天人相应主要是：人应于天、天人同象、天人同数或天人同构。

其中如何讲人应于天，天人同象、同数、同构，已经引用过很多经文，不再重复。

总之，尽管天人相应作为自然哲学思想也有明显的局限性，却完全没有神学或迷信色彩。

按：有人说《内经》所谓天，是有主观意志的。此说非常错误。《内经》说：“积阳为天，积阴为地”“天地者，万物之上下也”（《素问·阴阳应象大论》），完全是客观之天，唯物之天。再看其中引用的《太始天元册文》如下：

“太虚寥廓，肇基化元。万物资始，五运终天。布气真灵，揔统坤元。九星悬朗，七耀周旋。曰阴曰阳，曰柔曰刚。幽显既位，寒暑弛张。生生化化，品物成章。臣斯十世，此之谓也。”（《素问·天元纪大论》）

这里讲的宇宙演化，也完全没有主观意志。

如果说今《内经》中有点迷信色彩的话，最典型的是《灵枢·九宫八风》中有经过改造的太乙人神占，从占星家的思想来。显然这只是很次要的方面，后世医家也从不使用这一占术。

怎样站在现代高度给“天人相应”以恰当的评价，特别是如何联系运气学说和时间生物学看天人相应，我在《中西医结合二十讲》第十五讲中论述如下。

天人相应思想是一个很可贵的思想。古代西方，也有把人体看作小宇宙的天人相应思想，但是，没有像中医这样发展到极致。作为一般天人观，这是中国古代的一大创论，是一种颇具天才的发现。笔者总体上肯定这一思想。站在当代高度，应对它做如下表述：

1. 从根本上说，一切生物——包括人的生物属性——来源于自然，又绝对地依赖自然，最后又回归自然。地球上的一切生物，都要靠太阳生存。生物从地上获得物质，却要从太阳获得能量。生命的出现，以太阳出现为前提。所以，阴阳学说强调阳为主。近来发现一些低等生物可从地壳深层获得能量，仍不足以否定生命出现，特别是维持生命要依赖太阳。

2. 从根本上说，人体与其他生物一样，是与自然同构的。这种同构，在原子或元素层次上，生物与非生物的自然界是统一的。或者说，生物必然包括在自然之中。不可想象生物体内有自然界所没有的元素，尽管可能有自然界所没有的化合物。

3. 随着生物进化，高等生物越来越相对独立于自然。但即使到了人，仍然要受自然制约。最明显的，如人体生命活动，要和日月运行（即回归年、四时、太阴月、日夜等）周期保持一定的同步。至今最明显的天人统一或同构现象，是人体交感神经和副交感神经交替紧张和昼夜交替有一定程度的统一性。最有说服力的此类统一现象，是妇女的月经周期与太阴月的大体一致。不过，其余的人体生命活动变化和四时变化之间，统一性很少。比如，很多动植物，是春生、夏长、秋收、冬藏的。某些哺乳动物，可以冬眠。但是，若动物必须冬眠，则不会出现人类。

4. 低等生物和大部分植物，对环境气候的依赖性很大。这些生物的生命现象与其所生活的环境的时相，必须对应。否则它们就要毁灭。一年生植物和很多动物的生命周期不超过一年。稍有差错，它们就完不成一次生命周期。多年生生物，虽然不会在一个四时周期中结束生命，但也要和四时周期的生长化收藏大体上保持一致。否则，不死也要病。这是在进化过程中，自然赋予它们的遗传基因所决定的。

5. 寻找自然界的同构性，不能直接从人和非生命现象的天地之间寻找。换言之，在人和天地之间，同构性很少。古人企图直接用那时了解天地构造、现象和规律解释人，是《内经》中出现许多附会的根源。事物的同构性，应该在最接近的类别中去找。人和单细胞生物的同构性只在细胞水平上，但是，人的细胞还是和单细胞生物有极大不同。越是高等动物，和人的同构性越大。所以，达尔文说猴子或类人猿，才是人类的祖先。

6. 除人类以外，其他生物都是被动地依赖自然。日月运行造成的气候变化，在很大程度上决定着它们的生命活动。

7. 所谓生物全息论、宇宙全息论的基本含义，应该遵循上述要点理解。

8. 万物之灵的人，一方面是自然的产物，另一方面又是自然的对立物。虽然至今人类能够“自由”活动的范围，比其他生物活动的范围都大，在茫茫宇宙中，人类“自由”活动的范围还是很小很小。

9. 人类企图改造世界，而且要改造属于自然的人体。这种与自然对立的努力，最终结果如何，尚有待探讨。但是在理论上，人类自造一个适于生活的环境，再进一步改造自身，几乎无限扩大可生存环境的可能性是有的。就是说，人类不但可能不受日月运行所产生的时相束缚，而且可能大大摆脱地球或太阳系这个空间的束缚。比如人类不再直接或间接从太阳获得能量，甚至改变现有能量获取方式，已不完全是科学幻想了。

10. 到目前为止，人类还基本上要顺应自然。医学方面的时间生物学，就是研究人类生命现象和年、月、日、时以及更长的自然周期性变化之间有哪些相关规律。

站在当代时间生物学高度，解读与运气学说相关的“天人相应”思想，拙见如上。

二 医学需要提出和认识哪些问题

看看医学需要提出和认识哪些问题，以及《内经》和当代医学如何回答这些问题，有助于理解《内经》的体系和方法。

从纯实用角度看，医学就是为了解除疾病给人类造成的痛苦。

假如没有理论就能解除疾病给人类造成的痛苦，医学就只需要一套经验。

比如，可以设想人类发现并积累了一整套验方，对各种痛苦或疾病都有效。

事实却不是这样，尽管古往今来和古今中外确实有很多很多验方。

于是，必须有理论。

所谓理论，就是弄清对象是什么的同时回答为什么。

于是，全部医学的核心问题就是：人的构造和功能是什么？为什么？

如果再稍微具体一些，医学必须提出和认识的主要是下面这几个问题。

1. 人是怎样来的？
2. 人和自然之间是什么关系？
3. 人体的构造如何？
4. 人体如何实现其功能？
5. 社会条件对人体健康有什么影响？
6. 人类经常罹患哪些疾病？为什么？
7. 有哪些手段能够治疗这些疾病？
8. 这些手段的原理是什么？

实际上，直到今天，医学还是主要面临这些问题。

《内经》时代，自然也是这样。

《内经》中有很多大大小小的理论。

这些理论还形成了一个体系。

人们之所以给她很高的评价，就是着眼于这一体系。

那么，《内经》和当代医学分别如何认识或回答上述问题呢？

全面回答这些问题，需要介绍全部古今医学知识。为了简化起见，下面分别看看《内经》和现代医学如何简单回答问题1和3。

人是怎样来的呢？

《内经》说：“人以天地之气生，四时之法成……天地合气，命之曰人。”（《素问·保命全形论》）

意思是说：人源于自然，人体由自然界的物质构成。

这一解释——即理论，是否正确呢？

显然是正确的，否则只有承认人是神造的了。

不过，若问：人到底如何从天地之气中出现的呢？古人不可能做出满意的回答。

《内经》本身没有这样问。

宋代大儒朱熹的回答如下：

“问：生第一个人时如何？曰：以气化二五（洪钧按：即阴阳五行）之精合而成形，释家谓之化生。如今物之化生甚多，如虱然。”（《朱子语类·卷一》．岳麓书社，1996 年第 1 版：6–7 页）

这样回答显然不能让当代人满意，却可看出朱熹的看法来自《内经》理论，或者说和《内经》理论完全一致。

当代医学如何回答这个问题呢？

读者都知道进化论。早在达尔文时代已经确认，人是类人猿进化来的。

若再问：类人猿是怎样来的呢？

就要根据全部生物学、地质学、物理、化学等学科的知识来回答。

当代生命科学已经基本上弄清，人类和不少生物的基因谱。生物进化学说有了更坚实的、分子生物学的基础。我想，在知识阶层中，怀疑进化论的人很少了。

至此读者应该悟到，现代医学不是空中楼阁。

她是生命科学在人体上的应用。

生命科学又要以非生命科学为基础。

这就是为什么，学医的人必须受过中等教育，进入医学院校之后还要学习很多基础学科。

人的构造如何呢？

这是中西医理论矛盾最大的地方。

人体外部的宏观构造很直观。按说，古今人之间、中外人之间，对人体的宏观观察所得不会有什么大的区别。

比如，人是直立动物。人有头颅、躯干、四肢、五指、二目等。

然而，中西医之间，对这种构造的观察结果不完全相同，理论说明更不同。

比如，如果问当代生物学家：为什么人有四肢、五指、二目？为什么人直立行走？为什么人的头大体上是圆（即球形）的？

当代生物学家必然从生物进化说起。如脊椎出现的意义；四肢和眼的进化过程；脊髓和脑的出现；类人猿为什么要直立；直立对人类进化的意义等。

现代医学不强调头颅是球形的，但是，通过颅骨的进化过程也可以说明，为什么人的头颅比牛马等动物的头颅更接近球形。

然而，《内经》和《内经》时代的说法是：这些都是天人相应的表现。

于是，尽管人的头颅不是规则的圆（球）形，人的足底更不是规则的方形，古人却说头圆、足方——因为天圆地方；人有二目是因为天有日月；人有十指是为了上应天干；人能直立是因为人最能应于天；等等。

至于把四肢说成各有三节——为了凑够十二节以便与十二月相应，更可以说明，很直观的观察，也会受观察者预先有的观念影响而观察结果不同。

总之，《内经》的作者完全用天人相应解释人体外部的宏观构造。

体表的宏观构造还这样认识，体内的构造就更受这种思想影响。

体内器官最直观的是消化道。古人相当清楚它的大体形态——《灵枢·肠胃》记录的解剖相当详细。消化道必须通，也很清楚。其他器官的构造——特别是它们的功能和相互关系，就不可能单靠直观认识清楚。

于是，《内经》时代的医学家又必然借用那时的自然哲学来解释，甚至增加或略去人体内脏器官，以满足理论需要。

这就是五脏六腑、十二经脉、三百六十五个穴位的由来。不再引用“略谈《内经》的体系和方法”一文中已经引用的经文。

为什么最后定型的脏腑够了六脏（否则就不能有十二条经脉），《内经》总提脏腑时还是一致说五脏，也是这样——天人相应和五行学说妥协的结果。

三　如何看观察和推理

研究一切自然科学的方法，都不外乎观察和推理。医学自然不能例外。

不过，提出这个问题是为了说明，结论常常不是观察之后做出的推理。在科学精神和观察手段粗疏的古代，更是这样。那时的自然哲学和各种流行观念，常常导致观察结论首先满足它们的需要。

总之，观察和推理不是完全互不相干的两种方法。

换言之，没有完全“客观”的观察。

比如，宏观的人体解剖（又称大体解剖或系统解剖），似乎应该是最客观的观察。

实则不然。

比如，《圣经》说：女人是男人的一根肋骨做成的。于是，西方人长时期认为，男人比女人少一条肋骨。受宗教影响很深的人，自己不会去通过解剖证实男人和女人的肋骨数目相同。别人提供了充分的解剖依据，还会反对。近代人体解剖学的奠基人维萨里，就因此受到教会的严厉惩处。

从男人的一根肋骨做成女人，并不能必然推出女人比男人多一根肋骨。但是，这一观念却是在解剖观察之前“推理”来的。按说，观察一下男人和女人到底各有多少根肋骨，不是难事。然而，在古代条件下，一般人不大想去做这种观察。

中国古人长时期认为，人体的骨头是365块，就是受《内经》影响。

其实，《内经》中没有明文说人体的骨头是365块。

不过，由于其中多次出现人有“三百六十五节”之说，后人就对人体的骨头应该是三百六十五块坚信无疑。

人体到底有多少块骨头，在古代条件下也不难证实。

但是，西方解剖学传入之前，从来没有人认真证实过。

因而，人体有三百六十五块骨头的观念，一直没有打破。

这种观念，显然是天人相应的。

所以，要想做到观察尽量客观，首先是对此前的观念、成说等——假如有的话——持怀疑态度。即首先看旧说是不是错误的，而不是一心想维护它。

由上述举例可知，完全错误的旧观念常常非常顽固。完全没有观察经验的人，

99%以上想维护旧观念。更有的人，即便旧观念完全被证伪，他还是会死抱住不放。这些人的立场完全不是从科学出发的。

所以，一切科学研究，首先需要清醒的或理性的怀疑精神。只有随时保持这种怀疑，才能做到尽可能客观地观察。

当人们以理性的怀疑精神认真进行宏观观察时，实验科学就来到眼前。换言之，实验科学不是有了微观认识手段才出现的。近代生命科学奠基的第一步，就是通过宏观地解剖机体向自然要真理。

维萨里的解剖学——《人体之构造》，是近代实验医学奠基的第一步。

近代医学对血液循环的认识过程，也典型地说明了这一点。

哈维之前的西方，没有血液循环概念——连类似《内经》的血气循环思想也没有。

那时最流行的是潮汐说。此说认为，血液在肝脏内制造，而后像潮水一样漫向全身，最后在末端被消耗。

哈维通过实验观察，发现此说不确。

他的实验之一是切断狗大腿的大动脉，看血液流出速度。

大动脉出血的速度显然是惊人的。短时间内流出那么多血，不能用每次潮汐的血液都在肝脏制造来解释。

于是，他假设血液在血管内是循环的。

这一假说，被他的弟子马尔丕基证实。

马尔丕基通过观察青蛙趾蹼上的小血管等，证实动静脉之间是相通的。换言之，动物的血管基本上是一套封闭的管道系统。至此，近代血液循环学说才最后确立。

以上所举，都是很简单的例子，大多也是常识。我想，这对于理解为什么《内经》时代的中国医学只能形成《内经》体系，实验医学与自然哲学医学有何不同，已经足够了。

四　关于阴阳学说的价值

旧版《内经时代》中，有这样一段话：

“就中医论中医——本质上是就《内经》论中医，只能说阴阳五行是中医的理论核心。稍微修正一下，也只能说阴阳五行统帅下的以五脏为主的脏腑学说是核心。阴阳五行说是《内经》体系的骨架或框架，抽出这个架子，《内经》就委然脱地成为一堆零砖碎瓦。带着阴阳五行的头脑去读《内经》大致上无往而不通。否则便基本上读不懂。”（30页）

这是我那时的看法。即认为阴阳、五行学说是《内经》体系的逻辑起点。

现在看来，《内经》逻辑起点要再加上天人相应以及气和气化学说，而且，天人相应更重要。

那么，综看《内经》之后的中医发展，哪个逻辑起点更重要呢？

我的看法是：阴阳学说更重要。

我想，这一点比较容易理解。

比如，自明代就基本确立了八纲辨证。八纲是四对概念，只能是受阴阳学说统帅。其中完全没有五行学说的影子。天人相应对她也几乎没有影响。

在阴阳思想的指导下，后世中医还形成了很实用的气血辨证理论。这一理论和五行、天人相应学说关系也很小。当然，它和气化学说关系比较密切。

五行学说不能指导临床实践，古人就做过相当透彻的说明。有关论述，请参看《中西医结合二十讲》的第三讲。

实际上，早在《伤寒杂病论》中，五行学说和勉强的天人相应，已经基本上被清除。

请天天按中医理论治病的朋友，认真想一想，您是否主要遵循八纲、气血理论辨证论治。五行学说和天人相应思想是否实际上对您没有多少指导意义。

当然，这不是说天人相应和五行学说完全是糟粕。

顺应自然，永远是正确的。因时制宜、因地制宜的原则也永远是正确的。

五行学说也有重要的理论意义。

为了说明四肢百骸、五官九窍和内脏器官之间的关系，《内经》时代的古人，只能再借助五行学说构建五行化的体系。它给古人一种理论上的满足感，因而对中医体系满怀信心——尽管后来渐渐淡化了五行学说。

或问：那么，《内经》之后的古代医家，是怎样认识人体生理的呢？

答案是：《内经》之后的有关认识，越来越接近近现代西医的解剖生理——尽管自当代看来，有关知识大多属于常识而且也有明显错误。对此有疑问的朋友，请参看张介宾《类经图翼》中的“内景赋”。

五 再谈比类取象

有的作者写作“取象比类”。不过需知，《内经》中没有“比类取象”连写，也没有“取象比类”连写。这样连写，容易给人一种错觉——这四个字是一个词。于是，人们或者认为取象是为了比类，或者认为比类是为了取象。实际上不应该这样理解。故最好把比类和取象看作两个词，不再连写。

为了照顾中文习惯，比类最好改作“援物比类”这个《内经》中有的词语。

在我看来，《内经》中确实有类比推理。

《素问·灵兰秘典论》是《内经》中最典型的类比推理体系。

该篇拿人体类比当时的封建国家（官吏设置和职能），得出心为君主之官，肺为相傅之官，肝为将军之官，胆为中正之官等。于是心主神明，肺主治节，肝主谋虑，胆主决断等。

这样的类比在逻辑上不能说完全不允许，这对认识人体的整体性也有意义。但是，人体这一最复杂的生物体系统和封建国家这种社会组织系统之间，可类比性确实太少。然而，那时的封建国家组织无疑是人们最熟悉的系统，也是当时知道的最复杂的系统。古人便通过这样的类比认识人体。

问题是，这样类比来的脏腑功能被认为完全真实。心主神明虽然不对，却有很深远的历史认识根源，且不说，况且复杂的自组织系统一般总有一个中枢。肺（相傅）主治节、肝（将军）主谋虑，按封建国家的官吏职能也不是完全说得过去。可是，这样类比来的功能至今还见于教科书。至于胆主决断之说，更是深入传统文化。如胆大包天、胆大妄为、侠肝义胆、肝胆相照、披肝沥胆都是很常用的成语，足见中医对国人的传统观念影响之大。

比较成熟的取象，确实有为了比类的意思。但是，主要是为了归类。《内经》中的五行归类占了很大篇幅，就是从五行取象来的——尽管现代人大都觉得很难接受那样的归类。

应该指出，人类永远离不开取象思维，她至今还很重要。

这不仅是因为认识事物的第一步是形成表象，更因为认识事物时首先是靠头脑中已有的众多表象模式（或框框、图案，英文为 pattern）去认识。假如，我们的头脑中完全没有某种事物的 pattern，该事物就完全是陌生的。电脑搜索和高级中文输入软件，之所以很有用，就是利用了这一点。北京奥运会会徽更能说明这一点。

不过，只认识表象毕竟很不够，所以，我不赞成把脏腑学说称为藏象学说。《内经》中，“藏象”一词共出现 2 次，仅见于《素问·六节藏象论》，而且一次在篇目中。相比之下，“藏府”一词共出现约 21 次，故最好统一使用“藏府”。否则，“五藏六府”之说（《内经》中约 51 见）至少字面上有些说不通，即为什么更基本的概念“藏象”一语中没有“府”字。

最后，我想提一下，有的人把取象思维所得说成是唯象理论。他们认为，一切中医理论都是唯象的，而且认为这是西方科学（其实就是近现代科学）不可能理解的。这样的说法很可笑，因为唯象理论不但和取象思维根本不相干，而且正是对理论物理学发展过程的一种看法。大概因为唯象理论之说受到杨振宁的重视，一些人立即拿来和中医附会。

什么是唯象理论呢？

就是从严密的实验观察，到说清为什么，特别是可以完全用数学公式表达的中间理论形态。

杨振宁举的唯象理论之一，是开普勒行星运动三大定律。即：

①每颗行星都以椭圆轨道绕太阳运动，且太阳位于这个椭圆的焦点上。

②行星在椭圆轨道上相同时间扫过的面积相等（角动量守恒的体现）。

③行星公转周期 P 和轨道半长径 a 符合如下的关系：

$$P^2 = 4\pi^2 a^3 / [G(M + m)]$$

其中 M 和 m 分别为太阳质量和行星的质量。

然而，开普勒说不清为什么。

这三大定律完全可以从牛顿运动定律和万有引力导出。当然也可以反过来导出——万有引力定律就是牛顿从开普勒第三定律导出的。于是不但说清了为什么，而且都可以用数学公式表达。即：

第一律：$E = mv$；第二律：$F = ma$；第三律：$Ft = F't = mv$；万有引力定律：（公

式略）。

中学物理和数学学得好的人就可以基本上导出。

请看，开普勒三大定律和《内经》的取象有什么关系吗？

总之，不先老老实实地弄清《内经》或中医术语的本义是什么，却总喜欢和西方学问中的名词拉近乎，是很坏的学风。

六　关于《内经》是否科学

有的朋友可能认为，我的看法——亦即本文的结论——是说《内经》不科学。我觉得，没有必要就此详细辩驳。因为，不必做这么多研究，也会做出判断：《内经》时代不可能出现现代意义上的科学著作。换言之，科学有不同的历史形态。两千年之前的科学理论——特别是关于生命现象的——只能表现为自然哲学形态。至于有的人说，现代人理解不了《内经》，或者说《内经》高深莫测，永远不可逾越，那只能是这些人自己没有认真读过或者读不懂《内经》。实际上，认真研究过《内经》的人确实很少。对多数当代青年来说，读不懂《内经》也没有什么奇怪。因为单单语言方面的障碍，就使很多人望而却步。加之，《内经》头绪纷繁，篇幅又相当大，不可能要求当代青年很快就能对她有全面而准确的把握。

和当初写《内经时代》一样，本文的写作，是为了帮助一切和《内经》打交道的人——特别是当代青年——比较容易地把握《内经》。我相信，读过本文和《内经时代》的人，不会再只凭道听途说判断《内经》体系的价值。于是，不会盲目地全盘否定或全盘肯定，更不会跟着一些人堕入玄虚之中。

七　从《内经》体系到当代医学

或问：如此说来，《内经》体系与当代医学完全不相容，二者之间不是根本不可能融会贯通吗？

答：《内经》构建之理论硬核——五脏六腑、十二经脉，不可能通过实验方法得以证实，从而与当代医学兼容。不过，我们完全可以保留这个硬核，因为简化的人体理论模型也很有用，中医的理法方药涉及脏腑经脉时，至今还是用的这一理论模型，不必非采取实验知识替代它。但需知道，这一理论模型是受汉代，特别是董仲舒天人相应思想激发、同化形成的，也不能用它来否认实验医学知识的可靠性和正确性。

或再问：可否给天人相应以新的含义从而从根本上融合中西医体系呢？

答：完全可以，而且并非牵强附会。

问：那么，该给以什么含义呢？

答：就是，人与自然遵循着共同的规律。可以简称为：天人同律。换言之，自然界的一切规律，都适用于人体。或者说，人体生理病理无不遵循自然界通用的原理。于是，想真正全面认识人体，必须先真正全面认识自然；想真正想学好医学，必须真正学好各种自然科学。显然，只要承认这一点，中西医的融合，就没有根本障碍。

实际上，“天人相应”的本义也确有“天人同律”（更多称为“天人同道”）之义。

只不过因为古人对天道——自然规律，认识很有限，于是在天人之间找共同规律时出现很多附会。

当然，人不但是自然的人，还是社会的人。于是，医家也必须了解社会。换言之，社会科学知识和生活经验对研究医学也是必要的。在这一点上，中西医并无原则分歧。

跋二 六十自述

洪钧按：此文写于十年前（2005），是给《〈内经〉时代》再版做序跋的。现在有机会作为《〈内经时代〉补注》的跋发表，相信这对有志于治学的读者有点参考价值。

转眼之间，《〈内经〉时代》抛出已经20年，那时不惑之年的我，如今年届耳顺了。老之已至，未免想向后人说些什么，于是写下这篇自述。

自述与自序有什么不同呢？

本来，自序、自叙和自述的意思没有大区别，自叙和自述尤其是同义词。不过，自太史公之后，一般自序不大涉及与正文无直接关系的作者经历和思想感情等。而自述则无例外地要全面介绍，作者的生活和思想经历。故自述略同自传。本文就是这样的自序，所以称作自述。

为什么写这样的自述呢？

直接目的还是说明为什么会写《〈内经〉时代》。

读者会问：原大作第一节的题目就是“我为什么和怎样写《〈内经〉时代》”，还有什么东西要说明呢？

因为有些那时不必说、不便说或不愿意说的话。

20年前，抛出这本小书的时候，在有关学术圈子内，大体了解有关前因后果的人是比较多的。所以，那时有些话不必说。现在，约略知道那时作者的经历和思想的人已经很少。了解比较全面而准确的只有本人——尽管也有些细节不很清楚或忘记了。这时再不说大概就不会再有人知道了。此外，那时当事的要人都还在位，有些话不很方便说，现在则不必有什么顾忌了。还有，那时自己只是老之将至，不大愿意说身后的话。现在不能再讳言已老了。

不过，本文又远远不限于说明为什么写《〈内经〉时代》，而是希望它对未来的读者还有其他好处。

非正式出版的《时代》，书末附有几百字的“告读者”。今天的青年读者看到她，会有很多疑惑。他们必然不解：其中提到的《近代中西医论争史》是怎样一本书？作者在学位评定时遇到什么问题？为什么会遇到有关问题？“告读者”措词委婉，却不难看出是一篇学术檄文。他们必然想知道：作者是怎样一个人？为什么写这么一本书？此书曾经产生何种影响？总之，他们既想读懂这本小书，也想了解作者的经历和思想。

这篇自述就是为年轻一代或后人写的。考虑到今后不大会再写这样的文字了，于是就叫作“六十自述”。

这就是为什么，要写似乎与学术无直接关系的内容。

对此，还想再说几句。

一个没有做过什么大事的人，不大会有人撰文介绍他。即便有人介绍，也免不了很多猜测。自己写出来，可以免去读者的许多疑惑，便于他们知人论学——通过作者所处的时代、自述的经历、处世哲学、治学态度和治学方法，更好地理解他的著作。这样的自述，对有心从事学术研究的人尤其有所帮助。治学和处世做人是分不开的。不可想象一个八面玲珑、见异思迁、趋炎附势的人，会执着地坚持自己的看法，而且甘于寂寞，在逆境中默默地苦心孤诣。至于治学方法，虽然属于思维和专业技巧问题，前人的经验也很重要。笔者读前人或时贤的著作时，就常常希望能看到作者的此种自述，而不仅仅是或四平八稳，或深不可测，或纯学术性序言。

在自己的著作里附上自述，不是什么出格儿的事。《史记》所附“太史公自序”就述及其家世、遭际和志向。《论衡》的最后一篇叫“自纪”，也是一篇很长的自述传记。太史公“自序”和王充的“自纪”中都不乏愤激之言。所以，涉及生活经历的自述，必然要表达作者的思想和感情，这样，读者才会看到一个活生生的人。

当然，自述应该坦白，不必掩饰自己的缺点。比如，孔门自述《论语》中，就生动地记载着孔夫子，晋见卫国夫人南子这位风流的女人。更有甚者，正统的儒家也不讳言，孔夫子是牧羊人叔梁纥和牧羊女徵在野合的私生子。这一事实不会是司马迁考证出来的，而应该是孔夫子自述过。这样的先人“隐私”都不为圣人讳，我们还有什么不可以说呢！同理，坦白的自述也没有必要故作谦虚，或者怕得罪人而隐去某些亲身经历和看法。在这方面，孔夫子也是榜样。他面对强权和暴民，岿然不动而且慨然以教化天下为己任，说：文王既没，文不在兹乎！天未丧斯文也，匡人其如予何！又说：天生德于予，桓魋其奈予何！

笔者虽然不能与孔夫子和太史公并列，却可以效法先贤的精神。况且，矫揉造作或文过饰非是明白人一眼就能看出的，人之已老，没有必要那样做。不过，笔者还是不敢说，本文对人对己的叙述和评价都是赤裸裸地全盘托出。究其原因，一是不是所有细节都有必要交代，二是个别情节和看法——特别是对别人的——还有时要隐晦一些。读者若不能理解此种不得已，我只好承认自己的唯物主义不彻底了。

一　关于《〈内经〉时代》的前因后果

为了方便读者首先了解《〈内经〉时代》的写作是怎么回事，这篇自述先从她的直接前因后果说起。

非正式出版的《〈内经〉时代》，书末附有几百个字的“告读者”。略通文理的人都能看出，那几句不平之言，颇有向有关学术界挑战的味道。那篇挑战书以三年为期。使我遗憾的是，至今没有人正式应战。读者或以为，这是因为时贤不屑对那几句弄险邀名话做出反应。其实不然。笔者公然挑战不但师出有名，而且自信拙作足以使正在起哄压制笔者的所谓权威们收敛一些。这本小书足以证明，受他们压制的人，对中医的理解是他们望尘莫及的。尽管这不等于说，其中的某些人会立即放弃压制笔者的立场——只要他们还在位。

为什么一伙儿权威会压制我呢？

这要从我进入中医学界说起。

1978 年，我参加了“文化大革命”后的第一届研究生考试，被中国中医研究院录取。三年的研究生期间，预定做两件事：一是完成一篇像样的论文；二是一门外国语过关。这两件事基本上都做到了，却未曾料到评定学位时遇到麻烦。

顺便说明，第一届研究生入学时，还不讲什么学位制度。1981 年底离院时，也只发给毕业证，没有授予学位，因为国家还没有完成有关准备工作。前中国中医研究院，首次评定并授予学位，是 1982 年夏末的事。我的学位申请却由于此前不久一次坦言的学术报告，获罪于某些中国中医研究院学位评定委员而被无端压制。

我的毕业论文——亦即学位论文，就是 1983 年内部出版，1989 年正式出版的《近代中西医论争史》。二十多万字的论文原稿与正式出版的书之间，只有大约一千字的区别。

不少读过拙作的同道可能会问：大作颇为中医说话，这样的书为什么会受到中医权威的压制呢？

其实，首次评定学位时，“学委”们并未看到论文全文。要求提供评定的只是 1200 字的摘要。他们坚决压制我的直接原因，是因为对我的一次实话实说的报告不满。不过，后来的事实证明，即便没有那次报告，即便他们看到全文，还是要压制我。学位问题至今没有解决很可以说明问题。这一事件在当时的中国中医研究院闹得沸沸扬扬，在有关学术界也几乎无人不知。不敢说这样的事件在全世界没有先例，却将作为中医研究院的耻辱永存于中国医学史上——尽管我不愿意看到，甚至不相信这样的现象会出现在中国和我熟悉的学术界。

中医研究院为什么会请我做报告呢？

事情是这样的。

1982 年 5 月，中医研究院医史文献研究室升格为研究所，开建所大会。我是原研究室毕业的研究生，据理应该前往恭贺。但是，那时新一轮中西医论争已经激化，中医研究院的空气不大正常。我的研究领域变得非常敏感。这时去开会，很可能不得不就自己的研究讲点什么，结果会对自己不利。总之，我也知道点儿什么叫“韬晦”。于是借故推托，不想前往。无奈师友再三电催，终于在开会的前一晚到京。这时仍然不打算在会上说什么，没有做任何报告或发言的准备。

会议相当隆重，许多名人和要人出席。气氛却出乎我的意料——比我预料的还要不正常。简言之，建所会成了声讨中华人民共和国中医政策的大会。不少发言者慷慨激昂，似乎在中国历史上，中华人民共和国的成立后中医政策是最坏的。中医乏人、乏术的现状，似乎没有身居显位的“中医学者”的责任，都是团结中西医、努力发掘提高中医宝库、提倡西学中和中西医结合的中医政策的过错。面对当时的情景，深为那些发言者的浅薄和意气而叹息，但仍然不想发言。不料会议主持人再三递条子让发言。于是只好一边听别人发言，一边写了几句提纲。发言内容也很简单。大意是：我是研究近代中西医关系的，深知近代中医的处境。希望师友和首长，不要忘记近代中医受到的摧残。近代中医远远没有现在的地位。在极其不利的条件下，近代中医坚持走汇通道路，事业和学术方面都颇有成就。中华人民共和国提倡团结中西医、发掘提高中医、号召西医学中医和中西医结合，体现了中医界的愿望。当代世界上，再没有别的国家，为继承发扬自己的传统医学，制定中国这样的政策，并且投入了极其巨大的人力和物力。

15 分钟的发言，给声讨者泼了一盆冷水。会议一下子降了温。没有料到，中医研究院的某些领导，对我的发言特别注意。大约他们那时也非常困惑，不很清楚如何认识中华人民共和国的中医政策和当时怎么办，当即请我准备一次学术报告，谈谈自己对中华人民共和国中医政策的看法。

怎么办呢?

建所会已经变成政策声讨会，几乎没有学术气息。再正式做报告讨论政策，更不是纯学术问题了。不痛不痒地讲几句，肯定无济于事。要想说明问题，只能结合自己对近代中西医论争的研究，正面讨论一下中华人民共和国成立以来和当时的中西医问题。这样的报告能否为绝大多数人接受呢?

然而，面对当时的情景，又已做过首次发言，就是箭在弦上。况且，问题既然和自己的研究领域密切相关，作为学者有责任阐述自己的见解供各方面参考。如上所说，我意识到当时做那样的报告很可能对自己不利。不过，个人的得失对我这样淡于进取的人没有什么。只是希望，新一轮中西医之争，不要因为我的报告呈现不正常激化。于是我首先问主管领导，是否对报告的后果有充分的思想准备。领导说："你只管按照自己的见解讲。"

至此，顺便说一下自己为什么淡于进取。

我本来不是一个很勤勉的人，更不是热衷进取的人。农民出身的我总是摆脱不了怀乡情结，对现代社会常常不适应。又经历过"文化大革命"，目睹了许多大人物的沉浮，对名利场早已厌烦了。故虽然完成了大学教育，又完成了在部队的锻炼，却不想留在部队工作，自己要求复员了。复员的本意是做农民的，只是由于还在部队的女友坚持不愿意断绝关系，才在故乡的县医院安排了工作。1976 年，她也转业到县医院。于是就安于终老做医生了。

没料到，1977 年恢复研究生制度，周围的师友怂恿我试一试，结果，由于一念之差再入名利之地。

其实，我考研究生的本意只是想到北京开开眼，因为那里是首都而且离故乡不远。假如是其他地方——即便天津、上海，且莫说广州等地，就是不考试，只读一年就授予博士学位，我也不会再去读研究生的。没有想到，研究院这样的地方，书香味不如政治味或名利味浓，我开眼看到的大都是负面的令人不愉快的东西。

那么，研究生期间自己是否努力了呢？应该说是努力了。详情先搁下。

中国中医研究院的气氛是：用于人事的心思要比治学多。这又使我感到厌烦。所以，毕业分配时院方和导师再三动员我留下，我却坚持再回故乡。为了取得导师谅解，当时还写过一篇声情并茂的申请书。其略曰：洪钧愚鲁，无可造就，无力报国并酬师恩。且高堂多病，依门望归；妻娇子幼，无人教养；请允返乡，以尽人子人夫人父之责。

这是实情，也是托词。比如，许多同学与我相反。他们的家庭情况比我更困难，却千方百计留在研究院或北京——那里毕竟有更多的进取机会。就这样，我终于离开了研究院。不料，那时正值河北省筹备中医学院，我被省里截住——第一届研究生相当宝贝，政策规定不分配到省以上科教研单位不允许放行。于是，到 1996 年辞职，我在河北中医学院工作了 15 年，其中还有两年停薪留职。总之，我追求的是自由而单纯的生活。在我看来，不是生活在国难当头的时代，又不是身系天下安危，为了名誉地位和物质享受而终日心疲力竭或钩心斗角，是得不偿失的。

下面继续说报告的问题。

中华人民共和国成立后的中西医问题和近代中西医之争密切相关，但毕竟不是自己很熟悉的领域。尽管如此，我还是做了毫无保留的报告。报告是在小范围做的，听讲者主要是中医研究院中层以上的领导。报告的题目是：怎样正确理解和执行三支力量的方针？预先声明，一切后果由本人负责，一气讲了两个半小时。现在想来，报告中提及的两点看法和两件史实很尖锐。

两点看法是：

1. 近代中医的不利处境，主要根源不是因为当政者对中医有偏见或什么个人恩怨。在近代史上，凡是曾经站在时代前列的著名思想家和学者如严复、梁启超、胡适之、鲁迅、郭沫若等，对中医都持否定态度。换言之，近代中医政策，有深远的思想文化根源。

2. 近代中医发展之路就是中西医汇通之路。中西医结合和中西汇通的内涵完全一致。近代最有成就的中医名家，都是主张汇通的。

两件史实是：

1. 毛泽东主席本人在中华人民共和国成立前也是大体赞同废止中医主张的。他在“关于文化工作的统一战线”一文中明确说：“新医当然比旧医高明”。又说“关于文化工作的统一战线，一是团结，二是改造”。1950 年，他关于中西医问题的题词，仍然使用“新旧医”这个废止中医派常说的字眼儿，说明他的思想还没有转变。

2. 中华人民共和国成立初期的中医政策，就是团结改造。1953 年的政策转变是因为毛泽东的思想发生了变化。政策转变是好的。但是，伟人思想转变，随之发生政策转变，却采取了搞政治运动，批判王斌、贺诚的形式，是有些不大公平的。实际上，他们两人并非完全自作主张。

读者可能会问：你的上述发言实话实说、有理有据，“学委”们怎么会大恼其火而压制你呢？

确实，我对当时的发言至今不悔，而且认为至今还没有人对有关问题，比我说得更清楚、更深刻。我当时也期望不少人会接受拙见。

然而，没有料到不可理喻的人有那么多，其中个别人后来竟采取了非常下作的手段。

总之，我对中医研究院中的某些权威的估计，还是太高了。我本来应该料到，这个圈子内有不少“专家”是“中医政治专家”。他们是靠玩“中医政治”起家的。我的论文答辩通过时，这样的专家已经使我大吃一惊。

在我的论文答辩会上，主任答辩委员首先提问，而且只提问了下面这个问题：

“你为什么不用阶级斗争和阶级分析的观点，研究近代中西医之争呢?”

这样的提问立即使全场愕然。有的人忍俊不禁。须知，那时已经是 1981 年，即“文化大革命”结束五年之后。国人摆脱阶级斗争的噩梦不久，很不愿意再听这样的话了。

中西医问题本来不是阶级斗争问题。对当时的我来说，这样的问题却很难回答。因为不回答不行，直截了当地回答又会使这位主任委员难堪。论文作者怎么可以使自己的主任答辩委员下不来台呢！只好措辞谨慎而且委婉做了答复。

可见，许多身居显位的“专家”们，是以对中医的态度划分阶级阵线的。他们只允许喊万岁，不允许有任何微词。换言之，这些人完全不考虑什么中医学术，他们昼思夜想的不过是维护自己的既得利益。否则，他们有权有势有钱有人，居于要位几十年，怎么会弄得中医乏人、乏术呢！

可惜我没有料到这样的人如此之多。

总之，由于这样一次学术报告，第一次评定学位，我的论文只差一票没有达到三分之二的多数而搁浅。使我至今不解的是，拙文投票时，医史所的两位学位评定委员（他们都是拙文的答辩委员）中，有一位恰好出差没有到会，到会的委员则投了反对票。据说后来因公没有到会的那位委员要求补票——既然是委员自然有此权力——委员会却不允许。这次对拙文学位评定的过程和结果如此戏剧化，肯定是有几个人费尽心机搞小动作。他们恩威并用，弄权弄势，真有点像“民主制度”下选总统了。

还有必要提及，首次学位评定时，恰恰是“衡阳会议”后两三个月。此次会议的倾向是否定“中西医结合”，提出中西医必须分家。混在中医单位的西医要清洗出去。在医史文献研究所建所会上，某些人有恃无恐，就是这次会议的必然结果，因而，对我这个主张中西汇通、中西结合的人不利。总之，一些人压制我，反对授予我学位，既有个人恩怨的成分，更因为我的见解会威胁他们的利益。总之，主要是从政治利益出发的。

硕士学位不是什么值得炫耀的头衔，我却不得不做出反应，否则就是默认我错了。

首次评定的内情我不可能很清楚，即便清楚，当时也有不便说的地方。所以我只能申述三点：一是当初研究院的研究生分两种——中西医结合和中医，学位评定却分为西医和中医两组，此种评定体制不妥。二是1200 字的摘要怎么能够衡量 20 多万字全文呢？三是为什么不允许因公缺席委员补票?

这样的申述自然解决不了问题。但研究院答应次年重审。后来知道，这主要不是因为我的申述起了作用，而是还有不少人因为别的原因——特别是有些人最初就没有通过毕业答辩因而没有通过评定——更需要重审。

我的申述毫不示弱。其中曾说：不久我将把拙作全文印出，送达诸位学委案端。相信本届全国研究生——即便在文史专业中，大概再没有人完成如此大的题目而且是开创性的工作。拙著填补了医学史上的近代空白。

不久，河北省卫生厅资助拙作内部印行。这就是1983年5月印出的《近代中西医论争史》。

印数只有2000册，主动或应索寄送中医研究院的大约200册。对中医研究院学位评定委员会自然专门呈送供评定。曾经对我的工作给予指导帮助的师友，无例外地呈送。其余大部分寄送省及以上中医行政、科研和教学机构。总之，第二次评定学位时，中医研究院的“学委”们应该人人读过拙作全文。

然而，1983年7—8月第二次评定中出现了更加令人难以容忍的现象。

有个主委竟然在会上起哄说：赵某说中医是鸦片和娼妓，谁同意授予他学位，谁就是鸦片和娼妓！

这样的话三个月后我才听到，但起初不相信国家最高学府的学委会下作到这样的程度。直到有人半正式地通知我，才不得不相信。于是立即写了一封长信予以痛驳。

读者大概很难想象这个主委怎么能这样起哄。他是从内部版“结束语”最后一段中的两句话得出其怪论的。下面录出那两句话：

“近代中国医事卫生争论中，除了这个最复杂的中西医问题，还有一个鸦片问题，一个娼妓问题。前一个闹了近百年，后一个闹了四五十年，医学界吵得不可开交，各有各的高见，结果于事无补。新社会一经确立，鸦片、娼妓立即荡涤无余，所以这完全是社会问题。”

下文不再抄，正式版再无改动。从上面的话中，显然不会得出这个主委的起哄。真不知道他的头脑里是什么逻辑。然而，这样的逻辑也能起作用。第二次评定仍然未能通过——后来知道没有再次投票。

更有欺人太甚者，第二次评定竟然不允许我的导师（不是学位委员）向学位委员会申述意见。他应召等候在会议室门口两个小时，却终于没有获准进入。这种欺人太甚的做法，在中国学位史上，也肯定是空前的。

所以，我和导师最后还是不知道学位评定会上，学委们还具体说过什么话。

或问：1989年版的《近代中西医论争史》，为什么把上面这三句话删掉了呢？

这是由于我实在不忍心，无视张赞臣老前辈的建议。张老对我的工作有过多大支持，下文会细说。更可敬的是，他在80多岁高龄，已经行动不便时，还在上海医史分会年会上慷慨陈词，在盛赞我的工作的同时，痛斥这个主委等人对我的诬蔑和压制。这是我的同学马伯英事后告诉我的。所以，正式出版前他提出这样的建议，我只好违心地删去了——我不想在他很有限的余生中，有任何不愉快。转眼间张老逝世15年了，最近《近代中西医论争史》可能再版。再版前言中会正式提及此事。张老地下有知，会感到欣慰的。

在整个《近代中西医论争史》学位评定过程中，没有人正式口头通知我评定结果或消息，书面通知只收到一次，而且是在1985年，即通过毕业答辩将近4年之后，首次学位评定大约3年之后。“冷处理”到这样的程度，是会使绝大多人心灰意冷、意志消沉的。我却使很多人意外地没有沉下去。《时代》就是1985年问世的。

或问：《时代》之作就是回敬这个主委等人的吗？或者是向他们挑战的吗？

答：成书之后，挑战的意思是有的。不过，最初激发我写《时代》的，倒不是《论争史》受到无端压制。着手准备资料时，还没有评定学位。写这本小书是亲眼看到我们的《内经》专家，丢人丢到外国去了，实在看不下去。

事情原委是这样的。

我在最高学府时，就有留学生。他们也要学《内经》。其中一位美国青年，上课时很随便，经常把帽子抛起来玩，更不做笔记。就是这位洋学生，使讲《内经》的先生丢尽了脸面。

先生正在讲：“心开窍于舌。”

洋学生突然发问：“先生，我怎么看到心开窍于耳呢？到底开在哪里对呢？”

先生连想也没想就说：“《内经》没有这种说法，不要开玩笑！”

学生把《内经》翻到某页，指给先生看。这一下，先生傻眼了，只好说问问主任再回答。主任是谁也许有人知道——但不是这个主委，尽管他也常常以《内经》专家自居，却很可能不知道《内经》有心开窍于耳之说。

主任查了查书，也傻眼。但他毕竟不需要当面立即答复，最后怎样答复的不必说了。

我知道，《内经》还有心开窍于目的说法。好在那位洋人没有再追问。

为了照顾面子，1985年的《时代》中没有写这段掌故。现在，当事者大都作古了，不会有人太汗颜。于是，写在这里。

总之，这个主委是不懂《内经》的，绝大多数讲《内经》、解《内经》并且出过书的人也不懂《内经》。否则，最高学府的《内经》先生，怎么会被一个刚入门的青年洋学生，一句话问得无地自容呢！这不是中医界的耻辱吗?!

自己忝列中医之林，有责任痛雪此耻。

这就是最初为什么要写《〈内经〉时代》的原因。

然而，痛雪此耻不是那么容易。试看，包括这个主委在内的那么多“专家”，花费过那么多国帑，居于那么好的地位，有那么好的条件，继承整理了几十年，还是一本糊涂账。我没有任何资助，没有任何助手，全靠业余时间，那么容易出成果吗?!故这里简单交代一下，《〈内经〉时代》的写作和印行中遇到的困难。

首先是当时我的研究环境条件很不好。

说来令人难以置信，当时的河北中医学院图书馆，竟然没有一套二十四史。子书也基本上没有。工具书和中医参考书也少得可怜。而当时的经济条件不可能自购这些书。于是只好跑外院图书馆。所幸河北师范学院是邻居，故自1982年初到1984年底，我断续在她的教师阅览室读书两年多——很多时候读者只有我自己。如果去一天算一天——因为常常我有空儿，人家不开馆，或反之——我在那里读书大约一年。可见为此花的工夫和《近代中西医论争史》差不多，只是时间比较从容。

其次是写出来没有钱印行。

由于筹思时间比较长，第一稿出手很快——只用了1984年寒假25天。又经过两个月修改即可付印，却没有钱。

动手写《时代》时，就没有想正式出版。一是那样和学界见面太慢；二是自知其中实话太多，当时大概也没有人敢出。加之，我不相信中医界和有关学术界没有一千多人想读我写的书，于是毅然决定自己刊行。我很讨厌集注式地研究《内经》——本本弄得非常厚却支离破碎，于是尽量控制篇幅——不超过《内经》原文。但自己刊行还是有资金问题。

现在看2000多元的印刷费，微不足道。当时月薪不足60元的我，上有老下有小，又刚在石市安家，筹集这些钱十分作难。经多方联系，终于在中国中西医结合研究会河北分会借了500元，作为首付。这就是为什么是以学会的名义刊行。

还好，由于许多师友捧场，印出不久就收回了成本。此后即不再征订，剩下的大都作为“秀才人情”了。

这本小书影响相当大。当时的中医研究生、中医学院的《内经》教研室和其他关心中医学术的人，很少人没有读此书。医史文献研究所的多数先生，也因此书感到师门有光。有的读者告诉我，此书在他们那里是“地下读物”——意思是很抢手。原山东中医学院院长张灿玾先生，通过我的同学郭君双购书数册，我寄给张先生，却被他的研究生截留先睹为快了，以致君双再三催问我为什么没有把书寄去。1998年我去英国，那里的中医学会会长、委员也是看到我的名字就联想到《论争史》和《时代》。我去剑桥大学李约瑟研究所，那里的同行立即从书架上拿出这本小书。

湖南中医学院周一谋教授的评价是：笔酣墨畅，才气横溢，锐不可当！可喜可贺！

总之，这本小书基本上达到了预期效果：帮助人们更快、更好地读懂《内经》，更科学地、恰如其分地评价《内经》。特别是已经系统学过《内经》的人，翻开它就会看到一些别开生面的内容。《内经》专家更能从中发现一些研究《内经》的新方法、新资料、新观点。

她没有白费我三年多的业余工夫。

然而，此中甘苦，特别是自己印行遇到的困难和那么多琐碎事务，则不是人人知道的。

自己刊行，只能从邮局把书寄给读者。读者大概不信，他们通过邮寄收到的拙作——包括内部版的《论争史》，95%以上的都是我亲自挑选、亲自包装、亲自寄出的。此前自然要亲自找印刷厂、亲自校对，还偶尔亲自参加手工排版、装订等。如此事必躬亲，不是自己有干这些活儿的瘾，而是因为从来没有助手又要尽量高效率并省几个钱。

在写作过程中，给我帮助最大的是妻子（刘延伶，1945年生，原籍江西井冈山所在的县，出生于延安，是我军医大学时的同学）。《近代中西医论争史》和《内经时代》的清稿，都是她代抄的。从来没有提过此事，写在这里表示谢意。因为著书立说是献给时代、献给读者的，我没有像不少朋友那样在扉页上写道：把此书献给妻子。

1989年之前，我收到的最大一笔款子是1987年安徽科技出版社预付《近代中西医论争史》稿酬1000元。拿到这笔钱立即去印了《中西医比较热病学史》1000册。为什么文人固穷、学者固穷，道理在此。到目前为止，我从事研究写作的投入产出比平均不足10比1。简言之，总是负效益。这就是为什么我必须行医挣些钱，一方面用于生计，一方面用于支持研究和写作。

或问：你不是可以在职写东西吗？为什么要辞职呢？

我想，读者不难想象，我辞职时的单位是怎么回事。一个没有二十四史的学院，还谈得上学术吗？《时代》脱稿时，我的直接上司基础部主任就又是《内经》教研室主任。呈请过目，他不赞一辞。此人天性妒忌，喜欢逢迎，又爱搞小动作，不久成了院长，我就是在他任上辞职的。《伤寒论新解》脱稿时，我的直接上司基础部主任又是伤寒教研室主任。她看过拙稿，也是不置可否。和这样的领导们讨论学院的学术建设，显然只能无趣。长期在他们的治下，心情可想而知。于是我终于离开那里，自谋生路了。

不过，也许有必要说明，我辞职时的正式理由，因为我要写辞职报告。

辞职报告中的理由有两条：一是院方对我的两次有关学术的正式书面建议，毫无反应，这是无视建议人的存在；二是在刚刚完成的正高职称评定中我被淘汰。

或问：给你正高职，就公正了吗？

显然不是。不但我待的地方不可能公正，全国的职称评定都是迅速变滥而且到处在使用不正当手段。只是，给我正高职，就不便辞职了。你申请正高职，就给你，再辞职不是太不通人情吗？

其实，我何尝不知道，很多在我之前获得高职称的人连做我的学生也不配呢！不过，我显然不能那样写辞职报告。把这样的话写在这里，会有人视为狂妄。为此索性多写几句。

近20年来，不但一般高职称评定很滥，所谓院士或学部委员也颇有滥竽充数的。别的专业不敢说（网上有议论），我确信中医界有些教授连一封信也写不通顺。有的主任医师连老赤脚医生也不如。其中有的人却要带博士研究生。大言不惭，自吹自擂做广告的人更多。有的人连浅显的文言文也读不懂，却想问鼎院士。显然，中国的高职称，大多是廉价的政治安抚剂，难怪它常常与学术水平没有关系，很多人要靠非学术手段取得了。

总之，我久已对那个地方不满意，职称评定不过是让我有了正当辞职理由。

然而，我51岁辞职返乡，和先贤张锡纯恰好形成鲜明的对照——张先生恰好51岁出山。每思及此，不胜唏嘘。

我想特别说一下，因为《〈内经〉时代》而正式认识的前辈——原北京中医学院副院长王玉川先生。

张赞臣先生之外，在老一辈人当中，他的人品和学问是我最敬重的。我们之间的交流也最多。

本来，我读研究生时，《灵枢》课就是王老讲的。但那时不能算认识。加之他的江南口音很重，《灵枢》课时又不多，我听了大约一半，故那时我对他很不了解。他也肯定不知道，听众中有一位叫赵洪钧。

《时代》印行后，他自购一本。不久开始通信——缘由忘记了。自从 1986 年到 1995 年，每次进京都要去拜访他。第一次见面几乎持续畅谈两昼夜——中间只有短时间的吃饭和休息。此后每次拜访也都是立即谈学问，而且除了吃饭和睡觉不间断。在所有重大问题上，我们的看法都一致。

不过，使我感动而且敬重的倒不是学术见解一致。

首先是他的为人。

那时，很多“名中医”开始捞钱。“国医堂”就设在北京中医药大学门口，王老自然最有资格去应诊。他却坚决不去，而是把退居二线之后的 10 多年都贡献给了中医基础理论研究。那些年，他在该院学报上发表的文章大约 20 篇，每一篇都是高水平的。特别是好几位师友告诉我，王老曾经做过多种专业的研究生学位论文答辩委员，总是能发现重要缺陷。据我所知，如此渊博而且认真者，中医界只此一人。

即以《〈内经〉时代》而论，印出之后数月，我发现 139 页上的图有点疏忽——内圈需要顺时针转 60 度。即乾应该在巽兑之间，坤应该在艮震之间。这个错误只有王老看出来了。当然，他还指出了其他一些问题。总之，《时代》问世之后，堪为我师者只有王玉川先生。

很多认识王老的人，大概不知道他的某些经历，在此把他告诉我的重要情节记述几句。

他出生在上海附近一个小康之家。父亲喜欢舞台布景艺术，和丰子恺等名画家交情很好。王老多次见到丰先生等去他家里。

中学毕业后，他跟着当地一位名医学徒，不久就能代替师父处理一般病人。

1953 年他成为南京中医进修学校最早的学员。但是，他做学生只有半年——半年之后就成了《内经》教员。原因是同学们发现他的自学笔记比先生讲的好得多，于是强烈推荐他做了教员。董建华先生先是和他同班学习，后来成为他的学生，即因此之故。

王老做过较长时期的血吸虫防治工作，故对西医有比较切实的了解。

1959 版年的《内经讲义》主要出自他的手（删去了某些类似《〈内经〉时代》的内容）。后来的《中医学基础》等类似教材，就是在《内经讲义》的基础上不断改写充实的。在我看来没有实质性的进步。王老从来没有争过优先权。

王老有大约五六个子女，家庭负担很重。加之青壮年时长期担任中层教学行政工作，再加上不利的大环境，他长期未能集中精力治学。大概很为自己青壮年时代未能治学而遗憾，他把自己的晚年全部用于治学。

然而，这样的人曾经在全国中医学会上受到他的学生的攻击，他却为了顾全大局忍辱负重。

说到这里使我想到，某部长和司长也自称或被他人捧为“名老中医”，还有所谓个人网站。其实，他们何尝正式做过一天中医呢！

我最后去探望王老是大约1995年——他因为腹水住在东直门医院。

最近（2009年）知道王老还健在，我却不想再去打扰他晚年（年近九十了）的安宁。

《〈内经〉时代》在台湾也受到了出乎意料的好评。

“台湾中央研究院”语言历史研究所的李建民先生在《新史学》第八卷（1997）第四期上发表有《〈内经〉时代》书评。他对此书给予无保留的赞赏。书评说：

“大陆医史的‘内史’研究，降及赵洪钧出版《〈内经〉时代》（以下简称《时代》）已渐成熟。1980—1990年这十年间，据统计治《内经》训诂有成的专著十一部，论文四百余篇，数量超过了之前三十年的总和。然而，这并不意味着，客观的学术氛围，提供他有进一步的想象力和创造力。恰恰相反，赵洪钧写作《时代》，似乎怀有抑郁之气（见‘告读者’，《时代》页216）。以致在建构《内经》史之流变时，对大陆医史界针砭，微言大义，历历可见。虽然《时代》一书篇幅不大，但赵洪钧全史在胸，小景之中，形神俱足。他在个人条件极为困难的条件（自力出版《时代》）之下，却留下了至今仍令人反复咀嚼的作品。……

评者认为：赵洪钧具备大陆第一代学人的格局。他的文体与思路的出现，预告了中国医史的想象力与创造力就要复活。……

评者以为：今后之学子欲探索《内经》的方技世界，都必须以这册《〈内经〉时代》为垫脚石，重新解读《内经》。”

我相信，这本小书终将正式与读者见面。本文就是为再版准备的序或跋。

我觉得，上面这些话自己有必要说，对读者也有好处。

读者不难看出，本书的正文几乎与1985年本完全一样。

正文基本上保持原貌，是我很早就定下的原则。增加的内容一律不和原文相混。除了这篇自述，其中可以独立的主要有：第一节所附“关于近代史学流派”、第五节所附“今古文经学和《〈内经〉时代》”、第六节所附“天文历法门外谈”、第八节所附“医易答问”、第十三节所附“象数略论”、第十五节所附“藏五府六考”和最后所附“《内经》的体系和方法”。此外都是对引用文献的补充和有关简单说明。它们一律作为脚注或集中放在书后。

这样和读者见面效果如何，需读者说了算。

不过，我觉得，写完“《内经》的体系和方法”，自己已经如释重负。

我学习、研究《内经》三十多年，自己总算清楚它是怎么回事了。

我的总结论就是“《内经》的体系和方法”一文。

再简单一点，就是其中强调的那句话：

《内经》体系是天人相应的体系，《内经》方法是比类取象的方法。

我相信，这本小书吹散了笼罩《内经》——亦即笼罩中医基础理论的迷雾。今后不想再做进一步研究。可以认为这是江郎才尽，也可以认为是自觉别人对此再没有什么重要的新东西可说。

二 关于《近代中西医论争史》

至此，应该较为详细地说一下《近代中西医论争史》。

首先说我为什么选择了这样一个题目。

按说，像我这样做研究生之前的经历——学西医出身，长期在基层做临床工作——是不大可能选择这样的题目的。我相信，绝大部分西医——即便比我年龄长二十岁，也不大会知道近代中国曾经有过那么激烈的中西医之争。

我选择这个题目是由于密切相关的两件事。

一是我做医生的最初几年，正是最提倡中西医结合和西学中的时期。

二是我早就比较认真地读过不少中医书，特别是近代河北名医张锡纯先生的《医学衷中参西录》。

顺便说明，对中医感兴趣而且努力学习，最初在我主要不是因为当时政策提倡。还在我对医学一无所知，去军医大学读书时，自己就带了几本中医书。那时，自己的认识很朴素。心想，中西医都是治病的，既然将来要当医生，多学点治病的知识总比少学点好。我只知道军医大学是教西医的，不知道那里也设有120个学时的中医课。

我于1964年考入军医大学，1966年开始“文化大革命”，学校完全停课，至1968年初，才“复课闹革命”。1968年底提前毕业前又上课多半年。可见我的大学教育并不完整。不过，我曾经当了半年多的“逍遥派”（“文化大革命”中把不参加派别组织的人称作逍遥派）。其间，多数时间是泡图书馆。那时的图书馆打破了“文化大革命”前的规矩。普通学生可以看任何藏书。我重点读了两方面的书。一是中医书，特别是中医学院的教材；二是属于“旧学”方面的书，主要是《论语》、《史记》和《汉书》等。现在想来，这两方面的知识——特别是后者，自己只能算刚刚入门。不过，这为后来打下了一点基础。

在县医院做了医生，如何运用中医的问题就很实际了。

最初的一两年还是先要西医方面的常见病诊断、治疗过关。即有关基本知识、基本理论和基本操作要弄熟。因为自己的本职是西医，不能从容地完成本职业务，就不可能有时间和精力去学中医。

所以，在我做医生的最初一年多里，至少把西医教科书重点读过30遍以上。

或问：您有那么多时间吗？

这里我想对一切想认真做个好医生的人，谈几句自己的体会。

我初做医生时，“文化大革命”还没有结束。县医院还进行着激烈的派系斗争。不过，我没必要也不想介入。还有，那时吃喝请客、走后门之风已经兴起。但我对这些都没有兴趣。每天睁开眼就是两件事：读书、看病，看病、读书。那时年轻，精力充沛，除了吃饭睡觉可以有16个小时的时间工作和学习。上班时间，也可以读书——青年医生在门诊不很忙，在病房虽然很忙还是可以抽出时间。就这样，不但把大学期间已经学过的知识弄得更扎实了，还自学了大学期间没有学或没有学完的课程和某些知识。这一习惯始终没有完全放弃，加之研究生的第一年又强化了主要西医课，所以自信至今还可以担当医学院校的任何专业课和多数非专业课的教学。

总之，我的看法是，要想做一个好医生（其他技术职业略同），首先是要心无旁骛。这在有些人看来未免不近人情。比如那时我常对亲友说：我能帮忙的只有两件事——看病和买药，其他一切托关系、走后门的事，不要找我。再比如，那时供应紧张，有一段时间商店里买不到香烟，也买不到烟丝。我虽然烟瘾不大，那时是抽烟的。但是不想为了这种不良嗜好去托人或走后门，于是戒了烟。不能说我没有通过“关系”办过任何私事，但很多人说我是“不食人间烟火”的。当时医院的领导也曾经当面说我：咱们医院，只有你是只看病不看人的。（按：看病是要“看人”的，但此所谓“看人”，是中医所谓“不失人情”，即要了解患者的社会角色和心理状态，治“实病”的同时要治“虚病”，即做心理治疗，与领导所谓“看人”不同。）这显然是所谓清高且书呆子气。须知，清高是脱离群众的。多数人不喜欢书呆子。不过，真正想治学甚至专心于任何业务技术或艺术，都需要清高一点。这样的人无疑会失去不少实际利益，但是，社会总需要一些这样的人。假如选择“治学”为职业，“清高”就是必备的素质。在一切科研学府里，正常的空气是要比其他部门清高。其中的带头人，总是要有点“书呆子气”。如果不是这样，学府里肯定做不出重要成果。注意！所谓重要，指重大发明或开创性工作，而不是某项科研获得了什么奖项。古今所有贡献较大的科学家（和艺术家），没有一个是长于追名逐利、赶时髦的。究其原因，是因为科研和艺术本来不是基本生活所必需，这种职业天生和日常生活有距离，能在这方面登峰造极，必然有些远离常人的生活情趣。

为什么学者或研究人员，必须或应该有些清高和书呆子气呢？

这是因为科学追求的是真理，是求其真的。而为人处世是求其是的。求其真不能妥协让步，即必须坚持独立思考，不能说假话。而为人处世则一般首先顾及他人的感受，而委屈自己，于是常常需要妥协，常常说假话。

坚持己见，从不说假话，不大顾及他人的感受。对读书、治学很热衷，对未知的东西感兴趣，对功名利禄不热衷，不追求金钱和物质享受，对俗事如吃喝联络感情甚至家庭事务等不感兴趣——看起来就是不通人情，认死理。这就是常人说的清高或书呆子气。这样的人最适合于搞研究，特别是科学技术研究。也只有这样的人，才可能做出突出贡献。八面玲珑人，唯唯诺诺的人，谨小慎微的人，粗枝大叶的人，见利忘义的人，喜欢钻谋的人，不思进取的人，浅尝辄止的人，随波逐流的人，专心处世的人，懒散厌世的人，畏首畏尾的人，胆小怕事的人，小富即安的人，轻言失败的人，即便是智商相当高，受的教育相当好，都不适合做科学研究工作。

科学精神主要是怀疑、争论和实验精神，要敢于对任何成说和权威的见解提出怀疑，永远不满意现状。即便是你的直接师长的见解，只要你认为不对，也要提出质疑，只不过言辞委婉一些。即便是最后证明自己错了，也要争论。故坚持己见，不是固执己见，即最后要服从真理。没有这种精神，不可能做出重大成果。

临床大夫不能算是科学工作者，但是，真要想在业务上有些出类拔萃，也必须心无旁骛因而有点清高。

很少关心并介入俗务，时间就多了。读书、看病成了生活的主旋律。

说来很多人可能不信，除了做研究生期间听过中医先生讲课，我的中医完全是自学的，即没有脱产学过一天。这不是说我完全不必以前人、他人为师。读前人的书，就是以前人为师。读他人的书，就是以他人为师——即便你发现了他们的错误。看别人怎样望闻问切和处方施治，也是以他人为师。只不过和这些人没有师生的名分。故无论读书看病，随时都在以前人或他人为师。没有固定的先生，医学界的古今人物就都是先生。有名师指点或在学府里学习，固然好。没有这种条件也可以通过读书自学，随时留心他人怎样治病，学好中医。

然而，那时能够看到的书不是很多。

中医书中，我读得最多的是《医学衷中参西录》。此书恰好是近代河北名医张锡纯先生写的。后来我知道，此书是近代一家之言的医书中，再版、印数最多的。这是因为：

1. 它在近代就影响很大，是汇通学派的第一名著。

2. 它适应了中华人民共和国成立后提倡中西医结合和西医学习中医的政策要求。

3. 它注重临床，无论中西医出身的临床大夫，只要想在中医方面深造，都会首选这本书，而这是医学界最大的读书群体。

不过，我读此书时，不是完全着眼它的临床方面，还注重它探讨的中西汇通理论问题。读的次数多了，还从中发现了近代中西医之争。

那时的中国医学史教材，也略提近代中西医之争。不过，完全是从政治角度提的。即只简单说近代政府如何歧视中医，如何妨碍了中医发展。不用心读书的人，会认为这不过是对近代政府的习惯评价——近代官方的政策对任何事业都是不利的，中医自然不例外。所以，中医学院毕业的人，对近代中西医之争到底是怎么回事，基本上都不了解。在这方面，他们学到的东西只剩了一句话：近代政府不好，政策不好，因而近代中医不但没有发展，比以前还落后。

我反复、仔细读过《医学衷中参西录》之后。发现问题不是这样简单——尽管此书涉及近代中西医之争的内容并不多。

总之，我发现近代中西医关系与现代——特别是我初做医生的那几年——中西医关系，截然不同。

于是，经常想：这到底是为什么？

不过，在基层做医生，没有条件做这方面的研究。问题只是留在脑海里。

如果不是报考研究生时终于选择了医学史专业，而且被录取，我也不会研究这个问题。

本来，我的第一志愿是临床生化理论或与其关系密切的泌尿科。那才是我的强项。为什么没有去考有关专业呢？

说到这里，还有个插曲。

“文化大革命”后招收第一届研究生，是 1977 年发出的通知。由于各方面准备不足，拖到 1978 年才考试。

由于报名后很长时间无消息——县里没有报考志愿的资料，我向当时省里的主管部门写了一封信，说明自己感兴趣的专业。

拖了大约三个月，没有回音。我已经不关心此事了。如前所说，是否参加考试对我是无所谓的。

不料，有一天县教育局的某干事来找，问我是否写过上面说的信。

看来，那时对招收研究生，比较重视。干事让我第二天去局里看发下不久的招生资料。

有了正式的官方反馈，就应该认真对待。谁让你当初写信呢！

资料不是很多。我的第一志愿，都要求考试英语。我只学过俄语，只好放弃。于是接着翻看其他资料。最后翻到中医研究院的招生简章——医学史专业在最后一页。

说来惭愧，那时我不知道原来还有中医研究院这样的研究机构，而且其中有医学史专业。

历史就这样巧合了。我报考了医学史专业。

如果当初不写信，正式招生信息不会让我知道。

如果不是耐心把招生简章翻到底，后来的中国医史学界就不会有我这个人。

总之，我就这样偶然又必然地考入了中医研究院。

做研究生的第一年，是集体授课。我又必须突击外语，没有时间考虑毕业论文写什么。

第二年，先是做了两三个月的野外调查。走的路线是从北京到西安，再到延安。在西安附近，首先是受点先秦、汉唐文化的熏陶。其次是，孙思邈的纪念地在不远的耀县，对那里做了重点调查并收集了文物。去延安是为了调查抗日战争和解放战争时期，解放区的医药卫生资料。回研究院之后，还要汇报并写一篇东西。于是，第二年过去了半年还没有定下毕业论文题目。

不过，那次野外调查颇有收获。

首先，西安有半坡、碑林、大雁塔、始皇陵、秦俑馆、华清池等博物馆或古迹。到处可以看到的秦砖汉瓦或盛唐遗迹，强化了我的历史意识。黄帝陵在西安和延安之间，不专程去就看不到这个人文始祖的纪念地。那里保存着不少历代王朝乃至民国和中华人民共和国成立后，中央政府指示维修和派员祭祀的碑刻。只此一点就让你知道黄帝这个史学上很难证实其存在过人物，对凝聚中华民族有多么重要的作用。理解历史有时最好去参观古迹。我的另一次感受是：一到承德就知道宗教在历史上的作用以及什么叫宗教政策了。

其次，是实践了某些文物调查和收集技术。如拓片、照相、人物访问等。

其中，最有意思的是，我们（首批医史研究生五个人）为中医研究院筹备医史博物馆收集了很多宝贵的文物。

文物主要是在耀县收集的。使我们吃惊的是，那里的农民，几乎家家都有出土的东西——以陶器为主。我们在商店里购买一些日用器皿，如洗脸盆、热水瓶、锅碗瓢盆等，就可以换来出土文物。特别是换到大约十个鸭蛋瓶，大都很精美。这种器皿大部分是秦汉之前的，有的还可能是史前的。看到它就知道“满招损，谦受益”的来路了。古人解释这句话，似乎都没有联系鸭蛋瓶，大概是由于秦汉之后不大再使用这一器皿的缘故。

由于曾经大规模改造田地，当地人很熟悉史前遗址。这也是很多农民家里有出土文物的原因。耀县一位农民出身的卫生局副局长，就告诉我们，当地川谷中很多地方可以发现和半坡文化类似的遗存。看来，黄土高原不仅是华夏文明主要发祥地之一，那里的史前遗存也比其他地方保存得好，而且容易发掘。

文物收集涉及政策，尽管我们持有卫生部的介绍信，却不能大张旗鼓地收集。能在火车站顺利托运几大箱文物，是因为我同时在给值班的货运员切脉处方。然而，后来终于出了点儿麻烦——协助我们的当地官员被申斥。好在我们毕竟是“中央”派来的，最后不了了之。至今，我们的文物管理理不顺。一方面是大量的文物被盗掘、盗卖，另一方面是需要文物展览的部门很难通过正常途径获得。

终于到了毕业论文选题的时候了。

我想了好几天，近代中西医问题逐渐明朗地出现在脑海里。于是征求导师意见。马堪温先生表示支持，同时也告诉我题目的难度和敏感性。

时间只有 18 个月，能做完这么大的题目吗？

然而，我想不到更感兴趣而且有意义的题目。于是，痛下决心。

接着就是马不停蹄地工作。

这个题目的难度有多大呢？

自序中曾经这样写：

“这段历史涉及的资料量很大。其间有数百种医学报刊，医书之多难以估计。需要熟悉的有关领域包括世界近代史、中国近代史、东西方医学史以及中国思想、哲学、教育史等许多方面。要介绍的人物有几十个。大部分内容要从原始资料做起。”

这话毫无夸张。

以我看过的期刊而言，《中华医学杂志》从 1915 年创刊号，一页不漏地查到 1949 年，即共 34 年的合订本。《中西医学报》持续 20 年，《医界春秋》和《中医砥柱》各持续 11 年，都是一期不落，多数也是一页不落地查考过。其他一切近代中医期刊，凡是北京有的，也无不从头翻到尾。有时因为疏忽，摘抄时忘记了卷期页码，还要再查。

重要书籍，更是尽量多读，多摘抄。作为背景知识的，可以读得轻松一点。重要的专业书，必须用力吃透。比如，近代《伤寒论》研究一节，就花了将近两个月的工夫。因为，不但要通读所有近代有关著作，自己还要同时充实伤寒学知识。

问题是，有关资料并非很集中。我不得不跑遍北京的主要图书馆。

我曾经每天去首都图书馆一个多月，阅览室里只有一位编字典的老先生和我做伴。

关于日本的汉医和洋医问题的专著，完稿前两个月才在社科院图书馆发现。书名叫作《汉洋医学斗争史》，竟然几乎和拙作的题目完全相同。该书不是正式出版物，国内大概没有几本。除我之外，放在那里几十年，没人借阅过。而我是最需要此书的。否则，对明治初期日本汉洋医学问题，只能做些猜测或根据某些零散的第二手资料立论。

时间如此紧，我只能边查资料边撰写文稿——每天不少于1500字，因为多数节目至少要写4稿。

最后，终于在答辩前两周誊完全稿，是妻子代我抄写的。

全文23万字，至少写过4稿。一个1.3万字的摘要，写了11稿。一本现在看来有许多不足的东西，终于在18个月中完成了。

近年来，研究生的生活和研究条件，比那时好多了。可惜，即便是我现在做这一工作，也更加困难了。因为，许多资料，特别是期刊非常难找到。以中国医学科学院图书馆（在协和医院内）为例，1949年前的《中华医学杂志》就不知道放到哪里去了。

顺便说一下我亲见的第一批研究生们如何刻苦和艰苦，对后来人应该有好处。

我所在的班，叫中西医结合研究生班，共39人，分属19个专业。我是班长。

其中年龄最大的39岁，最小的25岁。少数来自边远地区的人，考研究生可能主要是为了进京。大部分人都是想学有成就。不过，不管来自什么地方的人，必然是平时相当留心业务而且天赋较好。否则，刚刚结束动乱，不可能在严格的考试中脱颖而出——只有不足十分之一的应试者被录取。

更普遍的是，首届研究生大都经济条件不好——因为那时工资很低而这些人多数拉家带口，不少人还要在经济上补贴父母。

我亲见一位同学，每个月只有15元生活费，还要从中省下一两元寄给父母。母亲病故时，他没有路费去奔丧——因为丧事之后，他还要继续赡养父亲和寡居因而可以照顾父亲的嫂子。

就是这位同学，曾经在数月之内在简陋的条件下研制新药，为他所在的原单位创造了数十万元的收入。入学前，他的日语和英语都达到可以阅读专业书的程度，而我发现他的语言天赋不是很好。

他的刻苦，很难想象。

他从南方来到北京，竟然没有像样的棉衣。

一天早上，他骑着我的自行车去首都图书馆，却没有吃早饭。到了那里发生低血糖，昏倒在地。看自行车的老太太给他喝了一碗糖水。好转之后他就去查资料而且没有吃午饭。

另有一位当时28岁的同学，从不足一米高的地方跳下，发生脊柱（胸椎）压缩性骨折。原因就是营养不良导致骨质疏松。不少人营养不良，还因为当时北京供应的粮食都不知道库存了多少年。我至今想起那时的馒头，还是觉得没有食欲。

和我同专业同寝室的一位同学，长时期每天只睡三四个小时。好几个月只吃粗粮（细粮让给儿子）而且不是每顿饭都去食堂正式吃饭。于是体重锐减。但是他还是每天学习12个小时以上。

还有一位同学毕业后留在北京过单身三四年，但要自己照顾瘫痪的母亲。于是，每天背着母亲放到办公室里，一边工作，一边照顾老人。

不过，尽管很艰苦，大家都觉得生活充实。至少我的同学中，没有人颓废，更没有人堕落。这些艰苦奋斗的人，后来大都成为博士生导师。当然，也有的改变观念去经商，成为相当有钱的人。

总的来说，我们这一代研究生做出杰出成就的虽然不多，却当得起各专业中承上启下的一代。

下面继续说《近代中西医论争史》。

为了尽快比较全面地了解近代中西医论争，还必须向健在的过来人请教，得到他们的指教和帮助。大体上查考过资料之后，我发现对这个题目最有发言权的是张赞臣老先生。

张老主编《医界春秋》12 个年头。此刊是中西医论争激化后，中医界舆论中坚。特点是反应敏锐，立论谨慎，内容活跃。学术上、政治上均在当时的中医界起到领导作用。1926—1937 年，它贯穿中西医论争激化的大部过程，是研究这段历史的最重要的杂志。

于是，我首先打听到张老还健在，随即致函请教。

向这样的老前辈请教，而且是冒昧致函，需要考虑周到些。关键问题有两点。

一是信件的内容必须说明你的诚意，而且证明你在这方面已经了解得比较多。二是信件的文字和格式要特殊一些，最好是文言式的。

果然，看到我的信，张老喜出望外。多年之后，张老的学生当面告诉我："看到你写的信，张老说：全上海 50 岁以下的中医，现在没有人能写这样的信。"

我没有保存信稿的习惯，记忆中那封信的开头如下：

张老雅鉴：

久仰山斗，无缘拜谒，冒昧驰函，敬祈鉴谅。洪钧驽钝，长于僻壤，偶有幸忝列医学史研究生，嗜痂之癖或不见弃于长者……

此后陆续和张老通信数十封，每次都得到他的详细回复，而他因为手肌萎缩已经不能自己动笔了。

我曾经两次登门拜谒张老，使我惊异的是，每次他都能和我持续热烈地交谈 3 个小时以上。40 来岁的我每次都感到疲倦，80 多岁的他却总是精神矍铄。可见其天赋非凡。

略感遗憾的是：张老逝世时，治丧委员会给我发来讣告。我未能亲往祭奠，只通过电报发挽联如下：

编春秋，抗暴政，挽斯道于将倾，功盖当代中医界。

办教育，勤著述，循循善诱后学，彪炳千秋有一人。

使我感到欣慰的是，《近代中西医论争史》出版后，得到许多师友以及同好的赞许，而且很快在国外反应较大。其中值得提出的有以下几件事。

一是我会见好几位全无私交的师长时，他们都立即拿出拙作说："我刚刚还在读你写的书。"其中有中国中医研究院的在位院长施奠邦，北京医科大学党委书记彭瑞聪，中华全国中医学会秘书长魏福凯。晋见这些人时，大都没有预约，他们能立即拿出拙作，说明在很长一段时间内，他们要把拙作带在身边。

二是拙作引导我认识了学界的一些朋友。比如，原协和医院科研处长艾钢阳先生，就是主动要认识我的。原来，艾先生的父亲叫周振禹。1925 年，孙中山先生病危时，他参与了围绕孙先生的中西医治疗而引起的争论。周先生虽然是留欧归国的西医，在那场争论中却维护中医。此事在拙作中约略做了记载。艾先生却不知道其先父有这样的事迹。艾先生本人是 1978 年后中西医政策高层讨论中的主要人物之一。他的见解与其先父有些距离，大约因此他更想认识我。可惜只在 1987 年苏州自然辩证法学术会议上面谈一次，大约两三年后，这位温文尔雅却见解尖锐的朋友逝世了。

三是国外有关学术界的反应很快。比如，1990 年在日本东京召开第六次国际东洋医学会，特邀我出席。这样的学术会议，一般是提前一年通知，我则在开会前两个月才收到邀请书。起初我不知道为什么要请我。原来，这次会议的主题是：科学与传统。于是，邀请我就很自然了。及至到会报名，有津谷喜一郎先生拿着我的书表示友好。他不会汉语口语，却能完全读懂拙作。邀请我就是他推荐的。他说，由于见到拙作不久，邀请我有些仓促，望能理解。

更值得一提的是，美国宾夕法尼亚大学科学史教授席文先生，把拙作摘要介绍给了西方。他的摘要非常好，就是我自己来做也不一定那样扼要而准确。做这一工作时，他正在白内障手术前后，精神尤其感人。席文教授是颇受李约瑟博士赏识的西方汉学家。李约瑟的中国医学史，就是他逝世后由席文教授最后定稿的。由于席文先生的过誉，1999 年我以个人名义造访李约瑟研究所时，受到同行的热情接待。

还有一件事可能使读者特别感到意外，对我和中医界也都有讽刺意味。

这件事是：《近代中西医论争史》使我不得不涉足当时的中医上层核心——1984 年中华全国中医学会第二次全国代表大会请我起草全部文件，而当时我还不是会员并且正在被这些主委们围剿。

此事曾经在网上简略介绍过。事实经过大体如下：

说来连我也难以置信，为什么会请我去做那件不太难的事，弄得我更加出名。

怎么去的呢？简单说就是既有领导指示又有朋友情谊，只好去了。

我当然也犯嘀咕，因为自己已经名声大了一点，再去那样比较熟悉的圈子，弄不好会更出名——往往会惹麻烦的。但还是硬着头皮去了！

一进学会的门，魏福凯秘书长就说：“你知道为什么请你来吗？”

我说：“必然是因为我们的会长们弄得众叛亲离、祸起萧墙，无法收拾了。”

他未置可否，却拿出一本《近代中西医论争史》，说是看到拙作才请我的。

书上圈点批语很多，我立即说：“谢谢您的批评。请把这本给我。我再给您寄三本新的。”

接着要交代工作了。

我说：“按说我做这件事，很不合适。恐怕给学会再添乱子。如果那样，我立即回去。”

当然，我未能立即返回。秘书长也真惹了点麻烦——第二天部里就有人问他为什么请我这样不合适的人去。

秘书长这时才说出了请我去的实情。

本来是不会请我去的。先是请了四川学会的秘书长某，他待了几天不敢下笔，走了。又请了浙江学会的秘书长某，待了几天也不敢下笔，走了。又请部直属单位——中医研究院和原北京中医学院——派笔杆子，总是派不出。大会不能推迟，不得已，请了我。

秘书长当然也要夸奖我几句，同时也给了几句忠告。其中之一是：不要太出名，最好缓出名。

我只好如实回答："阁下这样做，不是让我太早出名，而且太出名吗？"

这样的出名，是最不好的。因为不像媒体宣传那样是官方公开认可的，我落得真出名，此后会有很多好处。

为什么那么多比我地位高，了解情况多，文字也肯定更好的人不敢下笔呢？

内情还是不说的好，因为没有一件事是大家听来会高兴的。

起草 14 个文件并不难。其中 12 个是例行公文，三天就能起草完毕。

别人最不愿意下笔的主要是：关于第一届理事会的工作报告。

报告显然要做出某些褒贬的评价。褒是都愿意听的。然而，圈子内对第一届工作有很多不满。别人不敢说实话——因为必然要涉及正副会长——说实话往往要付出代价的。会长们是谁，似乎不必说了。（按：会长就是那时的部长，第一副会长是原中医司司长吕炳奎先生。）

秘书长问我怎么写。我说："虽然应该尽量为尊者讳，但也要尽量实事求是。不然，怎么改进工作呢？"

秘书长说：还有困难——文字资料被别人收起来了。

我说："不要紧！我知道近年学会做的主要工作。数据先空起来，其他文字我写好。"

就这样，本来一个星期可以完成的工作，我用了两个星期。耽误时间一是有的要人找我聊聊，二是圈子内的朋友应酬。他们也有意无意地给我介绍一些情况。

就这样，起草完毕就打马回府了。

大约一个月后，在我住的城市，召集全国各省学会秘书长，讨论我起草的那一套文件等。总秘书长捎信儿让我去。我说："多谢美意！现在不需要我去了。其他场合再谈吧！"

不久，本省学会给我送来了一张加入学会的表格。盛情难却，我也算是会员了。

大概是秘书长记住了我当面说的话："我还不是会员，不怕开除会籍，更不怕失去别的什么，所以我敢起草。"

三　故乡、家庭、童年和中学时代

从地质学角度看，冲积形成的华北平原很年轻。我的故乡曾经是黄河故道翻滚的地方。今黄河入海口还在淤积造地。但是，中华民族的信史，却是从这里开始的。今河南、河北、山东、山西是商代人活动的主要地区。我家离安阳殷墟，只有大约400里。

华北大平原上的村庄像满天的繁星——从高空看这些村庄，就像地球人在晴朗的夜晚仰望天空中的星斗。那无数的村庄，只有不同程度的大小区别。于是，用异文化人的眼光看华北平原上的村庄，很难发现它们之间有什么不同，更难想象世世代代在其中活动的生灵，曾经有过多少不同的生活和思想经历。

故乡河北省威县不算很贫瘠，也远不算富庶。这里西距太行山160里，东距泰山360里。元末明初，这片大平原是重要战场。故乡父老都知道，“燕王扫北”后，河北省中南部几乎成了无人之地。后来的居民，绝大部分是从山西移民来的。当时，山西移民都在洪洞县集中。至今那里还保留着作为纪念的“大槐树”。从洪洞县不大可能直接翻越太行山。当时移民曾经经历多少艰难困苦来到河北，竟然没有明确记载。

和威县大多数居民不同，我的祖先是明洪武二十五年（1392）闰六月二十一日从山东省青州府寿光县贾庄社盐沙户移民来的。盐沙户显然是海边很贫瘠的地方，祖先也无疑是穷人。再往上追述，就不知道我的先祖从哪里来，怎么跑到海边去了。我猜测赵氏的先人本来住在河北，很可能离威县不远。大概是因为战乱逃到了海边，否则不会千辛万苦辗转近千里来到这个并不富庶的地方。

和古代其他移民活动不同，明初这次移民很少“豪族”。周围几个县，只有我的邻村方家营有一户姓方的大地主。而方家的先人却是元代的一个千户。

故乡正式村名叫白佛村。大概早在明代，口语中已经被称作“白伏”而且儿化。据我所知，河北省至少还有四个“白伏”，本名都是白佛村。显然都是因为方便发音被口语叫转了。现在的地图上大都改成了“白伏”，只有石家庄市郊的还叫白佛村。

1945年，我出生在白伏村一个贫苦农民之家。穷人家，孩子又多，连确切生日也记不清。所以，虽然自幼被称作“小五儿”，却不是排行第五。母亲只记得我出生在农历十一月初五或十五——“五儿”不过是为了记住大体生日。后来填写档案要填公历，于是就填作1945年12月5日。直到现在，身份证上都是这个不确切的日期。大哥比我大13岁，二哥比我大11岁，妹妹比我小2岁，至今都健在。在我出生之前就死了一个哥哥和一个姐姐。他们都在1940年左右死于麻疹。

虽然出身于穷苦人家，但儿时的记忆大都是美好的。

我出生于抗日战争结束后。解放战争没有打到我的家乡，故没有经历过战乱。

1946年，故乡进行土地改革——群众至今还叫“群运”。那种疾风骤雨式的阶级斗争，我不可能记得。此后，至1955年，故乡的老百姓过了十年安定日子。多数过来人，至今怀念那段生活。虽然近年来物质生活水平，提高到那时不可想象的高度，却不如那时人们感到幸福。

战乱结束，匪患匿迹，豪强恶霸铲除，贫富差别缩小，至少做到名义上的人人平等，耕者有其田，是农民两千年来很少遇见的黄金时代。所以，虽然那时农村没有任何机器（只有人力轧花机用于脱皮棉），连自行车也很少见，农村的生产力和战国时期没有本质差别，农民却感到非常满足。如果可以选择，我还选择那样的生活。这也许是我为什么有那么深的怀乡情结的原因。但是，社会发展却不以人的意志为转移。孔老两家都说过：天下不患寡而患不均。严重的不均正是战乱、匪患、豪强恶霸出现的根源。不过，我的父辈还没有从这样的高度看问题。父亲认为“八路军”（故乡老人至今习惯称共产党为“八路军”，因为他们最初见到共产党政治力量的代表时见到的是“八路军”）最值得称道的是铲除了恶霸而不是平分田地。这大概和我家祖上两代人，与本村恶霸斗争有关。见下文。我的舅父们是典型的长工，十分诚实而善良。他们只知道自己的劳动应该获得报酬，对“增资增薪”和平分田地不很理解，似乎那是分外所得。但是，土地改革后故乡农村的十年安定却是事实。假如没有 1955 年的合作化，出现明显的两极分化至少还需要几十年。在华北农村，农民因土地兼并而严重两极分化是很慢的。以白伏村而言，到 1946 年，移民 500 年，历经明、清、民国 3 个朝代，最大的地主有土地 200 亩，赤贫者不超过百分之一。地主、富农主要也不是靠巧取豪夺起家，当然也不是完全靠自己劳动，那时合法的剥削也是重要原因。不少人家道中落，是因为子孙众多，不断分家，人均土地越来越少。世系单传的，常常经历四代人，家道没有变化。

儿时的美好记忆，还由于两个原因。一是那时人际关系祥和且单纯；二是那时生态更接近自然。

据我看，人类群体经过的灾难和创痛很容易被忘记，即很容易被时间淡化。人们把灾难和创痛的原因看作天意或命运。既然人力无法左右，也就不会耿耿于怀而成为不可解脱的心理负担。这大概是很多民族，经历了无数的巨大灾难和创痛，还能够保持乐观的原因。

总之，儿时的我对国家、民族、家族刚刚经历的战争、灾荒和疾风暴雨的群众运动一无所知。大人们大概也不愿意常常对小孩子提起那些不愉快的过去。我的童年主要是在这样一个民族休养生息的阶段渡过的。这个阶段在我的故乡持续大约十年——多数地方没有这么长的时间。这十年，就是我出生后的十年，故它对我尤其显得可贵。

故乡刚刚经过人口锐减，孩子相当少。那时全村四百多人，5 ~ 10 岁的孩子也许不足 20 个。除非天气很不好，每天晚上全村的孩子都聚集在一起尽情地玩耍。男孩子和女孩子也没有什么隔阂，只是男孩子散得更晚。我至今难忘，夜很深了，还在和几个男孩子捉迷藏；也还记得多少个寒冬的夜晚，几乎全村的孩子都跑到冰上做游戏。孩子们不可能都互相很要好，但从来没有敌意。一直到我初中毕业，都没有家庭出身的概念。

1950 年左右，北方农村的生产力还非常落后。正因为如此，生态还没有受到人类的强力干扰。白伏村周围——主要在村前，是三四百亩洼地。那是明代之前的先民制陶所致。曾经发掘出许多陶窑遗址，估计持续制陶不止一个世纪。主要池塘在洼地北面，我家就在池塘边。几乎每年夏天洼地里都是一片汪洋。近池塘的洼地里生长着茂盛的芦苇。其中是水鸟的栖息地。那时认识的水鸟有野鸭和水鸡，还有几种忘记当时叫什么名字了。到芦苇丛中探险需要勇气，因为可能扎破脚，常常碰到水蛇，还有多数人相信的“水鬼”。正因为如此，几个伙伴钻进芦苇荡里玩一回，也是一种刺激。我至今难忘夏天一出家门，就看到芦苇荡里一片浓绿。深秋时节，黄白色的芦花波浪起伏。

也许由于生长在水边，自幼很喜欢水。我讨厌风沙，讨厌干旱，喜欢下雨，觉得涝灾比旱灾要好。我最喜欢的运动是游泳，高中毕业之前，每到暑假回乡，一天至少下水3次。十来岁的时候，暑天每天要在水里泡几个小时。游泳的速度算得上亚专业水平。

有水自然有鱼。人们不会忘记，原始社会后期就发明的捕鱼技术。所以，从七八岁开始，我就会自己做鱼钩和鱼竿。那时的同龄男孩子几乎都会做，谁也不知道还可以买现成的。不过，当时恐怕县城和邢台也没有卖的。

小孩子做的渔具，自然很原始、很简陋，但照样可以钓到很多小鱼。更容易做的兜网，可以一次兜起许多鱼虾或泥鳅。

那时钓鱼还保持着古代遗风——钓到小鲤鱼要放回去。

可惜，近年故乡的池塘总是干着，我也几十年没有钓过鱼了。

按故乡的习惯计算年龄，我的孙子今年5岁，已经跟我在故乡渡过两个暑假。他只在去年有幸跟着爷爷，在池塘里游了两次泳——其他时候水太少了。爷爷小时候，自己做渔具钓鱼的情趣他大概永远不会体会到了。尽管他有几百件买来的玩具，我想，真正的童心和童趣，不在那些“高级”玩具里。自己利用自然物创造玩具，而且就在自然中玩耍，是最难得的童年经历。

小时候村里有很多大树，上面一般都有鸟巢。最常见的是乌鸦窝。我不善于爬树，却喜欢看朋友们爬上去掏雏鸟——乌鸦、喜鹊等很容易饲养驯化。仲春和初夏，是多种小鸟迁徙的季节。其中最多见的是黄雀。这时每个村里，都有用带机关的笼子捉黄雀的人。这种笼子比较大、复杂而且美观。故关于这种捉鸟方法，故乡有一个谜语如下：

远看去像座楼，近看里边有朋友，有心进去吃顿饭，谁知朋友害朋友。

现在故乡的孩子，知道这样捉鸟的大概没有了。

用笼子捉鸟，不是孩子们玩的。

男孩子最喜欢玩的，是用自制的弹弓打“知了儿”——蝉。

捉蝉的幼虫是仲夏傍晚和天黑不久。孩子们都喜欢这种活动。故乡叫作“摸知了儿龟儿”。摸是因为天黑了。“知了儿龟儿”指蝉的幼虫。可惜，近年蝉的幼虫，成为高级饭店里的美味。这种活动成了孩子们挣钱的手段。

小时候从未感到，盛夏中午的酷热和漫长，因为有那么多玩耍的地方、方法和对象。

一般先是去游泳，同时可能摸鱼、钓鱼、钓青蛙、钻进芦苇荡里找鸭蛋，而后可以去捉蝈蝈。用弹弓打蝉一般要花整个中午。玩到地里还会设法去偷瓜——虽然不很光荣，却是男孩子必有的经历。

所以，我小时候是不睡午觉的——记忆中只睡了一次，却一直睡到第二天清早。我至今很少睡午觉。中学时代是准军事化管理，午睡只好躺在那里。大学是军事化管理，在重庆整年有午睡，我大概平均一周打个盹儿。

我不懒惰，但也不是很勤勉。至今想不通为什么，自己从很小的时候就开始有规律地劳动。

我开始有规律地劳动是虚岁六岁——其实刚过四周岁，因为那年（1950）12月我才满五周岁。现在想来有点不可思议。

小孩子能够做的劳动是割草、拾柴，这在那时是农家必需的。割草是为了喂牛，拾柴为了烧饭。那时，饲草和烧柴几乎家家不足。

六岁那年春天，我开始每天早晨在村边儿割草——年龄太小了，跑不到远地方去。早饭时，母亲来叫我，一般割的草堆平了篮子——大约三四斤。那时村边儿上大都是盐碱地，草的种类不好。但是，春天远处的好地里草还没有长出来，那里也没有多少好草。七岁那年，就可以跟着大人到二三里之外去割草了，而且常常割得自己拿不动。从此，夏秋割草、冬春拾柴成了我上学前和放学后的常规功课。我很喜欢这两种劳动，至今看到茂盛的青草还有些难舍，看到遍地柴草就想到当年捡柴是那样困难。

至今难忘那么多盛夏的黄昏——有时天已经黑定，抬头是满天星斗，我和同伴们各自背着一大捆或一大篮子青草，心满意足地往回走。肚里早已饿了，草的清香却足以使你忘记疲劳和饥饿。进村之后，在街上吃饭的大人们，照例要评论一番。除非你割得很少，总是要给予鼓励。劳动价值被周围承认，孩子们的劳动观念就这样不断被巩固。但我还是不知道为什么刚过四周岁，没有任何人督促，自己就拿着大人用的镰刀和篮子去割草了，而且从此成为分内的事。

看来，劳动是人的一种天性，只是有些个体差异。

所以，我相信劳动创造了人，也相信体力劳动确实能锻炼人、改造人。劳动要求全身运动协调。自幼缺乏劳动的人，必然笨拙——除非他很注意体育锻炼。体力劳动还能锻炼人的意志，因为劳动时的环境和气候并不总是好的。加之有时强度或难度很大，对任何人都是一种锻炼。创造价值的劳动，固然有时是有趣的，但更多的时候需要劳动者付出艰辛。有的人需要强制他认识到这一点。这样他才能理解人生的基本意义——为了生存，必须吃饭；为了吃饭，必须劳动。

1951年正月的一天，我正在和小朋友在村外玩耍，大哥挟持着我去了小学。从此我开始读书。

父亲不很赞同孩子读书，直到我上了中学，他还认为读书不一定好。他的经验是：男孩子一念书就懒了，日后劳动吃不得苦。按他的逻辑，读书不能功成名就，莫如不读。1960或1961年，我因为父亲的这种态度，几乎辍学。那时正值“大跃进”造成的国家特别困难时期，威县第一、二中学合在一起，中学生要压缩一半。学生的去留，要看家庭经济条件和家长的态度。老师去家访，父亲没有说一句支持我继续上学的话。大概还要看学习成绩，我终于没有被裁撤。

确实，父亲的看法有道理。我的二哥念完了抗日高小，就再也没有正式参加劳动。大哥显然和父亲的看法不一致。总之，我虽然是有史以来家中唯一适龄读书的人，父辈却不认为读书会使我有出息，更不指望我光宗耀祖。为了供养我读书，母亲自然含辛茹苦。但在她看来，那只是很自然的责任。她老人家从没有嘱咐过我要好好读书。假如因故或我不愿意读书，她也不会感到遗憾，甚至和父亲一样认为是好事——家里又多了一个劳动力。一直到我高中快毕业了，她才意识到这个上学的儿子可能使她受益。

家长对读书持上述态度，自然不会很照顾我上学。实际上也没有条件。我上学那年，父亲57岁，母亲45岁，19岁的大嫂前一年死于产褥热，留下一个侄子要母亲照顾。全家吃饭穿衣都不宽裕，不可能给我什么特殊照顾。我从来没有正规书包。一块劣质石板（石头做的写字板）没有木头镶边还缺了一个大角。每学期几毛钱的学费，常常向父母讨好几回。穿戴更是比多数人差。

不过，这些都没有什么。当年使我最难过的经历，是下面这回事。

大约1953年夏初，全校区学生会操。老师要求统一服装。男生要穿镶红边的黄色短裤和白衬衣。尽管都可以用土布做，却因为需要专门染色再请裁缝花几个钱，母亲未能满足我的要求。于是我未能参加会操。这样的事对小孩子打击很大，至今还记得那时多么难过。大概我有很多天不高兴，第二年母亲千方百计做到了。现在想来，那也不是什么大事，但这只是60岁的人的看法。我想，任何小孩子都难以接受那样的事。所以，贫困中的儿童更需要社会援助。

没想到，我一上学再没有停止。

白伏小学占用的，是充公的一家富农宅院。那时候算是比较好的房子。有三间北房做教室，西头里间供老师办公。还有两小间东屋供老师住。这在那时算是条件相当好了。但只能是复式班授课——只有一个教室，一位老师。四个年级都在一起，老师只能讲完一个年级，再讲另一个年级。课本也不足，我记得很长时间和一位女同学合看一本《国语》，算术课本一开始干脆没有。

就是这样的条件，我也不知道是怎么学的。反正是一个多月之后，我把一本《国语》背得很熟。于是就开始做先生——替老师教那些背不下来的人。算术更是这样，四则运算很快就熟了，小学期间我的算术似乎从来都是考满分。

也许我确实有点聪明，至今还有人说得很出奇。

我的邻居一位老太太，4年前94岁过世。逝世前两年每次看到我都好说：“小五儿从小儿心眼儿灵。学岔儿（儿歌）一遍就会。”

她是一位很善良、朴素又不善言语的人，不会有意恭维我。

小学四年级的老师张心理先生（字玄真，邻村李家寨人），是一位严肃而正直的人，对学生要求很严，也多次当着许多人称赞我。他说：教书十几年，从来没有见过可以和我相比的学生。

但是，我自己不觉得很聪明。比如，我远远没有过目不忘的记忆力。据我的经验，要想记准或牢记，只有不断地重复。

比如，上研究生的第一年，要突击学英语——我是从字母开始学的。最多时一天要记40多个生词。我居然多次听写考过满分，于是夺冠呼声最高的同学，不得不佩服我的语言天赋和记忆力，其实不过是时刻抓紧重复。

如果说小时候有一件事值得自诩，就是我只花了半个晚上就学会了拼音——不包括写。那是大约 1952 年暑假期间，两位本村的中学生放假回家。盛夏夜，男人们大都到打谷场里去睡。这两位中学生，就是在打谷场里一夜教会了我拼音。

再值得提及的就是，中学期间参加文学和数学竞赛了。

1963 年春天，威县中学举行建校以来第一次文学和数学竞赛。文学竞赛的方式是自己朗诵自己写的诗，不分高初中。数学竞赛分高中组和初中组，方式和闭卷考试一样，只是命题不限于教科书。我在文学竞赛中取得全校第一名，数学竞赛中取得高中组第三名（只取三名）。然而，按照数学老师的看法，我应该是第一名，因为我出现了不应该有的小疏忽因而比前两名少几分。

还有别人告诉我，因而可能不很可靠的是：高中 6 个学期期末考试，有三个学期我是全年级总分第一。

老师一般都喜欢学习好的学生，所以我曾经受到几个老师的特别呵护。每当回首往事，在我的感情世界里，老师总是除了父母之外，我最敬重而且感到依恋的人。

第一位特别喜欢我的是一位女老师。她叫王素云，那时大约 30 岁，教我二年级和三年级的不足一个学期。也许因为她没有子女，经常喜欢当着人把我抱在膝上反复端详。更奇怪的是，如果她在抽烟，就让我学抽烟。不过，我相信她不是仅仅把我当成玩偶，而是她的母爱没有其他渠道表现。1952 年夏天，我闹了一场病，她主动带我去了一次县医院。那是我第一次进县城。我至今记得，她到我家告诉母亲要带我去看病时，我还光着屁股——七周岁之前，夏天不上学时光屁股是常事。可惜，后来再也没有见过她。我知道她的婚姻不顺利——和丈夫商量离婚时我在场。也许她因此去了远方。此生大概再也见不到她了。

另一位使我终生难忘的老师，是高中一二年级的班主任李士田先生（南宫城西丁茶棚李人）。他对我的偏爱，甚至有些不理智。每逢周末，他都希望我去他那里聊——像好友之间一样聊。那时正是最困难的时期，他却常常为我准备纸烟。更不大理智的是，他鼓励我和一位很多人喜欢的女同学谈恋爱。原因是，他发现这位女生正在和别人谈恋爱，而他认为只有我才配得上这位校花。看来爱常常使人不清醒。缺点在爱你的人眼里也会被看作长处。

他终于催化出一个，青春萌动时期的男孩儿的初恋。

那样的感情经历，会使任何人终生难以忘怀。

初恋是那样美好而纯贞。至今我觉得那不是男女之间的爱。在我的心目中，她似乎从来不是异性，而只是一朵完美、圣洁，因而需要圣洁的心灵去呵护的鲜嫩的花。我永远不会去折她，也不愿意看到她被任何人攀折。至今想起来，还是不会和“性”联系在一起——没有一点对异性那样的冲动。我永远珍惜内心深处的这一方净土，无论对方是否感到这样。

当然，不是所有的老师都喜欢我。我也永远忘不了，有一位过分体罚我的老师。他是本县徐固寨人——我不想把这位长者的名讳写在这里。

大概是小学的第二个学期，这位老师和我作了对——或者是我和他作了对。起因大概是我在课堂上不大规矩，他对我进行了两三次体罚。体罚越重，我骂他越厉害，结果体罚更加过了分——耳朵被扭得裂伤。于是，家长介入了此事。不久，他被调离，此后再也没有见过面。

大概是因为这位先生也忘不了这件往事，他早已在邯郸新华书店系统退休了，几年前（事隔50年了）忽然非正式地打听我。不知道他想印证什么，我没有做出回应。他对这件往事的内心感受，大概已经和他一起到了另一个世界。

老师和学生之间没有利害关系，故一般而言，它比父子关系还要纯洁。近年来把教育看成买卖，学生成了学校的顾客，却又不是上帝。于是师生关系不但很势利，对学生也更加不利。目前，很难出现我上面说的那种师生关系了。

在我看来，做老师最大的忌讳是，有意地偏爱或忌恨学生，那样对师生双方都不利，也是对这种高尚的人际关系的一种亵渎。我上面提到的喜欢和不喜欢我的老师，不属于这样的人。他们的行为只是感情的不自觉流露，不是有意地想从中获得什么利益。

总之，先生对学生永远应该是，而且只应该是理智的爱。

我的家庭虽然很穷，却也有些特殊。我知道的上三代人，都不做佃户。特别是祖父在世时，我家一直是穷人的领袖。

要得到穷人的拥护，就要敢于和恶霸豪绅作斗争。

我的父辈，不知道什么叫阶级斗争，却常常讲述这样两件事。

我村最大的地主，恰好是最大的恶霸。

第一件事是我家直接和这位恶霸冲突，时间大约在1920年代末。

那时我家放着一群羊。一次，因羊群从地主的地边过，我家人和恶霸的手下发生械斗。结果是恶霸被打败，因为他的手下毕竟不如我家的父子兵更拼命。事后曾经打官司，因为没有出人命，祖父也可以托人，不了了之。这样的结果自然是穷人高兴。不但如此，我村有一位“东路巡警”，本来和恶霸的关系更好些，此后和我家更近厚。他的名字见于旧县志。那时全县只有两个巡警，故他也算是名人。这位巡警是穷人出身，在旧军队里当过兵。1928年左右剿匪（因为北伐造成暂时政权真空，土匪蜂起）时，他救过县长的命，因此当上巡警。此人颇会处世——土地改革时成为农会主任，最后也得以善终。我从来没有见过他发脾气，却受到普遍尊敬。

第二件事，是我的父辈为穷人打抱不平。原因是一位老实的穷人死了，那位恶霸不让他使用族人共有的，棺材架子抬棺出殡。我的父辈领着人去恶霸家里把架子抬出来，而且破口大骂，恶霸没敢阻止。

此外，还有些小事。总之是，穷人得罪了恶霸，常常要我的父辈去交涉。

这样的先人事迹，要到七八岁以后才能懂。父亲提及这些往事，总是称道“八路军”消灭了恶霸。这大概是为什么我也常常蔑视强权的原因。

我村的这位恶霸，确实很典型，全村人——包括他的妻子都不说他好。1939年，他死于仇杀，因为他先雇人杀害了一位富农婆的情人。然而这位恶霸被杀时，正在“战委会”任职，即当时他是抗日人士。如果他不被杀，最后是否会当汉奸就不得而知了。

我的祖父叫赵春景，号老来。按旧时的规矩，老来不应该是“号”，而应该是“字”。但我的家乡称作“号”。那时不很困顿的人，年过四十就有人给他“贺号”。我想那时怎样贺号有现成的本子。祖父的号——即字，大约是“来望”“来观”等。

我的祖上相当穷，祖父却是当时很有名望的人。他的名望来自他的职业——道士。他是“三支道”的一位著名传人，有弟子 100 多。他的主要活动是几乎年年都有的“打醮”祈雨。为死人做道场，似乎不是主要的。“打醮”祈雨是一件相当复杂的事。除了念经，唱诗（实际上也是念经），各种程序、仪式，还要有一支乐队。祖父对有关活动都精通。1920 年之前，他还曾经在阳谷县做过三年庙祝——老百姓称为“看庙的”。常有人说他在那里，留下了很好的口碑。

作为一个小道首，他必须处理道内事务。其中不涉及经济，而是常常要像家长那样处理弟子的家庭纠纷。

“三支道”是道教的一个小流派，大约创自明末清初的山东。创始人似乎姓张，偶像是一块黑木头。它没有系统的教义，主要主张是平等、行善和不要用心机。祖父的弟子没有一个是富人，家境最好的是上中农。教友——包括师徒之间来往照应很简单，就是家常便饭。

祖父于 1942 年冬天病逝，当年秋天天旱没有种上小麦，次年大旱到夏末秋初。故 1943 年，是冀南百年不遇的大灾荒。祖父出殡时，有 100 个徒弟拉着棺材。然而，我家只能让那些徒弟们，吃一顿勉强可以入口的窝窝头。即便如此，办完丧事，家里只剩下三升谷子，五口之家要靠它度过一年半。

祖父是一位高大胖壮的人——他弟兄三人身材都应该在 180 厘米之上。我不可能见到祖父，但见过叔祖。他虽然明显驼背，但还是比一般人高。

祖父应该很聪明。母亲经常说，祖父逝世的当晚，还不断地大声教徒弟念经——他已经卧病数日，故有徒弟侍候。徒弟记不住，他不断呵斥。黎明前突然逝去，故祖父很可能死于心脏病。

参考文献

[1] 顾颉刚．中国上古史研究讲义［M］．第3版．北京：中华书局，2009.
[2] 顾颉刚．古史辨自序［M］．北京：商务印书馆，2011.
[3] 王星拱．科学方法论　科学概论［M］．北京：商务印书馆，2011.
[4] 胡适．中国哲学史大纲［M］．北京：商务印书馆，2011.
[5] 郭沫若．中国古代社会研究［M］．北京：商务印书馆，2011.
[6] 辞海编辑委员会．辞海（第六版缩印本）［M］．上海：上海辞书出版社，2010.
[7] 李经纬，邓铁涛．中医大辞典［M］．北京：人民卫生出版社，1995.
[8] 李经纬，林昭庚．中国医学通史·古代卷［M］．北京：人民卫生出版社，2000.
[9] 傅世垣．中国大百科全书·中医［M］．北京：中国大百科全书出版社，2000.
[10] 袁钟，图娅，彭泽邦，等．中医辞海［M］．北京：中国医药科技出版社，1999.
[11] 常存库．中国医学史［M］．第2版．北京：中国中医药出版社，2007.
[12] 程士德．内经［M］．第2版．北京：人民卫生出版社，2008.
[13] 吴考槃．黄帝内经·素问·灵枢考［J］．中华医史杂志，1983，13（2）：85.
[14] 田树仁．灵枢素问并非黄帝内经［J］．中华医史杂志，1991，2（3）：145-149.
[15] 余自汉，等．内经灵素考辨［M］．北京：中国中医药出版社，2012.
[16] 廖育群．重构秦汉医学图像［M］．上海：上海交通大学出版社，2012.
[17] 皇甫谧，原著；王军，点校．甲乙经［M］．北京：人民军医出版社，2005.
[18] 王冰，次注；林亿，补注．重广补注黄帝内经素问［M］．北京：学苑出版社，2004.
[19] 姚际恒．古今伪书考［M］．北京：中华书局，1985.
[20] 班固，撰；颜师古，注．汉书［M］．北京：中华书局，2005.
[21] 范登脉．黄帝内经素问校补［M］．北京：学苑出版社，2009.
[22]［日］丹波元简．灵枢识［M］．上海：上海科学技术出版社，1959.
[23] 马莳．素问注证发微［M］．北京：学苑出版社，2003.
[24] 张介宾．类经［M］．北京：人民卫生出版社，1965.
[25] 欧阳修，宋祁，撰．新唐书［M］．北京：中华书局，1975.
[26] 王洪图．黄帝内经研究大成［M］．北京：北京出版社，1997.
[27] 孔安国，传；孔颖达，等，疏．尚书正义［M］：上海：上海古籍出版社，2007.
[28] 蒋伯潜，著；蒋绍愚，导论．十三经概论［M］．上海：上海古籍出版社，2010.
[29] 许维遹，撰；梁运辉，整理．吕氏春秋集释［M］．北京：中华书局，2009.
[30] 何宁，撰．淮南子集释［M］．北京：中华书局，1998.
[31] 艾钟，郭文举，注译．礼记［M］．大连：大连出版社，1998.

[32] 陈立，撰；吴则虞，点校．白虎通疏证［M］．北京：中华书局，1994.
[33] 阮元．十三经注疏［M］．上海：上海古籍出版社，1997.
[34] 李学勤．周易溯源［M］．成都：四川出版集团巴蜀书社，2006.
[35] 刘长林．内经的哲学和中医学的方法［M］．北京：科学出版社，1982.
[36] 孙广仁．中医基础理论［M］．第2版．北京：中国中医药出版社，2007.
[37] 龙伯坚．黄帝内经概论［M］．上海：上海科学技术出版社，1980.
[38] 陈寿祺，撰；曹建墩，校点．五经异义疏证［M］．上海：上海古籍出版社，2012.
[39] 刘温舒，原著；张立平，校注．素问运气论奥［M］．北京：学苑出版社，2008.
[40] 邓铁涛，程之范．中国医学通史·近代卷［M］．北京：人民卫生出版社，2000.
[41] 赵洪钧．近代中西医论争史［M］．北京：学苑出版社，2012.
[42] 王弼，韩康伯，注；孔颖达，正义．周易正义［M］．北京：中国致公出版社，2009.
[43] 高亨．周易大传今注［M］．济南：齐鲁书社，2009.
[44] 陈鼓应．易传与道家思想［M］．北京：商务印书馆，2007.
[45] 王弼注，楼宇烈，校释．老子道德经注校释［M］．北京：中华书局，2008.
[46] 王卡，点校．老子道德经·河上公章句［M］．北京：中华书局，1993.
[47] 山东中医学院，河北医学院．黄帝内经素问校释［M］．北京：人民卫生出版社，1982.
[48] 方药中，许家松．黄帝内经素问运气七篇讲解［M］．北京：人民卫生出版社，1984.
[49] 范永升．素问玄机原病式新解［M］．杭州：浙江科学技术出版社，1984.
[50] ［日］丹波元胤，著；郭秀梅，［日］冈田研吉，整理．医籍考［M］．北京：学苑出版社，2007.
[51] 范文澜．中国通史［M］．北京：人民出版社，2008.
[52] 司马迁，撰；郭逸，郭曼，标点．史记［M］．上海：上海古籍出版社，1997.
[53] 应劭，撰；王利器，校注．风俗通义校注［M］．第2版．北京：中华书局，2010.
[54] 张岱年．中国哲学大辞典［M］．上海：上海辞书出版社，2010.
[55] 俞樾．一津一筏·医经读·内经辨言合集［M］．太原：山西科学技术出版社，2010.
[56] 孙诒让，著；梁运化，点校．札迻［M］．北京：中华书局，1989.
[57] 于鬯，著；张华民，点校．香草续校书［M］．北京：中华书局，1963.
[58] 孙思邈．备急千金要方（影印）［M］．北京：人民卫生出版社，1955.
[59] 张景岳．类经图翼·类经附翼·质疑录［M］．太原：山西科学技术出版社，2013.
[60] 谢观．中国医学大辞典［M］．天津：天津科学技术出版社，2000.
[61] ［日］森立之，著；郭秀梅，［日］冈田研吉，校点．素问考注［M］．北京：学苑出版社，2002.
[62] 雷顺群．内经多学科研究［M］．南京：江苏科学技术出版社，1990.
[63] 胡天雄．素问补识［M］．北京：中国医药科技出版社，1991.
[64] 赵洪钧．中西医结合二十讲［M］．合肥：安徽科学技术出版社，2007.
[65] 金栋．现代中医应五诊　望闻问切查［N］．健康报，2010-3-31.
[66] 广东，广西，湖南，河南，商务印书馆编辑部．辞源（修订本）［M］．北京：商务印书馆，1979.
[67] 恽铁樵．恽铁樵医书合集·群经见智录［M］．天津：天津科学技术出版社，2010.
[68] 南京大学历史系编写组．中国历代名人辞典［M］．南昌：江西人民出版社，1982.
[69] 梁启超．中国近三百年学术史［M］．北京：商务印书馆，2011.

［70］任恕．祖国医学的基本理论与控制论［J］．中医杂志，1960（2）：62-66.
［71］冯克城，田晓娜．中国通史全编［M］．西宁：青海人民出版社，1998.
［72］吴晗．中国历史常识［M］．第 2 版．南昌：江西师范大学出版社，2009.
［73］张荫麟．中国史纲［M］．长沙：湖南文艺出版社，2011.
［74］胡适．胡适文存［M］．北京：外文出版社，2013.
［75］张昭军，孙燕京．中国近代文化史［M］．北京：中华书局，2012.
［76］刘明武．打扫孔家殿［M］．成都：四川人民出版社，2012.
［77］陈邦贤．中国医学史［M］．北京：团结出版社，2011.
［78］康有为，著；姜义华，张荣华，编校．新学伪经考［M］．北京：中国人民大学出版社，2010.
［79］陈国庆．汉书艺文志注释汇编［M］．北京：中华书局，1983.
［80］马玉梅，齐石宜，注译．春秋左传［M］．大连：大连出版社，1998.
［81］唐德刚．胡适口述自传［M］．南宁：广西师范大学出版社，2005.
［82］萧吉，撰；马新平，姜燕，点校．五行大义［M］．北京：学苑出版社，2014.
［83］杨鹏举，校注．灵枢经［M］．北京：学苑出版社，2008.
［84］肖俊平．医学三字经·濒湖脉学·药性歌括四百味·汤头歌诀浅解（修订本）［M］．太原：山西科学技术出版社，2009.
［85］任讷，卢前，著；陈龄彬，译注．元曲三百首［M］．太原：山西古籍出版社，1999.
［86］朱熹，撰；廖名春，点校．周易本义［M］．北京：中华书局，2009.
［87］黎翔凤，撰；梁运华，整理．管子校注［M］．北京：中华书局，2004.
［88］扬雄，撰；司马光，集注．太玄集注［M］．北京：中华书局，1998.
［89］刘明武．换个方法读内经（增补本）［M］．长沙：中南大学出版社，2007.
［90］阿城．洛书河图·文明的造型探源［M］．北京：中华书局，2015.
［91］毛润之．毛泽东选集（第一卷）［M］．北京：人民出版社，1991.
［92］王聘珍，撰；王文锦，点校．大戴礼记解诂［M］．北京：中华书局，1983.
［93］陈鼓应．黄帝四经今注今译［M］．北京：商务印书馆，2007.
［94］孔德立．先秦诸子［M］．南京：南京大学出版社，2009.
［95］康熙字典［M］．上海：上海辞书出版社，2007.
［96］李学勤．史记·五帝本纪讲稿［M］．北京：生活·读书·新知三联书店，2012.
［97］孔广森，撰；王丰先，点校．大戴礼记补注［M］．北京：中华书局，2013.
［98］李建民．生命史学·从医疗看中国历史［M］．上海：复旦大学出版社，2008.
［99］钟文烝，撰；骈宇骞，郝淑慧，点校．春秋谷梁经传补注［M］．第 2 版．北京：中华书局，2009.
［100］刘向，刘歆，编定．山海经［M］．哈尔滨：北方文艺出版社，2014.
［101］皇甫谧．帝王世纪·世本·逸周书·古本竹书纪年［M］．济南：齐鲁书社，2010.
［102］［旧题］左丘明，撰．国语［M］．济南：齐鲁书社，2005.
［103］韦昭注．国语［M］．上海：上海古籍出版社，2008.
［104］孙希旦，撰；沈啸寰，王星贤，点校．礼记集解［M］．北京：中华书局，1989.
［105］陈广忠，译注．淮南子［M］．北京：中华书局，2012.
［106］郭庆藩，撰；王孝鱼，点校．庄子集释［M］．第 3 版．北京：中华书局，2012.
［107］杨朝明，宋立林．孔子家语通解［M］．济南：齐鲁书社，2009.
［108］王国轩，王秀梅，译注．孔子家语［M］．北京：中华书局，2009.

[109] 许慎，著；段玉裁，注．说文解字注［M］．第2版．杭州：浙江古籍出版社，2006.
[110] 王逸，章句；洪兴祖，补注；朱熹，集注；夏剑钦，吴广平，校点．楚辞·楚辞集注［M］．长沙：岳麓书社，2013.
[111] 苏舆，撰；钟哲，点校．春秋繁露义证［M］．北京：中华书局，1992.
[112] 张君房，编；李永晟，点校．云笈七签［M］．北京：中华书局，2003.
[113] 吴昆．素问吴注［M］．北京：学苑出版社，2011.
[114] 胡静娟，黄芝蓉，罗霞，整理．素问三识［M］．北京：中国中医药出版社，2011.
[115] 李今庸．古医书研究［M］．北京：中国中医药出版社，2003.
[116] 高士宗．素问直解［M］．第3版．北京：科学技术出版社，1998.
[117] 李宗邺．中国历史要籍介绍［M］．上海：上海古籍出版社，1982.
[118] 魏徵，令狐德棻．隋书［M］．北京：中华书局，1973.
[119] 刘昫，等．旧唐书［M］．北京：中华书局，1975.
[120] 房玄龄，等．晋书［M］．北京：中华书局，1974.
[121] 张世亮，钟肇鹏，周桂钿，译注．春秋繁露［M］．北京：中华书局，2012.
[122] 皮锡瑞，著；周予同，注释．经学历史［M］．北京：中华书局，2011.
[123] 杨上善，撰注；萧延平，校正．黄帝内经太素［M］．北京：科学技术文献出版社，2000.
[124] 顾颉刚．秦汉的方士与儒生［M］．北京：北京出版社，2012.
[125] 吕思勉．先秦史［M］．上海：上海古籍出版社，2005.
[126] 刘恕．通鉴外纪［M］．北京：国家图书馆出版社，2003.
[127] 童书业．春秋史［M］．上海：上海古籍出版社，2010.
[128] 赵在翰，辑；钟肇鹏，萧文郁，点校．七纬［M］．北京：中华书局，2012.
[129] 吕思勉．中国通史［M］．西安：陕西师范大学出版社，2010.
[130] 马莳．灵枢注证发微［M］．北京：学苑出版社，2007.
[131] 张志聪．灵枢集注［M］．北京：学苑出版社，2006.
[132] 薛福辰批阅、句读、影宋本．重广补注黄帝内经素问［M］．北京：学苑出版社，2009.
[133] 刘衡如校勘本．灵枢经［M］．北京：人民卫生出版社，2013.
[134] 王先慎，撰；钟哲，点校．韩非子集解［M］．第2版．北京：中华书局，2013.
[135] 李延寿．南史［M］．北京：中华书局，1975.
[136] 张登本，武长春．内经词典［M］．北京：人民卫生出版社，1990.
[137] 永瑢等．四库全书总目［M］．北京：中华书局，1965.
[138] 张志聪．素问集注［M］．北京：学苑出版社，2002.
[139] 王洪图．王洪图内经讲稿［M］．北京：人民卫生出版社，2008.
[140] 董仲舒，撰；叶平，注译．春秋繁露［M］．郑州：中州古籍出版社，2010.
[141] 方勇，李波译注．荀子［M］．北京：中华书局，2011年版。
[142] 姚止庵．素问经注节解［M］．北京：人民卫生出版社，1963.
[143] 王利器．文子义疏［M］．第2版．北京：中华书局，2009.
[144] 傅景华．黄帝内经素问译注［M］．北京：中国人民大学出版社，2010.
[145] 郭霭春．黄帝内经素问校注语译［M］．贵阳：贵州教育出版社，2010.
[146] 郭霭春．黄帝内经灵枢校注语译［M］．贵阳：贵州教育出版社，2010.
[147] 刘熙，撰；毕沅，疏证；王先谦，补．释名疏证补［M］．北京：中华书局，2008.
[148] 张纲．中医百病名源考［M］．北京：人民卫生出版社，1997.

[149] 周仲瑛. 中医内科学 [M]. 第2版. 北京：中国中医药出版社，2007.
[150] 吴谦，等. 医宗金鉴 [M]. 第2版. 北京：人民卫生出版社，1979.
[151] 顾伯华. 实用中医外科学 [M]. 上海：上海科学技术出版社，1985.
[152] 石学敏. 针灸学 [M]. 第2版. 北京：中国中医药出版社，2007.
[153] 田代华，刘更生，校注. 灵枢经校注 [M]. 北京：人民军医出版社，2011.
[154] 何梦瑶. 医碥 [M]. 北京：中国中医药出版社，2009.
[155] 王念孙，著；钟宇讯，点校. 广雅疏证 [M]. 第2版. 北京：中华书局，2004.
[156] 张山雷. 脉学正义 [M]. 太原：山西科学技术出版社，2013.
[157] 张灿玾. 黄帝内经文献研究 [M]. 北京：科学出版社，2014.
[158] 湖北省中医学院第二届西医离职学习中医班. 从脏腑学说来看祖国医学的理论体系 [J]. 中医杂志，1962 (6)：1-8.
[159] 徐升阳. 中医理论核心争论中若干问题之管见 [J]. 广东医学，1963 (3)：1-3.
[160] 李零. 中国方术正考 [M]. 北京：中华书局，2006.
[161] 李零. 中国方术续考 [M]. 北京：中华书局，2006.
[162] 顾颉刚. 汉代学术史略 [M]. 北京：人民出版社，2008.
[163] 古代汉语词典编写组. 古代汉语词典 [M]. 北京：商务印书馆，1998.
[164] 马瑞辰，撰；陈金生，点校. 毛诗传笺通释 [M]. 北京：中华书局，1989.
[165] 李维琦，点校. 国语·战国策 [M]. 第2版. 长沙：岳麓书社，2006.
[166] 江凌，注译. 老子 [M]. 大连：大连出版社，1998.
[167] 李时珍. 本草纲目 [M]. 北京：人民卫生出版社，1982.
[168] 王弼，撰；楼宇烈，校释. 周易注 [M]. 北京：中华书局，2011.
[169] 陈鼓应，赵建伟. 周易今注今译 [M]. 北京：商务印书馆，2005.
[170] 朱伯崑. 易学哲学史 [M]. 北京：昆仑出版社，2005.
[171] 张立文. 帛书周易注译 [M]. 郑州：中州古籍出版社，2008.
[172] 邓球柏. 帛书周易校释（增订本）[M]. 第2版. 长沙：湖南出版社，1996.
[173] 李镜池. 周易探源 [M]. 北京：中华书局，1978.
[174] 廖名春. 周易经传与易学史新论（修订版）[M]. 北京：中国人民大学出版社，2014.
[175] 廖名春. 周易经传十五讲 [M]. 第2版. 北京：北京大学出版社，2012.
[176] 冯友兰. 中国哲学史 [M]. 重庆：重庆出版社，2009.
[177] 洪亮吉，撰；李解民，点校. 春秋左传诂 [M]. 北京：中华书局，1987.
[178] 王先谦，撰；吴格，点校. 诗三家义集疏 [M]. 北京：中华书局，1987.
[179] 郭璞，注；邢昺，疏. 尔雅注疏 [M]. 上海：上海古籍出版社，2010.
[180] 李真瑜，田南池，徐莉，注译. 庄子 [M]. 大连：大连出版社，1998.
[181] 孙星衍，撰；陈抗，盛冬铃，点校. 尚书今古文注疏 [M]. 第2版. 北京：中华书局，2004.
[182] 王先谦，撰；何晋，点校. 尚书孔传参正 [M]. 北京：中华书局，2011.
[183] 窦福志. 先秦文献中阴阳五行思想研究 [D]. 济南：山东师范大学，2010.
[184] 吴毓江，撰；孙启治，点校. 墨子校注 [M]. 第2版. 北京：中华书局，2006.
[185] 孙诒让，撰；孙启治，点校. 墨子间诂 [M]. 北京：中华书局，2001.
[186] 谭戒甫，撰. 公孙龙子刑名发微 [M]. 北京：中华书局，1963.
[187] 黄晖，著. 论衡校释 [M]. 北京：中华书局，1990.
[188] 王利器，校注. 盐铁论校注 [M]. 北京：中华书局，1992.

[189] 陈君慧．中国全史·秦汉宗教史［M］．北京：大众文艺出版社，2010.
[190] 西北师范学院（甘肃师范大学）中文系，汉语成语词典编写组．汉语成语词典［M］．第2版．上海：上海教育出版社，1982.
[191] 许抗生，聂保平，聂清，著．中国儒学史·两汉卷［M］．北京：北京大学出版社，2011.
[192] 安作璋，熊铁基．秦汉官制史稿［M］．济南：齐鲁书社，1984.
[193] 马端临，著；上海师范大学古籍研究所，华东师范大学古籍研究所，点校．文献通考［M］．北京：中华书局，2011.
[194] 沈起炜，徐光烈．简明中国历代职官辞典［M］．上海：上海辞书出版社，2014.
[195] 陆玖，译注．吕氏春秋［M］．北京：中华书局，2011.
[196] 管飞．天问之路·中国古代天文学史话［M］．贵阳：贵州教育出版社，2013.
[197] 徐时仪，校注．一切经音义三种校本合刊（修订版）［M］．上海：上海古籍出版社，2012.
[198] 朱彬．礼记训纂［M］．北京：中华书局，1996.
[199] 上海人民出版社，编．章太炎全集·医论集［M］．上海：上海人民出版社，2014.
[200] 彭林，译注．仪礼［M］．北京：中华书局，2012.
[201] 汉语大字典编辑委员会．汉语大字典［M］．成都：四川辞书出版社，武汉：湖北辞书出版社，1986.
[202] 傅勤家．中国道教史［M］．北京：商务印书馆，2011.
[203] 王博．中国儒学史·先秦卷［M］．北京：北京大学出版社，2011.
[204] 中国天文学史整理研究小组．中国天文学史［M］．北京：科学出版社，1981.
[205] 刘宝楠，撰；高流水，点校．论语正义［M］．北京：中华书局，1990.
[206] 焦循，撰；沈文倬，点校．孟子正义［M］．北京：中华书局，1987.
[207] 程贞一，闻人军，译注．周髀算经译注［M］．上海：上海古籍出版社，2012.
[208] 张登本．内经的思考［M］．北京：中国中医药出版社，2006.
[209] 瞿昙悉达，著．开元占经［M］．北京：九州出版社，2012.
[210] 方勇，译注．庄子［M］．北京：中华书局，2010.
[211] 范晔，撰；李贤，等，注．后汉书［M］．北京：中华书局，1965.
[212] 任应秋，著；任廷革，整理．任应秋运气学说六讲［M］．北京：中国中医药出版社，2010.
[213] 孙洽熙．黄元御医学全书·四圣心源［M］．第2版．北京：中国中医药出版社，1999.
[214] 张年顺．中医综合类名著集成·儒门事亲［M］．北京：华夏出版社，1997.
[215] 高学敏．中药学［M］．第2版．北京：中国中医药出版社，2007.
[216] 顾观光，辑；杨鹏举，校注．神农本草经［M］．第3版．北京：学苑出版社，2007.
[217] 刘更生．医案医话医论名著集成·医学源流论［M］．北京：华夏出版社，1997.
[218] 杨力．周易与中医学［M］．第3版．北京：北京科学技术出版社，2012.
[219] 金景芳，吕绍纲．周易全解［M］．上海：上海古籍出版社，2005.
[220] 张其成．张其成全解周易［M］．北京：华夏出版社，2009.
[221] 李道平．周易集解纂疏［M］．北京：中华书局，1994.
[222] 于伯海．伤寒金匮温病名著集成·注解伤寒论［M］．北京：华夏出版社，1997.
[223] 熊曼琪．伤寒学［M］．北京：中国中医药出版社，2007.
[224] 刘登阁，注译．周易［M］．大连：大连出版社，1998.
[225] 李克绍．伤寒解惑论［M］．北京：中国医药科技出版社，2012.
[226] 卿希泰．简明中国道教史［M］．北京：中华书局，2013.

［227］孙以凯．道家与中国哲学·先秦卷［M］．北京：人民出版社，2004.
［228］汤漳平，王朝华，译注．老子［M］．北京：中华书局，2014.
［229］陈鼓应．老子今注今译［M］．北京：商务印书馆，2003.
［230］陈鼓应．庄子今注今译［M］．北京：中华书局，2009.
［231］王先谦，撰；沈啸寰，王星贤，点校．荀子集解［M］．第2版．北京：中华书局，2013.
［232］高华平，王齐洲，张三夕，译注．韩非子［M］．第2版．北京：中华书局，2015.
［233］南怀瑾．中国道教发展史略［M］．复旦：复旦大学出版社，2012.
［234］任继愈．道藏提要［M］．北京：中国社会科学出版社，1991.
［235］张松辉，张景，译注．抱朴子外篇［M］．北京：中华书局，2013.
［236］杨寄林，译注．太平经［M］．北京：中华书局，2013.
［237］朱海雷．关尹子·慎子今译［M］．杭州：浙江大学出版社，2012.
［238］杨伯峻，撰．列子集释［M］．北京：中华书局，1979.
［239］景中，译注．列子［M］．北京：中华书局，2007.
［240］叶蓓卿，译注．列子［M］．北京：中华书局，2011.
［241］章伟文，译注．周易参同契［M］．北京：中华书局，2014.
［242］张松辉，译注．抱朴子内篇［M］．北京：中华书局，2011.
［243］王明．抱朴子内篇校释［M］．第2版．北京：中华书局，1985.
［244］葛洪．肘后备急方［M］．天津：天津科学技术出版社，2013.
［245］陈寿，撰；裴松之，注．三国志［M］．第2版．北京：中华书局，1982.
［246］柳少逸．内经中的古中医学·中国象数医学概论［M］．北京：中国中医药出版社，2016.
［247］任应秋．任应秋论医集［M］．北京：人民军医出版社，2008.
［248］李建民．从医疗看中国史［M］．北京：中华书局，2012.
［249］巢元方，等．诸病源候论（影印）［M］．北京：人民卫生出版社，1955.
［250］伊广谦．中医方剂名著集成·三因极一病证方论［M］．北京：华夏出版社，1998.
［251］张年顺．中医综合类名著集成·丹溪心法［M］．北京：华夏出版社，1997.
［252］莫枚士．研经言［M］．南京：江苏科技出版社，1984.
［253］沈金鳌，撰；田思胜，整理．杂病源流犀烛［M］．北京：人民卫生出版社，2006.
［254］钱超尘．千金翼方诠释［M］．北京：学苑出版社，1995.
［255］黄本骥．历代职官表［M］．上海：上海古籍出版社，1980.
［256］胡渭．易图明辨［M］．北京：中华书局，2008.
［257］刘大钧．周易概论［M］．济南：齐鲁书社，1986.
［258］张兴发．道教神仙信仰［M］．北京：中国社会科学出版社，2001.
［259］韩愈，著；童第德，选注．韩愈文选［M］．北京：人民文学出版社，1980.
［260］古汉语常用字字典编写组．古汉语常用字字典［M］．第3版．北京：商务印书馆，1998.
［261］李零．丧家狗·我读论语［M］．太原：山西人民出版社，2007.
［262］李伯聪．扁鹊和扁鹊学派研究［M］．西安：陕西科学技术出版社，1990.
［263］刘向，撰；向宗鲁，校证．说苑校证［M］．北京：中华书局，1987.
［264］王叔和，原著；张帆，点校．脉经［M］．北京：人民军医出版社，2005.
［265］李中梓．诊家正眼［M］．南京：江苏科学技术出版社，1984.
［266］郭霭春，郭洪图．八十一难经集解［M］．天津：天津科学技术出版社，1984.
［267］范永升．金匮要略［M］．第2版．北京：中国中医药出版社，2007.

［268］马继兴．中国出土古医书考释与研究［M］．上海：上海科学技术出版社，2015.
［269］马继兴．马王堆古医书考释［M］．长沙：湖南科学技术出版社，1992.
［270］周德生，何清湖．五十二病方释义［M］．太原：山西科学技术出版社，2013.
［271］周一谋，萧佐桃．马王堆医书考注［M］．天津：天津科学技术出版社，1988.
［272］章太炎．章太炎医论［M］．北京：人民卫生出版社，2006.
［273］吴钊，刘东升．中国音乐史略（增订本）［M］．第2版．北京：人民音乐出版社，1993.
［274］段逸山．医古文［M］．北京：人民卫生出版社，1986.
［275］杜希宙，注译．尚书［M］．大连：大连出版社，1998.
［276］闻人军，译注．考工记译注［M］．上海：上海古籍出版社，2008.
［277］孙武，撰；曹操，等，注．十一家孙子校理［M］．第2版．北京：中华书局，2012.
［278］柏树令．系统解剖学［M］．第6版．北京：人民卫生出版社，2004.
［279］李学勤．十三经注疏·礼记正义（标点本）［M］．北京：北京大学出版社，1999.
［280］孙诒让，撰；王文锦，陈玉霞，点校．周礼正义［M］．第2版．北京：中华书局，2013.
［281］滑寿．滑寿医学全书·难经本义［M］．太原：山西科学技术出版社，2013.
［282］徐大椿．难经经释［M］．南京：江苏科学技术出版社，1985.
［283］朱熹．四书章句集注［M］．第2版．北京：中华书局，2012.
［284］余云岫，恽铁樵．灵素商兑与群经见智录［M］．北京：学苑出版社，2007.
［285］赵洪钧，马堪温．伤寒论新解［M］．第2版．北京：中国中医药出版社，2012.
［286］［日］伊泽裳轩，著；郭秀梅，崔为，王忆卓，校点．素问释义［M］．北京：学苑出版社，2005.
［287］吴则虞，编著；吴受琚，俞震，校补．晏子春秋集释（增订本）［M］．北京：国家图书馆出版社，2011.
［288］卓廉士，著．中医感应、术数理论钩沉［M］．北京：人民卫生出版社，2015.
［289］朱伯崑，主编．周易通释［M］．北京，昆仑出版社，2004.
［290］李建民，死生之域·周秦汉脉学之源流［M］．台北：乐学书局有限公司，2000.

鸣 谢

首先我要感谢的是《〈内经〉时代》的作者、中医大家赵洪钧先生。这不仅是因为没有《〈内经〉时代》，就谈不上《正说〈内经〉——〈内经时代〉补注》，更因为我特别喜欢先生的这本旷世之作。她使我奋起追求真知的精神力量，支撑着我坚持不懈地写出了近百万字的补注。还因为本《补注》得到先生的鼎力相助。先生诲人不倦，呕心沥血，玉成此稿。他以高年带病之躯，却常常通宵达旦修改拙稿，使我深受感动。不完全统计，先生对每节拙稿，都审阅过十几遍，字字斟酌，句句推敲，给予加工润色，使我受益良多。总之，经先生审阅校订，本书质量大为提高。为了表达对赵洪钧先生的敬意，本书行文中一律尊称赵洪钧为“先生”。再次说一声，先生！谢谢了！

同时，我要感谢先生的学生胡小忠先生。正是由于胡先生的牵线搭桥，我得以认识先生。自然，这也得益于我们所处的互联网时代。《〈内经时代〉补注》得以在“赵洪钧医学传心堂”上连载，虽有先生首肯，但全部运作管理及编辑都是胡先生亲力亲为。堂上的编者按，更是胡先生的手笔玉成。胡先生的奉献精神，让我敬佩和感动，所以也说一声谢谢！

我还要感谢中国未来研究会医学委员会副会长兼中西医结合研究专家委员会主任委员、世界中医药学会联合会亚健康专业委员会常务理事王锡民教授。王教授在百忙中拨冗给本书撰写序言，是对我这项工作的充分肯定和有力支持。在此，我要道一声，谢谢！

还要感谢我的家人。这是因为在我撰写本书期间，家人给予了大力的支持。首先，对我网购书籍的花费，没有任何怨言。还有，家务事不用我再分担，给了我充足的时间，支持我全身心地去撰写。在此我要对家人说：你们受累了！谢谢你们！

最后，要感谢所有曾经关心、帮助、指导乃至批评过本书的朋友们！感谢中医古籍出版社，特别是孙志波编辑在本书出版过程中给予的大力支持！

金 栋

2016 年 10 月 9 日